协和医考

2024

全国临床执业医师资格考试应试指导

临床执业医师资格考试专家组　编

编　者（按姓氏笔画排序）

王　浩　王雪丽　王清明　韦毅华　卢瑞华
田静岩　刘　锐　齐彩芝　李　娟　杨　刚
杨秀芳　杨晓琴　吴苗君　吴春虎　谷兴坤
宋俊霞　陈　玮　陈世君　陈学青　陈聪意
顾连强　徐保峰　董浩磊

扫码赠送历年考题

中国协和医科大学出版社

北　京

图书在版编目（CIP）数据

2024全国临床执业医师资格考试应试指导／临床执业医师资格考试专家组编. —北京：中国协和医科大学出版社，2024. 1

（协和医考）

ISBN 978-7-5679-2284-6

Ⅰ. ①2… Ⅱ. ①临… Ⅲ. ①临床医学-资格考试-自学参考资料 Ⅳ. ①R4

中国国家版本馆CIP数据核字（2023）第191809号

协和医考

2024全国临床执业医师资格考试应试指导

编　　者：临床执业医师资格考试专家组
策划编辑：魏亚萌
责任编辑：陈　佩
封面设计：邱晓俐
责任校对：张　麓
责任印制：张　岱

出版发行：中国协和医科大学出版社
（北京市东城区东单三条9号　邮编100730　电话010-65260431）
网　　址：www. pumcp. com
经　　销：新华书店总店北京发行所
印　　刷：三河市龙大印装有限公司

开　　本：850mm×1168mm　1/16
印　　张：61. 25
字　　数：2070千字
版　　次：2024年1月第1版
印　　次：2024年1月第1次印刷
定　　价：198. 00元

ISBN 978-7-5679-2284-6

出版说明

我国执业医师资格考试已经进入第25个年头，这项政策对于加强我国医师队伍建设，提高执业医师的综合素质，保护医师合法权益，规范医师管理制度，完善医师培养制度，发挥了积极的作用。

为帮助考生在繁忙的临床实践期间更有效地复习，更方便地了解与掌握执业医师资格考试的要求，提高考生分析问题、解决问题的能力，从而顺利通过考试，中国协和医科大学出版社推出了“协和医考”系列丛书。25年来，中国协和医科大学出版社在本套丛书的出版过程中，以及每年与广大考生读者反馈交流的工作中，摸索出了我国执业医师资格考试的基本规律，积累了丰富的出版应试丛书的经验，为考生提供了不同层次、不同阶段和不同需求的应试参考书。

本套丛书由中国协和医科大学出版社组织相关专业专家编写，并邀请了专职从事执业医师资格考试研究的培训专家进行审定。内容紧扣最新版《执业医师资格考试大纲》，以规划教材为基础，以临床能力为重点，侧重于理论与实践的综合运用。本套丛书品类齐全，从应试指导、核心考点精讲，到各类习题集和模拟试卷等，能够满足广大考生复习考试的需要。

“当医生就当好医生，当好医生就读协和医书”，拥有25年执业医师资格考试用书出版经验的中国协和医科大学出版社为全国争当好医生的读者，提供这套全面、准确、实用的应试丛书。我们期望能够对广大考生顺利通过执业医师资格考试有所助益，为我国医学教育及医学事业的发展作出积极的贡献。丛书内容如有不当之处，欢迎各位考生和同仁批评指正。如有关于丛书内容及考试的相关问题，请扫描下方二维码，有专属微信客服为你解答。

前　言

国家临床执业医师资格考试是评价申请临床执业医师资格者是否具备执业所必需的临床专业知识与工作能力的考试。要求申请医师资格者不仅要有较高的医学专业知识和能力，还要有必要的人文素养。医师资格考试分为实践技能考试和医学综合笔试两大部分，一般情况下，实践技能全国考试时间为6月，医学综合笔试的考试时间为8月，一年两试的试点地区第二次笔试的时间为11月，具体安排由各省（自治区、直辖市）医师资格考试领导小组组织实施。考试时间为2天，分4个单元，每单元考试时间均为2小时。临床执业医师资格考试总题量为600题，采用A型题和B型题，共有A_1、A_2、A_3、A_4、B_1五种题型。2020年，临床执业医师全国实行计算机化考试。

本书是2024年临床执业医师资格考试的复习参考书，按照2024版大纲进行编写。本书根据最新版大纲，主要内容更新如下：一是增加了第五部分中医学基础内容，二是将实践综合部分与技能考试大纲进行了融合。同时，本书在医学人文、基础医学综合和临床医学综合各部分均根据2024版大纲进行了不同程度的修订。

近年来，随着考试变化，对疾病的定义、概念的考核逐渐减少，病例题的比例逐渐加大，考试难度增加，这对于本就知识点繁多的执业医师资格考试更是雪上加霜。再加上临床考生工作繁忙、复习时间紧、基础参差不齐、学习效率不高，导致历年考试的通过率都不是太高。在这种考试大环境下，选择好的复习材料就成了重中之重，明白考试都考什么、复习都复习什么，知己知彼，才能百战不殆。

临床执业医师资格考试方向多元化，内容丰富化，综合性更强。对于考生来说，打好基础很重要，虽然临床执业医师资格考试内容千变万变，但基础不变，病例的分析也是在掌握基础的前提下才能做到。本书总结了历年考题出题规律，对内容进行了合理编排。像很多成功的考生一样，选择《2024全国临床执业医师资格考试应试指导》，让您备考的征途更加轻松！

《2024全国临床执业医师资格考试应试指导》具有三大特色。

特色一：重点标记突出。书中采取多种特殊标记，帮助考生区分重点与难点（表1）。

表1　特殊标记解释

种　类	解释说明	作　用	举　例
★	★——需要熟悉的内容 ★★——需要掌握的内容 ★★★——需要重点掌握的内容	有效区分大纲对知识点要求等级，使复习省时省力	阑尾炎：（四）临床表现（★★★）
着重号	需要重点掌握的词语、关键词下面加着重号	提示此处需要重点掌握，是潜在的考点	肺泡表面活性物质直至35周时迅速增加
阴影	“最”字样的考点采取加阴影的方式强调	加强考生复习时的印象，避免考生痛失分数	关节囊后壁最薄弱

续 表

种 类	解释说明	作 用	举 例
波浪线	考点下加波浪线	需要注意的数据、操作注意事项、适应证和禁忌证等，都是考试常考的考点，考生要特别注意	白纹伊蚊和埃及伊蚊是主要传播媒介
年份	近年来真题考点	历年真题考点，可以让考生看到真题的知识点出题位置，使复习更清晰，容易抓住重点	腹水伴或不伴下肢水肿是失代偿期肝硬化最常见的表现（2020）

特色二：巧妙记忆显著。本书重点、难记、知识点下面配有“巧妙记忆”，用简明扼要的词语或顺口溜帮助考生总结记忆。此种方式也是同类辅导图书中另辟蹊径的一种做法，成为本书的另一亮点。

特色三：经典习题辉映。每节课后精选历年代表性考题，与本节考点遥相呼应，相辅相成，既能帮助考生巩固和加强记忆，也可以使考生实际运用复习知识指导做题。

本书对于忙于工作而没有大量时间学习的考生来说是个不错的选择。相信通过对本书的充分复习，参加2023年临床执业医师资格考试的考生们一定会达到一个事业的新高点。本书如有不当之处，恳请各位考生和同仁批评指正。

最后祝广大考生顺利通过考试！

编 者

2023年12月

目　录

第一部分　医学人文综合

第二部分　基础医学综合

第三部分 预防医学综合

第四部分 临床医学综合

第五部分　中医学基础

附　实践综合

第一部分

医学人文综合

第一章 医学心理学

第一节 医学心理学总论

一、医学心理学的概述

（一）医学心理学的概念与性质（★★）

1. 概念 医学心理学是研究心理现象与健康和疾病关系的学科，既关注心理社会因素在健康和疾病中的作用，也重视解决医学领域中的有关健康和疾病的心理或行为问题。

2. 性质

（1）交叉学科（2007）：涉及自然科学和社会科学；是医学与心理或行为科学的交叉学科；涉及基础医学、临床医学、预防医学和康复医学等学科；涉及几乎所有心理学科各分支学科及人类学、社会学等众多学科领域的相关知识。

（2）基础学科：是医学和心理学的基础学科，揭示人类心理或行为的生物学和社会学基础，为医学事业发展提供心身相关的辩证的科学思维方法。

（3）应用学科：具有解决医学和心理学问题的知识与技术。

（二）医学模式的转化

1977年美国医学家恩格尔提出生物-心理-社会医学模式（2017）。

【巧妙记忆】 1977年提出医学模式转化，对现在医学心理学和医学临床实践意义重大，强调以患者为中心，符合“以人为本”的思想。

二、医学心理学的任务、观点与研究方法

（一）医学心理学的任务（★★）(2012)

医学心理的任务为：①研究在各类疾病的发生、发展和变化过程中心理因素的作用规律；②研究心理因素特别是情绪因素对身体各器官生理、生化功能的影响；③研究个性心理特征或行为模式在疾病发生和康复中的作用；④研究如何通过人的高级心理功能，认知、支配或调节自身的生理功能，以达到治病、防病和养生保健的目的。

（二）医学心理学的基本观点（★★）（2014、2015、2016）

1. 国外有关学派观点

（1）心理动力学派：精神分析基本理论（意识、前意识、潜意识）——弗洛伊德。

（2）心理生理学理论（研究心理活动影响生理活动的机制）——坎农、塞里。

（3）行为学派（后天学习作用及环境对心理的影响）——华生、巴甫洛夫。

（4）人本主义理论（强调人的主观意识的作用）——马斯洛、罗杰斯。

（5）认知行为理论（人的理性和认知对情绪的影响和对行为的支配）——贝克、瑞米。

【巧妙记忆】 5种理论、5个人：精弗、心坎、行华、人马、认贝。

2. 我国医学心理学观点

（1）心身统一的观点。

（2）社会对个体影响的观点。

（3）认知和自我评价作用的观点。

（4）主动适应与调节的观点。

（三）医学心理学的研究对象及其应用

医学心理学的研究方法可分为观察法、调查法、心理测量法、个案法、实验法和相关研究法。

1. 观察法 是通过对研究对象的科学观察和分析，探讨心理行为变化规律的方法，分为自然观察法和控制观察法，在心理评估、心理治疗、心理咨询中被广泛使用。常用的定量方式是描述法，或者序量化法和直接定量法。

2. 调查法 是通过晤谈或问卷等方式获得资料，并加以分析研究。优点是简单易行，不受时间、空间限制，无须复杂设备，短期内获得大量自我报告资料。缺点主要是结果可靠性受被调查者影响大。

（1）晤谈法：通过与被试者晤谈，了解其心理信息，同时观察晤谈时的行为反应，补充和验证所获得的资料，进行记录和分析研究，应用于临床患者和健

康人群，常用于心理评估、心理治疗、心理咨询和病因学研究。其常用定量方式是描述法，或者序量化法和直接定量法。

（2）问卷法：是指事先设计调查表或问卷，当面或通过邮寄供被调查者填写，然后收集问卷对其内容逐条进行分析的一种方法。其常用定量方式是序量化。

3. 心理测量法 是指以心理测验或评定量表作为心理或行为变量的主要定量手段，采用经过信度、效度检验的测验工具或量表，达到医学心理学临床和科研工作要求的一种方法，常在医学心理学工作中使用。

4. 个案法 是单一案例的研究，包括收集被试者的历史背景、测验材料、调查访问结果，以及有关人员作出的评定和情况介绍，主要用于了解和帮助有心理问题或障碍的患者，从而作出诊断，设计治疗方案，并对治疗效果进行评估。优点为研究对象少，便于进行全面、系统及深入的研究；缺点为缺乏代表性，结果粗糙，效度低，结论易被错误应用于仅是有联系但不是因果关系的事件。

5. 实验法 是在控制的条件下观察、测量和记录个体行为的一种研究方法，是科学研究中因果研究的最主要方法。分为实验室实验法、现场实验法和临床实验法。最简单的实验设计是两个组，其中之一是实验组，另一个是对照组，除要研究的影响因素外，两组间其他方面都相似。

6. 相关研究法 是考察两个变量间是否有联系的一种研究方法与统计技术，在自然环境中对两种以上变量进行观察。相关系数为-1.00～+1.00。分为正相关和负相关。

【经典习题】

1. 医学心理学的研究任务不包括
   A. 人格特征或行为模式在发病中的意义
   B. 如何运用心理治疗的方法实现保健的目的
   C. 医院管理中存在的心理问题系统的解决方法
   D. 疾病的发展和变化过程心理作用的规律
   E. 心理评估手段在疾病的预防中的作用

答案：C

考点：医学心理学的研究任务

解析：医学心理学的研究任务表现为对患者的心理活动过程、个性性格特点和生理心理的基本规律的进行研究，同时应用心理学的知识来解答心理因素在疾病的发生、发展、诊断、治疗、护理和预防工作中的作用。故选 C。

2. 医学心理学的基本观点不包括
   A. 心身统一的观点
   B. 主动适应与调节的观点
   C. 认知评价的观点
   D. 情绪影响的观点
   E. 道德约束的观点

答案：E

考点：医学心理学的基本观点

解析：医学心理学基本观点有 6 个。①心身统一的观点。②社会对个体影响的观点。③认知评价的观点。④主动适应与调节的观点。⑤情绪因素作用的观点。⑥个性特征作用的观点。故选 E。

第二节 医生个人的心理能力

一、心理学概述

（一）心理学的概念

心理学是研究心理现象发生、发展规律的科学。既研究人的心理，也研究动物的心理，而以人的心理为主要研究对象

（二）心理现象的分类（★★★）

心理现象分为心理活动过程和人格两个方面（2020）。

1. 心理活动过程 ①认识过程（感觉、知觉、注意、记忆、思维和想象等心理活动）；②情绪、情感过程（情绪、情感体验和表情）；③意志过程（自觉确定目的，克服困难调节控制行为的心理活动）。

2. 人格 ①人格倾向性（需要、动机、兴趣、信念、世界观等）；②人格特征（能力、气质和性格）；③自我意识系统（自我认识、自我体验和自我调控）。

（三）心理实质的内容（★★★）

心理的实质是人脑对客观现实主观能动的反映（2003、2007）。

二、认识过程

认知过程是心理过程中的最重要和最基本的部分。

（一）感觉与知觉的概念、种类与特征（★★）

1. 感觉

（1）概念：感觉是人脑对直接作用于感觉器官的客观事物的个别属性的反映，是个体最简单最初级的心理活动。

（2）分类：根据刺激的来源不同，可以把感觉分为外部感觉和内部感觉。外部感觉是由机体以外的客观刺激引起、反映外界事物个别属性的感觉。外部感

觉包括视觉、听觉、嗅觉、味觉和皮肤觉。内部感觉是由机体内部的客观刺激引起、反映机体自身状态的感觉。内部感觉包括运动觉、平衡觉和机体觉。

（3）特征：适应、后像、对比、联觉等。

2. 知觉

（1）感念（2004）：知觉是人脑对直接作用于感觉器官的客观事物的整体属性的反映。

（2）种类：根据知觉反映的客观事物的特性的不同，可以把知觉分为空间知觉、时间知觉和运动知觉。

（3）特征（2006、2007）：知觉有整体性、恒常性、意义性（理解性）、选择性的特征。

【巧妙记忆】 感觉——客观事物个别属性；知觉——客观事物的整体属性。

（二）记忆的概念、种类、过程及其应用（★★）

1. 概念　记忆是人脑对过去经历过的事物的反映。包括识记、保持、再认和再现三个基本环节。

2. 种类（2023）

（1）按记忆的内容分类：根据记忆的内容不同，可分为形象记忆、逻辑记忆、情绪记忆和运动记忆。

（2）按记忆加工的方式或保持时间的长短分类：根据记忆中信息保持时间的长短，将记忆分为瞬时记忆、短时记忆和长时记忆。

（3）根据记忆时空方式的分类：分为情景记忆和语义记忆。

（4）根据记忆获得的方式分类：分为程序性记忆和陈述性记忆。

3. 过程　记忆的过程包括识记、保持、再认和再现。

4. 应用　德国心理学家艾宾浩斯对遗忘规律做了首创性系统性的研究。结果表明，学习后最初一段时间遗忘快，随时间推移和记忆材料的数量减少，遗忘便渐渐缓慢，最后稳定在一定水平上。

（三）思维的概念、特征与创造性思维的应用（★★）

1. 概念　思维是人脑对客观现实概括的、间接的反映，是认识的高级形式。

2. 特征　间接性和概括性是思维的重要特性。思维的间接性指它借助其他事物为媒介来进行反映。思维的概括性指个体对客观事物的本质特征和内在规律的反映。

3. 创造性思维　指在思维过程中，在头脑中重新组织已有的知识经验，沿着新的思路寻求产生一些新颖的、前所未有的、有创造想象参加的且具有社会价值的思维。

三、情绪过程

（一）情绪与情感的概念（★★）

情绪和情感是指人们对客观事物是否符合自身需要的态度的体验。客观事物是产生情绪、情感的本源。情绪状态是指在某种事件或情境的影响下，在一定时间内所产生的某种情绪；情感是指与人的社会性需要相联系的主观体验。

（二）情绪与情感的分类（★★★）

1. 情绪状态的分类　典型的情绪状态有心境、激情和应激三种（2004）。

（1）心境：是指微弱而持久，带有渲染性的情绪状态。不是对于某一事物的特定体验，而是以同样的态度体验对待一切事物。

（2）激情：是一种迅猛暴发、激动短暂的情绪状态。通常由对个人有重大意义的事件引起。

（3）应激：是一种特殊的情绪状态（2022），遇到某种危险或面临某种突然事变时，身心处于高度紧张状态，即为应激状态。

2. 情感的分类　主要有道德感、理智感和美感（2001）。

（三）情绪的作用、调节、管理及其应用（★）

1. 作用　①情绪是适应生存的工具。②激发行为动机。③心理活动的组织作用。④成为人际交往的手段。

2. 调节、管理　主要方法：①调整行为目标。②改变认知评价方式。③改变或转换环境。④心理防御或应对。⑤自我控制与求助。

3. 应用　①影响工作效率，也影响人的工作（学习）记忆、推理操作和问题解决过程。②可调节社会交往和人际关系。③帮助人类适应环境。④直接关系到心身健康，情绪是心身联系的桥梁和纽带。

【巧妙记忆】 情绪低级、短暂、自然、外部表现。情感高级、持久、社会、内心体验。

四、意志过程

（一）意志的概念、特征与基本过程（★★）

1. 概念　意志是指人们自觉地确定目标，有意识地支配、调节行为，通过克服困难以实现预定目标的心理过程。

2. 特征　意志行动的基本特征：①具有明确的目的性，首要特征；②与克服困难相联系，是意识活动的核心；③以随意活动为基础，受人的主观意识调节和控制。

3. 基本过程　包括采取决定阶段和执行决定阶段。

（二）意志品质与应用（★★★）

意志品质是指构成人的意志的某些比较稳定的心理特征。①自觉性：指能主动地支配自己的行动，使其能达到既定目标的心理过程。②果断性：指人善于明辨是非，迅速而合理地采取决断，并实现目的的品质。③坚韧性：指一个人能长期保持充沛的精力，战胜各种困难，不屈不挠地向既定目的前进的品质。④自制性：指一种能够自觉地、灵活地控制自己的情绪和动机，约束自己的行动和语言的品质。

五、需要与动机

（一）需要的概念、需要层次论及其应用

1. 需要的概念　需要是反映有机体内部环境或外部生活条件的某些要求，在这个意义上，需要也是对客观现实的反映。

2. 需要层次论及其应用（★★★）　由美国人本主义心理学家马斯洛提出，人的需要分为5个层次，由低到高排列分别是：①生理的需要；②安全的需要；③归属和爱的需要；④尊重的需要（2023）；⑤自我实现的需要。

在前四种需要获得满足的基础上产生的最高层次的需要。只有少数人才能达到真正的自我实现。

（二）动机定义与分类（★★）

1. 定义　动机是引起和维持个体的活动，并使活动朝着一定目标前进的内部心理动力。具有激活、指向、维持和调整3个功能。

2. 分类

（1）根据动机的内容：生理性的动机（物质方面的动机）和心理性的动机（精神方面的动机）。

（2）根据动机的性质：正确的动机和错误的动机。

（3）根据动机的作用：主导动机和辅助动机。

（4）根据动机维持时间的长短：短暂的动机和长远的动机。

（5）根据引起动机的原因：内部动机和外部动机。

（三）动机冲突的类型及其应用（2013）（★★★）

动机冲突有四种基本形式：①双趋冲突：鱼和熊掌不可兼得（2007、2017）。②双避冲突：前有狼，后有虎。③趋避冲突：既向往，又拒绝（2004、2020）。④双重趋避式冲突：拿不定主意。

【巧妙记忆】　双趋：对两件事都想得到的心理；双避：对两件事哪个都不想要的心理；趋避：对一件事既想要又怕扎手的心理。

六、人格

（一）人格的定义（★★）

人格是指一个人的整个精神面貌，具有一定倾向性的、稳定的心理特征的总和。

（二）能力与智力的概念、分类及其应用

1. 能力的概念　能力是人格的重要组成部分。当今科学技术的飞速发展对人的能力提出了更高的要求，能力成为多学科研究的一个领域。目前心理学家趋向于将能力理解为是人顺利地完成某种活动所必备的心理特征。可分为一般能力和特殊能力、实际能力和潜在能力。能力是在活动中形成和发展，并在活动中表现出来的。能力的高低影响活动的效果。

2. 智力的概念　智力属于一般能力，是指认识方面的各种能力的综合，其核心是抽象逻辑思维能力。智力的重要性在于获得知识、技能的动态方面。即表现为对复杂事物的认识、领悟能力和在分析解决疑难问题的正确性、速度和完善等方面。因此，智力主要集中于人的认识活动和创造活动上。

（三）气质的概念、特征、类型与意义（★★★）

1. 概念　气质指典型的、稳定的心理活动的动力特性。气质类型的特征：①感受性；②耐受性；③反应的敏捷性；④行为的可塑性；⑤情绪的兴奋性；⑥外倾性与内倾性。

2. 类型

（1）多血质：注意力易转移，志趣易变化，灵活好动，有较生动的面部表情和语言表达能力，感染力较强，直爽热情，易适应环境的变化。活动中行动敏捷，精力充沛。

（2）胆汁质（2001、2017）：动作迅速，情绪易冲动，自我控制能力较差，心境变化大。活动中缺乏耐心，可塑性差。

（3）黏液质：安静稳重，注意力稳定但难转移，喜怒不形于色。动作反应慢，不灵活，对工作有条理，易因循守旧，缺乏创新精神。

（4）抑郁质：对事物体验深刻，善于觉察细小环节，羞怯，孤僻内向。动作迟钝，多愁善感。

3. 意义　气质对于社会实践活动有一定影响，正确认识气质与职业活动对指导社会实践活动、职业选择和工作调配等具有一定的意义。此外不同的气质类型对人的身心健康有不同的影响。

（四）性格的概念、特征与分型（★★）

1. 概念　性格是个体在生活过程中形成，对客观现实稳固的态度及与之相适应的习惯了的行为方式。是一个人的心理面貌本质属性的独特结合，是人与人相互区别的主要方面，是人格中最重要的心理特征。

2. 特征　①态度特征：包括对社会、集体、他人、工作、学习、生活和对自己的态度。②情绪特征：情绪活动的强度、情绪的稳定性、情绪的持久性、主导心境。③意志特征，指个体对自己行为自觉调整和控制的水平特点。④理智特征：指人们在感知觉、记忆、思维和想象等认知过程中所表现出来的个别差异。

3. 分型

（1）按理智、情绪、意志的优势分为理智型、情感型和意志型。

（2）按心理活动的内外倾向分为内倾型、外倾型和中间型。

（3）按处事的独立程度分为独立型、顺从型。

（4）按维度理论分为稳定-内向型、稳定-外向型、不稳定-内向型和不稳定-外向型。

（五）人格形成的标志与影响因素（★★★）（2023）

1. 形成标志

（1）自我意识的确立：标志着形成个体有别于他人的心理内涵。

（2）社会化的完善：标志着完成了社会角度的认同。

2. 人格形成的影响因素

（1）遗传潜能：根据现有的研究，心理学家认为，遗传对人格确有影响。不过，在人格的不同方面，这种影响的大小有所不同。

（2）共同经验：是指不同个体处于相同的文化背景中所接受的某些共同的价值观念、风俗习惯、行为方式等。文化背景不同，产生的共同经验也不相同。

（3）独特的经验：每个人的生活经历不同，经验也不一样。尽管许多文化因素是共同的，但每个人都是以独特的方式对环境的要求做出反应。

【经典习题】

1. 知觉的基本特征不包括
A. 选择性
B. 整体性
C. 倾向性
D. 理解性
E. 恒常性

答案：C

考点：知觉的基本特征

解析：知觉的一般规律主要表现在知觉的选择性、整体性、理解性、恒常性等方面。不包括倾向性，故选C。

2. 某历史人物曾遇到的一个场景是前有大河，后有追兵。此时该人物面临的动机冲突类型是
A. 双趋冲突
B. 趋避冲突
C. 双避冲突
D. 双重趋避冲突
E. 双重避趋冲突

答案：C

考点：双避冲突

解析：动机冲突有三种基本形式：双趋冲突为两个目标对个人具有相同的吸引力，而引起同样强度的动机。但由于条件等的限制，无法同时实现，两者选一。双避冲突为一个人同时受到两种事物的威胁，产生同等强度的逃避动机，但迫于情势，必须选择一个才能避开另一个，处于一种进退两难的状态。趋避冲突指一个人对同一事物同时产生两种动机，既想得到它，又想拒绝或避开。故选C。

第三节　心理健康

一、心理健康概述

（一）心理健康的概念（★★）（2012、2013）

心理健康是以积极、有效的心理活动，平稳、正常的心理状态，对当前和发展着的社会、自然环境及自我内环境变化具有良好的适应功能，并由此不断地发展健全的人格，以提高生活质量，保持旺盛的精力和愉快的情绪。

（二）心理健康的简史

心理健康或心理卫生一词来源于国外，古罗马医生盖仑在其著作中阐述“感情卫生或精神卫生”的问题。1843年，美国精神病学家斯惠特撰写世界上第一部心理卫生专著，明确提出“心理卫生”一词。1906年，克劳斯登正式出版《心理卫生》一书，此名字正式采用。1908年，美国的比尔斯成立世界上第一个心理卫生协会，标志着世界心理卫生运动的开始。

（三）心理健康的研究角度及其应用

1. 病理学角度　如出现幻觉、妄想等症状，也可认定有心理异常存在。

2. 统计学角度（2016）　许多在变态心理学看来是属于异常的现象，在正常人身上也会或多或少地有所表现，与心理异常患者之间的差别只是程度上的差异而已。

3. “文化学”角度　人总是在一定的社会文化环境中生活。因此可以从人的心理和行为是否符合其生

活环境所提出的要求，是否符合社会行为规范、道德准则等方面来判断。

（四）心理健康的标准（2008、2014、2018）及其应用（★★★）

心理健康的标准为：①智力正常（2020）；②情绪良好；③人际和谐；④适应环境。心理健康是一个动态开放的过程，不健康的心理可导致疾病的发生。

【巧妙记忆】心理健康：全方位和谐，均是正面词语，“正常”“健全”“乐观”“良好”“健康”“稳定”。

二、不同年龄阶段的心理健康

（一）儿童阶段心理健康常见问题与对策（★★）

1. 常见心理问题　偏食、口吃、肥胖、场所恐惧、儿童感觉整合不良。

2. 调节方法（2003）　①优生是儿童心理健康的基础；②母爱、拥抱、抚摸使儿童产生安全感（2019）；③感觉整合训练是促进脑发育、心理正常发展的关键之一；④抓住关键期：语言发展关键期是1~3岁，人格发展关键期是3~7岁，智力发展关键期是7岁前（2002），自制能力培养关键期是2~3岁，儿童期是培养健康行为的关键期；⑤家庭教育要民主协商式，利于健全人格；⑥学龄前教育注意人际交往、社会化。

（二）青少年阶段心理健康常见问题与对策（★★）

1. 常见心理问题　①学习问题；②情绪情感问题；③恋爱与性的问题（2000、2005）。

2. 调节方法　①学校和家庭应注意培养青少年独立自主的能力，让他们能独立判断事物，独立应对事物，独立作出决定；②促进自我意识的形成和发展对青少年十分重要；③对青少年的性教育是一项重要的工作。

（三）中年人心理健康常见问题与对策（★）

1. 常见心理问题　①反应速度与记忆力下降；②渴望健康与追求成就的矛盾；③人际关系复杂；④家庭与事业的双趋冲突。

2. 调节方法　①重视自身心理健康的监察；②积极合理地应对各种生活压力；③努力加强自我心理保健。

（四）老年人心理健康常见问题与对策（★）

1. 常见心理问题　①不适应离退休生活；②主观健康水平评价差；③老年人的性生活；④对死亡的恐惧。

2. 调节方法　①认同老年特征，提升自身价值；②调整曲解认知，增进心身健康；③加强人际交往，提高幸福指数。

【经典习题】

1. 心理健康的内容不包括
A. 人格健全
B. 社会适应
C. 信仰坚定
D. 情绪健康
E. 人际和谐

答案： C

考点： 心理健康

解析： 心理健康的内容包括智力正常、情绪健康、意志健全、行为协调、人际关系适应、反应适度、心理特点符合年龄。故选C。

2. 心理卫生又称为
A. 心理健康
B. 心理和谐
C. 心理宽容
D. 心理调节
E. 心理平衡

答案： A

考点： 心理卫生

解析： 心理卫生也称心理健康，指以积极的、有效的心理活动，平稳的、正常的心理状态，对当前和发展着的社会、自然环境以及自我内环境的变化具有良好的适应能力，并由此不断地发展健全的人格，提高生活质量，保持旺盛的精力和愉快的情绪。故选A。

第四节　心理应激与心身疾病

一、心理应激

（一）心理应激的概念（★★）

1. “过程模型”对心理应激的定义　是个体在应激源作用下，通过认知、应对、社会支持和个性特征等中间多因素的影响或中介，最终以心理生理反应表现出来的作用“过程”。

2. “系统模型”对心理应激的定义　是个体的生活事件、认知评价、应对方式、社会支持、人格特征和心身反应等生物、心理、社会多因素构成相互作用的动态平衡“系统”，当由于某种原因导致系统失衡，就是心理应激。

（二）应激源的概念与种类（★）

1. 概念　应激源是指引起应激的心理社会因素。

2. 应激源种类　①社会性应激源：生活事件、日常困扰、重大变故、环境应激源等。②文化性应激源。③躯体性应激源：各种理化和生物学刺激物。④心理应激源。

（三）心理应激的中介机制

1. 应激的心理中介　包括认知评价（2023）、应对方式、社会支持系统与个性特征。

2. 应激的生理中介　包括应激系统、相关的细胞与分子机制。

（四）心理应激反应

心理应激反应包括生理反应和心理反应两种。①生理反应：应激源作用于人体时，交感-肾上腺髓质系统兴奋，释放大量儿茶酚胺，增加心、脑、骨骼肌的血液供应；垂体-肾上腺皮质系统兴奋，使激素水平增高，影响各系统的功能。严重、持续的应激可引起机体生理功能的紊乱和失衡。②心理反应：情绪性应激反应（如焦虑）、认知性应激反应（如偏执、灾难化）、行为性应激反应（积极行为、消极行为）。

（五）心理应激对健康的影响

1. 积极作用　适度的心理应激有助于维持人的生理、心理和社会功能，有利于机体对传入信息的正确认知评价、应对策略的抉择和应对能力的发挥，更好地耐受各种紧张性刺激物和致病因素的影响。积极的心理应激可以使人注意力集中，积极地思考和调整动机，消除厌烦情绪，激励人们投入行动，克服前进道路上的困难。

2. 消极作用　长期的或强烈的应激反应会引起心身疾病和心理障碍，加重已有的疾病或造成疾病复发。消极的心理反应是过分的情绪唤起（激动）或低落（抑郁），使人认知能力降低，自我概念不清等，这类反应妨碍个体正确地评价现实情境、选择应对策略和正常应对能力的发挥。

（六）心理应激的应对方法（★★）

心理应激的应对方法为：①调整对刺激事件的认识态度（2020）；②提高自身应对能力；③学会放松和自我调节；④取得社会支持和安慰，利用各种有效的应对资源。

二、心身疾病

（一）心身疾病的定义、特征与范围（★★★）

1. 定义　心身疾病或称心理生理疾病，是指心理社会因素（2008、2012、2019）在疾病的发生、发展过程中起重要作用的躯体器质性疾病和躯体功能性障碍。

2. 特征与范围　①以躯体症状为主，有明确的病理生理过程。②某种个性特征是疾病发生的易患素质。③疾病的发生和发展与心理社会应激（如生活事件等）和情绪反应有关。④生物或躯体因素是某些心身疾病的发病基础，心理社会因素往往起“扳机”作用。⑤心身疾病通常发生在自主神经支配的系统或器官。⑥心身综合治疗比单用生物学治疗效果好。

（二）心身疾病的发病原因与机制

1. 情绪与心身疾病　情绪与许多疾病的发生发展关系密切。人在激动或害怕时血压会升高，在平静时血压会回落。应激时的抑郁情绪很容易致溃疡病的发生。长期焦虑、抑郁或恐惧等消极情绪与紧张性头痛的发生有关。

2. 人格与心身疾病（★★）（2013）

（1）A型行为与冠心病：A型行为指具有好胜心强、雄心勃勃、努力工作又急躁易怒的行为特点，与之对应的B型行为，表现为按部就班，不加班加点，双手不颤动，放松地坐着谈话，把生活看作是某种享受而不是战斗。A型行为患者冠心病危险性约为B型行为的2倍。

（2）其他人格因素与疾病：早期人们试图寻找各种疾病的特殊病前人格，但通过现在心理定量分析对人格与各种内科疾病关系的研究显示人格与疾病有关，但无特异性。人格主要是通过影响心境、情绪、认知方式等对生理活动产生持续影响，引发心身疾病。

3. 社会环境与心身疾病　社会环境因素主要是通过影响人的生活方式来实现的，比如吸烟、饮食不运动、酗酒、暴露于有毒物质、暴力或枪支、开车超速和环境破坏、社会动荡等。

（三）几种常见的心身疾病

1. 内科心身疾病　原发性高血压、原发性低血压、冠心病、阵发性心动过速、消化性溃疡、神经性呕吐、神经性厌食、溃疡性结肠炎、肠易激综合征、过敏性结肠炎、支气管哮喘、过度换气综合征、偏头痛、糖尿病等。

2. 外科心身疾病　全身性肌肉痛、书写痉挛、外伤性神经症、阳痿、类风湿关节炎。

3. 妇科心身疾病　痛经、月经不调、经前期紧张综合征、功能失调性子宫出血等。

4. 皮肤科心身疾病　神经性皮炎、慢性荨麻疹、湿疹、白癜风等。

5. 其他与心理因素有关的疾病　癌症、肥胖症等。

（四）心身疾病的诊断与治疗（★★★）

诊断标准：①疾病的发生包括心理社会因素，其与躯体症状有明确的时间关系；②躯体症状有明确的器质性病理改变，或存在已知的病理生理学变化；③排除神经症性障碍或精神病。

【巧妙记忆】　心身疾病的发生发展过程中心理社会因素是“因”，疾病状态是“果”，且治疗上更要注重心理的疏导和治疗。

【经典习题】

根据心身疾病的定义，以下不属于心身疾病的是

A. 原发性高血压

B. 腹股沟斜疝

C. 神经性皮炎

D. 消化性溃疡

E. 支气管哮喘

答案：B

考点：心身疾病

解析：常见的心身疾病有原发性高血压、原发性低血压、冠心病、阵发性心动过速、消化性溃疡、溃疡性结肠炎、肠易激综合征、过敏性结肠炎、支气管哮喘、神经性皮炎、皮肤瘙痒症等。故选B。

第五节 心理评估

一、心理评估概述

（一）心理评估的概念（★★）

心理评估是依据心理学的理论和方法对人的心理品质及水平所作出的鉴定。心理品质包括心理过程和人格特征等内容，如情绪状态、记忆、智力、性格等。

（二）心理评估的基本程序和常用方法（2001、2005、2013、2014、2015）（★★★）

1. 基本程序　①确定评估目的；②明确评估问题与方法；③了解特殊问题；④结果描述与报告。

2. 常用方法

（1）观察法：是通过对被评估者的行为表现直接或间接（通过摄录像设备等）的观察或观测而进行心理评估。可分为自然情景中的观察和特定情境下的观察两类。

（2）会谈法：也称“交谈法”“晤谈法”等。其基本形式是主试者与被评估者面对面的语言交流，也是心理评估中最常用的一种基本方法。会谈形式包括自由式会谈和结构式会谈两种。

（3）调查法：当有些资料不可能从当事人那里获得时，就要从相关的人或材料那里得到，是一种间接的、迂回的方式。根据调查的取向可分为历史调查和现状调查两类。优点是内容广泛全面，缺点是材料真实性易受被调查者主观因素影响。

（4）心理测验法及临床评定量表：依据一定法则，用数量化手段对心理现象或行为加以确定和测定。心理测验是一种心理测量的工具（2003）。心理测量主要采用量表的形式进行。

（三）对心理评估者的要求

对心理评估者有以下几点要求：①掌握施测条件和方法；②主观因素的控制：对患者的偏好态度、对结果的预期、主试者的情绪好坏、疲劳与否等；③标准化训练。

二、心理测验的分类及其应用

1. 按测验的目的分类

（1）智力测验：常用的工具有比奈-西蒙智力量表、韦克斯勒成人和儿童智力量表、丹佛发育筛选测验（DDST）等。

（2）人格测验：常用的量表有明尼苏达多相人格调查表（MMPI）、洛夏墨迹测验、主题统觉测验（TAT）及艾森克人格问卷（EPQ）等。

（3）神经心理学测验：主要包括一些个别能力测验，如感知运动测验、记忆测验、联想思维测验等，还有一些成套测验，主要以H-R神经心理学测验为代表。用于脑器质性损害的辅助诊断和脑与行为关系的研究。

（4）评定量表（2019）：抑郁量表、焦虑量表、生活事件量表、认知功能量表、生活质量综合评定量表、心身健康调查表等，对临床工作及科研等具有特殊的意义和应用价值。

2. 按测验材料的性质分类　分为文字测验和非文字测验。

3. 按测验方法分类

（1）问卷法：可用于一些人格测验，如MMPI、EPQ及症状评定量表等。

（2）作业法：多用于测量感知和运动等操作能力。对于婴幼儿及受文化教育因素限制的受试者，心理测验中也主要采用这种形式。

（3）投射法：多用于测量人格，如罗夏墨迹测验、主题统觉测验等，也有用于异常思维的发现，如自由联想测验、填词测验、绘画测验等。

4. 按测验的组织方式分类

（1）个别测验：每个主试每次只可测试一个被试，如韦氏智力量表、生活事件量表、性生活质量问卷等。

（2）团体测验：每个主试可同时测试多个被试，某些智力测验可以团体为单位进行。

三、应用心理测验的一般原则（2002、2008）（★★★）

1. 标准化原则　因心理测验是一种数量化手段，必须坚持标准化原则。

2. 保密原则　是心理测验的一条伦理道德标准。

3. 客观性原则　对结果作出评价时要遵循客观性原则（2022），即对结果的解释要符合受试者的实际情况。

四、信度、效度和常模（★）

1. 信度　信度是指一个测验工具在对同一对象的几次测量中所得结果的一致程度，反映测验工具的可靠性和稳定性。

2. 效度　效度是指一个测量工具能够测量出其所测东西的真实程度，反映测量工具的有效性和正确性。

3. 常模（2022）　常模是指某种心理测验在某种人群中测查结果的标准量数，可提供可比较的标准（参考值）。

五、常用的心理测验

（一）智力测验及其应用

国际上通用的智力测验有韦克斯勒智力量表、比奈智力量表和考夫曼儿童能力成套测验等。临床上应用最多的是韦氏量表，可以测验言语智商和操作智商，将两者合并，得出总智商。

（二）人格测验及其应用（★★★）

测验人格的方法很多，包括观察、晤谈、行为评定量表、问卷法、投射测验等。最常用的方法包括以下两种。

1. 问卷法　包括明尼苏达多项人格调查表（2023）、艾森克人格问卷、卡特尔人格测验等。

2. 投射法　投射测验包括洛夏墨迹测验（材料为10张墨迹图）、主题统觉测验（向被试者呈现模糊情景图片，要求被试者根据所给图片讲述一个故事）等。

六、临床评定量表（★★）

1. 评定量表概述　实用性强、多用作筛查工具、无须严格控制（有些可公开发表）。

2. 常用的自评量表及其应用

（1）90项症状自评量表（SCL-90）：可测查10个心理症状因子（包括躯体化、强迫症状、人际关系敏感、抑郁、焦虑、敌对、恐怖、偏执、精神病性等），借以了解患者问题的范围、表现以及严重程度等。SCL-90可进行追踪性测查，以观察病情发展或评估治疗效果。

（2）抑郁自评量表（SDS）（2023）：能直观反映患者抑郁的主观感受及严重程度。目前多用于门诊患者的粗筛、情绪状态评定以及调查、科研等。

（3）焦虑自评量表（SAS）：用于反映有无焦虑症状及严重程度。适用于焦虑症状的成人，也可用于流行病学调查。

【经典习题】

1. 心理评估常用的方法不包括
   A. 会谈法
   B. 调查法
   C. 实验法
   D. 作品分析法
   E. 心理测验法

答案： C

考点： 心理评估的常用方法

解析： 心理评估常用方法：观察法、会谈法、调查法、作品分析法、心理测验法及临床评定量表。故选C。

2. 患儿，男，8岁。上课反应迟钝，一般的学习任务难以完成，家长带其来心理门诊就诊。心理治疗师应该首先考虑使用的心理评估工具是
   A. WISC
   B. SDS
   C. 16PF
   D. EPQ
   E. SAS

答案： A

考点： 智力测验

解析：《韦氏儿童智力量表》是美国心理学家韦克斯勒编制的一组采用个别施测的方法，评估6~16岁儿童智力水平的智力测验工具。自1939年第一套韦氏智力量表诞生以来，各类的韦氏智力量表逐渐问世，对心理评估和诊断产生了深远的影响。故选A。

3. 男，37岁。因有明显的幻觉及妄想表现而到医院就诊。经询问病情后，医生欲采用心理测验对其进行评估，以协助诊断。针对该患者，通常可采用的心理测验工具为
   A. EPQ
   B. MMPI
   C. SAS
   D. SCL-90
   E. TAT

答案： D

考点： 心理测验

解析： 明显的幻觉及妄想表现提示患者罹患精神分裂症的可能性较大，故选择症状自评量表SCL-90，是当前使用最为广泛的精神障碍和心理疾病门诊检查量表。答案为D。

第六节　心理治疗与心理咨询

一、心理治疗概述

（一）心理治疗的概念

心理治疗是心理干预的重要手段之一，是受过专

业训练的治疗者，在一定的程序中通过与患者的不断交流，在构成密切的治疗关系的基础上，运用心理治疗的有关理论和技术，使其产生心理、行为甚至生理的变化，促进人格的发展和成熟，消除或缓解其心身症状的心理干预过程。

（二）心理治疗的发展状况

两千多年前，《黄帝内经》中就已强调心理治疗的重要性。现代科学的心理治疗主要是19世纪末由奥地利的弗洛伊德创立了精神分析疗法开始的。目前影响较大的有精神分析学派、行为与认知疗法学派、人本主义学派、家庭治疗等。20世纪50年代年起，我国的心理治疗得到发展，形成了具有我国特色的“悟践心理疗法”。20世纪90年代至今是中国大规模学习西方心理治疗的时期，心理治疗发展迅速。

（三）心理治疗的性质、区分与适应证（★★★）

1. 性质　自主性（2005）、学习性、实效性。

2. 心理治疗的区别

（1）心理治疗与思想政治工作的区别，见表1-1-6-1。

表1-1-6-1　心理治疗与思想政治工作的区别

项　目	心理治疗	思想政治工作
范围不同	心理学范畴	政治、哲学、伦理学范畴
目标不同	解决个人问题	以团体利益为中心展开工作
理论和方法不同	心理学理论和方法	以政治理论为基础讲解政治观点和基本方法

（2）心理治疗与心理咨询的区别，见表1-1-6-2。

表1-1-6-2　心理治疗与心理咨询的区别

项　目	心理咨询（2012）	心理治疗
施者	心理学家、社会工作者、教师、思想工作者	医生、医学心理学家及心理治疗家
对象	来访者（正常人）	心理疾病（患者）
解决问题	适应和发展方面的问题	病态心理和病态行为
工作模式	发展性指导（2012）	矫正病态
工作情境	学校、社区等心理咨询机构	精神专科医疗单位
手段	晤谈	专门心理治疗技术
治疗时间	短	长

3. 适应证（2023）

（1）综合性医院有关的患者：急性患者、慢性患者、心身疾病患者。

（2）精神科有关的患者：知识心理治疗最早应用的范围，包括各类神经性障碍及其他精神疾病恢复期患者等。

（3）各类行为问题：行为障碍、人格障碍、过食或肥胖、烟瘾、酒瘾、口吃、遗尿等。

（4）社会适应不良。

【巧妙记忆】心理治疗最常应用于（2016）神经症、行为障碍、应激或受挫、重型精神病恢复期、心身疾病辅助治疗、学习问题、个性问题、慢性病患者（癌症）的康复治疗。

（四）心理治疗的分类

1. 依据学派的理论对心理治疗进行分类　分为建立在心理动力学派理论基础上的心理疗法、建立在行为主义学习理论基础上的心理疗法和建立在人本主义理论基础上的心理疗法。

2. 根据心理现象的实质对心理治疗进行分类　分为言语治疗或言语心理治疗、非言语心理治疗和行为疗法或行为矫正。

3. 根据医生与患者的沟通方式对心理治疗进行分类　分为个别（个体）心理治疗和集体心理治疗。

4. 根据患者意识范围的大小对心理治疗进行分类　分为觉醒状态下的心理治疗（或觉醒治疗）、半觉醒状态下的心理治疗（或半觉醒治疗）和催眠治疗。

二、心理治疗的理论基础（2002～2008、2014、2015、2017）

（一）精神分析学派（★★）

精神分析派是奥地利维也纳精神病医生弗洛伊德创立于19世纪末，主要特征：①理论根据来自对患者诊断治疗的临床经验；②不但研究个人的意识活动，而且更进一步研究个人的潜意识活动；③不但研究个人当时的行为，而且还追溯其过去的历史，以探明目前行为的构成原因；④特别强调人类本能对以后行为发展的重要作用，而且把性冲动看作为人类主要的本能。

（二）行为主义学派（★★）

行为主义学派是美国心理学家华生于1913年创立的，基本特点：①强调客观观察和测量记录人的行为；②认为构成行为的基础不是个人的反应，某种反应的形成是要经历学习过程的；③认为个体的行为不是与生俱来的，而是在生活环境中获得的。行为主义强调研究行为，强调从刺激与反应的关系上客观地研究行为，研究方法客观，但是它否定人的心理、意识的观点，以及分析人的行为的机械主义的错误，对心理学的发展产生了消极影响。

（三）人本主义学派（★★）

人本主义学派产生于20世纪50至60年代，创始人是马斯洛，主要代表有罗杰斯。既反对行为主义单纯研究外显行为，把有人性的人类降低到了动物和计算机的水平，也反对古典精神分析那种深蕴的研究。主张心理学必须说明人的本质特性，研究人的尊严、价值、创造力和自我实现。

（四）认知学派

认知学派认为在多数情况下，情绪、行为和认知是相伴而生的，认知可以改变情绪、行为，情绪、行为也可以改变认知。

三、心理治疗的主要方法及其应用（2002~2008、2014、2015、2017）

（一）精神分析的治疗（★★★）

1. 常用方法

（1）自由联想：受治疗者躺在沙发椅上，治疗师坐其后，使受治疗者完全放松，其内心体验及想法任意地涌出。受治疗者要讲出他所有的想法，治疗师分析资料，找出内在联系。

（2）释梦：在自由联想的同时，建议受治疗者讲述自己的梦，精神分析师对梦境进行解释，即运用自由联想等方法进行释梦，以便揭示梦境的真正含义。

（3）阻抗：阻抗是种无意识的心理过程，其目的是阻止受压抑的冲突意识化。精神分析理论认为患者出现的阻抗是有意义的，正是触及了患者心理症结之所在。精神分析师的任务是在整个治疗过程中辨认并帮助患者克服阻抗，释放压抑在潜意识当中的情感。

（4）移情：受治疗者有时在治疗中会重复再现早年获得的、与他有重要关系的人的行为方式。将这种对某人的体验、态度或行为方式自觉地转移到其他人身上的心理现象称为移情。

2. 过程

（1）精神分析治疗的设置：主要包括治疗场所、治疗时间的安排及疗程和治疗费用。

（2）治疗的开始：治疗师要仔细检查患者的个人史，包括听取患者的家庭背景、亲子关系、早年的性心理发展及生活经验等。

（3）治疗的深入：对受治疗者的问题有一定了解，对其自由联想和梦的内容等进行分析，并跟随受治疗者走进其潜意识中，努力发现阻抗，体验受治疗者的移情反应，并予以适当的处理。治疗师不断反思自己的潜意识和反移情，努力维持治疗关系。

（4）治疗的结束：随着对受治疗者的阻抗和移情的修通和处理，逐渐帮助受治疗者从更加现实的角度接受自己，更加客观地认识自己，逐渐恢复内在的安全感，获得人格的成长。

3. 适应证　一般包括各种神经症、心境障碍、心身疾病及某些人格障碍等。

（二）行为主义的治疗（★★★）

行为主义的治疗是建立在行为学习理论基础上的心理治疗方法。

1. 行为的观测和记录方法　要做好行为治疗，应在实施治疗前，充分做好各种准备，包括定义问题行为、准备好如何观测与记录。

2. 系统脱敏疗法　是第一个可供临床医生使用的并具有逻辑程序的行为疗法。基本思想：治疗师帮助患者建立与不良行为反应相对抗的松弛条件反射，然后在接触引起这种行为的条件刺激中，将习得的放松状态用于抑制焦虑反应，使不良行为逐渐消退（脱敏），最终使不良行为得到矫正。治疗程序：①设计和评定主观不适等级表；②松弛训练；③系统脱敏。主要用于治疗恐惧症，也可用于分离（转换）性障碍。脱敏过程需要 8~10 次，每日 1 次或隔日 1 次，每次 30~40 分钟。

3. 冲击疗法（2018）　又称为满灌疗法，其基本原则与系统脱敏法相反。

4. 厌恶疗法　是一种通过轻微的惩罚来消除适应不良行为的治疗方法。主要适用于露阴癖、恋物癖、酒精依赖及强迫症等。

（三）人本主义疗法（★★★）

1. 治疗的条件和氛围　①真诚一致；②无条件积极关注；③同情或设身处地的理解。

2. 治疗过程　①第一个阶段：来访者不愿意把有关自己的任何事情与别人沟通。②第二个阶段：刻板僵化状态有所松转。③第三个阶段：来访者可以自由地谈论自己的事，只是把这些事当作客观对象。④第四个阶段：来访者开始谈论深层的感情，但不是一些当前体验到的感情。⑤第五阶段：开始出现明显的改变和成长。⑥第六个阶段：来访者身上发生了重大的变化和成长。⑦第七个阶段：可以不再需要治疗性谈话。

3. 适应证　适用于治疗各种心理问题、正常人或轻度心理障碍患者。

（四）认知疗法

认知疗法是根据认知过程影响情感和行为的理论假设，通过认知和行为技术来改变患者不良认知的一类心理治疗方法。

（五）危机干预

属于心理卫生的救助措施，针对心理陷于危机状态者，给予适时救援，帮助其渡过危机。

1. 危机干预步骤　①确定问题；②保证求助者安全；③给予支持，主要是倾听，而不是采取行动；

④提出并验证可变通的应对方式；⑤制订计划；⑥得到承诺，采取积极的应对方式。

2. 危机干预策略　①认识危机求助者的个体差异；②客观评价危机干预工作者自己；③最大限度地保证求助者安全；④及时具体给危机求助者提供帮助；⑤明确需要解决的问题；⑥考虑可替代的应对策略；⑦制订行动步骤和方案；⑧发挥危机求助者的应对优势；⑨关注危机求助者的迫切需要；⑩妥当安排转诊；⑪完善建立和使用当地工作关系网；⑫得到承诺与保证。

（六）其他疗法

1. 森田疗法　是20世纪20年代由日本的森田正马教授创立的治疗神经症的一种心理治疗方法。重点在于陶冶疑病性素质，打破精神交互作用，消除思想矛盾。“顺其自然，为所当为”是森田疗法的精髓所在。

森田疗法适用的年龄为15~40岁，以住院为主，适应证包括强迫症、疑病性神经症、焦虑性神经症和自主神经功能紊乱。

2. 暗示疗法　是指治疗师有意识地使用暗示去影响或改变个体的行为，以消除或减轻疾病症状的方法（2018）。暗示治疗方法很多，有随意性暗示和命令性暗示；肯定暗示和否定暗示；直接暗示和间接暗示；言语暗示和非言语暗示等。

3. 催眠疗法　指是借助暗示使患者进入一种特殊的意识状态，控制患者的心身活动，从而解除和治疗患者的心身问题的心理疗法。主要用于治疗各种神经症、心身疾病、睡眠障碍、功能性疼痛、性功能障碍、心因性遗忘及嗜烟酒等不良行为。

4. 松弛疗法　是通过机体的主动放松使人体验到身心的舒适，以调节因紧张反应所造成的心理生理功能紊乱的一种行为疗法。常用的松弛疗法有渐进性肌肉放松、自主训练、冥想和瑜伽等经典松弛疗法。

5. 生物反馈疗法　是指在电子仪器帮助下将身体内部的生物电活动加以放大，放大后的机体电活动信息以视觉或听觉形式呈现出来，使患者得以了解自身的机体状态，并学会在一定程度上随意地控制和矫正不正常的生理变化。

6. 支持性心理治疗　简称支持疗法，是基础性的心理治疗模式，指以精神支持为主要内容的心理治疗方法。主要特点是供给支持，善用患者的潜在资源与能力，帮助患者渡过危机，应付困境，以较为有效的方式去处理所面对的困难或挫折。方法：①细听倾诉；②支持与鼓励；③说明与指导；④培养信心与希望；⑤调整对应激的看法；⑥控制与训练；⑦善用资源；⑧改变环境；⑨鼓励功能性的适应。

【巧妙记忆】　精神分析：自由、梦、移情、阻抗。行为主义：脱敏、厌恶、放松、生物反馈。人本主义：询者中心。

四、心理治疗的原则（2002、2006、2012、2017）

1. 治疗关系的建立原则　关系的和谐性：医生要保持尊重、同情、关心、支持的态度对待患者，使患者对医生建立信任感和权威感。

2. 心理治疗的原则（★★★）（2020）　①信赖性原则；②整体性原则；③发展性原则；④个性化原则；⑤中立性原则（2012、2016、2021）；⑥保密性原则（2014、2015）。

3. 心理治疗对治疗师的要求（★★）　有以下几点：①治疗者必须经过正规培训，掌握一定的专业理论和技能，具有合法身份的专业人员；②具有良好的职业道德；③具有敏锐观察力；④具有积极向上的人生态度；⑤相对稳定、成熟的人格及健全的心理素质。

五、临床心理咨询

（一）临床心理咨询的意义

有以下几点：①是解决紧张应激压力的主要手段；②防治心身疾病；③是心理卫生知识传播的重要途径。

（二）临床心理咨询的历史

Passon于1909年出版《选择职业》一书是心理咨询的开始。我国在1978年之后，心理学开始复苏。

（三）心理咨询的方式（★★）

心理咨询的方式为①门诊心理咨询；②信函咨询；③电话心理咨询；④专题心理咨询。

（四）心理咨询的手段与内容（★★）

1. 手段

（1）宣泄（2018）：是咨询人员了解来询者的心理不适和精神障碍的重要途径。

（2）领悟：是来询者克服心理不适与障碍的关键。

（3）强化自我控制：可使来询者解除某种不良情绪状态与行为方式对自我的禁锢，协调个人与环境的关系，获得内心的和谐。

（4）增强自信心：是心理咨询最重要的目标。

2. 内容　包括以下几个方面：①各种情绪障碍的诊断和治疗；②对有关求学、就业、恋爱、婚姻、家庭、计划生育和优生等的困惑和苦恼；③性心理异常和性功能障碍的咨询和治疗；④某些精神和心理病态的鉴别诊断和预后判断；⑤各个年龄阶段的心理卫生知识。

（五）心理咨询的基本过程

心理咨询的基本过程为：①问题探索阶段；②分析认识阶段；③治疗行动阶段；④结束巩固阶段。

【经典习题】

1. 精神分析常利用的方法为

A. 梦的分析

B. 生物反馈

C. 系统脱敏

D. 厌恶治疗

E. 满灌疗法

答案：A

考点：精神分析方法

解析：精神分析常用的一般方法有自由联想、抗拒、移情、发泄、释梦、诠释和疏泄。精神分析理论认为梦是潜意识冲突和欲望的象征，并认为有关梦境的分析结果更接近于患者的真正动机和欲望。故选 A。而 B 为生物反馈疗法，C、D、E 为行为治疗的方法。

2. 行为治疗常利用的方法为

A. 梦的分析

B. 自由联想

C. 系统脱敏

D. 空椅疗法

E. 家谱分析

答案：C

考点：行为治疗

解析：行为治疗的一般方法有系统脱敏、厌恶疗法、奖励法、示范法、依情况而定法、满灌法、代币法、塑造法。故选 C。A、B 属于精神分析法，D 属于完形治疗法，E 为家庭治疗法。

第七节　医患关系与医患沟通

一、医患关系的心理方面

1. 医患关系的概念（★★）　医患关系是指医务人员在给患者提供医疗服务过程中与患者建立的相互关系（2012）。广义的医患关系是指提供医疗服务的群体与接受医疗服务群体之间的相互关系；狭义的医患关系是指医生个体与患者个体之间的相互关系。

2. 医患关系的重要性　有以下两点：①良好的医患关系是医疗活动顺利开展的必要基础；②融洽的医患关系会造就良好的心理气氛和情绪反应。

二、医患交往的两种形式和两个水平

1. 医患交往的两种形式（2014、2015）（★★）言语形式的交往、非言语形式的交往。

2. 医患交往的两个水平（★★）　医患交往和相互作用，可以在技术和非技术两个水平上发生。

（1）技术水平：医务人员凭借自己的技术性的医学知识，为患者作出诊断。在这个水平上，医患交往的基础是医生对医学科学的应用。

（2）在非技术水平：医患间的交往像任何社会关系中的交往一样，相互联系、相互影响。

三、医患沟通的理论、技术及其应用

（一）医患沟通的基本理论

医患沟通的基本理论主要包括心理学基础、伦理学基础和法律法规基础。

（二）医患沟通的技术与方法

1. 选择正确的沟通形式　根据患者的情况及不同的目标，医生需要选择正确的沟通形式，包括言语沟通，书面沟通，非言语沟通。大多数时候，是医生与患者及其家属面对面的言语沟通，一些涉及重要的医学决策往往需要书面沟通，如手术知情同意，患者放弃某项治疗的授权书等。

2. 选择恰当的沟通场所　根据沟通的内容和目标，选择正确的沟通场所。包括床旁沟通，医生办公室，还有的需要到专门的接待室或心理治疗室。沟通场所与沟通内容相吻合，是有效沟通的重要环节，能大大提高沟通成功率。

3. 沟通技巧

（1）尊重，接纳患者（2020）。

（2）聆听与共情能力。

（3）明确的沟通目标，围绕沟通目标提问（2018）。

（4）控制沟通中的信息。

（5）把握沟通的语言、语调和语速。

（6）尽可能符合患者的文化背景。

（7）确认彼此是否信任真诚。

（三）医患沟通的常见问题与处理（2014、2023）

1. 医生方面　对患者缺乏同情心和责任感；只注意技术层面的问题而不关心患者的疾苦；只注重经济效益。

2. 患者方面　情绪不稳，反应敏感，对医务人员过分挑剔或态度冷淡。信息缺乏或不足，依从性差。

四、医患关系模式的临床应用

1. 主动-被动型（★★★）　受传统生物医学模式影响而建立的医患关系模式，特点是“医生为患者

做什么”，模式的原型是“父母-婴儿”。在医疗服务过程中，医生处于主动的、主导的地位，而患者完全处于被动的、接受医疗的从属地位。这种模式过分强调了医生的权威性，忽视了患者的主观能动性。适用于某些特殊患者，如意识严重障碍的患者、婴幼儿患者、危重或休克患者、智力严重低下患者及某些精神疾病患者。

2. 指导-合作型（★★★） 以生物-心理-社会医学模式及疾病治疗为指导思想而建立的医患关系，特点是“医生告诉患者做什么和怎么做”，模式的原型是“父母-儿童”。在医疗服务过程中，医生的权威性在医患关系中仍然起主要作用，但患者可以向医生提供有关自己疾病的信息，也可以向医生提出自己对疾病治疗的意见和观点。这种模式允许患者参与到自己疾病的治疗过程中，尊重了患者的主观能动性。适用于急性患者的医疗过程。

3. 共同参与型（★★★）（2020） 以生物-心理-社会医学模式为指导思想而建立的医患关系，特点是“医生帮助患者自我恢复”，模式的原型是“成人-成人”。在医疗活动中，患者不仅是积极的合作者，而且能够积极主动地参与到自己疾病的治疗过程之中。这种模式更加重视尊重患者的自主权，给予患者充分的选择权。适用于慢性疾病且具有一定文化水平的患者。

【巧妙记忆】 对3种医患关系模式的总结见表1-1-7-1。

4. 医患关系的其他模式 维奇模式（分为纯技术模式、权威模式、契约模式）、布朗斯坦模式（分为传统模式、人道模式）、萨奇曼模式（又称为疾病和医疗照顾行为模式）。

表 1-1-7-1 三种医患关系模式

模 式	医护人员的作用	患者的作用	临床应用	模式原型
主动-被动型	对患者做某事	接受（不能反对或无作用）	麻醉、严重外伤、昏迷、谵妄等	父母-婴儿
指导-合作型	告诉患者做什么	合作者（服从）	急性感染性过程	父母-儿童
共同参与型	帮助患者自助	合作关系的参与者（利用专家的帮助）	多数慢性疾患	成人-成人

【经典习题】

1. 最能反映医患关系性质的表述是
   A. 陌生人关系
   B. 信托关系
   C. 主动-被动关系
   D. 类似父子的关系
   E. 商品关系

答案： B

考点： 医患关系

解析： 医患关系是以社会主义法制为保障建立起来的一种信托关系。社会主义法制的根本职能是保护人民群众的合法权益，患者就医和医者行医同样受到法律保护。社会主义法制保护医生为患者提供医疗卫生保健和康复的特殊职权，使之可以获得患者身体、心理、隐私等信息；患者为了诊治躯体和心理疾病的需要而信任医生，将必要的信息告诉医生，并委托医生为其解除疾苦。因此，两者是建立在信赖基础上的特殊人际关系。故选B。

2. 主动-被动型的医患关系主要用于
   A. 焦虑障碍患者
   B. 康复期治疗患者
   C. 严重昏迷的患者
   D. 慢性感染患者
   E. 急性感染期患者

答案： C

考点： 医患关系模式

解析： 医患关系大致分为3类。①主动-被动型：医师完全主动，患者完全被动，适用于昏迷、休克、严重精神病患者、严重智力低下患者、婴幼儿等。②指导-合作型：医师和患者都具有主动性。医师的意见受到尊重，但患者可有疑问和寻求解释。③共同参与型：医师与患者的主动性等同，共同参与医疗的决定与实施。故选C。

第八节 患者的心理问题

一、患者角色、求医行为及其应用

（一）患者角色的概述（★★）

患者角色又称患者身份，是一种特殊的社会角色，是处于患病状态中同时有求医的要求和医疗行为的社会角色。

（二）患者角色的转化（2002、2004、2007、2013、2015、2016、2018、2021）（★★★）

患者原来的社会角色的特征与患者角色的特征越接近，就越容易接受患者角色；反之，易产生角色适应的困难。有角色适应和适应不良两种类型。

1. 角色适应 是指患者与患者角色的期望基本符合，主动采取措施促进恢复健康，患病痊愈后能及时地从患者的角色再转换到原来正常的社会角色。

2. 角色适应不良　指患者不能顺利地完成角色转变的过程。常见的角色适应不良有以下几种。

（1）角色行为缺如：患者未能进入患者角色，不承认自己是患者。

（2）角色行为冲突：当多种社会地位和多种角色集于一人时，在其自身内部产生的冲突。

（3）角色行为减退：个体进入患者角色后，由于某种原因又重新承担起本应免除的社会角色的责任，放弃了患者角色去承担其他角色的活动。

（4）角色行为强化：躯体康复后，患者角色行为未能转化为正常的社会角色行为。

（5）角色行为异常（2020）：患者无法承受患病的挫折和压力，对患者角色感到厌倦、悲观、绝望，由此而导致行为异常。

【巧妙记忆】　缺如：说自己没病，否认患者角色。冲突：两种角色的心理冲突，视疾病为挫折的心理表现。减退：说自己病好了，去做别的事情。强化：小病大养，说病还没好。异常：悲观、失望、自杀。

（三）求医行为（2015）

求医行为是指在人们感到某种躯体不适或产生病感时寻求医疗帮助的行为，是人类进行防病、治病和保持身体健康的一种重要行为。

1. 类型　分为主动求医行为、被动求医行为和强制性求医行为。

（1）主动求医行为：指人们为治疗疾病、维护健康而主动寻求医疗帮助的行为，是人们通常的求医行为。

（2）被动求医行为：指患者无法和无能力作出求医决定和实施求医行为，而由第三者帮助代为求医的行为。

（3）强制求医行为：指公共卫生机构或患者的监护人为了维护人群或患者的健康和安全而给予强制性治疗的行为，主要对象是有严重危害公众安全的传染性疾病和精神病患者。

2. 原因　包括生理性原因、心理性原因和社会性原因。

3. 影响求医行为的因素　①年龄；②对疾病的认识水平；③个性因素；④文化教育程度；⑤社会经济状况。

二、患者的一般心理问题及干预

1. 患者的心理需要　患病期间的生存需要、患病期间的安全需要、社会联系和交往的需要、患病期间尊重的需要和患病时的自我成就需要。

2. 患者的认知活动特征　包括感知觉异常、记忆和思维能力受损。

3. 患者的情绪和情感活动（★★）　情绪不稳定是患病后普遍存在的情绪反应，患者控制能力下降，易激惹。临床上常见的患者的情绪问题有焦虑、抑郁及愤怒。

（1）焦虑：产生原因主要是对疾病的担心，对疾病的性质、转归和预后不明确；对带有一定危险性的检查和治疗怀疑其可靠性和安全性；对医院陌生环境或监护室的紧张氛围感到担心和害怕。

（2）抑郁：严重的器官功能丧失、预后不良的疾病、危重疾病及某些对工作和生活影响较大的疾病更容易使患者产生抑郁情绪；另外，抑郁情绪的产生还与患者的个性及社会经济因素有关。

（3）愤怒：患者认为自己得病是不公平的，疾病的痛苦，各种原因使患者的治疗受阻或病情恶化，或发生医患冲突，都会使患者产生愤怒情绪。

4. 患者的意志行为特征　患者意志行为的主动性降低，对他人的依赖性增加。有行为退化的现象。

5. 患者的个性特征部分　患者独立性降低、依赖性增强，被动、顺从，缺乏自尊等。

6. 患者心理问题的基本干预方法　包括支持疗法、认知疗法、行为治疗技术、健康教育和咨询等。

三、不同年龄阶段患者的心理活动特征

1. 儿童患者的心理　注意力转移快，情感易表露、单纯，不善于掩饰病情。

2. 青少年患者的心理　自觉身体良好，否认自己得病，直到确实感觉不舒服才会求医。

3. 中年患者的心理　沉重、复杂。

4. 老年患者的心理　老年人一般常见慢性病，因此多悲观，心理上有孤独感，容易落泪，为小事生气。

四、特殊患者的心理问题

（一）不同病期患者的心理问题及干预（★）

1. 急性期　患者表现为焦虑、恐惧，常出现行为退化。关键是给予支持治疗，理解、尊重、安慰和鼓励患者，帮助患者正确对待疾病。

2. 慢性病　患者表现为主观感觉异常、有情绪反应、患者角色强化、药物依赖和拒药心理，自我概念受到损害。主要干预方法是给予药物、个体心理治疗、患者教育，放松、应激管理和锻炼，社会支持。

3. 康复期　患者有错误认知、不良情绪和不健全人格。干预措施包括培养积极情绪状态、动员心理代偿功能、纠正错误认知、康复运动锻炼的心理效应、调动积极社会因素。

（二）手术患者心理问题及干预

心理问题包括手术前焦虑，术后自卑、焦虑、精神疾病复发、抑郁状态等。干预措施包括给予心理支持与指导，及时应用行为控制技术。

（三）危重患者的心理问题及干预

危重患者入院后因为病情比较严重，需要紧急处理，患者对突如其来的疾病缺乏足够心理准备，表现为焦虑、恐惧，同时对抢救室的各种医疗设备也会产生恐惧心理。另外某些危重患者是由于突发事故造成的，患者可出现情绪上的休克，表现为无主诉、冷漠、呆滞甚至昏厥。还有患者行为退化，表现为情感幼稚，哭闹不停，易激惹等。应加强与患者沟通，尊重患者，及时给予心理疏导，发挥家庭及社会的支持作用。

（四）不治之症患者的心理问题及干预（★★★）

患者得知患有“不治之症”，内心会产生巨大的痛苦，这种痛苦会致患者于死地。

1. 休克-恐惧期　患者初次得知自己患癌消息时，反应剧烈，表现为震惊和恐惧。

2. 否认-怀疑期　患者从震惊中冷静下来，借助否认机制来应对由癌症诊断所带来的紧张和痛苦。

3. 愤怒-沮丧期　当患者的努力并不能改变癌症的诊断时，情绪易激惹、愤怒，具有攻击性；同时，悲哀和沮丧的情绪油然而生，患者绝望，甚至有自杀行为。

4. 接受-适应期　患病的事实无法改变，进入到慢性的抑郁和痛苦中。

【经典习题】

1. 医生告知某患者患有糖尿病并且让其接受药物治疗，但该患者并不相信自己患病，未听从医生的医嘱服药而是继续上班，该患者的角色行为类型属于
   A. 角色行为转化
   B. 角色行为缺如
   C. 角色行为强化
   D. 角色行为异常
   E. 角色行为冲突

答案：B

考点：患者角色的转化

解析：患者角色的适应不良大致有5种类型。①角色行为缺如，即患者未能进入角色。虽然医生诊断为有病，但本人否认自己有病，根本没有或不愿意识到自己是患者。②角色冲突：一个体常常承担着多种社会角色。当患病并需要从其他角色转化为患者角色时，患者一时难以实现角色适应。③角色行为减退：已进入角色的患者，由于更强烈的情感需要，不顾病情而从事力所不及的活动，表现出对病、伤的考虑不充分或不够重视，而影响到疾病的治疗。④角色行为强化：由于依赖性加强和自信心减弱，患者对自己的能力表示怀疑，对承担原来的社会角色恐慌不安，安心于已适应的患者角色现状。或者自觉病情严重程度超过实际情况。小病大养。⑤角色行为异常：患者受病痛折磨感到悲观、失望等不良心境的影响导致行为异常，如对医务人员的攻击性言行，病态固执、抑郁、厌世，以至自杀等。故选B。

2. 在患者常见的心理问题中，常表现为行为与年龄、社会角色不相符合，想回到婴儿时期，此患者的心理状态被称为
   A. 焦虑
   B. 回避
   C. 猜疑
   D. 愤怒
   E. 退化

答案：E

考点：患者常见的心理问题

解析：患者常见的心理问题有以下几种。①焦虑，是预期要发生不良后果时的一种复杂情绪反应。A项错误。②回避，是行为退缩、心理自卑，面对挑战多采取回避态度或无能应对。故B错误。③猜疑，指缺乏根据的猜测，一种消极的自我暗示。故C项错误。④愤怒，患者常为不能自理或一些小事而气愤。D项错误。⑤退化，也称幼稚化，即其行为表现与年龄、社会角色不相称，退回到婴儿时期的模式。故选E。

第二章　医学伦理学

第一节　伦理学与医学伦理学

一、伦理学

1. 伦理学的含义和类型

（1）伦理学的含义：伦理学又称道德哲学，是对人类道德生活进行系统思考和研究的一门科学，是现代哲学的学科分支。“伦理”更侧重于社会，更强调客观方面，主要指社会的人际“应然”关系，这种关系概括为道德规范。

（2）伦理学的类型：主要有理论伦理学、描述伦理学、元伦理学、规范伦理学、比较伦理学等。

2. 伦理学的研究对象　伦理学以道德现象为研

究对象，包括道德意识现象、道德活动现象和道德规范现象等。

3. 伦理学的基本理论　伦理学包括中国传统伦理思想、埃及印度伦理思想及西方伦理思想三个不同的体系。它们经过长期的交汇融合，发展演变而成为当代的伦理学。

二、医学伦理学

1. 医学伦理学的含义　医学伦理学属于应用伦理学的范畴，传统意义上的医学伦理学与医学道德学同义。医学伦理学以医学领域中医务人员的医德意识和医德活动为研究对象（2005、2018）。医务人员在医药卫生活动中，无时无刻不在发生着个人与患者、与同行、与社会之间的各种复杂关系。

2. 医学伦理思想的历史发展

（1）中国近代医学伦理学的发展：中国近代医学伦理思想是伴随反帝、反封建、反官僚资本主义的革命斗争而形成和发展的，1933 年 6 月，上海国光印书局出版了宋国宾主编的《医业伦理学》，这是中国第一部较系统的医学伦理学专著。

（2）国外近代医学伦理学的发展：文艺复兴之后，医学伦理学进入一个重要的发展时期。医学伦理学作为一个独立的学科，首先出现在英国，1803 年英国医生帕茨瓦尔出版了世界上第一部《医学伦理学》。

【巧妙记忆】　现代医学伦理学转变的标志是 1803 年英国的托马斯·帕茨瓦尔的《医学伦理学》。《希波克拉底誓言》提出不伤害原则、为患者利益原则、保密原则，以称为西医传统核心（2004、2007）。

3. 医学伦理学的研究对象和内容

（1）研究对象：医学伦理学以医学领域中医务人员的医德意识和医德活动为研究对象

（2）研究内容：①医学伦理学的基本理论；②医学伦理学的基本原则、规范和范畴；③医学道德的教育、评价和修养。

4. 医学伦理学的基本观点　健康观、生命观、死亡观。

5. 学习和研究医学伦理学的意义及方法

（1）意义：①医德对社会主义优越性的发挥具有重要作用；②医德对建设社会主义精神文明有着重要意义；③医德对医学人才的成长有着重要作用。

（2）方法：①坚持历史唯物主义的方法；②坚持理论联系实际的方法。

【经典习题】

1. 医学伦理学的研究对象是
   A. 医学道德难题
   B. 医德基本理论
   C. 医学道德关系
   D. 医德基本实践
   E. 医德基本规范

答案：C

考点：医学伦理学的研究对象

解析：医学伦理学是一门应用伦理学学科，研究医疗实践和医学科学研究活动中人们之间的道德关系及道德规范。故选 C。

2. 医学伦理学属于
   A. 环境伦理学
   B. 社会伦理学
   C. 元伦理学
   D. 描述伦理学
   E. 规范伦理学

答案：E

考点：医学伦理学

解析：医学伦理学是运用一般伦理学原则解决医疗卫生实践和医学发展过程中的医学道德问题和医学道德现象的学科，其是医学的一个重要组成部分，又是伦理学的一个分支。医学伦理学是运用伦理学的理论、方法研究医学领域中人与人、人与社会、人与自然关系的道德问题的一门学问。一般认为，医学伦理学属于应用规范伦理学。故选 E。

第二节　医学伦理的原则与规范

一、医学伦理的指导原则（★★★）

1. 防病治病，救死扶伤。
2. 实行社会主义人道主义。
3. 全心全意为人民身心健康服务。

二、医学伦理的基本原则（2016、2019）（★★★）

1. 尊重原则（2019）　尊重原则是医学人道主义原则的最基本要求之一，临床医学的基本点是为患者服务，而服务的基本职业品德是对人的尊重。狭义的尊重原则是指尊重对方的人格；广义的尊重原则，除尊重人格外，还包括对患者自主性的尊重。

2. 不伤害原则（2005、2018）　不伤害原则是要求医务人员在诊疗护理过程中，不使患者的身心受到损伤。但医疗伤害有一定的必然性，不伤害原则的真正意义不在于消除医疗伤害，而在于强调在实践中努力避免使患者免受不应有的医疗伤害。

3. 有利原则（2002、2003、2004、2005、2007、2011、2023） 有利原则要求医生努力预防或减少难以避免的伤害；对利害得失全面权衡，选择受益最大、伤害最小的医学决策。有利包含不伤害；不伤害是有利的起码要求和体现，是有利的一个方面。有利原则由两个层次构成，低层次原则不伤害患者，高层次原则为患者谋利益。

4. 公正原则（2020） 公正原则是指在同样有医疗需求的患者，应得到同样的医疗待遇。有基本的医疗照顾，力求做到人人享有基本的医疗保健。公正原则体现在人际交往公正和资源分配公正，人际交往公正要求面对千差万别的患者，医生要一视同仁。资源分配公正要求公平优先、兼顾效率的原则，优化合理配置和利用医疗卫生资源。公正地处理矛盾纠纷。

【巧妙记忆】 当四大原则之间发生矛盾时，要抓主要矛盾来选择运用，权衡利弊。

三、医学伦理的基本规范

（一）医学伦理基本规范的含义和本质

1. 医学伦理学的规范 是指在医学伦理学基本原则指导下协调医疗人际关系及医务人员、医疗卫生机构与社会关系的行为准则或要求，它强调以医务人员应履行的义务为内容，以“应该做什么、不应该做什么以及如何做”的形式出现，所以也是培养医务人员医学道德品质的具体标准。

2. 医学伦理学的基本规范 是对医疗卫生机构所有从业人员的共同要求，对某领域、某部门、某专业科室、诊治活动的某环节尚有一些针对性的具体规范。

3. 医学伦理基本规范的本质 医学伦理学基本规范的形成在本质上是客观因素与主观因素的统一。

（二）医学伦理基本规范的形式和内容

1. 形式 我国现行的医学伦理学规范等都是条文式的。国际上，一些国家政府、医学会和世界医学会等制定的一系列守则、法规、法典、宣言等，也都包含一定的医学伦理规范内容。另外，医学伦理学规范还采用“誓言”或“誓词”（2004、2007）的特殊形式。

2. 内容

（1）以人为本，践行宗旨。

（2）遵纪守法，依法执业。

（3）尊重患者，关爱生命。

（4）优质服务，医患和谐。

（5）廉洁自律，恪守医德。

（6）严谨求实，精益求精。

（7）爱岗敬业，团结协作。

（8）乐于奉献，热心公益。

（三）医务人员的行为规范

医务人员的行为规范为：①尊重科学。②规范行医。③重视人文。④规范文书。⑤严格报告。⑥救死扶伤。⑦严格权限。⑧规范试验。

【经典习题】

1. 在下列医务人员的行为中，不符合有利原则的是

A. 与解除患者的疾苦有关

B. 可能解除患者的疾苦

C. 使患者受益且产生的副作用很小

D. 使患者受益，但却给别人造成了较大的伤害

E. 在人体实验中，可能使受试者暂不得益，但却使社会、后代受益很大

答案：D

考点：医学伦理学有利原则

解析：本题是记忆分析题，采用排除法。有利原则要求医务人员的行为对患者确有助益，必须满足的条件：医务人员的行动与解除患者的疾苦有关；医务人员的行动可能解除患者的疾苦；患者受益不会给别人带来太大的损害；要求医务人员权衡利害，使医学行为能够得到最大可能的益处，而带来的危害应该是最小的。对照各选项，故排除A、B、C、E。故选D。

2. 医生能够行使干涉权的情况是

A. 门诊患者拒绝某医生诊治

B. 门诊患者拒绝医学生实习

C. 门诊患者拒绝吐露与疾病有关的隐私

D. 住院的传染病患者拒绝隔离

E. 住院的患者拒绝参加人体实验

答案：D

考点：医生干涉权

解析：医疗干涉权合理运用的范围：①精神病、自杀未遂等患者拒绝治疗或者患者想要或正在自杀时，可强迫治疗或采取约束措施控制其行为；②对需要进行隔离的传染病患者的隔离；③在进行人体试验性治疗时，虽然患者已知情同意，但在出现高度危险的情况时，医师必须中止试验以保护患者利益；④危重病患者要求了解自己疾病的真相，但当了解后很可能不利于诊治或产生不良影响时，医师有权隐瞒真相。对照各选项，故选D。

第三节 医疗人际关系伦理

一、医患关系伦理

（一）医患关系的伦理含义和特点

1. 含义 医患关系就是指在医疗卫生活动中，以医务人员为一方和以患者及其家属为一方所建立的

各种联系。

2. 特点（2014）　古代医患关系具有直接性、稳定性和主动性的特点，现代医患关系的偏离有三种趋势：医患关系物化趋势、医患关系分解趋势、患者与疾病分离趋势。

（二）医患关系的伦理属性

医患关系为契约性质的信托关系（2005、2017）。

（三）医患关系的模式（2001、2002、2007、2012、2013、2022）

医患间常用的三种基本模型：主动-被动型（2017、2023）、指导-合作型和共同参与型。

【巧妙记忆】　医患关系是一种契约关系，又是一种信托关系。随着社会的发展，现在已经逐渐形成了一种复杂的社会关系。

（四）医患双方的道德权利与道德义务（★★★）

1. 医患关系中患者的道德权利（2003）

（1）基本的医疗权：此项权利在医疗卫生服务中所衍生为患者的基本医疗权。任何患者都有权享有必要的、合理的、最基本的诊治护理，以保障自身健康。人类生存的权利是平等的，因而医疗保健享有权也是平等的。任何医疗机构或个人不能以各种理由推脱、阻碍这种权利的实现。

（2）知情同意权（2007、2020）：知情同意是患者自主权的一个最重要而又具体的形式，是医学科研和人体试验、临床医疗领域的基本伦理原则之一。知情同意权不只是为了争取患者的合作、增进医患关系、提高医疗效果，而且还体现在对患者的尊重，并有助于患者自主权的合理行使。

（3）保护隐私权：患者对于自己生理的、心理的及其他隐私，有权要求医务人员为其保密。患者的病历及各项检查报告、资料不经本人同意不能随意公开或使用。

（4）监督医疗权：患者在医疗实践中享有平等的基本医疗权和监督这一权利得以顺利实现的权利。

（5）医疗选择权：患者在一定范围内可以自主选择医院、选择门急诊治疗、选择家庭病床、选择转院及异地治疗、选择医生、选择治疗方式等。

（6）免除一定社会责任权：有些疾病使患者不能正常工作，需要休息，不能履行其应尽的社会义务，不能继续承担其健康时应承担的某些社会责任。因此，这些患者有获得休息和免除社会责任的权利。但患者免除社会责任权是有限度的。

（7）医疗诉讼权。

（8）陪护与被探视权。

2. 医患关系中患者的道德义务

（1）增进健康的义务。

（2）积极配合诊疗的义务。

（3）支付诊疗所需费用的义务。

（4）支持医学教育和科学研究的义务。

3. 医患关系中医生的权利

（1）在注册的执业范围内，按照有关规范进行医学诊查、疾病调查、医学处置、出具相应的医学证明文件，选择合理的医疗、预防、保健方案。

（2）获取劳动报酬，享受国家规定的福利待遇，按照规定参加社会保险并享受相应待遇。

（3）获得符合国家规定标准的执业基本条件和职业防护装备。

（4）从事医学教育、研究、学术交流。

（5）参加专业培训，接受继续医学教育。

（6）对所在医疗卫生机构和卫生健康主管部门的工作提出意见和建议，依法参与所在机构的民主管理。

（7）法律、法规规定的其他权利。

此外，医师还有要求患者和家属配合诊治、在特殊情况下享有干涉患者行为的道德权利（2006、2007、2008）。

4. 医师的道德义务（2007、2012、2016、2023）

（1）树立敬业精神，恪守职业道德，履行医师职责，尽职尽责救治患者，执行疫情防控等公共卫生措施。

（2）遵循临床诊疗指南，遵守临床技术操作规范和医学伦理规范等。

（3）尊重、关心、爱护患者，依法保护患者隐私和个人信息。

（4）努力钻研业务，更新知识，提高医学专业技术能力和水平，提升医疗卫生服务质量。

（5）宣传推广与岗位相适应的健康科普知识，对患者及公众进行健康教育和健康指导。

（6）法律、法规规定的其他义务。

（五）构建和谐医患关系的伦理要求

医患双方是医疗活动得以进行的载体，医患关系是医疗活动中最重要、最基本的人际关系，和谐的医患关系是医疗活动得以顺利进行的前提和基础。

1. 医患双方应密切地沟通与交流。

2. 医患双方应自觉维护对方的权利。

3. 医患双方应自觉履行各自的义务。

4. 医患双方应正确认识和处理权利与义务的关系。

5. 医患双方应加强道德自律并遵守共同的行为道德规范。

二、医务人员之间关系伦理

（一）医务人员之间关系的含义和特点

医务人员之间的关系，也称为医际关系，是指医疗活动中医务人员之间的关系，主要包括直接从事医疗卫生活动的医生与护士、医护人员与医技人员、医护人员和医技人员与行政管理人员、后勤服务人员之间的关系。医务人员之间的关系是医院和医疗卫生活动中重要的人际关系。

（二）处理好医务人员之间关系的意义（2004、2007、2012）（★★）

1. 有利于医学事业的发展　当代医学发展呈现出显著的综合特征。临床医学各学科之间的综合，基础医学学科之间的综合，临床医学与基础医学之间的综合，医学与自然科学、社会科学、工程技术相互间的渗透，使融洽医务人员之间、医务人员与其他学科人员之间的关系变得越来越重要。

2. 有利于医院整体效应的发挥。

3. 有利于医务人员成才。

4. 有利于建立和谐的医患关系　医务人员之间的相互支持和密切协作，有利于患者疾病的诊治和康复，因此有助于医患之间和谐关系的建立。

（三）协调医务人员之间关系的伦理要求（★★）（2018）

1. 共同维护患者利益和社会公益。
2. 彼此平等、互相尊重。
3. 彼此独立、互相支持和帮助。
4. 彼此信任、互相协作和监督。
5. 互相学习、共同提高和发挥优势。

【经典习题】

1. 医患关系的本质特征是
   A. 具有互利性质的经济关系
   B. 具有买卖性质的依附关系
   C. 具有协作性质的买卖关系
   D. 具有依附性质的非平等关系
   E. 具有契约性质的信托关系

答案：E

考点：医患关系的性质

解析：医患关系实质是一种信托关系，即在医疗活动中，医患双方都因为和必须遵守一定的道德原则和规范。信任在先，托付在后。患者看病求医，本身就隐含着对医生的信任，相信医生会把患者的利益放在优先地位。在此前提下，患者才敢放心地把生命托付给医生。故选E。

2. 在医患交往过程中，医护人员不恰当的交往方式是
   A. 重视患者的自我感受
   B. 采取封闭和开放式的提问
   C. 用专业术语进行交流
   D. 关注疾病本身和相关话题
   E. 了解患者的安全需要

答案：C

考点：医患沟通

解析：如果采用专业术语进行交流，患者会对谈话的内容不理解，必须用能让患者清楚的语言交流。故选C。

第四节　临床诊疗伦理

一、临床诊疗的伦理原则（★★）

1. 患者至上原则　维护患者的医疗权利、对患者要一视同仁、维护患者的生命和健康。

2. 最优化原则（2016、2019）　在临床实践中，诊疗方案的选择和实施追求以最小的代价获取最大的效果。疗效最佳、损伤最小、痛苦最轻、耗费最少。

3. 知情同意原则（2019）　知情应满足：①提供信息的动机和目的完全是为了患者的利益；②提供让患者作出决定的足够信息；③向患者作出充分必要的说明和解释。

同意应满足：①患者有自由选择的权利；②患者有同意的合法权利；③患者有充分的理解能力。

4. 保密守信原则（2014、2023）　任何人都有权利维护自己的隐私不受到侵害，患者对于自己生理的、心理的及其他的隐私，有权要求医务人员为之保密。医务人员利用职业优势随意泄露患者隐私，是不道德或违法侵权行为。

二、临床诊断的伦理要求

医生对患者疾病的诊断、治疗是一个系统有序的过程。诊断是医生对患者所患疾病作出的判断，而治疗是在诊断基础上采取的减轻患者痛苦和促进患者康复的措施。在上述过程中，医德同医术一样贯穿始终，因此，医生应当像重视医术一样重视其医德要求。

（一）询问病史的伦理要求（2017、2018、2021、2022）

1. 举止端庄、态度热情。
2. 全神贯注、语言得当。
3. 耐心倾听、正确引导。

（二）体格检查的伦理要求（2017、2018）

1. 全面系统、认真细致。
2. 关心体贴、减少痛苦。
3. 尊重患者，心正无私。

（三）辅助检查的伦理要求（2023）

1. 综合考虑确定检查项目，目的纯正。
2. 患者知情同意，医生尽职尽责
3. 综合分析检查结果，切忌片面。

三、临床治疗的伦理要求

（一）药物治疗的伦理要求（2023）

1. 对症下药、剂量安全。

2. 合理配伍、细致观察。

3. 节约费用、公正分配。

（二）手术治疗的伦理要求

1. 术前准备的伦理要求

（1）严格掌握手术指征，手术动机纯正。

（2）患者或患者家属知情同意（2014、2019）。

（3）认真做好术前准备，为手术的顺利进行创造条件。

2. 术中的伦理要求（2017）

（1）关心患者，体贴入微。

（2）态度严肃，作风严谨。

（3）精诚团结，密切协作。

3. 术后的伦理要求

（1）严密观察，勤于护理。

（2）减轻痛苦，加速康复（2015）。

（三）其他治疗的伦理要求

1. 心理治疗的伦理要求

（1）要掌握和运用心理治疗的知识、技巧去开导患者。

（2）要有同情、帮助患者的诚意。

（3）要以健康、稳定的心理状态去影响和感染患者。

（4）要保守患者的秘密、隐私。

2. 康复治疗的伦理要求

（1）理解尊重、平等相待。

（2）热情关怀、耐心帮助。

（3）合作密切、加强协作。

四、临床急救的伦理要求

（一）临床急救工作的特点

1. 平时有应急准备，人员坚守岗位。

2. 工作量大、难度高和责任重。

3. 既尊重患者的自主性，又以新的生命观为指导。

（二）临床急救的伦理要求

1. 争分夺秒、积极抢救患者。

2. 团结协作、勇担风险（2015）。

3. 满腔热忱，重视心理治疗。

4. 全面考虑，维护社会公益。

五、临床治疗的伦理决策

1. 临床治疗的伦理难题　医学伦理难题产生的现实原因包括权利与义务的冲突、个体价值追求的多元化、医学高新技术应用带来的伦理挑战、卫生法律法规不够健全、医疗机构管理欠规范。

2. 临床治疗的伦理决策　影响临床伦理决策的要素包括疾病的性质、患者的意愿和选择、生命的质量、外部的社会经济因素等。伦理决策的原则包括根本权益优先准则、多元价值优选准则、变通性操作准则、规范与智慧并重准则。

【经典习题】

1. 在通常情况下，手术治疗前最重要的伦理原则是

A. 检查周全

B. 知情同意

C. 减轻患者的疑惑

D. 安慰家属

E. 确定手术方式

答案： B

考点： 知情同意原则

解析： 根据《纽伦堡法典》和《赫尔辛基宣言》的精神，必须要履行知情同意权，知情同意是患者自主权的一个最重要而又具体的形式，是医学科研和人体实验、临床医疗领域的基本伦理原则之一。故选 B。

2. 临床诊疗的医学道德原则中的最优化原则内容不包括

A. 病痛最小

B. 耗费最少

C. 安全度最高

D. 寿命最长

E. 疗效最好

答案： D

考点： 临床诊疗的医学道德原则中的最优化原则内容

解析： 最优化原则是在当时医学科学发展水平下和允许的客观条件下，使患者痛苦最小、耗费最少、安全度最高的和疗效最好的诊疗措施。故 D 选项错误。

3. 某医院内科病房，责任护士误将甲床患者的青霉素注射给乙床患者。发现错误后，该护士心里十分矛盾和紧张，对乙床患者进行严密观察，没有出现青霉素变态反应。对此以下说法符合伦理的是

A. 患者没出现变态反应，为避免护士与患者发生矛盾，不应告诉患者

B. 打错针后护士已经进行了严密的观察，避免了承担更大的责任

C. 打错针后应及时上报主管的护士长，进行观察并采取进一步治疗

D. 患者未出现变态反应，可以不告诉护士长以免受处分

E. 住院患者太多，护理任务紧张，出错在所难免

答案： C

考点： 临床治疗伦理要求

解析： 操作出现错误后，因该立即向上级报告，并对

患者观察确定进一步的治疗。故选C。

第五节 安宁疗护与死亡伦理

一、安宁疗护伦理

（一）安宁疗护的含义和特点

1. 安宁疗护的含义 所谓安宁疗护，又称安宁缓和医疗、舒缓治疗或安宁疗护，是由社会各层面，包括医生、护士、营养师、药剂师、社会工作者、伦理学家以及宗教人士、政府及慈善团体人士等，针对治愈性治疗无反应的疾病终末期患者及其家属，提供包括医疗、护理、心理、伦理和社会等全方位的积极性照护，以维护患者及其家属最佳的生命品质。主要通过疼痛控制，缓减身体上其他不适的症状。同时，处理患者及其家属在心理、社会和心灵上的问题。

2. 安宁疗护的特点

（1）服务目的：主要目的不是治疗或治愈疾病，而是减轻疾病终末期患者的身心痛苦、控制症状，采取姑息对症和支持疗法，给予其生活护理、临终护理和心理安慰。

（2）服务对象：主要对象为不可逆转的疾病终末期患者（包括其亲属），特别是难以取得积极治疗效果的晚期肿瘤患者等心身遭受痛苦折磨的患者。

（3）服务理念：特别注重疾病终末期患者的生命尊严与生命质量和生命价值，强调个体化治疗、心理治疗和综合性、人性化的护理。

（4）服务措施：不仅关心疾病终末期患者，也关心其家属的身心健康。努力为患者减轻痛苦，采取积极的支持性或姑息性治疗和护理；对家属给予心理和照护技术的指导，帮助营造良好的家庭氛围以及居丧期的心理安慰，使患者和家属都感受到温暖。

（5）服务团队：以医务人员为主，有患者亲属、社会团体志愿服务者的积极参与构成。

（6）病床设置：一般有三种模式：①在专门的安宁疗护机构设立病床。②在综合医院的安宁疗护科室设置病床。③在社区家庭中设置家庭病床。

（二）安宁疗护的伦理意义

安宁疗护的伦理意义为：①蕴含人道主义精神。②注重生命质量价值。③彰显社会文明进步。

（三）安宁疗护的伦理要求

安宁疗护的伦理要求为：①理解临终患者的心理。②保护临终患者的权益。③尊重临终患者的选择。④控制临终患者的症状。⑤关怀临终患者的亲属。⑥关注临终患者的教育。

二、安乐死伦理

（一）安乐死的含义（2003）和类型

1. 含义 安乐死通常是指身患绝症的患者，于治愈无望、生命垂危而又极度痛苦的情形下，自愿要求尽早结束生命，是在此前提下所实施的保持人的尊严与安详的死亡处置方式。

2. 类型 ①从采取的方式上进行划分，安乐死可分为主动安乐死和被动安乐死。②从患者同意的方式进行划分，安乐死可分为自愿安乐死和非自愿安乐死。

（二）安乐死的伦理争议

1. 支持者认为

（1）对患者本人来说是人道主义的体现，尊重患者的自主权和对死亡的决定选择权。

（2）对患者家属来说可以解除他们心理和经济上的负担。

（3）对社会而言也符合社会公益原则。

2. 反对者认为

（1）安乐死有悖于救死扶伤的医学宗旨。

（2）安乐死不利于医学的发展。

（3）安乐死将对社会道德产生不良影响。

（4）安乐死将对临终患者和弱势群体造成心理压力。

（5）安乐死可能使患者丧失继续生存下去的机会。

（6）安乐死会可能给患者家庭带来舆论压力。

（三）安乐死的历史与现状

1. 1936年，英国率先成立了“自愿安乐死协会”，并在上院提出了关于安乐死的法案，由此拉开了安乐死走上立法轨道的大幕。最终，英国安乐死的动议以35票反对，14票赞成被否决。

2. 2001年，荷兰通过《安乐死法案》，成为世界上第一个安乐死合法化的国家。

3. 2002年，比利时成为世界上第二个安乐死合法化的国家。

三、死亡伦理

（一）死亡的含义

死亡是人体的器官、组织、细胞等整体衰亡，是人的生命的终结。

（二）死亡标准的历史与现状

1. 判定死亡的标准有两个（2007、2023） 一是以心肺、循环功能的丧失为依据。二是以脑死亡作为判断死亡的标准或以心、肺循环终止、脑死亡双重标准予以衡定。

2. 脑死亡的哈佛标准（2008） 1968年，美国哈佛大学医学院特设委员会提出了“脑死亡”的概念，并制定了4条相应的诊断标准：①对外部刺激和身体的内部需求毫无知觉和完全没有反应；②自主运动和自主呼吸消失；③反射，主要是诱导反射消失；④脑电波平直或等电位。

同时规定，凡符合以上4条标准，并在24小时内反复检查多次结果一致者，就可宣告死亡。

两个例外：体温过低（<32.2℃）或刚服用过巴比妥类药物等中枢神经系统抑制剂。

（三）确定脑死亡标准的伦理目的和意义

1. 有利于科学准确判定人的死亡。

2. 实施脑死亡标准，可以放弃无效的抢救，让患者死得有尊严（2007、2008、2015）。

3. 可以适时地终止无效的医疗救治，减少无意义的医疗资源消耗。

4. 有助于推进器官移植医学的发展，使成千上万器官终末期患者获得再生的机会。

【经典习题】

下列符合临终关怀伦理要求的做法是

A. 优先考虑临终患者家属的权益

B. 尽力满足临终患者的生活需求

C. 帮助临终患者抗拒死亡

D. 满足临终患者结束生命的要求

E. 建议临终患者选择安乐死

答案： B

考点： 临终关怀伦理

解析： 临终关怀优先考虑的是患者的权益，A错误。临终关怀正是为让患者尊严、舒适到达人生彼岸而开展的一项社会公共事业，不是帮助患者抗拒死亡，而是共同面对死亡，C错误。临终关怀并不会主动结束生命，D错误。临终关怀并不会建议患者安乐死，E错误。故选B。

第六节　公共卫生伦理与健康伦理

一、公共卫生伦理的含义和理论基础

1. 公共卫生伦理的含义　公共卫生伦理是伦理学的基本理论和观念在公共健康与卫生领域中的具体应用，主要是指一些原则和价值，以及对涉及人群健康问题的宣传与教育、疾病与伤害的预防等方面予以伦理思考与审视。

2. 公共卫生伦理的理论基础　公共卫生伦理一般以功利主义、自由主义和社群主义三个理论作为思考、分析和判断公共卫生领域中各类政策、制度等好坏与否的理论基础。

二、公共卫生伦理原则

1. 全社会参与原则。

2. 社会公益原则。

3. 社会公正原则。

4. 互助协同原则。

5. 信息公开原则。

三、公共卫生工作伦理要求

（一）疾病防控的伦理要求

1. 积极开展传染病的预防，对广大群众的健康负责。

2. 认真做好传染病的监测和报告，履行其道德和法律责任。

3. 尊重科学，具有奉献精神。

4. 尊重传染病患者的人格和权利。

（二）职业性损害防控的伦理要求

1. 依法开展卫生管理和监督，对职工的健康和安全负责。

2. 积极开展职业健康教育、卫生监测和健康监护，维护职工的健康。

3. 职业病的诊断要慎重，维护职工、企业和国家的利益。

（三）健康教育和健康促进的伦理要求

1. 要履行法律义务，充分利用一切机会和场所，积极主动地开展健康教育以及积极参与健康促进的公共政策的制定和创建支持性环境。

2. 深入农村、社区，把健康教育和健康促进作为初级卫生保健工作的重要任务和内容，并积极参与建立有利于健康促进的卫生保健体系。

3. 不断自我完善，以科学的态度和群众喜闻乐见的形式开展健康教育和健康促进的活动。

（四）应对突发公共卫生事件的伦理要求

1. 恪守职责和加强协作，发扬敬畏生命的人道主义精神。

2. 树立崇高的职业责任感和科学态度。

3. 勇于克服困难，具有献身精神。

四、健康伦理

（一）健康伦理的含义

健康伦理是关于人们维护自身健康、促进他人健康和公共健康等过程中的伦理问题进行研究的学问。公共健康伦理是其重要内容，旨在研究与公共健康相关的所有伦理问题以及解决这些问题应遵循的伦理原

则和规范。

（二）健康伦理的原则

健康伦理以公民权利和健康实现为中心，以为公共健康提供伦理价值观指导，为公共健康制度和政策提供伦理依据，为解决公共健康领域的利益冲突提供伦理途径，为公共健康从业人员确立伦理规范，对公民进行公共健康领域的道德教育为使命，并且为公共健康体制、公共健康政策和立法奠定基础。

（三）健康权利

1. 世界卫生组织提出，不分种族、宗教、政治信仰、经济和社会状况，享有最高的、可获得的健康标准是每个人的基本权利之一。

2.《中华人民共和国宪法》规定，中华人民共和国公民在年老、疾病或者丧失劳动能力的情况下，有从国家和社会获得物质帮助的权利。国家发展为公民享受这些权利所需要的社会保险、社会救济和医疗卫生事业。

（四）健康责任

如果说健康是一种权利的话，则维护健康首先是一种个人责任，即健康权利首先来自于人们对自身的一种义务，这种义务是人们自身健康生活的道德义务。对个人健康责任的强调并不意味着维护健康完全是个人的事情，政府和社会对公民健康负有更强的责任。

第七节　医学科研伦理

一、医学科研伦理的含义和要求

（一）医学科研伦理的含义

在医学科学活动中，医学科研工作者需要遵循一定的道德原则和规范，这就是医学科研道德。

（二）医学科研的伦理要求

1. 动机要纯正。
2. 诚实严谨的科研态度（2019）。
3. 要有敢于质疑的思想。
4. 要有公正无私、团结协作的精神。
5. 知识公开。

（三）学术不端的主要情形

当前医学科研领域最典型的学术不端行为就是：伪造、篡改、剽窃和虚假同行评议。具体来说，根据《医学科研诚信和相关行为规范》以及国际相关规定，医学科研学术不端行为有以下表现。

1. 研究选题与资源配置不合理。
2. 主观因素造成数据收集、保护和共享出现重大偏倚。
3. 学术成果署名与学术成果生产各环节不真实。
4. 科研管理与同行评议不严肃、不公正及隐性抄袭。

学术不端行为不包括诚实的错误或者观点的分歧。判定某科学行为是否属于学术不端行为，必须依据：此行为严重背离相关研究领域的常规做法；此行为是蓄意的、明知故犯的或肆无忌惮的；对此行为的判定要有证据，而且证据是正当的、确凿的。

二、涉及人的生命科学与医学研究伦理★★★

（一）涉及人的生命科学与医学研究的含义和类型

1. 人体试验的含义　人体试验是直接以人体作为受试对象，用科学的方法，有控制地对受试者进行观察和研究，以判断假说真理性的生物医学研究过程，它在医学研究中有着极其重要的地位。

2. 人体试验的类型

（1）根据人体试验发生原因的不同进行分类

1）天然试验：指试验的发生、发展和后果是一种自然演进过程，不以医学科研人员的意志为转移。

2）人为试验：指医学科研人员对受试者进行有干预的观察和试验研究，以检验研究成果正确与否及安全性、效用大小的过程。

（2）在人体试验中，根据受试对象的性质及其参与研究的意愿不同，又分为自体试验、自愿试验、欺骗试验和强迫试验。

（二）涉及人的生命科学与医学研究的意义和伦理困境

1. 意义　人体试验是医学研究成果从动物实验到临床应用的唯一中介，是医学实验不可缺少的必要环节。它在道德上是可以接受的，并且也是道德所要求的。

2. 伦理困境　在医学人体试验中，伦理问题常常引发争议而难于处理，随着人权意识的增长，人们自我保护的意识将会越来越强烈，未来人体试验中涉及的人类安危问题将会越来越突出和尖锐。人体试验中的伦理问题主要包括：风险与受益比的伦理问题、受试者招募的伦理问题、知情同意的伦理问题、安慰剂与双盲法的伦理问题。

（三）涉及人的生命科学与医学研究的伦理原则

人体试验是医学的起点和发展手段；人体试验是医学基础研究和动物实验之后，常规临床应用之前不可缺少的中间环节。

人体试验的道德原则（★★）（2001、2002、2003、2005）

1. 维护受试者利益原则（2008）。

2. 医学目的性原则。

3. 科学性原则。

4. 知情同意原则（2006、2016）。

【巧妙记忆】人体试验的道德原则：有利于医学和社会的发展、受试者知情同意、维护受试者利益、严谨的科学态度。

三、动物实验伦理

（一）动物实验伦理的含义

动物实验伦理是指对利用科学仪器设备，在动物模型上进行人为的变革、复制或模拟某种生物现象，突出主要因素，观察和研究生命客观规律过程中的伦理问题加以研究的学问。

（二）动物实验的伦理要求（2018、2023）

1. 尽可能用没有知觉的实验材料代替活体动物，或使用低等动物替代高等动物。

2. 尽可能使用最少量的动物获取同样多的实验数据或使用一定数量的动物获得更多的实验数据。

3. 尽量减少非人道程序对动物的影响范围和程度。

四、医学伦理委员会及医学伦理审查

（一）医学伦理委员会的含义

在我国，医学伦理委员会分为两种：①设在国家、省（市）卫生健康行政主管部门的医学伦理专家委员会。②由开展涉及人的生物医学研究和相关技术应用活动的机构，包括医疗卫生机构、疾病预防控制机构、科研院所和妇幼保健机构等设立的机构伦理审查委员会。

（二）医学伦理委员会的职能

医学伦理委员会对涉及人的生物医学研究和相关技术应用项目进行伦理审查，保护人的生命和健康，维护人的尊严，尊重和保护受试者的合法权益，规范涉及人的生物医学研究伦理审查工作。在某种意义上对科研人员也有一定的保护作用。

（三）涉及人的生命科学与医学研究的伦理审查

1. 伦理审查的申请是伦理审查的首要程序。

2. 医疗卫生机构应在伦理委员会设立之日起3个月内向本机构的执业登记机关备案，并在医学研究登记备案信息系统登记。

3. 机构伦理委员会作出伦理审查决定时，应对审查的研究项目作出批准、不批准、修改后批准、修改后再审、暂停或者终止研究的决定，并说明理由。伦理委员会作出决定应得到伦理委员会全体委员的二分之一以上同意。

【经典习题】

1. 在多中心人体试验审查中，项目总负责人单位伦理委员会审查通过后，项目参加单位的伦理委员会应当

A. 重新审查

B. 不再审查

C. 只审查本单位的可行性

D. 只审查方案的科学性

E. 只审查受试者的知情同意书

答案： C

考点： 伦理审查

解析： 多中心研究的伦理审查：应由项目总负责人单位的伦理委员会进行科学和伦理的审查，参加项目的单位伦理委员会只审查在本单位的可行性。故选C。

2. 人体试验道德的原则不包括

A. 有利于维护和提高人类的健康水平

B. 受试者绝对安全的原则

C. 知情同意的原则

D. 维护受试者利益的原则

E. 严谨的科学原则

答案： B

考点： 人体试验道德的原则

解析： 根据《纽伦堡法典》和《赫尔辛基宣言》的精神，人体试验必须遵循以下道德原则：①有利于维护和提高人类的健康水平以及促进医学科学发展的原则；②知情同意的原则；③维护受试者利益的原则；④严谨的科学原则。受试者绝对安全的原则不属于人体试验道德的原则，故选B。

第八节　医学新技术研究与应用伦理

一、人类辅助生殖技术的伦理

（一）人类辅助生殖技术的含义和分类

1. 含义　现代生殖技术又称为人类辅助生殖技术，主要是指代替人类自然生殖过程某一环节或全部环节的技术手段。

2. 分类　①人工授精；②体外授精；③代孕母亲；④无性生殖。

（二）人类辅助生殖技术的伦理争议

1. 异源人工授精精子来源于与丈夫毫不相干的他人，很自然地会遭受他人异议。

2. 体外受精主要是代孕母亲的问题　代孕母亲代人受孕是出于道义还是为了赚钱？如果代孕母亲中途不愿继续妊娠，或经过十月怀胎，分娩孩子后决定自己抚养，问题如何解决？代孕母亲身份问题？

3. 商业化问题。

4. 生育与夫妻性爱的分离　出生孩子面临多个父亲、多个母亲的状况，孩子成人后身份认定等。

（三）人类辅助生殖技术和精子库的伦理原则（2007、2008、2015、2018）

1. 知情同意的原则　医务人员对要求实施辅助生殖技术且符合适应证的夫妇，需让其了解实施该技术的程序、成功的可能性和风险及接受随访的必要性等事宜，并签署知情同意书。医务人员对捐赠精子、卵子、胚胎者，须告知其有关权利和义务，包括捐赠是无偿的、健康检查的必要性及不能追问受者与出生后代的住处信息等情况，并签署知情同意书。

2. 维护供受双方和后代利益的原则　捐赠精子、卵子、胚胎者对出生的后代既没有任何权利，也不承担任何义务。遵照我国抚养-教育的原则，受方夫妇作为孩子的父母，承担孩子的抚养和教育的权利和义务。

3. 互盲和保密的原则（2015）　凡是利用捐赠精子、卵子、胚胎实施辅助生殖技术，捐赠者与受方夫妇、出生的后代需保持互盲，参与操作的医务人员与捐赠者也须保持互盲。

4. 维护社会公益的原则　医务人员不得对单身妇女实施辅助生殖技术。医务人员不得实施非医学需要的性别选择。医务人员不得实施代孕技术（2013）。一个供精者的精子最多只能提供给5名妇女受孕（2004、2007）。

5. 严防商品化的原则　医疗机构和医务人员对要求实施辅助生殖技术的夫妇，要严格掌握适应证，不能受经济利益驱动而应用于有可能自然生殖的夫妇。供精、供卵、供胚胎应以捐赠助人为目的，禁止买卖。但是，可以给予捐赠者以必要的误工、交通和医疗补助。

6. 伦理监督的原则。

（四）人的生殖性克隆技术的伦理争论

目前绝大多数人的共识是否定人的生殖性克隆技术。世界各国包括我国均禁止进行生殖性克隆人的任何研究。

二、人体器官移植伦理

（一）人体器官移植的含义和分类

1. 含义　器官移植指的是通过手术的方式摘取一个身体中有活力的器官，并把它置于自身或者通常是另一个个体体内的某一位置，去替代那些因为损伤、病变而失去功能、也无法医治的脏器，以达到拯救生命的一种现代治疗方法。

2. 分类

（1）自体移植：器官移植的供、受体为同一个体。

（2）同种异体：同一种属的不同个体之间的组织、器官移植。

（3）异种移植：供体、受体属于不同种属的器官移植。

（二）人体器官移植的伦理争论

1. 活体器官移植的伦理问题　对活体器官移植，特别是以未成人或利用再生育孩子作供体的利弊评价有争论。

2. 尸体器官移植的伦理问题　尸体器官移植面临着传统观念的束缚；当死者生前没有捐献遗体器官的意愿而又无反对表示时，能否将其作为供体；当涉及不同死亡标准时，如何确定和选择摘取器官的时机。

3. 可供移植器官分配的伦理问题　在器官供不应求的情况下，器官如何分配，器官能否商业化、能否进行异种器官移植等问题。

4. 卫生资源配置的伦理问题　正确处理昂贵的器官移植与防治常见病二者之间的矛盾，才能体现卫生资源宏观分配的公正合理性。

（三）人体器官移植的伦理原则（★★★）

1. 世界卫生组织人体细胞、组织和器官移植指导原则（2010年）如下。

（1）原则一为摘取器官的许可方式。指导原则将“明确同意”和“推测同意”都视为合法的方式。由国家当局负责定义根据国际伦理标准获得和记录细胞、组织和器官捐献的同意意见的程序，以及本国器官获得的组织方式。

（2）原则二规定了医生的回避。“确定潜在捐献人死亡的医生，不应直接参与从捐献人身上摘取细胞、组织或器官，或参与随后的移植步骤；这些医生也不应负责照料此捐献人的细胞、组织和器官的任何预期接受人”这一规定的目的是避免由此引起的利益冲突。

（3）原则三是对活体捐献的规定。要求活体捐献人一般应与接受人在基因、法律或情感上有关系。活体捐献必须在真实和充分知情抉择的前提下进行。

（4）原则四规定对未成人器官的摘取。整体上禁止以移植为目的摘取法定未成人的细胞、组织或器官。能许可的主要例外是家庭成员间捐献可再生细胞。但在任何可能的情况下都应在捐献前获得未成人的同意。对未成人适用的内容也同样适用于没有法定能力者。

（5）原则五是对器官买卖的禁止性规定。规定器官只可自由捐献，禁止买卖，但不排除补偿捐献人产生的合理和可证实的费用，包括收入损失，或支付获取、处理、保存和提供用于移植的人体细胞、组织或器官的费用。

（6）原则六规定了禁止通过商业性的方式征求器官。可以依据国内法规，通过广告或公开呼吁的方法鼓励人体细胞、组织或器官的无私捐献。

（7）原则七规定了对商业性方式获得器官的进一步限制。如果用于移植的细胞、组织或器官是通过剥削或强迫，或向捐献人或死者近亲付款获得的，医生和其他卫生专业人员应不履行移植程序，健康保险机构和其他支付者应不承担这一程序的费用。

（8）原则八加强了指导原则五和原则七的规定。禁止所有参与细胞、组织或器官获取和移植程序的卫生保健机构和专业人员在细胞、组织和器官的获取和移植中谋取利益，不能接受超过所提供服务的正当费用额度的任何额外款项。

（9）原则九规定了器官的分配问题。在捐献率不能满足临床需求的地方，分配标准应在国家或次区域层面由包括相关医学专科专家、生物伦理学专家和公共卫生专家组成的委员会界定，确保分配活动不仅考虑到了医疗因素，同时也顾及了社区价值和普遍伦理准则。任何接受人都不会仅仅因为钱财原因被排除在外。且分配应该公平，对外有正当理由并且透明。

（10）原则十是对移植程序的规定。要使细胞、组织和器官移植的效果达到最佳，需要具有一个以规则为基础的程序。该程序贯穿从捐献人选择到长期随访过程中的临床干预和间接体内法步骤。

（11）原则十一是对移植透明性的规定。要求组织和实施捐献、移植活动以及捐献和移植的临床后果，必须透明并可随时接受调查，同时保证始终保护捐献人和接受人的匿名身份及隐私。

2. 我国人体器官移植的伦理准则　①患者健康利益至上原则；②自愿、无偿与禁止商业化原则；③知情同意原则；④尊重和保护供者原则；⑤保密原则；⑥公正原则；⑦伦理审查原则。

三、人的胚胎干细胞研究伦理

（一）人的胚胎干细胞研究的伦理争论

干细胞可以从成人、脐带血、胎儿组织及胚胎组织中获取。其研究与应用的伦理问题主要集中在来源和用途方面，即来自人的胚胎及其应用：为获取干细胞，胚胎或胎儿能否有意制造？能否有意地让他们存活至干细胞被获取时？从脐带血、胎儿组织及胚胎组织中获取干细胞，作为这些组织最直接来源的妇女会处于特殊的压力和危险之中。为保证孕妇的自主性，孕妇决定捐献流产胎儿组织与结束妊娠应该分开进行，流产的决定应当先于捐献。

另外，还需要注意赠者和受者之间的自由和知情同意，风险与收益评估责任，捐赠者的匿名，细胞库的保密和安全，以及获取组织的信息机密性和隐私权，参加者的报酬问题。

（二）人的胚胎干细胞研究的伦理规范

1. 利用体外受精、体细胞核移植、单性复制技术或遗传修饰获得的囊胚，其体外培养期限自受精或核移植开始不得超过 14 天。

2. 不得将已用于研究的人囊胚植入人或任何其他动物的生殖系统。

3. 不得将人的生殖细胞与其他物种的生殖细胞结合。

4. 禁止买卖人类配子、受精卵、胚胎或胎儿组织。

5. 进行人胚胎干细胞研究，必须认真贯彻知情同意与知情选择原则，签署知情同意书，保护受试者的隐私。

6. 从事人胚胎干细胞的研究单位应成立包括生物学、医学、法律或社会等有关方面的研究和管理人员组成的伦理委员会，其职责是对人胚胎干细胞研究的伦理学及科学性进行综合审查、咨询与监督。

四、基因研究与应用伦理

1. 基因诊断的伦理问题　包括基因取舍问题、基因歧视问题和基因隐私问题。

2. 基因治疗的伦理问题　包括疗效的不确定性问题、卫生资源分配公平性问题和基因设计问题。

3. 基因诊疗的伦理原则　坚持人类尊严与平等原则、坚持知情同意原则、坚持科学性原则、坚持医学目的原则。

4. 基因研究与人类遗传资源管理伦理　根据《世界人类基因组与人权宣言》的声明，任何有关人类基因组及其应用方面的研究，尤其是生物学、遗传学和医学方面的研究，都必须以尊重个人或在某种情况下尊重有关群体的人权、基本自由和人的尊严为前提。只有在对有关的潜在危险和好处进行严格的事先评估后，并根据国家法律的其他各项规定，才能进行针对某个人的基因组的研究、诊断或治疗。在各种情况下，均应得到有关人员的事先、自愿和明确的同意。如果有关人员不能表态，则应由法律从其最高利益出发予以同意或授权。每个人均有权决定是否要知道一项遗传学检查的结果及其影响。

【经典习题】

1. 因女性不孕而实施的体外授精-胚胎移植技术，可能产生的伦理问题不包括

A. 用剩余胚胎进行干细胞研究

B. 代孕母亲
C. 妇女的“贞操”
D. 卵子商品化
E. 对胚胎进行非医学目的的性别鉴定

答案： E

考点： 体外授精-胚胎移植技术产生的伦理问题

解析： 体外授精-胚胎移植技术引发的伦理问题：①供精、供卵、代孕的父母如何确定；②代孕母亲能否商业化；③剩余的胚胎、卵子如何处理，浪费胚胎、卵子是不是浪费生命，能否用于科学研究；④卵泡浆内单精子注射生育的后代风险高，那么如何权衡风险与收益；⑤是否可以利用胎儿和尸体的生殖细胞通过培育进行体外受精。故选E。

2. 在我国，通过供精、供卵进行辅助生殖而获得的后代，不具有的权利和义务是
A. 继承权
B. 受教育权
C. 赡养进行辅助生殖父母的义务
D. 知悉遗传父母姓名的权利
E. 在父母离异时孩子的被抚养权

答案： D

考点： 人类辅助生殖技术的伦理原则

解析： 人类辅助生殖技术的伦理原则包括维护供受双方和后代利益的原则、互盲和保密的原则。根据题干通过供精、供卵进行辅助生殖而获得的后代，是不能知道父母的信息的。故选D。

第九节 医务人员医学伦理素质的养成

一、医学道德教育（★★）

1. 医学道德教育的含义　医学道德教育，是指在医学教育和医疗卫生实践中，遵循道德教育的基本规律，对医学生和医务人员系统地开展医学伦理精神传承、医学伦理文化培育、医学道德规范灌输以及如何转化为职业行为的教导和训练过程。

2. 医学道德教育的过程　包括提高医德认识、陶冶医德情感、锻炼医德意志、树立医德信念、养成医德行为和习惯。

3. 医学道德教育的方法　①案例讨论，以理导人的方法；②积极疏导、以情动人的方法；③典型引导，以形感人的方法；④舆论扬抑，以境育人的方法。

二、医学道德修养

（一）医学道德修养的含义和意义

1. 含义　医学道德修养是医务人员自觉遵守医学道德规范，将医学道德规范的要求转化为自己内在医德品质的活动。即医务人员在医学道德方面所进行的自我教育、自我锻炼和自我陶冶，它是医学道德实践的一种重要形式（2007、2012）。

2. 意义　①医学道德修养有助于医学道德教育的深化；②医学道德修养是形成医学道德品质的内在根据；③医学道德修养有助于形成良好的医德医风。

（二）医学道德修养的目标和境界

1. 目标　养成良好的医德品质，提升自己的医学道德境界。医德品质由医德认识、医德情感和医德意志构成。医务人员的医德品质主要有仁慈、诚挚、严谨、公正和节操等。

2. 境界

（1）最高境界：大公无私的医德境界。

（2）较高境界：先公后私的医德境界。

（3）较低境界：先私后公的医德境界。

（4）最低境界：自私自利的医德境界。

（三）医学道德修养的途径和方法

1. 途径　坚持实践是医务人员进行医学道德修养的根本途径，原因：①医学发展和临床实践是产生高尚医学道德的源泉；②医学发展和临床实践是医学道德修养的目的；③医学发展和临床实践是推动医学道德修养的动力；④医学发展和临床实践是检验医学道德修养效果的标准。

2. 方法　自我反省、见贤思齐、坚持慎独。

【巧妙记忆】　医德修养是医务人员自我道德素质提高的过程，目的是逐渐提高医务人员的医德境界。

三、医学道德评价

1. 医学道德评价的含义和意义

（1）含义：医德评价是依据一定的医学道德标准对医疗行为所做的道德评价（2007），它是促使医学伦理学从观念转化为道德实践的重要环节。

（2）意义：①它是培养医务人员医学道德品质和调整其医学伦理行为的重要手段；②它是医学道德他律转化为医学道德自律的形式；③它可以创造良好的医学道德氛围，调节医学职业的道德生活；④它可以促进精神文明和医学科学的健康发展。

2. 医学道德评价的标准（★★）（2019）

（1）是否有利于患者疾病的缓解和康复（首要标准）。

（2）是否有利于人类生存环境的保护和改善。

（3）是否有利于优生和人群的健康、长寿。

（4）是否有利于医学科学的发展和社会的进步。

3. 医学道德评价的依据　动机与效果、目的与手段。

4. 医学道德评价的方式　3种评价方式：社会舆

论、传统习俗和内心信念（2017）。

【经典习题】

1. 医学道德修养是指医务人员在医学道德方面所进行的自我教育、自我锻炼和自我陶冶，以及在此基础上达到的
A. 医学道德境界
B. 医疗实践能力
C. 医疗技术水平
D. 医患沟通能力
E. 医疗道德意识

答案： A

考点： 医学道德修养

解析： 医学道德修养是指医务人员在医德方面所进行的自我教育、自我锻炼和自我陶冶的过程以及在此基础上达到的医学道德境界。故选A。

2. 医德修养的根本途径是
A. 不断地学习医德理论知识
B. 创造一个良好的医德修养氛围
C. 向医德高尚的医务人员学习
D. 坚持在医疗卫生保健实践中修养
E. 坚持有的放矢的医德修养

答案： D

考点： 医德修养的途径

解析： 医德修养源于医疗卫生保健实践，又服务于医疗卫生保健实践。因此，坚持医疗卫生保健实践是医德修养的根本途径和方法。同时，还要坚持自觉、不断地学习医德理论知识，有的放矢、持之以恒，追求慎独等医德修养的途径或方法，以不断地提高自己的医德境界。故选D。

第三章　卫生法规

第一节　卫生法基础知识

一、卫生法的概念、分类和作用

1. 概念　卫生法是指调整卫生关系的法律规范的总称。

2. 分类　卫生法的分类主要包括公共卫生法、医疗法、药事法、中医药法和医疗保障法等。

3. 作用　卫生法的作用包括维护社会卫生秩序、保障公共卫生利益和规范卫生行政行为。

二、卫生法的形式、效力和解释

（一）形式

卫生法的形式包括宪法、法律、行政法规、地方性法规、自治法规中的卫生方面的规范、规章、卫生标准、法律解释和卫生国际条约。

（二）效力（★★★）

卫生法的效力包括时间效力、空间效力和对人的效力。

1. 时间效力　是指卫生法何时生效、何时失效，以及对卫生法生效前所发生的行为和事件是否具有溯及力的问题。

2. 空间效力　是指卫生法生效的地域范围。可为全国范围内有效、一定的区域范围内生效。

3. 对人的效力　是指卫生法对哪些人具有拘束力。

（三）解释

1. 正式解释　立法解释、司法解释和行政解释。

2. 非正式解释　分为学理解释和任意解释。

三、卫生法的守法、执法和司法

1. 卫生法的守法　是指一切国家机关、社会团体、企事业单位和全体公民等必须恪守卫生法的规定，依法办事。

2. 卫生法的执法　是指国家卫生行政主体、法律法规授权的组织依照卫生法律、法规和规章的规定处理具体卫生行政事务，将卫生法律规范适用于现实社会，实现国家卫生管理的活动。

3. 卫生法的司法　包括民事司法、行政司法和刑事司法。

第二节　基本医疗卫生与健康促进法

一、概述

1. 医疗卫生事业的原则　医疗卫生与健康事业应当坚持以人民为中心，为人民健康服务。医疗卫生事业应当坚持公益性原则。

2. 尊重、保护公民的健康权　国家建立基本医疗卫生制度，建立健全医疗卫生服务体系，保护和实现公民获得基本医疗卫生服务的权利。

二、基本医疗卫生服务

1. 基本医疗服务的内容（★★★）　基本医疗卫生服务包括基本公共卫生服务和基本医疗服务。基本公共卫生服务由国家免费提供。基本医疗服务主要由

政府举办的医疗卫生机构提供。

2. 基本医疗服务分级诊疗制度（★★★） 国家推进基本医疗服务实行分级诊疗制度，引导非急诊患者首先到基层医疗卫生机构就诊，实行首诊负责制和转诊审核责任制，逐步建立基层首诊、双向转诊、急慢分治、上下联动的机制，并与基本医疗保险制度相衔接。

【巧妙记忆】 实行分级诊疗制度，建立基层首诊、双向转诊、急慢分治、上下联动的机制。

三、医疗卫生机构

1. 医疗卫生服务体系（★★★） 国家建立健全由基层医疗卫生机构、医院、专业公共卫生机构等组成的城乡全覆盖、功能互补、连续协同的医疗卫生服务体系。各级各类医疗卫生机构应当分工合作，为公民提供预防、保健、治疗、护理、康复、安宁疗护等全方位全周期的医疗卫生服务。

2. 医疗卫生机构分类管理 国家对医疗卫生机构实行分类管理。医疗卫生服务体系坚持以非营利性医疗卫生机构为主体、营利性医疗卫生机构为补充。

（1）政府举办的医疗卫生机构：应当坚持公益性质，所有收支均纳入预算管理，按照医疗卫生服务体系规划合理设置并控制规模。

（2）社会力量举办的医疗卫生机构：国家采取多种措施，鼓励和引导社会力量依法举办医疗卫生机构，支持和规范社会力量举办的医疗卫生机构与政府举办的医疗卫生机构开展多种类型的医疗业务、学科建设、人才培养等合作。

四、医疗卫生人员

1. 提高专业水平和服务质量 医疗卫生人员应当弘扬敬佑生命、救死扶伤、甘于奉献、大爱无疆的崇高职业精神，遵守行业规范，恪守医德，努力提高专业水平和服务质量。

2. 保障医疗卫生人员执业环境 医疗卫生人员的人身安全、人格尊严不受侵犯，其合法权益受法律保护，禁止任何组织或者个人威胁、危害医疗卫生人员人身安全，侵犯医疗卫生人员人格尊严。

五、健康促进

医疗卫生机构应当开展健康知识的宣传和普及。健康知识的宣传应当科学、准确。

六、法律责任

1. 医疗卫生机构的法律责任

（1）未取得医疗机构执业许可证擅自执业的，由县级以上人民政府卫生健康主管部门责令停止执业活动，没收违法所得和药品、医疗器械，并处违法所得五倍以上二十倍以下的罚款，违法所得不足一万元的，按一万元计算。

（2）伪造、变造、买卖、出租、出借医疗机构执业许可证的，由县级以上人民政府卫生健康主管部门责令改正，没收违法所得，并处违法所得五倍以上十五倍以下的罚款，违法所得不足一万元的，按一万元计算；情节严重的，吊销医疗机构执业许可证。

2. 医疗卫生人员的法律责任 医疗卫生人员有下列行为之一的，由县级以上人民政府卫生健康主管部门依照有关执业医师、护士管理和医疗纠纷预防处理等法律、行政法规的规定给予行政处罚：①利用职务之便索要、非法收受财物或者牟取其他不正当利益。②泄露公民个人健康信息。③在开展医学研究或提供医疗卫生服务过程中未按照规定履行告知义务或者违反医学伦理规范。

【经典习题】

国家对医疗卫生机构实行的管理是
A. 分级
B. 分类
C. 严格
D. 分级分类
E. 监督

答案： B

考点： 医疗卫生机构分类管理

解析：《中华人民共和国基本医疗卫生与健康促进法》规定，国家对医疗卫生机构实行分类管理。医疗卫生服务体系坚持以非营利性医疗卫生机构为主体、营利性医疗卫生机构为补充。故选B。

第三节 传染病防治法

一、概述

（一）传染病防治方针和原则（★★）

国家对传染病的防治实行以预防为主的方针，防治结合、分类管理、依靠科学、依靠群众的原则（2002）。

（二）传染病的分类（2001、2002、2005）

1. 甲类传染病 鼠疫、霍乱（2013）。

2. 乙类传染病 传染性非典型肺炎、艾滋病、病毒性肝炎、脊髓灰质炎、人感染高致病性禽流感、人感染H7N9禽流感、麻疹（2013）、肾综合征出血热、狂犬病、流行性乙型脑炎、登革热、炭疽、细菌性和阿米巴性痢疾、肺结核、伤寒和副伤寒、流行性脑脊髓膜炎、百日咳、白喉、新生儿破伤风、猩红热、布鲁菌病、淋病（2017）、梅毒、钩端螺旋体病、血吸虫病、疟疾、新型冠状病毒感染、猴痘。

3. 丙类传染病　流行性感冒（甲型 H1N1 流感纳入管理）、流行性腮腺炎、风疹、急性出血性结膜炎、麻风病、流行性和地方性斑疹伤寒、黑热病、包虫病、丝虫病，除霍乱、细菌性和阿米巴性痢疾、伤寒和副伤寒以外的感染性腹泻病、手足口病。

（三）甲类传染病预防控制措施的适用

甲类传染病预防控制措施适用于鼠疫、霍乱、传染性非典型肺炎、肺炭疽（后三者属于乙类传染病）（2013、2014、2015）。

二、传染病预防

1. 预防接种　国家实行有计划的预防接种制度。国务院卫生行政部门和省、自治区、直辖市人民政府卫生行政部门，根据传染病预防、控制的需要，制定传染病预防接种规划并组织实施。

2. 传染病监测　各级疾病预防控制机构对传染病的发生、流行及影响其发生、流行的因素进行监测；对国外发生、国内尚未发生的传染病或者国内新发生的传染病进行监测。

3. 传染病预警制度　国务院卫生行政部门和省、自治区、直辖市人民政府根据传染病发生、流行趋势的预测，及时发出传染病预警，根据情况予以公布。

4. 传染病菌种、毒种管理（2011）　对传染病菌种、毒种和传染病检测样本的采集、保藏、携带、运输和使用实行分类管理，建立健全严格的管理制度。

5. 疾病预防控制机构的职责　疾病预防控制机构应当符合国家规定的条件和技术标准，建立严格的监督管理制度，对传染病病原体样本按照规定的措施实行严格监督管理，严防传染病病原体的实验室感染和病原微生物的扩散。

6. 疾病预防控制机构的职责（2016、2017）　疾病预防控制机构必须严格执行国务院卫生行政部门规定的管理制度、操作规范，防止传染病的医源性感染和医院感染。

7. 传染病患者、病原携带者和疑似传染病患者合法权益保护　国家和社会应当关心、帮助传染病患者、病原携带者和疑似传染病患者，使其得到及时救治。任何单位和个人不得歧视传染病患者、病原携带者和疑似传染病患者。

三、疫情报告、通报和公布（★★★）

（一）疫情报告（2008、2018）

疾病预防控制机构、医疗机构和采供血机构及其执行职务的人员发现本法规定的传染病疫情或者发现其他传染病暴发、流行及突发原因不明的传染病时，应当遵循疫情报告属地管理原则，按照国务院规定的或者国务院卫生行政部门规定的内容、程序、方式和时限报告。

【巧妙记忆】　传染病责任报告人：疾病预防控制机构、医疗机构、采供血机构及其执行职务的人员。

（二）疫情通报

1. 国务院卫生行政部门应当及时向国务院其他有关部门和各省、自治区、直辖市人民政府卫生行政部门通报全国传染病疫情以及监测、预警的相关信息。

2. 毗邻的以及相关的地方人民政府卫生行政部门，应当及时互相通报本行政区域的传染病疫情以及监测、预警的相关信息。

3. 县级以上人民政府有关部门发现传染病疫情时，应当及时向同级人民政府卫生行政部门通报。

4. 县级以上地方人民政府卫生行政部门应当及时向本行政区域内的疾病预防控制机构和医疗机构通报传染病疫情以及监测、预警的相关信息。接到通报的疾病预防控制机构和医疗机构应当及时告知本单位的有关人员。

5. 港口、机场、铁路疾病预防控制机构以及国境卫生检疫机关发现甲类传染病患者、病原携带者、疑似传染病患者时，应当按照国家有关规定立即向国境口岸所在地的疾病预防控制机构或者所在地县级以上地方人民政府卫生行政部门报告并互相通报。

6. 动物防疫机构和疾病预防控制机构，应当及时互相通报动物间和人间发生的人畜共患传染病疫情以及相关信息。

（三）疫情信息的公布

国务院卫生行政部门定期公布全国传染病疫情信息。省、自治区、直辖市人民政府卫生行政部门定期公布本行政区域的传染病疫情信息。

四、疫情控制

（一）控制措施

1. 医疗机构在传染病疫情控制中的职责　医疗机构发现甲类传染病时，应当及时采取下列措施：

（1）对患者、病原携带者予以隔离治疗，隔离期限根据医学检查结果确定。

（2）对疑似患者，确诊前在指定场所行单独隔离治疗（2013、2022）。

（3）对医疗机构内的患者、病原携带者、疑似患者的密切接触者，在指定场所进行医学观察和采取其他必要的预防措施（2007）。

（4）拒绝隔离治疗或者隔离期未满擅自脱离隔离治疗的，可以由公安机关协助医疗机构采取强制隔离治疗措施（2018）。

（5）医疗机构发现乙类或者丙类传染病患者，应当根据病情采取必要的治疗和控制传播措施。

（6）医疗机构对本单位内被传染病病原体污染的场所、物品及医疗废物，必须依照法律、法规的规定实施消毒和无害化处置。

2. 疾病预防控制机构在传染病疫情控制中的责任　疾病预防控制机构发现传染病疫情或者接到传染病疫情报告时，应当及时采取下列措施：

（1）对传染病疫情进行流行病学调查，根据调查情况提出划定疫点、疫区的建议，对被污染的场所进行卫生处理，对密切接触者，在指定场所进行医学观察和采取其他必要的预防措施，并向卫生行政部门提出疫情控制方案。

（2）传染病暴发、流行时，对疫点、疫区进行卫生处理，向卫生行政部门提出疫情控制方案，并按照卫生行政部门的要求采取措施。

（3）指导下级疾病预防控制机构实施传染病预防、控制措施，组织、指导有关单位对传染病疫情的处理。

（二）紧急措施（2005、2006、2021）（★★）

1. 限制或者停止集市、影剧院演出或者其他人群聚集的活动。

2. 停工、停业、停课。

3. 封闭或者封存被传染病病原体污染的公共饮用水源、食品及相关物品。

4. 控制或者扑杀染疫野生动物、家畜、家禽。

5. 封闭可能造成传染病扩散的场所。

【巧妙记忆】　紧急措施：停市，停课，停工，封闭水源、食物，控制扑杀感染动物，封闭传染病扩散场所。

（三）疫区封锁

发生甲类传染病时，为了防止该传染病通过交通工具及其乘运的人员、物资传播，可以实施交通卫生检疫。

五、医疗救治

（一）预防医院感染的要求

医疗机构的基本标准、建筑设计和服务流程，应当符合预防传染病医院感染的要求。医疗机构应当按照规定对使用的医疗器械进行消毒；对按照规定一次使用的医疗器具，应当在使用后予以销毁。

（二）开展医疗救治的要求

1. 提高医疗救治能力。

2. 提供医疗救治方式　医疗机构应当对传染病患者或者疑似传染病患者提供医疗救护、现场救援和接诊治疗，书写病历记录以及其他有关资料，并妥善保管。

3. 实行传染病预防、分诊制度。

4. 转院　医疗机构不具备相应救治能力的，应当将患者及其病历记录复印件一并转至具备相应救治能力的医疗机构。

六、法律责任

1. 疾病预防控制机构的法律责任　对于违反本法规定的疾病预防控制机构，由县级以上人民政府卫生行政部门责令限期改正，通报批评，给予警告；对负有责任的主管人员和其他直接责任人员，依法给予降级、撤职、开除的处分，并可以依法吊销有关责任人员的执业证书；构成犯罪的，依法追究刑事责任。

2. 医疗机构的法律责任（2018）　对于违反本条例的医疗机构由县级以上人民政府卫生行政部门责令改正，通报批评，给予警告；造成传染病传播、流行或者其他严重后果的，对负有责任的主管人员和其他直接责任人员，依法给予降级、撤职、开除的处分，并可以依法吊销有关责任人员的执业证书；构成犯罪的，依法追究刑事责任。

【经典习题】

1. 医疗机构发现法定传染病疫情或者发现其他传染病暴发、流行时，其疫情报告应当遵循的原则是

A. 属地管理

B. 层级管理

C. 级别管理

D. 特别管理

E. 专门管理

答案： A

考点： 传染病疫情报告

解析：《中华人民共和国传染病防治法》第三十条规定：疾病预防控制机构、医疗机构和采供血机构及其执行职务的人员发现本法规定的传染病疫情或者发现其他传染病暴发、流行以及突发原因不明的传染病时，应当遵循疫情报告属地管理原则，按照国务院规定的或者国务院卫生行政部门规定的内容、程序、方式和时限报告。故选A。

2. 根据《中华人民共和国传染病防治法》规定，需按照甲类传染病采取预防控制措施的乙类传染病是

A. 疟疾

B. 肺炭疽

C. 登革热

D. 梅毒

E. 肺结核

答案：B

考点：甲类传染病预防控制措施适用范围

解析：对乙类传染病中传染性非典型肺炎、炭疽中的肺炭疽，采取甲类传染病的预防、控制措施。其他乙类传染病和突发原因不明的传染病需要采取甲类传染病的预防、控制措施的，由国务院卫生行政部门及时报经国务院批准后予以公布、实施。故选B。

第四节　职业病防治法

一、概述

1. 职业病的概念（★★★）　职业病是指企业、事业单位和个体经济组织的劳动者在职业活动中，因接触粉尘、放射性物质和其他有毒、有害物质等因素而引起的疾病。

2. 职业病分类和目录的制定　职业病的分类和目录，由国务院卫生行政部门会同国务院劳动保障行政部门制定。

3. 国家职业卫生标准的制定　《中华人民共和国职业病防治法》规定，有关防治职业病的国家职业卫生标准，由国务院卫生行政部门组织制定并公布。

4. 职业健康监护档案　用人单位应当为劳动者建立职业健康监护档案，并按照规定的期限妥善保存。

二、职业病诊断与职业病病人保障

（一）职业病诊断机构的设立及其条件

1. 设立　职业病诊断应当由取得“医疗机构执业许可证”的医疗卫生机构承担。

2. 医疗卫生机构具备条件　①持有医疗机构执业许可证。②具有与开展职业病诊断相适应的医疗卫生技术人员。③具有与开展职业病诊断相适应的仪器、设备。④具有健全的职业病诊断质量管理制度。

（二）职业病诊断应当综合分析的因素

职业病诊断应当综合分析的因素（★★★）有：①患者的职业史。②职业病危害接触史和工作场所职业病危害因素情况。③临床表现以及辅助检查结果等。

（三）职业病诊断（2023）、鉴定的现场调查（★）

1. 用人单位应当如实提供职业病诊断、鉴定所需的劳动者职业史和职业病危害接触史、工作场所职业病危害因素检测结果等资料；卫生行政部门应当监督检查和督促用人单位提供上述资料；劳动者和有关机构也应当提供与职业病诊断、鉴定有关的资料。

2. 职业病诊断、鉴定机构需要了解工作场所职业病危害因素情况时，可以对工作场所进行现场调查，也可以向卫生行政部门提出，卫生行政部门应当在10日内组织现场调查。用人单位不得拒绝、阻挠。

（四）发现职业病患者或者疑似职业病患者的报告

用人单位和医疗卫生机构发现职业病患者或者疑似职业病患者时，应当及时向所在地卫生行政部门报告。确诊为职业病的，用人单位还应当向所在地劳动保障行政部门报告。

（五）职业病诊断异议的处理（★）

当事人对职业病诊断有异议的，可以向作出诊断的医疗卫生机构所在地地方人民政府卫生行政部门申请鉴定。职业病诊断争议由设区的市级以上地方人民政府卫生行政部门根据当事人的申请，组织职业病诊断鉴定委员进行鉴定。当事人对设区的市级职业病诊断鉴定委员会的鉴定结论不服的，可以向省、自治区、直辖市人民政府卫生行政部门申请再鉴定。

（六）职业病诊断鉴定委员会的组成

职业病诊断鉴定委员会由相关专业的专家组成。省、自治区、直辖市人民政府卫生行政部门应当设立相关的专家库，需要对职业病争议作出诊断鉴定时，由当事人或者当事人委托有关卫生行政部门从专家库中以随机抽取的方式确定参加诊断鉴定委员会的专家。

（七）职业病诊断鉴定委员会组成人员的职责

应当遵守职业道德，客观、公正地进行诊断鉴定，并承担相应的责任。职业病诊断鉴定委员会组成人员不得私下接触当事人，不得收受当事人的财物或者其他好处，与当事人有利害关系的，应当回避。

（八）劳动者职业病诊断地点的选择

劳动者可以在用人单位所在地、本人户籍所在地或者经常居住地依法承担职业病诊断的医疗卫生机构进行职业病诊断。

三、法律责任（★★）

（一）医疗卫生机构未按规定报告职业病的法律责任

由有关主管部门依据职责分工责令限期改正，给予警告，可以并处一万元以下的罚款；弄虚作假的，并处二万元以上五万元以下的罚款；对直接负责的主管人员和其他直接责任人员，可以依法给予降级或者撤职的处分。

（二）擅自从事职业卫生技术服务的法律责任

由卫生行政部门依据职责分工责令立即停止违法行为，没收违法所得；违法所得五千元以上的，并处违法所得二倍以上十倍以下的罚款；没有违法所得或者违法所得不足五千元的，并处五千元以上五万元以下的罚款；情节严重的，对直接负责的主管人员和其他直接责任人员，依法给予降级、撤职或者开除的处分。

（三）从事职业卫生技术服务的机构和承担职业病诊断的医疗卫生机构的法律责任

有下列行为之一的，由卫生行政部门依据职责分工责令立即停止违法行为，给予警告，没收违法所得；违法所得五千元以上的，并处违法所得二倍以上五倍以下的罚款；没有违法所得或者违法所得不足五千元的，并处五千元以上二万元以下的罚款；情节严重的，由原认可或者批准机关取消其相应的资格；对直接负责的主管人员和其他直接责任人员，依法给予降级、撤职或者开除的处分；构成犯罪的，依法追究刑事责任：

1. 超出资质认可或者诊疗项目登记范围从事职业卫生技术服务或者职业病诊断的。

2. 不按照本法规定履行法定职责的。

3. 出具虚假证明文件的。

（四）职业病诊断鉴定委员会组成人员的法律责任

收受职业病诊断争议当事人的财物或者其他好处的，给予警告，没收收受的财物，可以并处三千元以上五万元以下的罚款，取消其担任职业病诊断鉴定委员会组成人员的资格，并从省、自治区、直辖市人民政府卫生行政部门设立的专家库中予以除名。

【经典习题】

用人单位和医疗卫生机构发现职业病患者或者疑似职业病患者时，应当及时向哪个部门报告

A. 所在地工会

B. 所在地卫生行政部门和公安部门

C. 所在地劳动部门和公安部门

D. 所在地卫生行政部门和工会

E. 所在地卫生行政部门

答案： E

考点： 发现职业病患者或者疑似职业病患者的报告

解析： 用人单位和医疗卫生机构发现职业病患者或者疑似职业病患者时，应当及时向所在地卫生行政部门报告。确诊为职业病的，用人单位还应当向所在地劳动保障行政部门报告。故选E。

第五节　疫苗管理法

一、概述

1. 疫苗的概念和分类　疫苗包括免疫规划疫苗和非免疫规划疫苗。免疫规划疫苗是指居民应当按照政府的规定接种的疫苗，包括国家免疫规划确定的疫苗，省、自治区、直辖市人民政府在执行国家免疫规划时增加的疫苗，以及县级以上人民政府或者其卫生健康主管部门组织的应急接种或者群体性预防接种所使用的疫苗。非免疫规划疫苗是指由居民自愿接种的其他疫苗。

2. 免疫规划制度和疫苗全程电子追溯制度　国家实行免疫规划制度和疫苗全程电子追溯制度。

二、疫苗流通

（一）疫苗的采购和供应

1. 采购　国家免疫规划疫苗由国务院卫生健康主管部门会同国务院财政部门等组织集中招标或者统一谈判，形成并公布中标价格或者成交价格，各省、自治区、直辖市实行统一采购。国家免疫规划疫苗以外的其他免疫规划疫苗、非免疫规划疫苗由各省、自治区、直辖市通过省级公共资源交易平台组织采购。

2. 供应　疫苗上市许可持有人应当按照采购合同约定，向疾病预防控制机构供应疫苗。疾病预防控制机构应当按照规定向接种单位供应疫苗。疾病预防控制机构以外的单位和个人不得向接种单位供应疫苗，接种单位不得接收该疫苗。

（二）疫苗的接收和购进

1. 索取证明文件　疾病预防控制机构、接种单位在接收或者购进疫苗时，应当索取证明文件，并保存至疫苗有效期满后不少于5年备查。

2. 建立接收与购进记录　疾病预防控制机构、接种单位、疫苗配送单位应当按照规定，建立真实、准确、完整的接收、购进、储存、配送、供应记录，并保存至疫苗有效期满后不少于5年备查。

3. 疫苗定期检查制度　疾病预防控制机构、接种单位应当建立疫苗定期检查制度。疾病预防控制机构、接种单位应当如实记录处置情况，处置记录应当保存至疫苗有效期满后不少于5年备查。

三、预防接种

（一）接种单位应当具备的条件

接种单位应具备以下条件：①具有医疗机构执业许可证件；②具有经过县级人民政府卫生健康主管部门组织的预防接种专业培训并考核合格的医师、护士或者乡村医生；③具有符合疫苗储存、运输管理规范的冷藏设施、设备和冷藏保管制度。

县级以上地方人民政府卫生健康主管部门指定符合条件的医疗机构承担责任区域内免疫规划疫苗接种

工作。符合条件的医疗机构可以承担非免疫规划疫苗接种工作，并应当报颁发其“医疗机构执业许可证”的卫生健康主管部门备案。

（二）接种单位的管理

接种单位接种疫苗，应当遵守预防接种工作规范、免疫程序、疫苗使用指导原则和接种方案。

（三）医疗卫生人员的职责

医疗卫生人员在实施接种前，应当告知受种者或者其监护人所接种疫苗的品种、作用、禁忌、不良反应及现场留观等注意事项，询问受种者的健康状况及是否有接种禁忌等情况，并如实记录告知和询问情况。受种者或者其监护人应当了解预防接种的相关知识，并如实提供受种者的健康状况和接种禁忌等情况。

（四）儿童预防接种的管理

国家对儿童实行预防接种证制度。在儿童出生后1个月内（2018），其监护人应当到儿童居住地承担预防接种工作的接种单位或者出生医院为其办理预防接种证。

（五）群体性预防接种的管理

县级以上地方人民政府卫生健康主管部门根据传染病监测和预警信息，为了预防、控制传染病的暴发、流行，需要在本行政区域内部分地区进行群体性预防接种的，应当报经本级人民政府决定，并向省级以上人民政府卫生健康主管部门备案；需要在全国范围或者跨省、自治区、直辖市范围内进行群体性预防接种的，应当由国务院卫生健康主管部门决定。作出批准决定的人民政府或者国务院卫生健康主管部门应当组织有关部门做好人员培训、宣传教育、物资调用等工作。

（六）疾病预防控制机构的职责

疾病预防控制机构应当通过全国儿童预防接种日等活动定期开展疫苗安全法律、法规以及预防接种知识等的宣传教育、普及工作；应当依法如实记录疫苗流通、预防接种等情况，并按照规定向全国疫苗电子追溯协同平台提供追溯信息；应当加强对接种单位预防接种工作的技术指导和疫苗使用的管理。

医疗卫生人员应当对符合接种条件的受种者实施接种，并依照国务院卫生健康主管部门的规定，填写并保存接种记录。

对于因有接种禁忌而不能接种的受种者，医疗卫生人员应当对受种者或者其监护人提出医学建议。

四、异常反应监测和处理

（一）预防接种异常反应的概念

预防接种异常反应，是指合格的疫苗在实施规范接种过程中或者实施规范接种后造成受种者机体组织器官、功能损害，相关各方均无过错的药品不良反应。

（二）不属于预防接种异常反应的情形（2015、2018）

1. 因疫苗本身特性引起的接种后一般反应。

2. 因疫苗质量不合格给受种者造成的损害。

3. 因接种单位违反预防接种工作规范、免疫程序、疫苗使用指导原则、接种方案给受种者造成的损害。

4. 受种者在接种时正处于某种疾病的潜伏期或者前驱期，接种后偶合发病。

5. 受种者有疫苗说明书规定的接种禁忌，在接种前受种者或者其监护人未如实提供受种者的健康状况和接种禁忌等情况，接种后受种者原有疾病急性复发或者病情加重。

6. 因心理因素发生的个体或者群体的心因性反应（2016）。

（三）预防接种异常反应的监测和处理

1. 预防接种异常反应的报告　接种单位、医疗机构等发现疑似预防接种异常反应的，应当按照规定向疾病预防控制机构报告。

2. 预防接种异常反应的调查和处理　对疑似预防接种异常反应，疾病预防控制机构应当按照规定及时报告，组织调查、诊断，并将调查、诊断结论告知受种者或者其监护人。对调查、诊断结论有争议的，可以根据国务院卫生健康主管部门制定的鉴定办法申请鉴定。因预防接种导致受种者死亡、严重残疾，或者群体性疑似预防接种异常反应等对社会有重大影响的疑似预防接种异常反应，由设区的市级以上人民政府卫生健康主管部门、药品监督管理部门按照各自职责组织调查、处理。

（四）预防接种异常反应的补偿

1. 补偿原则　预防接种异常反应补偿应当及时、便民、合理。

2. 补偿范围　实施接种过程中或者实施接种后出现受种者死亡、严重残疾、器官组织损伤等损害，属于预防接种异常反应或者不能排除的，应当给予补偿。补偿范围实行目录管理，并根据实际情况进行动态调整。

3. 补偿费用　接种免疫规划疫苗所需的补偿费用，由省、自治区、直辖市人民政府财政部门在预防接种经费中安排；接种非免疫规划疫苗所需的补偿费用，由相关疫苗上市许可持有人承担。国家鼓励通过商业保险等多种形式对预防接种异常反应受种者予以补偿。

五、法律责任

（一）疫苗接种未遵守预防接种工作规范等的法律责任

疾病预防控制机构、接种单位有下列情形之一的，由县级以上人民政府卫生健康主管部门责令改正，给予警告，没收违法所得；情节严重的，对主要负责人、直接负责的主管人员和其他直接责任人员依法给予警告直至撤职处分，责令负有责任的医疗卫生人员暂停1年以上18个月以下执业活动；造成严重后果的，对主要负责人、直接负责的主管人员和其他直接责任人员依法给予开除处分，由原发证部门吊销负有责任的医疗卫生人员的执业证书：①未按照规定供应、接收来购疫苗。②接种疫苗未遵守预防接种工作规范、免疫程序、疫苗使用指导原则、接种方案。③擅自进行群体性预防接种。

（二）未按规定建立并保存疫苗接收、购进、接种、处置等记录的法律责任

疾病预防控制机构、接种单位有下列情形之一的，由县级以上人民政府卫生健康主管部门责令改正，给予警告；情节严重的，对主要负责人、直接负责的主管人员和其他直接责任人员依法给予警告直至撤职处分，责令负有责任的医疗卫生人员暂停6个月以上1年以下执业活动；造成严重后果的，对主要负责人、直接负责的主管人员和其他直接责任人员依法给予开除处分，由原发证部门吊销负有责任的医疗卫生人员的执业证书：①未按照规定提供追溯信息。②接收或者购进疫苗时未按照规定索取并保存相关证明文件、温度监测记录。③未按照规定建立并保存疫苗接收、购进、储存、配送、供应、接种、处置记录。④未按照规定告知、询问受种者或者其监护人有关情况。

（三）未按规定报告疑似预防接种异常反应等的法律责任

疾病预防控制机构、接种单位、医疗机构未按照规定报告疑似预防接种异常反应、疫苗安全事件等，或者未按照规定对疑似预防接种异常反应组织调查、诊断等的，由县级以上人民政府卫生健康主管部门责令改正，给予警告；情节严重的，对接种单位、医疗机构处5万元以上50万元以下的罚款，对疾病预防控制机构、接种单位、医疗机构的主要负责人、直接负责的主管人员和其他直接责任人员依法给予警告直至撤职处分；造成严重后果的，对主要负责人、直接负责的主管人员和其他直接责任人员依法给予开除处分，由原发证部门吊销负有责任的医疗卫生人员的执业证书。

【经典习题】

《中华人民共和国疫苗管理法》规定的预防接种异常反应情形是

A. 受种者在接种时处于某种疾病的潜伏期，接种后偶然发病
B. 因心理因素发生的个体或者群体的心因性反应
C. 合格疫苗在规范接种过程中相关各方均无过错但造成受种者机体组织器官损害
D. 因疫苗质量不合格给受种者造成的损害
E. 因疫苗本身特性引起的接种后一般反应

答案：C

考点：预防接种异常反应

解析：《中华人民共和国疫苗管理法》中预防接种异常反应的处理：预防接种异常反应，是指合格的疫苗在实施规范接种过程中或者实施规范接种后造成受种者机体组织器官、功能损害，相关各方均无过错的药品不良反应。A、B、D、E项均不属于预防接种异常反应。故选C。

第六节　突发公共卫生事件应急条例

一、概述

突发公共卫生事件的范围：重大传染病疫情、群体性不明原因疾病、重大食物和职业中毒及其他严重影响公众健康的事件。

二、报告与信息发布（★★）

（一）医疗卫生机构的职责

《突发公共卫生事件应急条例》规定，突发事件监测机构、医疗卫生机构和有关单位发现下列需要报告情形之一的，应当在2小时内向所在地县级人民政府卫生行政主管部门报告：

1. 发生或者可能发生传染病暴发、流行的。
2. 发生或者发现不明原因的群体性疾病的。
3. 发生传染病菌种、毒种丢失的。
4. 发生或者可能发生重大食物和职业中毒事件的。

接到报告的卫生行政主管部门应当在2小时内向本级人民政府报告，并同时向上级人民政府卫生行政主管部门和国务院卫生行政主管部门报告。任何单位和个人对突发事件，不得隐瞒、缓报、谎报或者授意他人隐瞒、缓报、谎报。

（二）信息发布

国务院卫生行政主管部门负责向社会发布突发事件的信息。必要时，可授权省、自治区、直辖市人民政府卫生行政主管部门向社会发布本行政区域内突发事件信息。信息发布应当及时、准确、全面。

三、法律责任

医疗卫生机构有下列行为之一的，由卫生行政主管部门责令改正、通报批评、给予警告；情节严重的，吊销其医疗机构执业许可证（2013）；对主要负责人、负有责任的主管人员和其他直接责任人员依法给予降级或者撤职的纪律处分；造成传染病传播、流行或者对社会公众健康造成其他严重危害后果，构成犯罪的，依法追究刑事责任（2019）：①未依照本条例的规定履行报告职责，隐瞒、缓报或者谎报的（2013）；②未依照本条例的规定及时采取控制措施的；③未依照本条例的规定履行突发事件监测职责的；④拒绝接诊患者的；⑤拒不服从突发事件应急处理指挥部调度的。

【经典习题】

1. 发生突发公共卫生事件时，医疗机构的应急反应措施是
   A. 评价应急处理措施的效果
   B. 组织、协调有关部门参与事件的处理
   C. 督导、检查应急处理措施的落实情况
   D. 开展患者接诊、收治和转运工作
   E. 开展突发公共卫生事件的调查与处理

答案： D

考点： 发生突发公共卫生事件反应措施

解析：《突发公共卫生事件应急条例》规定，医疗卫生机构应当对因突发事件致病的人员提供医疗救护和现场救援，对就诊患者必须接诊治疗，并书写详细、完整的病历记录；对需要转送的患者，应当按照规定将患者及其病历记录的复印件转送至接诊的或者指定的医疗机构。故选 D。

2. 医疗卫生机构发现重大食物中毒事件后，应当在规定的时限内向所在地县级卫生行政部门报告，该时限是
   A. 2 小时
   B. 1 小时
   C. 4 小时
   D. 12 小时
   E. 24 小时

答案： A

考点： 突发公共卫生事件的报告

解析：《突发公共卫生事件应急条例》规定，有下列情形之一的，突发事件监测机构、医疗卫生机构和有关单位应当在 2 小时内向所在地县级人民政府卫生行政主管部门报告。①发生或者可能发生传染病暴发、流行的；②发生或者发现不明原因的群体性疾病的；③发生传染病菌种、毒种丢失的；④发生或者可能发生重大食物和职业中毒事件的。故选 A。

第七节　医疗废物管理条例

一、概述

医疗废物是指医疗卫生机构在医疗、预防、保健以及其他相关活动中产生的具有直接或者间接感染性、毒性以及其他危害性的废物。

二、医疗卫生机构对医疗废物的管理

1. 收集　医疗卫生机构应及时收集本单位产生的医疗废物，并按照类别分置于防渗漏、防锐器穿透的专用包装物或密闭的容器内。医疗废物专用包装物、容器应有明显警示标识和警示说明。

2. 暂时贮存　医疗卫生机构应建立医疗废物的暂时贮存设施、设备，不得露天存放医疗废物；医疗废物暂时贮存的时间不得超过 2 天。医疗废物的暂时贮存设施、设备应定期消毒和清洁。

3. 运送　医疗卫生机构应使用防渗漏、防遗撒的专用运送工具，按照本单位确定的内部医疗废物运送时间、路线，将医疗废物收集、运送至暂时贮存地点。运送工具使用后应在医疗卫生机构内指定地点及时消毒和清洁。

4. 处置　医疗卫生机构应根据就近集中处置的原则，及时将医疗废物交由医疗废物集中处置单位处置。医疗废物中病原体的培养基、标本和菌种、毒种保存液等高危险废物，在交医疗废物集中处置单位处置前应就地消毒。

（1）医疗卫生机构产生的污水、传染病患者或疑似传染病患者的排泄物，应按国家规定严格消毒；达到国家规定的排放标准后，方可排入污水处理系统。

（2）不具备集中处置医疗废物条件的农村，医疗卫生机构应按照县级人民政府卫生行政主管部门、环境保护行政主管部门的要求，自行就地处置其产生的医疗废物。自行处置医疗废物应符合的基本要求：①使用后的一次性医疗器具和容易致人损伤的医疗废物，应消毒并作毁形处理；②能够焚烧的，应及时焚烧；③不能焚烧的，消毒后集中填埋。

三、法律责任

1. 有下列情形之一的，由县级以上地方人民政

府卫生行政主管部门责令限期改正，给予警告，可并处5000元以下的罚款；逾期不改正的，处5000元以上30000元以下的罚款：①贮存设施或设备不符合环境保护、卫生要求的；②未将医疗废物按照类别分置于专用包装物或容器的；③未使用符合标准的专用车辆运送医疗废物或使用运送医疗废物的车辆运送其他物品的；④未安装污染物排放在线监控装置或监控装置未经常处于正常运行状态的。

2. 有下列情形之一的，由县级以上地方人民政府卫生行政主管部门责令限期改正，给予警告，并处5000元以上10000元以下的罚款；逾期不改正的，处10000元以上30000元以下的罚款；造成传染病传播或环境污染事故的，由原发证部门暂扣或吊销执业许可证件或经营许可证件；构成犯罪的，依法追究刑事责任。

（1）运送过程中丢弃医疗废物，在非贮存地点倾倒、堆放医疗废物或将医疗废物混入其他废物和生活垃圾的。

（2）未执行危险废物转移联单管理制度的。

（3）将医疗废物交给未取得经营许可证的单位或个人收集、运送、贮存、处置的。

（4）对医疗废物的处置不符合国家规定的环境保护、卫生标准、规范的。

（5）未按照规定对污水、传染病患者或疑似传染病患者的排泄物进行严格消毒，或未达到国家规定的排放标准，排入污水处理系统的。

（6）对收治的传染病患者或疑似传染病患者产生的生活垃圾，未按照医疗废物进行管理和处置的。

3. 不具备集中处置医疗废物条件的农村医疗卫生机构未按照要求处置医疗废物的，由县级人民政府卫生行政主管部门责令限期改正，给予警告；逾期不改正的，处1000元以上5000元以下的罚款；造成传染病传播或环境污染事故的，由原发证部门暂扣或吊销执业许可证件；构成犯罪的，依法追究刑事责任。

第八节　艾滋病防治条例

一、概述

1. 艾滋病防治原则（★★）　艾滋病防治工作坚持预防为主、防治结合的方针，建立政府组织领导、部门各负其责、全社会共同参与的机制，加强宣传教育，采取行为干预和关怀救助等措施，实行综合防治。

2. 不歧视规定　任何单位和个人不得歧视艾滋病病毒感染者、艾滋病患者及其家属。艾滋病病毒感染者、艾滋病患者及其家属享有的婚姻、就业、就医、入学等合法权益受法律保护。

二、预防与控制

（一）艾滋病监测

《艾滋病防治条例》规定，国家建立健全艾滋病监测网络。艾滋病监测，是指连续、系统地收集各类人群中艾滋病（或者艾滋病病毒感染）及其相关因素的分布资料，对这些资料综合分析，为有关部门制定预防控制策略和措施提供及时可靠的信息和依据，并对预防控制措施进行效果评价。

（二）自愿咨询和自愿检测制度

县级以上地方人民政府卫生主管部门指定的医疗卫生机构，应当按照国务院卫生主管部门会同国务院其他有关部门制定的艾滋病自愿咨询和检测办法，为自愿接受艾滋病咨询、检测的人员免费提供咨询和初筛检测。

（三）艾滋病患者的义务及其隐私权保护

1. 义务　①接受疾病预防控制机构或出入境检验检疫机构的流行病学调查和指导；②将感染或发病的事实及时告知与其有性关系者；③就医时，将感染或发病的事实如实告知接诊医师；④采取必要的防护措施，防止感染他人。艾滋病病毒感染者和艾滋病患者不得以任何方式故意传播艾滋病。

2. 隐私权保护（2018）　未经本人或其监护人同意，任何单位或个人不得公开艾滋病病毒感染者、艾滋病患者及其家属的姓名、住址、工作单位、肖像、病史资料以及其他可能推断出其具体身份的信息。

（四）采集或使用人体血液、血浆、组织的管理

1. 血站、单采血浆站应当对采集的人体血液、血浆进行艾滋病检测；不得向医疗机构和血液制品生产单位供应未经艾滋病检测或者艾滋病检测阳性的人体血液、血浆。

2. 血液制品生产单位应当在原料血浆投料生产前对每一份血浆进行艾滋病检测；未经艾滋病检测或者艾滋病检测阳性的血浆，不得作为原料血浆投料生产。

3. 医疗机构应当对因应急用血而临时采集的血液进行艾滋病检测，对临床用血艾滋病检测结果进行核查；对未经艾滋病检测、核查或者艾滋病检测阳性的血液，不得采集或者使用。

4. 采集或者使用人体组织、器官、细胞、骨髓等的，应当进行艾滋病检测；未经艾滋病检测或者艾滋病检测阳性的，不得采集或者使用。但是，用于艾滋病防治科研、教学者除外。

三、治疗与救助

1. 医疗机构应当为艾滋病病毒感染者和艾滋病患者提供艾滋病防治咨询、诊断和治疗服务。

2. 医疗机构不得因就诊的患者是艾滋病病毒感染者或者艾滋病患者，推诿或者拒绝对其疾病进行其他的治疗。

3. 医疗卫生机构应当按国务院卫生主管部门制定的预防艾滋病母婴传播技术指导方案的规定，对孕、产妇提供艾滋病防治咨询和检测，对感染艾滋病病毒的孕、产妇及其婴儿，提供预防艾滋病母婴传播的咨询、产前指导、阻断、治疗、产后访视、婴儿随访和检测等服务。

四、法律责任（★★）

医疗卫生机构违反本法者由县级以上人民政府卫生主管部门责令限期改正，通报批评，给予警告；造成艾滋病传播、流行或者其他严重后果的，对负有责任的主管人员和其他直接责任人员依法给予降级、撤职、开除的处分，并可以依法吊销有关机构或者责任人员的执业许可证件；构成犯罪的，依法追究刑事责任。

【经典习题】

1. 对感染艾滋病病毒的孕产妇依法提供预防艾滋病母婴传播的服务是

A. 无偿献血

B. 家庭接生

C. 终止妊娠

D. 产前指导

E. 基因诊断

答案： D

考点： 感染艾滋病病毒的孕产妇的治疗和救助

解析：《艾滋病防治条例》规定，医疗卫生机构应当对孕产妇提供艾滋病防治咨询和检测，对感染艾滋病病毒的孕产妇及其婴儿，提供预防艾滋病母婴传播的咨询、产前指导、阻断、治疗、产后访视、婴儿随访和检测等服务。故选D。

2. 国家规定与艾滋病检测相关的制度是

A. 义务检测

B. 强制检测

C. 有关检测

D. 自愿检测

E. 定期检测

答案： D

考点： 艾滋病自愿检测制度

解析： 艾滋病检测工作应遵守自愿和知情同意原则。故选D。

第九节 母婴保健法及其实施办法

一、概述

1. 母婴保健法立法宗旨　是为了保障母亲和婴儿健康，提高出生人口素质。

2. 母婴保健工作方针　母婴保健工作以保健为中心，以保障生殖健康为目的，实行保健和临床相结合，面向群体、面向基层和预防为主的方针。

3. 母婴保健技术服务事项　①有关母婴保健的科普宣传、教育和咨询；②婚前医学检查；③产前诊断和遗传病诊断；④助产技术；⑤实施医学上需要的节育手术；⑥新生儿疾病筛查；⑦有关生育、节育、不育的其他生殖保健服务。

二、婚前保健

（一）婚前保健的内容

1. 婚前卫生指导是关于对性卫生知识、生育知识和遗传病知识的教育。

2. 婚前卫生咨询对有关婚配、生育保健等问题提供医学意见。

3. 婚前医学检查对准备结婚的男女双方可能患影响结婚和生育的疾病进行医学检查。婚前医学检查疾病范围：严重遗传性疾病；指定传染病（艾滋病、淋病、梅毒、麻风病等）；有关精神病（2005、2007、2008）。

（二）婚前医学检查意见

1. 对患指定传染病在传染期内或者有关精神病在发病期内的，医师应当提出医学意见，准备结婚的男女双方应当暂缓结婚。

2. 对患有医学上不宜生育的严重遗传性疾病的，医师应当向男女双方说明情况，提出医学意见，经男女双方同意，采取长期避孕措施或者实行结扎手术后，可以结婚，但有关法律规定禁止结婚的除外。

三、孕产期保健

（一）孕产期保健的内容（2000、2002、2005）

1. 母婴保健指导　对孕育健康后代以及严重遗传性疾病和碘缺乏病等地方病的发病原因、治疗和预防方法提供医学意见。

2. 孕妇、产妇保健　为孕妇、产妇提供卫生、营养、心理等方面的咨询和指导及产前定期检查等医疗保健服务。

3. 胎儿保健　为胎儿生长发育进行监护，提供咨询和医学指导。

4. 新生儿保健　为新生儿生长发育、哺乳和护理提供医疗保健服务。

（二）医学指导和医学检查

对患严重疾病或者接触致畸物质，妊娠可能危及孕妇生命安全或者可能严重影响孕妇健康和胎儿正常发育的，医疗保健机构应当予以医学指导。

（三）产前诊断

孕妇有下列情形之一的，医师应对其进行产前诊断，即对胎儿进行先天性缺陷和遗传性疾病的诊断：①羊水过多或过少的；②胎儿发育异常或胎儿有可疑畸形的；③孕早期接触过可能导致胎儿先天缺陷物质的；④有遗传病家族史或曾经分娩过先天性严重缺陷婴儿的；⑤初产妇年龄超过35周岁的。

（四）终止妊娠意见

经产前诊断，有下列情形之一的，医师应提出终止妊娠的医学意见。

1. 胎儿患严重遗传性疾病的。

2. 胎儿有严重缺陷的。

3. 因患严重疾病，继续妊娠可能危及孕妇生命安全或者严重危害孕妇健康的。

（五）新生儿出生医学证明

医疗保健机构和从事家庭接生的人员按照国务院卫生行政部门的规定，出具统一制发的新生儿出生医学证明。

（六）孕产妇、婴儿死亡以及新生儿出生缺陷报告

有产妇和婴儿死亡以及新生儿出生缺陷情况的，应当向卫生行政部门报告。

四、行政管理

1. 医疗保健机构的许可（2007、2008、2011、2012、2019）　医疗保健机构开展婚前医学检查、遗传病诊断、产前诊断及实行结扎手术和终止妊娠手术时，在设备、人员和技术方面必须符合卫生部的要求，并经县级以上卫生行政部门（2023）许可后方可进行。为防止性别歧视、保护妇女利益，严禁采用技术手段对胎儿进行性别鉴定，但如果医学上确有需要，必须进行性别鉴定。

2. 母婴保健工作人员许可　从事产前诊断的人员，必须经过省、自治区、直辖市人民政府卫生行政部门的考核，并取得相应的合格证书。从事婚前医学检查、施行结扎手术和终止妊娠手术的人员及从事家庭接生的人员，必须经过县级以上地方人民政府卫生行政部门的考核，并取得相应的合格证书。

（一）擅自从事母婴保健技术的法律责任

医疗、保健机构或人员未取得母婴保健技术许可，擅自从事婚前医学检查、遗传病诊断、产前诊断、终止妊娠手术和医学技术鉴定或者出具有关医学证明的，由卫生行政部门给予警告，责令停止违法行为，没收违法所得；违法所得5000元以上的，并处违法所得3倍以上5倍以下的罚款；没有违法所得或者违法所得不足5000元的，并处5000元以上20000元以下的罚款。

（二）出具虚假医学证明文件的法律责任

从事母婴保健技术服务的人员出具虚假医学证明文件的，依法给予行政处分；有下列情形之一的，由原发证部门撤销相应的母婴保健技术执业资格或医师执业证书：①因延误诊治，造成严重后果的；②给当事人身心健康造成严重后果的；③造成其他严重后果的。

（三）违反规定进行胎儿性别鉴定的法律责任

违反规定进行胎儿性别鉴定的，由卫生行政部门给予警告，责令停止违法行为；对医疗、保健机构直接负责的主管人员和其他直接责任人员，依法给予行政处分。进行胎儿性别鉴定两次以上的或者以营利为目的进行胎儿性别鉴定的，并由原发证机关撤销相应的母婴保健技术执业资格或者医师执业证书。

【经典习题】

1. 未取得母婴保健技术相应合格证书，出具有关医学证明的，给予行政处罚应包括
   A. 停业整顿
   B. 罚款
   C. 通报批评
   D. 取消执业资格
   E. 吊销执业证书

答案：B

考点：法律责任

解析：医疗、保健机构或人员未取得母婴保健技术许可，出具有关医学证明的，由卫生行政部门给予警告，责令停止违法行为，没收违法所得；违法所得5000元以上的，并处违法所得3倍以上5倍以下的罚款；没有违法所得或者违法所得不足5000元的，并处5000元以上20000元以下的罚款。故选B。

2. 某女怀孕后，非常想知道胎儿的性别，遂请其好友某妇产科医师为其做胎儿性别测定，该医师实施了胎儿性别鉴定。根据《中华人民共和国母婴保健法》的规定，当地卫生行政部门应对该医师做出的处理是
   A. 处以罚款
   B. 给予警告，责令停止违法行为
   C. 扣发年度奖金
   D. 调离工作岗位

E. 离岗接受培训

答案：B

考点：进行胎儿性别鉴定的处理

解析：违反规定进行胎儿性别鉴定的，由卫生行政部门给予警告，责令停止违法行为；对医疗、保健机构直接负责的主管人员和其他直接责任人员，依法给予行政处分。故选 B。

第十节　献　血　法

一、概述（★★）

无偿献血制度：《中华人民共和国献血法》规定，我国实行无偿献血制度，提倡 18~55 周岁的健康公民自愿献血（2000、2001、2003、2022），鼓励国家工作人员、现役军人和高等学校在校学生率先献血，为树立社会新风尚作出表率（2000）。

二、医疗机构的职责

1. 医疗机构临床用血要求　医疗机构对临床用血必须进行核查，不得将不符合国家规定标准的血液用于临床。为保障公民临床急救用血的需要，国家提倡并指导择期手术的患者自身储血（2004），动员家庭、亲友、所在单位及社会互助献血。为保证应急用血，医疗机构可以临时采集血液，但应当依照本法规定，确保采血、用血安全。

2. 医疗机构临床用血管理　医疗机构临床用血应当制定用血计划，遵循合理、科学的原则，不得浪费和滥用血液（2006）。

三、血站的职责

1. 采血要求　血站采集血液必须严格遵守有关操作规程和制度，采血必须由具有采血资格的医务人员进行，一次性采血器材用后必须销毁，确保献血者的身体健康。血站应当根据国务院卫生行政部门制定的标准，保证血液质量。血站对采集的血液必须进行检测，未经检测或者检测不合格的血液，不得向医疗机构提供。

2. 供血要求　血站对献血者必须免费进行必要的健康检查；身体状况不符合献血条件的，血站应当向其说明情况，不得采集血液。献血者的身体健康条件由国务院卫生行政部门规定。血站对献血者每次采集血液量一般为 200ml，最多不得超过 400ml，两次采集间隔不少于 6 个月（2007）。严格禁止血站违反前款规定对献血者超量、频繁采集血液。

四、法律责任（2004、2009、2020）

1. 医疗机构的法律责任　医疗机构的医务人员违反本法规定，将不符合国家规定标准的血液用于患者的，由县级以上地方人民政府卫生行政部门责令改正（2002、2005）；给患者健康造成损害的，应当依法赔偿，对直接负责的主管人员和其他直接责任人员，依法给予行政处分。构成犯罪的，依法追究刑事责任。

2. 血站的法律责任　血站违反本法的规定，向医疗机构提供不符合国家规定标准的血液的，由县级以上地方人民政府卫生行政部门责令改正（2002、2005）；情节严重，造成经血液途径传播或者有传播严重危险的，限期整顿，对直接负责的主管人员和其他直接责任人员，依法给予行政处分；构成犯罪的，依法追究刑事责任。

【经典习题】

（1~2 题共用备选答案）

A. 200 毫升

B. 250 毫升

C. 300 毫升

D. 400 毫升

E. 500 毫升

1. 血站对献血者每次采集血液量一般为

答案：A

2. 血站对献血者每次采集血液量最多不得超过

答案：D

考点：供血要求

解析：《中华人民共和国献血法》第九条规定，血站对献血者每次采集的血液量一般为 200 毫升（故 1 题选 A），最多不得超过 400 毫升，两次采集间隔期不少于六个月（故 2 题选 D）。

第十一节　医　师　法

一、概述

医师法的立法宗旨是为了保障医师合法权益，规范医师执业行为，加强医师队伍建设，保护人民健康，推进健康中国建设。

医师的基本要求及职责是应当坚持人民至上、生命至上，发扬人道主义精神，弘扬敬佑生命、救死扶伤、甘于奉献、大爱无疆的崇高职业精神，恪守职业道德，遵守执业规范，提高执业水平，履行防病治病、保护人民健康的神圣职责。

全社会应当尊重医师。

二、考试和注册

（一）医师资格考试

医师资格考试分为临床、中医（包括中医、民族医和中西医结合医）、口腔、公共卫生4类。每一类又分执业医师考试和执业助理医师考试2个等级，实行国家统一考试。

1. 具有下列条件之一的，可以参加执业医师资格考试。

（1）具有高等学校相关医学专业本科以上学历，在执业医师指导下，在医疗卫生机构中参加医学专业工作实践满1年。

（2）具有高等学校相关医学专业专科学历，取得执业助理医师执业证书后，在医疗卫生机构中执业满2年。

2. 具有高等学校相关医学专业专科以上学历，在执业医师指导下，在医疗卫生机构中参加医学专业工作实践满1年的，可以参加执业助理医师资格考试。

3. 以师承方式学习中医满3年，或者经多年实践医术确有专长的，经县级以上人民政府卫生健康主管部门委托的中医药专业组织或者医疗卫生机构考核合格并推荐，可以参加中医医师资格考试。

4. 以师承方式学习中医或者经多年实践，医术确有专长的，由至少2名中医医师推荐，经省级人民政府中医药主管部门组织实践技能和效果考核合格后，即可取得中医医师资格及相应的资格证书。

（二）医师执业注册

1. 国家实行医师执业注册制度。

2. 医师资格考试成绩合格，取得医师资格的，可以向所在地县级以上地方人民政府卫生健康主管部门申请注册。医疗卫生机构可以为本机构中的申请人集体办理注册手续。

3. 除有医师法规定不予注册的情形外，卫生健康主管部门应当自受理申请之日起20个工作日内准予注册，将注册信息录入国家信息平台，并发给《医师执业证书》。

（三）不予注册、注销注册、变更注册、重新注册的适用条件及法定要求

1. 不予注册（★★）

（1）无民事行为能力或者限制民事行为能力。

（2）受刑事处罚，刑罚执行完毕不满2年或者被依法禁止从事医师职业的期限未满。

（3）被吊销医师执业证书不满2年（2003、2013）。

（4）因医师定期考核不合格被注销注册不满1年。

（5）法律、行政法规规定不得从事医疗卫生服务的其他情形。

【巧妙记忆】 准予注册：20日内给予答复（准或不准）。不予注册：受刑（受刑结束之日~申请注册之日）不满2年；吊销处罚（处罚决定之日~重新申请之日）不满2年。

2. 注销注册　医师注册后有下列情形之一的，其所在医疗卫生机构应当在30日内报告准予注册的卫生健康主管部门，卫生健康主管部门应当及时注销注册，废止医师执业证书。

（1）死亡。

（2）受刑事处罚。

（3）被吊销医师执业证书。

（4）医师定期考核不合格，暂停执业活动期满，再次考核仍不合格。

（5）中止医师执业活动满2年。

（6）法律、行政法规规定不得从事医疗卫生服务或者应当办理注销手续的其他情形。

3. 变更注册　医师变更执业地点、执业类别、执业范围等注册事项的，应当到准予注册的卫生健康主管部门办理变更注册手续（2008）。医师从事下列活动的，可以不办理相关变更注册手续。

（1）参加规范化培训、进修、对口支援、会诊、突发事件医疗救援、慈善或者其他公益性医疗、义诊。

（2）承担国家任务或者参加政府组织的重要活动等。

（3）在医疗联合体内的医疗机构中执业。

4. 重新注册（2001、2005、2016）　中止医师执业活动2年以上（2017）或者医师法规定不予注册的情形消失，申请重新执业的，应当由县级以上人民政府卫生健康主管部门或者其委托的医疗卫生机构、行业组织考核合格，并依照规定重新注册。

（四）医师个体行医

执业医师个体行医，须经注册后在医疗卫生机构中执业满五年；但是，依照本法规定取得中医医师资格的人员，按照考核内容进行执业注册后，即可在注册的执业范围内个体行医。县级以上地方人民政府卫生健康主管部门对个体行医的医师，应当按照国家有关规定实施监督检查，发现有本法规定注销注册的情形的，应当及时注销注册，废止医师执业证书。

三、执业规则

（一）医师在执业活动中的权利和义务

1. 医师在执业活动中享有的权利（2004、2007、

2008）

（1）在注册的执业范围内，按照有关规范进行医学诊查、疾病调查、医学处置、出具相应的医学证明文件，选择合理的医疗、预防、保健方案。

（2）获取劳动报酬，享受国家规定的福利待遇，按照规定参加社会保险并享受相应待遇。

（3）获得符合国家规定标准的执业基本条件和职业防护装备。

（4）从事医学教育、研究（2012）、学术交流。

（5）参加专业培训，接受继续医学教育。

（6）对所在医疗卫生机构和卫生健康主管部门的工作提出意见和建议，依法参与所在机构的民主管理（2015）。

（7）法律、法规规定的其他权利。

2. 医师在执业活动中履行的义务

（1）树立敬业精神，恪守职业道德，履行医师职责，尽职尽责救治患者，执行疫情防控等公共卫生措施。

（2）遵循临床诊疗指南，遵守临床技术操作规范和医学伦理规范等。

（3）尊重、关心、爱护患者，依法保护患者隐私和个人信息。

（4）努力钻研业务，更新知识，提高医学专业技术能力和水平，提升医疗卫生服务质量。

（5）宣传推广与岗位相适应的健康科普知识，对患者及公众进行健康教育和健康指导（2000）。

（6）法律、法规规定的其他义务。

（二）医师执业规定

1. 医师实施医疗、预防、保健措施，签署有关医学证明文件，必须亲自诊查、调查，并按照规定及时填写病历等医学文书，不得隐匿、伪造、篡改或者擅自销毁病历等医学文书及有关资料。医师不得出具虚假医学证明文件以及与自己执业范围无关或者与执业类别不相符的医学证明文件（2003）。

2. 对需要紧急救治的患者，医师应当采取紧急措施进行诊治，不得拒绝急救处置（2011）。

3. 医师应当使用经依法批准或者备案的药品、消毒药剂、医疗器械，采用合法、合规、科学的诊疗方法。除按照规范用于诊断治疗外，不得使用麻醉药品、医疗用毒性药品、精神药品、放射性药品等。

4. 医师在诊疗活动中应当向患者说明病情、医疗措施和其他需要告知的事项。需要实施手术、特殊检查、特殊治疗的，医师应当及时向患者具体说明医疗风险、替代医疗方案等情况，并取得其明确同意；不能或者不宜向患者说明的，应当向患者的近亲属说明，并取得其明确同意。

5. 医师不得利用职务之便，索要、非法收受财物或者牟取其他不正当利益；不得对患者实施不必要的检查、治疗。

6. 遇有自然灾害、事故灾难、公共卫生事件和社会安全事件等严重威胁人民生命健康的突发事件时，县级以上人民政府卫生健康主管部门根据需要组织医师参与卫生应急处置和医疗救治，医师应当服从调遣。

7. 在执业活动中有下列情形之一的，医师应当按照有关规定及时向所在医疗卫生机构或者有关部门、机构报告。

（1）发现传染病、突发不明原因疾病或者异常健康事件。

（2）发生或者发现医疗事故。

（3）发现可能与药品、医疗器械有关的不良反应或者不良事件。

（4）发现假药或者劣药。

（5）发现患者涉嫌伤害事件或者非正常死亡。

（6）法律、法规规定的其他情形。

（三）执业助理医师的特别规定

执业助理医师应当在执业医师的指导下，在医疗卫生机构中按照注册的执业类别、执业范围执业。在乡、民族乡、镇和村医疗卫生机构以及艰苦边远地区县级医疗卫生机构中执业的执业助理医师，可以根据医疗卫生服务情况和本人实践经验，独立从事一般的执业活动。

（四）医学生和医学毕业生参与临床诊疗活动的要求

参加临床教学实践的医学生和尚未取得医师执业证书、在医疗卫生机构中参加医学专业工作实践的医学毕业生，应当在执业医师监督、指导下参与临床诊疗活动。医疗卫生机构应当为有关医学生、医学毕业生参与临床诊疗活动提供必要的条件。

四、培训和考核

（一）培训

1. 国家建立健全住院医师规范化培训制度，健全临床带教激励机制，保障住院医师培训期间待遇，严格培训过程管理和结业考核。国家建立健全专科医师规范化培训制度，不断提高临床医师专科诊疗水平。

2. 县级以上人民政府卫生健康主管部门和其他有关部门应制定医师培训计划，采取多种形式对医师进行分级分类培训，为医师接受继续医学教育提供条件。

（二）考核

1. 医师考核内容

（1）县级以上人民政府卫生健康主管部门或者

其委托的医疗卫生机构、行业组织应当按照医师执业标准，对医师的业务水平、工作业绩和职业道德状况进行考核（2002），考核周期为3年。对具有较长年限执业经历、无不良行为记录的医师，可以简化考核程序。

（2）受委托的机构或者组织应当将医师考核结果报准予注册的卫生健康主管部门备案。

2. 医师考核不合格的处理　对考核不合格的医师，县级以上人民政府卫生健康主管部门应当责令其暂停执业活动3~6个月（2017），并接受相关专业培训。暂停执业活动期满，再次进行考核，对考核合格的，允许其继续执业。

3. 表彰与奖励　医师有下列情形之一的，按照国家有关规定给予表彰、奖励。

（1）在执业活动中，医德高尚，事迹突出。

（2）在医学研究、教育中开拓创新，对医学专业技术有重大突破，做出显著贡献。

（3）遇有突发事件时，在预防预警、救死扶伤等工作中表现突出。

（4）长期在艰苦边远地区的县级以下医疗卫生机构努力工作。

（5）在疾病预防控制、健康促进工作中做出突出贡献。

（6）法律、法规规定的其他情形。

五、保障措施

（一）职称晋升

1. 国家建立健全体现医师职业特点和技术劳动价值的人事、薪酬、职称、奖励制度。在基层和艰苦边远地区工作的医师，按照国家有关规定享受津贴、补贴政策，并在职称评定、职业发展、教育培训和表彰奖励等方面享受优惠待遇。

2. 执业医师晋升为副高级技术职称的，应当有累计一年以上在县级以下或者对口支援的医疗卫生机构提供医疗卫生服务的经历；晋升副高级技术职称后，在县级以下或者对口支援的医疗卫生机构提供医疗卫生服务，累计一年以上的，同等条件下优先晋升正高级技术职称。

（二）表彰与奖励

医师有下列情形之一的，按照国家有关规定给予表彰、奖励。

1. 在执业活动中，医德高尚，事迹突出。

2. 在医学研究、教育中开拓创新，对医学专业技术有重大突破，做出显著贡献。

3. 遇有突发事件时，在预防预警、救死扶伤等工作中表现突出。

4. 长期在艰苦边远地区的县级以下医疗卫生机构努力工作。

5. 在疾病预防控制、健康促进工作中做出突出贡献。

6. 法律、法规规定的其他情形。

（三）医师执业安全保障

1. 县级以上人民政府及其有关部门应当将医疗纠纷预防和处理工作纳入社会治安综合治理体系，加强医疗卫生机构及周边治安综合治理，维护医疗卫生机构良好的执业环境，有效防范和依法打击涉医违法犯罪行为，保护医患双方合法权益。

2. 医疗卫生机构应当完善安全保卫措施，维护良好的医疗秩序，及时主动化解医疗纠纷，保障医师执业安全。

3. 禁止任何组织或者个人阻碍医师依法执业，干扰医师正常工作、生活；禁止通过侮辱、诽谤、威胁、殴打等方式，侵犯医师的人格尊严、人身安全。

六、法律责任（★★★）

（一）以不正当手段取得医师资格证书或者医师执业证书的法律责任

在医师资格考试中有违反考试纪律等行为，情节严重的，1年至3年内禁止参加医师资格考试。以不正当手段取得医师资格证书或者医师执业证书的，由发给证书的卫生健康主管部门予以撤销，3年内不受理其相应申请。

（二）医师执业活动中违法行为的法律责任

1. 医师在执业活动中有下列行为之一的，由县级以上人民政府卫生健康主管部门责令改正，给予警告；情节严重的，责令暂停6个月以上1年以下执业活动直至吊销医师执业证书。

（1）在提供医疗卫生服务或者开展医学临床研究中，未按照规定履行告知义务或者取得知情同意（2023）。

（2）对需要紧急救治的患者，拒绝急救处置，或者由于不负责任延误诊治。

（3）遇有自然灾害、事故灾难、公共卫生事件和社会安全事件等严重威胁人民生命健康的突发事件时，不服从卫生健康主管部门调遣（2005）。

（4）未按照规定报告有关情形。

（5）违反法律、法规、规章或者执业规范，造成医疗事故或者其他严重后果。

2. 医师在执业活动中有下列行为之一的，由县级以上人民政府卫生健康主管部门责令改正，给予警告，没收违法所得，并处1万元以上3万元以下的罚款；情节严重的，责令暂停6个月以上1年以下执业活动直至吊销医师执业证书。

（1）泄露患者隐私或者个人信息。

（2）出具虚假医学证明文件，或者未经亲自诊查、调查，签署诊断、治疗、流行病学等证明文件或者有关出生、死亡等证明文件（2014）。

（3）隐匿、伪造、篡改或者擅自销毁病历等医学文书及有关资料（2014）。

（4）未按照规定使用麻醉药品、医疗用毒性药品、精神药品、放射性药品等。

（5）利用职务之便，索要、非法收受财物或者牟取其他不正当利益（2005），或者违反诊疗规范，对患者实施不必要的检查、治疗造成不良后果。

（6）开展禁止类医疗技术临床应用。

（三）非医师行医的法律责任

非医师行医的，由县级以上人民政府卫生健康主管部门责令停止非法执业活动，没收违法所得和药品、医疗器械，并处违法所得2倍以上10倍以下的罚款，违法所得不足1万元的，按1万元计算。

【经典习题】

1. 医师在执业活动中享有的权利是
   A. 保护患者隐私
   B. 履行医师职责
   C. 从事医学研究
   D. 遵守技术规范
   E. 遵守职业道德

答案：C

考点：医师的权利

解析：医师在执业活动中享有的权利：①在注册的执业范围内，按照有关规范进行医学诊查、疾病调查、医学处置、出具相应的医学证明文件，选择合理的医疗、预防、保健方案。②获取劳动报酬，享受国家规定的福利待遇，按照规定参加社会保险并享受相应待遇。③获得符合国家规定标准的执业基本条件和职业防护装备。④从事医学教育、研究、学术交流。⑤参加专业培训，接受继续医学教育。⑥对所在医疗卫生机构和卫生健康主管部门的工作提出意见和建议，依法参与所在机构的民主管理。⑦法律、法规规定的其他权利。故选C。

2. 对考核不合格的医师，卫生健康主管部门可以责令其暂停执业活动，并接受相关专业培训。暂停期限是
   A. 3~5个月
   B. 3~6个月
   C. 3~7个月
   D. 3~8个月
   E. 3~9个月

答案：B

考点：医师考核制度

解析：对考核不合格的医师，县级以上人民政府卫生健康主管部门应当责令其暂停执业活动3~6个月，并接受相关专业培训。暂停执业活动期满，再次进行考核，对考核合格的，允许其继续执业。故选B。

3. 某主治医师被注销执业注册满1年，现欲重新执业，遂向卫生健康主管部门提交了相关申请，但未获批准。其原因是
   A. 未经过医师规范化培训
   B. 刑事处罚完毕后不满2年
   C. 变更执业地点不满2年
   D. 未到基层医疗机构锻炼
   E. 在医疗机构的试用期不满1年

答案：B

考点：执业医师重新注册

解析：医师有下列情形之一的，不予注册：①无民事行为能力或者限制民事行为能力。②受刑事处罚，刑罚执行完毕不满2年或者被依法禁止从事医师职业的期限未满。③被吊销医师执业证书不满2年。④因医师定期考核不合格被注销注册不满1年。⑤法律、行政法规规定不得从事医疗卫生服务的其他情形。中止医师执业活动2年以上或者医师法规定不予注册的情形消失，申请重新执业的，由县级以上人民政府卫生健康主管部门或者其委托的医疗卫生机构、行业组织考核合格，可依照规定重新注册。故选B。

第十二节 医疗损害责任（《中华人民共和国民法典》第七编第六章）

一、概述

1. 医疗损害责任的赔偿主体 患者在诊疗活动中受到损害，医疗机构及其医务人员有过错的，由医疗机构承担赔偿责任。

2. 推定医疗机构有过错的情形 患者有损害，因下列情形之一的，推定医疗机构有过错（2018）。

（1）违反法律、行政法规、规章及其他有关诊疗规范的规定。

（2）隐匿或者拒绝提供与纠纷有关的病历资料。

（3）遗失、伪造、篡改或者销毁病历资料。

3. 医疗机构不承担赔偿责任的情形 患者有损害，因下列情形之一的，医疗机构不承担赔偿责任。

（1）患者或者其近亲属不配合医疗机构进行符合诊疗规范的诊疗。

（2）医务人员在抢救生命垂危的患者等紧急情况下已经尽到合理诊疗义务。

（3）限于当时的医疗水平难以诊疗。

前款第一项情形中，医疗机构及医务人员也有过错的，应当承担相应的赔偿责任。

二、医疗机构承担赔偿责任的情形

1. 未尽到说明义务（2015） 医务人员在诊疗活动中应当向患者说明病情和医疗措施。需要实施手术、特殊检查、特殊治疗的，医务人员应当及时向患者说明医疗风险、替代医疗方案等情况，并取得其书面同意；不宜向患者说明的，应当向患者的近亲属说明，并取得其书面同意。

医务人员未尽到前款义务，造成患者损害的，医疗机构应当承担赔偿责任。

2. 未尽到与当时医疗水平相应的诊疗义务（2013） 医务人员在诊疗活动中未尽到与当时的医疗水平相应的诊疗义务，造成患者损害的，医疗机构应当承担赔偿责任。

3. 泄露患者隐私 医疗机构及其医务人员应当对患者的隐私保密。泄露患者隐私或者未经患者同意公开其病历资料，造成患者损害的，应当承担侵权责任。

三、紧急情况医疗措施的实施

因抢救生命垂危的患者等紧急情况，不能取得患者或者其近亲属意见的，经医疗机构负责人或者授权的负责人批准，可以立即实施相应的医疗措施。

四、病历资料

1. 填写与保管 医疗机构及其医务人员应当按照规定填写并妥善保管住院志、医嘱单、检验报告、手术及麻醉记录、病理资料、护理记录等病历资料。

2. 查阅与复制 患者要求查阅、复制前款规定的病历资料的，医疗机构应当提供。

五、对医疗行为的规范

医疗机构及其医务人员不得违反诊疗规范实施不必要的检查。

六、医疗机构及其医务人员权益保护

医疗机构及其医务人员的合法权益受法律保护。干扰医疗秩序，妨害医务人员工作、生活的，应当依法承担法律责任（2008）。

【经典习题】

1. 医疗侵权赔偿责任中，医疗过错的认定标准是
A. 未尽到分级诊疗的义务
B. 未尽到先行垫付的义务
C. 未尽到健康教育的义务
D. 未尽到主动协商的义务
E. 未尽到与当时医疗水平相适应的义务

答案：E

考点：医疗机构承担赔偿责任的情形

解析：医务人员在诊疗活动中未尽到与当时的医疗水平相应的诊疗义务，造成患者损害的，医疗机构应当承担赔偿责任。故选E。

2. 女，36岁。因患子宫肌瘤在县医院接受手术治疗，术后患者因对手术效果不满意诉至法院。法院经审理认为医院存在规定的过错推定情形，判决医院败诉。该推定情形是
A. 未尽到说明义务
B. 未尽到与当时医疗水平相应的诊疗义务
C. 伪造病历资料
D. 泄露患者隐私
E. 限于当时的医疗水平难以诊疗

答案：A

考点：医疗机构承担赔偿责任的情形

解析：患者在诊疗活动中受到损害，医疗机构及其医务人员有过错的，由医疗机构承担赔偿责任。医务人员在诊疗活动中应当向患者说明病情和医疗措施。需要实施手术、特殊检查、特殊治疗的，医务人员应当及时向患者说明医疗风险、替代医疗方案等情况，并取得其书面同意；不宜向患者说明的，应当向患者的近亲属说明，并取得其书面同意。该患者术前不清楚手术情况造成对手术效果不满意，说明医务人员未尽到说明义务。故选A。

第十三节 精神卫生法

一、概述

1. 精神卫生工作的方针、原则和管理机制 国家对精神卫生工作实行预防为主的方针，坚持预防、治疗和康复相结合的原则，建立政府组组织领导、部门各负其责、全社会共同参与的机制，实行综合管理。

2. 精神障碍患者合法权益保护 任何单位和个人不得非法限制精神疾病患者的人身自由，不得歧视、侮辱、虐待、遗弃精神疾病患者。

精神疾病患者享有的婚姻、就业、就医、就学等合法权益受法律保护。

医疗机构不得因就诊者是精神疾病患者，推诿或者拒绝治疗精神疾病患者的其他疾病。

二、心理健康促进和精神障碍预防

医务人员对就诊者的心理健康指导：医疗卫生机构和其他精神卫生服务机构应当组织工作人员学习精神卫生知识和相关法律、法规、政策；医务人员在相关疾病诊疗服务中，应当对就诊者进行精神卫生的宣传指导。

三、精神障碍的诊断和治疗（2018）

（一）开展精神障碍诊断、治疗活动应当具备的条件

1. 有与从事的精神疾病诊断、治疗相适应的精神专科执业医师和其他医疗卫生技术人员。

2. 有满足精神疾病诊断、治疗所需要的设施和设备。

3. 有完备的精神疾病诊断、治疗管理制度和质量监控制度。

（二）精神障碍诊断和治疗的原则

精神障碍的诊断、治疗，应当遵循维护患者合法权益、尊重患者人格尊严的原则。

（三）精神障碍的诊断

精神疾病的诊断应当由精神专科执业医师作出。对确诊的精神疾病患者，医师应当如实告知本人；本人为无行为能力人或者限制行为能力人的，应当如实告知其监护人（2015）。

精神疾病患者或者其监护人对诊断有异议的，可以在按到书面诊断结论后10天内向作出诊断的医疗机构提出复诊申请。医疗机构应当在接到申请后3天内组织原诊断医师以外的2名以上精神专科执业医师进行复诊。

（四）精神障碍患者的住院治疗

1. 精神障碍的住院治疗实行自愿原则。

2. 诊断结论、病情评估表明，就诊者为严重精神障碍患者并有下列情形之一的，应当对其实施住院治疗：

（1）已经发生伤害自身的行为，或者有伤害自身的危险的（2013）。

（2）已经发生危害他人安全的行为，或者有危害他人安全的危险的。

3. 精神障碍患者有上述第二款第一项情形的，经其监护人同意，医疗机构应当对患者实施住院治疗；监护人不同意的，医疗机构不得对患者实施住院治疗。监护人应当对在家居住的患者做好看护管理。

（五）再次诊断和医学鉴定

1. 依照规定要求再次诊断的，应当自收到诊断结论之日起3天内向原医疗机构或者其他具有合法资质的医疗机构提出。承担再次诊断的医疗机构应当在接到再次诊断要求后指派2名初次诊断医师以外的精神科执业医师进行再次诊断，并及时出具再次诊断结论。承担再次诊断的执业医师应当到收治患者的医疗机构面见、询问患者，该医疗机构应当予以配合。

2. 对再次诊断结论有异议的，可以自主委托依法取得执业资质的鉴定机构进行精神障碍医学鉴定；医疗机构应当公示经公告的鉴定机构名单和联系方式。接受委托的鉴定机构应当指定本机构具有该鉴定事项执业资格的2名以上鉴定人共同进行鉴定，并及时出具鉴定报告。

（六）医疗机构及其医务人员的告知义务

医疗机构及其医务人员应当将精神障碍患者在诊断、治疗过程中享有的权利，告知患者或者其监护人（2015）。

（七）保护性医疗措施的实施（2015）

精神障碍患者在医疗机构内发生或者将要发生伤害自身、危害他人安全、扰乱医疗秩序的行为，医疗机构及其医务人员在没有其他可替代措施的情况下，可以实施约束、隔离等保护性医疗措施。实施保护性医疗措施应当遵循诊断标准和治疗规范，并在实施后告知患者的监护人。

（八）使用药物的要求

对精神障碍患者使用药物，应当以诊断和治疗为目的，使用安全、有效的药物，不得为诊断或者治疗以外的目的使用药物。

（九）病历资料及保管

医疗机构及其医务人员应当在病历资料中如实记录精神障碍患者的病情、治疗措施、用药情况、实施约束、隔离措施等内容，并如实告知患者或者其监护人。患者及其监护人可以查阅、复制病历资料；但是，患者查阅、复制病历资料可能对其治疗产生不利影响的除外。病历资料保存期限不得少于30年。

（十）心理治疗活动的开展

心理治疗活动应当在医疗机构内开展。专门从事心理治疗的人员不得从事精神障碍的诊断，不得为精神障碍患者开具处方或者提供外科治疗。心理治疗的技术规范由国务院卫生行政部门制定。

四、精神障碍的康复

1. 康复技术指导　医疗机构应当为在家居住的严重精神障碍患者提供精神科基本药物维持治疗，并为社区康复机构提供有关精神障碍康复的技术指导和支持。

2. 严重精神障碍患者的健康档案　社区卫生服务机构、乡镇卫生院、村卫生室应当建立严重精神障

碍患者的健康档案，对在家居住的严重精神障碍患者进行定期随访，指导患者服药和开展康复训练，并对患者的监护人进行精神卫生知识和看护知识的培训。县级人民政府卫生行政部门应当为社区卫生服务机构、乡镇卫生院、村卫生室开展上述工作给予指导和培训。

五、法律责任

（一）医疗机构擅自从事精神障碍诊断、治疗的法律责任

不符合本法规定条件的医疗机构擅自从事精神障碍诊断、治疗的，由县级以上人民政府卫生行政部门责令停止相关诊疗活动，给予警告，并处5000元以上1万元以下罚款，有违法所得的，没收违法所得；对直接负责的主管人员和其他直接责任人员依法给予或者责令给予降低岗位等级或者撤职、开除的处分；对有关医务人员，吊销其执业证书。

（二）医疗机构及其工作人员的法律责任

医疗机构及其工作人员有下列行为之一的，由县级以上人民政府卫生行政部门责令改正，对直接负责的主管人员和其他直接责任人员依法给予或者责令给予降低岗位等级或者撤职的处分；对有关医务人员，暂停6个月以上1年以下执业活动；情节严重的，给予或者责令给予开除的处分，并吊销有关医务人员的执业证书。

1. 违反本法规定实施约束、隔离等保护性医疗措施的。

2. 违反本法规定，强迫精神障碍患者劳动的。

3. 违反本法规定对精神障碍患者实施外科手术或者实验性临床医疗的。

4. 违反本法规定，侵害精神障碍患者的通讯和会见探访者等权利的。

5. 违反精神障碍诊断标准，将非精神障碍患者诊断为精神障碍患者的。

（三）从事心理治疗人员的法律责任

有下列情形之一的，由县级以上人民政府卫生行政部门、工商行政管理部门依据各自职责责令改正，给予警告，并处5000元以上1万元以下罚款，有违法所得的，没收违法所得；造成严重后果的，责令暂停6个月以上1年以下执业活动，直至吊销执业证书或者营业执照。

1. 心理咨询人员从事心理治疗或者精神障碍的诊断、治疗的。

2. 从事心理治疗的人员在医疗机构以外开展心理治疗活动的。

3. 专门从事心理治疗的人员从事精神障碍的诊断的。

4. 专门从事心理治疗的人员为精神障碍患者开具处方或者提供外科治疗的。

【经典习题】

（1~3题共用题干）

连某因患严重的躁狂抑郁障碍，正在精神病专科医院住院治疗。因病情恶化，患者出现伤人毁物等行为，医院在没有其他可替代措施的情况下，对其实施了约束身体的措施，但实施后没有及时通知连某的监护人。连某的父亲作为监护人探视时，看到儿子被捆绑在病床上非常气愤。

1. 依照《中华人民共和国精神卫生法》对患者连某实施的约束行为的性质属于

A. 治疗性措施
B. 惩罚性措施
C. 保护性医疗措施
D. 诊断性措施
E. 警告性措施

答案： C

考点： 保护性医疗措施

解析：《中华人民共和国精神卫生法》第四十条规定：精神障碍患者在医疗机构内发生或者将要发生伤害自身、危害他人安全、扰乱医疗秩序的行为，医疗机构及其医务人员在没有其他可替代措施的情况下，可以实施约束、隔离等保护性医疗措施。实施保护性医疗措施应当遵循诊断标准和治疗规范，并在实施后告知患者的监护人。禁止利用约束、隔离等保护性医疗措施惩罚精神障碍患者。故选C。

2. 对患者连某实施身体约束而未告知其监护人的做法，侵犯的患方权利是

A. 生命权
B. 健康权
C. 认知权
D. 知情权
E. 名誉权

答案： D

考点： 知情权

解析：《医疗机构管理条例实施细则》第六十二条规定：医疗机构应当尊重患者对自己的病情、诊断、治疗的知情权利。在实施手术、特殊检查、特殊治疗时，应当向患者作必要的解释。因实施保护性医疗措施不宜向患者说明情况的，应当将有关情况通知患者家属。故选D。

3. 该案例中所形成的医患关系模式是

A. 主动-被动型
B. 指导-合作型
C. 契约许可型
D. 指导参与型
E. 共同参与型

答案：A

考点：医患关系模式

解析：由于患者病情恶化，并出现伤人现象，所以完全需要医生进行治疗。主动-被动模式也可称为支配-服从模式，在这类模式中，医师处于主动或支配地位，患者完全是被动的。故选A。

第十四节　医疗机构管理条例及其实施细则

一、概述

医疗机构服务宗旨：以救死扶伤，防病治病，为公民的健康服务为宗旨。

二、登记和校验

（一）医疗机构的登记

1. 医疗机构执业，必须进行登记，领取《医疗机构执业许可证》。诊所按照国务院卫生行政部门的规定向所在地的县级人民政府卫生行政部门备案后，可以执业。

2. 申请医疗机构执业登记，应当具备下列条件：

（1）按照规定应当办理设置医疗机构批准书的，已取得设置医疗机构批准书。

（2）符合医疗机构的基本标准。

（3）有适合的名称、组织机构和场所。

（4）有与其开展的业务相适应的经费、设施、设备和专业卫生技术人员。

（5）有相应的规章制度。

（6）能够独立承担民事责任。

（二）医疗机构的校验（2019、2023）

床位不满100张的医疗机构，其《医疗机构执业许可证》每年校验1次；床位在100张以上的医疗机构，其《医疗机构执业许可证》每3年校验1次。校验由原登记机关办理。

三、医疗机构执业

医疗机构执业规则

1. 任何单位或者个人，未取得《医疗机构执业许可证》或未经备案，不得开展诊疗活动。

2. 医疗机构执业，必须遵守有关法律、法规和医疗技术规范。

3. 医疗机构必须将《医疗机构执业许可证》、诊疗科目、诊疗时间和收费标准悬挂于明显处所。

4. 医疗机构必须按照核准登记或备案的诊疗科目开展诊疗活动（2007、2014）。

5. 医疗机构不得使用非卫生技术人员从事医疗卫生技术工作。

6. 医疗机构应当加强对医务人员的医德教育。

7. 医疗机构工作人员上岗工作，必须佩戴载有本人姓名、职务或者职称的标牌（2002、2005）。

8. 医疗机构对危重患者应当立即抢救。对限于设备或者技术条件不能诊治的患者，应当及时转诊（2017）。

9. 未经医师（士）亲自诊查患者，医疗机构不得出具疾病诊断书、健康证明书或者死亡证明书等证明文件；未经医师（士）、助产人员亲自接产，医疗机构不得出具出生证明书或者死产报告书。

10. 医务人员在诊疗活动中应当向患者说明病情和医疗措施。需要实施手术、特殊检查、特殊治疗的，医务人员应当及时向患者具体说明医疗风险、替代医疗方案等情况，并取得其明确同意；不能或不宜向患者说明的，应当向患者的近亲属说明，并取得其明确同意。因抢救生命垂危的患者等紧急情况，不能取得患者或其近亲属意见的，经医疗机构负责人或授权的负责人批准，可以立即实施相应的医疗措施（2003、2016、2021）。

11. 医疗机构发生医疗事故，按照国家有关规定处理。

12. 医疗机构对传染病、精神病、职业病等患者的特殊诊治和处理，应当按照国家有关法律、法规的规定办理。

13. 医疗机构必须按照有关药品管理的法律、法规，加强药品管理。

14. 医疗机构必须按照人民政府或者物价部门的有关规定收取医疗费用，详列细项，并出具收据。

15. 医疗机构必须承担相应的预防保健工作，承担县级以上人民政府卫生行政部门委托的支援农村、指导基层医疗卫生工作等任务。

16. 发生重大灾害、事故、疾病流行或者其他意外情况时，医疗机构及其卫生技术人员必须服从县级以上人民政府卫生行政部门的调遣。

四、法律责任

1. 未取得《医疗机构执业许可证》擅自执业的，依照《中华人民共和国基本医疗卫生与健康促进法》的规定予以处罚。

2. 诊所未经备案执业的，由县级以上人民政府卫生行政部门责令其改正，没收违法所得，并处3万元以下罚款；拒不改正的，责令其停止执业活动。

3. 逾期不校验《医疗机构执业许可证》仍从事诊疗活动的，由县级以上人民政府卫生行政部门责令其限期补办校验手续；拒不校验的，吊销其《医疗机构执业许可证》。

4. 出卖、转让、出借《医疗机构执业许可证》的，依照《中华人民共和国基本医疗卫生与健康促进法》的规定予以处罚。

5. 诊疗活动超出登记或者备案范围的，由县级以上人民政府卫生行政部门予以警告、责令其改正，没收违法所得，并可以根据情节处以1万元以上10万元以下的罚款；情节严重的，吊销其《医疗机构执业许可证》或者责令其停止执业活动。

6. 使用非卫生技术人员从事医疗卫生技术工作的，由县级以上人民政府卫生行政部门责令其限期改正，并可以处以1万元以上10万元以下的罚款；情节严重的，吊销其《医疗机构执业许可证》或者责令其停止执业活动。

7. 出具虚假证明文件的，由县级以上人民政府卫生行政部门予以警告；对造成危害后果的，可以处以1万元以上10万元以下的罚款；对直接责任人员，由所在单位或者上级机关给予行政处分。

8. 没收的财物和罚款全部上交国库。

9. 当事人对行政处罚决定不服的，可以依照国家法律、法规的规定申请行政复议或者提起行政诉讼。当事人对罚款及没收药品、器械的处罚决定未在法定期限内申请复议或者提起诉讼又不履行的，县级以上人民政府卫生行政部门可以申请人民法院强制执行。

【经典习题】

1. 医疗机构应当设置电离辐射醒目警示标志的场所是
   A. 放射性工作人员办公室
   B. 放射性检查报告单发放处
   C. 接受放射诊疗患者的病房
   D. 医学影像科候诊区
   E. 放射性废物储存场所

答案：E

考点：医疗机构执业规则

解析：装有放射性同位素和放射性废物的设备、容器，应设有电离辐射的标志；放射性同位素和放射性废物储存场所，应设有电离辐射警告标志及必要的文字说明；放疗诊疗的工作场所的入口处，应设有电离辐射警告标志；放疗诊疗的工作场所应按照有关标准的要求分为监控区、监督区，在控制区进出口及其他合适位置，应设有电离辐射警告标志和工作指示灯。故选E。

2. 《医疗机构管理条例》规定的医疗机构执业规则是
   A. 符合医疗机构的基本标准
   B. 按照核准登记或备案的诊疗科目开展诊疗活动
   C. 符合区域医疗机构设置规划
   D. 能够独立承担民事责任
   E. 可进行执业登记

答案：B

考点：医疗机构执业规则

解析：《医疗机构管理条例》规定，医疗机构必须按照核准登记或备案的诊疗科目开展诊疗活动。故选B。

第十五节 医疗纠纷预防和处理条例

一、概述

医疗纠纷是指医患双方因诊疗活动引发的争议。处理医疗纠纷应当遵循公平、公正、及时的原则，实事求是，依法处理。

二、医疗纠纷预防

国家建立医疗质量安全管理体系，深化医药卫生体制改革，规范诊疗活动，改善医疗服务，提高医疗质量，预防、减少医疗纠纷。

1. 严格遵守医疗卫生法律和恪守职业道德。

2. 加强医疗质量安全和风险管理

（1）医疗质量安全管理：医疗机构应当制定并实施医疗质量安全管理制度，设置医疗服务质量监控部门或者配备专（兼）职人员，加强对诊断、治疗、护理、药事、检查等工作的规范化管理，优化服务流程，提高服务水平。

（2）医疗风险管理：①加强医疗风险管理，完善医疗风险的识别、评估和防控措施，定期检查措施落实情况，及时消除隐患。②开展手术、特殊检查特殊治疗等具有较高医疗风险的诊疗活动，医疗机构应当提前预备应对方案，主动防范突发风险。

3. 严格执行药品管理制度　医疗机构应当依照有关法律、法规的规定，严格执行药品、医疗器械、消毒药剂、血液等的进货查验、保管等制度。禁止使用无合格证明文件、过期等不合格的药品、医疗器械、消毒药剂、血液等。

4. 履行告知义务　医务人员在诊疗活动中应当向患者说明病情和医疗措施。需要实施手术，或者开展临床试验等存在一定危险性、可能产生不良后果的特殊检查、特殊治疗的，医务人员应当及时向患者说明医疗风险、替代医疗方案等情况，并取得其书面同意；在患者处于昏迷等无法自主作出决定的状态或者病情不宜向患者说明等情形下，应当向患者的近亲属说明，并取得其书面同意。紧急情况下不能取得患者或者其近亲属意见的，经医疗机构负责人或者授权的负责人批准，可以立即实施相应的医疗措施。

5. 病历书写、保管与查阅、复制（★★★）

（1）病历书写、保管：医疗机构及其医务人员应当按照国务院卫生主管部门的规定，填写并妥善保管病历资料。因紧急抢救未能及时填写病历的，医务人员应当在抢救结束后6小时内据实补记（2020、2022），并加以注明。任何单位和个人不得篡改、伪造、隐匿、毁灭或者抢夺病历资料。

（2）病历查阅、复制：患者有权查阅、复制其门诊病历、住院志（2017、2018）、体温单、医嘱单、化验单（检验报告）、医学影像检查资料、特殊检查同意书、手术同意书、手术及麻醉记录、病理资料、护理记录、医疗费用以及国务院卫生主管部门规定的其他属于病历的全部资料。

患者要求复制病历资料的，医疗机构应当提供复制服务，并在复制的病历资料上加盖证明印记。复制病历资料时，应当有患者或者其近亲属在场。医疗机构应患者的要求为其复制病历资料，可以收取工本费，收费标准应当公开。

6. 建立健全医患沟通机制。

7. 建立健全投诉接待制度　医疗机构应当建立健全投诉接待制度，设置统一的投诉管理部门或者配备专（兼）职人员，在医疗机构显著位置公布医疗纠纷解决途径、程序和联系方式等，方便患者投诉或者咨询。

三、医疗纠纷处理

（一）解决医疗纠纷的途径（★★★）

1. 发生医疗纠纷，医双方可以通过下列途径解决：①双方自愿协商；②申请人民调解；③申请行政调解；④向人民法院提起诉讼；⑤法律、法规规定的其他途径。

（1）自愿协商：医患双方选择协商解决医疗纠纷的，应当在专门场所协商，不得影响正常医疗秩序。医患双方人数较多的，应当推举代表进行协商，每方代表人数不超过5人。

（2）人民调解：医疗纠纷人民调解委员会应当自受理之日起30个工作日内完成调解。

（3）行政调解：医患双方申请医疗纠纷行政调解的，应当按规定向医疗纠纷发生地县级人民政府卫生主管部门提出申请。卫生主管部门应当自收到申请之日起5个工作日内作出是否受理的决定。卫生主管部门应当自受理之日起30个工作日内完成调解。

（4）提起诉讼：发生医疗纠纷，当事人协商、调解不成的，可以依法向人民法院提起诉讼。当事人也可以直接向人民法院提起诉讼。

2. 发生医疗纠纷，医疗机构应当告知患者或者其近亲属下列事项：①解决医疗纠纷的合法途径。②有关病历资料、现场实物封存和启封的规定。③有关病历资料查阅、复制的规定。患者死亡的，还应当告知其近亲属有关尸检的规定。

【巧妙记忆】解决医疗纠纷的途径：双方自愿协商；申请人民调解；申请行政调解；向人民法院提起诉讼；法律、法规规定的其他途径。

（二）病历资料的封存和启封

发生医疗纠纷需要封存、启封病历资料的，应当在医患双方在场的情况下进行。病历资料封存后医疗纠纷已经解决，或者患者在病历资料封存满3年未再提出解决医疗纠纷要求的，医疗机构可以自行启封。

（三）现场实物的封存和启封

疑似输液、输血、注射、用药等引起不良后果的，医患双方应当共同对现场实物进行封存、启封，封存的现场实物由医疗机构保管。现场实物封存后医疗纠纷已经解决，或者患者在现场实物封存满3年未再提出解决医疗纠纷要求的，医疗机构可以自行启封。

（四）尸检

患者死亡，医患双方对死因有异议的，应当在患者死亡后48小时内进行尸检（2023）；具备尸体冻存条件的，可以延长至7日。尸检应当经死者近亲属同意并签字，拒绝签字的，视为死者近亲属不同意尸检。

（五）医疗损害鉴定

医疗纠纷人民调解委员会调解医疗纠纷，需要进行医疗损害鉴定以明确责任的，由医患双方共同委托医学会或者司法鉴定机构进行鉴定，也可以经医患双方同意，由医疗纠纷人民调解委员会委托鉴定。

四、法律责任（★★★）

1. 医疗机构篡改、伪造、隐匿、毁灭病历资料的，对直接负责的主管人员和其他直接责任人员，由县级以上人民政府卫生主管部门给予或者责令给予降低岗位等级或者撤职的处分对有关医务人员责令暂停6个月以上1年以下执业活动；造成严重后果的，对直接负责的主管人员和其他直接责任人员给予或者责令给予开除的处分，对有关医务人员由原发证部门吊销执业证书；构成犯罪的，依法追究刑事责任。

2. 医疗机构将未通过技术评估和伦理审查的医疗新技术应用于临床的，由县级以上人民政府卫生主管部门没收违法所得，并处5万元以上10万元以下罚款，对直接负责的主管人员和其他直接责任人员给予或者责令给予降低岗位等级或者撤职的处分，对有关医务人员责令暂停6个月以上1年以下执业活动；情节严重的，对直接负责的主管人员和其他直接责任人员给予或者责令给予开除的处分，对有关医务人员由原发证部门吊销执业证书构成犯罪的，依法追究刑事责任。

3. 医疗机构及其医务人员有下列情形之一的，由县级以上人民政府卫生主管部门责令改正给予警告，并处1万元以上5万元以下罚款；情节严重的，对直接负责的主管人员和其他直接责任人员给予或者责令给予降低岗位等级或者撤职的处分，对有关医务人员可以责令暂停1个月以上6个月以下执业活动；构成犯罪的，依法追究刑事责任：①未按规定制定和实施医疗质量安全管理制度；②未按规定告知患者病情、医疗措施、医疗风险、替代医疗方案等；③开展具有较高医疗风险的诊疗活动，未提前预备应对方案防范突发风险；④未按规定填写、保管病历资料，或者未按规定补记抢救病历；⑤拒绝为患者提供查阅、复制病历资料服务；⑥未建立投诉接待制度、设置统一投诉管理部门或者配备专（兼）职人员；⑦未按规定封存、保管、启封病历资料和现场实物；⑧未按规定向卫生主管部门报告重大医疗纠纷；⑨其他未履行本条例规定义务的情形。

【经典习题】

1. 病历资料封存后医疗纠纷已经解决，或者患者在病历资料封存满多少年未再提出解决医疗纠纷要求的，医疗机构可以自行启封
   A. 2年
   B. 3年
   C. 4年
   D. 5年
   E. 6年

答案：B

考点：医疗纠纷处理

解析：病历资料封存后医疗纠纷已经解决，或者患者在病历资料封存满3年未再提出解决医疗纠纷要求的，医疗机构可以自行启封。故选B。

2. 患者死亡，医患双方对死因有异议的，应当在患者死亡后几小时内进行尸检
   A. 12小时
   B. 24小时
   C. 48小时
   D. 60小时
   E. 72小时

答案：C

考点：医疗纠纷处理

解析：患者死亡，医患双方对死因有异议的，应当在患者死亡后48小时内进行尸检；具备尸体冻存条件的，可以延长至7日。尸检应当经死者近亲属同意并签字，拒绝签字的，视为死者近亲属不同意尸检。故选C。

第十六节　医疗事故处理条例

一、概述

1. 医疗事故的概念及其处理原则　医疗事故是指医疗机构及其医务人员在医疗活动中，违反医疗卫生管理法律、行政法规、部门规章和诊疗护理规范、常规，过失造成患者人身损害的事故。

处理医疗事故，应当遵循公开、公平、公正、及时、便民的原则。

2. 处理医疗事故的基本要求　坚持实事求是的科学态度，做到事实清楚、定性准确、责任明确、处理得当。

二、医疗事故的预防与处置

医务人员发生或发现医疗事故，应当立即向所在科室负责人报告，科室负责人向本医疗机构负责医疗服务质量监控的部门或专（兼）职人员报告，负责医疗服务质量监控部门或专（兼）职人员接到报告后，立即进行调查、核实，将有关情况如实向本医疗机构负责任人报告，并向患者通报、解释。

发生医疗事故的医疗机构应向所在地卫生行政部门报告。发生重大医疗过失行为的，应在12小时内向所在地卫生行政部门报告：①导致患者死亡或者可能为二级以上医疗事故的；②导致3人以上人身损害后果的；③国务院卫生行政部门和省、自治区、直辖市人民政府卫生行政部门规定的其他情形。

【巧妙记忆】　医疗机构报告机制：医务人员→科室负责人→本院医疗服务质量监控部门负责人→本院负责人（和患者）→所在地卫生行政部门。

三、医疗事故的行政处理与监督

1. 卫生行政部门对重大医疗过失行为的处理　卫生行政部门接到医疗机构关于重大医疗过失行为的报告后，除责令医疗机构及时采取必要的医疗救治措施、防止损害后果扩大外，还应当组织调查，判定是否属于医疗事故。

2. 对发生医疗事故的医疗机构和医务人员的行政处理　县级以上地方人民政府卫生行政部门应当按

照规定逐级将当地发生的医疗事故以及依法对发生医疗事故的医疗机构和医务人员作出行政处理的情况，上报国务院卫生行政部门。

四、法律责任

（一）医疗机构的法律责任

1. 医疗机构发生医疗事故的，由卫生行政部门根据医疗事故等级和情节，给予警告；情节严重的，责令限期整顿直至由原发证部门吊销执业许可证。

2. 医疗机构违反《医疗事故处理条例》的规定，有下列情形之一的，由卫生行政部门责令改正；情节严重的，对负有责任的主管人员和其他直接责任人员依法给予行政处分或者纪律处分：

（1）未如实告知患者病情、医疗措施和医疗风险的。

（2）没有正当理由，拒绝为患者提供复印或者复制病历资料服务的。

（3）未按照国务院卫生行政部门规定的要求书写和妥善保管病历资料的。

（4）未在规定时间内补记抢救工作病历内容的。

（5）未按照本条例的规定封存、保管和启封病历资料和实物的。

（6）未设置医疗服务质量监控部门或者配备专（兼）职人员的。

（7）未制定有关医疗事故防范和处理预案的。

（8）未在规定时间内向卫生行政部门报告重大医疗过失行为的。

（9）未按照本条例的规定向卫生行政部门报告医疗事故的。

（10）未按照规定进行尸检和保存、处理尸体的。

3. 医疗机构违反《医疗事故处理条例》的规定，有下列情形之一的，由卫生行政部门责令改正，给予警告；对负有责任的主管人员和其他直接责任人员依法给予行政处分或者纪律处分；情节严重的，由原发证部门吊销其执业证书或者资格证书：

（1）承担尸检任务的机构没有正当理由，拒绝进行尸检的。

（2）涂改、伪造、隐匿、销毁病历资料的。

（二）医务人员的法律责任

《医疗事故处理条例》规定，医疗机构发生医疗事故，情节严重的，对负有责任的医务人员依照刑法关于医疗事故罪的规定，依法追究刑事责任；尚不够刑事处罚的，依法给予行政处分或者纪律处分。对发生医疗事故的有关医务人员，除依照上述处罚外，卫生行政部门并可以责令暂停6个月以上1年以下执业活动；情节严重的，吊销其执业证书（2016）。

【经典习题】

1. 对医务人员造成医疗事故，情节严重的由卫生行政部门
   A. 酌情给予处分
   B. 免于行政处分
   C. 给予行政处分
   D. 吊销其执业证书
   E. 其善后处理由本人负责

答案： D

考点： 医务人员的法律责任

解析： 对发生医疗事故的有关医务人员，除依照上述处罚外，卫生行政部门并可以责令暂停6个月以上1年以下执业活动；情节严重的，吊销其执业证书。故选D。

2. 发生重大医疗过失行为，医疗机构应当在规定的时限向当地卫生行政部门报告，重大医疗过失行为是指下列哪种情形
   A. 造成患者一般功能障碍
   B. 造成患者轻度残疾
   C. 造成患者组织损伤导致一般功能障碍
   D. 造成患者明显人身损害的其他后果
   E. 导致3人以上人身损害后果

答案： E

考点： 重大医疗过失行为

解析： 发生下列重大医疗过失行为的，医疗机构应当在12小时内向所在地卫生行政部门报告：①导致患者死亡或者可能为二级以上的医疗事故；②导致3人以上人身损害后果；③国务院卫生行政部门和省、自治区、直辖市人民政府卫生行政部门规定的其他情形。故选E。

第十七节　人体器官移植条例

一、概述

1. 申请手术患者排序原则　申请人体器官移植手术患者的排序应当符合医疗需要，遵循公平、公正和公开的原则。

2. 禁止买卖人体器官　任何组织或个人不得以任何形式买卖人体器官，不得从事与人体器官买卖有关的活动。

二、人体器官的捐献

1. 捐献原则　人体器官捐献应当遵循自愿、无偿的原则（2017）。公民享有捐献或者不捐献其人体器官的权利；任何组织或者个人不得强迫、欺骗或者利诱他人捐献人体器官。

2. 捐献人体器官的条件　捐献人体器官的公民

应当具有完全民事行为能力。公民捐献其人体器官应当有书面形式的捐献意愿。

3. 捐献意愿的撤销　对已经表示捐献其人体器官的意愿，有权予以撤销。

4. 活体器官捐献人的条件　任何组织或者个人不得摘取未满18周岁公民的活体器官用于移植（2016）。

5. 活体器官接受人的条件　活体器官的接受人限于活体器官捐献人的配偶、直系血亲或者3代以内旁系血亲，或者有证据证明与活体器官捐献人存在因帮扶等形成亲情关系的人员。“配偶”仅限于结婚3年以上或者婚后已育有子女的；“因帮扶等形成亲情关系”仅限于养父母和养子女之间的关系，继父母与继子女之间的关系。

三、人体器官的移植

（一）诊疗科目登记

1. 体器官移植诊疗科目登记　医疗机构从事人体器官移植，应当依照《医疗机构管理条例》的规定，向所在地省、自治区、直辖市人民政府卫生主管部门申请办理人体器官移植诊疗科目登记。

2. 医疗机构从事人体器官移植，应当具备下列条件：

（1）有与从事人体器官移植相适应的执业医师和其他医务人员。

（2）有满足人体器官移植所需要的设备、设施。

（3）有由医学、法学、伦理学等方面专家组成的人体器官移植技术临床应用与伦理委员会，该委员会中从事人体器官移植的医学专家不超过委员人数的1/4。

（4）有完善的人体器官移植质量监控等管理制度。

（二）捐献人的医学检查和接受人的风险评估

实施人体器官移植手术的医疗机构及其医务人员应当对人体器官捐献人进行医学检查，对接受人因人体器官移植感染疾病的风险进行评估，并采取措施，降低风险。

（三）伦理审查

在摘取活体器官前或者尸体器官捐献人死亡前，负责人体器官移植的执业医师应当向所在医疗机构的人体器官移植技术临床应用与伦理委员会提出摘取人体器官审查申请。人体器官移植技术临床应用与伦理委员会收到摘取人体器官审查申请后，应当对下列事项进行审查，并出具同意或者不同意的书面意见：

1. 人体器官捐献人的捐献意愿是否真实。

2. 有无买卖或者变相买卖人体器官的情形。

3. 人体器官的配型和接受人的适应证是否符合伦理原则和人体器官移植技术管理规范。经2/3以上委员同意，人体器官移植技术临床应用与伦理委员会方可出具同意摘取人体器官的书面意见。

人体器官移植技术临床应用与伦理委员会不同意摘取人体器官的，医疗机构不得做出摘取人体器官的决定，医务人员不得摘取人体器官。

（四）摘取活体器官应当履行的义务

从事人体器官移植的医疗机构及其医务人员摘取活体器官前，应当履行下列义务。

1. 向活体器官捐献人说明器官摘取手术的风险、术后注意事项、可能发生的并发症及其预防措施等，并与活体器官捐献人签署知情同意书。

2. 查验活体器官捐献人同意捐献其器官的书面意愿、活体器官捐献人与接受人存在前述“活体器官接受人的条件”中规定关系的证明材料。

3. 确认除摘取器官产生的直接后果外不会损害活体器官捐献人其他正常的生理功能。

从事人体器官移植的医疗机构应当保存活体器官捐献人的医学资料，并进行随访。

（五）摘取尸体器官的要求

摘取尸体器官，应当在依法判定尸体器官捐献人死亡后进行。从事人体器官移植的医务人员不得参与捐献人的死亡判定。

从事人体器官移植的医疗机构及其医务人员应当尊重死者的尊严；对摘取器官完毕的尸体，应当进行符合伦理原则的医学处理，除用于移植的器官以外，应当恢复尸体原貌。

（六）个人资料保密

从事人体器官移植的医务人员应当对人体器官捐献人、接受人和申请人体器官移植手术的患者的个人资料保密。

四、法律责任

（一）医疗机构的法律责任

医疗机构有下列情形之一的，对负有责任的主管人员和其他直接责任人员依法给予处分；情节严重的，由原登记部门撤销该医疗机构人体器官移植诊疗科目登记，该医疗机构3年内不得再申请人体器官移植诊疗科目登记：

1. 不再具备医疗机构从事人体器官移植规定条件，仍从事人体器官移植的。

2. 未经人体器官移植技术临床应用与伦理委员会审查同意，作出摘取人体器官的决定，或者胁迫医务人员违反本条例规定摘取人体器官的。

3. 摘取活体器官前未依照规定履行说明、查验、确认义务的；对摘取器官完毕的尸体未进行符合伦理原则的医学处理，恢复尸体原貌的。

医疗机构未定期将实施人体器官移植的情况向所在地省、自治区、直辖市人民政府卫生主管部门报告的，由所在地省、自治区、直辖市人民政府卫生主管部门责令限期改正；逾期不改正的，对负有责任的主管人员和其他直接责任人员依法给予处分。

（二）医务人员的法律责任

医务人员有下列情形之一的，依法给予处分；情节严重的，由县级以上地方人民政府卫生主管部门依照职责分工暂停其6个月以上1年以下执业活动；情节特别严重的，由原发证部门吊销其执业证书：

1. 未经人体器官移植技术临床应用与伦理委员会审查同意摘取人体器官的。

2. 摘取活体器官前未依照前述“摘取活体器官应当履行的义务”规定履行说明、查验、确认义务的。

3. 对摘取器官完毕的尸体未进行符合伦理原则的医学处理，恢复尸体原貌的。

【经典习题】

依照我国《人体器官移植条例》，下列可以为其直系血亲捐献肾脏的是

A. 27周岁的未婚男性

B. 35周岁的严重智力低下患者

C. 17周岁的健康中学生

D. 25周岁的乙肝患者

E. 22周岁的精神病患者

答案：A

考点：人体器官捐献的原则

解析：《人体器官移植条例》第九条规定：任何组织或者个人不得摘取未满18周岁公民的活体器官用于移植。排除C。第八条规定：捐献人体器官的公民应当具有完全民事行为能力。排除B、E。第十六条规定：实施人体器官移植手术的医疗机构及其医务人员应当对人体器官捐献人进行医学检查，对接受人因人体器官移植感染疾病的风险进行评估，并采取措施，降低风险。排除D。故选A。

第十八节　放射诊疗管理规定

一、概述

1. 放射诊疗的概念　放射诊疗工作是指使用放射性同位素、射线装置进行临床医学诊断、治疗和健康检查的活动。

2. 放射诊疗的分类　放射诊疗工作按照诊疗风险和技术难易程度分为4类管理：放射治疗、核医学、介入放射学和X射线影像诊断。

医疗机构开展放射诊疗工作，应当具备与其开展的放射诊疗工作相适应的条件，经所在地县级以上地方卫生行政部门的放射诊疗技术和医用辐射机构许可（以下简称放射诊疗许可）。

二、执业条件

（一）安全防护装置、辐射检测仪器和个人防护用品的配备与使用

医疗机构应当按照下列要求配备并使用安全防护装置、辐射检测仪器和个人防护用品。

1. 放射治疗场所应当按照相应标准设置多重安全联锁系统、剂量监测系统、影像监控、对讲装置和固定式剂量监测报警装置，配备放疗剂量仪、剂量扫描装置和个人剂量报警仪。

2. 开展核医学工作的，设有专门的放射性同位素分装、注射、储存场所，放射性废物屏蔽设备和存放场所；配备活度计、放射性表面污染监测仪。

3. 介入放射学与其他X射线影像诊断工作场所应当配备工作人员防护用品和受检者个人防护用品。

（二）设备和场所警示标识的设置

医疗机构应当对下列设备和场所设置醒目的警示标识。

1. 装有放射性同位素和放射性废物的设备、容器，设有电离辐射标识。

2. 放射性同位素和放射性废物储存场所，设有电离辐射警告标识及必要的文字说明。

3. 放射诊疗工作场所的入口处，设有电离辐射警告标识。

4. 放射诊疗工作场所应当按照有关标准的要求分为控制区、监督区，在控制区进出口及其他适当位置，设有电离辐射警告标识和工作指示灯。

三、安全防护与质量保证

（一）场所防护要求

1. 医疗机构应当定期对放射诊疗工作场所、放射性同位素储存场所和防护设施进行放射防护检测，保证辐射水平符合有关规定或者标准。

2. 放射性同位素不得与易燃、易爆、腐蚀性物品同库储存；储存场所应当采取有效的防泄漏等措施，并安装必要的报警装置。

3. 放射性同位素储存场所应当有专人负责，有完善的存入、领取、归还登记和检查的制度，做到交接严格，检查及时，账目清楚，账物相符，记录资料完整。

（二）工作人员防护要求

放射诊疗工作人员应当按照有关规定佩戴个人剂量计。医疗机构应当按照有关规定和标准，对放射诊疗工作人员进行上岗前、在岗期间和离岗时的健康检查，定期进行专业及防护知识培训，并分别建立个人剂量、职业健康管理和教育培训档案。医疗机构应当制定与本单位从事的放射诊疗项目相适应的质量保证方案，遵守质量保证监测规范。

（三）患者和受检者的防护要求

放射诊疗工作人员对患者和受检者进行医疗照射时，应当遵守医疗照射正当化和放射防护最优化的原则，有明确的医疗目的，严格控制受照剂量；对邻近照射野的敏感器官和组织进行屏蔽防护，并事先告知患者和受检者辐射对健康的影响。

（四）放射诊断检查的原则和实施

医疗机构在实施放射诊断检查前应当对不同检查方法进行利弊分析，在保证诊断效果的前提下，优先采用对人体健康影响较小的诊断技术。

实施检查应当遵守下列规定：

1. 严格执行检查资料的登记、保存、提取和借阅制度，不得因资料管理、受检者转诊等原因使受检者接受不必要的重复照射。

2. 不得将核素显像检查和X射线胸部检查列入对婴幼儿及少年儿童体检的常规检查项目。

3. 对育龄妇女腹部或骨盆进行核素显像检查或X射线检查前，应问明是否怀孕；非特殊需要，对妊娠8～15周的孕妇，不得进行下腹部放射影像检查（2016）。

4. 应当尽量以胸部X射线摄影代替胸部荧光透视检查。

5. 实施放射性药物给药和X射线照射操作时，应当禁止非受检者进入操作现场；因患者病情需要其他人员陪检时，应当对陪检者采取防护措施。

（五）放射治疗的原则和实施

1. 放射诊疗工作人员对患者和受检者进行医疗照射时，应当遵守医疗照射正当化和放射防护最优化的原则，有明确的医疗目的，严格控制受照剂量；对邻近照射野的敏感器官和组织进行屏蔽防护，并事先告知患者和受检者辐射对健康的影响。

2. 开展放射治疗的医疗机构，在对患者实施放射治疗前，应当进行影像学、病理学及其他相关检查，严格掌握放射治疗的适应证。对确需进行放射治疗的，应当制定科学的治疗计划，并按照下列要求实施：

（1）对体外远距离放射治疗，放射诊疗工作人员在进入治疗室前，应首先检查操作控制台的源位显示，确认放射线束或放射源处于关闭位时，方可进入。

（2）对近距离放射治疗，放射诊疗工作人员应当使用专用工具拿取放射源，不得徒手操作；对接受敷贴治疗的患者采取安全护理，防止放射源被患者带走或丢失。

（3）在实施永久性籽粒插植治疗时，放射诊疗工作人员应随时清点所使用的放射性籽粒，防止在操作过程中遗失；放射性籽粒植入后，必须进行医学影像学检查，确认植入部位和放射性籽粒的数量。

（4）治疗过程中，治疗现场至少应有2名放射诊疗工作人员，并密切注视治疗装置的显示及患者情况，及时解决治疗中出现的问题；严禁其他无关人员进入治疗场所。

（5）放射诊疗工作人员应当严格按照放射治疗操作规范、规程实施照射，不得擅自修改治疗计划。

（6）放射诊疗工作人员应当验证治疗计划的执行情况，发现偏离计划现象时，应当及时采取补救措施并向本科室负责人或者本机构负责医疗质量控制的部门报告。

（六）放射事件的处理

医疗机构发生下列放射事件情形之一的，应当及时进行调查处理，如实记录，并按照有关规定及时报告卫生行政部门和有关部门：

1. 诊断放射性药物实际用量偏离处方剂量50%以上的。

2. 放射治疗实际照射剂量偏离处方剂量25%以上的。

3. 人员误照或误用放射性药物的。

4. 放射性同位素丢失、被盗和污染的。

5. 设备故障或人为失误引起的其他放射事件。

四、法律责任

1. 医疗机构有下列情形之一的，由县级以上卫生行政部门给予警告、责令限期改正，并可以根据情节处以3000元以下的罚款；情节严重的，吊销其《医疗机构执业许可证》：

（1）未取得放射诊疗许可从事放射诊疗工作的。

（2）未办理诊疗科目登记或者未按照规定进行校验的。

（3）未经批准擅自变更放射诊疗项目或者超出批准范围从事放射诊疗工作的。

2. 医疗机构使用不具备相应资质的人员从事放射诊疗工作的，由县级以上卫生行政部门责令限期改正，并可以处以5000元以下的罚款；情节严重的，吊销其《医疗机构执业许可证》。

3. 医疗机构违反建设项目卫生审查、竣工验收有关规定的，按照《中华人民共和国职业病防治法》的规定进行处罚。

4. 医疗机构违反本规定，有下列行为之一的，由县级以上卫生行政部门给予警告，责令限期改正；并可处1万元以下的罚款：

（1）购置、使用不合格或国家有关部门规定淘汰的放射诊疗设备的。

（2）未按照规定使用安全防护装置和个人防护用品的。

（3）未按照规定对放射诊疗设备、工作场所及防护设施进行检测和检查的。

（4）未按照规定对放射诊疗工作人员进行个人剂量监测、健康检查、建立个人剂量和健康档案的。

（5）发生放射事件并造成人员健康严重损害的。

（6）发生放射事件未立即采取应急救援和控制措施或者未按照规定及时报告的。

（7）违反本规定的其他情形。

5. 卫生行政部门及其工作人员违反本规定，对不符合条件的医疗机构发放《放射诊疗许可证》的，或者不履行法定职责，造成放射事故的，对直接负责的主管人员和其他直接责任人员，依法给予行政处分；情节严重，构成犯罪的，依法追究刑事责任。

【经典习题】

根据《放射诊疗管理规定》，非特殊需要，不得对受孕一定时间段的育龄妇女进行下腹部放射影像检查。该时间段是

A. 受孕后28~34周
B. 受孕后34~36周
C. 受孕后8~15周
D. 受孕后36~38周
E. 受孕后16~28周

答案：C

考点：放射诊疗检查实施规定

解析：《放射诊疗管理规定》第二十六条规定，对育龄妇女腹部或骨盆进行核素显像检查或X射线检查前，应问明是否怀孕；非特殊需要，对受孕后8~15周的育龄妇女，不得进行下腹部放射影像检查。故选C。

第十九节　处方管理办法

一、概述

1. 处方的概念　处方是指由注册的执业医师和执业助理医师在诊疗活动中为患者开具的、由取得药学专业技术职务任职资格的药学专业技术人员审核、调配、核对，并作为患者用药凭证的医疗文书。处方包括医疗机构病区用药医嘱单。

2. 处方开具与调剂原则　医师开具处方和药师调剂处方应当遵循安全、有效、经济的原则。

二、处方管理的一般规定

1. 处方书写的规则

（1）字迹清楚，不得涂改；如需修改，应当在修改处签名并注明修改日期。

（2）书写药品名称、剂量、规格、用法、用量要准确规范。药品用法可用规范的中文、英文、拉丁文或者缩写体书写，但不得使用“遵医嘱”“自用”等含糊不清的字句。

（3）患者年龄应当填写实足年龄，新生儿、婴幼儿写日、月龄，必要时要注明体重。

（4）开具西药、中成药处方时，每一种药品应当另起一行，每张处方不得超过5种药品（2015）。

（5）药品用法用量应当按照药品说明书规定的常规用法用量使用，特殊情况需要超剂量使用时，应当注明原因并再次签名。

（6）开具处方后的空白处画一斜线以示处方完毕。

2. 药品剂量与数量书写的要求　药品剂量与数量用阿拉伯数字书写。剂量应当使用法定剂量单位。

三、处方权的获得

1. 处方权的取得　经注册的执业医师在执业地点取得相应的处方权。经注册的执业助理医师在医疗机构开具的处方，应当经所在执业地点执业医师签名或加盖专用签章后方有效。

2. 开具处方的条件　医师应当在注册的医疗机构签名留样或者专用签章备案后，方可开具处方。

四、处方的开具

1. 医师开具处方应当使用经药品监督管理部门批准并公布的药品通用名称、新活性化合物的专利药品名称和复方制剂药品名称。

2. 医师开具院内制剂处方时应当使用经省级卫生行政部门审核、药品监督管理部门批准的名称。

3. 医师可以使用由卫生部公布的药品习惯名称开具处方。

4. 处方开具当日有效，特殊情况下需延长有效期的，由开具处方的医师注明有效期限，但有效期最长不超过3天（2013）。

5. 处方一般不得超过7天用量；急诊处方一般不超过3天用量（2016、2018）；对于某些慢性疾病、老年病或特殊情况，处方用量可适当延长，但医师应当注明理由。

【巧妙记忆】 处方当日有效，有效期不超过3天；一张处方可以开不超过7天药物的用量。急诊处方一张不超过3天的量。

五、监督管理

处方由调剂处方药品的医疗机构妥善保存（2023）。普通处方、急诊处方、儿科处方保存期限为1年（2017），医疗用毒性药品、第二类精神药品处方保存期为2年，麻醉药品和第一类精神药品处方保存期为3年（2011、2022）。处方保存期满后，经医疗机构主要负责人批准、登记备案，方可销毁。

六、法律责任（2020）

医师出现下列情形之一的，由县级以上卫生行政部门给予警告或者责令暂停6个月以上1年以下执业活动；情节严重的，吊销其执业证书：

1. 未取得处方权或者被取消处方权后开具药品处方的。
2. 未按照本办法规定开具药品处方的。
3. 违反本办法其他规定的。

【经典习题】

1. 每次开处方，每张处方所包含的药品种类上限为
   A. 5种
   B. 3种
   C. 6种
   D. 4种
   E. 7种

答案：A

考点：处方书写规则

解析：《处方管理办法》第六条第七点规定：开具西药、中成药处方，每一种药品应当另起一行，每张处方不得超过5种药品。故选A。

2. 男，50岁。为长期使用麻醉药品的门诊癌症患者。医院为了解治疗效果和用药安全状况，要求其定期进行复诊。根据相关规定，该患者复诊间隔最长期限是
   A. 4个月
   B. 6个月
   C. 5个月
   D. 2个月
   E. 3个月

答案：E

考点：处方的开具

解析：医疗机构应当要求长期使用麻醉药品和第一类精神药品的门（急）诊癌症患者和中、重度慢性疼痛患者，每3个月复诊或者随诊1次。故选E。

第二十节 抗菌药物临床应用管理办法

一、概述

（一）抗菌药物临床应用的原则

抗菌药物临床应用应当遵循安全、有效、经济的原则。

（二）抗菌药物临床应用的分级管理

抗菌药物临床应用实行分级管理。根据安全性、疗效、细菌耐药性、价格等因素，将抗菌药物分为三级：非限制使用级、限制使用级与特殊使用级。具体划分标准如下：

1. 非限制使用级抗菌药物是指经长期临床应用证明安全、有效，对细菌耐药性影响较小，价格相对较低的抗菌药物。
2. 限制使用级抗菌药物是指经长期临床应用证明安全、有效，对细菌耐药性影响较大，或者价格相对较高的抗菌药物。
3. 特殊使用级抗菌药物是指具有以下情形之一的抗菌药物：①具有明显或者严重不良反应，不宜随意使用的抗菌药物；②需要严格控制使用，避免细菌过快产生耐药的抗菌药物；③疗效、安全性方面的临床资料较少的抗菌药物；④价格昂贵的抗菌药物。

二、抗菌药物临床应用管理

（一）遴选和定期评估

医疗机构遴选和新引进抗菌药物品种，应当由临床科室提交申请报告，经药学部门提出意见后，由抗菌药物管理工作组审议。

抗菌药物管理工作组2/3以上成员审议同意，并经药事管理与药物治疗学委员会2/3以上委员审核同意后方可列入采购供应目录。

抗菌药物品种或者品规存在安全隐患、疗效不确定、耐药率高、性价比差或者违规使用等情况的，临床科室、药学部门、抗菌药物管理工作组可以提出清退或者更换意见。清退意见经抗菌药物管理工作组1/2以上成员同意后执行，并报药事管理与药物治疗学委员会备案；更换意见经药事管理与药物治疗学委员会讨论通过后执行。

清退或者更换的抗菌药物品种或者品规原则上12个月内不得重新进入本机构抗菌药物供应目录。

（二）处方权的授予

1. 具有高级专业技术职务任职资格的医师，可授予特殊使用级抗菌药物处方权（2013）；具有中级以上专业技术职务任职资格的医师，可授予限制使用级抗菌药物处方权；具有初级专业技术职务任职资格的医师，在乡、民族乡、镇、村的医疗机构独立从事一般执业活动的执业助理医师及乡村医生，可授予非限制使用级抗菌药物处方权。药师经培训并考核合格后，方可获得抗菌药物调剂资格。

2. 二级以上医院应当定期对医师和药师进行抗菌药物临床应用知识和规范化管理的培训。医师经本机构培训并考核合格后，方可获得相应的处方权。

（三）预防感染指征的掌握

医疗机构和医务人员应当严格掌握使用抗菌药物预防感染的指证。预防感染、治疗轻度或者局部感染应当首选非限制使用级抗菌药物；严重感染、免疫功能低下合并感染或者病原菌只对限制使用级抗菌药物敏感时，方可选用限制使用级抗菌药物。

（四）特殊使用级抗菌药物的使用

严格控制特殊使用级抗菌药物使用。特殊使用级抗菌药物不得在门诊使用。

临床应用特殊使用级抗菌药物应当严格掌握用药指证，经抗菌药物管理工作组指定的专业技术人员会诊同意后，由具有相应处方权医师开具处方。

特殊使用级抗菌药物会诊人员由具有抗菌药物临床应用经验的感染性疾病科、呼吸科、重症医学科、微生物检验科、药学部门等具有高级专业技术职务任职资格的医师、药师或具有高级专业技术职务任职资格的抗菌药物专业临床药师担任。

（五）越级使用抗菌药物的要求

抢救生命垂危的患者等紧急情况，医师可以越级使用抗菌药物。越级使用抗菌药物应当详细记录用药指证，并应当于24小时内补办越级使用抗菌药物的必要手续（2018）。

（六）细菌耐药预警机制

医疗机构应当开展细菌耐药监测工作，建立细菌耐药预警机制，并采取下列相应措施：

1. 主要目标细菌耐药率超过30%的抗菌药物，应当及时将预警信息通报本机构医务人员。

2. 主要目标细菌耐药率超过40%的抗菌药物，应当慎重经验用药。

3. 主要目标细菌耐药率超过50%的抗菌药物，应当参照药敏试验结果选用。

4. 主要目标细菌耐药率超过75%的抗菌药物，应当暂停针对此目标细菌的临床应用，根据追踪细菌耐药监测结果，再决定是否恢复临床应用。

（七）异常情况的调查和处理

医疗机构应当对以下抗菌药物临床应用异常情况开展调查，并根据不同情况作出处理：

1. 使用量异常增长的抗菌药物。

2. 半年内使用量始终居于前列的抗菌药物。

3. 经常超适应证、超剂量使用的抗菌药物。

4. 企业违规销售的抗菌药物。

5. 频繁发生严重不良事件的抗菌药物。

（八）临床应用知识和规范化管理培训和考核

抗菌药物临床应用知识和规范化管理培训和考核内容应当包括：

1. 《中华人民共和国药品管理法》《中华人民共和国医师法》《抗菌药物临床应用管理办法》《处方管理办法》《医疗机构药事管理规定》《抗菌药物临床应用指导原则》《国家基本药物处方集》《国家处方集》和《医院处方点评管理规范（试行）》等相关法律、法规、规章和规范性文件。

2. 抗菌药物临床应用及管理制度。

3. 常用抗菌药物的药理学特点与注意事项。

4. 常见细菌的耐药趋势与控制方法。

5. 抗菌药品不良反应的防治。

三、监督管理

（一）抗菌药物处方、医嘱点评

医疗机构抗菌药物管理机构应当定期组织相关专业技术人员对抗菌药物处方、医嘱实施点评，并将点评结果作为医师定期考核、临床科室和医务人员绩效考核依据。

（二）对开具抗菌药物超常处方医师的处理

医疗机构应当对出现抗菌药物超常处方3次以上且无正当理由的医师提出警告，限制其特殊使用级和限制使用级抗菌药物处方权（2014、2015、2016、2017）。

（三）取消医师抗菌药物处方权的情形（2015、2019）

1. 抗菌药物考核不合格的。

2. 限制处方权后，仍出现超常处方且无正当理由的。

3. 未按照规定开具抗菌药物处方，造成严重后果的。

4. 未按照规定使用抗菌药物，造成严重后果的。

5. 开具抗菌药物处方牟取不正当利益的。

四、法律责任

（一）通过开具抗菌药物牟取不正当利益的法律责任

医疗机构的负责人、药品采购人员、医师等有关人员索取、收受药品生产企业、药品经营企业或者其代理人给予的财物或者通过开具抗菌药物牟取不正当利益的，由县级以上地方卫生行政部门依据国家有关法律法规进行处理。

（二）医师违反抗菌药物临床应用规定的法律责任

医师有下列情形之一的，由县级以上卫生行政部门按照《中华人民共和国执业医师法》第三十七条的有关规定，给予警告或者责令暂停6个月以上1年以下执业活动；情节严重的，吊销其执业证书；构成犯罪的，依法追究刑事责任：

1. 未按照本办法规定开具抗菌药物处方，造成严重后果的。

2. 使用未经国家药品监督管理部门批准的抗菌药物的。

3. 使用本机构抗菌药物供应目录以外的品种、品规，造成严重后果的。

4. 违反本办法其他规定，造成严重后果的。

【经典习题】

（1~2题共用备选答案）

A. 开具抗菌药物处方牟取不正当利益

B. 发生抗菌药品不良事件

C. 出现开具抗菌药物超常处方3次以上且无正当理由

D. 因紧急情况越级使用抗菌药物

E. 使用的抗菌药物明显超出规定用量

1. 医疗机构对医师提出警告并限制其特殊使用级抗菌药物处方权的情形是

答案： C

2. 医疗机构取消医师抗菌药物处方权的情形是

答案： A

考点： 抗菌药物临床应用管理办法

解析： 《抗菌药物临床应用管理办法》中对于医师处方权取消情况做出了如下说明。第四十五条，医疗机构应当对出现抗菌药物超常处方3次以上且无正当理由的医师提出警告，限制其特殊使用级和限制使用级抗菌药物处方权。故1题选C。第四十六条，医师出现下列情形之一的，医疗机构应当取消其处方权：①抗菌药物考核不合格的；②限制处方权后，仍出现超常处方且无正当理由的；③未按照规定开具抗菌药物处方，造成严重后果的；④未按照规定使用抗菌药物，造成严重后果的；⑤开具抗菌药物处方牟取不正当利益的。故2题选A。

第二十一节 医疗机构临床用血管理办法

一、概述

（一）加强医疗机构临床用血管理的目的

完善组织建设，建立健全岗位责任制，制定并落实相关规章制度和技术操作规程。

（二）医疗机构临床用血管理职责

1. 认真贯彻临床用血管理相关法律、法规、规章、技术规范和标准，制订本机构临床用血管理的规章制度并监督实施。

2. 评估确定临床用血的重点科室、关键环节和流程。

3. 定期监测、分析和评估临床用血情况，开展临床用血质量评价工作，提高临床合理用血水平。

4. 分析临床用血不良事件，提出处理和改进措施。

5. 指导并推动开展自体输血等血液保护及输血新技术。

6. 承担医疗机构交办的有关临床用血的其他任务。

二、临床用血管理

（一）临床用血计划

医疗机构应当科学制订临床用血计划，建立临床合理用血的评价制度，提高临床合理用血水平。

（二）医务人员职责

医疗机构应当在血液发放和输血时进行核对，并指定医务人员负责血液的收领、发放工作。

（三）临床用血申请

1. 同一患者一天申请备血量少于800ml的，由具有中级以上专业技术职务任职资格的医师提出申请，上级医师核准签发后，方可备血（2015、2018）。

2. 同一患者一天申请备血量在800~1600ml的，由具有中级以上专业技术职务任职资格的医师提出申请，经上级医师审核，科室主任核准签发后，方可备血（2015、2018、2020）。

3. 同一患者一天申请备血量达到或超过1600ml的，由具有中级以上专业技术职务任职资格的医师提出申请，科室主任核准签发后，报医务部门批准，方可备血（2005、2008、2013）。

以上规定不适用于急救用血。

（四）签署临床输血治疗知情同意书

输血治疗前，医师应当向患者或者其近亲属说明输血目的、方式和风险，并签署临床输血治疗知情同意书。

因抢救生命垂危的患者需要紧急输血，且不能取得患者或者其近亲属意见的，经医疗机构负责人或者授权的负责人批准后，可以立即实施输血治疗。

（五）临时采集血液必须同时符合的条件

1. 危及患者生命，急需输血。

2. 所在地血站无法及时提供血液，且无法及时从其他医疗机构调集血液，而其他医疗措施不能替代输血治疗。

3. 具备开展交叉配血及乙型肝炎病毒表面抗原、丙型肝炎病毒抗体、艾滋病病毒抗体和梅毒螺旋体抗体的检测能力。

4. 遵守采供血相关操作规程和技术标准。

（六）临床用血不良事件监测报告

医疗机构应根据国家有关法律法规和规范，建立临床用血不良事件监测报告制度。临床发现输血不良反应后，应积极救治患者，及时向有关部门报告，并做好观察和记录。

（七）临床用血医学文书管理（2014）

医疗机构应当建立临床用血医学文书管理制度，确保临床用血信息客观真实、完整、可追溯。医师应当将患者输血适应证的评估、输血过程和输血后疗效评价情况记入病历；临床输血治疗知情同意书、输血记录单等随病历保存。

三、法律责任

（一）医疗机构的法律责任

医疗机构有下列情形之一的，由县级以上人民政府卫生行政部门责令限期改正；逾期不改的，进行通报批评，并予以警告；情节严重或者造成严重后果的，可处3万元以下的罚款，对负有责任的主管人员和其他直接责任人员依法给予处分：

1. 未设立临床用血管理委员会或者工作组的。

2. 未拟定临床用血计划或者1年内未对计划实施情况进行评估和考核的。

3. 未建立血液发放和输血核对制度的。

4. 未建立临床用血申请管理制度的。

5. 未建立医务人员临床用血和无偿献血知识培训制度的。

6. 未建立科室和医师临床用血评价及公示制度的。

7. 将经济收入作为对输血科或者血库工作的考核指标的。

8. 违反本办法的其他行为。

（二）医务人员的法律责任

医疗机构及其医务人员违反本法规定，将不符合国家规定标准的血液用于患者的，由县级以上地方人民政府卫生行政部门责令改正（2000、2002、2005）；给患者健康造成损害的，应当依据国家有关法律法规进行处理，并对负有责任的主管人员和其他直接责任人员依法给予处分。

【经典习题】

1. 医疗机构临床用血医学文书不包括
   A. 献血员信息
   B. 输血过程和输血后疗效评价情况
   C. 输血治疗知情同意书
   D. 输血记录单
   E. 患者输血适应证的评估

答案：A

考点：临床用血医学文书

解析：《医疗机构临床用血管理办法》第二十八条规定：医疗机构应当建立临床用血医学文书管理制度，确保临床用血信息客观真实、完整、可追溯。医师应当将患者输血适应证的评估、输血过程和输血后疗效评价情况记入病历；临床输血治疗知情同意书、输血记录单等随病历保存。故选A。

2. 医师对同一个患者申请一天备血达到或超过一定数量时，必须报医院医务部门批准，该血量是
   A. 1600毫升
   B. 1400毫升
   C. 800毫升
   D. 1000毫升
   E. 1200毫升

答案：A

考点：临床用血申请

解析：同一患者一天申请备血量在800毫升至1600毫升的，由具有中级以上职称的医师提出申请，经上级医师审核，科室主任核准签发后，方可备血；同一患者一天申请备血量达到或超过1600毫升的，由具有中级以上职称的医师提出申请，科室主任核准签发后，报医务部门批准，方可备血。故选A。

第二十二节　药品管理法及其实施条例

一、概述

药品的范围（2012）：中药材、中药饮片、中成药、化学原料药及其制剂、抗生素、生化药品、放射性药品、血清、疫苗、血液制品和诊断药品等。

二、药品经营

处方药与非处方药分类管理：处方药与非处方药分类管理是指依照药品安全性和使用便利性，将药品划分为处方药和非处方药两类。国家对药品实行处方药与非处方药分类管理制度。

三、医疗机构药事管理

1. 医疗机构配制制剂许可　医疗机构配制制剂，应当经所在地省级药品监督管理部门批准，取得医疗机构制剂许可证。无医疗机构制剂许可证的，不得配制制剂。医疗机构配制的制剂，应当是本单位临床需要而市场上没有供应的品种，并应当经所在地省级药品监督管理部门批准；但是，法律对配制中药制剂另有规定的除外。

2. 医疗机构配制制剂使用　医疗机构配制制剂一般只能是本医院自用，不得调剂使用。在特殊情况下，经国家或者省级药品监督管理部门批准，医疗机构配制的制剂可以在规定的期限内、在指定的医疗机构之间调剂使用，其中的“特殊情况”是指：发生灾情、疫情、突发事件或者临床急需而市场没有供应时。

四、监督管理

（一）有下列情形之一的为假药

1. 药品所含成分与国家药品标准规定的成分不符。

2. 以非药品冒充药品或者以他种药品冒充此种药品。

3. 变质的药品。

4. 药品所标明的适应证或者功能主治超出规定范围。

（二）有下列情形之一的为劣药

1. 药品成分的含量不符合国家药品标准。
2. 被污染的药品。
3. 未标明或者更改有效期的药品。
4. 未注明或者更改产品批号的药品。
5. 超过有效期的药品（2023）。
6. 擅自添加防腐剂、辅料的药品。
7. 其他不符合药品标准的药品。

五、法律责任（★★）

（一）医疗机构在药品购销中违法行为的法律责任

药品上市许可持有人、药品生产企业、药品经营企业或者医疗机构在药品购销中给予、收受回扣或者其他不正当利益的，药品上市许可持有人、药品生产企业、药品经营企业或者代理人给予使用其药品的医疗机构的负责人、药品采购人员、医师、药师等有关人员财物或者其他不正当利益的，由市场监督管理部门没收违法所得，并处30万元以上300万元以下的罚款；情节严重的，吊销药品上市许可持有人、药品生产企业、药品经营企业营业执照，并由药品监督管理部门吊销药品批准证明文件、药品生产许可证、药品经营许可证（2003、2004）。

（二）医疗机构相关人员违法行为的法律责任

医疗机构的负责人、药品采购人员、医师、药师等有关人员收受药品上市许可持有人、药品生产企业、药品经营企业或者代理人给予的财物或者其他不正当利益的，由卫生健康主管部门或者本单位给予处分，没收违法所得（2018）；情节严重的，还应当吊销其执业证书。

（三）生产、销售、使用假药的行政责任

1. 生产、销售假药的，没收违法生产、销售的药品和违法所得，责令停产停业整顿，吊销药品批准证明文件，并处违法生产、销售的药品货值金额十五倍以上三十倍以下的罚款；货值金额不足十万元的，按十万元计算；情节严重的，吊销药品生产许可证、药品经营许可证或者医疗机构制剂许可证，十年内不受理其相应申请；药品上市许可持有人为境外企业的，十年内禁止其药品进口。药品使用单位使用假药的，按照销售假药的规定处罚。

2. 生产、销售假药，对法定代表人、主要负责人、直接负责的主管人员和其他责任人员，没收违法行为发生期间自本单位所获收入，并处所获收入百分之三十以上三倍以下的罚款，终身禁止从事药品生产经营活动，并可以由公安机关处五日以上十五日以下的拘留。

药品使用单位使用假药情节严重的，法定代表人、主要负责人、直接负责的主管人员和其他责任人员有医疗卫生人员执业证书的，还应当吊销执业证书。

3. 生产、销售假药，有下列行为之一的从重处罚：①以麻醉药品、精神药品、医疗用毒性药品、放射性药品、药品类易制毒化学品冒充其他药品，或者以其他药品冒充上述药品；②生产、销售以孕产妇、儿童为主要使用对象的假药；③生产、销售的生物制品属于假药；④生产、销售假药，造成人身伤害后果；⑤生产、销售假药、劣药，经处理后再犯；⑥拒绝、逃避监督检查，伪造、销毁、隐匿有关证据材料，或者擅自动用查封、扣押物品。

（四）生产、销售、使用劣药的行政责任

1. 生产、销售劣药的，没收违法生产、销售的药品和违法所得，并处违法生产、销售的药品货值金额十倍以上二十倍以下的罚款；违法生产、批发的药品货值金额不足十万元的，按十万元计算，违法零售的药品货值金额不足一万元的，按一万元计算；情节严重的，责令停产停业整顿直至吊销药品批准证明文件、药品生产许可证、药品经营许可证或者医疗机构制剂许可证。

生产、销售的中药饮片不符合药品标准，尚不影响安全性、有效性的，责令限期改正，给予警告；可以处十万元以上五十万元以下的罚款。

药品使用单位使用劣药的，按照零售劣药的规定处罚。

2. 生产、销售劣药且情节严重的，对法定代表人、主要负责人、直接负责的主管人员和其他责任人员，没收违法行为发生期间自本单位所获收入，并处所获收入百分之三十以上三倍以下的罚款，终身禁止从事药品生产经营活动，并可以由公安机关处五日以上十五日以下的拘留。药品使用单位使用劣药情节严重的，法定代表人、主要负责人、直接负责的主管人员和其他责任人员有医疗卫生人员执业证书的，还应当吊销执业证书。

3. 有下列行为之一的，从重处罚：①生产、销售以孕产妇、儿童为主要使用对象的劣药；②生产、销售的生物制品属于劣药；③生产、销售劣药，造成人身伤害后果；④生产、销售假药、劣药，经处理后再犯；⑤拒绝、逃避监督检查，伪造、销毁、隐匿有关证据材料，或者擅自动用查封、扣押物品。

【经典习题】

1. 下列不属于药品的是
   A. 抗生素
   B. 血液
   C. 疫苗
   D. 血液制品
   E. 血清

答案： B

考点： 药品的范围

解析： 血液是流动在心脏和血管内的不透明的红色液体，主要成分为血浆、血细胞和遗传物质（染色体和基因），血液制品属于生物制品范围，主要指以健康人血液为原料，采用生物学工艺或分离纯化技术制备的生物活性制剂，血清属于血液制品，只有血液不是药品，故选 B。

2. 医务人员收受药品生产企业财务，情节尚不严重的，依法应给予的处罚是
   A. 追究刑事责任
   B. 吊销营业证书
   C. 罚款
   D. 没收违法所得
   E. 警告

答案： D

考点： 法律责任

解析： 医疗机构的负责人、药品采购人员、医师、药师等有关人员收受药品上市许可持有人、药品生产企业、药品经营企业或者代理人给予的财物或者其他不正当利益的，由卫生健康主管部门或者本单位给予处分，没收违法所得；情节严重的，还应当吊销其执业证书。故选 D。

第二十三节　麻醉药品和精神药品管理条例

一、概述

临床使用原则：具有麻醉药品和第一类精神药品处方资格的执业医师，根据临床应用指导原则，对确需使用麻醉药品或者第一类精神药品的患者，应当满足其合理用药需求。

二、麻醉药品和精神药品的使用

（一）麻醉药品、第一类精神药物购用印鉴卡

医疗机构需要使用麻醉药品和第一类精神药品的，应当经所在地设区的市级人民政府卫生主管部门批准，取得麻醉药品、第一类精神药品购用印鉴卡（以下称印鉴卡）。医疗机构应当凭印鉴卡向本省、自治区、直辖市行政区域内的定点批发企业购买麻醉药品和第一类精神药品。

医疗机构取得印鉴卡应当具备下列条件：

1. 有专职的麻醉药品和第一类精神药品管理人员。

2. 有获得麻醉药品和第一类精神药品处方资格的执业医师。

3. 有保证麻醉药品和第一类精神药品安全储存的设施和管理制度。

（二）麻醉药品和精神药品处方权

具有麻醉药品和第一类精神药品处方资格的执业医师具有其处方权。

（三）麻醉药品、第一类精神药物的使用（2023）

1. 具有麻醉药品和第一类精神药品处方资格的执业医师，根据临床应用指导原则，对确需使用麻醉药品或者第一类精神药品的患者，应当满足其合理用

药需求。在医疗机构就诊的癌症疼痛患者和其他危重患者得不到麻醉药品或者第一类精神药品时，患者或者其亲属可以向执业医师提出申请。具有麻醉药品和第一类精神药品处方资格的执业医师认为要求合理的，应当及时为患者提供所需麻醉药品或者第一类精神药品。

2. 执业医师应当使用专用处方开具麻醉药品和精神药品，单张处方的最大用量应当符合国务院卫生主管部门的规定。

3. 医疗机构应当对麻醉药品和精神药品处方进行专册登记，加强管理。麻醉药品处方至少保存3年，精神药品处方至少保存2年（2020）。

4. 医疗机构抢救患者急需麻醉药品和第一类精神药品而本医疗机构无法提供时，可以从其他医疗机构或者定点批发企业紧急借用；抢救工作结束后，应当及时将借用情况报所在地设区的市级药品监督管理部门和卫生主管部门备案。

5. 因治疗疾病需要，个人凭医疗机构出具的医疗诊断书、本人身份证明，可以携带单张处方最大用量以内的麻醉药品和第一类精神药品；携带麻醉药品和第一类精神药品出入境的，由海关根据自用、合理的原则放行。

三、法律责任

（一）医疗机构的法律责任

取得印鉴卡的医疗机构违反规定，有下列情形之一的，由设区的市级人民政府卫生主管部门责令限期改正，给予警告；逾期不改正的，处5000元以上10000元以下的罚款；情节严重的，吊销其印鉴卡；对直接负责的主管人员和其他直接责任人员，依法给予降级、撤职、开除的处分：

1. 未依照规定购买、储存麻醉药品和第一类精神药品的。

2. 未依照规定保存麻醉药品和精神药品专用处方，或者未依照规定进行处方专册登记的。

3. 未依照规定报告麻醉药品和精神药品的进货、库存、使用数量的。

4. 紧急借用麻醉药品和第一类精神药品后未备案的。

5. 未依照规定销毁麻醉药品和精神药品的。

（二）具有麻醉药品和第一类精神药品处方资格医师的法律责任（2016）

具有麻醉药品和第一类精神药品处方资格的执业医师，违反本条例的规定开具麻醉药品和第一类精神药品处方，或者未按照临床应用指导原则的要求使用麻醉药品和第一类精神药品的，由其所在医疗机构取消其麻醉药品和第一类精神药品处方资格；造成严重后果的，由原发证部门吊销其执业证书（2015）。执业医师未按照临床应用指导原则的要求使用第二类精神药品或者未使用专用处方开具第二类精神药品，造成严重后果的，由原发证部门吊销其执业证书。

（三）未取得麻醉药品和第一类精神药品处方资格医师的法律责任

未取得麻醉药品和第一类精神药品处方资格的执业医师擅自开具麻醉药品和第一类精神药品处方，由县级以上人民政府卫生主管部门给予警告，暂停其执业活动；造成严重后果的，吊销其执业证书；构成犯罪的，依法追究刑事责任（2019）。

【经典习题】

1. 某医疗机构为了抢救患者急需麻醉药品，但该医疗机构无法提供，此时该医疗机构
   A. 可以从其他医疗机构或者定点批发企业紧急借用
   B. 向该医疗机构所在地药品监督管理部门请示
   C. 向该医疗机构所在地卫生行政部门请示
   D. 向省级人民政府卫生行政部门请示
   E. 建议患者转院治疗

答案： A

考点： 麻醉药品的使用

解析： 麻醉药品和精神药品管理条例第四十二条规定：医疗机构抢救患者急需麻醉药品和第一类精神药品而本医疗机构无法提供时，可以从其他医疗机构或者定点批发企业紧急借用；抢救工作结束后，应当及时将借用情况报所在地设区的市级药品监督管理部门和卫生主管部门备案。故选A。

2. 具有麻醉药品处方资格的执业医师违反规定开具麻醉药品造成严重后果的，卫生行政部门依法对其做出的处理是
   A. 警告
   B. 吊销执业证书
   C. 暂停执业半年
   D. 取消麻醉药品处方资格
   E. 罚款

答案： B

考点： 具有麻醉药品处方资格执业医师的法律责任

解析： 《麻醉药品和精神药品管理条例》第七十三条规定：具有麻醉药品和第一类精神药品处方资格的执业医师，违反本条例的规定开具麻醉药品和第一类精神药品处方，或者未按照临床应用指导原则的要求使用麻醉药品和第一类精神药品的，由其所在医疗机构取消其麻醉药品和第一类精神药品处方资格；造成严重后果的，由原发证部门吊销其执业证书。执业医师未按照临床应用指导原则的要求使用第二类精神药品或者未使用专用处方开具第二类

精神药品，造成严重后果的，由原发证部门吊销其执业证书。故选B。

第二十四节　药品不良反应报告和监测管理办法

一、概述

药品不良反应：是指合格药品在正常用法用量下出现的与用药目的无关的有害反应。药品不良反应是药品固有特性所引起的，任何药品都有可能引起不良反应。

二、报告与处置

医疗机构的职责：应当配合药品监督管理部门、卫生行政部门和药品不良反应监测机构对药品不良反应或者群体不良事件的调查，并提供调查所需的资料。应当建立并保存药品不良反应报告和监测档案。

三、法律责任（★★）

医疗机构的法律责任如下。

医疗机构有下列情形之一的，由所在地卫生行政部门给予警告，责令限期改正；逾期不改的，处三万元以下的罚款。情节严重并造成严重后果的，由所在地卫生行政部门对相关责任人给予行政处分。

1. 无专职或者兼职人员负责本单位药品不良反应监测工作的。

2. 未按照要求开展药品不良反应或者群体不良事件报告、调查、评价和处理的。

3. 不配合严重药品不良反应和群体不良事件相关调查工作的。

第四章　医学人文素养

人文素养是指人们在人文方面所具有的综合品质或达到的发展程度，是建立在对一定的人文知识基础上形成的学识和修养。提高医学人文素养，要关注医德医风、沟通能力和人文关怀。要着力提升医师的文化素质，加强对医师道德品格的塑造，致力营造良好的医学人文环境。

1. 医学人文素养是医学的终极追求，高度重视和尊重人的尊严和价值，保护每一个患者追求延续生命和幸福生活的基本权利。对于医师来说，就是患者对于生命的寄托和希望。

2. 医师的仁爱之心能使其感受到患者的苦楚、面对生命危险的恐惧和希望得到关爱同情的渴望，使其将患者作为整体来理解，而非仅仅关注疾病本身。

3. 医护人员应学会有效和良好沟通，理解患者，用有效和通俗的语言与患者沟通专业知识，拉近医患距离，营造和谐融洽的氛围。

第二部分

基础医学综合

第一章 解 剖 学

第一节 运 动 系 统

一、骨的分类

成人共有206块骨，按部位分为颅骨、躯干骨和四肢骨；按发生分为膜化骨和软骨化骨。按形态分为：①长骨，骨干表面有滋养孔，供滋养动脉出入，髓腔内容纳骨髓。骨干与骨骺相接处为干骺端，幼年时有骺软骨，软骨细胞分裂骨化使骨不断增长；成年骺软骨骨化，骨干与骺融为一体，遗留的痕迹称骺线。②短骨，立方体状，多成群分布，如腕骨和跗骨。③扁骨，呈板状，构成颅腔、胸腔和盆腔壁等。④不规则骨，如椎骨、上颌骨、籽骨，髌骨为最大的籽骨。

二、骨的构造

（一）骨质

1. 骨密质　质地致密，耐压性较大。扁骨的骨密质分内、外板，二板之间的骨松质为板障，内有板障静脉。颅盖骨骨折多见于内板。

2. 骨松质　由骨小梁交织构成，能承较大重量。

（二）骨膜

覆盖于新鲜骨表面，对骨的营养、再生和感觉有重要作用。分内、外层，内层有成骨和破骨细胞。幼年时功能活跃，参与骨的形成；成年后为静止状态，参与骨折的修复愈合。

（三）骨髓

胎儿和幼儿的骨髓为红骨髓，有造血功能。成人红骨髓仅存在于骨松质内，诊断血液病时常选髂前上棘、髂后上棘等处行骨髓穿刺。5岁后长骨骨干内的红骨髓逐渐被黄骨髓代替，无造血功能。慢性失血或重度贫血时，黄骨髓可转化为红骨髓，恢复部分造血功能。

（四）骨的血管、淋巴管和神经

长骨的动脉主要是滋养动脉，还有干骺端动脉、骺动脉和骨膜动脉。短骨、扁骨和不规则骨的动脉来自骨膜动脉或滋养动脉。骨膜淋巴管丰富。骨的内脏感觉纤维较多，分布到血管壁；躯体感觉纤维多分布于骨膜。

三、椎骨

（一）形态

椎骨由椎体和椎弓组成，二者围成椎孔，椎孔贯通构成椎管容纳脊髓。椎体内部充满骨松质，为负重主要部分。各椎体间借椎间盘相接，相邻椎体上、下切迹围成椎间孔，有脊神经和血管通过。椎弓共有7个突起，包括棘突（1个）、横突（2个）和关节突（4个），体表可扪及棘突尖端。

（二）特征（★★★）

1. 颈椎　椎体较小；椎孔较大，横突孔有椎动脉、椎静脉通过。第2～6颈椎的棘突较短，末端分叉。第6颈椎横突前结节隆起，称颈动脉结节，颈总动脉行经其前方，头部出血时可于此结节处按压颈总动脉，暂时止血。钩椎关节（Luschka关节）的过度增生为颈椎病的病因之一。

2. 胸椎　椎体有与肋头、肋结节相关的肋凹关节面，关节突的关节面近冠状位，棘突细长，呈叠瓦状。

3. 腰椎　椎体、椎孔均大，上、下关节突粗大。棘突板状，间隙较宽，水平伸向后方，可做腰椎穿刺术。

4. 骶骨和尾骨　骶骨呈三角形，含5块骶椎，有4对骶前孔、骶后孔，均与骶管相通，有骶神经前后支通过。骶管上通椎管，下端开口于骶管裂孔，其两侧的骶角是骶管麻醉的标志。尾骨接骶骨，由尾椎融合，下端为游离的尾骨尖。

四、胸骨

位于胸前壁正中，分胸骨柄、胸骨体和剑突。胸骨柄接第1肋软骨，上缘有颈静脉切迹和锁切迹。柄与体连接处微向前突，称胸骨角，两侧接第2肋软骨，向后平对第4胸椎体下缘，是计数肋骨的常见标志。胸骨体两侧接2~7肋软骨。剑突下端游离。

五、颅骨（★★）

（一）脑颅骨

脑颅骨共8块，构成颅腔。

1. 额骨 内含额窦。

2. 筛骨 分为筛板、垂直板和筛骨迷路。筛骨迷路含筛窦，迷路内侧壁有上、中鼻甲，外侧壁为眶板。

3. 蝶骨 分为体、大翼、小翼和翼突。蝶骨体内含蝶窦，其上有蝶鞍和垂体窝。蝶骨大翼根部由前内向后外有圆孔、卵圆孔和棘孔；小翼与体交界处有视神经管；大、小翼间的裂隙为眶上裂，蝶鞍两侧有颈动脉沟，前端通眶上裂。

4. 颞骨 分为鳞部、鼓部和岩部。鳞部内面有脑膜中动脉沟。岩部（椎体）近尖端有三叉神经压迹。

5. 枕骨 分为基底部、鳞部和侧部。前下部有枕骨大孔，侧部下方椭圆的关节面称枕髁。

（二）面颅骨

面颅骨共15块，构成眶、骨性鼻腔和骨性口腔。

1. 下颌骨 分为下颌体、下颌支。下颌体上缘为牙槽弓，下缘为下颌底，内面有颏棘，外面有颏隆凸和颏孔。下颌支末端处冠突与髁突间的为下颌切迹，内面有下颌孔，后缘与下颌底相交为下颌角。

2. 上颌骨 分为一体（上颌体）、四突（额突、颧突、牙槽突和腭突）。上颌体内含上颌窦，上颌体内侧面构成鼻腔外侧壁，有半月裂孔通上颌窦。

3. 舌骨 分为体、大角和小角，于下颌骨下方借韧带连于颅骨和颈部。

4. 腭骨 位于上颌骨腭突与蝶骨翼突之间。

（三）听小骨

听小骨共6块。

六、颅的整体观

（一）颅底内面观

1. 颅前窝 由额骨眶部、筛骨筛板和蝶骨小翼构成。经筛板的筛孔与鼻腔相通。

2. 颅中窝 由蝶骨体、蝶骨大翼和颞骨岩部构成。中央为蝶骨体，上面为垂体窝，外侧通过视神经管与眶腔相通。垂体窝前方是鞍结节，后方是鞍背。

3. 颅后窝 由枕骨和颞骨岩部后面构成。

（二）颅底外面观

颅底有许多神经、血管通过的孔裂，如切牙孔、腭大孔、卵圆孔和棘孔等。枕骨大孔两侧有枕髁，其前外侧有舌下神经管外口；枕骨与颞骨岩部交界处有颈静脉孔，前方有颈动脉管外口，后外侧有茎突，其后方有茎乳孔；蝶骨、枕骨基底部和颞骨岩部汇合围成破裂孔。

（三）颅侧面观（★）

1. 颅侧面被颧弓分为颞窝和颞下窝。额骨、顶骨、颞骨和蝶骨汇合处最薄弱，呈“H”形的缝，称翼点，其内面有脑膜中动脉前支通过。

2. 颞下窝容纳咀嚼肌和血管神经，向上通颞窝，借卵圆孔和棘孔通颅中窝，向前借眶下裂通眶，向内借翼上颌裂通翼腭窝。

3. 翼腭窝藏于颞下窝内侧，向外通颞下窝，向前借眶下裂通眶，向内借蝶腭孔通鼻腔，向后借圆孔通颅中窝，借翼管通颅底外面，向下移行于腭大管，经腭大孔通口腔。

（四）颅前面观

1. 眶 有一尖、一底和四壁，尖有视神经管通颅中窝；眶上、下缘分别有眶上孔（眶上切迹）、眶下孔。上壁与外侧壁交界处有眶上裂向后通颅中窝，下壁与外侧壁交界处有眶下裂向后通入颞下窝和翼腭窝，向前经眶下沟通眶下管，开口于眶下孔。

2. 骨性鼻腔（★★★） 前方开口于梨状孔，后方开口于鼻后孔，通咽腔。被犁骨和筛骨垂直板构成的骨性鼻中隔分为左、右鼻腔。顶为筛板，有筛孔通颅前窝；底为骨腭前端，有切牙管通口腔；内侧壁为骨性鼻中隔。外侧壁有：①上鼻甲，后方有蝶筛隐窝，下方是上鼻道。②中鼻甲，后方有蝶腭孔，下方是中鼻道，中鼻道前方的筛泡和下方的钩突之间有半月裂孔。③下鼻甲，后方有咽鼓管咽口，下方是下鼻道。

鼻旁窦：额窦开口于中鼻道；筛窦的前群和中群开口于中鼻道，后群开口于上鼻道；蝶窦开口于蝶筛隐窝；上颌窦开口于中鼻道，窦口高于窦底，直立位时不易引流。

3. 骨性口腔 向后通咽。顶为骨腭；前壁和外侧壁为上颌骨、下颌骨和牙；底缺空，由软组织封闭。

七、颅囟

新生儿矢状缝与冠状缝连接处为前囟，在生后1~2岁时闭合；后囟（矢状缝与人字缝连接处）、蝶囟和乳突囟，均在生后不久闭合。

八、上肢骨

（一）上肢带骨（★★）

1. 锁骨 内侧2/3凸向前，外侧1/3凸向后，内侧为胸骨端，外侧为肩峰端。中、外1/3交界处易骨折。

2. 肩胛骨 腹侧面有肩胛下窝；背侧面的横嵴称肩胛冈，向外延伸的突起为肩峰，与锁骨外侧端相关节，肩胛冈上下方的浅窝分别是冈上、下窝。上缘外侧有肩胛切迹和喙突。内侧缘与上缘汇合处是平对第2肋的上角，与外侧缘汇合处是平对第7肋或肋间隙的下角；上缘与外侧缘汇合为外侧角，其外侧的关节盂与肱骨头相关节。

（二）自由上肢骨（★★）

1. 肱骨　上端有肱骨头，头周围的环状浅沟称解剖颈，大、小结节间为结节间沟。上端与体交界处为外科颈，易骨折。肱骨体后面中部有桡神经沟，内有桡神经（骨折可损伤）和肱深动脉走行；内侧缘近中点有滋养孔。下端外侧部有肱骨小头，小头前上方有桡窝，小头外侧有外上髁；内侧部有肱骨滑车，肱骨滑车内侧有内上髁，其后方有尺神经沟（尺神经通过）；肱骨滑车前上方有冠突窝，后上方有鹰嘴窝；肱骨内、外上髁稍上方易发生髁上骨折。

2. 桡骨　上端有桡骨头，其上的关节凹与肱骨小头相关节，头周围的环状关节面与尺骨相关节；桡骨颈内下方有桡骨粗隆。下端外侧有桡骨茎突，内面有尺切迹，与尺骨头相关节，下面有腕关节面与腕骨相关节。

3. 尺骨　上端有滑车切迹，与肱骨滑车相关节；切迹后上方有鹰嘴，前下方有冠突，其外侧有桡切迹，与桡骨头相关节。下端有尺骨头，其环状关节面与桡骨的尺切迹相关节，下面经关节盘与腕骨相隔，头后内侧有尺骨茎突。尺骨茎突比桡骨茎突高1cm。

4. 手骨　分为腕骨、掌骨（分为底、体和头）和指骨（14块，分为底、体和滑车）。腕骨分2列，由桡侧向尺侧：近侧列为手舟骨、月骨、三角骨和豌豆骨，远侧列为大多角骨、小多角骨、头状骨和钩骨。手舟骨、月骨和三角骨组成的关节面与桡骨腕关节和尺骨下端的关节盘构成桡腕关节。

【巧妙记忆】 舟月三角豆，大小头状钩。

九、下肢骨

（一）下肢带骨（★★）

髋骨由髂骨、耻骨和坐骨构成。髋骨上部为髂骨翼，中部为髋臼，下部有闭孔；左、右髋骨与骶骨和尾骨构成骨盆。髋臼内有月状面。

1. 髂骨　构成髋臼上2/5。髂前上棘、髂结节和髂后上棘为重要的体表标志。髂后下棘下方有坐骨大切迹。髂骨翼内面为髂窝，外面为附着臀肌的臀面，下界为弓状线，后下方的耳状面与骶骨相关节。

2. 坐骨　构成髋臼上3/5。坐骨体后缘有坐骨棘，上、下方分别有坐骨大、小切迹；在坐骨支与体交界处可扪及坐骨结节。

3. 耻骨　构成髋臼上1/5。耻骨结节、耻骨嵴和耻骨联合是重要的体表标志。耻骨上支上缘称耻骨梳，向前接耻骨结节，向后接弓状线。耻骨与坐骨围成闭孔。

（二）自由下肢骨（★★）

体表可扪及髌骨、胫骨内、外侧髁和胫骨粗隆等。股骨、胫腓骨分为一体两端。

1. 股骨　上端股骨头与髋臼相关节。大、小转子间的前面有转子间线，后面有转子间嵴。股骨体后面有粗线，粗线中点周围有滋养孔。下端内外侧髁前方的关节面（髌面）与髌骨相关节，两髁后份之间是髁间窝。两髁侧面有内、外上髁，内上髁上方有收肌结节。

2. 髌骨　位于股骨下端前面，在股四头肌腱内，体表可扪及。

3. 胫骨　上端的内、外侧髁均有关节面与股骨髁相关节，两关节面间有髁间隆起；上端前面有胫骨粗隆。胫骨体前缘和内侧面位于皮下，外侧缘为骨间缘，后面上份有比目鱼肌线。

4. 腓骨　腓骨头有关节面与胫骨相关节。腓骨体内侧缘是骨间缘，有小腿骨间膜附着。下端是外踝，内侧有外踝关节面与距骨相关节。

5. 足骨　①跗骨共7块，分3列；前列有内侧、中侧和外侧楔骨、骰骨，中列为足舟骨，后列为距骨、跟骨。②跖骨共5块，分为底、体和头。③趾骨共14块，趾骨分为底、体、滑车。

十、关节的基本构造（★）

1. 关节面　为骨的接触面，有关节头（凸面）和关节窝（凹面）。关节面覆盖的软骨多为透明软骨，少数为纤维软骨，软骨使关节面光滑、减少摩擦，缓冲震荡和冲击，软骨厚度一般为2~7mm。

2. 关节囊　封闭关节腔，与骨膜连续，分两层。内层为滑膜，包裹除关节软骨、关节唇和关节盘以外的所有关节内结构；滑膜产生滑液，增加润滑。外层为纤维膜，富含血管与神经；部分纤维膜形成韧带。

3. 关节腔　由滑膜和关节面围成的、含少量滑液的密闭腔隙，呈负压，有一定稳固关节作用。

十一、关节辅助结构（★）

1. 韧带　加强关节稳固，限制其过度运动。

2. 关节盘和关节唇　关节盘可增加关节的灵活性和多样性，使关节面更加适应，减少外力对关节的冲击和震荡。关节唇可加深关节窝和增大关节面。

3. 滑膜襞和滑膜囊　部分滑膜襞内有滑膜脂垫，两者均可增加滑膜面积，利于滑液的分泌和吸收。滑膜囊可减少肌腱与骨面的摩擦。

十二、脊柱

椎骨之间借韧带、软骨和关节相连。

（一）椎体间的连结（★）

1. 椎间盘　由中央部的髓核和周围部的纤维环构成，有弹性垫作用，可缓冲震动并增加脊柱运动幅度。纤维环可保护并限制髓核向周围膨出。颈、腰椎的椎间盘较厚。椎间盘脱出症是指纤维环破裂后髓核向后外侧突入椎管或椎间孔，压迫脊髓或神经根引起放射性痛。

2. 前纵韧带　防止脊柱过度后伸和椎间盘向前脱出。

3. 后纵韧带　限制脊柱过度前屈。

（二）椎弓间的连结

1. 黄韧带　限制脊柱过度前屈。

2. 棘间韧带　限制脊柱过度前屈。

3. 棘上韧带　限制脊柱前屈。

4. 项韧带　颈椎棘上韧带和棘突间韧带向后延续形成，向上附着于枕外隆凸和枕外嵴，向下至第7颈椎棘突，供颈部肌肉附着。

5. 横突间韧带　连结相邻椎骨横突。

6. 关节突关节　可做轻微滑动。

7. 寰枕关节　使头俯仰和侧屈。

8. 寰枢关节　沿齿突垂直轴使头连同寰椎进行旋转。

【巧妙记忆】　连结椎骨的韧带，三长——棘上韧带、前纵韧带、后纵韧带；两短——黄韧带、棘间韧带。

（三）脊柱的整体观和运动（★★）

1. 脊柱支持躯干和保护脊髓。前面观：自上向下逐渐加宽，第2骶椎最宽；骶骨耳状面以下椎体变小。后面观：棘突连成纵嵴。侧面观：成人脊柱生理弯曲分为颈曲、胸曲、腰曲和骶曲，颈、腰曲凸向前，胸、骶曲凸向后。生理弯曲可增加脊柱弹性，维持重心稳定、减轻震荡，扩大胸腔、盆腔容积。

2. 脊柱可屈、伸、侧屈、旋转和环转。颈椎关节突关节面呈水平位，关节囊松弛，椎间盘较厚，屈伸和旋转幅度较大；胸椎关节突关节面呈冠状位，棘突呈叠瓦状，椎间盘较薄，活动范围较小；腰椎关节突关节面呈矢状位，椎间盘最厚，屈伸灵活，旋转受限。

十三、胸廓

由12块胸椎、12对肋和1块胸骨连结构成。第1肋以软骨与胸骨柄结合，第8~10肋软骨依次与上位肋软骨连结形成肋弓，第11和12肋游离。胸廓上口与颈部相通，下口由膈肌封闭。两侧肋弓构成胸骨下角，由剑突分成左、右剑肋角。胸廓参与呼吸运动：吸气时肋抬高，胸腔容积增大；呼气时肋下降，胸腔容积减小。鸡胸指佝偻病儿童的胸廓前后径增大；桶状胸为慢性支气管炎或肺气肿者胸廓的各径均增大。

十四、颞下颌关节

由下颌头与下颌窝和关节结节构成。关节囊前部较薄弱，下颌关节易向前脱位。颞下颌关节是联合关节，下颌骨上提和下降发生在下关节腔；前进和后退发生在上关节腔。张口是下颌骨下降伴有前进运动，闭口是下颌骨上提伴有后退运动。

十五、肩关节

是最灵活的关节，由肱骨头与肩胛骨关节盂构成，关节盂浅而小，有盂唇加深关节窝，仅能容纳肱骨头的1/4~1/3。关节囊薄而松弛，关节囊上壁有喙肱韧带加强；前、后壁有肌腱纤维加强；下壁最薄弱，关节易向前下方脱位。

【巧妙记忆】　肩关节头大、盂浅、囊松、易向前下方脱位。

十六、肘关节（★★）

1. 由一个关节囊内的肱尺关节（肱骨滑车和尺骨滑车切迹）、肱桡关节（肱骨小头和桡骨关节凹）、桡尺近侧关节（桡骨环状关节面和尺骨桡切迹）构成。关节囊后壁最薄弱，桡、尺骨易向后脱位。

2. 幼儿4岁前桡骨头尚未完全发育，环状韧带（2020）松弛，肘关节伸直位用力牵拉前臂时，易发生桡骨小头半脱位。肘关节屈至90°时，肱骨内、外上髁和尺骨鹰嘴三点连成一个等腰三角形。肘关节脱位时三点关系改变，肱骨髁上骨折时关系不变。

3. 肘关节运动以肱尺关节为主。提携角（约163°）能增大运动幅度。肱桡关节能屈、伸、旋前和旋后，桡尺近、远侧关节联合可使前臂旋前和旋后。

十七、桡腕关节（腕关节）

以手舟骨、月骨和三角骨近侧关节面为关节头，桡骨腕关节面和尺骨头下方关节盘为关节窝。关节囊松弛，腕关节可屈、伸、展、收及环转。

十八、骨盆（★★）

1. 构成　由髋骨、骶骨和尾骨及其骨连结构成，可传导重力、支持和保护盆腔脏器。以骶骨岬、弓状线、耻骨梳、耻骨结节至耻骨联合上缘形成的环形界限分为：①大骨盆（假骨盆）。②小骨盆（真骨盆），由界线围成骨盆上口，由尾骨尖、骶结节韧带、坐骨结节、坐骨支、耻骨支和耻骨联合下缘围成骨盆下口。骨盆上、下口之间是盆腔，是胎儿娩出的产道。

2. 骨盆的性别差异　最显著。女性骨盆短而宽；骨盆上口较宽大，近圆形；骨盆下口较大，耻骨下角可达90°~100°。男性耻骨下角仅为70°~75°。

十九、髋关节（★）

由髋臼与股骨头构成。股骨头深藏于髋臼窝内，髋臼唇可加深髋臼宽度，髋臼横韧带封闭髋臼切迹，加大关节稳固性。关节囊坚韧致密，周围有多条韧带加强，后下部较薄弱，股骨头易向下方脱出。股骨头韧带（内含营养股骨头的血管）连结股骨头凹和髋臼横韧带（2022）。髋关节可屈、伸、展、收、旋内、旋外和环转，稳固性较大，以适应承重和行走。

【巧妙记忆】 髋关节头大、臼深、囊紧、稳固。

二十、膝关节

是人体最大、最复杂的关节，可屈、伸和旋转。在前、内、外侧方向无重要神经、血管，适合用关节镜。

（一）膝关节的韧带

1. 囊外韧带　髌韧带、腓侧副韧带、胫侧副韧带和腘斜韧带。胫、腓侧副韧带在伸膝时紧张，半屈膝时最松弛。

2. 囊内韧带　交叉韧带被滑膜包裹，其结构及功能的具体信息见表2-1-1-1。

表 2-1-1-1　膝关节囊内韧带的结构及功能

项目	前交叉韧带	后交叉韧带
起点	髁间隆起前方	髁间隆起后方
走行	斜向后上外	斜向前上内
止点	股骨外侧髁内侧	股骨内侧髁外侧
功能	伸膝时紧张，防止胫骨前移	屈膝时紧张，防止胫骨后移

3. 膝关节囊滑膜　可形成髌上囊、翼状襞和髌下深囊（与关节腔不通）。

（二）膝关节的关节盘（★）

膝关节关节盘的具体信息见表2-1-1-2。

表 2-1-1-2　关节盘结构及功能

项目	内侧半月板	外侧半月板
外形	呈“C”形，较大	呈“O”形，较小
周缘	与胫侧副韧带紧密相连	与腓侧副韧带不相连
功能	同股骨髁一起对胫骨做旋转运动，增大关节窝深度，使关节面更为合适，缓冲压力和吸收震荡	
损伤	位置随膝关节运动而变，急剧伸小腿强力旋转时可致内侧半月板易损伤	

二十一、距小腿关节（踝关节）

由胫骨和腓骨下端与距骨滑车构成。内侧韧带较坚韧，外侧韧带较薄弱。踝关节能做背屈（伸）和跖屈（屈）运动。踝关节扭伤多发生在跖屈位置。

二十二、咀嚼肌（★）

咀嚼肌受下颌神经支配，自然姿势是闭口，其结构及功能见表2-1-1-3。

表 2-1-1-3　咀嚼肌的结构及功能

肌肉	起点	止点	功能
咬肌	颧弓下缘和内面	咬肌粗隆	上提下颌骨
颞肌	颞窝	下颌骨冠突	上提下颌骨
翼内肌	翼窝	翼肌粗隆	上提下颌骨
翼外肌	蝶骨大翼的下面和翼突外侧	下颌颈	两侧翼外肌同时收缩做张口运动，单侧收缩下颌移向对侧

二十三、胸锁乳突肌和斜角肌间隙

1. 胸锁乳突肌　受副神经支配，肌挛缩时可致斜颈。一侧肌收缩，头向同侧倾斜，面转向对侧；两侧肌收缩，头后仰（2022）。

2. 斜角肌　包括前、中、后斜角肌。前、中斜角肌与第1肋之间为斜角肌间隙，有锁骨下动脉和臂丛通过，前斜角肌肥厚或痉挛可引起前斜角肌综合征。

二十四、斜方肌和背阔肌（★）

1. 斜方肌　起自上项线、枕外隆凸、项韧带、第7颈椎和全部胸椎的棘突，分为上部、中部和下部肌束，止于锁骨外侧端、肩峰和肩胛冈。此肌使肩胛骨向脊柱靠拢，上部肌束可上提肩胛骨，下部肌束使肩胛骨下降。此肌瘫痪时产生塌肩。

2. 背阔肌　起自下6个胸椎的棘突、全部腰椎的棘突、骶正中嵴及髂嵴后部，以扁腱止于肱骨结节间沟底，可使肱骨内收、旋内和后伸。

二十五、膈

膈是主要的呼吸肌，受膈神经支配。膈与腹肌同时收缩，能增加腹压。

1. 分部　①胸骨部。②肋部。③腰部，以左、右膈脚起自上2~3个腰椎、内侧弓状韧带和外侧弓状韧带；各部肌纤维向中央移行于中心腱。腹部脏器可经胸肋三角（有腹壁上血管通过）、腰肋三角突入胸腔形成膈疝。

2. 膈的裂孔（★★★）　①主动脉裂孔，平第12胸椎前方，有主动脉和胸导管通过。②食管裂孔（2020），在主动脉裂孔左前方，平第10胸椎，有食管和迷走神经前、后干通过。③腔静脉孔，在食管裂孔右前方，平第8胸椎，有下腔静脉通过。膈腰部有内脏大、小神经，交感干和腰升静脉通过，膈神经穿膈肌部、中心腱或腔静脉孔。

二十六、腹前外侧壁

1. 腹外斜肌（★）　起自下8肋外面，肌纤维斜向下内，在髂前上棘与脐连线附近移行为腹外斜肌腱膜，止于白线。

腹外斜肌腱膜在耻骨结节外上方形成腹股沟管浅环（皮下环、外环）。腱膜下缘连于髂前上棘与耻骨结节之间，形成腹股沟韧带；腹股沟韧带内侧端部分腱纤维向下后反折至耻骨梳，是腔隙韧带（陷窝韧带）；腔隙韧带向外延伸附于耻骨梳为耻骨梳韧带，这些韧带在腹股沟疝和股疝的修补术时很重要。

2. 腹内斜肌　位于腹外斜肌深面，起自胸腰筋膜、髂嵴和腹股沟韧带外侧1/2，斜向上内，至腹直肌外侧缘处移行为腱膜，分前、后层包裹腹直肌，止于白线。

3. 腹横肌　位于腹内斜肌深面，起自下6个肋软骨内面、胸腰筋膜、髂嵴和腹股沟韧带外侧1/3，肌束向前横行在腹直肌外侧缘处移行为腱膜，止于白线。

4. 腹直肌　在腹直肌鞘内、白线两侧，起自耻骨联合和耻骨嵴，止于胸骨剑突和第5~7肋软骨前面。肌被3~4条横行腱划分成几个肌腹，腱划与腹直肌鞘的前层紧密结合。

二十七、腹直肌鞘

包裹腹直肌，鞘的前层由腹外斜肌腱膜、腹内斜肌腱膜前层构成，后层由腹内斜肌腱膜后层、腹横肌腱膜构成。脐下4~5cm处3块扁肌的腱膜全部转到腹直肌前面构成腹直肌鞘前层，腹直肌鞘后层由于腱膜中断而形成凸向上的弧形分界线，称弓状线（半环线），弓状线以下腹直肌后面与腹横筋膜相贴。

二十八、腹股沟管和腹股沟三角（★★★）

（一）腹股沟管

腹股沟管在腹股沟韧带内侧半的上方。

1. 四壁　①前壁：腹外斜肌腱膜，管的外1/3处有腹内斜肌起始部加强。②后壁：腹横筋膜，管的内1/3处有联合腱加强。③上壁：腹内斜肌和腹横肌的弓状下缘。④下壁：腹股沟韧带。

2. 两口　①内口：腹股沟管深环（腹环），由腹横筋膜外突形成，位于腹股沟韧带中点上方约一横指处，腹壁下动脉外侧。②外口：腹股沟管浅环，为腹外斜肌腱膜在耻骨结节外上方形成。

3. 内容物　①男性：内有精索通过。精索有3层被膜，腹横筋膜形成精索内筋膜、提睾肌形成的精索中筋膜、腹外斜肌腱膜形成的精索外筋膜。②女性：内有子宫圆韧带动脉通过。

【巧妙记忆】　腹股沟管内容物：男性——精索；女性——子宫圆韧带动脉。

（二）腹股沟三角（海氏三角）

腹股沟三角位于腹前壁下部，由腹直肌外侧缘、腹股沟韧带和腹壁下动脉围成的三角区，腹股沟直疝由此三角突出。腹股沟斜疝从腹壁下动脉外侧的深环进入腹股沟管，腹壁下动脉可作为手术时鉴别腹股沟斜疝与直疝的标志。

二十九、上肢肌配布

（一）上肢带肌

上肢带肌包括浅层的三角肌和深层的冈上肌、冈下肌、小圆肌、大圆肌、肩胛下肌。

1. 三角肌（★★）　起自锁骨外侧段、肩峰和肩胛冈，与斜方肌的止点对应，肌束渐向外下方集中，止于肱骨体外侧的三角肌粗隆。可外展肩关节，前部肌束使肩关节屈和旋内，后部肌束使肩关节伸和旋外。腋神经受损可致该肌瘫痪。

2. 肌腱袖（肩袖）　由肩胛下肌、冈上肌、冈下肌、小圆肌腱止于肩关节的腱纤维与关节囊纤维交织后形成，可加强肩关节稳定性。肩关节扭伤或脱位可撕裂肌腱袖。肌腱袖的肌瘫痪可致肩关节半脱位。

（二）臂肌（★）

臂肌可分为前群、后群。①前群（屈肌）：肱二头肌、肱肌和喙肱肌。②后群（伸肌）：肱三头肌和肘肌。

（三）前臂肌

前臂肌可分为前群和后群。①前群：屈肌和旋前肌，共9块。浅层，桡侧→尺侧为肱桡肌、旋前圆肌、桡侧腕屈肌、掌长肌和尺侧腕屈肌；中层，指浅屈肌；深层，包括拇长屈肌、指深屈肌和旋前方肌。②后群：伸肌和旋后肌，共10块。浅层，桡侧→尺侧为桡侧腕长伸肌、桡侧腕短伸肌、指伸肌、小指伸肌和尺侧腕伸肌；深层，上外侧为旋后肌，其余肌桡侧→尺侧为拇长展肌、拇短伸肌、拇长伸肌和示指伸肌。

（四）手肌

手肌可做屈、伸、收、展和对掌运动。①外侧群：形成鱼际，浅层为拇短展肌和拇短屈肌；深层为拇对掌肌和拇收肌。②中间群：4块蚓状肌、3块骨间掌侧肌和4块骨间背侧肌。③内侧群：形成小鱼际，浅层为小指展肌和小指短屈肌，深层为小指对掌肌。

（五）神经支配（★★★）

1. 桡神经　肱三头肌、肘肌、肱桡肌、前臂肌的伸肌和旋后肌。

2. 肌皮神经　肱二头肌、肱肌和喙肱肌。

3. 正中神经　旋前圆肌、桡侧腕屈肌、掌长肌、指浅屈肌、拇长屈肌、指深屈肌桡侧半、旋前方肌，第1、2蚓状肌和除拇收肌外的鱼际肌。

4. 尺神经　尺侧腕屈肌，指深屈肌尺侧半，小鱼际肌，第3、4蚓状肌，拇收肌和骨间肌。

三十、腋窝

（一）腋窝构成（★★）

1. 顶　由锁骨中1/3段、第1肋外缘和肩胛骨上缘构成，向上通颈根部。

2. 底　由皮肤、浅筋膜和腋筋膜构成。

3. 四壁　分为前壁、后壁、内侧壁和外侧壁。锁胸筋膜位于锁骨下肌、胸小肌和喙突之间，有头静脉、胸肩峰血管和胸外侧神经穿过。三边孔由小圆肌、大圆肌、肱三头肌长头围成，有旋肩胛血管通过；四边孔由小圆肌、大圆肌、肱三头肌长头、肱骨外科颈围成，有腋神经和旋肱后血管通过。

（二）腋窝内容

1. 腋血管　腋动脉以胸小肌为标志分为：①第1段，为第1肋外缘与胸小肌上缘之间，发出胸上动脉。②第2段，位于胸小肌后方，发出胸肩峰动脉、胸外侧动脉。③第3段，胸小肌下缘与大圆肌下缘之间，发出肩胛下动脉和旋肱前、后动脉。腋静脉位于腋动脉内侧，两者之间有臂丛分支。

2. 臂丛　臂丛锁骨下部位于腋窝内。内侧束发出尺神经、胸内侧神经、前臂内侧皮神经、臂内侧皮神经和正中神经内侧根；外侧束发出肌皮神经、胸外侧神经和正中神经外侧根；后束发出桡神经、腋神经、肩胛下神经和胸背神经。

3. 腋淋巴结、腋鞘和疏松结缔组织　腋鞘为椎前筋膜向下外延续包绕臂丛和腋血管构成。

三十一、肘窝和腕管

1. 肘窝　肘窝自外向内依次是肱二头肌腱、肱动脉及其分支和正中神经。肱动脉平桡骨颈的分叉处有肘深淋巴结。

2. 腕管　腕管内有指浅屈肌腱、指深屈肌腱和拇长屈肌腱9条肌腱及其腱鞘及正中神经通过。腕骨骨折可压迫正中神经，引起腕管综合征。

三十二、下肢肌配布

（一）髋肌（★★）

1. 前群　①髂腰肌：由腰大肌（起自腰椎体侧面和横突）和髂肌组成，两肌止于股骨小转子，使髋关节前屈和旋外。②腰小肌。③阔筋膜张肌：起自髂前上棘，肌腹在阔筋膜两层之间向下移行于髂胫束，止于胫骨外侧髁，屈髋关节。

2. 后群（臀肌）　①臀大肌：使髋关节伸和外旋。②臀中肌和臀小肌：止于股骨大转子，使髋关节外展。③梨状肌：外旋和外展髋关节，坐骨大孔分为梨状肌上、下孔。④闭孔内肌：起自闭孔膜内面及其周围骨面，集中成肌腱由坐骨小孔出骨盆，止于转子窝，使髋关节外旋；肌腱上、下分别有上孖肌、下孖肌，一起止于转子窝。⑤股方肌：使髋关节外旋。⑥闭孔外肌：起自闭孔膜外面及其周围骨面，止于转子窝，使髋关节外旋。

（二）大腿肌

1. 前群　①股四头肌：屈髋和伸膝。4个头（股直肌、股内侧肌、股外侧肌和股中间肌）向下形成肌腱包绕髌骨，向下续为髌韧带，止于胫骨粗隆。②缝匠肌：起于髂前上棘，止于胫骨上端内侧，可屈髋和屈膝。

2. 后群　①股二头肌：长头起自坐骨结节，短头起自股骨粗线，止于腓骨头。②半腱肌：起自坐骨结节，止于胫骨上端内侧。③半膜肌：起自坐骨结节，止于胫骨内侧髁后面。后群肌常称为"腘绳肌"，可伸髋和屈膝。

3. 内侧群　由耻骨肌、长收肌、股薄肌、短收肌和大收肌构成，起自闭孔周围骨面，止于股骨粗线（股薄肌止于胫骨上端内侧），使髋关节内收和外旋。

收肌腱裂孔有股血管通过。

（三）小腿肌

1. 前群　①胫骨前肌：伸踝关节（背屈），使足内翻。②趾长伸肌：伸踝关节、伸趾；趾长伸肌止于第5跖骨底的腱称第三腓骨肌。③跗长伸肌：伸踝关节、伸跗趾。

2. 后群

（1）浅层：①小腿三头肌：腓肠肌的两头起自股骨内、外上髁后面；比目鱼肌起自腓骨后面上部和胫骨比目鱼肌线，三头肌以粗大跟腱止于跟骨。可屈踝、屈膝关节。②跖肌。

（2）深层：①腘肌：屈膝关节，使小腿旋内。②趾长屈肌、跗长屈肌和胫骨后肌：趾长屈肌可屈踝关节、第2~5趾；跗长屈肌，可屈踝关节和屈跗趾；胫骨后肌可屈踝关节和使足内翻。

3. 外侧群　包括腓骨长肌和腓骨短肌，可使足外翻和屈踝关节（跖屈）。

（四）足肌

足肌可维持足弓，包括足背肌和足底肌。各肌作用同其名，足底方肌可协助趾长屈肌腱向正后方屈足趾。

（五）神经支配（★★★）

1. 腰丛分支　髂腰肌。

2. 臀上神经　阔筋膜张肌，臀大、中、小肌。

3. 骶丛分支　梨状肌、闭孔内肌、股方肌。

4. 闭孔神经　闭孔外肌、耻骨肌、长收肌、股薄肌、短收肌和大收肌。

5. 股神经　股四头肌、缝匠肌。

6. 坐骨神经　股二头肌、半腱肌、半膜肌。

7. 腓深神经　胫骨前肌、趾长伸肌、跗长伸肌、足背肌。

8. 胫神经　小腿三头肌、腘肌、趾长屈肌、跗长屈肌和胫骨后肌。

9. 腓浅神经　腓骨长、短肌。

10. 足底内、外侧神经　足底肌。

三十三、梨状肌上孔和梨状肌下孔

穿经梨状肌上孔自外向内：臀上神经、动脉和静脉。穿经梨状肌下孔自外向内：坐骨神经、股后皮神经、臀下神经、臀下动脉、臀下静脉、阴部内静脉和动脉、阴部神经。

三十四、血管腔隙

前界：腹股沟韧带内侧部。后内界：耻骨肌筋膜及耻骨梳韧带。后外界：髂耻弓。内侧界：腔隙韧带（陷窝韧带），最内侧是股环。内有股鞘、股血管、生殖股神经股支和淋巴管通过。

三十五、股三角和收肌管

1. 股三角　下续收肌管。由外向内：股神经、股动脉、股静脉和股管。穿刺和麻醉时，可先扪及股动脉搏动，再定股静脉和股神经的位置。

股动脉在起始处发出腹壁浅动脉、旋髂浅动脉和阴部外动脉，并在腹股沟韧带下方3~5cm处发出最大分支股深动脉，分支有旋股内、外侧动脉和数条穿动脉。

2. 收肌管　位于大腿中部缝匠肌深面。管内有股血管和隐神经通过。

三十六、腘窝

腘窝内由浅至深依次是胫神经、腘静脉和腘动脉及外上界的腓总神经。腘动脉在腘窝内发出膝上内、外侧动脉，膝中动脉，膝下内、外侧动脉，供应膝关节并参与膝周动脉网组成；在腘窝下角处腘动脉分成胫前、后动脉。

三十七、踝管

踝管由屈肌支持带、跟骨内侧面和内踝围成。踝管内由前向后依次是胫骨后肌腱，趾长屈肌腱，胫后动、静脉，胫神经和跗长屈肌腱。感染可借踝管蔓延；踝管狭窄时可形成“踝管综合征”。

【经典习题】

下列不属于脑颅骨的是

A. 蝶骨

B. 颧骨

C. 额骨

D. 筛骨

E. 颞骨

答案：B

考点：脑颅骨的构成

解析：脑颅骨的构成：①额骨：内含额窦。②筛骨：分为筛板、垂直板和筛骨迷路。③蝶骨。④颞骨。⑤枕骨。颧骨不属于脑颅骨。故选B。

第二节　消化系统

临床上常把口腔至十二指肠的管道称上消化道，空肠以下的部分称下消化道。

一、口腔

（一）口腔的分部及其界限

口腔是消化道的起始部，经口裂与外界相通，经咽峡与咽相通。上、下牙弓将口腔分为前部的口腔前庭和后部的固有口腔。

（二）牙（★）

牙是人体最坚硬的器官，可咀嚼食物及协助发音。

1. 牙的形态、结构　牙分为牙冠、牙颈和牙根。血管和神经通过根尖孔和牙根管，进而进入牙冠腔。牙根管与牙冠腔合称牙腔或髓腔，其内容纳牙髓。牙的基本组成结构是牙质。牙冠部牙质外覆有牙釉质（全身最坚硬的物质）；牙根与牙颈处的牙质外包有牙骨质。

2. 牙的名称与排列顺序　小儿牙称乳牙，共20个，即上、下颌左右各5个，包括乳中切牙（Ⅰ）、乳侧切牙（Ⅱ）、尖牙（Ⅲ）、前磨牙（Ⅳ）和磨牙（Ⅴ）。成人牙称恒牙，共32个，包括中切牙（1）、侧切牙（2）、尖牙（3）、第一前磨牙（4）、第二前磨牙（5）、第一磨牙（6）、第二磨牙（7）和第三磨牙（8）。以被检查者方位为准，用列于横线上、下的相应数字表示牙位，竖线则示左或右牙列，如“|Ⅴ”为左下颌第2乳磨牙，“5|”为右上颌第2前磨牙。

3. 牙周组织　包括牙周膜、牙槽骨和牙龈，可保护、固定和支持牙。

（三）舌

1. 舌乳头　①丝状乳头，白色，体型甚小，数目最多，遍布于舌背前2/3。②菌状乳头，色较红，略大于丝状乳头，呈钝圆状，量较少，多散在于舌侧与舌尖的丝状乳头间。③轮廓乳头，体形最大，7~9个，排列在界沟前方。④叶状乳头，在舌侧缘的后部，每侧4~8条平行叶片形的黏膜皱襞。菌状乳头、轮廓乳头、叶状乳头及软腭、会厌及咽后壁等处的黏膜内有味觉感受器，称味蕾（2021）。

2. 颏舌肌　起自下颌体后面的颏棘，肌纤维呈扇形向后上方放散，止于舌正中线两侧。两侧颏舌肌同时收缩，拉舌向前下方，即伸舌；单侧收缩可使舌尖伸向对侧，若一侧瘫痪，伸舌时舌尖偏向瘫痪侧。

（四）大唾液腺

大唾液腺包括3对。①腮腺，最大。腮腺管长3.5~5cm，自浅部前缘发出，于颧弓下约一横指处水平向前越过咬肌表面并在其前缘弯向内侧，斜穿颊肌，开口于上颌第2磨牙牙冠平对的腮腺管乳头。②下颌下腺，位于下颌下三角内，导管长约5cm，开口于舌下阜。③舌下腺，其导管有1条大管，开口于舌下阜，5~15条小管，开口于舌下襞表面。

二、咽（★★）

咽长约12cm，起于颅底，至第6颈椎下缘（环状软骨）处移行为食管。以腭帆游离缘和会厌上缘平面为界分为鼻咽部、口咽部和喉咽部，是消化管与呼吸道共同的通道。

1. 鼻咽部　鼻咽腔经咽鼓管咽口通中耳鼓室。感染可经咽鼓管咽口引起中耳炎；小儿咽鼓管较短而宽，咽鼓管咽口与咽鼓管鼓室口在同一高度，故儿童患急性中耳炎较多。咽鼓管咽口附近有咽鼓管扁桃体；咽鼓管圆枕是寻找咽鼓管的标志。咽鼓管圆枕后方为咽隐窝，是鼻咽癌的好发部位。

2. 口咽部　会厌谷为异物易逗留处。腭扁桃体内侧的12~20个小管状凹陷称扁桃体小窝，为病原菌易停留繁殖的场所。咽淋巴环由咽扁桃体、咽鼓管扁桃体、腭扁桃体和舌扁桃体构成，具有免疫防御功能。

3. 喉咽部　喉口两侧的梨状隐窝是异物易存留之处。

三、食管（★★★）

食管长约25cm，是消化管各部中最狭窄的部分。

（一）食管位置、分部和毗邻

1. 颈部　自第6颈椎下缘平面至胸骨颈静脉切迹平面。两侧：甲状腺侧叶、颈动脉鞘及其内容。食管颈部手术入路以左侧为宜。

2. 胸部　自胸骨颈静脉切迹至膈食管裂孔，长约18cm。前方：气管、气管杈、左喉返神经、左主支气管、右肺动脉、迷走神经食管前丛、心包、左心房和膈。后方：迷走神经食管后丛、胸主动脉、胸导管、奇静脉、半奇静脉、副半奇静脉和右肋间后动脉。左侧：左颈总动脉、左锁骨下动脉、主动脉弓、胸主动脉、胸导管上份。右侧：奇静脉弓。食管钡餐造影可见扩大的左心房压迹。

3. 腹部　起自膈食管裂孔至贲门。前、后方分别有迷走神经前、后干经过。

（二）食管狭窄

食管狭窄是食管异物嵌顿和食管癌的好发部位。

1. 第一狭窄　在食管起始部，相当于第6颈椎体下缘水平，距中切牙约15cm。

2. 第二狭窄　在左主支气管的后方与其交叉处，相当于第4、5胸椎体之间水平，距中切牙约25cm。

3. 第三狭窄　为食管通过膈的食管裂孔处，与第10胸椎水平，距中切牙约40cm。

四、胃

（一）胃的位置、形态、分布

胃上接食管，下续十二指肠，成人胃容量约1500ml。入口为贲门，出口为幽门。幽门前静脉，为手术中确定幽门的标志。婴幼儿的胃底较低且不明显，胃内容物易反流。幽门窦通常位于胃的最底部，胃溃疡和胃癌多发生于胃小弯处。

贲门位于第11胸椎体左侧，幽门位于第1腰椎体右侧。胃的贲门较为固定。

（二）胃的毗邻

胃前壁左侧邻膈，由左肋弓覆盖；中间部与腹前壁相贴；右侧由肝左叶覆盖；胃底与膈和脾相邻；胃后壁隔网膜囊与左肾、左肾上腺、脾、胰、横结肠及其系膜相邻，这些器官共同构成胃床。

五、小肠

小肠是消化管中最长的一段，分为十二指肠、空肠与回肠。成人小肠全长5~7m。

（一）十二指肠

十二指肠呈“C”形环绕胰头，总长20~25cm（12个横指的宽度）。消化功能很重要。

1. 上部　起自幽门。约5cm。上部起始处有大、小网膜附着，活动度较大。近幽门约2.5cm处的上部肠管，称十二指肠球，钡剂X线下呈三角形阴影，是十二指肠溃疡的好发部位。

2. 降部　长7~8cm。几乎无活动性。十二指肠大乳头（约于十二指肠降部中、下1/3交界处）为胆总管和胰管共同开口（肝胰壶腹开口）；十二指肠小乳头，为副胰管的开口处。

3. 水平部（下部）　长约10cm。前方有肠系膜根和其中的肠系膜上动、静脉跨过；肠系膜上动脉起点过低，可压迫此部而引起肠系膜上动脉压迫综合征。

4. 升部　长2~3cm。十二指肠悬肌和包绕其下段表面的腹膜皱襞共同构成十二指肠悬韧带（Treitz韧带），是腹部外科手术时确认空肠起始的重要标志。

（二）空肠和回肠（系膜小肠）（★★★）

空肠占空、回肠全长近侧2/5，回肠占全长远侧3/5。活动度较大。空肠与回肠的环状襞、大量小肠绒毛，极大地增加了小肠的吸收面积；黏膜固有层和黏膜下层有孤立淋巴滤泡、集合淋巴滤泡（Peyer斑）。肠伤寒病变发生于集合淋巴滤泡，可并发肠穿孔或肠出血。空、回肠区别见表2-1-2-1。

梅克尔（Meckel）憩室：憩室可发炎或合并溃疡穿孔，症状与阑尾炎相似。

表2-1-2-1　空肠与回肠的区别

区别	空肠	回肠
管径	粗	细
管壁	厚	薄
外观	血管多，颜色较红	血管少，颜色较浅
肠系膜血管	直而长	曲而短
环状襞	最密、最高	少而小，下部消失
淋巴滤泡	孤立淋巴滤泡	孤立淋巴滤泡，下部有集合淋巴滤泡
位置	腹腔左上部	腹腔右下部

六、大肠（★★★）

全长约1.5m。分为盲肠、阑尾、结肠、直肠和肛管。

（一）盲肠

盲肠粗而短，是大肠的起始部，通常位于右髂窝内。盲肠左侧接回肠末端，后壁有阑尾附着（三者合称回盲部）。回肠末端通入盲肠，开口称回盲口，此处黏膜形成回盲瓣。其可阻止小肠内容物过快流入大肠，并可防止盲肠内容物逆流到回肠。

（二）结肠

1. 升结肠　起自盲肠，形成结肠右曲，续于横结肠。长约15cm，活动度小。

2. 横结肠　形成结肠左曲，续于降结肠。长约50cm。始末两部分较固定，中间部活动度大。

3. 降结肠　起自结肠左曲，至左髂嵴水平续于乙状结肠，长约25cm。

4. 乙状结肠　呈乙状弯曲跨过左侧髂腰肌、髂外血管、精索内血管及输尿管前方降入盆腔，平第3骶椎水平续于直肠，长约40cm。活动性较大，可降入盆腔。

（三）阑尾

1. 形态　多位于右髂窝内，呈蚓状盲突，连于盲肠后内侧壁，远端游离且移动性大，可有回肠下位、回肠后位、盲肠后位、盲肠下位等。平均长度6~8cm，管径0.5~1.0cm，差异较大，管腔随年龄增长而缩小，易由粪石阻塞；阑尾系膜内有血管、神经、淋巴管等，系膜游离缘短则使阑尾弯曲，故易发生炎症。

2. 体表投影　McBurney点，在脐与右髂前上棘连线的中、外1/3交点处；Lanz点，在左、右髂前上棘连线的右、中1/3交点处。

（四）直肠

在第3骶椎平面接乙状结肠，沿第4~5骶椎和尾骨前面下行，穿盆膈续于肛管，长10~14cm。乙状结肠交接处以下称直肠壶腹。直肠在矢状面上有凸向后的骶曲和凸向前的会阴曲。腔内一般有3条直肠横襞；中间的直肠横襞最大，距肛门约7cm。肠镜检查时应注意直肠弯曲、横襞。

（五）肛管

肛管长约4cm，上界为直肠穿盆膈的平面，向下止于肛门，可控制粪便排泄。

1. 解剖标志　①肛柱：为纵行黏膜皱襞，内有动、静脉及纵行肌。②肛瓣：肛柱下端间相连的半月形黏膜皱襞。③肛窦：窦内易感染而发生肛窦炎，严重者可形成肛瘘或坐骨肛门窝脓肿等。④肛直肠线：为直肠与肛管的分界线。⑤齿状线：肛柱下端与肛瓣边缘连成的锯齿状环形线。齿状线上、下结构，见表2-1-2-2。⑥肛梳（痔环）：该处深部为静脉丛，呈浅蓝色。⑦白线：直肠指检此处可触及环形的括约肌间沟。⑧肛门：为一前后纵行的裂口，前后径2~3cm。

表2-1-2-2　齿状线上、下结构

项　目	齿状线以上	齿状线以下
肛管内表面	黏膜	皮肤
组织学	为单层柱状上皮，属内胚层	复层扁平上皮，属外胚层
动脉	直肠上、下动脉	肛动脉
静脉回流	经直肠上静脉、肠系膜下静脉流至肝门静脉	肛静脉、髂内静脉、阴部内静脉流至下腔静脉
神经支配	内脏神经	躯体神经
痔	内痔	外痔

2. 肛门括约肌

（1）肛门内括约肌：属平滑肌，可协助排便，对控制排便作用不大。

（2）肛门外括约肌：围绕肛门内括约肌的外面和肛管全部，控制排便功能较强。分部：①皮下部，切断此部纤维不会大便失禁。②浅部，围绕肛管下端的椭圆形肌束。③深部，为环形肌束，与浅部共同参与控制排便。

3. 肛门直肠环　由直肠下份的纵行肌、肛门内括约肌、肛门外括约肌的浅、深部等共同构成，对肛管起括约作用。切断此环可致大便失禁。

七、肝（★★★）

位于右上腹，膈下肋骨深面，呈楔形，右端粗大，左端细小。血供丰富。肝是人体内最大的腺体、消化腺，功能复杂而重要。

（一）肝的位置

肝大部分位于右季肋区和腹上区，小部分位于左季肋区。成人的肝仅在左、右肋弓之间露出于剑突下方的部分，可经腹前壁触及。新生儿和婴幼儿的肝体积相对较大。腹上区和右季肋区受暴力打击或肋骨骨折，可致肝破裂。

（二）肝的毗邻

1. 膈面　大部分与膈相贴，小部分与腹上区的腹前壁接触。肝左叶经膈与心的膈面相邻，后缘有食管腹段经过；肝右叶经膈与右肋膈隐窝和右肺底相邻，脓肿可经肝膈面和膈波及右胸膜腔、右肺。

2. 脏面　肝门邻十二指肠上部；左叶邻胃；右叶有胆囊附着并与结肠右曲和右肾相邻；方叶邻幽门。

（三）肝的形态

1. 肝的上面（膈面）　呼吸时肝随膈上下移动2~3cm。

2. 肝的下面（脏面）　中部有左、右纵沟和横沟，呈H形。

（1）横沟（肝门）：位于肝的中部，连接左、右纵沟，有肝左、右管，肝固有动脉左、右支，肝门静脉左、右支及神经、淋巴管等在此处出入肝，称第一肝门。出入肝门的结构被肝十二指肠韧带的腹膜包被，称肝蒂，主要结构呈“品”字排列，即肝左、右管在右前方，肝固有动脉左、右支在左前方，肝门静脉左、右支居两者的后方。

（2）左纵沟：①前部：有肝圆韧带裂，肝圆韧带通过。肝圆韧带是胎儿时期脐静脉闭锁后的残件。②后部：有静脉韧带裂，容纳静脉韧带。静脉韧带是胎儿时期静脉导管闭锁的遗迹。

（3）右纵沟：①前部：有胆囊窝，容纳胆囊。②后部：有腔静脉沟，有下腔静脉通过。腔静脉沟上部，有肝左、中、右静脉注入下腔静脉，此处称第二肝门；沟下部有数条肝小静脉注入下腔静脉，此处称第三肝门。

【巧妙记忆】第一肝门：肝胆管、肝固有动脉、肝门静脉、神经、淋巴管出入肝门处。第二肝门：三支肝静脉注入下腔静脉。第三肝门：肝小静脉注入下腔静脉。

3. 肝的分叶

（1）膈面：借镰状韧带分为肝右叶（大而厚）和肝左叶（小而薄）。

（2）脏面：借H形沟分为肝右叶、肝左叶、方叶和尾状叶。膈面的肝左叶对应脏面的肝左叶，膈面的肝右叶相当于脏面的肝右叶、方叶和尾状叶。

4. 肝的被膜　膈面后部无腹膜覆盖，为裸区，余肝表面均覆有浆膜，浆膜与肝实质间有一层纤维膜。纤维膜在肝门伸入肝内，包绕肝固有动脉、肝门静脉和肝管及其分支的周围，构成血管周围的纤维囊，为Glisson囊。

（四）肝外胆道

肝外胆道包括肝左、右管，肝总管，胆总管和胆囊，主要将肝分泌的胆汁输至十二指肠腔。

1. 胆总管　由胆囊管与肝总管汇合形成，向下与胰管相汇合。一般长4~8cm，直径0.6~0.8cm，直径大于1.0cm时可视为病理状态。根据走行分为十二指肠上段（胆总管切开探查引流术的常用部位）、十二指肠后段、胰腺段（可因胰头肿瘤等压迫致梗阻）和十二指肠壁内段（易被结石梗阻而致阻塞性黄疸）。十二指肠壁内段斜穿十二指肠降部中份后内侧壁，与胰管汇合，形成肝胰壶腹（Vater壶腹），壶腹开口于十二指肠大乳头。

Oddi括约肌由胆总管末端、胰管末端的环行平滑肌和肝胰壶腹周围的环行平滑肌构成，可控制胆汁和胰液排放。进食时此肌松弛。

2. 胆囊　位于胆囊窝内，容积40~60ml，可贮存和浓缩胆汁。

（1）胆囊底是穿孔的好发部位。体表投影位于右锁骨中线（或右腹直肌外缘）与肋弓相交处，胆囊炎时用手指按压此处，可使疼痛加剧。胆囊颈Hartmann囊，为胆囊结石滞留的常见部位。胆囊颈和胆囊管处的螺旋襞（Heister瓣），其可控制胆囊内胆汁的流入和排放。

（2）胆囊三角（Calot三角）：由肝总管、胆囊管和肝的脏面围成。该三角为寻找和结扎胆囊动脉的标志。

八、胰（★）

（一）胰的位置、分布和毗邻

胰位于腹上区和左季肋区的深部，横行于第1、2腰椎平面，呈三棱柱状，是人体的第二大消化腺。

胰头被十二指肠“C”形围绕，胰头肿大可压迫胆总管、下腔静脉和肝门静脉。胰体占胰的大部，横于第1腰椎体的前方，上缘和后面有脾动、静脉贴附；前方邻胃（2020）；后方横越腹主动脉、左肾和左肾上腺；上方与腹腔干和腹腔丛相邻；下方为十二指肠水平部和升部。

（二）胰管

胰管起自胰尾，贯穿胰的全长，收纳胰液，于十二指肠降部后内侧壁内与胆总管汇合成肝胰壶腹。副胰管收纳胰头前上部的胰液。

【经典习题】

有关空肠和回肠的错误叙述是

A. 为腹膜腔内位器官

B. 借肠系膜连于腹后壁

C. 由肠系膜上动脉分支供血

D. 空肠位于腹腔左上部

E. 回肠约占全长远侧2/5

答案：E

考点：空肠和回肠的解剖特点

解析：空肠位于腹腔左上部，肠系膜血管直而长，占空、回肠全长近侧2/5；回肠位于腹腔右下部，肠系膜血管曲而短，占空、回肠全长远侧3/5，E错。余选项均正确，故选E。

第三节　呼吸系统

呼吸系统由呼吸道和肺构成。鼻、咽、喉称上呼吸道，气管和各级支气管称下呼吸道。

一、鼻

鼻包括外鼻、鼻腔和鼻旁窦。

（一）鼻腔

鼻腔外侧壁有上、中、下鼻甲，还可有最上鼻甲；最上鼻甲或上鼻甲与蝶骨体之间有蝶筛隐窝。上鼻甲与其相对的鼻中隔及二者上方鼻腔顶部的鼻黏膜为嗅区，富含嗅细胞；嗅区外的鼻黏膜为呼吸区，富含鼻腺。易出血区或Little区位于鼻中隔前下方，为鼻出血的好发部位。

（二）鼻旁窦

1. 额窦　左右各一，开口于中鼻道。

2. 筛窦　根据位置分为前筛窦、中筛窦和后筛窦。前筛窦、中筛窦开口于中鼻道，后筛窦开口于上鼻道。

3. 蝶窦　位于蝶骨体内，被中隔分隔成左、右两腔，分别开口于左、右蝶筛隐窝。

4. 上颌窦　开口于中鼻道的半月裂孔。

二、喉

由喉软骨和喉肌构成，上借喉口通咽，下接气管。

（一）喉软骨（★）

喉软骨包括甲状软骨（2020）、环状软骨（完整环状，平对第6颈椎）、会厌软骨和杓状软骨（成对）。

（二）喉连结

1. 环杓关节　可缩小或开大声门。

2. 环甲关节　环甲肌收缩，甲状软骨前倾，使声带紧张。

3. 甲状舌骨膜　中部增厚为甲状舌骨正中韧带。

4. 方形膜　其下缘游离称前庭韧带。

5. 弹性圆锥　其游离上缘增厚，张于甲状软骨前角后面至杓状软骨声带突之间，为声韧带。弹性圆锥中部增厚，称环甲正中韧带，急性喉阻塞时可穿刺此处（2023）。

6. 环状软骨气管韧带　连于环状软骨下缘与第1气管软骨环。

（三）喉腔（★）

1. 皱襞　①前庭襞（室襞）：呈矢状位、粉红色，两侧前庭襞之间为前庭裂。②声襞：在前庭襞下方，位于甲状软骨前角后面与杓状软骨声带突之间，白色。

2. 分区　①喉前庭。②喉中间腔：两侧突出的隐窝称喉室；两侧声襞、杓状软骨底和声带突之间的裂隙称声门裂，是喉腔最狭窄处。由声韧带、声带肌及覆盖于表面的喉黏膜构成的声带，是发音器官。③声门下腔：炎症时易喉水肿，尤以婴幼儿更多见。

【巧妙记忆】　喉腔内前庭襞、声襞将喉腔分为喉前庭、喉中间腔、声门下腔。

三、气管与支气管

（一）气管

气管起自约第6颈椎椎体下缘水平，上接环状软骨下缘，下至胸骨角平面（第4胸椎体下缘水平）分叉为左、右主支气管，气管杈内面偏左有气管隆嵴。

1. 气管颈部　①前方：皮肤、浅筋膜、颈筋膜浅层、胸骨上间隙、颈静脉弓、舌骨下肌和气管前筋膜；第2~4气管软骨前方有甲状腺峡。②后方：食管，气管食管沟内有喉返神经。③后外侧：颈动脉鞘和颈交感干等。④两侧：甲状腺侧叶等。

2. 气管胸部　①前方：胸骨柄、胸骨甲状肌、胸骨舌骨肌起始部、胸腺（胸腺遗迹）、左头臂静脉、主动脉弓、头臂干、左颈总动脉和心丛等。②后方：食管。③后外侧：喉返神经。④左侧：左迷走神经和左锁骨下动脉。⑤右侧：奇静脉和右迷走神经。⑥右前方：右头臂静脉和上腔静脉等。

（二）支气管（★★）

1. 右主支气管　有3~4个软骨环，短而粗，嵴下角小，走行相对直，异物易坠入。

2. 左主支气管　有7~8个软骨环，细而长，嵴下角大，斜行。

四、肺（★★）

位于胸腔内，膈肌之上、纵隔两侧。分为一尖（肺尖）、一底（肺底、膈面）、两面（肋面、纵隔面）、三缘（前、后和下缘）。肺门为支气管、血管、神经和淋巴管等出入肺的门户，出入肺门的结构被结缔组织包裹，称肺根。左肺前缘下部有心切迹。

左肺借斜裂分为上、下叶，右肺借斜裂和水平裂分为上、中、下叶。肺叶以肺段支气管划分为若干肺段。

五、胸膜

衬覆于胸壁内面、膈上面、纵隔两侧面和肺表面等部位的一层浆膜，分为脏、壁胸膜。胸膜腔呈负压，左右互不相通。深吸气时肺缘不能到达胸膜隐窝。肋膈隐窝位置最低、容量最大，胸腔积液多聚于此。

六、纵隔（★★）

四分法以胸骨角水平面将纵隔分为上、下纵隔，下纵隔以心包为界分为前、中、后纵隔。

（一）上纵隔

1. 上界　胸廓上口。

2. 下界　胸骨角至第4胸椎下缘的平面。

3. 前方　胸骨柄。

4. 后方　第1~4胸椎体。

（二）下纵隔

1. 前纵隔　位于胸骨体与心包之间，包括胸腺或胸腺遗迹、纵隔前淋巴结、胸廓内动脉纵隔支、疏松结缔组织及胸骨心包韧带等。

2. 中纵隔　即心包所在区域，容纳心及出入心的大血管。

3. 后纵隔　位于心包与脊柱胸部之间，包括气管杈及左、右主支气管，食管，胸主动脉，奇静脉，半奇静脉，胸导管，交感干胸段和淋巴结等。

【经典习题】

声韧带的形成是

A. 甲状舌骨膜

B. 方形膜上缘

C. 弹性圆锥上缘

D. 方形膜下缘

E. 弹性圆锥下缘

答案：C

考点：声韧带的形成

解析：弹性圆锥游离上缘增厚，张于甲状软骨前角后面至杓状软骨声带突之间，为声韧带。弹性圆锥中部增厚，称环甲正中韧带，急性喉阻塞时可穿刺此处。故选 C。

第四节　泌尿系统

一、肾

（一）肾的形态、结构、位置与毗邻

1. 形态　肾形似蚕豆。

（1）肾门：是肾的血管、神经、淋巴管及肾盂出入肾的门户。约平第 1 腰椎平面，体表投影位于竖脊肌的外侧缘与第 12 肋之间的交界处，此区称为肾区或肋脊角。

（2）肾蒂：指结缔组织包裹的出入肾门的结构。肾蒂内自前向后——肾静脉、肾动脉和肾盂；自上而下——肾动脉、肾静脉和肾盂。

2. 结构　肾皮质在肾实质浅层，富有血管。肾髓质在肾皮质深部，由 15~20 个肾锥体组成。肾生成的尿液由肾乳头顶端的小孔流入肾小盏内。2~3 个肾小盏合成肾大盏，肾大盏彼此汇合成肾盂。

3. 位置（★★★）　肾位于腹后壁上部，脊柱两侧的腹膜后间隙内。左肾位于第 11 胸椎体上缘至第 2~3 腰椎间盘之间，右肾位于第 12 胸椎体上缘至第 3 腰椎体上缘之间。左肾后面的上部、中部分别有第 11、12 肋斜过；右肾后面上部有第 12 肋斜过。

【巧妙记忆】　第 12 肋斜过左肾后面中部和右肾后面上部，第 11 肋斜过左肾后面的上部。

4. 毗邻　肾上方与肾上腺相邻，内下方以肾盂续输尿管，内后方分别有左、右腰交感干，左肾内侧有腹主动脉，右肾内侧有下腔静脉。前方：左肾上部为胃后壁，中部为胰，下部为空肠袢和结肠左曲；右肾上部为肝右叶，下部为结肠右曲和十二指肠降部。后方：第 12 肋以上与膈邻贴，并借膈与胸膜腔相邻；在第 12 肋以下部分，除有肋下血管、神经外，自内向外有腰大肌及生殖股神经、腰方肌及髂腹下神经、髂腹股沟神经等。

（二）肾的被膜

自内向外为纤维囊、脂肪囊（对肾起弹性垫的保护作用）、肾筋膜（包绕肾和肾上腺，对肾起固定作用）。

【巧妙记忆】　肾的被膜由内向外分为纤维囊、脂肪囊、肾筋膜。

二、输尿管（★★★）

（一）输尿管走行

肾盂离开肾门后向下走行于第 2 腰椎体上缘移行为输尿管，后沿腰大肌表面下行，在小骨盆上口处，左输尿管经左髂总动脉前方，右输尿管经右髂外动脉前方进入盆腔，再沿盆腔侧壁前内方下行，男性输尿管在输精管后外方与之交叉，女性输尿管经子宫动脉后下方绕过，向下内斜穿膀胱壁开口于膀胱。

（二）输尿管分部

输尿管分为输尿管腹部、输尿管盆部和输尿管壁内部（斜穿膀胱壁部分）。

（三）输尿管狭窄

1. 上狭窄　肾盂与输尿管移行处。

2. 中狭窄　小骨盆上口与髂血管交叉处。

3. 下狭窄　输尿管的壁内段。

【巧妙记忆】　输尿管 3 个狭窄：输尿管与肾盂移行处（起始部）、与髂血管交叉、膀胱壁内段。

三、膀胱（★★）

膀胱颈下端有尿道内口通尿道。膀胱位于盆腔前部、耻骨联合后方。成人膀胱顶在空虚时不超过耻骨联合上缘；充盈时可超过此界，此时膀胱前外侧壁直接与腹前壁接触。膀胱尖向上与脐正中韧带相连。男性膀胱底上部借直肠膀胱陷凹与直肠相邻，于腹膜反折线以下与输精管壶腹和精囊相邻，并一同借直肠膀胱隔与后方的直肠相邻；女性膀胱后方借膀胱阴道隔与子宫及阴道前壁相邻。

膀胱底内面，两输尿管口与尿道内口之间的三角形区域为膀胱三角，膀胱充盈和空虚时，此处平滑、无皱襞。

四、尿道

女性尿道较短（长约 5cm）、较宽（直径 0.6cm）、较直。

【经典习题】

下列关于膀胱三角的描述，正确的是

A. 充盈时黏膜皱襞消失

B. 在膀胱体的内面

C. 是肿瘤好发部位

D. 在两输尿管口与膀胱尖之间

E. 空虚时黏膜皱襞消失

答案：D

考点：膀胱三角的解剖

解析：膀胱位于盆腔前部、耻骨联合后方。膀胱底内面（B 错），两输尿管口与尿道内口之间的三角形区域为膀胱三角，膀胱充盈和空虚时，此处均平滑、无皱襞（A、E 错）。膀胱肿瘤位于侧壁及后壁最多，其次为三角区和顶部

（C错）。故选D。

第五节 生殖系统

一、男性内生殖器

（一）睾丸

睾丸位于阴囊内。白膜可在睾丸后缘突入睾丸内形成睾丸纵隔并发出睾丸小隔将睾丸实质分为许多睾丸小叶。精曲小管位于睾丸小叶内，精曲小管的上皮细胞产生精子，结缔组织内间质细胞分泌雄激素。

（二）输精管道（★）

1. 附睾　分头、体和尾。附睾贮存精子，分泌附睾液营养精子。

2. 输精管　附睾尾移行而来，全长约50cm。分为睾丸部、精索部（输精管结扎理想部位）、腹股沟部和盆部（最长）。

3. 射精管　由输精管壶腹末端与精囊排泄管汇合而成，穿入前列腺，开口于尿道的前列腺部。

精索由输精管（主要结构）、营养睾丸和附睾的血管、神经、淋巴管及其表面的被膜等构成。

（三）附属腺体

1. 精囊（精囊腺）　精囊的分泌物参与组成精液。

2. 前列腺（★★）　呈栗子形，前列腺体后面有前列腺沟，活体直肠指检可触及；前列腺肥大时此沟消失。前列腺的分泌物是精液的主要成分。

前列腺腺体部分分为移行区、中央区和外周区（占腺体实质的70%），还有一非腺性组织的纤维肌性基质。

（1）移行区：是良性前列腺增生的好发部位。

（2）中央区：有两射精管穿过，很少发生良性和恶性病变，当前列腺增生时该区萎缩。

（3）外周区：为前列腺癌的好发部位。

（4）纤维肌性基质：呈盾形薄板状，位于腺体及尿道的前面。临床上可经此区手术入路，进行前列腺增生的摘除术。

3. 尿道球腺　其分泌物参加精液的组成，有利于精子的活动。

【巧妙记忆】 男性内生殖器由睾丸、输精管道和附属腺体构成。

二、男性外生殖器

1. 阴茎　阴茎分为头、体和根。阴茎主要由两条阴茎海绵体和一条尿道海绵体组成。海绵体由海绵体小梁和与血管相通的腔隙构成，腔隙充血时阴茎勃起。

2. 阴囊　由皮肤和肉膜组成，内容睾丸、附睾和精索等。肉膜可调节阴囊内温度，利于精子的发育与生存。

三、男性尿道（★★★）

男性尿道起自膀胱的尿道内口，止于阴茎头的尿道外口。

（一）分部

1. 前列腺部　精阜两侧有前列腺排泄管开口；精阜中央的前列腺小囊两侧有射精管开口。

2. 膜部　为尿道穿过尿生殖膈的部分，管腔狭窄。管周有尿道外括约肌（控制排尿）环绕。尿道前列腺部和膜部构成后尿道。

3. 海绵体部　临床上称为前尿道。

（二）弯曲

1. 耻骨前弯　位于耻骨联合前下方，当阴茎勃起或将其向上提起时此弯曲可消失。

2. 耻骨下弯　位于耻骨联合后下方，该弯曲固定不可变。

（三）狭窄和膨大

1. 3处狭窄　位于尿道内口、尿道膜部和尿道外口，外口最窄。狭窄处常易嵌顿尿道结石。

2. 3处膨大　位于尿道前列腺部、尿道球部和舟状窝。

【巧妙记忆】 男性尿道3个狭窄——尿道内口、膜部、外口；2个弯曲——耻骨下弯和耻骨前弯。

四、女性生殖器

（一）卵巢

卵巢一般位于髂内动脉和髂外动脉分叉处的卵巢窝内，可产生卵细胞和分泌女性激素。卵巢悬韧带（内含卵巢动、静脉等）、卵巢固有韧带和卵巢系膜维持卵巢的位置。

（二）输卵管（★★★）

1. 位置　位于子宫底的两侧，包裹于子宫阔韧带上缘内。

2. 分部　由内侧向外侧分为：①子宫部。②峡部：狭窄，是输卵管结扎术的重要部位。③壶腹部：占全长2/3，是受精的主要部位。④漏斗部：借输卵管腹腔口开口于腹膜腔。卵子由此进入输卵管。

（三）子宫（★★★）

子宫位于盆腔中央，膀胱与直肠之间，下端接阴道，两侧有输卵管和卵巢，合称子宫附件。膀胱空虚时成人子宫呈轻度的前倾前屈位。主要子宫韧带：

①子宫阔韧带，可限制子宫向两侧移动。上缘游离，包裹输卵管。②子宫圆韧带，可维持子宫前倾。③子宫主韧带，维持宫颈正常位置、防止子宫向下脱垂（2019）。④子宫骶韧带，向后上牵引宫颈，协同子宫圆韧带维持子宫的前倾前屈位。

（四）阴道

阴道前邻膀胱、尿道，后邻直肠。阴道穹分为前部、侧部和后部。阴道穹后部最深，可穿刺此处以引流直肠子宫陷凹内的积液或积血。

（五）女性外生殖器

1. 阴阜　为耻骨联合前面隆起的脂肪垫。青春期该部分皮肤开始生长阴毛，阴毛呈倒置的三角形。阴毛为女性第二性征之一。

2. 大阴唇　为靠近两股内侧的一对隆起的皮肤皱襞，起自阴阜，止于会阴。皮下为疏松结缔组织和脂肪组织，含丰富血管、淋巴管和神经，外伤后易形成血肿。

3. 小阴唇　为位于大阴唇内侧的一对薄皱襞。两侧小阴唇前端相互融合，再分为前后两叶，前叶形成阴蒂、包皮，后叶形成阴唇系带。大、小阴唇后端汇合，在正中线形成阴唇系带。

4. 阴蒂　阴蒂分为3部分，前为阴蒂头，暴露于外阴，富含神经末梢，对性刺激敏感；中为阴蒂体；后为两阴蒂脚，附着于两侧耻骨支上。

5. 阴道前庭　为两侧小阴唇之间的菱形区，前为阴蒂，后为阴唇系带。在此区域内，前方有尿道外口，后方有阴道口。在此区内有以下各部分。

（1）前庭球：又称球海绵体，位于前庭两侧，由具有勃起性的组织构成，表面被球海绵体肌覆盖。

（2）前庭大腺（2015）：又称巴氏腺，位于大阴唇后部，大小如黄豆，左右各一。腺管向内侧开口于前庭后方小阴唇与处女膜之间的沟内。正常情况检查时不能触及此腺，感染等致腺管口闭塞时，可形成脓肿或囊肿。

（3）尿道外口：位于阴蒂头后下方，呈圆形。尿道外口后壁有一对尿道旁腺，其开口小，常为细菌潜伏之处。

（4）阴道口及处女膜：阴道口位于尿道口后方的前庭后部，其周缘覆盖一层较薄的黏膜皱襞，称为处女膜。膜多在中央有一小孔，孔的形状、大小及膜的厚薄因人而异。

（六）女性生殖系统的血管分布、淋巴引流、神经支配，内生殖器与邻近器官的关系

1. 血管分布

（1）动脉：女性内、外生殖器的血液供应主要来自于卵巢动脉、子宫动脉、阴道动脉及阴部内动脉。

（2）静脉：盆腔静脉与同名动脉伴行，在相应器官及其周围形成静脉丛，并相互吻合，使盆腔静脉感染容易蔓延。卵巢静脉与同名动脉伴行，右侧汇入下腔静脉，左侧汇入左肾静脉，故左侧盆腔静脉曲张较多见。

2. 淋巴引流

女性生殖器官和盆腔具有丰富的淋巴系统，淋巴结通常沿相应的血管排列，成群或成串分布，其数目及确切位置变异很大。分为外生殖器淋巴与盆腔淋巴两组。

（1）外生殖器淋巴：分为深浅两部分：腹股沟浅淋巴结和腹股沟深淋巴结。

（2）盆腔淋巴：分为3组：①髂淋巴组，由闭孔、髂内、髂外及髂总淋巴结组成；②骶前淋巴组，位于骶骨前面；③腰淋巴组，位于腹主动脉旁。

3. 神经支配

（1）外生殖器的神经支配：主要由阴部神经支配。由第Ⅱ、Ⅲ、Ⅳ骶神经分支组成，含感觉和运动神经纤维，走行与阴部内动脉途径相同。

（2）内生殖器的神经支配：主要由交感神经和副交感神经支配。交感神经纤维由腹主动脉前神经丛分出，进入盆腔后分为卵巢神经丛和骶前神经丛。

4. 内生殖器与邻近器官的关系　女性生殖器官与尿道、膀胱、输尿管、直肠及阑尾相邻。

（1）尿道：由于女性尿道短而直，与阴道邻近，容易引起泌尿系统感染。

（2）膀胱：膀胱底部与宫颈及阴道前壁相连，其间组织疏松。盆底肌肉及其筋膜受损时，膀胱与尿道可随宫颈及阴道前壁一并脱出。

（3）输尿管：起自肾盂，在宫颈部外侧约2.0cm，于子宫动脉下方穿过，斜向前内穿越输尿管隧道进入膀胱。高位结扎卵巢血管、结扎子宫动脉及打开输尿管隧道时，应避免损伤输尿管。

（4）直肠：直肠前面与阴道后壁相连，盆底肌肉与筋膜受损伤时，直肠常与阴道后壁一并膨出。肛管长2~3cm，借会阴体与阴道下段分开。阴道分娩时应保护会阴，避免损伤肛管。

（5）阑尾：妇女患阑尾炎时有可能累及右侧子宫附件，应注意鉴别诊断。若阑尾炎发生在妊娠期，增大的子宫可使阑尾向外上方移位。

五、乳房（★★）

成年未产妇女的乳房呈半球形。乳房由皮肤、乳腺和脂肪等组织构成。乳腺由15~20个乳腺叶构成，每个乳腺叶又分数个乳腺小叶。输乳管开口于乳头。乳腺叶和输乳管以乳头为中心呈放射状排列，手术时做放射状切口。乳房悬韧带（Cooper韧带）连于胸筋膜与皮肤和乳头之间，支持和固定乳房。

乳腺癌侵及乳房悬韧带引起酒窝征。乳腺癌晚期癌细胞堵塞皮下淋巴管，引起淋巴回流障碍可引起“橘皮样”改变。

六、会阴

（一）概念

会阴分广义、狭义会阴。狭义会阴（产科会阴）为肛门与外生殖器（女性为唇后连合）之间狭小区域的软组织。分娩时易发生会阴撕裂。

会阴以坐骨结节连线为界，分为：①尿生殖区（尿生殖三角），位于前上方，男性有尿道通过，女性有尿道和阴道通过。②肛区（肛三角），位于后上方，有肛管通过。

（二）会阴结构

1. 盆膈　由肛提肌和尾骨肌及覆盖在它们上、下面的筋膜共同构成，中央有直肠穿过，可承托盆腔脏器。盆膈裂孔男性有尿道通过，女性有尿道和阴道通过；肛提肌对肛管和阴道有括约作用。

2. 尿生殖膈　由会阴深横肌及尿生殖膈上、下筋膜构成，封闭盆膈裂孔。尿道和/或阴道穿经尿生殖膈。

3. 会阴浅隙与会阴深隙　尿生殖区的浅筋膜分为含脂肪的浅层和膜状深层。深层即会阴浅筋膜（Colles 筋膜）。

4. 坐骨肛门窝　是肛周脓肿的好发部位。

5. 会阴中心腱（会阴体）　女性会阴体较大且有韧性和弹性，在分娩时有重要作用。

【经典习题】

被射精管穿过的结构是

A. 睾丸

B. 精囊

C. 附睾

D. 前列腺

E. 尿道球腺

答案：D

考点：射精管的解剖结构

解析：输精管道包括输精管、射精管和附睾。其中，射精管是由输精管壶腹末端与精囊排泄管汇合而成，穿入前列腺，开口于尿道的前列腺部。故选 D。

第六节　腹　　膜

一、腹膜与腹膜腔

1. 脏、壁腹膜两者围成腹膜腔，内含少量浆液。男性腹膜腔封闭；女性腹膜腔由输卵管腹腔口，借输卵管、子宫、阴道与外界相通。

2. 腹膜具有分泌、吸收、保护、支持、修复和固定脏器等功能。

二、腹膜与腹盆腔脏器的关系（★★）

1. 腹膜内位器官（2020）　如胃、十二指肠上部、空回肠、盲肠、阑尾、横结肠、乙状结肠、脾、卵巢和输卵管等。

2. 腹膜间位器官　如肝、胆囊、升结肠、降结肠、子宫、膀胱和直肠上段等。

3. 腹膜外位器官　如肾，肾上腺，输尿管，十二指肠降部、水平部和升部，直肠中下段及胰等。

三、腹膜形成的结构

（一）网膜（★★★）

网膜为双层腹膜。

1. 小网膜　自肝门向下移行至胃小弯和十二指肠上部。

（1）肝胃韧带：自肝门连于胃小弯，内含胃左、右血管等。

（2）肝十二指肠韧带：自肝门连于十二指肠上部，韧带内右侧为胆总管；左侧为肝固有动脉；两者之后为肝门静脉。

2. 大网膜　覆盖于空、回肠的前面，呈围裙状。

（1）胃结肠韧带：位于胃大弯和横结肠之间的大网膜前两层，内含胃网膜动脉弓。

（2）横结肠系膜：大网膜后两层向上包裹横结肠，将其系于腹后壁。

3. 网膜囊（小腹膜腔）　位于小网膜、胃后壁和腹后壁的腹膜之间的间隙，为腹膜腔的一部分。右侧借网膜孔与腹膜腔的其余部分相通。

4. 网膜孔（Winslow 孔）　在第 12 胸椎与第 2 腰椎体的前面，成人网膜孔可容 1~2 指。上界为肝尾状叶，下界为十二指肠上部，前界为肝十二指肠韧带，后界为覆盖在下腔静脉表面的腹膜。

（二）系膜

系膜为双层腹膜，将肠管固定于腹后壁，内含出入该肠管的血管、神经、淋巴管等。主要的系膜有肠系膜、阑尾系膜、横结肠系膜和乙状结肠系膜等。阑尾系膜游离缘有阑尾血管走行，切除阑尾时应在系膜游离缘结扎血管。

（三）韧带

韧带为双层腹膜结构。①肝的韧带：肝胃韧带和肝十二指肠韧带、镰状韧带和冠状韧带，左、右三角韧带。②胃的韧带：肝胃韧带、胃脾韧带、胃结肠韧带、胃膈韧带。③脾的韧带：胃脾韧带、脾肾韧带、膈脾韧带。

（四）腹膜皱襞、腹膜隐窝和陷凹

1. 腹前壁的皱襞　①脐正中襞：内含脐尿管闭锁后形成的脐正中韧带。②脐内侧襞：位于脐正中襞两侧，内含脐动脉闭锁后形成的脐内侧韧带。③脐外侧襞：位于脐内侧襞的外侧，内含腹壁下动、静脉。

2. 腹膜隐窝和陷凹　腹膜襞之间或腹膜襞与腹、盆壁之间形成的凹陷称为腹膜隐窝，较大的隐窝称陷凹。男性的直肠膀胱陷凹和女性的直肠子宫陷凹是人体站立或坐位时腹膜腔的最低点，腹膜腔内的积液多积存于此。女性直肠子宫陷凹（Douglas 腔）较深。

四、肝上、下间隙及交通、结肠下区（★）

1. 肝上、下间隙及交通　膈下间隙被肝分为肝上、下间隙。肝上间隙可分为右肝上间隙，左肝上前、后间隙；肝下间隙可分为右肝下间隙（肝肾隐窝），左肝下前、后间隙（网膜囊）。

膈下脓肿常见于右肝上、下间隙。网膜囊囊内感染或胃后壁穿孔，积液经网膜孔流入右肝下、上间隙；向下可沿右结肠旁沟至右髂窝，再至盆腔的直肠膀胱陷凹或直肠子宫陷凹。

仰卧时右肝下间隙（肝肾隐窝）是腹膜腔的最低部位，如腹膜腔内有积液、积脓，应避免这种体位。

2. 结肠下区　结肠下区为横结肠及其系膜与盆底上面之间的区域，包括左、右结肠旁沟与左、右肠系膜窦四个间隙。

【经典习题】

属于腹膜内位器官的是

A. 子宫

B. 肾上腺

C. 卵巢

D. 肝

E. 膀胱

答案：C

考点：腹膜内位器官

解析：腹膜内位器官有胃、十二指肠上部、空回肠、盲肠、阑尾、横结肠、乙状结肠、脾、卵巢和输卵管等（C 对）。肝、子宫、膀胱属于腹膜间位器官。肾上腺属于腹膜外位器官。故选 C。

第七节　脉管系统

一、概述

脉管系统包括心血管系统和淋巴系统，主要功能是运输氧和营养物质至全身，并将代谢产物运输至相应器官排出体外等。

1. 体循环　血液由左心室泵出，经主动脉及其分支到达全身毛细血管，与周围组织、细胞进行物质和气体交换，再通过各级静脉，最后经上、下腔静脉及心冠状窦返回右心房，此循环途径称为体循环（大循环）。

2. 肺循环　血液由右心室搏出，经肺动脉干及其各级分支到达肺泡毛细血管进行气体交换，再经肺静脉进入左心房，此循环途径称为肺循环（小循环）。

3. 侧支循环　较大的动脉干在行程中发出与其平行的侧副支，它与同一主干远侧端发出的侧副支吻合相通，形成侧支吻合。当主干阻塞时，侧副支逐渐增粗，血流可经扩大的侧副支吻合到达阻塞远端的血管主干，使远端血供得到不同程度的代偿和恢复，这种侧支建立的循环称侧支循环。

二、心

（一）心的位置及毗邻

1. 解剖位置　位于胸腔中纵隔内，本人拳头大小，2/3 居身体正中线的左侧。前方对向胸骨体及第 2～6 肋软骨，左肺心切迹内侧部分与胸骨体下部和左侧第 4～6 肋软骨相邻；后方邻左主支气管、食管、左迷走神经、胸主动脉，平对第 5～8 胸椎；两侧借纵隔胸膜与肺相邻；上方连有出入心的大血管；下方邻膈。临床心内注射常选胸骨左缘第 4 肋间进针，注药入右心室腔。

2. 体表投影　①左上点：在左侧第 2 肋软骨下缘，距胸骨左缘 1.2cm。②右上点：在右侧第 3 肋软骨上缘，距胸骨右缘约 1cm。③左下点：在左侧第 5 肋间隙，左锁骨中线内侧缘 1～2cm（距前正中线 7～9cm）。④右下点：在右侧第 6 胸肋关节处。

临床叩诊时可通过体表投影判断心界是否扩大，瓣膜听诊部位与瓣膜的解剖部位不完全一致。

（二）心的外形（★★★）

心呈前后略扁的倒置圆锥体。

1. 心尖　位于胸骨左侧第 5 肋间隙锁骨中线内侧 1～2cm 可扪及心尖搏动，钝圆、游离，由左心室构成，朝左前下方。

2. 心底　大部分由左心房，小部分由右心房构成，朝向右后上方。左心房有左、右两对肺静脉注入，右心房有上、下腔静脉开口。心底后面借心包后壁邻食管、左迷走神经和胸主动脉。

3. 两面　①胸肋面（前面）：大部分由右心房和右心室构成，小部分由左心耳和左心室构成。②膈面

（下面）：2/3 由左心室、1/3 由右心室构成，借心包邻膈，近水平位。

4. 三缘　①下缘，大部分由右心室构成，仅心尖处由左心室构成。②左缘，绝大部分由左心室构成，上方小部分由左心耳构成，钝圆，斜向左下。③右缘，由右心房构成，垂直向下。

5. 四条沟　①冠状沟，为心房、心室在心表面的分界。②前、后室间沟，为左、右心室在心表面的分界，会合处称心尖切迹。③后房间沟，为心房在心表面的分界。后房间沟、后室间沟与冠状沟的相交处称房室交点，是左、右的心房与心室在心后面相互接近之处，其深面有重要血管和神经等。

（三）心的各腔

左右心房间、心室间互不相通，同侧心房与心室间借房室口相通。

1. 右心房（★★★）

（1）以表面上、下腔静脉前缘间的界沟为界，分为前方的固有心房和后方的腔静脉窦。心导管插管时避免损伤右心房前部腔面的梳状肌。心功能障碍时心右耳处易致血栓形成。

（2）重要结构：①卵圆窝：位于房间隔下部，是房间隔缺损的好发部位。卵圆窝缘可为心导管从房间隔入左心房的标志。②主动脉隆凸：为与左侧主动脉窦相应的隆起部，为临床重要标志。③ Koch 三角：位于右侧房间隔的基部，由冠状窦口的前内缘、三尖瓣隔侧尖的附着缘和 Todaro 腱围成的三角区。此三角前部心内膜深面有房室结，手术时应避开此区。

2. 右心室（★★★）　壁较薄（厚 3～4mm），约是左心室厚度的 1/3。室上嵴将室腔分为右心室流入道（窦部）和流出道（动脉圆锥或漏斗部）。

（1）流入道：入口为右心房室口。其周围由三尖瓣环围绕。三尖瓣复合体由心室纤维环、瓣膜、乳头肌和腱索组成，保证血液单向流动。

（2）流出道：出口为肺动脉口，由肺动脉环围绕。心室收缩时，血液推开肺动脉瓣入肺动脉干；舒张时，肺动脉口关闭，半月瓣小结互相紧贴，阻止血液反流入心室。

3. 左心房（★★）　位于右心房的左后方，是 4 个心腔最靠后的部分。前方邻升主动脉和肺动脉，后方借心包邻食管。临床常通过食管 X 线钡剂造影来诊断有无左心房扩大。左心房后部两侧有左肺上、下静脉和右肺上、下静脉开口，含氧丰富的血液经肺静脉注入左心房。出口为左心房室口，血液经此流入左心室。

4. 左心室（★★）　位于右心室的左后方，构成心尖及心的左缘。以二尖瓣前尖为界可分为左下侧的流入道（窦部）和前内侧的流出道（主动脉前庭）。

（四）心的构造

心由心壁、房间隔和室间隔及心纤维性支架构成。

1. 心壁　分为心内膜（覆于心腔内面）、心肌层（为心壁主体，左心室肌最发达）和心外膜（浆膜性心包的脏层）。

2. 房间隔　由两层心内膜和中间的心房肌纤维、结缔组织构成。卵圆窝为间隔最薄弱处，房间隔缺损最常见的类型为卵圆孔未闭，若缺损较大，血液可由左向右分流，右心负荷增加，致肺动脉高压和肺淤血。

3. 室间隔　①肌部：位于室间隔下方的大部分，由心肌和心内膜构成。②膜部：位于室间隔上部中份，为缺乏肌质的卵圆形薄膜；为室间隔缺损的好发部位。室间隔膜部与房室结，房室束，左、右束支和三尖瓣、主动脉瓣位置关系密切，手术修补时应注意。

4. 心纤维支架（心纤维骨骼）　由心房、心室肌之间的致密结缔组织构成，心肌纤维和心瓣膜附于其上，在心肌运动中起支持和稳定的作用。心纤维性支架包括左、右纤维三角，4 个瓣纤维环（肺动脉瓣环、主动脉瓣环、二尖瓣环和三尖瓣环），圆锥韧带和室间隔膜部等。左纤维三角是二尖瓣手术时的重要外科标志，也是易于损伤冠状动脉的部位。

（五）心的传导系统

1. 构成　传导系统位于心壁内，由特殊分化的心肌细胞构成，包括窦房结，结间束，房室结，房室交界区，房室束，左、右束支和浦肯野纤维网。

2. 窦房结（★★★）　位于上腔静脉与右心房交界处，界沟上端的心外膜下。结的中央有窦房结动脉穿过。窦房结由结细胞团和结缔组织等构成，冲动由结细胞发出。窦房结自律性最高，是心的正常起搏点。

3. 房室交界区（房室结区）　位于房室间隔内，范围基本与 Koch 三角一致，由房室结、房室结的心房扩展部（结间束终末部）和房室束的近侧部组成。房室交界区将来自窦房结的兴奋延搁后再传至心室，使心房肌和心室肌按照先后顺序分别收缩。房室交界区为最重要的次级起搏点。

（六）心的血管

1. 心的动脉（★★★）

（1）左冠状动脉：起自主动脉左窦。分支有：①前室间支（前降支），是左冠状动脉主干的延续，分布于部分左、右心室前壁和室间隔的前上

2/3，闭塞可引起左心室前壁及室间隔心肌梗死。②旋支，其发出左缘支（分布于左心室侧壁，恒定，是冠状动脉造影辨认分支的主要标志之一）、窦房结支（分布于窦房结）、左心室后支（分布于左心室膈面的外侧部）、心房支（供应左心房的前、外侧和后壁）。

（2）右冠状动脉：①后室间支（后降支），是右冠状动脉主干的延续，分支分布于左、右心室后壁和室间隔后下1/3。②左心室后支，在冠状沟内向左行，可达心左缘。分支分布于左心室后壁的一部分或全部。右冠状动脉还分布于右心房、右心室前壁等。临床后壁心肌梗死多由右冠状动脉阻塞造成，因心膈面大部分由右冠状动脉供应。

（3）冠状动脉的膈面分部类型：①右优势型：最多见，右冠状动脉除发出后室间支外，还分布于左心室膈面的一部分或全部。②均衡型：左、右冠状动脉的分布区互不越过房室交点和后室间沟。③左优势型：最少见，左冠状动脉较粗大，除发出分支分布于左心室膈面外，还越过房室交点和后室间沟分布于右心室膈面的一部分。

2. 心的静脉　多汇集于冠状沟后部的冠状窦，经冠状窦口注入右心房，少数细小静脉直接开口于心腔。冠状窦属支包括心大静脉、心中静脉和心小静脉。

（七）心包和心包腔

1. 纤维心包（外层）　上连大血管外膜，下连膈中心腱。

2. 浆膜心包（内层）　薄而光滑，分2层1腔：①脏层（心外膜）。②壁层：覆于纤维心包内面。③心包腔：脏、壁层之间的潜在腔隙，内含少量起润滑作用的浆液。

3. 心包窦（★★）　①心包横窦：手术时钳夹横窦可以阻断主动脉和肺动脉血流（2023）。②心包斜窦：手术时钳夹斜窦下部可以阻断下腔静脉的血流。③心包前下窦：为从左剑肋角行心包穿刺的较安全部位。

三、动脉

动脉血液含丰富的氧和营养物质，但脐动脉和脐静脉、肺动脉和肺静脉则相反，即静脉内含有动脉血，动脉内含有静脉血。

（一）概述

动脉管壁厚、弹性好、压力高、血流快，随心舒缩而搏动；浅表的动脉（如桡动脉、足背动脉等）常被用作诊脉点。

（二）肺循环的动脉（★★）

1. 肺动脉干　起自右心室的短粗动脉干，在升主动脉的前方向左后上方斜行，至主动脉弓的下方分为左、右肺动脉。左肺动脉较短，水平向左，经食管、胸主动脉前方至左肺门，分2支进入左肺上、下叶；右肺动脉较长，水平向右，经升主动脉和上腔静脉的后方达右肺门，分3支进入右肺上、中、下叶。

2. 动脉韧带　为肺动脉干分叉处稍左侧与主动脉弓下缘之间的结缔组织索，为胚胎时期动脉导管闭锁后的遗迹。动脉导管未闭为出生后6个月尚未闭锁，是常见的先天性心脏病之一。

（三）体循环的动脉

1. 升主动脉　起自左心室，至右侧第2胸肋关节后方移行为主动脉弓。升主动脉根部发出左、右冠状动脉。

2. 主动脉弓（★★）　续于升主动脉，起自右侧第2胸肋关节后方弓形向上弯曲，跨过左肺根，至第4胸椎体下缘移行为胸主动脉。前方邻胸骨，后方邻气管和食管。压力感受器位于主动脉弓壁内，参与血压调节。主动脉体（主动脉小球）位于主动脉弓下方动脉韧带处，参与呼吸调节。

主动脉弓凸侧自右向左依次发出3大分支，即头臂干（无名动脉）、左颈总动脉和左锁骨下动脉。头臂干向右上斜行至右侧胸锁关节的后方分为右锁骨下动脉和右颈总动脉。

（1）颈总动脉（★★★）：头颈部的主要动脉干，右侧起自头臂干，左侧起自主动脉弓，两侧均在胸锁关节的后方沿食管、气管和喉的外侧上行，至甲状软骨上缘水平分为颈内动脉和颈外动脉。

颈总动脉分叉处的重要结构：①颈动脉窦：颈总动脉末端和颈内动脉起始处的膨大部分，壁内有压力感受器，可调节血压。②颈动脉体：位于颈总动脉分叉处后方，为化学感受器，可调节呼吸。

【巧妙记忆】　压力感受器：主动脉弓壁内的压力感受器、颈动脉窦。化学感受器：主动脉体、颈动脉体。

1）颈外动脉：起自颈总动脉，在下颌颈高度分为颞浅动脉和上颌动脉。主要分支有甲状腺上动脉、舌动脉、面动脉、颞浅动脉、上颌动脉等。

2）颈内动脉：起自颈总动脉，上行至颅底借颈动脉管入颅腔，分布于脑和视器。

（2）锁骨下动脉（★★★）：右侧起自头臂干，左侧起于主动脉弓，从胸锁关节后方斜向外至颈根部，呈弓状经胸膜顶前方，穿斜角肌间隙，至第1肋外缘移行为腋动脉。其体表投影为胸锁关节至锁骨上缘中点画一弓形线（弓的最高点距锁骨上缘约1.5cm）。主要分支有椎动脉、胸廓内动脉（内乳动脉，是冠状动脉搭桥时的最常用动脉）、甲状颈干

（分出甲状腺下动脉、肩胛上动脉等）。

（3）上肢动脉（★★）

1）腋动脉：是上肢动脉主干。主要分支：①胸肩峰动脉，分布于三角肌、胸大肌、胸小肌和肩关节。②胸外侧动脉，分布于乳房、胸大肌和前锯肌。③肩胛下动脉，分为胸背动脉和旋肩胛动脉。④旋肱后动脉，分布于肩关节和三角肌。⑤旋肱前动脉，与旋肱后动脉吻合。

2）肱动脉：续于腋动脉，平桡骨颈高度分为桡动脉、尺动脉。主要分支有肱深动脉。肘窝内上方可触到肱动脉搏动，为测量血压听诊的部位。前臂和手部大出血时可在臂中部将肱动脉压向肱骨暂时止血。

3）桡动脉：与尺动脉掌深支吻合成掌深弓。主要分支有拇主要动脉、掌浅支。腕关节上方可触及桡动脉搏动，是诊脉、桡动脉穿刺的部位。桡动脉也可作为冠状动脉搭桥血管。

4）尺动脉：与桡动脉掌浅支吻合成掌浅弓，手指出血时可压迫手指两侧止血。主要分支有骨间总动脉、掌深支。Allen试验：临床上常用于检查桡动脉和尺动脉之间的吻合情况。

【巧妙记忆】 掌深弓：桡动脉末端与尺动脉掌深支吻合而成。掌浅弓：尺动脉末端与桡动脉掌浅支吻合而成。

3. 胸主动脉　起自第4胸椎体下缘偏左侧续主动脉弓，沿脊柱稍左侧下行并转至前方，于第12胸椎高度穿膈的主动脉裂孔，移行为腹主动脉。发出：①壁支，包括肋间后动脉、肋下动脉和膈上动脉。②脏支，包括支气管支、食管支和心包支。

4. 腹主动脉（★★★）　起自膈的主动脉裂孔处续胸主动脉，沿脊柱左前方下降，至第4腰椎体下缘水平分为左、右髂总动脉。脏支较壁支粗大。

（1）壁支：①1对膈下动脉。②4对腰动脉。

（2）脏支：成对脏支有肾上腺中动脉、肾动脉和睾丸动脉（男）或卵巢动脉（女）；不成对脏支有腹腔干、肠系膜上动脉和肠系膜下动脉。

1）肾上腺中动脉：起自平第1腰椎处的腹主动脉侧壁，分布于肾上腺中部，与肾上腺上动脉、肾上腺下动脉吻合。

2）肾动脉：起自平第1、第2腰椎体之间的腹主动脉侧壁，横向外行至肾门处分为前、后两干，经肾门入肾，并在入肾之前各发出1支肾上腺下动脉至肾上腺下部。左肾动脉较右侧短，临床左肾移植难度较右肾大。肾尚有副肾动脉，结扎后可引起肾局部缺血坏死。

【巧妙记忆】 肾上腺上动脉起自膈下动脉；肾上腺中动脉起自腹主动脉；肾上腺下动脉起自肾动脉，相互吻合。

3）睾丸动脉（精索内动脉）：自肾动脉起始处稍下方的腹主动脉前壁，分布于睾丸。

4）卵巢动脉：女性起自肾动脉起始处稍下方的腹主动脉前壁，分布于卵巢和输卵管壶腹部。

5）腹腔动脉（腹腔干）：起自主动脉裂孔稍下方，约平第12胸椎高度的腹主动脉前壁。分为3支：胃左动脉、肝总动脉、脾动脉。肝总动脉分为肝固有动脉、胃十二指肠动脉。

6）肠系膜上动脉：起自约平第1腰椎高度的腹主动脉前壁，经胰头、体交界的后方下行，在十二指肠水平部前方入小肠系膜根，行向右髂窝。主要分支有胰十二指肠下动脉、空肠动脉和回肠动脉（动脉弓数目是手术时区别两者的重要标志，空肠有1~2级动脉弓，回肠多至3~5级）、回结肠动脉（发出阑尾动脉）、右结肠动脉和中结肠动脉（营养横结肠）。

7）肠系膜下动脉：起自腹主动脉前壁平第3腰椎处，向左下方行至髂窝进入乙状结肠系膜根内，降入小骨盆，分支有左结肠动脉（营养降结肠）、乙状结肠动脉和直肠上动脉（为肠系膜下动脉的直接延续）。

【巧妙记忆】 肠系膜上动脉：起自平第1腰椎处腹主动脉前壁，入小肠系膜根。肠系膜下动脉：起自平第3腰椎处腹主动脉前壁，入乙状结肠系膜根。

5. 髂总动脉

（1）髂内动脉

1）壁支：闭孔动脉（闭孔动脉耻骨支与腹壁下动脉闭孔支吻合形成异常闭孔动脉，股疝手术时避免损伤）、臀上动脉和臀下动脉、髂腰动脉和骶外侧动脉。

2）脏支：①脐动脉，近侧段发出膀胱上动脉，分布于膀胱尖和膀胱体。②膀胱下动脉。③直肠下动脉。④子宫动脉，于宫颈外侧2cm处跨过输尿管的前上方并与之交叉，沿宫颈及侧缘上行至子宫底，分布于子宫、阴道、输尿管和卵巢，与卵巢动脉吻合。结扎子宫动脉时，避免结扎输尿管，术后注意观察尿量变化。⑤阴部内动脉。

（2）髂外动脉：①腹壁下动脉，为髂外动脉主要分支。②旋髂深动脉，临床常用作游离髂骨移植的主要血管。

（3）下肢动脉（★）

1）股动脉：在腹股沟韧带中点深面续于髂外动脉，在股三角内下行，后进入收肌管，出收肌腱裂孔至腘窝，移行为腘动脉。下肢出血时可压迫腹股沟韧带中点下方搏动处止血。主要分支：股深动脉（发出旋股内侧动脉、旋股外侧动脉和数支穿动脉）、旋股内侧动脉和旋股外侧动脉（2023）。

2）腘动脉：起自收肌腱裂孔处的股动脉，在腘窝深部下行至腘肌下缘，分为胫前动脉、胫后动脉。

3）胫后动脉：伴胫神经于小腿后面浅、深肌之间下行，经内踝与跟腱之间至足底分支。主要分支有腓动脉、足底内侧动脉和足底外侧动脉。带血管游离骨移植时，常取腓骨中段带腓动脉和腓骨滋养动脉作为供骨。

4）胫前动脉：起自腘动脉，至足背移行为足背动脉。胫前动脉发支参与形成膝关节网。

5）足背动脉：在踝关节前方，内、外踝连线中点，𧿹长伸肌腱的外侧可触及其搏动，足部出血时可压迫此处止血。主要分支有弓状动脉、第1跖背动脉和足底深支（与足底外侧动脉吻合，形成足底动脉弓）。

四、静脉

（一）上腔静脉

上腔静脉由左、右头臂静脉在右侧第1胸肋软骨结合处的后方汇合而成的粗大静脉干，长约7.5cm，沿升主动脉右侧垂直下行，至右侧第3胸肋关节处穿纤维心包注入右心房。上腔静脉收集头颈部、上肢、胸壁和部分胸腔脏器的静脉血，奇静脉跨过右肺根注入上腔静脉。

1. 头臂静脉（无名静脉） 由同侧颈内静脉和锁骨下静脉在胸锁关节的后方汇合而成，汇合处的夹角称静脉角，为淋巴导管注入静脉的部位。左头臂静脉较长，右侧较短。头臂静脉收集颈内静脉、锁骨下静脉、椎静脉、胸廓内静脉和甲状腺下静脉等的血液。

2. 颈内静脉（★★） 是头颈部静脉回流的主干，上端借颈静脉孔续颅内乙状窦，沿颈内动脉和颈总动脉在颈动脉鞘内下行，与锁骨下静脉在胸锁关节后方汇合成头臂静脉。颈内静脉腔内有瓣膜。

（1）颅内属支：来自脑膜、脑、颅骨、视器和位听器等处的静脉。

（2）颅外属支（★★★）

1）面静脉（2023）：起自内眦静脉，与下颌后静脉前支在下颌角下方汇合成面总静脉，越颈外动脉前面至舌骨大角高度注入颈内静脉。面静脉借内眦静脉，眼上、下静脉与颅内海绵窦相交通，借面深静脉经翼静脉丛和导静脉与海绵窦相交通。

“危险三角”为两侧口角至鼻根间的三角区，口角以上面静脉缺乏静脉瓣，此区发生急性炎症时，若处理不当可导致颅内感染。

2）下颌后静脉：由颞浅静脉和起自翼静脉丛的上颌静脉在下颌颈的深面汇合而成，下行至腮腺下端分2支，前支与面静脉汇合；后支与耳后静脉及枕静脉汇合成颈外静脉。

3）翼静脉丛：位于颞下窝内，主要输出静脉为上颌静脉。

3. 锁骨下静脉 起自第1肋骨外缘的腋静脉，向内弓行，越锁骨下动脉及前斜角肌前方，与颈内静脉在胸锁关节的后方汇合为头臂静脉。收集腋静脉、颈外静脉的血液。锁骨下静脉临床常作为静脉穿刺、输液和心血管造影术的部位等。

颈外静脉为颈部最大的浅静脉。由下颌后静脉后支、耳后静脉和枕静脉汇合而成。属支有颈前静脉、肩胛上静脉、颈横静脉等。颈前静脉常有2条，在胸骨柄上方互相连接成颈静脉弓，并接受甲状腺下静脉的属支。临床上常在颈外静脉处做静脉穿刺。颈外静脉破损时易导致空气栓塞。

4. 上肢的静脉 富有瓣膜，分深、浅静脉，均汇入腋静脉。

（1）上肢浅静脉：①头静脉，起自手背静脉网桡侧，借肘正中静脉连贵要静脉。本干最终注入腋静脉或锁骨下静脉。肱静脉高位受阻时，头静脉是上肢血液回流的主要途径。临床上头静脉常作为心导管插入的部位。②贵要静脉，起自手背静脉网尺侧，沿前臂尺侧上行至肘窝，连肘正中静脉，最终注入腋静脉或肱静脉。临床上常经贵要静脉插管。③肘正中静脉和前臂正中静脉，肘正中静脉通常在肘窝处连接头静脉和贵要静脉；前臂正中静脉起自手掌浅静脉，沿前臂前面上行汇入肘正中静脉或贵要静脉。

临床常经手背和前臂的浅静脉进行药物注射、输血或取血。

【巧妙记忆】 头静脉：起自手背静脉网桡侧，收集手和前臂桡掌面和背面的浅静脉。贵要静脉：起自手背静脉网尺侧，收集手和前臂尺侧的浅静脉。

（2）上肢深静脉：与同名动脉伴行。

5. 奇静脉（★★★） 起自右膈脚处的右腰升静脉，经膈入胸腔，在食管后方沿脊柱右前方上行至第4胸椎高度，向前绕右肺根上方，形成奇静脉弓，于第2肋软骨平面注入上腔静脉。主要收集右肋间后静脉、食管静脉、右支气管静脉、半奇静脉，还收集后纵隔器官的静脉血液。

（1）半奇静脉：起自左腰升静脉，至第9胸椎高度注入奇静脉。主要收集左侧下部肋间后静脉、食管静脉和副半奇静脉的血液。

（2）副半奇静脉：沿脊柱左侧下行，注入半奇静脉或奇静脉。副半奇静脉收集左侧中、上部肋间后静脉及左支气管静脉的血液。

6. 脊柱的静脉　包括椎内静脉丛，椎外静脉丛，椎内、椎外静脉丛吻合。椎静脉丛是沟通上、下腔静脉系及颅腔内、外静脉的主要途径之一，且无瓣膜，易成为感染、肿瘤或寄生虫扩散和胸、腹及盆腔感染向颅内传播的重要路径。

（二）下腔静脉

下腔静脉为人体最粗大的静脉干。由左、右髂总静脉在第5腰椎体的右侧汇合而成，沿脊柱前方、腹主动脉右侧上行，经肝的腔静脉沟，借膈的腔静脉孔入胸腔，穿纤维心包注入右心房。下腔静脉收集下肢、盆部和腹部的静脉血。

1. 下腔静脉

（1）壁支：膈下静脉、腰静脉和骶正中静脉。

（2）脏支：①睾丸静脉（女性卵巢静脉），左侧睾丸或卵巢静脉以直角注入左肾静脉；右侧睾丸或卵巢静脉以锐角注入下腔静脉。左侧睾丸静脉以直角汇入肾静脉，行程长，血流较右侧慢，故静脉曲张较常见。②肾静脉，右肾静脉较短，左肾静脉较长，均注入下腔静脉。③右肾上腺静脉，注入下腔静脉（左侧注入左肾静脉）。④肝静脉，起自肝血窦，合成肝左、中、右静脉，最后注入下腔静脉。

【巧妙记忆】肾静脉接受肾及输尿管的静脉血，左肾静脉还收集左睾丸或左卵巢静脉血和左肾上腺静脉血。

2. 肝门静脉（★★★）　肝门静脉及其属支组成肝门静脉系，收集腹腔不成对脏器（肝除外）静脉血。

（1）合成：由肠系膜上静脉和脾静脉在胰颈的后方汇合而成，分为左、右两支入肝，在肝内不断分支，终于肝血窦，长6~8cm。肝血窦的血液经肝静脉注入下腔静脉。

（2）肝门静脉的主要属支：①脾静脉，脾静脉与左肾静脉接近，临床常施行脾肾静脉吻合术。②肠系膜上静脉。③肠系膜下静脉，收集降结肠、乙状结肠和直肠上部的静脉血，在胰头后方注入脾静脉或肠系膜上静脉。④胃左静脉。⑤胃右静脉。⑥胆囊静脉。⑦附脐静脉。

【巧妙记忆】胃的静脉回流：胃短静脉、胃网膜左静脉注入脾静脉及其属支；胃左、右静脉注入肝门静脉。

（3）肝门静脉系与上、下腔静脉系间的吻合，见表2-1-7-1。

1）脐以上的静脉：借腹壁上静脉、胸腹壁静脉、胸廓内静脉、腋静脉、锁骨下静脉、头臂静脉等与上腔静脉交通。脐以下的静脉：借腹壁下静脉、腹壁浅静脉、大隐静脉、股静脉、髂外静脉、髂总静脉等与下腔静脉交通。

2）肝门静脉高压时易形成静脉曲张：直肠静脉丛易形成痔；脐周静脉网呈"海蛇头"样改变；食管静脉丛呈串珠样改变。曲张静脉破裂，常引起大出血。

表2-1-7-1　肝门静脉系与上、下腔静脉系间的吻合

吻合部位	吻合静脉		
	肝门静脉系	腔静脉系	
		上腔静脉系	下腔静脉系
食管下段的食管静脉丛	胃左静脉	奇静脉的食管静脉	—
直肠下段的直肠静脉丛	肠系膜下静脉的直肠上静脉	—	直肠下静脉及肛静脉
脐周围的脐周静脉网	附脐静脉	腹壁上静脉、胸腹壁静脉	腹壁下静脉、腹壁浅静脉
—	肠系膜静脉和脾静脉的小属支	腰静脉、低位肋间后静脉、膈下静脉、肾静脉和睾丸（卵巢）静脉等的小属支，或椎静脉丛	

【巧妙记忆】肝门静脉的属支：肠系膜上静脉、肠系膜下静脉、胃左静脉、胃右静脉、脾静脉、胆囊静脉、附脐静脉。

3. 髂总静脉（★）　由髂内静脉和髂外静脉在骶髂关节前方汇合而成。

（1）髂内静脉：①壁支，包括臀上静脉、臀下静脉、闭孔静脉和骶外侧静脉。②脏支，包括膀胱静脉、男性前列腺静脉、女性子宫静脉、女性阴道静脉、直肠下静脉、阴部内静脉等，均起自盆腔静脉丛。直肠静脉丛分内、外两丛，彼此通连。直肠静脉丛经直肠上静脉注入肠系膜下静脉；经直肠下静脉注入髂内静脉。

（2）髂外静脉：为股静脉的直接延续。

4. 下肢静脉

（1）下肢浅静脉（★★★）：①足背静脉弓，由趾背静脉合成。弓两端沿足两缘上行，外侧续小隐静脉，内侧续大隐静脉。②大隐静脉，为最长的皮下静脉。起自足背静脉弓内侧端，经内踝前方，沿小腿内侧伴隐神经上行，在耻骨结节下外方约3cm处穿隐静脉裂孔注入股静脉。主要属支：股内侧浅静脉、股外侧浅静脉、旋髂浅静脉、腹壁浅静脉、阴部外静脉。大隐静脉高位结扎切除术时应将其属支全部结扎。大隐静脉在内踝前方位置表浅而恒定，为静脉输液或切开的常用部位。③小隐静脉（2019），起自足背静脉弓的外侧端，注入腘静脉。

【巧妙记忆】 大隐静脉：起自足背静脉弓内侧端，沿小腿内侧上行，注入股静脉。小隐静脉：起自足背静脉弓外侧端，沿小腿外侧上行，注入腘静脉。

（2）下肢深静脉：足部和小腿的每条同名动脉有两条伴行静脉。胫前与胫后静脉合成腘静脉后穿收肌腱裂孔移行为股静脉，再上行至腹股沟韧带深面移行为髂外静脉。

五、淋巴系统

（一）淋巴系统的组成

淋巴系统由淋巴管道、淋巴组织（包括弥散淋巴组织和淋巴小结等）和淋巴器官（包括淋巴结、脾、胸腺和扁桃体）组成。

（二）淋巴导管、淋巴干

1. 淋巴导管（★★） 由淋巴干汇合而成。

（1）胸导管：为全身最大的淋巴管，平第12胸椎下缘高度起自乳糜池，经膈的主动脉裂孔进入胸腔，最终注入左静脉角，也可注入左颈内或左锁骨下静脉。其末端有一对瓣膜，阻止静脉血逆流入胸导管。胸导管引流全身3/4区域的淋巴，包括下肢、盆部、腹部、左上肢、左胸部和左头颈部的淋巴；甲状腺、食管和肝的部分淋巴管可直接注入胸导管。

乳糜池位于第1腰椎前方，接受左、右腰干和肠干（脂肪较多，呈乳白色）。胸导管与肋间淋巴结、纵隔后淋巴结、气管支气管淋巴结和左锁骨上淋巴结之间存在通路，胸导管肿瘤细胞可转移至上述淋巴结。

（2）右淋巴导管：由右颈干、右锁骨下干和右支气管纵隔干汇合形成，注入右静脉角。引流右头颈部、右上肢和右胸部的淋巴，即全身1/4的淋巴。

2. 淋巴干 包括成对的颈干、锁骨下干、支气管纵隔干、腰干和单条肠干，共9条。

（三）淋巴结

1. 锁骨上淋巴结 颈外侧下深淋巴结主要沿颈内静脉下段排列。沿颈横血管分布的淋巴结称锁骨上淋巴结，其中位于前斜角肌前方的淋巴结称斜角肌淋巴结。左侧斜角肌淋巴结又称Virchow淋巴结。

2. 腋淋巴结 按位置分5群。①胸肌淋巴结：位于胸大肌下缘，沿胸外侧血管排列。乳腺癌转移至此时，在腋前襞深侧可触及肿大淋巴结。②外侧淋巴结：沿腋静脉排列，其输出淋巴管→中央淋巴结、尖淋巴结和锁骨上淋巴结。③肩胛下淋巴结：沿肩胛下血管排列，其输出淋巴管→中央淋巴结和尖淋巴结。④中央淋巴结：位于腋窝中央，输出淋巴管→尖淋巴结。⑤尖淋巴结：沿腋静脉近侧端排列，输出淋巴管合成锁骨下干，左侧→胸导管，右侧→右淋巴导管，少数→锁骨上淋巴结。

3. 腹股沟淋巴结（★★★） ①腹股沟浅淋巴结，分上群（与腹股沟韧带平行排列）和下群（沿大隐静脉末端分布），输出淋巴管→腹股沟深淋巴结或髂外淋巴结。②腹股沟深淋巴结，位于股静脉周围和股管内，其输出淋巴管→髂外淋巴结。

（四）淋巴引流

1. 胃淋巴引流 ①胃底右侧部、贲门部和胃体小弯侧→胃上淋巴结。②胃底左侧部、胃体大弯侧左侧部→胃网膜左淋巴结、胰淋巴结和脾淋巴结。③幽门部小弯侧→幽门上淋巴结。④胃体大弯侧右侧部和幽门部大弯侧→胃网膜右淋巴结和幽门下淋巴结。

2. 肺淋巴引流 分为：①肺浅淋巴管，在胸膜脏层深面。②肺深淋巴管，位于肺小叶间结缔组织内，肺血管和支气管的周围。浅深淋巴管存在交通，注入肺淋巴结和支气管肺淋巴结。肺的淋巴依次由肺淋巴结、支气管肺淋巴结、气管支气管淋巴结和气管旁淋巴结引流。肺下叶下部淋巴→肺韧带处淋巴结→胸导管或腰淋巴结；左肺上叶下部和下叶部分淋巴→右气管支气管淋巴结上群和右气管旁淋巴结。

3. 乳房淋巴引流（★★） 乳房淋巴主要注入腋淋巴结。①外侧部和中央部淋巴管→胸肌淋巴结。②上部淋巴管→尖淋巴结和锁骨上淋巴结。③内侧部淋巴管→胸骨旁淋巴结。内侧部浅淋巴管与对侧乳房淋巴管交通，内下部的淋巴管借腹壁和膈下的淋巴管与肝淋巴管交通。

4. 子宫淋巴引流 ①子宫底和子宫体上部淋巴管：沿卵巢血管上行→腰淋巴结；沿子宫圆韧带穿腹股沟管→腹股沟浅淋巴结。②子宫体下部和宫颈淋巴管：沿子宫血管行向两侧→注入髂内、外淋巴结；经子宫主韧带→闭孔淋巴结；沿骶子宫韧带向后→骶外侧、正中淋巴结。

5. 直肠淋巴引流 齿状线以上的淋巴管引流方向：①沿直肠上血管上行，注入直肠上淋巴结；②沿直肠下血管向两侧走行，注入髂内淋巴结；③沿肛血管和阴部内血管进入盆腔，注入髂内淋巴结；④少数淋巴管沿骶外侧血管走行，注入骶淋巴结。齿状线以下的淋巴管注入腹股沟浅淋巴结。

（五）脾和胸腺

1. 脾的形态、位置和毗邻（★★★） 脾位于左季肋部，胃底与膈之间，第9~11肋的深面，长轴与第10肋一致。其位置可随呼吸和体位变化，正常时触不到，站立比平卧时低2.5cm，由胃脾韧带、脾肾韧带、膈脾韧带和脾结肠韧带支持固定。脾膈面隆凸，脏面凹陷，中央处的脾门是血管、神经和淋巴管进出之处。脾切迹是脾大时的触诊标志。脾为人体最大的淋巴器官，可储血、造血、清除衰老红细胞和进行免疫应答。脾亢时应切除脾和副脾。

2. 胸腺的形态、位置和毗邻　胸腺由左、右叶构成，呈不对称的扁条状，质软，两叶之间借结缔组织相连。胸腺位于胸骨柄后方，上纵隔前部，贴近心包上方和大血管前面，向上到达胸廓上口，向下至前纵隔。

【经典习题】

窦房结位于

A. 上腔静脉口附近心外膜下

B. 上腔静脉口附近心内膜下

C. 下腔静脉口附近心外膜下

D. 下腔静脉口附近心内膜下

E. 冠状窦口附近内心膜下

答案： A

考点： 窦房结

解析： 窦房结位于上腔静脉与右心房交界处，界沟上端的心外膜下。结的中央有窦房结动脉穿过。窦房结自律性最高，是心脏的正常起搏点。故选A。

第八节　感　觉　器

一、视器

（一）眼球壁的构成（★★★）

眼球壁分3层，由外向内依次为眼球纤维膜、眼球血管膜和视网膜。

1. 外膜（眼球纤维膜）保护眼球内容物。包括：①角膜，位于眼球纤维膜前1/6，无色透明，前凸后凹，可屈光。无血管，神经末梢丰富，感觉敏锐。②巩膜，为除角膜外的全部外膜，乳白色，不透明。巩膜、角膜交界处的深部有巩膜静脉窦；巩膜在视神经穿出处最厚，向后续视神经鞘。

2. 中膜（眼球血管膜/色素膜）　自前向后分为：①虹膜，其中央为瞳孔。弱光、看远方时瞳孔开大；强光、看近物时瞳孔缩小。瞳孔括约肌呈环形排列，受副交感神经支配，缩小瞳孔；瞳孔开大肌呈放射状排列，受交感神经支配，开大瞳孔。②睫状体，是中膜最肥厚的部分。睫状肌为睫状体内受副交感神经支配的平滑肌，可调节睫状小带而改变晶状体曲度。③脉络膜，位于中膜的后2/3，软薄，后方有视神经穿过，内面紧贴视网膜的色素层，有营养和吸收光线的作用。

3. 内膜（视网膜）　根据部位分为虹膜部、睫状体部和脉络膜部。

（二）眼球的内容物

眼球内容物包括房水、晶状体和玻璃体，透明，无血管分布，可屈光，与角膜合称为眼的屈光系统。

1. 眼房　分为眼前房、后房（借瞳孔通眼前房），前房角（虹膜角膜角）为虹膜和角膜交界处的环形间隙，是房水循环通道。房水循环：睫状体生成→眼后房→瞳孔→眼前房→虹膜角膜角→巩膜静脉窦→睫前静脉→眼静脉。房水循环障碍可致青光眼。

2. 晶状体　呈双凸透镜形，不含血管和神经，为屈光系统的主要装置。视近物：睫状肌收缩，睫状小带松弛，晶体变凸。视远物：睫状肌舒张，睫状小带紧张，晶体变扁平。晶状体因疾病或创伤而变混浊，称为白内障。

3. 玻璃体　为胶状物质。可屈光、支撑视网膜。

4. 视力　光线经屈光系统后在视网膜上形成清晰物像的视力称正视。眼轴较长或屈光系统的屈光度过大，物像落在视网膜前称近视。反之称远视。因角膜表面曲度的改变而引起屈光障碍称散光。

【巧妙记忆】　角膜和晶状体的屈光作用较强。

（三）眼副器

眼副器由眼睑、结膜、泪器、眼外肌及眶内的筋膜和脂肪等组成，有保护、运动和支持眼球的作用。

1. 眼睑　位于眼球的前方，分上睑和下睑，二者之间的裂隙称为睑裂。睑的游离缘称为睑缘。

2. 结膜　分为睑结膜、球结膜和结膜穹隆。

3. 泪器　包括泪腺和泪道。瞬眼时泪液涂布于眼球表面，湿润眼球、冲洗微尘，泪液中的溶菌酶可杀菌。鼻泪管开口于下鼻道外侧壁。

4. 眼外肌　均为骨骼肌，称为视器的运动装置。解剖特点见表2-1-8-1。

表2-1-8-1　眼外肌的解剖特点

名　称	神经支配	功　能
上斜肌	滑车神经	瞳孔转向下外
下斜肌	动眼神经	瞳孔转向上外
上直肌	动眼神经	瞳孔转向上内
下直肌	动眼神经	瞳孔转向下内
内直肌	动眼神经	瞳孔转向内侧
外直肌	展神经	瞳孔转向外侧
上睑提肌	动眼神经	上提上睑

二、前庭蜗器

（一）外耳道

外耳道是从外耳门至鼓膜的管道。外耳道外1/3为软骨部，与耳郭的软骨相延续；内2/3为骨性部，是由额骨鳞部和鼓部围成的椭圆形短管。

（二）鼓室

鼓室位于颞骨岩部，是声波传导的主要途径。向外借鼓膜与外耳道相隔，其内侧毗邻内耳，向前经咽鼓管通鼻咽，向后经乳突窦通连乳突小房。

1. 鼓室的壁　见表2-1-8-2。

2. 鼓室内的结构　有听小骨、韧带、肌、血管和神经等。

（1）听小骨：连于鼓膜和前庭窗之间，包括锤骨、砧骨和镫骨。三块骨以关节和韧带依次连接成听小骨链，锤骨借柄连于鼓膜，砧骨连接锤骨与镫骨，镫骨底封闭前庭窗。

（2）运动听小骨的肌：①鼓膜张肌，可紧张鼓膜，由三叉神经支配。②镫骨肌，位于锥隆起内，止于镫骨，可牵拉镫骨底向外方、调节声波对内耳的压力，由面神经支配。

表2-1-8-2　鼓室的壁

组　成	名　称	结　构
上壁	称鼓室盖壁	为薄骨板，分隔鼓室与颅中窝，鼓室炎症可经此入颅
下壁	为颈静脉壁	为薄骨板，分隔鼓室和颈静脉窝
前壁	为颈动脉壁	即颈动脉管的后壁，咽鼓管的鼓室口位于此壁上方
后壁	为乳突壁	上部有乳突窦开口，经此向后通乳突小房。开口稍下方为锥隆起，内含镫骨肌
外侧壁	称鼓膜壁	大部分由鼓膜构成，鼓膜上方是鼓室上隐窝（颞骨鳞部骨质围成）
内侧壁	称迷路壁	由内耳的外侧壁构成，壁中部为岬。岬后上方的卵圆孔称前庭窗（或称卵圆窗）。前庭窗后上方有面神经管凸，内有面神经，中耳炎症或中耳内手术易侵及面神经。岬后下方的圆孔称蜗窗（或称圆窗），在活体有膜封闭，称第二鼓膜。

（三）咽鼓管

咽鼓管可连通咽腔和鼓室，使鼓室和外界的大气压相等，以便鼓膜振动。咽鼓管咽口平时封闭，吞咽或尽力张口时其咽口张开，空气可进入鼓室。

（四）内耳

内耳由骨迷路和膜迷路组成。

1. 骨迷路　分为耳蜗、前庭和骨半规管，从前向后沿颞骨岩部的长轴排列。

（1）耳蜗：分为蜗轴（内含蜗神经）和蜗螺旋管（骨蜗管）。耳蜗内的3条管道：上方是前庭阶，中间是膜性的蜗管，下方是鼓阶。

【巧妙记忆】　前庭阶和鼓阶在蜗顶处借蜗孔彼此相通。

（2）前庭：内含膜迷路的椭圆囊和球囊。外侧壁即鼓室内侧壁，有前庭窗和蜗窗；内侧壁是内耳道底，有前庭蜗神经穿过。

（3）骨半规管：为3个“C”形的互成直角排列的小管。外骨（水平）半规管凸向外方，前骨半规管凸向上方，后骨半规管凸向后外。

2. 膜迷路　由椭圆囊、球囊、膜半规管和蜗管组成。

（1）椭圆囊：后壁的5个开口，连通3个膜半规管；前壁发出椭圆球囊管，此管发出内淋巴管，在硬脑膜下扩大为内淋巴囊。底和前壁上有椭圆囊斑。

【巧妙记忆】　内淋巴可经内淋巴囊渗透到周围血管丛。

（2）球囊：前壁上有球囊斑，椭圆囊斑与球囊斑均属位置觉感受器，处在相互成直角的两个平面上；能感受头部静止的位置和直线变速运动的刺激。

（3）膜半规管：位于骨半规管内。在膜壶腹内壁上有壶腹嵴，为位置觉感受器，能感受旋转运动的刺激。3个壶腹嵴相互垂直，可将人体在三维空间中的运动变化转变成神经冲动。

（4）蜗管：套于蜗螺旋管内。蜗管的横切面有三个壁，其上壁为前庭膜，隔开前庭阶和蜗管；外壁血管丰富，与蜗螺旋管的骨膜相结合；下壁由骨螺旋板和螺旋膜（基底膜）组成，并与鼓阶相隔。螺旋膜上的螺旋器（又称Corti器）是听觉感受器。

【巧妙记忆】　位、听觉感受器位于膜迷路内。

【经典习题】

眼的屈光系统不包括

A. 角膜

B. 虹膜

C. 房水

D. 玻璃体

E. 晶状体

答案： B

考点： 屈光系统的组成

解析：眼球的内容物包括房水、晶状体和玻璃体，透明，可屈光，与角膜合称为眼的屈光系统，晶状体为屈光系统的主要装置。故选B。

第九节 神经系统

一、脊髓

（一）位置

脊髓位于椎管内。其上端在枕骨大孔处与延髓相连，下端变细呈圆锥状称脊髓圆锥，约平对第1腰椎下缘（新生儿可达第3腰椎下缘）。

（二）外形

脊髓呈前、后稍扁的圆柱形，全长粗细不等。

1. 2个梭形膨大　①颈膨大，即$C_4 \sim T_1$。②腰骶膨大，即$L_1 \sim S_3$。

2. 6条平行纵沟　前正中裂、后正中沟；1对前外侧沟、1对后外侧沟、1条较浅的后中间沟（薄、楔束在脊髓表面的分界标志）。

【巧妙记忆】　脊髓有2个梭形膨大，表面有6条平行纵沟。

（三）脊髓节段

1. 脊髓有31对脊神经，分为31个节段，即颈髓（C）8个、胸髓（T）12个、腰髓（L）5个、骶髓（S）5个和尾髓（Co）1个节段。

2. 成人$C_1 \sim C_4$大致平对同序数的椎骨体，$C_5 \sim C_8$和$T_1 \sim T_4$约平对同序数椎骨的上1块的椎骨体，$T_5 \sim T_8$约平对同序数椎骨的上2块的椎骨体，$T_9 \sim T_{12}$约平对同序数椎骨的上3块的椎骨体，腰髓节段约平对第10~12胸椎体，骶髓、尾髓节段约平对第1腰椎体。

（四）脊髓的内部结构（★★）

脊髓横切面的中央管周围是呈“H”形的灰质，灰质外围是白质。

1. 灰质　主要由神经元胞体和树突构成，分为前角、后角和中间带，前后角之间的外侧有网状结构。中央管前、后方分别为灰质前、后联合。

（1）前角：主要为前角运动神经元，神经元内侧群支配躯干肌，外侧群支配四肢肌。前角浅部的支配伸肌，深部的支配屈肌。

（2）后角：①后角边缘核，神经元较大。②胶状质，神经元小。③后角固有核，以大、中型神经元为主，发出的纤维主要交叉至对侧，形成脊髓丘脑前、侧束，上行至背侧丘脑，传导痛、温觉和粗略触觉冲动。④胸核（背核），仅见于$C_8 \sim L_2$。

（3）中间带：①中间内侧核：其神经元轴突组成脊髓小脑前束。②中间外侧核：由中、小型神经元组成。在脊髓T_1（C_8）至L_3（L_2）处形成的侧角，为交感神经在脊髓的中枢。在脊髓$S_2 \sim S_4$相当于中间外侧核的部位，形成骶副交感核，是副交感神经在脊髓的中枢部位。

Rexed将脊髓灰质共分为10层，灰质从后向前分为9层，分别用罗马数字Ⅰ~Ⅸ表示，中央管周围灰质为第Ⅹ层。脊髓灰质内的神经核团与各层的对应关系，见表2-1-9-1。

2. 白质（★★）　分为前索、外侧索和后索。在灰质前连合的前方有纤维横越，称白质前连合。

（1）薄、楔束：解剖特点见表2-1-9-2。

（2）脊髓丘脑束：主要起自脊髓灰质Ⅰ、Ⅳ~Ⅶ层，纤维经白质前连合时上升1~2个节段，或先上升1~2个节段后经白质前连合至对侧外侧索和前索上行，止于背侧丘脑。脊髓丘脑束分为：①脊髓丘脑侧束，主要传递痛、温觉信息。②脊髓丘脑前束，主要传递粗触觉和压觉信息。

表2-1-9-1　脊髓灰质各层与核团的对应关系

层	对应的核团或部位	层	对应的核团或部位
Ⅰ	后角边缘核	Ⅶ	中间带：胸核、中间内侧核、中间外侧核、骶副交感核
Ⅱ	胶状质	Ⅷ	前角基底部
Ⅲ、Ⅳ	后角固有核	Ⅸ	前角内侧核、前角外侧核
Ⅴ	后角颈	Ⅹ	中央灰质
Ⅵ	后角基底部		

表2-1-9-2　薄、楔束的解剖特点

项　目	薄　束	楔　束
起点	起自同侧第5胸节及以下的脊神经节细胞	楔束起自同侧第4胸节及以上的脊神经节细胞
止点	延髓的薄束核	延髓的楔束核
走行	中枢突经后根内侧部进入脊髓，在后索上行，在脊髓第5胸节以下占据后索的全部，在胸4以上只占据后索的内侧部	中枢突经后根内侧部进入脊髓，在后索上行，位于后索的外侧部
功能	传导同侧躯干及上下肢的肌、腱、关节的本体感觉（位置觉、运动觉和震动觉）和皮肤精细触觉（如触摸后辨别物体纹理粗细和两点距离）信息	
脊髓后索病变	本体感觉和精细触觉信息不能传至大脑皮质。闭目时不能确定关节和肢体的位置和方向，运动时出现感觉性共济失调，精细触觉丧失	

(3) 皮质脊髓束：起于大脑皮质中央前回和其他一些皮质区域。

1) 皮质脊髓侧束：由对侧经锥体交叉来的纤维，下行至骶髓（约 S_4）。终于同侧前角运动神经元，主要是颈膨大和腰骶膨大的前角外侧核。

2) 皮质脊髓前束：未交叉的纤维，只达脊髓中胸部。大多数纤维中继后终止于对侧前角运动神经元。部分不交叉的纤维，中继后终止于同侧支配躯干的前角运动神经元。

3) 皮质脊髓前外侧束：由不交叉的纤维组成，沿侧束的前外侧部下降，大部分终于颈髓，小部分可达腰骶部。

4) 一侧皮质脊髓束损伤，出现同侧损伤平面以下的肢体骨骼肌痉挛性瘫痪（出现随意运动障碍、肌张力增高、腱反射亢进等，也称硬瘫），躯干肌不瘫痪。

二、脑

(一) 脑干的外形

1. 延髓　在枕骨大孔处和脊髓相连，上与脑桥以延髓脑桥沟和髓纹相隔。

(1) 腹侧面：前正中裂下端有锥体交叉；前正中裂两侧为锥体（内含锥体束），锥体外侧为前外侧沟，有舌下神经根相连；舌下神经根外侧是橄榄（内有下橄榄核）；橄榄的背侧从上到下有舌咽神经、迷走神经和副神经的根丝。

(2) 背侧面：上部参与构成第四脑室底，下部有后正中沟两侧的薄束、楔束结节，深面分别为薄束核和楔束核；楔束结节的外上方是小脑下脚。

2. 脑桥　以其膨大的基底部为特征。

(1) 腹侧面：延髓脑桥沟内由内向外为展神经、面神经和前庭蜗神经。腹面正中为基底沟，外侧为小脑中脚，两者之间为三叉神经根。

(2) 背侧面：构成第四脑室底上部。此处室底的外侧壁为小脑上脚，连于两侧上脚的薄片白质为上髓帆（其上有滑车神经出脑）。

3. 中脑　中间有中脑导水管，腹侧面上以视束与间脑为界，下与脑桥上缘相连。

(1) 腹侧面：有1对大脑脚，脚间窝内有动眼神经出脑，内有许多血管穿入，称后穿质。

(2) 背侧面：上丘以上丘臂连于外侧膝状体，下丘以下丘臂连于内侧膝状体。

4. 菱形窝　即第四脑室底。

(1) 正中沟两侧为内侧隆起，其外侧有界沟。界沟外侧区呈三角形，称前庭区（深方有前庭神经核）。前庭区外侧角上有听结节（内隐蜗神经核）。

(2) 菱形窝中部的髓纹，是脑桥与延髓的背侧面分界标志。髓纹上方的内侧区有面神经丘，深面为展神经核。髓纹下方是舌下神经三角（内含舌下神经核），舌下神经三角外下方是迷走神经三角（内含迷走神经背核）。

(3) 界沟上端，在活体呈蓝黑色的小区称蓝斑（内含去甲肾上腺素能神经元）。

5. 第四脑室　以菱形窝为底，小脑上脚及上髓帆为顶前部，下髓帆和第四脑室脉络组织为顶后部。

(二) 脑干的内部结构

脑干由灰质（含脑神经核和感觉、运动相关核团）和白质构成，还有网状结构（特别发达）。

1. 脑神经核

(1) 动眼神经核：发出纤维参与组成动眼神经，支配眼外肌（除外上斜肌、外直肌）和上睑提肌。

(2) 动眼神经副核：在动眼神经核上端的背内侧，发出的纤维加入动眼神经，支配瞳孔括约肌和睫状肌。

(3) 滑车神经核：发出滑车神经，出脑后支配上斜肌。

(4) 三叉神经中脑核：发出纤维组成三叉神经，与咀嚼肌的本体感觉相关。

(5) 展神经核：发出展神经，出脑后支配外直肌。

(6) 三叉神经运动核：发出纤维组成三叉神经运动根加入下颌神经，支配咀嚼肌。

(7) 三叉神经脑桥核：向下续三叉神经脊束核。三叉神经脑桥核和脊束核接受头面部皮肤和黏膜的感觉，其中接受痛、温觉的纤维在延髓内下行形成三叉神经脊髓束，止于三叉神经脊束核，接受触、压觉的纤维止于脑桥核。

(8) 面神经核：发出纤维主要支配面肌、二腹肌后腹、茎突舌骨肌和镫骨肌；孤束核接受面神经中的味觉纤维；上泌涎核纤维随面神经出脑。

【巧妙记忆】与面神经有关的核团有面神经核、孤束核和上泌涎核3个。

(9) 上泌涎核：发出纤维加入面神经，控制舌下腺、下颌下腺和泪腺的分泌。

(10) 前庭神经核：接受传导平衡觉的纤维和来自小脑的传入纤维。

(11) 蜗神经核：接受听觉纤维。

(12) 舌下神经核：组成舌下神经，支配舌肌。

(13) 副神经核：①延髓部，为疑核下部，发出纤维组成副神经颅根加入迷走神经，支配咽喉肌运动。②脊髓部，在脊髓颈段上6节内的副神经核，组成副神经脊髓根，支配胸锁乳突肌和斜方肌运动。

(14) 疑核：发出上部纤维加入吞咽神经，中部纤维加入迷走神经，下部纤维组成副神经颅根，支配咽、喉、软腭肌运动。

（15）迷走神经背核：发出纤维加入迷走神经，控制颈、胸和腹腔大部脏器的平滑肌、心肌运动和腺体分泌。

（16）下泌涎核：发出纤维加入舌咽神经，控制腮腺分泌。

（17）孤束核：面神经、舌咽神经和迷走神经中的内脏感觉纤维终于此核。

（18）三叉神经脊束核：与三叉神经脑桥核相续。三叉神经中传导痛、温觉的纤维终于此核。

2. 非脑神经核　包括黑质（重要的躯体运动调节中枢）、红核（组成红核脊髓束，兴奋屈肌运动神经元，抑制伸肌运动神经元）、薄束核和楔束核、下橄榄核。

3. 纤维束

（1）上行（感觉）传导束

1）脊髓丘脑束（脊髓丘系）：脊髓丘脑前束、侧束上升到延髓中部合成脊髓丘系，传导对侧躯干和四肢的痛、温觉及粗略触压觉，终于脊侧丘脑腹后外侧核。

2）内侧丘系：对侧薄束核、楔束核发出的纤维在中央管前方左、右交叉后上行，终于背侧丘脑腹后外侧核，传导对侧躯干和上、下肢的意识性本体感觉和精细触觉。

3）三叉丘系：由三叉神经脊束核、三叉神经脑桥核发出的纤维交叉后在对侧上行，最后终止于背侧丘脑的腹后内侧核，传导对侧头面部皮肤、牙及口、鼻黏膜的痛、温觉和双侧同区域的触、压觉。

（2）下行（运动）传导束：皮质脊髓束和皮质核束合称锥体束。

1）皮质脊髓束：即大脑皮质运动中枢发出纤维，经过内囊、中脑脚底的中间3/5处、脑桥的基底部、延髓中线两旁、下橄榄核的背侧，在延髓下端，大部分纤维在锥体交叉处越边到对侧成为皮质脊髓侧束，小部分纤维不交叉，为皮质脊髓前束，最后皮质脊髓束终止于脊髓前角运动神经元，支配躯干和四肢骨骼肌的随意运动。

2）皮质核束：大脑皮质运动中枢发出的纤维，陆续终止于脑神经运动核，支配头面部骨骼肌的运动。

3）其他运动纤维：①参与完成声、光引起的头、颈和身体反射活动的顶盖脊髓束。②参与兴奋伸肌张力的前庭脊髓束等。

4. 脑干网状结构的功能　①影响睡眠、觉醒和意识状态。②控制躯体运动。③调节躯体感觉。④调节内脏活动。

5. 脑干损伤的表现（★★★）

（1）延髓内侧综合征：损伤部位涉及表现如下。①皮质脊髓束（延髓椎体）：引起对侧上、下肢痉挛性瘫痪。②内侧丘系：引起对侧上、下肢及躯干意识性本体感觉和精细触觉障碍。③舌下神经根损伤：引起同侧半舌肌瘫痪，伸舌时舌尖偏向患侧。

（2）延髓背外侧综合征（Wallenberg综合征）：损伤部位及表现如下。①三叉神经脊束：同侧头面部痛、温觉障碍。②疑核：同侧软腭麻痹，构音及吞咽障碍，咽反射减弱或丧失。③前庭神经核：眩晕、恶心、呕吐及眼球震颤。④交感下行纤维：同侧不全型霍纳（Horner）征，表现为瞳孔缩小和/或眼睑轻度下垂等。⑤小脑下脚：同侧肢体和躯干共济失调。

（3）脑桥背侧部综合征：损伤部位及表现（以脑桥尾侧被盖损伤为例）如下。①展神经核：同侧眼外直肌麻痹，双眼患侧凝视麻痹。②面神经核：同侧面肌麻痹。③前庭神经核。④三叉神经脊束：同侧头面部痛、温觉障碍。⑤脊髓丘脑束：对侧上、下肢及躯干痛、温觉障碍。⑥内侧丘系。⑦交感神经下行通路：下丘脑至下颈段脊髓中间带外侧核的交感神经下行通路受损，同侧Horner综合征。⑧小脑下脚和脊髓小脑前束：同侧上、下肢共济失调。

（4）脑桥基底部综合征：损伤部位及表现如下。①锥体束：对侧上、下肢瘫痪。②展神经根：同侧眼球外直肌麻痹，眼球不能外展。

（5）大脑脚底综合征：损伤部位及表现如下。①动眼神经根：除上斜肌和外直肌外的同侧眼球外肌麻痹，瞳孔散大。②皮质脊髓束受损。③皮质核束损伤：对侧面神经和舌下神经的核上瘫。

（6）本尼迪克特综合征（Benedikt综合征）：损伤部位及表现如下。①内侧丘系。②动眼神经：同侧除外直肌和上斜肌外的所有眼球外肌麻痹，瞳孔散大。③红核：对侧上、下肢意向性震颤，共济失调。

（三）小脑

小脑在颅后窝，经小脑脚连于脑干。由两侧半球和蚓组成，原裂和后外侧裂将小脑分为绒球小结叶、前叶和后叶，后叶下面有近延髓的小脑扁桃体。小脑表面为小脑皮质，接受大脑和脊髓的运动信息，深面为髓质（内部有顶核、栓状核、球状核和齿状核4对中央核）。纤维联系与功能：前庭小脑可维持身体平衡，脊髓小脑可调节肌张力，大脑小脑可协调运动。小脑损伤的表现包括平衡失调、共济失调、意向性震颤、眼球震颤、肌张力低下等。

（四）间脑

1. 分部　位于端脑和脑干之间，以背侧丘脑为中心，可分为背侧丘脑、上丘脑、下丘脑、后丘脑、底丘脑，间脑内腔为第三脑室。

2. 背侧丘脑（丘脑）　是皮质下感觉中枢，也是大脑皮质和小脑、纹状体、黑质之间的联系枢纽。以“Y”形内髓板分为前、内侧和外侧核群等。外侧核群分为背侧、腹侧核群（腹前、外侧和腹后核）组成。特异性中继核团：腹前核和腹外侧核接受小脑齿状核、苍白球和黑质传入纤维，发出纤维投射至躯体运动中枢，调节躯体运动。腹后内侧核接受三叉丘系和孤束核的纤维，腹后外侧核接受内侧丘系和脊髓丘系的纤维，腹后核发出纤维（丘脑中央辐射）经内囊投射至大脑皮质中央后回的躯体感觉中枢。

3. 后丘脑　其内侧膝状体接受下丘臂内外侧丘系的纤维，发出听辐射到大脑听觉中枢；外侧膝状体接受视束的纤维，经视辐射到大脑视觉中枢。

4. 下丘脑　是皮质下的内脏活动中枢，调节摄食与水平衡、体温和内分泌活动。下丘脑由视交叉、灰结节、漏斗、乳头体等组成。主要有室旁核、视上核。

（五）端脑

端脑由大脑纵裂分为左、右大脑半球，半球间以胼胝体连接。

1. 主要沟回和分叶　脑沟包括中央沟、外侧沟和顶枕沟。分叶包括额叶、枕叶、顶叶、颞叶和岛叶。大脑半球的主要沟、回如下。

（1）外侧面：①额叶，中央沟与前沟之间为中央前回，中央前沟前方以额上、下沟为界分为额上、中、下回。②顶叶，中央沟与后沟之间为中央后回，中央后回后方以顶内沟为界，分为顶上、下小叶，顶下小叶内外侧沟末端为缘上回，颞上沟末端为角回。③颞叶，以颞上、下沟分为颞上、中、下回。外侧沟下壁颞上回后部有颞横回。

（2）内侧面：中央沟前、后是中央旁小叶。在内侧面中部“C”形的白质带为胼胝体，其后下方为距状沟，距状沟的中点与顶枕沟相连。距状沟和顶枕沟之间是楔叶。距状沟下方是舌回。胼胝体背面有胼胝体沟，扣带沟在其上方并与之平行，两沟间为扣带回。

（3）底面：颞叶底面外侧有枕颞沟，内侧有侧副沟。枕颞沟内、外分别是枕颞内、外侧回。侧副沟内侧是海马旁回，该回前端称钩。海马旁回的内侧是海马沟，沟上方是齿状回，海马旁回和齿状回合称海马结构。额叶底面可见嗅球和相连的嗅束，嗅束后端为嗅三角，嗅三角与视束之间为前穿质。由海马旁回、钩，终板旁回，胼胝体下区和扣带回及海马、齿状回等构成边缘叶。

2. 大脑皮质的功能定位

（1）第Ⅰ躯体运动区（4、6区）：在中央前回和中央旁小叶前部，能接受中央后回、背侧丘脑腹前核、腹外侧核和腹后核的纤维，还发出纤维组成锥体束。

（2）第Ⅰ躯体感觉区（3、1、2区）：在中央后回和中央旁小叶后部，能接受背侧丘脑腹后核传来的纤维，司对侧半身痛、温、触、压觉及位置觉和运动觉。

【巧妙记忆】　大脑皮质躯体运动区和感觉区的共同特点：上下倒置，头部的投影是在中央前、后回的下部，小腿和会阴投影于旁中央小叶的前、后部，但头的投影正置；左右交叉，即它们与对侧的躯干和上、下肢的运动和感觉有关；人体各部在皮质区投影的大小取决于其功能的重要性和敏感性。

（3）第1视区（17区）：在距状沟两侧的皮质部，接受来自外侧膝状体的纤维。一侧视觉区主司双眼对侧半视野的视觉。

（4）第1听区（41、42区）：在颞横回，每侧听区都接受双侧听觉信息。

（5）语言中枢

1）运动性语言区（44、45区）：在额下回后部（Broca语言区），损伤后能发音，但不能说出具有意义的语言，称运动性失语症。

2）听觉性语言区（22区）：在颞上回后部，损伤后听觉正常，但听不懂别人讲话，也不理解自己所讲的含义，答非所问，称感觉性失语症。

3）书写区（6、8区）：在额中回后部，损伤后手的运动正常，但不能书写正确的文字，称失写症。

4）视觉性语言区（39区）：在角回，损伤后视觉正常，但不能理解曾经认识的文字，称失读症。

一般右利手的语言中枢位于左半球；左利手者则在右半球。左半球又叫优势半球，主要与语言、意识、数学分析等相关，右半球主要与音乐、图形和时空概念有关。

5）韦尼克（Wernicke）区：是听觉性语言中枢和视觉性语言中枢的合称，包括颞上回、颞中回后部、缘上回和角回。该区损伤将产生严重的感觉性失语症。

3. 端脑的内部结构

（1）基底核：位于大脑底部。

1）纹状体：包括豆状核和尾状核。豆状核由壳和苍白球（又称旧纹状体）组成。尾状核和壳称为新纹状体。

2）屏状核：与躯体感觉、视觉、听觉的整合有关。

3）杏仁体：与内脏活动、内分泌和行为有关。

（2）侧脑室：中央部和下角内有脉络丛，产生的脑脊液经室间孔流入第三脑室。

4. 端脑的髓质　髓质分为联络纤维、联合纤维和投射纤维。投射纤维经过尾状核、丘脑和豆状核的部分称内囊。内囊损伤广泛时，患者会出现对侧偏身感觉丧失（丘脑中央辐射受损）、对侧偏瘫（皮质脊髓束、皮质核束损伤）和对侧偏盲（视辐射受损）的“三偏”征。

三、脊神经

1. 构成　脊神经均为混合性神经，分为颈神经 $C_{1\sim8}$，胸神经 $T_{1\sim12}$，腰神经 $L_{1\sim5}$，骶神经 $S_{1\sim5}$，尾神经 Co_1。

2. 纤维成分　包括感觉纤维和运动纤维。

3. 脊神经的分支　分为前支、后支、脊膜支和交通支。

4. 神经丛　除胸神经前支保持明显的节段性外，其余前支先交织成丛（表 2-1-9-3）。

表 2-1-9-3　脊神经前支及神经丛

项目	构成	部位	主要分布
颈丛	$C_{1\sim4}$前支	胸锁乳突肌上部的深面	头颈、膈、纵隔等
臂丛	$C_{5\sim8}$和T_1前支	穿斜角肌间隙，在腋动脉的周围	上肢
胸神经	$T_{1\sim12}$前支	肋间隙	胸腹壁、胸腹膜
腰丛	T_{12}、$L_{1\sim4}$前支	腰大肌的深面	下肢前内侧
骶丛	$L_{4\sim5}$、$S_{1\sim5}$、Co_1前支	小骨盆骶骨和梨状肌的前面	臀部，下肢后面

（1）颈丛的主要神经：见表 2-1-9-4。

表 2-1-9-4　颈丛的主要神经

	神经	构成	分布
皮支	枕小神经	C_2	枕部及耳郭背面皮肤
	耳大神经	$C_{2\sim3}$	耳郭及附近的皮肤
	颈横（皮）神经	$C_{2\sim3}$	颈前部皮肤
	锁骨上神经	$C_{3\sim4}$	至颈外侧下部、胸壁上部和肩部皮肤
肌支	膈神经	$C_{3\sim5}$	沿前斜角肌前面下降，穿锁骨下动、静脉之间，经胸廓上口入胸腔，再经肺根前方下行至膈。其运动纤维支配膈；感觉纤维分布于心包、胸膜、膈下的腹膜
	颈袢	$C_{1\sim3}$	支配舌骨下肌群

【巧妙记忆】　膈神经受刺激，可有呃逆；受损则可引起膈肌瘫痪而致呼吸减弱。

（2）臂丛的主要神经：见表 2-1-9-5。

表 2-1-9-5　臂丛的主要神经

神经	构成	损伤表现
胸长神经	$C_{5\sim7}$	前锯肌瘫痪，上肢做前推动作时病侧呈“翼状肩”
肌皮神经	$C_{5\sim7}$	不能屈肘
胸背神经	$C_{6\sim8}$	背阔肌瘫痪。乳腺癌根治术行腋淋巴结清扫时，避免损伤此神经
正中神经	$C_5\sim T_1$	伤后出现“猿手”。屈腕力减弱，前臂不能旋前，拇、示和中指不能屈曲，拇指不能对掌。感觉障碍以拇、示、中指末节皮肤最明显
腋神经	$C_{5\sim6}$	因三角肌萎缩，呈“方形肩”。臂不能外展，不能梳头、戴帽等。三角肌区皮肤感觉丧失
桡神经	$C_5\sim T_1$	肘关节屈曲，前臂旋前，“垂腕”。不能伸肘、腕和指，拇指不能外展，前臂旋后功能减弱。感觉障碍以第 1、2 掌骨间隙背面的“虎口区”皮肤最明显
尺神经	$C_7\sim T_1$	伤后出现“爪形手”。屈腕力减弱，拇指不能内收，其他各指不能内收和外展，第 4、5 指末节不能屈曲。以手内侧缘皮肤感觉障碍最明显

（3）胸神经前支：第 1～11 对称为肋间神经，第 12 对称为肋下神经，其肌支支配肋间肌和腹前外侧壁诸肌；皮支除分布于胸腹壁皮肤外，还分布于肋胸膜和腹膜壁层。

【巧妙记忆】　胸神经分布的节段性：T_2——胸骨角，T_4——乳头，T_6——剑突，T_8——肋弓，T_{10}——脐，T_{12}——脐与耻骨联合中点。

（4）腰丛的主要分支：见表 2-1-9-6。

（5）骶丛的主要分支：见表 2-1-9-7。

表 2-1-9-6 腰丛的主要分支

神经	组成	分布和/或损伤后表现
股神经	$L_{2\sim4}$	运动纤维支配大腿前群肌，伤后大腿变细，髌骨突出；抬腿困难，不能伸小腿，膝反射消失；感觉障碍主要为大腿前和小腿内侧面皮肤
髂腹下神经	$T_{12}\sim L_1$	
髂腹股沟神经	L_1	分布于腹股沟区的肌和皮肤
闭孔神经	$L_{2\sim4}$	肌支支配大腿内收肌群，伤后大腿内收能力减弱，仰卧时患肢不能置于健侧大腿之上，走路时患肢向外侧摆动；感觉障碍见于大腿内侧皮肤
生殖股神经	L_1、L_2	肌支入腹股沟管支配提睾肌，皮支分布于阴囊（大阴唇）及其附近的大腿部皮肤

表 2-1-9-7 骶丛的主要分支

神经		组成	分布和/或损伤后表现
臀上神经		$L_4\sim S_1$	支配臀中肌、臀小肌和阔筋膜张肌
臀下神经		$L_5\sim S_2$	支配臀大肌
坐骨神经	胫神经	$L_4\sim S_3$	肌支支配小腿后群肌和足底肌，伤后呈“钩状足”畸形（小腿后群肌瘫痪），不能跖屈和屈趾，不能以足尖站立，内翻力减弱；感觉障碍主要为小腿后面及足底
	腓总神经	$L_4\sim S_2$	腓浅神经：肌支支配腓骨长、短肌，皮支分布于小腿外侧、足背和趾背皮肤 腓深神经：支配小腿前群肌和足背肌，并分布于第 1 趾间隙背面的皮肤 腓总神经：伤后足跖屈（足下垂）和内翻位，呈“马蹄内翻足”畸形（小腿前、外侧群肌瘫痪），足和趾不能背屈，呈跨阈步态；感觉障碍主要见于小腿前、外侧面及足背皮肤
阴部神经		$S_{2\sim4}$	肌支支配肛门外括约肌和会阴诸肌，皮支分布于肛门及外生殖器的皮肤

四、脑神经（★★★）

脑神经共 12 对，其序号通常用罗马数字表示。脑神经共含 7 种纤维成分。

（一）脑神经的名称、性质，连接脑和出入颅的部位

十二对脑神经见表 2-1-9-8。

表 2-1-9-8 十二对脑神经

脑神经	连脑部位	纤维成分		相应的核	进出颅腔部位	分布及损伤
嗅 N	端脑	特殊内脏感觉		嗅球	筛孔	分布于鼻腔嗅黏膜；伤后嗅觉障碍
视 N	间脑	特殊躯体感觉		外侧膝状体	视神经管	分布于眼球视网膜；伤后视觉障碍
动眼 N	中脑	躯体运动		动眼神经核	眶上裂	分布于上、下、内直肌，下斜肌，上睑提肌；伤后眼外斜视，上睑下垂
		一般内脏运动		动眼神经副核	眶上裂	分布于瞳孔括约肌、睫状肌；伤后对光及调节反射消失
滑车 N	中脑	躯体运动		滑车神经核	眶上裂	分布于上斜肌，伤后眼不能外下斜视
三叉 N	脑桥	眼 N	一般躯体感觉	三叉神经脊束核	眶上裂	分布于头面部皮肤、口腔；伤后感觉障碍
		上颌 N	一般躯体感觉	三叉神经脑桥核	圆孔	—
		下颌 N	一般躯体感觉	三叉神经中脑核	卵圆孔	—
			特殊内脏运动	三叉神经运动核		分布于咀嚼肌、镫骨肌；伤后咀嚼肌瘫痪

续 表

脑神经	连脑部位	纤维成分	相应的核	进出颅腔部位	分布及损伤
展N	脑桥	躯体运动	展神经核	眶上裂	分布于外直肌；伤后眼内斜视
面N	脑桥	特殊内脏感觉	孤束核——味觉	茎乳孔→内耳门	分布于舌前2/3味蕾；伤后味觉障碍
		一般内脏运动	上泌涎核		分布于泪腺、下颌下腺、舌下腺及鼻腔和腭的腺体；伤后分泌障碍
		特殊内脏运动	面神经核	茎乳孔→内耳门	分布于面部表情肌、颈阔肌、茎突舌骨肌、二腹肌后腹；伤后额纹消失、眼不能闭合、口角歪向健侧、鼻唇沟变浅
前庭蜗N	脑桥	前庭N　特殊躯体感觉	前庭神经核	内耳门	分布于平衡器的半规管壶腹嵴、球囊斑和椭圆囊斑；伤后眩晕、眼球震颤等
		蜗N　特殊躯体感觉	蜗神经核	内耳门	分布于耳蜗螺旋器；伤后听力障碍
舌咽N	延髓	一般躯体感觉	三叉神经脊束核	颈静脉孔	—
		一般内脏感觉	孤束核		分布于咽、鼓室、咽鼓管、软腭、扁桃体、舌后1/3的黏膜、颈动脉窦、颈动脉球；伤后咽后与舌后1/3感觉障碍、咽反射消失
		特殊内脏感觉	孤束核——味觉	颈静脉孔	分布于舌后1/3味蕾；损伤则舌后1/3味觉丧失
		一般内脏运动	下泌涎核	颈静脉孔	分布于腮腺，伤后分泌障碍
		特殊内脏运动	疑核	颈静脉孔	分布于茎突咽肌
迷走N	延髓	一般躯体感觉	三叉神经脊束核	颈静脉孔	分布于硬脑膜、耳郭及外耳道皮肤；伤后耳郭、外耳道皮肤感觉障碍
		一般内脏感觉	孤束核	颈静脉孔	分布于胸腹腔脏器、咽喉黏膜
		一般内脏运动	迷走神经背核	颈静脉孔	分布于胸腹腔内脏平滑肌、心肌、腺体；伤后心动过速、内脏活动障碍
		特殊内脏运动	疑核	颈静脉孔	分布于咽喉肌；伤后发音困难、声音嘶哑、发呛、吞咽障碍
副N	延髓	特殊内脏运动	疑核、副神经核	颈静脉孔	分布于胸锁乳突肌、斜方肌；一侧胸锁乳突肌瘫痪，头无力转向对侧；斜方肌瘫痪，肩下垂、抬肩无力
舌下N	延髓	躯体运动	舌下神经核	舌下神经管	分布于舌内肌和部分舌外肌；伤后舌肌瘫痪、萎缩，伸舌时舌尖偏向患侧

注：N为神经。

【巧妙记忆】 一嗅二视三动眼，四滑五叉六外展，七面八听九舌咽，十迷十一副舌下全。

（二）脑神经的主要分支

1. 鼻睫神经　由眼神经发出，分布于眼球、泪囊、眼睑、鼻背的皮肤和硬脑膜等。

2. 上牙槽神经　为上颌神经分支，分上牙槽后、中、前3支，分布于上颌牙及牙龈等。

3. 耳颞神经　为下颌神经分支。与颞浅血管伴行，分布于耳前及颞部皮肤，分支至腮腺。

4. 舌神经　为下颌神经分支。分布于口底及舌前2/3黏膜，接受一般黏膜感觉冲动。

5. 下牙槽神经　为下颌神经分支。穿经下颌孔入下颌管，终支出颏孔，分布于下颌牙、牙龈、颏部及下唇等。

【巧妙记忆】 拔上颌后部牙，可在上颌骨体后方麻醉上牙槽神经后支；拔下颌牙，常在下颌孔等处麻醉下牙槽神经。

6. 中间神经　由面神经的感觉和副交感神经纤维合成，走行在面神经运动根和前庭蜗神经之间。离脑后，与运动根合成一干，行于面神经管内。中间神经有膝神经节及鼓索等。

7. 鼓索　由面神经出茎乳孔之前分出。鼓索内含有上述一般内脏运动纤维（副交感纤维）和味觉纤维成分，经鼓室穿出颅底，加入并随舌神经至分布区。

8. 岩大神经　为副交感节前纤维，自膝神经节处发出，与岩深神经合成翼管神经，入翼腭神经节，副交感神经纤维在节内换元，支配泪腺和鼻腔、腭的黏膜腺分泌。

9. 颈动脉窦支　为舌咽神经分支，分布于颈动脉窦的压力感受器和颈动脉小球的化学感受器，以调节血压和呼吸。

10. 喉上神经　是迷走神经颈部的主要分支，内支分布于声门裂以上的喉黏膜；外支与甲状腺上动脉伴行，支配喉的环甲肌。

11. 喉返神经　是迷走神经胸部的主要分支。返回路径：左侧绕主动脉弓，右侧绕右锁骨下动脉返回颈部，均沿气管与食管间的沟内上行入喉，其终支为喉下神经，肌支支配除环甲肌外的所有喉肌；感觉纤维分布于声门裂以下的喉黏膜。喉返神经在甲状腺侧叶深面上行时，与甲状腺下动脉相交。

【巧妙记忆】　甲状腺手术结扎甲状腺上、下动脉时，勿损伤邻近的喉上、喉返神经。

五、内脏神经（自主神经）

1. 内脏神经的概念　指主要分布于内脏、心血管、平滑肌和腺体的神经，通过脑神经和脊神经连接于脑和脊髓。

2. 交感神经与副交感神经的异同　见表2-1-9-9。

表2-1-9-9　交感神经与副交感神经的异同

异同点	交感神经		副交感神经
中枢部（节前神经元）	全部胸髓和腰髓1~3节段的灰质侧角内		脑干的副交感神经核，脊髓$S_{2\sim4}$的骶副交感核
周围部	交感干	同侧椎旁神经节相连形成的串珠样结构	节后神经元：①器官旁节，包括睫状神经节、翼腭神经节、下颌下神经节、耳神经节等。②器官内节
	内脏神经节（节后神经元）	①椎旁节（交感干神经节）。②椎前节（成对或单个）	
	白交通支	有髓鞘，见于$T_1\sim L_3$脊神经与交感干间	
	灰交通支	无髓鞘，见于椎旁节与脊神经之间	
节前纤维	短		长
节后纤维	长		短
分布	广泛		较局限
功能	相互拮抗、协调、统一		
内脏神经丛	心丛、腹腔丛、下腹下丛（盆丛）		

【巧妙记忆】　交感神经也称内脏神经的胸腰部。

3. 牵涉痛　内脏器官牵涉痛与产生痛觉脊髓节段的关系：膈→C_4；心→$C_8\sim T_5$；胃→$T_{6\sim10}$；小肠→$T_{7\sim10}$；阑尾→$T_{(8,9)10}\sim L_1$（右）；肝、胆囊→$T_{7\sim10}$，也有沿膈神经至$C_{3\sim4}$；胰→T_8（左）；肾、输尿管→$T_{11}\sim L_1$；膀胱→$S_{2\sim4}$（沿副交感）及$T_{11}\sim L_2$；睾丸、附睾→$T_{12}\sim L_3$；卵巢及附件→$L_{1\sim3}$；子宫体部→$T_{10}\sim L_1$；宫颈部→$S_{1\sim4}$（沿副交感）；直肠→$S_{1\sim4}$。

六、感觉传导通路

传导通路包括感觉和运动传导通路。不经过大脑皮质的上、下行传导通路称为反射通路。

感觉（上行）传导通路的特点：①三级神经元传导。②Ⅱ级纤维越边，交叉到对侧。③Ⅲ级纤维经过内囊后肢投射。

（一）躯干、四肢的意识性本体感觉传导通路

1. 通路　本体感受器$\xrightarrow{\text{周围突}}$脊神经节（Ⅰ）$\xrightarrow{\text{中枢突形成薄束、楔束}}$薄束核、楔束核（Ⅱ）$\xrightarrow{\text{越边}}$内侧丘系⟶背侧丘脑腹后外侧核（Ⅲ）（2023）⟶内囊后肢⟶中央后回中上部和中央旁小叶后部及中央前回。

2. 损伤　若在内侧丘系交叉的下方或上方的不同部位损伤时，则患者在闭眼时不能确定损伤同侧（交叉下方损伤）和损伤对侧（交叉上方损伤）关节的位置和运动方向及两点间距离。

（二）头面部、躯干和四肢浅感觉传导通路

1. 头面部的浅感觉传导通路（痛、温、触压觉）

（1）通路：皮肤感受器$\xrightarrow{\text{周围突}}$三叉神经节（Ⅰ）$\xrightarrow{\text{中枢突}}$三叉神经脊束核和三叉神经脑桥核（Ⅱ）$\xrightarrow{\text{越边}}$三叉丘系⟶背侧丘脑腹后内侧核（Ⅲ）⟶内囊后肢⟶中央后回下部。

（2）损伤：若三叉丘系或其以上的部分受损，对侧头面部痛、温觉和触压觉障碍；若三叉丘系以下受损，则感觉障碍在同侧。

2. 躯干、四肢的浅感觉传导通路（痛、温、粗触觉和压觉）

（1）通路：皮肤感受器 $\xrightarrow{\text{周围突}}$ 脊神经节（Ⅰ）$\xrightarrow{\text{中枢突}}$ 脊髓灰质后角第Ⅰ、Ⅳ~Ⅶ层（Ⅱ）$\xrightarrow{\text{越边}}$ 脊髓丘脑束 ⟶ 脊侧丘脑腹后外侧核（Ⅲ）$\xrightarrow{\text{丘脑中央辐射}}$ 内囊后肢 ⟶ 中央后回中上部和中央旁小叶后部。

（2）损伤：在脊髓损伤脊髓丘脑束，对侧伤面1~2节段以下痛、温觉消失；若在脊髓以上损伤此通路，感觉障碍涉及整个对侧躯干和四肢。

（注：Ⅰ、Ⅱ、Ⅲ表示第1、2、3级神经元所在结构，以下同。）

（三）视觉传导通路及瞳孔对光反射通路

1. 视觉传导通路（★★）

（1）通路：视网膜视杆、视锥细胞（光感受器细胞）⟶ 双极细胞（Ⅰ）⟶ 节细胞（Ⅱ）$\xrightarrow{\text{轴突}}$ 视神经 ⟶ 视交叉 ⟶ 视束 ⟶ 外侧膝状体（Ⅲ）⟶ 视辐射 ⟶ 视觉皮质（17区）。

（2）损伤：①视网膜受损引起的视野缺损与损伤位置和范围有关。②一侧视神经损伤，患侧视野全盲。③视交叉中央部的交叉纤维损伤（如垂体腺瘤），可致双眼视野颞侧偏盲。④一侧视交叉外侧部的不交叉纤维损伤，患侧眼视野的鼻侧偏盲。⑤一侧视束或视辐射或视觉皮质损伤，可致双眼视野对侧半同向偏盲（如同侧眼的鼻侧视野和对侧眼的颞侧视野偏盲）。

2. 瞳孔对光反射通路

（1）通路：光照一侧瞳孔 ⟶ 视杆、视锥细胞 ⟶ 双极细胞 ⟶ 节细胞 $\xrightarrow{\text{轴突}}$ 视神经 ⟶ 视交叉 ⟶ 视束 $\xrightarrow{\text{上丘臂}}$ 顶盖前区 ⟶ 双侧动眼神经副核 ⟶ 睫状神经节（换元）$\xrightarrow{\text{节后纤维}}$ 瞳孔括约肌 ⟶ 双侧瞳孔缩小。

（2）损伤：一侧视神经受损，信息传入中断，光照患侧眼的瞳孔，双侧瞳孔均不反应，但当光照健侧眼球时，双侧瞳孔缩小。当一侧动眼神经受损时，信息传出中断，光照不能引起患侧眼的瞳孔缩小，即患侧眼的对光反射消失，但健侧眼的对光反射存在。

七、运动（下行）传导通路

躯体运动传导通路主要为锥体系和锥体外系。

1. 锥体系（★★） 支配骨骼肌的随意运动，包括上、下运动神经元。锥体系的任何部位损伤都可引起瘫痪。临床上分为上运动神经元损伤和下运动神经元损伤，两者损伤的鉴别见表2-1-9-10。

表2-1-9-10 上、下运动神经元损伤的鉴别

鉴 别	上运动神经元损伤	下运动神经元损伤
表现	核上瘫	核下瘫
运动障碍	肌张力增高，痉挛性瘫痪（硬瘫）	肌张力降低，弛缓性瘫痪（软瘫）
深反射	亢进	消失
浅反射	减弱或消失，如腹壁反射、提睾反射等	消失
病理反射	有，如Babinski征	无
肌萎缩	病程早期肌不萎缩	肌因营养障碍而萎缩

2. 锥体外系 指锥体系以外的所有躯体运动的传导通路，包括大脑皮质、纹状体、背侧丘脑、底丘脑、中脑顶盖、红核、黑质、脑桥核、前庭核、小脑和脑干网状结构等。

八、脑和脊髓的被膜

（一）脑的被膜

脑的被膜自外向内依次为硬脑膜、脑蛛网膜和软脑膜。

1. 硬脑膜 外层为骨内膜层，兼具颅骨内骨膜的作用；内层为脑膜层。两层间血管、神经丰富。硬脑膜与颅盖骨连接疏松，骨折或血管损伤时可在两者间形成硬脑膜外血肿。硬脑膜形成的结构如下。

（1）硬脑膜隔：保护脑。包括：①大脑镰。②小脑幕，上部颅脑病变致颅内压增高时，位于小脑幕切迹上方的海马旁回和钩可被挤入小脑幕切迹，形成小脑幕切迹疝（也称海马钩回疝）而压迫中脑的大脑脚和动眼神经。③小脑镰。④鞍膈。

（2）硬脑膜窦：窦内含静脉血，窦壁无平滑肌，不能收缩，损伤时易形成颅内血肿。

1）海绵窦：位于蝶鞍两侧。窦内有颈内动脉和展神经通过；窦的外侧壁内自上而下有动眼、滑车、眼神经和上颌神经通过。主要接受大脑中静脉、眼静脉和视网膜中央静脉。

2）海绵窦的交通：①向前借眼上静脉、内眦静脉与面静脉交通。②向后外连通横窦和颈内静脉。③向下与翼静脉丛相通。故面部感染可蔓延至海绵窦并累及相应的神经。海绵窦向后与椎内静脉丛（与腔静脉系交通）相通，腹、盆部感染或癌细胞可经此入颅。硬脑膜窦还借导静脉与颅外静脉相交通，故头皮

感染也可能蔓延至颅内。

（3）硬脑膜窦内的血液流向示意图（图 2-1-9-1）

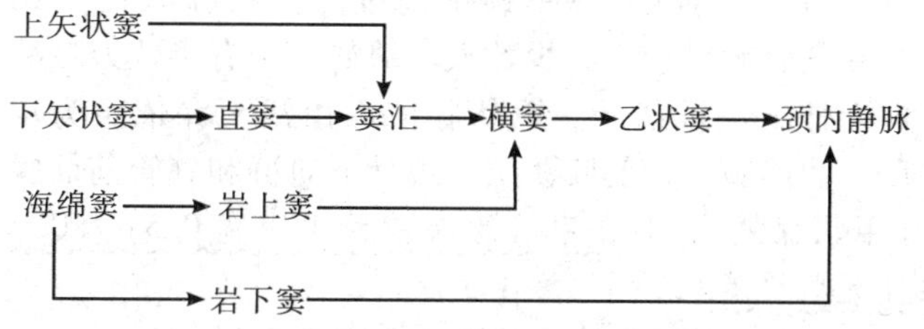

图 2-1-9-1 硬脑膜窦内的血液流向示意

2. 脑蛛网膜 贴于硬脑膜内面，与硬脑膜之间有硬膜下隙，向下与脊髓硬膜下隙相通。与软脑膜之间为蛛网膜下隙，蛛网膜小梁连于两膜间，可支持和固定脑；此隙向下与脊髓蛛网膜下隙相通。

（1）脑蛛网膜下隙在某些部位扩大称蛛网膜下池，包括：①小脑延髓池，经枕骨大孔穿刺，可抽取脑脊液检查。②视交叉前方的交叉池，中脑大脑脚间的脚间池，脑桥池；大脑大静脉池（也称 Galen 静脉池或上池），松果体和大脑大静脉突入此池。

（2）蛛网膜粒：脑脊液经蛛网膜粒渗入硬脑膜窦内。

3. 软脑膜 薄、血管丰富，覆盖脑表面并深入沟裂内。脉络丛是产生脑脊液的主要结构。

（二）脊髓的被膜

脊髓的被膜自外向内为硬脊膜、脊髓蛛网膜和软脊膜。

1. 硬脊膜 位于椎管内包裹着脊髓。硬脊膜与椎管内骨膜和韧带之间为硬膜外隙，临床硬膜外麻醉即将药物注入此隙。

2. 脊髓蛛网膜 与脑蛛网膜相延续。脊髓蛛网膜与软脊膜之间为蛛网膜下隙，隙内充满脑脊液。临床上常在第 3、4 或第 4、5 腰椎间行腰椎穿刺。

3. 软脊膜 薄、富含血管，紧贴脊髓表面。软脊膜形成的齿状韧带可作为椎管内手术的标志（2021）。

九、脑和脊髓的血管

1. 脑的动脉 脑的血供很丰富。脑组织对缺氧很敏感。脑血供来源可归纳为颈内动脉系和椎-基底动脉系，此两系在大脑的分支为：①皮质支，供应大脑皮质及其深面的髓质。②中央支，供应基底核、内囊及间脑等。

【巧妙记忆】 脑的动脉来自颈内动脉和椎动脉。

（1）颈内动脉：主要有以下分支。

1）大脑前动脉：皮质支分布于顶枕沟以前的半球内侧面、额叶底面的一部分和额、顶两叶上外侧面的上部；中央支自大脑前动脉的近侧段发出，经前穿质入脑实质，供应尾状核、豆状核前部和内囊前肢。

2）大脑中动脉：可视为颈内动脉的直接延续，皮质支供应大脑半球上外侧面的大部分和岛叶，包括第Ⅰ躯体运动区、第Ⅰ躯体感觉区和语言中枢。大脑中动脉途经前穿质时发出豆纹动脉（又名出血动脉），供应尾状核、豆状核、内囊膝和后肢的前部，行程呈“S”形弯曲，高血压动脉硬化时易破裂而致脑出血。

3）脉络丛前动脉：易被血栓阻塞。其分支供应外侧膝状体、内囊后肢的后下部、大脑脚底的中 1/3 及苍白球等。

4）后交通动脉：可与大脑后动脉吻合，是颈内动脉系与椎-基底动脉系的吻合支。

（2）椎-基底动脉

1）椎动脉主要分支：①脊髓前、后动脉。②小脑下后动脉，是椎动脉最大分支。栓塞后出现同侧面部浅感觉障碍、对侧躯体浅感觉障碍（交叉性麻痹）和小脑共济失调等。

2）基底动脉主要分支：①小脑下前动脉。②迷路动脉（内听动脉）：约 80%以上的迷路动脉发自小脑下前动脉，供应内耳迷路。③脑桥动脉。④小脑上动脉。⑤大脑后动脉：是终末分支。皮质支分布于颞叶的内侧面和底面及枕叶，中央支供应背侧丘脑、内侧膝状体、外侧膝状体、下丘脑和底丘脑等。此动脉起始部与小脑上动脉根部之间夹有动眼神经。

（3）大脑动脉环（Willis 环）：由两侧大脑前动脉起始段、两侧颈内动脉末端、两侧大脑后动脉借前、后交通动脉连通而组成。此环使两侧颈内动脉系与椎-基底动脉系相交通。前交通动脉和大脑前动脉的连接处是动脉瘤的好发部位。

2. 脊髓的动脉 来自椎动脉和节段性动脉。椎动脉发出脊髓前、后动脉，前动脉分布于脊髓前角、侧角、灰质连合、后角基部、前索和侧索，脊髓后动脉分布于脊髓后角的其余部分、后索和侧索后部。第 1~4 胸节（特别是第 4 胸节）和第 1 腰节的腹侧面易使脊髓缺血而损伤。

十、脑脊液及其循环

1. 产生 脑脊液主要由脑室脉络丛产生，少量由室管膜上皮和毛细血管产生。

2. 循环 侧脑室脉络丛产生的脑脊液经室间孔流入第三脑室，汇合第三脑室脉络丛产生的脑脊液经中脑导水管流至第四脑室，汇合第四脑室脉络丛产生的脑脊液经第四脑室正中孔和 2 个外侧孔流入蛛网膜下隙，脑脊液流向大脑背面，经蛛网膜粒渗透到硬脑膜窦内回流入血。

【经典习题】

脑脊液产生于

A. 软脊膜

B. 脉络丛

C. 软脑膜

D. 蛛网膜

E. 硬脑膜

答案：B

考点：脑脊液的产生

解析：脑脊液主要由脑室脉络丛产生，少量由室管膜上皮和毛细血管产生。脑脊液经蛛网膜粒渗入硬脑膜窦内。故选B。

第十节　内分泌系统

一、总论

内分泌系统由内分泌腺、内分泌组织和内分泌细胞组成。人体的内分泌腺或内分泌组织包括垂体、甲状腺、甲状旁腺、肾上腺、胰岛、松果体、胸腺和性腺等。

二、垂体

1. 形态和位置　位于颅底蝶鞍的垂体窝内，借漏斗柄与下丘脑相连，周围被硬脑膜形成的海绵窦包绕。可分为：①腺垂体，包括远侧部、结节部和中间部，中间部的黑素细胞能分泌促黑素细胞激素释放或抑制因子，影响皮肤颜色变化。②神经垂体，由神经部和漏斗组成，能储存和释放加压素及缩宫素。

2. 分叶　远侧部和结节部称垂体前叶，能分泌生长激素、催乳素、促甲状腺激素、促肾上腺皮质激素和促性腺激素；中间部和神经部称垂体后叶。

三、甲状腺

（一）甲状腺的形态、位置和毗邻

1. 形态　甲状腺位于颈前部，呈“H”形，由左、右侧叶和中间的甲状腺峡组成。甲状腺外有两层被膜，内层为纤维囊（临床称真被膜），包裹甲状腺表面；外层为甲状腺鞘或假被膜（临床称外科囊），被颈部气管前筋膜包裹。在甲状腺侧叶内侧和峡后面，有甲状腺悬韧带连于甲状软骨、环状软骨和气管软骨环之间。

2. 位置与毗邻　两侧叶位于喉下部和气管颈部的前外侧，上极平甲状软骨中点，下极至第6气管软骨，后方平对第5～7颈椎高度。甲状腺峡位于第2~4气管软骨前方，少数人可缺如，约有半数人自峡向上伸出一锥状叶。甲状腺前面由浅至深依次为皮肤、浅筋膜、颈筋膜浅层、舌骨下肌群和气管前筋膜（甲状腺鞘），但在甲状腺峡前面正中宽0.5~1.0cm处无肌覆盖。

（二）甲状腺动脉和神经的位置关系

1. 甲状腺上动脉与喉上神经的关系（★★）　甲状腺上动脉多起自颈外动脉起始部的前壁，伴喉上神经外支行向前下方，至侧叶上极附近分为前、后两腺支；沿途发出胸锁乳突肌支、喉上动脉和环甲肌支。前腺支分布于侧叶前面，并有分支沿甲状腺峡的上缘与对侧支吻合；后腺支沿侧叶后缘下行，与甲状腺下动脉的升支吻合。喉上动脉与喉上神经内支伴行，穿甲状舌骨膜，分布于喉腔声门裂以上的黏膜。

喉上神经起自迷走神经下神经节，沿颈内动脉与咽侧壁之间下行，一般在舌骨大角处分内、外两支。内支伴喉上动脉穿甲状舌骨膜入喉，分布于声门裂以上的喉黏膜；外支伴甲状腺上动脉行向前下方，在距甲状腺侧叶上极约1cm处与动脉分开，弯向内侧，发支支配环甲肌及咽下缩肌。损伤外支后环甲肌瘫痪，引起声带松弛、音调降低；损伤内支则喉部黏膜感觉丧失，进食、饮水时易误咽发生呛咳。

2. 甲状腺下动脉与喉返神经的关系　甲状腺下动脉多起自锁骨下动脉的甲状颈干，少数可直接起始于锁骨下动脉或椎动脉，沿前斜角肌内侧缘上行，至第6颈椎平面，在颈动脉鞘与椎血管之间弯向内下，近甲状腺侧叶下极再弯向上内，至侧叶后面分为上、下支，分布于甲状腺、甲状旁腺、气管和食管等。

喉返神经为迷走神经分支。左喉返神经勾绕主动脉弓，右喉返神经勾绕右锁骨下动脉，两者均沿气管与食管之间的沟内上行，至咽下缩肌下缘改名为喉下神经，经环甲关节后方进入喉内；其运动支支配除环甲肌以外的所有喉肌，感觉支分布于声门裂以下的喉黏膜。左喉返神经行程较长，位置较深，多行于甲状腺下动脉的后方；右喉返神经行程较短，位置较浅，多行于甲状腺下动脉前方。二者入喉前都经过环甲关节后方，故甲状软骨下角可作为寻找喉返神经的标志。

喉返神经是混合神经，但主要支配大多数喉肌的运动，在其自下而上入喉前与从外向内横行的甲状腺下动脉及其分支相互交叉。手术中钳夹或结扎甲状腺下动脉时，应避免损伤喉返神经。

3. 甲状腺最下动脉 该动脉可起自头臂干、主动脉弓、右颈总动脉或胸廓内动脉等。沿气管前方上升，达甲状腺峡，参与甲状腺动脉之间在腺内、外的吻合。低位气管切开或甲状腺手术时应注意。

【经典习题】

下列哪些组织不属于内分泌系统

A. 腺垂体和神经垂体

B. 甲状腺和甲状旁腺

C. 松果体和胸腺

D. 肾上腺和胰岛

E. 肝和胰腺

答案： E

考点： 内分泌系统的组成

解析： 内分泌系统由内分泌腺、内分泌组织和内分泌细胞组成。人体的内分泌腺或内分泌组织包括垂体、甲状腺、甲状旁腺、肾上腺、胰岛、松果体、胸腺和性腺等。故选E。

第二章 生物化学

第一节 蛋白质的结构与功能

一、氨基酸与多肽

（一）氨基酸的结构和分类（★★★）（2020）

组成人体蛋白质的氨基酸有20种，根据其侧链的结构和理化性质不同可分为以下几种。

1. 非极性脂肪族氨基酸 甘氨酸、丙氨酸、缬氨酸、亮氨酸、异亮氨酸和脯氨酸。

2. 极性、中性氨基酸 苏氨酸、丝氨酸、半胱氨酸、蛋氨酸、天冬酰胺和谷氨酰胺。

3. 酸性氨基酸（2008） 天冬酰胺、谷酰胺。

4. 碱性氨基酸 赖氨酸、精氨酸、组氨酸。

5. 芳香族氨基酸 酪氨酸、苯丙氨酸、色氨酸。

6. 支链氨基酸 缬氨酸、异亮氨酸、亮氨酸。

7. 一碳单位 丝氨酸、色氨酸、组氨酸、甘氨酸和苏氨酸。

8. 含硫氨基酸 半胱氨酸、胱氨酸、蛋氨酸。

9. 生酮氨基酸 亮氨酸、赖氨酸。

10. 生酮兼生糖氨基酸 异亮氨酸、苯丙氨酸、酪氨酸、色氨酸、苏氨酸。

11. 必需氨基酸 缬氨酸、异亮氨酸、亮氨酸、苯丙氨酸、蛋氨酸、色氨酸、苏氨酸、赖氨酸和组氨酸（2023）。

【巧妙记忆】 算古田（酸、谷氨酸、天冬氨酸），捡来敬祖（碱、赖、精、组氨酸），芳香老本色（芳香、酪氨酸、苯丙氨酸、色氨酸），只写一两（支、缬、异亮、亮），谈四色足感书（碳、丝、色、组、甘、苏），六班光蛋（硫、半胱、胱、蛋），铜梁来（酮、亮、赖），一本老色素（异亮、苯丙、酪、色、苏），写一两本单色书来租。

（二）肽键与肽链（★★）

1. 肽键 氨基酸分子之间通过去水缩合形成肽链，在相邻两个氨基酸之间新生的酰胺键称为肽键。

2. 肽 氨基酸通过肽键相连组成肽。

3. 寡肽 由2~20个氨基酸相连组成的肽称为寡肽。

4. 多肽 由20个以上氨基酸相连组成的肽称为多肽。

5. 蛋白质 蛋白质是由许多氨基酸组成的多肽链。习惯上，蛋白质通常含有50个以上氨基酸，多肽则含50个以下氨基酸。

6. 肽链 有方向性，即自N→C，链内的氨基酸称为残基。

二、蛋白质的结构

（一）一级结构（★★★）

蛋白质的一级结构是指氨基酸在肽中的排列顺序，以肽键连接。蛋白质分子的一级结构是其特异空间结构及生物学活性的基础（2007）。

（二）二级结构（★★★）

蛋白质的二级结构主要包括α-螺旋、β-折叠和β-转角等。α-螺旋的结构特征（2002、2005）如下。

1. 多肽链主链围绕中心轴旋转，每隔3.6个氨基酸残基上升一个螺距。

2. 氢键维持α-螺旋结构的稳定（2016）。

3. 右手螺旋。

（三）三级和四级结构（★★★）

1. 蛋白质的三级结构 是指一条多肽链中所有原子在三维空间的整体排布，主要通过疏水键、盐键、氢键、范德华力维系。由2个或2个以上具有二级结构的肽段在空间上相互接近而形成的一个特殊的空间结构称为结构模体，也称为蛋白质的超二级结构。分子量较大的蛋白质可折叠成多个结构较为紧密且稳定的水域，并行使其功能，称为结构域。

2. 蛋白质的四级结构　是由两条以上多肽主链构成，每条肽链具有独立的三级结构，每条肽链称为一个亚基，各亚基间以非共价键维系。单独亚基无生物学活性，通常各亚基之间主要以氢键、离子键维系（2013）。

（四）蛋白质的分类

根据蛋白质分子的组成，可将蛋白质分为单纯蛋白质和结合蛋白质。单纯蛋白质只由氨基酸组成。结合蛋白质由单纯蛋白质与非蛋白质物质组成，其中非蛋白质物质称为该结合蛋白质的辅基，辅基通过共价键与蛋白质部分相连。

蛋白质分子结构分成一级、二级、三级和四级结构，后三者称为高级结构或空间构象。并非所有蛋白质都有四级结构，由一条肽链组成的蛋白质只有一、二、三级结构，由两条或两条以上的多肽链组成的蛋白质才有四级结构。

三、蛋白质结构与功能的关系

（一）一级结构与功能的关系

1. 一级结构是空间构象的基础　空间构象遭破坏的核糖核酸酶A只要其一级结构（氨基酸序列）未被破坏，就可能恢复到原来的三级结构，功能依然存在。

2. 一级结构相似的蛋白质具有相似的高级结构与功能　同源蛋白质是指由同一基因进化而来的相关基因所表达的一类蛋白质。一级结构相似的多肽或蛋白质，其空间构象和功能也相似。

3. 氨基酸序列提供重要的生物进化信息。

4. 重要蛋白质的氨基酸序列改变可引起疾病　如正常人血红蛋白β亚基的第6位氨基酸是谷氨酸，而镰状细胞贫血患者的血红蛋白中，谷氨酸变成了缬氨酸，导致红细胞变形成为镰刀状而极易破碎，导致贫血。这种蛋白质分子发生变异所导致的疾病，被称为分子病，其病因为基因突变。

（二）高级结构与功能的关系

1. 肌红蛋白与血红蛋白亚基结构相似　①肌红蛋白由一条多肽链和一个血红素组成；②血红蛋白由2个α亚基和2个β亚基组成，每个亚基各结合1分子血红素；③血红蛋白与氧的结合呈正协同效应。

2. 蛋白质构象变化引起的疾病　生物体内蛋白质的合成、加工和成熟是一个复杂的过程，其中多肽链的正确折叠对其正确构象的形成和功能发挥至关重要。若蛋白质的折叠发生错误，尽管其一级结构不变，但因蛋白质的构象发生改变，仍可影响其功能，严重时可导致疾病发生，有人将此类疾病称为蛋白构象疾病。有些蛋白质错折叠后相互聚集，常形成抗蛋白水解酶的淀粉样纤维沉淀，产生毒性而致病，表现为蛋白质淀粉样纤维沉淀的病理改变，这类疾病包括人纹状体脊髓变性病、阿尔茨海默病、亨廷顿舞蹈病和疯牛病等。

四、蛋白质的理化性质

1. 等电点　蛋白质可在酸性溶液中解离成阳离子，在碱性溶液中解离成阴离子。当蛋白质溶液处于某一pH时，蛋白质解离成正、负离子的趋势相等，即成为兼性离子，净电荷为零，此时溶液的pH称为蛋白质的等电点（pI）。

2. 沉淀　指蛋白质从溶液中析出的现象。重金属离子（如Ag^{+}、Hg^{2+}、Pb^{2+}）的沉淀条件以pH稍大于蛋白质的pI为宜。生物碱试剂（如苦味酸、鞣酸）及某些酸（如三氯乙酸）的沉淀条件是pH<pI。

3. 蛋白质的变性（2007、2012、2018、2019、2023）　在某些理化因素的作用下，蛋白质的空间结构（但不包括一级结构）遭到破坏，导致蛋白质理化性质改变和生物学活性的丧失，称为蛋白质变性。

4. 氨基酸及蛋白质理化性质的鉴别　见表2-2-1-1。

表2-2-1-1　氨基酸及蛋白质理化性质的鉴别

项　目	氨基酸的理化性质	蛋白质的理化性质
两性解离/两性电离	两端α-氨基和α-羧基在溶液中解离 若溶液pH<pI，解离成阳离子 若pH>pI，解离成阴离子 若pH=pI，成为兼性离子	氨基+羧基+侧链上某些基团的解离 若溶液pH<pI，蛋白质带正电荷 若pH>pI，蛋白质带负电荷 若pH=pI，蛋白质不带电荷
等电点pI	$pI=(pK_1+pK_2)/2$	各种蛋白质的pI不同，多接近5.0

续　表

项　目	氨基酸的理化性质	蛋白质的理化性质
紫外吸收	色氨酸、酪氨酸最大吸收峰在 280nm 大多数蛋白质都含有色氨酸、酪氨酸，故利用该原理可测定蛋白质含量	蛋白质分子中色氨酸、酪氨酸最大吸收峰在 280nm。蛋白质的 A_{280} 与其浓度成正比，故可做蛋白质的定量测定
茚三酮反应	氨基酸与茚三酮水合物共加热，最终形成蓝紫色化合物，其最大吸收峰在 570nm，用此原理行氨基酸定量分析	蛋白质与茚三酮水合物共加热，最终形成蓝紫色化合物，其最大吸收峰在 570nm，用此原理行氨基酸定量分析
双缩脲反应	无	阳性。其用于检测蛋白质水解程度
胶体性质	无	有
变性沉淀凝固	无	有

【巧妙记忆】　茚三酮反应的最大吸收峰在 570nm，氨基酸或蛋白质的最大吸收峰在 280nm，核酸的最大吸收峰在 260nm，可按“茚三酮反应”“氨基酸”和“核酸”字数来记忆，字数最多的吸收峰最大，字数最少的最大吸收峰最小，这样可方便记忆。两性解离后的离子性质判断，可采用 pI－pH 来计算：若 pI－pH>0，则解离为阳离子；若 pI－pH<0，则解离为阴离子；若 pI－pH＝0，则解离为兼性离子。

【经典习题】

1. 维系蛋白质二级结构稳定的主要化学键是
   A. 盐键
   B. 氢键
   C. 疏水作用
   D. 肽键
   E. 二硫键

答案：B

考点：蛋白质二级结构的化学键

解析：蛋白质一级结构主要的化学键为肽键和二硫键，二级结构为氢键，四级结构为氢键和离子键，蛋白质三级结构维系键包括疏水键、盐键、氢键和范德华力。故选 B。

2. 不存在于人体蛋白质分子中的氨基酸是
   A. 鸟氨酸
   B. 丙氨酸
   C. 亮氨酸
   D. 谷氨酸
   E. 甘氨酸

答案：A

考点：氨基酸的特点

解析：被生物体直接用于合成蛋白质的氨基酸仅有 20 种，且均属 L-α-氨基酸（除甘氨酸外）。天然蛋白质中不存在的氨基酸有同型半胱氨酸、鸟氨酸。故选 A。

3. 变性蛋白质的主要特点是
   A. 不易被蛋白酶水解
   B. 分子量降低
   C. 溶解性增加
   D. 生物学活性降低
   E. 共价键被破坏

答案：D

考点：蛋白质变性

解析：在某些物理和化学因素作用下，其特定的空间构象被破坏，即有序的空间结构变成无序的空间结构，从而导致其理化性质的改变和生物活性的丧失，称为蛋白质的变性。一般认为蛋白质的变性主要发生在二硫键和非共价键的破坏（E 错），不涉及一级结构中氨基酸序列的改变。蛋白质变性后，其理化性质及生物学性质发生改变，如溶解度降低（C 错）、黏度增加、结晶能力消失、生物活性降低（D 对）、易被蛋白酶水解（A 错）等。因为变性后蛋白质一级结构并未破坏，因此分子量也不发生改变（B 错）。故选 D。

第二节　核酸的结构与功能

一、核酸的化学组成

核酸分为脱氧核糖核酸（DNA）和核糖核酸（RNA）（2013）。DNA 为遗传信息的贮存和携带者（2023）；RNA 参与遗传信息的复制和表达。

（一）核苷酸分子组成（★★★）

核苷酸
- 核苷和脱氧核苷
  - 碱基：A，G，C，T，U
  - 核糖：脱氧核糖、核糖
- 磷酸：P

注：腺嘌呤（A），鸟嘌呤（G），胸腺嘧啶（T），胞嘧啶（C），尿嘧啶（U）

（二）核酸（DNA 和 RNA）（★★★）

DNA、RNA 的组成异同见表 2-2-2-1。

表 2-2-2-1 DNA、RNA 的组成异同

项　目		DNA（双链）	RNA（单链）
磷酸		磷酸	磷酸
核苷酸之间的连接键		3′，5′-磷酸二酯键	3′，5′-磷酸二酯键
戊糖		β-D-2′-脱氧核糖	β-D-核糖
碱基	嘌呤	A，G	A，G
	嘧啶	C，T	C，U

（三）核酸的空间结构（★★★）

核酸的一级结构：核酸的一级结构是指构成核酸的核苷酸或脱氧核苷酸从 5′-端到 3′-端的排列顺序，也就是核苷酸序列。由于核苷酸之间的差异在于碱基不同，因此核酸的一级结构也就是它的碱基序列。

双链 DNA 的大小常用碱基对（bp）或千碱基对（kbp）数目来表示。小的核酸片段（<50bp）常被称为寡核苷酸。

（四）核酸的理化性质（★★★）

1. DNA 变性　是指 DNA 在各种因素作用下，由双链解离为单链的过程。其变性因素有加热、加酸或加碱，其中最常用的 DNA 变性方法是加热。DNA 变性后理化性质的变化：DNA 在 260nm 处吸光度增加，溶液黏度降低。

2. DNA 的复性　是指变性的 DNA 在适当条件下，两条互补链可重新配对，恢复天然的双螺旋结构的现象。加热使 DNA 变性，经缓慢冷却后即可复性，这一过程称为退火，退火产生减色效应。

（五）DNA 变性与蛋白质变性的比较

DNA 变性与蛋白质变性的比较，见表 2-2-2-2。

表 2-2-2-2 DNA 变性与蛋白质变性的比较

项　目	DNA 变性	蛋白质变性
定义	是指 DNA 在各种因素作用下，由双链解离为单链的过程	在某些理化因素的作用下，蛋白质的空间结构（但不包括一级结构）遭到破坏，导致蛋白质理化性质和生物学活性的改变的现象
主要破坏	主要破坏维系双链碱基配对的氢键，不破坏一级结构中的核苷酸序列	主要破坏二硫键和非共价键，不破坏一级结构中的氨基酸序列
变性因素	加热（最常用）、加酸、加碱	加热、乙醇、强酸、强碱、重金属离子、生物碱试剂
变性后	DNA 变性后，双链解开，DNA 的 A_{260} 增加（DNA 增色效应），溶液黏度降低	蛋白质变性后溶解度降低、黏度增加、结晶能力消失、生物活性降低、易被蛋白酶水解
复性	在一定条件下，变性的 DNA 可以复性	在一定条件下，变性的蛋白质可以复性

二、DNA 的结构与功能

（一）DNA 碱基组成规律及一级结构（★★★）

1. DNA 碱基组成规律（2017）　A = T，G = C（2003）。DNA 一级结构是指核酸分子中核苷酸的排列顺序（2003、2008），即碱基排列顺序。

2. DNA 中四种碱基组成的 Chargaff 规则

（1）腺嘌呤与胸腺嘧啶的摩尔数相等，而鸟嘌呤与胞嘧啶的摩尔数相等。

（2）不同生物种属的 DNA 碱基组成不同。

（3）同一个体不同器官、不同组织的 DNA 具有相同的碱基组成。

3. DNA 双螺旋结构模型（Watson-Crick 结构模型）的要点

（1）DNA 是反向平行、右手螺旋的双链结构。

（2）DNA 双链之间形成了互补碱基对。

（3）疏水作用力和氢键共同维持着 DNA 双螺旋结构的稳定。

（二）DNA 二级结构（双螺旋结构）（2006、2007）（★★★）

1. DNA 分子由两条以脱氧核糖-磷酸作骨架的双链组成，以右手螺旋的方式围绕同一公共轴有规律地盘旋。螺旋直径 2nm，并形成交替出现的大沟和小沟。

2. 两股单链的戊糖-磷酸骨架位于螺旋外侧，与糖相连的碱基平面垂直于螺旋轴而伸入螺旋之内。每个碱基与对应链上的碱基共处同一平面，并以氢键维持配对关系，A 与 T 配对，C 与 G 配对。每一个螺旋

有 10.5 个碱基对。

3. 两碱基之间的氢键是维持双螺旋横向稳定的主要化学键（2015）。纵向则以碱基平面之间的碱基堆积力维持稳定。

4. 双螺旋两股单链走向相反，从 5′向 3′端追踪两链，一链自下而上，另一链自上而下。

（三）DNA 高级结构（★★）

1. 原核生物 超螺旋结构。

2. 真核生物 DNA+组蛋白（2018）。5 种组蛋白（H）：H1、H2A、H2B、H3、H4，其中 H2A、H2B、H3、H4 各两分子形成八聚体，DNA 围绕八聚体形成核小体。

（四）DNA 的功能（★★★）

1. DNA 是以基因的形式荷载遗传信息，并作为基因复制和转录的模板。

2. DNA 是生命遗传的物质基础，也是个体生命活动的信息基础。

三、DNA 理化性质及其应用

（一）DNA 的变性、复性（★★★）

1. 变性（2017） 在理化因素作用下，DNA 互补碱基对的氢键断裂（2016），其双螺旋链解离为单链，称为 DNA 变性，通常以热变性为主。

（1）增色效应：在 DNA 解链过程中，由于有更多的共轭双键得以暴露，含有 DNA 的溶液在 260nm 处的吸光度随之增加的现象。它是监测 DNA 双链是否发生变性的一个最常用的指标。

（2）DNA 变性的复性：DNA 的变性是可逆的。热变性的 DNA 经缓慢冷却后可以复性，但是将热变性的 DNA 迅速冷却至 4℃以下，则 DNA 不能发生复性。

2. 解链温度（T_m）/融解温度 紫外线（UV）吸收增值达到最大吸收增值 50%时的温度，称为 T_m。T_m 值与 DNA 长短及碱基的 G+C 含量有关，G+C 含量越大，T_m 越高，反之则越低。DNA 分子越长，T_m 越高。

3. 复性 DNA 发生热变性后，经缓慢降温，如放置于室温逐渐冷却，解开的互补链之间对应的碱基对再形成氢键，恢复完整的双螺旋结构，称为复性。

（二）核酸分子杂交

核酸复性过程中，如果将不同种类的 DNA 单链或 RNA 放在同一溶液中，只要两种核酸单链之间存在着一定程度的碱基配对关系，它们就有可能形成杂化双链。这种现象称为核酸杂交。杂交可发生在 DNA 单链之间、RNA 单链之间，甚至是 DNA 单链和 RNA 单链之间。

（三）核酸的紫外线吸收

嘌呤和嘧啶都含有共轭双键。它们的最大紫外吸收值在 260nm 附近。利用这一性质可以对它们进行定量和定性分析。

四、RNA 的结构与功能

（一）mRNA

1. 5′帽子 5′-端具有 m^7GpppN 的 mRNA 结构（2016）。

2. 3′-poly（A）尾巴 mRNA 具有 3′-端的多聚 A 尾结构；编码区是蛋白质合成的模板，三个碱基为一组构成 1 个氨基酸的密码。

3. 功能 mRNA 是蛋白质合成的模板（2005）。

（二）tRNA

1. 形态学特征 二级结构：类似三叶草形状。三级结构：倒 L 型。

2. 特点

（1）含有稀有碱基（10%~20%）。

（2）茎环结构，包括 DHU 环、TψC 环和反密码环。

（3）3′-末端为 CCA 结构，结合氨基酸。

（4）反密码。

3. 功能 转运氨基酸。

（三）rRNA

1. 组成 由多种蛋白质和多种 rRNA 组成大、小亚基。

2. 功能 蛋白质合成的场所（2018）。

（四）其他 RNA

生物细胞内还含有多种非编码 RNA，如核小 RNA（snRNA）参加 mRNA 前体hnRNA中内含子的剪接，微 RNA（microRNA，miRNA）通过结合于 mRNA 抑制翻译过程或导致 mRNA 的降解，因而参加转录后的基因表达调控。

【经典习题】

1. 关于真核生物 mRNA 结构的描述，错误的是

A. 5′-端留有特殊的内含子

B. 3′-端有特殊的“尾”结构

C. 3′-端存在非翻译序列

D. 5′-端有特殊“帽子”结构

E. 含有开放阅读框架区

答案： A

考点： mRNA 的结构

解析： mRNA 的结构特点：5′-端有 m^7GpppN 帽结构、3′-端有多聚 A 尾结构、带有遗传信息密码。mRNA 成熟过程中，hnRNA 核苷酸链中的一些片段将不出现在相应 mRNA中，这些片段称内含子。保留于 mRNA 中的片段称

外显子。因此，hnRNA 转变为 mRNA 时，切除了一些片段，保留的片段重新合成 mRNA。故选 A。

2. DNA 受热变性时，出现的现象是

A. 多聚核苷酸链水解成单核苷酸

B. 在 260nm 波长处的吸光度增加

C. 碱基对以共价键连接

D. 溶液黏度增加

E. 最大光吸收峰波长发生转移

答案：B

考点：DNA 变性

解析：温度、pH、离子强度等理化因素会导致 DNA 变性，此现象常伴随一些物理性质的改变，如黏度降低，密度增加，尤其重要的是吸光度的改变。在 DNA 解链过程中，有更多的包埋在双螺旋结构内部的碱基得以暴露，含有 DNA 的溶液在 260nm 处的吸光度随之增加。即 DNA 的增色效应。故选 B。

3. 下列有关 DNA 双螺旋结构的叙述，错误的是

A. DNA 双螺旋以右手螺旋的方式围绕同一轴有规律地盘旋

B. DNA 双螺旋由两条以脱氧核糖-磷酸作骨架的双链组成

C. DNA 双螺旋是核酸二级结构的重要形式

D. 两股单链从 5′至 3′端走向在空间排列相同

E. 两碱基之间的氢键是维持双螺旋横向稳定的主要化学键

答案：D

考点：核酸的空间结构

解析：DNA 的二级结构是双螺旋结构，故 C 对。DNA 双螺旋是反向平行、右手螺旋的双链结构，两条多聚核苷酸链在空间的走向呈反向平行，一条链的 5′→3′方向是从上向下，而另一条链的 5′→3′方向是从下向上，两条链围绕着同一个螺旋轴形成右手螺旋的结构，故 A、B 对，D 错。疏水作用力和氢键共同维持着 DNA 双螺旋结构的稳定，故 E 正确。

第三节 酶

一、酶的催化作用

（一）酶的分子结构与催化反应（★★★）

1. 基本概念

（1）酶是由活细胞合成的，对其特异底物起高效催化作用的蛋白质。受酶催化的物质称为底物，反应的生成物质称为产物。

（2）单纯酶：指仅由氨基酸残基构成的酶。

（3）结合酶：指由酶蛋白和辅助因子组成的酶。酶蛋白决定酶促反应的特异性，一般对热不稳定；辅助因子决定酶促反应的种类和性质，一般对热稳定。

2. 酶的分子组成　酶按其分子组成可分为单纯酶和结合酶。单纯酶是仅由氨基酸残基构成的酶。脲酶、一些消化蛋白酶、淀粉酶、脂酶、核糖核酸酶等均属此列。结合酶由蛋白质部分和非蛋白质部分组成，前者称为酶蛋白，后者称为辅助因子。辅助因子是金属离子或小分子有机化合物。酶蛋白与辅助因子结合形成的复合物称为全酶，只有全酶才有催化作用。

3. 酶的催化反应　酶的活性中心（2002、2007）：必需基团在一级结构可能相距很远，但在空间结构上彼此靠近，组成具有特定空间结构的区域，能和底物特异结合并将底物转化为产物，这一区域称为酶的活性中心。对于结合酶来说，辅酶和辅基参与活性中心的形成。有些必需基团虽不参加酶活性中心的组成，但却为维持酶活性中心应有的空间构象和作为调节剂的结合部位所必需（2022）。

（二）酶促反应的特点（2015）（★★★）

酶促反应不改变反应的平衡点，只是通过降低活化能以加快反应的速度。其特点有以下几点。

1. 催化效率高　酶具有极高的催化效率。要比一般催化剂高 10^5~10^{13} 倍，这就是为什么生物体内酶含量少而又可催化大量底物的原因。

2. 特异性强　是指酶对底物的要求非常严格，只作用于一种底物或一类化合物，而不作用于其他任何物质。

3. 不稳定性　绝大多数酶的本质是蛋白质，凡是能使蛋白质变性的因素，如高温、高压、强酸、强碱等都会使酶丧失活性。

4. 可调节性（2001、2003、2005）　酶活力是受调节控制的，它的调节方式有抑制性调节、共价修饰调节、反馈调节、酶原激活及激素调节控制等。

（三）酶-底物复合物

1. 诱导契合作用使酶与底物密切结合　酶在发挥其催化作用之前，必须先和底物密切结合。这种结合不是锁与钥匙式的机械关系，而是在酶和底物相互接近时，其结构相互诱导、相互变形和相互适应，进而相互结合。

2. 邻近效应与定向排列使诸底物正确定位于酶的活性中心　在两个以上底物参加的反应中，底物之间必须以正确的方向相互碰撞，才有可能发生反应。酶在反应中将诸底物结合到酶的活性中心，使它们相互接近并形成有利于反应的正确定向关系。这种邻近效应与定向排列实际上是将分子间的反应变成类似于分子内的反应，从而提高反应速率。

3. 表面效应使底物分子去溶剂化　酶的活性中心多是酶分子内部的疏水口袋，反应在此疏水环境中进行，使底物分子脱溶剂化，排除周围大量水分子对酶和底物分子中功能基团的干扰性吸引和排斥，防止水化膜的形成，利于底物与酶分子的密切接触和结合。这种现象称为表面效应。

二、酶的辅因子

酶的辅助因子多为小分子有机化合物或金属离子。

（一）维生素与辅酶的关系（★★★）

水溶性维生素可形成辅酶。

1. 维生素 B_1　又称硫胺素，体内活性形式为焦磷酸硫胺素（TPP），其为α-酮酸氧化脱羧酶的辅酶，也是转酮醇酶的辅酶。

2. 维生素 B_2　又名核黄素，体内活化形式为黄素单核苷酸（FMN）和黄素腺嘌呤二核苷酸（FAD）（2017），其为多种还原酶的辅酶。

3. 维生素 PP　包括烟酰胺和烟酸，体内活化形式是烟酰胺腺嘌呤二核苷酸（NAD^+）和烟酰胺腺嘌呤二核苷酸磷酸（$NADP^+$），即辅酶Ⅰ和辅酶Ⅱ，为多种脱氢酶的辅酶。

4. 维生素 B_6　包括吡哆醇、吡哆醛及吡哆胺，体内活化形式有磷酸吡哆醛和磷酸吡哆胺，其为氨基酸转氨酶及脱羧酶的辅酶，也是 ALA 合酶的辅酶。

5. 维生素 B_{12}　又称钴胺素，体内活化形式为甲基钴胺素。参与体内甲基转移作用。

6. 维生素 C　又称 L-抗坏血酸，参与氧化还原反应，参与体内羟化反应，促进胶原蛋白的合成，促进铁的吸收。

（二）辅酶的作用

全酶是由酶蛋白和辅助因子结合形成的复合物。辅助因子按成分分为金属离子和小分子有机化合物；按其与酶蛋白结合的紧密程度及作用特点分为辅酶和辅基。

1. 辅酶　小分子有机化合物是一些化学稳定的小分子物质，称为辅酶。其作用是参与酶的催化反应，在反应过程中传递电子、质子或一些基团。辅酶和酶蛋白结合疏松，可以用透析或超滤的方法除去。

2. 辅基　与酶蛋白结合紧密，不能用透析或超滤的方法除去。在反应中辅基不能离开酶蛋白，一般对热稳定。

一般来说，一种酶蛋白能与一种辅助因子结合成为专一性的酶，而一种辅助因子可与不同的酶蛋白结合以构成许多专一性不同的酶。

（三）金属离子的作用

金属离子是最常见的辅助因子，约 2/3 的酶含有金属离子。常见的金属离子有 K^+、Na^+、Mg^{2+}、Cu^+、Cu^{2+}、Zn^{2+}、Fe^{2+}、Fe^{3+}等。

以金属离子为辅助因子的酶有两类，一类在纯化过程中，金属一直保留与酶蛋白结合，称为金属酶类，如羧基肽酶含 Zn^{2+}。另一类乃金属与酶蛋白结合不牢固，纯化过程中易丢失，需加入金属方具有酶活性，如激酶催化反应必须有 Mg^{2+}的存在等。此类酶多称为金属活化酶类。

三、酶促反应动力学

酶促反应动力学研究酶促反应速率及其影响因素，这些因素包括酶浓度、底物浓度、pH、温度、抑制剂、激活剂。

（一）K_m 和 V_{max}的概念（★★★）

1. 米-曼方程式　$V=\frac{V_{max}[S]}{K_m+[S]}$（$V$ 为酶促反应速度，V_{max}为最大反应速度，S 为底物浓度，K_m 为米氏常数）。

2. K_m 概念（2001、2003）　当 $V=1/2V_{max}$ 时，K_m=S。即 K_m 为酶促反应速度为最大速度一半时的底物浓度。

3. K_m 的特点

（1）K_m 是酶的特征常数之一，只与酶的结构、底物、温度、pH、离子强度有关，而与酶浓度无关。

（2）一种酶有多种底物时，每种底物的 K_m 值各不相同，所以 K_m 与底物、pH 有关。

（3）如有几种底物时，K_m 最小的一种底物称天然底物。

（4）对于同一底物，不同的酶有不同的 K_m 值。

（5）K_m 表示酶的亲和力，K_m 值越小，表示亲和力越大。

4. V_{max}是指酶完全被底物饱和时的反应速度，与酶浓度成正比。

（二）最适 pH 和最适温度

1. 温度对酶促反应有双重的影响

（1）酶促反应与一般化学反应一样，升高温度能加速化学反应的进行。

（2）绝大多数酶是蛋白质，升高温度能加速酶的变性而使酶失活。

2. 最适温度　在某一温度范围时酶促反应速度最大，此温度称为酶作用的最适温度。人体内酶最适温度多在 37℃。

3. 最适 pH　溶液的 pH 对酶活性影响很大。在一定的 pH 范围内酶表现催化活性。在一定 pH 时酶的催化活性最大，此 pH 称为酶作用的最适 pH。偏离最适 pH 越远，酶的活性越小，过酸、过碱则可使酶完全失去活性。

四、抑制剂与激活剂

（一）不可逆性抑制

这类抑制剂通常以比较牢固的共价键与酶蛋白中的基团结合，而使酶失活，不能用透析、超滤等物理方法除去抑制剂来恢复酶活性。按照不可逆抑制作用的选择性不同，又可以分为专一性的不可逆抑制与非专一性的不可逆抑制两类。

（二）可逆性抑制

1. 竞争性抑制　与底物竞争结合酶的同一部位。特点：K_m 升高，V_{max} 不变（2006）。

2. 非竞争性抑制　与酶活性中心外必需基团结合。特点：K_m 不变，V_{max} 下降。

3. 反竞争性抑制　抑制剂与酶和底物形成的中间产物结合，使中间产物的量下降。

（三）激活剂

激活剂大多数为金属离子，如 Mg^{2+}、K^+、Mn^{2+}；少数为阴离子，如 Cl^-；也有有机化合物，如胆汁酸盐。激活剂包括必需激活剂和非必需激活剂。必需激活剂与酶、底物和酶-底物复合物结合参加反应，但不转化为产物。非必需激活剂通过与酶或底物或酶-底物复合物结合，提高酶的催化活性。

五、酶活性的调节（2020）

（一）别构调节

一些代谢物可以与某些酶分子活性中心外的某一部位可逆的结合，使酶发生变构并改变其催化活性，此结合部位称为别构部位或调节部位。对酶催化活性的这种调节称为别构调节。受别构调节的酶称为别构酶。导致别构效应的代谢物称为别构效应剂。

别构酶有如下特点：

1. 其速度方程不符合米氏方程，反应速度与底物浓度的曲线为 S 型。

2. 别构酶多为关键酶，催化的反应常是不可逆反应。

3. 别构调节可引起酶的构象变化。

4. 别构酶常由多亚基组成，但并非都有催化亚基和调节亚基，S 曲线反映了多个亚基间具有协同作用。

5. 别构调节剂可能是，也可能不是参与反应的辅酶、底物或产物。

6. 别构酶有两个中心，即催化中心和调节中心。

7. 别构调节是快速调节。

【巧妙记忆】　别构调节速度方程呈 S 形曲线，而米氏方程的曲线为矩形双曲线，注意加以区别；别构酶即变构酶，其多为关键酶。催化反应常是不可逆反应；别构调节是快速调节。

（二）化学修饰调节

酶蛋白肽链上的一些基团可与某种化学基因发生可逆共价结合，从而改变酶的活性，这一过程称为酶的化学修饰或共价修饰。酶的化学修饰包括磷酸化、去磷酸化、乙酰化、去乙酰化、脱乙酰化、甲基化、脱甲基化、腺苷化、脱腺苷化、-SH、-S-S-的互变等，其中以磷酸化最常见。酶的化学修饰是体内酶的快速调节方式之一。

（三）酶原激活

1. 酶原　有些酶（大多数为水解酶）在细胞内初合成或初分泌时是无活性的，这些酶的前身称为酶原。

2. 酶原的激活　在某些物质作用下，无活性的酶原转变为有活性的酶的过程。

3. 酶原激活的本质　酶原激活的本质是活性中心的形成和暴露过程（2003）。

4. 酶原激活的生理意义　酶原的存在形式对机体来说是一种保护作用。避免对自身起到消化作用。

（四）同工酶（2017）（★★★）

同工酶是指能催化相同的化学反应，但酶蛋白的分子结构、理化性质和免疫学性质不同的一组酶。

（五）关键酶

每条代谢途径由一系列酶促反应组成，其反应速率和方向由其中一个或几个具有调节作用的关键酶活性决定。这些关键酶的特点包括：①常常催化一条代谢途径的第一步反应或分支点上的反应，速度最慢，其活性能决定整个代谢途径的总速度。②常催化单向反应或非平衡反应，其活性能决定整个代谢途径的方向。③酶活性除受底物控制外，还受多种代谢物或效应剂调节。改变关键酶活性是细胞水平代谢调节的基本方式，也是激素水平代谢调节和整体代谢调节的重要环节。

六、核酶

核酶是描述具有催化活性的 RNA，即化学本质是 RNA，却具有酶的催化功能。核酶的作用底物可以是不同的分子，有些作用底物就是同一 RNA 分子中的某些部位。核酶具有内切酶的活性，可用来切割特定的基因转录产物。

【经典习题】

1. 下列关于酶结构与功能的叙述，正确的是
   A. 酶只在体内发挥作用
   B. 酶的催化作用与温度无关
   C. 酶能改变反应的平衡点
   D. 酶能大大降低反应的活化能
   E. 酶的催化作用不受调控

答案：D

考点：酶的结构与功能

解析：酶和一般催化剂一样，加速反应的作用都是通过降低反应的活化能实现的。酶促反应动力学的影响因素包括酶浓度、底物浓度、pH、温度、抑制剂、激活剂等。故选D。

2. 下列关于酶促反应调节的叙述，正确的是
   A. 温度越高反应速度越快
   B. 反应速度不受底物浓度的影响
   C. 底物饱和时，反应速度随酶浓度增加而增加
   D. 在最适pH下，反应速度不受酶浓度影响
   E. 反应速度不受酶浓度的影响

答案：C

考点：酶促反应调节

解析：温度对酶促反应速率有双重影响，低温时，温度逐渐升高，酶促反应速度随之加快；达到某一温度后，继续升高温度，则酶促反应速度反而下降。最适pH不是酶的特征性常数，它受底物浓度、缓冲液种类与浓度、酶纯度等因素的影响。V_{max}是酶完全被底物饱和时的反应速度，与酶浓度成正比。故选C。

3. 酶促反应中决定酶专一性的部分是
   A. 底物
   B. 辅酶或辅基
   C. 金属离子
   D. 酶蛋白
   E. 催化基团

答案：D

考点：酶的分子结构与功能

解析：酶按其分子组成可分为单纯酶和结合酶。结合酶由蛋白质部分和非蛋白质部分组成，前者称为酶蛋白，后者称为辅助因子，酶蛋白决定了酶的专一性。辅助因子是金属离子或小分子有机化合物。酶的专一性指一种酶仅作用于一种或一类化合物，或一定的化学键，催化一定的化学反应并产生一定的产物。故选D。

第四节　糖　代　谢

一、糖的分解代谢

（一）糖酵解和无氧氧化的基本途径、关键酶和生理意义（★★★）

1. 糖酵解的基本途径及关键酶（2003、2008、2011、2012）

（1）第一阶段

1）葡萄糖的磷酸化：进入细胞内的葡萄糖首先在第6位碳上被磷酸化生成葡糖-6-磷酸，磷酸根由ATP供给。催化此反应的酶是己糖激酶。己糖激酶催化的反应不可逆，反应需要消耗ATP，Mg^{2+}是反应的激活剂。

2）葡糖-6-磷酸的异构反应：是由磷酸己糖异构酶催化葡糖-6-磷酸转变为果糖-6-磷酸的过程，此反应是可逆的。

3）果糖-6-磷酸的磷酸化反应：是果糖-6-磷酸第一位上的C进一步磷酸化生成果糖-1,6-二磷酸，磷酸根由ATP供给，催化此反应的酶是磷酸果糖激酶-1。

4）果糖-1,6-二磷酸裂解反应：醛缩酶催化果糖-1,6-二磷酸生成磷酸二羟丙酮和3-磷酸甘油醛，此反应是可逆的。

5）磷酸二羟丙酮的异构反应：磷酸丙糖异构酶催化磷酸二羟丙酮转变为3-磷酸甘油醛，此反应也是可逆的。到此1分子葡萄糖生成2分子3-磷酸甘油醛，通过两次磷酸化作用消耗2分子ATP。

（2）第二阶段

1）3-磷酸甘油醛氧化反应：此反应由3-磷酸甘油醛脱氢酶催化3-磷酸甘油醛氧化脱氢并磷酸化生成含有1个高能磷酸键的1,3-二磷酸甘油酸，本反应脱下的氢和电子转给脱氢酶的辅酶NAD^+生成$NADH+H^+$，磷酸根来自无机磷酸。

2）1,3-二磷酸甘油酸的高能磷酸键转移反应：在磷酸甘油酸激酶催化下，1,3-二磷酸甘油酸生成3-磷酸甘油酸，同时其C_1位上的高能磷酸根转移给ADP生成ATP，这种底物氧化过程中产生的能量直接将ADP磷酸化生成ATP的过程，称为底物水平磷酸化。此激酶催化的反应是可逆的。

3）3-磷酸甘油酸的变位反应：在磷酸甘油酸变位酶催化下3-磷酸甘油酸C_3-位上的磷酸基转变到C_2位上生成2-磷酸甘油酸。此反应是可逆的。

4）2-磷酸甘油酸的脱水反应：由烯醇化酶催化，2-磷酸甘油酸脱水的同时，能量重新分配，生成含高能磷酸键的磷酸烯醇式丙酮酸。本反应也是可逆的。

5）磷酸烯醇式丙酮酸的磷酸转移：在丙酮酸激酶催化下，磷酸烯醇式丙酮酸上的高能磷酸根转移至ADP生成ATP，这是又一次底物水平上的磷酸化过程。但此反应是不可逆的。

（3）第三阶段：丙酮酸接受上述反应生成的 $NADH+H^+$，还原为乳酸。反应可逆。

【巧妙记忆】 糖酵解的关键酶是己糖激酶、磷酸果糖激酶-1和丙酮酸激酶。糖酵解2次底物水平磷酸化：第一次1,3-二磷酸甘油酸生成3-磷酸甘油酸；第二次磷酸烯醇式丙酮酸生成丙酮酸+ATP。

2. 糖酵解的生理意义（2002、2003、2006、2011）

（1）在缺氧的情况下供给机体能量，1mol 葡萄糖经过无氧氧化可净生成2mol ATP。

（2）生理情况下为红细胞、白细胞、神经和骨髓等供能。

（3）在某些病理情况下给机体供能，如严重贫血、呼吸功能障碍和循环功能障碍等。

（二）糖有氧氧化的基本途径、关键酶和生理意义（★★★）

1. 糖的有氧氧化基本过程 在有氧的条件下，葡萄糖或糖原氧化生成 CO_2 和 H_2O 的过程称为糖的有氧氧化，主要分为以下三个阶段：

（1）葡萄糖或糖原的葡萄糖单位转变为丙酮酸，此过程与糖酵解过程相同。

（2）丙酮酸氧化生成乙酰辅酶A（2013、2016），此过程在线粒体的内膜进行（2016），由丙酮酸脱氢酶复合体催化。

（3）乙酰辅酶A进入三羧酸循环（2017）完全氧化生成 CO_2 和 H_2O。四步脱氢生成3个 $NADH+H^+$、一个 $FADH_2$、一步底物水平磷酸化生成GTP（2001、2008）。三种关键酶是：柠檬酸合酶、异柠檬酸脱氢酶、α-酮戊二酸脱氢酶复合体（2001、2002、2005、2021、2022）。

2. 糖有氧氧化的生理意义 供能：是机体产生能量的主要方式，1mol 葡萄糖在有氧氧化时共产生30~32mol ATP，是糖酵解的18~19倍。

（三）三羧酸循环的生理意义（★★★）（2020）

1. 三羧酸循环是机体获取能量的主要方式。1个分子葡萄糖经无氧酵解仅净生成2个分子ATP，而有氧氧化可净生成32个ATP，其中三羧酸循环生成20个ATP。在一般生理条件下，许多组织细胞皆从糖的有氧氧化获得能量。糖的有氧氧化不但释能效率高，而且逐步释能，并逐步储存于ATP分子中，因此能的利用率也很高。

2. 三羧酸循环是糖、脂肪和蛋白质三种主要有机物在体内彻底氧化的共同代谢途径。三羧酸循环的起始物乙酰CoA，不但是糖氧化分解产物，它也可来自脂肪的甘油、脂肪酸和来自蛋白质的某些氨基酸代谢，因此三羧酸循环实际上是三种主要有机物在体内氧化供能的共同通路，估计人体内2/3的有机物是通过三羧酸循环而被分解的。

3. 三羧酸循环是体内三种主要有机物互变的联结机构。因糖和甘油在体内代谢可生成α-酮戊二酸及草酰乙酸等三羧酸循环的中间产物，这些中间产物可以转变成为某些氨基酸；而有些氨基酸又可通过不同途径变成α-酮戊二酸和草酰乙酸，再经糖异生的途径生成糖或转变成甘油，因此三羧酸循环不仅是三种主要的有机物分解代谢的最终共同途径，而且也是它们互变的联络机构。

【巧妙记忆】 三羧酸循环连接三大物质代谢，如同大圆盘，周而复始，意义重大。

二、糖原的合成与分解

糖原是体内糖的储存形式，摄入的糖大部分转变成脂肪（甘油三酯）后储存于脂肪组织内，只有一小部分以糖原形式储存。主要存在于肝脏和肌肉，分别称为肝糖原和肌糖原。肝糖原是用以维持血糖浓度，以供应全身利用，而肌糖原是供给肌肉本身产生ATP，维持其收缩功能。

（一）肝糖原的合成（★★★）

1. 合成部位 肝脏、肌肉组织。

2. 合成过程 分为以下5步。

（1）活化：由葡萄糖在己糖激酶或葡萄糖激酶作用下生成葡糖-6-磷酸（2012），是一耗能过程。

（2）葡糖-6-磷酸转变为葡糖-1-磷酸：此反应在葡萄糖变位酶催化下完成。

（3）生成尿苷二磷酸葡萄糖：在尿苷二磷酸葡萄糖焦磷酸化酶作用下，葡糖-1-磷酸与UTP（2017）作用，生成尿苷二磷酸葡萄糖（UDPG），释放出焦磷酸。焦磷酸被焦磷酸酶迅速水解，使反应向糖原合成方向进行，同时消耗1个高能磷酸键。

（4）从UDPG合成糖原：UDPG中的葡萄糖单位在糖原合酶作用下，转移到细胞内原有的较小的糖原引物上，在非还原端以α-1,4-糖苷键连接。每反应一次，糖原引物上即增加一个葡萄糖单位。糖原引物是在一种被称为糖原引物蛋白分子上形成的，这种蛋白质能对其自身进行共价修饰，即它的分子中第194位酪氨酸残基的酚羟基被糖基化，形成葡聚糖链，作为糖原合成时UDPG中葡萄糖基的接受体，此接受体即为糖原引物。

（5）形成分支：糖原合酶只能催化形成α-1,4-糖苷键，当糖链长度达到至少11个葡萄糖残基时，由分支酶使末端含6~7个葡萄糖的糖链转移，以α-1,6-糖苷键连接，形成分支。由糖原合酶与分支酶催化的反应不断进行，使作为引物的糖原分子不断延长，并增加新的分支。

3. 关键酶 糖原合酶是糖原合成的关键酶，此外还需分支酶的参与。

【巧妙记忆】 糖原合成在胞质，关键酶是糖原合成酶。

（二）肝糖原的分解（★★★）

1. 分解部位 肝脏、肌肉、肾。

2. 分解过程

（1）糖原分解为葡糖-1-磷酸：从糖原分子的非还原端开始，由磷酸化酶催化α-1,4-糖苷键分解，逐个生成葡糖-1-磷酸。上述反应不断进行，α-1,4-糖苷键逐渐被水解，糖原分子逐渐变小，直至距糖原分支部位4个葡萄糖单位为止。

（2）脱掉分支：当反应进行到葡萄糖链距分支处只剩4个葡萄糖单位时，脱支酶（转移酶）将3个葡萄糖单位转移到其他分支的非还原末端，以α-1,6-糖苷键相连的最后一个葡萄糖继续由脱支酶水解生成游离的葡萄糖。至此，在磷酸化酶与脱支酶的协同和反复作用下，完成糖原分解过程。

（3）葡糖-1-磷酸在变位酶作用下转变为葡糖-6-磷酸，在空腹和饥饿（10~12小时）时，肝糖原分解为葡萄糖释放入血，以维持血糖浓度恒定。糖原分解时，伴有细胞内K^+的释放。

（4）葡糖-6-磷酸在葡糖-6-磷酸酶作用下水解为葡萄糖（2002、2005）。葡糖-6-磷酸酶只存在于肝脏和肾脏，肌肉组织中无此酶，因此肌糖原不能分解为葡萄糖，而只有肝、肾组织中的糖原能够分解为葡萄糖。

3. 关键酶 糖原磷酸化酶，糖原分解是非耗能过程。

三、糖异生

（一）基本途径和关键酶（★★★）

1. 原料 乳酸、甘油、生糖氨基酸、GTP、ATP及丙酮酸。

2. 部位 肝、肾（胞质和线粒体）。

3. 基本途径 糖异生途径基本上是糖酵解的逆过程，但并不完全相同。糖酵解途径中大多数催化反应是可逆的，只有己糖激酶（糖酵解反应1）、磷酸果糖激酶-1（糖酵解反应4）和丙酮酸激酶（糖酵解反应11）所催化的三步反应为不可逆的步骤，在糖异生过程中这些步骤将被别的旁路反应所代替。

4. 关键酶 葡糖-6-磷酸酶、果糖二磷酸酶、丙酮酸羧化酶和磷酸烯醇式丙酮酸羧激酶，其中丙酮酸羧化酶最重要。

（二）生理意义（★★★）

1. 维持血糖浓度恒定 体内储存的糖原有限，实验证明，禁食12~24小时后，肝糖原耗尽，糖异生显著增强，成为血糖的主要来源，以维持血糖水平正常。

2. 补充肝糖原 由于肝葡萄糖激酶Km值高，摄取葡萄糖能力弱，即便进食以后也有相当一部分葡萄糖是先分解成丙酮酸、乳酸等三碳化合物，再异生成糖原，此途径称为糖原合成的三碳途径。

3. 调节酸碱平衡 在剧烈运动或某些原因导致缺氧时，肌糖原酵解产生大量乳酸，引起组织pH降低，通过乳酸循环的糖异生作用，在肝脏将酸性的乳酸转变为中性的葡萄糖，防止酸中毒。

（三）乳酸循环（★★★）

1. 乳酸循环又称为Cori循环，肝组织的糖异生活跃，因葡萄糖-6-磷酸酶活性高，能水解6-磷酸葡萄糖，释放葡萄糖；在肌肉组织，因无葡萄糖-6-磷酸酶，因此肌肉乳酸不能异生为葡萄糖，所以乳酸通过细胞膜弥散进入血液后，再入肝，在肝内异生为葡萄糖。葡萄糖入血液后又可被肌摄取，构成了乳酸循环。

2. 乳酸循环是一耗能过程，2分子乳酸异生为葡萄糖，需消耗6分子ATP。

3. 乳酸循环的生理意义为避免损失乳酸以及防止乳酸堆积引起酸中毒（2001），既回收了乳酸中的能量，又重新积累了储存的糖原，对身体能量的利用很有意义。

四、戊糖磷酸途径

（一）关键酶和重要产物

1. 反应部位 细胞液。

2. 关键酶 催化第一步脱氢反应的是葡糖-6-磷酸脱氢酶，是代谢途径的关键酶（2002、2005）。

3. 重要的产物 ①两次脱氢由$NADP^+$接受生成$NADPH+H^+$（2017）；②反应生成的戊糖磷酸为核酸的合成提供原料。

（二）生理意义（★★★）

1. 为核酸的生物合成提供核糖 核糖-5-磷酸是核酸和核苷酸的组成成分。它既可由戊糖磷酸途径生成，也可通过糖分解代谢的中间产物果糖-6-磷酸和3-磷酸甘油醛经前述基团转移反应的逆反应生成，但在人体主要是经前一过程生成。肌组织缺乏葡糖-6-磷酸脱氢酶，磷酸核糖则靠基团转移反应生成。

2. 提供NADPH作为供氢体参与多种代谢反应

（1）NADPH是体内许多合成代谢的供氢体，

如乙酰辅酶A合成脂酸、胆固醇，合成非必需氨基酸。

（2）NADPH参与体内的羟化反应，如从鲨烯合成胆固醇，从胆固醇合成胆汁酸、类固醇激素等。

（3）NADPH用于维持谷胱甘肽的还原状态。

3. 通过戊糖磷酸途径中的转酮醇基及转醛醇基反应，使各种糖在体内得以互相转变。

五、血糖及其调节

（一）血糖浓度

1. 正常的血糖水平　正常血糖水平为3.89～6.11mmol/L，血糖<3.0mmol/L为低血糖，血糖>6.9mmol/L为高血糖。

2. 血糖的来源（2015）　食物的消化吸收、肝糖原的分解和糖异生、其他单糖转变而来。

3. 血糖的去路（2023）　氧化供能、戊糖旁路、转化为脂肪和氨基酸、合成糖原。

（二）激素的调节作用

1. 胰岛素的调节（2023）　血糖水平的稳定是糖、脂肪、氨基酸代谢协调的结果，也是肝、肌、脂肪组织代谢协调的结果。另外，可调节血糖水平的还有以下几种激素：

（1）胰岛素是体内唯一的一种降糖激素。

（2）胰高血糖素、糖皮质激素、肾上腺激素、生长激素，这几种激素都是可以升高血糖的激素。

2. 胰高血糖素的调节

（1）促进肝糖原的分解，而抑制糖原的合成。

（2）抑制糖酵解途径，促进糖异生。

（3）促进脂肪的动员。

3. 糖皮质激素的调节

（1）促进蛋白质（氨基酸）、脂肪的分解以升高血糖。

（2）促使脂肪组织在体内的重新分布。

（3）抑制肝外组织摄取和利用葡萄糖。

（4）对儿茶酚胺的允许作用，间接促进血糖的升高。

【经典习题】

1. 不能补充血糖的生化过程是
A. 食物中糖类的消化吸收
B. 肌糖原分解
C. 糖异生
D. 肝糖原分解
E. 葡萄糖在肾小管的重吸收

答案： B

考点： 血糖的来源

解析： 短期饥饿后，空腹时肝糖原分解成葡萄糖进入血液。因肌肉中缺乏葡糖-6-磷酸酶，故肌糖原不能分解成葡萄糖，无法直接补充血糖。故选B。

2. 不参与三羧酸循环的化合物是
A. α-酮戊二酸
B. 草酰乙酸
C. 丙二酸
D. 柠檬酸
E. 琥珀酸

答案： C

考点： 三羧酸循环

解析： 三羧酸循环是一个由一系列酶促反应构成的循环反应系统，在该反应过程中，首先由乙酰CoA与草酰乙酸（B对）缩合生成柠檬酸（D对）。柠檬酸经顺乌头酸转变为异柠檬酸，异柠檬酸氧化脱羧转变为α-酮戊二酸和$NADH+H^+$（A对）。α-酮戊二酸氧化脱羧生成琥珀酸CoA。琥珀酸CoA合成酶催化底物水平磷酸化反应，产物为琥珀酸（E对）。琥珀酸脱氢生成延胡索酸，延胡索酸加水生成苹果酸，苹果酸脱氢生成草酰乙酸。故选C。

3. 糖酵解的关键酶是
A. 磷酸甘油酸激酶
B. 丙酮酸脱氢酶
C. 磷酸果糖激酶-1
D. 3-磷酸甘油醛脱氢酶
E. 乳酸脱氢酶

答案： C

考点： 糖的分解代谢

解析： 糖酵解关键酶是己糖激酶、磷酸果糖激酶-1和丙酮酸激酶。故选C。

第五节　脂质代谢

一、脂质的生理功能（2016）

1. 储能和供能　在大多数生物中脂肪是机体能量储存的主要形式，机体摄入糖、脂肪均可合成脂肪，在脂肪组织储存，以供禁食、饥饿时的能量所需。

2. 生物膜的组成成分　生物膜的重要组成成分是磷脂和胆固醇（2007）。

3. 脂类衍生物的调节作用　有些脂质及其衍生物参与组织细胞间信息传递，调节多种细胞代谢活动，例如，前列腺素、血栓烷、白三烯、甘油二酯、IP_3。

4. 营养必须脂肪酸（2001）　机体生长发育必需但不能自身合成；必须由食物提供的脂肪酸称为营养必需脂肪酸，包括亚油酸、亚麻酸和花生四烯酸等。花生四烯酸是前列腺素、血栓烷和白三烯等生物活性物质的前体。

二、脂质的消化与吸收

1. 脂肪乳化及消化　胆汁酸盐是脂肪消化的乳化剂，使脂类乳化，能降低脂肪和水相之间的界面张力。

2. 甘油一酯合成途径及乳糜微粒

（1）甘油一酯途径：小肠黏膜细胞主要利用消化吸收的甘油一酯及脂酰 CoA 再合成甘油三酯的过程，称为甘油一酯途径。

（2）乳糜微粒：新合成的甘油三酯与磷脂，胆固醇，载脂蛋白 B_{48}、AⅠ、AⅣ、AⅡ等形成乳糜微粒。

三、脂肪的合成代谢

1. 合成的部位　肝细胞、脂肪组织（2018）和小肠黏膜上皮细胞是合成甘油三酯的主要场所，以肝细胞的合成能力最强（2019）。

2. 合成的原料　甘油（2017）和脂肪酸。

3. 合成的基本途径

（1）甘油一酯途径：2-甘油一酯—1，2 甘油二酯—甘油三酯。

（2）甘油二酯途径：3-磷酸甘油-1-脂酰-3 磷酸甘油—磷脂酸—1，2 甘油二酯—甘油三酯。

（3）甘油三酯合成的关键酶：是脂酰辅酶 A 转移酶，此酶存在于肝、脂肪组织和小肠，位于内质网内。

四、脂肪酸的合成代谢

1. 合成的部位　脂肪酸的合成主要在肝脏、肾脏、脑、肺、乳腺及脂肪等组织（2008），因细胞质有合成的酶类，故其亚细胞位于细胞质内。

2. 合成的原料

（1）主要原料：乙酰辅酶 A（所有代谢中产生的乙酰辅酶 A，糖为其主要碳源）（2002、2005、2006）。

（2）辅料：ATP，NADPH，HCO_3^-（CO_2），Mn^{2+}，生物素（辅基）。

五、脂肪的分解代谢

（一）脂肪动员

脂肪动员是甘油三酯分解的起始步骤，其是指储存在脂肪细胞中的甘油三酯，被酯酶逐步水解为游离脂酸和甘油并释放入血，通过血液运输至其他组织氧化利用。脂肪动员的关键酶是激素敏感性甘油三酯酶（HSL）。

（二）脂肪酸 β 氧化的基本过程（★★★）（2012）

在供氧充足的情况下，脂酸在体内分解为二氧化碳和水，释放大量能量，是体内脂肪酸分解代谢的主要形式。

1. 脂肪酸的氧化（脂酰辅酶 A 生成）在线粒体外进行。此反应消耗 1 分子 ATP，但为 2 个高能磷酸键。合成酶为脂酰辅酶 A 合成酶。

2. 脂酰辅酶 A 进入线粒体必须经肉碱脂酰转移酶的辅助，肉碱脂酰转移酶Ⅰ是脂酸 β 氧化的关键酶（2019）。

3. β 氧化　脂酰辅酶 A 经脱氢、加水、再脱氢、硫解 4 步酶促反应，形成比原来分子少 2 个碳原子的脂酰辅酶 A（2001、2007），再照此循环，直至最后完成 β 氧化，形成大量的乙酰辅酶 A，乙酰辅酶 A 进入三羧酸循环彻底氧化为二氧化碳和水。

4. 脂肪酸氧化是体内重要的能量来源。例如，2n 个碳原子的脂肪酸，可进行（n-1）次 β 氧化，生成（n-1）分子的 $FADH_2$、（n-1）分子 $NADH+H^+$ 及 n 分子的乙酰辅酶 A。因此总能量是 $1.5\times(n-1)+2.5\times(n-1)+10\times n-2=(14n-6)$ ATP。

（三）酮体的生成、利用和生理意义（★★★）

1. 酮体的生成（2017）

（1）概念：乙酰乙酸、β-羟基丁酸和丙酮统称为酮体（2018）。

（2）生成的原料：乙酰辅酶 A（大部分来自脂酸分解代谢所生成的乙酰辅酶 A）。

（3）反应部位：100%在肝脏，亚细胞在线粒体。

2. 酮体的利用　由于肝脏具有活性较强的合成酮体的酶系，故可以合成酮体。但肝脏缺乏利用酮体的酶系（琥珀酸转硫酶），因此不能利用酮体。心、肾、脑、骨骼肌的线粒体具有高活性的琥珀酸转硫酶，因此可以利用酮体供能（2015）。

3. 酮体生成的生理意义　酮体是肝内正常脂肪酸代谢的中间产物，是肝输出能源的方式之一。由于酮体能通过血-脑脊液屏障及毛细血管壁，所以它是肌肉，尤其是脑组织的重要能源。人在饥饿时，大脑主要利用酮体供能（2015）。而在糖尿病患者，糖代谢障碍可引起脂肪动员的增加，酮体生成也增加。尤其在未经控制的糖尿病患者，酮体生成可为正常情况下的数十倍，这就是导致酮症酸中毒的主要原因（2016）。

六、甘油磷脂代谢

（一）基本结构与分类

1. 概念　含有磷酸的脂类称为磷脂，由甘油构成的磷脂统称为甘油磷脂。

2. 基本结构　甘油磷脂由甘油、脂酸、磷酸及含氮化合物组成。

3. 甘油磷脂的分类（2006） 因与磷酸基团相连的取代基不同，甘油磷脂分为磷脂酰胆碱（卵磷脂）、磷脂酰乙醇胺（脑磷脂）、磷脂酰肌醇、磷脂酰丝氨酸、磷脂酰甘油和二磷脂酰甘油（心磷脂）等。

（二）合成部位和合成原料

1. 甘油磷脂合成部位 主要为肝、肾、小肠的内质网。

2. 甘油磷脂合成原料 甘油、脂肪酸、磷酸、胆碱、肌醇。

七、胆固醇代谢

（一）合成部位、原料和关键酶（★★★）

1. 部位 细胞液及内质网。

2. 合成原料 乙酰辅酶A、NADPH+H^+和ATP。

3. 关键酶 羟甲基戊二酸单酰CoA（HMG-CoA）还原酶（2001、2002、2005）。

（二）合成的调节

HMG-CoA还原酶是胆固醇合成的关键酶。饥饿和禁食可抑制肝合成胆固醇；高糖和高脂肪膳食可使胆固醇合成增加；胆固醇可反馈抑制肝脏胆固醇的合成；激素对胆固醇的合成有调节作用。

（三）转化及去路（2003、2012）

1. 胆固醇在体内并不能彻底氧化成二氧化碳和水，只能转化为其他类固醇物质。

（1）转化为胆汁酸：胆固醇在肝内转化为胆汁酸是胆固醇在体内代谢的主要去路，大约占50%。

（2）转化为类固醇激素：胆固醇是肾上腺皮质、睾丸、卵巢合成类固醇激素的原料。

（3）转化为7-脱氢胆固醇。

2. 去路

（1）胆固醇可转变为胆汁酸。

（2）胆固醇可转化为类固醇激素。

（3）胆固醇可转化为维生素D_3的前体。

八、血浆脂蛋白代谢

（一）血脂及其组成

血脂主要由游离脂酸、甘油三酯、磷脂、胆固醇及其酯组成。

（二）血浆脂蛋白的分类、代谢及功能（★★★）（2012）

血浆脂蛋白主要分为乳糜微粒、极低密度脂蛋白（VLDL）、低密度脂蛋白（LDL）和高密度脂蛋白（HDL）4种，主要功能如下。

1. 乳糜微粒 由小肠黏膜细胞生成，其主要功能是转运外源性甘油三酯及胆固醇。

2. VLDL 主要在肝细胞合成，其主要功能是转运内源性甘油三酯及胆固醇。

3. LDL 主要由血浆合成，也可由VLDL转变而成，其主要功能是转运内源性胆固醇。

4. HDL 主要在肝脏、肠、血浆等生成，其主要功能是逆向转运胆固醇。

（三）血脂异常

高脂血症是指血脂高于正常人上限，其诊断标准为成人空腹12～14小时血浆甘油三酯>2.26mmol/L、胆固醇>6.21mmol/L，儿童胆固醇>4.14mmol/L。

【经典习题】

1. 体内脂肪大量动员时，肝内生成的乙酰辅酶A主要生成
A. 葡萄糖
B. 二氧化碳和水
C. 胆固醇
D. 酮体
E. 草酰乙酸

答案： D

考点： 酮体的生成

解析： 正常情况下，血中酮体含量很低，但在饥饿、高脂低糖膳食及糖尿病时，葡萄糖利用较少，酮体将代替葡萄糖成为脑组织、肌肉的主要能源。此时，脂肪酸氧化增多，乙酰CoA生成量增加，由于葡萄糖氧化减少，导致三羧酸循环的起始物草酰乙酸的来源减少，因此乙酰CoA大量转变成酮体，故选D。乙酰CoA来源于葡萄糖和草酰乙酸，故A、E不正确。正常情况下，乙酰CoA可转化生成胆固醇、二氧化碳和水。但当脂肪动员增强时，主要转化成酮体，故B、C不正确。

2. 脂肪酸合成的原料乙酰CoA从线粒体转移至胞质的途径是
A. 三羧酸循环
B. 乳酸循环
C. 丙氨酸-葡萄糖循环
D. 柠檬酸-丙酮酸循环
E. 糖醛酸循环

答案： D

考点： 脂肪酸的合成

解析： 乙酰CoA是合成脂肪酸的主要原料，主要来自葡萄糖。细胞内的乙酰CoA全部在线粒体内产生，而合成脂肪酸的酶系存在于胞液。线粒体内的乙酰CoA必须进入胞液才能成为脂肪酸的合成原料。乙酰CoA不能自由透过线粒体内膜，主要通过柠檬酸-丙酮酸循环完成。故选D。

（3～4题共用备选答案）
A. IDL
B. VLDL
C. LDL
D. CM

E. HDL

3. 运输内源性甘油三酯的脂蛋白是

答案：B

4. 向肝内转运胆固醇的脂蛋白是

答案：E

考点：脂蛋白的作用

解析：转运内源性甘油三酯及胆固醇的脂蛋白是VLDL。转运外源性甘油三酯及胆固醇的脂蛋白是乳糜微粒CM。转运内源性胆固醇的脂蛋白是LDL。逆向转运胆固醇的脂蛋白是HDL。故3题选B，4题选E。

第六节　生物氧化

一、ATP与其他高能化合物

1. ATP循环与高能磷酸键　ATP几乎是生物组织细胞能够直接利用的唯一能源，在糖、脂类及蛋白质等物质氧化分解中释放出能量，相当大的一部分能使ADP磷酸化为ATP，从而把能量保存在ATP分子内。体内ATP生成有两种方式：底物水平磷酸化和氧化磷酸化。当ATP分解为ADP或AMP时，分子中高能磷酸键断裂，释放出能量，供机体生命活动。

2. ATP的利用　ATP是生命活动的直接供能物质。

3. 其他高能磷酸化合物　磷酸肌酸钠、磷酸烯醇式丙酮酸、乙酰磷酸、乙酰辅酶A。

二、氧化磷酸化

（一）氧化磷酸化的概念

氧化磷酸化是指代谢物氧化脱氢经呼吸链传递给氧生成水，同时伴有ADP磷酸化生成ATP的过程（2013、2015）。

（二）两条呼吸链的组成（★★★）

1. NADH氧化呼吸链　NADH—FMN—Fe-S—CoQ—Cytb—Fe-S—$Cytc_1$—Cytc—Cu_A—Cyta—Cu_B—$Cyta_3$—O_2。

2. $FADH_2$氧化呼吸链（琥珀酸氧化呼吸链）（2002、2006）　琥珀酸—FAD—Fe-S（Cytb）—CoQ—Cytb—Fe-S—$Cytc_1$—Cytc—Cu_A—Cyta—Cu_B—$Cyta_3$—O_2。

（三）ATP合酶

ATP合酶又称复合体V，由F_1（亲水部分）和F_0（疏水部分）组成，由$\alpha_3\beta_3\gamma\delta\varepsilon$亚基组成，其功能是催化ADP磷酸化生成ATP。在ATP合酶中，催化亚基位于β亚基中。

（四）NADH向线粒体内的转运

脑和骨骼肌细胞的细胞质NADH主要通过α-磷酸甘油穿梭进入线粒体呼吸链进行氧化。肝、肾及心肌细胞主要采用苹果酸-天冬氨酸穿梭将细胞质NADH转运至线粒体呼吸链。

（五）氧化磷酸化的调节及影响因素（2022）

1. 抑制剂　①呼吸链抑制剂；②解偶联剂；③ATP合酶抑制剂（2001、2018）。

2. ADP的调节作用　正常机体氧化磷酸化主要受ADP调节，ADP高，磷酸化速度加快，ADP低，磷酸化速度减慢（2014）。

3. 甲状腺激素　甲状腺激素促进ATP分解成ADP，从而加速氧化磷酸化。

4. 线粒体DNA突变。

【经典习题】

1. 在线粒体中进行的代谢过程是

A. 脂肪酸合成

B. 糖酵解

C. 糖原合成

D. 氧化磷酸化

E. 核糖体循环

答案：D

考点：氧化磷酸化的代谢部位

解析：呼吸链电子传递的氧化过程与ADP磷酸化、生成ATP相偶联的过程，称为氧化磷酸化。在氧化呼吸链中，参与氧化还原作用的酶和辅酶按一定顺序排列在线粒体内膜上，起传递氢和电子的作用。氧化磷酸化的部位在线粒体。故选D。

2. 生命活动中能量的直接供体是

A. 腺苷三磷酸

B. 脂肪酸

C. 氨基酸

D. 磷酸肌酸

E. 葡萄糖

答案：A

考点：ATP的功能

解析：ATP几乎是生物组织细胞能够直接利用的唯一能源，在糖、脂类及蛋白质等物质氧化分解中释放出能量，相当大的一部分能使ADP磷酸化为ATP，从而把能量保存在ATP分子内。故选A。

第七节　氨基酸代谢

一、蛋白质的生理功能及营养作用

（一）氨基酸与蛋白质的生理功能

1. 维持组织的生长、更新和修复。

2. 参与多种重要的生理功能　如催化功能

（酶）、调节功能（激素）、运输功能（血红蛋白、脂蛋白）、储存功能（铁蛋白）、保护功能（如抗体、补体、凝血酶原）、维持体液胶体渗透压（清蛋白）等。

3. 氧化供能。

4. 转变为糖类和脂肪。

（二）营养必需氨基酸的概念和种类

1. 概念　体内需要而不能自身合成，或合成量不能满足机体需要，必须由食物供应的氨基酸称为必需氨基酸。

2. 种类（2008、2018、2020）　包括赖氨酸、色氨酸、缬氨酸、亮氨酸、异亮氨酸、苏氨酸、甲硫氨酸、苯丙氨酸等。

（三）氮平衡

人体氮平衡有三种情况，即氮的总平衡、氮的正平衡及氮的负平衡。氮的总平衡反映体内蛋白质的合成与分解处于动态平衡；氮的正平衡反映体内蛋白质的合成大于分解，见于儿童、孕妇及恢复期的患者；氮的负平衡反映体内蛋白质的合成小于分解，见于饥饿、严重烧伤、出血及消耗性疾病患者。

营养价值较低的蛋白质混合食用，若必需氨基酸可以互相补充从而提高营养价值，称为食物蛋白质的互补作用。例如，谷类蛋白质含赖氨酸较少而含色氨酸较多，豆类蛋白质含赖氨酸较多而含色氨酸较少，两者混合食用即可提高营养价值。

二、蛋白质消化、吸收及腐败作用

（一）蛋白酶在消化中的作用

人体摄入的食物蛋白质在胃、小肠和肠黏膜细胞中经一系列酶促水解反应分解成氨基酸及小分子肽的过程，称为蛋白质的消化，故蛋白酶在营养物质的消化中起到至关重要的作用。

1. 胃液中的蛋白酶　蛋白质在胃蛋白酶的消化作用下分解为多肽及少量的氨基酸，其特点为：①胃蛋白酶的最适 pH 为 1.5~2.5。②对肽键作用的特异性较差。③有凝乳作用。④胃蛋白酶原在胃蛋白酶的作用下被激活。而各种氨基酸主要通过需钠耗能的主动转运方式而被吸收。肠黏膜细胞膜上具有转运氨基酸的载体，能利用细胞内外的 Na^+ 浓度梯度，将氨基酸和 Na^+ 转入细胞内，Na^+ 则借钠泵主动排出细胞。氨基酸转运载体缺陷可导致相应氨基酸尿症或吸收不良，属氨基酸转移缺陷病。

2. 胰液中的蛋白酶　未被消化的蛋白质在进入小肠后，需进一步由胰蛋白酶消化，从而避免了营养物质的丢失，胰酶的特点为：①胰酶最适 pH 为 7.0。②胰酶包括内肽酶和外肽酶。胰蛋白酶、糜蛋白酶和弹性蛋白酶均属于内肽酶，水解蛋白质内部的肽键；而外肽酶又分为羧基肽酶及氨基肽酶，分别逐个水解多肽羧基末端和氨基末端的氨基酸。

3. 小肠黏膜细胞的水解酶　有肠激酶、氨基肽酶及二肽酶。

（二）氨基酸的吸收

消化产物氨基酸及一些小肽可以直接被吸收，或通过耗能靠钠的主动转运而被吸收。

（三）蛋白质的腐败作用

蛋白质的腐败作用是指肠道细菌对未消化的蛋白质及其消化产物所起的作用。腐败作用的结果是会产生胺类、氨和其他有害物质，经肝脏的代谢转变而解毒，也会产生少量的脂肪酸和维生素被机体吸收利用。

1. 胺类的生成　氨基酸在细菌氨基酸脱羧酶的作用下，脱羧基生成胺类。如精氨酸和鸟氨酸脱羧生成腐胺、赖氨酸脱羧生成尸胺、组氨酸脱羧生成组胺等。对于人体，胺是有毒的。如组胺具有降低血压作用；酪胺及色胺则有升高血压的作用等。若未经肝脏分解的酪胺和苯乙胺进入脑组织，则可经 β-羟化而形成化学结构与儿茶酚胺类似的假神经递质。肝功能不全，假神经递质增多，干扰儿茶酚胺正常神经递质作用，而使大脑发生异常抑制，这可能是肝昏迷症状产生的原因之一。

2. 产生其他有害物质　如苯酚、吲哚、甲基吲哚及硫化氢等。

3. 氨的生成　未被吸收的氨基酸在肠道细菌的作用下脱氨基生成氨。血液中的尿素可透过肠黏膜进入肠道，在肠黏膜及细菌脲酶的作用下，尿素被分解为氨，是肠道氨的另一来源。这些氨均可被吸收入血在肝脏合成尿素。降低肠道的 pH，可减少氨的吸收。

三、氨基酸的一般代谢

食物蛋白质经过消化吸收后进入人体内的氨基酸称为外源性氨基酸。机体各组织的蛋白质分解生成的及机体合成的氨基酸称为内源性氨基酸。在血液和组织中分布的氨基酸称为氨基酸代谢库。大部分氨基酸的分解代谢在肝脏进行，氨的解毒过程也主要在肝脏进行。

（一）转氨基作用

转氨酶又称氨基转移酶，催化某一氨基酸的 α-氨基转移到另一种 α-酮酸的酮基上，形成转氨基反应，其辅酶是磷酸吡哆醛（2002、2015）。

（二）脱氨基作用（★★★）

氨基酸的脱氨基作用，生成氨及相应的 α-酮基，这是氨基酸的主要分解代谢途径。脱氨基的方式包括联合脱氨基、转氨基、L-谷氨酸氧化脱氨基、非氧化脱氨基。

1. L-谷氨酸氧化脱氨基　是指在L-谷氨酸脱氢酶的作用下，谷氨酸氧化脱氨生成α-酮戊二酸的过程（2007、2012）。L-谷氨酸脱氢酶是肝、肾、脑组织中广泛存在的一种不需氧脱氢酶，其活性高，辅酶是NAD^+或$NADP^+$。L-谷氨酸脱氢酶是唯一既能利用NAD^+又能利用$NADP^+$接受还原当量的酶。

2. 联合脱氨基　主要在肝、肾组织中进行。氨基酸先与α-酮戊二酸进行转氨基作用，生成相应的α-酮酸及谷氨酸（2018），然后谷氨酸在L-谷氨酸脱氢酶作用下，脱去氨基生成原来的α-酮戊二酸并释放出氨。

3. 嘌呤核苷酸循环　因为肌肉组织L-谷氨酸脱氢酶活性低，故嘌呤核苷酸循环是肌肉组织的主要脱氨基机制（2003）。

（三）α-酮酸的代谢

1. 氨基化生成非必需氨基酸。

2. 生成糖或者脂肪。

3. 氧化功能。

四、氨的代谢（2001、2003、2006、2007）

（一）氨的来源

1. 氨基酸脱氨基作用产生的氨是体内氨的主要来源。

2. 肠道吸收腐败菌分解蛋白质所产生的氨。

3. 肾小管上皮细胞分泌的氨。

（二）氨的转运（★★★）

组织在代谢过程中产生的氨必须经过转运才能到达肝脏或肾脏。机体将有毒的氨转变为无毒的化合物，在血中安全转运。氨在体内的运输主要有丙氨酸和谷氨酰胺两种形式。

1. 丙氨酸-葡萄糖循环　肌肉组织中以丙酮酸作为转移的氨基受体，生成丙氨酸，后者经血液运输到肝脏。在肝脏中，经转氨基作用生成丙酮酸，可经糖异生作用生成葡萄糖，葡萄糖由血液运输到肌肉组织中，分解代谢再产生丙酮酸，后者再接受氨基生成丙氨酸。通过此途径，肌肉氨基酸的NH_2被运输到肝脏以NH_3或天冬氨酸合成尿素。饥饿时通过此循环将肌肉组织中氨基酸分解生成的氨及葡萄糖的不完全分解产物丙酮酸，以无毒性的丙氨酸形式转运到肝脏作为糖异生的原料。肝异生生成的葡萄糖可被肌肉或其他外周组织利用。

2. 谷氨酰胺的转氨作用　氨与谷氨酸在谷氨酰胺合成酶的催化下生成谷氨酰胺，并由血液运输至肝脏或肾脏，再经谷氨酰胺酶水解成谷氨酸和氨。谷氨酰胺主要从脑、肌肉等组织向肝脏或肾脏运氨，是脑中解氨毒的一种重要方式，也是氨的运输、贮存、利用形式。临床上对氨中毒患者可服用或输入谷氨酸盐，以降低血氨的浓度。谷氨酰胺在肾脏分解生成谷氨酸和氨，氨与原尿H^+结合形成铵盐随尿排出有利于调节酸碱平衡。

（三）氨的去路（2001、2003、2006、2007）

1. 在肝脏内合成尿素　氨在体内的主要去路是在肝脏生成无毒的尿素后由肾脏排泄，这是机体对氨的一种解毒方式。

2. 谷氨酰胺的合成　氨与谷氨酸在谷氨酰胺合成酶的作用下合成谷氨酰胺，谷氨酰胺既为解毒产物也是储存与运输形式。

3. 氨可以使一些α-酮酸经联合脱氨基逆行氨基化而合成相应的营养非必需氨基酸。

4. 氨还可以参加嘌呤碱和嘧啶碱的合成。

五、个别氨基酸的代谢

（一）氨基酸的脱羧基作用

1. 体内部分氨基酸也可进行脱羧基作用生成相应的胺，催化这些反应的是氨基酸脱羧酶。如：谷氨酸脱羧基生成γ-氨基丁酸，γ-氨基丁酸是抑制性神经递质，对中枢神经有抑制作用；鸟氨酸脱羧基生成多胺，多胺是调节细胞生长的重要物质，在生长旺盛的组织如胚胎、再生肝、生长激素作用的细胞及癌瘤组织等中含量较高。

2. 氨基酸脱羧基的辅酶是磷酸吡哆醛。胺类含量虽然不高，但具有重要的生理作用。

（二）一碳单位的概念、来源、载体和意义

1. 概念　某些氨基酸在分解代谢过程中可以产生含有一个碳原子的基因，称为一碳单位。

2. 来源（2001）和载体　主要来源于丝氨酸、甘氨酸、组氨酸、色氨酸和苏氨酸。四氢叶酸是一碳单位的载体。

3. 生理意义　一碳单位的主要生理作用是作为合成嘌呤及嘧啶的原料，故在核酸生物合成中占有重要地位。

（三）甲硫氨酸循环、SAM、PAPS

1. 体内甲硫氨酸通过甲硫氨酸和ATP，SAM，S-腺苷同型半胱氨酸、同型半胱氨酸反应提供甲基后转变为同型半胱氨酸，后者可接收N_5-甲基四氢叶酸提供的甲基重新生成甲硫氨酸，形成一个循环过程，催化最后一步反应的酶是N_5-甲基四氢叶酸转甲基酶，其辅酶是维生素B_{12}。当体内缺乏维生素B_{12}和叶酸时，可产生巨幼细胞贫血。

2. 甲硫氨酸在腺苷转移酶的催化下与ATP反应，

生成 SAM，SAM 是体内甲基最重要的直接供体。

3. 半胱氨酸可生成 PAPS，PAPS 在肝生物转化中可提供硫酸根使某些物质生成硫酸酯；还参与硫酸角质素及硫酸软骨素等分子中硫酸化氨基糖的合成。

（四）苯丙氨酸和酪氨酸代谢

1. 酪氨酸羧化酶是合成儿茶酚胺的关键酶。酪氨酸的另一代谢途径是合成黑色素，在黑色素细胞中经酪氨酸酶的催化生成黑色素。人体缺乏酪氨酸酶可引起白化病（2022）。

2. 当体内缺乏苯丙氨酸羧化酶时，苯丙氨酸不能转化为酪氨酸而在体内蓄积，经转氨基作用生成苯丙酮酸，后者进一步转变成苯乙酸等衍生物。此时，尿中出现大量苯丙酮酸等代谢产物，称为苯丙酮尿症。

3. 酪氨酸还可在酪氨酸转氨酶的催化下生成对羧苯丙酮酸，后者经尿黑酸等中间产物转变成延胡索酸和乙酰乙酸。尿黑酸分解代谢酶先天缺陷时，可出现尿黑酸尿症。

（五）支链氨基酸代谢

支链氨基酸包括缬氨酸、亮氨酸和异亮氨酸，分别属于生糖氨基酸、生酮氨基酸和生糖兼生酮氨基酸。支链氨基酸的分解代谢主要在骨骼肌中进行，其过程大致分为三个阶段：

1. 通过转氨基作用生成相应的 α-酮酸。

2. 通过氧化脱羧生成相应的脂酰 CoA。

3. 通过 β-氧化过程生成不同的中间产物参与三羧酸循环，其中缬氨酸分解产生琥珀酰 CoA，亮氨酸产生乙酰 CoA 和乙酰乙酰 CoA，异亮氨酸产生琥珀酰 CoA 和乙酰 CoA。

【经典习题】

1. 属于酪氨酸衍生物的物质是
   A. 组胺
   B. 精胺
   C. 腐胺
   D. 5-羟色胺
   E. 多巴胺

答案： E

考点： 酪氨酸衍生物

解析： 酪氨酸在酪氨酸羟化酶的作用下，生成多巴。在多巴脱羧酶的作用下，多巴脱去羧基生成多巴胺。故选 E。

2. 谷类和豆类食物的营养互补氨基酸是
   A. 赖氨酸和色氨酸
   B. 赖氨酸和酪氨酸
   C. 赖氨酸和丙氨酸
   D. 赖氨酸和谷氨酸
   E. 赖氨酸和甘氨酸

答案： A

考点： 营养互补氨基酸的类型

解析： 谷类蛋白质含赖氨酸较少而含色氨酸较多，豆类蛋白质含赖氨酸较多而含色氨酸较少，两者混合食用即可提高蛋白质的营养价值。故选 A。

3. 人体合成尿素的主要器官是
   A. 脑
   B. 肌组织
   C. 肾
   D. 肝
   E. 心

答案： D

考点： 尿素的生成

解析： 氨在体内的主要去路是在肝脏生成无毒的尿素后由肾脏排泄，这是机体对氨的一种解毒方式。故选 D。

第八节 核苷酸代谢

一、核苷酸代谢

（一）两条嘌呤核苷酸合成途径的原料

1. 从头合成途径 嘌呤核苷酸合成的原料有天冬氨酸、谷氨酰胺、甘氨酸、CO_2、甲酰基（来自 FH_4）（2007）。除某些细菌外，几乎所有的生物体都能合成嘌呤碱。嘌呤核苷酸从头合成过程在胞液中进行，涉及多个酶促反应。首先合成次黄嘌呤核苷酸（IMP），然后 IMP 分别转变成腺嘌呤核苷酸（AMP）与鸟嘌呤核苷酸（GMP）。合成过程是耗能过程，由 ATP 供能。

2. 嘌呤核苷酸的补救合成 细胞重新利用嘌呤碱或嘌呤核苷合成嘌呤核苷酸，称为补救合成。补救合成途径比较简单，耗能量少。在这条途径中有两种特异性不同的酶参与，即腺嘌呤磷酸核糖转移酶（APRT）和次黄嘌呤-鸟嘌呤磷酸核糖转移酶（HGPRT）。由 PRPP 提供磷酸核糖，分别催化 AMP 和 IMP，GMP 的补救合成。APRT 受 AMP 的反馈抑制，HGPRT 受 IMP 与 GMP 的反馈抑制。另外，在腺苷激酶催化下，腺嘌呤核苷可磷酸化生成 AMP。

嘌呤核苷酸补救合成的生理意义一方面在于可节省从头合成时的能量和一些氨基酸前体的消耗；另一方面，机体的某些组织器官，如脑、红细胞、中性粒细胞等由于缺乏从头合成嘌呤核苷酸的酶体系，它们只能利用肝细胞产生的自由嘌呤碱及嘌呤核苷补救合成嘌呤核苷酸。补救合成途径对这些组织细胞具有更重要的意义。例如，由于基因缺陷而导致的 HGPRT 完全缺失的患儿，可导致自毁容貌征或称 Lesch-Nyhan综合征，表现为智力减退、有自身残毁行为等，并伴有高尿酸血症，这是一种遗传代谢病。

（二）嘌呤核苷酸的分解代谢产物（2002、2008、2018）

嘌呤核苷酸的分解最终代谢产物是尿酸，临床中采用别嘌呤醇治疗痛风（2023），其机制为别嘌呤醇是次黄嘌呤类似物，能竞争性抑制黄嘌呤氧化酶，从而抑制尿酸的生成。

（三）两条嘧啶核苷酸合成途径的原料

体内嘧啶核苷酸的合成也有从头合成与补救合成两条途径。嘧啶核苷酸合成的主要原料有天冬氨酸、谷氨酰胺、CO_2（2007）。

1. 嘧啶核苷酸的从头合成　从头合成途径：是指利用一些简单的前体物逐步合成嘧啶核苷酸的过程。该过程主要在肝脏的胞液中进行。同位素示踪实验证明，嘧啶核苷酸从头合成的原料来自天冬氨酸、谷氨酰胺和CO_2。

2. 嘧啶核苷酸的补救合成　由分解代谢产生的嘧啶/嘧啶核苷转变为嘧啶核苷酸的过程称为补救合成途径。以嘧啶核苷的补救合成途径较重要。脱氧胸苷可通过胸苷激酶而生成dTMP。胸苷激酶在正常肝中活性很低，再生肝中活性升高，恶性肿瘤中明显升高，并与恶性程度有关。

（四）嘧啶核苷酸的分解代谢产物

嘧啶碱的降解主要在肝脏中进行。胞嘧啶的主要代谢产物为β-丙氨酸、CO_2和NH_3，胸腺嘧啶的主要代谢产物为β-氨基异丁醇、CO_2和NH_3。

【巧妙记忆】　嘌呤核苷酸代谢产物为尿酸，直接记忆；而嘧啶代谢产物分为胞嘧啶和胸腺嘧啶，胸腺嘧啶的简写为T，其代谢产物为β-氨基异丁醇，丁和T是否很相像，如此抽象记忆就可记住胸腺嘧啶的代谢产物，而胞嘧啶就是另一个，不至于记忆混淆。提醒大家好多知识点在我们记忆中容易混淆，可采用抽象记忆的方法提示记忆。

三、核苷酸代谢的调节

（一）核苷酸合成途径的主要调节酶（★★★）

1. 嘌呤核苷酸从头合成的调节酶　PRPP合成酶；磷酸核糖酰胺转移酶，其受到代谢产物的反馈调节。

2. 嘧啶核苷酸从头合成的调节酶　CPS-Ⅱ；天冬氨酸氨甲酰转移酶，其受代谢产物的反馈抑制（2007）。

（二）抗核苷酸代谢药物的生化机制

1. 嘌呤核苷酸的抗代谢药物　①6-巯基嘌呤（6-MP）：抑制IMP→GMP，AMP。②氮杂丝氨酸：抑制谷氨酰胺参加的反应。③甲氨蝶呤（MTX）：抑制二氢叶酸还原酶，干扰一碳单位代谢。

2. 嘧啶核苷酸的抗代谢药物　①5-氟尿嘧啶（5-FU）：胸腺嘧啶的类似物，抑制胸腺嘧啶核苷酸的合成。②阿糖胞苷的类似物：抑制dCDP的生成，影响DNA的合成。

【经典习题】

嘌呤核苷酸从头合成的原料是

A. 天冬氨酸
B. 甲硫氨酸
C. 丝氨酸
D. 酪氨酸
E. 精氨酸

答案：A

考点：嘌呤核苷酸的合成途径

解析：利用磷酸核糖、氨基酸（天冬氨酸）、一碳单位及CO_2等简单物质为原料，经过一系列酶促反应，合成嘌呤核苷酸，称为嘌呤核苷酸的从头合成途径。故选A。

第九节　遗传信息的传递

一、遗传信息传递概述

DNA是生物遗传的主要物质基础。遗传信息以密码形式编码在DNA分子上，表现为特定的核苷酸序列，并通过DNA的复制由亲代传递给子代，在后代的生长发育过程中，遗传信息自DNA传递给RNA，然后翻译成特异的蛋白质，以执行各种生命功能。遗传信息的传递方式归纳为中心法则。

逆转录现象是对中心法则的补充，它表明少数RNA也是传递信息的携带者。

二、DNA合成

（一）基本概念

DNA分子在生物体内经酶促聚合反应进行合成，DNA合成反应主要有DNA复制（DNA指导的DNA合成）、逆转录（RNA指导的DNA合成）以及修复合成三种方式。以DNA作为模板指导的DNA合成作用称为DNA复制，由此将DNA携带的信息传至子代DNA。它是细胞内DNA最主要的合成方式；DNA的合成也可以RNA为模板指导DNA合成作用，这称为反向转录作用，可见于病毒；环境因素可以造成DNA分子结构的损伤，损伤的DNA可进行修复合成，即校正错误的序列，以保持DNA结构的稳定性。

（二）复制过程（★★★）

1. 半保留复制　子代细胞的DNA，一股单链从亲代完整地接受过来，另一股单链则完全重新合成，这种复制方式称为半保留复制。DNA复制时，复制叉上的两股母链走向相反，子链沿着母链模板复制，只能从5′至3′方向延伸。在同一复制叉上只有一个解链方向。顺着解链方向生成的子链，复制是连续进行的；另一股链因为复制的方向与解链方向相反，不能连续延长，必须待模板链解开至足够长度，然后从5′→3′生成引物并复制子链，形成所谓的半不连续复制，复制中的不连续合成的DNA片段被命名为冈崎片段。

2. DNA复制起始点　真核细胞含有多个染色体，每个染色体又有多个复制起始点，属于多复制子的复制。

3. DNA复制需要的酶类　复制是在酶催化下的核苷酸聚合过程，需要多种生物分子共同参与：底物（dATP、dGTP、dCTP和dTTP，总称dNTP）；依赖DNA的DNA聚合酶（DNA-pol）；模板；引物；其他酶和蛋白质因子。

原核生物的DNA聚合酶有3种：DNA-polⅠ、DNA-polⅡ和DNA-pol Ⅲ。这三种聚合酶都有5′→3′延长脱氧核苷酸链的聚合活性及3′→5′核酸外切酶活性。DNA-pol Ⅲ是原核生物复制延长中起催化作用的酶。

真核细胞DNA聚合酶常见的有5种：DNA-pol α、β、γ、δ、ε。此5种DNA-pol均有5′→3′脱氧核苷酸链的聚合活性。在DNA复制延长中起催化作用的是DNA-polδ。

2个相邻的冈崎片段之间存在一个单链缺口，DNA连接酶催化DNA链3′-OH末端和另一DNA链的5′-P末端，使生成磷酸二酯键，从而把两段相邻的DNA链连成完整的链。此过程消耗ATP。

4. DNA复制的过程　就单个复制子的复制过程，原核生物与真核生物相似。而真核生物复制终止的详细过程与原核生物有较大差别。过程包括起始、引物合成、延长、终止。引物是由引物酶催化合成的短链RNA分子，长度约为十数个至数十个核苷酸不等。引物合成的方向也是自5′-端至3′-端。存在于染色体线性DNA分子末端的结构——端粒，在维持DNA复制的完整性和染色体的稳定性方面起着重要作用。

（三）逆转录

1. 逆转录的概念　是RNA指导下的DNA合成作用（2008），即以RNA为模板，由dNTP聚合生成DNA的作用，因为此RNA指导下的DNA合成作用恰好与转录作用中遗传信息的流动呈反方向进行，所以称为逆转录作用。催化此反应的酶为逆转录酶（2001、2012）。在致癌的RNA病毒中，有逆转录酶的存在。

2. 逆转录酶与逆转录　逆转录酶具有三种酶活性：①RNA指导的DNA聚合酶活性；②DNA指导的DNA聚合酶活性；③RNase H活性。端粒酶类似于逆转录酶，由RNA和蛋白质组成，该酶利用自身的RNA为模板，催化染色体DNA端区的合成，防止染色体缩短。

3. 逆转录病毒　是一类RNA病毒，因含逆转录酶而得名。人类免疫缺陷病毒（HIV）也是一种逆转录病毒，因感染HIV可导致艾滋病。

（四）DNA的损伤与修复

1. DNA损伤与突变　DNA复制过程中的错误可产生碱基突变，这可以由DNA聚合酶在复制过程中来修正错误；某些理化因素或生物学因素，也引起DNA序列上的改变，DNA损伤的类型有链的断裂、链内交联和链间交联等；DNA的突变分为点突变（2013）、缺失突变、插入突变和置换突变。如果这些DNA的损伤不被校正，则会影响DNA的复制和转录功能，引起生物体变异。

2. DNA损伤修复　DNA的损伤修复是通过一系列酶完成的，并可通过切除修复、重组修复（2013）和SOS修复等不同方式来进行，其中切除修复最为重要。切除修复包括光化酶修复、UvrAI修复两种方式。

三、RNA合成

（一）基本概念

RNA的生物合成有两种方式：一种是DNA指导的RNA合成，称为转录，即把DNA的碱基序列转录成RNA的碱基序列；另一种是RNA指导的RNA合成，称为RNA复制，是由RNA依赖的RNA聚合酶催化，常见于病毒。

（二）转录体系的组成及转录过程（★★★）

1. 转录起始　转录起始需要启动子、RNA聚合酶（RNA-pol Ⅰ、RNA -pol Ⅱ和RNA -pol Ⅲ）和转录因子的参与。基因转录起始点上游存在DNA序列，包括启动子、启动子上游元件或等近端调控元件和增强子等远隔序列，这些序列都可统称为顺式作用元件。能直接、间接辨认和结合转录上游区段DNA的蛋白质，统称为反式作用因子。反式作用因子中，直接或间接结合RNA聚合酶的，则称为转录因子。通过多种转录因子参与的复杂过程，使RNA -pol Ⅱ靶向结合启动子，转录起始复合物，开始转录过程。

2. 转录延长　在转录延长过程中，RNA-pol会遇上核小体。转录延长时可以观察到核小体移位和解聚现象，而且 RNA 聚合酶（2018）不断打开 DNA 双链，产生单链模板，合成 RNA 链。

3. 转录终止　当 RNA 聚合酶到达基因末端的终止子时，合成的 RNA 链被释放，RNA 聚合酶从模板上脱落。真核生物的转录终止，是和转录后修饰密切相关的。

（三）转录后加工过程

1. mRNA 转录后加工　真核生物转录生成的 RNA，多需加工后才具备活性，这一过程称为转录后修饰。mRNA 转录后修饰包括首、尾修饰和剪接。加尾修饰是和转录终止同步的，5′端修饰主要是指生成帽子结构，即把 5′-pppG 转变为 5′-pmGpppG。其过程需磷酸解、磷酸化和碱基的甲基化。mRNA 由 hRNA 加工而成。真核生物基因由内含子隔断编码序列的外显子，是以断裂基因的形式存在。内含子一般也出现在转录初级产物 hRNA 中。切除内含子，把外显子连结在一起，就是剪接加工。在电镜下看到的加工过程，内含子往往被弯曲成套索状，因此称为套索 RNA。

2. tRNA 转录后加工　tRNA 的转录后修饰，除了剪接加工外，还包括 tRNA 链上稀有碱基的形成，以及加上 3′端的 CCA 序列。

3. rRNA 的转录后加工　真核细胞的 18S RNA 基因、5. 8S RNA 基因和 28S RNA 基因串联在一起构成一个转录单位，称 rDNA。每个 rDNA 单位先转录产生 45S 的 rRNA 前体。45S rRNA 经剪接后，分出属于核糖体小亚基的 18S rRNA。余下的部分再剪接成 5. 8S 及 28S 的 rRNA。rRNA 成熟后，就在核仁上装配，与核糖体蛋白质一起形成核糖体，输出胞质。

【经典习题】

1. 可承载生物遗传信息的分子结构是
A. 多不饱和脂肪酸的双键位置
B. 氨基酸的侧链基团
C. 脂蛋白的脂质组成
D. 核酸的核苷酸序列
E. 胆固醇的侧链碳分子

答案： D

考点： 承载生物遗传信息的分子结构

解析： 核酸是以核苷酸为基本组成单位的生物信息大分子，可以分为脱氧核糖核酸（DNA）和核糖核酸（RNA）两类。DNA 是遗传信息的载体。遗传信息的传递包括 DNA 的生物合成（复制）、RNA 的生物合成（转录）、蛋白质的生物合成。在绝大多数生物中，RNA 是 DNA 的转录产物，参与遗传信息的复制和表达。在某些病毒中，RNA 也可以作为遗传信息的载体。故选 D。

2. 逆转录的遗传信息流向是
A. DNA→DNA
B. DNA→RNA
C. RNA→DNA
D. RNA→蛋白质
E. RNA→RNA

答案： C

考点： 逆转录

解析： 中心法则遗传信息传递方向为 DNA 通过转录形成 RNA，RNA 通过翻译形成蛋白质，部分 RNA 也携带遗传信息，通过逆转录形成 DNA。因此逆转录遗传信息方向为 RNA→DNA。故选 C。

第十节　蛋白质生物合成

一、蛋白质生物合成概述

（一）基本概念

蛋白质生物合成是指以 mRNA 为模板合成蛋白质多肽链的过程。蛋白质生物合成也称为翻译，是遗传物质表达的最终阶段，而蛋白质则是遗传信息表现的功能形式。

（二）合成体系和遗传密码

1. 蛋白质生物合成体系　反应体系中包括 20 种氨基酸，mRNA，tRNA，rRNA（核蛋白体），各种酶，蛋白质因子，ATP，GTP 和无机离子。

2. 翻译模板 mRNA 及遗传密码

（1）基本概念

1）密码子：mRNA 中每 3 个核苷酸组成一组，代表相应的氨基酸或翻译起始或终止信号。

2）起始密码：5′端 AUG，编码甲酰甲硫氨酸（细菌）或甲硫氨酸（高等动物）。

3）终止密码：包括 UAA，UAG 或 UGA。

（2）密码特性

1）简并性：即同义密码子，一个以上密码子编码同一个氨基酸。

2）连续性：编码蛋白质氨基酸序列的各个三联体密码连续阅读，密码间既无间断也无交叉。

3）通用性：蛋白质生物合成的整套密码，从原核生物到人类都通用。

4）摆动性：主要发生在密码子的第 3 位与反密码子的第 1 位之间。

3. 核蛋白体是多肽链合成的“装配机”

（1）核糖体由大、小两个亚基组成。每个亚基都由多种核糖体蛋白质和 rRNA 组成。真核细胞的大亚基（60 S）由 28S rRNA、5. 8S rRNA、5S rRNA 和

49种蛋白质组成，小亚基（40S）由18S rRNA和33种蛋白质组成，大、小亚基结合形成80 S的核糖体。

（2）核糖体的功能　小亚基可与mRNA，GTP和起始氨基酰tRNA结合；大亚基具有转肽酶活性，具有两个不同的tRNA结合点。

4. RNA与氨基酸的活化

（1）不稳定的配对除A-U、G-C配对外，还有U-G、I-G、I-A、I-U等配对。

（2）氨基酸的活化　氨基酸与特异性tRNA结合形成氨基酰-tRNA，此过程由氨基酰-tRNA合成酶催化。

5. 蛋白质因子　包括启始因子、延长因子、释放因子等。

（三）基本过程

1. 原核生物肽链合成的基本过程

（1）起始：①核糖体大小亚基分离。②mRNA在小亚基上定位结合。③$fMet\text{-}tRNA^{fMet}$的结合。④核糖体大亚基结合。

（2）延长：①进位：进位需要延长因子EF-Tu与EF-Ts的参与。②成肽。③转位。

（3）终止：核糖体A位出现mRNA的终止密码子后，多肽链合成停止。

2. 真核生物肽链合成的基本过程

（1）起始：①核糖体大小亚基分离。②$Met\text{-}tRNAi^{Met}$与核糖体小亚基结合。③mRNA在核糖体小亚基就位。④核糖体大亚基结合。

（2）延长。

（3）终止。

原核生物与真核生物肽链合成过程的主要区别见表2-2-10-1。

表2-2-10-1　原核生物与真核生物肽链合成过程的主要区别

项目	原核生物	真核生物
mRNA	一条mRNA编码几种蛋白质（多顺反子）	一条mRNA编码一种蛋白质（单顺反子）
	转录后很少加工	转录后进行首尾修饰及剪接
	转录、翻译和mRNA的降解可同时发生	mRNA在核内合成，加工后进入胞液，再作为模板指导翻译
核蛋白体	30S小亚基+50S大亚基↔70S核蛋白体	40S小亚基+60S大亚基↔80S核蛋白体
起始阶段	始氨基酰-tRNA为$fMet\text{-}tRNA^{fMet}$	起始氨基酰-tRNA为$Met\text{-}tRNAi^{Met}$
	核蛋白体小亚基先与mRNA结合，再与$fMet\text{-}tRNA^{fMet}$结合	核蛋白体小亚基先与$Met\text{-}tRNAi^{Met}$结合，再与mRNA结合
	mRNA中的S-D序列与16S rRNA 3′-端的一段序列结合	mRNA中的帽子结构与帽子结合蛋白复合物结合
	有3种IF参与起始复合物的形成	有至少10种eIF参与起始复合物的形成
延长阶段	延长因子为EF-Tu，EF-Ts和EF-G	延长因子为eEF-1α，eEF-1βγ和eEF-2
终止阶段	释放因子为RF-1，RF-2和RF-3	释放因子为eRF

二、蛋白质生物合成与医学的关系

（一）蛋白质生物合成障碍与疾病

由蛋白质错折叠引起的疾病称为蛋白质错折叠病，亦可称为蛋白质构象病。此类疾病可被称为蛋白质空间构象病，如人纹状体脊髓变性病、阿尔茨海默病、亨廷顿舞蹈病和疯牛病等。

（二）蛋白质生物合成抑制剂

蛋白质生物合成是很多抗生素和某些毒素的作用靶点，如抗生素、干扰素和白喉毒素等抑制剂。

1. 四环素、土霉素　抑制氨基酰-tRNA与核糖体小亚基结合。抑制细菌蛋白质生物合成。

2. 红霉素、氯霉素、林可霉素　与原核生物核糖体大亚基结合，抑制转肽酶，阻断翻译延长过程。

3. 链霉素、新霉素、巴龙霉素　与原核生物核糖体小亚基结合，导致读码错误，抑制起始。

4. 放线菌酮　与真核核糖体大亚基结合，抑制转肽酶、阻止肽链的延长。

5. 嘌呤霉素　与核糖体结合，使肽酰基转移到它的氨基上后脱落，终止肽链合成。

【经典习题】

tRNA分子上3′端序列的功能是

A. 辨认mRNA上的密码子

B. 剪接修饰作用

C. 辨认与核糖体结合的组分

D. 提供-OH与氨基酸结合

E. 提供-OH与糖类结合

答案： D

考点： tRNA的生物作用

解析： tRNA是氨基酸的运载工具及蛋白质生物合成的适配器。tRNA上有两个关键部位：一个是氨基酸结合部位；另一个是mRNA结合部位。氨基酸结合部位是tRNA氨基酸臂的—CCA腺苷酸3′-OH，3′-OH与氨基酸的α-COOH结合后形成氨基酰-tRNA。tRNA另一端与mRNA结合，结合部位是tRNA的反密码子。故选D。

第十一节　基因表达调控

一、基因表达调控概述

（一）基因表达及调控的概念和意义

1. 基因表达的概念　基因表达是指基因转录及翻译的过程（2001），而对这个过程的调节称为基因表达调控。在一定调节机制控制下，大多数基因经历基因激活、转录及翻译等过程，产生具有特异生物学功能的蛋白质分子，赋予细胞或个体一定的功能或形态表型。

2. 基因表达调控的意义　①适应环境、维持生长和增殖；②维持个体发育与分化。

（二）基因表达的时空性

1. 时间特异性　基因表达按一定的时间顺序发生。

2. 空间特异性　多细胞生物个体在某一特定生长发育阶段，同一基因在不同的组织器官表达不同。

（三）基因的组成性表达、诱导与阻遏

1. 管家基因　某些基因在一个个体的几乎所有细胞中持续表达，通常被称为管家基因。

2. 组成性基因表达　无论表达水平高低，管家基因较少受环境因素影响，在个体各个生长阶段的大多数或几乎全部组织中持续表达，或变化很小。

3. 诱导　在特定环境信号刺激下，相应的基因被激活，基因表达产物增加，这种基因称为可诱导基因。可诱导基因在特定环境中表达增强的过程，称为诱导。

4. 阻遏　如果基因对环境信号应答是被抑制，这种基因是可阻遏基因。可阻遏基因表达产物水平降低的过程称为阻遏。

（四）表达的多级调控

基因表达的多级调控包括基因激活、转录起始、转录后加工、mRNA讲解、蛋白质翻译、翻译后加工修饰、蛋白质降解等过程。

（五）表达调控的基本要素

1. 特异DNA序列和调节蛋白。

2. DNA-蛋白质、蛋白质-蛋白质相互作用。

二、基因表达调控的基本原理

（一）原核基因表达调控（乳糖操纵子）（2019）

1. 原核基因转录调节特点

（1）σ因子决定RNA聚合酶的识别特异性。

（2）操纵子模型的普遍性。

（3）阻遏蛋白与阻遏机制的普遍性。

2. 原核生物转录起始调节　乳糖操纵子含Z，Y及A三个结构基因，分别编码半乳糖苷酶、透酶和乙酰基转移酶，此外还有一个操纵序列O、一个启动序列P及一个调节基因I。I基因编码一种阻遏蛋白，后者与O序列结合，使操纵子受阻遏而处于关闭状态。乳糖操纵子的调节机制包括阻遏蛋白的负性调节，CAP的正性调节、协调调节。

（二）真核基因表达调控（顺式作用元件、反式作用因子）

1. 真核基因结构特点　①真核基因结构庞大；②单顺反子；③重复序列；④基因不连续性。

2. 真核基因表达调控特点　①RNA聚合酶；②活性染色体结构变化；③正性调节占主导；④转录与翻译分隔进行；⑤转录修饰、加工。

3. 顺式作用元件与反式作用因子

（1）顺式作用元件：①启动子；②增强子；③沉默子（2001、2005、2016）。

（2）反式作用因子（2006、2012）：由某一基因表达产生的蛋白质因子，通过与另一基因的特异的顺式作用元件相互作用，调节其表达。

【经典习题】

（1~2题共用备选答案）

A. 密码子

B. 增强子

C. 启动子

D. 沉默子

E. 反密码子

1. 结合转录调节因子并抑制基因表达的序列是

答案： D

2. RNA聚合酶在转录起始时结合的序列是

答案： C

考点： 基因表达的序列

解析： 沉默子负性调节元件可结合特异蛋白因子，对基因转录起阻遏作用，故1题选D。启动子是指RNA-聚合酶结合位点周围的一组转录控制组件，包括转录起始点+功能组件。故2题选C。增强子指远离转录起始点，决定基因的时间、空间特异性表达，增强启动子转录活性的DNA序列，发挥作用的方式与方向、距离无关。

第十二节 信号转导

一、信号分子

1. 概念 受体介导的跨细胞膜信号转导是一细胞内网络系统，构成这一系统的基础是一些蛋白质分子和小分子活性物质，这些分子称为信号转导分子。

2. 分类

（1）局部化学介质：又称旁分泌信号，如组胺和前列腺素。

（2）激素：又称内分泌信号，包括含氮激素和类固醇激素。

（3）神经递质：又称突触分泌信号，如乙酰胆碱、去甲肾上腺素。

二、受体

（一）受体的分类及作用特点

1. 分类

（1）膜受体：分为离子通道受体、七跨膜受体（G蛋白偶联受体）和单跨膜受体三种类型。膜受体激素作为第一信使与膜受体结合，将信号传入胞内，然后通过第二信使传递，将信号逐级放大，产生生理、生化效应。

（2）胞内受体：多为反式作用因子，当与相应配体结合后，能与DNA的顺式作用元件结合，调节基因转录。其配体为类固醇激素、甲状腺激素、维A酸和维生素D等。细胞内受体在功能上属于转录因子。

2. 作用特点 ①高度专一性；②高度亲和力；③可饱和性；④可逆性；⑤特定的作用模式。

（二）G蛋白

G蛋白的共同特点是结合的核苷酸为GTP活化形式，作用于下游分子使相应信号途径开放。

三、膜受体介导的信号转导机制

（一）G蛋白偶联受体介导的信号转导通路

1. cAMP-PKA通路

（1）该通路以靶细胞内cAMP浓度改变和PKA（蛋白质激酶A）的激活为主要特征。

（2）胰高血糖素、肾上腺素、促肾上腺皮质激素等可激活此通路。激素结合于各自的特异性受体，这些受体均属于G蛋白偶联受体；活化的G蛋白激活腺苷酸环化酶，催化生成大量cAMP；cAMP结合于PKA使之活化，催化多种蛋白质底物的丝/苏氨酸残基发生磷酸化，改变其活性状态。

2. IP_3/DAG通路

（1）该通路介导细胞的应答反应。

（2）信号与受体结合后所激活的G蛋白可激活磷脂酶C（PLC）。PLC水解膜组分磷脂酰肌醇二磷酸（PIP_2），生成IP_3和DAG。

1）IP_3与相应受体结合后，可使细胞质内的Ca^{2+}浓度升高。Ca^{2+}可以与细胞内的钙调蛋白结合成复合物分子CaM，CaM又可进一步激活下游多种酶分子而发挥作用。

2）DAG可激活蛋白质激酶C（PKC），PKC进而磷酸化修饰多种蛋白质如各种酶而进一步发挥生物学作用。

（二）单跨膜受体介导的信号转导通路

1. 酶偶联受体大多只有1个跨膜区段，因此亦称为单跨膜受体，主要是生长因子和细胞因子的受体。此类受体介导信号转导的主要效应是调节蛋白质的功能和表达水平、调节细胞增殖和分化。这些受体中最重要的一类是酪氨酸激酶受体。酪氨酸激酶受体是当前上市的肿瘤分子靶向药物的主要靶标分子。

2. 以表皮生长因子受体（EGFR）介导的丝裂原激活蛋白质激酶（MAPK）通路为例，其基本过程如下。

（1）EGFR与EGF结合后形成二聚体，激活EGFR的蛋白质酪氨酸激酶活性。

（2）EGFR自身的酪氨酸残基磷酸化，形成蛋白质相互作用结构域SH2的结合位点，募集含有SH2结构域的接头蛋白Crb2。

（3）Crb2的2个SH3结构域与SOS分子（RAS活化分子）中的富含脯氨酸序列结合，并使SOS活化。

（4）活化的SOS结合RAS，促进RAS释放CDP结合GTP。

（5）活化的RAS蛋白（RAS-GTP）启动MAPK的级联磷酸化和活化（MAPKKK→MAPKK→MAPK）。

（6）活化的MAPK转位至细胞核内，通过磷酸化作用激活多种效应蛋白质，从而使细胞对外来信号产生生物学应答。

四、胞内受体介导的信号转导机制

1. 概念和分类 位于细胞内的受体接收可进入细胞的脂溶性化学信号。这些受体归类为转录因子，与相应配体结合后，细胞内的受体能与DNA顺式作用元件结合，在转录水平调节基因表达。没有激素存在时，受体常与具有抑制作用的蛋白质分子（如热激蛋白质）形成复合物，阻止受体与DNA结合。能与该类别受体结合的信号分子有类固醇激素、甲状腺素、维A酸和维生素D等。

2. 信号转导机制　激素进入细胞后，形成激素-受体复合物，受体构象发生变化，导致热休克蛋白解聚，与DNA顺式作用元件结合，在转录水平影响基因表达。

【经典习题】

下列具有受体酪氨酸蛋白激酶活性的是

A. 白介素受体

B. 雌激素受体

C. 乙酰胆碱受体

D. 表皮生长因子受体

E. 肾上腺素受体

答案：D

考点：受体分类和作用特点

解析：具有受体型蛋白酪氨酸激酶（PTK）的受体有表皮生长因子受体、胰岛素受体等。表皮生长因子受体（EGFR）是一典型受体型PTK，分子质量约为170kD。故选D。

第十三节　重组DNA技术

一、概述

（一）基本概念

1. 克隆　与克隆化同一母本的所有副本或拷贝的集合，获取同一拷贝的过程称为克隆化。

2. 基因工程　用酶学的方法，在体外将各种来源的遗传物质与载体DNA结合，通过转化或转染等将其导入宿主细胞，筛选出含有目的基因的转化子细胞。转化子细胞经扩增、提取获得大量目的DNA的无性繁殖系，即DNA克隆，又称基因克隆。

3. 工具酶　如限制性核酸内切酶、DNA聚合酶、逆转录酶等。

4. 基因载体（2002）　如质粒。

5. PCR　聚合酶链反应。

6. 基因文库　包括cDNA文库和基因组文库：

（1）cDNA文库：包含某一组织细胞在一定条件下所表达的全部mRNA经逆转录而合成的cDNA序列的克隆群体，它以cDNA片段的形式贮存着该组织细胞的基因表达信息。

（2）基因组文库：包含某一个生物细胞全部基因组DNA序列的克隆群体，它以DNA片段的形式贮存着某一生物的全部基因组DNA（包括所有的编码区和非编码区）信息。

（二）基因工程的基本原理及过程

1. 基因工程的基本原理

（1）基因的获取。

（2）载体选择。

（3）基因与载体的连接。

（4）重组子转入。

（5）筛选转化子。

（6）目的基因的表达。

2. 基因重组的过程

（1）取得重组DNA片段

1）利用限制酶取得具有黏性末端或平整末端的DNA片段。

2）用机械方法剪切取得具有平整末端的DNA片段，例如，用超声波断裂双链DNA分子。

（2）经反向转录酶的作用从mRNA获得与mRNA顺序互补的DNA单链，然后再复制形成双链DNA（cDNA）。例如，人的胰岛素和血红蛋白的结构基因都用这方法获得。这样获得的基因具有编码蛋白质的全部核苷酸顺序，但往往与原来位置在染色体上的基因在结构上有区别，它们不含有称为内含子的不编码蛋白质的间隔顺序（见基因）。

（3）用化学方法合成DNA片段：从蛋白质肽链的氨基酸顺序可以知道它的遗传密码。依照密码用化学方法可以人工合成基因。

3. DNA片段和载体的连接　DNA片段和载体相连接的方法主要有黏性末端连接、平端连接和人工接头连接等。

4. 导入宿主细胞　将连接有所需要的DNA的载体导入宿主细胞的常用方法有四种：

1）转化：用质粒作载体所常用的方法。

2）转染：用噬菌体DNA作载体所用的方法，这里所用的噬菌体DNA并没有包上它的外壳。

3）转导：用噬菌体作载体所用的方法，这里所用的噬菌体DNA被包上了它的外壳，不过这外壳并不是在噬菌体感染过程中被包上的，而是在离体情况下被包上的，所以称为离体包装。

4）注射：如果宿主是比较大的动植物细胞则可以用注射方法把重组DNA分子导入。

二、基因工程与医学

1. 生物制药　利用基因工程生产有药用价值的蛋白质、多肽产品。

2. 基因诊断　基因诊断也称为DNA诊断，就是利用分子生物学及分子遗传学的技术和原理在DNA水平分析、鉴定遗传性疾病所涉及基因的转换、缺失或插入等突变。

3. 基因治疗　基因治疗是指向有功能缺陷的细胞导入具有相应功能的外源基因，以纠正或补偿其基因缺陷，从而达到治疗的目的。

【经典习题】

在DNA重组实验中使用DNA连接酶的目的是

A. 使DNA片段与载体结合

B. 坚定重组DNA片段

C. 催化质粒与噬菌体的链接

D. 获得较小的DNA片段

E. 扩增特定DNA序列

答案： A

考点： DNA连接酶的作用

解析： DNA连接酶的功能：①在随从链中连接缺口；②在DNA重组、修复、剪接中缝合缺口，可使DNA片段与载体结合。如果DNA两股都有单链缺口，只要缺口前后的碱基互补，连接酶也可连接，因此它是基因工程中重要的工具酶。故选A。

第十四节　癌基因与抑癌基因

一、癌基因与抑癌基因

1. 癌基因的概念　一类编码关键性调控蛋白质的正常细胞基因，主要功能是调节细胞的增殖与分化的基因称为癌基因。如*c-ras*、*c-mas*等。

存在于生物正常细胞基因组中的癌基因又称为原癌基因或细胞癌基因。在正常情况下，这些基因处于静止或低表达的状态，对维持细胞正常功能具有重要作用。当其受到体内外致癌因素作用时，则可导致细胞癌变。

2. 抑癌基因的概念　一类抑制细胞增殖并能潜在抑制癌变的基因，称为抑癌基因。这类基因的缺失或失活可导致细胞癌变，如*RB*基因（2004）、*PTEN*基因、*TP 53*基因等。

二、生长因子

1. 生长因子的概念　生长因子是指调节细胞生长与增殖的多肽类物质，如EGF、EPO、IGF、NGF、PDGF等。

2. 生长因子的作用机制　生长因子受体有的位于细胞膜上的跨膜受体蛋白，有的位于细胞质中。当生长因子与位于膜表面的受体分子结合后，使胞内的相关蛋白质直接被磷酸化。另一些膜上的受体则产生相应的第二信使，使胞内相关蛋白质磷酸化。这些被磷酸化的蛋白质再活化转录因子，引发基因转录，达到调节生长与分化的作用。

【经典习题】

关于抑癌基因的叙述，正确的是

A. 其产物具有抑制细胞增殖的作用

B. 与癌基因的表达无关

C. 肿瘤细胞出现时才表达

D. 不存在于人类正常细胞

E. 缺失与细胞的增殖和分化有关

答案： A

考点： 抑癌基因

解析： 抑癌基因也称为抗癌基因。正常细胞中存在抑癌基因，在被激活的情况下它们具有抑制细胞增殖作用，但在一定情况下被抑制或丢失后可减弱甚至消除抑癌作用的基因。正常情况下它们对细胞的发育、生长和分化的调节起重要作用。故选A。

第十五节　血液生化

一、血液的化学成分

1. 水和无机盐　血液中含水量为77%～81%。无机成分主要为电解质，重要的阴离子有Cl^-、HCO_3^-、HPO_4^{2-}等，重要的阳离子有Na^+、K^+、Ca^{2+}、Mg^{2+}。它们在维持血浆晶体渗透压、酸碱平衡以及神经肌肉的正常兴奋性方面起重要的作用。

2. 血浆蛋白质　是指血浆含有的蛋白质，是血浆中的主要固体成分。

3. 非蛋白质含氮物质　是指蛋白中除蛋白质（或氨基酸）外的含氮化合物中所含的氮。主要包括尿素、尿酸、肌酐、氨和胆红素等。

4. 不含氮的有机化合物　主要有糖类和脂类。

二、血浆蛋白质

（一）分类

血浆蛋白有200多种，通常按照来源、分离方法和功能分类。

1. 电泳分离　可分为五类，包括清蛋白、α_1球蛋白、α_2球蛋白、β球蛋白、γ球蛋白等。除了血清中所含的蛋白质外，血浆中还含有纤维蛋白原。

2. 盐析法　清蛋白35～55g/L，球蛋白20～30g/L，清：球（A/G）= 1.5～2.5（2001）。

3. 按照功能可分为结合蛋白或载体、免疫防御系统蛋白、凝血和纤溶蛋白、酶、蛋白酶抑制剂、激素、参与炎症应答的蛋白等。

（二）来源

1. 绝大多数血浆蛋白在肝脏合成，还有少量是由其他组织细胞合成的，如γ球蛋白是由浆细胞合成的。

2. 在急性炎症或某种类型组织损伤等情况下，某些血浆蛋白的水平会升高，它们被称为急性时相蛋白质。

（三）功能

1. 维持血浆胶体渗透压。

2. 维持血浆正常 pH。

3. 运输物质。

4. 免疫作用。

5. 催化作用（血浆功能酶、外分泌酶、细胞酶）。

6. 营养作用。

7. 凝血、抗凝血和纤溶作用。

三、红细胞的代谢

（一）血红素合成的原料、部位和关键酶

1. 血红素合成的原料是琥珀酰辅酶 A、甘氨酸和 Fe^{2+}（2002）。

2. 合成的主要部位在骨髓和肝脏，在幼稚红细胞和网织红细胞中合成，但成熟红细胞不能合成。

3. 关键酶是 ALA 合酶（2008、2020），其受到血红素反馈抑制，受高铁血红素强烈抑制，某些固醇类激素可诱导其产生。

4. 血红素合成的调节

（1）ALA 合酶：血红素合成的限速酶是 ALA 合酶，主要受代谢产物——血红素的反馈调节。ALA 合酶的辅酶是磷酸吡哆醛，因此维生素 B_6 缺乏可影响血红素的合成。

（2）ALA 脱水酶与亚铁螯合酶：ALA 脱水酶虽可被血红素抑制，但在正常生理情况下，不起明显作用。重金属，如铅中毒可抑制 ALA 脱水酶和亚铁螯合酶的活性，从而抑制血红蛋白的合成。

（3）EPO（2020）：EPO 由肾脏合成，可促进红细胞的成熟及血红素、血红蛋白的合成。

（二）成熟红细胞的代谢特点

1. 葡萄糖是成熟红细胞的主要能量物质。

2. 成熟红细胞除质膜和胞质外，无其他细胞器，不能进行糖有氧氧化，只能利用糖酵解功能（2007、2014、2016）。

3. 红细胞内的糖酵解还存在侧支循环，即 2, 3-二磷酸甘油酸旁路。

4. 红细胞利用能量的代谢机构退化。

5. 红细胞的寿命约为 125 天。

6. 红细胞的生成受到促红细胞生成素（EPO）的作用。

【经典习题】

在血浆蛋白电泳中，泳动最慢的蛋白质是

A. 清蛋白

B. α_1 球蛋白

C. α_2 球蛋白

D. β 球蛋白

E. γ 球蛋白

答案：E

考点：血浆蛋白的分类

解析：电泳是最常用的分离蛋白质的方法。醋酸纤维薄膜电泳可将血浆蛋白分为五类，即清蛋白、α_1 球蛋白、α_2 球蛋白、β 球蛋白和 γ 球蛋白，泳动最慢的是 γ 球蛋白。故选 E。

第十六节 肝 生 化

一、肝的生物转化作用

（一）基本概念和特点（2016）

1. 肝脏生物转化的概念 将对人体有一定的生物学效应或潜在的毒性作用的物质在体内进行的代谢转变称为肝脏的生物转化作用。

2. 肝脏生物转化的意义

（1）物质活性降低、毒性减低、溶解性增高而易于排出体外（2013）。

（2）有些物质经生物转化后，毒性反而增加或溶解性降低，不易排出体外。

（二）反应类型及酶系

生物转化分为第一相反应和第二相反应。第一相反应包括氧化、还原、水解等；第二项反应是指各种结合反应（2007）。

1. 氧化反应是最多见的生物转化类型 包括①微粒体依赖 P450 的加单氧酶系；②线粒体单胺氧化酶系；③醇脱氢酶及醛脱氢酶系。

2. 还原反应 硝基还原酶类、偶氮还原酶类。还原产物为相应的胺类。

3. 水解反应 多种水解酶类。

4. 结合反应

（1）凡有羟基、羧基或氨基的药物、毒物或激素均可发生结合反应。

（2）常见的结合反应有以下几种。

1）葡萄糖醛酸结合反应：尿苷二磷酸

(UDP)-葡萄糖醛酸基、葡萄糖醛酸基转移酶。

2）硫酸结合反应：3′-磷酸腺苷 5′-磷酸硫酸（PAPS）、硫酸转移酶。

3）酰基化反应：乙酰辅酶A、乙酰基转移酶。

4）谷胱甘肽结合反应：甘氨酸、酰基转移酶。

5）甲基化反应：S-腺苷甲硫氨酸（SAM）、甲基转移酶。

（三）影响因素

1. 影响肝生物转化的因素　年龄、性别、疾病状态、诱导物及抑制物等。

2. 指导性用药

(1) 新生儿对药物和毒物的解毒排泄能力差，老年人微粒体酶类不易诱导，耐受性下降，故在临床用药时应谨慎。

(2) 肝功能低下者治疗剂量接近毒性剂量，容易造成肝损害，需选择性用药。

(3) 药物、毒物可诱导转化酶类的合成，长期服用某药可出现耐药性。

(4) 许多物质的转化受到同一酶的催化，同时服用可引起竞争抑制。

二、胆汁酸代谢

胆汁酸的主要功能是促进脂肪类物质的消化吸收，其次为抑制胆汁中胆固醇的析出。

（一）胆汁酸的化学

胆汁酸按照其结构的不同分为游离胆汁酸和结合胆汁酸；按照其来源不同分为初级胆汁酸和次级胆汁酸。

1. 游离胆汁酸　包括脱氧胆酸、石胆酸、胆酸和鹅脱氧胆酸。

2. 结合胆汁酸　包括甘氨胆酸、牛磺胆酸、甘氨鹅脱氧胆酸和牛磺鹅脱氧胆酸。

3. 初级胆汁酸（肝脏生成）　包括胆酸、鹅脱氧胆酸与甘氨、牛磺酸的结合物。

4. 次级胆汁酸　是指初级胆汁酸经肠道转变生成石胆酸和脱氧胆酸。

5. 胆汁酸盐　在体内胆汁酸以其钾盐、钠盐形式存在，称为胆汁酸盐。

（二）胆汁酸的代谢（★★★）

1. 初级胆汁酸的形成　肝细胞以胆固醇为原料合成初级胆汁酸，这是肝脏清除胆固醇的主要方式，其关键酶为7α-羟化酶（2002、2007、2012），再经过还原、羟化等多步反应，生成初级胆汁酸。

2. 次级胆汁酸的形成　次级胆汁酸在进入肠道后在回肠和结肠上端细菌的作用下，结合胆汁酸水解释放出游离胆汁酸，进行脱7α-羟基作用，形成次级胆汁酸。

3. 肝肠循环　由肝脏合成进入肠道的初级胆汁酸，在回肠和结肠上端细菌作用下形成次级胆汁酸。排入肠腔的胆汁酸约95%被重吸收，进入门静脉，再回到肝脏由肝细胞摄取。在肝细胞内，游离胆汁酸被重新合成为结合胆汁酸，与新合成的结合胆汁酸再随胆汁排入小肠，这样就形成了胆汁酸的肠肝循环。

（三）胆汁酸代谢的调节

胆汁酸的代谢主要受到关键酶7α-羟化酶的调节（2014），其次还受高脂饮食、糖皮质激素、甲状腺激素等影响。

三、胆色素代谢（2018）

（一）游离胆红素和结合胆红素的性质（★★★）

1. 游离胆红素　血红素在单核吞噬系统细胞微粒体血红素加氧酶的催化下，形成线性四吡咯的水溶性胆绿素。胆绿素进一步在胞液活性很强的胆绿素还原酶催化下，还原生成胆红素。胆红素在血浆中主要以胆红素-清蛋白复合体形式存在和运输。

2. 结合胆红素　血中的游离胆红素运输到肝脏后，迅速被肝细胞摄取。在肝细胞胞质中，胆红素主要与Y蛋白和Z蛋白相结合。其中，以与Y蛋白结合为主。

3. 胆红素在内质网结合葡糖醛酸生成水溶性结合胆红素　在滑面内质网UDP-葡糖醛酸基转移酶的催化下，由UDP-葡糖醛酸提供葡糖醛酸基，胆红素分子的丙酸基与葡糖醛酸以酯键结合，生成葡糖醛酸胆红素。这些在肝脏与葡糖醛酸结合转化的胆红素称为结合胆红素。

4. 结合胆红素与未结合胆红素的不同理化性质见表2-2-16-1。

表2-2-16-1　两种胆红素理化性质的比较

理化性质	未结合胆红素	结合胆红素
同义名称	间接胆红素、游离胆红素、血胆红素、肝前胆红素	直接胆红素、肝胆红素
与葡糖醛酸结合	未结合	结合
水溶性	小	大
脂溶性	大	小
透过细胞膜的能力及毒性	大	小

续　表

理化性质	未结合胆红素	结合胆红素
能否透过肾小球随尿排出	不能	能（2008）
与重氮试剂反应	间接阳性	直接阳性

（二）胆色素代谢与黄疸

1. 胆色素的肠肝循环（★★★）　经肝细胞转化生成的葡糖醛酸胆红素随胆汁进入肠道，在肠菌作用下，脱去葡糖醛酸基，并被还原生成胆素原。大部分胆素原随粪便排出体外，在肠道下段，这些无色的胆素原接触空气后被氧化为胆素。肠道中生成的胆素原有10%~20%可被肠黏膜细胞重吸收，经门静脉入肝，其中大部分再次随胆汁排入肠腔，形成胆素原的肠肝循环。只有小部分胆素原进入体循环并入肾随尿排出，称为尿胆素原。

2. 黄疸　体内胆红素生成过多，或肝细胞对胆红素的摄取、转化及排泄能力下降等因素均可引起血浆胆红素含量增多，称为高胆红素血症。过量的胆红素可扩散进入组织造成组织黄染，这一体征称为黄疸。根据发生原因可将黄疸分为溶血性黄疸、肝细胞性黄疸和阻塞性黄疸。各种黄疸均有其一定的血、尿、粪胆色素实验室检查改变。胆道完全梗阻时，胆红素不能排入肠道形成胆素原和进而形成胆素，因此粪便呈现灰白色或白陶土色。

各种黄疸血、尿、粪胆色素的实验室检查变化见表 2-2-16-2。

表 2-2-16-2　各种黄疸血、尿、粪胆色素的实验室检查变化

指　标	正　常	溶血性黄疸	肝细胞性黄疸	阻塞性黄疸
血清胆红素				
总胆红素	< 10mg/L	> 10mg/L	> 10mg/L	> 10mg/L
结合胆红素	极少		↑	↑↑
未结合胆红素	0~8mg/L	↑↑	↑	-或↑
尿三胆				
尿胆红素	-	-	++	++
尿胆素原	少量	↑	升高或正常	↓
尿胆素	少量	↑	升高或正常	↓
粪胆素原	40~280mg/24h	↑	↓或正常	↓或-
粪便颜色	正常	深	变浅或正常	完全阻塞时白陶土色

【经典习题】

1. 机体可以降低外源性毒物毒性的反应是
   A. 肝生物转化
   B. 肌糖原磷酸化
   C. 三羧酸循环
   D. 乳酸循环
   E. 甘油三酯分解

答案：A

考点：肝生物转化的作用

解析：肝生物转化为解毒和排毒作用，可以将体内的大部分对人体有一定的生物学效应或潜在的毒性作用的物质进行代谢转化，使其生物学活性降低或消灭，或是有毒的物质的毒性减低或消除。经过生物转化的物质水溶性增加，从而容易从胆汁和尿液中排出。故选 A。

2. 胆汁酸合成的关键酶是
   A. 1α-羟化酶
   B. 12α-羟化酶
   C. HMG-CoA 合酶
   D. HMG-CoA 还原酶
   E. 7α-羟化酶

答案：E

考点：胆汁酸代谢

解析：胆汁酸的代谢主要受到关键酶 7α-羟化酶的调节，其次还受高脂饮食、糖皮质激素、甲状腺激素等影响。故选 E。

第十七节　维　生　素

一、脂溶性维生素

1. 维生素A（2016、2023）

（1）生理功能：视黄醛与视蛋白结合发挥其视觉功能；视黄醛对基因表达和组织分化具有调节作用；维生素A和胡萝卜素是有效的抗氧化剂。

（2）缺乏症：眼干燥症。

2. 维生素D

（1）生理功能：1，25-$(OH)_2D_3$具有调节血钙和组织细胞分化的功能。

（2）缺乏症：少儿佝偻病和成人的软骨病。

3. 维生素E

（1）生理功能：维生素E是体内最重要的脂溶性抗氧化剂。具有调节基因表达的作用；是提高血红素合成的关键酶，可促进其合成。

（2）缺乏症：新生儿贫血、溶血性贫血。

4. 维生素K

（1）生理功能：促进凝血作用；对骨代谢具有重要作用；减少动脉钙化。

（2）缺乏症：引起出血。

二、水溶性维生素（2008）

1. 维生素B_1

（1）生理功能：①α-酮酸氧化脱羧酶的辅酶；②抑制胆碱酯酶活性；③转酮基反应。

（2）缺乏症：脚气病（2018）、末梢神经炎。

2. 维生素B_2

（1）生理功能：构成黄素酶的辅酶，参与生物氧化体系。

（2）缺乏症：口角炎、舌炎、唇炎、阴囊炎。

3. 维生素PP

（1）生理功能：构成脱氢酶的辅酶，参与生物氧化体系。

（2）缺乏症：糙皮病。

4. 维生素B_6

（1）生理功能：①氨基酸脱羧酶和转氨酶的辅酶；②ALA合酶的辅酶；③同型半胱氨酸分解代谢酶的辅酶；④对类固醇激素的作用发挥调节作用。

（2）缺乏症：高同型半胱氨酸血症。

5. 泛酸

（1）生理功能：构成辅酶A的成分；参与体内酰基的转移；构成酰基载体蛋白（ACP）成分；参与脂肪酸合成。

（2）缺乏症：单纯的泛酸缺乏症罕见。

6. 生物素

（1）生理功能：①构成羧化酶的辅基，参与CO_2固定；②参与细胞信号转导和基因表达，影响细胞周期、转录和DNA损伤的修复。

（2）缺乏症：少见。

7. 叶酸

（1）生理功能：参与一碳单位的转移，与蛋白质、核酸合成，红细胞、白细胞成熟有关。

（2）缺乏症：巨幼红细胞性贫血、高同型半胱氨酸血症。

8. 维生素B_{12}

（1）生理功能：①促进甲基转移；②促进DNA合成；③促进红细胞成熟；④催化琥珀酰辅酶A的生成。

（2）缺乏症：巨幼细胞贫血、高同型半胱氨酸血症。

9. 维生素C

（1）生理功能：①参与体内羟化反应；②参与抗氧化反应；③增强免疫力转移；④促进铁吸收。

（2）缺乏症：坏血病。

【经典习题】

参与构成视觉细胞内感光物质的维生素是

A. 维生素D

B. 维生素A

C. 维生素B_2

D. 维生素B_{12}

E. 维生素C

答案：B

考点：维生素A的主要功能

解析：维生素A的主要功能是构成视紫红质、保持上皮组织结构的完整、促进生长发育和抗氧化作用。维生素D的主要功能是促进钙、磷吸收，促进骨盐代谢与骨的正常生长。维生素B_2的主要功能是构成黄素酶的辅酶，参与生物氧化体。维生素B_{12}的主要功能是促进甲基转移、促进DNA合成、促进红细胞成熟和促进琥珀酰CoA的生成。维生素C的主要功能是参与体内羟化反应、参与氧化作用、增强免疫力和促进铁吸收。故选B。

第十八节　钙　磷　代　谢

一、钙

1. 钙的代谢

（1）钙是构成人体的重要成分，钙主要在小肠近端吸收。人体中的钙99%集中在骨骼和牙中，主要以羟磷灰石的形式存在，少量以无定性的磷酸钙形式存在。其余1%中，有一半与柠檬酸螯合或与蛋白质结合，另一半则以离子状态存在于软组织中。离子状态的钙与骨骼钙维持动态平衡，是维持体内细胞正常生理状态所必需的物质。

（2）血清钙较稳定，正常浓度为2.25~2.75mmol/L。血中钙和磷浓度之间有一定关系，正常人血磷浓度为0.97~1.60mmo/L。当血钙、血磷浓度以100ml中的毫克数表示时，其乘积在35~40，即[Ca]×[P]=35~40。如小于30，则反映骨质钙化停滞。

（3）体内钙的稳定性受调节系统调控。甲状旁腺激素（PTH）、降钙素（CT）和1,25-$(OH)_2D_3$三种激素相互影响、相互制约、相互协调，使机体与外环境之间、各组织与体液之间、钙库与血钙之间的钙平衡保持相对稳定。

2. 钙的功能　①钙是构成骨骼的重要成分。钙对于保证骨骼的正常生长发育和维持骨健康起着至关重要的作用。②钙维持神经、肌肉的兴奋性，包括肌肉的兴奋、神经元与神经元之间以及神经元与效应细胞之间的信息传递、心脏的正常搏动。③细胞内钙离子是重要的第二信使，细胞内钙离子的分布和转移是形成钙信号产生的基础。④钙离子是凝血因子Ⅳ，参与了外源性和内源性凝血过程。

3. 钙缺乏　①儿童长期摄钙不足，可发生佝偻病。②成人可发生骨质疏松症。

二、磷

1. 磷的代谢

（1）磷的吸收部位在小肠，以十二指肠及空肠吸收最快。

（2）正常成人体内含磷量600~700g，体内总磷量的85.7%分布在骨和牙组织，主要存在形式为无机磷酸盐。14%分布在全身软组织细胞中，都以有机磷酸酯形式存在。约0.3%分布于组织间液，0.03%分布于血浆。磷主要通过肾排出，未经肠道吸收的磷从粪便排出。

（3）代谢调节：①甲状旁腺激素（PTH），可动员骨磷入血，抑制肾近曲小管对磷的重吸收，从而增加尿磷，降低血磷。PTH激活肾内1α-羟化酶，后者催化25-$(OH)_2D_3$转变为活性维生素D[1,25-$(OH)_2D_3$]，从而通过这一途径间接影响磷水平。②1,25-$(OH)_2D_3$，可促进小肠对磷的吸收，促进肾近曲小管对磷的重吸收，而使血磷增高。③降钙素（CT），在一般浓度时降低肠磷吸收，增加肾磷排出而降低血磷。

2. 磷的功能　①磷是构成骨骼的重要成分。②磷酸是维持生命的重要物质。③在细胞内信号的传递过程中，蛋白质含羟基氨基酸残基的磷酸化和脱磷酸常常是信号传递的分子开关。酶蛋白的可逆磷酸化可以改变酶的活性。细胞内的cAMP和cGMP等都是重要的第一或第二信使分子。葡萄糖在红细胞分解代谢中产生甘油酸-2,3-二磷酸可以降低血红蛋白对O_2的亲和力。④无机磷酸盐参与体内酸碱平衡的调节。

第三章　生　理　学

第一节　绪　　论

一、机体的内环境（★）

1. 体液及其分布　体内的液体称为体液。正常成人的体液量约占体重的60%。体液的组成，见表2-3-1-1。

2. 内环境及其稳态

（1）内环境：人体生存的外部环境即外环境。细胞外液是细胞直接接触和赖以生存的环境。生理学中将围绕在多细胞动物体内细胞周围的体液，即细胞外液，称为机体的内环境。

（2）稳态：也称自稳态，是指内环境的理化性质，如温度、pH、渗透压和各种液体成分等的相对恒定状态。内环境理化性质的相对恒定是指在一定范围内变动但又保持相对稳定的状态，即是一种动态平衡。稳态的维持是机体自我调节的结果。维持各种生理功能活动的稳态主要依靠体内的负反馈控制系统。

表2-3-1-1　体液的组成

体　液		约占体重比（60%）
细胞内液		40%
细胞外液	组织间液	15%
	血浆	5%
	少量淋巴液和脑脊液	极少

二、机体生理功能的调节

1. 神经调节和体液调节

(1) 神经调节：通过反射而影响生理功能，是人体生理功能调节中最主要的形式。

1) 反射是指机体在中枢神经系统的参与下，对内、外环境刺激所做出的规律性应答。反射的结构基础是反射弧，由感受器、传入神经、神经中枢、传出神经、效应器组成。

2) 反射须在反射弧的结构和功能都完整的基础上才能正常进行。

(2) 体液调节：指体内某些特殊的化学物质通过体液途径而影响生理功能。

1) 远距分泌：一些内分泌细胞分泌的激素（如甲状腺激素）可循血液途径作用于全身各处的靶细胞，产生一定调节作用的方式。

2) 旁分泌：有些细胞产生的生物活性物质（如生长抑素）可不经血液运输，而是在组织液中扩散，作用于邻旁细胞，继而产生调节作用的方式。

(3) 神经-体液调节：人体内多数内分泌腺或内分泌细胞接受神经的支配，在这种情况下，体液调节便成为神经调节反射弧的传出部分，这种调节为神经-体液调节。

2. 自身调节

(1) 含义：自身调节是指某些细胞或组织器官凭借本身内在特性，而不依赖神经调节和体液调节，对内环境变化产生特定适应性反应的过程。

(2) 特点：调节强度较弱，影响范围小，且灵敏度较低，调节常局限于某些器官或组织细胞内，但对于该器官或组织细胞生理活动的功能调节仍然具有一定的意义。

三、体内自动控制系统

1. 反馈（负反馈和正反馈）(★★★)

(1) 负反馈：受控部分发出的反馈信息调整控制部分的活动，最终使受控部分的活动朝着与它原先活动相反的方向改变，称为负反馈。负反馈控制都有一个调定点，调定点可被视为各生理指标正常范围的均数。人体许多生理活动可通过负反馈而实现自动控制，如体温、血糖、血压的调节等。

(2) 正反馈：受控部分发出的反馈信息促进与加强控制部分的活动，最终使受控部分的活动朝着与它原先活动相同的方向改变，称为正反馈。其意义在于产生"滚雪球"效应，或促使某一生理活动很快达到高潮并发挥最大效应，如排尿反射（2018）、凝血过程。

2. 前馈　在自动控制理论中，前馈控制系统是利用输入或扰动信号（前馈信号）的直接控制作用构成的开环控制系统。当控制部分发出信号，指令受控部分进行某一活动时，受控部分不发出反馈信号，而是由某一监测装置在受到刺激后发出前馈信号，作用于控制部分，使其及早作出适应性反应，及时调控受控部分的活动。

前馈控制系统可避免负反馈调节时矫枉过正产生的波动和反应的滞后现象，使调节控制更快、更准确。例如，人在参加赛跑前，尽管信号枪还没响起，通过前馈调节，参赛者已出现心率加快，心排血量增加，肺通气量增加，肾上腺素分泌增加等一系列应急反应，以提前适应赛跑时机体血供和耗氧量增加的需要。可见前馈活动使机体的调节控制更富有预见性和适应性。

第二节　细胞的基本功能

一、细胞膜的物质转运功能（★★）

细胞膜是细胞与周围环境之间的屏障，对不同理化性质的溶质具有不同的转运机制：脂溶性的和少数分子很小的水溶性物质可直接穿越细胞膜；大部分水溶性溶质分子和所有离子的跨膜转运需要由膜蛋白介导来完成；大分子物质或物质团块则以复杂的入胞或出胞的方式整装进出细胞。

（一）单纯扩散

单纯扩散是一种简单的穿越质膜的物理扩散，没有生物学转运机制参与。脂溶性的和少数分子很小的水溶性物质从高浓度向低浓度一侧的移动方法，如O_2、CO_2、N_2、水、乙醇、尿素、甘油等。

（二）易化扩散

1. 经通道扩散　通道介导的跨膜转运是被动的，称为经通道易化扩散。离子可顺浓度梯度和/或电位梯度经孔道跨膜流动，有离子选择性和门控性两个基本特征。有Na^+、K^+、Cl^-、Ca^{2+}等离子（2007），特异性不高，无饱和现象。

2. 经载体扩散　是指水溶性小分子物质经载体介导顺浓度梯度进行的被动跨膜转运。具有高特异性、有饱和现象（2015）、竞争性抑制的特点。体内许多重要的物质，如葡萄糖、氨基酸、核苷酸等都是经载体而跨膜转运的。

（三）主动转运

1. 原发性主动转运　是指离子泵利用分解ATP释放的能量将离子逆浓度梯度和/或电位梯度跨膜转

运的过程。在哺乳动物细胞上普遍存在的离子泵有钠-钾泵和钙泵。

（1）钠-钾泵激活胞内 Na^+增加和胞外 K^+增加，激活泵，每分解一个 ATP，移出 3 个 Na^+，移入 2 个K^+。

（2）钠泵的主要功能包括以下几个方面：①维持膜内高 K^+，为细胞代谢的必需条件；②维持细胞的正常形态、胞质渗透压、体积；③建立 Na^+的跨膜浓度梯度，为继发性主动转运的物质提供势能储备；④由钠泵活动形成的跨膜离子浓度梯度也是细胞发生电活动的前提条件；⑤钠泵活动是生电性的，可直接影响膜电位，使膜内电位的负值增大。

2. 继发性主动转运（2007、2017） 是指驱动力来自原发性主动转运所形成的离子浓度梯度而进行的物质逆浓度梯度和/或电位梯度的跨膜转运方式。葡萄糖在小肠黏膜上皮的主动吸收就是一个典型的继发性主动转运（2013）。

【巧妙记忆】 ①单纯扩散：不需膜蛋白，不耗能，依靠物质浓度差。②离子通道扩散：需通道蛋白，选择性、门控性，瞬间、大量运输。③载体易化扩散：需载体蛋白，高度特异性，饱和性。④原发性主动转运：需转运蛋白，ATP 直接供能。⑤继发性主动转运：需转运蛋白，不直接利用 ATP，需要 Na^+的浓度差。

（四）膜泡运输

大分子物质或物质团块通过形成质膜包被的囊泡，以出胞或入胞的方式完成跨膜转运。出胞——排出细胞的过程。入胞——以吞噬泡或吞饮泡的方式进入细胞的过程。

细胞膜跨膜物质转运的总结，参见表 2-3-2-1。

表 2-3-2-1 细胞膜跨膜物质转运

被转运物质	跨膜转运方式	膜蛋白	耗 能	跨膜转运特点
O_2，CO_2	单纯扩散	无	不耗能	顺浓度差
K^+，Na^+，Ca^{2+}，Cl^-	通道介导易化扩散	通道	不耗能	顺浓度（电位）差 具有门控性和离子选择性
葡萄糖	载体介导易化扩散 原发性主动转运 继发性主动转运	载体蛋白 生物泵 转运体	不耗能 ATP 不直接利用 ATP	顺浓度（电位）差 逆浓度（电位）差 逆浓度（电位）差
大分子或团块物质	胞吐和胞吞	细胞膜	ATP	由膜包围形成囊泡

二、细胞的电活动

（一）静息电位和动作电位及其产生机制（★★★）

1. 静息电位及其产生机制 静息时，质膜两侧存在着外正内负的电位差，称为静息电位。静息电位主要是由于静息时离子跨膜扩散形成的，因此膜对哪一种离子的通透性较高，则该离子的跨膜扩散对静息电位的影响就较大，静息电位也就更接近于该离子的平衡电位。产生离子扩散的条件有两个：一是钠泵的活动，可形成膜内、外离子的浓度差（2004），使细胞外 Na^+浓度约为细胞内的 10 倍，而细胞内 K^+浓度约相当于细胞外液的 30 余倍；二是静息时膜对某些离子，主要是对 K^+具有一定的通透性（2005）。所以静息电位主要由 K^+外流形成，接近 K^+的电-化学平衡电位（2006）。

2. 动作电位及其产生机制 在静息电位的基础上，给细胞一个适当的刺激，可触发其产生可传播的膜电位波动，称为动作电位。发生膜电位波动的原因是离子跨膜流动引起的膜内、外表层电荷的改变。离子跨膜流动的产生需要两个必不可少的因素：一是膜两侧对离子的电化学驱动力；二是膜对离子的通透性。当细胞受到刺激而兴奋，静息电位减小到某一临界值时，可引起细胞膜上大量钠通道开放，触发动作电位的产生，这种能触发动作电位的临界膜电位数值称为阈电位。动作电位的去极相主要是由于 Na^+大量、快速内流所引起（2001），动作电位的复极相主要是由于 K^+外流形成（2007）。

（二）兴奋性及其周期性变化、局部电位

1. 兴奋性 指可兴奋细胞受刺激后产生动作电位的能力。如果使刺激的持续时间和强度-时间变化率固定，引起组织或细胞发生兴奋的最小刺激强度称为阈强度或阈值。刚好达到阈值的刺激称为阈刺激。阈电位是细胞去极化达到产生动作电位的临界膜电位数值。阈刺激或阈上刺激可引起可兴奋细胞发生动作电位。动作电位有两个重要特性：“全或无”特性和可传播性。

2. 兴奋性周期性变化 可兴奋细胞在接受一次

刺激而发生兴奋的一段时间内，其兴奋性均经历一次序列性变化，随后恢复至兴奋前状态，如此周而复始，称为兴奋性周期性变化。这种周期性变化分为以下4个时期。

（1）绝对不应期：即在可兴奋细胞受刺激发生兴奋后的最初一段时间内，无论给予多大强度的刺激也不能使细胞再次产生动作电位。在这段时间内的阈值无限大，兴奋性降为零。

（2）相对不应期：即在绝对不应期之后的一段时间内，若给予较强的阈上刺激，可引起细胞再次发生兴奋，而阈刺激则无效。此期细胞兴奋性低于正常。

（3）超常期：在相对不应期后，给细胞略低于阈值的刺激即能引起细胞发生兴奋，此期称为超常期。此期细胞兴奋性稍高于正常水平。

（4）低常期：细胞需要较强的阈上刺激才能发生兴奋，即细胞进入兴奋性低于正常的时期，故称为低常期。细胞在经历低常期以后，兴奋性才能完全恢复，以阈刺激又能引发动作电位，即产生下一次兴奋。

不同细胞在兴奋过程中的兴奋性变化规律大致相同，但不完全相同。比如，以上各期可见于神经和骨骼肌细胞，但心肌细胞却没有低常期；神经和骨骼肌细胞的绝对不应期较短，而心肌细胞的绝对不应期较长。

3. 局部电位　阈下刺激虽不能触发动作电位，但可引起局部反应，形成的膜电位波动称为局部电位。局部电位的特点：①其幅度与刺激强度相关，因而不具有“全或无”的特征；②只在局部形成向周围逐渐衰减的电紧张性扩布，而不能像动作电位一样沿细胞膜进行不衰减的传播；③没有不应期，可以发生空间总和和时间总和。

【巧妙记忆】

静息电位：主要由K^+外流形成。

动作电位：去极化由Na^+内流形成，复极化由K^+外流形成。

动作电位特性：“全或无”特性和可传播性。

局部电位特点：①等级性；②电紧张性扩布；③总和效应。

（三）动作电位在同一细胞上的传导

1. 机制　动作电位在细胞膜的某一点产生后，会迅速沿着细胞膜向周围传播，这种在同一细胞上动作电位的传播称为传导。

无髓鞘神经纤维和肌纤维：已兴奋的膜部分通过局部电流刺激未兴奋的膜部分，使之出现动作电位。这样的过程在膜表面连续进行下去，表现为兴奋性在整个细胞上的传导。

有髓鞘神经纤维和肌纤维：动作电位在邻近的郎飞结处产生并形成局部电流，传导表现为跨过每一段髓鞘而在相邻郎飞结处相继出现，称为跳跃式传导，具有速度快、节能的特点。

2. 特点　双向性、绝缘性、安全性、不衰减性、相对不疲劳性、对结构和功能完整的依赖性。有髓神经纤维的传导呈跳跃式、节能。

三、骨骼肌的收缩功能

（一）骨骼肌神经-肌接头处的兴奋传递及其影响因素

1. 传递过程　当动作电位到达神经末梢，造成接头前膜的去极化和膜上电压门控Ca^{2+}通道的瞬间开放，Ca^{2+}借助于膜两侧的电化学驱动力流入神经末梢内，使末梢轴浆内Ca^{2+}浓度升高，Ca^{2+}可启动突触囊泡的出胞机制，将囊泡内的乙酰胆碱释放到接头间隙（2008、2018），乙酰胆碱通过接头间隙与终板膜上的N_2-乙酰胆碱门控通道受体结合并引起通道开放，导致终板膜对Na^+、K^+的通透性增加（主要是Na^+），引起终板膜的去极化产生终板电位，使邻近肌细胞膜暴发动作电位。

2. 影响因素　骨骼肌神经-肌接头处的兴奋传递是化学传递，凡能影响递质的合成、释放以及递质的消除等过程的因素，都能影响其兴奋传递。如肉毒梭菌毒素能选择性地阻滞神经末梢释放乙酰胆碱。

（二）骨骼肌的兴奋-收缩偶联和收缩机制

以肌膜的电变化为特征的兴奋过程和以肌丝滑行为基础的收缩过程之间的中介过程称为兴奋-收缩偶联，其基本过程包括：①肌膜上的动作电位沿T管扩布至三联管，激活T管膜和肌膜上的L型Ca^{2+}通道；②L型Ca^{2+}通道的激活导致三联管膜上的ryanodine受体通道开放，终池中Ca^{2+}释放入胞质；③胞质内Ca^{2+}浓度的升高促使肌钙蛋白C（TnC）与Ca^{2+}结合并引发肌肉收缩；④胞质内Ca^{2+}浓度升高同时激活肌质网膜上的钙泵，钙泵将胞质中的Ca^{2+}回收至肌质网，胞质Ca^{2+}浓度降低，肌肉舒张。

四、影响骨骼肌收缩的因素

1. 前负荷　指肌肉在收缩前所承受的负荷。肌肉的长度-张力关系曲线，即在等长收缩条件下，测定不同初长度时，肌肉主动收缩产生的张力，得到主动张力与肌肉长度的关系曲线。曲线意义：肌肉收缩存在最适初长度，肌肉收缩产生的张力与能和细肌丝接触的横桥数目成比例。

2. 后负荷　指肌肉在收缩后所承受的负荷。肌肉的张力-速度关系曲线，即在等张收缩条件下，测定不同后负荷情况下肌肉收缩产生的张力和缩短速度的关系曲线。曲线意义：随着后负荷增加，收缩张力增加，而肌肉缩短速度减小，负荷对横桥周期有影响。

3. 肌肉收缩能力　指与前负荷和后负荷无关，又能影响肌肉收缩效能的肌肉内在特性。当肌肉收缩能力改变时，前负荷和后负荷的影响也将发生变化，如肌肉收缩能力提高可导致长度-张力关系曲线上移、张力-速度关系曲线右上移。

肌肉收缩能力可以看作是除与前、后负荷相关因素外，肌肉内在结构和功能特性的总和，如兴奋-收缩耦联过程中胞质内 Ca^{2+} 浓度的变化，与肌丝滑行有关的横桥 ATP 酶活性，肌细胞能量代谢水平，以及各种功能蛋白及其亚型的表达水平、肌原纤维的肥大与否等。

注意，机体的神经和体液调节系统、一些致病因素和治疗药物也可通过影响这些内在特性，调节肌肉收缩能力，这在心肌要比在骨骼肌具有更重要的生理意义。

【经典习题】

1. 由载体介导的易化扩散发生饱和现象的机制是

A. 跨膜浓度梯度降低

B. 载体特异性较差

C. 跨膜电位梯度降低

D. 物质转运能量不足

E. 载体转运达极限

答案： E

考点： 易化扩散的机制

解析： 由载体介导的易化扩散，载体数量是有限的，故载体转运达极限为由载体介导的易化扩散发生饱和现象的机制。故选 E。

2. 骨骼肌兴奋-收缩偶联的偶联因子是

A. Na^+

B. IP_3

C. DG

D. Mg^{2+}

E. Ca^{2+}

答案： E

考点： 骨骼肌兴奋-收缩偶联

解析： 神经-肌肉接头处兴奋性传递过程：接头前膜去极化→前膜 Ca^{2+} 通道开放→Ca^{2+} 内流→突触小泡内 ACh 释放入接头间隙→ACh 与接头后膜 N_2 型 ACh 受体结合→接头后膜对 Na^+ 通透性增高→终板电位→动作电位。因此，Ca^{2+} 是骨骼肌兴奋-收缩偶联的偶联因子。故选 E。

3. Na^+ 通过离子通道的跨膜转运过程属于

A. 出胞作用

B. 易化扩散

C. 主动转运

D. 单纯扩散

E. 入胞作用

答案： B

考点： 物质的跨膜转运

解析： 经通道的易化扩散是由通道介导的跨膜转运，是被动的。离子可顺浓度梯度和/或电位梯度经孔道跨膜流动，有 Na^+、K^+、Cl^-、Ca^{2+} 等离子。故选 B。

第三节　血　液

一、血液的组成与理化特性

（一）血液的组成和血细胞比容

1. 血液的组成　血液由血浆和悬浮于其中的血细胞组成。

（1）血浆：血浆的基本成分为晶体物质溶液，包括水和溶解于其中的多种电解质、小分子有机化合物和一些气体。血浆的另一成分为血浆蛋白，用盐析法可将血浆蛋白分为清蛋白、球蛋白和纤维蛋白原三类。

（2）血细胞：血细胞可分为红细胞、白细胞和血小板三类，其中红细胞的数量最多，约占血细胞总数的 99%，而白细胞最少。

须注意的是，血清是指血液凝固后，血凝块发生回缩所析出的淡黄色液体。血清缺乏纤维蛋白原和少量参与凝血的凝血因子。与全血和血浆不同，血清不能凝固。

2. 血细胞比容　血细胞在血液中所占的容积百分比称为血细胞比容。正常成年男性的血细胞比容为 40%~50%，成年女性为 37%~48%。

（二）血液的理化特性

1. 血液的比重　正常人全血的比重为 1.050~1.060。血液中红细胞数量越多，全血比重就越大。血浆的比重为 1.025~1.030，其高低取决于血浆蛋白的含量。

2. 血液的黏度　当温度不变时，全血的黏度主要决定于血细胞比容的高低，血浆的黏度主要决定于血浆蛋白的含量。

3. 血浆渗透压（★★）　血浆的渗透压分为晶体渗透压和胶体渗透压，主要为晶体渗透压。

（1）血浆晶体渗透压：由晶体物质所形成的渗透压称为晶体渗透压，它的 80% 来自 Na^+ 和 Cl^+。水和晶体物质可自由通过毛细血管壁，血浆与组织液中晶体物质的浓度几乎相等，它们所形成的晶体渗透压也基本相等。细胞外液中的晶体物质大部分不易通过细胞膜，而且细胞外液的晶体渗透压保持相对稳定，这对保持血细胞内、外水的平衡和细胞的正常体积（2019）极为重要。

（2）血浆胶体渗透压：由蛋白质所形成的渗透压称为胶体渗透压。在血浆蛋白中，清蛋白的分子量小，其分子数量远多于球蛋白，故血浆胶体渗透压的75%~80%来自清蛋白（2001、2006）。

血浆蛋白不易通过毛细血管壁，所以虽然血浆胶体渗透压较低，但在调节血管内、外水的平衡和维持正常的血浆容量中仍起重要的作用。

在临床上和生理实验中所使用的各种溶液，其渗透压与血浆渗透压相等，称为等渗溶液。渗透压高于或低于血浆渗透压的溶液称为高渗或低渗溶液。一般把能够使悬浮于其中的红细胞保持正常形态和大小的溶液称为等张溶液，实际上，等张溶液是由不能自由通过细胞膜的溶质所形成的等渗溶液。0.85%的NaCl溶液既是等渗溶液也是等张溶液。

【巧妙记忆】

血浆晶体渗透压：调节细胞内外水平衡。

血浆胶体渗透压：调节血管内外水平衡。

4. 血浆pH　正常人血浆pH为7.35~7.45。血浆pH的相对恒定有赖于血液内的缓冲物质，以及肺和肾的正常功能。血浆内的缓冲物质主要包括蛋白质钠盐/蛋白质、$H_2CO_3/NaHCO_3$和NaH_2PO_4/Na_2HPO_4三个缓冲对，其中最重要的是$H_2CO_3/NaHCO_3$，其比值决定血浆酸碱度。当pH<7.35即为酸中毒，当血浆pH>7.45时即为碱中毒。血浆pH无论是过高或过低都将危及生命。此外，红细胞也有缓冲酸碱的作用（2008）。

二、血细胞及其功能

（一）红细胞生理

1. 红细胞的数量和形态　红细胞是血液中数量最多的血细胞。我国成年男性红细胞的数量为$(4.0\sim5.5)\times10^{12}/L$，女性为$(3.5\sim5.0)\times10^{12}/L$。正常的成熟红细胞无核，呈双凹圆碟形。

2. 红细胞的生理特征与功能

（1）红细胞的生理特征：红细胞具有可塑变形性、悬浮稳定性和渗透脆性等生理特征，这些特征都与红细胞的双凹圆碟形状有关。

（2）红细胞的功能：红细胞的主要功能是运输O_2和CO_2。

3. 造血原料及辅助因子　红细胞生成所需物质在红细胞生成的过程中，需要有足够的蛋白质、铁、叶酸和维生素B_{12}的供应。蛋白质和铁是合成血红蛋白的重要原料，而叶酸和维生素B_{12}是合成DNA的重要辅酶，是红细胞成熟所必需的物质。

4. 红细胞生成的调节　红系祖细胞向红系前体细胞的增殖分化是红细胞生成的关键环节。

（1）促红细胞生成素（EPO）：主要是促进晚期红系祖细胞的增殖，并向原红细胞分化。肾是产生EPO的主要部位。

（2）性激素：雄激素可提高血浆中EPO的浓度，促进红细胞的生成。雌激素可降低红系祖细胞对EPO的反应，抑制红细胞的生成。

（二）白细胞生理

1. 白细胞总数和分类计数　白细胞为无色、有核的细胞，在血液中一般呈球形。白细胞可分为中性粒细胞、嗜酸性粒细胞、嗜碱性粒细胞、单核细胞和淋巴细胞五类。前三者因其胞质中含有嗜色颗粒，故总称为粒细胞。正常成人血液中白细胞数为$(4\sim10)\times10^9/L$，其中中性粒细胞占50%~70%，嗜酸性粒细胞占0.5%~5%，嗜碱性粒细胞占0~1%，单核细胞占3%~8%，淋巴细胞占20%~40%。

2. 白细胞的生理特性和功能　各类白细胞均参与机体的防御功能。白细胞所具有的变形、游走、趋化、吞噬和分泌等特性是执行防御功能的生理基础。

（1）中性粒细胞：中性粒细胞是血液中主要的吞噬细胞。

（2）单核细胞：从骨髓进入血液的单核细胞仍是尚未成熟的细胞。单核细胞在血液中停留2~3天后迁移入组织中，继续发育成巨噬细胞。有吞噬和抗原提呈的能力。

（3）嗜酸性粒细胞：嗜酸性粒细胞的主要作用是：①限制嗜碱性粒细胞和肥大细胞在Ⅰ型变态反应中的作用；②参与对蠕虫的免疫反应。

（4）嗜碱性粒细胞。

（5）淋巴细胞：淋巴细胞在免疫应答反应过程中起核心作用，根据细胞生长发育的过程、细胞表面标志和功能的不同，可将淋巴细胞分成T淋巴细胞、B淋巴细胞和自然杀伤（NK）细胞三大类。T细胞主要与细胞免疫有关，B细胞主要与体液免疫有关，而NK细胞则是机体固有免疫的重要执行者。

（三）血小板生理

1. 血小板的数量　正常成人血液中的血小板数量为$(100\sim300)\times10^9/L$。

2. 血小板的生理特性及功能　血小板有助于维持血管壁的完整性、参与生理止血。血小板可融合于血管内皮细胞，对修复内皮细胞，保持内皮细胞完整性及正常通透性具有重要作用。当血小板数量显著减少时，这些功能就难以完成而产生出血倾向。血小板的生理特性为：黏附、释放、聚集、收缩、吸附。

三、生理性止血（★★★）

（一）生理性止血的基本过程

正常情况下，小血管受损后引起的出血在几分钟内就会自行停止，这种现象称为生理性止血。出血时间的长短可反映生理性止血功能的状态。若生理性止血功能减退可有出血倾向，而功能过度激活则可导致血栓形成。基本过程主要包括受损小血管收缩、血小板血栓形成和血凝块形成。血小板在生理性止血过程中居于中心地位。当血小板减少或功能减退时，出血时间就会延长。

（二）凝血因子、凝血过程和抗凝

1. 凝血因子　血液凝固是指血液由流动的液体状态变成不能流动的凝胶状态的过程。其实质就是血浆中的可溶性纤维蛋白原转变成不溶性的纤维蛋白的过程，凝血因子中，除FⅣ是钙离子外，其余都是蛋白质。除FⅢ外，其他凝血因子均存在于新鲜血浆中，FⅡ、FⅦ、FⅨ、FⅩ都在肝内合成，合成需要维生素K参与。

2. 凝血过程

（1）凝血酶原酶复合物的形成：凝血酶原酶复合物可通过内源性凝血途径和外源性凝血途径生成。

1）内源性凝血途径：内源性凝血途径是指参与凝血的因子全部来自血液，通常因血液与带负电荷的异物表面（如玻璃、白陶土、硫酸酯、胶原等）接触而启动。首先是FⅫ结合到异物表面，并被激活为FⅫa。FⅫa的主要功能是激活FⅪ成为FⅪa，从而启动内源性凝血途径。

2）外源性凝血途径：由来自血液之外的组织因子（TF）暴露于血液而启动的凝血过程，称为外源性凝血途径，又称组织因子途径。当血管损伤时，暴露出组织因子，后者与FⅦa相结合形成FⅦa-组织因子复合物，后者在磷脂和Ca^{2+}存在的情况下迅速激活FⅩ成FⅩa。启动外源性凝血途径。

由内源性和外源性凝血途径生成的FⅩa，在Ca^{2+}存在的情况下可与FⅤa在磷脂表面形成FⅩa-FⅤa-Ca^{2+}-磷脂复合物，即凝血酶原复合物，进而激活凝血酶原。

（2）凝血酶原的激活和纤维蛋白的生成：凝血酶原在凝血酶原酶复合物的作用下激活成为凝血酶。凝血酶使纤维蛋白原变成纤维蛋白多聚体凝块。

3. 主要抗凝物质的作用

（1）丝氨酸蛋白酶抑制物：血浆中含有多种丝氨酸蛋白酶抑制物，抗凝血酶是最重要的抑制物，抗凝血酶由肝脏和血管内皮细胞产生，能与内源性途径产生的蛋白酶如凝血酶和凝血因子FⅨa、FⅩa、FⅪa、FⅫa等分子活性中心的丝氨酸残基结合而抑制其活性（2007）。

（2）蛋白质C系统：在凝血过程中，FⅧa和FⅤa是FⅩ和凝血酶原激活的限速因子。蛋白质C系统可使FⅧa和FⅤa灭活。

（3）组织因子途径抑制物（TFPI）：TFPI虽能与FⅩa和FⅦa-组织因子复合物结合而抑制其活性，但它只有结合FⅩa后才能结合FⅦa-组织因子复合物。因此，TFPI并不阻断组织因子对外源性凝血途径的启动，待到生成一定数量的FⅩa后才负反馈地抑制外源性凝血途径。

（4）肝素：肝素主要通过增强抗凝血酶的活性而发挥间接抗凝作用（2004）。肝素还可刺激血管内皮细胞释放TFPI，故肝素在体内的抗凝作用强于体外。

（三）纤维蛋白溶解

1. 纤溶酶原　在激活物的作用下被激活为纤溶酶，使纤维蛋白溶解。

2. 纤溶酶　降解纤维蛋白和纤维蛋白原，对FⅤ、FⅧ、FⅩ、FⅦ、FⅡ等凝血因子也有一定的降解作用。

3. 纤溶酶原激活物　包括组织型和尿激酶型，使纤溶酶原激活转化为纤溶酶。

4. 纤溶抑制物　主要有纤溶酶原激活抑制物-1（PAI-1）、α_2-抗纤溶酶（α_2-AP），PAI-1通过与组织纤溶酶原激活物（t-PA）和尿激酶结合使之灭活，α_2-AP能迅速抑制纤溶酶的活性。

四、血型与输血原则（★★）

（一）血型与红细胞凝集反应

血型通常是指红细胞膜上特异性抗原的类型（2001、2005、2014）。若将血型不相容的两个人的血液滴加在玻片上并使之混合，则红细胞可凝集成簇，这一现象称为红细胞凝集。红细胞凝集的本质是抗原-抗体反应。红细胞膜上抗原的特异性取决于其抗原决定簇，这些抗原在凝集反应中被称为凝集原；能与红细胞膜上的凝集原起反应的特异性抗体则称为凝集素。

（二）ABO血型系统和Rh血型系统

1. ABO血型系统　根据红细胞膜上是否存在A抗原和B抗原可将血液分为4种ABO血型。ABO血型系统的抗原和抗体见表2-3-3-1（2023）。

表2-3-3-1　ABO血型系统的抗原和抗体

血　型	红细胞上的抗原	血清中的抗体
A型	A	抗B
B型	B	抗A
AB型	A+B	无
O型	无A，无B	抗A+抗B（2007）

2. Rh血型系统　已发现40多种Rh抗原（也称Rh因子），与临床关系密切的是D，E，C，c，e 5种。因D抗原的抗原性最强，故临床意义最为重要。医学上通常将红细胞上含有D抗原者称为Rh阳性；而红细胞上缺乏D抗原者称为Rh阴性。

（三）血量与输血原则（★★★）

1. 血量　血量是指全身血液的总量。包括循环血量和储存血量。正常成人的血液总量相当于体重的7%~8%，即每千克体重有70~80ml的血液。

2. 输血原则　输血最好采用同型输血。即使在ABO系统血型相同的人之间进行输血，输血前也必须进行交叉配血试验（2003），把供血者的红细胞与受血者的血清进行配合试验，称为交叉配血主侧；再将受血者的红细胞与供血者的血清做配合试验，称为交叉配血次侧。如果交叉配血试验的两侧都没有发生凝集反应，即为配血相合，可以进行输血；如果主侧发生凝集反应，则为配血不合，受血者不能接受该供血者的血液；如果主侧不发生凝集反应，而次侧发生凝集反应称为配血基本相合，由于输血时首先考虑供血者的红细胞不被受血者血清所凝集破坏，故在缺乏同型血源的紧急情况下可输入少量配血基本相合的血液（<200ml），但血清中抗体效价不能太高（<1∶200），输血速度也不宜太快，并在输血过程中应密切观察受血者的情况，如发生输血反应，必须立即停止输注。

【经典习题】

1. 衰老红细胞难以通过微小血管和孔隙的主要原因是
   A. 渗透脆性增加
   B. 细胞体积增大
   C. 悬浮稳定性下降
   D. 血红蛋白减少
   E. 变形能力减退

答案：E

考点：红细胞的生理特征

解析：红细胞在全身血管中循环运行时，需经过变形才能通过口径比它小的毛细血管和血窦孔隙，变形能力取决于红细胞的几何形状、红细胞内的黏度和红细胞膜的弹性。衰老红细胞对低渗盐溶液的抵抗力弱，即脆性高，变形能力减退。故选E。

2. 红细胞血型所涉及的特异物质类型是
   A. 红细胞膜上凝集素
   B. 红细胞膜上凝集原
   C. 红细胞膜上受体
   D. 血浆中凝集素
   E. 血浆中凝集原

答案：B

考点：血型的概念

解析：血型是指血细胞膜上特异抗原的类型，ABO血型系统中，根据红细胞膜上所含凝集原的种类进行分型，选项B正确。能与红细胞膜上的凝集原起反应的特异性抗体称为凝集素即血型抗体，它们溶解在血浆中，由此可知选项A、C、D、E不正确。故选B。

第四节　血液循环

一、心脏的泵血功能

（一）心动周期（★★★）

1. 心动周期和心率的概念　心脏的一次收缩和舒张，构成一个机械活动周期，称为心动周期。心率是用来描述心动周期的专业术语，指每分钟心搏次数。在一个心动周期中，心房和心室的机械活动都可分为收缩期和舒张期。由于心室在心脏泵血活动中起主要作用，故心动周期通常是指心室的活动周期。

2. 心脏泵血过程

（1）心室收缩期：心室收缩期可分为等容收缩期和射血期，而射血期又可分为快速射血期和减慢射血期。

1）等容收缩期：从房室瓣关闭到主动脉瓣开启前的这段时期，心室的收缩不能改变心室的容积，故称为等容收缩期。由于此时心室继续收缩，因而室内压急剧升高（2003、2006）。

2）射血期：当心室收缩使室内压升高至超过主动脉压时，半月瓣开放。这标志着等容收缩期结束而进入射血期。在射血的早期，由于心室射入主动脉的血液量较多，血液流速也很快，故称为快速射血期，在射血的后期，由于心室收缩强度减弱，射血的速度逐渐减慢，故称为减慢射血期。

（2）心室舒张期：心室舒张期分为等容舒张期和心室充盈期。

1）等容舒张期：从半月瓣关闭至房室瓣开启前的这一段时间内，心室舒张而心室的容积并不改变，故称为等容舒张期（2004、2007），由于此时心室继续舒张，因而室内压急剧下降（2005）。

2）心室充盈期：当室内压下降到低于房内压时，血液冲开房室瓣进入心室，心室便开始充盈。由于室内压明显降低，甚至造成负压，这时心房和大静脉内的血液因心室的抽吸作用而快速流入心室（2008），心室容积迅速增大，故称为快速充盈期（2007），随后，血液进入心室的速度减慢，故称为减慢充盈期。

3. 心脏泵血机制

（1）心室肌的收缩和舒张是造成室内压变化，并导致心房和心室之间以及心室和主动脉之间产生压力梯度的根本原因，而压力梯度则是推动血液在心房、心室以及主动脉之间流动的主要动力。

（2）由于心脏瓣膜的结构特点和启闭活动，血液只能沿一个方向流动。

（3）右心室的泵血过程与左心室基本相同，但由于肺动脉压约为主动脉压的1/6，因此在心动周期中右心室内压的变化幅度要比左心室内压小得多。

【巧妙记忆】　左心室压力最高——快速射血期末；左心室容积最小——等容舒张期末；左心室容积最大——心房收缩期末；室内压升高最快——等容收缩期。

4. 心音　通常用听诊的方法只能听到第一心音和第二心音；在某些青年人和健康儿童可听到第三心音；用心音图可记录到4个心音。第一心音在左第五肋间锁骨中线听诊最为清楚，音调较低，持续时间较长。第二心音在胸骨右、左两旁第二肋间（即主动脉瓣和肺动脉瓣听诊区）听诊最为清楚，频率较高，持续时间较短。第三心音出现在心室快速充盈期之末。第四心音出现在心室舒张的晚期，也称心房音。

（二）心脏泵血功能的评定指标

1. 每搏输出量　一侧心室在一次心搏中射出的血液量，称为每搏输出量简称搏出量。

2. 射血分数　搏出量占心室舒张末期容积的百分比，称为射血分数。与搏出量相比，射血分数能更准确地反映心脏泵血功能，对早期发现心脏泵血功能异常具有重要意义。

3. 每分输出量　一侧心室每分钟射出的血液量，称为每分输出量，简称心输出量（2001、2005）。

4. 心指数　以单位体表面积（m^2）计算的心输出量，称为心指数（2004、2005）。在静息和空腹情况下测定的心指数，称为静息心指数，可作为比较不同个体心功能的评定指标。

5. 心脏做功量　心脏所做的功可分为两类：一是外功，主要是指由心室收缩而产生和维持一定压力（室内压）并推动血液流动（心输出量）所做的机械功，也称压力-容积功；二是内功，指心脏活动中用于完成离子跨膜主动转运、产生兴奋和收缩、产生和维持心壁张力、克服心肌组织内部的黏滞阻力等所消耗的能量。以下主要讨论外功部分。

1）每搏功：简称搏功，是指心室一次收缩射血所做的功，亦即心室完成一次心搏所做的机械外功。可用下式计算：左心室每搏功（J）＝搏出量（L）×（平均动脉压-左心房平均压）。

2）每分功：简称分功，是指心室每分钟内收缩射血所做的功，亦即心室完成每分输出量所做的机械外功。

与单纯的心输出量相比，用心脏做功量来评定心脏泵血功能将更为全面，尤其是在动脉血压高低不同的个体之间，或在同一个体动脉血压发生改变前后，用心脏做功量来比较心脏泵血功能更显其优越性。

（三）影响心输出量的因素

心输出量等于搏出量与心率的乘积，因此凡能影响搏出量和心率的因素均可影响心输出量。

1. 搏出量　搏出量的多少决定于前负荷、后负荷和心肌收缩能力等。

（1）前负荷：前负荷增加时，心肌收缩力加强，搏出量增多，每搏功增多。这种通过改变心肌初长度而引起心肌收缩力改变的调节，称为异长调节。在整体情况下，心室的前负荷主要决定于心室舒张末期充盈的血液量。因此，凡能影响心室舒张期充盈量的因素，都可通过异长调节使搏出量发生改变。在多数情况下，静脉回心血量的多少是决定心室前负荷大小的主要因素。

（2）后负荷：后负荷影响排出量，大动脉血压（2012）升高（等容收缩期延长、射血期缩短）导致搏出量减少，射血分数降低。

（3）心肌收缩力：心肌收缩力增加，每搏功增加，心脏泵血功能增强，这种通过改变心肌收缩能力的心脏泵血功能调节，称为等长调节。心肌收缩能力受多种因素的影响。凡能影响心肌细胞兴奋-收缩偶联过程中各个环节的因素都可影响其收缩能力，其中活化的横桥数目和肌球蛋白头部ATP酶的活性是影响心肌收缩能力的主要环节。

2. 心率　在一定范围内，心率加快可使心输出量增加。当心率过慢小于每分钟40次或过快大于每分钟180次时，心输出量下降。在整体情况下，心率受神经和体液因素的调节。交感神经活动增强时心率加快；迷走神经活动增强时心率减慢。循环血中肾上腺素、去甲肾上腺素和甲状腺素水平增高时心率加快。此外心率还受体温的影响，体温每升高1℃，心率每分钟可增加12~18次。

（四）心泵功能储备

心泵功能储备，又称心力储备，可用心脏每分钟能射出的最大血量，即心脏的最大输出量来表示。其大小主要取决于搏出量和心率能够提高的程度，因而包括搏出量储备和心率储备两部分。

1. 搏出量储备　①收缩期储备，可经增强心肌收缩能力和提高射血分数来实现。②舒张期储备，经增加舒张末期容积来实现。

2. 心率储备　指正常健康成人，在搏出量保持不变的情况下，使心率在一定范围内加快，当心率达160~180次/分时，心输出量可增加至静息时的2~2.5倍。心率过快可致搏出量和心输出量减少。

二、心肌的电活动和生理特性（★★★）

（一）心肌工作细胞和自律细胞跨膜电位及其形成机制

根据组织学和电生理学特点，可将心肌细胞分为两类：一类是普通的心肌细胞，包括心房肌细胞和心室肌细胞，这类细胞具有稳定的静息电位，主要执行收缩功能，故称为工作细胞；另一类为特殊心肌细胞，主要包括窦房结细胞和浦肯野细胞，它们组成心内特殊传导系统这类细胞大多没有稳定的静息电位，并可自动产生节律性兴奋，故称为自律细胞。

1. 工作细胞的跨膜电位及其形成机制

（1）静息电位及其形成机制：与静息时细胞膜对不同离子的通透性和离子的跨膜浓度差有关。由I_{k1}电流引起的K^+平衡电位是构成静息电位的主要成分。

（2）动作电位：心室肌细胞的动作电位通常分为0期、1期、2期、3期、4期五个时相。

1）去极化过程：心室肌细胞的去极化过程又称动作电位0期。是由钠通道（I_{Na}通道）开放和Na^+内流所引起的（2005），为快通道。

2）复极化过程：复极化过程比较缓慢，历时200~300毫秒，包括动作电位的1期、2期和3期三个阶段：①1期：又称快速复极初期。由K负载的一过性外向电流（I_{to}）是引起心室肌细胞1期复极化的主要外向电流。②2期：又称为平台期，该期历时100~150ms，这是心室肌细胞动作电位持续时间较长的主要原因，也是区别于神经细胞和骨骼肌细胞动作电位的主要特征。决定平台期的离子电流主要是内向的L型钙电流（I_{Ca-L}）和外向的延迟整流钾流（I_k）。③3期：又称为快速复极末期。3期复极是由L型钙通道失活关闭，内向离子流减弱，而外向的I_k电流进一步增加所致（2007）。④静息期：静息期又称为动作电位4期。在心室肌细胞，4期膜电位虽已恢复并稳定于静息电位水平（-90mV），但此时离子跨膜转运仍在活跃进行。细胞膜上钠泵的活动可将内流的Na^+重新排出，同时将外流的K^+重新摄入细胞。Ca^{2+}的排出主要依赖于细胞膜上的Na^+-Ca^{2+}交换体和钙泵。

2. 自律细胞的跨膜电位及其形成机制　自律细胞与非自律细胞（如工作细胞）跨膜电位的最大区别在于4期。工作细胞4期的膜电位是基本稳定的；而自律细胞有4期自动去极化，4期自动去极化是自律细胞产生自动节律性兴奋的基础。

（1）窦房结P细胞

1）去极化过程：去极化由慢钙通道介导（2005、2007），又称为慢反应动作细胞。

2）复极化过程：无明显的1期和2期，0期去极化后直接进入3期复极化过程，主要依赖I_k通道来完成。

3）自动去极化过程：有关的离子电流如下。①I_k电流：I_k通道在复极化接近最大复极电位时去激活关闭，I_k通道的去激活关闭所造成的K^+外流进行性衰减是窦房结P细胞4期自动去极化最重要的离子基础。②I_f电流：I_f电流是一种进行性增强的内向离子流，主要是Na^+内流，在浦肯野细胞4期自动去极化过程中起重要作用。③T型钙流（I_{Ca-T}）：当4期自动去极化到-50mV时，T型钙通道被激活开放，引起少量的内向T型钙流，成为4期自动去极化后期的一个组成成分。

（2）浦肯野细胞：是一种快反应细胞，其动作电位分为0期、1期、2期、3期和4期五个时相。除4期外，浦肯野细胞动作电位的形态和离子基础与心室肌细胞基本相同。浦肯野细胞4期自动去极化的形成机制也包括外向电流减弱和内向电流增强两个方面，前者的主要成分是I_k电流，而后者则为I_f电流。但由于I_f通道的激活开放速度较慢，4期自动去极化速度（约0.02V/s）较慢，因而自动节律性较低。

【巧妙记忆】　心室肌细胞动作电位：0期去极Na^+内流，1、2、3期K^+外流，2期多个Ca^{2+}内流，4期钠泵来决定。自律细胞形成机制：浦肯野纤维的4期去极化主要是Na^+内流；窦房结细胞4期去极化由Ca^{2+}内流形成。

（二）心肌的生理特性

心肌细胞具有兴奋性、自律性、传导性和收缩性。

1. 兴奋性　心肌属于可兴奋组织，在受到适当刺激时可产生动作电位，即具有兴奋性。衡量心肌兴奋性的高低可用刺激阈值为指标，阈值高则表示兴奋性低，阈值低则表示兴奋性高。

（1）兴奋性的周期性变化

1）有效不应期：心肌细胞受到刺激发生兴奋时，从动作电位0期开始到3期复极化至-55mV的这段时期内，膜的兴奋性完全丧失，即对任何强度的刺激都不能产生去极化反应，这个时期称为绝对不应期。在3期复极化膜电位由-55mV继续恢复到约-60mV的这段时间内，如果给予一个足够强的刺激，肌膜可产生局部的去极化反应，但仍不能发生动作电位，这一时期称为局部反应期。由于从0期开始到3期膜电位恢复到-60mV这段时间内，心肌不能产生新的动作电位，因此这段时间称为有效不应期。相当于心肌收缩活动的整个收缩期和舒张早期，能保证心肌不发生完全强直收缩从而保证了心脏的收缩和舒张交替进行。

2）相对不应期：在3期复极化从-60mV～-80mV的这段期间内，若给予心肌细胞一个阈刺激，将不能引起细胞兴奋而产生新的动作电位；但当给予一个阈上刺激时，则可能产生一次新的动作电位，这段时间称为相对不应期。

3）超常期（2014、2016）：在3期复极化膜电位从-80mV恢复到-90mV的这段时期内，膜电位已经基本恢复，钠通道也已复活至初始状态，由于膜电位的绝对值小于静息电位，即与阈电位水平之间的差距较小，此时若给予心肌一个阈下刺激，就有可能引起一个新的动作电位，表明心肌的兴奋性高于正常，故这段时间称为超常期。

（2）影响兴奋性的因素

1）静息电位或最大复极电位水平：如果阈电位水平不变，而静息电位或最大复极电位的负值增大，则它与阈电位之间的差距就加大，引起兴奋所需的刺激强度增大，兴奋性降低。反之，静息电位的负值减小，则使它与阈电位之间的差距缩短，引起兴奋所需的刺激强度减小，则兴奋性升高。

2）阈电位水平：如果静息电位或最大复极电位不变，而阈电位水平上移，则静息电位和阈电位之间的差距加大，引起兴奋所需的刺激强度增大，兴奋性降低。反之，阈电位水平下移则可使兴奋性增高。

3）引起0期去极化的离子通道性状：兴奋性的周期性变化主要决定于钠通道当时的功能状态。

2. 自律性　是指心肌组织能在没有外来刺激的情况下具有自动发生节律性兴奋的能力或特性。自律细胞包括：窦房结>房室交界>希氏束>浦肯野（自律性由高到低）。正常情况下，窦房结的自律性最高，是引导整个心脏兴奋和搏动的正常部位，故称为正常起搏点。窦房结对于潜在起搏点的控制，可通过抢先占领、超速驱动压抑两种机制而实现。自律性的高低主要决定于4期自动去极化的速率，也受最大复极电位与阈电位之间差距的影响。

3. 传导性

（1）心脏内兴奋传播的途径和特点：正常情况如下，浦肯野纤维最快（4m/s）（2023），房室交界最慢（0.02m/s）（2007）；窦房结发出的兴奋通过心房肌传播到整个右心房和左心房，并沿着由心房肌组成的优势传导通路迅速传到房室交界区，再经房室束和左、右束支传到浦肯野纤维网，引起心室肌兴奋。位于内膜侧的心室肌先兴奋，而后兴奋传播至外膜侧心室肌。房室交界区细胞的传导速度很慢，其中又以结区为最慢，且房室交界是兴奋由心房传向心室的唯一通道，因此兴奋由心房传至心室需经一个时间延搁，这一现象称为房-室延搁。房-室延搁具有重要意义，可使心室的收缩必定发生在心房收缩完毕之后，因而心房和心室的收缩在时间上不会发生重叠，这对心室的充盈和射血是十分重要的。

（2）影响传导性的因素：心肌的传导性与心肌细胞的结构特点和电生理特性有关。

4. 收缩性

（1）心肌收缩的特点：同步收缩、不发生强直收缩、对细胞外Ca^{2+}的依赖。

（2）影响因素：影响搏出量的因素（前负荷、后负荷、心肌收缩力），以及细胞外Ca^{2+}浓度等。

（三）正常心电图的波形及生理意义（★★）

1. P波　心电图P波反映左、右两心房的去极化过程。

2. QRS波群　QRS波群反映左、右两心室的去极化过程。代表兴奋在心室内传播所需的时间。

3. T波　T波反映心室的复极化过程。如果出现T波低平、双向或倒置，则称为T波改变，主要反映心肌缺血。

4. U波　U波是在T波后0.02～0.04秒可能出现的一个低而宽的波。U波的意义和成因尚不十分清楚。

5. PR间期　PR间期是指从P波起点到QRS波起点之间的时程，也称为房室传导时间。当发生房室传导阻滞时，PR间期延长。PR段是指从P波终点到QRS波起点之间的时段。

6. QT间期　QT间期是指从QRS波起点到T波终点的时程，代表从心室开始去极化到完全复极化所经历的时间。

7. ST段　ST段是指从QRS波群终点到T波起点之间的线段。ST段的异常压低或抬高常表示心肌缺血或损伤。

三、血管生理

（一）各类血管的功能特征

1. 弹性储器血管　指主动脉、肺动脉主干及其发出的最大分支，富含弹性纤维，有明显的弹性和可扩张性。大动脉的弹性储器作用可保证心室的间断射血转化为血液在血管中的连续流动，并使心动周期中血压的波动幅度减小。

2. 分配血管　即中动脉，可将血液运输至各器官组织。

3. 毛细血管前阻力血管　管径较细，对血流的阻力较大。微动脉是最小的动脉分支，其舒缩活动可明显改变血管口径，对维持动脉血压十分重要。

4. 毛细血管前括约肌　属于阻力血管的一部分，其舒缩活动可控制毛细血管的开放或关闭。

5. 交换血管　通透性很高，是血管内、外进行物质交换的主要场所。

6. 毛细血管后阻力血管　即微静脉，其舒缩活动可影响毛细血管前、后阻力的比值，继而改变毛细血管血压、血容量及滤过作用，影响体液在血管内、外的分配情况。

7. 容量血管　即静脉系统，容量大，为血液储存库。

8. 短路血管　开放时，小动脉血液可不经毛细血管直接进入小静脉，在功能上与体温调节有关。

（二）血流量、血流阻力和血压及其相互关系

血流动力学是流体力学的一个分支，是指血液在心血管系统中流动的力学，主要研究血流量、血流阻力、血压以及它们之间的相互关系。

1. 血流量　是指在单位时间内流经血管某一横截面的血量，也称为容积速度。其单位通常为 ml/min 或 L/min。当血液在血管内流动时，血流速度与血流量成正比，而与血管的横截面积成反比。在生理情况下，心室腔和主动脉内的血流方式是湍流，其余血管系统中的血流方式为层流。在病理情况下，如房室瓣狭窄、主动脉瓣狭窄以及动脉导管未闭等，均可因湍流形成而产生杂音。

2. 血流阻力　是指血液流经血管时所遇到的阻力，主要由流动的血液与血管壁以及血液内部分子之间的相互摩擦产生。摩擦消耗一部分能量并将其转化为热能，因此血液流动时能量逐渐消耗，使血压逐渐降低。

3. 血压　血管内流动的血液对血管侧壁的压强，即单位面积上的压力，称为血压。通常所说的血压是指动脉血压。血压在各段血管中的下降幅度与该段血管对血流阻力的大小成正比。动脉血压的形成条件主要包括心血管系统有足够的血液充盈、心脏射血、外周阻力、主动脉和大动脉的弹性贮器作用。

（三）动脉血压的形成、正常值和影响因素

1. 动脉血压的形成　循环系统内的血液充盈、心脏射血和外周阻力，以及主动脉与大动脉的弹性储器作用是形成动脉血压的基本条件。心脏收缩射血是动脉血压形成的必要条件。

2. 动脉血压的正常值　一般所说的动脉血压是指主动脉压。我国健康青年人在静息状态时的收缩压为 100～120mmHg，舒张压为 60～80mmHg，脉压为 30～40mmHg。

3. 影响动脉血压的因素（★★）

（1）搏出量（2015）：搏出量增加，收缩压明显升高，当搏出量减少时主要使收缩压降低，脉压减小。因而在一般情况下，收缩压的高低主要反映心脏搏出量的多少。

（2）心率：心率加快时，舒张压升高。收缩压升高不如舒张压升高显著，脉压相应减小。相反，心率减慢时，舒张压降低的幅度比收缩压降低的幅度大，故脉压增大。

（3）外周阻力：外周阻力增加可使舒张压升高，收缩压升高不如舒张压升高明显，脉压也相应减小（2015）。当外周阻力减小时，舒张压降低比收缩压降低明显，故脉压加大。一般情况下，舒张压的高低主要反映外周阻力的大小。

（4）主动脉和大动脉的弹性储器作用：主动脉和大动脉的弹性储器作用，可使动脉血压的波动幅度明显减小。老年人由于动脉管壁硬化，大动脉的弹性储器作用减弱，故脉压增大（2015）。

（5）循环血量和血管系统容积的关系（2023）：循环血量减少，动脉血压降低，如果循环血量不变而血管系统容量增大，也可使动脉血压降低。在不同的生理或病理情况下，上述各种因素可同时影响动脉血压。因此，实际测得的动脉血压变化，往往是各种因素相互作用的综合结果。

（四）中心静脉压、静脉回心血量及其影响因素

1. 定义　右心房和胸腔内大静脉的血压称为中心静脉压，而各器官静脉的血压则称为外周静脉压。中心静脉压的高低取决于心脏射血的能力和静脉回心血量之间的相互关系。

2. 影响静脉回流的因素　单位时间内的静脉回心血量决定于外周静脉压和中心静脉压之差，以及静脉对血流的阻力。故凡能影响外周静脉压、中心静脉压及静脉阻力的因素，都能影响静脉回心血量。

（1）体循环平均充盈压：体循环平均充盈压升高，因而静脉回心血量增多。反之，血量减少或容量

血管舒张时，体循环平均充盈压降低，则静脉回心血量减少。

（2）心脏收缩力量：心脏收缩力量越强，静脉回心血量越多（2007）。

（3）骨骼肌的挤压作用、呼吸运动、体位改变。

（五）微循环的组成、血流通路及其作用

1. 微循环的组成　典型的微循环由微动脉、后微动脉、毛细血管前括约肌、真毛细血管、通血毛细血管（或称直捷通路）、微静脉和动-静脉吻合支等部分组成。

2. 微循环的作用　实现物质和气体的交换；微动脉管壁有环行的平滑肌，其收缩和舒张可控制微血管的血流量；微静脉的舒缩状态可影响毛细血管血压，从而影响毛细血管处的液体交换和静脉回心血量。

（六）组织液的生成和回流及其影响因素

1. 组织液的生成　组织液是由血浆滤过毛细血管壁而形成的，除不含大分子蛋白质外，其他成分基本与血浆相同。血浆从毛细血管滤过形成组织液的动力为有效滤过压。有效滤过压＝（毛细血管血压+组织液胶体渗透压）－（血浆胶体渗透压+组织液静水压）。

2. 影响组织液生成和回流的因素　①毛细血管血压：右心衰竭时，静脉回流受阻，毛细血管血压升高，引起组织水肿。②血浆胶体渗透压：某些肾脏疾病、蛋白质性营养不良和肝脏疾病时，均可使血浆蛋白浓度降低，血浆胶体渗透压下降，出现水肿（2017）。③淋巴液回流：在丝虫病或肿瘤压迫时有组织液潴留而引起水肿。④毛细血管通透性：在烧伤、变态反应时，血管壁通透性增高，组织液生成增多，回流减少，引起水肿。

四、心血管活动的调节

（一）神经调节

1. 心脏和血管的神经支配

（1）心交感神经的功能（2017）：心交感节后神经元轴突末梢释放的递质为去甲肾上腺素，可与心肌细胞膜上的β受体结合，导致心率加快、房室交界的传导加快、心房肌和心室肌的收缩能力加强。这些效应分别称为正性变时作用、正性变传导作用和正性变力作用。

（2）心迷走神经的功能（2017）：心迷走神经节后纤维末梢释放的乙酰胆碱作用于心肌细胞膜的M受体，可导致心率减慢，心房肌收缩能力减弱，心房肌不应期缩短，房室传导速度减慢，即具有负性变时、变力和变传导作用。

（3）交感缩血管神经的功能：交感缩血管纤维持续发放约每秒钟1～3次低频冲动，可使血管平滑肌保持在一定程度的收缩状态。当交感缩血管紧张增强时，血管平滑肌收缩进一步加强，反之，则减弱。当支配某一器官血管床的交感缩血管纤维兴奋时，可引起该器官血管床的血流阻力增高，血流量减少，毛细血管前后阻力的比值增大，使毛细血管压降低，组织液的生成减少而重吸收增多，从而使血容量增加。此外，交感缩血管纤维兴奋也能使该器官血管床的容量血管收缩，促进静脉回流。

2. 动脉压力感受性反射（2001、2008）　颈动脉窦和主动脉弓压力感受性反射（★★）　颈动脉窦和主动脉弓压力感受器的适宜刺激是血管壁的被动扩张，是一种牵张感受器。动脉血压升高时，压力感受器传入冲动增多，通过有关的心血管中枢处理，使心迷走紧张加强，心交感紧张和交感缩血管紧张降低，其效应为心率减慢，心输出量减少，外周血管阻力降低，故动脉血压回降。反之，当动脉血压降低时，压力感受器传入冲动减少，使迷走紧张降低，交感紧张加强，于是心率加快，心输出量增加，外周血管阻力增高，血压回升。压力感受性反射是典型的负反馈调节，且具有双向调节能力。

【巧妙记忆】　血压升高→心率减慢、外周血管阻力降低→血压下降；血压降低→心率加快，外周血管阻力增加→血压升高。

（二）体液调节

肾素-血管紧张素系统、肾上腺素和去甲肾上腺素、血管内皮产生的血管活性物质的功能

1. 肾素-血管紧张素系统　肾素-血管紧张素系统是人体内重要的体液调节系统，各种原因引起肾血流灌注减少时，肾素分泌就增多；当流经致密斑处小管液中Na^+流量减少时，肾素分泌也增加。肾素是由肾近球细胞合成和分泌的一种酸性蛋白酶，血管紧张素原在肾素的作用下水解为血管紧张素Ⅰ，后者又经一系列不同酶的水解，生成许多不同肽段，血管紧张素Ⅱ（AngⅡ）是已知的最强的缩血管活性物质之一，其主要作用如下。

（1）AngⅡ可直接促进全身微动脉收缩，使血压升高，也可促进静脉收缩，使回心血量增多（2005）。

（2）AngⅡ可作用于交感缩血管纤维末梢上的突触前AngⅡ受体，使交感神经末梢释放递质增多。

（3）AngⅡ可通过中枢机制，使外周血管阻力增大，血压升高。

（4）AngⅡ强烈刺激肾上腺皮质球状带细胞合成和释放醛固酮，后者可促进肾小管对Na^+的重吸收，并使细胞外液增加。

2. 肾上腺素和去甲肾上腺素　肾上腺素和去甲

肾上腺素在化学结构上都属于儿茶酚胺。在心脏，肾上腺素与β受体结合后，可产生正性变时和变力作用，使心输出量增加，去甲肾上腺素主要与α受体结合。肾上腺素与β受体结合——强心；去甲肾上腺素与α受体结合——升压。

3. 血管升压素　又称抗利尿激素，是由下丘脑视上核和室旁核神经元合成的一种九肽激素。细胞外液量减少时，释放增加，调节机体细胞外液量，并通过对细胞外液量的调节，实现对动脉血压的调节。

4. 血管内皮产生的血管活性物质

（1）血管内皮生成的舒血管物质：主要有一氧化氮（NO）和前列环素。NO可激活血管平滑肌内的可溶性鸟苷酸环化酶，升高cGMP浓度，降低游离Ca^{2+}浓度，使血管舒张。前列环素也称前列腺素I_2（PGI_2），血管内的搏动性血流对内皮产生的切应力可使内皮释放PGI_2，引起血管舒张。

（2）血管内皮生成的缩血管物质：主要有内皮素（ET），ET是内皮细胞合成和释放的由21个氨基酸残基构成的多肽，具有强烈而持久的缩血管效应和促进细胞增殖与肥大的效应，并参与心血管细胞的凋亡、分化、表型转化等多种病理过程。

五、器官循环

1. 冠脉循环的血流特点（★★）　①血压较高，血流量大。②摄氧率高，氧储备量小。③血流量受心肌收缩的影响显著：在心舒张早期，冠脉血流达高峰，动脉舒张压高低和心舒期的长短直接影响冠脉血流量（2005）。

2. 冠脉循环的血流调节　对冠脉循环血流量进行调节的各种因素中，最重要的是心肌本身的代谢水平。交感和副交感神经也支配冠脉血管平滑肌，但它们的调节作用是次要的。

心肌自身代谢水平调节心肌代谢增强引起冠脉舒张的原因并非低氧本身，而是由于心肌产生的某些代谢产物增多所致。在各种代谢产物中，腺苷所起的作用最重要。当心肌代谢增强而使局部组织中氧分压降低时，心肌细胞中的ATP分解为ADP和AMP。存在于冠脉血管周围间质细胞中的5′-核苷酸酶可使AMP分解而产生腺苷。腺苷对小动脉具有强烈的舒张作用。腺苷生成后在几秒钟内即被破坏，因此不会引起其他器官的血管舒张。心肌的其他代谢产物，如H^+、CO_2、乳酸、缓激肽、前列腺素E等也有舒张冠脉的作用。

【经典习题】

1. 维持组织液生成量与回流量平衡的机制是

A. 多余的生成部分经毛细淋巴管回流

B. 主要受局部代谢产物的调节

C. 毛细血管交替性开放和关闭

D. 改变毛细血管前后阻力比

E. 毛细血管通透性发生改变

答案： A

考点： 组织液生成与回流

解析： 流经毛细血管的血浆有0.5%～2%在毛细血管动脉端以滤过的方式进入组织间隙，其中约90%在静脉端被重吸收回血液，其余的10%进入毛细淋巴管，成为淋巴液，从而保持组织液生成与回流的平衡。故选A。

2. 心室肌的后负荷指

A. 舒张末期容积

B. 射血期心室内压

C. 等容收缩期心室内压

D. 大动脉血压

E. 右心房压力

答案： D

考点： 心室肌后负荷

解析： 后负荷是指肌肉在收缩后所承受的负荷。心室收缩时，必须克服大动脉血压，才能将血液射入动脉内。因此，大动脉血压是心室收缩时所遇到的后负荷。故选D。

3. 男，24岁。间断心悸1月余。心悸时心电图示：窦性心律，可见提前出现的宽大畸形的QRS波群，QRS时限0.16秒，其前无P波，代偿间期完全。期前收缩后代偿间期形成的生理学机制是

A. 房-室延搁

B. 心肌传导速度不均一

C. 自律细胞兴奋性增加

D. 心内兴奋传导途径多变

E. 心肌有效不应期长

答案： E

考点： 期前收缩后代偿间期生理学机制

解析： 宽大畸形的QRS波群，QRS时限0.16秒，其前无P波，代偿间期完全提示为室性期前收缩。心肌细胞兴奋的有效不应期很长，相当于整个收缩期和舒张早期，也就是说，在整个心脏收缩期内，任何强度的刺激都不能使心肌细胞产生第二次兴奋和收缩。来自心房的刺激不能再次引起心室兴奋，从而产生代偿间期。故选E。

第五节　呼　　吸

一、肺通气

（一）肺通气原理

1. 肺通气的动力

（1）肺通气的直接动力是由肺内压的变化建立

的肺泡与外界环境之间的压力差（2012）。

（2）肺通气的原动力是呼吸肌的收缩和舒张引起的节律性呼吸运动（2001、2004、2005）。

2. 肺通气的阻力　肺通气过程中所遇到的阻力称为肺通气的阻力，可分为弹性阻力和非弹性阻力两类。平静呼吸时弹性阻力是主要因素。

（1）弹性阻力：包括肺的弹性阻力和胸廓的弹性阻力，其大小常用顺应性表示，顺应性=1/弹性阻力。肺的弹性回缩力来自肺组织的弹力纤维和肺泡的液-气界面形成的表面张力。肺的顺应性可用单位压力的变化引起多少容积的改变来表示，它与弹性阻力、表面张力成反变关系，顺应性越小表示肺越不易扩张。在肺充血、肺纤维化时顺应性降低。

（2）非弹性阻力：包括气道阻力、惯性阻力和组织的黏滞阻力。其中气道阻力主要受气道管径大小的影响。使气道平滑肌舒张的因素有跨壁压增大、肺实质的牵引、交感神经兴奋、前列腺素 E_2（PGE_2）、儿茶酚胺类等。使气道平滑肌收缩的因素有副交感神经兴奋、组胺、前列腺素 F_2（PGF_2）→5-羟色胺（5-HT）、变应原等。平静呼吸时气道阻力主要发生在直径2mm细支气管以上的部位。

（二）肺容积和肺容量

肺容积和肺容量是评价肺通气功能的基础。

1. 肺容积　肺内气体的容积称为肺容积。通常肺容积可分为潮气量、补吸气量、补呼气量和余气量。

（1）潮气量：平静呼吸时，每次吸入或呼出的气量。

（2）补吸气量：平静吸气末，再尽力吸气所能吸入的气体量。

（3）补呼气量：平静呼气末，再尽力呼气所能呼出的气体量。

（4）余气量：在尽量呼气后，肺内仍保留的气量。

2. 肺容量　肺容积中两项或两项以上的联合气体量称为肺容量。肺容量包括深吸气量、功能余气量、肺活量和肺总量。

（1）深吸气量：潮气量与补吸气量之和，是衡量最大通气潜力的一个重要指标。

（2）功能余气量：余气量与补呼气量之和，正常成人约2500ml。肺气肿患者的功能余气量将增加，肺实质性病变时则减小。

（3）肺活量：肺活量是潮气量、补吸气量与补呼气量之和，是评价肺通气功能的较好指标（2015）。时间肺活量比肺活量更能反映肺通气状况，时间肺活量反映的为肺通气的动态功能，测定时要求以最快的速度呼出气体。

（4）肺总量：肺活量与余气量之和（2012），在临床肺功能测定中，肺活量、余气量、功能余气量、肺总量等指标通常受到重视。潮气量、深吸气量和补吸气量是辅助指标，一般不用作肺容量异常的依据。肺活量低于正常为异常；而余气量、功能余气量、肺总量低于或高于正常皆为异常。

（三）肺通气量与肺泡通气量（★★）

1. 肺通气量　每分钟吸入或呼出的气体总量称为肺通气量。肺通气量等于潮气量与呼吸频率的乘积。

2. 肺泡通气　指每分钟吸入肺泡的新鲜空气量，它等于潮气量和无效腔气量之差与呼吸频率的乘积（2004、2007）。评价肺通气功能的常用指标有肺活量、时间肺活量、肺泡通气量等，从气体交换的意义来说，最好的指标是肺泡通气量（2017、2018）。浅而快的呼吸对肺换气是不利的。深而慢的呼吸虽可增加肺泡通气量，但也会增加呼吸做功。

二、呼吸气体交换（★★）

1. 肺换气过程　在肺部，氧气从分压高的肺泡通过呼吸膜扩散到血液，而二氧化碳则从分压高的肺毛细血管血液中扩散到分压低的肺泡中。肺换气关键因素：交换部位两侧的分压差（2001、2017）。分压差越大，扩散速率越大，反之，分压差越小，扩散速率越小。

2. 影响肺换气因素

（1）呼吸膜厚度气体扩散速率与呼吸膜厚度成反比。

（2）呼吸膜面积气体扩散速率与呼吸膜面积成正比。

（3）通气/血流比值（$\dot{V}_A/\dot{Q}$）为0.84，这一比值的维持依赖于气体泵和血液泵的协调配合。

（4）气体分子的溶解度与分子量的平方根之比称为扩散系数。CO_2的扩散系数是O_2的20倍。

3. 组织换气的过程和影响因素　组织换气的机制和影响因素与肺换气相似，不同的是气体的交换发生于液相（血液、组织液、细胞内液）介质之间，且扩散膜两侧O_2和CO_2的分压差随细胞内氧化代谢的强度和组织血流量而异。如果血流量不变，代谢增强，则组织液中的PO_2降低，PCO_2升高；如果代谢率不变，血流量增大，则组织液中的PO_2升高，PCO_2降低。

三、气体在血液中的运输

（一）氧在血液中的运输及其影响因素（★★★）

1. 血红蛋白与氧的运输　Hb是运输O_2的主要工

具。氧的运输包括物理溶解和化学结合。

（1）物理溶解量取决于该气体的溶解度和分压大小。

（2）化学结合的形式是氧合血红蛋白，这是氧运输的主要形式，占98.5%。

（3）Hb与O_2结合特点如下。

1）快速性和可逆性结合。

2）Hb中的Fe^{2+}仍然是亚铁状态，是氧合而不是氧化。

3）结合与解离都不需酶催化，取决于血中氧分压的高低。

4）结合或解离曲线S形，与Hb的变构效应有关。

2. 血氧指标　是评价Hb结合O_2的量的指标，包括Hb氧容量、Hb氧含量和Hb氧饱和度。在100ml血液中，Hb所能结合的最大O_2量称为Hb氧容量，而Hb实际结合的O_2量称为Hb氧含量；Hb氧含量占Hb氧容量的百分比为Hb氧饱和度。由于与Hb结合的O_2占血液中存在O_2的绝大部分，而物理溶解量很少，因此，Hb氧容量、Hb氧含量和Hb氧饱和度可分别视为血氧容量、血氧含量和血氧饱和度。

3. 氧解离曲线　特点呈S型。

（1）上段较平坦，氧分压在60～100mmHg范围变化时，Hb氧饱和度变化不大，Hb与O_2亲和力高。

（2）中段较陡，Hb与O_2亲和力变化大，可反映HbO_2释放O_2的趋势。

（3）下段最陡，Hb与O_2亲和力进一步降低，可反映HbO_2与O_2解离的潜力。HbO_2稍降，PO_2就可大大下降，这有利于运动时组织的供氧。下段代表O_2贮备。

4. 影响氧解离曲线的因素　H^+浓度升高、PCO_2升高、温度升高、2,3-二磷酸甘油酸（2,3-DPG）浓度升高均使氧解离曲线右移，释放O_2增多供组织利用。而pH升高或PCO_2降低，温度降低时，则Hb对O_2的亲和力增加，氧解离曲线左移。酸度增加降低Hb与氧亲和力的效应称为波尔效应。

（二）二氧化碳在血液中的运输及其影响因素

1. 运输形式　物理溶解占5%；化学结合，如碳酸氢盐占88%（2018），氨基甲酸血红蛋白占7%。

2. O_2与Hb结合将促使CO_2释放，这一效应称为何尔登效应。

【巧妙记忆】 O_2的运输方式：氧合血红蛋白（HbO_2）。CO_2的运输方式：以碳酸氢盐为主。

四、呼吸运动的调节（★★）

1. 调节呼吸的化学因素　低氧、PCO_2、[H^+]。

2. 中枢化学感受器与外周化学感受器的异同点见表2-3-5-1。

表2-3-5-1　中枢化学感受器与外周化学感受器的异同点

感受器	位　置	感受细胞	感受刺激
中枢化学感受器	延髓腹外侧浅表部位	神经细胞	pH↓，PCO_2↑
外周化学感受器	颈动脉体和主动脉体	Ⅰ型细胞	pH↓，PCO_2↑，PO_2↓

3. PCO_2对呼吸的调节　CO_2对呼吸有很强的刺激作用，一定水平的PCO_2对维持呼吸中枢的兴奋性是必要的。PCO_2通过刺激中枢和外周化学感受器，使呼吸加深加快，其中刺激中枢化学感受器是主要途径（2002）。

4. [H^+]对呼吸的调节　血液中H^+浓度升高通过刺激中枢和外周化学感受器，使呼吸加强。H^+主要作用于外周感受器（2014），H^+通过血-脑脊液屏障进入脑脊液的速度比较缓慢，而脑脊液中的H^+才是中枢感受器的有效刺激物。

5. 低PO_2对呼吸的调节　PO_2变化不能刺激中枢化学感受器，PO_2降低，兴奋外周化学感受器（2001、2005、2007），对中枢则是抑制作用。

6. 中枢化学感受器的直接生理刺激是H^+浓度变化而不是O_2，PCO_2的变化。

【巧妙记忆】 CO_2：脂溶性物质，单纯扩散，主要刺激中枢化学感受器。[H^+]：刺激外周化学感受器为主。缺氧：刺激外周化学感受器，抑制呼吸中枢。

【经典习题】

1. 最大吸气后，从肺内所能呼出的最大气量称为
   A. 肺总量
   B. 深吸气量
   C. 补呼气量
   D. 时间肺活量
   E. 肺活量
   答案：E

考点：肺活量

解析：尽力吸气后，从肺内所能呼出的最大气体量称为肺活量。它是潮气量、补吸气量与补呼气量之和。肺活量是肺功能测定的常用指标，反映肺一次通气的最大能力。故选E。

2. 动脉血 PCO_2 在40~60mmHg范围内升高时，呼吸运动的改变是

A. 幅度变深，频率变快

B. 幅度变浅，频率变快

C. 幅度变深，频率变慢

D. 幅度变浅，频率变慢

E. 幅度变深，频率不变

答案：A

考点：呼吸运动的改变

解析：二氧化碳在呼吸调节中，在一定范围内升高，可加强对呼吸的刺激作用，但超过一定量则会有麻痹作用。动脉血 PCO_2 在40~60mmHg范围内升高时，刺激外周化学感受器、呼吸中枢导致呼吸加深加快。故选A。

第六节　消化和吸收

一、消化道平滑肌的特性

（一）一般生理特性

消化道平滑肌的共同特性：兴奋性较低，收缩缓慢；自律性；紧张性；富有伸展性；对不同刺激的敏感性不同，表现为对电刺激较不敏感，对机械牵拉、温度和化学性刺激特别敏感。

（二）电生理特性

1. 静息电位　较小，且不稳定，存在一定波动。

2. 慢波电位　又称基本电节律，消化道不同部位平滑肌的慢波频率不同。慢波起源于消化道纵行肌和环行肌之间的Cajal间质细胞，其产生可能与细胞膜中生电性钠泵的波动性活动有关。慢波是平滑肌收缩节律的控制波，决定消化道运动的方向、节律和速度。

3. 动作电位　峰电位上升较慢，持续时间较长，幅度较低且大小不等。

二、胃肠功能的调节

（一）消化道的神经支配及其作用

支配消化道的神经有分布于消化道壁内的内在神经系统和外来神经系统两大部分。两者相互协调，共同调节胃肠的功能。

1. 内在神经系统　消化道的内在神经系统又称为肠神经系统，包括肌间神经丛和黏膜下神经丛（2004），其中有感觉神经元和运动神经元，前者感受消化道内化学、机械和温度等刺激；后者则支配消化道平滑肌、腺体和血管；此外，还有大量的中间神经元。内在神经系统在调节胃肠运动与分泌及胃肠血流中起重要作用。

2. 外来神经系统

（1）交感神经：交感神经释放去甲肾上腺素，可引起消化道运动减弱，腺体分泌抑制和血流量减少，而消化道括约肌却收缩。

（2）副交感神经：消化道内副交感节后纤维主要为胆碱能纤维，兴奋时释放乙酰胆碱，通过激活M受体，可使消化道收缩，腺体分泌增多，而消化道括约肌却松弛。

（二）胃肠激素及其作用（★★）

从胃到大肠的黏膜层内存在多种内分泌细胞；由消化道内分泌细胞合成和释放的激素，统称为胃肠激素，其中最主要的有促胃液素、缩胆囊素、促胰液素、抑胃肽和胃动素等。胃肠激素的生理作用：

1. 调节消化腺的分泌和消化道的运动　胃肠激素的靶器官包括食管和胃的括约肌、消化道平滑肌、消化腺、胆囊、肝细胞等。

2. 营养作用　一些胃肠激素具有促进消化道组织代谢和生长的作用，称为营养性作用。

3. 调节其他激素的释放

（1）促胃液素——G细胞：蛋白质分解产物刺激分泌；作用为促进胃酸和胃蛋白酶原分泌。

（2）促胰液素——S细胞：盐酸刺激分泌；作用为促进胰液和胆汁 HCO_3^- 分泌。

（3）缩胆囊素——I细胞：蛋白质分解产物刺激分泌；作用为刺激胰液分泌和胆囊收缩。

（4）抑胃肽——K细胞：脂肪及分解产物刺激分泌；作用为刺激胰岛素分泌，抑制胃酸和胃蛋白酶分泌。

（5）促胃动素——Mo细胞：迷走神经、盐酸、脂肪刺激分泌；作用为刺激胃肠运动。

三、胃内消化

（一）胃液的性质、主要成分及其作用

1. 盐酸　又称胃酸，基础酸排出量为0~5mmol/h，最大酸排出量为20~25mmol/h。盐酸由壁细胞分泌，其排出量与壁细胞数目成正比。盐酸的生理作用（2008）：①激活胃蛋白酶，提供酸性环境；②可促使食物中的蛋白质变性，使之易于被消化；③可杀灭随食物进入胃内的细菌；④可与 Ca^{2+} 和 Fe^{2+} 结合，形成可溶性盐，从而促进它们在小肠内的吸收；⑤进入十二指肠后，可促进促胰液素、缩胆囊素的释放（2014），进而促进胰液、胆汁和小肠液的分泌。

2. 胃蛋白酶原　由泌酸腺的主细胞合成（2012），

其在胃腔内经盐酸或已有活性的胃蛋白酶作用变成胃蛋白酶，将蛋白质分解成胨、胨及少量多肽。该酶作用的最适 pH 为 2，进入小肠后，酶活性丧失。

3. 胃的黏液　是由胃黏膜表面的上皮细胞、黏液颈细胞、贲门腺和幽门腺共同分泌的。其主要成分是糖蛋白，具有较高的黏滞性和形成凝胶的特性。胃内 HCO_3^-主要由胃黏膜非泌酸细胞分泌。由黏液和碳酸氢盐共同构成的一个厚 0.5~1.0nm 的抗胃黏膜损伤的屏障，称为黏液-碳酸氢盐屏障，一定程度上能有效保护胃黏膜免受 H^+ 的直接侵蚀，同时也使胃蛋白酶原在上皮细胞侧不能被激活，因而可防止胃蛋白酶对胃黏膜的消化作用。

4. 内因子　由壁细胞分泌的一种糖蛋白，其作用是在回肠部帮助吸收维生素 B_{12}（2007、2012），内因子缺乏将发生恶性贫血。

（二）胃液分泌的调节（★★★）

1. 促进胃酸分泌的内源性物质——乙酰胆碱、促胃液素、组胺　这三种物质一方面可通过各自在壁细胞上的特异性受体，独立地发挥刺激胃酸分泌的作用；另外，三者又相互影响，表现为当以上三个因素中的两个因素同时作用时，胃酸的分泌反应往往比这两个因素单独作用的总和要大（加强作用）。

2. 抑制胃酸分泌的内源性物质——生长抑素　是由胃体、胃窦和小肠黏膜内 D 细胞分泌的一种 14 肽激素，它对胃酸分泌具有很强的抑制作用。通过抑制胃窦 G 细胞释放促胃液素、抑制肠嗜铬样（ECL）细胞释放组胺、直接抑制壁细而抑制胃酸分泌。

3. 消化期促进胃液分泌的因素

头期：条件及非条件刺激，经传入神经将冲动传向反射中枢，引起迷走神经兴奋。迷走神经释放的乙酰胆碱可直接作用于壁细胞引起胃酸分泌，也可以刺激 G 细胞释放促胃液素间接引起胃酸分泌（2006、2015）。这是一种神经-体液调节方式。其特点是胃液分泌量多，占整个消化期胃液分泌量的30%，酸度和胃蛋白酶原含量都很高，因而消化力强（2002）。

胃期：通过多种途径刺激胃酸分泌，包括扩张刺激引起神经反射和 G 细胞分泌促胃液素，以及食物成分直接作用于 G 细胞等。胃期胃液分泌的持续时间长，可持续 3~4 小时，其特点是胃液分泌量大，占整个消化期分泌量的60%，胃液的酸度也很高，但胃蛋白酶原的含量比头期少，故消化力比头期弱。

肠期：食物进入小肠后，可通过其机械扩张和消化产物的化学性刺激，使十二指肠黏膜的 G 细胞释放促胃液素，刺激胃酸分泌。肠期胃液分泌的特点是胃液的分泌量较少，约占胃液分泌总量的10%，总酸度和胃蛋白酶含量均较低。

【巧妙记忆】　头期：包括条件和非条件反射。胃期：胃液分泌酸度高，但胃蛋白酶原含量较头期为少。肠期：主要体液调节为主。

4. 消化期抑制胃液分泌的因素　抑制胃液分泌的因素：胃酸、脂肪、高张溶液。

（1）胃酸的作用：在胃内 pH 降到 1.2~1.5 时，胃酸可直接抑制 G 细胞释放促胃液素，也可以刺激生长抑素分泌抑制 G 细胞释放促胃液素，减少胃酸的分泌；在十二指肠内 pH<2.5 时，胃酸可直接刺激球抑胃素和促胰液素的分泌，从而减少胃酸的分泌。胃酸在胃内和十二指肠内抑制胃酸分泌属于负反馈调节。

（2）脂肪的作用：在脂肪的刺激下，小肠上部可释放肠抑胃素抑制胃酸的分泌。

（3）高张溶液的作用：高渗食糜进入十二指肠后，通过肠-胃反射分泌一种或多种激素来抑制胃酸的分泌。高张溶液和脂肪都只在小肠内发挥抑制胃酸分泌的作用。

（三）胃的运动形式、胃排空及其控制

1. 胃的运动形式

（1）胃的容受性舒张：由进食动作和食物对咽、食管等处感受器的刺激反射性地引起胃底和胃体肌肉舒张。是由神经反射引起的，传入、传出神经都为迷走神经，但传出神经的递质不是 ACh 而是多肽。

（2）蠕动：消化道平滑肌顺序收缩而完成的一种向前推进的波形运动。

2. 胃排空及其控制（2004）

（1）食物由胃排入十二指肠的过程称为胃排空。胃的排空取决于幽门两侧的压力差（直接动力），胃运动产生的胃内压增高是胃排空的动力（原始动力）。一般在食物入胃后 5 分钟即有部分食物被排入十二指肠。胃排空速度与食物性状和化学组成有关：糖类>蛋白质>脂肪；稀的、流体食物>固体、稠的食物。混合性食物由胃完全排空的时间为 4~6 小时。

（2）影响胃排空的因素

1）胃内促进排空的因素：①胃排空的速率通常与胃内食物量的平方根成正比，胃内的食物量大，对胃壁的扩张刺激就强，通过壁内神经丛反射和迷走-迷走反射，可使胃的运动加强，从而促进排空；②食物的机械扩张刺激和化学刺激（主要是蛋白质消化产物）可引起胃窦部 G 细胞释放促胃液素，后者可促进胃内和胃窦的收缩，有利于增加胃内压，但同时又能增强幽门括约肌的收缩，其综合效应是延缓胃的排空。

2）十二指肠内抑制胃排空的因素：①肠胃反

射：进入小肠的酸、脂肪、脂肪酸高渗溶液以及食糜本身的体积等，均可刺激十二指肠壁上的化学、渗透压和机械感受器，通过肠-胃反射而抑制胃的运动，使胃排空减慢；②胃肠激素：大量食糜，特别是酸或脂肪进入十二指肠后，可引起小肠黏膜释放肠抑胃素、促胰液素、抑胃肽、缩胆囊素等，这些激素可抑制胃的运动，从而延缓胃的排空。小肠内因素起负反馈调节作用。

四、小肠内消化

（一）胰液

1. 胰液的性质、成分及作用　胰液为碱性液体（中和进入小肠内的胃酸）。主要成分有碳酸氢盐和多种消化酶。这些消化酶均由胰腺的腺泡细胞分泌。

（1）碳酸氢盐：由胰腺的小导管上皮细胞分泌，能中和进入十二指肠的胃酸，保护胃黏膜，同时为胰酶提供适宜的pH环境。

（2）胰淀粉酶：分解淀粉为麦芽糖和麦芽寡糖。

（3）胰脂肪酶：分解脂肪为甘油和脂肪酸。

（4）胰蛋白酶和糜蛋白酶：分解蛋白质为多肽和氨基酸。

（5）核酸酶：包括DNA酶和RNA酶，分别消化DNA和RNA。

2. 胰液分泌的调节　食物是刺激胰液分泌的自然因素。进食时胰液分泌以体液调节为主。

（1）神经调节：食物的性状、气味及食物对口腔、食管、胃和小肠的刺激都可通过神经反射（包括条件反射和非条件反射）引起胰液分泌。迷走神经兴奋引起胰液分泌时，水和HCO_3^-含量很少，酶含量丰富。内脏大神经（属交感神经）对胰液分泌的影响不很明显。

（2）体液调节：①促胰液素，作用于胰腺小导管上皮细胞，使其分泌大量的水和HCO_3^-，但酶含量很低。②缩胆囊素，促进胰液酶的分泌，还可促进胆囊强烈收缩、排出胆汁。③胃窦分泌的促胃液素、小肠分泌的血管活性肠肽等，在作用上分别与缩胆囊素和促胰液素相似。

（二）胆汁

1. 胆汁的性质、成分及作用　胆汁是一种味苦的有色液体，成分很复杂，除水分和Na^+、K^+、Cl^-、HCO_3^-等无机成分外，其有机成分有胆盐、胆色素、胆固醇、脂肪酸、卵磷脂和黏蛋白。

胆汁中不含消化酶。胆汁在消化中的作用主要由胆盐来承担（2003、2005），它对脂肪的消化和吸收具有重要意义。

（1）乳化脂肪，促进脂肪消化。

（2）与脂肪酸结合，促进脂肪酸的吸收。

（3）促进脂溶性维生素的吸收。

（4）利胆作用及中和胃酸。

2. 胆汁分泌和排出的调节　以体液调节为主。食物是引起胆汁分泌和排出的自然刺激物，高蛋白食物刺激作用最强，高脂肪和混合食物次之，糖类食物作用最弱。

（1）神经调节：进食动作或食物对胃、小肠黏膜的刺激均可通过神经反射引起肝胆汁分泌少量增加，胆囊收缩轻度加强。

（2）体液调节：①促胃液素，促胆汁分泌。②促胰液素，对肝胆汁分泌有一定刺激作用，主要促进胆管上皮分泌大量的水和HCO_3^-，而刺激肝细胞分泌胆盐的作用不显著。③缩胆囊素，促使胆汁排出；也有较弱的促胆汁分泌作用。④胆盐，促胆汁分泌。

（三）小肠的运动及其调节

1. 小肠的运动形式（2023）　紧张性收缩、分节运动、蠕动。

2. 小肠运动的调节　小肠的运动主要受肌间神经丛的调节，食糜对肠黏膜的机械、化学性刺激，可经局部反射使运动加强。整体情况下，副交感神经兴奋时肠壁的紧张性升高，蠕动加强，交感神经的作用则相反。促胃液素、P物质、脑啡肽、5-羟色胺等促进小肠的运动，促胰液素、生长抑素和肾上腺素则起抑制作用。

五、大肠的功能

1. 排便反射　当肠蠕动将粪便推入直肠时，刺激直肠壁内的感受器，冲动经盆神经和腹下神经传入脊髓腰、骶段的初级排便中枢，并同时上传到大脑皮质引起便意。当条件许可时，即可发生排便反射。

2. 大肠内细菌的作用　大肠内的细菌大多是大肠埃希菌、葡萄球菌等，通常不致病。可分解糖及脂肪，称发酵。分解蛋白质，称腐败，其中有的成分由肠壁吸收后到肝脏进行解毒。细菌还能合成维生素B复合物和维生素K，可被人体吸收利用。

六、吸收

（一）小肠作为吸收主要部位的特征

1. 小肠内的水、电解质和食物水解产物的吸收，主要经跨细胞和细胞旁两种途径。

2. 小肠是各种营养物质吸收的主要部位的原因（2013）　①绒毛及微绒毛加大吸收面积；②食物停留时间长；③食物已被分解成可被吸收的小分子；④淋巴、血流丰富。

（二）小肠内食物主要成分的吸收

1. 水的吸收　成人每日摄入1~2L水，每日分泌的消化液为6~8L，所以胃肠每日吸收的液体总量多达8L左右，而每日随粪便排出的水仅0.1~0.2L。

2. 钠的吸收　小肠黏膜对钠的吸收属于主动转运。吸收Na^+的原动力来自于肠上皮细胞基底侧膜上的钠泵。

3. 铁的吸收　铁的吸收是一个主动过程，吸收铁的主要部位是小肠上部。机体所能利用的铁为Fe^{2+}。

4. 钙的吸收　钙的吸收是一个主动转运过程，食物中的结合钙必须转变成离子钙才能被吸收。活化的维生素D是调节小肠钙吸收的最重要因素。肠内一定酸度、脂肪等都可促进Ca^{2+}的吸收，食物中的磷酸过多可与Ca^{2+}形成不溶解的化合物，从而妨碍Ca^{2+}的吸收。

5. 糖的吸收　以半乳糖和葡萄糖的吸收为最快，果糖次之，甘露糖则最慢。葡萄糖的吸收是逆浓度梯度进行的主动转运过程。单糖的吸收途径是血液。

6. 蛋白质的吸收　氨基酸的吸收与钠同向转运，属于继发性主动转运。吸收部位主要在小肠，吸收的途径是经血液吸收。

7. 脂肪的吸收　脂肪的吸收以淋巴途径为主，长链脂肪进入血液将增加血流的黏滞性，因此，长链脂肪吸收入淋巴而不是直接进入静脉。而中、短链脂肪酸则直接吸收进入静脉。

8. 胆固醇的吸收　酯化的胆固醇须在肠腔中经胆固醇酯酶水解为游离胆固醇后才能被吸收。

9. 维生素的吸收　大部分维生素在小肠上段被吸收，只有维生素B_{12}是在回肠被吸收的。

【经典习题】

1. 小肠是吸收主要部位的原因不包括
A. 小肠黏膜绒毛内有丰富的毛细血管
B. 小肠含有丰厚的平滑肌
C. 食物在小肠内停留的时间长
D. 食物在小肠内已被分解为小分子物质
E. 小肠黏膜表面积大

答案： B

考点： 小肠的吸收

解析： 小肠吸收具有多方面的有利因素：吸收面积大，绒毛内含毛细血管、毛细淋巴管、平滑肌纤维和神经纤维网等结构，营养物质在小肠内已被消化为简单的可吸收物质，食物在小肠内停留时间长。小肠内的平滑肌与吸收的关系不密切，故选B。

2. 将蛋白质类食物通过胃瘘直接放入胃内引起胃液分泌的特点是
A. 量大，酸度高，消化力较弱
B. 量大，酸度高，消化力较强
C. 量大，酸度低，消化力较强
D. 量小，酸度低，消化力较弱
E. 量小，酸度低，消化力较强

答案： A

考点： 胃液分泌调节

解析： 胃液分泌分为头期、胃期和肠期。头期是由进食动作而引起。胃期是由食物进入胃后继续引起。胃期胃液分泌机制：①食物的机械性扩张刺激胃底和胃体部感受器；②食物机械性扩张刺激幽门部感受器；③食物的化学成分，主要是蛋白质消化产物。胃期胃液分泌特点：量大，酸度高，但胃蛋白酶原量较头期少，因此消化力较头期弱。故选A。

3. 胃液中内因子的作用为
A. 激活胃蛋白酶原
B. 参与胃黏膜屏障作用
C. 促进促胃液素的释放
D. 促进维生素B_{12}的吸收
E. 抑制胃蛋白酶的激活

答案： D

考点： 胃液成分和作用

解析： 内因子是胃壁细胞分泌的一种糖蛋白。其有两个作用：一是保护维生素B_{12}不被小肠水解酶破坏；二是促进维生素B_{12}吸收。故选D。

第七节　能量代谢和体温

一、能量代谢

（一）能量代谢及其影响因素

1. 概念　生物学中通常将生物体内物质代谢过程中伴随为主的能量的释放、转移、储存和利用称为能量代谢。

2. 影响因素

（1）肌肉活动：肌肉活动对于能量代谢的影响最为显著，机体任何轻微的运动即可提高代谢率。

（2）精神活动：当人处于精神紧张状态时，如烦恼、恐惧或情绪激动时，能量代谢率可显著增高。

（3）食物的特殊动力效应（2003、2022）：人在进食后的一段时间内，即使在安静状态下，也会出现能量代谢率增加的现象，一般从进食后1小时左右开始，延续7~8小时。食物的特殊动力效应与肝脏处理氨基酸或合成糖原等过程有关。额外增加的热量不能被利用来做功，只能用于维持体温。因此，在为患者配餐时，应考虑到这部分额外的热量消耗，给予相应的能量补充。

（4）环境温度：人（裸体或只着薄衣）安静时的能量代谢，在20～30℃的情况下最为稳定，温度过高或过低都将增加代谢率。

（二）基础代谢率（★★）

基础代谢是指基础状态下的能量代谢。基础代谢率（BMR）则是指在基础状态下单位时间内的能量代谢。所谓基础状态是指人体处在清醒而又非常安静，不受肌肉活动、精神紧张、食物及环境温度等因素影响时的状态（2006）。基础代谢率随着性别、年龄等不同而有生理变动。当其他情况相同时，男性的BMR值平均比女性的高；儿童BMR值比成人高；年龄越大，代谢率越低。一般来说，BMR的实际测定数值与正常的平均值比较，相差10%～15%，都属正常。

二、体温

（一）体温及其生理波动

1. 体温的概念　临床上所说的体温是指机体核心部分的平均温度。由于机体深部温度特别是血液温度不易测量，所以临床上通常用直肠、口腔和腋窝等部位的温度来代表体温。

2. 体温的生理波动（表2-3-7-1）　在生理情况下，体温可随昼夜、年龄、性别等因素而有变动，但这种变动幅度一般不超过1℃。

（1）体温的昼夜变化：体温在一昼夜之间有周期性的波动，在清晨2～6时体温最低，午后1～6时最高。

（2）性别的影响：成年女性的体温平均高于男性0.3℃。

（3）年龄的影响：儿童和青少年的体温较高，而老年人因基础代谢率低，体温偏低。

（4）肌肉活动的影响：肌肉活动时由于代谢增强，产热量增加，可使体温升高。

表2-3-7-1　体温的生理波动

因素	体温变化情况	机制
体温的昼夜变化	清晨2～6时体温最低	下丘脑有体温调节中枢
女性月经周期性波动	黄体期最高，排卵前日最低，妊娠初期与血中孕激素浓度周期性变化有关	激素分泌水平的周期性变化 孕激素
年龄的影响	新生儿较高	小儿中枢神经系统发育不完善，体温调节能力差
早产儿	不稳定	易受环境温度影响
老年人	偏低	代谢率偏低
肌肉活动，精神紧张	略有升高	机体产热增加而散热不及时

（二）体热平衡

1. 产热

（1）主要产热器官：体内的热量是由三大营养物质在组织细胞中进行分解代谢时产生的，其中对体温影响较大的主要产热器官是肝脏和骨骼肌。

（2）产热的形式：机体有多种产热形式，如基础代谢产热、骨骼肌运动产热、食物的特殊动力效应产热、寒战和非寒战产热等，其中内脏器官和脑组织的产热量约占基础代谢产热量的70%，为机体产热量的主要来源。

（3）产热活动的调节

1）体液调节：甲状腺激素是调节产热活动最重要的体液因素（2004）。甲状腺激素调节代谢的特点是作用缓慢，但持续时间长。肾上腺素、去甲肾上腺素以及生长激素等也可刺激产热，其特点是起效较快，但维持时间较短。

2）神经调节：寒冷刺激可使位于下丘脑后部的寒战中枢兴奋，使得促甲状腺激素、肾上腺素、去甲肾上腺素释放增多，产热增加。

2. 散热

（1）散热的部位：人体的主要散热部位是皮肤。

（2）散热的方式

1）辐射散热（2020）：人体在21℃的环境中，在裸体情况下，约有60%的热量是通过辐射方式发散的。辐射散热量的多少主要取决于皮肤与周围环境之间的温度差，当皮肤温度高于环境温度时，温度差越大，散热量就越多。

2）传导散热：传导散热是指机体的热量直接传给与之接触的温度较低物体的一种散热方式。这种方式发散的热量取决于皮肤温度与接触物体之间的温度差、接触面积，以及与皮肤接触的物体的导热性能等。临床常用冰帽、冰袋给高热的患者降温。

3）对流散热：是指通过气体流动进行热量交换的一种散热方式。通过对流散失热量的多少，除取决于皮肤与周围环境之间的温度差和机体的有效散热面积外，受风速的影响也较大。

4）蒸发散热（2017、2021）：蒸发是水分从体表汽化时吸收热量而散发体热的一种方式，以上3种方式，只有在皮肤温度高于环境温度时才有效；当环境温度等于或高于皮肤温度时，蒸发将成为唯一有效的散热形式。蒸发散热包括不感蒸发和发汗2种形式。

3. 循环系统在散热中的作用　通过辐射、传导和对流等散热方式散失热量的多少，取决于皮肤和环境之间的温度差，而皮肤温度的高低与皮肤的血流量有关。因此，机体可以通过改变皮肤血管的舒缩状态来调节体热的散失量。

【巧妙记忆】　体温高于环境：①辐射散热。②传导散热：冰帽。③对流散热：气体、液体对流。体温低于环境：蒸发散热。

（三）体温调节

1. 温度感受器　根据温度感受器存在的部位可将它们分为外周温度感受器和中枢温度感受器；根据温度感受器感受温度的性质又可将它们分为冷感受器和热感受器。

（1）外周温度感受器：是指存在于皮肤、黏膜和内脏中的对温度变化敏感的游离神经末梢。

（2）中枢温度感受器：是指存在于中枢神经系统内的对温度变化敏感的神经元。下丘脑、脑干网状结构和脊髓等处都含有温度敏感神经元（2007）。其中，热敏神经元在局部组织温度升高时发放冲动频率增加；而冷敏神经元则在局部组织温度降低时发放冲动频率增加。

2. 体温调节中枢　从脊髓到大脑皮质的整个中枢神经系统中都存在参与调节体温的神经元，调节体温的中枢主要位于下丘脑（2007）。

3. 体温调定点学说　体温调定点学说认为，体温的调节类似于恒温器的调节。视前区下丘脑（PO/AH）可通过某种机制决定体温调定点，体温调节中枢就按照这个设定温度进行体温调节，即当体温与调定点的水平一致时，机体的产热与散热取得平衡；当体温高于调定点的水平时，中枢的调节活动会使产热活动降低，散热活动加强；反之，当体温稍低于调定点水平时，产热活动加强，散热活动降低，直到体温回到调定点水平。

【经典习题】

1. 基础代谢率低于正常范围的疾患是
   A. 白血病
   B. 库欣综合征
   C. 垂体性肥胖症
   D. 中暑
   E. 糖尿病

答案：C

考点：基础代谢率低的病因

解析：基础代谢率明显降低见于甲状腺功能减退、艾迪生病、肾病综合征、垂体性肥胖症等；基础代谢率明显升高则见于甲状腺功能亢进症、糖尿病、红细胞增多症、白血病及伴有呼吸困难的心脏病等。故选C。

2. 成人受到持续寒冷刺激时，产热量大为增加的主要方式是
   A. 肝脏代谢增强
   B. 基础代谢增强
   C. 肌紧张产热
   D. 骨骼肌代谢增强
   E. 褐色脂肪组织产热

答案：D

考点：机体产热方式

解析：机体安静时在寒冷环境中主要依靠寒战产热和非寒战产热两种形式增加产热量。寒战是指在寒冷环境中骨骼肌发生不随意的节律性收缩。当发生寒战时，机体的代谢率可增加4~5倍，有利于维持机体在寒冷环境中的体热平衡。故选D。

第八节　尿的生成和排出

一、肾小球的滤过功能

（一）肾小球滤过率和滤过分数

单位时间内（每分钟）两肾生成的超滤液量称为肾小球滤过率，肾小球滤过率与肾血浆流量的比值称为滤过分数。肾小球滤过率的大小取决于有效滤过压和滤过系数。肾小球有效滤过压=（肾小球毛细血管血压+囊内液胶体渗透压）-（血浆胶体渗透压+肾小囊内压）（2002、2005）。

（二）肾小球滤过作用及其影响因素（2023）

1. 肾小球滤过作用　不是肾小球毛细血管全段都有滤过作用，只有从入球小动脉端到滤过平衡这一段才有滤过作用。滤过平衡越靠近入球小动脉端，有效滤过的毛细血管长度就越短，有效滤过压和面积就越小，肾小球滤过率就越低。滤过平衡越靠近出球小动脉端，有效滤过的毛细血管长度越长，有效滤过压和滤过面积就越大，肾小球滤过率就越高。

2. 影响因素

（1）肾小球毛细血管血压：正常情况下，当血压在70~180mmHg范围内变动时，由于肾血流量的自身调节机制，肾小球毛细血管血压可保持稳定，故肾小球滤过率基本不变。如超出此自身调节范围，肾小球毛细血管血压、有效滤过压和肾小球滤过率就会发

生相应的改变。

（2）囊内压：肾盂和输尿管结石、肿瘤可导致囊内压升高，降低有效滤过压和滤过率。

（3）血浆胶体渗透压：血浆胶体渗透压下降，使有效滤过压和肾小球滤过率增加（2003）。

（4）肾血浆流量：肾小球滤过的动力、有效滤过压大小与血浆胶体渗透压上升的速度直接相关。在相同滤过率情况下，肾血浆流量增加时，血浆胶体渗透压上升速度减慢，使发挥滤过作用的毛细血管长度增加，有效滤过面积加大，肾小球滤过率增大。相反，在严重缺氧、中毒性休克等病理情况下，由于交感神经兴奋，肾血管收缩，肾血浆流量急剧减少，有效滤过面积减小，使肾小球滤过率也明显减小。

（5）滤过系数：滤过系数（K_f）是指在单位有效滤过压的驱动下，单位时间内经过滤过膜的滤液量，K_f=k（滤过膜的有效通透系数）×s（滤过膜的面积），因此，凡能影响滤过膜通透系数和滤过面积的因素都能影响肾小球滤过率。

二、肾小管与集合管的物质转运功能（★★★）

（一）对 Na^+、Cl^-、水、HCO_3^-、葡萄糖和氨基酸的重吸收

肾小管和集合管对各种物质的重吸收见表 2-3-8-1。

表 2-3-8-1　肾小管和集合管对 Na^+、Cl^-、水、HCO_3^-、葡萄糖和氨基酸的重吸收（2003、2008、2018）

项目	转运部位	转运途径	转运方式	转运结果
Na^+的重吸收	近端小管前段	跨细胞转运	Na^+-H^+交换	从小管进入细胞→经钠泵泵入到间隙
	近端小管后段	通过紧密连接	顺电位梯度被动重吸收（由于 Cl^-被动扩散进入间隙后形成的电位差）	从小管进入细胞间隙
	髓袢升支细段	通过紧密连接	扩散进入	从小管进入细胞间隙
	髓袢升支粗段	跨细胞转运	通过 Na^+、K^+、Cl^-，共同转运体主动重吸收	从小管进入细胞→经钠泵泵入到间隙
	远端小管和集合管	跨细胞转运	逆电化学梯度主动转运	从小管进入细胞→经钠泵泵入到间隙
Cl^-的重吸收	近端小管后段	通过紧密连接	顺浓度梯度被动	从小管进入细胞间隙
	髓袢升支粗段	跨细胞转运	通过 Na^+、K^+、Cl^-，共同转运体主动重吸收	从小管进入细胞→经管周膜上 Cl^-通道进入细胞间隙
	远端小管和集合管	旁路途径	经 Na^+主动转运形成的小管液负电位而被动转运	从小管进入细胞间隙
水的重吸收	近端小管	通过紧密连接	由于高渗透压而扩散（由 Na^+，葡萄糖，氨基酸，Cl^-进入细胞间隙后形成的高渗透压）	从小管进入细胞间隙
	髓袢降支细段	通过紧密连接	由于组织液高渗透压而扩散	从小管进入细胞间隙
	远端小管和集合管	通过紧密连接	通透性增高	从小管进入细胞间隙
HCO_3^-的重吸收	近端小管髓袢粗段	跨细胞转运	以 CO_2 方式进行（HCO_3^- 和 H^+ 结合形成 CO_2和 H_2O）	CO_2进入细胞内→再转为 HCO_3^-，再转入间隙
葡萄糖的重吸收	近端小管（2013、2015）	跨细胞转运	Na^+葡萄糖共同转运机制继发性主动转运	进入细胞内→经基底侧膜上葡萄糖转运体转入细胞间隙

续 表

项目	转运部位	转运途径	转运方式	转运结果
氨基酸的重吸收	近端小管（2013、2015）	跨细胞转运	继发性主动重吸收，需 Na^+ 的存在（2013），但有多种类型氨基酸转运体	进入细胞内→经基底侧膜上氨基酸转运体转入细胞间隙

（二）对 H^+，K^+，NH_3 和 NH_4^+ 的分泌

1. H^+ 的分泌　近端小管、远端小管和集合管上皮细胞均可分泌 H^+，其中，近球小管通过 Na^+-H^+ 交换分泌 H^+，促进 $NaHCO_3$ 重吸收，此时，H^+ 分泌的动力来自管周膜上的 Na^+ 泵活动形成的跨管腔膜 Na^+ 浓度差，故 H^+ 的分泌属于继发性主动转运。在远曲小管和集合管的主细胞也可分泌 H^+。H^+ 的分泌是一个逆电化学梯度进行的主动转运过程，存在 Na^+-H^+ 和 Na^+-K^+ 交换的竞争。因此，机体酸中毒时会引起血 K^+ 升高。同样，高血钾可以引起血浆酸度升高。

2. K^+ 的分泌　主要分泌部位是远端小管和集合管，特点是通过 Na^+-K^+ 交换和 Na^+-H^+ 交换相互竞争分泌。

3. NH_3 的分泌　集合管细胞膜对 NH_3 能高度通透，而对 NH_4^+ 的通透性较低，故细胞内经谷氨酰胺脱氨而来生成的 NH_3 通过扩散方式进入小管液，与分泌的 H^+ 结合形成 NH_4^+，并随尿排出体外。泌 NH_3 有利于 H^+ 分泌，同时促进 Na^+ 和 HCO_3^- 的重吸收。

4. NH_4^+ 的分泌　NH_4^+ 通过上皮细胞顶端膜逆向转运体（Na^+-H^+ 转运体）进入小管液（由 NH_4^+ 代替 H^+）。集合管则通过氢泵泌氢与管腔中的 NH_3 结合成为 NH_4^+。

（三）影响肾小管和集合管功能的因素

1. 渗透性利尿（★★）　小管液中溶质所形成的渗透压是对抗肾小管重吸收水分的力量。如果小管液溶质浓度增高，渗透压升高，就会妨碍肾小管尤其是近球小管对水的重吸收，使尿量增多。这种由小管液溶质浓度增高而引起尿量增多的现象称为渗透性利尿。糖尿病患者尿液增多和临床上使用一些药物（如甘露醇、山梨醇等，可被肾小球滤过，而不被肾小管重吸收，从而提高小管液中溶质浓度）达到利尿的作用都是渗透性利尿的原理（2011）。

2. 球-管平衡　近端小管中 Na^+ 和水的重吸收率总是占肾小球滤过率的65%～70%，这种定比重吸收的现象称为球-管平衡。其可保持尿量和尿钠的相对稳定。球管平衡在某些情况下可被破坏，如渗透性利尿时，虽然肾小球滤过率不变，但近端小管重吸收减少，尿量和尿 Na^+ 排出明显增多。

三、尿生成的调节

（一）神经调节

肾交感神经兴奋可通过下列作用影响尿生成过程。

1. 入球小动脉和出球小动脉收缩，而前者收缩比后者更明显，使血流阻力增大，肾小球毛细血管血浆流量减少，肾小球毛细血管血压下降，肾小球滤过率降低。

2. 刺激近球小体中近球细胞释放肾素，导致循环血中的血管紧张素Ⅱ和醛固酮含量增加，增加肾小管对 NaCl 和 H_2O 的重吸收。

3. 增加近球小管和髓袢上皮细胞重吸收 Na^+，Cl^- 和 H_2O。

（二）体液调节

1. 抗利尿激素

（1）抗利尿激素也称血管升压素（VP），是下丘脑视上核和室旁核神经元合成的肽类激素。抗利尿激素的作用主要是提高远曲小管和集合管上皮细胞对水的通透性，促进水的重吸收，使尿液浓缩，尿量减少，发挥抗利尿作用。此外，抗利尿激素电能增加髓袢升支粗段对 NaCl 的主动重吸收及内髓部集合管对尿素的通透性，提高髓质组织间液的渗透浓度，为尿液浓缩创造条件。

（2）调节抗利尿激素分泌的主要因素是血浆晶体渗透压和循环血量（2007、2012）。

2. 肾素-血管紧张素-醛固酮系统　肾素是一种酸性蛋白酶，由肾脏的近球细胞合成、储存和释放（2016）。肾素作用于血管紧张素原，在血管紧张素酶作用下变为血管紧张素Ⅰ和血管紧张素Ⅱ。醛固酮是肾上腺皮质球状带分泌的一种激素，可促进远端小管和集合管主细胞重吸收 Na^+、排出 K^+，具有保 Na^+ 排 K^+ 的作用。血管紧张素Ⅱ可刺激肾上腺皮质分泌醛固酮，另外醛固酮的分泌还受血中 K^+、Na^+ 浓度的调节。

3. 心房钠尿肽（ANP）　是由心房肌细胞合成并释放的肽类激素，人类循环血液中的心房钠尿肽由28个氨基酸残基组成。

（1）刺激 ANP 释放因素：心房壁受牵拉（如血

量过多、头低足高位、中心静脉压升高和身体浸入水中等），乙酰胆碱、去甲肾上腺素、降钙素基因相关肽（CGRP）、抗利尿激素和高钾血症等因素可刺激ANP释放。

（2）ANP对肾脏的作用：ANP的主要作用是使血管平滑肌舒张和促进肾脏排钠和排水。

①ANP使血管平滑肌胞质中的Ca^{2+}浓度下降，使入球小动脉舒张，并可使滤过分数增加，因此肾小球滤过率增大。ANP还能使系膜细胞舒张，导致K_f值增大。②ANP可通过第二信使cGMP使集合管上皮细胞顶端膜中的钠通道关闭，抑制NaCl的重吸收，因而水的重吸收也减少。③ANP可抑制肾素、醛固酮和抗利尿激素的合成和分泌。

四、清除率

1. 概念　两肾在单位时间（每分钟）内能将一定毫升血浆中所含某种物质完全清除出去，这个被完全清除了某物质的血浆毫升数就称为该物质的肾清除率。

2. 清除率计算方法　计算某种物质X的清除率C_X，需要测定三个数值：①尿中该物质的浓度，用U_X表示，单位为mg/100ml；②每分钟尿量，用V表示，单位为ml/min；③血浆中该物质的浓度，用P_X表示，单位为mg/100ml。因为尿中的物质均来自血浆（滤过或分泌），所以$U_X \times V = P_X \times C_X$。

3. 测定意义　测定血浆清除率不仅可了解肾脏的功能状态，还可以测定肾小球滤过率（2007）、肾血流量、自由水清除率和推测肾小管的转运功能。

五、尿的排放

（一）排尿反射

排尿反射的感受器是膀胱壁的牵张感受器，排尿反射的初级中枢在骶髓，脑干和大脑皮质是排尿反射的高级中枢。冲动沿盆神经传出，引起逼尿肌收缩、尿道内括约肌松弛，于是尿液进入后尿道，此时，尿液还可以刺激尿道的感受器，冲动再次传入脊髓排尿中枢，进一步加强其活动，使尿道外括约肌开放，于是尿液被膀胱内压驱出。这是一个正反馈活动，排尿反射的高位中枢可对脊髓初级中枢施加易化或抑制性的影响，控制排尿反射活动。小儿大脑皮质的发育尚未完善，对脊髓初级排尿中枢的抑制能力较弱，故小儿排尿次数多，且易发生夜间遗尿现象。当膀胱炎或膀胱受到机械刺激时，可引起排尿次数增多，出现尿频。当骶髓初级排尿中枢受损、反射弧遭到破坏或尿道受阻时，可导致膀胱内尿液充盈过多而发生尿潴留。当初级排尿中枢与大脑皮质失去联系时，排尿将失去意识控制，出现尿失禁现象（2023）。

（二）正常和异常尿量，低渗尿和高渗尿的概念

1. 正常尿量　一般健康成人平均每天的尿量为1.5L。

2. 异常尿量　24小时尿量超过2.5L，称为多尿；24小时尿量少于400ml或每小时尿量少于17ml，称为少尿；24小时尿量少于100ml或12小时内无尿，称为无尿或尿闭。

3. 低渗尿　当饮水过多时，尿渗透压小于血浆渗透压。

4. 高渗尿　当机体脱水时，尿渗透压大于血浆渗透压。

【经典习题】

1. 在肾脏产生的激素是
   A. 皮质醇
   B. 醛固酮
   C. 肾上腺素
   D. 去甲肾上腺素
   E. 肾素

答案： E

考点： 肾素分泌部位

解析： 肾素是由肾脏近球细胞分泌的一种酸性蛋白酶，经肾静脉进入血液循环。故选E。

2. 患者经抗肿瘤治疗后尿检发现大量葡萄糖和氨基酸，推测其肾单位受损部位是
   A. 近端小管
   B. 肾小球
   C. 集合管
   D. 髓袢升支粗段
   E. 远端小管

答案： A

考点： 近端小管的重吸收功能

解析： 近端小管是大部分物质的主要重吸收部位，全部的葡萄糖、氨基酸都在此被重吸收，受损后可经尿液大量排出。故选A。

3. 关于肾小管HCO_3^-重吸收的叙述，错误的是
   A. 与NH_3的分泌有关
   B. 主要在近端小管重吸收
   C. HCO_3^-重吸收需碳酸酐酶的帮助
   D. HCO_3^-是以CO_2扩散的形式重吸收
   E. Cl^-的重吸收优先于HCO_3^-的重吸收

答案： E

考点： 肾小管HCO_3^-重吸收

解析： 肾脏通过重吸收HCO_3^-、分泌H^+及分泌氨而回收HCO_3^-，对机体酸碱平衡的维持起重要的调节作用，故A

正确。正常情况下，从肾小球滤过的HCO_3^-几乎全部被肾小管和集合管重吸收，高达80%的HCO_3^-是由近端小管重吸收的，故B对。HCO_3^-和小管中的H^+结合生成H_2CO_3，迅速分解为CO_2和H_2O，此反应需要碳酸酐酶催化，故C正确。近端小管重吸收HCO_3^-是以CO_2的形式进行的，故HCO_3^-的重吸收优先于Cl^-的重吸收，D对，E错。

4. 大量出汗时尿量减少的主要原因是
   A. 血容量减少使肾血流量减少
   B. 血压降低使肾小球滤过率减少
   C. 交感神经兴奋使肾血流量减少
   D. 血浆晶体渗透压升高使ADH释放增多
   E. 血浆胶体渗透压升高使有效滤过压降低

答案： D

考点： 血管升压素对尿生成的调节

解析： 大量出汗、严重呕吐或腹泻等情况可引起机体失水多于溶质丧失，使体液晶体渗透压升高，可刺激血管升压素的分泌，通过肾小管和集合管增加对水的重吸收，使尿量减少，尿液浓缩。故选D。

第九节 神经系统的功能

一、神经纤维的兴奋传导和突触传递

（一）神经纤维传导兴奋的特征和影响因素

1. 特征　兴奋在神经纤维上的传导具有以下特征：①完整性。对完整的神经纤维结构和功能的依赖性，常简称为“完整性”。②互不干扰性。常简称为“绝缘性”。③双向性。这是指在神经纤维的一个局部发生的动作电位，会同时向相反的两个方向传导。④相对不疲劳性。这是指神经纤维能长时间保持其传导兴奋的能力。

2. 影响因素　不同类型的神经纤维传导兴奋的速度可因其直径大小、髓鞘有无以及髓鞘厚度不同而有很大差别，还受温度等因素影响。一般来说，神经纤维直径越大，传导速度越快。有髓神经纤维传导速度比无髓神经纤维快。在一定范围内，有髓神经纤维的髓鞘愈厚，传导愈快。

（二）化学性突触传递的过程及其影响因素（★★★）

化学性突触分为定向、非定向突触，定向突触的典型例子是骨骼肌神经-肌接头和神经元之间的突触。经典突触由突触前膜、突触后膜和突触间隙三部分组成。

1. 化学性突触传递的过程　当突触前神经元有冲动传到末梢时，突触前膜发生去极化，前膜上电压门控钙通道开放，细胞外Ca^{2+}进入末梢轴浆内，导致轴浆内Ca^{2+}浓度的瞬时升高，由此触发突触囊泡的出胞，引起末梢递质的量子式释放（2002）。然后，轴浆内的Ca^{2+}通过Na^+-Ca^{2+}交换迅速外流，使Ca^{2+}浓度迅速恢复。递质释入突触间隙后，经扩散抵达突触后膜，作用于后膜上的特异性受体或化学门控通道，引起后膜对某些离子通透性的改变，使某些带电离子进出后膜，突触后膜即发生一定程度的去极化或超极化，从而形成突触后电位。

2. 化学性突触传递的影响因素

1）影响递质释放：递质的释放量主要取决于进入末梢的Ca^{2+}量，凡能影响末梢处Ca^{2+}内流的因素都能改变递质的释放量。细胞外Ca^{2+}浓度升高和/或Mg^{2+}浓度降低能使递质释放增多。破伤风毒素能阻碍中枢递质释放，肉毒梭菌毒素阻滞骨骼肌神经-肌接头处的递质释放。

2）影响已释放递质清除：如三环类抗抑郁药（抑制去甲肾上腺素的重摄取），利血平，新斯的明及有机磷农药（均可抑制胆碱酯酶）。

3）影响受体：如筒箭毒碱和α-银环蛇毒，可阻断骨骼肌终板膜中的N_2型ACh受体阳离子通道。

（三）突触后电位、突触后神经元动作电位的产生

1. 兴奋性突触后电位　突触后膜在某种神经递质作用下产生的局部去极化电位变化称为兴奋性突触后电位（EPSP）（2007）。EPSP的形成机制是兴奋性递质作用于突触后膜的相应受体，使递质门控通道（化学门控通道）开放，后膜对Na^+和K^+的通透性增加，并且由于Na^+的内流大于K^+的外流，故发生净内向电流，导致细胞膜的局部去极化。

2. 抑制性突触后电位　突触后膜在某种神经递质作用下产生的局部超极化电位变化称为抑制性突触后电位（IPSP）。其产生机制是抑制性中间神经元释放的抑制性递质作用于突触后膜，使后膜上的递质门控氯通道开放，引起外向电流，结果使突触后膜发生超极化。此外，IPSP的形成还可能与突触后膜钾通道的开放或钠通道及钙通道的关闭有关。

【巧妙记忆】　兴奋性突触后电位：指突触后膜去极化，Na^+内流（2007）。抑制性突触后电位：指突触后膜在超级化，Cl^-内流（2004）。

（四）中枢兴奋传播的特征

中枢兴奋传播的特征为：①单向传播；②中枢延搁；③兴奋的总和；④兴奋节律的改变；⑤后发放；⑥对内环境变化的敏感性和易疲劳性。

二、外周神经递质和受体

（一）乙酰胆碱及其受体（★★）

1. 胆碱能神经元　以ACh为递质的神经元称为

胆碱能神经元。

2. 胆碱能神经分布　脊髓前角运动神经元、丘脑后腹核的特异感觉投射神经元、脑干网状结构上行激动系统的各个环节、纹状体、边缘系统的梨状区、杏仁核、海马等部位都有胆碱能神经元。

3. 胆碱能纤维　以 ACh 为递质的神经纤维称为胆碱能纤维，包括支配骨骼肌的运动神经纤维、所有自主神经节前纤维、大多数副交感节后纤维（除少数释放肽类或嘌呤类递质的纤维外）、少数交感节后纤维（支配温热性汗腺的纤维和支配骨骼肌血管的交感舒血管纤维）都属于胆碱能纤维。

4. 胆碱能受体　能与 ACh 特异结合的受体称为胆碱能受体，根据其药理学特性，胆碱能受体可分成两类，一类是毒蕈碱受体，简称 M 受体；一类是烟碱受体，简称 N 受体。胆碱能受体广泛分布于中枢和周围神经系统。

5. 胆碱能系统的作用

（1）中枢胆碱能系统：参与神经系统的几乎所有功能，包括学习和记忆、觉醒与睡眠、感觉与运动、内脏活动以及情绪等多方面的调节活动。

（2）外周胆碱能系统作用：①M 受体，激活后可产生一系列自主神经效应，包括心脏活动受抑制，支气管和胃肠平滑肌、膀胱逼尿肌、虹膜环行肌收缩（2007），消化腺、汗腺分泌增加和骨骼肌血管舒张等。这些作用统称为毒蕈碱样作用，简称 M 样作用。M 样作用可被 M 受体阻断药阿托品阻断。②N 受体：小剂量 ACh 作用于 N 受体后，能兴奋自主神经节后神经元，也能收缩骨骼肌；而大剂量 ACh 作用于 N 受体后，则可阻断自主神经节的突触传递，这些作用统称为烟碱样作用，简称 N 样作用。N 样作用能被筒箭毒碱阻断。由于 N_1 受体分布于自主神经节突触后膜和中枢神经系统，故又称为神经元型烟碱受体，而 N_2 受体位于神经-骨骼肌接头的终板膜上（2007），故也称为肌肉型烟碱受体。目前缺乏非常特异的 N_1 和 N_2 受体拮抗剂。美加明、六烃季胺主要阻断 N_1 受体，而戈拉碘胺、十烃季胺则主要阻断 N_2 受体。

【巧妙记忆】　毒蕈碱受体（M 受体）：阿托品为阻断剂。烟碱受体（N 受体）：筒箭毒碱能同时阻断 N_1、N_2 受体。六烃季铵阻断 N_1 受体，十烃季铵阻断 N_2 受体（六小十大，小的对小的，大的对大的）。

（二）去甲肾上腺素及其受体

去甲肾上腺素（NE）和肾上腺素（E）均属于儿茶酚胺类物质，即含邻苯二酚结构的胺类。

1. 去甲肾上腺素能神经元与肾上腺素能神经元　在中枢，以去甲肾上腺素为递质的神经元称为去甲肾上腺素能神经元，胞体绝大多数位于低位脑干。以肾上腺素为递质的神经元称为肾上腺素能神经元，其胞体主要分布在延髓。

2. 肾上腺素能纤维在外周，多数交感节后纤维（除支配汗腺和骨骼肌血管的胆碱能纤维）释放的递质是 NE（2013），尚未发现以 E 为递质的神经纤维，以 NE 为递质的神经纤维称为肾上腺素能纤维。

3. 能与 NE 或 E 结合的受体称为肾上腺素能受体，主要分为 α 受体和 β 受体。α 受体又分为 α_1、α_2 两种亚型，β 受体则可分为 β_1、β_2、β_3 三种亚型。

4. 作用

（1）中枢去甲肾上腺素能神经元的功能主要涉及对心血管活动、情绪、体温、摄食和觉醒等方面的调节；而中枢肾上腺素能神经元的功能则主要参与心血管活动的调节。

（2）在外周，多数交感节后纤维末梢支配的效应器细胞膜上都有肾上腺素能受体，有的仅有 α 受体，有的仅有 β 受体，也有的兼有两种受体。一般而言，NE 与 α 受体（主要是 α_1 受体）结合所产生的平滑肌效应主要是兴奋性的，包括子宫、虹膜辐射状肌等的收缩，但也有抑制性的，如小肠舒张；NE 与 β 受体（主要是 β_2 受体）结合所产生的平滑肌效应是抑制性的，包括血管、子宫、小肠、支气管等的舒张（2004），但与心肌 β_1 受体结合产生的效应是兴奋性的。β_3 受体主要分布于脂肪组织，与脂肪分解有关。

酚妥拉明能阻断 α 受体；阿夫唑嗪可选择性阻断 α_1 受体，普萘洛尔能阻断 β 受体，阿替洛尔和美托洛尔等能阻断 β_1 受体。

【巧妙记忆】　α 受体：主要为兴奋，除小肠舒张。β 受体：分 β_1、β_2 和 β_3 受体，主要为抑制，除心肌兴奋。β_3 受体促进脂肪分解。

三、反射

（一）非条件反射和条件反射

反射分为非条件反射和条件反射两类。非条件反射是指生来就有、数量有限、形式较固定和较低级的反射活动，包括防御反射、食物反射、性反射等。条件反射是指通过后天学习和训练而形成的反射（2002、2005）。它是反射活动的高级形式，是人和动物在个体生活过程中按照所处的生活环境，在非条件反射的基础上不断建立起来的，其数量无限，可以建立，也可消退。

（二）反射的中枢整合、中枢神经元之间的联系方式

中枢是反射弧中最复杂的部位。在整体情况下，无论反射是简单还是复杂，传入冲动进入脊髓或脑干

后，除在同一水平与传出部分发生联系并发出传出冲动外，还有上行冲动传到更高级的中枢部位进一步整合，再由高级中枢发出下行冲动来调整反射的传出冲动。故进行反射时，既有初级水平，也有较高级水平的整合活动，经多级水平的整合后，反射活动将更具复杂性和适应性。

四、神经系统的感觉功能

（一）感受器的一般生理特性（2020）

感受器的一般生理特性包括：①适宜刺激，只对某种特定形式的刺激最敏感；②换能作用，可将各种形式的刺激能量转换为神经动作电位；③编码功能，可将外界刺激所包含的环境变化的信息转移至动作电位的序列之中，起信息转移作用；④适应现象。

（二）感觉通路中的信息编码和处理

1. 特异神经能量定律　当刺激发生于一个特定感觉的神经通路时，所引起的感觉总是该通路的感受器在生理情况下兴奋所引起的感觉。

2. 感觉通路中的感受野　中枢感觉神经元的感受野要比感受器的感受野大，高位神经元的感受野要比低位神经元的感受野大。

3. 感觉通路对刺激强度的编码　同一感觉系统或感觉类型范围，编码除发生在感受器水平外，也发生在传入通路和中枢水平。

4. 感觉通路中的侧向抑制　与来自刺激中心区感觉神经元的信息相比，来自刺激周边区的信息是抑制的。侧向抑制增强感觉系统的分辨能力，也是空间（两点）辨别的基础。

（三）感觉传入通路：特异投射系统和非特异投射系统（★★）

丘脑是感觉传导的换元接替站，包括三类核团：感觉接替核、联络核、髓板内核群。感觉投射系统见表2-3-9-1。

表2-3-9-1　感觉投射系统

项　目	投射部位	丘脑核团	投射特点	功　能
特异性投射系统	皮质特定感觉区	感觉接替核、联络核	点对点投射	引起特定感觉
非特异性投射系统	弥散投射广泛皮质	髓板内核群	广泛投射	维持大脑皮质兴奋或醒觉状态（2001）

（四）痛觉

1. 躯体痛　包括体表痛和深部痛。深部痛定位不明确，可伴有自主神经反应。

2. 内脏痛的特点（2008）　内脏痛是临床常见症状，常由机械性牵拉、痉挛、缺血和炎症等刺激所致。内脏痛的特点如下：

（1）定位不准确，这是内脏痛最主要的特点。

（2）发生缓慢，持续时间较长。

（3）中空内脏器官（如胃、肠、胆囊和胆管等）壁上的感受器对扩张性刺激和牵拉性刺激十分敏感，而对切割、烧灼等通常易引起皮肤痛的刺激却不敏感。

（4）特别能引起不愉快的情绪活动，并伴有恶心、呕吐和心血管及呼吸活动改变。

3. 牵涉痛（2018）　某些内脏疾病往往引起远隔的体表部位发生疼痛或痛觉过敏，这种现象称为牵涉痛。

五、神经系统对姿势和躯体运动的调节

（一）脊髓休克及其发生和恢复的意义

1. 脊髓休克　是当人和动物的脊髓在与高位中枢离断后，反射活动能力暂时丧失而进入无反应状态的现象，简称脊休克。

2. 主要机制　脊休克主要表现为横断面以下的脊髓所支配的躯体与内脏反射均减退甚至消失，如骨骼肌紧张降低甚至消失，外周血管扩张，血压下降，发汗反射消失，粪、尿潴留。在发生脊休克后，一些以脊髓为基本中枢的反射可逐渐不同程度地恢复。离断面水平以下的知觉和随意运动能力将永久消失。

3. 恢复意义　说明脊髓有完成某些简单反射的能力，高位中枢平时具有易化伸肌反射和抑制屈肌反射的作用。

（二）脊髓对姿势反射的调节（★★★）

1. 屈肌反射与对侧伸肌反射

（1）屈肌反射：当脊动物一侧肢体的皮肤受到伤害性刺激时，可反射性引起受刺激侧肢体关节的屈肌收缩而伸肌舒张，使肢体屈曲，这一反射称为屈肌反射。屈肌反射具有躲避伤害的保护意义，但不属于姿势反射。在此反射中，肢体屈曲程度与刺激强度有关。

（2）对侧伸肌反射：是一种姿势反射，在保持身

体平衡中具有重要意义。

2. 骨骼肌受到外力牵拉使其伸长时，能引起受牵拉肌肉的收缩，这种现象称为牵张反射（2003）。感受器为肌梭，效应器为梭外肌（2006）。

（1）牵张反射的基本过程：当肌肉被牵拉导致梭内肌、梭外肌被拉长时，可引起肌梭兴奋，通过Ⅰ类、Ⅱ类纤维将信息传入脊髓，使脊髓前角运动神经元兴奋，通过α纤维和γ纤维导致梭内肌、梭外肌收缩。其中α运动神经兴奋使梭外肌收缩以对抗牵张，γ运动神经元兴奋引起梭内肌收缩以维持肌梭兴奋的传入，保证牵张反射的强度。

（2）类型　牵张反射有腱反射和肌紧张两种类型。

1）腱反射：是指快速牵拉肌腱时发生的牵张反射，主要是快肌纤维收缩。腱反射为单突触反射。

2）肌紧张：是指缓慢持续牵拉肌腱时发生的牵张反射，表现为受牵拉的肌肉能发生紧张性收缩，阻止被拉长。肌紧张是维持躯体姿势的最基本的反射活动（2001），是姿势反射的基础。肌紧张主要是慢肌纤维收缩，是多突触反射。

3. 反牵张反射　除肌梭外，骨骼肌中还有一种能感受肌肉张力的感受器，称为腱器官。它分布于肌腱胶原纤维之间，与梭外肌纤维呈串联关系。由腱器官兴奋引起的牵张反射抑制，称为反牵张反射，可防止牵张反射过强而拉伤肌肉，具有保护意义。

（三）低位脑干对肌紧张的调节

低位脑干对肌紧张有易化和抑制作用。脑干网状结构内存在抑制或加强肌紧张及肌运动的区域，前者称为抑制区，位于延髓网状结构的腹内侧部分；后者称为易化区。与抑制区相比，易化区的活动较强，在肌紧张的平衡调节中略占优势。

（四）小脑的运动调节功能

小脑皮质接受来自脊髓、脑干和大脑皮质的传入投射；小脑皮质发出的传出纤维经由小脑深部核中转后投向脑干有关核团和大脑皮质。根据小脑的传入、传出纤维的联系，可将小脑分为以下三个主要功能部分。

1. 前庭小脑　前庭小脑的主要功能是控制躯体的平衡和眼球的运动（2014）。

2. 脊髓小脑　脊髓小脑的主要功能是调节进行过程中的运动，协助大脑皮质对随意运动进行适时的控制。

3. 皮质小脑　皮质小脑指半球外侧部，它不接受外周感觉的传入，而主要与大脑皮质感觉区、运动区和联络区构成回路。皮质小脑的主要功能是参与随意运动的设计和程序的编制。

（五）基底核的运动调节功能

基底核包括尾（状）核、壳核、苍白球、丘脑底核、黑质和红核。尾核、壳核和苍白球统称为纹状体；其中苍白球是较古老的部分，称为旧纹状体，而尾核和壳核则进化较新，称为新纹状体。基底核有重要的运动调节功能，它与随意运动的稳定、肌紧张的控制、本体感觉传入冲动信息的处理有关。此外，基底核中某些核团还参与自主神经的调节、感觉传入、心理行为和学习记忆等功能活动。

（六）大脑皮质的运动调节功能

1. 大脑皮质是运动调控的最高级、最复杂的中枢部位。主要运动区包括中央前回（4区）和运动前区（6区）。运动区的功能特征：①对躯体运动的调控为交叉性支配。除下部面肌和舌肌主要受对侧支配外，头面部其余部分均为双侧性支配。②皮质代表区大小与躯体运动的精细和复杂程度有关。运动越精细越复杂，其相应肌肉的代表区就越大。③运动代表区功能定位总体安排是倒置的，即下肢的代表区在皮质顶部，上肢肌肉的代表区在中间部，但头面部代表区的内部安排是正立的。

2. 运动传出通路　包括皮质脊髓束和皮质脑干束。

六、神经系统对内脏活动的调节

（一）自主神经系统的功能及其特征

自主神经包括交感神经和副交感神经，交感和副交感神经系统的功能，见表2-3-9-2。

表2-3-9-2　交感和副交感神经系统的功能

项　目	交感神经	副交感神经
循环系统	心跳加快加强、皮肤及内脏血管收缩，血压升高	心跳减慢减弱，血压降低
呼吸系统	呼吸道平滑肌舒张	呼吸道平滑肌收缩
消化系统	胃肠平滑肌的活动减弱，括约肌收缩	加强胃肠平滑肌的活动，括约肌舒张
眼	瞳孔扩大	瞳孔缩小
汗腺	分泌增加	不受副交感神经支配
代谢，内分泌	糖原分解，肾上腺髓质分泌增加	胰岛素分泌增加，糖原合成增加

（二）脊髓、低位脑干和下丘脑对内脏活动的调节

1. 脊髓的内脏调节功能　脊髓对内脏活动的调

节是初级的，基本的血管张力反射、发汗反射、排尿反射、排便反射、阴茎勃起反射等可在脊髓水平完成，但这些反射平时受高位中枢的控制。

2. 低位脑干的内脏调节功能　由延髓发出的自主神经传出纤维支配头面部的所有腺体、心脏、支气管、喉、食管、胃、胰腺、肝脏和小肠等；同时，脑干网状结构中存在许多与内脏活动调节有关的神经元，其下行纤维支配脊髓，调节脊髓的自主神经功能。许多基本生命现象（如循环、呼吸等）的反射调节在延髓水平已初步完成，因此，延髓有“生命中枢”之称。

3. 下丘脑的内脏调节功能

（1）体温调节：PO/AH中的温度敏感神经元在体温调节中起着调定点的作用。

（2）水平衡调节：下丘脑内存在渗透压感受器调节抗利尿激素的释放。

（3）对腺垂体激素分泌的调节。

（4）生物节律控制：下丘脑的视交叉上核可能是生物节律的控制中心。

（5）其他功能：下丘脑能产生某些行为欲，如食欲、渴觉和性欲等，并能调节相应的摄食行为、饮水行为和性行为等本能行为；下丘脑还参与睡眠、情绪及情绪生理反应等。

七、脑电活动以及睡眠和觉醒

（一）正常脑电图的波形及其意义（★★）

按频率快慢将脑电图分为四种波形：β波>α波>θ波>δ波。这四种波形分别对应人体四种精神状态（2020）：①成人紧张活动状态（β波）；②成人清醒、安静并闭眼（α波）；③少年正常脑电或成人困倦（θ波）（2002、2007、2008）；④婴幼儿正常脑电或成人熟睡（δ波）。

【巧妙记忆】　口诀：闭目养神是α，睁眼工作是β，两眼一闭是θ，呼呼大睡是δ。婴儿枕叶常见δ波，幼儿则一般为θ波，青春期后才出现成人型α波。

（二）睡眠和觉醒

1. 睡眠的两种状态　睡眠是下列两个不同时相周期性交替的过程。

（1）非快速眼动（NREM）睡眠：又称慢波睡眠，此阶段视、听、嗅和触等感觉以及骨骼肌反射、循环、呼吸和交感神经活动等均随睡眠的加深而降低，且相当稳定；腺垂体分泌生长激素明显增多，有利于体力恢复和促进生长发育。

（2）快速眼动（REM）睡眠：又称快波睡眠，睡眠深度要比慢波睡眠更深，脑的耗氧量和血流量增多，生长激素分泌则减少。此期与幼儿神经系统的成熟和建立新的突触联系密切有关，因而能促进学习与记忆以及精力的恢复。

2. 觉醒　其产生与脑干网状结构的活动有关，故称之为网状结构上行激动系统。网状结构是个多递质系统，已知网状结构中大多数神经元上行和下行纤维的递质是谷氨酸。

3. 与睡眠有关的脑区　促进NREM的脑区中，最重要的是视前区腹外侧部；位于脑桥头端被盖外侧区的胆碱能神经元称为REM睡眠启动神经元，蓝斑的去甲肾上腺素能神经元和中脑背核的5-羟色胺神经元，既能启动和维持觉醒，也可终止REM睡眠，被称为REM睡眠关闭神经元。

4. 内源性促眠物质　包括腺苷、前列腺素D_2和生长激素等。

八、脑的高级功能

1. 语言中枢　与语言有关的脑区位于大脑侧沟附近。临床上发现，人类左侧大脑皮质一定区域的损伤可引起各种特殊的语言活动功能障碍：①流畅失语症；②运动失语症；③失写症；④感觉失语症；⑤失读症。

2. 大脑皮质功能的一侧优势　人类两侧大脑半球的功能是不对等的。在主要使用右手的成人中，语言活动主要由左侧大脑皮质管理，左侧皮质在语言活动上占优势，故称为优势半球。

【经典习题】

1. 非特异性感觉投射系统的特点是

A. 不通过脑干网状结构上行激动系统起作用

B. 与大脑皮质有点对点的投射关系

C. 没有专一的感觉传导功能

D. 为单突触传递系统

E. 不易受巴比妥类药物的影响

答案：C

考点：非特异性感觉投射系统的特点

解析：由于上行过程中经过脑干网状结构神经元错综复杂的换元传递，因而失去了特异感觉的特异性和严格的定位区分，上行纤维广泛终止于大脑皮质的各层细胞，与大脑皮质不具有点对点的投射关系，不引起特定的感觉，所以称非特异投射系统。其主要功能是维持和改变大脑皮质的兴奋状态。故选C。

2. 在突触传递过程中，影响神经末梢递质释放量的关键因素是

A. 末梢膜电位的水平

B. 进入末梢内的Ca^{2+}量

C. 末梢内线粒体的数量

D. 末梢内囊泡的数量

E. 末梢上化学门控 Ca^{2+}通道的数量

答案： B

考点： 经典突触的传递过程

解析： 当突触前神经元的兴奋传到末梢时，突触前膜去极化，当去极化达到一定水平时，突触前膜中的电压门控钙通道开放，Ca^{2+}从细胞外进入突触前膜末梢轴浆内，导致轴浆内 Ca^{2+}浓度的瞬时升高，由此触发突触囊泡的出胞，即引起末梢递质的量子式释放。随后，轴浆内 Ca^{2+} 主要由 Na^{+}- Ca^{2+}交换迅速外流而恢复轴浆内 Ca^{2+} 浓度。递质的释放量与进入轴浆内的 Ca^{2+}量呈正相关。故选 B。

第十节　内　分　泌

一、下丘脑的内分泌功能

1. 下丘脑与垂体之间的功能联系　下丘脑与腺垂体之间并没有直接的神经联系，但存在独特的血管网络，即垂体门脉系统，这是下丘脑与腺垂体功能联系的基础，包括两重毛细血管网，第一级在正中隆起——垂体柄处，第二级在腺垂体，下丘脑肽类激素通过门脉系统调节腺垂体促激素的释放，而垂体促激素通过门脉系统发挥反馈性调节作用。

2. 下丘脑调节肽　由下丘脑促垂体区肽能神经元分泌的能调节腺垂体活动的肽类物质，统称为下丘脑调节肽。下丘脑调节肽包括 9 种（2003），分别是促甲状腺激素释放激素（TRH）、促性腺激素释放激素（GnRH）、生长激素释放抑制激素即生长抑素（GHRIH）、生长激素释放激素（GHRH）、促肾上腺皮质激素释放激素（CRH）、促黑素细胞激素释放因子（MRF）、促黑素细胞激素释放抑制因子（MIF）、催乳素释放因子（PRF）、催乳素释放抑制因子（PIF）。

二、垂体的内分泌功能

（一）腺垂体和神经垂体激素

1. 腺垂体　腺垂体是体内最重要的内分泌腺，至少分泌七种激素，其中生长激素（GH）、催乳素（PRL）、促黑素细胞激素（MSH）没有靶腺、分别调节生长、乳腺发育、黑色细胞功能；而促甲状腺激素（TSH）、促肾上腺皮质激素（ACTH）、卵泡刺激素（FSH）、黄体生成素（LH）通过靶腺发挥作用（2013）。

2. 神经垂体激素　神经垂体自身不能合成激素。下丘脑合成的血管升压素（VP）（2013、2014、2015）和缩宫素（OT）经轴浆运输到神经垂体末梢。生理水平的 VP 可促进肾对水的重吸收，产生抗利尿作用。在机体脱水和失血等情况下，VP 的释放量明显增加，可使血管广泛收缩。VP 还有增强记忆和刺激疼痛的作用。OT 促进乳腺排乳，刺激子宫收缩，对神经内分泌、学习记忆、痛觉调节、体温调节等生理功能也有一定的影响。

（二）生长激素的生物学作用及其分泌调节

1. 生长激素的生物学作用

（1）促生长作用：GH 主要促进骨、软骨、肌肉和其他组织细胞的分裂增殖和蛋白质合成，从而加速骨骼和肌肉的生长发育。幼年时缺乏患侏儒症（2007）、过多患巨人症，成年时生长激素过多患肢端肥大症。

（2）对代谢的作用：①GH 促进蛋白质代谢，总效应是合成大于分解，特别是促进肝外组织的蛋白质合成。②GH 可促进氨基酸进入细胞，增强 DNA，RNA 的合成，减少尿氮，呈氮的正平衡。③GH 有助于促进生长发育和组织修复。④GH 可激活对激素敏感的脂肪酶，促进脂肪分解，增强脂肪酸的氧化分解，提供能量，并使组织特别是肢体的脂肪量减少。⑤GH 还可抑制外周组织摄取和利用葡萄糖，减少葡萄糖的消耗，升高血糖水平。GH 分泌过多时，可因血糖升高而引起糖尿，造成垂体性糖尿。

2. 分泌的调节

（1）一般认为，受下丘脑 GHRH 与生长抑素的双重调节，GHRH 对 GH 的分泌起经常性的调节作用，而 GHIH 则主要在应激等刺激引起 GH 分泌过多时才对 GH 分泌起抑制作用。

（2）GH 对下丘脑和腺垂体产生负反馈调节。

（3）代谢因素、睡眠则间接影响其分泌。例如，慢波睡眠、饥饿、运动、应激、低血糖、血氨基酸增多、脂肪酸增多均可引起生长素分泌增加（2004）。

三、甲状腺激素（★★★）

（一）生物学作用

1. 促进生长发育　TH 是胎儿和新生儿脑发育的关键激素（2005），TH 与 GH 具有协同作用，调控幼年期生长发育。

2. 调节新陈代谢

（1）增强能量代谢：除脑、脾和性腺（睾丸）等少数器官组织外，TH 可使全身绝大多数组织的基础耗氧量增加，产热量增加，体温也因此发生相应波动。

（2）调节物质代谢：TSH 对物质代谢的影响广泛，包括合成代谢和分解代谢，生理水平 TH 对蛋白质、糖、脂肪的合成和分解代谢均有促进作用，而大量的TH则对分解代谢的促进作用更为明显。

1）糖代谢：①TH能加速肠黏膜吸收葡萄糖，增加外周组织利用糖及糖原的合成与分解，提高糖代谢速率；②TH还能增强肝糖异生，也能增强肾上腺素、胰高血糖素、皮质醇和生长激素的生糖作用；③但三碘甲腺原氨酸（T_3）与甲状腺素（T_4）可同时加强外周组织对糖的利用，也能降低血糖；④TH水平升高还能对抗胰岛素，使血糖升高。因此，甲亢患者餐后血糖升高，甚至出现糖尿，但随后血糖又能很快降低。

2）脂肪代谢：TH能刺激脂肪合成与分解，提高脂肪代谢速率。TH可加强胆固醇合成，但同时也增加低密度脂蛋白受体的可利用性，使更多的胆固醇从血中清除，从而降低血清胆固醇水平。

3）蛋白质代谢：TH可无特异性地加强基础蛋白质合成，表现为氮的正平衡。在生理情况下，TH可促使结构蛋白质和功能蛋白质合成，有利于机体的生长发育和各种功能活动。同时，TH也能刺激蛋白质降解，实际效应取决于TH的分泌量。高浓度TH可抑制蛋白质合成，引起氮的负平衡。TH分泌过多时，以骨骼肌为主的外周组织蛋白质分解加速，尿酸含量增加，尿氮排泄增加，肌肉收缩无力；骨骼蛋白质分解，血钙升高，骨质疏松。TH分泌过少时，蛋白质合成障碍，组织间黏蛋白沉积，水分子滞留皮下，引起黏液性水肿。应用TH制剂，可消除黏液性水肿，使尿氮排泄减少。

3. 影响器官系统功能　TH是维持机体基础性功能活动的激素，所以对机体几乎所有器官、系统都有不同程度的影响，但多数作用继发于TH对机体代谢和耗氧过程的促进。

【巧妙记忆】　对脑和骨骼生长都有重要作用的激素——甲状腺激素。

（二）分泌调节

1. 下丘脑-腺垂体-甲状腺轴的作用

（1）下丘脑对腺垂体的调节：下丘脑分泌的TRH对腺垂体起经常的调节作用，可促进腺垂体合成和释放TSH；而下丘脑分泌的生长抑素则抑制TSH的合成和释放。

（2）腺垂体对甲状腺的调节：TSH是促进T_3、T_4合成与分泌的最主要的激素（2013），作用于下列环节影响甲状腺激素的合成——促进碘泵活动，增加碘的摄取；促进碘的活化；促进酪氨酸碘化；促进甲状腺球蛋白水解和T_4释放；促进甲状腺增殖。

（3）甲状腺激素的负反馈调节：腺垂体对血中T_3、T_4变化十分敏感，血中T_3、T_4浓度升高，可引起TSH合成、分泌减少。

2. 甲状腺自身调节　摄入碘量多抑制甲状腺激素释放，摄入碘量少则代偿性甲状腺激素释放增多，长期缺碘可发生地方性甲状腺肿。

3. 神经系统的调节　交感神经促进T_3、T_4的合成与释放，副交感-甲状腺轴则在甲状腺分泌过多时进行抗衡型调节。甲状腺活动还受到免疫的调节，如产生TSH受体抗体或激活TSH受体的抗体。

四、调节钙、磷代谢的激素

（一）甲状旁腺激素的生物学作用及其分泌调节

1. 甲状旁腺激素的生物学作用　甲状旁腺激素的主要作用是维持血钙浓度稳定于正常水平，作用的靶器官主要是骨骼和肾脏（2008）。

（1）对肾脏的作用（2016）：在肾脏促进远曲小管对Ca^{2+}的重吸收，抑制近球小管对磷酸盐的重吸收。

（2）对骨骼的作用（2016）：在骨骼能促进骨钙重吸收，将钙释放于血液，同时抑制新骨的生成。甲状旁腺素（PTH）能迅速提高骨细胞膜对Ca^{2+}的通透性，使骨液中的Ca^{2+}进入细胞内，进而使骨细胞膜上的钙泵活动增强，将Ca^{2+}转运到细胞外液中。甲状旁腺激素的分泌主要受血离子态钙浓度的调节。

2. 甲状旁腺激素的分泌调节

（1）血钙水平的激素调节：甲状旁腺主细胞有钙受体分布，对血钙变化极为敏感，血钙水平轻微下降，1分钟内即可增加PTH的分泌，从而促进骨钙释放和肾小管对钙的重吸收，使血钙水平迅速回升。血钙水平是调节甲状旁腺分泌最主要的因素（2004、2017）。

（2）其他因素对甲状旁腺分泌的调节：血磷升高使血钙降低，间接刺激PTH的分泌。血镁降低刺激PTH分泌，但血镁慢性降低则可减少PTH的分泌。儿茶酚胺、组胺通过受体促进PTH的分泌，α受体激动药和前列腺素E（PGE）可抑制PTH的分泌。

（二）降钙素的生物学作用及其分泌调节

1. 降钙素（CT）的主要作用是降低血钙和血磷，其受体主要分布在骨骼和肾脏。

（1）对骨的作用：CT能抑制破骨细胞的活动，减弱溶骨过程（2018），同时还能增强成骨过程，使骨组织中钙、磷沉积增加，而血中钙、磷水平降低。

（2）对肾的作用：CT能减少肾小管对钙、磷、钠和氯等离子的重吸收，因此可增加这些离子在尿中的排出量。

2. 降钙素的分泌调节

（1）血钙水平的调节：CT的分泌主要受血钙水平调节。血钙浓度增加时，CT分泌增多。

（2）其他调节：进食可刺激 CT 分泌，血 Mg^{2+}浓度升高也可刺激 CT 分泌。

（三）维生素 D_3的生物学作用及其分泌调节

1. 维生素 D_3的生物学作用

（1）对小肠的作用：1,25-$(OH)_2D_3$可促进小肠黏膜上皮细胞对钙的吸收。

（2）对骨骼的作用：1,25-$(OH)_2D_3$对动员骨钙入血和钙在骨的沉积都有作用。一方面，1,25-$(OH)_2D_3$可通过增加破骨细胞的数量，增强骨的溶解，使骨钙、骨磷释放入血，从而升高血钙和血磷；另一方面，1,25-$(OH)_2D_3$又能刺激成骨细胞的活动，促进骨钙沉积和骨的形成。但总的效应是升高血钙。

（3）对肾的作用：1,25-$(OH)_2D_3$可促进肾小管对钙和磷的重吸收。

2. 维生素 D_3的分泌调节　维生素 D、血钙和血磷水平降低时，1,25-$(OH)_2D_3$的转化增加。PTH 通过刺激肾内 1α-羟化酶的活性促进维生素 D 活化。1,25-$(OH)_2D_3$的生成也受雌激素等激素水平的影响。

【巧妙记忆】 甲状旁腺激素（PTH）：是甲状旁腺主细胞分泌的激素，具有升钙降磷的作用。降钙素（CT）：由甲状腺滤泡旁细胞分泌，具有降钙、磷的作用。维生素 D_3：具有升高钙、磷的作用。

五、肾上腺皮质和髓质激素

（一）肾上腺糖皮质激素（★★）

1. 生物学作用（2006、2007）

（1）对物质代谢的影响：糖皮质激素（GC）是促进分解代谢的激素，促进糖异生，升高血糖，促进蛋白质分解。有抗胰岛素作用，可使血糖升高，对脂肪的作用存在部位差异。

（2）对水盐代谢的影响：对水的排出有促进作用，有较弱的贮钠排钾作用。

（3）在应激中发挥作用：血中 ACTH 水平迅速增加，糖皮质激素也相应增加。

（4）维持血管对儿茶酚胺的敏感性：允许作用。

（5）对血细胞的影响：使红细胞、血小板、中性粒细胞在血液中的数量增加，使淋巴细胞、嗜酸性粒细胞数量减少。

（6）其他：抗休克、抗炎、抗过敏、抗毒、提高中枢神经兴奋性等作用。

2. 分泌调节　肾上腺糖皮质激素的分泌受下丘脑-腺垂体-肾上腺皮质轴的调节，存在靶腺激素的长反馈，ACTH 对 CRH 分泌的短反馈调节。

（1）ACTH 的作用：肾上腺皮质激素为腺垂体 ACTH 细胞合成的 39 肽，ACTH 作用于肾上腺皮质刺激皮质醇合成，加速分泌速率。ACTH 分泌具有日周期节律，在紧张状态下分泌增加。皮质醇等对 ACTH 分泌具有快速的负反馈调节作用。

（2）糖皮质激素反馈调节：血浆中 GC 水平升高可通过负反馈机制调节下丘脑 CRLH 和腺垂体 ACTH 的分泌，这是血中 GC 水平保持相对稳定的重要环节。

（3）应激反应性调节：在应激刺激作用下，首先引起肾上腺素、去甲肾上腺素和皮质醇的分泌，皮质醇在儿茶酚胺激素的警觉反应中发挥允许作用，随后皮质醇分泌变慢，但作用更持续，机体的反应更持久，同时抵消某些激素作用，动员储备的能量，以维持反应过程中的能量需求。

（二）肾上腺髓质激素

1. 生物学作用　肾上腺髓质细胞在功能上相当于无轴突的交感神经节后神经元，分泌的激素主要为肾上腺素和去甲肾上腺素，还有少量的多巴胺。由于这些细胞内的颗粒嗜铬反应呈阳性，故常称为嗜铬细胞。此处主要介绍它们对物质代谢的影响和在应急反应中的作用。

（1）调节物质代谢：肾上腺素和去甲肾上腺素与各型肾上腺素能受体结合后调节物质代谢的机制不同。例如，骨骼肌运动增强时，肾上腺素可通过激活 β_2受体，加强肌糖原的分解，为肌肉收缩提供即时的能源供应；必要时也能通过激活 β_1受体加强脂肪组织的脂肪分解，为肌肉较为持久的活动提供游离脂肪酸分解供能；肾上腺素还能通过激活肝细胞的 α_1受体来促进糖异生，以维持血糖浓度；此外，骨骼肌运动时，还能通过局部自主神经的支配激活 α_2受体，抑制胰岛素分泌，促进糖异生，协同血糖浓度的维持。

（2）参与应急反应：当机体遭遇恐惧、愤怒、焦虑、搏斗、运动、低血糖、低血压、寒冷等刺激时，通过传入纤维将有关信息传到延髓网状结构、下丘脑及大脑皮质，进而使交感神经强烈兴奋，肾上腺髓质也被激活，以应对紧急情况。因此有人将它们合称为交感-肾上腺髓质系统。此时，交感神经末梢释放的去甲肾上腺素和肾上腺髓质急剧分泌大量儿茶酚胺类激素（可达基础水平的 1000 倍）使机体处于警觉状态，机体反应极为机敏等。这种在紧急情况下发生的交感-肾上腺髓质系统活动增强的适应性反应，称为应急反应。

2. 分泌调节

（1）交感神经的作用：肾上腺髓质嗜铬细胞直接受交感神经节前纤维的支配。交感神经兴奋时，节前纤维末梢释放乙酰胆碱，作用于嗜铬细胞细胞膜中的 N_1受体，促使肾上腺髓质激素分泌，同时也提高靶细胞中儿茶酚胺合成酶系的活性，促进儿茶酚胺的合成。

（2）ACTH和GC的作用：腺垂体分泌的ACTH可直接或间接（通过引起GC分泌）提高嗜铬细胞内催化儿茶酚胺有关合成酶的活性，促进儿茶酚胺的合成及分泌量。实验摘除动物的垂体，其肾上腺髓质中酪氨酸羟化酶、多巴胺-羟化酶及苯乙醇胺氮位甲基移位酶（PNMT）的生物活性均降低。若补充ACTH可使这三种酶的活性恢复，若只补充GC，则只能使后两种酶的活性恢复。

（3）自身反馈性调节：当肾上腺髓质嗜铬细胞中去甲肾上腺素或多巴胺含量增多到一定水平时，可负反馈抑制酪氨酸羟化酶的活性；而当肾上腺素合成增多到一定程度时，则可负反馈抑制PNMT的活性，阻止儿茶酚胺的进一步合成。

另外，儿茶酚胺的分泌还受到机体代谢状态的影响。如低血糖时，嗜铬细胞分泌肾上腺素和去甲肾上腺素增加，促进糖原分解，使血糖升高。

六、胰岛素（★★）

（一）生物学作用（2007）

1. 调节物质代谢

（1）对糖代谢：加速葡萄糖的摄取、贮存和利用，降低血糖浓度。

（2）对脂肪代谢：促进脂肪的合成，抑制脂肪的分解。

（3）对蛋白质代谢：促进蛋白质的合成和贮存，抑制蛋白质分解。

2. 调节能量平衡　胰岛素不仅在细胞水平上发挥代谢调节作用，也于整体水平上参与机体摄食平衡的调节。

（二）分泌调节

1. 营养成分调节

（1）血糖的作用：血糖浓度是调节胰岛素分泌的最重要因素，血糖升高刺激B细胞释放胰岛素（2006），长期高血糖使胰岛素合成增加甚至B细胞增殖。另外，血糖升高还可以作用于下丘脑，通过支配胰岛的迷走神经传出纤维，引起胰岛素分泌。

（2）氨基酸和脂肪的作用：多种血氨基酸能增加刺激胰岛素分泌，其中以赖氨酸、精氨酸、亮氨酸作用最强。脂肪酸有较弱的刺激胰岛素分泌的作用。

2. 激素的调节

（1）促胃液素、促胰液素、缩胆囊素、抑胃肽等胃肠激素能促进胰岛素分泌，这是口服比静脉注射葡萄糖更易引进胰岛素分泌的原因。

（2）生长素、雌激素、孕激素促进胰岛素分泌，而肾上腺素制抑制胰岛素分泌。

（3）胰高血糖素可通过对胰岛B细胞的直接作用和升高血糖的间接作用，引起胰岛素分泌。

3. 神经调节　刺激迷走神经，可通过乙酰胆碱作用于M受体，直接促进胰岛素的分泌；迷走神经还可通过刺激胃肠激素的释放，间接促进胰岛素的分泌。交感神经兴奋时，则通过去甲肾上腺素作用于α_2受体，抑制胰岛素分泌。

【经典习题】

1. 由下丘脑产生的激素是

A. 泌乳素

B. 促肾上腺皮质激素

C. 血管紧张素

D. 生长激素

E. 血管升压素

答案：E

考点：血管升压素分泌部位

解析：泌乳素、促肾上腺皮质激素、生长激素均由垂体释放。血管紧张素原是由肝脏产生和合成，在肾素及不同酶作用下转换为血管紧张素。下丘脑可产生血管升压素和缩宫素。故选E。

2. 下列对糖皮质激素生理作用的描述，正确的是

A. 促进葡萄糖的利用

B. 减少红细胞和淋巴细胞的数目

C. 促进脂肪的分解

D. 促进肌肉组织蛋白质合成

E. 降低机体抗伤害刺激的能力

答案：C

考点：糖皮质激素生理作用

解析：糖皮质激素生理作用：①调节物质代谢：升高血糖，促进脂肪分解和脂肪酸在肝内的氧化，抑制肝外蛋白质合成，加速肝外蛋白质分解，如肌肉、骨骼、结缔组织以及淋巴等组织；加速肝内蛋白质合成。②影响水盐代谢。③影响器官系统功能。④参与应激：应激状态下，糖皮质激素分泌增多，增强机体对伤害性刺激的基础耐受性和抵抗力。故选C。

第十一节　生　殖

一、男性生殖

（一）睾酮的生理作用（2004、2007）

1. 影响胚胎分化维持生精作用。

2. 维持附性器官的生长和维持性欲。

3. 促进蛋白质合成，促进骨骼生长与钙、磷沉积，促进红细胞生成。

（二）睾酮分泌调节

受下丘脑-腺垂体-睾丸轴的调节，睾丸分泌的激素又对下丘脑-腺垂体进行反馈调节，从而维持生精过程和各种激素水平的稳定。

二、女性生殖

（一）雌激素、孕激素的生理作用（★★）

1. 雌激素的生理作用

（1）促进女性生殖器官的发育。

（2）促进女性第二性征和性欲的产生。

（3）对代谢的影响：对蛋白质、脂肪、骨和水盐代谢都能产生影响。促进生殖器官的细胞增殖分化，加速蛋白质合成，促进生长发育，减少血浆低密度脂蛋白含量而增加血浆高密度脂蛋白含量，有一定抗动脉硬化作用，促进骨的成熟及骨骼愈合。

2. 孕激素的生理作用　孕激素的生理作用主要是使子宫内膜和子宫肌为受精卵着床作准备，并维持妊娠。

（1）调节腺垂体激素的分泌排卵前，孕激素可协同雌激素诱发LH分泌出现高峰，而排卵后则对腺垂体促性腺激素的分泌起负反馈抑制作用。

（2）孕激素（2016）可影响生殖器官的生长发育和功能活动，其可使处于增殖期的子宫内膜进一步增厚，并进入分泌期，从而为受精卵的生存和着床提供适宜的环境。

（3）促进乳腺腺泡的发育。

（4）升高女性基础体温（2018）。

【巧妙记忆】 雌激素的主要作用是促进女性生殖器和乳房的发育，而孕激素则是在雌激素的作用基础上，进一步促进它们的发育，为妊娠准备条件。

（二）卵巢和子宫内膜的周期性变化及其激素的调节

1. 卵泡期　卵泡早期，血中雌激素和孕激素处于低水平，反馈抑制下丘脑和垂体的作用较弱，血中GnRH，FSH和LH浓度开始上升。FSH促进颗粒细胞膜上FSH受体生成及颗粒细胞增殖，进而使雌激素分泌增加。当雌激素分泌达到一定水平时，它与抑制素一起负反馈抑制下丘脑和腺垂体的分泌，使GnRH和FSH分泌减少。由于抑制素可选择性抑制FSH，而不抑制LH，故血中FSH有所下降，使多数卵泡停止发育。唯有发育较大的优势卵泡分泌雌激素较多，可使卵泡摄取更多的FSH（2018），继续发育形成成熟卵泡，并分泌雌激素，致使血中雌激素浓度持续升高。至排卵前一天，血中雌激素浓度达到顶峰。此时，高浓度的雌激素对下丘脑不起负反馈作用，而起正反馈作用，使GnRH分泌增多，刺激LH和FSH分泌，其中以LH的分泌增加更为明显，形成LH峰。

2. 排卵　出现LH峰时，高浓度的LH可消除卵母细胞成熟抑制因子（OMI）的抑制作用，使停止分裂的初级卵母细胞恢复分裂。LH峰还可促进卵泡细胞分泌孕激素及前列腺素，促使溶酶体的生成，使基膜溶解，并激活纤溶酶、胶原酶、蛋白水解酶及透明质酸酶等，使卵泡膜溶解破裂，卵泡壁肌样细胞收缩，卵细胞与所附着的透明带、放射冠从排卵孔排出。

3. 黄体期　排卵后，残余的卵泡转变为黄体。在LH的作用下，黄体细胞分泌大量孕激素与雌激素，形成月经周期中雌激素分泌的第二高峰。雌激素能使黄体细胞上LH受体数量增多，促进黄体分泌孕激素，在排卵后5~10天血中孕激素水平出现高峰，以后逐渐降低。由于高浓度的雌激素与孕激素可抑制下丘脑和腺垂体的分泌，所以黄体期LH和FSH一直处于较低水平。子宫内膜在增生期的基础上又受到孕激素的刺激，内膜细胞体积增大，腺管和血管生长变弯曲，分泌含有糖原的黏液，进入分泌期，为受精卵的植入提供适宜环境。若卵子未受精，黄体的寿命仅为12~15天，在黄体萎缩和溶解后，血中雌、孕激素水平显著下降。由于子宫内膜缺乏性激素的支持，子宫内膜中螺旋形小动脉收缩、痉挛、断裂，造成子宫内膜缺血、缺氧，子宫内膜的功能层失去营养而剥离、出血，经阴道流出，进入月经期。卵巢进入下一个活动周期。若卵子受精，受精卵的滋养叶细胞开始分泌人绒毛膜促性腺激素（hCG），后者可延长黄体寿命，并使之转化为妊娠黄体。此后不再出现卵巢和子宫的周期性变化，直至分娩。

【巧妙记忆】 卵泡期主要由颗粒细胞和内膜细胞分泌雌激素；黄体期由黄体细胞分泌孕激素和雌激素。

（三）女性一生各阶段的生理特点

女性一生可划分为胎儿期、新生儿期、儿童期、青春期、性成熟期、绝经过渡期和绝经后期7个阶段。各阶段的生理特点如下。

1. 胎儿期　受精卵是由父系和母系来源的23对（46条）染色体组成的新个体，其中一对性染色体X与Y决定胎儿性别。XX为女性，因无雄激素，无副中肾管抑制因子，中肾管退化，两条副中肾管发育成为女性生殖道。

2. 新生儿期　出生后4周内称为新生儿期。女性胎儿在母体内受到胎盘及母体卵巢产生的女性激素影响，出生时新生儿外阴较丰满，乳房略隆起或少许泌乳。出生后，新生儿血中女性激素水平因脱离母体迅速下降，可出现少量阴道流血。均属生理现象，短期内能自然消退。

3. 儿童期　从出生后4周至12岁左右称为儿童期。儿童期早期（8岁前）下丘脑-垂体-卵巢轴功能处于抑制状态，卵泡无雌激素分泌。生殖器呈幼稚型。儿童期后期（8岁后）垂体开始分泌促性腺激素，卵巢中的卵泡有一定发育并分泌少量性激素，但仍达不到成熟阶段。

4. 青春期　世界卫生组织规定青春期为10~19岁。

（1）第一性征发育：即生殖器官发育。生殖器官从幼稚型变为成人型。生殖系统功能尚未完善。

（2）第二性征出现：包括音调变高，乳房发育，出现阴毛及腋毛，骨盆横径发育大于前后径，胸、肩、髋部皮下脂肪增多，形成女性特有体态。乳房萌发是女性第二性征的最初特征，为女性青春期发动的标志。10岁时乳房开始逐渐发育，青春期肾上腺雄激素分泌增加，开始生长阴毛及腋毛，称为肾上腺功能初现。

（3）月经初潮：女性第一次月经来潮称月经初潮，为青春期的重要标志。通常发生晚于乳房发育2.5年时间。此时月经周期常不规则。

5. 性成熟期　是卵巢生殖功能与内分泌功能最旺盛时期。一般自18岁开始，历时约30年，此期卵巢功能成熟，出现周期性排卵。生殖器官各部及乳房，在卵巢分泌的性激素作用下发生周期性变化。

6. 绝经过渡期　是指卵巢功能开始衰退直至最后一次月经的时期。始于40岁后，历时长短不一。女性一生中最后一次月经称为绝经。世界卫生组织将卵巢功能开始衰退直至绝经后1年内的时期称为围绝经期。围绝经期由于雌激素水平降低，可出现血管舒缩障碍和神经精神症状，表现为潮热、出汗、情绪不稳定、不安、抑郁或烦躁、失眠等，称为绝经综合征。

7. 绝经后期　是指绝经后的生命时期。初期卵巢内卵泡耗竭，分泌雌激素功能停止，卵巢间质有分泌雄激素功能，雄激素在外周组织转化为雌酮，成为绝经后期血液循环中的主要雌激素。女性60岁以后称为老年期。

（四）生殖器其他部位的周期性变化

1. 输卵管的周期性变化　输卵管上皮由非纤毛和纤毛细胞组成，月经周期中，雌激素作用使其形态和功能发生了与子宫内膜相似的变化。输卵管黏膜上皮纤毛细胞生长，体积增大；非纤毛细胞分泌增加，为卵子提供运输和着床前的营养物质。雌激素还促进输卵管发育及输卵管肌层节律性收缩。孕激素能增加输卵管收缩速度，减少输卵管收缩频率。孕激素与雌激素间有制约作用，孕激素可抑制输卵管黏膜上皮纤毛细胞的生长，减低分泌细胞分泌黏液的功能。雌激素、孕激素的协同作用保证受精卵在输卵管内的正常运行。

2. 宫颈黏液周期性变化

（1）月经来潮后，体内雌激素浓度降低，宫颈黏液很少。随雌激素浓度不断增高，宫颈黏液分泌量不断增加，至排卵期变得稀薄、透明，拉丝度达10cm。这时子宫颈外口变圆呈“瞳孔”样。黏液涂片检查干燥后，镜下见羊齿植物叶状结晶，月经周期第6~7日开始出现，到排卵期最典型。

（2）排卵后，受孕激素影响，宫颈黏液分泌量逐渐减少，变黏稠混浊，拉丝度差，易断裂。涂片发现结晶至月经周期第22日左右完全消失，代之以排列成行的椭圆体。

（3）检查宫颈黏液可了解卵巢功能状态。宫颈黏液为等渗液，Nacl增加势必导致水分相应增加，故排卵期宫颈黏液稀薄且量多。近排卵时雌激素影响网眼变大，有利于精子通过，对精子穿透发挥生物阀作用。

3. 阴道黏膜的周期性变化

（1）阴道上皮是复层鳞状上皮，分为底层、中层和表层。排卵前，底层细胞增殖，逐渐演变为中层细胞与表层细胞，使阴道上皮增厚，表层细胞角化，排卵期最明显。阴道上皮细胞内富含糖原，糖原经乳杆菌分解为乳酸，使阴道内保持一定酸度，防止致病菌繁殖。排卵后在孕激素作用下，表层细胞脱落。

（2）阴道上段黏膜对性激素最敏感，临床检查阴道上1/3段阴道侧壁脱落细胞变化，了解体内雌激素水平和有无排卵。

4. 乳房的周期性变化　雌激素促进乳腺管增生，而孕激素促进乳腺小叶及腺泡生长。某些女性经前期有乳房肿胀和疼痛，月经来潮后大多消退。

【经典习题】

1. 与排卵后基础体温升高有关的激素是
A. 卵泡刺激素
B. 缩宫素
C. 雌激素
D. 黄体生成素
E. 孕激素

答案： E

考点： 孕激素的生理作用

解析： 孕激素有产热作用，排卵后基础体温升高 0.5℃，临床上常将基础体温双相型变化作为排卵的标志。故选 E。

2. 在下列各项中，雌激素与孕激素表现为协同作用的是

A. 促进乳房发育

B. 促进阴道上皮角化

C. 加强输卵管蠕动

D. 增加宫颈黏液分泌

E. 加强子宫收缩

答案： A

考点： 雌激素与孕激素的生理作用

解析： 雌激素的主要生理作用：①促进女性生殖器官的发育：协同排卵，促进子宫发育，增加宫颈黏液的分泌，促进输卵管上皮增生、分泌及输卵管运动，有利于精子与卵子的运行；使阴道黏膜上皮细胞增生、角化。② 促进女性第二性征和性欲的产生：促进乳房的发育，也可促使脂肪沉积于乳房、臀部等部位，毛发呈女性分布，音调较高，出现并维持女性第二性征。孕激素的生理作用主要是使子宫内膜和子宫肌为受精卵着床作准备，并维持妊娠。促进乳腺腺泡的发育，升高女性基础体温。因此雌激素和孕激素均有的生理功能是促进乳房发育。故选 A。

第四章 医学微生物学

第一节 微生物的基本概念

定义、分类与特点

（一）微生物的定义

微生物是指广泛存在于自然界的形体微小、数量繁多、肉眼看不见，需借助于光学显微镜或电子显微镜放大数百倍、数千倍甚至数万倍，才能观察到的生物体。

（二）微生物分类及其特点（★★）（2018）

1. 非细胞型微生物 形体最小，仅含有一种核酸 RNA 或 DNA，或仅为传染性蛋白粒子，具有超级寄生性，包括病毒、朊病毒等。

2. 原核细胞型微生物 为单细胞微生物，其细胞分化不完善，无完整的细胞核及核膜、核仁，由拟核（核质）构成。包括细菌、支原体、衣原体、立克次体、螺旋体和放线菌等六类（2003、2013）。

3. 真核细胞型微生物 为多细胞或单细胞微生物（真菌），有细胞核和各种细胞器，易在体外生长繁殖。

【巧妙记忆】 微生物分为原核细胞型（包括细菌、放线菌、螺旋体、支原体、立克次体和衣原体）、真核细胞型（包括真菌和原虫）和非细胞型微生物（包括病毒、亚病毒和朊粒）。

【经典习题】

属于原核细胞型的一组微生物是

A. 酵母菌、淋球菌

B. 放线菌、破伤风梭菌

C. 链球菌、念珠菌

D. 隐球菌、结核分枝杆菌

E. 小孢子菌、大肠埃希菌

答案： B

考点： 微生物的分类

解析： 酵母菌、念珠菌属于真菌，属于真核细胞型微生物，小孢子菌和隐球菌均属于真核细胞型微生物，只有 B 的两种微生物属于原核微生物。故选 B。

第二节 细菌的形态与结构

一、细菌的大小与形态

1. 细菌的三种形态 有球菌、杆菌和螺形菌三类。螺形菌分为弧菌（如霍乱弧菌）、螺菌（如鼠咬热螺菌）、螺杆菌（如幽门螺杆菌）、弯曲菌（如空肠/结肠弯曲菌）。

2. 细菌的测量单位 微米（μm）。

二、细菌的基本结构

细菌的结构包括基本结构和特殊结构。细胞壁、细胞膜、细胞质和核质为基本结构，是细菌所共有的结构。

（一）细菌基本结构（★★）

1. 细胞壁 主要组分为肽聚糖。主要功能是维持细菌外形，维持菌体内外渗透压。

2. 细胞膜 具有细胞内外物质转运、生物合成、分泌及呼吸功能。

3. 细胞质 内含核蛋白体、质粒等多种重要结构。

4. 核质 由遗传物质 DNA 和 RNA 聚集而成，不具备完整的核结构，亦称为拟核。

（二）肽聚糖的结构（★★）

肽聚糖又称黏肽或胞壁质，是细菌所特有，在革兰阳性（G^+）菌与革兰阴性（G^-）菌有所不同。

（三）革兰阳性菌和阴性菌细胞壁结构的异同和医学意义

1. 革兰阳性菌和阴性菌细胞壁的结构比较　见表2-4-2-1。

表2-4-2-1　革兰阳性菌和阴性菌细胞壁的结构比较

细胞壁结构	革兰阳性菌	革兰阴性菌
厚度	20~80nm	10~15nm
强度	坚韧	疏松
肽聚糖组成	聚糖、侧链、交联桥	聚糖、侧链
交联方式	侧链间以肽桥交联	侧链间以肽腱交联
交联率	75%~100%	25%以下
结构类型	三维立体结构	二维立体结构
层数	可达50层	仅1~3层
细胞壁干比重	占50%~80%	占5%~20%
糖类含量	约占45%	约占15%
脂类含量	占1%~4%	约占20%
磷壁酸	有	无
外膜	无	有
脂多糖（LPS）	无	有
外膜蛋白（OMP）	无	有

2. 医学意义　G^+菌与G^-菌细胞壁结构不同，导致它们的染色性、抗原性、致病性和免疫性以及对抗生素的敏感性存在差异，在诊断方法及防治原则方面也不相同。

（四）细菌胞质中与医学有关的重要结构与意义（★★）

细菌与医学有关的细胞质内的亚结构主要有核糖体、质粒及胞质颗粒。

1. 核蛋白体　又称核糖体，是菌体蛋白质合成的场所。核糖体的沉降系数是70S，由50S和30S两个亚基组成。链霉素和红霉素可与核蛋白体结合起到抗菌作用。

2. 质粒　可自我复制，是细菌染色体外的遗传物质（2005）。主要的质粒有耐药性R质粒（2016）、编码性菌毛的F质粒、产生大肠菌素的Col质粒及产生肠毒素的ST质粒和LT质粒等。

3. 胞质颗粒　是细菌贮存的营养物质，如多糖、脂类及多磷酸盐等。其中异染颗粒为白喉棒状杆菌、鼠疫耶尔森菌和结核分枝杆菌等所特有的胞质颗粒，它由RNA和偏磷酸盐构成。经亚甲蓝染色呈紫色，此着色特点用于鉴别诊断。

【巧妙记忆】　细菌的基本结构要点口诀：壁膜质核四同基，黏肽为主细胞壁，阳厚阴薄有区别，阳裹抗原磷壁酸，阴裹三层脂外膜。壁层结构差异著，染色抗原药敏株。阳壁主要肽聚糖，溶酶青霉能裂解，阴菌外膜无奈何。

三、细菌的特殊结构

细菌的特殊结构包括荚膜、鞭毛、菌毛及芽胞等。

（一）荚膜（★★）

有荚膜菌在其细胞壁外有一层较厚（≥0.2μm）、较黏稠的结构，其化学成分多数为多糖，少数为多肽。荚膜具有抗原性及抗吞噬作用（2001、2016），并作为细菌的鉴别指征之一。

（二）鞭毛

1. 定义　是弧菌、螺菌、半数的杆菌及少数球菌细胞膜伸出菌体外形成的细长蛋白性丝状体。

2. 分类　根据鞭毛位置和数量的不同，分为单毛菌、双毛菌、丛毛菌和周毛菌。

3. 与医学的关系　鞭毛是运动器，与抗原性及致病性有关。

（三）菌毛

1. 定义　许多G^-菌及个别G^+菌在其菌体表面有细而短、多而直的蛋白性丝状体，称为菌毛。

2. 分类　分为普通菌毛和性菌毛。

（1）普通菌毛：使细菌黏附于宿主细胞表面致病。

（2）性菌毛：由F质粒表达，称为F^+菌。

（四）芽胞

1. 芽胞定义　需氧或厌氧芽胞杆菌属的细菌繁殖体，在不利的环境下，细胞质脱水浓缩，菌体内形成厚而坚韧的折光性强的圆形或卵圆形小体，称为芽孢。

2. 芽胞功能　为细菌的休眠状态，其抵抗力远远大于繁殖体。芽胞可存活在自然界数年以上，一旦条件适宜，又能出芽回复为繁殖体而致病，例如，炭疽杆菌、破伤风梭菌和气性坏疽杆菌等。杀灭芽胞最可靠的方法是高压蒸气灭菌。

【巧妙记忆】　具有侵袭力的细菌表面结构包括：荚膜和类荚膜，菌毛和黏附素。

四、细菌的染色方法

革兰染色的步骤、结果判定和医学意义如下。

1. 步骤　细菌涂片经结晶紫初染→碘液媒染→

95%乙醇脱色→复红复染。

2. 结果判定 凡未被95%乙醇脱色，菌体着紫色者为G^+菌，否则被染成红色的细菌为G^-菌。

3. 医学意义 革兰染色法将细菌分为G^+菌与G^-菌，被广泛应用于细菌的初步鉴别及指导选择抗生素。

【经典习题】

1. 细菌细胞壁的特有成分是

A. 肽聚糖

B. 外膜

C. 脂蛋白

D. 脂多糖

E. 类脂A

答案：A

考点：细菌细胞壁的组成成分

解析：细菌的基本结构有细胞壁、细胞膜、细胞质和核质。革兰染色将细菌分为G^+菌和G^-菌，两者的细胞壁均含有肽聚糖，但其各自有其特殊组分。外膜属于G^-菌的特殊结构，外膜由脂蛋白、脂质双层和脂多糖三部分组成。故选A。

（2~3题共用备选答案）

A. 荚膜

B. 质粒

C. 普通菌毛

D. 芽胞

E. 鞭毛

2. 与耐药性的获得及转移密切相关的细菌结构是

答案：B

3. 与肺炎链球菌致病性密切相关的细菌结构是

答案：A

考点：细菌结构

解析：质粒的临床意义：质粒编码的细菌性状有菌毛、细菌素、毒素和耐药性的产生等，赋予细菌致病性和耐药性的特征。故2题选B。荚膜有抗吞噬作用，是肺炎链球菌最主要毒力因子。故3题选A。普通菌毛与细菌的致病性密切相关。芽胞与细菌的抵抗力有关，是否被杀灭可作为灭菌效果的指标。鞭毛是细菌的运动器官，可使鞭毛菌趋向营养物质，逃离有害物质。

第三节 细菌的生理

一、细菌的生长繁殖

（一）细菌生长繁殖的基本条件、方式与生长曲线

细菌具有独立完成生命活动的能力，按营养物质的需要可将细菌分为自养菌和异养菌。

1. 基本条件 需要适宜的温度、合适的酸碱度和必需的气体环境。

2. 方式 细菌以简单的二分裂方式进行无性繁殖。

（1）细菌群体生长繁殖规律分为迟缓期、对数期、稳定期和衰亡期。

（2）细菌的芽胞和抗生素、外毒素等产物在稳定期产生。

3. 细菌的生长曲线 细菌群体的生长繁殖规律即“生长曲线”，包括迟缓期、对数期（或称指数期）、稳定期和衰亡期4期。

（1）对数期：细菌繁殖最快、代谢活跃，细菌形态、染色、生物活性都很典型，对外界环境因素的作用十分敏感，研究细菌的生物学性状以此期细菌为最好。

（2）稳定期：细菌形态和生理性状常有改变，但芽孢、抗生素及外毒素等代谢产物大多在稳定期产生。

（二）根据对氧需求进行细菌分类

将其分为专性需氧菌、微需氧菌、兼性厌氧菌和专性厌氧菌。

二、细菌的代谢

由细菌产生并与医学有关的主要合成代谢产物：细菌通过新陈代谢不断合成菌体成分，如热原质、毒素、侵袭性酶、色素、细菌素、抗生素和维生素等。

【经典习题】

在流行病学调查中，可用于细菌分型的合成性代谢物是

A. 热原质

B. 酶类

C. 毒素

D. 色素

E. 细菌素

答案：D

考点：细菌的生理

解析：细菌的合成代谢产物有热原质、毒素与侵袭性酶、色素、抗生素、细菌素和维生素，某些细菌能产生不同颜色的色素，有助于细菌分型。故选D。

第四节 消毒与灭菌

一、基本概念

1. 消毒 指杀死物体上病原微生物，但不一定

能杀死细菌芽胞的方法。

2. 灭菌　指杀灭物体上所有微生物，包括病原微生物、非病原微生物和芽胞的方法。

3. 无菌　指不含活菌的状态，即灭菌的结果。

二、物理灭菌法（★★）

使用消毒与灭菌方法，应首选物理灭菌法。

（一）热力灭菌法的种类及其应用

热力灭菌法包括干热灭菌法与湿热灭菌法。热力灭菌效果可靠又简便易行，为首选的灭菌方法。

1. 干热灭菌法　主要有焚烧法、烧灼法和干烤法。细菌繁殖体在干燥环境中，80~100℃经1小时可被杀灭，芽胞需要更高温度才可以被杀灭。

（1）焚烧法：适用于病理性废弃物品或动物尸体。

（2）烧灼法：适用于微生物学实验室的接种环、试管口等。

（3）干烤法：利用干烤箱灭菌，加热至171℃经1小时或160℃经2小时或121℃经16小时。适用于玻璃器皿、陶器、玻璃注射器等。

（4）红外线：红外线以1~10μm波长热效应最强。此法多用于医疗器械灭菌。

2. 湿热灭菌法　最常用，包括巴氏消毒法、煮沸法和高压蒸汽灭菌法等。

（1）巴氏消毒法：低温杀灭液体中的病原菌或特定微生物，用于牛奶、酒类消毒。方法有两种：①61.1~62.8℃经30分钟；②71.7℃经15~30秒。

（2）煮沸法：101.325kPa压力下，水煮沸100℃，一般细菌繁殖体5分钟被杀灭，芽胞需要煮沸1~2小时。用于消毒食具、刀剪、注射器等。

（3）高压蒸汽消毒法：是最好的灭菌方法，103.4kPa蒸汽压下，温度121.3℃，维持15~20分钟，可杀灭包括细菌芽胞在内的所有微生物，适用于一般培养基、生理盐水、手术辅料等耐高温、耐湿物品的灭菌（2012）。

（二）辐射杀菌法的原理和应用

1. 辐射灭菌　利用准用设施放射源^{60}钴（^{60}Co）产生的γ射线，通过损伤微生物核酸及酶类的物理灭菌方法。具有穿透力强、灭菌可靠和不使物品升温等优点。应用于不耐热医用品等的灭菌处理。

2. 紫外线消毒　原理是干扰DNA正常碱基配对，导致细菌死亡或突变。紫外线杀菌的有效波长为240~300nm，最佳波长为265~266nm。其特点是穿透力差，需照射30分钟至1小时才有效。仅适于直射物品表面消毒及空气消毒（2015）。

3. 微波　主要靠热效应发挥作用。主要用于食品、非金属器械、检验用品、食品用具、药杯等消毒。

【巧妙记忆】消毒与灭菌首选物理消毒法。

（三）滤过除菌法的应用

滤过除菌法可除去液体或空气中的细菌、真菌，不能除去病毒和支原体。液体除菌常用滤菌器。空气除菌可用空气过滤器。

三、化学消毒灭菌法

化学消毒剂可使细菌菌体蛋白变性凝固，或干扰细菌的酶系统，或改变细菌细胞膜的通透性，达到消毒的目的。

1. 重金属盐类　1%硝酸银给新生儿滴眼，可预防淋球菌感染。0.01%~0.1%硫柳汞，可为生物制品防腐。

2. 氧化剂　0.1%高锰酸钾用于皮肤、尿道消毒。3%过氧化氢，用于口腔黏膜消毒。0.2%~0.3%过氧乙酸，用于手及耐腐蚀物品消毒。2%碘酊，用于皮肤消毒。

3. 烷基化消毒剂　10%甲醛或2%碱性戊二醛用于浸泡物体表面消毒。高锰酸钾加甲醛用于熏蒸消毒。

4. 醇类　70%~75%乙醇（2018）用于皮肤消毒及体温计浸泡消毒。

5. 卤素及其化合物　10%~20%漂白粉上清液，用于地面、厕所及排泄物消毒。

6. 酸碱类　生石灰加水配成1∶8~1∶4糊状液，用于排泄物及地面的消毒。

【经典习题】

1. 医学上主要用于空气灭菌的电磁辐射是

A. 紫外线

B. 红外线

C. γ射线

D. 可视线

E. 微波辐射

答案：A

考点：空气灭菌

解析：短波紫外线对微生物的破坏力极强，当该波段的紫外线照射细菌体后，细胞的核蛋白和脱氧核糖核酸强烈地吸收该波段的能量，它们之间的链被打开断裂，从而使细菌死亡。如用紫外线汞灯或金属卤化物灯对空气和食品灭菌。故选A。

2. 关于高压蒸汽灭菌法，不正确的描述是

A. 灭菌效果最可靠

B. 适用于对耐高温和耐湿物品的灭菌

C. 可杀灭包括细菌芽胞在内的所有微生物

D. 通常灭菌压力为 2.05kg/cm^2
E. 通常灭菌温度为 121.3℃

答案： D

考点： 高压蒸汽灭菌法

解析： 高压蒸汽灭菌法是一种灭菌效果最好的方法，在 103.4kPa（1.05kg/cm^2）蒸汽压下，温度达到 121.3℃，维持 15~20 分钟，可杀灭包括细菌芽胞在内的所有微生物。常用于一般培养基、生理盐水、手术敷料等耐高温、耐湿物品的灭菌。故 D 错误。

第五节　噬　菌　体

一、噬菌体的生物学性状（★★）

1. 概念　噬菌体是侵袭微生物的病毒，只含有一种核酸 DNA 或 RNA，可感染细菌、真菌、螺旋体和支原体等。

2. 形态　噬菌体有蝌蚪形、球形和细杆状 3 种形态。对理化因素的抵抗力比一般细菌的繁殖体强，一般经 75℃ 30 分钟以上才失去活性，对紫外线敏感。

3. 化学组成　噬菌体大多数呈蝌蚪状。

（1）头部衣壳和尾部的化学组成是蛋白质，且具有抗原性。

（2）头部衣壳内含有 DNA 或 RNA。

（3）尾部有能识别宿主菌细胞表面的特殊受体。

4. 主要应用

（1）噬菌体应用于宿主菌使其易于培养，可作为基因工程和分子生物学研究的重要工具。

（2）特异性寄居于易感宿主菌体内，可用于细菌的鉴定和分型、未知细菌的检测、细菌感染的治疗。

二、温和噬菌体

1. 概念　温和噬菌体感染宿主菌后并不增殖，其基因整合于细菌染色体中。结合在细菌染色体上的噬菌体基因称为前噬菌体，该细菌称为溶原性细菌。

2. 与细菌遗传物质转移的关系　发生整合的噬菌体基因可随细菌基因的复制而将噬菌体基因传给子代细菌，该过程称之为噬菌体的溶原性周期。温和噬菌体可有溶原性周期和溶菌性周期。

【经典习题】

溶菌酶的溶菌作用机制是

A. 裂解细胞壁肽聚糖骨架上的 β-1, 4 糖苷键
B. 抑制细胞壁肽聚糖上四肽侧链与五肽桥的交联
C. 抑制细菌 mRNA 表达
D. 抑制细菌 DNA 转录
E. 破坏细胞壁上的磷壁酸

答案： A

考点： 溶菌酶的溶菌作用机制

解析： 溶菌酶同和溶葡萄球菌素作用相，能裂解肽聚糖中 N-乙酰葡糖胺和 N-乙酰胞壁酸之间的 β-1, 4 糖苷键，破坏聚糖骨架，引起细菌裂解。青霉素能抑制四肽侧链上 D-丙氨酸与五肽桥之间的联结，使细菌不能合成完整的肽聚糖，在一般渗透压环境中，可导致细菌死亡。故选 A。

第六节　细菌的遗传与变异

一、细菌遗传与变异的物质基础

细菌遗传物质可有以下几种（★★）。

1. 细菌染色体　细菌的各种遗传特性主要受细菌核质中染色体环状双螺旋 DNA 所控制。

2. 质粒　质粒是能够自主复制的细菌染色体以外的双链环状 DNA。

（1）细菌所携带的重要质粒有 F 质粒、Vi 质粒、Col 质粒和 R 质粒等。

（2）质粒可控制细菌某些生物学性状，如 R 质粒含有耐药基因。

3. 转位因子（或称转座因子）　为细菌基因组中可以改变自身位置的独特 DNA 片段，可在染色体、质粒及噬菌体之间转移，又分为插入序列（IS）和转座子（Tn）。

（1）插入序列：IS 是最简单的转位因子，仅携带与转座功能有关的基因。

（2）转座子：Tn 结构较复杂，除两端携带 IS 外，还携带多种与转座功能无关的基因。

4. 整合子（In）　In 定位于细菌染色体、质粒或转座子上，是一种具有运动性的独特的 DNA 分子。

5. 噬菌体基因组　带有温和噬菌体的溶原性细菌，其噬菌体基因组片段可整合到细菌染色体中，可使其细菌性状发生改变。

【巧妙记忆】　细菌遗传过程中质粒是最重要的核质以外的遗传物质。

二、细菌遗传与变异的机制

遗传变异的机制是细菌基因发生突变、转移或重组。突变是细菌基因结构发生稳定性的改变，导致遗传性状的变异。突变是随机的，可以自然发生，其自发突变率为每世代 10^{-10} ~ 10^{-6}，当受到某些理化因素的作用时，可使突变率提高。细菌基因转移的方式包括转化、转导、接合和溶原性转换等。当外源 DNA 转移到受体菌中，外源 DNA 可与内源 DNA 发生重组。

（一）转化、接合、转导及溶原性转换的概念

1. 转化　是指受体菌直接摄取供体菌游离 DNA 片段，而获得新的遗传性状，如活的无毒力的肺炎链球菌可摄取死的有毒力的肺炎链球菌 DNA 片段，从而转化为有毒株。

2. 接合　是指细菌通过质粒介导和性菌毛连接沟通的细胞间接触，将遗传物质（质粒或染色体）从供体菌转入受体菌。性菌毛是 F 质粒表达的中空管状结构。

3. 转导　是指温和噬菌体介导的遗传物质从供体菌向受体菌的转移，使受体菌获得新的性状。如无性菌毛菌获得非结合性耐药因子。

4. 溶原性转换　是指侵入细菌的噬菌体在溶原期，以前噬菌体形式与细菌的染色体发生重组，导致细菌的基因发生改变。溶原性细菌可因此获得新的特性，如白喉棒状杆菌、产气荚膜杆菌和肉毒梭菌可因溶原性转换而分别成为可产生白喉毒素、α 毒素和肉毒素的有毒株。

（二）耐药质粒的分类及其与耐药性的关系

R 质粒转移是细菌产生耐药性的主要原因。R 质粒可分为接合性和非接合性耐药质粒。

1. 接合性耐药质粒　由耐药传递因子（RTF）和耐药决定因子（r 决定因子）两部分组成。

（1）RTF 的实质是 F 因子，可编码产生性菌毛和通过接合转移。

（2）r 决定因子可表达耐药性的基因。

2. 非接合性耐药质粒非接合性耐药质粒可由转化和噬菌体转导方式进入受体菌。

【经典习题】

1. 有关耐药性质粒的描述，错误的是

A. 由耐药传递因子（RTF）和耐药决定因子组成

B. RTF 和 F 质粒的功能相似，可编码细菌性菌毛

C. R 质粒的转移是造成细菌间耐药性传播的主要原因

D. 细菌耐药性的产生是由于 R 质粒基因突变所致

E. 耐药决定因子可编码细菌多重耐药性

答案： D

考点： 耐药性质粒

解析： 质粒是细菌染色体外具有遗传功能的双链脱氧核糖核酸，携带有耐药性基因的质粒称为耐药性质粒。耐药性质粒由耐药传递因子（RTF）和耐药决定因子组成，其中 RTF 和 F 质粒的功能相似，可编码细菌性菌毛，选项 A 和 B 所述正确。耐药菌株可以将耐药性传递给敏感菌株，医学上称这种传递因子为 R 因子，或称耐药性传递因子，它可编码细菌多重耐药性，故 C、E 所述正确。R 质粒转移是细菌产生耐药性的主要原因之一，D 错误，故选 D。

2. 在细菌的遗传物质中，处于核质以外的是

A. mRNA

B. 核糖体

C. 质粒

D. 异染颗粒

E. 性菌毛

答案： C

考点： 细菌的遗传

解析： 质粒是细菌染色体外遗传物质，是存在于细菌质中的环状闭合的 dsDNA。故选 C。

第七节　细菌的感染与免疫

一、正常菌群与机会致病菌

（一）正常菌群、机会致病菌、菌群失调、菌群失调症的概念

1. 正常菌群　正常寄居在人体体表和开放性腔道中的、对人体无害的细菌称为正常菌群。

2. 机会致病菌　正常菌群与宿主之间，正常菌群之间，通过营养竞争，代谢产物的相互制约等因素，维持着良好的生存平衡。在一定条件下这种平衡关系被打破，原来不致病的正常菌群中的细菌可成为致病菌，称这类细菌为机会性致病菌，也称为条件致病菌。

3. 菌群失调和菌群失调症　指机体某部位正常菌群中各菌种间的平衡被打破，菌种间的比例发生较大幅度变化而超出正常范围的状态。由菌群失调产生的病症，称为菌群失调症。

（二）机会致病菌的致病条件（2008）

1. 定居部位改变　某些细菌离开正常寄居部位，进入其他部位，脱离原来的制约因素而生长繁殖，进而感染致病。

2. 机体免疫功能低下　正常菌群进入组织或血液扩散。

3. 菌群失调。

二、医院感染

（一）概念、类型与微生态特征

1. 概念　医院感染是指患者或医务人员在医院环境内发生的感染。

2. 类型　可分为内源性医院感染、外源性医院感染，后者又可分为交叉感染、环境感染和医源性感染。

3. 微生态特征　主要为机会致病菌（以革兰阴性杆菌为主），大多具有耐药性，常发生种类的变迁。

（二）医院感染的控制

1. 合理应用消毒与灭菌措施及无菌诊断治疗操作。

2. 正规采取隔离传染源和切断传播途径的预防措施。

3. 合理使用抗菌药物，杜绝滥用广谱抗生素。

4. 建立健全对医院感染的监测和管理机构。

三、细菌的致病性

（一）细菌的毒力

1. 概念　能使宿主致病的细菌称为致病菌。细菌致病力的强弱程度称为细菌的毒力。常用半数致死量（LD_{50}）或半数感染量（ID_{50}）表示。

2. 决定病原菌侵入机体能否致病的因素　细菌的毒力、细菌侵入的数量及侵入的部位（2003）。

（1）细菌的毒力是由侵袭力和毒素决定的。

（2）侵袭力指细菌突破宿主的防御屏障，在体内定居、繁殖及扩散的能力（2016）。

（3）构成侵袭力的成分是菌体表面结构及细菌胞外酶。

（二）细菌内、外毒素的概念及主要区别（★★）

细菌内、外毒素的区别见表 2-4-7-1。

表 2-4-7-1　细菌内、外毒素的区别（2001、2003、2004、2008）

区别要点	外毒素	内毒素
存在部位	由活的细菌释放至细菌体外	为细菌细胞壁结构成分，菌体崩解后释出
细菌种类	以革兰阳性菌多见	革兰阴性菌多见
化学组成	蛋白质	脂多糖（毒性主要为类脂A）
稳定性	60～80℃，30 分钟被破坏	160℃，2～4 小时才被破坏
毒性作用	强，对组织器官有选择性毒害效应，引起特殊临床表现	较弱，各菌的毒性效应大致相同，引起发热、白细胞增多、微循环障碍、休克、弥散性血管内凝血（DIC）等
抗原性	强，刺激机体产生抗毒素；甲醛液处理脱毒形成类毒素	弱，刺激机体产生的中和抗体作用弱；甲醛液处理不形成类毒素

【巧妙记忆】　内毒素是革兰阴性菌细胞壁中的脂多糖，菌体裂解后释放而出，耐热，性质稳定。外毒素是多数革兰阳性菌和少数革兰阴性菌在生长繁殖过程中释放到菌体外的蛋白质。

四、宿主的抗菌免疫

（一）吞噬细胞吞噬作用的后果

吞噬细胞吞噬病原菌后，有完全和不完全吞噬两种结局。

1. 完全吞噬　指病原菌完全被吞噬细胞清理或杀死。

2. 不完全吞噬　指病原菌未被吞噬细胞杀死，并被吞噬细胞携带转移至他处，引起扩散。

（1）未被吞噬细胞杀死的病原菌包括　某些胞内菌（如结核分枝杆菌、军团菌等）及病毒等病原体。

（2）不完全吞噬对机体不利，可造成病原体隐藏在吞噬细胞内，甚至在其内继续生长繁殖，导致细胞死亡。

（3）在适应性免疫产生后，不完全吞噬现象可转变为完全吞噬，例如巨噬细胞功能显著增强后，可促进结核菌隐性感染的康复。

（二）胞外菌、胞内菌感染及外毒素致病的免疫特点

1. 胞外菌感染的免疫特点　大多数细菌均为胞外菌，当感染机体后，仅存在于吞噬细胞外的体液或组织中，并可引起吞噬细胞死亡和严重的临床症状，称为胞外菌感染。如化脓性球菌的感染等。

2. 胞内菌感染的免疫特点　系少数细菌，如结核分枝杆菌、麻风分枝杆菌、布鲁菌和军团菌等的感染。在临床发病后相当长的时间内，吞噬细胞处于不完全吞噬状态，其清除细菌主要依靠细胞免疫的作用。

3. 外毒素致病的免疫特点　产外毒素的致病菌感染，如霍乱弧菌、白喉棒状杆菌和破伤风梭菌等感染，一般由毒素致病，不引起菌血症；而鼠疫耶尔森菌感染，则可引起菌血症，甚至脓毒症。胞外菌感染性疾病的恢复，主要依靠体液免疫，而毒血症主要依靠抗毒素免疫治疗。

五、感染的发生与发展

（一）细菌感染的来源

引起机体感染的致病菌来源有两大类，即外源性感染和内源性感染。

1. 外源性感染　病原菌来自宿主机体以外的环境。传染源主要是：

（1）患者：从潜伏期到病后恢复期，病原菌可以各种方式在人与人之间水平传播。

（2）带菌者：因不表现临床症状，并在一定时间内持续排菌，不易被发觉，故是重要的传染源。

（3）患者及带菌动物：某些细菌（炭疽杆菌，布鲁菌和鼠疫耶尔森菌等）可引起人兽共患病，病原菌可在人和动物之间传播。

2. 内源性感染　主要指来自体内的正常菌群的细菌引起的感染，又称自身感染，也包括既往感染过但少数病原菌潜伏下来而后又重新感染的现象，如结核分枝杆菌。内源性感染具有条件依赖性，是医院感染的一种常见现象。

（二）毒血症、内毒素血症、菌血症、败血症和脓毒血症的概念（★★）

1. 毒血症　致病菌侵入宿主体内后，只在机体局部生长繁殖，病菌不进入血液循环，但其产生的外毒素入血。外毒素经血到达易感的组织和细胞，引起特殊的毒性症状，如白喉等。

2. 内毒素血症　革兰阴性菌侵入血液，并在其中大量繁殖、崩解后释放出大量内毒素；也可由病灶内大量革兰阴性菌死亡、释放的内毒素入血所致。

3. 菌血症　病原菌经局部组织进入血流，尚未大量繁殖和引起严重的临床症状。通常指败血症的早期临床阶段，如伤寒病的第二次菌血症。

4. 败血症　病原菌入血后大量繁殖并产生毒性代谢产物，引起严重的全身中毒症状。如高热、出血斑、肝脾大等。

5. 脓毒血症　化脓性细菌入血并大量繁殖，引起严重的中毒症状，并通过血流扩散至其他器官组织中，产生新的化脓病灶，是一种最严重的感染类型。

【经典习题】

1. 病原体的侵袭力是指
   A. 病原体的繁殖力
   B. 病原体产生毒素的能力
   C. 病原体的数量
   D. 病原体的毒力
   E. 病原体侵入机体并在机体内生长、繁殖的能力

答案： E

考点： 病原体的侵袭力

解析： 侵袭力是指致病菌突破宿主皮肤、黏膜等生理屏障，进入机体并在体内定植和繁殖扩散的能力。细菌的侵袭力包括与黏附、定植和产生侵袭性相关物质的能力。故选E。

2. 关于细菌外毒素的叙述，错误的是
   A. 多由革兰阳性菌产生
   B. 化学成分是蛋白质
   C. 耐热，不能经高压蒸汽灭菌法破坏
   D. 经甲醛处理可制备成类毒素
   E. 可刺激机体产生抗毒素

答案： C

考点： 细菌外毒素

解析： 外毒素是主要由革兰阳性菌和部分革兰阴性菌产生并释放到菌体外的毒性蛋白质；毒性作用强，可刺激机体产生抗毒素；具有一般蛋白质的理化特性，不耐热，对化学因素也不稳定；人工方法脱去外毒素毒性而保留抗原性的外毒素生物制品称为类毒素。故选C。

第八节　细菌感染的检查方法与防治原则

一、细菌学诊断

细菌感染的实验室检查程序包括标本的正确采集、病原菌的分离培养、形态学检查、代谢产物和毒素的测定、细菌抗原及其核酸检测、机体免疫应答产物（抗体）的检测等。在实际工作中，可根据具体情况选用相应的实验技术和方法。

（一）临床标本的采集原则

临床标本的采集原则包括：①早期采集。②无菌采集。③采集适当标本。④采集双份血清。⑤尽快送检。⑥标本做好标记，在相应化验单上详细填写标本种类、检验目的和临床诊断，以保证各环节准确无误。

1. 早期采集　细菌分离培养标本，尽量在发病早期及使用抗生素之前采集，以提高检出率。

2. 严格无菌操作　采集标本，避免标本被其他微生物所污染。

3. 标本采集的种类　根据不同的感染病种及检验目的，确定采集不同病期患者的血液、脑脊液、咽拭子、粪便及尿液等标本。有时需采集急性期与恢复期双份血清，以检测抗体消长。

4. 标本送检　标本在采样后，做好标记并尽快冷藏送检。奈瑟菌标本需要在室温下立即送检。

（二）检测方法

感染性疾病的病原学检测，对于明确患者的临床诊断、选择有效的治疗措施、预防疾病继续传播与流行及判断患者预后等，均十分重要。实验室病原学诊断方法如下。

1. 镜下直接观察　即对病原微生物进行革兰染色等着色后，借助于光学显微镜或电子显微镜观察病原微生物的形态结构。

2. 病原微生物分离、培养和鉴定　是将标本接种于培养基上，分离单一菌种后，进行形态学观察和

生化试验鉴定等。此经典方法被作为金标准，但因其复杂、所需时间长及检出率低，目前临床实验室正在被自动化或半自动化细菌生化分析仪所替代。

3. 病原微生物的抗原检测 常用酶免疫、荧光免疫分析及间接血凝试验等。

4. 病原微生物的核酸检测 如核酸杂交、聚合酶链反应（PCR）扩增及16S rRNA基因序列分析等分子生物学方法。也可通过一个基因芯片试验分别检出多种病原体的核酸。

二、血清学诊断

血清学诊断是用已知的细菌或其特异性抗原检测患者血清或其他体液中的抗体及其效价的变化，可以作为感染性疾病的辅助诊断。由于多采取患者血清检测抗体，故常称为血清学诊断。血清学诊断一般适用于抗原性较强的细菌，以及病程较长的感染性疾病；也可用于调查人群对某种病原菌的免疫应答水平及检测疫苗接种后的预防效果。

1. 直接凝集试验 诊断伤寒、副伤寒的肥达试验、立克次体的外斐反应、钩端螺旋体的显微凝集试验等。

2. 补体结合试验 诊断Q热柯克斯体等。

3. 中和试验 诊断链球菌性风湿病的抗O试验。

4. 乳胶凝集试验 诊断流感嗜血杆菌和脑膜炎奈瑟菌等。

5. 酶联免疫吸附试验（ELISA） 广泛应用于细菌病毒等多种病原体的微生物学诊断。

三、细菌感染的特异性防治

1. 细菌类疫苗 主要包括细菌减毒活疫苗、细菌灭活疫苗、多糖疫苗、类毒素疫苗和联合疫苗等。

2. 人工被动免疫制剂 ①抗毒素：主要有白喉、破伤风、肉毒等抗毒素制剂。②丙种球蛋白：包括人血清丙种球蛋白和胎盘丙种球蛋白。③抗血清。

【经典习题】

1. 适宜卡介苗接种的人群是
   A. 结核性脑膜炎患者
   B. 结核菌素试验阳性者
   C. 严重的结核病患者
   D. 新生儿以及结核菌素试验阴性的儿童
   E. 细胞免疫功能低下者

答案：D

考点：卡介苗接种的人群

解析：卡介苗是一种预防儿童结核病的预防接种疫苗，其接种的主要对象是新生婴幼儿以及结核菌素试验阴性的儿童，接种后可预防发生儿童结核病，特别是能防止那些严重类型的结核病，如结核性脑膜炎。故选D。

2. 关于血清学诊断，错误的叙述是
   A. 是一种用已知抗原测抗体的免疫学检查方法
   B. 可用于人群免疫水平的调查
   C. 是一种以效价为测量单位的半定量试验
   D. 适用于病程短的传染病的诊断
   E. 常用于抗原性较强的病原菌感染性疾病的辅助诊断

答案：D

考点：血清学诊断的特点

解析：用已知的细菌或其特异性抗原检测患者血清或其他体液中抗体及其效价的变化，可以作为感染性疾病的辅助诊断，故A正确。血清学诊断适用于抗原性较强的病原菌以及病程较长的感染性疾病，故E正确，D错误。故选D。

第九节 病原性球菌

一、葡萄球菌属（★★）

（一）形态、染色与分类

1. 形态 呈球形或稍呈椭圆形，直径约1.0μm，排列成葡萄状。葡萄球菌无鞭毛，不能运动。无芽胞。除少数菌株外一般不形成荚膜。

2. 染色 易被常用的碱性染料着色，革兰染色为阳性。其衰老、死亡或被白细胞吞噬后，以及耐药的某些菌株可被染成革兰阴性。

3. 分类 根据生化反应和产生色素等不同可分为以下几类。

（1）金黄色葡萄球菌：多为致病菌，60%~70%的金黄色葡萄球菌可被相应噬菌体裂解。

（2）表皮葡萄球菌：偶尔致病，不敏感。

（3）腐生葡萄球菌：一般不致病。

（二）金黄色葡萄球菌的主要生物学性状

金黄色葡萄球菌的菌落色素为金黄色；血浆凝固酶阳性，可分解葡萄糖，甘露醇发酵（+），α溶血素（+），耐热核酸酶（+），A蛋白（+），磷壁酸类型为核糖醇型，致病性强，对新生霉素敏感。

（三）金黄色葡萄球菌的致病性

1. 致病物质的种类

（1）血浆凝固酶：以能否产生此酶作为鉴定菌株致病性的指标。

（2）葡萄球菌溶血素：能破坏多种细胞，故又称为溶细胞毒素。

（3）杀白细胞素：可损伤中性粒细胞和巨噬细胞。

（4）肠毒素：直接或间接刺激呕吐中枢，引起以呕吐为主的食物中毒。

（5）表皮溶解毒素：裂解表皮组织的棘状颗粒层，使表皮与真皮脱离。

（6）毒性休克综合征毒素（TSST-1）：可抑制毒素脱毒，使毛细血管通透性增加，引起低血压性休克。

【巧妙记忆】 血浆凝固酶试验阳性是病原性金黄色葡萄球菌最为显著的特征。

2. 所致疾病　包括化脓性炎症和毒性疾病。

（1）侵袭性疾病主要引起化脓性炎症（2016）。葡萄球菌可通过多种途径侵入机体，导致皮肤或器官的多种感染，甚至败血症。

1）皮肤软组织感染主要有疖、痈、毛囊炎、脓痤疮、甲沟炎、睑腺炎、蜂窝织炎、伤口化脓等。

2）内脏器官感染如肺炎、脓胸、中耳炎、脑膜炎、心包炎、心内膜炎等，主要由金葡菌引起。

3）全身感染如败血症、脓毒血症等，多由金葡菌引起。

（2）毒性疾病由金葡菌产生的有关外毒素引起。

1）食物中毒：进食含肠毒素食物后1~6小时即可出现症状，如恶心、呕吐、腹痛、腹泻，大多数患者于数小时至1日内恢复。

2）烫伤样皮肤综合征：多见于新生儿、幼儿和免疫功能低下的成人。开始有红斑，1~2天有表皮起皱，继而形成水疱，至表皮脱落。由表皮溶解毒素引起。

3）毒性休克综合征（2015）：由TSST-1引起，主要表现为高热、低血压、红斑皮疹伴脱屑和休克等。

（四）致病性葡萄球菌（金黄色葡萄球菌）的鉴定要点

致病性葡萄球菌的鉴别主要根据产生凝固酶和耐热核酸酶、产生金黄色色素、有溶血性和发酵甘露醇等作为参考指标。

致病性葡萄球菌（金黄色葡萄球菌）的特征：

1. 菌落色素为金黄色，并有透明溶血环。
2. 甘露醇发酵阳性。
3. 血浆凝固酶阳性。
4. 耐热核酸酶检测阳性。

（五）凝固酶阴性葡萄球菌的致病特点

凝固酶阴性葡萄球菌是人体皮肤和黏膜的正常菌群，当机体免疫功能低下或进入非正常寄居部位时，可引起多种感染，在各类感染中仅次于大肠埃希菌，包括泌尿系统感染、感染性心内膜炎、败血症、术后及植入医用器械引起的感染。

二、链球菌属

（一）生物学性状和分类

1. 生物学性状　革兰染色为阳性，呈球形和椭圆形，直径为0.6~1.0μm，呈链状排列，无鞭毛，不形成芽胞，幼龄菌可有透明质酸形成的荚膜。

【巧妙记忆】 荚膜具有抗原性，也是肺炎链球菌分型的依据。

2. 分类　链球菌分布广泛，共有69个种和亚种，其分类方法有多种，目前尚未统一。

（1）溶血现象分类

1）甲型溶血性链球菌：于菌落周围有1~2mm宽的草绿色溶血环，称为α溶血，故此类细菌又被称为草绿色链球菌，多为机会性致病菌。

2）乙型溶血性链球菌：于菌落周围有2~4mm宽的无色透明溶血环，称为β溶血，多为致病菌。

3）丙型溶血性链球菌：于菌落周围无溶血环，一般为非致病菌，常存在于乳类和肠道内。

（2）抗原结构分类：将链球菌分A~H，K~V共20个群。对人类致病的溶血性链球菌中，约90%属于A群。

（3）生化反应分类：分为需氧性、兼性厌氧性和厌氧性链球菌三类，前两者对人类多有致病性，后者为口腔、消化道及尿道中正常菌群，在特定条件下可成为机会性致病菌。

（二）A群链球菌的主要生物学性状

A群链球菌的主要生物学性状：具备链球菌的形态和染色特点，根据M抗原可分成150个型，多数引起乙型溶血。

（三）A群链球菌的致病性

1. 致病物质的种类　A群链球菌有较强的侵袭力，除胞壁成分外，产生多种外毒素和胞外酶。

（1）细胞壁成分

1）黏附素：由脂磷壁酸（LTA）和菌毛蛋白（F蛋白）构成，增强细菌对宿主细胞的黏附性，使之在体内定植与繁殖。

2）M蛋白：是A群链球菌的主要致病因子，含有M蛋白的链球菌具有抗吞噬及抵御在吞噬细胞内杀菌作用的能力，并诱发机体的变态反应，与致风湿热肾小球肾炎等变态反应性疾病有关。

3）肽聚糖：具有致热、溶解血小板、提高血管通透性和诱发实验性关节炎等作用。

（2）外毒素类

1）致热外毒素：又称红疹毒素，是人猩红热的主要毒性物质，由携带溶原性噬菌体的A群链球菌产生。

2）链球菌溶血素（或称链球菌溶血素）：A群

链球菌可产生两种溶血素，即对氧敏感的链球菌溶血素 O（SLO）和对氧稳定的链球菌溶血素 S（SLS），SLO 对中性粒细胞、血小板、巨噬细胞、神经细胞及心肌组织等有毒性作用，SLS 对白细胞和多种组织有破坏作用。

（3）侵袭性酶

1）透明质酸酶：能分解细胞间质的透明质酸，使病菌易在组织中扩散。

2）链激酶（SK）：可使血液中纤维蛋白酶原变成纤维蛋白酶，可溶解血块和阻止血浆凝固。利于菌群在组织中扩散。

3）链道酶（SD）：亦称 DNA 酶，常用作进行皮肤试验，目前，SK 和 SD 已制成酶制剂，临床应用于液化脓性渗出液或溶解微血栓。

2. 所致疾病　A 群链球菌引起的疾病占人类链球菌感染的 90%，其感染源为患者和带菌者。

（1）化脓性感染

1）皮肤和皮肤下组织感染：淋巴管炎、淋巴结炎、蜂窝织炎（2012）、痈、脓疱疮。

2）其他系统感染：扁桃体炎、咽峡炎、鼻窦炎、产褥感染、中耳炎及乳突炎等。

（2）中毒性疾病：猩红热、链球菌毒素休克综合征等。

（3）变态反应性疾病：风湿热、急性肾小球肾炎等。

（四）链球菌溶血素 O 和临床检测的关系

大多数 A 群链球菌可产生 SLO。SLO 的抗原性强，可刺激机体产生抗体。85%～90%链球菌感染的患者，于感染后 2～3 周至病后数月到 1 年可检出 SLO 抗体。风湿热的患者血清中的 SLO 抗体水平显著升高，在活动性病例中其升高更为显著，一般其效价在 1∶400 以上。因此，测定 SLO 抗体含量，可作为链球菌新近感染或风湿热及其活动性的辅助诊断指标（2023）。

（五）肺炎链球菌

1. 形态和染色　革兰染色阳性球菌，直径约 1μm。常呈矛头状成双排列。有毒株在体内形成荚膜。无鞭毛。不形成芽胞。

2. 主要致病物质（2013、2014）

（1）荚膜：有荚膜的肺炎链球菌的抵抗力强，具有抗吞噬作用，且是主要的毒力因子。

（2）肺炎链球菌溶血素 O：可溶解人、马、羊和兔的红细胞，并能活化补体经典途径，引起发热、炎症及组织损伤。

（3）脂磷壁酸：在肺炎链球菌黏附到肺上皮细胞或血管内皮细胞的表面时起重要作用。

（4）神经氨酸酶：与肺炎链球菌在鼻咽部和支气管黏膜的定植、繁殖及扩散有关。

3. 所致疾病　肺炎链球菌主要引起人类大叶性肺炎，其次为支气管炎。肺炎后可继发胸膜炎、脓胸，也可引起中耳炎、乳突炎、鼻窦炎、脑膜炎和败血症等。

4. 防治原则　多价肺炎链球菌荚膜多糖疫苗可用于预防儿童、老人和慢性病患者等肺炎链球菌性肺炎、败血症、脑膜炎等。感染后可用青霉素 G 治疗。

（六）其他链球菌的致病特点

1. B 群链球菌　可感染人，尤其是新生儿，可引起败血症、脑膜炎、肺炎等，死亡率极高，并可产生神经系统后遗症。

2. D 群链球菌　感染者多为老年人、中青年女性、衰弱或肿瘤患者。败血症多继发于生殖泌尿道感染，皮肤、胆道、肠道等感染也可作为原发病灶。

3. 甲型溶血性链球菌　是感染性心内膜炎最常见的致病菌。

4. 变异链球菌　与龋齿关系密切。

三、肠球菌属

1. 致病性　致病物质包括碳水化合物黏附素、聚合物因子、细胞溶素和中性粒细胞趋化因子。还能诱发血小板聚集及细胞因子依赖纤维蛋白的产生。在一定条件下引起尿路感染、腹腔和盆腔感染、败血症、心内膜炎等。

2. 耐药性特点　耐药现象日益严重，可对青霉素、氨基糖苷类、万古霉素产生耐药。

四、奈瑟菌属

（一）奈瑟菌的形态、染色与培养特点、标本采集与送检原则

1. 奈瑟菌的形态、染色　奈瑟菌属细菌为革兰染色阴性球菌，直径为 0.6～0.8μm，呈肾形（咖啡豆状）双排列，不形成芽孢，无鞭毛，大多数有荚膜和菌毛。

2. 奈瑟菌的培养特点　奈瑟菌培养营养要求较高，需用营养培养基——血琼脂（巧克力色）培养基才能培养，初次分离培养尚需 5%～10%二氧化碳（CO_2）气体环境。

3. 奈瑟菌标本采集与送检原则　奈瑟菌属对外界抵抗力均较弱，尤其是离体后或在低温下易死亡（脑膜炎奈瑟菌含有自溶酶），因此标本采集后须立即常温（保暖保湿）送检。前者采集患者脑脊液、血液或皮肤出血斑内容物或带菌者的鼻咽拭子等标

本，后者采集患者泌尿生殖道或其他患处脓性分泌物、宫颈口表面分泌物等标本。

（二）脑膜炎奈瑟菌

1. 生物学性状

（1）形态与染色：呈肾形或豆形，为革兰染色阴性双球菌，有荚膜。

（2）培养特性：专性需氧，在5% CO_2 条件下生长更佳；营养要求高，常用的培养基为巧克力色血琼脂平板培养基。

（3）生化反应：大多数脑膜炎奈瑟菌分解葡萄糖和麦芽糖，产酸不产气。

（4）抗原结构：菌毛、脂多糖抗原、外膜蛋白。

（5）抵抗力：外界抵抗力极弱，不耐干燥和寒冷，分离需床边接种。易产生耐药性。

2. 主要致病物质和所致疾病

（1）致病物质

1）荚膜：抗吞噬作用，增强细菌的侵袭力。

2）菌毛：黏附至咽部黏膜上皮细胞的表面。

3）IgA1 蛋白酶：帮助细菌黏附于细胞黏膜。

4）脂寡糖（LOS）：是脑膜炎奈瑟菌的主要致病物质。

（2）所致疾病：脑膜炎奈瑟菌是流行性脑脊髓膜炎的病原菌。人类是脑膜炎球菌唯一的易感宿主。多数人感染后表现为带菌状态或隐性感染。只有少数人发展成流行性脑脊髓膜炎。我国引起脑膜炎的主要是A群菌，B群常为带菌状态。感染后主要表现为发热、皮肤瘀斑、脑膜刺激症状。细菌存在于携带者或患者的鼻咽部，借飞沫经空气传播，冬末春初为流行高峰季节。

3. 标本采集与送检原则　采集自患者的脑脊液、血液或刺破出血斑取出渗出物和鼻咽分泌物。本菌能产生自溶酶，离体后和在低温下易死亡，采集的标本不宜置于冰箱，应立即送检。

4. 预防原则　关键是尽快控制传染源、切断传播途径和提高人群免疫力。对儿童注射流脑荚膜多糖疫苗进行特异性预防，流行期间儿童可口服磺胺药物等预防。

（三）淋病奈瑟菌

1. 形态、染色、致病物质及所致疾病

（1）形态和染色（2013、2018）：革兰染色阴性，为卵圆形双球菌，菌体相接触面略凹陷，形似一对咖啡豆。脓汁标本中，大多数淋病奈瑟菌存在于中性粒细胞内，但慢性淋病时则多在细胞外。分离初期有荚膜。

（2）致病物质：菌毛、外膜蛋白、脂寡糖和IgA1 蛋白酶。

（3）所致疾病：人类是淋病奈瑟菌唯一的天然宿主。

1）淋病：成人淋病绝大多数是通过性接触感染，故淋病是重要的性传播疾病之一。淋病奈瑟菌侵入泌尿生殖道黏膜，产生急性化脓性炎症。

2）新生儿淋球菌性结膜炎：感染淋病奈瑟菌的孕妇在分娩时将菌传给胎儿。

2. 防治原则

（1）预防淋病应取缔娼妓、防止不正当的两性关系。

（2）防止新生儿感染淋病奈瑟菌，原始的方法是采用1%硝酸银滴入两眼。目前常用红霉素或四环素眼药膏等替代硝酸银。

【经典习题】

1. 下列属于淋病奈瑟菌特征的是

A. 离开人体可存活4小时

B. 为革兰染色阴性双球菌

C. 对移行上皮无亲和力

D. 一般消毒剂不易将其杀灭

E. 对复层鳞状上皮有亲和力

答案： B

考点： 淋病奈瑟菌的特征

解析： 淋病奈瑟菌是革兰染色阴性菌，咖啡豆状成双排列，无鞭毛，无芽胞，大多有荚膜和菌毛，其致病物质为：①菌毛，它与细胞表面受体结合使淋病奈瑟菌更易附着在人泌尿生殖道上皮细胞、精子、红白细胞上；②淋病奈瑟菌可产生大量IgA1 蛋白酶，破坏黏膜表面的特异IgA1，从而使淋病奈瑟菌大量增殖在黏膜上及黏膜下。所致疾病为淋病，人类是淋病奈瑟菌唯一宿主。淋球菌可经性接触传播，引起泌尿生殖系统感染。母体患有淋球菌性炎或宫颈炎时，婴儿出生时易患上淋球菌性结膜炎。故选B。

2. 血浆凝固酶产自下列哪种细菌

A. 沙门菌

B. 肺炎链球菌

C. 淋球菌

D. 链球菌

E. 葡萄球菌

答案： E

考点： 葡萄球菌的毒力因子

解析： 葡萄球菌的毒力因子：①细菌的一些表面结构蛋白，如黏附素、荚膜和胞壁肽聚糖等；②酶：凝固酶和其他酶（纤维蛋白溶酶、耐热核酸酶、透明质酸酶等）；③毒素：细胞溶素、杀白细胞素、表皮剥脱毒素、毒性休克综合征毒素-1、肠毒素等。故选E。

第十节　肠道杆菌

一、肠道杆菌的共同特征

（一）形态、染色特点及抗原结构

1. 形态和染色　呈中等大小的杆状，直径 0.3~1.0μm，长 1.0~6.0μm，革兰染色阴性（2015），多数有菌毛、周鞭毛，不形成芽胞，少数有荚膜。

2. 抗原结构　菌体抗原（O 抗原）、鞭毛抗原（H 抗原）和包膜抗原（K 抗原或 Vi 抗原）等 3 种抗原。各菌种间可存在交叉抗原。

（1）菌体抗原（O 抗原）：存在于革兰阴性菌细胞壁的脂多糖层，具有种特异性，其结构的变异是细菌光滑型-粗糙型（S-R）变异的基础。

（2）鞭毛抗原（H 抗原）：为细菌的鞭毛蛋白，失去鞭毛的细菌，H 抗原消失，抗原暴露，称为 H-O 变异。

（3）包膜抗原（K 抗原或 Vi 抗原）：为 O 抗原外的多糖类抗原。

（二）生化反应的特点

肠杆菌科目前分为 44 个菌属，170 多种细菌，其生化反应共同特点是触酶阳性，能还原硝酸盐为亚硝酸盐，氧化酶阴性，能分解多种糖类和蛋白质，其中乳糖发酵试验可初步鉴定致病菌与非致病菌，致病菌一般不分解乳糖，而非致病菌大多分解乳糖（2001、2015）。常寄居在人和动物的肠道内，也存在于土壤、水、腐物中。

【巧妙记忆】　触酶阳性，氧化酶阴性，还原硝酸盐；致病菌一般不分解乳糖，非致病菌大多分解。

二、埃希菌属

（一）大肠埃希菌的致病特点

1. 肠道外感染　以化脓性感染和泌尿道感染最为常见。前者如腹膜炎、阑尾炎、手术创口感染、败血症和新生儿脑膜炎；后者如尿道炎、膀胱炎、肾盂肾炎。

2. 肠道内感染　大肠埃希菌某些血清型可引起人类胃肠炎，与食入污染的食品和饮水有关。

（二）致病性大肠埃希菌的种类及所致疾病

埃希菌属杆菌为肠道正常菌群的重要成分，大肠杆菌为主要代表菌种。大多数大肠杆菌为条件致病菌，主要有：

1. 肠产毒性大肠杆菌（ETEC）　是 5 岁以上婴幼儿和旅行者腹泻的重要病原菌。致病物质主要为肠毒素（LT 和 ST）和定植因子，作用部位在小肠。

2. 肠侵袭性大肠杆菌（EIEC）　主要侵犯较大儿童和成人。不产生肠毒素，侵袭和破坏结肠黏膜上皮细胞。所致疾病如菌痢，有发热、腹痛、腹泻、脓血便及里急后重等症状。

3. 肠致病性大肠杆菌（EPEC）　作用部位在小肠，黏附在十二指肠、空肠和回肠上段黏膜、使微绒毛刷状缘破坏。是婴幼儿腹泻的主要病原菌。

4. 肠出血性大肠杆菌（EHEC）　为出血性结肠炎和溶血性尿毒综合征的病原体（2001）。引起人类疾病的主要是 O157：H7 血清型（2018）。

5. 肠集聚性大肠杆菌　作用部位在小肠。引起婴儿持续性腹泻、脱水，偶有血便。不侵袭细胞。

（三）大肠埃希菌在卫生细菌学检查中的应用

大肠杆菌的存在表明外环境、水和食物被人或动物粪便污染，且污染程度与其数量相关；或间接提示有肠道致病菌污染的可能。大肠菌群数及细菌总数，已列为水、食物和药品的卫生检测指标。我国饮用水的卫生标准为每升水的大肠菌群数不得超过 3 个，100ml 瓶装汽水或果汁中，不超过 5 个。

三、志贺菌属

（一）种类、致病物质及所致疾病

1. 种类　根据志贺菌的 O 抗原及其分解甘露醇的能力，将其分为 4 群，即痢疾志贺菌（A 群）、福氏志贺菌（B 群）、鲍氏志贺菌（C 群）和宋氏志贺菌（D 群）。

2. 致病物质和所致疾病

（1）菌毛：与其侵袭力有关，黏附回肠末端及结肠黏膜上皮细胞。

（2）内毒素：作用于肠黏膜，形成炎症和溃疡。

（3）外毒素（志贺毒素 S_{tx}）：具有霍乱肠毒素样功能，可引起腹泻，与 EHEC 相同，均由溶原性噬菌体编码。

（二）标本采集、分离培养与鉴定

1. 标本　取粪便的脓血或黏液部分，避免与尿液混合。标本应新鲜，如不能及时送检应将标本保存于 30%的甘油缓冲盐水内或者专门送检的培养基中。中毒型痢疾患者可取肛拭子。

2. 分离培养与鉴定　标本接种到肠道选择的培养基上，37℃孵育 18~24 小时，对可疑菌落做生化反应和血清学试验。

四、沙门菌属

（一）主要致病菌种类、致病性

1. 种类　沙门菌属细菌的血清型在 2000 种以上，但对人致病的只是少数。其中仅对人有致病性的有引起肠热症的伤寒（2015）、副伤寒沙门菌；其他对动物致病的沙门菌中偶可传染给人的有鼠伤寒沙门菌、肠炎沙门菌、鸭沙门菌、猪霍乱沙门菌等10余种，主要引起食物中毒或败血症。

2. 致病物质

（1）菌毛：抗吞噬细胞吞噬作用，与侵袭力有关。

（2）菌体（O）抗原：抗吞噬细胞吞噬作用，与侵袭力有关。

（3）霍乱样肠毒素：引起严重腹泻。

（4）内毒素（2015）：引起肠道局部炎症反应及体温升高、白细胞数减少、休克等全身中毒反应。与志贺菌相比，多菌体抗原。志贺菌中，O抗原是分类标志，不是致病物质。

3. 所致疾病

（1）伤寒与副伤寒：分别由伤寒沙门菌、副伤寒甲乙丙沙门菌引起，也叫肠热症。

（2）食物中毒：由鼠伤寒、猪霍乱、肠炎沙门菌引起。

（3）败血症：见于儿童及免疫力低下者。

（4）伤寒、副伤寒沙门菌感染后治疗不彻底可成为慢性带菌者。

（二）微生物学检查法

1. 肠热症的标本采集及分离鉴定

（1）标本采集：根据病程选择采集标本，初感染时的病毒血症期，粪检阳性率低，因此发病1周内应取静脉血，第1～3周取骨髓，第2～4周时可取粪便和尿液。

（2）分离鉴定：标本应先增菌，然后接种于沙门菌-志贺菌琼脂培养基（SS琼脂）等选择性培养基，37℃18～24小时培养后，挑取无色半透明的菌落，接种至双糖铁半固体培养基鉴别，再做生化反应和血清学凝集试验进一步确定。

2. 肥达试验和结果判断　肥达试验（肥达反应）是用已知伤寒沙门菌O抗原和H抗原，以及引起副伤寒的甲型副伤寒沙门菌、肖氏沙门菌和希氏沙门菌H抗原的诊断菌液与受检血清做试管或微孔板定量凝集试验，以测定受检血清中有无相应抗体及其效价。

结果判断：用伤寒O抗原、H抗原和甲、乙副伤寒H抗原，与患者系列稀释血清进行定量凝集试验。

1. 正常人因隐性感染和接种伤寒三联疫苗，血清中可存在一定的抗体，一般是伤寒沙门菌O凝集价<1：80，H凝集价<1：160，引起副伤寒的沙门菌H凝集价<1：80。

2. 若O和H效价均增高且超过上述水平，或患者恢复期抗体效价增高4倍以上，则具有诊断意义。

3. 若O和H效价的增高不平行，O效价增高而H效价不高，可能为早期感染或者其他沙门菌的交叉感染，H效价增高而O效价不高，可能是预防接种或者非特异性回忆反应。

五、克雷伯菌属

肺炎克雷伯菌的致病性与耐药性特点

1. 致病物质　荚膜（与肺炎克雷伯菌毒力有关）、荚膜合成相关基因和气杆菌素（是肺炎克雷伯菌分泌的最重要的铁载体，也是其重要的毒力因子）。

2. 所致疾病　肺炎克雷伯菌的易感者有糖尿病和恶性肿瘤病人、全身麻醉者、抗生素应用者、年老体弱者和婴幼儿等。尤其是新生儿，因免疫力低下有更高的感染危险性。新生儿的感染可来自产道，也可以是外源性。肺炎克雷伯菌肺炎亚种可引起重症肺炎、支气管炎，还能引起各种肺外感染，包括肠炎、婴幼儿脑膜炎、泌尿系统感染、创伤感染和败血症等。其中高毒力肺炎克雷伯菌是社区获得性肝脓肿的重要病原体，好发于亚洲中老年男性。

3. 耐药性特点　肺炎克雷伯菌是医院获得性感染最常见的病原体之一。肺炎克雷伯菌可产生超广谱β-内酰胺酶（ESBLs），ESBLs能水解绝大多数的头孢菌素类、青霉素和单酰胺类抗生素，而且使产ESBLs的细菌对氨基糖苷类、氟喹诺酮类和磺胺类抗菌药物交叉耐药。肺炎克雷伯菌还通过质粒介导的AmpC酶（亦称诱导酶或C类头孢菌素酶）、碳青霉烯酶、氨基糖苷钝化酶等产生多重耐药。

【经典习题】

1. 在鉴别肠道致病菌和非致病菌的单糖发酵试验中，具有鉴别意义的单糖是

A. 葡萄糖

B. 麦芽糖

C. 蔗糖

D. 菊糖

E. 乳糖

答案： E

考点： 肠道致病菌的鉴别

解析： 在生化反应中，乳糖发酵试验在初步鉴别肠道致病和非致病菌时有重要意义，肠道致病菌一般不分解乳糖，而非致病菌多数能分解乳糖。所有选项中只有乳糖符合题意，其他选项都不具备鉴别意义。故选E。

2. 引起急性出血性结肠炎的病原体是

A. 志贺菌

B. 伤寒沙门菌

C. 新型肠道病毒70型

D. 大肠埃希菌 O157 型
E. 轮状病毒 A 组

答案：D

考点：急性出血性结肠炎的病原体

解析：肠出血性大肠埃希菌为出血性结肠炎和溶血性尿毒综合征的病原体，血清型主要为 O157：H7。故选 D。

3. 女，41 岁。上腹胀痛 10 余年，常伴烧心，多在餐后约 1 小时发作，1~2 小时可自行缓解，秋冬及冬春季症状明显。胃镜下黏膜活检组织 Warthin-Starry 银染色阳性，提示细菌感染。这种致病菌的特点不包括
A. 尿素酶试验阳性
B. 至少需质子泵抑制剂加两种抗生素治疗
C. 培养时需要加入 5%~10%羊血或马血
D. 革兰染色阳性
E. 培养 3~7 日可见针尖大小的菌落

答案：D

考点：幽门螺杆菌的特点

解析：根据患者表现应考虑胃溃疡。患者胃黏膜活检示细菌感染，最可能为幽门螺杆菌（Hp）感染。Hp 为革兰染色阴性，是一种微需氧菌，营养要求较高，培养时需要加入 5%~10%羊血或马血，最适生长温度为 37℃，培养 3~7 日可长出针尖大小无色透明的菌落。Hp 富含尿素酶，可迅速分解尿素释放氨，是鉴定该菌的主要依据之一。根除 Hp 的治疗方法：一种质子泵抑制剂+两种抗生素联合治疗。故选 D。

第十一节　弧　菌

一、霍乱弧菌

（一）生物学性状

1. 形态与染色　大小（0.5~0.8）μm×（1.5~3.0）μm。典型形态呈弧形或逗点状，革兰染色阴性，有菌毛，无芽胞，在菌体一端有一根单鞭毛。细菌运动非常活泼，呈穿梭样或流星状（2004）。

2. 培养特性和生化反应　兼性厌氧。营养要求不高。耐碱不耐酸，在选择培养基pH 8.8~9.0 的碱性琼脂平板上生长良好（2004）。

3. 抗原构造和分型　霍乱弧菌有耐热的 O 抗原和不耐热的 H 抗原。根据 O 抗原的差异，现已有 155 个血清型，其中 O1 群、O139 群引起霍乱。

4. 抵抗力　对热和一般消毒剂敏感，100℃煮沸 1~2 分钟或 55℃ 10 分钟死亡，不耐酸，正常胃酸中可存活 4 分钟。

（二）致病性

1. 致病物质　①霍乱毒素（2004）：是目前已知的致泻毒素中最强烈的毒素；②与定植有关因素（毒素共调解菌毛 A、HapA、趋化蛋白、鞭毛等）、其他致病物质（副霍乱毒素、神经氨酸酶、溶血毒素等）。

2. 所致疾病　可致霍乱，其为我国甲类法定传染病。人类是霍乱弧菌的唯一易感者。

二、副溶血性弧菌

该菌引起的食物中毒经烹饪不当的海产品或盐腌制品传播（2013、2018）。常见的食品为海蜇、海鱼、海虾等。该病常年均可发生，潜伏期为 5~72 小时，平均 24 小时，可有自限性腹泻或中度霍乱样症状，有腹泻、腹痛、呕吐和发热。

【经典习题】

1. 霍乱弧菌的致病因素不包括
A. 鞭毛
B. 菌毛
C. 荚膜
D. 肠毒素
E. 内毒素

答案：C

考点：霍乱弧菌的致病因素

解析：霍乱弧菌的致病物质包括霍乱毒素、鞭毛、菌毛及其他毒力因子，霍乱弧菌没有荚膜。故选 C。

2. 某单位发生了以呕吐、腹泻，呈水样便为主要症状的食物中毒，防疫站调查后认定与吃新鲜海米拌凉菜有关，请问致病菌可能是
A. 副溶血性弧菌
B. 肠炎杆菌
C. 鼠伤寒杆菌
D. 产气荚膜杆菌
E. 空肠弯曲菌

答案：A

解析：副溶血性弧菌是一种嗜盐性细菌。副溶血性弧菌食物中毒是进食含有该菌的食物所致，主要来自海产品，如墨鱼、海鱼、海虾、海蟹、海蜇以及含盐分较高的腌制食品，如咸菜、腌肉等。故选 A。

第十二节　厌氧性细菌

一、厌氧芽胞梭菌

（一）破伤风梭菌（2017）的生物学性状、致病性和防治原则

1. 生物学性状　菌体细长，大小为（0.5~1.7）μm×（2.1~18.1）μm，有周鞭毛，无荚膜，芽胞呈正圆，比菌体粗，位于菌体顶端，细菌呈鼓槌状，此为

破伤风梭菌的典型特征。革兰染色阳性，专性厌氧。

2. 致病性

（1）外毒素（2014）：破伤风梭菌产生两种外毒素，即破伤风溶血素和破伤风痉挛毒素，后者是引起破伤风的主要致病物质。

（2）破伤风梭菌致病条件：该菌感染的重要条件是伤口需形成厌氧微环境：伤口窄而深，伴有泥土或异物污染，大面积创伤、烧伤，坏死组织多，局部组织缺血；同时有需氧菌或兼性厌氧菌混合感染。

（3）所致疾病：破伤风，典型症状是咀嚼肌痉挛所造成的苦笑貌及持续性背部痉挛（角弓反张）。

3. 防治原则

（1）非特异性防治措施：正确处理伤口，及时清创扩创，防止厌氧微环境的形成。

（2）特异性预防措施：注射百白破三联制剂，对3~6个月儿童进行免疫，对以后有可能引发破伤风的外伤，立即再接种一针类毒素。对伤口污染严重而又未经过基础免疫者，立即注射破伤风抗毒素（TAT）以获得被动免疫用作紧急预防（2002、2006）。

（3）特异性治疗：对已发病者应早期、足量使用人抗破伤风免疫球蛋白（TIG）或TAT。应先做皮试。

（二）产气荚膜梭菌的生物学性状、致病性、微生物学检查和防治原则

1. 生物学性状　革兰阳性粗大杆菌，大小（0.6~2.4）μm×（1.3~19.0）μm。芽胞位于次极端，呈椭圆形，无鞭毛，有荚膜。厌氧，但不十分严格，20~50℃均能旺盛生长，最适生长温度42℃，在血琼脂平板上，多数菌株呈上层溶血环，在蛋黄琼脂平板上，菌落周围出现乳白色混浊圈。本菌分解物有多种，常见糖类，产酸、产气。在牛奶培养基分解乳糖产酸，同时产生大量气体，称为“汹涌发酵”。

2. 致病物质　产气荚膜梭菌能产生10余种外毒素，有些外毒素即为胞外酶。4种主要毒素中，α毒素（卵磷脂酶）最重要（2012），各菌型均能产生，在气性坏疽的形成中起主要作用。此外，很多A型菌株和少数C，D型菌株还能产生肠毒素。

3. 所致疾病（2012）

（1）气性坏疽：60%~80%由A型菌株引起。潜伏期短，可造成气肿、局部水肿，触诊有捻发感，最终产生大块组织坏死，并有恶臭，引起毒血症、休克，死亡率高达40%~100%。

（2）食物中毒。

4. 微生物学检查

（1）直接涂片镜检：是极有价值的快速诊断法，可见革兰阳性大肠杆菌，白细胞甚少且形态不典型。

（2）分离培养和动物实验：取坏死组织制成悬液，接种于血平板或者疱肉培养基，厌氧培养，用生化反应鉴定。

5. 防治原则　对局部感染应尽早实施扩创手术，切除感染和坏死组织，必要时截肢以防止病变扩散。大剂量使用青霉素等抗生素以杀灭病原菌和其他细菌，有条件者可使用气性坏疽多价抗毒素和加压氧舱疗法。

（三）肉毒梭菌的形态、致病性和防治原则

1. 肉毒梭菌的形态　革兰阳性粗短杆菌，大小0.9μm×（4~6）μm，芽胞呈椭圆形，粗于菌体，位于次极端，细胞呈汤匙状或网球拍状，有鞭毛，无荚膜。专性厌氧。肉毒梭菌不耐热，1分钟即可灭活。

2. 致病物质　主要依靠其剧烈的神经外毒素，肉毒毒素是已知最剧烈的毒素。

3. 所致疾病

（1）食物中毒：为单纯性毒素中毒，而非细菌感染。肠道症状少见，主要为神经末梢麻痹。

（2）婴儿肉毒中毒。

（3）创伤感染中毒。

4. 防治原则　加强食品卫生管理和监督；做好个人防护。对患者尽早诊断，迅速注射A、B、E三型多价抗毒素，同时加强护理和对症治疗。

（四）艰难梭菌的致病性和防治原则

1. 致病性　艰难梭菌是人类肠道中正常菌群之一，长期使用或不规范使用某些抗生素（氨苄西林、头孢菌素和红霉素等），可引起肠道内的菌群失调，耐药的艰难梭菌能导致抗生素相关性腹泻和假膜性结肠炎等疾病。部分艰难梭菌能产生肠毒素、细胞毒素。

2. 防治原则

（1）医疗从业人员应重视手卫生并推荐使用含氯消毒剂，对芽孢污染的医疗环境可采用过氧化氢气化灭菌，同时须合理使用抗生素等。目前尚无疫苗用于预防。

（2）立即停用相关抗生素，轻度腹泻症状即可缓解；较重的腹泻或结肠炎患者需要采用甲硝唑或万古霉素治疗；必要时尝试采用健康人的粪菌移植治疗。

二、无芽胞厌氧菌

1. 致病条件　无芽胞厌氧菌是寄生于皮肤和黏膜上的正常菌群，其在寄居部位改变、宿主免疫力下降和菌群失调等情况下，伴有局部厌氧微环境的形成，如因血管损伤、肿瘤压迫等组织缺氧或氧化还原电势降低则易引起内源性感染。

2. 感染特征　①内源性感染，感染遍及全身，

呈慢性病程；②无特定病型，为化脓性感染，败血症；③分泌物或脓液黏稠，呈乳白色、粉红色、血色或棕黑色，有恶臭，有气体；④氨基糖苷类抗生素长期无效；⑤分泌物直接涂片可见细菌生长，但普通培养无细菌生长。

3. 所致疾病　①败血症；②中枢神经系统感染；③口腔与牙齿感染；④呼吸道感染；⑤腹部和会阴感染；⑥女性生殖道感染；⑦其他：皮肤和软组织感染、心内膜炎等。

【经典习题】

男，32岁。左下肢肿胀、发紫、剧痛2小时。1天前用粪便在农田施肥，伤及左足，半夜感到胀裂样痛，症状加重，左下肢肿胀，皮肤由紫红变成紫黑，伴水肿有水疱。查体：局部失去弹性，皮下有捻发音，伤口处有恶臭的血液、浆液渗出。该致病菌产生的酶中，毒性最强的是

A. 胶原酶
B. 卵磷脂酶
C. 透明质酸酶
D. DNA酶
E. 神经氨酸酶

答案： B

考点： 卵磷脂酶

解析： 根据病史及查体等典型表现，患者应为产气荚膜梭菌感染。该病菌通过产生多种毒素和侵袭性酶，破坏组织细胞，发酵肌肉和组织中的糖类，产生大量气体，造成气肿；同时血管通透性增加，水分渗出，局部水肿，进而挤压软组织和血管，影响血液供应，造成组织坏死。产气荚膜梭菌产生的酶中，毒性最强的是卵磷脂酶，又称为α毒素，它因能水解卵磷脂，可以水解各种组织的细胞，尤其是红细胞。故选B。

第十三节　分枝杆菌

一、结核分枝杆菌

（一）形态、染色、培养特性和抵抗力

1. 形态和染色　结核分枝杆菌细长略弯曲，呈单个或分枝状排列。无鞭毛，无芽胞，有荚膜。结核分枝杆菌因其细胞壁含大量脂质不易染色，经齐-内抗酸性染色，呈红色。

2. 培养特性　结核分枝杆菌为专性需氧菌，营养要求高，最适pH为6.5~6.8，最适温度为37℃，生长缓慢，12~24小时繁殖一代。菌落干燥、坚硬，表面呈颗粒状、乳酪色或黄色，类似菜花状。

3. 抵抗力　对某些理化因子的抵抗力较强。在干痰中可存活6~8个月，在3%HCl，6%H_2SO_4或4% NaOH溶液中能耐受30分钟。对湿热、紫外线、乙醇抵抗力弱。液体中加热62~63℃15分钟或煮沸、直射日光2~3小时、75%乙醇内数分钟死亡。

（二）致病性及感染的免疫学特点

1. 致病性

（1）致病物质：结核分枝杆菌不产生内毒素、外毒素及侵袭性酶。其致病作用主要与菌体成分，特别是胞壁中所含的大量脂质，以及蛋白质、多糖和荚膜等有关。

（2）所致疾病：结核分枝杆菌感染主要引起人类结核病。可引起多种脏器的结核病，其中以肺结核最为多见。肺结核可分为原发感染和原发后感染两大类，而肺外结核一般多见于原发后感染。

2. 免疫性　抗结核免疫的持久性，依赖于结核分枝杆菌在机体内的存活，一旦体内结核分枝杆菌消亡，抗结核免疫力也随之消失，这种免疫力称为有菌免疫或传染性免疫。抗结核免疫主要是细胞免疫，包括致敏T淋巴细胞和被激活的巨噬细胞。

3. 变态反应　体内被致敏T淋巴细胞再次遇到结核分枝杆菌时，即释放淋巴因子，引发强烈的迟发型变态反应，容易形成干酪样坏死，甚至液化形成空洞。

（三）微生物学检查和防治原则

1. 微生物学检查

（1）直接涂片染色：直接涂片或集菌后涂片，抗酸染色后镜检（2006、2011、2015）。如发现抗酸阳性细菌，结合临床症状，可作出初步诊断。

（2）分离培养：接种于罗氏培养基（2020）中进行分离培养，需2~4周才能观察到菌落。

（3）动物实验：可直接感染动物后观察发病情况。

（4）利用PCR检测细菌核酸。

2. 防治原则

（1）预防接种：接种卡介苗（减毒活菌苗BCG）是预防结核病最有效的措施。卡介苗减毒活疫苗。

（2）治疗：目前常用的药物有利福平、异烟肼、对氨基水杨酸、乙胺丁醇、链霉素等。联合用药可降低耐药性的产生。

二、麻风分枝杆菌

1. 形态和染色　表现为明显的抗酸染色特性，形态上酷似结核分枝杆菌，呈束状排列，为典型的胞内寄生菌。细胞的胞质呈泡沫状，故称为泡沫细胞。

2. 致病性　主要通过呼吸道、破损的皮肤黏膜和密切接触等方式传播。多见于家庭内传播，幼年多

见。机体对麻风分枝杆菌的免疫主要是细胞免疫。

（1）瘤型麻风：传染性强，细菌主要侵犯皮肤、黏膜，严重时累及神经、眼及内脏。镜检可见大量麻风细胞和肉芽肿。可见麻风结节，狮面容是麻风典型体征。

（2）结核样型麻风：常为自限性疾病，较稳定，损害可自行消退。病变主要在皮肤。传染性小。

三、非结核分枝杆菌

1. 非结核分枝杆菌　指除结核分枝杆菌、麻风分枝杆菌、牛分枝杆菌以外的分枝杆菌群的统称，又称非典型分枝杆菌、环境分枝杆菌。

2. 鸟-胞内分枝杆菌的机会致病性（2023）　可引起艾滋病。

【经典习题】

结核分枝杆菌形态学诊断最常用的染色方法是

A. 革兰染色

B. 抗酸染色

C. 亚甲蓝染色

D. 镀银染色

E. 棉蓝染色

答案：B

考点：结核分枝杆菌形态学诊断

解析：结核分枝杆菌细胞壁含有丰富脂质，特别是含有大量分枝菌酸包围在肽聚糖的表面，影响染料的穿入。分枝杆菌不易着色。一般采用抗酸染色法。故选B。

第十四节　螺杆菌属

幽门螺杆菌形态染色、培养和生化反应特点、所致疾病及其防治原则

1. 形态和染色　幽门螺杆菌（Hp）是一种单极、多鞭毛、末端钝圆、螺旋形弯曲的细菌。长2~4μm，宽0.5~1.0μm，革兰染色阴性（2015）。

2. 培养和生化反应特点　微需氧，生长需二氧化碳，营养要求高，培养时需动物血清或血液（2007），生长温度为37℃、培养3~6天可见针尖状无色透明菌落。生化反应不活泼，不分解糖类。过氧化氢酶和氧化酶阳性，尿素酶丰富，可迅速分解尿素释放氨，是鉴定该菌的主要依据之一。

3. 所致疾病　与胃炎、胃溃疡、十二指肠溃疡、胃癌等密切相关。

4. 防治原则　目前尚无预防性疫苗。幽门螺杆菌的治疗主要以胶体铋剂或质子泵抑制剂为基础，加阿莫西林、克拉霉素或甲硝唑等两种抗生素来联合治疗。

第十五节　动物源性细菌

一、布鲁菌

1. 形态与染色　为革兰阴性短小杆菌，大小（0.5~1.5）μm×（0.4~0.8）μm，无芽胞，无鞭毛，光滑型菌有微荚膜。

2. 分类　布氏菌属有6个生物种，19个生物型，使人致病的有羊布氏菌、牛布氏菌、猪布氏菌、犬布氏菌，在我国流行的菌种主要是羊布氏菌病，其次是牛布氏菌病。

3. 所致疾病

（1）对于家畜：母畜流产。病畜还表现为睾丸炎、附睾炎、乳腺炎、子宫炎等。人通过接触病畜及其分泌物，或接触被污染的畜产品，经皮肤、黏膜、眼结膜、消化道、呼吸道等不同途径感染。

（2）对于人体：菌血症。进入人体的布氏菌形成胞内寄生菌，引起患者发热，热型为波浪热。感染易转为慢性。

4. 防治原则

（1）控制和消灭家畜布鲁菌病，切断传播途径和免疫接种是主要预防措施。

（2）急性期和亚急性期患者，WHO推荐的首选方案是利福平与多西环素联合使用，或四环素与利福平联用；神经系统受累者可选用四环素合用链霉素。慢性期患者，除采用上述病原治疗外，尚需行脱敏治疗和对症治疗。

二、鼠疫耶尔森菌（2013）

1. 形态和染色　为两端钝圆，两极浓染的卵圆形短小杆菌，革兰染色阴性。有荚膜，无芽胞。兼性厌氧。

2. 致病物质　主要与F1抗原、V/W抗原、外膜抗原及鼠毒素有关。

3. 所致疾病　鼠疫是自然疫源性传染病。常见有腺鼠疫、肺鼠疫和败血症型鼠疫。

（1）腺型鼠疫：以急性淋巴结炎为特点。

（2）肺型鼠疫：黑死病。

（3）败血症型鼠疫：重症腺鼠疫或肺鼠疫病原菌可侵入血液，导致体温升高、休克和弥散性血管内凝血（DIC）。死亡率高。

4. 防治原则　灭鼠、灭蚤是根本措施。尽快隔离患者。警惕生物武器，加强检疫。接触者口服磺胺

嘧啶，对有潜在感染可能性的人群行预防接种，我国目前使用无毒株 EV 活菌苗。对可疑鼠疫病例，应早期用抗生素。腺鼠疫常用链霉素加磺胺类药；肺鼠疫和败血症鼠疫常用链霉素或阿米卡星加四环素。

三、炭疽芽胞杆菌

炭疽芽胞杆菌可引起炭疽病，是芽胞杆菌属中主要的致病菌，牛羊等食草动物的发病率最高，人可通过摄食或接触患炭疽病的动物及畜产品而感染。

1. 形态和染色　是最大的革兰阳性粗大杆菌，两端截平，无鞭毛；在有氧条件下形成芽胞。

2. 抵抗力　细菌芽胞在干燥土壤中或皮毛中能存活数年或 20 余年，牧场一旦感染，传染性可持续数十年。芽胞对化学消毒剂抵抗力也较强，但对碘及氧化剂较敏感，1∶2500 碘液 10 分钟、0.5%过氧乙酸 10 分钟即可被灭活。高压蒸汽灭菌法 121.3℃15 分钟可杀灭芽胞。对青霉素、红霉素、氯霉素敏感。

3. 致病物质及所致疾病　致病物质为荚膜和炭疽毒素。所致疾病包括皮肤炭疽、肠炭疽和肺炭疽。各型均可并发败血症，偶见炭疽性脑膜炎，死亡率极高。感染后可获得持久免疫力。

4. 防治原则　重点应为控制家畜感染和牧场的污染。病畜应严格隔离或处死深埋，死畜严禁剥皮或煮食，必须焚毁或深埋。特异性预防用炭疽减毒活疫苗。治疗以青霉素 G 为首选药物。青霉素过敏者可用环丙沙星及红霉素等治疗。

四、贝纳柯克斯体

贝纳柯克斯体亦称 Q 热柯克斯体，可引起 Q 热。

五、巴通体

巴通体包括汉塞巴通体和五日热巴通体，前者为猫抓病的主要病原体；后者为五日热的主要病原体。

【经典习题】

1. 能引起人兽共患病的病原体是
   A. 梅毒螺旋体
   B. 霍乱弧菌
   C. 布氏菌属
   D. 白喉棒状杆菌
   E. 淋球菌

答案：C

考点：人兽共患病的病原体

解析：布氏菌属是一类人兽共患传染病的病原菌。故选 C。

2. 男，39 岁。发热 2 天，伴畏寒，右上肢剧烈疼痛，有啮齿动物接触史。查体：T39.8℃，P110 次/分，R22 次/分，BP120/75mmHg，神志清楚，强迫体位，右腋下可触及肿大淋巴结，触痛明显，心肺腹未见异常。实验室检查：血 WBC12.4×10^9/L，中性粒细胞 0.86，淋巴细胞 0.14；淋巴结穿刺液涂片染色检查可见 G^-菌。引起该病的病原体是
   A. 伤寒杆菌
   B. 大肠埃希菌
   C. 奈瑟球菌
   D. 鼠疫耶尔森菌
   E. 流感嗜血杆菌

答案：D

考点：鼠疫耶尔森菌的致病性

解析：鼠疫的诊断标准：患者发病前 10 天到过鼠疫动物病流行区或接触过鼠疫疫区内的疫源动物、动物制品及鼠疫病人，进入过鼠疫实验室或接触过鼠疫实验用品。突然发病，高热，白细胞剧增，在未用抗菌药物（青霉素无效）情况下，病情在 24 小时内迅速恶化并具有下列症候群之一者：①急性淋巴结炎，肿胀，剧烈疼痛并出现强迫体位。②出现重度毒血症、休克症候群而无明显淋巴结肿胀。③咳嗽、胸痛、咳痰带血或咯血。④重症结膜炎并有严重的上下眼睑水肿。⑤血性腹泻并有重症腹痛、高热及休克症候群。⑥皮肤出现剧痛性红色丘疹，其后逐渐隆起，形成血性水疱，周边呈灰黑色，基底坚硬。水疱破溃，创面也呈灰黑色。⑦剧烈头痛、昏睡、颈部强直、谵语妄动、颅内压高、脑脊液混浊。根据该患者的病史、临床表现及检查结果可知引起该病的病原菌为鼠疫耶尔森菌。故选 D。

第十六节　其他细菌

一、流感嗜血杆菌

1. 形态和染色　为革兰染色阴性的小杆菌或球杆菌，大小为（0.3~0.4）μm×（1.0~1.5）μm，常呈多形态，有菌毛，可有荚膜，无鞭毛，不形成芽孢。

2. 培养特性　需氧或兼性厌氧，培养困难，适宜温度为 35~37℃。培养时需要“X”和“V”因子。流感嗜血杆菌在巧克力血平板上生长良好，培养 18~24 小时，菌落微小，无色，透明似露珠。48 小时后呈灰白色较大菌落，圆形，透明，无溶血。与金黄色葡萄球菌于血平板上共同培养，可出现“卫星现象”。

3. 所致疾病

（1）致病物质：主要为荚膜、菌毛、内毒素和

IgA。

（2）所致疾病：分原发感染和继发感染两类，原发性感染（外源性）多为有荚膜b型菌株引起的急性化脓性感染。如化脓性脑膜炎、鼻咽炎等，以小儿多见；继发性感染（内源性）多由呼吸道寄居的无荚膜菌株引起，常继发于流感、麻疹、百日咳、结核病等。

4. 防治原则　有些国家制备b型流感嗜血杆菌荚膜多糖疫苗进行预防接种，也有将b型荚膜多糖疫苗与白喉类毒素或脑膜炎奈瑟菌外膜蛋白制成联合菌苗用于特异性预防。

二、百日咳鲍特菌

1. 形态和染色　为革兰染色阴性的短小杆菌或椭圆形菌，为专性需氧菌，无鞭毛，不形成芽胞，有毒株具有荚膜和菌毛。

2. 所致疾病　百日咳鲍特菌经空气飞沫传播，一般不进入血流，主要侵及呼吸道黏膜，引起婴幼儿百日咳。患儿发病后，病程分为3期：①卡他期；②痉咳期，出现特有的鸡鸣样吼声；③恢复期，整个病程较长。

3. 防治原则　预防百日咳主要依靠疫苗接种。治疗首选红霉素、氨苄西林等。

三、嗜肺军团菌

1. 传播途径　军团菌为革兰阴性专性需氧菌，主要通过飞沫传播，带菌飞沫、气溶胶被直接吸入下呼吸道引起以肺为主的全身性感染。

2. 所致疾病　军团病，临床上该病有三种感染型，即流感样型、肺炎型和肺外感染型。流感样型症状轻，肺炎型起病急，以肺炎症状为主，死亡率可达15%~20%。

四、铜绿假单胞菌

1. 形态和染色　铜绿假单胞菌为革兰染色阴性菌，为（0.5~1.0）μm×（1.5~3.0）μm大小的直或微弯杆菌。无芽胞，有荚膜，单端1~3根鞭毛，临床分离的菌株常有菌毛。

2. 色素　有些菌株能产生带荧光的水溶性色素（绿脓素和青脓素），使培养基变为亮绿色。

3. 所致疾病　铜绿假单胞菌是医院感染主要的机会性致病菌之一。

（1）感染多见于皮肤黏膜的受损部位，如烧伤、创伤或手术切口等。也可见于长期化疗或使用免疫抑制剂的患者，表现为局部化脓性炎症。

（2）可引起中耳炎、角膜炎、胃肠炎、心内膜炎、脓胸，也可引起菌血症、败血症及婴儿腹泻等。

五、空肠弯曲菌

空肠弯曲菌空肠亚种是散发性细菌性胃肠炎最常见的菌种之一。该菌通过污染的饮食、牛奶、水源等被食入。临床表现为痉挛性腹痛、腹泻、血便或果酱样便，量多，伴头痛、不适、发热。病程为自限性。

六、白喉棒状杆菌

1. 形态和染色　菌体细长弯曲，粗细不一，呈棒状，排列不规则，呈栅栏状、V字形或L字形排列。无荚膜，无鞭毛，不产生芽胞。革兰染色阳性，有异染颗粒。需氧或兼性厌氧。白喉棒状杆菌对湿热较敏感，100℃1分钟或58℃10分钟即可被杀死。

2. 致病性

（1）致病物质：主要是白喉毒素，其他还有索状因子和K抗原。

（2）所致疾病：白喉，儿童易感。主要经飞沫传播，典型表现为喉部有一假膜。外毒素进入血液可引起毒血症。

3. 防治原则　注射白喉类毒素是预防白喉的重要措施。目前我国应用白喉类毒素、百日咳菌苗、破伤风类毒素的混合制剂进行人工主动免疫。

对接触白喉患者、易感儿童紧急注射白喉类毒素进行紧急预防。需做皮肤试验。

七、不动杆菌属

鲍曼不动杆菌的致病性及防治原则如下。

1. 致病性　不动杆菌属是机会致病菌。其中鲍曼不动杆菌较多见，也是导致医院内感染的常见菌之一。感染源可以是病人自身（内源性感染），亦可以是不动杆菌感染者或带菌者，尤其是双手带菌的医务人员。

2. 防治原则

（1）加强抗菌药物临床管理，延缓和减少耐药鲍曼不动杆菌的产生，严格遵守无菌操作和感染控制规范，阻断鲍曼不动杆菌的传播途径（强化手卫生、实施接触隔离、加强环境清洁与消毒等）。

（2）在经验用药阶段，往往首选头孢哌酮-舒巴坦、亚胺培南-西司他丁，替甲环素、米诺环素。然后，则根据药敏结果调整选用方案。目前推荐对多重耐药不动杆菌，可经验选用含有舒巴坦复合制剂的联合抗感染方案。

【经典习题】

1. 在肠道的正常菌群中，对人有益无害的生理性菌群是
   A. 大肠埃希菌
   B. 变形杆菌
   C. 乳杆菌
   D. 双歧杆菌
   E. 肠链球菌

答案： D

考点： 双歧杆菌的特点

解析： 双歧杆菌具有以下治疗效果：①维护肠道正常菌群平衡，抑制病原菌的生长，防止便秘和胃肠障碍等；②抗肿瘤；③在肠道内合成维生素、氨基酸和提高机体对钙离子的吸收；④降低血液中胆固醇水平，防治高血压；⑤改善乳制品的耐乳糖性，提高消化率；⑥增强人体免疫功能，预防抗生素的副作用，抗衰老。目前已确认双歧杆菌是肠内最有益的菌群，故选 D。

2. 所产毒素与噬菌体有关的细菌是
   A. 产气荚膜梭菌
   B. 破伤风梭菌
   C. 白喉棒状杆菌
   D. 霍乱弧菌
   E. 大肠埃希菌

答案： C

考点： 白喉棒状杆菌的致病物质来源

解析： 白喉外毒素为白喉棒状杆菌的主要致病物质。当 β 棒状杆菌噬菌体侵袭无毒白喉棒状杆菌时，其编码外毒素的 *tox* 基因与宿主菌染色体整合，无毒白喉棒状杆菌则成为产毒的白喉棒状杆菌而产生白喉毒素。故选 C。

（3~5 题共用备选答案）
   A. 大肠埃希菌
   B. 类杆菌
   C. 铜绿假单胞菌
   D. 溶血性链球菌
   E. 金黄色葡萄球菌

3. 脓液有甜腥臭味的是

答案： C

4. 脓液量多，淡红色，稀薄的是

答案： D

5. 脓液恶臭，普通细菌培养阴性的是

答案： B

考点： 各种细菌感染脓液的特性

解析： 大肠埃希菌：脓液稠厚，一般无臭味；类杆菌：脓液的特点是有恶臭，普通培养（-），厌氧培养 3~7 天；铜绿假单胞菌：假单胞菌属的代表菌种，在琼脂平板上能产生蓝绿色绿脓素，感染伤口时形成绿色脓液，脓液有甜腥臭味；溶血性链球菌：革兰阳性链球菌的种类很多，乙型溶血性链球菌的致病力强，能产生溶血素和多种酶，使感染容易扩散，并引起败血症，脓液比较稀薄，无臭味，淡红色，量较多，一般不并发转移性脓肿；金黄色葡萄球菌：脓液稠厚、黄色、不臭。

第十七节　放　线　菌

一、放线菌属

（一）主要致病性放线菌及其致病性

放线菌为革兰阳性菌，为无芽胞、无荚膜、无鞭毛的非抗酸性丝状菌，菌丝直径 0.5~0.8μm，放线菌以裂殖方式繁殖。

1. 致病性放线菌　放线菌属有 31 个种，常见的有衣氏放线菌、牛型放线菌、内氏放线菌、黏液放线菌和龋齿放线菌等。其中对人致病性较强的为衣氏放线菌。

2. 致病性　放线菌多存在于口腔等部位，为正常菌群，当机体抵抗力下降时，可引起放线菌病。放线菌病是一种软组织化脓性感染性炎症性疾病，呈慢性肉芽肿，常伴有多发性瘘管形成，脓汁中可找到特征性的硫磺样颗粒。放线菌病可累及不同部位，如面颈部、胸部、腹部、盆腔和中枢神经系统等，以面颈部最常见，放线菌与龋齿和牙周病有关。

（二）硫磺样颗粒及其临床意义

1. 硫磺样颗粒　病灶组织和瘘管中流出的脓汁有肉眼可见的黄色小颗粒。

2. 临床意义　临床表现为颈面部肿胀、不断产生新结节、多发性脓肿和瘘管形成。若累及颅骨可引起脑膜炎和脑脓肿。也可累及胸部或引起吸入性肺部感染。腹部感染常能触及包块与腹壁粘连。盆腔感染多继发于腹部感染。

二、诺卡菌属

主要致病性诺卡菌及其致病性　诺卡菌属为革兰阳性杆菌，不是人和动物体内的正常菌群。

1. 星形诺卡菌　主要经呼吸道或伤口侵入机体，可引化脓性感染。尤其在艾滋病（AIDS）、肿瘤及长期使用免疫抑制剂患者中，感染后引起肺炎、肺脓肿、肺真菌病等。星形诺卡菌易通过血行播散引起脑膜炎、脑脓肿。

2. 巴西诺卡菌　引起慢性化脓性肉芽肿。

【经典习题】

在放线菌感染的病灶组织及脓样物质中，肉眼可见硫磺样颗粒，其实质是

A. 异染颗粒
B. 在组织中形成的菌落
C. 包涵体
D. 质粒
E. 孢子

答案： B

考点： 放线菌感染

解析： 在患者病灶组织和瘘管中流出的脓汁中，可找到肉眼可见的黄色小颗粒，称硫磺样颗粒，这种颗粒是放线菌在组织中形成的菌落。故选 B。

第十八节 支 原 体

一、生物学形状

1. 概念 支原体为无细胞壁的原核细胞微生物。支原体细胞膜含有胆固醇，可通过除菌滤器。其繁殖方式为二分裂繁殖，是目前所知能在无生命培养基中生长繁殖的最小的原核细胞微生物。支原体呈球形、杆状、分枝状和丝状等多种形态。

2. 主要生物学特性

（1）支原体细胞膜的内、外两层为蛋白质及糖类，中层为脂类，主要为磷脂。胆固醇位于磷脂分子之间，对保持细胞膜完整性有一定作用。凡能作用于胆固醇的物质，如皂素、洋地黄苷、两性霉素 B 等，均能破坏支原体的细胞膜而导致其死亡。

（2）肺炎支原体、生殖支原体、穿透支原体的顶端结构均有黏附作用，能黏附上皮细胞、人红细胞、单核细胞和 $CD4^{+}T$ 淋巴细胞。

二、主要病原性支原体

1. 肺炎支原体所致疾病 上呼吸道感染、非典型肺炎、支气管炎、肺外症状（皮疹、心血管神经系统症状）。

2. 解脲脲原体所致疾病 主要通过性接触或分娩时经产道感染人体，引起非淋球菌性尿道炎、前列腺炎、附睾炎等，还与自然流产、早产和死胎有关。

【经典习题】

1. 人类非淋球菌性尿道炎的重要病原体是
A. 炭疽芽胞杆菌
B. 伯氏疏螺旋体
C. 柯萨奇 B 组病毒
D. 解脲脲原体
E. 汉坦病毒

答案： D

考点： 非淋球菌性尿道炎的病原体

解析： 解脲脲原体主要通过性接触或分娩时经产道感染人体，引起非淋球菌性尿道炎、前列腺炎、附睾炎等泌尿生殖道疾病。故选 D。

2. 支原体与 L 型细菌的最主要区别是
A. 缺乏细胞壁
B. 具有 DNA 和 RNA 两种核酸
C. 可通过细菌滤器
D. 培养时形成油煎蛋样菌落
E. 形态结构不因有无青霉素等诱因而改变

答案： E

考点： 支原体与细菌 L 型的区别

解析： 支原体有许多特性与 L 型细菌相似，如无细胞壁呈多形性、能通过滤菌器、对低渗敏感、“油煎蛋”样菌落，但 L 型细菌在无抗生素等诱导因素作用下易回复为原菌，支原体则在遗传上与细菌无关。故选 E。

第十九节 立 克 次 体

一、生物学性状

1. 概念 立克次体是一类以节肢动物为传播媒介，严格细胞内寄生的原核细胞型微生物。

2. 形态、染色 大小介于细菌和病毒之间［（0.3～0.6）μm×（0.8～2.0）μm］，形态多样，以球杆状或杆状为主；有细菌壁，革兰染色阴性，不易着色，吉姆萨染色呈紫蓝色。

3. 培养特性 专性细胞内寄生，以二分裂繁殖，生长迅速，最适温度为 32～35℃，可用细胞培养和鸡胚卵黄囊接种。

4. 共同特点 ①多数引起自然疫源性疾病；②以节肢动物作为传播媒介或储存宿主；③大小介于细菌和病毒之间；有细胞壁，但形态多样；④专性细胞内寄生，以二分裂方式繁殖；⑤对多数抗生素敏感。

二、主要病原性立克次体（2003）

1. 普氏立克次体 是流行性斑疹伤寒（或称虱传斑疹伤寒）的病原体。患者是唯一传染源，体虱是主要传播媒介。传播方式为虱-人-虱。

2. 斑疹伤寒立克次体 是地方性斑疹伤寒（或称鼠型斑疹伤寒）的病原体。主要储存宿主是鼠，传播媒介主要是鼠蚤和鼠虱。

3. 恙虫病立克次体 恙虫病的病原体，属于自然疫源性疾病，鼠是主要传染源，恙螨既是寄生宿主，也是储存宿主和传播媒介。

【经典习题】

地方性斑疹伤寒的传播媒介是

A. 人虱

B. 鼠蚤

C. 恙螨

D. 蜱

E. 蚊

答案： B

考点： 地方性斑疹伤寒传播媒介

解析： 斑疹伤寒立克次体所致疾病是地方性斑疹伤寒，其传播媒介是鼠蚤。故选B。

第二十节 衣 原 体

一、生物学性状

1. 概念 衣原体是一类严格真核细胞内寄生，有独特发育周期，并能通过细菌滤器的原核细胞型微生物，归属于细菌学范畴。

2. 形态、染色与发育周期 衣原体具有独特的发育周期，可观察到两种不同形态：原体和网状体。

（1）原体：呈球形、椭圆形或梨形，直径0.2～0.4μm，Giemsa染色呈紫色，Macchiavello染色呈红色。具有强感染性。

（2）网状体：始体，体积较大，直径0.5～1.0μm，呈圆形或椭圆形。无细胞壁，二分裂繁殖，不具感染性，Macchiavello染色呈蓝色。

二、主要病原性衣原体

（一）沙眼衣原体的生物型和所致疾病

1. 亚型 沙眼生物型、性病淋巴肉芽肿生物型。

2. 所致疾病 沙眼、包涵体结膜炎、泌尿生殖道感染（性接触传播，男性表现为非淋球菌性尿道炎，女性表现为尿道炎、宫颈炎、输卵管炎与盆腔炎等）、婴幼儿肺炎、性病淋巴肉芽肿。

（二）肺炎衣原体所致疾病

肺炎衣原体是呼吸道疾病的重要病原体，可引起肺炎、支气管炎、咽炎和鼻窦炎等。目前认为肺炎衣原体与冠心病、动脉粥样硬化等慢性病发生密切相关。

（三）鹦鹉热衣原体所致疾病

鹦鹉热衣原体引起鹦鹉热，为人禽共患病，可引起间质性肺炎等，严重者可致大叶性肺炎。

【经典习题】

下述疾病中，哪项不是衣原体引起的

A. 大叶性肺炎

B. 非淋球菌性泌尿生殖道感染

C. 沙眼

D. 性病淋巴肉芽肿

E. 婴幼儿肺炎

答案： A

考点： 衣原体所致疾病

解析： 衣原体所致疾病有沙眼、包涵体结膜炎、泌尿生殖道感染、婴幼儿肺炎、性病淋巴肉芽肿。故选A。

第二十一节 螺 旋 体

一、钩端螺旋体（2001）

1. 形态和染色 大小为（0.1～0.2）μm×（6～20）μm，具有细密而规则的螺旋，菌体一端或两端弯曲成钩状，常为C、S或8字状，电镜下可见外膜及2根周浆鞭毛。革兰染色阴性，但不易着色，常用Fontana镀银染色法，钩体被染成棕褐色。

2. 所致疾病 钩端螺旋体病为自然疫源性疾病，其中鼠类和猪为主要传染源和储存宿主。钩端螺旋体可通过接触人的破损皮肤甚至正常皮肤进入人体，引起钩端螺旋体病，表现为发热、恶寒、全身酸痛乏力、头痛、结膜充血、腓肠肌剧痛、淋巴结肿大等。钩端螺旋体进入肝、脾、肾、肺、心、淋巴结和中枢神经系统等组织器官，引起相关器官组织病变。临床上根据不同脏器损伤可分为流感伤寒型、肺出血型、黄疸出血型、肾型等。此菌还可穿过胎盘引起流产。

3. 防治原则 钩端螺旋体病属于人兽共患病和自然疫源性传染病，要做好防鼠、灭鼠工作，以及加强对带菌家畜的管理。对易感人群接种含有当地流行血清型的多价死疫苗。治疗首选青霉素类抗生素。

二、密螺旋体

密螺旋体属分致病性和非致病性两大类，致病性密螺旋体包括苍白密螺旋体和品他密螺旋体，苍白密螺旋体又分为苍白亚种、地方亚种和极细亚种。苍白亚种亦称梅毒螺旋体（2002）。

1. 梅毒螺旋体形态和染色 菌体大小（0.1～0.2）μm×（6～20）μm，螺旋致密而规则，两端尖直。运动活泼。有荚膜。有鞭毛。高度免疫原性，普通染色不易着色，常采用Fontana镀银染色呈棕褐色且菌体变粗。

2. 梅毒螺旋体所致疾病　人是梅毒的唯一传染源。分为先天梅毒和后天梅毒。先天性梅毒由梅毒孕妇借血行通过胎盘传染胎儿。后天性梅毒分三期：

（1）一期梅毒：于感染3周后出现硬下疳。

（2）二期梅毒：全身皮肤黏膜出现梅毒疹，周身淋巴结肿大，累及关节、眼及其他器官。

（3）三期梅毒：又称晚期梅毒，感染后2年，亦可达10～15年之后，病变侵犯内脏器官和组织，出现慢性肉芽肿的病变。可危及生命。

3. 防治原则　梅毒是性传播疾病，根本预防措施是加强性卫生的宣传教育和严格社会管理。对患者进行早期彻底治疗。治疗多用青霉素，应足量、足疗程、定期检查。

三、疏螺旋体

1. 伯氏疏螺旋体的形态和染色　菌体大小（0.1～0.3）μm×（10～40）μm，螺旋稀疏且两端稍尖。运动活泼，有扭曲、翻转及抖动等多种形式。有鞭毛。外膜表面蛋白有多重抗原，革兰染色阴性，不易着色。

2. 伯氏疏螺旋体所致疾病　莱姆病。

【经典习题】

钩端螺旋体病的临床表现分型不包括

A. 流感伤寒型

B. 黄疸出血型

C. 肺出血型

D. 脑膜炎型

E. 败血症型

答案： E

考点： 钩端螺旋体病的临床分型

解析： 钩端螺旋体病根据患者损伤的主要脏器不同相应地分为肺出血型、流感伤寒型、黄疸出血型和脑膜脑炎型等。因此，选项A、B、C、D均正确。钩端螺旋体病的临床表现分型不包括败血症型，故选E。

第二十二节　真　　菌

一、概述

1. 概念　真菌是一种真核细胞型微生物。细胞核高度分化，有核膜和核仁，胞质内有完整的细胞器（2013）。不含叶绿素，不分化根、茎、叶。以腐生或寄生方式生存，按有性或无性方式繁殖。

2. 分类、形态和结构

（1）分类：真菌按形态、结构分为单细胞真菌和多细胞真菌两类。

（2）形态和结构

1）单细胞真菌呈圆形或椭圆形，如酵母型真菌和类酵母型真菌。酵母型真菌不产生菌丝，以芽生方式繁殖；类酵母型真菌有假菌丝，以芽生方式繁殖。

2）多细胞真菌基本上由菌丝、孢子组成。菌丝：孢子生出嫩芽—芽管继续生长呈丝状，成为菌丝。菌丝生长出许多分枝，交织成团，称为菌丝体。根据菌丝部位不同分为营养菌丝、气中菌丝和生殖菌丝。孢子：是真菌的生殖结构。分为有性和无性孢子。无性孢子分为叶状孢子、分生孢子、孢子囊孢子。有性孢子是由细胞间配合后产生的孢子，有接合孢子、子囊孢子及担孢子。

3. 培养特性　真菌对营养要求不高，常用沙氏葡萄糖琼脂培养基。培养真菌的温度为22～28℃，但某些深部感染的真菌其最适生长温度为37℃。最适pH4.0～6.0。在沙氏葡萄糖琼脂培养基上，不同种的真菌形成以下3种不同类型菌落：

（1）酵母型菌落。

（2）类酵母型菌落。

（3）丝状型菌落。

4. 致病性　引起的疾病有致病性真菌感染、条件致病性真菌感染、真菌变态反应性疾病、真菌性中毒及与真菌毒素相关的肿瘤。

二、主要病原性真菌

（一）皮肤癣菌的种类及其致病性

1. 种类　皮肤癣真菌由40多个种组成，分属于3个属，即表皮癣菌属、毛癣菌属和小孢子菌属。

2. 致病性　表皮癣菌属侵犯入表皮、甲板，但不侵犯毛发，可致体癣、足癣、手癣、股癣和甲癣等。毛癣菌属可侵犯皮肤、毛发和指甲。小孢子菌属主要侵犯皮肤和毛发。

（二）白假丝酵母菌的生物学性状、致病性和微生物学检查

1. 生物学性状　菌体圆形或卵圆形，直径3～6μm，革兰染色阳性，以出芽方式繁殖。在组织内易形成芽生孢子及假菌丝。本菌特征之一是形成厚膜孢子。在普通琼脂、血琼脂及沙保琼脂培养基上生长良好。

2. 致病性　为机会性致病菌，可引起皮肤、黏膜、内脏、中枢神经系统感染。

3. 微生物学检查

（1）直接镜检：可见圆形或卵圆形的菌体及芽生孢子，同时可观察到假菌丝。

（2）分离培养：沙保弱培养基培养，形成乳白色酵母菌菌落。镜检见假菌丝及成群的卵圆形芽生孢子。

（三）新型隐球菌的生物学性状、致病性和微生物学检查

1. 生物学性状　为圆形的酵母样细胞，直径4~12μm。菌体外周一层荚膜。用墨汁负染后镜检，可见在黑色的背景中有圆形或卵圆形的透亮菌体。以芽生方式繁殖，常呈单芽，但不生成假菌丝。在沙保弱或血琼脂培养基上生长良好。根据其抗原可分为A、B、C、D 4个血清型。

2. 致病性　对人类而言是机会性致病菌。初感染病灶多为肺部，皮肤、黏膜、淋巴结、骨骼、内脏均可受累，最易侵犯中枢神经系统，导致慢性脑膜炎。

3. 微生物学检查

（1）直接镜检：痰、脓液或脑脊液沉渣标本加墨汁做负染色镜检，见圆形或卵圆形折光性菌体，外周有一圈透明的肥厚荚膜即可确诊。

（2）分离培养：沙保琼脂培养基，室温培养2~5天，见乳白色不规则酵母型菌落，表面蜡样光泽。

（3）其他检查法：尿素酶。

（四）卡氏肺孢子菌的致病性

卡氏肺孢子菌经呼吸道吸入肺，多为隐性感染，当宿主抵抗力低下时，潜伏在肺内的及新侵入的孢子菌得以大量繁殖，引起肺孢子菌肺炎（2017）。

【经典习题】

1. 有完整细胞核的微生物是
   A. 立克次体
   B. 放线菌
   C. 细菌
   D. 真菌
   E. 衣原体

答案： D

考点： 真菌的形态学特点

解析： 有完整细胞核的生物为真核生物，只有真菌是真核生物，细菌为原核生物。故选D。

2. 真菌的繁殖器官是
   A. 芽胞
   B. 菌丝体
   C. 芽管
   D. 菌丝
   E. 孢子

答案： E

考点： 真菌的结构

解析： 真菌包括菌丝和孢子两大基本结构，孢子是真菌的生殖结构，是由生殖菌丝产生的。故选E。

第二十三节　病毒的基本性状

一、病毒的概述（2023）

1. 概念　病毒是一种体积微小，可以通过滤菌器，结构简单，只含有一种类型的核酸，即DNA或RNA（2003），必须寄生在活的和敏感的细胞内，以复制的方式进行增殖的非细胞型微生物。

病毒体是指成熟的有感染性的细胞外病毒颗粒。

2. 病毒的形态　多数病毒粒子呈球状或近似球状，少数为杆状、丝状或子弹头状，痘病毒呈砖块状，噬菌体则大多呈蝌蚪状。

3. 测量单位　测量单位为纳米（nm）（2003）。

二、病毒的结构和化学组成

1. 病毒的结构　病毒体主要由核酸和蛋白质组成。在核酸外围有蛋白质外壳，称为衣壳。衣壳与核酸在一起称为核衣壳，无包膜病毒类的核衣壳即为病毒体。

根据壳粒的不同，病毒衣壳有螺旋对称型、20面体立体对称型和复合对称型。

2. 化学组成与功能　由核酸（核酸构成病毒的基因组）、蛋白质、脂类和糖等组成。

三、病毒的增殖

1. 方式　是以病毒基因为模板，按照碱基配对原则，合成子代基因。这种以病毒核酸分子为模板进行复制的方式称为自我复制。

2. 复制周期　从病毒进入宿主细胞开始，经过基因组复制，至释放出子代病毒，称为一个复制周期。病毒的复制周期主要包括吸附、穿入、脱壳、生物合成、装配与释放病毒体等5个步骤。

四、理化因素对病毒的影响

（一）物理因素

1. 温度　大多数病毒耐冷不耐热，在干冰温度（-70℃）和液氮温度（-196℃）下可长期保持其感染性。大多数病毒于50~60℃ 30分钟即被灭活。

2. pH　大多数病毒在pH 6~8的范围内比较稳定，而在pH 5.0以下或pH 9.0以上则迅速灭活。

3. 射线　γ射线、X线以及紫外线都能使病毒灭活。

（二）化学因素

病毒对化学因素的抵抗力一般较细菌强，可能是病毒缺乏酶的缘故。

1. 脂溶剂　包膜病毒易被乙醚、氯仿、去氧胆酸盐等脂溶剂所溶解。乙醚灭活试验可鉴别有包膜和无包膜病毒。

2. 氧化剂、卤素及其化合物　病毒对这些化学物质都较敏感。

3. 盐类　有稳定病毒抵抗热灭活作用。

【经典习题】

1. 对病毒生物学性状的描述，不正确的是

A. 测量大小的单位为纳米（nm）

B. 含有DNA和RNA两种核酸

C. 以复制方式增殖

D. 必须寄生于活细胞内

E. 属于非细胞型微生物

答案：B

考点：病毒生物学性状

解析：病毒属于非细胞型微生物，它比细菌小得多，只有在电镜下放大几十万倍才能看到，用于测量病毒大小的单位为纳米（毫微米）。病毒核酸的化学成分为DNA或RNA。病毒的增殖以复制的方式进行且只有寄生于活细胞内才能进行增殖。故选B。

2. 脊髓灰质炎、甲型肝炎等病毒的病毒体结构组成是

A. 核酸和刺突

B. 衣壳和包膜

C. 基质蛋白和衣壳

D. 核酸和衣壳

E. 核酸和包膜

答案：D

考点：病毒体的基本结构

解析：病毒体的基本结构有核酸和蛋白质，蛋白质外壳称为衣壳，二者构成核衣壳。有些病毒的核衣壳外有包膜和包膜子粒或刺突。而脊髓灰质炎、甲型肝炎等病毒的病毒体结构组成只有核酸和衣壳。故选D。

第二十四节　病毒的感染和免疫

一、病毒的传播方式（2020）（★★）

1. 水平传播　水平传播是指病毒在人群中不同个体间的传播（2003）。常见的传播途径有皮肤、呼吸道、消化道或泌尿生殖道等黏膜。在特定条件下也可直接进入血循环。

2. 垂直传播　垂直传播是指通过胎盘或产道，病毒直接由亲代传播给子代的方式。常见的导致垂直传播的病毒有风疹病毒、巨细胞病毒、乙肝病毒、HIV和单纯疱疹病毒十余种。可引起死胎、流产、早产或先天性畸形。

二、病毒的感染类型

病毒的感染类型有隐性感染、显性感染、急性感染和持续性感染（慢性感染、潜伏感染、慢发病毒感染、急性病毒感染的迟发并发症）。

根据临床症状的有无，分为显性感染和隐性感染；按病毒在机体内滞留的时间长短，分为急性感染和持续性感染，后者又分为慢性感染、潜伏感染、慢发病毒感染和急性病毒感染的迟发并发症。

1. 隐性感染　是指病毒进入机体不引起临床症状的感染（2003）。可能与病毒毒力弱或机体防御能力强、病毒在体内不能大量繁殖，对组织细胞损伤不明显有关，也可能与病毒种类和性质有关。

2. 显性感染　有些病毒感染后均可发病，如天花病毒、麻疹病毒。

3. 慢性感染　指显性或隐性感染后，病毒并未完全被清除，可持续存在于血液或组织中并不断排出体外或经输血、注射而传播。病程常达数月至数十年，患者表现轻微或无临床症状，如乙型肝炎病毒（HBV）、巨细胞病毒、EB病毒感染。

4. 潜伏感染　指显性或隐性感染后，病毒基因存在于一定组织或细胞内，但并不能产生感染性病毒，但在某些条件下可被激活而急性发作（2016）。病毒仅在临床出现间歇性急性发作时才被检出。在非发作期，用一般常规方法不能分离出病毒。如单纯疱疹病毒1型感染后，在三叉神经节中潜伏，此时机体既无临床症状也无病毒排出。以后由于机体受到物理、化学或环境因素等影响，使潜伏的病毒增殖。沿感觉神经到达皮肤，发生唇单纯疱疹。又如水痘-带状疱疹病毒（VZV）。初次感染主要在儿童引起水痘，病愈后病毒潜伏在脊髓后根神经节或脑神经的感觉神经节细胞内，暂时不显活性。当局部神经受冷、热、压迫或X线照射及患肿瘤等机体免疫功能下降时，潜伏的病毒则活化、增殖，沿神经干扩散到皮肤发生带状疱疹。

5. 慢发病毒感染　有很长的潜伏期。达数月、数年甚至数十年之久。以后出现慢性进行性疾病。最终常为致死性感染。如艾滋病以及麻疹病毒引起的亚急性硬化性全脑炎（SSPE）。除寻常病毒外，还有一

些非寻常病毒或待定生物因子（如朊粒）也可能引起慢发感染。

6. 急性病毒感染的迟发并发症　如麻疹致亚急性硬化性脑炎。

7. 急性感染　病毒侵入机体后，在细胞内增殖，经数日乃至数周的潜伏期后发病。在潜伏期内病毒增殖到一定水平，导致靶细胞损伤和死亡而造成组织器官损伤和功能障碍，出现临床症状。

三、致病机制

（一）病毒对宿主细胞的直接作用

根据不同病毒与宿主细胞相互作用的结果，可有杀细胞性感染、稳定状态感染、包涵体形成、细胞凋亡和整合感染5种类型。

1. 杀细胞性感染

（1）病毒在宿主细胞内复制完毕，短时间内一次性释放大量子代病毒，细胞被裂解死亡，称为杀细胞性感染。常见于无包膜、杀伤性强的病毒，如脊髓灰质炎病毒、腺病毒等。

（2）机制主要为病毒在增殖过程中，阻断细胞核酸与蛋白质的合成，使细胞病变与死亡。

（3）病毒的杀细胞效应如发生在中枢神经系统，当达到一定程度可引起严重后果，甚至危及生命或造成严重后遗症。

2. 稳定状态感染

（1）不具有杀细胞效应的病毒引起的感染称为稳定状态感染。稳定状态感染多见于有包膜病毒，如疱疹病毒、流感病毒、某些披膜病毒等。

（2）稳定状态感染常见表现形式有细胞融合和细胞表面出现病毒基因编码的抗原。细胞融合是病毒扩散的方式之一，细胞融合结果是形成多核巨细胞或合胞体，如麻疹病毒在体内形成华新多核巨细胞。

3. 包涵体形成　某些病毒感染后，在细胞内可形成光镜下可见的包涵体。包涵体的存在与病毒的增殖、存在有关，不同病毒的包涵体特征可不同，故可作为病毒感染的辅助诊断依据。

4. 细胞凋亡　病毒的感染可导致宿主细胞发生凋亡。

5. 基因整合与细胞转化

（1）整合方式：①逆转录RNA病毒：此病毒先逆转录形成cDNA，再以cDNA为模板合成双链DNA，将此双链DNA全部整合于宿主细胞染色体内。②DNA病毒：自身复制，偶尔部分DNA片段整合于宿主细胞染色体内。

（2）结果：细胞转化、增殖变快，失去细胞间接触抑制，细胞转化机制与肿瘤形成密切相关。

（二）病毒感染的免疫病理作用

1. 抗体介导的免疫病理作用　许多病毒诱发细胞表面出现新抗原，与相应抗体结合后，激活补体，破坏宿主细胞。属Ⅱ型变态反应。抗体介导损伤的另一机制是抗原抗体复合物所引起的，即Ⅲ型超敏反应。

2. 细胞介导的免疫病理作用　细胞毒性T细胞能特异性杀伤带有病毒抗原的靶细胞，造成组织细胞损伤。属Ⅳ型变态反应。

3. 致炎症细胞因子的病理作用　干扰素-γ（IFN-γ）、白介素-1（IL-1）、肿瘤坏死因子-α（TNF-α）等细胞因子的大量产生将导致代谢紊乱，并活化血管活化因子，引起休克、DIC、恶病质等严重病理过程，甚至危及生命。

4. 免疫抑制作用　某些病毒感染可抑制宿主免疫功能，易合并感染而致机体死亡，如艾滋病。

（三）病毒的免疫逃逸

病毒可能通过逃避免疫防御、防止免疫激活或阻止免疫应答的发生等方式来逃脱免疫应答。有些病毒通过编码抑制免疫应答的蛋白质来实现免疫逃逸，有些病毒形成合胞体让病毒在细胞间传播逃避抗体作用。逃逸机制包括细胞内寄生、抗原变异、抗原结构复杂、损伤免疫细胞、降低抗原表达、病毒的免疫增强作用。

四、抗病毒免疫

（一）干扰素的概念及抗病毒机制

1. 概念　干扰素（IFN）是病毒或其他干扰素诱生剂刺激细胞所产生的一种糖蛋白，具有抗病毒、抗肿瘤和免疫调节等多种生物学活性。

（1）α干扰素主要由人白细胞产生。

（2）β干扰素主要由人成纤维细胞产生。

（3）α和β干扰素属于Ⅰ型干扰素，抗病毒作用较强。

（4）γ干扰素由T细胞产生，为Ⅱ型干扰素（免疫干扰素），其免疫调节作用较抗病毒作用强。

2. 抗病毒机制　干扰素不能直接灭活病毒，而是通过诱导细胞合成抗病毒蛋白（AVP）而发挥效应。

（1）干扰素首先作用于细胞的干扰素受体，经信号转导等一系列生化过程，激活细胞基因表达多种抗病毒蛋白，实现对病毒的抑制作用。

（2）抗病毒蛋白主要包括2′-5′A合成酶和蛋白

激酶等。前者降解病毒 mRNA；后者抑制病毒多肽链的合成，使病毒复制终止。

（3）干扰素的作用特点

1）间接性：通过诱导细胞产生抗病毒蛋白等效应分子而抑制病毒。

2）广谱性：抗病毒蛋白是一类酶类，作用无特异性。对多数病毒均有一定抑制作用。

3）种属特异性：一般在同种细胞中活性高，对异种细胞无活性。

4）发挥作用迅速：干扰素既能中断受染细胞的病毒感染又能限制病毒扩散。在感染的起始阶段，体液免疫和细胞免疫发生作用之前，干扰素发挥重要作用。

（4）免疫调节活性及抗肿瘤活性：包括激活巨噬细胞、活化 NK 细胞、促进细胞 MHC 抗原的表达等。此外干扰素还能直接抑制肿瘤细胞的生长。

（二）中和抗体的概念及作用机制

1. 概念　中和抗体是指与病毒结合后能消除病毒感染能力的抗体。中和抗体在杀灭细胞外的游离病毒中起主要作用。

2. 作用机制　改变病毒表面构型，阻止病毒吸附于易感细胞，使病毒不能穿入胞内进行增殖；病毒与中和抗体形成的免疫复合物，易被巨噬细胞吞噬清除；有包膜的病毒表面抗原与中和抗体结合后，激活补体，可导致病毒的溶解。

【经典习题】

1. 关于感染过程中潜伏感染特点的叙述，正确的是
   A. 迅速引起显性感染
   B. 一旦免疫功能下降可引起显性感染
   C. 病原体侵入人体后，潜伏在各个部位
   D. 每种感染性疾病均有潜伏性感染
   E. 病原体不断排出体外

   答案：B

   考点：潜伏感染的特点

   解析：某些病毒在显性或隐性感染后，病毒基因存在于细胞内，有的病毒潜伏于某些组织器官内而不复制。凡使机体免疫力下降的因素均可激活这些潜伏的病毒使感染复发。故选 B。

2. 病毒的水平传播是指病毒
   A. 通过血液向其他组织传播
   B. 从侵入门户向血液中的传播
   C. 在人群个体间的传播
   D. 在细胞与细胞间的传播
   E. 沿神经传播

   答案：C

   考点：病毒水平传播

   解析：病毒的传播方式有水平传播和垂直传播。水平传播指病毒在人群中不同个体间的传播。故选 C。

第二十五节　病毒感染的检查方法和防治原则

一、病毒感染的检查方法

1. 形态学检查　常用方法有电镜和免疫电镜检查、光学显微镜检查。

2. 病毒成分检测　包括病毒蛋白抗原检测和病毒核酸检测。病毒核酸检测阳性，并不代表标本中或病变部位一定有活病毒。

3. 病毒感染的血清学诊断方法

（1）中和试验：是指病毒在细胞培养中被特异性抗体中和而失去感染性的一种试验。中和抗体特异性高，持续时间较长，因此中和试验适用于人群免疫情况的调查，较少用于临床。

（2）血凝抑制试验：具有血凝素的病毒能凝集鸡、豚鼠、人等的红细胞，称为血凝现象。这种现象能被相应抗体所抑制，称为血凝抑制试验。常用于黏病毒、乙型脑炎病毒感染的辅助诊断及流行病学的调查，也可用于鉴定病毒的型和亚型。

（3）补体结合试验：用已知病毒可溶性补体抗原检测患者血清中相应的补体抗体，作为近期感染的指标。

（4）凝胶免疫扩散试验：方法简便，特异性与敏感性均较高，此法可用于多种病毒的鉴定。

二、病毒感染的防治原则

（一）病毒类疫苗

1. 人工主动免疫生物制剂　常用于预防病毒病，包括减毒活疫苗（如口服脊髓灰质炎减毒活疫苗、麻疹活疫苗、甲型肝炎活疫苗、风疹活疫苗和流行性腮腺炎活疫苗）、灭活疫苗（如脊髓灰质炎灭活疫苗、乙型脑炎灭活疫苗和甲型肝炎灭活疫苗等）、基因工程疫苗（如乙型肝炎基因重组疫苗）、联合疫苗（如预防麻疹、腮腺炎、风疹联合活疫苗）、核酸疫苗。

2. 人工被动免疫制剂　主要用于病毒病的早期治疗及辅助预防，包括人血丙种球蛋白、特异性丙种球蛋白、抗狂犬病血清和抗狂犬病特异性丙种球蛋白。如乙型肝炎特异性丙种球蛋白（HBIG）主要应用于 HBsAg 和 HBeAg 双阳性母亲的新生儿，配合全程接种乙型肝炎疫苗，可用于阻断乙型肝炎母婴传

播。另外，当不慎被带有 HBV 阳性血的针头刺伤皮肤等暴露于 HBV 时，立即肌内注射 HBIG，可预防 HBV 感染。

（二）抗病毒药物

抗病毒药物主要包括抗病毒化学制剂（核苷类药物、非核苷类逆转录酶抑制剂、蛋白酶抑制剂、金刚烷胺等）；干扰素和干扰素诱生剂；部分中草药；新抗生素类（如新霉素 B）；治疗性疫苗；治疗性抗体；基因治疗剂。

【经典习题】

对病毒性传染进行血清学诊断时，双份血清抗体效价至少增高几倍时，才有诊断意义

A. 2 倍

B. 4 倍

C. 8 倍

D. 16 倍

E. 32 倍

答案： B

考点： 病毒感染的血清学诊断

解析： 送检病毒特异性抗体 IgG 时，应采集急性期和恢复期双份血清，只有当恢复期血清抗体效价比急性期的效价升高达 4 倍或以上时，才有诊断价值。故选 B。

第二十六节 呼吸道病毒

一、正黏病毒

（一）流感病毒的分型

流感病毒根据 NP 和 M 蛋白的抗原性不同，分为甲（A）、乙（B）和丙（C）三个血清型流感病毒。

甲型流感病毒也可根据感染宿主的不同，分为人流感病毒、禽流感病毒、猪流感病毒、马流感病毒等。

（二）甲型流感病毒

1. 生物学性状　病毒呈球形或丝状，直径为 80～120nm。其结构由内而外分为三部分。

（1）核心：为单链负股 RNA 基因组，与核蛋白（NP）和 RNA 多聚酶共同组成核糖核蛋白（RNP）。NP 为螺旋对称的衣壳，抗原很少发生变异，具有型特异性。

（2）基质蛋白（M 蛋白）：抗原性稳定，也具有型特异性。

（3）包膜：表面有两种病毒编码的糖蛋白刺突，分别为血凝素（HA）和神经氨酸酶（NA），为甲型流感病毒亚型划分的依据，其抗原性易发生变异。HA 具有免疫原性，其刺激机体产生的抗体能抑制凝血现象，并能中和病毒，是机体主要的保护性抗体。NA 亦具有抗原性，但其抗体不能中和病毒。

2. 变异　甲型流感病毒 HA 和 NA 易发生变异，其变异形式有以下 2 种。①抗原漂移：其变异幅度小，可引起中、小型规模的流行。②抗原转换：其变异幅度大，形成新亚型。由于人群对新亚型流感病毒缺乏免疫力，往往导致较大规模的流行或发生世界性大流行。

3. 禽流感病毒（AIV）　与人甲型流感病毒均归属于甲型流感病毒，属同一个血清型。AIV 原本只感染鸡、火鸡、鸭、水禽及候鸟等禽类。目前禽流感病毒仅偶尔从禽传给人，但病死率高，尚未证明能人传人。

（三）致病性和免疫性

1. 致病性　流感病毒抗原易变异，传播迅速，是引起流行性感冒的主要病毒。甲型病毒感染人、猪、禽、马等动物。乙型病毒感染人和猪。丙型病毒流感只感染人。流感通常引起呼吸道局部感染，北方冬季多发，南方夏冬季为发病高峰，飞沫、气溶胶经呼吸道传播。

2. 免疫性

（1）流感病毒感染或疫苗接种后，机体可形成特异性免疫应答。

（2）呼吸道黏膜局部分泌的 sIgA 抗体有阻断病毒感染的保护作用，但只能短暂保留几个月。

（3）血清中抗 HA 特异性抗体为中和抗体，有抗病毒感染、减轻病情的作用，可维持数月至数年。

（4）抗-NA 可抑制病毒的释放与扩散，但不能中和病毒的感染性。

（5）不同型别流感病毒不能诱导交叉性保护抗体的产生。

（四）防治原则

注意加强锻炼，避免流行期间到人群聚集的公共场所，在流感流行高峰前 1～2 个月接种流感疫苗。患者治疗以对症治疗和预防继发性细菌感染为主。

二、副黏病毒

（一）麻疹病毒的主要生物学性状、致病性、免疫性和防治原则

1. 生物学性状　麻疹病毒有包膜，核衣壳的核心为单负链 RNA。病毒表面有血凝素（HA）和溶血素（HL），HA 和 HL 有抗原性。麻疹病毒抗原性较稳定，只有一个血清型。麻疹病毒抵抗力较弱。

2. 致病性　麻疹病毒是麻疹的病原体。麻疹是

儿童时期最为常见的急性发疹性传染病，此外，麻疹病毒还可引起亚急性硬化性全脑炎（SSPE）。

3. 免疫性　麻疹病后人体可获得终生免疫力，主要包括体液免疫和细胞免疫。

4. 防治原则　预防麻疹的主要措施是隔离患者，进行人工主动免疫。目前我国主要使用麻疹减毒活疫苗进行免疫接种。对于部分与麻疹患儿有密切接触，但未注射过疫苗的易感儿童，可在接触后的5天内肌注健康成人全血、麻疹恢复期人血清或丙种球蛋白等进行被动免疫。

（二）腮腺炎病毒的致病性和防治原则

1. 致病性　腮腺炎病毒主要引起以腮腺肿胀、疼痛为主要症状的流行性腮腺炎。人是腮腺炎病毒的唯一储存宿主，病毒主要通过飞沫传播。腮腺炎病毒仅有一个血清型，病后可获得持久免疫。病毒入血后扩散至其他器官，可引起患者的胰腺、睾丸或卵巢等感染，严重者可并发脑炎。

2. 防治原则　预防以隔离患者，减少传播机会和接种疫苗为主。尚无有效药物治疗，中草药有一定治疗效果。

三、冠状病毒

（一）冠状病毒生物学性状

病毒直径80~160nm，核衣壳呈螺旋状，包膜表面有多形性花冠状突起。核酸为非分节段的单股正链RNA，病毒对乙醚、氯仿、酯类、紫外线及理化因子较敏感。

（二）SARS冠状病毒（2008）致病性及防治原则

1. 致病性　SARS冠状病毒可引起重症急性呼吸道综合征，病毒经飞沫传播，粪-口途径亦可传播。主要在冬春季流行。潜伏期为3~7天。主要症状为发热、咳嗽、头痛、肌肉痛及呼吸道感染其他症状。

2. 防治原则　目前尚无疫苗预防，亦尚无特效药治疗。

（三）MERS冠状病毒致病性及防治原则

MERS冠状病毒可引起中东呼吸综合征，是一种病毒性呼吸道疾病。预防应注意保持良好个人卫生和饮食卫生等，治疗以对症为主。

（四）新型冠状病毒（SARS-CoV-2）的致病性及防治原则

1. 致病性　新型冠状病毒具有高传染性和高隐蔽性传播特征，主要通过密切接触和呼吸道飞沫传播，潜伏期为1~14天。核酸检测阳性为确诊的首要标准。

（1）患者以发热、干咳、乏力为主要表现，部分患者可有鼻塞、流涕、咽痛、嗅觉和味觉减退或丧失等表现。

（2）重症患者多在发病1周后出现呼吸困难，严重者可快速进展为急性呼吸窘迫综合征、脓毒症休克、难以纠正的代谢性酸中毒和出凝血功能障碍及多器官功能衰竭等。

2. 防治原则　抗病毒治疗目前选用奈玛特韦片/利托那韦片、COVID-19人免疫球蛋白、康复者恢复期血浆、中医中药等。预防以新型冠状病毒疫苗接种，保持良好个人及环境卫生，勤洗手、戴口罩等卫生习惯和生活方式为主，科学做好个人防护。

四、其他病毒

（一）腺病毒的生物学性状和致病性

1. 生物学性状　线状双股DNA，腺病毒颗粒直径为60~90nm，无包膜；衣壳为20面体立体对称。

2. 致病性（2017）　腺病毒主要经呼吸道传播，引起腺病毒上呼吸道感染及腺病毒肺炎。冬春季节多发，以发热、咳嗽、呼吸困难及发绀等呼吸道症状为主。此外，有些腺病毒型别可通过胃肠道和眼结膜等途径传播，引起咽结膜热、流行性角膜炎（2013）和小儿胃肠炎。

（二）风疹病毒的致病性及防治原则

1. 致病性　人是风疹病毒唯一的自然宿主。风疹病毒经呼吸道传播，可引起风疹。儿童风疹最常见。成人感染风疹的症状较严重，表现为出疹，关节炎，关节痛，血小板减少，出疹后脑炎。风疹病毒感染最严重的危害是通过垂直传播引起胎儿先天性感染（2001）。孕妇感染对胎儿危害较大，引起流产或死胎，还可导致先天性风疹综合征。风疹感染后可获得持久免疫力。

2. 防治原则　尚无有效的治疗方法。风疹减毒活疫苗接种是预防风疹的有效措施。

（三）呼吸道合胞病毒的生物学性状和致病性

1. 生物学性状　呼吸道合胞病毒（RSV）属于副黏病毒科的肺病毒属，只有一个血清型。

病毒形态为球形，有包膜，基因组为非分节段的单负链RNA，主要编码10种蛋白质，病毒包膜上有糖蛋白组成的刺突，无HA、NA和HL。

该病毒不能在鸡胚中生长，但可在多种培养细胞中缓慢增殖。病变特点是形成细胞融合所形成的多核巨细胞，胞质内有嗜酸性包涵体。病毒抵抗力较弱，对热、酸、胆汁以及冻融处理敏感，因此最好是直接将标本接种至培养细胞中，避免冻存处理。

2. 致病性　RSV感染流行于冬季和早春，传染性较强，主要经飞沫传播，或经污染的手和物体表面传播。主要引起6个月以下婴儿患细支气管炎和肺炎等下呼吸道感染，以及较大儿童和成人的鼻炎、感冒等上呼吸道感染。

【经典习题】

1. 最容易发生变异的呼吸道病毒是
   A. 甲型流感病毒
   B. 副流感病毒
   C. 麻疹病毒
   D. 腮腺炎病毒
   E. 呼吸道合胞病毒

答案： A

考点： 呼吸道病毒的变异

解析： 流感病毒易发生变异，抗原性变异是其变异的主要形式，病毒表面抗原血凝素（HA）和神经氨酸酶（NA）是主要的变异成分。流感病毒的抗原性变异包括抗原性转变和抗原性漂移两种形式。故选 A。

2. 甲型流感病毒最易发生变异的结构是
   A. 脂蛋白
   B. 血凝素和神经氨酸酶
   C. 衣壳蛋白和核酸
   D. 基质蛋白
   E. RNA 多聚酶

答案： B

考点： 甲型流感病毒的结构特点

解析： 甲型流感病毒包膜上镶嵌有两种刺突，即血凝素和神经氨酸酶，均易发生变异，是划分甲型流感病毒亚型的主要依据。故选 B。

3. 为预防风疹和先天性风疹综合征，禁忌接种风疹减毒活疫苗的人群是
   A. 育龄期女青年
   B. 结婚登记时的女青年
   C. 1 岁以上的少年儿童
   D. 妊娠妇女（孕妇）
   E. 注射过抗风疹人血清免疫球蛋白孕妇

答案： D

考点： 风疹减毒活疫苗接种禁忌

解析： 风疹病毒感染最严重的危害是通过垂直传播引起胎儿先天性感染。易感性高的孕妇在孕期 20 周内感染风疹病毒对胎儿危害最大，病毒感染通过影响胎儿细胞的正常生长、有丝分裂和染色体结构等，引起流产或死胎，还可以导致先天性风疹综合征。故选 D。

第二十七节　肠道病毒

一、概述

1. 人类肠道病毒的种类　人类肠道病毒归属小 RNA 病毒科的肠道病毒属。包括：

（1）脊髓灰质炎病毒：有Ⅰ、Ⅱ、Ⅲ三个血清型。

（2）柯萨奇病毒：分 A、B 两组，A 组包括 1~22 和 24 血清型，B 组包括 1~6 血清型。

（3）埃可病毒：包括 1~9，11~27，29~33 血清型。

（4）新型肠道病毒：包括 68、69、70 和 71 血清型等。

2. 共性

（1）为无包膜的小 RNA 病毒，直径为 24~30nm，衣壳为二十面体立体对称。基因组为单股正链 RNA，是感染性核酸。

（2）在易感细胞中增殖，迅速产生细胞病变。

（3）对理化因素的抵抗力较强，耐酸、乙醚和去污剂。

（4）主要经粪-口途径传播。隐性感染多见。病毒在肠道中增殖，却引起多种肠道外感染性疾病：如脊髓灰质炎、无菌性脑膜炎、心肌炎及急性出血性结膜炎等。

二、脊髓灰质炎病毒

1. 型别　脊髓灰质炎病毒Ⅰ、Ⅱ、Ⅲ 3 个血清型。

2. 致病性　传染源是患者或无症状带毒者。主要通过粪-口途径传播，夏秋季流行，儿童是主要易感者。病毒经上呼吸道、口咽和肠道侵入，形成病毒血症。少数感染者，病毒可以侵入中枢神经系统，感染脊髓前角运动神经元、脑干、脑膜等，导致肌肉麻痹。脊髓灰质炎病毒感染后，机体免疫力的强弱显著影响其结局。至少 90%患者表现为隐性感染；约 5%患者表现为顿挫感染，1%~2%患者表现为非麻痹性脊髓灰质炎或无菌性脑膜炎，只有0.1%~0.2%出现最严重的结局，表现为永久性弛缓性肢体麻痹，极少数患者死亡。

3. 免疫性　感染后获得牢固的特异性免疫。主要以体液中和抗体为主。

4. 防治原则　疫苗预防。

三、柯萨奇病毒、埃可病毒、肠道病毒 68 型、70 型及 71 型

柯萨奇病毒、埃可病毒和新型肠道病毒的形态、生物学性状及感染、免疫过程与脊髓灰质炎病毒相似。但柯萨奇病毒和埃可病毒的型别多，疾病谱复杂。感染后引起包括无菌性脑膜炎、疱疹性咽峡炎、手足口病、皮疹、流行性胸痛、心肌炎、心包炎、急性出血性结膜炎、感冒、肺炎、发热、新生儿全身感染、糖尿病、感染后疲劳综合征等多种疾病。

【经典习题】

(1~2题共用备选答案)

A. 腺病毒

B. 新型肠道病毒71型

C. 埃可病毒

D. 轮状病毒

E. 脊髓灰质炎病毒

1. 目前最常见的导致手足口病的病原体是

答案：B

2. 可导致流行性角结膜炎的病原体是

答案：A

解析：引发手足口病的肠道病毒有20多种(型)，柯萨奇病毒A组的16、4、5、9、10型，B组的2、5型以及肠道病毒71型均为手足口病较常见的病原体，其中以柯萨奇病毒A16型(CVA16)和肠道病毒71型(EV71)最为常见。流行性角结膜炎是由病毒感染所致的传染性眼病，是一种急性结膜和角膜疾患，在世界各地和各季节均可流行。流行性角结膜炎的致病病原体是腺病毒，以腺病毒8型最常见，常造成暴发流行。故1题选B，2题选A。

第二十八节 急性胃肠炎病毒

一、概述

急性胃肠炎病毒包括轮状病毒、杯状病毒、星状病毒和肠道腺病毒。

二、轮状病毒

1. 生物形状　形态球形，直径60~80nm，二十面体立体对称，双层衣壳，无包膜。负染后电镜下观察，病毒外形酷似“车轮状”，故称为轮状病毒。

2. 致病性(2017)　轮状病毒感染呈世界性分布，A~C组轮状病毒能引起人类和动物腹泻，D~G组只能引起动物腹泻。A组病毒感染最常见，是引起6个月至2岁婴幼儿严重胃肠炎的主要病原体。传染源是患者和无症状带毒者，主要通过粪-口传播，秋冬季节多发。B组病毒引起成人腹泻，可暴发。C组病毒致病性与A组相似，但发病率较低。

三、诺如病毒

诺如病毒属是杯状病毒科的4个属之一。诺如病毒是全球引起急性病毒性胃肠炎暴发流行的主要病原体之一。诺如病毒急性胃肠炎的高发季节为秋冬季，粪-口传播为主要传播途径。在人口聚集的学校、幼儿园、医院等场所容易引起暴发流行。潜伏期24~48小时，然后突然发病，出现恶心、呕吐、腹痛和水样腹泻，症状通常持续1~3天。多数感染者呈自限性，预后较好，无死亡病例发生。

第二十九节 肝炎病毒

一、甲型肝炎病毒

(一)生物学性状

甲型肝炎病毒(HAV)呈球形，直径27~32nm，核衣壳为二十面体立体对称，无包膜。电镜下表现为实心和空心两种颗粒，前者具有感染性。HAV基因组为单股正链RNA。HAV抗原性稳定，仅有一个血清型。HAV对理化因素有较强抵抗力，但100℃5分钟可被灭活，对紫外线、甲醛和氯敏感。

(二)致病性与免疫性

1. 致病性　HAV感染所致疾病为甲型肝炎。甲型肝炎患者有明显的肝脏炎症，肝细胞肿胀、变性、溶解，临床表现为疲乏、食欲减退、恶心、呕吐、黄疸、肝脾大、血清转氨酶升高等。甲型肝炎一般为自限性疾病，预后良好，不发展成慢性肝炎和慢性病毒携带者。

2. 免疫性　HAV的显性感染或隐性感染均可诱导机体产生持久的免疫力。

(三)微生物学检查和预防原则

1. 微生物学检查　血清学检查和病原学检查为主，一般不做分离培养。血清学检查包括用ELISA法检测患者血清中的抗-HAV IgM和IgG。抗-HAV IgM出现早，消失快，是甲型肝炎早期诊断最可靠的血清学指标。

2. 预防原则　做好卫生宣传，加强食物、水源和粪便管理是预防甲肝的主要环节。用减毒活疫苗或灭活疫苗用于甲型肝炎的特异性免疫。

二、乙型肝炎病毒

(一)生物学性状

1. 形态与结构　电镜下可见三种不同形态的病毒颗粒，即大球形颗粒、小球形颗粒和管形颗粒。

(1)大球形颗粒：Dane颗粒。Dane颗粒具有感染性的完整HBV颗粒(2004)，电镜下呈双层结构的球形颗粒，直径42nm。

(2)小球形颗粒：直径22nm，为一种中空颗粒，成分为表面抗体(HBsAg)，无感染性。

(3)管形颗粒：由小球形颗粒聚合而成，具有与HBsAg相同的抗原性。

2. 抗原组成

（1）表面抗原：是HBV感染的主要标志。HBsAg具有抗原性，可刺激机体产生保护性抗体（抗-HBs）和细胞免疫反应。

（2）核心抗原（HBcAg）：HBcAg为衣壳蛋白，不易从感染者的血中检出（2002）。HBcAg刺激性较强，可刺激机体产生抗-HBc。

（3）e抗原（HBeAg）：为可溶性蛋白质，游离存在于血循环中，是HBV复制与具有强传染性的指标之一。

3. 抵抗力　HBV对外界的抵抗力较强。高压蒸汽灭菌法、100%加热10分钟等可灭活HBV，0.5%过氧乙酸、5%次氯酸钠和环氧乙烷等常用于HBV消毒。

（二）致病性与免疫性

1. 致病性　HBV感染的临床表现呈多样性，可表现为无症状HBV携带者、急性肝炎、慢性肝炎及重型肝炎。HBV感染与原发性肝细胞癌有密切关系。

2. 免疫性　免疫反应的强弱与临床过程的轻重及转归有密切关系。机体HBV的免疫效应具有双重性：既可清除病毒，也可造成肝细胞的损伤。

（三）微生物学检查和预防原则

1. 微生物学检查　主要是检测血清标志物，HBV的血清标志物主要包括抗原-抗体系统和病毒核酸等。

（1）HBV抗原、抗体检测：用ELISA法检测患者血清中HBV抗原和抗体是目前临床上最常用的诊断乙肝的检测方法。HBsAg是HBV感染的指标之一，是筛选献血者的必检指标，其阳性见于急性肝炎、慢性肝炎或无症状携带者。

（2）血清DNA聚合酶检测：可判断体内是否有病毒复制。

2. 预防原则

（1）主动免疫：接种乙肝疫苗是最有效的预防方法。

（2）被动免疫：高效价抗-HBV的人血清免疫球蛋白可用于紧急预防（2001）。

对乙肝尚无特效疗法，一般认为广谱抗病毒药物、调节机体免疫功能及护肝药物联合应用具有较好疗效。

三、丙型肝炎病毒

（一）生物学性状

丙型肝炎病毒（HCV）呈球形，有包膜，直径约55~65nm，主要在肝细胞内复制。人类是HCV的天然宿主，黑猩猩为敏感动物，体外培养至今仍很困难。HCV对乙醚、氯仿等脂溶剂敏感，煮沸、紫外线、甲醛等可使之灭活。HCV为单股正链RNA病毒。

（二）致病性与免疫性

1. 致病性　HCV感染引起的临床过程轻重不一，可表现为急性肝炎、慢性肝炎或无症状携带者。HCV感染极易慢性化，40%~50%的丙肝患者可转变成慢性肝炎。约20%慢性肝炎可发展成肝硬化，HCV感染与肝癌的发生有密切关系。

2. 免疫性　HCV感染后不能诱导有效的免疫保护反应。

（三）微生物学检查和防治原则

1. 微生物学检查　检测血清抗-HCV和血清HCV RNA。

2. 预防原则　我国规定必须对献血者进行抗-HCV检测，以减少HCV的感染和传播。对血制品亦需进行HCV检测。HCV免疫原性不强，且毒株易于变异，因此疫苗的研制较为困难。对丙型肝炎尚缺乏特效药物，IFN-α是目前最常用的抗病毒制剂。

四、丁型肝炎病毒

（一）生物学性状

丁型肝炎病毒（HDV）为球形，直径35~37nm，有包膜，但包膜蛋白由HBV编码，是HBV的HBsAg。病毒颗粒内部由HDV RNA和与之结合的丁型肝炎病毒抗原（HDAg）组成。HDV RNA为单负链环环状RNA，长度约1.7kb，是已知动物病毒中最小的基因组。

（二）致病性

HDV感染后可表现为急性肝炎、慢性肝炎或无症状携带者。其感染方式有两种：一是联合感染，即从未感染过HBV的正常人同时发生HBV和HDV的感染；二是重叠感染，即已受HBV感染的乙型肝炎患者或无症状的HBsAg携带者再发生HDV感染。重叠感染常可导致原有的乙型肝炎病情加重与恶化。

五、戊型肝炎病毒

（一）生物学性状

戊型肝炎病毒（HEV）呈球状，无包膜，平均直径为32~34nm，基因组为线状单股正链RNA，长约7.5kb，蛋白衣壳呈20面体立体对称，表面有缺刻，现归为戊型肝炎病毒科。HEV有8个基因型，我国以HEV1、HEV4的流行占优势。HEV对高盐、氯化铯、氯仿等敏感；在70~80℃条件下易裂解，但在液氮中保存稳定。HEV基因组为单股正链RNA。

（二）致病性

HEV主要经粪-口途径传播（2001），潜伏期平均为40天。分临床型和亚临床型，成人以临床型多见。潜伏期末和急性期初的患者粪便排毒量最大，传染性最强，是本病的主要传染源。临床上表现为急性戊型肝炎、重型肝炎以及胆汁淤滞性肝炎。有自限性。孕妇感染HEV后病情常较重，尤以怀孕6~9个月最为严重，常发生流产或死胎，病死率达15%~20%。

（三）微生物学检查和防治原则

1. 微生物学检查

（1）电镜或免疫电镜技术检测患者粪便中HEV颗粒。

（2）RT-PCR法检测粪便或胆汁中HEV RNA。目前临床最常用方法是ELISA法检查血清中抗-HEV IgM或IgG，作为早期现症患者的诊断依据。

2. 防治原则　一般性预防原则与甲型肝炎相同，主要是保护水源，做好粪便管理，加强食品卫生管理，注意个人和环境卫生等。接种疫苗是预防HEV感染的最直接最有效手段。

【经典习题】

1. 用常规检测方法在患者血清中检测不到的HBV标志物是

A. HBsAg

B. HBeAg

C. HBcAg

D. 抗-HBe

E. 抗-HBc

答案： C

考点： 乙肝标志物

解析： 乙肝病毒血清标志物包括表面抗原（HBsAg）、表面抗体（抗-HBs）、E抗原（HBeAg）、E抗体（抗-HBe）、核心抗体（抗-HBc）。而HbcAg在患者血清中是检测不到的。故选C。

2. Dane颗粒是

A. 丁型肝炎病毒

B. 乙型肝炎病毒

C. 甲型肝炎病毒

D. 戊型肝炎病毒

E. 丙型肝炎病毒

答案： B

考点： 乙型肝炎病毒的形态结构

解析： Dane颗粒是乙型肝炎的典型形态结构特征。故选B。

第三十节　黄　病　毒

一、流行性乙型脑炎病毒

（一）传播途径

1. 传染源　主要传染源是带毒的猪、牛、马、驴、羊等家畜和鸟类。在我国，幼猪是最重要的传染源和中间宿主。

2. 传播媒介　乙脑病毒的主要传播媒介是三节吻库蚊。经蚊-动物-蚊循环。

3. 流行特点　我国是乙脑主要流行区。以夏秋季节流行为主。

（二）致病性和免疫性

1. 致病性　乙脑病毒进入血液后，表现为发热、头痛、寒战、全身不适等流感样症状，多数感染者不表现症状，为隐性感染。少数抵抗力低下患者累及中枢神经系统，表现为头痛、抽搐、脑膜刺激征等。5%~20%留下后遗症，表现为痴呆、失语或瘫痪等。

2. 免疫性　免疫力稳定而持久，隐性感染也可获得牢固免疫力。

（三）防治原则

防蚊灭蚊、疫苗接种和动物宿主管理。乙脑疫苗有灭活疫苗和减毒活疫苗两大类。猪是乙脑病毒主要传染源和中间宿主，在农村地区，人和猪接触密切，因此要做好猪的管理工作。

二、登革病毒

1. 主要传播媒介　登革病毒是登革热的病原体，并分Ⅰ~Ⅳ共4个血清型，于热带、亚热带地区流行。在自然界，人和灵长类动物是主要储存宿主，白纹伊蚊和埃及伊蚊是主要传播媒介。

2. 致病性　登革病毒感染表现为两种不同类型：登革热和登革出血热/登革休克综合征。前者为自限性疾病，表现为发热、头痛、全身肌肉和关节酸痛，淋巴结肿大及皮疹。后者病情重，初期表现为典型登革热症状，后期出现严重出血，皮肤大片紫癜及瘀斑、消化道出血等，甚至休克死亡。

三、寨卡（Zika）病毒

致病性：通过蚊媒传播引起寨卡病毒病，主要表现为发热、皮疹、结膜炎或关节痛等临床特征。

【经典习题】

1. 乙型脑炎病毒的主要传播途径是

A. 消化道传播

B. 输血传播

C. 虫媒传播

D. 呼吸道传播

E. 直接接触传播

答案： C

考点： 乙型脑炎病毒传播途径

解析： 乙型脑炎的主要传播媒介是三节吻库蚊，蚊子不仅是传播媒介又是重要的储存宿主。故选 C。

2. 乙型脑炎的主要传染源是
   A. 典型乙型脑炎患者
   B. 感染乙脑病毒的猪
   C. 携带乙脑病毒的蚊虫
   D. 轻型乙型脑炎患者
   E. 乙脑病毒携带者

答案： B

考点： 流行性乙型脑炎病毒的传播

解析： 乙型脑炎的主要传播源是带毒的猪、牛、马、驴、羊等家禽和鸟类。故选 B。患者不是主要的传染源。

第三十一节 出血热病毒

一、汉坦病毒

（一）生物学性状

汉坦病毒颗粒具有多形性，呈圆形或卵圆形，直径为 75~210nm。核酸类型为单负链 RNA，分为 L、M、S 三个片段，分别编码病毒的 RNA 聚合酶（L）、包膜糖蛋白（G1 和 G2）和核壳蛋白（NP）。表面有双层脂质包膜。汉坦病毒的 NP 具有很强的免疫原性。

（二）流行环节

1. 传染源　汉坦病毒是一种多宿主性的自然疫源性疾病，其主要传染源和储存宿主为啮齿类动物。

2. 传播途径　动物源性传播（包括通过呼吸道、消化道和伤口途径）、胎盘传播和虫媒（螨媒）传播。其中动物源性是主要途径。

（三）致病性和免疫性

1. 致病性　汉坦病毒肾综合征出血热（HFRS）（2002）的潜伏期一般为 2 周左右，起病急，发展快。典型病例具有三大主症，即发热、出血和肾脏损害。临床经过分为发热期、低血压休克期、少尿期、多尿期和恢复期。

2. 免疫性　人对汉坦病毒普遍易感，但多呈隐性感染，病后可获得稳定而持久的免疫力。

二、其他出血热病毒

1. 埃博拉病毒　抵抗力不强。经猴传给人，引起埃博拉出血热。

2. 克里米亚-刚果出血热病毒　形态、结构、抵抗力等与汉坦病毒相似，主要为虫媒传播，可引起克里米亚-刚果出血热（自然疫源性疾病）。

【经典习题】

1. 引起肾综合征出血热的病原体是
   A. 汉坦病毒
   B. 登革病毒
   C. 新疆出血热病毒
   D. 黄热病毒
   E. Lassa 病毒

答案： A

考点： 汉坦病毒的致病性

解析： 汉坦病毒主要引起以发热、出血、肾功能损害和免疫功能紊乱为突出表现的肾综合征出血热。故选 A。

2. 男，44 岁，农民。以“发热、全身不适、头痛 5 天”为主诉入院。查体：面色苍白、脉搏细弱而快，皮肤有少许出血点，体温 39.8℃，血压 60/40mmHg。血常规：白细胞 30×10^9/L，中性粒细胞 0.8，异型淋巴细胞 0.1，血小板 50×10^9/L。尿蛋白（++）。最可能的诊断是
   A. 流行性脑脊髓膜炎
   B. 败血症，感染性休克
   C. 流行性出血热
   D. 钩端螺旋体病
   E. 传染性单核细胞增多症

答案： C

考点： 流行性出血热的诊断

解析： 流行性出血热即肾综合征出血热，典型表现：起病急，有发热、三痛（头痛、腰痛、眼眶痛）以及恶心、呕吐、胸闷、腹痛、腹泻、全身关节痛等症状，皮肤黏膜三红（脸、颈和上胸部发红），眼结膜充血，重者似酒醉貌。口腔黏膜、胸背、腋下出现大小不等的出血点或瘀斑，或呈条索状、抓痕样的出血点。随着病情的发展，患者退热，但症状反而加重，继而出现低血压、休克、少尿、无尿及严重出血等症状。典型的出血热一般有发热、低血压、少尿、多尿及恢复期 5 期经过。尿常规检查：显著的尿蛋白是本病的重要特点，也是肾损害的最早表现。故选 C。

第三十二节 疱疹病毒

一、单纯疱疹病毒

（一）感染类型

1. 原发感染　单纯疱疹病毒（HSV）感染主要临床表现为黏膜与皮肤的局部疱疹。HSV-1 以腰上部感染为主，HSV-2 以腰下部及生殖器感染为主。新生儿可经产道感染，引起疱疹性脑膜炎和疱疹性角结膜炎等。孕妇感染 HSV 后，病毒可经胎盘感染胎儿，

诱发流产、早产、死胎或先天畸形。

2. 潜伏感染　在潜伏感染中，HSV-1潜伏于三叉神经节和颈上神经节；HSV-2潜伏于骶神经节。

3. 复发性感染　当机体受刺激病毒复活而激活潜伏感染，复发性感染病程短，组织损伤轻，且感染局限。

（二）所致疾病

1. HSV-1所致疾病　龈口炎、唇疱疹、角结膜炎、脑炎。

2. HSV-2所致疾病　生殖系统疱疹、新生儿疱疹、无菌性脑膜炎。

二、水痘-带状疱疹病毒

水痘-带状疱疹病毒（VZV）是水痘和带状疱疹的病原体，水痘为原发感染，带状疱疹为复发感染。

1. 原发感染　水痘，起始于呼吸道黏膜，表现为全身斑丘疹、水疱疹。伴发热。无继发感染者不留痕迹。

2. 复发性感染　原发感染后，VZV潜伏于脊髓后根神经节或脑神经的感觉神经节中。抵抗力下降时表现为带状疱疹。沿感觉神经支配皮肤分布。

三、人巨细胞病毒

人巨细胞病毒（HCMV）在人群中感染极为普遍，60%～90%成人已有CMV抗体，多数正常人可长期带毒。病毒潜伏在唾液腺、乳腺、肾脏、白细胞或其他腺体。传染源是患者及隐性感染者，传染方式是密切接触，垂直传播是重要传播途径。

1. 先天性和围生期感染　病毒通过胎盘引起胎儿感染，先天感染率为0.5%～2.5%，其中5%～10%的新生儿有临床表现，称为巨细胞病毒感染。

2. 儿童和成人原发感染　常为隐性感染，少数出现临床症状表现为巨细胞病毒单核细胞增多症。

3. 免疫功能低下者感染　严重HCMV感染。除原发感染外，可引起潜伏感染，发生肺炎、肠炎和脑膜炎等严重感染。

四、EB病毒（2007、2014）

1. 传染性单核细胞增多症　传染性单核细胞增多症是急性全身淋巴细胞增生性疾病。在青春期初次感染较大量的EB病毒（EBV）时发病。潜伏期40天，典型表现为发热、咽炎、颈淋巴结炎、脾肿大、肝功能紊乱和非典型淋巴细胞明显增多。

2. 非洲儿童恶性淋巴瘤　EBV与非洲儿童恶性淋巴瘤密切相关。

3. EBV与鼻咽癌　鼻咽癌（NPC）主要分布于东南亚、北非和爱斯基摩地区。EBV感染与NPC发生相关。

4. 淋巴组织增生性疾病　进行器官和骨髓移植的患者，有时会发生淋巴组织增生性疾病，其癌细胞100%与EBV有关。

五、其他感染人的疱疹病毒

1. 人疱疹病毒6型　引起婴儿玫瑰疹，一般预后良好。

2. 人疱疹病毒7型　与疾病的关系尚待证实，可能与幼儿玫瑰疹、神经损伤和器官移植并发症有关。

3. 人疱疹病毒8型　又名为卡波西肉瘤相关疱疹病毒，与卡波西肉瘤的发生密切相关。

【经典习题】

与EB病毒感染无关的疾病是

A. 宫颈癌

B. 鼻咽癌

C. 非洲儿童恶性淋巴瘤

D. 传染性单核细胞增多症

E. 淋巴组织增生性疾病

答案： A

考点： EB病毒感染性疾病

解析： EB病毒是嗜B细胞的人类疱疹病毒，相关疾病包括传染性单核细胞增多症、非洲儿童恶性淋巴瘤、鼻咽癌、淋巴组织增生性疾病等，不包括宫颈癌。与宫颈癌有关的是高危性人乳头瘤病毒（HPV）。故选A。

第三十三节　逆转录病毒

人类免疫缺陷病毒

（一）生物学特点

1. 形态与结构　HIV呈球形，直径为100～120nm。病毒体外层为脂蛋白包膜，镶嵌有由gp120和gp41两种病毒糖蛋白构成的刺突。核衣壳呈圆锥状，内含逆转录酶（依赖RNA的DNA聚合酶）、蛋白酶、整合酶、RNA酶H和RNA基因组。基因组为两条相同的单股正链RNA，以二聚体形式存在。

2. 病毒复制

（1）HIV包膜糖蛋白gp120与易感细胞膜的CD4分子结合（2004），病毒包膜与细胞膜融合，病毒核衣壳进入细胞内脱壳，释放出RNA进行复制。

（2）在逆转录酶催化下，以病毒RNA为模板合成负链DNA，形成RNA：DNA中间体。

（3）中间体的RNA被水解，负链DNA合成互补正链DNA，形成双链DNA。

（4）在整合酶作用下，双链DNA整合入细胞染色体中，形成前病毒。前病毒活化后，病毒进行生物合成，形成子代病毒体。

3. 病毒变异　HIV具有高度变异性。HIV的逆转录酶的无校正功能、错配性高是导致HIV变异频繁的重要因素。*env*基因最易发生突变，导致其编码的包膜糖蛋白pg120抗原变异。

（二）致病性

1. 传染源和传播途径　HIV携带者和AIDS患者是HIV的传染源，主要传播途径：①性传播。②血液传播。③垂直传播（母婴传播）。

2. HIV的感染过程　HIV初次感染人体后，即开始复制和扩散，临床表现大致分为4期。

（1）急性期：出现类似流感样自限性症状和淋巴结肿大，血清HIV核酸及其抗原阳性。

（2）无症状期：无症状期持续时间长短与感染病毒的数量、型别，感染途径，机体免疫状况、营养条件及生活习惯等因素有关。此期血清中可查出HIV核酸，自感染4~8周后在感染者血清中可查出HIV抗体，但外周血中HIV抗原含量很低或检测不到。

（3）AIDS相关综合征期：随着HIV大量复制并造成机体免疫系统进行性损伤，开始出现低热、盗汗、全身倦息、慢性腹泻及全身持续性淋巴结肿大等症状。

（4）典型AIDS期：为感染HIV后的最终阶段。引起严重免疫缺陷，合并各种机会性感染及肿瘤。未经治疗的患者通常在出现临床症状后2年内死亡。

3. 致病机制　HIV主要感染$CD4^+$T淋巴细胞、单核巨噬细胞和其他免疫细胞，引起机体免疫系统的进行性损伤。

（三）微生物学检查

检测HIV主要用于：①诊断AIDS；②指导抗病毒药物的治疗；③筛查和确认HIV感染者，以阻断HIV传播途径。

1. 检测病毒抗体　常用ELISA法筛查抗体阳性的感染者，阳性者必须进行确认试验。确认试验常采用特异性高的蛋白质印迹法。

2. 检测病毒核酸　采用定量RT-PCR方法测定血浆中HIV RNA的拷贝数，用于检测疾病进展和评估抗病毒疗效。

3. 外周血$CD4^+$T细胞数量测定。

4. HIV基因型耐药检测。

（四）防治原则

1. 药物治疗　目前治疗HIV感染的药物有4类：核苷类逆转录酶抑制剂、非核苷类逆转录酶抑制剂、蛋白酶抑制剂、融合抑制剂。为防止耐药性产生，使用多种抗病毒药物联合方案，称为高效抗逆转录病毒治疗（HAART）。常用鸡尾酒疗法。

2. HIV疫苗　研制疫苗是控制AIDS的重要途径。目前尚无疫苗上市。

【经典习题】

1. 很少引起AIDS患者机会性感染的病原体是

A. EB病毒

B. 弓形虫

C. 新型隐球菌

D. 肺孢子菌

E. 巨细胞病毒

答案：A

考点：AIDS的病原体

解析：AIDS的机会性感染主要有肺孢子菌肺炎、分枝杆菌感染、真菌感染、弓形虫脑炎、病毒感染（巨细胞病毒、单纯疱疹病毒、带状疱疹病毒）等。很少出现EB病毒的感染。故选A。

2. HIV造成机体免疫功能损害主要侵犯的细胞是

A. $CD4^+$T淋巴细胞

B. $CD8^+$T淋巴细胞

C. B淋巴细胞

D. NK细胞

E. 浆细胞

答案：A

考点：HIV的发病机制

解析：HIV造成机体免疫功能损害主要侵犯的细胞是$CD4^+$T淋巴细胞。故选A。

第三十四节　其他病毒

一、狂犬病毒

1. 生物学性状　狂犬病毒形态似子弹状，大小（130~300）nm×（60~85）nm，有包膜。属RNA病毒。病毒包膜由外层G蛋白和内层M2蛋白组成。内基小体可作为辅助诊断狂犬病的指标。狂犬病毒对热、紫外线、日光、干燥的抵抗力弱。病毒悬液经56℃ 30~60分钟或100℃ 2分钟作用后即失活。

2. 致病性　狂犬病毒可引起多种家畜和野生动物自然感染。狂犬病临床表现分为狂暴型和麻痹型。病犬是发展中国家狂犬病的主要传染源。人对狂犬病毒普遍易感。人被狂犬咬伤后发病率为30%~60%。潜伏期通常为3~8周，狂犬病一旦发病，死亡率

100%。该病毒对神经组织有较强亲和力，临床表现以神经症状为主，如痉挛、麻痹和昏迷等。

3. 防治原则

（1）对犬等动物进行预防接种、严格管理及捕杀野犬。

（2）人被动物咬伤后，立即对伤口进行处理。可用3%～5%肥皂水或0.1%苯扎溴铵和清水充分清洗伤口。

（3）接种狂犬疫苗进行暴露后预防接种。全程免疫分别于咬伤后第0、3、7、14、28天进行肌内注射。

（4）伤口严重情况下，应联合使用抗狂犬病人免疫球蛋白或抗狂犬病马血清进行被动免疫。

二、人乳头瘤病毒

1. 分型　人乳头瘤病毒（HPV）根据感染部位不同可分为嗜皮肤性和嗜黏膜性两大类。

2. 致病性　HPV由于型别及感染部位不同，所致疾病不尽相同。

（1）皮肤疣：包括寻常疣、跖疣和扁平疣。自限性和一过性伤害。

（2）尖锐湿疣：性传播疾病，HPV6，HPV11型感染泌尿生殖道引起。很少癌变。

（3）宫颈癌：与多型别高危型乳头瘤病毒感染有关。

3. 防治原则　HPV病毒样颗粒疫苗对宫颈癌及生殖器疣有预防效果。

三、新发病毒性传染病病原

拉沙病毒属于单链RNA病毒，可引起拉沙热。裂谷热病毒可引起裂谷热。西尼罗病毒可引起西尼罗热、西尼罗脑炎。马尔堡病毒在自然状态下，病毒呈多态性。可引起马尔堡出血热。

【经典习题】

与妇女宫颈癌发生密切相关的病毒是

A. 人类免疫缺陷病毒（HIV）

B. 人单纯疱疹病毒（HSV）

C. 人乳头瘤病毒（HPV）

D. 巨细胞病毒（CMV）

E. 乙型肝炎病毒（HBV）

答案： C

考点： 人乳头瘤病毒

解析： 宫颈癌等生殖道恶性肿瘤主要与多型别高危型乳头瘤病毒感染有关，病毒感染引起的宫颈、外阴及阴茎等生殖道上皮内瘤样变，长期发展可成为恶性肿瘤，最常见为宫颈癌。故选C。

第三十五节　朊　　粒

朊粒

（一）生物学性状

朊粒又称朊病毒，是一种由正常宿主细胞基因编码的、构象异常的朊蛋白，不含核酸和脂类的疏水性糖蛋白。本质是一种具有传染性和极强抵抗力的异常折叠的朊蛋白。朊粒对理化因素有较强抵抗力。标准的高压蒸汽灭菌不能破坏朊粒，需高压蒸汽灭菌134℃≥2小时，才能使其失去传染性。灭活朊粒方法：室温20℃，用1mol/L NaOH或者5.25%次氯酸钠溶液处理1小时以后，再134℃高压蒸汽灭菌，≥2小时。

（二）致病性

朊粒病是一种人和动物的慢性退行性、致死性中枢神经系统疾病，即传染性海绵状脑病（TSE）。该病共同特点：①潜伏期长，数10年；②发病慢性、进行性发展、最终死亡，患者以痴呆、共济失调、震颤等中枢神经系统症状为主；③病理学特征为脑皮质神经元空泡变形、死亡，星形胶质细胞增生，脑皮质疏松呈海绵状，并有淀粉样斑块；④免疫原性低，不能诱导机体特异性免疫。

【经典习题】

引起疯牛病和人类克-雅病、库鲁病等的病原因子是

A. 病毒

B. 类病毒

C. 拟病毒

D. 朊病毒（朊粒）

E. 衣原体

答案： D

考点： 朊粒的致病性

解析： 朊粒所致疾病有羊瘙痒病、牛海绵状脑病（疯牛病）、库鲁病、克雅病。故选D。

第五章　医学免疫学

第一节　绪　　论

基本概念

（一）免疫的概念及免疫系统的组成（★★★）

1. 免疫的概念　免疫是指机体免疫系统识别自身与异己物质，并通过免疫应答排除抗原性异物，以维持机体生理平衡的功能。

2. 免疫系统及其组成（★★★）　免疫系统包括免疫器官、免疫细胞和免疫分子。免疫器官和组织分为中枢性和外周性，中枢性免疫器官由胸腺和骨髓组成，外周免疫器官由淋巴结、脾和黏膜相关淋巴组织组成。免疫细胞包括造血干细胞、抗原提呈细胞、淋巴细胞、NK 细胞、粒细胞、肥大细胞、红细胞等。免疫分子包括免疫球蛋白、补体、各种细胞因子和膜分子等。

【巧妙记忆】　免疫系统分免疫器官、免疫细胞和免疫分子。

（二）免疫防御的基本类型（★★）

免疫应答是指免疫系统识别和清除抗原的整个过程。根据免疫应答识别的特点、获得形式及效应机制，可分为固有免疫和适应性免疫两大类。固有免疫又称先天性免疫或非特异性免疫。适应性免疫又称获得性免疫或特异性免疫。

1. 固有免疫　是生物在长期进化中逐渐形成的，是机体抵御病原体入侵的第一道防线。参与固有免疫的细胞如单核巨噬细胞、树突状细胞、粒细胞、NK 细胞和 NK T 细胞，其识别免疫原虽然不像 T 细胞和 B 细胞那样具有高度的特异性，但可通过一类模式识别受体去识别病原生物表达的称为病原相关模式分子的结构。例如许多革兰阴性菌细胞壁成分脂多糖（LPS），可被单核巨噬细胞和树突状细胞等细胞表面的 Toll 样受体制 4（TLR-4）识别，从而产生固有免疫应答。

2. 适应性免疫　应答可分为 3 个阶段。

（1）识别阶段：T 细胞和 B 细胞分别通过 T 细胞抗原受体（TCR）和 B 细胞抗原受体（BCR）精确识别抗原，其中 T 细胞识别的抗原必须由抗原提呈细胞（APC）来提呈。

（2）活化增殖阶段：识别抗原后的淋巴细胞在协同刺激分子的参与下，发生细胞的活化、增殖和分化，产生效应细胞（如杀伤性 T 细胞）、效应分子（如抗体、细胞因子等）和记忆细胞。

（3）效应阶段：由效应细胞和效应分子清除抗原。

与固有免疫相比，适应性免疫有 3 个主要特点：①特异性；②耐受性；③记忆性。

（三）免疫系统的生理功能（★★★）（2002）

1. 免疫防御　防止外界病原体的入侵及清除已入侵病原体（如细菌、病毒、真菌、支原体、衣原体、寄生虫等）及其他有害物质。免疫防御功能过低或缺如，可发生免疫缺陷病；若应答过强或持续时间过长，则在清除病原体的同时，也可导致机体的组织损伤或功能异常，发生变态反应。

2. 免疫监视（2018）　随时发现和清除体内出现的“非己”成分，如由基因突变而发生的肿瘤细胞及衰老、凋亡细胞。免疫监视功能低下，可能导致肿瘤的发生和持续性病毒感染。

3. 免疫自身稳定　通过自身免疫耐受和免疫调节两种主要的机制来达到免疫系统内环境的稳定。

【巧妙记忆】　免疫系统有防御、监视和自稳三大功能。

【经典习题】

免疫系统的三大功能为

A. 免疫防御、免疫应答、免疫记忆
B. 免疫应答、免疫记忆、免疫监视
C. 免疫防御、免疫记忆、免疫监视
D. 免疫防御、免疫自稳、免疫监视
E. 免疫应答、免疫自稳、免疫监视

答案： D

考点： 免疫系统的功能

解析： 机体的免疫功能可以概括为：①免疫防御；②免疫监视；③免疫自稳，即通过自身免疫耐受和免疫调节机制达到免疫系统内环境的稳定。故选 D。

第二节　抗　　原

一、基本概念（★★★）

（一）抗原及其特性

凡能诱导免疫系统发生免疫应答，并能与其产生的抗体或效应细胞在体内或体外发生特异性反应的物质，可称之为抗原（2006）。抗原必须具备两种特性，即免疫原性和抗原性。

（二）抗原表位

1. 概念　抗原表位又称抗原决定簇。指抗原分子中决定抗原特异性的特殊化学基团。

2. 类型　抗原表位可分为T细胞抗原表位和B细胞抗原表位。

（1）T细胞抗原表位：被TCR识别的抗原表位称为T细胞表位。表位成分为蛋白质降解后的多肽，多存在于抗原分子内部，类型大多属于线性表位，T细胞对其的识别具有MHC限制性。

（2）B细胞抗原表位：为抗原分子中被B细胞受体或抗体识别的部位，包括连续表位和不连续表位。

（3）两者区别：B淋巴细胞亦可简称B细胞。来源于骨髓的多能干细胞。受抗原刺激后，会增殖分化出大量浆细胞。浆细胞可合成和分泌抗体并在血液中循环，发挥体液免疫的功能。B细胞的细胞膜上有许多不同的标志，主要是表面抗原及表面受体。这些表面标志都是结合在细胞膜上的巨蛋白分子。T淋巴细胞亦可简称T细胞。源于骨髓的多能干细胞（胚胎期则来源于卵黄囊和肝）。发挥细胞免疫及免疫调节等功能。T细胞的再循环有利于广泛接触进入体内的抗原物质，加强免疫应答，较长期保持免疫记忆。T细胞的细胞膜上有许多不同的标志，主要是表面抗原和表面受体。这些表面标志都是结合在细胞膜上的巨蛋白分子。

（三）交叉抗原

抗原（或抗体）除与其相应抗体（或抗原）发生特异性反应外，还与其他抗体（或抗原）发生反应。这类抗原称为交叉抗原。

（四）耐受原与变应原

1. 耐受原　诱导产生免疫耐受性的抗原。

2. 变应原　能诱导Ⅰ型变态反应的抗原。

二、抗原的分类（★★★）

（一）完全抗原和半抗原

1. 完全抗原　简称抗原，是一类既有免疫原性，又有免疫反应性的物质（2001）。如大多数蛋白质、细菌、病毒、细菌外毒素等都是完全抗原。

2. 不完全抗原　即半抗原，是只具有免疫反应性，而无免疫原性的物质，故又称不完全抗原（2006）。

（二）胸腺依赖性抗原（TD-Ag）和胸腺非依赖性抗原（TI-Ag）

1. TD-Ag　是指需要T细胞辅助和巨噬细胞参与才能激活B细胞产生抗体的抗原性物质。TD-Ag免疫应答特点：能引起体液免疫应答也能引起细胞免疫应答；产生IgG等多种类别抗体；可诱导产生免疫记忆。

2. TI-Ag　是指无须T细胞辅助可直接刺激B细胞产生抗体的抗原。

（三）异嗜性抗原、异种抗原、同种异型抗原、自身抗原和独特性抗原

1. 异嗜性抗原　又称Forssman抗原，一类与种属无关，存在于人、动物及微生物之间的共同抗原。

2. 异种抗原　指来源于另一种物种的抗原性物质。

3. 同种异型抗原　指同一种属不同个体间所存在的抗原。

4. 自身抗原　可诱导特异性免疫应答的自身成分称为自身抗原。

5. 独特型抗原　TCR，BCR或Ig的V区所具有的独特的氨基酸顺序和空间构型，可诱导自身产生相应的特异性抗体，这些独特的氨基酸序列所组成的抗原表位称为独特性（Id）。

三、超抗原（★★）

1. 概念　普通蛋白质抗原可激活机体总T细胞库中1/100万～1/万的T细胞克隆。然而，某些物质只需要极低浓度即可激活2%～20%的T细胞克隆，产生极强的免疫应答，这类抗原被称为超抗原（SAg）。与普通抗原的区别见表2-5-2-1。

2. 种类　可分为外源性和内源性超抗原。

3. 超抗原相关疾病　超抗原防癌抗癌的功能；软化血管、净化血液、防治心血管疾病；活化、修复胰岛细胞，增加胰岛素的活性，防治糖尿病；保肝护肝，防治肝脏疾病；防治退行性骨病，提高机体免疫力。

表2-5-2-1　超抗原与普通抗原的比较

项　目	超抗原	普通抗原
化学性质	细菌外毒素、逆转率病毒蛋白等	普通蛋白质、多糖等
MHC结合部位	非多态区	多态区肽结合槽
TCR结合部位	Vβ	Vα，Jα及Vβ，Dβ，Jβ
MHC限制性	-	+
应答特点	直接刺激T细胞	APC处理后被T细胞识别
反应细胞	$CD4^+$T细胞	T，B细胞
T细胞反应频率	1/20～1/5	$1/10^6$～$1/10^4$

四、佐剂（2012）

1. 概念 预先或与抗原同时注入体内，可增强机体对该抗原的免疫应答或改变免疫应答类型的非特异性免疫增强性物质，称为佐剂。

2. 种类 种类较多，有生物性的、无机化合物性的和人工合成类、有机物、脂质体。

3. 临床应用 广泛应用于预防接种疫苗的成分配制，还可用于抗肿瘤与抗感染的辅助免疫治疗添加剂。

【经典习题】

1. 佐剂的功能不包括
   A. 作用于T细胞抗原受体
   B. 激活抗原提呈细胞
   C. 延长抗原的体内滞留时间
   D. 改变免疫应答的类型
   E. 增强免疫应答

答案：A

考点：佐剂的功能

解析：免疫佐剂也称佐剂或抗原佐剂，是一类单独使用时一般无免疫原性，但与抗原物质合并使用时能增强抗原物质免疫原性，增强机体免疫应答，或改变机体免疫应答类型的物质。佐剂的作用机制：①改变抗原物理性状，延缓抗原降解和排除，延长抗原在体内滞留时间；②刺激单核巨噬细胞系统，增强其对抗原的处理和提呈能力；③刺激淋巴细胞的增殖分化，从而增强免疫应答能力。故选A。

2. 完全抗原
   A. 只有免疫原性，无免疫反应性
   B. 只有免疫反应性，无免疫原性
   C. 既无免疫原性，又无免疫反应性
   D. 既有免疫原性，又有免疫反应性
   E. 不能激发细胞免疫应答

答案：D

考点：完全抗原

解析：抗原是指一种能刺激人或动物机体产生抗体或致敏淋巴细胞，并能与这些产物在体内或体外发生特异性反应的物质。抗原的基本能力是免疫原性和反应原性。具备免疫原性和反应原性两种能力的物质称为完全抗原，如病原体、异种动物血清等。只具有反应原性而没有免疫原性的物质，称为半抗原，如青霉素、磺胺等。故选D。

第三节 免疫器官

一、中枢免疫器官（2007、2023）

（一）概念

中枢免疫器官或称初级淋巴器官，是免疫细胞发生、分化、发育和成熟的场所。

（二）组成

人或其他哺乳类动物的中枢免疫器官包括骨髓和胸腺，鸟类的中枢免疫器官包括法氏囊和胸腺。

（三）主要功能（★★★）

1. 骨髓 ①各类血细胞和免疫细胞发生的场所；②B细胞分化成熟的场所；③体液免疫应答发生的场所。

2. 胸腺 ①T细胞分化、成熟的场所；②免疫调节；③自身耐受的建立与维持。

二、外周免疫器官

（一）概念（★★★）

外周免疫器官或称次级淋巴器官，是成熟淋巴细胞（T细胞、B细胞）定居的场所，也是这些淋巴细胞针对外来抗原刺激后启动初次免疫应答的主要部位。

（二）组成

外周免疫器官主要包括淋巴结、脾和黏膜相关淋巴组织等。

1. 淋巴结的主要结构 淋巴结表面覆盖有致密的结缔组织被膜，被膜结缔组织深入实质，构成小梁，作为淋巴结的支架。被膜外侧有数条输入淋巴管，输出淋巴管则由淋巴结门部离开。淋巴结的实质分为皮质区和髓质区两个部分。

（1）皮质区：分为浅皮质区和深皮质区。靠近被膜下为浅皮质区，是B细胞定居的场所，称为非胸腺依赖区。浅皮质区与髓质之间的深皮质区又称副皮质区，是T细胞定居的场所，称为胸腺依赖区。深皮质区有许多由内皮细胞组成的毛细血管后微静脉，随血流来的淋巴细胞由此部位进入淋巴结。

（2）髓质区：由髓索和髓窦组成。髓索由致密聚集的淋巴细胞组成，主要为B细胞和浆细胞，也含部分T细胞及巨噬细胞。

2. 脾的主要结构 脾外层为结缔组织被膜，被膜向脾内伸展形成若干小梁。脾实质可分为白髓和红髓。

（1）白髓：为密集的淋巴组织，由围绕中央动脉而分布的动脉周围淋巴鞘、淋巴滤泡和边缘区组成。

（2）红髓：分布于被膜下、小梁周围及白髓边缘区外侧的广大区域，由脾索和脾血窦组成。

3. 黏膜免疫系统（MALT）的主要结构 黏膜免疫系统主要指呼吸道、肠道及泌尿生殖道黏膜固有层和上皮细胞下散在的无被膜淋巴组织及某些带有生发中心的器官化的淋巴组织，如扁桃体、小肠的派氏集合淋巴结及阑尾等。MALT主要包括肠相关淋巴组织、鼻相关淋巴组织和支气管相关淋巴组织等。

（三）主要功能（★★★）

1. 淋巴结的主要功能 ①T细胞和B细胞定居的场所；②免疫应答发生的场所；③参与淋巴细胞再循环；④过滤作用。

2. 脾的主要功能 ①T细胞和B细胞定居的场所；②免疫应答发生的场所；③合成某些生物活性物质；④过滤作用。

3. 黏膜免疫系统的主要功能 ①参与黏膜局部免疫应答；②产生分泌型IgA。

【巧妙记忆】 中外合并免疫器官。

【经典习题】

1. B细胞分化发育成熟的场所是

A. 淋巴结

B. 骨髓

C. 胸腺

D. 肝脏

E. 脾脏

答案：B

考点：骨髓的主要功能

解析：多能造血干细胞在中枢免疫器官胸腺和骨髓中发育为成熟免疫细胞，其中T细胞在胸腺中分化发育成熟，B细胞在骨髓中分化发育成熟。故选B。

2. 属于中枢免疫器官的是

A. 淋巴结

B. 胸腺

C. 脾脏

D. 阑尾

E. 扁桃体

答案：B

考点：中枢免疫器官

解析：免疫器官按其发生和功能不同，可分为中枢免疫器官和外周免疫器官。中枢免疫器官或称初级淋巴器官，是免疫细胞发生、分化、发育和成熟的场所。人或其他哺乳类动物的中枢免疫器官包括骨髓和胸腺。故选B。

第四节 免疫细胞

一、T淋巴细胞（★★★）

（一）T淋巴细胞的表面标志

TCR-CD3复合物（2004）、CD4和CD8分子、协同刺激分子受体、丝裂原结合分子及其他表明分子。

（二）TCR复合物的组成

TCR为T细胞抗原受体，为所有T细胞表面的特征性标志。TCR分为TCRαβ和TCRγδ两种类型，大多数T细胞表达TCRαβ。TCR的作用是识别抗原（2008），但是它只能识别APC或靶细胞表面的抗原肽-MHC分子复合物，并且既识别抗原肽表位，也识别MHC分子。

（三）T淋巴细胞亚群、功能及临床意义

根据所处的活化阶段，T细胞可分为初始T细胞、效应T细胞和记忆T细胞；根据表达TCR的类型，T细胞可分为αβT细胞和γδT细胞，有抗感染和抗肿瘤作用；根据是否表达CD 4或CD8分子，T细胞可分为$CD4^+$T细胞和$CD8^+$T细胞；根据免疫功能，分为辅助性T细胞、细胞毒性T细胞和调节性T细胞等。

1. 初始T细胞、效应T细胞和记忆性T细胞

（1）初始T细胞：识别抗原，最终分化为效应T细胞核记忆性T细胞。

（2）效应T细胞：表达IL-2受体、整合素、CD44和CD45 RO黏附分子。

（3）记忆性T细胞：介导再次免疫应答，接受相同抗原刺激后迅速活化，并分化为记忆T细胞和效应T细胞。

2. αβT细胞和γδT细胞 见表2-5-4-1。

表2-5-4-1 αβT细胞和γδT细胞的功能比较

项 目	αβT细胞	γδT细胞
识别抗原	8~17个氨基酸组成的肽	热休克蛋白、脂类、多糖
提呈抗原	经典MHC分子	MHC Ⅰ类分子
MHC限制	有	无
辅助细胞	Th细胞	无
杀伤细胞	CTL细胞	γδT杀伤活性

3. $CD4^+$T细胞和$CD8^+$T细胞

（1）$CD4^+$T细胞识别13~17个氨基酸残基组成的外源性抗原肽，受自身MHC Ⅱ类分子限制，主要效应细胞是Th细胞。

（2）$CD8^+$T细胞识别8~10个氨基酸残基组成的内源性抗原肽，受自身MHC Ⅰ类分子限制，主要效应细胞是毒性T细胞。

4. Th，CTL和Treg细胞 Th细胞介导体液免疫和细胞免疫。CTL细胞具有细胞毒作用。Treg细胞是调节性T细胞，在免疫应答的负调节及自身免疫耐受中发挥重要作用。

5. 调节性T细胞 一类具有负调节作用的T细胞亚群。包括在胸腺内分化而成的自然调节T细胞（如$CD4^+$，$CD25^+$T细胞）和在胸腺外诱导产生的适

应性调节T细胞（如Tr1细胞和Th3细胞）。

【巧妙记忆】 TCR-CD3复合物、CD4和CD8分子是T细胞标志。

二、B淋巴细胞（★★★）

（一）B淋巴细胞的表面标志

B细胞抗原受体（BCR）复合物，其也是B细胞最重要的表面分子。辅助受体CD19/CD21/CD81/CD225/CD72（2003），协同刺激分子CD40/CD27/CD70/CD80/CD86（2008）和其他黏附分子，丝裂原的膜结合分子LPS受体等，其他表面分子为CD20/CD22/CD32。

（二）BCR复合物的组成

BCR复合物由识别和结合抗原的胞膜免疫球蛋白（mIg）（2002）和传递抗原刺激信号（2017）的Igα（CD79a）/Igβ（CD79b）异源二聚体组成。

（三）B淋巴细胞亚群、功能及临床意义

周围淋巴器官中的B细胞具有异质性，可分成B-1细胞和B-2细胞两个亚群。B-1细胞表面表达CD5，由于发育在先，故称为B-1细胞。它主要存在于腹膜腔、胸膜腔和肠道固有层。B-1细胞参与固有免疫，可能功能主要为：①经由产生抗细菌抗体而抗微生物感染；②经由产生多反应性自身抗体而清除变性的自身抗原；③经由产生致病性自身抗体而诱导自身免疫病。B-2细胞即为通常所指的B细胞。B-2细胞参与适应性免疫，具有产生抗体（2017）、提呈抗原及参与免疫调节三个主要功能。

三、自然杀伤（NK）细胞（★★）

1. NK细胞的表面标志 TCR^-，mIg^-，$CD56^+$，$CD16^+$淋巴样细胞。此外，NK细胞表面还具有多种与其杀伤活化或杀伤抑制作用有关的受体。

2. NK细胞的受体 分为杀伤细胞活化受体、杀伤细胞抑制受体。

3. NK细胞的功能及临床意义 抗感染和抗肿瘤的作用（2017）；免疫调节作用。

四、抗原提呈细胞

1. 抗原提呈细胞的概念 在机体的免疫应答过程中，能摄取、加工、处理抗原并将抗原信息提呈给T淋巴细胞的辅佐细胞，称为抗原提呈细胞（APC）。

2. 抗原提呈细胞的种类 抗原提呈细胞分专职性提呈细胞和非专职性提呈细胞两类。单核/巨噬细胞、树突状细胞（DC）和B淋巴细胞等能表达MHC Ⅱ类分子的细胞，属专职性的APC（2004、2007、2017）。其他细胞如内皮细胞、成纤维细胞、各种上皮及间皮细胞等也具有一定的抗原提呈功能，又称这类细胞为非专职性抗原提呈细胞。

3. 外源性抗原的提呈 外源性蛋白抗原进入体内后首先被抗原提呈细胞内吞，水解为多肽片段，与MHC Ⅱ类分子结合。抗原肽-MHC Ⅱ复合体的细胞与$CD4^+$T辅助细胞接触后，T细胞表面的TCR识别MHC Ⅱ和结合于MHC分子沟槽里的抗原肽，同时接受抗原提呈细胞提供的协同刺激信号后活化和增殖。

4. 内源性抗原的提呈 完整的内源性抗原在胞质中的蛋白酶体降解成多肽，转移至内质网腔内与新组装的MHC Ⅰ类分子结合，再经高尔基体转运到细胞膜上。抗原肽-MHC Ⅰ复合体的细胞与$CD8^+$细胞毒性T细胞接触后，T细胞表面的TCR识别MHC Ⅰ和结合于MHC分子沟槽里的抗原肽，T细胞接受抗原信息和共刺激分子提供的协同刺激信号后活化和增殖。

5. 抗原的交叉提呈 MHC分子对抗原的提呈存在交叉提呈现象，即MHC Ⅰ类分子也能提呈外源性抗原，而内源性抗原也能通过MHC Ⅱ类途径加以提呈，但这种交叉提呈并不是抗原提呈的主要方式。

五、其他免疫细胞

（一）单核巨噬细胞

1. 组成 包括单核细胞和巨噬细胞，巨噬细胞表达多种模式识别受体、调理受体及与其趋化和活化相关的细胞因子受体。

（1）模式识别受体：包括甘露糖受体、清道夫受体、Toll样受体。

（2）病原相关模式分子：包括G^-菌的脂多糖、G^+菌的肽聚糖和磷脂壁酸、分枝杆菌和螺旋体的脂蛋白和脂肽、细菌和真菌的甘露糖，细菌或病毒非甲基化CpG DNA和病毒双股/单股RNA等。

（3）调理性受体：包括IgG Fc受体、补体受体。

（4）细胞因子受体。

2. 巨噬细胞其主要生物学功能

（1）清除、杀伤病原体。

（2）参与和促进炎症反应。

（3）杀伤靶细胞。

（4）加工、提呈抗原。

（5）免疫调节。

（二）中性粒细胞（2018）

中性粒细胞占血液白细胞总数的60%~70%。中性粒细胞胞质中含有两种颗粒：初级颗粒，内含髓过氧化物酶、酸性磷酸酶和溶菌酶等；次级颗粒，内含碱性磷酸酶、溶菌酶、防御素和杀菌渗透增强蛋白等。

具有很强的趋化作用和吞噬功能。

（三）嗜酸性粒细胞

嗜酸性粒细胞占血液白细胞总数的1%～3%。胞质内含嗜酸性颗粒，颗粒内含碱性蛋白、嗜酸性粒细胞阳离子蛋白、嗜酸性粒细胞过氧化物酶、芳基硫酸酯酶和组胺酶。嗜酸性粒细胞具趋化作用和一定的吞噬、杀菌能力。

（四）嗜碱性粒细胞

嗜碱性粒细胞仅占血液白细胞总数的0.2%。在炎症反应中，可被趋化因子募集至局部炎症组织而发挥作用。嗜碱性粒细胞也是参与Ⅰ型变态反应的重要效应细胞。

（五）肥大细胞

肥大细胞表面具有模式识别受体、过敏毒素C3a/C5a受体和高亲和力IgE Fc受体。肥大细胞不能吞噬、杀伤侵入体内的病原体，但可以通过上述识别受体与相应配体结合而被激活或处于致敏状态。

（六）固有淋巴样细胞

固有淋巴样细胞由骨髓发育，由共同淋巴细胞前体（CLP）分化为辅助性ILC（hILCs）和传统ILC（cILCs）两类。hILCs分为3个亚群：ILC1、ILC2和ILC3，分别以分泌IFN-γ、IL-5/IL-13和IL-17/IL-22为效应细胞因子。cILCs即NK细胞。

（七）γδT细胞

γδT细胞在胸腺中分化发育成熟，主要分布于肠道、呼吸道、泌尿生殖道等黏膜和皮下组织，是皮肤黏膜局部参与早期抗感染和抗肿瘤免疫的主要效应细胞。

（八）NKT细胞

NKT细胞在胸腺或胚肝分化发育，主要分布于骨髓、胸腺、肝，在脾、淋巴结、外周血中也有少量存在。活化的NKT细胞可通过分泌穿孔素/颗粒酶或Fas/FasL途径杀伤某些病原体感染或肿瘤靶细胞；也可在不同微环境中通过分泌IL-4或IFN-γ分别诱导初始T细胞向Th2或Th1细胞分化，参与适应性体液或细胞免疫应答。

【经典习题】

1. 可以作为B细胞活化协同刺激分子的是

A. CD4

B. CD19

C. CD21

D. CD28

E. CD40

答案：E

考点：B细胞活化协同刺激分子

解析：T细胞的活化过程中需要双信号的刺激，其第一信号来自其受体TCR与抗原的特异性结合，辅助性受体CD4与MHC-Ⅱ类分子结合；第二信号来自协同刺激分子，其中CD28/B7是重要的共刺激分子。抗原与B细胞的BCR结合产生的信号为B细胞活化的第一信号，但B细胞的充分活化还需Th细胞和B细胞表面的协同刺激分子相互作用产生的第二信号。B细胞活化的协同刺激信号包括CD40、CD80/86和黏附分子。故选E。

2. T细胞受体的主要功能是

A. 结合黏附分子

B. 激活补体系统

C. 识别抗原单位

D. 结合细胞因子

E. 活化巨噬细胞

答案：C

考点：T细胞受体的主要功能

解析：T细胞的主要功能是诱导细胞免疫应答，而在诱导细胞免疫应答过程中，T细胞借助其表面受体TCR与特异性抗原识别、结合进而活化、增殖、分化以至发挥细胞免疫应答功能。T细胞受体也可以结合黏附分子、细胞因子等，但并不是其主要功能，而且T细胞受体本身并不能激活补体系统、活化巨噬细胞，故排除A、B、D、E。

3. B细胞表面最重要的标志为

A. mIg

B. FcγR

C. CD5

D. CD40

E. CD80

答案：A

考点：B细胞表面标志

解析：mIg是B细胞的特征性表面标志。mIg以单体形式存在，能结合特异性抗原，但由于其胞质区很短，不能直接将抗原刺激的信号传递到B细胞内，需要其他分子的辅助来完成BCR结合抗原后信号的传递。故选A。

第五节　免疫球蛋白

一、基本概念（★★★）

1. 免疫球蛋白（Ig）　免疫球蛋白是广泛存在于哺乳动物血清、淋巴液、组织液和外分泌液中的一种具有抗体活性或化学结构与抗体相似的球蛋白。

2. 抗体（Ab）　B细胞接受抗原刺激后分泌的具有免疫功能的能与抗原特异性结合的免疫球蛋白（2003）。所有的抗体都是免疫球蛋白，而免疫球蛋白并不都是抗体。

【巧妙记忆】　抗体等于免疫球蛋白，免疫球蛋白不等于抗体。

3. 多克隆抗体 指由多克隆B细胞群产生的、针对多种抗原决定簇的混合抗体。获得途径主要有动物免疫血清、恢复期患者血清或免疫接种人群。优点：作用全面，具有中和抗原、免疫调理、介导补体依赖的细胞毒作用、ADCC等重要作用，来源广泛、制备容易。缺点：特异性不高、易发生交叉反应，不易大量制备，从而应用受限。

4. 单克隆抗体 由单一杂交瘤细胞产生，针对单一抗原表位的特异性抗体，称为单克隆抗体。优点：结构均一、纯度高、特异性高、少或无血清交叉反应、制备成本低。

通过基因工程技术制备的抗体或抗体片段称为基因工程抗体，如人-鼠嵌合抗体、人源化抗体、双特异性抗体、小分子抗体及人抗体等。

二、免疫球蛋白的结构（★★★）

（一）免疫球蛋白的基本结构

1. 四肽链结构 所有Ig的基本单位都是四条肽链组成的对称结构。两条重链（H）和两条轻链（L）。每条重链和轻链又分为氨基端和羧基端。人类Ig根据其重链稳定区的分子结构和抗原特异性的不同，分为五类，类别与重链的对应关系见表2-5-5-1。

表2-5-5-1 类别与重链的对应关系

分类	重链
IgG	γ
IgA	α
IgM	μ
IgD	δ
IgE	ε

【巧妙记忆】 Ig分A，D，E，M，G。

2. 根据氨基酸排列顺序的不同分为可变区（V）和恒定区（C）。

（1）可变区：重链（H）近氨基端1/4或1/5区域内的氨基酸，轻链（L）近氨基端1/2区域内的氨基酸多变称为可变区。

（2）恒定区：重链和轻链的C区分别称为CH和CL，不同类Ig的重链CH长度不一，同一种属动物中，同一类别Ig分子（如IgG）C区氨基酸的组成和排列顺序比较恒定。

（3）高变区：VH和VL各有3个区域的氨基酸组成和排列顺序特别易变化，这些区域称为高变区。三个高变区共同组成Ig的抗原结合部位，该部位也称为互补性决定区。

（二）免疫球蛋白的功能区

免疫球蛋白多肽分子通过反复折叠形成的球形结构称为免疫球蛋白的功能区，各具有不同的生物学作用。轻链分VL和CL两个功能区；IgA、IgG、IgD重链有VH、CH1、CH2和CH3 4个功能区；IgM、IgE重链多一个CH4功能区。功能区的作用：①VH和VL是结合抗原的部位；②CH和CL上具有部分同种异型的遗传标志；③IgG的CH2和IgM的CH3具有补体C1q结合位点（2002），可启动补体活化经典途径；④IgG可通过胎盘；⑤IgG的CH3可结合细胞表面的FcR；⑥IgE的CH2和CH3可与肥大细胞和嗜碱性粒细胞的IgE Fc受体结合。

（三）免疫球蛋白的其他成分（2007）

1. J链 J链是一条多肽链，富含半胱氨酸，由浆细胞合成。连接Ig单体使其成为多聚体。

2. 分泌片 由黏膜上皮细胞合成和分泌，以非共价形式结合到二聚体上，并一起被分泌到黏膜表面。对分泌型IgA具有保护作用。

三、免疫球蛋白的类与型（★★）

（一）免疫球蛋白的类及亚类

1. 类 Ig重链C区所含抗原表位不同，据此可将重链分为γ、α、μ、δ、ε链5种，与此对应的Ig分为5类，即IgG、IgA、IgM、IgD和IgE（2001）。

2. 亚类 同一类免疫球蛋白重链的抗原性及二硫键数目和位置不同，据此可将Ig又分为亚类。IgG有IgG1、IgG2、IgG3和IgG4 4个亚类；IgA有IgA1和IgA2 2个亚类；IgM有IgM1和IgM2 2个亚类；IgD和IgE尚未发现亚类。

（二）免疫球蛋白的型及亚型

1. 型 Ig轻链分为λ和κ两种，相对应的Ig分为λ型和κ型。

2. 亚型 同一种属、同一个体来源的不同抗体的V区CDR氨基酸序列（抗原性）亦不相同，称为独特型，是每个Ig特有的抗原特异性标志。同种型指同一种属所有正常个体Ig分子共同的抗原特异性标志，同种型抗原表位存在于C区。

四、免疫球蛋白的功能

（一）免疫球蛋白V区的功能

识别特异性结合抗原是免疫球蛋白分子的主要功能，执行该功能的结构是免疫球蛋白V区，其中CDR在识别和结合特异性抗原中起决定性作用。免疫球蛋白的V区与抗原结合后，在体内可结合病原微生物及其产物，具有中和毒素、阻断病原体入侵、清除病原微生物等免疫防御功能。

（二）免疫球蛋白C区的功能

1. 激活补体　IgM，IgG1～IgG3＋Ag经典途径激活补体；IgG4、IgA、IgE的凝聚物可经旁路途径激活补体。

2. 结合Fc段受体

（1）调理作用：指抗体如IgG的Fc段与中性粒细胞、巨噬细胞上的IgG Fc受体结合，从而增强吞噬细胞的吞噬作用。

（2）抗体依赖的细胞介导的细胞毒作用（ADCC）：肿瘤细胞等与IgG结合，与NK吞噬细胞Fc受体结合，增强其对靶细胞的杀伤作用。

（3）介导Ⅰ型变态反应。

3. 穿过胎盘和黏膜　IgG是唯一能通过胎盘的免疫球蛋白。分泌型IgA可通过呼吸道和消化道的黏膜，是黏膜局部免疫的最主要因素。

五、各类免疫球蛋白的特性和功能（★★★）

1. IgG的特性和功能（2007）　IgG在血清中含量最高，是再次免疫应答产生的主要抗体，其亲和力高，在体内分布广泛，具有重要的免疫效应，是机体抗感染的“主力军”。是唯一能够通过胎盘进入胎儿体内的Ig（2018、2021）。

2. IgM的特性和功能　单体IgM以膜结合型（mIgM）表达于B细胞表面，构成B细胞抗原受体；只表达mIgM是未成熟B细胞的标志。分泌型IgM为五聚体，是分子量最大的Ig，具有很强的抗原结合和激活补体能力。IgM是初次体液免疫应答中最早出现的抗体，是机体抗感染的“先头部队”（2015、2018）。

3. IgA的特性和功能　IgA分为两型：血清型为单体，主要存在于血清中；分泌型为二聚体，经分泌性上皮细胞分泌至外分泌液中，参与黏膜局部免疫（2004、2007），通过与相应病原微生物（细菌、病毒等）结合，阻止病原体黏附到细胞表面，从而在局部抗感染中发挥重要作用，其在黏膜表面也有中和毒素的作用。婴儿可从母亲初乳中获得sIgA，为一重要的自然被动免疫现象。

4. IgE的特性和功能　IgE是正常人血清中含量最少的Ig，为亲细胞抗体，可与肥大细胞、嗜碱性粒细胞上的高亲和力FcεRⅠ结合，引起Ⅰ型变态反应（2004、2007）。

5. IgD的特性和功能　IgD分为两型：血清IgD的生物学功能尚不清楚；膜结合型IgD构成BCR，是B细胞分化发育成熟的标志。

六、抗体的应用

1. 抗血清（多克隆抗体）的临床应用　抗毒素血清可用于治疗和紧急预防细菌外毒素所致疾病；人免疫球蛋白制剂用于治疗丙种球蛋白缺乏症和预防麻疹、传染性肝炎等。抗淋巴细胞丙种球蛋白常用于器官移植受者、某些自身免疫病。

2. 单克隆抗体的临床应用　可用于治疗肿瘤、自身免疫病、感染性疾病、心血管疾病和抗移植排斥等。

3. 基因工程抗体与人源化抗体的临床应用　可用于治疗肿瘤等。

【经典习题】

1. 决定免疫球蛋白类别的是

A. 轻链可变区

B. 轻链恒定区

C. 重链恒定区

D. 铰链区

E. 重链可变区

答案：C

考点：免疫球蛋白类型

解析：免疫球蛋白单体呈“Y”字形，由两条相同的重链（H链）和两条相同的轻链（L链）通过链间二硫键连接而成。根据其重链恒定区抗原特异性的不同，可将重链分为μ、γ、α、δ、ε五种，相应的免疫球蛋白分为5类，即IgM、IgG、IgA、IgD、IgE。故选C。

2. 再次注射疫苗刺激产生的抗体主要是

A. IgD

B. IgA

C. IgE

D. IgG

E. IgM

答案：D

考点：IgG的特性和功能

解析：抗体产生的一般规律分为初次应答和再次应答。其中，再次应答定义为相同抗原再次进入机体所产生的免疫应答。其特点为潜伏期短（为2～3天），抗体的种类以IgG为主，抗体亲和力比初次应答明显增高，维持时间长，总抗体水平高。其实际意义：死疫苗预防接种，常需两次以上。故选D。

3. 介导ADCC的是

A. CD3

B. IgG

C. IFN-γ

D. IL-4

E. CD4

答案：B

考点：ADCC 作用

解析：ADCC 指具有杀伤活性的细胞，如 NK 细胞通过其表面表达的 Fc 受体（FcR）识别包被于靶抗原上抗体的 Fc 段，直接杀伤靶细胞。NK 细胞是介导 ADCC 的主要细胞。IgG 能通过经典途径活化补体，并可与巨噬细胞、NK 细胞表面 Fc 受体结合，发挥调理作用、ADCC 作用等。故选 B。

第六节　补体系统

一、概述

（一）补体的概念（★★★）

补体是一组存在于人或脊椎动物血清及体液中的可溶性蛋白及一组存在于血细胞与其他组织细胞表面的膜结合蛋白和补体受体。

（二）补体系统的组成与命名

1. 补体的固有成分　指存在于血浆及体液中、构成补体基本组成的蛋白质，包括：①经典激活途径的 C1q、C1r、C1s、C2、C4；②旁路激活途径的 B 因子、D 因子和备解素（P 因子）；③甘露糖结合凝集素激活途径（MBL 途径）的 MBL、MBL 相关丝氨酸蛋白酶（MASP）；④补体活化的共同组分 C3、C5、C6、C7、C8、C9。

2. 补体调节蛋白　指存在于血浆中和细胞膜表面，通过调节补体激活途径中关键酶而控制补体活化强度和范围的蛋白分子。

3. 补体受体（CR）　指存在于不同细胞膜表面、能与补体激活过程所形成的活性片段相结合、介导多种生物效应的受体分子。

二、补体系统的激活

（一）经典（传统）激活途径（★★★）

经典激活途径指激活物与 C1q 结合，顺序活化 C1r、C1s、C2、C4、C3，形成 C3 转化酶（C4b2a）与 C5 转化酶（C4b2a3b）的级联酶促反应过程。

1. 参与的补体成分　参与该途径的补体成分依次为 C1、C4、C2 和 C3。

2. 激活物　经典激活途径的激活物主要是与抗原结合的 IgG，IgM 分子（2012、2019）。另外，C 反应蛋白、细菌脂多糖（LPS）、髓鞘脂和某些病毒蛋白（如 HIV 的 gp120）等也可作为激活物。

3. 活化过程。

（二）旁路（替代）激活途径（★★★）

旁路激活途径又称为替代激活途径，其不依赖于抗体，而是由微生物或外界异物直接激活 C3，有 B 因子、D 因子和备解素参与，形成 C3 转化酶与 C5 转化酶的级联酶促反应过程。

1. 激活物　为补体激活提供保护性环境和接触表面的成分，如某些细菌、内毒素、酵母多糖、葡萄糖等（2008、2019）。

2. 活化过程　此途径从 C3 开始：天然 C3 可水解形成 C3b，在 Mg^{2+} 存在下，C3b 与 B 因子结合，B 因子被 D 因子裂解为 Ba 和 Bb，Bb 与 C3b 结合为 $C3H_2OBb$（即旁路途径的起始 C3 转化酶），其中 Bb 片段具有丝氨酸蛋白酶活性。起始 C3 转化酶极不稳定，易被血清中 H 因子和I因子灭活，但其酶活性仍足以活化若干 C3 分子生成 C3b。

旁路激活途径中，备解素（P 因子）与 C3b 和 Bb 分子结合可稳定转化酶，防止其被降解。

（三）凝集素（MBL）激活途径

MBL 激活途径指由血浆中甘露糖结合的凝集素直接识别多种病原微生物表面的 N 氨基半乳糖或甘露糖，进而依次活化 MASP1、MASP2、C4、C2、C3，形成与经典途径中相同的 C3 转化酶与 C5 转化酶的级联酶促反应过程。

1. 激活物　含 N 氨基半乳糖或甘露糖基的病原微生物（2006）。

2. 活化过程　在 Ca^{2+} 存在条件下，MBL 可与多种病原微生物表面的 N 氨基半乳糖或甘露糖结合，并发生构型改变，导致 MBL 相关的丝氨酸蛋白酶（MASP）活化。MBL 途径对补体经典途径和旁路途径活化具有交叉促进作用。

三、补体激活的调节

1. 补体固有成分自身调控　机体对补体系统活化存在着精细的调控机制，主要包括：①控制补体活化的启动；②补体活性片段发生自发性衰变；③血浆和细胞膜表面存在多种补体调节蛋白，通过控制级联酶促反应过程中酶活性和 MAC 组装等关键步骤而发挥调节作用。

2. 补体调控分子　见表 2-5-6-1。

表 2-5-6-1　补体调节蛋白及其功能

调节蛋白	功　能
可溶性调节蛋白	
C1 抑制物（C1INH）	抑制 C1r，C1s，MASP 活性，阻断 C4b2a 形成
C4 结合蛋白（C4bp）	抑制 C4b2a，C4b2a3b 形成与活性
I 因子	抑制 C4b2a，C3bBb，C4b2a3b，C3bBb3b 形成与活性

续 表

调节蛋白	功 能
H因子	抑制C3bBb，C3bBb3b形成与活性
P因子	稳定C3bBb
S蛋白	抑制MAC形成
群集素	抑制MAC形成
膜型调节蛋白	
补体受体1（CR1）	抑制C4b2a，C3bBb，C4b2a3b，C3bBb3b形成与活性
衰变加速因子（DAF）	抑制C4b2a，C3bBb，C4b2a3b，C3bBb3b形成与活性
膜辅蛋白（MCP）	抑制C4b2a，C3bBb，C4b2a3b，C3bBb3b形成与活性
CD59	抑制MAC形成

四、补体的生物学功能（★★★）

（一）膜攻击复合物的生物学功能

补体激活产生MAC，形成穿膜的亲水性通道，破坏局部磷脂双层，最终导致细胞崩解。MAC的生物学效应：溶解红细胞、血小板和有核细胞；参与宿主抗细菌和抗病毒防御机制。

（二）补体活性片段介导的生物学作用

1. 调理作用　补体的调节吞噬作用是机体抵御全身性细菌和真菌感染的主要机制之一。

2. 免疫黏附　此效应是机体清除循环免疫复合物的重要机制。

3. 炎症介质作用

（1）C3a和C5a被称为过敏毒素，它们可与肥大细胞或嗜碱性粒细胞表面C3aR和C5aR结合，触发靶细胞脱颗粒，释放组胺和其他血管活性介质，介导局部炎症反应。

（2）C5a对中性粒细胞等有很强的趋化活性，可吸引中性粒细胞表达黏附分子，刺激中性粒细胞产生氧自由基、前列腺素和花生四烯酸，引起血管扩张、毛细血管通透性增高、平滑肌收缩等。

五、补体与疾病

（一）补体与疾病的发生

1. 遗传性补体缺损相关的疾病　由于补体成分缺损，致使补体系统不能被激活，导致患者对病原体易感，同时由于体内免疫复合物清除障碍而易患相关的自身免疫病。

2. 补体与感染性疾病　某些情况下，病原微生物可借助补体受体而入侵细胞。

3. 补体与炎症性疾病　创伤、烧伤、感染、缺血再灌注、体外循环、器官循环等均可激活补体系统，所产生的炎性因子或复合物，可激活单核细胞、内皮细胞和血小板，使之释放炎症介质和细胞因子参与炎症反应。

4. 补体与异种器官移植　人体内存在针对猪细胞表面某种组分的天然抗体，猪-人间异种移植后，该天然抗原与猪器官血管内皮细胞结合，引起超急性排斥反应。

（二）补体与疾病的诊治

猪是异种器官移植最理想的供体。补体膜调节蛋白具有同源限制性，借助转基因技术使供体动物组织表达人的跨膜型补体调节蛋白，有可能阻断猪-人异种器官移植引起的超急性排斥反应。

【经典习题】

1. 参与经典途径激活补体的是

A. IgE

B. LPS

C. IgD

D. IgA

E. IgM

答案： E

考点： 经典激活途径的激活物

解析： 参与补体经典激活途径的成分包括C1-C9。按其在激活过程中的作用，人为地分成三组，即识别单位（C1q、C1r、C1s）、活化单位（C4、C2、C3）和膜攻击单位（C5-C9），分别在激活的不同阶段即识别阶段、活化阶段和膜攻击阶段中发挥作用。经典激活途径的激活物主要是与抗原结合的IgG、IgM分子。旁路激活途径与经典激活途径不同之处在于激活时越过了C1、C4、C2三种成分，直接激活C3继而完成C5-C9各成分的连锁反应，还在于激活物质并非抗原抗体复合物而是细菌的细胞壁成分——脂多糖以及多糖、肽聚糖凝聚的IgA和IgG4等物质。故选E。

2. 补体膜攻击复合物是

A. C3b

B. C5b

C. C5b6789

D. C5b678

E. C5b67

答案： C

考点： 补体膜攻击复合物

解析： 补体的激活过程可分为识别、活化和攻膜三个阶段，其中攻膜阶段即攻膜复合物（MAC）的形成阶段，它由3条补体活化途径形成的C5转化酶裂解C5，形成的C5b依次与C6、C7、C8结合成C5b678复合物，该复合物可牢固地附着于细胞表面，与12~15个C9分子结合，组成攻膜复合物C5b6789n。故选C。

第七节　细胞因子

一、基本概念（★★★）

1. 概念　细胞因子是免疫细胞产生的一大类能在细胞间传递信息、具有免疫调节和效应功能的蛋白质或小分子多肽。

2. 细胞因子的生物学特性　细胞因子（CK）是由活化免疫细胞和组织细胞（如上皮细胞）合成分泌的低分子量可溶性蛋白质。

3. 细胞因子的功能　细胞因子以自分泌、旁分泌或内分泌形式发挥作用，细胞因子的作用具有多来源性（多种细胞产生）、非特异性、多向性（对多种细胞起作用）、互为调控的特点，从而构成复杂的细胞因子调控网络。

二、细胞因子的种类（★★★）

1. 白介素　由淋巴细胞、单核细胞或其他非单个核细胞产生的细胞因子，在细胞间相互作用、免疫调节、造血及炎症过程中起重要调节作用

2. 干扰素　根据产生的来源和结构不同，可分为IFN-α、IFN-β和IFN-γ，他们分别由白细胞、成纤维细胞和活化T细胞所产生。各种不同IFN的生物学活性基本相同，具有抗病毒、抗肿瘤和免疫调节等作用。

3. 肿瘤坏死因子　根据其产生来源和结构不同，可分为TNF-α和TNF-β两类，前者由单核巨噬细胞产生，后者由活化T细胞产生，又名淋巴毒素（LT）。两类TNF基本的生物学活性相似，除具有杀伤肿瘤细胞作用外，还有免疫调节、参与发热和炎症的发生作用。大剂量TNF-α可引起恶病质，因而TNF-α又称恶病质素。

4. 集落刺激因子（CSF）　根据不同细胞因子刺激造血干细胞或分化不同阶段的造血细胞在半固体培养基中形成不同的细胞集落，分别将其命名为G（粒细胞）-CSF、M（巨噬细胞）-CSF，GM（粒细胞、巨噬细胞）-CSF，Multi（多重）-CSF（IL-3），干细胞因子（SCF），红细胞生成素（EPO）等。不同CSF不仅可刺激不同发育阶段的造血干细胞和祖细胞增殖的分化，还可促进成熟细胞的功能。

5. 趋化因子　是具有吸引白细胞移行到感染部位的一些低分子量趋化因子（多为8~10kD）的蛋白质（如IL-8、MCP-1等），在炎症反应中具有重要作用。

6. 其他细胞因子　如表皮生长因子、胰岛素样生长因子-Ⅰ等。生长因子可促进相应细胞生长和分化。

三、细胞因子受体

1. 细胞因子的种类　细胞因子受体均为跨膜分子，由胞膜外区、跨膜区和胞质区组成。

2. 细胞因子受体（CKR）的特性　细胞因子通过结合细胞因子受体（CKR）发挥生物学作用。CKR多为跨膜分子，也有可溶性CKR。多数CKR由两个或两个以上亚单位组成异源二/多聚体，包括一个特异性配体结合链和一个信号转导链。许多CKR共用亚单位导致细胞因子功能的重叠。

四、细胞因子的功能

（一）调节固有免疫应答

1. 树突状细胞（DC）　在摄取抗原的过程中，IL-1β和TNF-α等可诱导未成熟DC（iDC）成熟分化。在抗原提呈过程中，IFN-γ上调DC MHC Ⅰ类和Ⅱ类分子表达。趋化因子调节DC的迁移和归巢。

2. 单核巨噬细胞　IL-2、IFN-γ、M-CSF、GM-CSF等都是巨噬细胞的活化因子。

3. 中性粒细胞　在急性炎症发生过程中，炎症局部产生的IL-1β，IL-8和TNF-α等细胞因子可通过上调血管内皮细胞的黏附分子，促进中性粒细胞经血管壁渗出到炎症部位。G-CSF可激活中性粒细胞。

4. NK细胞　IL-15是关键的早期促分化因子。IL-2、IL-12、IL-15和IL-18可明显促进NK细胞对肿瘤细胞和病毒感染细胞的杀伤作用。

5. NK T细胞　IL-2和IL-12可活化NK-T细胞，并增强其细胞毒作用。

6. γδT细胞　巨噬细胞或肠道上皮细胞产生的IL-1、IL-7、IL-12和IL-15等对γδT细胞有很强的激活作用。

（二）调节适应性免疫应答（2023）

1. B细胞　IL-4、IL-5、IL-6、IL-13和肿瘤坏死因子超家族的B细胞活化因子（BAFF）等可促进B细胞的活化、增殖和分化为抗体产生细胞。

2. T细胞　IL-2、IL-7、IL-18等活化T细胞并促进其增殖。TGF-β促进调节性T细胞（Treg）的分

化。IL-2、IL-6和IFN-γ明显促进CTL的分化并增强其杀伤功能。

（三）刺激造血细胞生成

1. 主要作用于造血干细胞和祖细胞的细胞因子　IL-3和干细胞因子（SCF）等主要作用于多能造血干细胞及多种定向的祖细胞。

2. 主要作用于髓样祖细胞和髓系细胞的细胞因子　GM-CSF可作用于髓样细胞前体及多种髓样谱系细胞；G-CSF主要促进中性粒细胞生成，促进中性粒细胞吞噬功能和ADCC活性；M-CSF促进单核巨噬细胞的分化和活化。

3. 主要作用于淋巴样干细胞的细胞因子　IL-7是T细胞和B细胞发育过程中的早期促分化因子。

4. 作用于单个谱系的细胞因子　红细胞生成素（EPO）促进红细胞生成；血小板生成素（TPO）和IL-11促进巨核细胞分化和血小板生成；IL-15促进NK细胞的分化。

（四）细胞毒效应

TNF-α和LT-α可直接杀伤肿瘤细胞或病毒感染细胞。活化T细胞表达的Fas配体（FasL）可通过膜型或可溶型形式结合靶细胞上的Fas，诱导其凋亡。

（五）促进损伤修复

转化生长因子β（TGF-β）可通过刺激成纤维细胞和成骨细胞而促进损伤组织的修复。血管内皮细胞生长因子（VEGF）可促进血管和淋巴管的生成。成纤维细胞生长因子（FGF）促进多种细胞的增殖，有利于慢性软组织溃疡的愈合。表皮生长因子（EGF）促进上皮细胞、成纤维细胞和内皮细胞的增殖，促进皮肤溃疡和创口的愈合。

五、细胞因子及其受体与疾病（★★★）

1. 细胞因子及其受体与疾病的发生　细胞因子既可以发挥免疫调节作用，在一定条件下也可参与多种疾病的发生。在类风湿性关节炎、强直性脊柱炎、银屑病关节炎和银屑病患者体内均可检测到高水平的TNF-α，拮抗TNF-α的生物制剂对上述疾病有治疗作用。多种趋化因子可促进类风湿关节炎、肺炎、哮喘和过敏性鼻炎的发展。

2. 细胞因子及其受体与疾病的诊断　细胞因子检测有助于疾病的诊断。

3. 细胞因子及其受体与疾病的治疗（2002）

（1）重组α干扰素治疗人毛细胞白血病。

（2）重组促红细胞生成素治疗慢性肾衰竭引起的重度贫血和艾滋病药物引起的严重贫血。

（3）重组γ干扰素治疗慢性肉芽肿疾病。

（4）重组β干扰素治疗多发性硬化，重组IL-11治疗化疗引起的血小板减少症。

（5）TNF-α嵌合抗体治疗类风湿关节炎、克罗恩病（人TNF-α单克隆抗体）、银屑病性关节炎、溃疡性结肠炎和强直性脊柱炎，抗IL-2受体α链人源化抗体用于预防肾移植引起的急性排斥反应。

（6）重组IL-1受体拮抗蛋白、人TNF-α单克隆抗体和TNF-受体-Ig融合蛋白治疗类风湿关节炎。

（7）抗EGFR嵌合抗体治疗转移性结肠直肠癌和头颈部肿瘤，抗VEGF人源化单克隆抗体治疗转移性结肠癌，抗VEGF人源化抗体治疗年龄相关的黄斑变性。

【经典习题】

（1~3题共用备选答案）

A. SCF

B. IFN-γ

C. IL-2

D. IL-4

E. IL-10

1. 可促进IgE生成的细胞因子是

答案：D

2. 促进造血干细胞增生分化的细胞因子是

答案：A

3. 具有抗病毒感染功能的细胞因子是

答案：B

考点：细胞因子的功能

解析：IL-4的生物学作用：①促进活化T细胞、B细胞的增殖分化；②诱导Ig类别转换，促进IgE或IgG类抗体生成；③抑制Th1分泌IFN-γ、TNF-β、IL-2等细胞因子，下调细胞免疫应答；④诱导活化$CD4^+$T细胞分化为Th2细胞。故1题选D。干细胞因子（SCF）促进造血干细胞和祖细胞增生分化，促进肥大细胞存活、增殖和活化。故2题选A。IFN-γ具有抗病毒感染的功能，还能激活巨噬细胞，促进MHC分子表达和抗原提呈，促进Th1细胞分化，抑制Th2细胞分化。故3题选B。

第八节　白细胞分化抗原和黏附分子

一、白细胞分化抗原（★★★）

1. CD分子的概念　应用以单克隆抗体鉴定为主的方法，将来自不同实验室的单克隆抗体所识别的同一分化抗原归为同一个分化群，简称为CD。

2. CD分子的应用　CD分子主要应用于阐明发病

机制、疾病诊断和白血病、淋巴瘤的免疫学分型及在预防和治疗疾病（如移植排斥反应和淋巴瘤等）中。

二、黏附分子（★★★）

1. 黏附分子的种类与功能

（1）种类　黏附分子按其结构特点可分为整合素、选择素、黏蛋白样血管地址素、免疫球蛋白超家族及钙黏蛋白等5个家族或5类。

（2）黏附分子是以黏附功能来归类，其配体有膜分子、细胞外基质及血清和体液中的可溶性因子和补体C3片段。

黏附分子参与细胞的识别、细胞的活化和信号转导、细胞的增殖与分化、细胞的伸展与移动，是淋巴细胞归巢、免疫应答、炎症发生、凝血、肿瘤转移及创伤愈合等一系列重要生理和病理过程的分子基础。

2. 黏附分子缺失与疾病　黏附分子的缺失可导致不同的临床疾病发生，如CD18（β_2 整合素）基因缺陷导致LFA-1（CD11a/CD18）、Mac-1（CD11b/CD18）等整合素分子功能不全，白细胞不能黏附和穿过血管内皮细胞，由此引起一种称之为白细胞黏附缺陷症（LAD）的严重免疫缺陷病。

【经典习题】

1. 关于CD2分子的叙述，下列哪项是正确的
   A. 主要分布于B淋巴细胞上
   B. 又称绵羊红细胞受体
   C. 其配体是LFA-1
   D. 传递TCR双识别的信号
   E. 不属于免疫球蛋白超家族

答案： B

考点： CD2分子

解析： CD2分子主要分布于T淋巴细胞上。CD2又称淋巴细胞功能相关抗原2（LFA-2）或绵羊红细胞（SRBC）受体，为跨膜单链分子，表达于T细胞、胸腺和NK细胞。人CD2分子的配体是CD58（LFA-3）。CD2与CD58结合，能增强T细胞与APC或靶细胞间黏附，促进T细胞对抗原识别和CD2所介导的信号转导。CD2属于免疫球蛋白超家族。故选B。

2. 参与T细胞识别与活化的CD分子是
   A. CD40
   B. CD21
   C. CD19
   D. CD56
   E. CD3

答案： E

考点： 参与T细胞黏附、活化的CD分子

解析： CD19、CD2、CD40位于B细胞表面。CD56位于NK细胞表面。CD3位于T细胞表面。故选E。

第九节　主要组织相容性复合体

一、基本概念（★★★）

1. 主要组织相容性抗原　在组织不相容引起的移植物排斥中起主要作用，由主要组织相容性复合体表达的产物称为人白细胞抗原，属于基因产物，称为HLA分子。

2. 主要组织相容性复合体（MHC）　MHC在结构上属于基因复合体，在人类称为HLA基因或HLA基因复合体，在移植物排斥反应中起主要作用。具有抗原提呈功能，并且参与T细胞激活或分化，参与调控适应性免疫应答。

二、HLA基因复合体及其编码产物（★★★）

（一）HLA基因复合体的结构

HLA复合体位于第6号染色体短臂6p21.31，全长3600kb，共有224个基因座位，其中128个为功能性基因，96个为假基因。分为三个区域，即Ⅰ类基因区、Ⅱ类基因区、Ⅲ类基因区。

（二）HLA的分类

可分为经典HLA基因（Ⅰ类和Ⅱ类）和免疫功能相关基因两种。

（三）HLA基因复合体的遗传特征

1. 多基因性　指复合体由多个紧密相邻的基因座位所组成，编码产物具有相同或相似的功能。

2. 多态性　MHC的多态性是一个群体的概念，指群体中不同个体在等位基因拥有状态上存在差别。多基因性着重于同一个体中MHC基因座位的变化；而多态性指群体中各座位等位基因数量的变化。

3. 单元型遗传　是指HLA复合体中，同一染色体上紧密连锁的等位基因以一完整的遗传单位单元型由亲代传给子代。

4. 共显性（2008）　即在杂合子的状态下，同源染色体上的等位基因均表达出相应的产物。

5. 连锁不平衡　分属两个或两个以上基因座位的等位基因，同时出现在一条染色体上的概率高于随机出现的频率。

（四）HLA编码的产物

经典的HLA Ⅰ类抗原和Ⅱ类抗原在结构、组织分布和功能上各有特点。Ⅰ类抗原由重链（α链）和

β_2微球蛋白（β_2-M）组成，分布于所有有核细胞表面的Ⅱ类分子由α链和β链组成，仅表达于淋巴组织中的某些细胞表面。

三、HLA Ⅰ类抗原

1. 结构　HLAⅠ类抗原是由重链（α链）和轻链（β链）经非共价键连接成的异二聚体，由3个细胞外结构域（α_1、α_2和α_3）、穿膜区和胞内区三部分组成。α链的α_1和α_2结构域分别折叠成一个α螺旋和4条β片层并相互作用构成抗原结合槽。HLA Ⅰ类抗原的抗原结合槽一般仅结合长度在8~10个氨基酸残基以内的抗原肽。β链为β_2-M，编码基因位于第15号染色体，分子量为15kD，其作用主要是稳定Ⅰ类抗原并使其有效地表达于细胞表面。

2. 分布及表达调控　HLA Ⅰ类抗原表达在绝大多数有核细胞表面，表达水平最高的是淋巴细胞，巨噬细胞、树突状细胞和中性粒细胞也高表达HLA Ⅰ类抗原，其在肺、心、肝、肌肉及神经细胞的表达水平较低。

3. 主要功能　主要是稳定HLA Ⅰ类抗原并使其有效地表达于细胞表面。

四、HLA Ⅱ类抗原

1. 结构　由α链和β链以非共价键相互连接组成的异聚体，α链和β链各自都有2个胞外结构域（α_1、α_2和β_1、β_2）、穿膜区和胞内区。HLA Ⅱ类抗原结合槽分别由α_1和β_1结构域相互结合，凹槽的两端是开放的，可结合13~17个氨基酸残基甚至更长的抗原肽。

2. 分布及表达调控　HLA Ⅱ类抗原的表达局限于一定的细胞群，主要见于抗原提呈细胞，如巨噬细胞、树突状细胞及成熟B细胞。

3. 主要功能　HLA Ⅱ分子识别和提呈外源性抗原多肽，与辅助受体CD4结合，通过识别和结合TCR激活$CD4^+$Th细胞。

HLA Ⅰ类和Ⅱ类抗原的结构、组织分布和功能特点见表2-5-9-1。

表2-5-9-1　HLA Ⅰ类和Ⅱ类抗原的结构、组织分布和功能特点（2002）

HLA抗原类别	分子结构	肽结合结构域	表达特点	组织分布	功能
Ⅰ类（A，B，C）	α链45kD（β_2-M 12kD）	$\alpha_1+\alpha_2$	共显性	所有有核细胞表面	识别和提呈内源性抗原肽，与辅助受体CD8结合，对CTL的识别起限制作用
Ⅱ类（DR，DQ，DP）	α链35kD β链28kD	$\alpha_1+\beta_1$	共显性	APC，活化的T细胞	识别和提呈外源性抗原肽，与辅助受体CD4结合，对Th的识别起限制作用

五、HLA与临床（★★★）

（一）HLA的生理学意义

1. 作为抗原提呈分子参与适应性免疫应答。

2. 作为调节分子参与固有免疫应答

（1）经典的Ⅲ类基因为补体成分编码，参与炎症反应、对病原体的杀伤和免疫性疾病的发生。

（2）非经典Ⅰ类基因和*MICA*基因产物可作为配体分子，以不同的亲和力结合激活性和抑制性受体，调节NK细胞和部分杀伤细胞的活性。

（3）炎症相关基因参与启动和调控炎症反应，并在应激反应中发挥作用。

（二）HLA与疾病的相关性

最典型的关联疾病是强直性脊柱炎，该病患者中HLA-B_{27}抗原（2023）的阳性率为58%~97%，相对风险平均约为89.8，即表达HLA-B_{27}抗原的个体较HLA-B_{27}阴性者患强直性脊柱炎的机会要大89.8倍。又如，类风湿关节炎与HLA-DR_4关联，乳糜泻、重症肌无力、系统性红斑狼疮与HLA-DR_3关联，多发性硬化症与DR_2关联，胰岛素依赖型糖尿病与HLA-DQ关联。

（三）HLA与同种器官移植的关系

同种异体器官移植后，移植物的存活率高低主要取决于供、受者间的组织相容性，其中HLA等位基因的匹配程度起关键作用。

（四）HLA与输血反应的关系

多次接受输血的患者体内可产生抗HLA抗体，从而引发因白细胞或血小板受破坏而致的输血反应。

【经典习题】

1. MHC Ⅱ类分子分布在

A. 树突细胞表面
B. T淋巴细胞表面
C. 自然杀伤细胞表面
D. 肥大细胞表面
E. 中性粒细胞表面

答案：A

考点：MHC Ⅱ类分子分布

解析：经典的MHC（主要组织相容性复合物）包括MHC Ⅰ和MHC Ⅱ类两种分子。MHC Ⅰ类分子分布于所有有核细胞表面；MHC Ⅱ类分子仅表达于淋巴样组织中的各种细胞表面，如APC（包括B细胞、巨噬细胞、树突状细胞）、胸腺上皮细胞和活化的T细胞。故选A。

2. HLA复合体基因不编码
A. HLA Ⅰ类分子的重链（α链）
B. HLA Ⅰ类分子的轻链（β链）
C. HLA Ⅱ类分子的α链
D. HLA Ⅱ类分子的β链
E. B因子

答案：B

考点：HLA复合体基因编码

解析：HLA基因，位于6号染色体短臂上，长约3600kb，共有224个基因座位，每个基因座位上存在复等位基因，且呈共显性表达。HLA复合体基因主要编码HLA Ⅰ类分子的重链（α链），HLA Ⅱ类分子的α链，HLA Ⅱ类分子的β链，B因子。HLA复合体基因不编码HLA Ⅰ类分子的轻链，轻链为β-微球蛋白。故选B。

3. 关于HLA Ⅱ类抗原分子正确的是
A. 由Q链和β_2-m链组成
B. 提呈外源性抗原
C. 分布在所有有核细胞的表面
D. 由HLA-A，B，C等基因编码
E. 可与CD8分子结合

答案：B

考点：HLA Ⅱ类抗原分子

解析：HLA Ⅰ类抗原分子由重链（α链）和β_2-m组成，分布在所有有核细胞表面，故A、C错误。Ⅱ类分子由α链和β链组成，仅表达于淋巴组织中的某些细胞表面。HLA Ⅰ类分子由HLA-A、B、C等基因编码，故D错误。Ⅰ类分子识别和提呈内源性抗原肽，与辅助受体CD8结合。Ⅱ类分子识别和提呈外源性抗原肽，与辅助受体CD4结合，B正确。故选B。

第十节　免疫应答

一、基本概念

1. 免疫应答（★★★）　免疫应答是机体对抗原异物所发生的一系列排异性生理反应。包括APC对抗原的加工、处理和提呈，免疫活性细胞对抗原的识别、自身活化、增殖与分化及发挥免疫效应的全过程。可人为地分成感应阶段、反应阶段和效应阶段。

2. 免疫应答的类型　见表2-5-10-1。（★★★）

表2-5-10-1　免疫应答的类型

项　目	正常免疫应答	异常免疫应答
正应答	体液免疫 细胞免疫	自身免疫 变态反应
负应答	自身耐受	免疫缺陷 免疫耐受

【巧妙记忆】　免疫要应答分为感、反、效应阶段（2001）。

3. 免疫应答的特点　固有免疫为固有性，无须抗原激发，早期、快速（数分钟至4天）发挥作用，不产生免疫记忆；适应性免疫为获得性免疫，需抗原激发，4~5天后发挥效应，有免疫记忆，可产生记忆细胞。

二、固有免疫应答

（一）概念

固有免疫亦称非特异性免疫，是生物在长期种系进化过程中形成的一系列防御机制。该系统在个体出生时即具备，可对侵入的病原体迅速产生应答，发挥非特异性抗感染效应，亦可清除体内损伤、衰老或畸变的细胞，并参与适应性免疫应答过程。固有免疫系统主要由组织屏障、固有免疫细胞和固有免疫分子组成。

（二）固有免疫识别的分子机制

固有免疫是通过巨噬细胞表面固有免疫受体识别来自病原体的配体而进行的。巨噬细胞表面受体及其识别的配体包括模式识别受体（PRR）和病原相关模式分子（PAMP）。PRR指单核/巨噬细胞和树突状细胞等固有免疫细胞表面或胞内器膜上能够识别病原体某些共有特定分子结构的受体。此类受体较少多样性，主要包括甘露糖受体、清道夫（清除）受体和Toll样受体。另外，血清中还存在分泌型模式识别受体（sPRR），主要包括甘露聚糖结合凝集素（MBL）和C反应蛋白（CRP）等急性期蛋白。

PAMP即PRR识别结合的配体，是病原体及其产物所共有的、某些高度保守的特定分子结构。

（三）固有免疫应答的过程与效应

APC特别是DC和巨噬细胞，通过固有免疫受体对病原和肿瘤的固有性抗原进行泛特异性识别、激活相应信号通路和转录因子，从而激活黏膜和组织局部早期和快速的以炎症因子、I型干扰素和抗菌肽为特征的固有免疫应答。固有免疫信号通路激活的最终效应是局部快速分泌抗感染效应分子以直接抵抗病原微生物、炎症细胞因子和趋化因子的炎症趋化效应、APCs抗原提呈功能的显著上调。

（四）固有免疫应答与炎症

固有免疫PRRs通路激活显著影响了局部感染免疫早期效应，同时通过抗原提呈细胞和细胞因子格局显著启动和调节了局部Th1/Th2/Th17免疫应答格局，影响疾病的发生、发展，如局部高水平的IL-12和IFN-γ显著激活Th1分化，有助于清除病毒感染；而IL-6和TGF-B则激活炎症性Th17分化，介导自身免疫炎症。

（五）固有免疫应答异常与疾病

TLR7和TLR9的过度激活是诱发系统性红斑狼疮和银屑病的重要机制，TLR2与TLR4的过度激活引起脓毒血症休克、急性移植排斥和自身免疫性炎症性肠病。中性粒细胞功能缺失导致幼儿反复感染细菌类疾病。

三、适应性免疫应答

1. 概念　T细胞通过TCR识别APC提呈的T细胞抗原表位，B细胞通过BCR识别B细胞抗原表位，在协同刺激分子的参与下，发生T、B细胞的活化、增殖和分化，产生效应细胞（如杀伤性T细胞）、效应分子（如抗体、细胞因子等）和记忆细胞，进而清除抗原。适应性免疫有3个主要特点：特异性、耐受性和记忆性。

2. 分类　根据参与免疫应答细胞种类及其机制的不同，可将适应性免疫应答分为B细胞介导的体液免疫应答和T细胞介导的细胞免疫应答两种类型。

四、B细胞介导的体液免疫应答

（一）TD-Ag诱导的体液免疫应答

1. B细胞对TD-Ag的识别　BCR对抗原的识别与TCR不同：

（1）BCR不仅能识别蛋白质抗原，还能识别多肽、核酸、多糖类、脂类和小分子化合物。

（2）BCR可特异性识别完整抗原的天然构象，或识别抗原降解所暴露的表位的空间构象。

（3）BCR识别的抗原无须经APC的加工和处理，也无MHC限制性。

2. B细胞活化需要的信号　B细胞活化也需要双信号，即特异性抗原传递的第一信号和协同刺激分子提供的第二信号。

（1）B细胞活化的第一信号：BCR与特异性抗原表位直接结合，启动B细胞活化的第一信号，此信号由与mIg组成BCR复合物的Igα/Igβ将信号转入B细胞内。

（2）B细胞活化中共受体的作用：在成熟B细胞表面，CD19-CD21，CD81以非共价键形式组成B细胞活化共受体复合物（2008、2020）。CD21能识别结合于抗原的补体成分C3d，通过共受体中的CD19向胞内传递信号。

（3）B细胞活化的第二信号：也是由多种黏附分子对的相互作用所提供，其中最重要的是CD40和CD40L。活化T细胞表达CD40L，CD40L与B细胞表面的CD40相互作用，提供B细胞活化的第二信号。

3. T细胞、B细胞相互作用与B细胞免疫应答　一方面，B细胞可以作为抗原提呈细胞活化T细胞，另一方面，活化的T细胞可以提供B细胞活化的第二信号，并分泌多种IL-4等细胞因子协助B细胞的进一步分化。Th细胞在生发中心暗区的形成、B细胞克隆性扩增和B细胞分化成生发中心细胞，在抗体类别转换及记忆性B细胞的生成中均起重要作用。

4. B细胞的增殖和分化　被TD-Ag诱导活化的B细胞迅速进入细胞周期，大量增殖，并进一步分化，最终形成浆细胞和记忆性B细胞。

（二）TI-Ag诱导的体液免疫应答

根据激活B细胞方式的不同，TI-Ag又可分为TI-1Ag和TI-2Ag两类。

1. B细胞对TI-1Ag发生的应答　TI-1Ag又常被称为B细胞丝裂原，如LPS。TI-1Ag通过其丝裂原成分与B细胞上的丝裂原受体结合，引起B细胞增殖和活化。高浓度TI-1Ag经丝裂原受体与B细胞结合，诱导多克隆B细胞增殖和分化；低浓度TI-1Ag能激活抗原特异性B细胞。机体对TI-1Ag刺激所产生应答发生较早，这在抗某些外病原体感染中发挥重要作用，但TI-1Ag不足以诱导Ig类别转换、抗体亲和力成熟和记忆性B细胞形成。

2. B细胞对TI-2Ag发生的应答　TI-2Ag多为细胞壁与荚膜多糖，具有高度重复结构。TI-2仅能激活成熟B细胞。对TI-2Ag发生应答的主要是B-1细胞。婴幼儿易感染含TI-2Ag的病原体。

TI-2Ag通过其高度重复的抗原表位使B细胞的mIg广泛交联而被激活。

B细胞对TI-2Ag的应答具有重要的生理意义。大多数胞外菌有胞壁多糖，能抵抗吞噬细胞的吞噬消化。B细胞针对此类TI-2Ag所产生的抗体，可发挥调理作用，促进吞噬细胞对病原体的吞噬，并且有利于巨噬细胞将抗原提呈给特异性T细胞。

（三）体液免疫应答的一般规律

见表 2-5-10-2。(★★★)

表 2-5-10-2 体液免疫应答的一般规律（2018）

项 目	潜伏期	产生抗体的速度及产生的量	抗体在体内的维持时间	产生的抗体的亲和力	抗体的种类
初次应答	较长，视抗原种类而异	慢	短	差	先 IgM 后 IgG
再次应答（2007）	较短（2~3 天）	快	长	强	IgM 的量与上同，IgG 增多多倍

五、T 细胞介导的细胞免疫应答

T 淋巴细胞介导的免疫应答也称细胞免疫应答。细胞免疫应答可分三阶段：① T 细胞特异性识别抗原阶段；② T 细胞活化、增殖和分化阶段；③效应性 T 细胞的产生及效应阶段。

（一）T 细胞应答中的双识别与双信号

1. 双识别 T 细胞必须同时识别抗原表位和 MHC 分子的沟槽两端，才能被活化，此即 T 细胞活化的双识别。

2. 双信号 第一信号：APC 将 pMHC 提呈给 T 细胞，TCR 特异性识别结合在 MHC 分子槽中的抗原肽，启动抗原识别信号（即第一信号）。第二信号：T 细胞与 APC 细胞表面多对协同刺激分子相互作用产生 T 细胞活化的第二信号。

（二）Th1 细胞的效应（2005）

1. Th1 细胞对巨噬细胞的作用 Th1 对胞内寄生病原体可通过活化巨噬细胞及释放各种活性因子而加以清除。

2. Th1 细胞对淋巴细胞的作用 Th1 细胞产生 IL-2 等细胞因子，可促进 Th1 细胞、Th2 细胞、CTL 细胞和 NK 细胞等细胞的活化和增殖，从而放大免疫效应；另外，Th1 细胞分泌的 IFN-γ 可促进 B 细胞产生具有调理作用的抗体，从而进一步增强巨噬细胞对病原体的吞噬。

3. Th1 细胞对中性粒细胞的作用 Th1 细胞产生的淋巴毒素和 TNF-α，可活化中性粒细胞，促进其杀伤病原体。

（三）Th2 细胞的效应（2005）

1. 辅助体液免疫应答。

2. 参与变态反应性炎症。

（四）Th17 细胞的效应

Th17 细胞可分泌 IL-17，刺激上皮细胞、内皮细胞、成纤维细胞和巨噬细胞等分泌多种细胞因子：①分泌 IL-8，MCP-1 等趋化因子，趋化和募集中性粒细胞和单核细胞；②分泌 G-CSF 和 GM-CSF 等集落刺激因子，活化中性粒细胞和单核细胞，并可刺激骨髓造血干细胞产生更多的髓样细胞；③分泌 IL-1β，IL-6，TNF-α 和 PGE2 等诱导局部炎症反应。因此，Th17 参与了炎症反应、感染性疾病及自身免疫病的发生。

（五）CTL 的细胞毒效应

1. 效-靶细胞结合 CTL 分泌的效应分子在局部形成很高的浓度，从而选择性杀伤所接触的靶细胞（2008），而不影响邻近正常细胞。

2. CTL 的极化 CTL 的 TCR 识别靶细胞表面抗原肽-MHC Ⅰ类分子复合物后，TCR 及辅助受体向效-靶细胞接触部位聚集，导致 CTL 内某些细胞器的极化。

3. 致死性攻击 CTL 主要通过下列两条途径杀伤靶细胞：①穿孔素/颗粒酶途径；②Fas/FasL途径。

（六）Treg 细胞的效应

Treg 细胞即调节性 T 细胞，可抑制免疫应答。

【经典习题】

1. 关于 T 细胞，下列叙述错误的是
   A. 活化需要双信号
   B. 作用受 MHC 限制
   C. 可直接识别外源抗原
   D. 对 B 细胞有辅助作用
   E. 可产生细胞因子

答案：C

考点：T 细胞介导的细胞免疫应答

解析：T 细胞活化需要双信号，第一信号来自抗原与其受体的结合，即 TCR 与抗原肽-MHC 分子复合物的结合，第二信号来自协同刺激分子，即抗原提呈细胞上的协同刺激分子与 T 细胞表面的相应受体结合。T 细胞不能直接识别可溶性的游离蛋白抗原，只能通过 T 细胞表面的特异性受体识别与 MHC 分子结合并表达于细胞表面的抗原肽片段，即 T 细胞抗原识别 MHC 限制。T 细胞具有多种生物学功能，如直接杀伤靶细胞，辅助或抑制 B 细胞产生抗体，对特异性抗原和促有丝分裂原的应答反应以及产生细胞因子等。C 项错误，故选 C。

2. 关于免疫应答的叙述，错误的是
   A. 需经抗原诱导产生

B. 分为体液和细胞免疫应答两种类型
C. 其结局总对机体是有益的
D. 有多种细胞及分子参与
E. 在外周免疫器官中发生

答案：C

考点：免疫应答概念

解析：免疫细胞对抗原的识别、活化、增殖与分化，以及产生抗体与抗原作用，将其破坏、清除的过程称为免疫应答。免疫应答分为固有免疫应答和适应性免疫应答。适应性免疫应答可分为体液免疫应答和细胞免疫应答。这两种免疫应答的产生都是由多细胞系完成的，即由单核吞噬细胞、T细胞和B细胞来完成的。免疫应答过高会导致过敏性疾病；过低易导致严重的感染，对自身组织发生应答导致自身免疫病，均会对机体有害。免疫应答发生在淋巴结、脾及扁桃体等外周免疫器官中。故选C。

第十一节 黏膜免疫

一、概述

（一）基本概念（★★★）

1. 黏膜免疫

存在于黏膜的各种特异性与非特异性细胞免疫和体液免疫因子所构成的黏膜局部免疫。

2. 黏膜相关淋巴组织（MALT） 亦称黏膜免疫系统，主要指呼吸道、胃肠道及泌尿生殖道黏膜固有层和上皮细胞下散在的无被膜淋巴组织，及某些带有生发中心的器官化的淋巴组织，如扁桃体（2013）、小肠的派氏集合淋巴结及阑尾等。

（二）黏膜免疫系统的组成

1. 细胞

（1）肠相关淋巴组织（GALT）：包括肠道的派氏淋巴结、淋巴小结（淋巴滤泡）、上皮间淋巴细胞、固有层中弥散分布的淋巴细胞等。GALT的主要作用是抵御侵入肠道的病原微生物感染。

1）M细胞：在肠派氏集合淋巴小结内含有散在的M细胞。M细胞为特化的抗原转运细胞。

2）上皮内淋巴细胞（IEL）：IEL是存在于小肠黏膜上皮内的一类独特的细胞群，约40%IEL为胸腺依赖性，由$\alpha\beta^{+}$T细胞组成。约60%IEL为胸腺非依赖性，由$\gamma\delta^{+}$T细胞组成。IEL在免疫监视和黏膜细胞免疫中具有重要作用。

（2）鼻相关淋巴组织（NALT）：包括咽扁桃体、腭扁桃体、舌扁桃体及鼻后部其他淋巴组织，它们共同组成韦氏环，主要作用是抵御空气传播的病原体的感染。

（3）支气管相关淋巴组织（BALT）：主要分布于各肺叶的支气管上皮下，其结构与派氏集合淋巴小结相似。滤泡中淋巴细胞受抗原刺激后增殖，形成生发中心，主要为B细胞。

【巧妙记忆】 黏膜免疫有长（肠）鼻支。

2. 分子 NALT中的B细胞多为产生分泌型IgA（SIgA）的B细胞，派氏淋巴小结含有更多可产生大量IL-5的Th2细胞，而IL-5可促进B细胞分化并产生IgA。

二、黏膜免疫的功能及应用（★★★）

（一）诱导免疫耐受

黏膜免疫是诱导对食物等的特异性口服耐受的重要机制，也与TGFβ等细胞因子密切相关。

（二）抗感染

1. 参与黏膜局部免疫应答 MALT在肠道、呼吸道及泌尿生殖道黏膜构成了一道免疫屏障，是参与局部特异性免疫应答的主要部位。

2. 产生分泌型IgA B细胞在黏膜局部受抗原刺激后所产生的大量分泌型IgA（SIgA）（2014），分泌至黏膜表面，成为黏膜局部抵御病原微生物感染的主要机制。

（三）与肠道菌群的关系

肠相关淋巴组织的主要作用是抵御侵入肠道的病原微生物感染。

（四）参与免疫调节

1. 参与黏膜局部的免疫应答。
2. 产生分泌型IgA。

【经典习题】

1. 属于黏膜免疫系统的免疫器官是
A. 胸腺
B. 脾脏
C. 扁桃体
D. 骨髓
E. 肝脏

答案：C

考点：黏膜免疫系统的免疫器官

解析：黏膜免疫系统指广泛分布于呼吸道、胃肠道、泌尿生殖道黏膜固有层和上皮细胞下散在的淋巴组织，以及含有生发中心的淋巴组织，如扁桃体、小肠派氏集合淋巴结及阑尾等，故选C。

（2~3题共用备选答案）
A. IgG
B. IgA（分泌型）
C. IgM
D. IgD
E. IgE

2. 黏膜局部抗感染作用的抗体是

答案： B

3. 引起Ⅰ型变态反应的抗体是

答案： E

考点： 抗体

解析： B细胞在黏膜局部受抗原刺激后所产生的大量SIgA，分泌至黏膜表面，成为黏膜局部抵御病原微生物感染的主要机制，故2题选B。Ⅰ型变态反应的特异性抗体是IgE，故3题选E。

第十二节　免疫耐受

一、概述

（一）免疫耐受的概念

对抗原特异应答的T细胞与B细胞，在抗原刺激下，不能被激活，不能产生特异免疫效应细胞及/或特异性抗体，从而不能执行免疫正应答的现象，称为免疫耐受。

（二）免疫耐受的分类

1. 中枢免疫耐受　中枢免疫耐受是指在胚胎期及出生后T细胞与B细胞发育的过程中，遇自身抗原所形成的耐受。

【巧妙记忆】胚胎是诱导免疫耐受形成的最佳期（2002）。

2. 外周免疫耐受　外周免疫耐受是指成熟的T细胞及B细胞，遇内源性或外源性抗原，不产生免疫应答，而显示免疫耐受。

二、免疫耐受与临床（★★★）

1. 建立免疫耐受　建立免疫耐受，可从抑制特异免疫应答及拮抗免疫原两方面入手。常用方法：①口服免疫原；②静脉注射抗原；③移植骨髓及胸腺；④转染基因；⑤脱敏治疗；⑥防止感染；⑦诱导产生具有特异性拮抗作用的调节细胞；⑧自身抗原肽拮抗剂的使用。

2. 打破免疫耐受　在慢性感染及肿瘤患者中，常因诱导免疫应答的条件缺陷，致免疫耐受。若提供相应条件，可望恢复免疫应答。

【经典习题】

1. 关于免疫耐受，错误的是
   A. 多次注射耐受原可延长免疫耐受状态
   B. 静脉注射抗原可诱导免疫耐受
   C. 聚合的蛋白抗原易诱导免疫耐受
   D. 遗传背景与免疫耐受相关
   E. 克隆清除是形成免疫耐受的机制之一

答案： C

考点： 免疫耐受

解析： 免疫耐受是指免疫活性细胞接触抗原性物质时所表现的特异性的无应答状态。免疫耐受与遗传有关，胚胎期接触自身抗原后，可被克隆清除，形成对自身抗原的耐受，故排除D、E。给成年动物注入抗原不易造成免疫耐受性，但在注射抗原的同时注入免疫抑制剂，可诱导产生对该抗原的免疫耐受性，多次注射耐受原可延长免疫耐受状态，排除A、B。大分子、颗粒性及蛋白质聚合物如血细胞、细菌及血清蛋白的聚合物等免疫原性较强，不易诱发免疫耐受，故选C。

2. 诱导免疫耐受形成的最佳时期是
   A. 胚胎期
   B. 幼年期
   C. 老年期
   D. 成年期
   E. 青年期

答案： A

考点： 免疫耐受的诱导

解析： 在胚胎发育期，不成熟的T细胞及B细胞接触抗原，不论是自身抗原或外来抗原，都会形成对所接触抗原的免疫耐受，出生后如再遇相同抗原，免疫系统不予应答，或不易应答。即在胚胎发育期，不成熟的自身免疫应答细胞接触自身抗原后，会发生克隆清除，从而形成对自身抗原的耐受。故选A。

第十三节　抗感染免疫

一、概述（★★★）

抗感染免疫是机体抵抗病原生物及其有害产物，以维持生理稳定的功能。抗感染能力的强弱，除与遗传因素、年龄、机体的营养状态等有关外还决定于机体的免疫功能。

二、效应机制

（一）抗感染固有免疫

非特异性免疫主要由组织屏障（皮肤和黏膜、血-脑脊液屏障、血胎屏障）、固有免疫细胞（主要为吞噬细胞和NK细胞）和免疫分子（补体、细胞因子、溶菌酶和乙型溶素）组成。

1. 皮肤黏膜　体表屏障构成第一道防线。机械阻挡、分泌抑菌杀菌物质、正常菌群拮抗。

2. 淋巴结的内部屏障　构成第二道防线。病原微生物进入机体后，到达淋巴结，树突状细胞将其捕获固定，继而被吞噬细胞吞噬。

3. 血脑、血胎的深部屏障　构成第三道防线。血脑屏障由毛细血管壁和神经胶质细胞组成，阻止病原微生物和毒素入侵脑组织。血胎屏障阻止某些药物、病原微生物、毒素等通过。

4. 吞噬细胞　借助表面的PRR和条理性受体，摄取病原体，通过氧依赖和非依赖杀伤途径杀伤病原体，病原体被杀伤或破坏后，在吞噬溶酶体内多种水解酶的作用下进一步消化降解。

5. NK细胞　ADCC作用，通过IgG和C3b、C4b特异性结合靶细胞而发挥作用。

6. 干扰素　由干扰素诱导剂作用于活细胞后，由细胞产生的一种低分子糖蛋白，能抑制病毒的生长和繁殖。

7. 溶菌酶　能够裂解G^+菌细胞壁中N-乙酰葡萄糖胺和N-乙酰胞壁酸之间的β-1,4糖苷键，使细胞壁的重要组分肽聚糖被破坏，从而导致细菌溶解、破坏。

（二）抗感染适应性免疫

1. 抗胞外菌感染的免疫　抗胞外菌感染的主要特点是以体液免疫为主，通过抗体、补体的调理作用发挥杀菌作用及由抗毒素对外毒素的中和作用而达到抗胞外菌感染的作用。

2. 抗寄生虫免疫　抗寄生虫免疫以Th2免疫为主，寄生虫及其产物诱导肥大细胞分泌IL-4，促进Th2分化，促进B细胞分泌IgE，肥大细胞和嗜碱性粒细胞通过FcεR1结合包被IgE的寄生虫，并脱颗粒在虫表面杀虫；Th2分泌IL-5可趋化嗜酸性粒细胞到达感染部位杀虫。抗体还通过补体经典途径损伤寄生虫。

3. 抗病毒特异性免疫　感染细胞内病毒清除主要依赖细胞免疫，主要效应因素是$CD8^+$毒性T细胞和$CD4^+$Th1细胞。细胞毒性T细胞主要通过其抗原受体识别病毒感染的靶细胞，通过细胞裂解和细胞凋亡两种机制，直接杀伤靶细胞。活化的Th1细胞释放IFN-γ，TNF等多种细胞因子，通过激活巨噬细胞和NK细胞，诱发炎症反应，促进CTL增殖和分化。

（三）针对病毒、细菌、真菌、寄生虫等不同病原体的免疫应答特点

虽然宿主针对不同病原体的免疫保护机制各不相同，但具有如下共同的特征：①抗感染免疫基于固有免疫和适应性免疫的协同作用。②清除不同类型病原体需要诱导不同类型的抗感染免疫应答。③抗感染免疫效应决定了病原体在宿主的存活和致病性。④抗感染免疫应答效应可能导致免疫病理损伤。

三、病原体的免疫逃逸

（一）宿主机制

针对不同病原体，宿主进化出了快速反应的固有免疫系统，包括中性粒细胞、NK细胞、γδT细胞、补体等，或者破坏或者减慢感染的建立，并联动到适应性免疫反应抵抗感染；而稍后发生的适应性免疫反应是否高效，取决于病原体的特点：胞外还是胞内、大型还是小型、快速复制还是慢速复制。

（二）病原体机制

1. 抗原性的变化。

2. 病原体的中和抗原，可经常地持续性地发生突变，通过逃逸已建立的抗感染免疫抗体的中和和阻断作用，导致感染的发生。

3. 持续性感染。

4. 胞内病原体可隐匿于胞内呈休眠状态，逃避细胞免疫和体液免疫的攻击，长期存活，形成持续性感染。

5. 免疫抑制。

6. 某些病毒感染可抑制免疫功能，其作用机制是病原体可主动抑制宿主的免疫应答，破坏抗原提呈细胞，抑制效应细胞的功能等。

【经典习题】

1. 下列关于炎症介质的描述，不正确的是
   A. 凝血系统在炎症中具有重要功能
   B. 缓激肽可使血管通透性增加
   C. C3、C5是重要的炎症介质
   D. 前列腺素可导致疼痛
   E. 组胺具有阳性趋化作用

答案： E

考点： 炎症介质的作用

解析： 炎症介质在炎症中的主要作用包括以下几方面：①血管扩张，如组胺、缓激肽和前列腺素等；②血管通透性升高，如组胺、缓激肽、补体C3a、C5a等；③趋化作用，如C5a、LTB4、细菌产物、IL-8和TNF等；④发热，如细胞因子（IL-1、IL-6和TNF等）；⑤疼痛，如PGE2、缓激肽；⑥组织损伤，如氧自由基、溶酶体酶、NO。可见组胺具有血管扩张和增加血管通透性作用，而无阳性趋化作用，故选E。

2. 在慢性炎症组织中，最多见的细胞是
   A. 中性粒细胞
   B. 嗜酸性粒细胞
   C. 肥大细胞
   D. 嗜碱性粒细胞
   E. 淋巴细胞

答案： E

考点： 炎症反应

解析： 在慢性炎症组织中最多见的细胞是淋巴细胞。中性粒细胞也可见于炎症组织中，但以急性为主。嗜酸性粒细胞和肥大细胞则多见于变态反应。故选 E。

第十四节　变态反应

一、概述

1. 变态反应的概念　变态反应是指机体受到某些抗原刺激时，出现生理功能紊乱或组织细胞损伤的异常适应性免疫应答。

2. 变态反应的分型　可分为Ⅰ型变态反应，即变态反应；Ⅱ型变态反应即细胞毒型或细胞溶解型变态反应；Ⅲ型变态反应，即免疫复合物型或血管炎型变态反应；Ⅳ型变态反应，即迟发型变态反应。

二、Ⅰ型变态反应

（一）Ⅰ型变态反应的特点

Ⅰ型变态反应，又称变态反应，主要由特异性 IgE 抗体介导产生，可发生于局部，亦可发生于全身。其主要特征：①变态反应发生快，消退亦快；②常引起生理功能紊乱，几乎不发生严重组织细胞损伤；③具有明显个体差异和遗传倾向。

（二）Ⅰ型变态反应的变应原、变应素及所涉及的细胞

1. 变应原　是指能选择性诱导产生特异性 IgE 抗体免疫应答，引起速发型变态反应的抗原物质。

临床常见的变应原主要有如下几种。①药物或化学物质：青霉素、磺胺、普鲁卡因、有机碘化合物等。②吸入性变应原：花粉颗粒、尘螨排泄物、真菌菌丝及孢子、昆虫毒液、动物皮毛等。③食物变应原：奶、蛋、鱼虾、蟹贝等食物蛋白或部分肽类物质。④其他物质：尘螨中的半胱氨酸蛋白枯草菌溶素可引起支气管哮喘。

2. 变应素——IgE 及其受体　针对某种变应原的特异性 IgE 抗体是引起Ⅰ型变态反应的主要因素。IgE 主要由鼻咽、扁桃体、气管和胃肠道黏膜下固有层淋巴组织中的 B 细胞产生。IgE 为亲细胞抗体，可通过其 Fc 段与肥大细胞和嗜碱性粒细胞表面、高亲和力 IgE Fc 受体（FcεRⅠ）结合，而使机体处于致敏状态。

IgE 受体分两种形态：FcεRⅠ和 FcεRⅡ。FcεRⅠ在肥大细胞和嗜碱性粒细胞呈高水平表达；FcεRⅡ即 CD23 分子，广泛分布，可表达在 B 细胞、活化 T 细胞、单核巨噬细胞、滤泡树突状细胞和血小板中等。

3. 细胞　参与Ⅰ型变态反应的细胞有 B 细胞、Th2 细胞、肥大细胞、嗜碱性粒细胞和嗜酸性粒细胞。

（三）Ⅰ型变态反应的发生机制

1. 机体致敏　变应原进入机体后，可选择诱导变应原特异性 B 细胞产生 IgE 类抗体应答。IgE 抗体的 Fc 段与肥大细胞或嗜碱性粒细胞表面相应的 FcεRⅠ结合，使机体处于致敏状态，可维持数月或更长。

2. IgE 交叉连接引发细胞活化　致敏状态下的机体接触变应原时，变应原与致敏的肥大细胞或嗜碱性粒细胞表面 IgE 抗体特异性结合，导致细胞生物学活性介质的释放。

3. 释放生物活性介质　Ⅰ型变态反应的生物活性介质包括两类，即预先形成的介质和细胞活化后新合成的介质。预先形成的介质包括组胺、激肽原酶；新合成的介质包括 LTs、前列腺素 D_2（PGD_2）、PAF 及多种细胞因子。

4. 局部或全身性Ⅰ型变态反应发生　活化的肥大细胞和嗜碱性粒细胞释放的生物活性介质作用于效应组织和器官，引起局部或全身性的变态反应。分为即刻/早期反应和晚期反应两类。

（四）临床常见的Ⅰ型变态反应性疾病（2020）

1. 全身性变态反应　药物过敏性休克、血清过敏性休克。

2. 局部变态反应　呼吸道变态反应，包括变应性鼻炎和过敏性哮喘；消化道变态反应和皮肤变态反应。

（五）Ⅰ型变态反应性疾病的防治原则

1. 变应原皮试　检出变应原。

2. 脱敏治疗。

3. 药物治疗　阿司匹林、色甘酸钠、肾上腺素、苯海拉明、氯苯那敏、异丙嗪等。

4. 免疫新疗法　佐剂、疫苗接种、人源化抗 IgE 单克隆抗体、重组可溶型 IL-4 受体（2007）。

三、Ⅱ型变态反应

（一）Ⅱ型变态反应的发生机制

1. 靶细胞及其表面抗原

（1）靶细胞：正常组织细胞、改变的自身组织细胞和被抗原或抗原表位结合修饰的自身组织细胞，均可成为靶细胞。

（2）靶细胞表面抗原：①血细胞表面同种异型抗原，如 ABO 血型抗原、Rh 抗原和 HLA 抗原。②外

源性抗原：链球菌胞壁的成分与心脏瓣膜、关节组织之间的共同抗原。③感染和理化因素所致改变的自身抗原。④结合在自身组织细胞表面的药物抗原表位或抗原-抗体复合物。

2. 抗体、补体和效应细胞的作用　参与Ⅱ型变态反应的抗体主要是IgG和IgM类抗体（2001）。

（1）补体经典途径：IgG或IgM抗体与靶细胞表面抗原结合后，激活补体经典途径，使靶细胞溶解破坏。

（2）ADCC作用：IgG抗体与靶细胞特异性结合后，通过其Fc段与效应细胞表面的Fc受体结合，调理吞噬和/或ADCC作用，溶解破坏靶细胞。

（二）临床常见的Ⅱ型变态反应性疾病

临床常见的变态反应性疾病有：①输血反应；②新生儿溶血症（2017、2018、2020）；③自身免疫性溶血性贫血；④药物过敏性血细胞减少症；⑤肺出血-肾炎综合征；⑥甲状腺功能亢进症（2003、2006、2007、2013、2014、2015、2016）。

四、Ⅲ型变态反应

（一）Ⅲ型变态反应的发生机制

存在于血液循环中的可溶性抗原与相应的IgG或IgM类抗体结合，可形成可溶性抗原-抗体复合物，即免疫复合物。正常情况下，免疫复合物被吞噬细胞清除。但在某些情况下，受到一些因素的影响，可溶性免疫复合物不能有效地被清除，可沉积于毛细血管基底膜引起炎症反应和组织损伤。

（二）临床常见的Ⅲ型变态反应性疾病

1. 局部免疫复合物病　Arthus反应（2004、2007、2015）；类Arthus反应。

2. 全身免疫复合物病　血清病（2016）；链球菌感染后肾小球肾炎；类风湿关节炎。

五、Ⅳ型变态反应

（一）Ⅳ型变态反应的发生机制

1. 抗原与相关致敏细胞　引起Ⅳ型变态反应的抗原主要有胞内寄生菌、病毒、寄生虫和化学物质。这些抗原物质经APC摄取、加工处理成MHC Ⅰ/Ⅱ类分子-抗原肽复合物，表达于APC表面，提供给具有特异性抗原受体的T细胞识别，并使之活化和分化成为效应T细胞，或称致敏T细胞。效应T细胞主要为$CD4^+$ Th1细胞。

2. T细胞介导炎症反应和组织损伤

（1）Th1细胞介导的炎症反应和组织损伤　效应Th1细胞识别抗原后活化，释放多种细胞因子，如IFN-γ、TNF-α、LT-α、IL-3、GM-GSF、MCP-1等。这些细胞因子可以致组织损伤。

（2）CTL介导的细胞毒作用　效用CTL细胞与特异性抗原结合被活化后，通过释放穿孔素和颗粒酶等介质，使靶细胞溶解或凋亡。

（二）临床常见的Ⅳ型变态反应性疾病

1. 感染性迟发型变态反应　多发生于胞内寄生物感染，如结核分枝杆菌等分枝杆菌和某些原虫感染等。结核菌素试验是典型的实验性传染性迟发型变态反应。

2. 接触性迟发型变态反应　接触性皮炎是典型的接触性迟发型变态反应。接触物可为油漆、染料、农药、化妆品和某些药物（磺胺或青霉素）等（2007、2013、2014）。

【巧妙记忆】　Ⅰ型变态反应——速发型变态反应；Ⅱ型变态反应——细胞毒型变态反应；Ⅲ型变态反应——免疫复合物型变态反应；Ⅳ型变态反应——迟发型变态反应。

【经典习题】

1. 佩戴金属首饰后局部皮肤出现炎症反应，其免疫病理基础可能是
   A. Ⅰ型变态反应
   B. Ⅱ型变态反应
   C. Ⅲ型变态反应
   D. Ⅵ型变态反应
   E. Arthus反应

答案： D

考点： 临床上常见的Ⅳ型变态反应

解析： Ⅰ型变态反应又称速发型变态反应。Ⅱ型变态反应又称细胞毒型变态反应，如血型不合的输血反应、新生儿溶血症。Ⅲ型变态反应又称免疫复合物型变态反应，如血清病、免疫复合物型肾小球肾炎。Ⅳ型变态反应又称迟发型变态反应，如接触性皮炎、移植排斥反应、结核分枝杆菌引起的组织损伤等。阿蒂斯（Arthus）反应即实验性局部变态反应，是指在预防接种过程中，经过多次注射后，注射局部出现水肿、出血和坏死等剧烈炎症反应。故本题选D。

2. 可导致输血反应的天然抗体类型是
   A. IgM
   B. IgG
   C. IgD
   D. IgE
   E. IgA

答案： A

考点： 参与输血反应天然抗体

解析： 血型系统的抗体分天然抗体和免疫抗体。天然

抗体属 IgM，分子量大，不能通过胎盘。免疫抗体属 IgG，分子量小，可以通过胎盘。故本题选 A。

3. 介导Ⅳ型变态反应的免疫细胞是

A. T 细胞

B. B 细胞

C. 嗜酸性粒细胞

D. 肥大细胞

E. 中性粒细胞

答案： A

考点： 变态反应

解析： Ⅳ型变态反应是抗原诱导的一种 T 细胞免疫应答。故选 A。

第十五节　自身免疫和自身免疫病

一、基本概念

1. 自身抗原　是表达于宿主自身组织的抗原。

2. 自身免疫　自身免疫是机体免疫系统对自身细胞或自身成分所发生的免疫应答，存在于所有的个体。

3. 自身免疫病　自身免疫病是人体对自身细胞或自身成分发生免疫应答而导致的疾病状态。

自身免疫病有下述特点：①患者体内可检测到针对自身抗原的自身抗体和/或自身反应性 T 淋巴细胞；②自身抗体和/或自身反应性 T 淋巴细胞介导对自身细胞或自身成分的适应性免疫应答，造成损伤或功能障碍；③病情的转归与自身免疫反应强度密切相关；④易反复发作，慢性迁延。

二、临床常见的自身免疫病

（一）抗体介导的自身免疫病

1. 细胞膜或膜吸附成分的自身抗体　自身免疫性贫血包括恶性贫血、自身免疫性溶血性贫血和药物诱导的溶血性贫血。自身抗体破坏自身细胞的方式：①激活补体系统，破坏细胞；②结合自身抗体的细胞循环至脾脏时，由表达 Fc 受体的吞噬细胞清除；③ADCC 杀伤；④自身抗体包被的细胞（抗原-抗体复合物）激活补体系统，引起细胞损伤。

2. 细胞表面受体自身抗体

（1）激动型抗受体自身抗体：有些自身抗体可激动细胞表面的受体引发自身免疫病，如毒性弥漫性甲状腺肿。

（2）阻断型抗受体自身抗体：有些自身抗体可阻断细胞受体的功能引发自身免疫病，如重症肌无力。一些胰岛素耐受性糖尿病患者体内存在胰岛素受体拮抗剂样自身抗体。

3. 细胞外成分自身抗体　如肺出血-肾炎综合征。

4. 自身抗体-免疫复合物　自身抗体和相应抗原结合形成的免疫复合物可引起的自身免疫病，如系统性红斑狼疮。

（二）T 细胞介导的自身免疫病

体内存在的针对自身抗原的自身反应性 T 淋巴细胞在一定条件下可引发自身免疫病。

1. 胰岛素依赖性糖尿病（IDDM）　患者体内存在的自身反应性 T 淋巴细胞可持续杀伤胰岛中的细胞，致使胰岛素的分泌严重不足（2013、2014）。

2. 髓鞘碱性蛋白（MBP）特异性 Th1 细胞在小鼠可引起实验性自身免疫性脑脊髓炎（EAE）。人类多发性硬化（MS）（2017）的发病机制和 EAE 相似。

三、自身免疫病的发生机制

1. 隐蔽抗原的释放　隐蔽抗原是指某些与免疫系统在解剖位置上隔绝的抗原成分。如精子、眼内容物等。手术、外伤、感染等因素破坏隔绝屏障，隐蔽抗原释放入血流或淋巴液，与免疫系统接触，引发自身免疫应答，导致自身免疫病的发生（2013）。

2. 自身抗原的改变　物理、化学、生物因素可以使自身抗原的抗原性发生改变，改变的自身抗原可引起自身免疫病。如变性 IgG 刺激机体，产生抗变性 IgG 抗体（RF），引起类风湿（RA）。

3. 分子模拟　有些微生物与人的细胞或细胞外成分有相同或类似的抗原表位，在感染人体后激发的针对微生物抗原的免疫应答，也能攻击含有相同或类似表位的人体细胞或细胞外成分，称为分子模拟。如 EB 病毒编码蛋白和髓磷脂碱性蛋白有较高的同源性，其感染可能引发多发性硬化的症状；柯萨奇病毒感染激发的免疫应答可攻击人胰岛的 β 细胞，引发糖尿病；化脓性链球菌感染产生的特异性抗体可引发急性肾小球肾炎和风湿热。

4. 表位扩展　一个抗原分子可能有多种表位，存在优势表位和隐蔽表位。免疫系统针对一个优势表位发生免疫应答后，可能对隐蔽表位相继发生免疫应答，这种现象被称为表位扩展。在自身免疫病的进程中，免疫系统可不断扩大所识别的自身抗原表位的范围，对自身抗原不断发动新的免疫攻击，使疾病不断加重。

5. 免疫调节异常　$CD4^+$，$CD25^+$ 调节性 T 细胞（Treg）的免疫抑制功能异常是自身免疫病发生的原因之一。

6. 遗传易感性改变

（1）HLA 等位基因的基因型和人类自身免疫病的

易感性相关：如 HLA Ⅱ类分子 DR3 与重症肌无力、系统性红斑狼疮、胰岛素依赖型糖尿病、突眼性甲状腺肿相关；DR4 与类风湿关节炎、寻常型天疱疮、胰岛素依赖型糖尿病相关；B27 与强直性脊柱炎相关；DR2 与肺出血肾病综合征、多发性硬化相关；DR5 与桥本甲状腺炎相关等。

（2）其他基因：补体成分 C1q 和 C4 基因缺陷，与系统性红斑狼疮发生有关。DNA 酶基因缺陷，而诱发系统性红斑狼疮。

（3）性别与某些自身免疫病的发生相关：女性发生多发性硬化和系统性红斑狼疮可能性比男性大 10~20 倍。

四、自身免疫病的治疗

（一）常规治疗

抗炎药物应用是自身免疫病临床常规的治疗，糖皮质激素可以有效地抑制自身免疫病的炎症反应。

（二）免疫与生物治疗

1. 免疫抑制剂　环孢素 A 和 FK506，对多种自身免疫病有明显治疗效果。糖皮质激素有快速、强大而非特异性的抗炎症细胞和抗炎症因子作用。黄芪/黄芪多糖、小檗碱（黄连素）等可治疗自身免疫性心肌炎、炎症性肠病等。

2. 细胞因子及其受体的抗体或阻断剂　抗 TNF-α 单克隆抗体、可溶性 TNF 受体-Fc 融合蛋白，可显著抑制关节炎症及损伤；IL-1 受体拮抗蛋白可治疗类风湿关节炎。

3. 自身抗原制备的自身免疫病治疗性疫苗　四肽乙酸盐（GA）成为治疗复发缓解型多发性硬化的一线用药类联用 TCRVβ3、Vβ14、Vβ17 三种 TCR 来源多肽疫苗，可治疗类风湿关节炎。

【经典习题】

（1~2 题共用备选答案）

A. 淋巴细胞的多克隆激活

B. 表位拓展

C. 分子模拟

D. 自身抗原的改变

E. 隐蔽抗原的释放

1. 柯萨奇病毒感染人体引发糖尿病的机制是

答案： E

2. 因使用青霉素引起药物诱导的溶血性贫血的机制

答案： D

考点： 自身免疫病的诱因

解析： 在遗传易感性的基础上，柯萨奇病毒感染可启动胰岛β细胞的自身免疫反应，依靠隐蔽抗原的释放引发患者糖尿病。故 1 题选 E。青霉素作为半抗原与红细胞膜及血清内蛋白质形成全抗原，所产生的抗体与吸附于红细胞上的药物反应，进而损伤有药物结合的红细胞，产生溶血。故 2 题选 D。

3. 不属器官特异性自身免疫病的是

A. 特发性血小板减少性紫癜

B. 恶性贫血

C. 重症肌无力

D. 慢性甲状腺炎

E. 类风湿关节炎

答案： E

考点： 器官特异性自身免疫病

解析： 自身免疫病分为器官特异性和全身性自身免疫病，器官特异性自身免疫病包括桥本甲状腺炎、毒性弥漫性甲状腺肿、胰岛素依赖型糖尿病、自身免疫性溶血性贫血、重症肌无力、寻常性天疱疮、恶性贫血、风湿热，类风湿关节炎属于全身性自身免疫病。故选 E。

第十六节　免疫缺陷病

一、概述

1. 免疫缺陷病的概念　是免疫系统先天发育不全或后天损害而使免疫细胞的发育、增殖、分化和代谢异常并导致免疫功能不全所出现的临床综合征。特点：感染、肿瘤、自身免疫病、遗传倾向。

2. 免疫缺陷病的分类　根据病因不同分为原发性和获得性；根据累及的免疫系统成分不同，分为体液免疫缺陷、细胞免疫缺陷、联合免疫缺陷、吞噬细胞缺陷和补体缺陷等。

二、原发性免疫缺陷病

（一）B 细胞缺陷相关疾病

是由于 B 细胞发育不全或 B 细胞对 T 细胞传递的信号反应缺陷，而导致抗体产生减少的一类疾病。该病以体内 Ig 水平降低或缺失为特征。患者 B 细胞减少或缺失，T 细胞数目正常。

1. X 连锁无丙种球蛋白血症　为最常见的原发性 B 细胞缺陷病，X 连锁隐性遗传，多见于男婴幼儿。发病机制为 B 细胞的信号传导分子 Bruton 酪氨酸激酶基因缺陷，致 B 细胞发育停滞，导致成熟 B 细胞数目减少甚至缺失。

2. 选择性 IgA 缺陷　为最常见的选择性 Ig 缺陷，常染色体显性或隐性遗传。主要特点：血清 IgA<50mg/L，SIgA 含量极低，IgM 和 IgG 水平正常或略高。

3. X 连锁高 IgM 综合征　罕见，X 连锁隐性遗传。

（二）T 细胞缺陷相关疾病

原发性 T 细胞缺陷是涉及 T 细胞发生、分化和功能障碍的遗传性缺陷病。T 细胞缺陷不仅影响效应 T 细胞，间接影响单核/巨噬细胞和 B 细胞，常伴有体液免疫缺陷。T 胞缺陷为主的疾病包括 DiGeorge 综合征（2013）和 T 细胞信号转导缺陷等。

（三）联合免疫缺陷病

联合免疫缺陷病是一类因 T、B 细胞均出现发育障碍或缺乏细胞间相互作用所致的疾病，多见于新生儿和婴幼儿。

（四）吞噬细胞缺陷相关疾病

吞噬细胞缺陷相关疾病包括吞噬细胞数量减少和功能异常，临床表现为化脓性细菌或真菌反复感染，轻者仅累及皮肤，重者则感染重要器官而危及生命。

（五）补体系统缺陷相关疾病（2020）

补体缺陷病多为常染色体隐性遗传（少数为显性遗传），属少见的原发性免疫缺陷病。在补体系统中，参与补体激活的固有成分、补体调节蛋白或补体受体中任一成分缺陷均可导致此类疾病。

1. 遗传性血管神经性水肿（2003、2018）　遗传性血管神经性水肿为常见的补体缺陷病，由 C1 INH 基因缺陷所致。

2. 阵发性睡眠性血红蛋白尿症　阵发性睡眠性血红蛋白尿症的发病机制是编码糖基磷脂酰的 pig-α 基因翻译后修饰缺陷。

三、获得性免疫缺陷病（★★★）

（一）获得性免疫缺陷综合征

获得性免疫缺陷综合征（AIDS）是人类免疫缺陷病毒（HIV）感染和破坏人体 $CD4^{+}$T 细胞和单核细胞所诱导的免疫缺陷病。

（二）其他获得性免疫缺陷病

除了 AIDS 外，获得性免疫缺陷病也可继发于其他疾病或由其他因素所致，如肿瘤（白血病、淋巴瘤、骨髓瘤等）、其他感染（结核分枝杆菌、麻风杆菌、EB 病毒、巨细胞病毒和寄生虫）、遗传性疾病和外科手术及创伤，以及免疫抑制剂和营养不良等。

【经典习题】

1. DiGeorge 综合征的免疫学表现是

A. 吞噬细胞缺陷

B. B 细胞缺陷

C. 补体缺陷

D. T 细胞缺陷

E. 联合免疫缺陷

答案： D

考点： T 细胞缺陷

解析： 本病仅累及 T 细胞。细胞免疫功能很差，外周血淋巴细胞绝对计数 $<1.5\times10^{9}/L$，主要是 T 细胞数量显著减少，E 花环形成率<10%，T 细胞功能试验呈无反应。外周血 B 细胞数增高，血清免疫球蛋白浓度正常。故选 D。

2. 可作为人类免疫缺陷病毒（HIV）受体的表面分子是

A. CD20

B. CD3

C. CD4

D. CD21

E. CD8

答案： C

考点： HIV

解析： HIV 选择性的侵犯带有 CD4 分子的，主要有 T4 淋巴细胞、单核巨噬细胞、树突状细胞等。细胞表面 CD4 分子是 HIV 受体，通过 HIV 囊膜蛋白 gp120 与细胞膜上 CD4 结合后，gp120 构象改变使 gp41 暴露。gp41 在其中起着桥的作用，利用自身的疏水作用介导病毒囊膜与细胞膜融合。最终造成细胞被破坏。故选 C。

第十七节　肿瘤免疫

一、肿瘤抗原

1. 肿瘤抗原的概念　肿瘤抗原是指细胞癌变过程中出现的新抗原、肿瘤细胞异常或过度表达的抗原物质的总称。

2. 肿瘤抗原的分类

（1）根据肿瘤抗原特异性的分类：肿瘤特异性抗原、肿瘤相关抗原。

（2）根据肿瘤发生情况分类：化学或物理因素诱发的肿瘤抗原、病毒诱发的肿瘤抗原、自发性肿瘤的抗原、胚胎抗原或分化抗原。

二、抗肿瘤免疫的效应机制

（一）抗肿瘤的固有免疫机制

NK 细胞可天然杀伤 MHC Ⅰ类分子下调的肿瘤细胞，是早期监视和清除肿瘤的重要效应细胞，是机体抗肿瘤的第一道防线。IFN-γ 活化的巨噬细胞也是杀伤肿瘤的效应细胞。

（二）抗肿瘤的适应性免疫机制

1. 体液免疫机制　机体抗肿瘤的体液免疫机制包括激活补体系统、抗体依赖性细胞介导的细胞毒作用、抗体的调理作用、抗体封闭肿瘤细胞上的某些生长因子受体和抗体使肿瘤细胞的黏附特性改变或丧失，从而有助于控制肿瘤细胞的生长和转移。

2. 细胞免疫机制　一般认为细胞免疫是抗肿瘤免疫的主力，体液免疫通常只在某些情况下起协同作用。

在控制具有免疫原性肿瘤细胞的生长中，$CD8^+$CTL细胞介导的免疫应答起最重要作用，是抗肿瘤免疫的主要效应细胞。$CD4^+$Th细胞通过分泌各种细胞因子如IL-2、INF-γ及辅助诱导和激活$CD8^+$CTL，在抗肿瘤免疫中也起到重要作用。

三、肿瘤的免疫逃逸机制

（一）下调抗原表达

肿瘤细胞抗原调变指肿瘤细胞特异或相关抗原表达减少或丢失，使肿瘤细胞逃避宿主免疫识别和CTL杀伤。肿瘤细胞MHC Ⅰ类分子表达缺陷或低下，逃避Ⅰ类抗原提呈、$CD8^+$CTL识别和杀伤效应。

（二）上调免疫抑制性因子

肿瘤细胞分泌TGF-β、IL-10等，广谱抑制Th1型免疫应答的诱导和效应。肿瘤细胞显著上调抑制性共刺激分子CTLA4、PD-1L等的表达，诱导DC免疫耐受，抑制T细胞活化和杀伤。肿瘤细胞高表达多种抗凋亡分子（如Bcl-2），不表达或弱表达Fas等死亡受体，从而逃避CTL的FasL介导诱导凋亡杀伤效应。

（三）诱导免疫抑制性细胞

1. 肿瘤微环境显著上调的TGF-β、RA、IL-2等诱导iTreg的显著上调，进而发挥强大的免疫抑制效果。

2. 肿瘤内浸润巨噬细胞表型为Arg-1^+ $CD206^+$，为免疫抑制功能的肿瘤相关巨噬细胞，其分泌IL-6、IL-10和TGF-β和TGF-B，促肿瘤细胞增殖、抑制CTL及NK的活化和肿瘤杀伤。

3. 肿瘤局部还大量浸润免疫抑制功能的髓系来源抑制细胞（MDSC），显著抑制外周和肿瘤局部CTL、NK的活化和杀伤功能。

四、肿瘤的免疫诊断与防治

（一）肿瘤的免疫诊断

肿瘤的免疫诊断是指通过生化和免疫学技术检测肿瘤抗原、抗肿瘤抗体或其他肿瘤标记物，有助于辅助对肿瘤患者的诊断及肿瘤状态的评估。

（二）肿瘤的免疫预防

部分肿瘤的发生与免疫息息相关，可通过以下方式进行免疫预防。

1. HBV或HCV感染与肝癌发病高度相关，HBV预防性疫苗接种不仅成功预防乙型肝炎发生，还显著降低了肝癌发病率。

2. 人乳头瘤病毒（HPV）16/18血清型感染与宫颈癌发病高度相关，以HPV抗原制备的三种多价HPV疫苗成功降低了宫颈癌的发生。

（三）肿瘤的免疫治疗

1. 非特异性免疫治疗　人们应用一些免疫调节剂如卡介苗、短小棒状杆菌、酵母多糖、香菇多糖、OK432等，通过非特异性地增强宿主的免疫功能、激活宿主的抗肿瘤免疫应答，取得了一定的抗肿瘤效果。

2. 主动免疫治疗　肿瘤的主动免疫治疗主要是利用肿瘤抗原的免疫原性，采用各种有效的免疫手段使宿主免疫系统产生针对肿瘤抗原的抗肿瘤免疫应答。具体是给宿主注射具有免疫原性的瘤苗，如灭活的瘤苗、异构的瘤苗、合成或基因重组肿瘤疫苗、基因修饰瘤苗。

3. 被动免疫治疗　肿瘤的被动免疫治疗是指给机体输注外源性的免疫效应物质包括抗体、细胞因子、免疫效应细胞等，由这些外源性的免疫效应物质在宿主体内发挥抗肿瘤作用。该疗法不依赖于宿主本身的免疫功能状态，即使宿主免疫功能处于低下状态，其仍能比较快速地发挥治疗作用。

【经典习题】

肿瘤相关抗原的含义是

A. 表达于肿瘤细胞而不表达于正常细胞
B. 肿瘤细胞和正常细胞无差异性表达的
C. 表达于正常细胞而不表达于肿瘤细胞
D. 高表达于肿瘤细胞而低表达于正常细胞
E. 高表达于正常细胞而低表达于肿瘤细胞

答案： D

考点： 肿瘤抗原

解析： 肿瘤相关抗原是指肿瘤细胞和正常细胞组织均可表达的抗原，只是其含量在细胞癌变时明显增高。此类抗原只表现出量的变化而无严格肿瘤特异性。如癌胚抗原（CEA）、甲胎蛋白（AFP）等。故选D。

第十八节　移植免疫

一、基本概念

1. 自体移植　指移植物取自受者自身，不发生排斥反应。

2. 同种异基因移植　指同种内遗传基因在不同

的个体间移植，临床移植多属此类型，一般均发生排斥反应（2016）。

3. 异种移植 指不同种属个体间的移植，由于异种动物间遗传背景差异甚大，移植后可能发生严重的排斥反应（2016）。

4. 宿主抗移植物反应 宿主抗移植物反应是指宿主免疫系统对移植物发动攻击，导致移植物被排斥的反应。根据排斥反应发生的时间、强度、机制和病理表现，可分为超急性排斥、急性排斥和慢性排斥反应三类。

5. 移植物抗宿主反应 是由移植物中抗原特异性淋巴细胞识别宿主组织抗原所致的排斥反应，发生后一般均难以逆转，不仅导致移植失败，还可能威胁受者生命。

二、同种移植排斥反应

（一）同种移植排斥反应的类型

根据排斥反应发生的时间、强度、机制和病理表现，可分为超急性排斥、急性排斥和慢性排斥反应三类。

（二）同种移植排斥反应的机制

1. 介导同种抑制排斥反应的抗原 称为移植抗原或组织相容性抗原

（1）主要组织相容性抗原（MHC 抗原）：供、受者间 HLA 型别差异是发生急性移植排斥反应的主要原因。

（2）次要组织相容性抗原：次要组织相容性抗原（mH 抗原）表达于机体组织细胞表面，主要包括两类：①性别相关的 mH 抗原；②常染色体编码的 mH 抗原。HLA 完全相同的供、受者间进行移植所发生的排斥反应主要由 mH 抗原所致。

（3）其他抗原：①人类 ABO 血型；②组织特异性抗原。

2. T 细胞识别同种抗原机制 直接识别和间接识别。

3. 移植排斥反应的效应机制

（1）细胞免疫：T 细胞介导的细胞免疫应答在移植排斥反应的效应机制中发挥关键作用，主要的效应细胞是 $CD4^+$Th1 细胞。

（2）体液免疫：移植抗原特异性 $CD4^+$Th2 细胞被激活，可辅助 B 细胞活化并分化为浆细胞，进一步分泌对同种异型抗原的特异性抗体。抗体发挥调理作用、免疫黏附、ADCC 和 CDC 作用。

（3）非特异性免疫：同种移植物首先引发固有免疫应答，导致移植物炎症反应及相应组织损伤，随后发生特异性免疫。

三、抗移植排斥临床策略

（一）组织配型

1. 供者选择

（1）红细胞血型：供者 ABO、Rh 血型抗原须与受者相同，或至少符合输血原则。

（2）检测受者血清中预存的细胞毒性抗 HLA 抗体：是否含有针对供者淋巴细胞的预存细胞毒抗体，以防止超急性排斥反应的发生。

（3）HLA 分型：HLA 型别匹配程度是决定供、受者间组织相容性的关键因素。HLA-DR 对移植排斥最为重要，其次为 HLA-B 和 HLA-A。

（4）交叉配型：在骨髓移植中尤为重要。方法：供者和受者淋巴细胞做两组单向混合淋巴细胞培养，两组中任何一组反应过强，均提示供者选择不当。

2. 移植物和受者的预处理

（1）移植物预处理：实质脏器尽量清除过路细胞。骨髓移植先清除骨髓移植物中 T 细胞。

（2）受者预处理：实质脏器移植：①术前给受者输注供者特异性血小板；②借助血浆置换术去除受者体内天然抗 A 或抗 B 凝集素；③受者脾切除；④免疫抑制疗法等。

（二）免疫抑制

1. 免疫抑制药物 化学类（如糖皮质激素、环孢素 A、环磷酰胺）、生物类（如抗淋巴细胞球蛋白，抗胸腺细胞球蛋白，抗 CD3、CD4、CD8 单抗）、中草药类（如雷公藤、冬虫夏草）等。

2. 清除预存的抗体 血浆置换。

3. 其他方法 脾切除、放射照射移植物、受者淋巴结、血浆置换和淋巴细胞置换等。

（三）诱导耐受

1. 封闭同种反应性 TCR。

2. 阻断共刺激信号。

3. 供着特异性输血。

4. 过继输注 Treg 细胞。

5. 过继输注或诱导未成熟 DC。

6. 定向调控 Th 细胞亚群分化。

7. 阻断效应细胞向移植物局部浸润。

（四）基因工程技术与抗移植排斥反应

近年来，基因工程技术在克服移植免疫排斥反应和诱导免疫耐受中具有独特优势，倍受关注。

【巧妙记忆】 延长移植物存活方法：配型、抑制、诱导。

【经典习题】

(1~2题共用备选答案)

A. 供体内预存有抗受体的ABO血型抗体

B. 供体内预存有抗受体的HLA-Ⅰ类抗原的抗体

C. 受体内预存有抗供体的ABO血型抗体

D. 受体内有针对供体组织器官的Tc细胞

E. 移植物中含有足够数量的免疫细胞，供受者HLA配型不符

1. 移植器官超急排斥反应是由于

答案：C

2. 引起移植物抗宿主反应是由于

答案：E

考点：移植免疫

解析：宿主抗移植物反应主要是受者T淋巴细胞识别移植抗原，并激活免疫系统，产生细胞和体液免疫应答，攻击和破坏移植物，主要通过识别供体的ABO血型抗体产生免疫反应，故1题选C。移植物抗宿主反应指当受者处于免疫无能或免疫抑制状态时，移植物内含有较多成熟的供者T细胞，通过识别受者抗原而产生攻击受者的免疫应答，主要是由于供受者HLA配型不符产生免疫反应，故2题选E。

第十九节 免疫学检测技术

一、抗原-抗体反应相关检测技术

抗原和其相应抗体在体外相遇可发生特异性结合，由于该反应是高度特异性的，因此可以用已知的抗原（或抗体）来检测未知的抗体（或抗原），称为抗体的检测。

（一）免疫凝集实验

1. 血凝抑制　检测血清中血凝素中和抗体。流感病毒包膜上的血凝素可凝集红细胞，血凝素中和抗体可抑制这种凝集。该试验用于检测流感病毒感染者或疫苗接种者血清中的流感病毒中和抗体。

2. 凝集反应和血型的鉴定　细菌、细胞等颗粒性抗原或表面包被抗原的颗粒状物质（如聚苯乙烯乳胶等）与相应的抗体在电解质存在的条件下结合，出现肉眼可见的凝集团现象，称为凝集反应。

（1）直接凝集反应：颗粒性抗原本身直接与相应的抗体反应出现的凝集现象，如红细胞凝集或细菌凝集。

（2）间接凝集反应：将可溶性抗原或抗体先吸附在某些颗粒载体上，形成致敏颗粒，然后再与相应抗体或抗原进行反应产生的凝集现象，称为间接凝集反应。

（二）免疫荧光技术

免疫荧光技术又称荧光抗体技术，是用荧光素标记一抗或二抗，检测特异性抗原或抗体的方法。常用的荧光素有异硫氰酸荧光素（FITC）、藻红蛋白（PE）等，这些物质在激发光的作用下，可直接发出荧光，前者发黄绿色荧光，后者发红色荧光。免疫荧光技术可用于鉴定免疫细胞的CD分子及细胞蛋白的测定。

（三）放射免疫技术

放射免疫技术是用放射性核素标记抗原或抗体进行抗原定性、定量检测的方法。广泛应用于激素、药物等微量物质的检测。

（四）酶免疫（ELISA和免疫组化）技术

酶免疫技术是一种用酶标记一抗或二抗检测特异性抗原或抗体的方法。本法将抗原抗体反应的高度特异性与酶对底物的高效催化作用有效地结合起来，通过酶分解底物产生有色物质，用酶标仪测定光密度值（OD），以反映抗原或抗体的含量。

常用的方法：ELISA法和酶免疫组化技术。ELISA法需将抗原或抗体与一固相载体（常为聚苯乙烯板）连接，然后再进行酶免疫反应。可用于抗原或抗体的定量检测。

（五）免疫沉淀技术

免疫沉淀技术是利用抗体特异性反应纯化富集目的蛋白的一种方法。

（六）免疫印迹技术

免疫印迹技术即Western blotting，是将十二烷基磺酸钠聚丙烯酰胺凝胶电泳（PAGE）分离得到的按分子量大小排列的蛋白转移到固相载体膜上，再用标记的特异性的抗血清或单克隆抗体对蛋白质进行定性及定量分析的技术，其鉴定蛋白质的敏感性为1~5ng。

二、免疫细胞的检测技术

（一）流式细胞术检测

根据表面表达CD分子的种类、水平和多种CD表达格局，以流式细胞术可以二维荧光方图和比例统计显示待测细胞群体中某群CD^+细胞的比例及数量、CD分子表达水平的高低，同时以IFNγ等细胞因子或AnnexinV凋亡标志等，可测定的功能性CTL、凋亡细胞的比例，以FITC等标记靶细胞，通过荧光强度的减弱程度可测定CTL的杀伤活性。

（二）细胞增殖检测

细胞增殖检测也叫淋巴细胞转化试验。在体外培养的条件下，T淋巴细胞受特异性抗原或非特异性有

丝分裂原如刀豆蛋白 A（ConA）刺激后可发生大量增生，转化为淋巴母细胞。放射元素或化学物质可随细胞生长掺入细胞内，通过相应仪器可检测读数标识 T 细胞的增殖程度。细菌脂多糖是小鼠的 B 细胞分裂原。增殖试验包括：①T 细胞增殖试验；②迟发变态反应皮试是检测体内细胞免疫功能的简便、易行方法；③B 细胞抗体形成细胞测定。

（三）细胞毒检测

细胞毒检测是检测 CTL，NK 等细胞杀伤靶细胞活性的最为经典可靠的细胞学技术。用特异性抗原和细胞因子刺激 7 天的效应 CTL 和 ^{51}Cr 标记的靶细胞相互作用 4 小时，被杀伤的靶细胞可释放 ^{51}Cr，培养上清中的 ^{51}Cr 放射性可代表效应性 CTL 的细胞毒活性。其优点是非常敏感、假阳性率低；缺点是有放射污染、^{51}Cr 半衰期很短且操作复杂、对技术要求很高。近年来，以流式细胞技术（FACS）方法和乳酸脱氢酶（LDH）ELISA 方法取代 ^{51}Cr 试验，但其缺点是假阳性率很高。

（四）细胞凋亡检测

凋亡是一种重要的生理和病理过程，凋亡细胞体积变小、细胞变圆、与周围细胞脱离、失去微绒毛、胞质浓缩、内质网扩张、核仁消失、核染色质浓缩呈半月形或斑块状、出现核着边现象，最后细胞膜内陷将细胞自行分割为多个外有胞膜包绕的凋亡小体。检测方法：①琼脂糖凝胶电泳法；②FACS 法；③TUNEL 法。

（五）芯片技术

芯片技术（如蛋白质微阵列），是指固定于支持介质上的大量蛋白质或基因构成的微阵列。根据抗原-抗体特异性结合的原理，可实现快速、准确、高通量的检测。其基本原理是将各种蛋白质有序地固定于芯片上，再用荧光标记抗体与芯片上对应蛋白质，测定芯片上各点的荧光强度可指示对应的蛋白质的含量。芯片技术广泛用于大规模、高通量检测病原体感染后或者特异性抗原刺激后细胞内上调表达的抗原谱。

（六）细胞因子的生物活性检测

1. 细胞增殖法　如 CTL 细胞株的生长依赖 IL-2，在体外以 ^{3}H-TDR 掺入法做细胞增殖试验，可检测待测细胞因子的生物学活性。

2. 细胞病变抑制法　利用干扰素可抗病毒特性，在细胞中加入干扰素样品，再加入病毒感染细胞，通过细胞的病变或死亡程度可检测干扰素的生物学活性。

【经典习题】

1. ABO 血型鉴定试验属于
 A. 间接凝集反应
 B. 直接凝集反应
 C. 间接凝集抑制反应
 D. 沉淀反应
 E. ELISA

答案： B

考点： ABO 血型鉴定

解析： ABO 血型鉴定原理是根据红细胞膜上有无 A、B 抗原，将血型分为 A 型、B 型、AB 型及 O 型，通常 ABO 血型是通过直接凝集反应来鉴定的。故选 B。

2. 检测血清中一种微量的小分子肽，下列方法中最敏感的是
 A. 免疫荧光技术
 B. 放射免疫分析法
 C. 双向琼脂扩散法
 D. 单向琼脂扩散法
 E. 对流免疫电泳

答案： B

考点： 放射免疫

解析： 放射免疫测定法是用放射性核素标记抗原或抗体进行免疫检测的技术。通过将放射性核素显示高灵敏性和抗原抗体反应的高特异性相结合，可以使检测的敏感度达 pg/ml 水平。故选 B。

第二十节　免疫学防治

一、免疫预防

（一）人工免疫的概念

免疫预防是指通过人工免疫使人增强或获得对某些病原体或细胞（如肿瘤细胞）特异性抵抗力的方法。

（二）人工免疫的分类（★★★）

人工免疫包括人工主动免疫和人工被动免疫。

1. 人工主动免疫　是通过接种疫苗使机体产生特异性免疫力（如对某种病原体的免疫力）的方法。用于人工主动免疫的、含有具有抗原性物质的生物制品被称为疫苗。

2. 人工被动免疫　是指通过给机体注射含特异性抗体的免疫血清等生物制品，以治疗或预防感染性疾病或其他疾病的方法。

（三）疫苗的种类及应用（★★★）

1. 灭活疫苗　又称死疫苗。灭活疫苗是用经理化方法灭活的病原体制成的疫苗。伤寒、百日咳、霍乱、钩端螺旋体病、流感、狂犬病、乙型脑炎的病原体均已被制成了灭活疫苗。

2. 减毒活疫苗　减毒活疫苗是用减毒或无毒力的活病原微生物制成的疫苗。活疫苗的免疫效果良

好、持久，但是有减毒活疫苗恢复毒力，在接种后引发相应疾病的报道。免疫缺陷者和孕妇一般不宜接受活疫苗接种。卡介苗、麻疹病毒、脊髓灰质炎病毒活疫苗是常用的减毒活疫苗。

3. 类毒素疫苗　类毒素疫苗是采用细菌类毒素制成的疫苗。类毒素是经甲醛处理的、失去毒性但保留免疫原性的细菌外毒素。接种类毒素可诱生机体产生相应外毒素的抗体。这种抗体被称为抗毒素。抗毒素可中和外毒素的毒性。常用制剂有破伤风类毒素和白喉类毒素等。

4. 亚单位疫苗　亚单位疫苗是采用病原体能引起保护性免疫应答的成分制成的疫苗，例如，采用从乙型肝炎患者血浆中提取的乙型肝炎病毒表面抗原制成的乙型肝炎疫苗；采用从细菌提取的多糖成分制备的脑膜炎球菌、链肺炎球菌、b 型流感杆菌的多糖疫苗等。

5. 基因工程疫苗　基因工程疫苗是采用重组 DNA 技术和细菌发酵或细胞培养技术生产的蛋白多肽类疫苗。如将乙型肝炎病毒表面抗原基因克隆入表达载体，再将此表达载体转入细菌或真核细胞，然后培养的细菌或细胞生产乙型肝炎病毒表面抗原，这种乙型肝炎病毒表面抗原就是一种基因工程疫苗。

6. DNA 疫苗　DNA 疫苗是指携带能引起保护性免疫反应的抗原基因的真核细胞表达质粒。这种质粒在直接接种于机体后，可使能引起保护性免疫反应的抗基因表达出相应的蛋白多肽，后者可刺激机体的免疫系统发生免疫应答。

（四）我国儿童规划免疫常用疫苗及程序

常用疫苗有卡介苗、脊髓灰质炎疫苗、百白破疫苗、麻腮风疫苗和乙型肝炎疫苗等。

二、免疫治疗

1. 基于抗体的治疗策略　常用多克隆抗体、单克隆抗体。

2. 细胞免疫治疗　可激活或增强机体的特异性免疫应答，如使用细胞疫苗、干细胞移植、过继免疫细胞治疗等。

3. 细胞因子治疗　重组细胞因子已用于肿瘤、感染、造血障碍等疾病的治疗。

4. 免疫增强与抑制策略　促进免疫功能的制剂，包括治疗性疫苗、单克隆抗体、细胞因子、微生物及其产物、人工合成分子等；免疫抑制剂，包括化学合成物和微生物制剂，如糖皮质激素。

【经典习题】

以下哪种是人工主动免疫
A. 给机体注射抗毒素
B. 给机体注射类毒素
C. 给机体注射丙种球蛋白
D. 给机体注射细胞因子
E. 给机体注射胎盘球蛋白

答案：B

考点：人工主动免疫

解析：人工主动免疫包括灭活疫苗、减毒活疫苗和类毒素。注射抗毒素、人工免疫球蛋白、细胞因子或单克隆抗体属于被动免疫。故选 B。

第六章　病　理　学

第一节　细胞、组织的适应、损伤和修复

一、适应性改变

（一）萎缩（★★）

1. 概念　萎缩是指已发育正常的细胞、组织或器官的体积缩小，还可以伴有实质细胞数量的减少。

2. 类型　分为生理性萎缩和病理性萎缩两类。生理性萎缩见于青春期萎缩和生殖系统中卵巢、子宫及睾丸的更年期后萎缩，病理性萎缩分为营养不良性萎缩、压迫性萎缩、失用性萎缩、去神经性萎缩、内分性萎缩。

3. 病理变化　萎缩的细胞、组织和器官体积减小，重量减轻，色泽变深。心肌细胞和肝细胞等萎缩细胞胞质内可出现脂褐素颗粒。脂褐素是细胞内未被彻底消化的、富含磷脂的膜包被的细胞器残体。萎缩细胞蛋白质合成减少、分解增加，细胞器大量退化。萎缩的细胞、组织和器官功能大多下降。

（二）肥大、增生和化生（★★）

1. 肥大

（1）概念：由于功能增加，合成代谢旺盛，使细胞、组织或器官体积增大，称为肥大，可伴有实质细胞数量的增加。

（2）类型

1）按性质分：生理性肥大或病理性肥大。

2）按原因分：代偿性肥大和内分泌性肥大。

3）其他：因内分泌激素作用于效应器所致，称为内分泌性肥大；实质细胞萎缩的同时，间质脂肪细胞增生造成器官和组织的体积增大，称为假性肥大。

（3）病理变化：肥大的细胞体积增大，细胞核肥大深染，肥大组织与器官体积均匀增大。肥大的细胞内许多细胞原癌基因活化，导致 DNA 含量和细胞器数量增多，结构蛋白合成活跃，细胞功能增强，但细胞肥大产生的功能代偿作用是有限度的。

2. 增生

（1）概念：组织或器官内实质细胞数目增多，称为增生。可以是有丝分裂的结果也可以与细胞凋亡抑制有关。

（2）类型

1）生理性增生：代偿性增生（肝增生）和激素性增生（青春期女性乳房发育）。

2）病理性增生：常见的原因是激素过多或生长因子过多。

（3）病理变化：增生时细胞数量增多，细胞和细胞核形态正常或稍增大。细胞增生可为弥漫性或局限性，分别表现为增生的组织、器官均匀弥漫性增大；或者在组织器官中形成单发或多发性增生结节。无论是生理性增生还是病理性增生，一旦导致增生的原因消除，增生则停止，这与肿瘤性增生有本质的区别。

3. 化生

（1）概念：一种分化成熟的细胞类型被另一种分化成熟的细胞类型所取代的过程，称为化生（2001、2008）。

（2）类型

1）上皮组织的化生：以鳞状上皮化生（简称鳞化）最常见。如吸烟者支气管假复层纤毛柱状上皮鳞化，腺上皮化生也较常见，如慢性胃炎，胃黏膜的肠上皮化生。鳞状上皮也可化生为腺上皮，如慢性反流性食管炎食管下段鳞状上皮为柱状上皮所取代。

2）间叶组织的化生：正常不形成骨的部位，成纤维细胞可转变为成骨细胞，形成骨或软骨。

（3）病理变化：如呼吸道黏膜柱状上皮化生为鳞状上皮后，由于细胞层次增多、变厚，可强化局部抵御外界刺激的能力。但因鳞状上皮表面不具有柱状上皮的纤毛结构，故而减弱了黏膜自净能力。此外，如果引起化生的因素持续存在，则可能引起细胞恶性变。

【巧妙记忆】 细胞的适应性改变包括萎缩、肥大、增生和化生。

二、损伤

（一）可逆性损伤（★★）

可逆性损伤是指细胞或细胞间质受损伤后，因代谢障碍使细胞内或细胞间质内出现异常物质或正常物质异常蓄积的现象，通常伴细胞功能低下。

1. 细胞水肿　又称水变性，是细胞损伤中最早出现的改变。常见于缺氧、感染和中毒时肝、肾、心等器官实质细胞。

病理变化：肉眼观受累器官体积增大、包膜紧张、切面外翻、颜色变淡。光镜下细胞质内出现的红染细颗粒状物。细胞肿大明显，细胞质高度疏松呈空泡状，细胞核也可肿胀，胞质膜表面出现囊泡，极期称为气球样变（2002、2003）。

2. 脂肪变性　中性脂肪特别是甘油三酯蓄积于非脂肪细胞的细胞质中，称为脂肪变性。多见于肝细胞（2008）、心肌细胞、肾小管上皮细胞、骨骼肌细胞等，与感染、酗酒、中毒、缺氧、营养不良、糖尿病及肥胖有关。肉眼观，受累器官体积增大，呈淡黄色，边缘圆钝，切面呈油腻感。电镜下细胞质内有脂肪小体、脂滴。石蜡切片中脂滴有空泡状。

肝细胞最常发生脂肪变性。显著弥漫性肝脂肪变性称为脂肪肝。慢性酒精中毒或缺氧可引起心肌脂肪变性，常累及左心室内膜下和乳头肌部位，可有虎斑心。心外膜下有过多脂肪并向心肌内伸入，称为心肌脂肪浸润，并非心肌脂肪变性。

3. 玻璃样变性　细胞内或间质中出现半透明状蛋白质蓄积，称为玻璃样变性，或称透明变性（2007），HE 染色呈现嗜伊红均质状。

（1）细胞内玻璃样变性（2003）：肾小管上皮细胞具有吸液作用的小泡，重吸收原尿中的蛋白质，与溶酶体融合，形成玻璃样小滴；浆细胞胞质内粗面内质网中免疫球蛋白蓄积，形成 Rusell 小体；酒精性肝病形成 Mallory 小体。

（2）纤维结缔组织玻璃样变性（2003）：见于生理性和病理性结缔组织增生，镜下见胶原蛋白交联、变形、融合，增生的胶原纤维增粗，其间少血管和纤维细胞。肉眼呈灰白色，质韧半透明。见于萎缩的子宫和乳腺间质、瘢痕组织、动脉粥样硬化纤维斑块及各种坏死组织的机化等。

（3）细动脉壁玻璃样变性：又称细动脉硬化，最常见于缓进型高血压（2008）和糖尿病的肾、脑、脾等的细动脉壁，管壁增厚、管腔狭窄、血压升高，受累脏器局部缺血，易发生扩张、破裂和出血。

4. 淀粉样变性　细胞间质出现淀粉样蛋白质-黏多糖复合物沉淀，称为淀粉样变性。HE 染色镜下特点：淡红色均质状物，并显示淀粉样呈色反应。刚果红染色为橘红色，遇碘则为棕褐色，再加稀硫酸便呈蓝色。局部性淀粉样变性发生于皮肤、结膜、舌、喉、肺等组织器官（2008）。全身性淀粉样变性可分为原发性和继发性两类，前者见于血清α-免疫球蛋白轻链，累及肝、肾、脾、心等器官；后者见于老年人和结核病等慢性炎症性疾病及某些肿瘤的间质中。

5. 黏液样变性　细胞间质内黏多糖和蛋白质的蓄积，称为黏液样变性，常见于间叶组织肿瘤、动脉粥样硬化斑块、风湿病灶和营养不良的骨髓和脂肪组织等。镜下特点是间质疏松，有多突起的星芒状纤维细胞，散在于灰蓝色黏液基质中。甲状腺功能低下时，黏液样物质及水分在皮肤及皮下蓄积，形成有特征性的黏液性水肿。

6. 病理性色素沉着　在病理情况下，某些色素会增多并积聚于细胞内、外，称为病理性色素沉着。

（1）含铁血黄素：镜下呈金黄色或褐色颗粒，普鲁士蓝染色呈蓝色。陈旧性出血和溶血性贫血时，细胞组织中可有含铁血黄素蓄积。

（2）脂褐素：是细胞自噬溶酶体内未被消化的细胞器碎片残体，镜下为黄褐色微细颗粒状。在老年、营养耗竭性患者，萎缩的心肌细胞及肝细胞核周围出现大量脂褐素。

（3）黑色素：是黑色素细胞质中的黑褐色细颗粒，黑色素还可聚集于皮肤及黏膜基底部细胞及真皮的巨噬细胞内。发生某些慢性炎症及色素痣、黑色素瘤、基底细胞癌时，黑色素可局部性增多。肾上腺皮质功能低下的Addison病患者，可出现全身性皮肤、黏膜的黑色素沉着。

（4）胆红素：是胆管中的主要色素，在胞质中呈粗糙、金色的颗粒状。血胆红素升高时，患者出现皮肤黏膜黄疸。

7. 病理性钙化　骨和牙齿之外的组织中固态钙盐沉积，称为病理性钙化。肉眼观察呈小颗粒或团块，显微镜下呈蓝色颗粒状至片块状。营养不良性钙化见于结核病、血栓、动脉粥样硬化斑块、心脏瓣膜病变及瘢痕组织等。转移性钙化见于甲状腺功能亢进、维生素D摄入过多、肾功能衰竭等。

【巧妙记忆】　可逆性损伤包括细胞水肿、脂肪变性、玻璃样变性、淀粉样变性、黏液样变性、病理性色素沉着和病理性钙化。

（二）不可逆性损伤（★★）

当细胞发生致命性代谢、结构和功能障碍时，便可引起细胞不可逆性损伤即细胞死亡，主要有凋亡和坏死两种类型。

1. 坏死　是以酶溶性变化为特点的活体内局部组织细胞的死亡。

（1）基本病变：细胞核表现为核固缩、核碎裂（2003）和核溶解，胞质嗜酸性增强。超微结构形态表现为线粒体空泡形成、线粒体基质无定形钙致密物堆积、溶酶体释放酸性水解酶降解细胞成分等。实质细胞坏死后，细胞外基质崩解液化，最后融合成片状模糊的无结构物质。

【巧妙记忆】　坏死是以酶溶性变化为特点的活体内局部组织细胞的死亡，基本表现是细胞肿胀、细胞器崩解和蛋白质变性。

（2）类型

1）凝固性坏死（2007）：最常见，多见于心、肝、肾、脾等实质器官。镜下细胞微细结构消失，而组织结构轮廓仍可保存。结核病干酪样坏死镜下为无结构颗粒状红染物，不见坏死部位原有组织结构残影，甚至不见核碎屑，是坏死更为彻底的特殊类型凝固性坏死。

2）液化性坏死：见于细菌或某些真菌感染引起的脓肿、缺血缺氧引起的脑软化，及由细胞水肿发展而来的溶解性坏死等。镜下特点为死亡细胞完全被消化，局部组织快速溶解。急性胰腺炎时、乳房创伤时引起的脂肪坏死也属于液化性坏死。

3）纤维素样坏死（2021）：是结缔组织及小血管壁常见的坏死形式。病变部位形成细丝状、颗粒状或小条块状无结构物质。见于某些变态反应性疾病，如风湿病、结节性多动脉炎、胃溃疡底部小血管等。

4）坏疽：指局部组织大块坏死并继发腐败菌感染。①干性坏疽（2007）：常见于动脉阻塞但静脉回流尚通畅的四肢末端，坏死区干燥呈黑色，与正常组织分界清楚，腐败变化较轻。②湿性坏疽（2018）：多发生于与外界相通的内脏，如肺、肠道、子宫、阑尾、胆囊等，坏死区水分较多，腐败菌易于繁殖，呈蓝绿色，与健康组织界限不清，有恶臭。③气性坏疽：也属于湿性坏疽，是深达肌肉的开放性创伤，是合并产气荚膜杆菌等厌氧菌感染所致。组织坏死并产生大量气体，有捻发感（2021），常伴全身中毒症状。

【巧妙记忆】　凝固性坏死——心、肝、肾、脾等实质器官；液化性坏死——脑、胰腺；纤维素样坏死——结缔组织和小血管壁；干性坏疽——肢体；湿性坏疽——肺、肠、子宫、阑尾、胆囊；气性坏疽——深部开放性创伤，产气荚膜杆菌。

（3）结局

1）溶解吸收：坏死细胞和周围中性粒细胞水解吸收，坏死范围大时可形成囊腔。

2）分离排出：坏死灶表面黏膜的坏死物被分离，脱落，浅者形成糜烂，深者形成溃疡。开口于皮肤者形成窦道、瘘管或空洞。

3）机化与纤维包裹：新生肉芽组织长入并取代坏死组织、血栓、脓液、异物等过程，称为机化。如果坏死组织范围大，周围增生肉芽组织将其包围，称为包裹。二者最终形成瘢痕。

4）钙化：坏死灶未及时清除，钙盐和其他矿物质沉积，引起营养不良性钙化。

2. 凋亡　是活体内个别细胞程序性细胞死亡（2007）的表现形式，是由体内外因素触发细胞内预存的死亡程序而导致的细胞主动性死亡方式。

三、修复

（一）再生的概念（★★）

损伤周围的同种细胞修复称为再生（2012、2021）。①生理性再生：指在生理过程中，有些细胞、组织不断老化、消耗，由新生的同种细胞不断补充，以保持原有的结构和功能的再生。②病理性再生：病理状态下细胞、组织缺损后发生的再生。

（二）各种细胞的再生潜能及不同组织的再生过程

1. 不稳定细胞　又称为持续分裂细胞，这类细胞总在不断地增殖，以代替衰亡或破坏的细胞，如表皮细胞、呼吸道和消化道黏膜被覆细胞（2004）、男性及女性生殖器官管腔的被覆细胞、淋巴（2007）及造血细胞、间皮细胞等。其再生能力强。

2. 稳定细胞　又称为静止细胞，生理情况下，这类细胞增殖现象不明显，在细胞增殖周期中处于静止期（G_0），但当受到组织损伤的刺激时，则进入DNA合成前期（G_1），表现出较强的再生能力。这类细胞包括各种腺体或腺样器官的实质细胞，如胰腺、涎腺、内分泌腺、汗腺、皮脂腺和肾小管的上皮细胞等。

3. 永久性细胞　又称为非分裂细胞。属于这类细胞的有神经细胞、骨骼肌细胞及心肌细胞。这类细胞一旦遭受破坏则成为永久性缺失。

（三）肉芽组织及瘢痕组织的形态与作用（★★★）

1. 肉芽组织的形态　由新生薄壁的毛细血管及增生的成纤维细胞构成，并伴有炎症细胞浸润（2000、2002、2005）。肉眼表现为鲜红色、颗粒状、柔软湿润。镜下可见大量由内皮细胞增生形成的实性细胞索及扩张的毛细血管，对着创面垂直生长，并以小动脉为轴心，在周围形成袢状弯曲的毛细血管网。新生毛细血管的内皮细胞核体积较大，呈椭圆形，向腔内突出。周围有新生的成纤维细胞，还有大量渗出液及炎症细胞。炎症细胞以巨噬细胞为主。

2. 肉芽组织的作用　①抗感染保护创面；②填补创口及其他组织缺损；③机化或包裹坏死、血栓、炎性渗出物及其他异物。

【巧妙记忆】　肉芽组织的主要成分是新生毛细血管和成纤维细胞。

3. 瘢痕组织的形态　瘢痕组织是指肉芽组织经改建成熟形成的纤维结缔组织。此时组织由大量平行或交错分布的胶原纤维束组成。纤维束往往呈均质性红染，即玻璃样变。

4. 瘢痕组织的作用

（1）对机体有利的一面：①瘢痕组织可使组织器官保持完整性。②瘢痕组织可使组织器官保持其坚固性。

（2）对机体不利或有害的一面：①瘢痕收缩。②瘢痕性粘连。③瘢痕组织增生过度导致肥大性瘢痕。

（四）皮肤创伤愈合（★★）

皮肤创伤愈合是指机体遭受外力作用时，皮肤等组织出现离断或缺损后的愈复过程。

1. 基本过程

（1）伤口的早期变化：伤口局部很快出现炎症反应，表现为充血、浆液渗出及白细胞游出，故局部红肿。早期以中粒细胞浸润为主，3天后转为巨噬细胞浸润为主。纤维蛋白原凝固形成凝块或痂皮，可保护伤口。

（2）伤口收缩：2~3天后边缘的整层皮肤及皮下组织向中心移动，伤口迅速缩小，直到14天左右停止。伤口收缩的意义在于缩小创面。

（3）肉芽组织增生和瘢痕形成：大约从第3天开始从伤口底部及边缘长出肉芽组织填平伤口。毛细血管生长方向垂直于创面，并呈袢状弯曲。第5~6天起成纤维细胞产生胶原纤维，逐渐形成瘢痕，约在伤后1个月瘢痕完全形成（2006）。

（4）表皮及其他组织：在创伤发生24小时内，伤口边缘的基底细胞即开始增生，形成单层上皮，覆盖肉芽组织表面，并增生、分化成为鳞状上皮。皮肤附属器需要瘢痕修复。肌腱断裂初期瘢痕修复，随着功能锻炼可完全再生。

2. 类型

（1）一期愈合：见于组织缺损少、创缘整齐、无感染、经黏合或缝合后创面对合严密的伤口。伤口炎症反应轻微，表皮24~48小时内可将伤口覆盖，肉芽组织第3天就可从伤口边缘长出并很快将伤口填满。5~7天伤口两侧出现胶原纤维连接，此时切口已可拆线，切口达临床愈合标准。

（2）二期愈合：见于组织缺损较大、创缘不整、哆开、无法整齐对合，或伴有感染的伤口。这种伤口的愈合和一期愈合比较有以下不同：①炎症反应明显，感染控制、坏死组织被清除后，再生才能开始；②伤口大，伤口收缩明显，从伤口底部及边缘长出多量的肉芽组织将伤口填平；③愈合的时间较长，形成的瘢痕较大。

（五）骨折愈合（★★）

1. 血肿形成　骨折两端及其周围伴大量出血，形成血肿，同时出现轻度炎症反应。骨折早期可有骨髓组织甚至骨皮质坏死，坏死灶小者可被破骨细胞吸收，坏死灶大者形成游离死骨片。

2. 纤维性骨痂形成　骨折后2~3天，血肿开始由肉芽组织取代而机化，继而发生纤维化形成纤维性骨痂，肉眼及X线见骨折局部呈梭形肿胀。1周左右，肉芽组织和纤维组织分化成透明软骨，多见于骨外膜的骨痂区，骨髓内骨痂区少见。

3. 骨性骨痂形成　纤维性骨痂分化出骨母细胞，形成类骨组织，以后钙盐沉积，类骨组织转变为编织骨。其中的软骨组织演变为骨组织，形成骨性骨痂。

4. 骨痂改建或再塑　为适应骨活动时所受应力，编织骨进一步改建为成熟的板层骨，皮质骨和髓腔的正常关系及骨小梁正常的排列结构重新恢复。

【巧妙记忆】　骨折的愈合过程：血肿形成—纤维性骨痂形成—骨性骨痂形成—骨痂改建或再塑。

【经典习题】

1. 坏疽是指坏死组织表现为
   A. 腐败菌的感染
   B. 干酪样改变
   C. 缺血性改变
   D. 充血性改变
   E. 淤血性改变

答案：A

考点：坏疽

解析：坏疽是指局部组织大块坏死并继发腐败菌感染，分为干性、湿性和气性坏疽3类。C、D、E选项均为局部血液循环障碍所致的病理改变，而不是坏疽的表现形式。B选项干酪样改变为彻底的凝固性坏死，为结核病具有诊断意义的病理表现，不属于坏疽。故选A。

2. 男，32岁。因肝损伤急症手术。曾患甲型肝炎已治愈。术中见肝右叶外侧5cm裂口，深3cm。术后肝肾功能检查正常，食欲、体力恢复正常。肝脏损伤得以顺利修复，从内环境分析，主要起再生作用的是
   A. 不稳定细胞
   B. 肥大细胞
   C. 纤维细胞
   D. 稳定细胞
   E. 永久性细胞

答案：D

考点：各种细胞的再生潜能

解析：根据再生能力将人体细胞分为3类：不稳定细胞、稳定细胞和永久性细胞。不稳定细胞总在不断地增殖，以代替衰亡或破坏的细胞，再生能力很强，常见有表皮细胞、呼吸道及消化道黏膜被覆上皮细胞、淋巴细胞、造血细胞等；稳定细胞在生理情况下增殖不明显，但受到组织损伤的刺激时，再生能力较强，包括腺体实质细胞（肝、胰、汗腺、内分泌腺）、平滑肌细胞等；永久性细胞再生能力缺乏或极微弱，包括神经细胞、骨骼肌细胞、心肌细胞。故选D。

第二节　局部血液循环障碍

一、充血和淤血

（一）充血的概念和类型

1. 概念　器官或组织因动脉输入血量的增多而发生的充血，称为动脉性充血，一般简称充血（2002）。

2. 类型

（1）生理性充血：为适应器官和组织生理需要和代谢增强需要而发生的充血，如进食后的胃肠道黏膜充血，运动时的骨骼肌充血和妊娠时的子宫充血等。

（2）病理性充血：各种病理状态下的充血。炎症性充血常见。

（3）减压后充血：局部器官或组织长期受压，压力突然解除时，细动脉发生反射性扩张引起的充血。

（二）淤血的概念、原因、病理变化和对机体的影响（★★）

1. 概念　指器官或局部组织静脉血流回流受阻，血液淤积于小静脉和毛细血管内，又称静脉性充血。

2. 原因　包括静脉受压、静脉腔阻塞和心力衰竭。

3. 病理变化和对机体的影响

（1）病理变化：发生淤血的局部组织和器官肿胀。体表局部皮肤呈紫蓝色发绀，体表温度下降。镜下见局部细静脉及毛细血管扩张，过多的红细胞积聚。毛细血管淤血时，漏出液潴留在组织内引起淤血性水肿，积聚在浆膜腔，引起胸腔积液、腹水和心包积液。毛细血管破裂，引起淤血性出血，可有含铁血黄素细胞。

（2）对机体的影响：淤血的后果取决于器官或组织的性质、淤血的程度和时间长短等因素。短时间的淤血后果轻微，而长时间的淤血后果较为严重。长时间的淤血又称慢性淤血，导致实质细胞发生萎缩、变性，甚至死亡。间质纤维组织增生，出现淤血性硬化（2004）。

1）肺淤血：由左心衰竭引起（2001）。肺体积

增大，呈暗红色，切面流出泡沫状红色血性液体。镜下，急性肺淤血肺泡壁毛细血管扩张充血，肺泡壁变厚，可伴肺泡间隔水肿，部分肺泡腔内充满水肿液及红细胞。慢性肺淤血肺泡壁毛细血管扩张充血更明显，肺泡间隔变厚和纤维化。肺泡腔可见大量含有含铁血黄素颗粒的巨噬细胞（心衰细胞），肺褐色硬化。患者有明显气促、缺氧、发绀，咳出大量浆液性粉红色泡沫痰等症状。

2）肝淤血：常由右心衰竭引起。急性肝淤血时，肝脏体积增大，呈暗红色。镜下，小叶中央静脉和肝窦扩张充满红细胞。在慢性肝淤血时，肝小叶中央区严重淤血呈暗红色，小叶周边部肝细胞则因脂肪变性呈黄色，切面上表现为槟榔肝（2008）。镜下，肝小叶中央肝窦高度扩张淤血、出血、肝细胞萎缩，甚至坏死消失。肝小叶周边部肝细胞脂肪变性。长期淤血可致淤血性肝硬化，病变轻，肝小叶改建不明显，不形成门脉高压和不产生肝功能衰竭。

【巧妙记忆】　肺淤血——左心衰引起，切面流出泡沫状红色血性液体，肺泡内有含铁血黄素颗粒的心衰细胞，肺褐色硬化；肝淤血——右心衰引起，切面槟榔肝，肝窦扩张充满红细胞，长期可致肝硬化。

二、血栓形成

（一）血栓和血栓形成的概念（★★）

在活体的心脏和血管内，血液发生凝固或血液中某些有形成分凝集形成固体质块的过程，称为血栓形成（2015、2023）。所形成的固体质块称为血栓。

（二）血栓形成的条件（2001）

1. 心血管内皮细胞的损伤　心血管内膜完整的内皮细胞在生理情况下主要起抑制血小板黏附和抗凝血作用，在内皮损伤或被激活时引起局部凝血。心血管内膜的损伤，是血栓形成的最重要和最常见的原因。

2. 血流状态的改变　血流减慢和血流产生漩涡等有利于血栓形成，以静脉血栓多见。

3. 血液凝固性增加　血液中血小板和凝血因子增多，或纤维蛋白溶解系统活性降低，导致血液的高凝状态。遗传性高凝状态最常见为第Ⅴ因子基因突变。获得性高凝状态多见于广泛转移的晚期恶性肿瘤、严重创伤、大面积烧伤、大手术后、妊娠、高血压综合征、高脂血症、冠状动脉粥样硬化、吸烟和肥胖症等。

（三）血栓的类型和形态（★★★）

1. 白色血栓　肉眼观，呈灰白色小结节或赘生物状，表面粗糙，质实，与血管壁紧密黏着不易脱落。镜下，主要由血小板及少量纤维蛋白构成（2018、2021）。如急性风湿性心内膜炎二尖瓣闭锁缘上形成的血栓、静脉性血栓的头部（2004）等。

2. 混合血栓　肉眼观，呈粗糙干燥圆柱状，有灰白与褐色相间的条纹，镜下，由淡红色无结构的呈分支状或不规则珊瑚状的血小板小梁（肉眼呈灰白色）和充满小梁间纤维蛋白网的红细胞（肉眼呈红色）所构成，如静脉内的延续性血栓体部。

3. 红色血栓　肉眼观，呈暗红色，与血管壁无粘连，水分被吸收后干燥、质脆易碎，可脱落形成栓塞。镜下见在纤维蛋白网眼内充满血细胞（2018）。主要见于静脉血栓的尾部。

4. 透明血栓　主要有在于毛细血管（2002），只能在显微镜下观察到。主要由嗜酸性同质性的纤维蛋白构成（2012），最常见于弥散性血管内凝血（2007）。

【巧妙记忆】　白色血栓——血小板和纤维蛋白，静脉血栓头部；混合血栓——血小板小梁和红细胞，静脉血栓体部；红色血栓——红细胞和纤维蛋白，静脉血栓尾部；透明血栓——纤维蛋白，见于毛细血管（DIC）。

（四）血栓的结局（★★★）（2016）

1. 软化、溶解、吸收　小的新鲜血栓可完全溶解，大的血栓部分软化逐渐溶解吸收。

2. 机化、再通　纤维蛋白溶解酶系统活性不足时，由肉芽组织取代血栓的过程称为机化。机化过程中形成新的血管，血流重建为再通。

3. 钙化　未能软化又未完全机化，有钙盐沉着称为钙化。

（五）血栓对机体的影响（★★）

1. 阻塞血管　动脉血栓完全阻塞管腔且又无有效的侧支循环时，可引起局部器官或组织缺血；若完全阻塞而又无有效的侧支循环，可引起局部器官或组织缺血性坏死（梗死）。静脉血栓形成未能建立有效侧支循环，可引起局部淤血、水肿、出血，甚至坏死。

2. 栓塞　脱落为栓子，随血流运行，引起栓塞。深部静脉血栓或在心室、心瓣膜上形成的血栓最容易脱落成为栓子。

3. 心瓣膜变形　心瓣膜上反复形成的血栓发生机化，可使瓣膜增厚变硬、瓣叶之间粘连，造成瓣膜口狭窄；瓣膜增厚、卷缩，腱索增粗缩短，引起瓣膜关闭不全。

4. 广泛性出血　见于弥散性血管内凝血。主要发生在肺、肾、脑、肝、胃肠、肾上腺、胰腺等，导致组织广泛坏死及出血。

三、栓塞

（一）栓塞及栓子的概念（2007）（★★）

在循环血液中出现的不溶于血液的异常韧质，随血流运行阻塞血管腔的现象称为栓塞。阻塞血管的异常物质称为栓子，栓子可以是固体、液体或气体，最常见的栓子是脱落的血栓碎片或节段。

（二）栓子的运行途径（★★）

1. 静脉系统及右心栓子　随血流进入肺动脉主干及其分支，引起肺栓塞。

2. 主动脉系统及左心栓子　随动脉血流运行，阻塞于各器官的小动脉内。

3. 门静脉系统栓子　来自肠系膜静脉等门静脉系统的栓子，引起肝内门静脉分支的栓塞。

4. 交叉性栓塞　偶见来自右心或腔静脉系统的栓子，在右心压力升高的情况下通过先天性房（室）间隔缺损到达左心，再进入体循环系统引起栓塞。

5. 逆行性栓塞　极罕见下腔静脉内血栓，在胸、腹压突然升高时，逆流至肝、肾、髂静脉分支并引起栓塞。

（三）栓塞的类型

1. 血栓栓塞　由血栓或血栓的一部分脱落引起的栓塞。

2. 脂肪栓塞　循环血流中出现脂肪滴阻塞小血管。

3. 气体栓塞　大量空气迅速进入血循环或原溶于血液内的气体迅速游离，形成气泡阻塞心血管。

4. 羊水栓塞　在分娩过程中，羊膜破裂、早破或胎盘早剥，又逢胎儿阻塞产道时，由于子宫强烈收缩，宫内压增高，可将羊水压入子宫壁破裂的静脉窦内，经血循环进入肺动脉分支、小动脉及毛细血管内引起羊水栓塞。

（四）栓塞对机体的影响（★★★）

1. 血栓栓塞

（1）肺动脉栓塞：栓子主要（95%）来自下肢膝以上的深部静脉，特别是腘静脉、股静脉和髂静脉。表现：①中、小栓子多栓塞肺动脉的小分支，常见于肺下叶，不引起严重后果，栓子可被溶解消失或机化变成纤维状条索。栓塞前如肺已有严重淤血，可引起肺组织的出血性梗死。②大的栓子栓塞肺动脉主干或大分支，可突然出现呼吸困难、发绀、休克等。③栓子小但数目多，可广泛地栓塞肺动脉多数小分支，引起右心衰竭，猝死。

（2）体循环动脉栓塞：栓子主要来自左心，常见有亚急性感染性心内膜炎时心瓣膜上的赘生物、二尖瓣狭窄时左心房和心肌梗死区心内膜上的附壁血栓。栓塞主要部位为下肢、脑、肠、肾和脾。当栓塞动脉缺乏有效侧支循环时，引起局部组织梗死。

2. 脂肪栓塞　栓子常来源于长骨骨折、脂肪组织严重挫伤和烧伤，脂肪细胞破裂，释出脂滴，由静脉进入血循环。引起全身多器官的栓塞，最常阻塞脑血管，引起脑水肿和血管周围点状出血。患者兴奋、烦躁不安、谵妄和昏迷等。

3. 气体栓塞

（1）空气栓塞：静脉损伤破裂后，大量气体（多于100ml）迅速进入静脉，随血流到达右心，形成大量血气泡充满心腔，阻碍静脉血的回流和向肺动脉的输出，造成循环障碍。患者可出现呼吸困难、发绀，致猝死。

（2）减压病：人体从高气压环境迅速进入常压或低气压环境，原来溶于血液、组织液和脂肪组织的氮气游离形成气泡，因溶解迟缓，在血液和组织内形成气泡，引起气体栓塞。位于皮下时引起皮下气肿；位于肌肉、肌腱时引起关节和肌肉疼痛，位于局部血管内引起局部缺血和梗死。

4. 羊水栓塞　在分娩过程中，羊水经血循环进入肺动脉分支、小动脉及毛细血管内引起羊水栓塞。发病急，后果严重，患者常在分娩过程中或分娩后突然出现呼吸困难、发绀、抽搐、休克、昏迷甚至死亡。

5. 其他栓塞　肿瘤细胞、动脉粥样硬化灶、门静脉的血吸虫及其虫卵、细菌、真菌团和其他异物等均可引起栓塞。

【巧妙记忆】　栓塞的类型有血栓栓塞、脂肪栓塞、气体栓塞、羊水栓塞和肿瘤细胞、虫卵、细菌、真菌和异物引起的栓塞。

四、梗死

（一）概念（★★）

器官或局部组织由于血管阻塞、血流停止导致缺氧而发生的坏死，称为梗死。

（二）梗死形成的原因和条件

1. 原因

（1）血栓形成：是梗死最常见的原因。

（2）动脉栓塞：常引起脾、肾、肺和脑的梗死。

（3）动脉痉挛：严重冠状动脉粥样硬化或合并硬化灶内出血的基础上，冠状动脉强烈和持续的痉挛可引起心肌梗死。

（4）血管受压闭塞：如肿瘤压迫血管；肠扭转、肠套叠和嵌顿疝；卵巢囊肿扭转及睾丸扭转等。

2. 条件

（1）供血血管的类型：有双重血液循环的器官，

其中一条动脉阻塞，因有另一条动脉维持供血，通常不易引起梗死。如果器官的动脉吻合支少，如肾、脾及脑，动脉迅速发生阻塞时，不易建立有效的侧支循环，常易发生梗死。

（2）局部组织对缺血的敏感程度：大脑神经细胞耐受性最低，3~4分钟缺血即引起梗死。心肌细胞缺血2~30分钟死亡。骨骼肌、纤维结缔组织对缺血耐受性最强。

（三）梗死的类型和病理变化（★★★）

1. 贫血性梗死　见于组织结构较致密侧支循环不充分的实质器官，如脾、肾、心和脑组织（2005）。肉眼或显微镜下梗死灶周围有出血带。出血量少，梗死灶呈灰白色。发生于脾、肾的梗死灶呈锥形，心肌梗死灶呈不规则地图状。镜下呈凝固性坏死，早期细胞可见核固缩、核碎裂和核溶解，胞质嗜伊红染，均匀一致，组织结构轮廓尚保存。晚期病灶呈均质性结构，边缘有肉芽组织长入和瘢痕组织形成。脑梗死灶的脑组织坏死、变软、液化，以后形成囊状，或被增生的星形胶质细胞和胶质纤维所代替，最后形成胶质瘢痕。

2. 出血性梗死

（1）肺出血性梗死：好发于肋膈缘，呈锥形，尖端朝向肺门，底部紧靠肺膜。梗死灶质实，呈暗红色，随着时间延长成灰白色。镜下梗死灶呈凝固性坏死，梗死灶边缘与正常肺组织交界处充血、水肿及出血。

（2）肠出血性梗死：梗死灶呈节段性，暗红色，肠壁淤血、水肿和出血，明显增厚，质脆易破裂，浆膜面有纤维素性脓性渗出物被覆。

3. 败血性梗死　梗死灶内可见有细菌团及大量炎细胞浸润，化脓性细菌感染时有脓肿形成。

【巧妙记忆】 脾梗死、肾梗死——锥形；心肌梗死——不规则地图状；脑梗死——囊状；肠梗死——节段性。

【经典习题】

1. 肺脏严重淤血时不出现的改变是

A. 合并感染

B. 透明膜形成

C. 肺泡出血

D. 肺泡水肿

E. 肺泡内含铁血黄素增加

答案：B

考点：肺淤血的病理改变

解析：严重肺淤血时，局部缺氧致肺组织损伤，对病原体抵抗力降低，易合并感染，故A正确。局部缺氧使毛细血管通透性增高或破裂，引起红细胞漏出，导致淤血性出血，故C正确。漏出液潴留在肺泡内，引起肺泡淤血性水肿，故D正确。出血灶中的红细胞碎片被吞噬细胞吞噬，血红蛋白被溶酶体分解，析出含铁血黄素，堆积在吞噬细胞胞质内，称为心衰细胞，故E正确。透明膜形成为急性呼吸窘迫综合征的病理改变，故选B。

2. 微血栓的主要成分是

A. 血小板

B. 白蛋白

C. 纤维素

D. 红细胞

E. 白细胞

答案：C

考点：透明血栓

解析：微血栓又称透明血栓，多发生在毛细血管内，主要由纤维素构成，故又称纤维素性血栓，常见于弥散性血管内凝血（DIC）。由血小板和少量纤维素构成的血栓称为白色血栓，由大量红细胞和少量白细胞构成的血栓称为红色血栓，故选C。

3. 出血性梗死常发生于

A. 肾、肠

B. 脾、肺

C. 肺、肠

D. 心、肠

E. 肾、心

答案：C

考点：梗死类型特点

解析：器官或局部组织由于血管阻塞、血流停止导致缺氧而发生的坏死，称为梗死。常发生出血性梗死的部位有肺、肠。故选C。

第三节 炎　症

一、概述

（一）概念（★★）

炎症是具有血管系统的活体组织对损伤因子所发生的防御反应（2004、2008）。

（二）原因

导致炎症的原因包括物理性因子、化学性因子、生物性因子（病毒、细菌、立克次体、原虫、真菌、螺旋体和寄生虫等）、组织坏死缺血、免疫性因子和异物等。其中生物性因子为炎症最常见的原因。

（三）炎症的基本病理变化（★★★）

1. 变质　指炎症局部组织发生的变性和坏死。实质细胞表现为细胞水肿、脂肪变性、凋亡、细胞凝固性坏死和液化性坏死等。间质细胞常表现为黏液变和维素性坏死等。

2. 渗出　炎症局部组织血管内的液体成分、纤维素等蛋白质和各种炎症细胞通过血管壁进入组织、体腔、体表和黏膜表面的过程称为渗出，是炎症最具特征性的变化，在局部发挥防御作用。炎症渗出所形成的渗出液与漏出液的区别在于前者蛋白质含量较高，含有较多的细胞和细胞碎片，比重高于1.018，常外观混浊；漏出液蛋白质含量低，细胞和细胞碎片少，比重低于1.018，外观清亮，二者均可引起水肿或浆膜腔积液。

3. 增生　包括实质细胞和间质细胞的增生。实质细胞的增生，如鼻黏膜慢性炎症时上皮细胞和腺体的增生，慢性肝炎中的肝细胞增生。间质细胞的增生包括组织细胞、血管内皮细胞、成纤维细胞。成纤维细胞增生可产生大量胶原纤维，可形成炎症纤维化，在慢性炎症中表现较突出，甚至与实质细胞增生共同形成炎症性息肉。

【巧妙记忆】 变质、渗出和增生是炎症的基本病理变化。

（四）炎症的局部表现和全身反应（★★）

1. 局部表现　包括红、肿、热、痛和功能障碍。

2. 全身反应　全身急性期反应包括发热、慢波睡眠增加、食欲缺乏、肌肉蛋白降解加速、补体和凝血因子合成增多及末梢血白细胞数目的改变，红细胞沉降率加快。多数细菌感染引起中性粒细胞增加；寄生虫感染和变态反应引起嗜酸性粒细胞增多；一些病毒感染选择性地引起淋巴细胞比例增加，如单核细胞增多症、腮腺炎和风疹等。但多数病毒、立克次体和原虫感染，甚至极少数细菌（如伤寒杆菌）感染则引起末梢血白细胞计数减少。严重的全身感染，特别是败血症，可引起全身血管扩张、血浆外渗，有效血循环量减少和心脏功能下降而出现休克。如有凝血系统的激活可引起弥散性血管内凝血（DIC）。

（五）炎症的分类和结局（★★）

炎症可分为以下几类：①急性炎症，如浆液性炎、纤维素性炎、化脓性炎、出血性炎。②慢性炎症，分为一般慢性炎症和特异性慢性炎症（肉芽肿性炎）两类。炎症的不同结局如下。

1. 痊愈　病因被清除，少量的炎症渗出物和坏死组织被溶解吸收，可通过周围尚存的细胞完全性或不完全性再生加以修复。

2. 迁延为慢性炎症　致炎因子不能在短期内被清除，不断地损伤组织造成炎症迁延不愈，使急性炎症转变成慢性炎症。

3. 蔓延扩散　在机体抵抗力低下，或病原微生物毒力强、数量多的情况下，病原微生物可不断繁殖，并沿组织间隙或脉管系统向周围和全身器官扩散。

（1）局部蔓延：通过组织间隙或自然管道向周围组织和器官扩散蔓延。如急性膀胱炎可向上蔓延到输尿管或肾盂。炎症局部蔓延可形成糜烂、溃疡、瘘管、窦道或空洞。

（2）淋巴结蔓延：炎性水肿液或部分白细胞通过淋巴管回流至淋巴结，引起淋巴管炎和部属淋巴结炎。如足部感染时腹股沟淋巴结可肿大，在足部感染灶和肿大的腹股沟淋巴结之间出现红线，即为淋巴管炎。

（3）血行蔓延：炎症灶中的病原微生物可直接或通过淋巴结侵入血循环，病原微生物的毒性产物也可入血引起菌血症、毒血症、败血症和脓毒败血症。

二、急性炎症

（一）急性炎症过程中的血管反应

1. 血流动力学改变　①细动脉短暂收缩。②血管扩张和血流加速。③血流速度减慢。

2. 血管通透性增加　在炎症过程中，下列因素可致血管通透性增加：①内皮细胞收缩和/或穿胞作用增强。②直接损伤内皮细胞。③白细胞介导的内皮细胞损伤。④新生毛细血管壁的高通透性。

（二）急性炎症过程中的白细胞反应

炎症过程中，白细胞反应主要包括：①白细胞渗出血管并聚集到感染和损伤的部位；白细胞渗出是炎症反应最重要的特征。②白细胞激活，发挥吞噬作用和免疫作用。③白细胞介导的组织损伤作用：白细胞可通过释放蛋白水解酶、化学介质和氧自由基等，引起机体正常组织损伤并可能延长炎症过程。

1. 渗出（★★★）　急性炎症局部血管内液体和细胞成分通过血管壁进入组织间隙、体腔或至体表和黏膜表面的过程称为渗出，渗出过程和渗出液，特别是白细胞的出现是急性炎症的重要标志。白细胞渗出是炎症反应最重要的特征。

2. 吞噬　中性粒细胞和单核细胞可吞噬和降解细菌、免疫复合物、异物和坏死组织碎片，构成炎症反应的主要防御环节。

（1）白细胞具有吞噬作用、免疫作用和组织损伤作用。白细胞的吞噬作用是指白细胞游出并抵达炎症部位，吞噬病原体和组织碎片的过程，主要的吞噬细胞种类有中性粒细胞和巨噬细胞。

（2）巨噬细胞（来源于血液的单核细胞）常见于炎症后期、慢性炎症及非化脓性炎症和由病毒、原虫及真菌引起的炎症，参与特异性免疫反应。

（3）淋巴细胞和浆细胞常见于慢性炎症及病毒

感染，具有特异性免疫功能。

（4）嗜酸性粒细胞主要见于寄生虫感染和过敏性炎症（2004）。

（5）嗜碱性粒细胞和肥大细胞通过脱颗粒释放炎症介质而发挥作用。

（三）炎症介质的概念和主要作用

1. 概念　某些致炎因子可直接引起局部组织发生急性炎症反应。但许多急性炎症反应过程，主要是由一系列化学因子作用实现的，这类化学因子称为化学介质或炎症介质。

2. 主要炎症介质的作用

（1）血管扩张：组胺、NO、前列腺素等。

（2）血管通透性升高：组胺、缓激肽、C3a、C5a、P物质、5-HT。

（3）趋化作用：C5a、LTB_4、细菌产物、中性粒细胞阳离子蛋白、细胞因子（IL-8、IL-1和TNF等）。

（4）发热：细胞因子（IL-1、IL-6和TNF等）、前列腺素。

（5）疼痛：缓激肽、前列腺素、P物质。

（6）组织损伤：活性氧、溶酶体酶、NO。

（四）急性炎症的类型和病理变化（★★★）

1. 浆液性炎　以浆液渗出为主要特征，渗出物为淡黄色略混浊液体，以血浆成分为主，含有少量的蛋白质，同时混有少量中性粒细胞和纤维素。常发生于黏膜、浆膜和疏松结缔组织。浆液性炎一般较轻，易于消退。但渗出过多会产生不利影响，如喉头浆液性炎造成的喉头水肿可引起窒息。胸膜和心包腔的大量浆液渗出可影响心、肺功能。

2. 纤维素性炎　以纤维蛋白原渗出为主（2001），继而形成纤维蛋白（即纤维素）。HE切片中纤维素呈红染、相互交织的网状、条状或颗粒状，常混有中性粒细胞和坏死细胞碎片。多由某些细菌毒素或毒性物质引起。易发生于黏膜、浆膜和肺组织。发生于黏膜者形成假膜（2017）。白喉的假膜性炎不易脱落（固膜性炎），发生于气管者较易脱落（浮膜性炎）。浆膜的纤维素性炎可引起体腔纤维素性粘连。肺的纤维素性炎可见大量中性粒细胞，常见于大叶性肺炎（2002）。渗出的纤维素可被纤溶酶水解，或被吞噬细胞搬运清除，或通过自然管道排出体外，病变组织得以愈复。若纤维素渗出过多、中性粒细胞渗出过少，或组织内抗胰蛋白酶含量过多可致纤维素清除障碍，发生机化，形成浆膜的纤维性粘连或大叶肺炎肉质变。

3. 化脓性炎（2001）　以中性粒细胞渗出，并伴有不同度的组织坏死和脓液形成为特点。多由化脓菌感染所致。脓性渗出物为混浊凝乳状液体，灰黄色或黄绿色，其中的中性粒细胞多数已发生变性和坏死。脓液还含有细菌、坏死组织碎片和少量浆液。

（1）表面化脓和积脓：发生在黏膜和浆膜。中性粒细胞向黏膜表面渗出，深部组织浸润不明显。发生于浆膜、胆囊和输卵管时，脓液在浆膜腔、胆囊和输卵管腔内积存，称为积脓。

（2）蜂窝织炎：发生在疏松结缔组织，常见于皮肤、肌肉和阑尾（2004）。主要由溶血性链球菌引起，细菌易于通过组织间隙和淋巴管扩散，表现为组织内大量中性粒细胞弥漫性浸润（2002、2012）。

（3）脓肿：为限局性化脓性炎，主要特征是组织溶解坏死，形成充满脓液的腔。脓肿可发生于皮下和内脏，主要由金黄色葡萄球菌引起，病变较为局限，但易产生迁徙性脓肿。小脓肿可以吸收消散，大脓肿吸收困难，常需要切开排脓或穿刺抽脓。脓腔局部常由肉芽组织修复。疖是毛囊、皮脂腺及其周围组织的脓肿。痈是多个疖的融合，在皮下脂肪和筋膜组织中形成许多相互沟通的脓肿。

4. 出血性炎　血管损伤严重，渗出物中有大量红细胞。常见于肾综合征出血热、钩端螺旋体病和鼠疫等。

【巧妙记忆】　急性炎症包括：浆液性炎——黏膜、浆膜和疏松结缔组织；纤维素性炎——黏膜、浆膜和肺；化脓性炎——化脓菌引起；出血性炎——流行性出血热、钩端螺旋体病和鼠疫。

三、慢性炎症

（一）一般慢性炎症的病理变化和特点（★★）

一般慢性炎症的病理变化和特点为：①炎症灶内浸润细胞主要为淋巴细胞（2007）、浆细胞和巨噬细胞；②主要由炎症细胞引起的组织破坏；③常出现明显的纤维结缔组织、血管及上皮细胞、腺体和实质细胞的增生，以替代和修复损伤的组织。纤维结缔组织增生常伴瘢痕形成，造成管道性脏器的狭窄；黏膜可形成炎性息肉；在肺或其他脏器形成炎症假瘤。

（二）慢性肉芽肿性炎的概念、病因和病变特点（2005）（★★★）

1. 概念　指以肉芽肿形成为基本特点的炎症，肉芽肿是由巨噬细胞及其衍生细胞增生构成的境界清楚的结节状病灶。

2. 病因（2016、2017）　①细菌感染：如结核分枝杆菌和麻风杆菌。②螺旋体感染：如梅毒螺旋体。③真菌和寄生虫感染：如组织胞质菌病、新型隐球菌病和血吸虫病。④异物：如手术缝线、石棉、铍、滑石粉、隆乳术的填充物、移植的人工血管。⑤原因不明：如结节病。

3. 病变特点　主要细胞成分是上皮样细胞和多

核巨细胞。上皮样细胞镜下胞质呈淡粉色，细胞核呈圆形或长圆形，核内可有1~2个核仁。多核巨细胞是由上皮样细胞融合而来，细胞核数目可达数十个甚至数百个。结核肉芽肿中的多核巨细胞，细胞核排列在细胞周边呈马蹄形或环形，称为朗汉斯巨细胞。异物肉芽肿中的多核巨细胞，细胞核散在分布于胞质内，胞质内常见不易消化的异物、角化上皮等，称为异物巨细胞。典型的结核结节中心为干酪样坏死，周围为放射状排列的上皮样细胞，可见Langhans巨细胞掺杂其中，向外为大量淋巴细胞浸润，结节周围可见纤维结缔组织包绕。

【经典习题】

1. 不属于肉芽肿性炎的疾病是
   A. 梅毒
   B. 伤寒
   C. 淋病
   D. 血吸虫病
   E. 结核病

答案：C

考点：肉芽肿性炎

解析：肉芽肿性炎是以肉芽肿形成为特征的炎症，如梅毒的树胶肿、伤寒的伤寒小结、血吸虫病的虫卵结节、结核病的结核结节等都属于肉芽肿形成，故A、B、D、E均属于肉芽肿性炎，淋病为奈瑟菌感染的化脓性炎，不属于肉芽肿性炎，故选C。

2. 葡萄球菌感染灶内浸润的主要炎症细胞是
   A. 单核细胞
   B. 中性粒细胞
   C. 嗜酸性粒细胞
   D. 淋巴细胞
   E. 嗜碱性粒细胞

答案：B

考点：化脓性炎的病理特点

解析：葡萄球菌属于普通细菌，感染灶内以中性粒细胞浸润为主；寄生虫感染和某些变态反应性疾病，以嗜酸性粒细胞浸润为主；急性炎症的晚期以单核细胞浸润为主；变态反应以嗜碱性粒细胞浸润为主；病毒感染以淋巴细胞浸润为主，故选B。

3. 下列属于假膜性炎的疾病是
   A. 肠伤寒
   B. 肠结核
   C. 阿米巴痢疾
   D. 急性细菌性痢疾
   E. 肠血吸虫病

答案：D

考点：各型炎性疾病的病变特点

解析：纤维素性炎易发生于黏膜、浆膜和肺组织。发生于黏膜者，由渗出的纤维蛋白、坏死组织和中性粒细胞共同形成假膜，又称假膜性炎。白喉、细菌性痢疾属于假膜性炎。故选D。

第四节 肿　瘤

一、概述

（一）概念（★★）

肿瘤是机体的细胞异常增殖形成的新生物，常表现为机体局部的异常组织团块（肿块）。肿瘤的形成，是在各种致瘤因素的作用下，细胞生长调控发生严重紊乱的结果。

（二）肿瘤的形态特点

1. 对肿瘤大体观察时，应注意其数目、大小、形状、颜色和质地等。这些信息有助于判断肿瘤的类型和良恶性。一位肿瘤患者可以只有一个肿瘤（单发肿瘤），也可以同时或先后发生多个原发肿瘤。肿瘤的体积差别很大。肿瘤的形状可因其组织类型、发生部位、生长方式和良恶性的不同而不同。肿瘤的颜色由组成肿瘤的组织、细胞及其产物的颜色决定。肿瘤质地与其类型有关。

2. 肿瘤的组织形态复杂多样。

（三）肿瘤的异型性（★★★）

由于分化程度不同，肿瘤的细胞形态和组织结构与相应的正常组织有不同程度的差异，这种差异称为异型性。肿瘤异型性有两方面：细胞异型性和结构异型性。

1. 结构的异型性　指肿瘤组织在空间排列方式上与其来源的正常组织有差异。

2. 肿瘤细胞的异型性　①肿瘤细胞通常比相应正常细胞大。②肿瘤细胞的大小和形态不一致（多形性），可以出现瘤巨细胞。③肿瘤细胞核体积增大，核质比增高。④核的大小、形状和染色差别较大，可有巨核、双核、多核或奇异形核；核内DNA常增多，核深染；染色质呈粗颗粒状，分布不均匀，常堆积在核膜下。⑤核仁明显，体积大，数目也可增多。⑥核分裂象常增多，出现病理性核分裂象，如不对称核分裂、多极性核分裂等。

差异性越大，成熟程度和分化程度就越低（2001、2002）。

二、肿瘤的生物学行为

（一）肿瘤的生长（★★）

1. 生长方式

（1）膨胀性生长：多见于良性肿瘤，生长速度缓慢，不侵犯周围组织，分界清楚，可在肿瘤周围形成完整的纤维性被膜，手术易摘除，不易复发。对局部器官、组织的影响主要是挤压，不破坏器官的结构和功能。

（2）外生性生长：发生在体表、体腔或管道器官表面的肿瘤，常突向表面，呈乳头状、息肉状、蕈状或菜花状。良性和恶性肿瘤都可呈外生性生长，但恶性肿瘤在外生性生长的同时，基底部往往有浸润，由于生长迅速，中央部血液供应相对不足，肿瘤细胞易坏死脱落而形成底部高低不平、边缘隆起的恶性溃疡。

（3）浸润性生长：多见于恶性肿瘤，多呈浸润性生长。肿瘤细胞侵入并破坏周围组织，肿瘤没有被膜，与邻近正常组织无明显界限。触诊时，肿瘤固定，活动度小；手术时，需要将较大范围的周围组织一并切除。

【巧妙记忆】 膨胀性生长——良性肿瘤，不侵犯周围组织，分界清楚，有完整包膜，有压迫症状；外生性生长——恶性肿瘤常见，呈乳头状、息肉状、蕈状或菜花状，基底常有浸润，易形成恶性溃疡；浸润性生长——侵入并破坏周围组织，无被膜，与邻近正常组织分界不清。

2. 生长特点　良性肿瘤生长一般较缓慢，恶性肿瘤生长较快。影响肿瘤生长速度的因素包括肿瘤细胞的倍增时间、生长分数、肿瘤细胞的生成和死亡的比例等。

（二）肿瘤的扩散和转移（★★★）

1. 局部浸润和直接蔓延　随着恶性肿瘤长大，肿瘤细胞连续地沿组织间隙或神经束衣连续地浸润生长，破坏邻近器官或组织，并继续生长，称为直接蔓延。

2. 转移　恶性肿瘤细胞从原发部位侵入淋巴管、血管或体腔，迁徙到他处继续生长，形成同样类型的肿瘤，称为转移，是肿瘤恶性的确凿证据，但皮肤的基底细胞癌，多在局部造成破坏，很少发生转移。

（1）淋巴道转移：癌细胞侵入淋巴管，随淋巴液到达局部淋巴结。肿瘤细胞先聚集于边缘窦，以后累及整个淋巴结，使淋巴结肿大，质地变硬。相邻淋巴结受侵犯可融合成团。局部淋巴结转移后，可继续转移至淋巴循环下一站——其他淋巴结，最后经胸导管进入血流，继发血道转移。

（2）血道转移：瘤细胞侵入血管后，随血流到达远处器官，继续生长，形成转移瘤。侵入体循环静脉者可在肺内形成转移瘤，如骨肉瘤肺转移。侵入门静脉系统者首先发生肝转移，如胃肠道癌的肝转移。原发性肺肿瘤或肺内转移瘤可侵入肺静脉，常转移到脑、骨、肾及肾上腺等全身各处器官。侵入胸、腰、骨盆静脉的肿瘤细胞，也可以通过脊椎静脉丛转移到脊椎，进而转移到脑，可不伴有肺的转移。血道转移最常见于肺和肝。形态学特点是边界清楚，常为多个，散在分布，多接近于器官的表面，瘤结节中央出血、坏死而下陷，形成“癌脐”。

（3）种植性转移：发生于胸腹腔等体腔内器官的恶性肿瘤，侵及器官表面时，瘤细胞脱落，播种一样种植在体腔其他器官的表面，形成多个转移性肿瘤，常见于腹腔器官的恶性肿瘤。如 Krukenberg 瘤，多由胃肠道黏液癌转移至卵巢。

（三）肿瘤的分级与分期

1. 分级　恶性肿瘤的“级”或“分级”是描述其恶性程度的指标。病理学上，根据恶性肿瘤的分化程度、异型性、核分裂象的数目等对恶性肿瘤进行分级。三级分级法使用较多，Ⅰ级为高分化，分化良好，恶性程度低；Ⅱ级为中分化，中度恶性；Ⅲ级为低分化，恶性程度高。对某些肿瘤采用低级别（分化较好）和高级别（分化较差）的两级分级法。

2. 分期　肿瘤分期有多种方案。国际上广泛采用 TNM 分期。

（四）良、恶性肿瘤的区别（★★★）

良、恶性肿瘤的区别见表 2-6-4-1。

表 2-6-4-1　良、恶性肿瘤的区别

项　目	良性肿瘤	恶性肿瘤
分化程度	分化好，异型性小	分化不好，异型性大
核分裂象	无或少，不见病理核分裂象	多，可见病理性核分裂象
生长速度	缓慢	较快
生长方式	膨胀性或外生性生长	浸润性或外生性生长
继发改变	少见	常见，如出血、坏死、溃疡形成等
转移	不转移	可转移
复发	不复发或很少复发	易复发
对机体的影响	较小，主要为局部压迫或阻塞	较大，破坏原发部位和转移部位的组织，坏死、出血、合并感染，恶病质

（五）交界性肿瘤的概念（★★）

肿瘤的组织形态和生物学行为介于良性和恶性肿瘤之间者，称为交界性肿瘤，有恶性潜能。

（六）肿瘤对机体的影响（★★）

1. 良性肿瘤　在局部生长，不浸润，不转移，一般对机体的影响相对较小，主要表现为局部压迫和阻塞症状（2013）。发生在腔道或重要器官，也引起较为严重的后果，如肠腔的平滑肌瘤，也可引起肠梗阻或肠套叠；颅内肿瘤可引起颅内压升高。良性肿瘤有时可发生继发性改变，如子宫黏膜下肌瘤常伴有子宫内膜浅表糜烂或溃疡，可引起出血和感染。内分泌腺的良性肿瘤可因分泌过多激素而引起症状，如垂体生长激素瘤分泌过多生长激素，可引起巨人症或肢端肥大症。

2. 恶性肿瘤　生长迅速，浸润并破坏器官的结构和功能，还可发生转移，对机体影响严重，治疗效果不理想，死亡率高。除可引起局部压迫和阻塞症状外，还易并发溃疡、出血和穿孔等；累及局部神经可引起顽固性疼痛；肿瘤产物或合并感染可引起发热；内分泌系统的恶性肿瘤，可产生生物胺或多肽激素，引起内分泌紊乱。晚期可发生癌症性恶病质。有些非内分泌肿瘤可引起异位内分泌综合征或副肿瘤综合征。

三、肿瘤的命名和分类

（一）肿瘤的命名原则

1. 良性肿瘤　在组织或细胞类型的名称后面加一个“瘤”字（2008）。

2. 恶性肿瘤　上皮组织的恶性肿瘤统称为癌（2002），命名方式是在上皮名称后加一个“癌”字。间叶组织的恶性肿瘤统称为肉瘤（2002、2003）。命名方式是在间叶组织名称之后加“肉瘤”二字。同时具有癌和肉瘤两种成分的恶性肿瘤，称为癌肉瘤。

（二）癌前病变、异型增生、上皮内瘤变和原位癌（★★）

1. 癌前病变　指某些具有癌变潜在可能性的良性病变，如长期不治愈，进一步发展即可能转变成癌（2001）。如大肠腺瘤、乳腺导管上皮异型增生（ADH）、慢性胃炎与肠上皮化生、慢性溃疡性结肠炎、皮肤慢性溃疡、黏膜白斑等（2001、2002、2008）。

2. 异型增生　指上皮细胞异常增生，细胞大小不一，形态多样，核大深染，核质比例增大，核形不规则，核分裂象多见，但一般不见病理性核分裂象；细胞排列紊乱，极性消失。根据异型性大小和累及范围不同，可分为轻度、中度和重度三级。轻度异型增生，异型性较小，累及上皮层的下 1/3；中度异型增生，异型性中等，累及上皮层的下 2/3；重度异型增生，异型性较大，累及上皮 2/3 以上但未达到全层。

3. 上皮内瘤变　用来描述上皮从非典型增生到原位癌这一连续的过程，把轻度和中度异型增生称为低级别上皮内瘤变，而重度异型增生和原位癌称为高级别上皮内瘤变。

4. 原位癌　指异型增生的细胞在形态和生物学特性上与癌细胞相同，并累及上皮的全层，但未突破基底膜向下浸润。

5. 早期浸润癌　一般由原位癌发展而来（2001），部分癌组织突破上皮基底膜向下浸润，在固有膜内形成癌巢。

（三）癌与肉瘤的区别（2004、2005）（★★★）

癌与肉瘤的区别见表 2-6-4-2。

表 2-6-4-2　癌与肉瘤的区别

项　目	癌	肉瘤
组织分化	上皮组织	间叶组织
发生率	较常见，80%左右	较少见，20%左右
大体形态	质较硬、色灰白、较干燥、细颗粒状	质软、粉红色、湿润、鱼肉状
组织学特点	多形成癌巢，实质与间质分界清楚，纤维组织常有增生	癌细胞弥散排列，与间质混杂
网状纤维	癌细胞间多无网状纤维	肉瘤细胞间多有网状纤维
免疫组织化学	癌细胞表达上皮标志（如细胞角蛋白）	肉瘤细胞表达间叶组织标志（如波形蛋白）
转移	多经淋巴道转移	多经血道转移

四、常见的上皮性肿瘤

（一）上皮组织良性肿瘤（★★）

1. 乳头状瘤（2012）　见于鳞状上皮、尿路上皮等被覆的部位，呈外生性向体表或腔面生长，形成指状或乳头状突起，根部可有蒂与正常组织相连。镜下，乳头的轴心由血管和结缔组织等间质构成，表面覆盖上皮。

2. 腺瘤　来源于肠道、乳腺、甲状腺等器官的腺上皮。黏膜腺瘤多呈息肉状；腺器官的腺瘤多呈结节状（2017），与周围正常组织分界清楚，常有被膜。腺体与正常组织腺体结构相似，可具有分泌功能。①管状腺瘤与绒毛状腺瘤：多见于结肠、直肠黏膜，镜下可见分化好的小管或绒毛状结构。②囊腺瘤：常发生于卵巢等，腺瘤中腺体分泌物蓄积，腺腔逐渐扩大并互相融合，肉眼可见囊腔。

（二）上皮组织恶性肿瘤（★★）（2018、2019）

1. 鳞状细胞癌　常见于皮肤、口腔、宫颈、阴茎等，发生鳞状上皮化生的部位也可发生。大体上呈菜花状。镜下，分化好者癌巢中央有角化珠和细胞间桥（2001），分化较差者无角化珠，细胞间桥少或无。

2. 腺癌　见于胃肠道、肺、乳腺、女性生殖系统等。癌细胞形成大小不等、形状不一、排列成不规则的腺体或腺样结构，细胞不规则地排列成多层，核大小不一，核分裂象多见。包括乳头状腺癌、囊腺癌、黏液癌等。

3. 基底细胞癌　多见于老年人面部。镜下，癌巢由深染的基底细胞样癌细胞构成，生长缓慢，表面常形成溃疡，浸润破坏深层组织，很少发生转移。

4. 尿路上皮癌　发生于膀胱、输尿管或肾盂等，可为乳头状或非乳头状。分为移行细胞癌Ⅰ级、Ⅱ级、Ⅲ级。

五、常见的非上皮性肿瘤

（一）间叶组织良性肿瘤（★★）

1. 脂肪瘤　好发于背、肩、颈及四肢近端皮下组织。外观常为分叶状（2013、2017），有被膜，质地柔软，切面呈黄色，镜下似正常脂肪组织，呈不规则分叶状，有纤维间隔。

2. 血管瘤（2023）　可发生在皮肤、肌肉、内脏器官等。发生于皮肤或黏膜者可呈突起的鲜红肿块。发生于内脏者多呈结节状。较常见于儿童，可为先天性，可随身体的发育而长大，成年后一般停止发展，甚至可以自然消退。

3. 淋巴管瘤　由增生的淋巴管构成，呈囊性扩张并互相融合，内含大量淋巴液，多见于小儿。

4. 平滑肌瘤　多见于子宫。瘤组织由梭形细胞构成，形态比较一致，核呈长杆状，两端钝圆，形态类似平滑肌瘤细胞，排列成束状、编织状。

5. 软骨瘤　切面呈淡蓝色或银白色，半透明，可有钙化或囊性变。镜下见瘤组织由成熟的透明软骨组成，呈不规则分叶状，小叶由疏松的纤维血管间质包绕。位于盆骨、胸骨、肋骨、四肢长骨或椎骨者易恶变。

（二）间叶组织恶性肿瘤（★★）

1. 脂肪肉瘤　常发生于软组织深部、腹膜后等。大体观，呈结节状或分叶状。出现脂肪母细胞，胞质内可见多少不等、大小不一的脂质空泡。

2. 横纹肌肉瘤　主要发生于10岁以下儿童和婴幼儿。好发于头颈部、泌尿生殖道等部位。肿瘤由不同分化阶段的横纹肌母细胞组成，分化较好的横纹肌母细胞，胞质红染，有时可见纵纹和横纹。恶性度高，生长迅速，易早期血道转移，预后差。

3. 平滑肌肉瘤　多见于子宫。肿瘤细胞凝固性坏死和核分裂象的多少对平滑肌肉瘤的诊断及其恶性程度的判断很重要。

4. 血管肉瘤　皮肤血管肉瘤多见，尤其是头面部。肿瘤多隆起于皮肤表面，呈丘疹或结节状，暗红色或灰白色，易坏死出血。镜下，肿瘤细胞有不同程度异型性，形成大小不一、形状不规则的血管腔样结构。

5. 纤维肉瘤　好发于四肢皮下组织，呈浸润性生长，切面呈灰白色、鱼肉状，常伴有出血、坏死；镜下典型形态是异型的梭形细胞呈“鲱鱼骨”样排列。

6. 骨肉瘤　为最常见的骨恶性肿瘤。多见于青少年。好发于四肢长骨干骺端，尤其是股骨下端和胫骨上端。切面呈灰白色、鱼肉状，出血坏死常见；肿瘤破坏骨皮质，X线可见Codman三角和日光放射状阴影。镜下，肿瘤细胞异型性明显（2019），呈梭形或多边形，直接形成肿瘤性骨样组织或骨组织。肿瘤恶性度高，生长迅速，发现时已常有血行转移。

7. 软骨肉瘤　多见于盆骨。肉眼观，肿瘤位于骨髓腔内，呈灰白色、半透明的分叶状肿块。镜下见软骨基质中有异型的软骨细胞，核大深染，核仁明显，核分裂象多见。生长慢，转移较晚。

（三）其他类型肿瘤

其他类型肿瘤包括神经外胚叶源性肿瘤如视网膜母细胞瘤、皮肤色素痣、黑色素瘤（2018）等，及多种组织构成的肿瘤，如畸胎瘤、癌肉瘤和肾胚胎瘤等。

六、肿瘤的病因学和发病学

（一）肿瘤发生的分子生物学基础

1. 癌基因　指一段具有将正常细胞转化为肿瘤细胞能力的核酸片段。首先在逆转录病毒（RNA病毒）中发现，称病毒癌基因。后来在正常细胞DNA中亦发现了与病毒癌基因几乎完全相同的DNA序列，称原癌基因。当原癌基因发生某些异常时，细胞发生恶性转换，这时，这些基因称为细胞癌基因。原癌基因的常见激活机制包括点突变、基因扩增、染色体易位等。

2. 肿瘤抑制基因

（1）*RB*基因：定位于染色体13q14，编码一种核结合蛋白质。在细胞核中以活化的脱磷酸化和失活的磷酸化的形式存在。活化的RB蛋白对于细胞从G_0/G_1期进入S期有抑制作用。由于点突变或13q14的丢失而使*RB*基因失活，RB蛋白表达出现异常，使细胞持续地处于增殖期，并可能由此恶变。

（2）*TP*53基因：*TP*53基因定位于17号染色体。正常的P53蛋白（野生型）存在于核内，在脱磷酸化时活化，有阻碍细胞进入细胞周期的作用。*TP*53基因的点突变或丢失，引起异常的P53蛋白表达，丧失生长抑制功能，从而导致细胞增生和恶变。

3. 多步癌变的分子基础　恶性肿瘤的发生是一个长期的、多因素造成的分阶段的过程。细胞的完全恶性转化需要多基因的改变，包括几个癌基因的激活和两个或更多肿瘤抑制基因的丧失。这些阶段性积累起来的不同基因分子水平的改变，可以在形态学的改变上反映出来。

（二）常见的化学、物理和生物性致癌因素

1. 化学性致癌因素　①多环芳烃：如3,4-苯并芘、3-甲基胆蒽等。②芳香胺类与氨基偶氮染料。③黄曲霉毒素，主要诱发肝细胞性肝癌。④烷化剂与酰化剂。⑤金属元素：镍、铬、镉等。

2. 物理性致癌因素　①电离辐射：包括X射线、γ射线及紫外线照射。②热辐射、慢性炎症刺激、异物（石棉）、寄生虫等。

3. 生物性致癌因素　①RNA致瘤病毒，如人类T细胞白血病/淋巴瘤病毒Ⅰ。②DNA致瘤病毒：如HPV与宫颈和肛门生殖系统的鳞状细胞癌有关；EB病毒与鼻咽癌、伯基特淋巴瘤、NK/T淋巴细胞淋巴瘤及霍奇金淋巴瘤有关；HBV感染与肝细胞性肝癌有关。

（三）影响肿瘤发生、发展的内在因素

1. 遗传因素　①常染色体显性遗传：如视网膜母细胞瘤、神经纤维瘤病、家族性腺瘤性息肉病等。②常染色体隐性遗传的遗传综合征：如Bloom综合征等。③遗传因素与环境因素协同作用：环境因素更重要，遗传因素的作用是使细胞对致瘤因子的易感性增强。

2. 肿瘤免疫　①肿瘤抗原：肿瘤特异性抗原、肿瘤相关抗原。②抗肿瘤的免疫效应机制：主要为细胞免疫效应细胞（CTL、NK、巨噬细胞）。③免疫监视机制。

【经典习题】

1. 属于良性肿瘤的是
   A. 神经鞘瘤
   B. 精原细胞瘤
   C. 唾液腺混合瘤
   D. 霍奇金淋巴瘤
   E. Paget病

答案：A

考点：良性肿瘤

解析：神经鞘瘤是由周围神经的神经鞘所形成的肿瘤，为良性肿瘤。精原细胞瘤起源于睾丸原始生殖细胞，为睾丸最常见的肿瘤，低度恶性。唾液腺混合瘤内含有上皮组织、结缔组织、肌肉组织及黏液瘤样组织等，故称其为混合瘤，属低度恶性的肿瘤，也称临界瘤。霍奇金淋巴瘤是淋巴系统的一种独特的恶性疾病，开始常发生于一组淋巴结，然后扩散到其他淋巴结或结外器官、组织。Paget病又称乳房湿疹样癌，是一种特殊类型的癌性疾病，属于恶性肿瘤，故选A。

2. 属于上皮组织发生的肿瘤是
   A. 淋巴管瘤
   B. 血管瘤
   C. 乳头状瘤
   D. 平滑肌瘤
   E. 脂肪瘤

答案：C

考点：常见的上皮性肿瘤

解析：乳头状瘤多见于鳞状上皮、尿路上皮等被覆的部位，称为鳞状细胞乳头状瘤，属于上皮组织发生的肿瘤。A、B、D、E项均为间叶组织良性肿瘤，故选C。

第五节　心血管系统疾病

一、动脉粥样硬化

（一）血管的病理变化（★★★）

1. 脂纹　是动脉粥样硬化（AS）肉眼可见的最早期病变。肉眼观，为点状或条纹状黄色不隆起或微隆起于内膜的病灶。镜下，病灶处的内膜下有大量泡沫细胞聚集。泡沫细胞体积大，胞质内含有大量小空泡。泡沫细胞来源于巨噬细胞和平滑肌细胞（SMC）（2004）。

2. 纤维斑块　肉眼观，内膜面散在不规则表面隆起的浅黄或灰黄色斑块。光镜下，病灶表层为大量胶原纤维。SMC增生并分泌大量细胞外基质。斑块表面有纤维帽，其下可见数量不等的泡沫细胞、SMC、细胞外基质和炎细胞。

3. 粥样斑块　肉眼观，内膜有灰黄色斑块向内膜表面隆起又向深部压迫中膜。切面，斑块管腔面为白色质硬组织，深部为黄白色质软的粥样物质。光镜下，纤维帽下有大量不定形的坏死崩解产物、胆固醇结晶（针状空隙）和钙盐沉积，斑块底部和边缘有肉芽组织、少量淋巴细胞和泡沫细胞，中膜变薄。

4. 继发性改变　①斑块内出血：斑块内新生的血管破裂形成血肿。②斑块破裂：纤维帽破裂，遗留粥瘤样溃疡。③血栓形成：斑块破裂形成溃疡后继发血栓形成。④钙化：纤维帽和粥瘤病灶内钙盐沉积。⑤动脉瘤形成：粥样斑块底部的中膜平滑肌萎缩和弹性下降，动脉壁局限性扩张，形成动脉瘤。⑥血管腔狭窄：弹力肌层动脉可因粥样斑块而导致管腔狭窄。

【巧妙记忆】动脉粥样硬化的发展：脂纹脂斑期—纤维斑块期—粥样斑块期—继发性改变。

（二）心脏、肾脏和脑的病理变化（★★★）

1. 心脏　冠状动脉粥样硬化是冠心病最常见的原因，最常发生于左冠状动脉的前降支，其次为右冠状动脉的主干，再次为左冠状动脉主干和左旋支。病变常呈节段性、多发性分布，在血管横切面上，病变处内膜呈半月状增厚，管腔狭窄。

（1）心绞痛：为心肌短暂缺血缺氧引起的临床综合征。表现为心前区发作性疼痛或紧迫感、压榨感。疼痛常放射至左肩、左臂，每次发作一般持续3～5分钟，经休息或口含硝酸甘油数分钟后缓解。

（2）心肌梗死：多见于左心室前壁、心尖部及室间隔前2/3。属贫血性梗死，梗死在6小时后肉眼才能辨认，呈苍白色，后呈土黄色。光镜下，心肌纤维早期为凝固性坏死、核碎裂、消失，胞质均质红染或呈不规则粗颗粒状，间质水肿，不同程度的中性粒细胞浸润。4天后，梗死灶外围出现充血出血带。7天至2周，边缘区开始出现肉芽组织，或肉芽组织向梗死灶内长入。3周后肉芽组织机化，形成瘢痕组织。心肌梗死后，心肌细胞内的各种酶释放入血。肌酸激酶（CK）的同工酶CK-MB和乳酸脱氢酶（LDH）的同工酶LDH_1、LDH_2，对心肌梗死的诊断特异性最高。

（3）心肌纤维化：肉眼观，心脏体积增大，心腔扩张，以左心室明显，心室壁伴有多灶性白色纤维条块，心内膜增厚。光镜下，可见广发多灶性心肌纤维化，伴邻近心肌纤维萎缩和肥大。

（4）冠状动脉性猝死：为心源性猝死中最常见的一种。可发生于饮酒、劳累等诱因后。冠状动脉病变最多见为粥样硬化，可有继发病变。

2. 肾动脉粥样硬化　最常累及肾动脉开口处或主干近侧端。常因斑块所致的管腔狭窄引起顽固性肾血管性高血压，肾组织缺血、萎缩及间质纤维组织增生。斑块合并血栓形成致肾梗死，机化后形成较大的凹陷瘢痕。瘢痕使肾缩小，称为动脉粥样硬化性固缩肾（2002）。

3. 脑动脉粥样硬化　以大脑中动脉及基底动脉环最严重。动脉内膜不规则增厚，管腔狭窄，脑组织因长期供血不足而萎缩。并发血栓形成可致相应部位脑梗死，多在内囊、豆状核、尾状核、丘脑等处。严重者可致失语、偏瘫，甚至死亡。还可致小动脉瘤形成，破裂时引起致命性大出血。

二、原发性高血压

（一）良性高血压血管的病理变化（★★★）

1. 细动脉硬化　是高血压病的主要病变特征，表现为细小动脉玻璃样变性（2002、2007、2017），最易累及肾入球动脉和视网膜动脉。光镜下，细动脉壁增厚，内皮下间隙以至管壁均呈无结构的均质状伊红染色，管腔缩小或闭塞。

2. 小动脉硬化　主要累及肌型小动脉，如肾小叶间动脉、弓状动脉及脑动脉等。小动脉内膜胶原纤维及弹性纤维增生，内弹力膜分裂。中膜平滑肌细胞增生、肥大，伴胶原纤维和弹力纤维增生。血管壁增厚，管腔狭窄。

3. 大动脉硬化　无明显病变或伴发动脉粥样硬化。

【巧妙记忆】高血压的基本病理变化为细动脉硬化（玻璃样变性）、小动脉硬化和大动脉硬化。

（二）良性高血压心脏、肾脏和脑的病理变化（★★★）

1. 心脏　主要为左心室代偿性肥大。心脏重量增加，左心室壁增厚，乳头肌和肉柱增粗，代偿期为向心性肥大，晚期为离心性肥大。光镜下，心肌细胞变粗、变长，伴有较多分支，核肥大，深染。

2. 肾脏　表现为原发性颗粒性固缩肾。肉眼观，双肾对称性缩小，质地变硬，表面呈细颗粒状，切面肾皮质变薄，皮髓质界限模糊，肾盂和肾周围组织增多。

3. 脑　主要有以下3种。①高血压脑病：脑小动脉硬化和痉挛，局部脑组织缺血，毛细血管通透性增加，发生脑水肿。临床表现为头痛、头晕、视物模糊、呕吐、视力障碍等症状，严重者出现高血压危象。②脑软化：脑组织有多数微梗死灶。光镜下，梗死灶组织液化坏死，形成质地疏松的筛网状病灶。后期坏死组织被吸收，由胶原组织增生修复。③脑出血：是高血压最严重的并发症。多见于基底核区域和内囊，出血常为大片状，该区域脑组织完全破坏，形成充满血液和坏死脑组织的囊性病灶。

三、风湿病

（一）基本病理变化（★★★）（2020）

1. 变质渗出期　心脏、浆膜、关节、皮肤等病变部位有结缔组织基质的黏液样变性和胶原的纤维素样坏死，有少量淋巴细胞、浆细胞、单核细胞浸润。此期持续1个月。

2. 增生期或肉芽肿期　特点是在心肌间质、心内膜下和皮下结缔组织中，出现巨噬细胞增生、聚集，吞噬纤维素样坏死物质后形成风湿细胞或Aschoff小体，是风湿病特征性病变（2001）。多位于小血管旁，细胞体积大，呈圆形。胞质嗜碱性。核大，呈圆形或椭圆形，核膜清晰，核的横切面似枭眼状，纵切面呈毛毛虫状。病变周围有少量的淋巴细胞浸润。此期持续2~3个月。

3. 瘢痕期或硬化期　Aschoff小体中的坏死细胞被吸收，周围出现纤维细胞，形成梭形小瘢痕。此期持续2~3个月。

（二）心脏的病理变化（★★★）（2019）

1. 风湿性心内膜炎　主要侵犯心瓣膜，二尖瓣最常受累，其次是二尖瓣和主动脉瓣同时受累。病变初期，受累瓣膜内出现黏液变性和纤维素样坏死，瓣膜闭锁缘上有灰白色半透明疣状赘生物，不易脱落。光镜下，赘生物由血小板和纤维蛋白构成，周围有少量Aschoff细胞。病变后期瓣膜增厚、变硬，腱索增粗、短缩。房、室内膜灶状增厚称为McCallum斑。

2. 风湿性心肌炎　主要累及心肌间质结缔组织（2004），表现为灶状间质性心肌炎，间质水肿，间质血管附近可见Aschoff小体和少量淋巴细胞浸润。病变反复发作，Aschoff小体机化形成小瘢痕。病变常见于左心室、室间隔、左心房及左心耳等处。

3. 风湿性心外膜炎　主要累及心外膜脏层，呈浆液性或纤维素性炎症。心外膜腔内大量浆液渗出形成心外膜积液，以纤维素渗出为主时形成绒毛心。渗出的纤维素机化形成缩窄性心外膜炎。干性心外膜炎患者表现为心前区疼痛，听诊可闻及心包摩擦音。湿性心外膜炎患者表现为胸闷，听诊心音弱而遥远。

四、感染性心内膜炎

（一）概述

感染性心内膜炎是由病原微生物经血行途径直接侵袭心内膜，特别是心瓣膜而引起的炎症性疾病，常伴有赘生物的形成。根据病情和病程，分为急性和亚急性心内膜炎。

（二）主要类型和病理变化（★★★）

1. 急性感染性心内膜炎　病原体以金黄色葡萄球菌最为多见，主要侵犯二尖瓣和主动脉瓣，引起急性化脓性心瓣膜炎，在受累的心瓣膜上形成赘生物。赘生物主要由脓性渗出物、血栓、坏死组织和大量细菌菌落混合而成。赘生物破裂后形成含菌性栓子，可引起心、脑、肾、脾等器官的感染性梗死和脓肿。受累瓣膜可发生破裂、穿孔或腱索断裂，引起急性心瓣膜功能不全。

2. 亚急性感染性心内膜炎　病原体以草绿色链球菌最多见，最常侵犯二尖瓣和主动脉瓣，病变特点是常在有病变的瓣膜上形成赘生物。赘生物呈息肉状或菜花状，质松脆，易破碎、脱落。受累瓣膜易变形，发生溃疡和穿孔。光镜下，疣状赘生物由血小板、纤维蛋白、细菌菌落、坏死组织、中性粒细胞组成，溃疡底部可见肉芽组织增生、淋巴细胞和单核细胞浸润。瓣膜损害可致瓣膜口狭窄或关闭不全。临床上可听到相应杂音。

细菌毒素和赘生物破裂脱落形成的栓子，可引起动脉性栓塞和血管炎。栓塞最多见于脑，其次为肾、脾等。由于栓子不含细菌或仅含极少的细菌，细菌毒力弱，常为无菌性梗死。

（三）各器官病理变化

1. 风湿性关节炎　大多数风湿热患者在疾病早期出现风湿性关节炎。最常侵犯膝、踝、肩、腕、肘等大关节，呈游走性、反复发作性。关节局部出现红、肿、热、痛和功能障碍。关节腔内有浆液及纤维蛋白渗出，病变滑膜充血、肿胀，邻近软组织内可见不典型的Aschoff小体。急性期后，渗出物易被完全吸收，一般不留后遗症。

2. 皮肤病变　急性风湿病时，皮肤出现环形红斑和皮下结节，具有诊断意义。

3. 风湿性动脉炎　风湿性动脉炎时大小动脉均可受累，以小动脉受累较为常见。急性期，血管壁发生纤维素样坏死，伴淋巴细胞浸润，并伴有Aschoff小体形成。病变后期，血管壁因纤维化而增厚，管腔狭窄，可并发血栓形成。

4. 风湿性脑病　主要病变为脑的风湿性动脉炎和皮质下脑炎。后者主要累及大脑皮质、基底节、丘脑及小脑皮质。光镜下，神经细胞变性，胶质细胞增生及胶质结节形成。当锥体外系受累时，患儿出现小舞蹈病。

五、心瓣膜病

（一）概述（★★）

心脏瓣膜病是指心瓣膜因各种原因损伤后或先天性发育异常所造成的器质性病变，表现为瓣膜口狭窄或关闭不全，最后导致心功能不全，引起全身血液循环障碍，是最常见的慢性心脏病之一。

瓣膜关闭不全是由于瓣膜增厚、变硬、卷曲、缩短或瓣膜的破裂和穿孔导致的，亦可因腱索增粗、缩短和粘连，使心瓣膜关闭时瓣膜口不能完全闭合，使部分血液发生反流。瓣膜口狭窄的原因是相邻瓣膜互相粘连、瓣膜增厚，其弹性减弱或消失，瓣膜环硬化和缩窄，瓣膜开放时不能完全张开导致血流通过障碍。

（二）类型和病理变化（★★）

1. 二尖瓣狭窄　病变早期瓣膜轻度增厚，呈隔膜状；后期瓣叶增厚、硬化、腱索缩短，使瓣膜呈鱼口状。腱索及乳头肌明显粘连短缩，常合并关闭不全。标志性病变是相邻瓣叶粘连。有颈静脉怒张、肝大淤血、下肢水肿及浆膜腔积液等心力衰竭症状。听诊心尖区可闻及舒张期隆隆样杂音。X线示“梨形心”。

2. 二尖瓣关闭不全　出现左心房代偿性肥大，继而左心室代偿性肥大，最终右心室、右心房代偿性肥大，右心衰竭和体循环淤血。听诊心尖区可闻及收缩期吹风样杂音。X线显示左心室肥大，呈“球形心”。

3. 主动脉瓣狭窄　主动脉间发生粘连、瓣膜增厚、变硬，并发生钙化致瓣膜口狭窄。听诊主动脉瓣区可闻及粗糙、喷射性收缩期杂音。X线显示心脏呈“靴形”。

4. 主动脉瓣关闭不全　出现左心室代偿性肥大，继而发生左心衰竭、肺淤血、肺动脉高压，引起右心肥大，体循环淤血。听诊主动脉区可闻及舒张期吹风样杂音。患者出现颈动脉搏动、水冲脉、血管枪击音及毛细血管搏动征。

【巧妙记忆】　二尖瓣狭窄——舒张期隆隆样杂音、梨形心；二尖瓣关闭不全——收缩期吹风样杂音、球形心；主动脉瓣狭窄——喷射性收缩期杂音、靴形心；主动脉瓣关闭不全——舒张期吹风样杂音、动脉搏动、水冲脉、血管枪击音及毛细血管搏动征。

（三）对机体的影响

1. 二尖瓣狭窄　颈静脉怒张、肝大淤血、下肢水肿及浆膜腔积液等心力衰竭症状。

2. 二尖瓣关闭不全　左心室代偿性肥大；最终引起右心室、右心房代偿性肥大，右心衰竭和体循环淤血。

3. 主动脉瓣狭窄　主动脉瓣狭窄后左心房排血受阻，左心室发生代偿性肥大，室壁增厚，呈向心性肥大。后期左心代偿性失调，出现左心衰竭，进而引起肺淤血、右心衰竭和大循环淤血。

4. 主动脉瓣关闭不全　左心室代偿性肥大，久而久之，相继发生左心衰竭、肺淤血、肺动脉高压，进而引起右心肥大，体循环淤血。

六、心肌病

心肌病的类型、病因、病理变化见表2-6-5-1。

表2-6-5-1　心肌病的类型、病因、病理变化

类型	病因	病理变化	
		肉眼观	光镜观
扩张型心肌病	特发性、遗传性、获得性、继发性	心脏重量增加，两侧心腔明显扩张，心室壁略厚或正常（离心性肥大），心尖部室壁常呈钝圆形。心内膜增厚，常见附壁血栓	心肌细胞不均向性肥大、伸长，细胞核大，浓染，核型不整。肥大和萎缩的心肌细胞交错排列。心肌细胞常发生空泡变、小灶性肌溶解，心肌间质纤维化和微小坏死灶或瘢痕灶
肥厚型心肌病	50%有家族史，常染色体显性遗传	心脏增大、重量增加、心室壁肥厚，以室间隔肥厚突出，二尖瓣及主动脉瓣下内膜增厚	心肌细胞弥漫性肥大，核大、畸形、深染；心肌纤维走行紊乱
限制型心肌病	未明	心腔狭窄，心内膜及心内膜下纤维性增厚，呈灰白色，以心尖部为重，向上蔓延，累及三尖瓣或二尖瓣	心内膜纤维化，可发生玻璃样变和钙化，伴有附壁血栓形成。心内膜下心肌常见萎缩和变性
致心律失常性右室心肌病	家族性发病多见，多为常染色体显性遗传	病变区域的心室壁变薄，可伴瘤样扩张	右室局部或全部心肌为脂肪组织或纤维脂肪组织替代，主要累及流出道、心尖或前下壁，心肌组织可见散在或弥漫性的淋巴细胞浸润
特异性心肌病	继发性	多伴心室扩大	原因不一，具体表现可不同

七、心肌炎

心肌炎的类型、病因、病理变化见表2-6-5-2。

表2-6-5-2　心肌炎的类型、病因、病理变化

类型	病因	病理变化
病毒性心肌炎	常见柯萨奇病毒B组2~5型、A组9型，其次为埃可病毒和腺病毒	肉眼观，心脏略增大或无明显变化。镜下观，心肌细胞间质水肿，其间可见淋巴细胞、单核细胞浸润，将心肌分割成条索状，可有心肌断裂，伴有心肌间质纤维化等

续 表

类型	病因	病理变化
细菌性心肌炎	常见白喉杆菌、沙门菌属、链球菌、结核分枝杆菌、脑膜炎双球菌和肺炎双球菌等	心肌及间质有多发性小脓肿灶，其周围有心肌细胞变性、坏死，间质以中性粒细胞浸润为主
孤立性心肌炎	不明	包括弥漫性间质性心肌炎、特发性巨细胞性心肌炎
免疫反应性心肌炎	变态反应、某些药物引起	主要为心肌间质性心肌炎。在心肌间质及小血管周围可见嗜酸性粒细胞、淋巴细胞、单核细胞浸润，偶见肉芽肿形成。心肌细胞有不同程度的变性、坏死

【经典习题】

1. 风湿性心肌炎病变主要累及
   A. 心肌细胞
   B. 心肌间质结缔组织
   C. 心肌间质的小血管
   D. 心肌间质神经组织
   E. 心肌间质的嗜银纤维

答案： B

考点： 风湿性心肌炎心脏病理变化

解析： 风湿病是A组乙型溶血性链球菌感染引起的变态反应性疾病，病变主要累及全身结缔组织。风湿性心脏病并不累及心脏细胞，而是累及心肌间质结缔组织，常表现为灶状间质性心肌炎、间质水肿及少量T淋巴细胞浸润等。在心肌间质内，风湿小体位于间质小血管。故答案选B。

2. 原发性高血压细动脉的可逆性改变是
   A. 内膜下蛋白性物质沉积
   B. 血管腔狭窄
   C. 血管痉挛
   D. 血管壁平滑肌萎缩
   E. 血管纤维化

答案： C

考点： 原发性高血压血管的病理变化

解析： 原发性高血压可分为良性高血压和恶性高血压两类。良性高血压分为功能紊乱期、动脉病变期、内脏病变期。功能紊乱期表现为全身细小动脉间歇性痉挛收缩、血压升高，因动脉无器质性病变，痉挛缓解后血压可恢复正常。内膜下蛋白性物质沉积、血管腔狭窄、血管壁平滑肌萎缩、血管纤维化均发生在动脉病变期，由于存在动脉的器质病变，故为不可逆病变。故选C。

3. 单纯性二尖瓣狭窄时，首先发生代偿性肥大和扩张的是
   A. 左心室
   B. 右心室
   C. 左心房
   D. 左心房、左心室同时发生
   E. 左心房、右心室同时发生

答案： C

考点： 心瓣膜病

解析： 早期由于二尖瓣口狭窄，心脏舒张期从左心房流入左心室的血流受阻，左心房代偿性扩张肥大。故选C。

第六节 呼吸系统疾病

一、慢性支气管炎

（一）概念及病理变化（★★★）

1. 概念 慢性支气管炎是发生于支气管黏膜及其周围组织的慢性非特异性炎性疾病，是一种常见病、多发病，中老年人群中发病率达15%~20%。主要临床特征为反复发作的咳嗽、咳痰或伴有喘息症状，且症状每年至少持续3个月，连续2年以上。

2. 病理变化 早期病变限于较大的支气管，随病情进展可累及较小的支气管和细支气管。主要病变：①黏膜上皮纤毛粘连、倒伏甚至脱落，上皮细胞空泡变性、坏死。杯状细胞增生并发生鳞状上皮化生。②黏膜下腺体增生肥大和浆液性上皮发生黏液腺化生，导致分泌黏液增多（2001）。③管壁充血水肿，淋巴细胞、浆细胞浸润。④管壁平滑肌断裂、萎缩（喘息型者，平滑肌束增生、肥大），软骨可变性、萎缩或骨化（2005）。

（二）临床病理联系（2001、2006、2018）（★★）

因支气管黏膜炎症和分泌的黏液增多而出现咳嗽、咳痰的症状。痰液一般为白色黏液泡沫状，急性发作期咳嗽加剧，并出现黏液脓性或脓性痰。支气管痉挛或狭窄及黏液和渗出物阻塞管腔常致喘息。小气道狭窄和阻塞可致阻塞性通气障碍，肺残气量增多而并发肺气肿。

二、肺气肿

（一）概念及病理变化

1. 概念 肺气肿是末梢肺组织（呼吸性细支气管、肺泡管、肺泡囊和肺泡）因含气量过多伴肺泡间隔破坏，肺组织弹性减弱，导致肺体积膨大、功能降低的一种疾病状态，是支气管和肺部疾病最常见的并发症。

2. 病理变化　肺的体积显著膨大，呈色灰白，边缘钝圆，柔软而缺乏弹性，指压后压痕不易消退。镜下见肺泡扩张，肺泡间隔变窄并断裂，相邻肺泡融合成较大的囊腔。肺泡间隔内毛细血管床数量减少，间质内肺小动脉内膜纤维性增厚。肺泡中央型肺气肿的气囊壁上常可见柱状或低柱状的呼吸上皮及平滑肌束的残迹。全肺泡型肺气肿的囊泡壁上偶见残存的平滑肌束片段，而较大的囊泡腔内有时还可见间质和肺小动脉构成的悬梁。

（二）类型和对机体的影响

1. 类型

（1）肺泡性肺气肿：腺泡中央型肺气肿、腺泡周围型肺气肿、全腺泡型肺气肿。

（2）间质性肺气肿。

（3）其他类型肺气肿：瘢痕旁肺气肿、代偿性肺气肿、老年性肺气肿。

2. 影响　常因阻塞性通气障碍而出现呼气性呼吸困难，表现为气促、胸闷、发绀等缺氧症状。严重者因长期处于过度吸气状态使肋骨上抬、肋间隙增宽、胸廓前后径加大，形成肺气肿患者特有的“桶状胸”体征。

三、慢性肺源性心脏病

（一）病因及发病机制

本病是由于慢性肺疾病、肺血管及胸廓病变等引起肺动脉压升高，继之导致以右心室壁肥厚、心腔扩大甚或发生右心衰竭的心脏病。

（二）病理变化

1. 除原有肺疾病的表现外，肺部主要表现为肺小动脉的变化，可有肺腺泡内小血管的构型重建；出现肺小动脉炎，肺小动脉弹力纤维及胶原纤维增生；腔内血栓形成和机化；肺泡间隔毛细血管数量减少等。

2. 心脏病变表现为右心室壁肥厚，心室腔扩张；常以肺动脉瓣下 2cm 处右心室前壁肌层厚度超过 5mm（正常为 3～4mm）作为诊断肺心病的病理形态标准。右心室壁心肌细胞肥大，可见心肌纤维萎缩、肌浆溶解、横纹消失、间质水肿和胶原纤维增生等。

（三）病理临床联系

可表现为原有肺疾病的临床症状和体征；呼吸功能不全和右心衰竭等；可合并呼吸性酸中毒、脑水肿和肺性脑病。

四、肺炎

（一）大叶性肺炎

1. 病因　大叶性肺炎 90%以上由肺炎链球菌引起，其中 1、3、7 和 2 型多见，但以 3 型毒力最强。此外，肺炎杆菌、金黄色葡萄球菌、流感嗜血杆菌、溶血性链球菌也可引起疾病，但均为少见。

2. 病理变化（★★★）　主要为肺泡腔内的纤维素性炎（2016），多见于左肺或右肺下叶。早期肺叶充血、水肿，肺泡腔内有大量浆液性渗出物，混有少数红细胞、中性粒细胞和巨噬细胞，并有大量细菌（充血水肿期）。随后病变肺叶因肺泡充满纤维素性渗出物连接成网状而质地实变，且充血，外观呈红色（红色肝样变期）。以后肺泡腔内纤维素渗出增多，纤维素网中有大量中性粒细胞，肺泡壁毛细血管受压，充血消退，病变变为灰白色（灰色肝样变期）。发病 1 周左右，肺泡腔内中性粒细胞坏死，释放大量蛋白溶解酶，溶解纤维素，病原菌也被吞噬、溶解，溶解物经气道咳出或经淋巴管吸收（溶解消散期）。大叶性肺炎肺泡壁结构未破坏，组织无坏死，愈后肺组织结构和功能完全恢复。由于早期使用抗生素，病变常表现为节段性肺炎，病程也相应缩短。

【巧妙记忆】　大叶性肺炎典型四期（2007）：充血水肿期、红色肝样变期、灰色肝样变期、溶解消散期。

3. 并发症（★★）

（1）肺肉质变：由于炎性病灶中中性粒细胞渗出过少，释放的蛋白酶不足以溶解渗出物中的纤维素，被肉芽组织取代而机化。病变肺组织呈褐色肉样外观。

（2）胸膜肥厚和粘连：病变累及局部胸膜伴发纤维素性胸膜炎，若胸膜及胸膜腔内的纤维素不能被完全溶解吸收则发生机化，致胸膜增厚或粘连。

（3）肺脓肿及脓胸：金黄色葡萄球菌和肺炎链球菌混合感染者，易并发肺脓肿，常伴有脓胸。

（4）败血症或脓毒败血症：见于严重感染。

（5）感染性休克：见于重症病例。主要表现为严重的全身中毒症状和微循环衰竭。

【巧妙记忆】　大叶性肺炎并发症：肺肉质变、胸膜肥厚和粘连、肺脓肿及脓胸、败血症或脓毒败血症、感染性休克。

（二）小叶性肺炎

1. 病因　大多由细菌引起，常见的致病菌有葡萄球菌、肺炎链球菌、流感嗜血杆菌、肺炎克雷伯菌、链球菌、铜绿假单胞菌及大肠杆菌等。

2. 病理变化（★★★）　肉眼观，病变特征是肺组织内散在以细支气管为中心的化脓性炎症病灶（2007），下叶和背侧多见。病灶直径多为 0.5～1.0cm，中央常可见病变细支气管的横断面。严重者病灶互相融合成片，甚或累及整个大叶。镜下，病变的细支气管黏膜充血、水肿，表面附着黏液性渗出物。随病情进展，细支气管及其周围肺泡腔内充满中性粒细胞（2023）、崩解的上皮细胞和浆液组成的脓性渗出物（2016）。病灶周围肺组织充血，有浆液渗出，部分肺泡过度扩张。

3. 并发症（★★） 较常见的有呼吸衰竭、心力衰竭、脓毒血症、肺脓肿和脓胸等。

【巧妙记忆】 大叶性肺炎——青壮年多见，渗出性炎，肺泡壁结构不破坏，肺功能可完全恢复；小叶性肺炎——儿童和老年人多见，化脓性炎，肺泡壁结构破坏，并发症严重。

（三）病毒性肺炎

1. 概念 病毒性肺炎是病毒感染所致的一类肺炎，常由上呼吸道病毒感染向下蔓延所致。引起该类肺炎常见的病毒有流感病毒，其次为呼吸道合胞病毒、腺病毒、副流感病毒、麻疹病毒、单纯疱疹病毒及巨细胞病毒等。

2. 病理变化 病毒性肺炎主要表现为肺间质的炎症。①肉眼观：病变常不明显，病变肺组织因充血、水肿而轻度肿大。②镜下观：常表现为肺泡间隔明显增宽，其内血管扩张、充血，间质水肿及淋巴细胞、单核细胞浸润，肺泡腔内一般无渗出物或仅有少量浆液。病变较严重时，肺泡腔内则出现由浆液、少量纤维素、红细胞及巨噬细胞混合成的渗出物，甚至可见肺组织坏死。

（四）支原体性肺炎

1. 概念 支原体肺炎是由肺炎支原体引起的一种间质性肺炎。寄生于人体的支原体有数十种，但仅有肺炎支原体对人体致病。

2. 病理变化 肺炎支原体感染可波及整个呼吸道，引起上呼吸道炎、气管炎和支气管炎及肺炎。病变主要发生于肺间质，故病灶实变不明显，常呈节段性分布。

（1）肉眼观：呈暗红色，切面可有少量红色泡沫状液体溢出，气管或支气管腔可有黏液性渗出物，胸膜一般不被累及。

（2）镜下观：病变区内肺泡间隙明显增宽，血管扩张、充血，间质水肿伴大量淋巴细胞、单核细胞和少量浆细胞浸润。肺泡腔内无渗出物或仅有少量混有单核细胞的浆液性渗出液。小支气管、细支气管壁及其周围间质充血、水肿及慢性炎症细胞浸润，伴细菌感染时可有中性粒细胞浸润。严重病例，支气管上皮和肺组织可明显坏死、出血。

五、肺硅沉着病（硅肺，旧称矽肺）

（一）概述（★★）

吸入空气中游离二氧化硅粉尘是发病的主要原因。发病与否与吸入二氧化硅的数量、颗粒大小及其形状密切相关。

（二）病理变化（★★）

1. 硅结节 为境界清楚的圆形或椭圆形结节，直径3~5mm，色灰白，触之有沙砾感。早期阶段是由吞噬硅尘的巨细胞聚集成的细胞性结节，病变进一步发展成纤维性结节。镜下，其内胶原纤维呈同心圆或旋涡状排列，部分结节中胶原纤维发生玻璃样变性。结节内小血管壁增厚，管腔狭窄。大的融合性结节中央常因缺血、缺氧发生坏死和液化，形成硅肺性空洞。偏光显微镜可见硅结节和肺组织内的硅尘颗粒。肺门淋巴结可有硅结节形成，肿大变硬。

2. 肺组织弥漫性纤维化 病变肺组织内可见范围不等的弥漫性纤维化病灶，镜下为致密的玻璃样变性的胶原纤维。胸膜因弥漫性纤维化而广泛增厚。

【巧妙记忆】 硅肺的基本病变是硅结节形成和肺组织的弥漫性纤维化。

（三）并发症（★★）

1. 肺结核病 易并发结核病。硅肺病灶与结核病灶可以单独存在，也可混合存在。患者结核病变的发展速度和累及范围均比单纯肺结核病者更快、更广，也更易形成空洞，导致大出血而死亡。

2. 慢性肺源性心脏病 肺组织弥漫性纤维化使肺毛细血管床减少，肺小动脉闭塞性脉管炎及缺氧引起的肺小动脉痉挛等均可致肺循环阻力增大，肺动脉压升高，最终发展为慢性肺心病。

3. 肺部感染和阻塞性肺气肿 患者抵抗力低下，呼吸道防御功能减弱，易继发严重的细菌和病毒感染，导致死亡。晚期患者常合并不同程度的阻塞性肺气肿，肺大疱破裂形成自发性气胸。

六、急性呼吸窘迫综合征

（一）概述

急性呼吸窘迫综合征多继发于严重的全身感染、创伤、休克和肺的直接损伤，如败血症、大面积烧伤、溺水、药物中毒、大量输血或输液、体外循环、透析及弥漫性肺感染、肺挫伤、吸入性肺炎、吸入有毒气体等。

现认为肺毛细血管内皮和肺泡上皮的损伤是由白细胞及某些介质（如白介素、细胞因子、氧自由基、补体及花生四烯酸的代谢产物等）所引起。

（二）病理变化

双肺肿胀，可有散在出血点或出血斑。切面膨隆，可有实变区或萎陷灶。镜下主要表现为肺间质毛细血管扩张、血流淤滞，肺泡腔和肺间质内有大量含蛋白质浆液。在肺呼吸性细支气管、肺泡管及肺泡的内表面有透明膜形成。间质内可有点状出血和灶状坏死，微血管内常见透明血栓和白细胞栓塞，肺泡上皮弥漫性损伤。电镜下见损伤的Ⅱ型肺泡上皮细胞的线粒体呈空泡变，内质网扩张，板层小体变性、坏死。发病数日后即可见肺间质内成纤维细胞及Ⅱ型肺泡上皮大量增生，透明膜机化和胶原沉着，导致肺泡和肺间质弥漫性纤维化。

七、肺癌

（一）病理类型和病理变化

1. 大体类型（★★）

（1）中央型（肺门型）：肺癌发生于主支气管或叶支气管，在肺门部形成肿块，最常见。早期常破坏支气管壁向周围组织浸润扩展。晚期形成巨块或结节。癌细胞经淋巴管转移至支气管旁和肺门淋巴结，肿大的淋巴结常与肺门肿块融合。

（2）周围型：此型源于肺段或其远端支气管，在靠近肺膜的肺周边部形成孤立癌结节，与支气管的关系不明显。肉眼形态多为结节型或巨块型，发生淋巴结转移较中央型晚，但可侵犯胸膜。

（3）弥漫型：该型较少。癌组织起源于末梢的肺组织，肉眼呈多数播散性的粟粒大结节，沿肺泡管和肺泡弥漫侵犯部分肺大叶或全肺叶。

2. 组织学类型（★★★）

（1）鳞状细胞癌：大多数患者为中老年，多有吸烟史。该型多发生于段以上大支气管，纤支镜检查易被发现。根据分化程度分为高分化、中分化和低分化鳞癌。高分化者癌巢中有角化珠形成，常可见到细胞间桥（2015）；中分化者有细胞角化，但无角化珠形成；低分化鳞癌癌巢界限不甚明显，细胞异型性大，无细胞内角化及角化珠。电镜下可见鳞状细胞特征性的张力微丝束及细胞间桥粒连接，免疫组化染色高分子角蛋白阳性。

（2）腺癌：女性患者多见。通常发生于较小支气管上皮。肿块通常位于胸膜下，境界不甚清晰，常累及胸膜。腺癌伴纤维化和瘢痕形成较多见。镜下癌组织分化最好者为细支气管肺泡癌，此型肉眼观多为弥漫型或多结节型，镜下见癌细胞沿肺泡壁、肺泡管壁呈单层或多层生长、扩展，常有乳头形成，肺泡间隔大多未被破坏。分化中等者的特征是有腺管或乳头形成及黏液分泌。低分化者常无腺样结构，呈实心条索状，分泌现象少见，细胞异型明显。腺癌电镜下特征为癌细胞内有微腔形成，表面有微绒毛；胞质内见分泌颗粒或黏液颗粒，细胞间见连接复合体。

（3）小细胞癌：患者多为中、老年男性，与吸烟密切相关，是肺癌中恶性程度最高的一型（2021、2022、2023）。多为中央型，常发生于大支气管，向肺实质浸润生长，形成巨块。镜下，癌细胞小，呈圆形或卵圆形，或呈梭形或燕麦形，弥漫分布或片状、条索状排列；也可围绕小血管形成假菊形团结构（2015）。电镜下，癌细胞胞质可见神经分泌颗粒。免疫组化染色显示癌细胞对神经内分泌标志物如 NSE、CgA、Syn 及 Leu7 等阳性，角蛋白阳性。

（4）大细胞癌：属于未分化癌，恶性度高，生长迅速，转移早而广泛。镜下癌组织常呈实性团块或片状，或弥漫分布。癌细胞体积大，胞质丰富，呈颗粒状或胞质透明。核染色深，异型明显，核分裂象多见。部分大细胞癌呈神经内分泌分化（大细胞神经内分泌癌）。

（二）扩散与转移

1. 直接蔓延　中央型肺癌直接侵及纵隔、心包，或沿支气管向对侧肺蔓延；周围型肺癌可侵犯胸膜。

2. 转移　肺癌发生转移较早且较多见。淋巴道转移首先至支气管旁淋巴结，然后到肺门、纵隔、锁骨上及颈部淋巴结等处。血道转移最常见于脑、骨、肾上腺、肝等。

【经典习题】

1. 慢性支气管炎发展成阻塞性肺气肿的过程中最先发生的病理改变是

A. 肺泡膨胀
B. 细支气管不完全阻塞
C. 肺泡壁弹性减退
D. 肺小动脉痉挛
E. 肺纤维化

答案： B

考点： 慢性支气管炎临床病理联系

解析： 慢性细支气管炎时，管壁纤维组织增生，引起细支气管不完全阻塞，导致阻塞性通气障碍。吸气时，空气尚易进入肺泡，但呼气时，支气管回缩，阻塞加重，气体呼出困难，使肺内储气量增加而致肺气肿。故选 B。

2. 小叶性肺炎按其病变性质属于

A. 卡他性炎
B. 纤维蛋白性炎
C. 肉芽肿性炎
D. 化脓性炎
E. 浆液性炎

答案： D

考点： 小叶性肺炎病理变化

解析： 本题主要区分大叶性肺炎和小叶性肺炎的病变性质。大叶性肺炎为纤维蛋白性炎，以肺泡内渗出大量纤维素为特点，好发于青壮年人。而小叶性肺炎则是以细支气管为中心的肺组织急性化脓性炎症，主要发生于小儿及年老体弱者。故选D。

第七节 消化系统疾病

一、慢性胃炎

（一）非萎缩性胃炎

非萎缩性胃炎即慢性浅表性胃炎，以胃窦部常见，病变呈多灶性或弥漫性。①肉眼观：胃黏膜充血、水肿，呈淡红色，点状出血和糜烂，表面可有灰黄色或灰白色黏液性渗出物覆盖。②镜下观：黏膜浅层固有膜内有淋巴细胞、浆细胞浸润，但腺体保持完整，无萎缩性改变。严重者炎症可累及黏膜深层。

（二）慢性萎缩性胃炎

1. 病理特点　胃黏膜萎缩、变薄，黏膜腺体减少甚至消失，伴有肠上皮化生，固有层内有多量淋巴细胞、浆细胞浸润。①肉眼观：胃黏膜由正常的橘红色变为灰色，黏膜变薄，皱襞变浅甚至消失，黏膜下血管清晰可见，偶有出血及糜烂。②镜下观：病变区胃黏膜变薄，腺体变小，数目减少；固有层内有多量淋巴细胞、浆细胞浸润；胃黏膜内可见纤维组织增生；常出现腺上皮化生。可表现为肠上皮化生和假幽门腺化生。

2. 分型　慢性萎缩性胃炎分型见表2-6-7-1。

表2-6-7-1　慢性萎缩性胃炎分型

鉴别要点	A型	B型
病因与发病机制	自身免疫	多为幽门螺杆菌感染
病变部位	胃体部或胃底部	胃窦部
抗壁细胞和内因子抗体	阳性	阴性
血清胃泌素水平	高	低
胃内G细胞增生	有	无
血清中自身抗体	阳性	阴性
胃酸分泌	明显降低	中度降低或正常
血清维生素 B_{12} 水平	降低	正常
恶性贫血	常有	无

二、消化性溃疡

（一）概念及病理变化（★★★）

1. 概念　消化性溃疡病是一种常见病，多见于成人，主要发生于胃和十二指肠。胃和十二指肠同时发生溃疡病者称复合性溃疡。

2. 病理变化　胃溃疡多位于胃小弯近幽门部。溃疡常为1个，呈圆形或椭圆形，直径多在2cm以内。溃疡边缘整齐，底部平坦，深浅不一。溃疡通常穿越黏膜下层，可深达肌层或浆膜层。溃疡的贲门侧较深，边缘呈潜掘状；幽门侧较浅，为阶梯状。溃疡周围的胃黏膜皱襞呈放射状。镜下，溃疡底部由内向外分4层。①渗出层：最表层由少量炎症渗出物覆盖。②坏死层：主要由坏死细胞碎片组成；③新鲜的肉芽组织。④瘢痕层：陈旧肉芽组织（2022）。瘢痕底部小动脉管壁增厚，管腔狭窄或有血栓形成，可防止溃疡血管破裂、出血，但不利于溃疡愈合。十二指肠溃疡与胃溃疡病变相似，但多发生在球部的前壁或后壁，溃疡较小，直径常在1cm以内，较浅且易愈合。

（二）结局

消化性溃疡一般可愈合，表现为渗出物及坏死组织逐渐被吸收、排出，已被破坏的肌层不能再生，由底部的肉芽组织增生形成瘢痕组织修复，同时周围黏膜上皮再生覆盖溃疡面而愈合。

（三）并发症（★★★）

1. 出血　因溃疡底部毛细血管破裂可引起少量出血。粪隐血试验常为阳性。若溃疡底部大血管破裂则出现呕血及柏油样便，严重者可出现失血性休克。

2. 穿孔　十二指肠溃疡更易发生。穿孔后胃肠内容物漏入腹腔引起腹膜炎。若穿孔发生在胃后壁，胃肠内容物则漏入小网膜囊。

3. 幽门梗阻　经久的溃疡易形成大量瘢痕。由于瘢痕收缩导致，或局部炎症充血、水肿和幽门括约肌痉挛导致，胃内容通过困难，出现反复呕吐，严重者可出现碱中毒。

4. 癌变　多见于长期胃溃疡患者，癌变来自溃疡边缘的黏膜上皮或腺体。十二指肠溃疡几乎不发生癌变。

【巧妙记忆】出血、穿孔、幽门梗阻和癌变是消化性溃疡的并发症。

三、炎症性肠病

炎症性肠病的分型及病理变化见表2-6-7-2。

表 2-6-7-2　炎症性肠病的分型及病理变化

类型	肉眼观病理变化	镜下观病理变化
克罗恩病	病变呈节段性，病变处肠壁变厚、变硬，肠黏膜高度水肿。皱襞块状增厚呈“铺路石样”（鹅卵石样）改变，黏膜面有纵行溃疡、裂隙，可引起肠穿孔及瘘管形成。病变肠管狭窄、易与邻近肠管或肠壁粘连。肠壁可粘合成团	裂隙状溃疡表面被覆坏死组织，其下肠壁各层可见大量淋巴细胞、巨噬细胞与浆细胞浸润，可见淋巴组织增生、淋巴滤泡形成，约半数以上病例出现结核样肉芽肿，但无干酪样坏死改变。肠黏膜下层增厚、水肿，其中有多数扩张的淋巴管
溃疡性结肠炎	病变多从直肠开始，可累及结肠各段，偶见于回肠。病变呈连续性、弥漫性分布，可见多发性糜烂或表浅小溃疡并可累及黏膜下层，肠黏膜大片坏死并形成大溃疡。残存肠黏膜充血、水肿并增生形成息肉样外观	固有膜内有中性粒细胞、淋巴细胞、浆细胞及嗜酸性粒细胞浸润，继而有广泛溃疡形成，还可有隐窝炎及隐窝脓肿。溃疡底部有时可见急性血管炎，血管壁呈纤维素样坏死。溃疡边缘假息肉形成处的肠黏膜上皮可见有异型增生，提示有癌变的可能。晚期病变区肠壁大量纤维组织增生

四、病毒性肝炎

（一）基本病理变化（★★★）

1. 肝细胞变性

（1）胞质疏松化和气球样变为最常见的病变。光镜下，肝细胞肿大，胞质疏松呈网状、半透明。进一步发展，肝细胞肿大呈圆球形，胞质透明。电镜下见内质网不同程度扩张、线粒体明显肿胀、溶酶体增多。

（2）脂肪变性肝细胞中出现过多脂肪空泡。

（3）嗜酸性变常累及单个或数个肝细胞，散在于肝小叶内。光镜下病变肝细胞胞质呈嗜酸性增强染色。

2. 肝细胞坏死

（1）嗜酸性坏死源于嗜酸性变，胞质进一步浓缩，核浓缩消失，最终形成深红色浓染的圆形嗜酸性小体。属细胞凋亡。

（2）溶解性坏死为最常见的坏死。分类：①点状坏死，肝小叶内散在的灶性肝细胞的溶解坏死，仅涉及少数几个细胞。②碎片状坏死，肝小叶周边部界板肝细胞的灶性坏死和崩解。③桥接坏死，中央静脉与汇管区之间，两个汇管区之间，或两个中央静脉之间出现的互相连。④亚大块和大块坏死，累及几个肝小叶的大部分或近全小叶的肝细胞坏死，是肝损伤后最严重的坏死（2017）。

3. 炎症细胞浸润　主要为淋巴细胞和单核细胞呈散在性或灶状浸润于肝小叶内或汇管区。

4. 肝细胞再生　肝细胞坏死后邻近肝细胞通过直接或间接分裂再生而修复。再生的肝细胞体积较大，核大且深染。

5. 间质反应性增生和小胆管增生　间质反应性增生包括：①Kupffer 细胞增生，可脱入窦腔内变为游走的吞噬细胞。②间叶细胞和成纤维细胞增生，参与损伤的修复。慢性且坏死较严重的病例，在汇管区或大片坏死灶内，可见小胆管增生。

【巧妙记忆】　病毒性肝炎的基本病理变化：肝细胞胞质疏松化和气球样变、脂肪变性和嗜酸性变；肝细胞坏死（点状坏死、碎片状坏死、桥接坏死和大块坏死）；淋巴和单核细胞浸润；肝细胞再生；间质反应性增生和小胆管增生。

（二）类型和病变特点（★★★）

1. 普通型病毒性肝炎

（1）急性（普通型）肝炎：最常见，分为黄疸性及无黄疸性。肉眼观，肝脏肿大，表面光滑。镜下，肝细胞广泛变性（2007、2018），以胞质疏松化和气球样变最普遍。坏死轻微，肝小叶内可见点状坏死与嗜酸性小体。小叶内与汇管区有轻度炎细胞浸润。黄疸性毛细胆管内常有淤胆和胆栓形成。

（2）慢性（普通型）肝炎

1）轻度慢性肝炎：点状坏死（2004），偶见轻度碎片状坏死，汇管区周围纤维组织增生。小叶结构清楚（2003）。

2）中度慢性肝炎：肝细胞变性、坏死明显，中度碎片状坏死，出现特征性的桥接坏死（2001）。小叶内纤维间隔形成，但结构大部分保存。

3）重度慢性肝炎：重度的碎片状坏死与大范围的桥接坏死。坏死区出现肝细胞不规则再生，纤维间隔分割肝小叶结构。HBsAg 携带者和慢性肝炎的肝组织常可见毛玻璃样肝细胞。

2. 重型病毒性肝炎　是最严重的一型。

（1）急性重型肝炎：又称暴发性肝炎。肉眼观，肝体积明显缩小，质地柔软，切面呈黄色或红褐色，又称急性黄色肝萎缩或急性红色肝萎缩。镜下，肝细胞坏死广泛而严重（2014、2017），肝细胞索解离，大片溶解坏死，仅残留网状支架。肝窦明显扩张、充血并出血，Kupffer 细胞增生肥大。小叶内及汇管区有以淋巴细胞、巨噬细胞为主的炎细胞浸润。残留肝细胞再生不明显。

（2）亚急性重型肝炎（2002）：肉眼观，肝体积缩小，包膜皱缩，切面可见再生结节，因胆汁淤积而呈黄绿色。镜下，既有肝细胞的大片坏死，又有结节状肝细胞再生。坏死区网状纤维支架塌陷和胶原化，使再生的肝细胞呈结节状。肝小叶内外有明显炎细胞浸润，小叶周边部小胆管增生，胆汁淤积形成胆汁栓。

五、肝硬化

（一）概述

肝硬化是各种病因引起的肝脏疾病的终末期。主要病变为肝细胞弥漫性变性、坏死、纤维组织增生和肝细胞结节状再生，病变反复交错进行，导致肝脏变形、变硬。

（二）类型和病理变化

1. 门脉性肝硬化　肉眼观，早期肝体积正常或略增大，质地稍硬。晚期体积缩小（2013），重量减轻，硬度增加。表面呈小结节状。肝细胞反复坏死再生，正常肝小叶结构破坏，假小叶形成（2004、2012、2014、2018）。中央静脉常缺如，偏位或两个以上。

2. 坏死后性肝硬化　肝脏体积缩小、变硬，变形明显，结节大小悬殊。假小叶形态大小不一，肝细胞变性、坏死，纤维间隔较宽。

3. 胆汁性肝硬化　肝脏缩小（早期常肿大），表面呈细小结节或无明显结节，深绿或绿褐色。原发性者假小叶呈不完全分割型，继发性者肝细胞呈网状或羽毛状坏死，假小叶周围结缔组织的分割包绕不完全。

（三）病理临床联系

1. 门脉性肝硬化

（1）门脉高压症：慢性淤血性脾大（2018），可引起脾功能亢进（2000）；胃肠淤血、水肿；腹水形成；侧支循环形成：胃底食管下段交通支最重要，脐周静脉及腹壁静脉曲张形成“海蛇头”现象。

（2）肝功能障碍：蛋白质合成障碍，对激素的灭活作用减弱，体内雌激素增多；出血倾向；黄疸；肝性脑病。

2. 坏死后性肝硬化　肝功能障碍明显、出现较早，门脉高压症较轻、出现晚；癌变率较门脉性肝硬化高。

六、食管癌（★★★）

食管癌好发于三个生理性狭窄部，中段最多见，其次为下段，而上段最少见。

1. 早期癌　病变原位癌，未侵犯肌层，无淋巴结转移。肉眼观，黏膜轻度糜烂或表面呈颗粒状、微小的乳头状。X线钡餐见管壁轻度局限性僵硬或正常。镜下见绝大部分为鳞状细胞癌。

2. 中晚期癌

（1）肉眼观（2003）

1）髓质型：最多见，癌组织在食管壁内浸润性生长累及食管全周或大部分，管壁增厚、管腔变小。切面癌组织质地较软，似脑髓，色灰白。癌组织表面常有溃疡。

2）蕈伞型：癌呈扁圆形肿块，突向食管腔，表面有浅溃疡，边缘外翻。肿瘤组织侵犯食管管周的部分或大部。

3）溃疡型：肿瘤表面有较深溃疡，深达肌层，底部凹凸不平。多浸润食管管周的一部分。

4）缩窄型：癌组织质硬。癌组织内有明显的结缔组织增生并浸润食管全周，因而使局部食管壁呈环形狭窄。狭窄上端食管腔则明显扩张。

（2）镜下：鳞状细胞癌最多见（2001），腺癌次之。偶见腺棘皮癌与神经内分泌系统来源的燕麦小细胞癌等。Barrett食管腺癌由Barrett食管恶变而来。

3. 转移与扩散

（1）直接扩散：癌肿最先向黏膜下层和肌层扩散，穿过疏松的外膜侵入邻近器官。

（2）经淋巴途径：是食管癌的主要转移方式。首先进入黏膜下淋巴管，通过肌层到达与肿瘤部位相应区域的淋巴结。中、下段癌亦可向远处转移至锁骨上淋巴结、腹主动脉旁和腹腔淋巴结。

（3）血行转移：发生较晚，可转移到肝、肺、骨、肾、肾上腺、脑等处。

七、胃癌（★★★）

1. 早期胃癌　指癌组织浸润限于黏膜层或黏膜下层（2007、2017、2019），不论有无淋巴结转移。直径<0.5cm者称为微小癌。直径0.6~1.0cm者称为小胃癌（2016）。大体分为三型：①隆起型；②表浅型；③凹陷型，最多见。镜下，原位癌及高分化管状腺癌多见。

2. 中晚期胃癌（进展期胃癌）　癌组织浸润超过黏膜下层或浸润胃壁全层。大体分以下3型。

（1）息肉型或蕈伞型：癌组织向黏膜表面生长，呈息肉状或蕈伞状，突入胃腔内。

（2）溃疡型：癌组织坏死脱落形成溃疡，溃疡较大，边界不清，多呈皿状，也可隆起如火山口状，底部不平。

（3）浸润型：癌组织向胃壁内局限性或弥漫性浸润。弥漫性浸润可形成“革囊胃”。胶样癌：肉眼呈半透明的胶冻状，镜下主要为管状腺癌与黏液癌。

少数为腺棘皮癌或鳞状细胞癌。

3. 转移与扩散

（1）直接浸润。

（2）血行转移：转移的器官有肝、肺、胰、骨骼等处，以肝转移为多。

（3）腹膜种植转移：直肠前凹的转移癌，直肠指检可以发现。女性患者胃癌可形成卵巢转移性肿瘤，称 Krukenberg 瘤。癌细胞腹膜广泛播散时，可出现大量癌性腹水。

（4）淋巴结转移：是胃癌的主要转移途径。进展期胃癌可经胸导管向左锁骨上淋巴结（Virchow 淋巴结）转移，或经肝圆韧带转移至脐部。

八、大肠癌（★★★）

大肠癌好发部位以直肠最多见。

1. 肉眼观察

（1）隆起型肿瘤呈息肉状或盘状向肠腔突出，可伴表浅溃疡，多为分化较高的腺癌。

（2）溃疡型肿瘤表面形成较深溃疡或呈火山口状，本型较多见。

（3）浸润型癌组织向肠壁深层弥漫浸润，常累及肠管全周，导致局部肠壁增厚、变硬，若同时伴有肿瘤间质结缔组织明显增多，则使局部肠管周径明显缩小，形成环状狭窄。

（4）胶样型肿瘤表面及切面均呈半透明、胶冻状。此型肿瘤预后较差。

2. 镜下　组织学类型：①乳头状腺癌，呈细乳头状，乳头内间质很少。②管状腺癌（根据分化程度可分为 3 级）。③黏液腺癌或印戒细胞癌，以形成大片黏液湖为特点。④未分化癌。⑤腺鳞癌。⑥鳞状细胞癌。大肠癌主要以高分化管状腺癌及乳头状腺癌多见，少数为未分化癌或鳞状细胞癌，后者常发生于直肠肛门附近。

3. 转移与扩散　①直接蔓延；②淋巴转移；③血行播散。

【巧妙记忆】 左侧大肠癌浸润型多见，易引起肠壁狭窄，早期出现梗阻症状。右侧结肠癌隆起息肉型多见。

九、原发性肝癌

原发性肝癌的病理类型和病理变化如下。

1. 肉眼观察

（1）早期肝癌（小肝癌）指单个癌结节最大径<3cm 或两个癌结节合计最大径<3cm 的原发性肝癌。形态特点：多呈球形，边界清楚，切面均匀一致，无出血及坏死。

（2）晚期肝癌

1）巨块型：肿瘤体积巨大，圆形，右叶多见。切面中心部常有出血、坏死。瘤体周围常有多少不一的卫星状癌结节，此型不合并或仅合并轻度肝硬化。

2）（多）结节型：最常见，通常合并有肝硬化。癌结节散在，呈圆形或椭圆形，大小不等。

3）弥漫型：癌组织弥散于肝内，结节不明显，常发生在肝硬化基础上（2000），少见。

2. 镜下

（1）肝细胞癌：发生于肝细胞，最多见。分化程度差异较大。分化较高者癌细胞类似于肝细胞，分泌胆汁，癌细胞排列呈巢状，血管多，间质少。分化低者异型性明显。癌细胞大小不一，形态各异。

（2）胆管细胞癌：发生于肝内胆管上皮的恶性肿瘤。癌细胞呈腺管状排列，可分泌黏液，癌组织间质较多。一般不并发肝硬化。

（3）混合细胞型：肝癌癌组织中具有肝细胞癌及胆管细胞癌两种成分，最少见。

3. 转移与扩散

（1）肝内转移：易侵犯门静脉及分支并形成癌栓，脱落后在肝内引起多发性转移灶。

（2）肝外转移：①血行转移，常转移至肺，其他部位有脑、肾上腺、肾及骨骼等，甚至可见肝静脉中癌栓延至下腔静脉及右心房。②淋巴转移，常见肝门淋巴结转移，也可转移至胰、脾、主动脉旁及锁骨上淋巴结。③种植转移，少见，从肝表面脱落的癌细胞可种植在腹膜、横膈、盆腔等处，引起血性腹水、胸腔积液。女性可有卵巢转移。

十、胰腺癌

1. 病理变化　肉眼观，胰腺癌大小和形态不一，癌周组织常见硬化。镜下常见导管腺癌、囊腺癌、黏液癌及实性癌。

2. 扩散与转移　胰头部癌早期可直接蔓延至邻近组织和器官，稍后转移至胰头旁及胆总管旁淋巴结。经门静脉肝内转移最为常见，尤以体尾部癌为甚，进而侵入腹腔神经丛周淋巴间隙，远处转移至肺和骨等处。

3. 病理临床联系　胰头癌主要表现为无痛性黄疸。体尾部癌主要表现为深部刺痛、腹水及脾大，可见贫血、呕血及便秘等，常无黄疸。

【经典习题】

1. 肝穿刺活检，镜下见肝细胞弥漫性疏松化、气球样变、点状坏死及嗜酸小体形成。病理诊断是

A. 急性普通型肝炎

B. 急性重型肝炎
C. 亚急性重型肝炎
D. 慢性持续性肝炎
E. 慢性活动性肝炎

答案：A

考点：急性普通型肝炎病理变化

解析：急性普通型肝炎在组织学以肝细胞广泛变性为主，其中以肝细胞胞质疏松化和气球样变、肝细胞嗜酸性变和嗜酸性小体形成为主，坏死病变较轻。故选A。急性重型肝炎组织学上示肝细胞坏死严重而广泛，坏死自小叶中央开始，向四周扩展，呈弥漫性片状（坏死面积约占2/3）。亚急性重型肝炎有明显的桥接坏死及片状融合性坏死。慢性持续性肝炎炎症限于汇管区。慢性活动性肝炎严重时以明显的界面性肝炎为主，甚或以明显的桥接坏死为主。

2. 肝硬化特征性病理表现是
A. 肝细胞坏死
B. 假小叶形成
C. 炎细胞浸润
D. 肝细胞浊肿变性
E. 肝细胞脂肪变性

答案：B

考点：肝硬化病理变化

解析：肝硬化是各种病因引起的肝脏疾病的终末期，由于肝细胞反复坏死再生，致使正常肝小叶结构被破坏，由增生的纤维组织将再生之肝细胞结节分割包绕，形成大小不等、圆形或椭圆形的肝细胞团，称假小叶。其是肝硬化的特征性病理表现。故选B。

3. 胃溃疡底部常见动脉内血栓机化，该处血栓形成的最主要机制是
A. 溃疡组织释出多量组织凝血酶原
B. 溃疡处动脉内膜炎致内膜粗糙
C. 溃疡处动脉血流缓慢
D. 溃疡处纤维化使动脉内血流不规则
E. 胃液促进凝血过程

答案：B

考点：胃溃疡病理变化

解析：胃溃疡底部由内向外分四层：最表面由少量炎性渗出物覆盖其下一层坏死组织；再下则是较新鲜的肉芽组织；最下层由肉芽组织移行为陈旧瘢痕组织。瘢痕底部小动脉因炎症刺激常有增殖性动脉内膜炎，使小动脉管壁增厚，管腔狭窄或有血栓形成。故选B。

第八节　淋巴造血系统疾病

一、淋巴结良性病变

（一）反应性淋巴结炎的病理变化

1. 急性非特异性淋巴结炎　淋巴结肿胀，灰红色。镜下见淋巴滤泡增生，生发中心扩大，有大量核分裂象。化脓菌感染时可见坏死、脓肿；感染不太严重时中性粒细胞浸润，窦内皮细胞增生。

2. 慢性非特异性淋巴结炎　常引起淋巴结反应性增生，可表现为：①淋巴滤泡增生，淋巴滤泡的数量增多，滤泡大小不一，生发中心明显扩大、细胞增生，内有各种转化的B淋巴细胞，核较大，有裂或无裂。生发中心周围有小淋巴细胞围绕。②副皮质区淋巴增生，淋巴结的副皮质区增宽，可见活化的T免疫母细胞，细胞较大，核圆形，染色质较粗，有一个或数个核仁，细胞质较丰富，略呈嗜碱性，常伴有血管内皮细胞增生和淋巴窦扩张。③窦组织细胞增生，淋巴窦腔明显扩张，窦内巨噬细胞（组织细胞）增生和内皮细胞肥大。

（二）淋巴结特殊性感染的病理变化

1. 结核性淋巴结炎　淋巴结肿大，呈串状分布。结核性肉芽肿形成，可见干酪样坏死。抗酸染色见结核分枝杆菌。

2. 淋巴结真菌感染　①曲菌感染：化脓性炎及脓肿形成，染色可显示曲菌的分隔菌丝。②新型隐球菌：肉芽肿性炎，染色可见较厚的荚膜菌体，球形芽胞。③组织胞浆菌：巨噬细胞增生和肉芽肿性炎，染色可见圆形孢子体。

3. 组织细胞坏死性淋巴结炎　多见于年轻女性。淋巴结和副皮质区片状或灶性凝固性坏死，明显核碎片，中性粒细胞稀少或缺如；坏死灶及周边巨噬细胞活跃增生，常见吞噬核碎片现象；异型T免疫母细胞、浆细胞样单核细胞、浆细胞样树突状细胞和淋巴细胞等散在或灶状分布，易见核分裂象；病变周围区淋巴结结构、细胞形态基本正常。

4. 猫抓病　由组织细胞演变的上皮样细胞形成肉芽肿，其中央可见中性粒细胞聚集形成微小脓肿。脓肿外周有类上皮细胞增生。

5. 传染性单核细胞增多症　异型淋巴细胞遍布在淋巴组织内，B细胞反应性增生，淋巴滤泡增大。淋巴结免疫母细胞增生，偶见双核大细胞。

二、霍奇金淋巴瘤

1. 经典霍奇金淋巴瘤

（1）结节硬化型（NS）：①肿瘤细胞为陷窝细胞；②粗大的胶原分隔病变的淋巴结为大小不等的结节。特征性的免疫表型是$CD15^+$、$CD30^+$、CD45，不表达B细胞或T细胞分化抗原。

（2）混合细胞型（MC）：免疫表型与NS相同，MC以男性多见，常伴EB病毒感染。

（3）富于淋巴细胞型（LR）：该型常见单核或诊断型R-S细胞，以及特征性的$CD45^-$、$CD20^-$、

CD30$^+$和CD15$^+$的免疫表型。病变组织中有大量反应性淋巴细胞存在。

（4）淋巴细胞减少型（LD）：病变组织中有极少量的淋巴细胞和大量R-S细胞或其多形性变异型瘤细胞。肿瘤细胞的免疫表型与MC和NS相同。

2. 结节性淋巴细胞为主型霍奇金淋巴瘤 病变淋巴结呈深染的模糊不清的结节状，典型R-S细胞难觅，常见的是多分叶核的爆米花细胞。嗜酸性粒细胞、中性粒细胞和浆细胞少见，几乎无坏死和纤维化。瘤细胞表达B细胞标志物，不表达CD15，偶表达CD30。3%~5%的病例可转化为弥漫大B细胞瘤。不伴EB病毒感染。

三、非霍奇金淋巴瘤

（一）分型

成人淋巴结的非霍奇金淋巴瘤（NHL）主要是弥漫大B细胞淋巴瘤（2018）；在儿童和青少年则是急性淋巴母细胞白血病/淋巴瘤和Burkitt淋巴瘤；淋巴结外淋巴瘤主要有黏膜相关淋巴瘤和鼻型NK/T细胞淋巴瘤。

（二）类型及特点

主要介绍几种常见类型。

1. 弥漫性大B细胞淋巴瘤（2023） 该组肿瘤常见的分子遗传学改变是bcl-6基因突变。常在短期内出现淋巴结迅速长大或结外肿块。病情进展迅速，可累及肝、脾，但骨髓受累者少见。该肿瘤除原发于淋巴结外，还可原发于纵隔、口咽环、胃肠道、皮肤、骨和脑等处。有数种临床亚型，如纵隔原发大B细胞淋巴瘤、血管内大B细胞淋巴瘤、原发渗出性大B细胞淋巴瘤等。

2. 滤泡性淋巴瘤 肿瘤性滤泡主要由中心细胞和中心母细胞以不同比例组成。生长方式从滤泡型发展成弥漫型，提示肿瘤侵袭性增高。免疫表型和细胞遗传学FL的肿瘤细胞表达CD19、CD20、CD10和单克隆性的表面Ig。主要表现为局部或全身淋巴结无痛性肿大，以腹股沟淋巴结受累多见。常有脾大，部分患者有发热和乏力等。30%~50%的病例有骨髓受累。

3. 黏膜相关淋巴组织结外边缘区淋巴瘤 本型淋巴瘤比例较高，在B细胞淋巴瘤中仅次于弥漫大B细胞淋巴瘤。多发生于胃肠道、眼附属器、甲状腺、唾液腺及肺等。肿瘤为体积较小的淋巴样细胞增生，表达B细胞标志物，增殖活性比较低，浸润范围可以较广泛。如有淋巴细胞性甲状腺炎时发生本病的机会大大增加。

4. 前体B细胞和T细胞肿瘤 即急性淋巴母细胞白血病/淋巴瘤（ALL），患者可有贫血、粒细胞和血小板减少、出血和继发感染等，常有淋巴结和脾大。50%~70%的T-ALL患者有纵隔肿块。约85%的ALL是前体B细胞来源，患者多为儿童，常表现为白血病。约15%的ALL是前体T细胞来源，多见于成年男性，表现为局部包块，常累及胸腺。

5. 慢性淋巴细胞白血病/小淋巴细胞淋巴瘤 50%~60%的患者有全身淋巴结肿大和肝脾大。随着病程的进展，15%~30%的患者可转化为前淋巴细胞白血病，约10%的患者可转化为弥漫性大B细胞淋巴瘤。

6. 伯基特（Burkitt）淋巴瘤（BL） 淋巴细胞弥漫性浸润，瘤细胞间散在分布巨噬细胞。瘤细胞表达成熟B细胞分化抗原，如CD19、CD20、CD79a，表达滤泡生发中心细胞标志bcl-6和CD10等；表达IgM；表达单一Ig轻链蛋白。有三种临床类型：地方性BL、散发性BL、HIV感染者发生的BL。临床表现为颌面部巨大包块，及腹腔脏器受累等。

7. 非特指外周T细胞淋巴瘤 多数患者有全身淋巴结肿大，同时或仅有结外病变，如皮肤、胸肺、肝脾和骨髓受累等。实验室检查可有多克隆高球蛋白血症、Coombs实验阳性。

8. 结外NK/T细胞淋巴瘤 肿瘤细胞表达部分T细胞分化抗原，如CD2、CD45RO、胞质型CD3（CD38）；表达NK细胞相关抗原CD56，及细胞毒性颗粒相关抗原，如T细胞内抗原1、穿孔素和粒酶B等。主要病变部位是鼻腔，主要症状有顽固性鼻塞、鼻出血、分泌物增多和鼻面部肿胀等。主要体征是病变局部溃疡、肉芽样新生物及骨质破坏。

9. 蕈样肉芽肿 可大致分为红斑期、斑块期和瘤块期三个阶段，皮肤病变早期表现为湿疹样病损，皮肤瘙痒，表面有不规则的红色或棕色斑疹，形成棕色瘤样结节。

【经典习题】

1. 在我国最多见的淋巴瘤类型是

A. 弥漫性大B细胞淋巴瘤

B. MALT淋巴瘤

C. 蕈样霉菌病

D. NK/T细胞淋巴瘤

E. 滤泡性淋巴瘤

答案： A

考点： 淋巴瘤类型

解析： 淋巴瘤分为霍奇金淋巴瘤（占10%~20%）和非霍奇金淋巴瘤（占80%~90%）。NHL中，弥漫性大B淋巴瘤占30%~40%，是最常见的非霍奇金淋巴瘤，也是临床上常见的淋巴瘤，故选 A。

2. 骨髓中找到里-斯细胞，能帮助诊断的疾病是

A. 霍奇金淋巴瘤

B. 非霍奇金淋巴瘤

C. 急性粒细胞白血病

D. 急性淋巴细胞白血病

E. 急性单核细胞白血病

答案： A

考点： 里-斯细胞的临床意义

解析： 典型的 R-S 细胞（里-斯细胞）是一种直径 15~45μm 或更大的双核或多核的瘤巨细胞。瘤细胞呈椭圆形，胞质丰富，稍嗜酸性或嗜碱性，细胞核圆形，呈双叶或多叶状，以致细胞看起来像双核或多核细胞。染色质粗糙，沿核膜聚集呈块状，核膜厚而清楚。核内有一非常大的，直径与红细胞相当的，嗜酸性的中位核仁，周围有空晕。骨髓中找到 R-S 细胞，能帮助诊断霍奇金淋巴瘤。故选 A。

第九节　泌尿系统疾病

一、肾小球肾炎

（一）各型病理变化（★★★）

1. 急性弥漫性增生性肾小球肾炎　双侧肾脏轻到中度肿大，被膜紧张。表面充血，有散在粟粒大小的出血点，有大红肾或蚤咬肾之称（2000）。切面肾皮质增厚。组织学改变为双侧肾小球广泛受累，体积增大，增生细胞主要为内皮细胞和系膜细胞（2003、2006、2007、2011、2016）。毛细血管腔狭窄或闭塞，肾小球血量减少。近曲小管上皮细胞变性。肾小管管腔内出现蛋白管型、红细胞或白细胞管型及颗粒管型。肾间质充血、水肿并有炎细胞浸润。免疫荧光检查显示沿肾小球基膜（GBM）和系膜区有 IgG 和 C3 沉积。电镜显示脏层上皮细胞和 GBM 之间有电子密度较高的沉积物，通常呈驼峰状（2007）。

2. 急进性肾小球肾炎　双肾体积增大，色苍白，表面可有点状出血，切面见肾皮质增厚。组织学特征是多数肾小球球囊内有新月体形成，由增生的壁层上皮细胞和渗出的单核细胞构成（2004、2018）。早期新月体以细胞成分为主，之后胶原纤维增多，转变为纤维-细胞性新月体，最终成为纤维性新月体。肾小球可分别出现节段性坏死、弥漫或局灶性内皮细胞增生或系膜细胞增生等改变。肾小管上皮细胞变性、萎缩甚至消失。肾间质水肿，炎细胞浸润，后期发生纤维化。电子显微镜检查除见新月体外，Ⅱ型病例还出现电子致密沉积物，可见肾小球基膜的缺损和断裂（2008）。免疫荧光检查Ⅰ型为线性荧光，Ⅱ型为颗粒状荧光（2017），Ⅲ型结果为阴性。

3. 肾病综合征及相关的肾炎类型（2004）

（1）膜性肾小球病：是引起成人肾病综合征最常见的原因。病变特征是肾小球毛细血管壁弥漫性增厚，肾小球基膜上皮细胞侧出现含免疫球蛋白的电子致密沉积物。肉眼观，双肾肿大，颜色苍白，有“大白肾”之称。光镜下，早期肾小球基本正常，之后 GBM 弥漫性增厚（2000、2002、2008）。电镜显示上皮细胞肿胀，足突消失，基膜与上皮之间有大量电子致密沉积物。沉积物之间基膜样物质增多，形成钉状突起（2001）。钉突向沉积物表面延伸并将其覆盖，使 GBM 明显增厚，其中的沉积物逐渐被溶解吸收，形成虫蚀状空隙。免疫荧光检查示免疫球蛋白和补体沉积。

（2）微小病变性肾小球病：肉眼观，肾脏肿胀，色苍白。切面肾皮质有黄白色条纹。光镜下，近曲小管上皮细胞内出现大量脂滴和蛋白小滴。免疫荧光检查无免疫球蛋白或补体沉积。电镜下可见弥漫性脏层上皮细胞足突消失，可作为诊断依据（2005）。

（3）局灶性节段性肾小球硬化：光镜下，病变呈局灶性分布，早期仅累及皮髓交界处肾小球，以后波及皮质全层。病变肾小球部分毛细血管袢内系膜基质增多，基膜塌陷，玻璃样物质沉积，常伴脂滴和泡沫细胞。电镜观察示弥漫性脏层上皮细胞足突消失，并有明显的上皮细胞从 GBM 处剥脱。免疫荧光示病变部位有 IgM 和 C3 沉积。随病变进展，受累肾小球增多。

（4）膜增生性肾小球肾炎：根据超微结构和免疫荧光的特点分为Ⅰ型和Ⅱ型。光镜下两个类型相似。肾小球体积增大，系膜细胞和内皮细胞数量增多。血管球小叶分隔增宽，呈分叶状。GBM 明显增厚。六胺银和 PAS 染色显示增厚的基膜呈双轨状（2002）。Ⅰ型电镜下示系膜区和内皮细胞下出现电子致密沉积物；免疫荧光示 C3 颗粒状沉积，并可出现 IgG、C1q 和 C4 等早期补体成分。Ⅱ型主要特点是内皮下和上皮下均出现免疫复合物。免疫荧光示 C3 沉积在基底膜，通常无 IgG、C1q 和 C4 出现。

（5）系膜增生性肾小球肾炎：光镜下，弥漫性系膜细胞增生伴系膜基质增多。电镜观察除上述改变外，部分病例系膜区见有电子致密物沉积。免疫荧光显示在我国最常见的是 IgG 及 C3 沉积，在其他国家则多为 IgM 和 C3 沉积（又称 IgM 肾病）。

本病多见于青少年，男性多于女性。临床表现具有多样性，可表现为肾病综合征，也可表现为无症状蛋白尿和/或血尿。可用激素和细胞毒药物治疗。病变轻者疗效好。病变严重者可伴有节段性硬化，甚至出现肾功能障碍与衰竭，预后较差。

4. IgA肾病 组织学改变差异很大，最常见的是系膜增生性病变，表现为系膜细胞增生和系膜基质增多，也可表现为局灶性节段性增生或硬化。可有较多新月体形成。免疫荧光的特征是系膜区有IgA的沉积，常伴有C3和备解素，是诊断的必要依据。电镜示系膜区有电子致密沉积物。

5. 慢性肾小球肾炎 肉眼观，双肾体积缩小，表面呈弥漫性细颗粒状，称为继发性颗粒性固缩肾。切面皮质变薄，皮髓质界限不清。组织学改变为早期可见原发肾炎的病变，后期肾小球内PAS染色阳性物质增多，细胞减少，毛细血管闭塞，肾小球发生玻璃样变和硬化（2001）。肾内细、小动脉发生玻璃样变和内膜增厚，管腔狭窄。病变肾单位的其他部位发生缺血性损伤。肾小管萎缩或消失，间质纤维化。病变轻的肾单位出现代偿性改变。

【巧妙记忆】 急性弥漫性增生性肾小球肾炎——弥漫性毛细血管内皮细胞和系膜细胞增生，伴中性粒细胞和巨噬细胞浸润；急进性肾小球肾炎——肾小球壁层上皮细胞增生，新月体形成；肾病综合征——肾小球毛细血管壁损伤，血浆蛋白滤过增加，形成大量蛋白尿，病变特点是弥漫性肾小球脏层上皮细胞足突消失。

（二）病理临床联系（★★★）

1. 急性弥漫性增生性肾小球肾炎 多见于儿童，表现为急性肾炎综合征。血尿常为最早出现的症状，轻度蛋白尿，尿中可出现各种管型。水肿常见，主要原因是肾小球滤过率降低，水、钠潴留。部分患者有高血压，原因可能是钠、水潴留，血容量增加。血浆肾素水平一般不增高。患者可有少尿，一般两周后恢复正常。

2. 急进性肾小球肾炎 常表现为血尿，伴红细胞管型、中度蛋白尿，并有不同程度的高血压和水肿。患者迅速出现少尿、无尿和氮质血症等症状，最终可发生肾衰竭。Goodpasture综合征可有反复发作的咯血。

3. 肾病综合征

（1）膜性肾小球病：多见于成人，为慢性进行性。临床常表现为肾病综合征，多为非选择性蛋白尿。部分患者伴有血尿或轻度高血压。

（2）微小病变性肾小球病：多见于儿童，是引起儿童肾病综合征最常见的原因。可发生于呼吸道感染或免疫接种之后。临床表现为肾病综合征。水肿常为最早出现的症状。蛋白尿多为选择性。通常不出现高血压或血尿。儿童患者肾上腺皮质激素治疗有明显疗效，成人患者反应缓慢或疗效不明显。

（3）局灶性节段性肾小球硬化：大部分患者表现为肾病综合征，少数仅表现为蛋白尿。特点：①出现血尿、肾小球滤过率降低和高血压的比例较高；②蛋白尿多为非选择性；③肾上腺皮质激素治疗效果不佳；④免疫荧光检查显示硬化的血管球节段内有IgM和C3沉积。本病多发展为慢性肾小球肾炎，小儿患者预后较好。

（4）膜增生性肾小球肾炎：多发生于儿童和青年，主要表现为肾病综合征，常伴有血尿，也可仅表现为蛋白尿。常为慢性进展性，预后较差。伴有大量新月体形成的患者可出现急进性肾炎的临床表现。激素和免疫抑制剂治疗的效果常不明显。

（5）系膜增生性肾小球肾炎：多见于青少年，男性多于女性。临床表现具有多样性，可表现为肾病综合征，也可表现为无症状蛋白尿和/或血尿。可用激素和细胞毒药物治疗。病变轻者疗效好。病变严重者可伴有节段性硬化，甚至出现肾功能障碍与衰竭，预后较差。

4. IgA肾病 儿童和青年多发，是全球范围最常见的肾炎类型。发病前常有上呼吸道感染，少数发生于胃肠道或尿路感染后。临床表现为反复发作的镜下或肉眼血尿，通常持续数天，以后消失，但每隔数月复发。本病预后差异很大，发病年龄大、出现大量蛋白尿、高血压或肾活检时发现血管硬化或有新月体形成者预后较差。

5. 慢性肾小球肾炎 部分患者起病隐匿。早期可有食欲差、贫血、呕吐、乏力和疲倦等症状。有的表现为蛋白尿、高血压或氮质血症或水肿。晚期患者主要症状为慢性肾炎综合征，出现多尿、夜尿、低比重尿、高血压、贫血、氮质血症和尿毒症。预后均很差。

二、肾盂肾炎

1. 病理变化（★★★） 肉眼观，肾脏体积缩小，出现不规则的瘢痕（2005、2017）。病变可单侧也可双侧，如为双侧，可有两侧改变不对称。肾脏切面皮髓质界限不清，肾乳头萎缩，肾盏和肾盂变形，肾盂黏膜粗糙（2002、2005、2007）。肾脏瘢痕数量多少不等，分布不匀，多见于肾的上、下极。镜下，部分区域肾小管萎缩，其他区域肾小管扩张，内可见均质红染的胶样管型。间质纤维化瘢痕内小动脉闭塞性动脉内膜炎，其他部位细、小动脉玻璃样变性和硬化。早期肾小球很少受累，后期部分肾小球发生玻璃样变性和纤维化。急性发作时出现大量中性粒细胞，并有小脓肿形成。

【巧妙记忆】 慢性肾盂肾炎与慢性肾小球肾炎的区别是后者病变为弥漫性，呈颗粒状，分布较均匀，两肾病变对称，后者病变不对称。

2. 病理临床联系（★★★） 常缓慢起病，也可表现为急性肾盂肾炎的反复发作，伴有腰背部疼痛、发热，频发的脓尿和菌尿。肾小管尿浓缩功能的下降和丧失可导致多尿和夜尿。钠、钾和重碳酸盐丧失可引起低钠、低钾及代谢性酸中毒。肾组织纤维化和小血管硬化导致局部缺血，肾素分泌增加，引起高血压。晚期肾组织破坏严重，出现氮质血症和尿毒症。X线肾盂造影示肾脏不对称性缩小，伴不规则瘢痕和肾盂、肾盏的变形。严重者可因尿毒症或高血压引起的心力衰竭而危及生命。

三、肾细胞癌

1. 分类 肾细胞癌主要包括肾透明细胞癌、乳头状肾细胞癌和嫌色性肾细胞癌。其他类型包括集合管癌和未分类性肾癌。

2. 病理变化 多见于肾脏上、下两极，常为单个肿物，可伴灶状出血、坏死、软化或钙化等，界限清楚，可有假包膜。肿瘤较大时常伴有出血和囊性变。肿瘤可蔓延到肾盏、肾盂和输尿管，并常侵犯肾静脉。静脉内柱状的瘤栓可延伸至下腔静脉，甚至右心。

3. 病理临床联系 腰痛、肾区肿块和血尿为典型症状，可出现副肿瘤综合征。肾细胞癌容易转移，转移最常发生于肺和骨。

四、肾母细胞瘤

1. 病理变化 多为单个实性肿物，体积较大，边界清楚，质软，可有假包膜。可有灶状出血、坏死或囊性变。肾母细胞瘤镜下细胞成分包括间叶组织的细胞、上皮样细胞和幼稚细胞。

2. 病理临床联系 肾母细胞瘤肿瘤的发生与先天性畸形有一定的关系；肿瘤的组织结构与起源组织胚胎期结构有相似之处；临床治疗效果较好。主要表现为腹部肿块等。肿瘤可侵及肾周脂肪组织或肾静脉，出现肺转移等。常用手术切除和化疗。

五、尿路上皮肿瘤

1. 病理变化 尿路上皮癌好发于膀胱侧壁和膀胱三角区近输尿管开口处。可呈乳头状或息肉状，也可呈扁平斑块状。肿瘤可为浸润性或非浸润性。

尿路上皮乳头状瘤多见于青年，肿瘤呈乳头状，细胞分化好。低度恶性潜能的乳头状尿路上皮肿瘤的组织学特征与乳头状瘤相似，区别是上皮增厚，乳头粗大或细胞核普遍增大。低级别乳头状尿路上皮癌的细胞和组织结构较规则。高级别尿路上皮乳头状癌多为浸润性，并容易发生转移。

2. 病理临床联系 无痛性血尿是膀胱肿瘤最常见的症状。肿瘤阻塞输尿管开口时可引起肾盂积水、肾盂肾炎甚至肾盂积脓。尿路上皮肿瘤患者预后与肿瘤的分级、浸润与否有较大关系。

【经典习题】

1. 肉眼形态表现为颗粒性固缩肾的疾病是
   A. 慢性硬化性肾小球肾炎
   B. 慢性肾盂肾炎
   C. 急性弥漫性增生性肾小球肾炎
   D. 膜性肾小球肾炎
   E. 新月体性肾小球肾炎

答案： A

考点： 慢性肾小球肾炎病理变化

解析： 慢性肾小球肾炎是各种肾小球肾炎的终末阶段，其病理特点是大量肾小球发生玻璃样变性和硬化，故又称慢性硬化性肾小球肾炎，肉眼观两侧肾体积缩小，表面呈弥漫性细颗粒状，故称为继发性固缩肾，故选A。高血压肾病表现为原发性颗粒性固缩肾。动脉粥样硬化表现为动脉粥样硬化固缩肾。慢性肾盂肾炎表现为不规则固缩肾。新月体性肾小球肾炎和膜性肾小球肾炎表现为大白肾。急性弥漫性增生性肾小球肾炎表现为大红肾、蚤咬肾。

2. 急性链球菌感染后肾小球肾炎电镜下的典型表现是
   A. 电子致密物呈“驼峰”样在上皮下沉积
   B. 毛细血管腔内中性粒细胞浸润
   C. 广泛足突消失
   D. 电子致密物在系膜区沉积
   E. 电子致密物呈“飘带”样在肾小球基底膜沉积

答案： A

考点： 急性肾炎病理变化

解析： 急性链球菌感染后肾小球肾炎也称为急性肾炎，光镜下表现为毛细血管内皮细胞和系膜细胞增生，电镜特点表现为“驼峰”样电子致密物沉积于上皮下，故选A。B为急性肾炎早期的一般病理改变。C为微小病变性肾病的特点。D为系膜增生性肾炎的特点。E为Ⅱ型膜增生性肾小球肾炎的特点。

3. 不属于原发性肾病综合征常见的病理类型是
   A. 微小病变性肾小球肾炎
   B. 系膜增生性肾炎
   C. 毛细血管内增生性肾炎
   D. 膜性肾病
   E. 局灶性节段性肾小球硬化

答案： C

考点： 肾病综合征的类型

解析： 表现为肾病综合征的原发性肾小球肾炎的主要病理类型：膜性肾小球肾炎、微小病变性肾小球肾炎、局灶性节段性肾小球硬化、膜增生性肾小球肾炎、系膜增生性肾小球肾炎。故选 C。

第十节 内分泌系统疾病

甲状腺疾病

（一）弥漫性甲状腺肿（★★）

弥漫性甲状腺肿，根据发生、发展过程和病变特点，可分为 3 个时期。

1. 增生期 又称弥漫性增生性甲状腺肿。肉眼观，甲状腺弥漫性对称性中度增大，一般不超过 150g，表面光滑；光镜下，滤泡上皮增生呈立方或低柱状，伴小滤泡和小假乳头形成，胶质较少，间质充血。

2. 胶质贮积期 又称弥漫性胶样甲状腺肿。肉眼观，甲状腺弥漫性对称性显著增大，重 200～300g，表面光滑，切面呈淡褐或棕褐色，半透明胶冻状；光镜下，部分上皮增生，可有小滤泡或假乳头形成，滤泡腔高度扩大，腔内大量胶质贮积。

3. 结节期 又称结节性甲状腺肿，滤泡上皮局灶性增生、复旧或萎缩不一致，分布不均，形成结节。肉眼观，甲状腺呈不对称结节状增大，结节大小不一，境界清楚，但无完整包膜，切面可有出血、坏死、囊性变、钙化和瘢痕形成。光镜下，部分滤泡上皮呈柱状或乳头样增生，有小滤泡形成；部分上皮复旧或萎缩，胶质贮积；间质纤维组织增生、间隔包绕形成大小不一的结节状病灶。

【巧妙记忆】 单纯性甲状腺肿分为 3 期：增生期、胶质贮存期和结节期。

（二）甲状腺肿瘤的类型及病理变化（★★）

1. 甲状腺腺瘤

（1）单纯型腺瘤包膜完整，肿瘤由大小较一致、排列拥挤、内含胶质，与成人正常甲状腺相似的滤泡构成。

（2）胶样型腺瘤肿瘤由大滤泡或大小不一的滤泡组成，滤泡内充满胶质，并可互相融合成囊，间质少。

（3）胎儿型腺瘤由小而一致、仅含少量胶质或没有胶质的小滤泡构成，上皮细胞为立方形，似胎儿甲状腺组织，间质呈水肿、黏液样。易发生出血、囊性变。

（4）胚胎型腺瘤瘤细胞小，大小较一致，分化好，呈片状或条索状排列，偶见不完整的小滤泡，无胶质，间质疏松呈水肿状。

（5）嗜酸细胞型腺瘤又称 Hürthle 细胞腺瘤。少见，瘤细胞大而多角形，核小，胞质丰富、嗜酸性，内含嗜酸性颗粒。电镜下见嗜酸性细胞内有丰富的线粒体，即 Hürthle（许特莱）细胞。瘤细胞排列成索网状或巢状，很少形成滤泡。

（6）非典型腺瘤细胞丰富，生长较活跃，有轻度非典型增生，可见核分裂象。瘤细胞排列成索或巢片状，很少形成完整滤泡，间质少，无包膜和血管侵犯。

2. 甲状腺癌

（1）乳头状癌（2023）：是甲状腺癌中最常见的类型，青少年女性多见，肿瘤生长慢，恶性程度较低，预后较好，但局部淋巴结转移较早。肉眼观，肿瘤呈圆形，无包膜，质地较硬，切面灰白，囊内有乳头形成者为乳头状囊腺癌，常伴有出血、坏死、纤维化和钙化。光镜下，乳头分支多，乳头中心有纤维血管间质，间质内常见呈同心圆状的钙化小体，即砂粒体。乳头上皮可呈单层或多层，癌细胞可分化程度不一，核染色质少，常呈透明或毛玻璃状，无核仁。

（2）滤泡癌：恶性程度高、预后差。早期易血道转移。肉眼观，呈结节状，包膜不完整，境界较清楚，切面灰白、质软。光镜下，可见不同分化程度的滤泡，缺乏乳头状癌的诊断特征，分化差的呈实性巢片状，瘤细胞异型性明显（2018），滤泡少而不完整。

（3）髓样癌（2020）：来源于滤泡旁细胞（C 细胞），属于 APUD 瘤，肿瘤可分泌降钙素，产生严重腹泻和低血钙症。肉眼观，单发或多发，可有假包膜，切面灰白或黄褐色，质实而软。光镜下，瘤细胞圆形或多角、梭形，核圆或卵圆形，核仁不明显。瘤细胞呈实体片巢状或乳头状、滤泡状排列，间质内常有淀粉样物质沉着。电镜下，胞质内神经内分泌颗粒。

（4）未分化癌：少见，生长快，早期即可发生浸润和转移，恶性程度高，预后差。肉眼观，肿块较大，形状不规则，无包膜，切面灰白，常有出血、坏死。光镜下，癌细胞大小、形态、染色深浅不一，核分裂象多。

【经典习题】

男，30 岁。颈部包块 6 个月。查体：甲状腺右叶可触及直径 2cm 质硬结节。B 超检查：甲状腺右叶下极实性结节，2.0cm×1.5cm，边界不规则，内可见细小钙化。行穿刺活检，最可能的病理类型是

A. 鳞癌

B. 滤泡状癌

C. 未分化癌

D. 乳头状癌

E. 髓样癌

答案： D

考点： 甲状腺乳头状癌

解析：甲状腺癌病理分为乳头状癌、滤泡癌、髓样癌和未分化癌四型，无鳞癌，故首先可排除答案A。在上述四型甲状腺癌中，只有乳头状癌常伴肿瘤出血、坏死和钙化，镜下表现为肿瘤间质内呈同心圆的钙化小体，即砂粒体，有诊断价值，故选D。滤泡癌、髓样癌和未分化癌物均无砂粒体。

第十一节　乳腺及生殖系统疾病

一、乳腺增生性病变

（一）乳腺导管增生

1. 普通型导管增生（UDH）　在导管内增生性病变中最为常见，是以增生细胞呈流水样分布为特征的良性导管增生。

2. 非典型导管增生（ADH）　是介于良、恶性之间的病变，属于导管内肿瘤性病变，以分布均匀、单一形态的上皮细胞增生为特征，演变为浸润性癌的风险约为普通人群的5倍。乳腺X线检查，ADH最常见多发性微小钙化。

（二）硬化性腺病

此型少见，主要特征为小叶中央或小叶间的纤维组织增生使小叶腺泡受压而扭曲变形，一般无囊肿形成。肉眼观，灰白质硬，与周围乳腺界限不清。镜下，每一终末导管的腺泡数目增加，小叶体积增大，轮廓尚存。

二、乳腺癌

（一）组织学类型和病理变化（★★★）

1. 非浸润性癌　分为导管原位癌和小叶原位癌。

（1）导管原位癌：癌组织局限于扩张的导管内，导管基膜完整。根据组织学改变分为粉刺癌和非粉刺型导管原位癌。

（2）小叶原位癌：扩张的乳腺小叶末梢导管和腺泡内充满呈实体排列的癌细胞，大小形状较为一致，核圆形或卵圆形，核分裂象罕见。未突破基膜。

2. 浸润性癌

（1）浸润性导管癌：即非特殊型浸润性癌，癌细胞突破导管基膜向间质浸润，是最常见的乳腺癌类型。镜下癌细胞排列成巢状、条索状，无明显腺样结构。癌细胞多形性明显，核分裂象多见。肉眼观，肿瘤呈灰白色，质硬，切面有砂粒感，无包膜，与周围组织分界不清，活动度差。可有乳头下陷和皮肤橘皮样外观。

（2）浸润性小叶癌：由小叶原位癌穿透基膜向间质浸润所致。癌细胞呈单行串珠状或细条索状浸润于纤维间质之间，或环形排列在正常导管周围。癌细胞小，大小一致，核分裂象少见。肉眼观，切面呈橡皮样，色灰白柔韧，与周围组织无明确界限。

（3）特殊类型癌：主要有髓样癌、小管癌（2017）、黏液癌及佩吉特病。佩吉特病是伴或不伴有间质浸润的导管内癌的癌细胞沿乳腺导管向上扩散，累及乳头和乳晕，表皮内可见大而异型，胞质透明的肿瘤细胞，孤立散在或成簇分布。乳头和乳晕可见渗出和浅表溃疡，呈湿疹样改变，又称湿疹样癌（2007）。

（二）常见扩散及转移途径（★★）

1. 直接蔓延　癌细胞沿乳腺导管直接蔓延，可累及相应的乳腺小叶腺泡；或沿导管周围组织间隙向周围扩散到脂肪组织。可侵及胸大肌和胸壁。

2. 淋巴道转移　是乳腺癌最常见的转移途径。首先转移至同侧腋窝淋巴结，晚期可相继至锁骨下淋巴结、逆行转移至锁骨上淋巴结。乳腺内上象限者常转移至乳内动脉旁淋巴结，进一步至纵隔淋巴结。

3. 血道转移　晚期可经血道转移至肺、骨、肝、肾上腺和脑等组织或器官。

三、宫颈上皮内瘤变

宫颈上皮内瘤变（CIN）属癌前病变，表现为细胞大小形态不一，核增大深染，核质比例增大，核分裂象增多，细胞极性紊乱。按照病变程度可分为：Ⅰ级，异型细胞局限于上皮的下1/3；Ⅱ级，异型细胞累及上皮层的下1/3~2/3；Ⅲ级，增生的异型细胞超过全层的2/3，包括原位癌。

宫颈原位癌指异型增生的细胞累及宫颈黏膜上皮全层，但病变局限于上皮层内，未突破基膜。原位癌的癌细胞可蔓延至宫颈腺体内，取代部分或全部腺上皮，但仍未突破腺体的基底膜，称为原位癌累及腺体，仍然属于原位癌的范畴（2020）。

CINⅠ级相当于Ⅰ级异型增生，CINⅡ级相当于Ⅱ级异型增生，CIN Ⅲ级则包括Ⅲ级异型增生和原位癌。CINⅠ级为低级别鳞状上皮内病变（LSIL），CINⅡ级和CINⅢ级属于高级别鳞状上皮内病变（HSIL）。宫颈上皮CIN Ⅰ级和CINⅡ级并不一定都发展为CIN Ⅲ级乃至浸润癌，如经适当治疗，大多数CIN可逆转或治愈。

免疫组织化学标记p16和Ki-67的应用：①p16弥漫性阳性、Ki-67在上皮上2/3着色时，支持HSIL；②LSIL及反应性/修复性增生的鳞状上皮，通常p16局灶性阳性、斑驳阳性或阴性，Ki-67仅限于基底层着色。

四、宫颈浸润癌

（一）组织学类型和病理变化（★★★）

1. 宫颈鳞状细胞癌　由宫颈上皮的宫颈上皮内瘤

变（CIN）发展而来，最常见。大多累及宫颈鳞状上皮和柱状上皮交界处，即或来源于宫颈内膜化生的鳞状上皮。依据其进展过程，分为早期浸润癌和浸润癌。

（1）早期浸润癌或微小浸润性鳞状细胞癌：癌细胞突破基底膜，向固有层间质内浸润，在固有层内形成一些不规则的癌细胞巢或条索，但浸润深度不超过基底膜下5mm且浸润宽度不超过7mm（2002）。

（2）浸润癌：癌组织向间质内浸润性生长，浸润深度超过基底膜下5mm。按癌细胞分化程度分型：①高分化鳞癌，癌细胞主要呈多角形，胞质丰富，境界清楚，细胞间桥发育良好，角化珠明显，有较多癌珠形成，核分裂象少见。②中分化鳞癌，大细胞型，核大而不规则，核分裂象多见，细胞间桥不明显，无角化珠形成。③低分化鳞癌，小细胞型，缺乏角化和细胞间桥，异型性及核分裂象明显。

2. 宫颈腺癌　依据腺癌组织结构和细胞分化程度不同可分为3型。①高分化腺癌：与正常宫颈腺体相似，细胞呈高柱状，胞质富含黏液，胞核位于基底。②中分化腺癌：在宫颈腺癌中最常见，癌组织呈明显腺管样结构，腺体散在分布于间质中，管腔形状不规则，细胞层次不等，胞质内含黏液。③低分化腺癌：无腺体样结构，排列成实体癌巢，癌细胞异型性明显，可见黏液湖。

（二）扩散与转移（★★）

1. 直接蔓延　向上浸润破坏整段宫颈。向下可累及阴道穹隆及阴道壁，向两侧可侵及宫旁及盆壁组织，侵犯或压迫输尿管可引起肾盂积水和肾衰竭，是患者死亡的主要原因。晚期向前可侵及膀胱，向后可累及直肠。

2. 淋巴道转移　是宫颈癌最常见和最重要的转移途径。首先转移至子宫旁淋巴结，然后依次至闭孔、髂内、髂外、髂总、腹股沟及骶前淋巴结，晚期可转移至锁骨上淋巴结。

3. 血道转移　较少见，晚期可经血道转移至肺、骨及肝。

五、子宫内膜异位症

（一）概述

子宫内膜异位症多发生于卵巢，其余依次发生于子宫阔韧带、直肠阴道陷窝、盆腔腹膜、腹部手术瘢痕、脐部、阴道、外阴和阑尾等。

（二）病理变化

1. 肉眼观　点灶状紫红或棕黄色结节，质软似桑葚，病灶出血区机化可与周围器官发生纤维性粘连。反复周期性出血致使卵巢体积增大，形成囊腔，内含黏稠的咖啡色液体，称巧克力囊肿。

2. 镜下观　可见正常的子宫内膜腺体、子宫内膜间质及含铁血黄素；病程较长时仅见增生的纤维组织和吞噬含铁血黄素的巨噬细胞。

六、子宫内膜癌

（一）概述

子宫内膜癌绝大多数组织学类型为子宫内膜腺癌，与子宫内膜增生和雌激素长期持续作用有关，肥胖、糖尿病、不孕症和吸烟均是其高危因素。近年来接受不孕症治疗的患者呈增加趋势，以及某些含雌激素药物的不规范使用，导致年轻患者子宫内膜腺癌发病率有所上升。除子宫内膜腺癌外，子宫内膜癌还有子宫内膜浆液性癌、子宫透明细胞癌，二者预后均较子宫内膜样腺癌差。

（二）病理变化

肉眼观，子宫内膜腺癌分为弥漫型和局限型。镜下，根据癌组织内子宫内膜腺体所占的比例和细胞的分化程度，子宫内膜腺癌分为高、中、低分化，以高分化腺癌居多。

（三）扩散

1. 直接蔓延　向上可达子宫角，相继至输卵管、卵巢和其他盆腔器官；向下至宫颈管和阴道；向外可侵透肌层达浆膜而蔓延至输卵管、卵巢，并可累及腹膜和大网膜。

2. 淋巴道转移　宫底部的癌多转移至腹主动脉旁淋巴结；子宫角部的癌可经圆韧带的淋巴管转移至腹股沟淋巴结；累及宫颈管的癌可转移至宫旁、髂内、髂外和髂总淋巴结。

3. 血行转移　晚期可经血管转移至肺、肝及骨骼。

（四）病理临床联系

早期可无任何症状，最常见的临床表现是阴道不规则流血，部分患者可有阴道分泌物增多，呈淡红色。如继发感染则呈脓性，有腥臭味。晚期癌组织侵犯盆腔神经，可引起下腹部及腰骶部疼痛等症状。

七、子宫平滑肌瘤

基本病理变化：肉眼观，肿瘤多发生于子宫肌层，一部分可位于黏膜下或浆膜下。可单发或多发，肿瘤表面光滑，界清，无包膜。有时肿瘤可出现均质的玻璃样变性、黏液样变性或钙化。肿瘤局部可发生梗死伴出血，肉眼呈暗红色，称红色变性。瘤细胞与正常子宫平滑肌细胞相似，缺乏异型性，肿瘤与周围正常平滑肌界限清楚。

八、妊娠滋养细胞疾病

（一）组织学类型和病理变化

1. 葡萄胎（★★★） 分为完全性和部分性。肉眼观，病变局限于宫腔内，不侵入肌层。胎盘绒毛高度水肿，形成透明或半透明的薄壁水疱，内含清亮液体，有蒂相连，形似葡萄。镜下有以下3个特点。①绒毛因间质高度水肿而增大；②绒毛间质内血管消失或明显减少；③滋养层细胞有不同程度增生，增生的细胞包括合体滋养层细胞和细胞滋养层细胞，两者以不同比例混合存在，并有轻度异型性。滋养层细胞增生为葡萄胎的最重要特征。

2. 侵袭性葡萄胎（★★★） 与良性葡萄胎的主要区别是水疱状绒毛侵入子宫肌层（2003、2018），引起子宫肌层出血坏死，甚至向子宫外侵袭累及阔韧带，或经血管转移至阴道、肺、脑等。镜下滋养层细胞增生程度和异型性比良性葡萄胎显著。常见出血坏死，其中可查见水泡状绒毛或坏死的绒毛，有无绒毛结构是本病与绒毛膜癌的主要区别。

3. 绒毛膜癌（★★★） 肉眼观，癌结节单个或多个，位于子宫的不同部位。由于明显出血、坏死，癌结节质软，呈暗红或紫蓝色。镜下观，瘤组织由分化不良的细胞滋养层和合体滋养层两种瘤细胞组成，细胞异型性明显，核分裂象易见。两种细胞混合排列成巢状或条索状。肿瘤自身无间质血管，癌组织和周围正常组织有明显出血坏死。癌细胞不形成绒毛和水疱状结构。

【巧妙记忆】 *葡萄胎——绒毛增大，绒毛间质内血管消失或减少，滋养层细胞有不同程度增生；侵袭性葡萄胎——水疱状绒毛侵入子宫肌层；绒毛膜癌——癌细胞不形成绒毛和水疱状结构。*

（二）病理临床联系

葡萄胎患者多半在妊娠的第11～25周出现症状，患者血和尿中绒毛膜促性腺激素（hCG）明显增高，是协助诊断的重要指标。滋养层细胞侵袭血管能力很强，子宫反复不规则流血，偶有葡萄状物流出。疑为葡萄胎时，大多可经超声检查确诊。葡萄胎经彻底清宫后，绝大多数能痊愈。大多数侵袭性葡萄胎对化疗敏感，预后良好。

血道转移是绒毛膜癌的显著特点，出现在不同部位的转移灶可引起相应症状。应用化疗后大多数可治愈。

九、卵巢肿瘤

（一）浆液性肿瘤的病理变化

浆液性囊腺瘤是卵巢最常见的肿瘤。肉眼观，典型的浆液性囊腺瘤由单个或多个囊腔组成，囊内含有清亮囊液，偶混有黏液。

良性瘤的囊壁光滑，镜下见囊腔由单层立方或矮柱状上皮，具有纤毛，乳头较宽、细胞无异型性。

交界瘤的囊壁较多乳头，镜下见囊腔上皮达2～3层，乳头增多、细胞异型，核分裂象增加，可有或无间质浸润。

浆液性囊腺癌囊壁有大量实性组织和乳头，镜下见囊腔上皮超过3层，伴明显的癌细胞破坏性间质浸润（最主要特征）；细胞异型性明显，核分裂象多见，乳头呈树枝状分布，或呈未分化的特点，常可见砂粒体。

（二）黏液性肿瘤的病理变化

肉眼观表面光滑，由多个囊腔组成，囊内含黏稠液体，较少乳头。

良性黏液性肿瘤镜下见囊腔为单层高柱状上皮，无纤毛，细胞无异型性。

交界性肿瘤含有较多乳头，细胞层次一般不超过3层，核轻至中度异型，核分裂象增加。

黏液性囊腺癌上皮细胞明显异型，形成复杂的腺体和乳头结构，可有出芽、搭桥及实性巢状区，间质明显破坏性浸润。预后决定于临床分期，一般好于浆液性囊腺癌。

如卵巢黏液性肿瘤的囊壁破裂，上皮和黏液种植在腹膜上，在腹腔内形成胶冻样肿块，称为腹膜假黏液瘤。

（三）性索间质肿瘤的常见类型及病理变化

1. 颗粒细胞瘤（2020） 是伴有雌激素分泌的功能性肿瘤。体积较大，囊实性，常伴出血。镜下，瘤细胞小而一致，细胞核呈咖啡豆样外观。可见Call-Exner小体。

2. 卵泡膜细胞瘤 为良性功能性肿瘤，可分泌雌激素。肿瘤呈实体状，切面色黄。瘤细胞由成束的短梭形细胞组成，核卵圆形，胞质呈空泡状（含脂质）。瘤细胞呈巢状分布。

3. 支持-间质细胞瘤 主要发生在睾丸（2023），可分泌少量雄激素。肿瘤单侧发生，呈实体结节、分叶状。支持细胞和间质细胞按不同比例混合而成。

（四）生殖细胞肿瘤的常见类型及病理变化

1. 畸胎瘤 好发于20～30岁女性。

（1）成熟畸胎瘤：是最常见的生殖细胞肿瘤。肿瘤呈囊性，充满皮脂样物，囊壁上可见头节，表面附有毛发，可见牙齿。镜下，肿瘤由三个胚层的各种成熟组织构成，常见皮样囊肿、卵巢甲状腺肿。1%可发生恶变。

（2）未成熟性畸胎瘤：肿瘤呈实体分叶状，可含许多小囊腔。实体区域常见未成熟的骨或软骨组织。镜下，可见未成熟的原始神经管和菊形团，偶见神经母细胞瘤的成分。

2. 无性细胞瘤　肉眼观，肿瘤一般体积较大，表面结节状，切面质软、鱼肉样。细胞体积大而一致。瘤细胞排列成巢状或条索状。瘤周有淋巴细胞浸润、结核样肉芽肿结构。部分细胞瘤含有合体细胞滋养层成分。瘤细胞胎盘碱性磷酸酶阳性可有助于诊断的确立。

3. 胚胎性癌　肿瘤边界不清，可见出血坏死。瘤细胞排列成腺管、腺泡、乳头状，分化差的细胞排列成片状。细胞形态呈上皮样，显著异型，常见核分裂象和瘤巨细胞。

4. 卵黄囊瘤　又称内胚窦瘤，是婴幼儿生殖细胞肿瘤中最常见的类型，高度恶性。体积较大，结节分叶状，边界不清。切面呈实体状，可见囊腔形成、出血坏死。可见疏网状结构（最常见）、S-D 小体、多泡性卵黄囊结构、细胞外嗜酸性小体等多种形态。

十、前列腺增生症

病理变化：肉眼观，呈结节状增大，腺体增生为主者质地较软；以纤维平滑肌增生为主者，质地较韧，和周围正常前列腺组织分界不清。镜下，增生成分主要为纤维、平滑肌和腺体，上皮细胞向腔内出芽呈乳头状或形成皱褶。腔内常含有淀粉小体。此外，可见鳞状上皮化生和小灶性梗死。

十一、前列腺癌

病理变化：肉眼观，多发生在前列腺的周围区，灰白结节状，质韧硬，和周围前列腺组织界限不清。镜下，分化较好的癌细胞较规则、排列拥挤、可见背靠背现象；腺体由单层细胞构成，外层的基底细胞缺如及核仁增大是高分化腺泡腺癌的主要诊断依据；偶见腺体扩张，腺上皮在腔内呈乳头或筛状。低分化腺泡腺癌的细胞排列成条索状、巢状或片状。

【经典习题】

1. 关于宫颈原位癌的描述，正确的是
   A. 宫颈上皮内瘤变即为宫颈原位癌
   B. 异型细胞侵犯宫颈间质血管和淋巴
   C. 异型细胞累及上皮全层，未穿透基底膜
   D. 异型细胞侵犯宫颈腺体，穿透基底膜
   E. 异型细胞侵犯上皮的 1/3~2/3

答案：C

考点：宫颈原位癌

解析：定义题。若异性增生细胞累及宫颈黏膜上皮全层，但未超过基底膜，则称为宫颈原位癌，故选 C。若癌细胞突破基底层，则成为浸润癌。

2. 下列乳腺癌类型中，常表现为粉刺癌的是
   A. 浸润性小叶癌
   B. 浸润性导管癌
   C. 导管原位癌
   D. 小叶原位癌
   E. 髓样癌

答案：C

考点：乳腺癌常见组织学类型

解析：导管原位癌根据组织学改变分为粉刺癌和非粉刺型导管原位癌。故选 C。粉刺癌一半以上位于乳腺中央部位，切面可见扩张的导管内含灰黄色软膏样坏死物质，挤压时可由导管内溢出，状如粉刺，故称为粉刺癌。

3. 女，35 岁，不规则阴道出血 4 个月。妇科检查发现阴道壁上有一红色结节。病理检查见大量血块及坏死组织中散在一些异型的滋养层细胞团，无绒毛结构。应诊断为
   A. 水泡状胎块
   B. 宫颈癌
   C. 绒毛膜癌
   D. 子宫内膜癌
   E. 侵蚀性葡萄胎

答案：C

考点：绒毛膜癌病理变化

解析：绒毛膜癌病理变化：肉眼观，癌结节呈单个或多个，位于子宫的不同部位，大者可突入宫腔，常侵入深肌层，甚至穿透宫壁达浆膜外。由于明显出血坏死，癌结节质软，呈暗红或紫蓝色。镜下癌细胞不形成绒毛和水疱状结构，这一点和侵袭性葡萄胎明显不同。故选 C。

第十二节　常见传染病及寄生虫病

一、结核病

（一）基本病理变化（★★）

1. 以渗出为主的病变　炎症早期或机体抵抗力低下，菌量多，毒力强或变态反应强时。主要表现为浆液性或浆液纤维素性炎，有巨噬细胞浸润。此型好发于肺、浆膜、滑膜和脑膜等处。渗出物可完全吸收不留痕迹，或转变为以增生为主或以坏死为主的病变。

2. 以增生为主的病变　菌量少、毒力较低或人体免疫反应较强时发生以增生为主的变化，形成具有诊断价值的结核结节。结核结节由上皮样细胞、朗汉斯巨细胞加上外周局部集聚的淋巴细胞和少量反应性增生的成纤维细胞构成（2007）。典型结节中央有干酪样坏死（2008）。多个结节融合成较大结节时，境

界分明，粟粒大小，呈灰白半透明状。

3. 以坏死为主的病变　菌量多、毒力强，机体抵抗力低或变态反应强时，以渗出为主或以增生为主的病变均可继发干酪样坏死。干酪样坏死灶呈淡黄色、均匀细腻，质地较实，状似奶酪，镜下为红染无结构的颗粒状物。干酪样坏死物中大都会有一定量的结核杆菌，可成为结核病恶化进展的原因。

【巧妙记忆】　结核结节组成：干累多领先！（干——干酪样坏死；累——类上皮细胞；多——多核巨细胞；领——淋巴细胞；先——纤维细胞）

（二）原发性肺结核病的病理变化和结局（★★）

病理特征是原发综合征形成。肺的原发病灶、淋巴管炎和肺门淋巴结结核称为原发综合征。X线呈哑铃状阴影。

大多数由于机体免疫力增强而自然愈合。肺门淋巴结病变可形成支气管淋巴结结核。少数营养不良或同时患有其他传染病的患儿，病灶扩大、干酪样坏死和空洞形成，有的甚至肺内播散形成粟粒性肺结核病或全身播散形成全身粟粒性结核病。

（三）继发性肺结核病的类型、病理变化和结局（★★）

1. 局灶型肺结核　是早期病变。病灶境界清楚，有纤维包裹。镜下病变以增生为主，中央为干酪样坏死。患者无自觉症状，属非活动性结核病。

2. 浸润型肺结核（2020）　是最常见的活动性、继发性肺结核。病变以渗出为主，中央有干酪样坏死，周围有炎症包绕。早期发现，合理治疗，渗出性病变可吸收；增生、坏死性病变，通过纤维化、钙化愈合。如干酪样坏死扩大，液化后经支气管排出，局部形成急性空洞。急性空洞经过治疗，洞腔缩小，闭合，形成瘢痕组织愈合。急性空洞经久不愈，可发展为慢性纤维空洞型肺结核。

3. 慢性纤维空洞型肺结核　特点：①肺内有一个或多个厚壁空洞，多位于肺上叶。镜下分三层：内层为干酪样坏死物，中层为结核性肉芽组织，外层为纤维结缔组织。②同侧或对侧肺组织可见很多新旧不一、大小不等、病变类型不同的病灶。③后期肺组织严重破坏，广泛纤维化、胸膜增厚并与胸壁粘连，使肺体积缩小、变形。干酪样坏死侵袭血管，可引起大咯血。空洞突破胸膜可引起气胸或脓气胸。咽下含菌痰液可引起肠结核。后期可致肺源性心脏病。

4. 干酪性肺炎　由浸润型肺结核进展而来，镜下主要为大片干酪样坏死灶。肺泡腔内有大量浆液纤维蛋白性渗出物。此型病情危重。

5. 结核球　结核球是有纤维包裹的孤立的境界分明的干酪样坏死灶。多为单个，常位于肺上叶。抗结核药不易发挥作用，有恶化进展可能，临床上多手术切除。

6. 结核性胸膜炎　根据病变性质可分干性和湿性，湿性常见。病变主要为浆液纤维素性炎。经适当治疗可吸收，或机化使胸膜增厚粘连。干性是由胸膜下结核病灶直接蔓延到胸膜所致。常发生于肺尖。病变多局限，以增生性改变为主。一般通过纤维化而愈合。

（四）肺外结核病的病理变化（★★）

1. 肠结核病　原发性儿童饮用含结核分枝杆菌的牛奶，形成肠原发综合征（肠的原发性结核性溃疡、结核性淋巴管炎、肠系膜淋巴结结核）。继发性：为活动性空洞型肺结核患者咽下含结核分枝杆菌的痰液所致，好发于回盲部。肠结核分型：①溃疡型：环形，边缘不齐，长轴与肠管长轴垂直，底部为干酪样坏死，其下为结核性肉芽肿。②增生型：少见，结核性肉芽组织、纤维组织增生，肠壁增厚，息肉状，不完全低位肠梗阻及腹部包块。

2. 结核性腹膜炎　多见于青少年，继发于溃疡型肠结核（最常见）、肠系膜淋巴结结核或输卵管结核。分型：①湿性：以渗出为主，腹膜上密布无数结核结节，腹腔内大量腹水（草黄色或血性）、腹痛、腹胀、腹泻、结核中毒症状。②干性：以增生、坏死为主，腹膜上有结核结节及大量纤维素渗出，可机化导致腹腔器官广泛粘连，瘘管形成。

3. 结核性脑膜炎　儿童多见，颅底病变明显。蛛网膜下隙内多量灰黄混浊胶冻样渗出物，有时可见灰白色结核结节。严重者可引起脑膜脑炎、闭塞性血管内膜炎、脑软化、蛛网膜粘连、脑积水、颅内压升高、脑疝。

4. 泌尿生殖系统结核

（1）肾结核干酪样坏死、空洞，可引起输尿管结核、膀胱结核。

（2）生殖系统结核男性多发生于尿道、精囊、前列腺、输精管、附睾、睾丸；女性多发生于输卵管。

5. 骨与关节结核病　主要发生于儿童及青年，多由血源播散而来。

（1）骨结核病多见于脊柱、指骨及长骨骨骺。脊椎结核最常见，多侵犯 $T_{10}\sim L_2$ 脊椎，常发生干酪样坏死，破坏椎间盘及椎体、脊柱后凸畸形（驼背）。分型：①干酪样坏死型：在骨旁形成“冷脓肿”（2006）、窦道。②增生型：少见，结核性肉芽组织形成，骨小梁破坏、消失。

（2）关节结核病多见于髋、膝、踝、肘关节，多继发于骨结核、纤维素渗出，晚期可造成关节强直。

6. 淋巴结结核病 颈部、支气管和肠系膜淋巴结常受累，尤以颈淋巴结结核最常见，其次为支气管及肠系膜淋巴结结核。

二、细菌性痢疾（★★）

菌痢的病理变化主要发生于大肠，以乙状结肠和直肠为重（2002）。根据肠道病变特征、全身变化及临床经过的不同，菌痢分为急性、慢性及中毒性三种。

（一）病理变化

1. 急性细菌性痢疾 典型病变过程为初期的急性卡他性炎，随后的特征性假膜性炎和溃疡形成，最后愈合。早期可见点状出血，假膜一般呈灰白色，大约一周左右，假膜脱落，形成大小不等，形状不一的“地图状”溃疡。经适当治疗或病变愈合时，缺损得以修复。

2. 慢性细菌性痢疾 病程超过两个月以上。病程中肠道病变此起彼伏，新旧病灶同时存在。慢性溃疡边缘不规则，黏膜增生形成息肉。肠壁不规则增厚、变硬，严重者肠腔狭窄。

3. 中毒性细菌性痢疾 特征为起病急骤、严重的全身中毒症状，但肠道病变和症状轻微。

（二）病理临床联系

1. 急性细菌性痢疾 临床上表现为阵发性腹痛、腹泻等症状，可有里急后重和排便次数增多。与肠道的病变相对应，最初为稀便混有黏液，后转黏液脓血便。经适当治疗大多痊愈。并发症如肠出血、肠穿孔少见，少数可转为慢性。

2. 慢性细菌性痢疾 临床表现可有腹痛、腹胀、腹泻等肠道症状。

3. 中毒性细菌性痢疾 多见于2~7岁儿童，发病后数小时即可出现中毒性休克或呼吸衰竭而死亡。

三、伤寒（★★）

伤寒是伤寒杆菌引起的以巨噬细胞增生为特征的急性增生性炎（2007、2018）。增生巨噬细胞胞质内吞噬有伤寒杆菌、红细胞和细胞碎片，称为伤寒细胞。伤寒细胞聚集成团，形成伤寒肉芽肿或伤寒小结，是伤寒的特征性病变。

（一）病理变化

1. 伤寒肠道病变 以回肠下段（2002）集合和孤立淋巴小结的病变最为常见和明显。按病变发展过程分四期。①髓样肿胀期：回肠下段淋巴组织略肿胀，隆起于黏膜表面，色灰红，质软，隆起组织表面形似脑的沟回，以集合淋巴小结病变最为显著。②坏死期：病灶局部肠黏膜坏死。③溃疡期：坏死肠黏膜脱落后形成溃疡，溃疡边缘隆起，底部不平。长轴与肠的长轴平行。④愈合期：溃疡处肉芽组织增生将其填平，溃疡边缘上皮再生覆盖而告愈合。

2. 其他病变 肠系膜淋巴结、肝、脾及骨髓由于巨噬细胞的活跃而致相应组织器官肿大。镜检见伤寒肉芽肿和灶性坏死。

心肌纤维可有颗粒变性，坏死；肾小管上皮细胞增殖，也可颗粒变性；皮肤出现红色小丘疹；膈肌、腹直肌和股内肌发生凝固性坏死。

（二）病理临床联系

1. 伤寒肠道病变 由于临床上早期有效抗生素的应用，目前临床上很难见到上述四期的典型病变。

2. 其他病变 临床肌痛和皮肤知觉敏感；伤寒还可有肠出血、肠穿孔、支气管肺炎等并发症。

四、流行性脑脊髓膜炎

（一）病理变化（★★）

1. 上呼吸道感染期 细菌在鼻咽部黏膜繁殖，出现上呼吸道感染症状。主要病理改变为黏膜充血、水肿、少量中性粒细胞浸润和分泌物增多。

2. 败血症期 患者的皮肤、黏膜出现瘀点（斑），为细菌栓塞在小血管和内毒素对血管壁损害所致。

3. 脑膜炎症期 特征性病变是脑脊髓膜的化脓性炎症。肉眼观，脑脊膜血管高度扩张充血。蛛网膜下隙充满灰黄色脓性渗出物（2013），脑沟及血管模糊不清。镜下，蛛网膜血管高度扩张充血，蛛网膜下隙增宽，内含大量中性粒细胞、浆液及纤维素渗出和少量淋巴细胞、单核细胞浸润（2012）。脑实质一般不受累。

（二）病理临床联系

1. 脑膜刺激症状 表现为颈项强直、克氏征阳性、角弓反张。

2. 颅内压升高症状 表现为剧烈头痛、喷射性呕吐、视盘水肿、小儿前囟饱满等症状和体征。

3. 脑脊液改变 压力增高，混浊或呈脓性，脑脊液中白细胞数及蛋白含量增多，糖量减少，涂片及培养均可找到脑膜炎双球菌。

五、流行性乙型脑炎

（一）病理变化（★★）

病变广泛累及脑脊髓实质，引起神经细胞变性、坏死，胶质细胞增生和血管周围炎细胞浸润。大脑皮质、基底核和视丘病变最严重，脊髓病变最轻。肉眼观，软脑膜充血、水肿，脑回变宽，脑沟窄而浅。切面脑组织充血水肿，可见粟粒或针尖大小的软化灶，液化的坏死物流掉，留下小的空腔，其境界清楚，弥散分布或聚集成群，镜下，通常出现以下几种基本病变（2004、2018）。①血管改变和炎症反应：脑实质血管扩张充血，脑组织水肿，以淋巴细胞、单核细胞和浆细胞浸润为主，以变性坏死的神经元为中心，或围绕血管周围间隙形成淋巴细胞套。②神经细胞变性坏死：肿胀，尼氏小体消失，胞质出现空泡，核偏位等，也可出现核固缩、核溶解。③软化灶形成：灶性神经组织的液化性坏死，形成质地疏松、染色较淡的镂空筛状软化灶。④胶质细胞增生：主要是小胶质细胞弥漫性或局灶性增生，形成小胶质细胞结节。

（二）病理临床联系

早期有高热、全身不适等毒血症的表现。神经细胞广泛受累和脑实质的炎性损害，患者出现嗜睡、昏迷。脑神经核团受损严重出现肌张力增强、腱反射亢进、抽搐、痉挛等表现。脑桥和延髓的运动神经细胞受损出现吞咽困难。脑水肿引起颅内压升高，患者出现头痛、呕吐，严重的颅内压升高可引起脑疝。

六、血吸虫病

（一）基本病理变化（★★）

1. 尾蚴引起的损害　尾蚴性皮炎，镜下见真皮充血、水肿及出血，初期中性及嗜酸性粒细胞浸润，后期以单核细胞为主。

2. 童虫引起的损害　童虫在体内移行可引起血管炎和血管周围炎，以肺组织受损最为明显。表现为肺组织充血、水肿、点状出血及白细胞浸润为特点。

3. 成虫引起的损害　大量吞噬有黑褐色血吸虫色素的巨噬细胞出现，成虫吸附于血管壁，造成损害，引起静脉内膜炎及静脉周围炎。形成嗜酸性脓肿（2004）。

4. 虫卵引起的损害（2013）　虫卵沉着所引起的损害是最主要的病变。

（1）急性虫卵结节：肉眼观为灰黄色、粟粒至绿豆大的小结节。镜下见结节中央常有1~2个成熟虫卵，虫卵表面可附有放射状嗜酸性的棒状体，其周围是一片无结构的颗粒状坏死物质及大量嗜酸性粒细胞浸润（嗜酸性脓肿）。

（2）慢性虫卵结节：急性虫卵结节内毛蚴死亡，病灶内坏死物质被巨噬细胞清除，虫卵崩解、破裂。病灶内巨噬细胞变为类上皮细胞和少量异物巨细胞，病灶周围有淋巴细胞浸润和肉芽组织增生，形成假结核结节（慢性虫卵结节）。最后，结节纤维化、玻璃样变性，中央的卵壳碎片及钙化的死卵可长期存留。

（二）肝、肠的病理变化及后果

1. 肝脏　虫卵引起的病变以左叶较明显。虫卵随门静脉血流到达肝汇管区，形成急、慢性血吸虫虫卵结节致血吸虫性肝硬化。急性期肝表面及切面可见多个不等的灰白色或灰黄色小结节。镜下在汇管区附近见较多急性虫卵结节，肝窦充血，库普弗细胞增生。慢性期，肝表面有大小不等稍隆起的区域，切面为干线型或管道型肝硬化。镜下见汇管区内有大量慢性虫卵结节，伴有多量的纤维组织增生，不形成明显假小叶。由于病变主要发生在汇管区，故导致窦前性门静脉高压。临床上常出现腹水、巨脾、食管静脉曲张等。

2. 结肠　病变常累及全部结肠，以直肠、乙状结肠、降结肠最为显著。因血吸虫主要寄生于肠黏膜下静脉，大量虫卵反复逆血流沉着于直肠及左半结肠的黏膜下层和固有层，引起出血、水肿，严重者坏死、溃疡形成。临床上可出现腹痛、腹泻等痢疾样症状。慢性期因虫卵反复沉积，肠黏膜发生溃疡和肠壁纤维化，导致肠壁增厚变硬、肠腔狭窄和梗阻；部分病例肠黏膜萎缩，皱襞消失，部分呈息肉状增生，少数可并发管状或绒毛状腺瘤甚至腺癌。

【经典习题】

1. 肠伤寒坏死灶的主要部位是
   A. 黏膜下层
   B. 皱襞内
   C. 淋巴组织内
   D. 黏膜层
   E. 毛细血管内

答案： C

考点： 伤寒的病理特点

解析： 伤寒是由伤寒杆菌引起的急性传染病，病变特征是全身单核巨噬细胞系统增生，以回肠末端淋巴组织的病变最为突出。故选C。

2. 流行性乙型脑炎的炎症性质是
   A. 化脓性炎症
   B. 肉芽肿性炎症
   C. 出血性炎症
   D. 变质性炎症
   E. 纤维素性炎症

答案： D

考点： 流行性乙型脑炎的病理变化

解析： 流行性乙型脑炎是由乙型脑炎病毒感染引起的脑及脊髓的急性变质性炎症。常考的变质性炎症还包括乙型病毒性肝炎、肠阿米巴病等。纤维素性炎症是以纤维蛋白渗出为主的急性炎症。化脓性炎症是以中性粒细胞渗出为主的炎症。出血性炎症是以红细胞渗出为主的炎症。肉芽肿性炎症是以肉芽肿形成为主的慢性特异性炎症。故选D。

3. 肠结核溃疡的肉眼形态是
   A. 椭圆形，溃疡的长轴与肠的长轴平行
   B. 口小底大烧瓶状
   C. 不规则地图状
   D. 呈带状，其长径与肠长轴垂直

E. 火山喷口状

答案： D

考点： 肠结核溃疡的特点

解析： 肠结核以溃疡型多见，肠壁淋巴管环肠管行走，病变沿淋巴管扩散，因此典型的肠结核溃疡多呈环形，其长轴与肠腔长轴垂直。溃疡边缘参差不齐，一般较浅，底部有干酪样坏死物，其下为结核性肉芽组织。故选 D。

第十三节　艾滋病、性传播疾病

一、艾滋病

（一）概述

获得性免疫缺陷综合征（AIDS）即艾滋病，是由一种逆转录病毒即人类免疫缺陷病毒（HIV）感染引起，HIV 分为 HIV-1、HIV-2 型，世界各地的 AIDS 主要由 HIV-1 所引起。

AIDS 的发病机制：① HIV 感染 $CD4^+$ T 细胞，$CD4^+$T 细胞的消减可导致严重的细胞和体液免疫功能异常，因而容易并发各种严重的机会性感染和肿瘤；②HIV 感染组织中单核巨噬细胞，受感染的单核巨噬细胞不会迅速死亡，可成为 HIV 的储存场所，并在病毒扩散中起重要作用。

（二）病理变化

1. 淋巴组织的变化　早期淋巴结肿大。镜下最初有淋巴滤泡明显增生，生发中心活跃，髓质内出现较多浆细胞。电镜下 HIV 分子位于生发中心内，主要集中于滤泡树突状细胞。随后滤泡外层淋巴细胞减少或消失，小血管增生，生发中心被零落分割。副皮质区的 $CD4^+$细胞进行性减少，代之以浆细胞浸润。晚期的淋巴结中淋巴细胞几乎消失殆尽（2023）。脾、胸腺淋巴细胞减少。

2. 继发性感染　多发生机会性感染，以中枢神经系统、肺、消化道受累最为常见。炎症反应不典型，如肺部结核菌感染很少形成典型的肉芽肿性病变。肺孢子菌感染常见。神经系统病变有弓形虫或新型隐球菌感染所致的脑炎或脑膜炎；巨细胞病毒和乳头状瘤空泡病毒感染所致的进行性多灶性白质脑病等。

3. 恶性肿瘤　可发生 Kaposi 肉瘤、淋巴瘤等。

二、梅毒

（一）概述

梅毒的病原体是梅毒螺旋体，用镀银染色法或在暗视野显微镜下，其外形显示均匀螺旋状。梅毒患者为唯一的传染源，主要通过性接触方式传染。梅毒螺旋体还可经胎盘感染胎儿。

梅毒分为先天性和后天性两种。①先天性：先天性梅毒系患梅毒孕妇血中螺旋体通过胎盘感染胎儿。②后天性：后天性梅毒主要通过直接接触梅毒患者（性接触传播者占 95%）而感染，其按病变发展过程可分为三期，其中一期、二期梅毒称早期梅毒，传染性强。三期梅毒称晚期梅毒，传染性小，常累及内脏，又称内脏梅毒。

（二）病理变化

1. 闭塞性动脉内膜炎和血管周围炎　前者指小动脉内皮细胞及成纤维细胞增生，使管壁增厚、血管腔狭窄闭塞。后者指围管性单核细胞、淋巴细胞和浆细胞浸润。浆细胞恒定出现是本病的病变特点之一。

2. 树胶样肿　又称梅毒瘤，是梅毒的特征性病变。病灶灰白色，大小不一。该肉芽肿质韧而有弹性。镜下可见中央为凝固性坏死，但不如干酪样坏死彻底，弹力纤维染色可见组织内原有血管壁轮廓。坏死灶周围富含淋巴细胞和浆细胞，且必有闭塞性小动脉内膜炎和动脉周围炎。树胶样肿后期可被吸收、纤维化，最后使器官变形。树胶样肿最常见于皮肤、黏膜、肝、骨和睾丸，仅见于三期梅毒。

三、淋病

淋病是淋球菌引起的急性化脓性炎，是最常见的性传播疾病（STD）。主要累及男、女泌尿生殖器官，对柱状上皮和移行上皮有特别亲和力。病变特征为化脓性炎伴肉芽组织形成及浆细胞浸润和纤维化。

四、尖锐湿疣

尖锐湿疣又称生殖器疣或性病疣，是 HPV（主要是 6 型和 11 型）引起的 STD。男性常见于阴茎冠状沟、龟头、系带、尿道口或肛门附近；女性多见于阴蒂、阴唇、会阴部及肛周。病变初起为小而尖的突起，逐渐扩大，表面凹凸不平，呈疣状颗粒，可融合成鸡冠状或菜花状，质软，淡红或暗红色。镜下表皮角质层轻度增厚及角化不全，棘层肥厚，有乳头状瘤样增生，表皮钉突增粗延长，表皮浅层出现挖空细胞（2021），较正常细胞大，核增大居中，呈圆形、椭圆形或不规则形，染色深，胞质空泡状，可见双核或多核，真皮层毛细血管及淋巴管扩张，大量慢性炎症细胞浸润。

【经典习题】

1. 梅毒树胶样肿区别于结核肉芽肿的主要特点是

A. 见多量中性粒细胞

B. 见多量上皮样细胞
C. 易见朗汉斯巨细胞
D. 见多量浆细胞
E. 见干酪样坏死

答案：D

考点：梅毒树胶样肿

解析：树胶样肿是梅毒的特征性病变，见于三期梅毒，其镜下特点为：类似干酪样坏死，但绝少钙化，坏死灶周围含大量淋巴细胞、浆细胞，故选D。上皮样细胞和朗汉斯巨细胞少见。由于梅毒不是急性炎症，因此不可能有大量中性粒细胞浸润，故不选A。结核性肉芽肿的镜下特点为干酪样坏死灶，可有钙化，含大量淋巴细胞、上皮样细胞和朗汉斯巨细胞，故不选B、C、E。

2. 以下有助于尖锐湿疣诊断的是
A. 多量角化不全细胞
B. 挖空细胞
C. 表皮棘层肥厚
D. 乳头状瘤样增生
E. 角质层肥厚

答案：B

考点：尖锐湿疣的病理变化

解析：尖锐湿疣镜下表皮角质层轻度增厚，几乎全为角化不全细胞，棘层肥厚。表皮浅层挖空细胞出现有助于诊断。故选B。

3. 艾滋病的病理变化不包括
A. 淋巴组织萎缩
B. 机会性感染
C. 肺孢子菌感染
D. Kaposi肉瘤
E. HIV直接侵犯$CD8^+T$淋巴细胞

答案：E

考点：艾滋病的病理

解析：HIV病毒对受感染细胞溶解破坏和诱导细胞凋亡直接损伤：gp120与未感染HIV的$CD4^+T$细胞结合成为靶细胞，被$CD8^+$细胞毒性T细胞（CTL）介导的细胞毒作用及抗体依赖性细胞毒（ADCC）作用攻击而造成免疫损伤破坏，致$CD4^+T$细胞减少。故选E。其他选项均为艾滋病的病理变化。

第七章　病理生理学

第一节　疾病概论

一、病因学

（一）病因

1. 病因　必不可少、赋予疾病特征或决定疾病特异性的致病因素。①外源性，如生物、理化、环境生态、营养和社会-心理因素。②内源性，如遗传、先天和免疫因素。

2. 诱因　加强病因作用、促进疾病发生发展。

3. 疾病发生的危险因素　促进特定疾病发生发展。

（二）条件

能促进或减缓疾病发生，可影响病因对机体的作用。

二、发病学

疾病发生发展的一般规律（★★★）如下。

1. 内稳态失衡　反馈机制在内稳态中起重要作用。

2. 损伤与抗损伤并存　损伤与抗损伤作用常同时出现，贯穿始终且不断变化。

3. 病因与结果交替　因果的相互转化常加重病情，导致恶性循环。

4. 局部与整体关联　局部病变与整体可相互影响。

三、疾病的转归

（一）康复

1. 完全康复　损伤完全消失，机体功能、代谢及形态完全恢复正常。

2. 不完全康复　损伤得到控制，主要症状消失，机体维持相对正常的生命活动。此时疾病基本病理改变未完全恢复，有些可留后遗症。

（二）死亡（★★）

1. 心肺死亡　指心跳和呼吸的永久性停止。

2. 脑死亡　是指全脑功能不可逆的永久性丧失及机体作为一个整体功能的永久性停止。脑死亡的“哈佛标准”：①自主呼吸停止，被认为是临床脑死亡的首要指标。②不可逆性深度昏迷。③脑干神经反射消失。④脑电波消失。⑤脑血液循环完全停止。脑死亡与“植物状态”最根本的区别是植物状态患者仍保持自主呼吸功能。

【经典习题】

下列哪项不宜作为脑死亡的标准
A. 自主呼吸停止
B. 心跳停止
C. 脑电波消失

D. 大脑功能完全停止

E. 脑干功能停止

答案： B

考点： 脑死亡的标准

解析： 脑死亡是指全脑功能不可逆的永久性丧失及机体作为一个整体功能的永久性停止。脑死亡的"哈佛标准"：①自主呼吸停止，被认为是临床脑死亡的首要指标。②不可逆性深度昏迷。③脑干神经反射消失。④脑电波消失。⑤脑血液循环完全停止。脑死亡与"植物状态"最根本的区别是植物状态患者仍保持自主呼吸功能。故选 B。

第二节　水、电解质代谢紊乱

一、水、钠代谢紊乱

（一）正常水、钠平衡（★★）

1. 体液

（1）成年男性体液总量（约占体重 60%）：主要包括细胞内液（约占体重 40%）和细胞外液（血浆约占体重 5%，组织间液约占体重 15%）。极少一部分组织间液分布在关节囊、颅腔、腹膜腔等，称为第三间隙液或跨细胞液。

（2）细胞内液主要是 K^+、HPO_4^{2-} 和蛋白质。细胞外液主要是 Na^+、Cl^-。细胞膜是选择性半透膜，O_2、CO_2 和水分子可自由穿过。体液呈电中性。

（3）K^+ 与 HPO_4^{2-} 主要维持细胞内液渗透压，特别是 K^+。细胞外液渗透压 90%～95% 来源于 Na^+、Cl^- 和 HCO_3^-，主要是 Na^+。正常人血浆渗透压在 290～310mmol/L。

2. 水平衡　正常人每天水摄入和排出均为 2000～2500ml。

（1）来源：饮水、食物含水和代谢水。成人每天：饮水量 1000～1300ml，食物含水 700～900ml，代谢水约 300ml。

（2）排出：主要由消化道、皮肤、肺和肾脏排出。每天皮肤蒸发水（非显性汗）约 500ml，呼吸蒸发约 350ml，经粪便排出约 150ml，由尿排出 1000～1500ml。正常成人每天至少排出 500ml 尿液才能清除体内代谢废物，再加上非显性汗和呼吸蒸发及粪便排水量，每天最少排水 1500ml。水的日需要量为 1500～2000ml。汗液呈低渗，含 NaCl 约为 0.2%，并含少量 K^+。

3. 钠平衡　正常成人体内含钠总量为 40～50mmol/kg 体重，血清 Na^+ 浓度是 135～145mmol/L。成人每天饮食摄入钠 100～200mmol，主要来自食盐，90% 的 Na^+ 经尿排出。规律：摄入多，排出多；摄入少，排出少。少量钠随汗、粪便排出。

4. 体液容量及渗透压的调节

（1）致渴感因素：细胞外液渗透压升高、血容量和血压显著降低及血管紧张素Ⅱ水平升高均可刺激第三脑室前腹侧面与下丘脑视前区前侧即口渴中枢细胞，产生渴感，致主动饮水。

（2）抗利尿激素（ADH）：ADH 与肾脏远曲小管和集合管上皮细胞基侧膜上的 V_2 受体结合，形成水通道，增加对水的通透性，加强肾小管对水的重吸收。

（3）醛固酮：醛固酮直接作用于肾小管（远端小管和集合管）上皮细胞，增加肾脏对钠、水的重吸收及对 H^+、K^+ 的排出。

（4）钠尿肽家族：心房钠尿肽通过减少肾素分泌、抑制醛固酮分泌、对抗血管紧张素的缩血管效应和拮抗醛固酮作用来影响水、钠代谢。

（二）脱水（★★★）

脱水可分为低渗性、高渗性和等渗性脱水。

1. 低渗性脱水（低容量性低钠血症）　失 Na^+ 多于失水，血 Na^+ < 135mmol/L，血浆渗透压 < 290mmol/L，伴细胞外液量减少。

（1）原因

1）经肾丢失：①长期连续使用利尿药，抑制肾脏髓袢升支对 Na^+ 的重吸收。②肾上腺皮质功能不全，醛固酮分泌不足，肾小管对钠的重吸收减少。③肾实质性疾病，尿 Na^+ 增加。④Ⅱ型肾小管酸中毒时，肾脏近曲小管碳酸酐酶活性降低，HCO_3^- 和 Na^+ 重吸收减少，尿 Na^+ 排出增加。

2）肾外丢失：①经消化道失液，如呕吐、腹泻或因胃、肠吸引术丢失。②体液积聚在第三间隙，如形成胸腹水等。③经皮肤丢失，如大量出汗、大面积烧伤。

（2）对机体的影响

1）引起细胞外液容量减少、渗透压降低。脱水严重者，因细胞外液处于低渗状态，水向渗透压相对较高的细胞内转移，进一步减少细胞外液量，可引发低血容量性休克。液体转移进入细胞引起脑细胞肿胀，导致颅内压升高、脑疝、呼吸中枢抑制，甚至死亡。

2）早期无渴感，ADH 分泌不增多，尿无明显减少。晚期血容量显著降低，ADH 释放增多，出现少尿。严重呕吐、大量胃酸丢失引起低容量性低钠血症时，由于肾脏增加对氯的重吸收导致尿氯水平降低，但此时碱中毒引起尿液中 HCO_3^- 增加，促进肾钠排泄，故尿钠水平可不降低。

3）失水体征：皮肤弹性减退，眼窝凹陷。

2. 高渗性脱水（低容量性高钠血症） 失水多于失钠，血 $Na^+>150mmol/L$，血浆渗透压>310mmol/L。细胞内、外液量均减少。

（1）原因

1）水摄入减少：多见于水源断绝、进食与饮水困难或中枢损害致口渴感缺失等。

2）水丢失过多：经呼吸道、皮肤、肾和胃肠道失水过多。如环境高温、大量出汗、甲亢、发热和大面积烧伤；尿崩症；渗透性利尿（如甘露醇等脱水剂、糖尿病）；呕吐、腹泻及消化道引流等。

（2）对机体的影响

1）引起渴感。

2）可引起 ADH 分泌增加，尿量减少而尿比重增高。

3）细胞外液高渗引起细胞内液向细胞外液转移，引起细胞脱水、皱缩，故细胞内液减少最明显。脑细胞皱缩可产生抽搐、嗜睡、昏迷、呼吸麻痹，甚至死亡。严重者出现局部脑出血和蛛网膜下腔出血。婴幼儿高渗性脱水可引起脱水热。

3. 等渗性脱水 水、钠成比例丢失，血容量减少，血清 Na^+浓度和血浆渗透压在正常范围。原因为大量丢失等渗性液体，如呕吐、腹泻、大面积烧伤、大量抽放胸腹水等。处理不当可转变为高渗性或低渗性脱水。

（三）水中毒（高容量性低钠血症）

水中毒时，体液量明显增多，血 $Na^+<135mmol/L$，血浆渗透压<290mmol/L，体钠总量正常或增多。

1. 原因和机制

（1）水的摄入过多：如用无盐水灌肠、精神性饮水过量、静脉输入含盐少或不含盐的液体过多过快。慢性肾衰竭或婴幼儿更易发生水中毒。

（2）水排出减少：多见于急性肾衰竭、ADH 分泌过多、心力衰竭、肝硬化及肾病综合征。

2. 对机体的影响

（1）水中毒时可造成细胞内水肿，引起颅内压升高和中枢神经系统受压症状，严重者可致脑疝。轻度或慢性病例症状常不明显。

（2）水肿和体重增加，可有凹陷性水肿。

（3）血液稀释，血容量增多，血压升高，血浆蛋白和 Hb 浓度降低。

脑细胞水肿亦可见于严重的等容量性低钠血症（血 $Na^+<135mmol/L$，血浆渗透压<290mmol/L，细胞外液量正常或轻度升高）。此症可见于 ADH 异常分泌综合征、糖皮质激素缺乏和甲状腺功能减退症，某些恶性肿瘤、中枢神经系统病变等。

（四）水肿（★★）

发生于体腔内者称为积水，如脑积水。按范围分为全身性、局部性水肿，按原因分为肾性、肝性、心性、营养不良性、淋巴性和炎性水肿等（特发性水肿），按发生器官组织分皮下水肿、脑水肿、肺水肿等。

1. 发病机制

（1）血管内外液体交换平衡失调

1）毛细血管流体静压增高，致组织液生成增多，如心力衰竭、肿瘤压迫静脉或静脉血栓形成，动脉充血等。

2）血浆胶体渗透压降低，血浆白蛋白含量减少。①蛋白合成障碍，如肝硬化和严重营养不良。②蛋白丧失过多，如肾病综合征。③蛋白分解代谢增强，如慢性感染、恶性肿瘤等。

3）微血管壁通透性增加，血浆蛋白滤出：见于炎症反应。

4）淋巴回流受阻：恶性肿瘤、乳腺癌根治术时主干淋巴结摘除及丝虫病等。

（2）体内外液体交换平衡失调——钠、水潴留

1）肾小球滤过率下降，导致钠、水潴留。常见广泛的肾小球病变和有效循环血量明显减少。

2）近曲小管重吸收钠、水增多。①心房钠尿肽分泌减少。②肾小球滤过分数增加，如心力衰竭。

3）远曲小管和集合管重吸收钠、水增加。①醛固酮含量增高：心力衰竭、肝硬化腹水等。②抗利尿激素分泌增加。

2. 水肿特点

（1）据蛋白质含量分为漏出液和渗出液。皮下组织可出现凹陷性水肿或显性水肿。全身性水肿者在出现凹陷性水肿之前已有组织液增多，体重可增加10%，此时称隐性水肿。心性水肿在直立体位时常见于脚踝部位和下肢；肾性水肿首先发生在组织疏松的眼睑部和面部；肝性水肿常表现为腹水。

（2）炎性水肿可稀释毒素、运送抗体等。其他水肿对机体不利，其影响大小取决于水肿的部位、程度、发生速度及持续时间。

二、钾代谢紊乱

（一）正常钾平衡（★★）

1. 正常人体内含钾量为50~55mmol/kg体重，血清钾浓度为3.5~5.5mmol/L。摄入钾的90%经肾随尿排出，10%随粪便和汗排出。规律：多吃多排、少吃少排、不吃也排。

2. 钾平衡的调节

（1）细胞内外钾的调节：细胞内高钾主要依靠细胞膜 Na^+，K^+-ATP 酶。胰岛素、细胞外液 K^+浓度升高、β 受体激活可刺激 Na^+，K^+-ATP 酶活性，促进

细胞摄钾；酸中毒促进 K^+ 移出细胞，碱中毒促进 K^+ 进入细胞；反复的肌肉收缩使 K^+ 移出细胞。

（2）肾脏对钾的调节：主要依靠远曲小管和集合管对钾的分泌和重吸收。醛固酮、细胞外液的钾浓度升高、远曲小管原尿流速增大可促进肾排钾；急性酸中毒时肾排钾减少，碱中毒时肾排钾增多。

（二）钾代谢紊乱（★★★）

1. 低钾血症　血清钾浓度<3.5mmol/L，多数常伴缺钾。

（1）原因

1）摄入不足。

2）丢失过多：①经消化道失钾：见于严重呕吐、腹泻、胃肠减压及肠瘘等。②经肾失钾：见于长期大量使用髓袢或噻嗪类利尿药；原发性和继发性醛固酮增多症；肾间质性疾病；镁缺失等。③经皮肤失钾：如大量出汗。

3）细胞外钾转入细胞内：见于碱中毒、过量使用胰岛素、β受体活性增强和低钾性周期性瘫痪等。

（2）影响

1）对神经-肌肉的影响：①急性低钾血症，轻症可无症状或仅觉倦怠和全身软弱无力；重症可致弛缓性瘫痪。②慢性低钾血症时表现可不明显。

2）对心肌的影响：①心肌兴奋性增高、自律性增高、传导性降低。轻度低钾血症时心肌收缩性增强；严重或慢性低钾血症则收缩性减弱。②心电图：ST 段压低、T 波低平和 U 波增高（超常期延长所致）；Q-T 间期延长；严重时可见 P 波增高、P-Q 间期延长和 QRS 波群增宽。③增加洋地黄类药物对心肌的毒性作用，并显著降低其治疗效果。

3）骨骼肌损害：缺血缺氧性肌痉挛、坏死和横纹肌溶解。

4）肾脏损害：髓质集合管上皮细胞肿胀、增生等，重者可出现间质性肾炎样表现。

5）引起代谢性碱中毒，同时发生反常性酸性尿。机制：①细胞外液 K^+ 减少，致细胞内液 K^+ 外出、细胞外液 H^+ 内移，引起细胞外液碱中毒。②肾小管上皮细胞内 K^+ 浓度降低，H^+ 浓度增高，造成肾小管 K^+-Na^+ 交换减弱而 H^+-Na^+ 交换加强，尿排 K^+ 减少，排 H^+ 增多，加重代谢性碱中毒，且尿液呈酸性。

2. 高钾血症　血清钾浓度>5.5mmol/L。

（1）原因

1）摄入过多：如输入过多钾盐或大量库存血。

2）排出减少：主要是肾排钾减少，见于肾衰竭、盐皮质激素缺乏、长期应用潴钾利尿药。

3）细胞内钾转到细胞外：见于酸中毒、高血糖合并胰岛素不足；使用β受体阻断药、洋地黄类药物中毒；使用肌松剂氯化琥珀胆碱；组织分解释放（溶血、挤压综合征）；缺氧；高钾性周期性瘫痪。

（2）影响

1）对神经-肌肉的影响：①急性轻度高钾血症，神经肌肉兴奋性增高。②急性重度高钾血症，神经肌肉不能兴奋，表现为肌肉软弱无力、弛缓性瘫痪。

2）对心肌的影响：①心肌兴奋性增高（急性轻度高钾血症）或降低（急性重度高钾血症），自律性、传导性（发生心脏骤停）和收缩性均降低。②心电图：T 波狭窄高耸，Q-T 间期轻度缩短，P 波压低、增宽或消失，P-R 间期延长，QRS 综合波增宽。③心律失常。

3）引起代谢性酸中毒，并出现反常性碱性尿。机制：高钾血症时，细胞外液 K^+ 内移，促进细胞内液 H^+ 移出，引起细胞外液酸中毒。同时，肾小管上皮细胞内 K^+ 浓度增高，H^+ 浓度减低，肾小管 H^+-Na^+ 交换减弱，而 K^+-Na^+ 交换增强，尿排 K^+ 增加，排 H^+ 减少，加重代谢性酸中毒，且尿液呈碱性。

【经典习题】

血清钾浓度的正常范围是

A. 130～150mmol/L

B. 140～160mmol/L

C. 3.5～5.5mmol/L

D. 0.75～1.25mmol/L

E. 2.25～2.75mmol/L

答案： C

考点： 血清钾浓度的正常值

解析： 正常人体内含钾量为 50～55mmol/kg 体重，血清钾浓度为 3.5～5.5mmol/L。血清钾浓度<3.5mmol/L，为低钾血症；血清钾浓度>5.5mmol/L，为高钾血症。故选 C。

第三节　酸碱平衡和酸碱平衡紊乱

一、酸碱平衡及其调节

（一）概念

酸碱平衡指机体处理酸碱物质的含量和比例、维持 pH 在恒定范围的过程。正常动脉血 pH 为 7.35～7.45，平均值为 7.40。

（二）调节（★）

1. 酸来源　包括挥发酸（CO_2）和固定酸（如硫酸、磷酸和尿酸，酸性食物或药物等）。

2. 碱来源　主要是食物，特别是蔬菜、瓜果。

还有体内代谢产生。

3. 调节　主要通过体液的缓冲系统、肺、组织细胞和肾的调节作用实现。

（1）血液缓冲系统：主要有碳酸氢盐缓冲系统（细胞外液含量最多，缓冲固定酸）、磷酸盐缓冲系统、血浆蛋白缓冲系统、血红蛋白和氧合血红蛋白缓冲系统。

（2）肺：通过改变CO_2的排出量来调节血浆碳酸浓度，作用迅速，数分钟可达高峰。

（3）组织细胞：如红细胞、肌细胞等，酸中毒时骨骼可释放钙盐进行缓冲。

（4）肾：主要通过肾小管上皮细胞的排酸保碱功能调节。包括近曲小管泌H^+和对$NaHCO_3$的重吸收、远曲小管及集合管泌H^+和对$NaHCO_3$的重吸收、NH_4^+的排出。

【巧妙记忆】 血液缓冲反应最迅速，作用不持久；肺调节作用效能大；肾调节作用发生较慢，效率高、持久，可回收碱。

（三）常用检测指标（★★）

1. pH和H^+浓度　动脉血pH主要取决于HCO_3^-与H_2CO_3浓度的比值。pH<7.35为酸中毒；pH>7.45为碱中毒。pH正常，提示酸碱平衡，或处于代偿阶段，或同时存在程度相近的混合型酸、碱中毒。

2. $PaCO_2$　反映呼吸性酸碱平衡紊乱。正常$PaCO_2$为33～46mmHg，平均40mmHg。$PaCO_2$>46mmHg，表示肺通气不足；$PaCO_2$<33mmHg，表示肺通气过度。

3. 实际碳酸氢盐（AB）和标准碳酸氢盐（SB）　AB受呼吸和代谢影响。SB是判断代谢因素的指标。正常人AB与SB相等，为22～27mmol/L，平均为24mmol/L。两者均降低，表明有代谢性酸中毒；均升高，表明有代谢性碱中毒。若SB正常，AB>SB，表明有CO_2滞留；反之AB<SB，表示CO_2排出过多。

4. 缓冲碱（BB）　正常为45～52mmol/L，平均48mmol/L。反映代谢性因素的指标，代谢性酸中毒时BB减少，代谢性碱中毒时BB升高。

5. 碱剩余（BE）　全血BE正常值为-3.0～+3.0mmol/L，代谢性酸中毒或代偿后的慢性呼吸性碱中毒时BE负值增加；代谢性碱中毒或代偿后的慢性呼吸性酸中毒时BE正值增加。

6. 阴离子间隙（AG）　指血浆中未测定的阴离子（UA）与未测定的阳离子（UC）浓度的差值。$AG=UA-UC=Na^+-(HCO_3^-+Cl^-)$，正常值（12±2）mmol/L。AG增高可帮助区分代谢性酸中毒的类型和诊断混合型酸碱平衡紊乱。AG>16mmol/L常见于固定酸增多。AG增高也可见于脱水、使用大量含钠盐的药物和骨髓瘤患者释出本周蛋白过多。

二、酸碱平衡紊乱（★★★）

（一）代谢性酸中毒

代谢性酸中毒指细胞外液H^+增加和/或HCO_3^-丢失引起的pH下降。特征：血浆HCO_3^-原发性减少。

1. 原因

（1）肾脏排酸保碱功能障碍：见于严重肾衰竭、重金属（汞、铅等）及药物（磺胺类）中毒、肾小管功能障碍、应用碳酸酶抑制剂。

（2）HCO_3^-直接丢失过多：严重腹泻、肠道瘘管或肠道引流、大面积烧伤等。

（3）代谢功能障碍：乳酸酸中毒、酮症酸中毒等。

（4）其他原因：①外源性固定酸摄入过多：大量摄入阿司匹林；长期或大量服用含氯的盐类药物，解离出HCl。②高钾血症。③血液稀释、快速输入大量无HCO_3^-的液体或生理盐水，造成稀释性代谢性酸中毒。

2. 分类

（1）AG增高型代谢性酸中毒（正常血氯代谢性酸中毒）：AG增高，血氯正常。见于乳酸酸中毒、磷酸和硫酸排泄障碍等。

（2）AG正常型代谢性酸中毒：AG正常，血氯升高。见于消化道直接丢失HCO_3^-、肾小管重吸收HCO_3^-减少或泌H^+障碍、高钾血症、含氯的酸性盐摄入过多和稀释性酸中毒等。

3. 代偿调节

（1）血液缓冲及细胞内外离子交换：血浆HCO_3^-及其他缓冲碱不断被消耗；H^+进入细胞内，K^+移出，引起高钾血症。

（2）肺：血液H^+浓度升高，可使呼吸加深加快。肺代偿是代谢性酸中毒的主要代偿方式。

（3）肾：肾功能正常情况下可加强泌H^+、泌NH_4^+及回收HCO_3^-，从而升高血浆HCO_3^-浓度。

4. 指标变化　代谢性酸中毒时，pH下降；AB、SB、BB均降低，BE负值加大；$PaCO_2$继发性下降，AB<SB。

5. 影响

（1）心血管系统改变：严重代谢性酸中毒可引起致死性室性心律失常，降低心肌收缩力和血管对儿茶酚胺的反应性。酸中毒还可引起肾上腺髓质释放肾上腺素，借此增加心率和心肌收缩力，但严重酸中毒时又可阻断肾上腺素对心脏的作用，引起心肌收缩力减弱。pH≤7.1时，可出现心动过缓。

（2）中枢神经系统改变：酸中毒时脑组织氧化磷酸化过程减弱，ATP生成减少；抑制性神经递质γ-氨基丁酸含量增多。

（3）骨骼系统改变：影响儿童的骨骼发育，引起纤维性骨炎和佝偻病、成人骨软化症。

（二）呼吸性酸中毒

呼吸性酸中毒指CO_2排出障碍或吸入过多引起的pH下降。特征：血浆H_2CO_3浓度原发性升高。

1. 原因　呼吸中枢抑制、呼吸道阻塞、呼吸肌麻痹、胸廓病变和肺部疾病；人工呼吸器通气量过小；CO_2吸入过多。

2. 分类　急性、慢性呼吸性酸中毒（$PaCO_2$持续升高达24小时以上者）。

3. 代偿调节　主要靠血液非碳酸氢盐缓冲系统和肾代偿。

（1）急性呼吸性酸中毒主要靠细胞内外离子交换及细胞内缓冲来代偿。血红蛋白系统是呼吸性酸中毒时较重要的缓冲体系。代偿可使血浆HCO_3^-浓度升高，Cl^-浓度降低。

（2）肾代偿是慢性呼吸性酸中毒的主要代偿方式，可刺激肾小管上皮细胞内碳酸酐酶和线粒体中谷氨酰胺酶活性，加强肾小管上皮排泌H^+、排NH_4^+及重吸收HCO_3^-，发挥代偿作用。

4. 指标变化　$PaCO_2$原发性增高，pH降低，AB、SB、BB值均升高，AB>SB，BE正值加大。急性呼吸性酸中毒时AB、SB及BB可正常。

5. 影响　呼吸性酸中毒可引起心律失常、心肌收缩力减弱、外周血管扩张、血钾升高等。高浓度CO_2能直接引起脑血管扩张，常引起持续性头痛。严重时引发"CO_2麻醉"。

（三）代谢性碱中毒（2023）

代谢性碱中毒指细胞外液碱增多和/或H^+丢失引起的pH升高。特征：血浆HCO_3^-原发性增多。

1. 原因和机制

（1）酸性物质丢失过多

1）经胃丢失：剧烈呕吐及胃液引流。机制包括：①胃液H^+丢失，H^+不能中和HCO_3^-，肠液中HCO_3^-被吸收入血，使血浆HCO_3^-浓度升高。②胃液Cl^-丢失，引起低氯性碱中毒。③胃液K^+丢失，引起低钾性碱中毒。④胃液大量丢失引起有效循环血量减少，导致继发性醛固酮增多，引起代谢性碱中毒。

2）经肾丢失：①应用利尿药，袢利尿药（速尿）或噻嗪类利尿药抑制肾髓袢升支对Cl^-的主动重吸收，使Na^+的被动重吸收减少，导致远曲小管和集合管细胞泌H^+、泌K^+。另外，由于肾小管远端流速增加，H^+经肾大量丢失使HCO_3^-大量被重吸收，从而形成低氯性碱中毒。②肾上腺皮质激素过多，尤其是醛固酮可增加肾脏的保Na^+、保水、排H^+、排K^+作用，造成低钾性碱中毒。

（2）HCO_3^-过量负荷：见于服用或滴注过多的$NaHCO_3$；摄入乳酸钠、乙酸钠或大量输入含柠檬酸盐抗凝的库存血；脱水引起浓缩性碱中毒。

（3）低钾血症：H^+进入细胞内，造成低钾性碱中毒。

2. 分类　分为：①盐水反应性碱中毒，见于呕吐、胃液吸引及用利尿药后。②盐水抵抗性碱中毒，见于全身性水肿、原发性醛固酮增多症、严重低血钾及Cushing综合征等。

3. 代偿调节

（1）血液缓冲及细胞内外离子交换：升高的OH^-可被缓冲系统的弱酸缓冲；细胞内H^+移出，K^+进入细胞，从而发挥代偿作用。

（2）肺：H^+浓度降低，呼吸中枢受抑制，$PaCO_2$或血浆H_2CO_3继发性升高，降低pH。肺的代偿作用有限，是代谢性碱中毒的主要代偿方式。

（3）肾：泌H^+和泌NH_4^+减少，HCO_3^-重吸收减少。

4. 指标变化　HCO_3^-原发性增高，pH升高，AB、SB及BB均升高，BE正值加大。由于呼吸抑制，$PaCO_2$继发性升高，AB>SB。

5. 影响　轻度者常无症状，严重时可有明显的功能代谢变化。

（1）中枢神经系统功能改变：碱中毒时，抑制性神经递质γ-氨基丁酸分解加强而生成减少，出现烦躁不安、精神错乱、谵妄、意识障碍等。

（2）血红蛋白氧离曲线左移：导致组织缺氧。

（3）对神经肌肉的影响：碱中毒时血浆游离钙减少，神经肌肉的应激性增高，表现为腱反射亢进、面部和肢体肌肉抽动、手足搐搦。伴明显低钾引起肌肉无力者，可无抽搐。

（4）低钾血症。

（四）呼吸性碱中毒

呼吸性碱中毒指肺通气过度引起的$PaCO_2$降低、pH升高，其特征为血浆H_2CO_3浓度原发性降低。

1. 原因　低氧血症和肺疾患、呼吸中枢受到直接刺激或精神性过度通气、机体代谢旺盛（高热、甲状腺功能亢进）、人工呼吸机通气量过大。

2. 分类　分为急性（$PaCO_2$在24小时内急剧下降致pH升高）和慢性呼吸性碱中毒。

3. 代偿调节

（1）细胞内外离子交换和细胞内缓冲：急性呼吸性碱中毒时，血浆 H_2CO_3浓度迅速降低，H^+移至细胞外并与 HCO_3^- 结合，以降低 HCO_3^- 浓度，升高血浆 H_2CO_3浓度。另外，HCO_3^-进入红细胞，Cl^- 和 CO_2逸出红细胞，促使血浆 H_2CO_3回升。

（2）肾脏：持续较久的慢性呼吸性碱中毒时，肾脏泌 H^+和泌 NH_4^+减少，HCO_3^- 重吸收减少，使血浆 HCO_3^-代偿性降低。肾代偿是慢性呼吸性碱中毒的主要代偿方式。

4. 指标变化　$PaCO_2$原发性降低，pH 升高，AB<SB。AB、SB 及 BB 均降低，BE 负值加大。急性呼吸性碱中毒时 AB、SB 及 BB 可正常。

5. 影响　低碳酸血症可引起脑血管收缩及血流减少。呼吸性碱中毒更易出现眩晕、四肢及口周围感觉异常及意识障碍。还可引起低钙血症、低钾血症及氧离曲线左移。

（五）双重性酸碱失衡

临床上有些患者不是单一的原发性酸碱失衡，而是存在两种以上混合性酸碱失衡。常见的双重性酸碱失衡类型有呼吸性酸中毒合并代谢性酸中毒、呼吸性酸中毒合并代谢性碱中毒等。这些混合性酸碱平衡失调须在充分了解、分析原发病情基础上，结合实验室检查进行综合分析才能正确判断，制定相应的治疗措施。

【经典习题】

慢性呼吸性酸中毒时机体的主要代偿方式是
A. 肺代偿
B. 肾代偿
C. 心代偿
D. 骨骼代偿
E. 血液代偿

答案：B

考点：呼吸性酸中毒时代偿调节

解析：肾代偿是慢性呼吸性酸中毒的主要代偿方式，可刺激肾小管上皮细胞内碳酸酐酶和线粒体中谷氨酰胺酶活性，加强肾小管上皮排泌 H^+、排 NH_4^+及重吸收 HCO_3^-，发挥代偿作用。故选 B。

第四节　缺　　氧

一、概述（常用血氧指标）（★）

1. 血氧分压（PO_2）　PaO_2约 100mmHg，其高低主要取决于吸入气的氧分压和肺的通气与弥散功能。PvO_2约 40mmHg，其变化反映组织、细胞对氧的摄取和利用状态。

2. 血氧容量（CO_2max）　取决于血 Hb 含量及其与 O_2结合的能力。正常成人 Hb 为 150g/L，血氧容量为 200ml/L。

3. 血氧含量（CO_2）　取决于血氧分压和血氧容量。正常 CaO_2 约为 190ml/L，CvO_2 约为 140ml/L。动-静脉氧含量差（CaO_2-CvO_2）反映组织的摄氧能力，正常时约为 5ml/dl。

4. 血氧饱和度（SO_2）　SaO_2 为 95% ~ 98%，SvO_2为 70%~75%。SO_2主要取决于 PO_2，二者之间的关系曲线呈“S”形，称氧离曲线。

5. 氧分压差　驱使氧从血液向组织弥散的动力。

6. P_{50}　指 Hb 氧饱和度为 50% 时的血氧分压，正常为 26~27mmHg。P_{50}增大反映 Hb 与氧的亲和力降低，反之，则增高。

二、类型（★★★）

（一）低张性缺氧

1. 低张性缺氧　由于进入血液的氧减少或动脉血被静脉血稀释引起的缺氧，特征是 PaO_2降低、血氧含量降低。

2. 原因　包括吸入气氧分压过低、肺通气和换气功能障碍、静脉血分流入动脉（如法洛四联症）。外呼吸功能障碍引起的缺氧又称呼吸性缺氧。

3. 血氧变化　PaO_2、氧含量、氧饱和度降低，血氧容量正常或升高，动-静脉血氧含量差正常或降低。

4. 低张性缺氧与发绀　正常毛细血管血液中脱氧 Hb 浓度约为 26g/L，脱氧 Hb 达到或超过 50g/L 时产生发绀。Hb 正常的人，可据发绀程度大致估计缺氧程度；Hb 过多或过少时，两者常不一致。如重度贫血者，Hb 可降至 50g/L 以下，有严重缺氧，但不发绀。红细胞增多者，血中脱氧 Hb 超过 50g/L，有发绀，但可无缺氧。

（二）血液性缺氧

1. 血液性缺氧　因 Hb 含量减少或性质改变，使血液携氧能力降低或与 Hb 结合的氧不易释出而引起的缺氧，又称等张性缺氧。

2. 原因　包括 Hb 含量减少（严重贫血）、CO 中毒、Hb 性质改变（高铁 Hb 血症）和 Hb 与氧的亲和力异常增高（如输入大量库存血、大量碱性液、Hb 基因突变）等。

（1）CO 与 Hb 的亲和力是氧的 210 倍。当吸入气含 0.1%的 CO 时，约有 50%的 Hb 与之结合形成

HbCO 而失去携氧能力。当 CO 与 Hb 分子中的某个血红素结合后，将增加其余 3 个血红素对氧的亲和力，使 Hb 结合的氧不易释放，氧离曲线左移。CO 还可抑制红细胞内糖酵解，使 2,3-DPG 生成减少，也可致氧离曲线左移，进一步加重缺氧。

（2）食用大量含硝酸盐的腌菜后，硝酸盐经肠道细菌作用还原为亚硝酸盐，吸收入血后，可形成高铁 Hb。高铁 Hb 的 Fe^{3+} 因与羟基结合牢固，失去结合氧的能力；当 Hb 分子中的 4 个 Fe^{2+} 中有一部分被氧化成 Fe^{3+} 后，剩余 Fe^{2+} 虽能结合氧，但不易解离，致氧离曲线左移，使组织缺氧。

3. 血氧变化 PaO_2 和 SaO_2 正常，血氧含量、血氧容量降低，动-静脉氧含量差减小。

4. 皮肤黏膜改变 贫血者显苍白；CO 中毒者呈樱桃红色；Hb 与 O_2 的亲和力异常增高时呈鲜红色；高铁 Hb 血症者呈棕褐色，又称肠源性发绀。

（三）循环性缺氧

1. 循环性缺氧 因组织血流量减少使组织供氧量减少所引起的缺氧，又称为低动力性缺氧。包括缺血性缺氧、淤血性缺氧。

2. 原因

（1）全身性循环障碍：心力衰竭和休克等。

（2）局部性循环障碍：动脉硬化、血管炎、血栓形成和栓塞、血管痉挛或受压等。

3. 血氧变化 PaO_2、氧饱和度、氧容量和氧含量正常，动-静脉血氧含量差增大。但全身性循环障碍累及肺者，可合并呼吸性缺氧，此时 PaO_2、氧含量和氧饱和度降低。

4. 皮肤黏膜改变 缺血性缺氧时显苍白；淤血性缺氧时呈暗红色；易出现发绀。

（四）组织性缺氧

1. 组织性缺氧 组织供氧正常情况下，因细胞利用氧的能力减弱而引起的缺氧。

2. 原因 线粒体损伤是引起组织性缺氧的最常见原因。

（1）线粒体损伤：高温、大剂量放射线照射和细菌毒素等。

（2）呼吸链抑制：如胍乙啶、鱼藤酮及异戊巴比妥，抗霉素 A、苯乙双胍，氰化物，硫化氢，三氧化二砷（砒霜），甲醛。

（3）氧化磷酸化解偶联：如 2,4-二硝基苯酚等。寡霉素对电子传递和 ADP 磷酸化均有抑制作用。

（4）呼吸酶合成减少：见于维生素 B_1、维生素 B_2、维生素 PP 严重缺乏等。

3. 血氧变化 PaO_2、动脉氧含量、氧容量和氧饱和度均正常，PvO_2、静脉氧含量和氧饱和度均高于正常，动-静脉血氧含量差减小。

4. 皮肤黏膜改变 毛细血管中氧合 Hb 升高，皮肤可呈红色或玫瑰红色。缺氧类型及其血氧变化（2023），见表 2-7-4-1。

表 2-7-4-1 缺氧类型及其血氧变化

缺氧类型	动脉血氧分压	动脉血氧含量	血氧容量	动脉血氧饱和度	动-静脉血氧含量差
低张性缺氧	↓	↓	不变或↑	↓	不变或↓
血液性缺氧	不变	↓	↓或不变	不变	↓
循环性缺氧	不变	不变	不变	不变	↑
组织性缺氧	不变	不变	不变	不变	↓

注：混合性缺氧是临床最常见的缺氧类型。

三、功能与代谢改变（★）

（一）呼吸系统

1. 肺通气量增大 可使肺泡气氧分压、PaO_2 和 SaO_2 提高。是对急性缺氧最重要的代偿反应。

2. 高原肺水肿 指从平原快速进入 2500m 以上高原时，因低压缺氧而发生的一种高原特发性疾病，临床表现为呼吸困难、严重发绀、咳粉红色泡沫痰或白色泡沫痰、肺部有湿啰音等。发病高峰在进入高原后 48～72 小时，多于夜间发病，起病急，进展快。有遗传易感性，寒冷、剧烈运动、上呼吸道感染等易诱发。

3. 中枢性呼吸衰竭 见于 $PaO_2<30mmHg$。表现为呼吸抑制，呼吸节律和频率不规则，出现周期性呼吸甚至呼吸停止。

（二）循环系统

1. 心脏功能和结构变化

（1）心率：急性轻中度缺氧时，心率加快。严重缺氧直接抑制心血管运动中枢，引起心肌能量代谢障碍，心率减慢。

（2）心肌收缩力：缺氧初期交感神经兴奋，心肌收缩力增强。以后因心肌缺氧可降低舒缩功能。极严重缺氧可致心肌能量代谢障碍和心肌收缩蛋白丧失。

（3）心输出量：进入高原初期心输出量增加，久居后则回降。低张性缺氧时，交感神经兴奋使心率加快、心肌收缩力增强，以及因呼吸运动增强而致回心血量增加，均使心输出量增加，是急性缺氧时的重要代偿机制。极严重缺氧使心输出量降低。

（4）心律：严重缺氧可引起窦性心动过缓、期前收缩，心室颤动。缺氧时细胞内 K^+ 减少，Na^+ 增多，心肌兴奋性和自律性增高，传导性降低，易发生异位心律和传导阻滞。

（5）心脏结构改变：久居高原、慢性阻塞性肺疾病，使右心室负荷加重，右心室肥大，严重时可致心力衰竭。

2. 血流分布　缺氧时心和脑的血流量增多，皮肤、内脏、骨骼肌和肾的组织血流量减少，有利于保证重要器官的氧供应。机制：①皮肤、内脏和肾脏的血管 α 受体密度高，缺氧时交感神经兴奋、儿茶酚胺释放增多，可致血管收缩，血流减少。②心脏和脑组织缺氧时产生大量乳酸、腺苷、PGI_2 等产物，可致局部组织血管扩张。③不同器官血管对缺氧反应性不同。缺氧时心、脑血管平滑肌松弛，肺血管平滑肌收缩。

3. 肺循环　急性缺氧引起肺血管收缩。慢性缺氧引起肺血管收缩、肺血管结构改建，导致持续的肺动脉高压。主要包括缺氧性肺血管收缩和肺动脉高压、组织毛细血管增生。

（三）血液系统

缺氧使骨髓造血增强及氧离曲线右移。红细胞和Hb增多，红细胞内2,3-DPG增多，红细胞释氧能力增强。

【经典习题】

决定血氧饱和度最主要的因素是

A. 血液pH

B. 血液温度

C. 血氧分压

D. 血液 CO_2 分压

E. 红细胞内2,3-DPG的含量

答案：C

考点：血氧饱和度

解析：血氧饱和度（SO_2）主要取决于血氧分压（PO_2），二者之间的关系曲线呈“S”形，称氧离曲线。一般 SaO_2 为95%~98%，故选C。

第五节　发　热

一、概述、病因和机制

（一）概述（★）

1. 发热　指因致热原使体温调定点上移而引起的调节性体温升高。

2. 过热　为非调节性体温升高，因体温调节障碍（如体温调节中枢损伤）或散热障碍（皮肤鱼鳞病和中暑等）及产热器官功能异常（甲亢）等所致。

3. 发热激活物　可激活产内生致热原细胞，使之产生和释放内生致热原（EP），再经一些后续环节引起体温升高。发热激活物又称EP诱导物，包括外致热原和某些体内产物。

（1）外致热原：①细菌：包括革兰阳性细菌菌体、菌体碎片及外毒素、肽聚糖；革兰阴性细菌菌体和肽聚糖、内毒素（主要为脂多糖）。②分枝杆菌：菌体及肽聚糖、多糖和蛋白质。③病毒：病毒体和血细胞凝集素。④真菌：菌体及荚膜多糖和蛋白质。⑤螺旋体：钩端螺旋体内溶血素和细胞毒因子等，回归热螺旋体的代谢裂解产物，梅毒螺旋体内的外毒素。⑥疟原虫：裂殖子和代谢产物（疟色素等）。

【巧妙记忆】　内毒素是最常见的外致热原，耐热性高，是血液制品和输液过程中的主要污染物。

（2）体内产物：抗原抗体复合物、某些类固醇产物（本胆烷醇酮）、体内组织的大量破坏。

4. 内生致热原

（1）种类：白介素-1、肿瘤坏死因子、干扰素、白介素-6和巨噬细胞炎症蛋白-1。

（2）产EP细胞：单核细胞、巨噬细胞、内皮细胞、淋巴细胞、星状细胞及肿瘤细胞等。经典的产内生致热原细胞活化方式：①Toll样受体介导的细胞活化。②T细胞受体介导的T淋巴细胞活化途径。

（二）发病机制（★★）

1. 体温调节中枢　据发热体温正负调节学说，发热体温调节中枢分为正调节中枢和负调节中枢。①正调节中枢：视前区-下丘脑前部（POAH）等。②负调节中枢：中杏仁核、腹中隔和弓状核等。正、负调节作用的结果决定调定点上移水平及发热的幅度和时程。

2. 致热信号传入中枢的途径　①EP经血脑屏障转运入脑：较直接。②EP通过终板血管器作用于体温调节中枢：终板血管器紧靠POAH，是血脑屏障的薄弱部位。

3. 发热中枢调节介质 ①正调节介质：前列腺素E、cAMP、Na^+/Ca^{2+}比值、促肾上腺皮质激素释放素和NO。EP→下丘脑Na^+/Ca^{2+}↑→cAMP↑→调定点上移。②负调节介质：精氨酸加压素、黑素细胞刺激素、膜联蛋白A1（又称脂皮质蛋白-1）和白细胞介素-10。热限是机体的自我保护功能和自稳调节机制。

4. 发热时相 调定点正常设定在37℃左右。

（1）体温上升期

1）在发热开始，正调节占优势，调定点上移，此时原来的正常体温变成了“冷刺激”，中枢对“冷”信息起反应，发出指令到达：①散热中枢，引起皮肤血管收缩和血流减少，致皮肤温度降低和散热减少；②产热器官，引起寒战和物质代谢加强，产热增加。寒战时产热率可比正常升高4~5倍。

2）特点：减少散热，增加产热，使产热>散热，体温升高。

3）表现：感发冷或恶寒（其实此时中心温度已开始上升）。立毛肌收缩，出现“鸡皮疙瘩”。

（2）高温持续期（高峰期或稽留期）

1）此期中心体温已与调定点相适应，寒战停止并开始出现散热反应。

2）特点：产热与散热在高水平保持相对平衡。

3）表现：酷热感，不再感到寒冷，“鸡皮疙瘩”消失。皮肤和口唇比较干燥。此期持续时间因病因不同而异。

（3）体温下降期（退热期）

1）这时由于血温高于调定点，POAH的温敏神经元发放频率增加，使交感神经的紧张性活动降低，皮肤血管进一步扩张。

2）特点：散热增强，产热减少，体温开始下降，逐渐恢复到与正常调定点相适应的水平。

3）表现：大量出汗，甚至脱水，高血温及皮肤温度感受器传来的热信息刺激发汗中枢使汗腺分泌增加。

二、代谢与功能的改变（★）

（一）代谢改变

一般体温每升高1℃，基础代谢率提高13%。

1. 糖代谢 分解代谢加强，糖原储备减少。寒战期糖消耗更大，乳酸产量增加。

2. 脂肪代谢 分解明显加强。机体可动员脂肪贮备。交感-肾上腺髓质系统兴奋性增高，脂解激素分泌增加，也促进脂肪分解。

3. 蛋白质代谢 正常成人摄入蛋白质30~45g/d才能维持总氮平衡。高体温和EP可促进骨骼肌蛋白分解，患者尿氮比正常人升高2~3倍。蛋白质分解加强可提供大量游离氨基酸，用于急性期蛋白的合成和组织修复。

4. 水、电解质变化 体温上升期尿量明显减少，Na^+和Cl^-排泄减少。退热期尿量恢复和大量出汗，Na^+、Cl^-排出增加。高温持续期及退热期可致水分的大量丢失甚至脱水。

（二）功能改变

1. 中枢神经 发热使神经系统兴奋性增高，高热时可有烦躁、谵妄、幻觉，可伴头痛。小儿高热易抽搐（热惊厥），可能是中枢神经系统尚未发育成熟。有些高热者神经系统抑制（淡漠、嗜睡等），可能与IL-1有关。

2. 循环系统 体温每上升1℃，心率约增加18次/分，儿童可增加得更快，主要是热血对窦房结的刺激所致。在一定限度内（150次/分），心率增加可增加心输出量，超过后心输出量下降。在寒战期血压轻度升高，高温持续期和退热期血压可轻度下降。少数患者可因大汗而致虚脱、循环衰竭。

3. 呼吸功能 血温升高可刺激呼吸中枢并提高其对CO_2的敏感性，另外代谢加强、CO_2生成增多，均使呼吸加快加强，热量散发。

4. 消化功能 发热时消化液分泌减少，消化酶活性降低，可有食欲减退、口腔黏膜干燥、腹胀、便秘等。可能与交感神经兴奋、副交感神经抑制及水分蒸发较多有关。IL-1和TNF可引起食欲减退。

5. 防御功能 中等程度发热可能提高防御功能，但高热可能产生不利影响。发热时淋巴细胞、中性粒细胞、巨噬细胞等功能加强，促进白细胞游走和包裹病灶。但可抑制自然杀伤细胞（NK细胞）的活性，提高内毒素中毒动物的死亡率等。

EP（IL-1、TNF、IFN等）大多具有一定程度的抑制或杀灭肿瘤细胞的作用。目前发热疗法已用于肿瘤的治疗。EP可引起急性期反应。

【经典习题】

下列有关发热概念的叙述，哪一项是正确的

A. 体温超过正常值0.6℃

B. 产热过程超过散热过程

C. 是临床上常见的疾病

D. 由体温调节中枢调定点上移引起的体温升高

E. 由体温调节中枢调节功能障碍引起的体温升高

答案：D

考点：发热的概念

解析：发热是指因致热原使体温调定点上移而引起的调节性体温升高，D对、E错。正常人体温一般为36～37℃，发热可分为低热（37.3～38℃）、中等度热（38.1～39℃）、高热（39.1～41℃）和超高热（41℃以上），A错。发热分为3个时相，体温上升期时产热>散热，体温升高；高温持续期时产热与散热在高水平保持相对平衡；体温下降期散热增强，产热减少，B错。发热是一种症状，C错。故选D。

第六节　应　　激

一、概述

（一）应激

应激是指机体在感受到各种因素的强烈刺激时，为满足其应对需求，内环境稳态发生的适应性变化与重建。

（二）应激原

引起应激反应的各种因素统称为应激原。根据性质可分为物理性、化学性、生物性和心理性应激原四大类。根据来源可分为外环境因素、内环境因素和社会心理因素三大类。来自外环境和内环境的各种因素统称为躯体性应激原。

（三）应激反应的种类

1. 躯体性、心理性应激　躯体性应激指由体外各种理化、生物学因素和机体内环境紊乱等躯体性应激原导致的应激反应。而心理性应激由心理性应激原引起，是机体在遭遇不良事件或者主观感觉到压力和威胁时，产生的一种伴有生理、情绪和行为改变的心理紧张状态。

2. 急性、慢性应激　急性应激指机体受到突然刺激所致的应激。慢性应激则是由应激原长时间作用所致，可导致消瘦，影响生长发育，并可引发抑郁和高血压等疾病。

3. 生理性应激（良性应激）和病理性应激。

二、应激的神经内分泌反应（★★）

（一）蓝斑-交感-肾上腺髓质系统（LSAM）的变化

1. 结构基础　蓝斑是LSAM系统的主要中枢整合部位，在应激启动HPAC系统中发挥关键作用。

2. 效应

（1）中枢效应：主要表现为兴奋、警觉、专注和紧张；过度激活则会产生焦虑、害怕或愤怒等情绪反应，与去甲肾上腺素水平升高有关。

（2）外周效应：主要表现为血浆去甲肾上腺素、肾上腺素和多巴胺等儿茶酚胺水平迅速升高，并通过对血液循环、呼吸和代谢等多个环节的紧急动员和综合调节，使机体处于一种唤起状态，保障心、脑和骨骼肌等重要器官在应激反应时的能量需求。

（二）下丘脑-垂体-肾上腺皮质激素系统（HAPC）的变化

1. 结构基础　下丘脑室旁核是HPAC系统的中枢位点。分泌的促肾上腺皮质激素释放激素（CRH）调控腺垂体释放促肾上腺皮质激素（ACTH），从而调节肾上腺皮质合成分泌糖皮质激素（GC）。CRH分泌是HPAC系统激活的关键环节。

2. 效应

（1）中枢效应：导致情绪行为的变化。适量的CRH分泌增加可使机体保持兴奋或愉快感；而CRH过度分泌，特别是慢性应激时的持续分泌，导致适应机制障碍，出现焦虑、抑郁、学习与记忆能力下降、食欲和性欲减退等。

（2）外周效应：主要由GC介导。GC有利于维持血压；有利于维持血糖；有利于脂肪动员；对抗细胞损伤；抑制炎症反应。GC持续增加可带来不利影响，如抑制免疫系统，易并发感染；抑制甲状腺和性腺功能，导致内分泌紊乱和性功能减退、月经不调、哺乳期泌乳减少等；导致胰岛素抵抗，血糖和血脂升高。

（三）其他神经内分泌反应

1. 胰高血糖素与胰岛素　交感神经兴奋可导致胰高血糖素分泌增多、胰岛素分泌减少；糖皮质激素可抑制骨骼肌的胰岛素敏感性和葡萄糖利用，从而有助于维持血糖水平，以保证脑等重要器官的葡萄糖需求。

2. 抗利尿激素与醛固酮　运动、情绪紧张、创伤等应激原可引起抗利尿激素分泌增加，也可激活肾素-血管紧张素-醛固酮系统，有利于维持血容量。

3. β-内啡肽　镇痛作用很强，可减轻创伤患者的疼痛及由此诱发的其他不良应激反应。

三、应激的急性期反应（★★）

1. 概念　急性期反应（APR）是感染、烧伤、大手术、创伤等强烈应激原诱发机体产生的一种快速防御反应，表现为体温升高、血糖升高、分解代谢增强、血浆蛋白含量的急剧变化。

2. 急性期蛋白（APP）　属分泌型蛋白，主要由肝细胞合成，APP的主要生物学功能如下。

（1）抗感染：参与激活补体系统，介导先天性免疫应答，发挥抗感染作用。

（2）抗损伤：α-抗胰蛋白酶、α_1-抗糜蛋白酶和

C_1酯酶抑制因子等蛋白酶抑制物，可抑制相应蛋白酶的活性；而铜蓝蛋白可活化超氧化物歧化酶（SOD），减轻组织细胞损伤。

（3）调节凝血与纤溶：损伤早期，增加的凝血因子有利于阻止病原体及其毒性产物的扩散。后期，纤溶系统的激活和纤维蛋白凝块的溶解，有利于组织修复。

（4）结合运输功能：作为载体蛋白，可与相应的物质结合，调节其代谢与功能，避免过多的游离Cu^{2+}、血红素等对机体造成危害。

四、应激的细胞反应

细胞应激反应指在各种有害因素导致生物大分子损伤、细胞稳态破坏时，细胞通过调节自身的蛋白表达与活性，产生一系列防御性反应，以增强其抗损伤能力、重建细胞稳态。细胞应激反应可分为热应激、低氧应激、氧化应激、基因毒应激、渗透性应激、内质网应激、代谢性应激等。

细胞应激反应是一个高度复杂的有序过程，包括信号感知、转导和效应等环节。

（一）热休克反应（HSR）

1. 生物体在热刺激或其他应激原作用下，所表现出以热休克蛋白（HSP）生成增多为特征的细胞反应。HSP 按分子量可分成若干个亚家族，与应激关系最为密切的是 HSP70 亚家族。

2. HSP 的功能　参与蛋白质的折叠、转位、复性和降解等生化过程，被称为分子伴侣。HSP 可增强细胞应对有害刺激的抗损伤能力，从而发挥非特异性保护作用。

3. HP 的表达调控　正常情况下，大多数 HSP 在细胞中有基础表达，即组成性表达；应激状态下，HSP 表达水平进一步升高，称诱导性表达。

（二）氧化应激

由于内源性和/或外源性刺激使机体自由基产生过多和/或清除减少，导致氧化-抗氧化稳态失衡，过多自由基引起组织细胞的氧化损伤反应。

五、应激的心理行为反应

1. 情绪反应　主要包括焦虑、抑郁、恐惧和愤怒等，这些负面的情绪反应既是对各种应激原的最初反应，也是引起后续反应的信号，进而动员机体全部的应对能力。

2. 行为反应　指机体为缓解应激对个体自身的不利影响、摆脱心身紧张状态而采取的行为应对策略，包括敌对与攻击等。

3. 心理自卫　指个体处于挫折与冲突的应激情境时，为了解脱烦恼等而发生的一种适应性心理倾向与心理活力，以稳定情绪、恢复心理平衡。

六、应激与疾病（★）

（一）应激性溃疡

应激性溃疡指强烈应激（如严重创伤、大手术等）导致的胃、十二指肠黏膜急性病变，主要表现为糜烂、浅溃疡、渗血等，严重时可发生胃肠道穿孔和大出血，是应激最具有特征性的病理变化。发生机制包括胃肠黏膜缺血和黏膜屏障功能降低。

（二）创伤后应激障碍

创伤后应激障碍指经受异乎寻常的威胁性或灾难性心理创伤后，延迟出现并长期持续的精神障碍综合征。个体以反复重现和体验先前的恐怖经历或目睹的应激场面为特征，表现为极度恐惧、痛苦和无助，并伴有情绪的易激惹和回避行为。在应激原撤除后继续进展和恶化。

第七节　缺血-再灌注损伤

一、概述

在缺血组织恢复血流后损伤反而加重，甚至发生不可逆性损伤的现象称为缺血-再灌注损伤。

二、发病机制（★★）

（一）自由基

1. 自由基的代谢　生理情况下体内抗氧化防御系统（酶性抗氧化剂和非酶性抗氧化剂）可及时清除自由基。病理条件下活性氧产生过多或抗氧化酶类活性下降，可引发氧化应激反应，致细胞损伤、死亡。

2. 自由基生成增多机制

（1）黄嘌呤氧化酶形成增多：缺血时黄嘌呤脱氢酶大量转变为黄嘌呤氧化酶，次黄嘌呤堆积。再灌注时，黄嘌呤氧化酶催化次黄嘌呤转变为黄嘌呤，及黄嘌呤转变为尿酸时产生大量$O_2^{\cdot}$和H_2O_2及更活跃的$OH\cdot$。

（2）中性粒细胞聚集及激活：缺血-再灌注时，大量中性粒细胞聚集并激活，耗氧量显著增加，产生大量氧自由基，称呼吸暴发或氧暴发。

（3）线粒体膜损伤：缺氧时线粒体氧化磷酸化功能障碍，以致形成的氧自由基增多。另外，Ca^{2+}进入线粒体内可使锰-超氧化物歧化酶减少，对自由基的清除能力降低。

（4）儿茶酚胺自氧化增加：产生具有细胞毒性

的氧自由基。

3. 自由基引起缺血-再灌注损伤的机制

（1）膜脂质过氧化：细胞膜损伤是自由基损伤细胞的早期表现。自由基同膜脂质不饱和脂肪酸作用引发脂质过氧化反应。

（2）蛋白质功能抑制：①在自由基作用下，细胞结构蛋白和酶的巯基氧化形成二硫键；氨基酸氧化，胞质及膜蛋白交联，直接损伤蛋白质。②脂质过氧化可使膜脂质发生交联、聚合，间接抑制钙泵、钠泵及 Na^+/Ca^{2+} 交换系统等的功能。

（3）核酸及染色体破坏：自由基特别是 OH · 可引起染色体畸变、核酸碱基改变或 DNA 断裂。

（二）钙超载

1. 缺血-再灌注导致钙超载的机制　细胞内钙超载主要发生在再灌注期，主要是由于钙内流增加。

（1）Na^+-Ca^{2+} 交换异常：细胞内 Na^+ 明显升高或膜正电位等，Na^+/Ca^{2+} 交换蛋白以反向转运的方式将细胞内 Na^+ 排出，细胞外 Ca^{2+} 进入细胞，此为缺血再灌注时 Ca^{2+} 超载的主要途径。

（2）蛋白激酶 C 激活：缺血、再灌注时内源性儿茶酚胺释放增加，一方面可促进生成 IP_3 和 DAG，两者均可使胞质 Ca^{2+} 浓度升高。另一方面，可增加 L 型钙通道的开放，促进胞外 Ca^{2+} 内流，加重细胞内钙超载。

（3）生物膜损伤：细胞外 Ca^{2+} 顺浓度差进入细胞，细胞器膜损伤可使细胞内 Ca^{2+} 分布异常。

2. 钙超载导致缺血-再灌注损伤的机制　钙超载既是缺血-再灌注的结果，又是缺血-再灌注导致细胞损伤的原因。

（1）细胞膜损伤：钙超载可激活磷脂酶类，促使膜磷脂降解并产生花生四烯酸、溶血磷脂，可加重细胞功能紊乱。

（2）线粒体损伤：胞质内的 Ca^{2+} 被线粒体摄取时可消耗大量 ATP，形成不溶性磷酸钙，干扰线粒体的氧化磷酸化和损伤线粒体膜。

（3）蛋白酶激活：钙超载可增强钙依赖性蛋白酶活性。如黄嘌呤氧化酶生成增多，使氧自由基生成增多。

（4）加重酸中毒：钙超载可激活某些 ATP 酶，导致细胞高能磷酸盐水解，释放大量 H^+。

（三）炎症反应过度激活

1. 缺血-再灌注时白细胞增多的机制　①黏附分子生成增多。②趋化因子生成增多。同时，中性粒细胞与血管内皮细胞本身释放许多炎症介质，使微循环中白细胞进一步增多。

2. 白细胞介导缺血-再灌注损伤的机制

（1）微血管损伤：取决于缺血-再灌注时激活的中性粒细胞与血管内皮细胞间的相互作用。

1）微血管血液流变学改变：缺血-再灌注时中性粒细胞激活及其致炎细胞因子的释放是引起无复流现象的病理生理学基础。

2）微血管口径缩小，微小血栓形成会加重血管堵塞。

3）微血管通透性增高：既引发组织水肿，又导致血液浓缩，有助于形成无复流现象。

（2）细胞损伤：激活的中性粒细胞与血管内皮细胞可释放大量致炎物质。

【巧妙记忆】　缺血-再灌注损伤的发生机制包括自由基的作用、细胞内钙超载和白细胞的作用。

三、功能与代谢改变

以心肌的缺血-再灌注损伤研究最多，主要表现在：①心肌舒缩功能降低，自由基暴发性生成和细胞内钙超载是心肌顿抑的主要发生机制。②再灌注性心律失常，主要为室性心律失常。

【经典习题】

缺血-再灌注损伤是

A. 缺血后恢复血流灌注引起的后果

B. 缺血后恢复血流后引起更剧烈的损伤

C. 无钙后用含钙溶液灌注引起的组织损伤

D. 缺氧后用富含氧溶液灌注引起的组织损伤

E. 是缺血的延续

答案：B

考点：缺血-再灌注损伤的概念

解析：在缺血组织恢复血流后损伤反而加重，甚至发生不可逆性损伤的现象称为缺血-再灌注损伤。以心肌的缺血-再灌注损伤研究最多。故选 B。

第八节　休　　克

一、概念、病因与分类

（一）休克

休克指机体在强烈致病因子的作用下，有效循环血量急剧减少，组织血液灌流量严重不足，引起细胞缺血缺氧，以致各重要生命器官的功能、代谢障碍或结构损害的全身性危重病理过程。

（二）病因

休克病因包括失血和失液、烧伤、创伤、感染、过敏、心脏功能障碍和强烈的神经刺激。

（三）分类

1. 按病因分类 可分为失血性、烧伤性、创伤性、感染性、过敏性、心源性和神经源性休克等。

2. 按始动环节分类 可分为低血容量性休克、血管源性休克和心源性休克。

二、发病机制（★★★）

微循环障碍是大多数休克发生的共同基础。典型三期微循环变化常见于失血、失液性休克。其他休克不一定遵循三期变化。

（一）微循环缺血期

微循环缺血期又称休克早期、休克代偿期。

1. 微循环特点 血液灌流减少，组织缺血缺氧，亦称缺血性缺氧期。灌流特点：少灌少流，灌少于流，组织呈缺血缺氧状态。

2. 微循环变化机制 ①交感神经兴奋：休克时机体最早最快的反应是交感-肾上腺髓质系统兴奋，使儿茶酚胺大量释放入血。②其他缩血管体液因子释放。

3. 微循环变化的代偿意义

（1）有助于动脉血压的维持

1）回心血量增加：①肌性微静脉、小静脉和肝、脾等储血器官的收缩，可减少血管床容量，迅速而短暂地增加回心血量。起“自身输血”作用，利于动脉血压的维持，是“第一道防线”。②因毛细血管前阻力血管比微静脉收缩强度更大，使毛细血管中流体静压下降，组织液进入血管。起“自身输液”作用，是“第二道防线”。

2）心输出量增加。

3）外周阻力增高。

（2）有助于心、脑血液供应。

4. 表现 面色苍白、四肢湿冷、出冷汗、脉搏加快、脉压减小、尿量减少、烦躁不安。血压可骤降（如大失血）或略降，因代偿作用可正常或轻度升高，脉压明显缩小。

（二）微循环淤血期

微循环淤血期又称可逆性休克失代偿期、休克进展期。

1. 微循环特点 微循环淤血，组织灌流量进一步减少，缺氧更为严重，又称微循环淤血性缺氧期。灌流特点：灌而少流，灌大于流，组织呈淤血性缺氧状态。

2. 微循环变化机制 ①微血管扩张机制：酸中毒使血管平滑肌对儿茶酚胺的反应性降低，扩血管物质生成增多。②血液淤滞机制：白细胞黏附于微静脉、血液浓缩。

3. 失代偿及恶性循环的产生 微循环内血液大量淤滞，回心血量急剧减少；自身输液停止；心、脑血液灌流量减少；导致恶性循环。

4. 表现 血压和脉压进行性下降，脉搏细速，静脉萎陷；神志淡漠、昏迷；少尿、无尿；皮肤黏膜发绀或出现花斑。休克进入失代偿期。此时休克仍可逆。

（三）微循环衰竭期

微循环衰竭期又称难治期、DIC 期。

1. 微循环特点 微血管发生麻痹性扩张，毛细血管大量开放，微循环中可有微血栓形成，血流停止，出现不灌不流状态。

2. 微循环变化机制 长期严重酸中毒、大量 NO 和局部代谢产物的释放及血管内皮细胞和血管平滑肌的损伤等，均可导致微血管麻痹性扩张或 DIC 的形成。

3. 后果 全身器官持续低灌流，内环境严重破坏，组织器官和细胞功能的损伤，严重时多器官功能障碍或衰竭、死亡。

4. 表现 病情危重，表现为循环衰竭、并发 DIC 和重要器官功能障碍。

三、功能与代谢改变（★）

（一）代谢紊乱

1. 一般氧耗减少，糖酵解加强，糖原、脂肪和蛋白分解代谢增强，合成代谢减弱。脓毒性休克时出现的这种现象，称为“脓毒性自身分解代谢”。脓毒性休克、烧伤性休克时，骨骼肌蛋白分解增强，促进急性期蛋白合成。

2. 组织氧债增大。氧债指机体所需的氧耗量与实测氧耗量之差，氧债增大说明组织缺氧。

3. 可出现代谢性酸中毒、呼吸性碱中毒和高钾血症。

（二）器官功能障碍

1. 肺功能障碍 肺是休克引起 MODS 时最常累及的器官。

2. 肾功能障碍 肾脏是休克时易受损害的重要器官。休克肾表现为少尿或无尿、氮质血症、高钾血症和代谢性酸中毒。

3. 胃肠道功能障碍 胃肠道是休克时易受损害的器官之一，最早发生缺血和酸中毒。

4. 肝功能障碍 休克时肝血流量减少，影响细胞能量代谢；细菌内毒素移位损害肝实质细胞，也可活化肝库普弗细胞，后者释放炎症介质，使肝对毒素的清除功能削弱，蛋白合成能力下降。这些变化反过来又加重内毒素血症对机体的损伤，形成恶性循环。此外，肝功能障碍还可使乳酸代谢受阻。

5. 心功能障碍　心源性休克者可出现。在其他类型休克早期，心泵功能一般不会受明显影响。但如果血压进行性下降，可并发心泵功能障碍。

四、几种常见休克的特点（★★）

（一）失血性休克

一般15~20分钟内失血少于全身总血量的10%~15%时，可代偿；若15分钟内快速大量失血，超过总血量的20%（约1000ml），可引起失血性休克（2020）。失血量超过总血量的45%~50%，会很快死亡。本型休克易并发急性肾衰竭和肠源性内毒素血症。

（二）感染性休克

1. 高动力型或高排低阻型休克（暖休克）　出现发热、心输出量增加、外周阻力降低、脉压增大等，皮肤呈粉红色、温热而干燥，少尿，血压下降及乳酸酸中毒等。感染性休克大多先为高动力型休克，可发展为低动力型休克。

2. 低动力型或低排高阻型休克（冷休克）　心输出量减少、外周阻力增高、脉压明显缩小等，皮肤苍白、四肢湿冷、少尿或无尿、血压明显下降及乳酸酸中毒等。

（三）过敏性休克

过敏性休克属Ⅰ型变态反应（速发型），如不紧急使用缩血管药，可致死。始动环节：①变态反应使血管广泛扩张，血管床容量增大。②毛细血管通透性增高使血浆外渗，血容量减少。

（四）心源性休克

始动环节是心泵功能障碍导致的心输出量迅速减少。血压在休克早期就显著下降。可分为低排高阻型和低排低阻型。

【经典习题】

休克早期引起微循环变化的最主要因子是

A. 儿茶酚胺

B. 血栓素 A_2

C. 血管紧张素Ⅱ

D. 内皮素

E. 心肌抑制因子

答案： A

考点： 休克的微循环变化机制

解析： 休克早期即微循环缺血期，其微循环变化机制：①交感神经兴奋：休克时机体最早最快的反应是交感-肾上腺髓质系统兴奋，使儿茶酚胺大量释放入血。②其他缩血管体液因子释放。故选A。

第九节　凝血与抗凝血平衡紊乱

弥散性血管内凝血

（一）病因和发病机制

1. 病因　主要包括感染性疾病（占31%~43%）、肿瘤性疾病（占24%~34%）、妇产科疾病（占4%~12%）和创伤及手术（占1%~5%）。严重感染是临床上引起DIC最常见的原因。

2. 发病机制（★）　多数情况下，DIC病因通过多机制引起DIC的发生、发展。

1. 组织因子释放，外源性凝血系统激活，启动凝血过程。

2. 血管内皮细胞损伤，凝血、抗凝调控失调。

3. 血细胞大量破坏，血小板被激活。

4. 促凝物质进入血液。

（二）影响因素（★★）

1. 单核吞噬细胞系统功能受损　可促进DIC发生。例如，全身性Shwartzman反应时，由于第一次注入小剂量内毒素，使单核吞噬细胞系统功能“封闭”，第二次注入内毒素时易引起DIC。

2. 肝功能严重障碍　可使凝血、抗凝、纤溶过程失调。肝细胞大量坏死时可释放组织因子等，促进DIC的发生。

3. 血液高凝状态　随妊娠时间增加，血液渐趋高凝状态，妊娠末期最明显。故产科意外易发生DIC。酸中毒可损伤血管内皮细胞，使凝血因子的酶活性增高等使血液处于高凝状态。

4. 微循环障碍　休克、微循环障碍所致酸中毒及血管内皮细胞损伤等；巨大血管瘤、低血容量可促进DIC的发生发展。

此外，临床上不当使用纤溶抑制剂（如6-氨基己酸）等药物也可促进DIC的发生发展。

（三）功能与代谢改变（★★）

1. 出血　出血常为DIC患者最初的症状，可有多部位出血，机制可能为包括凝血物质被消耗而减少、纤溶系统激活、纤维蛋白（原）降解产物形成和微血管损伤。各种FDP片段检查在DIC的诊断中具有重要意义，主要检查：①“3P”试验，即血浆鱼精蛋白副凝试验。DIC患者呈阳性反应。②D-二聚体的检查，是反映继发性纤溶亢进的重要指标。

2. 器官功能障碍　DIC时，大量微血栓引起微循环障碍，可导致缺血性器官功能障碍。不同脏器受累可有不同的临床表现。肾上腺受累可致沃-弗综合征。垂体受累可致希恩综合征。多器官功能衰竭是DIC引起患者死亡的重要原因之一。

3. 休克　急性 DIC 时常伴有休克，DIC 和休克可互为因果，形成恶性循环。

4. 贫血　可出现微血管病性溶血性贫血。DIC 患者外周血涂片中可见裂体细胞或红细胞碎片。碎片脆性高，易溶血。

【经典习题】

在 DIC 时若出现贫血，通常属于

A. 再生障碍性贫血

B. 失血性贫血

C. 中毒性贫血

D. 溶血性贫血

E. 缺铁性贫血

答案：D

考点：DIC 患者贫血的类型

解析：DIC 患者功能与代谢改变包括出血、器官功能障碍、休克和贫血。患者可出现微血管病性溶血性贫血，在外周血涂片中可见裂体细胞或红细胞碎片。故选 D。

第十节　心功能不全

一、概述（★）

心力衰竭是心功能不全的失代偿阶段。

（一）病因

1. 心肌收缩性降低。

2. 心室负荷过重　前负荷（容量负荷）过重、后负荷（压力负荷）过重。

3. 心室舒张及充盈受限。

（二）诱因

诱因感染较常见，特别是呼吸道感染。心律失常，尤其是快速型心律失常也可诱发力衰竭。妊娠期心脏负荷加重。洋地黄中毒，过量或过快输液；酸中毒；劳累、气温变化、情绪波动、外伤与手术等。

二、代偿反应（★★）

（一）神经-体液调节机制

交感-肾上腺髓质系统和肾素-血管紧张素-醛固酮系统的激活最重要。

1. 交感神经系统激活　可使心肌收缩性增强、心率增快，心输出量增加，提高心脏本身的泵血功能，并保证重要器官的血流灌注。

2. 肾素-血管紧张素-醛固酮系统激活　AngⅡ增加可与去甲肾上腺素协同维持血流动力学稳态。AngⅡ可以升高肾灌注压，维持肾小球滤过率。醛固酮增加可维持循环血量。

心房肌主要合成和分泌 ANP，心室肌主要合成和分泌 BNP。心脏负荷增加或心室扩大，心肌细胞受牵拉而合成并释放 BNP/NT-proBNP 入血。动态监测血中 BNP/NT-proBNP 浓度是心力衰竭检查的重要生化指标。

（二）心脏本身的代偿反应

心脏本身的代偿形式包括心率增快、心脏紧张源性扩张、心肌收缩性增强和心室重塑。心室重塑包括：①心肌细胞重塑，向心性肥大常见于高血压性心脏病及主动脉瓣狭窄，离心性肥大常见于二尖瓣或主动脉瓣关闭不全；心肌细胞表型改变。②心肌间质重塑。

（三）心脏以外的代偿

1. 增加血容量　是慢性心功能不全时的主要代偿方式之一。长期过度的血容量增加可加重心脏负荷。

2. 血流重新分布　以肾血流量减少最明显，心、脑血流量不变或略增加。

3. 红细胞增多、组织利用氧的能力增加。

三、发病机制（★★）

1. 心肌收缩相关的蛋白改变　包括心肌细胞数量减少和心肌结构改变。

2. 心肌能量代谢障碍　以能量生成减少最常见。心肌缺血是心肌能量生成不足的最常见原因。

3. 心肌兴奋-收缩偶联障碍　任何影响心肌对 Ca^{2+} 转运和分布的因素都会导致心肌兴奋-收缩偶联障碍。如心力衰竭时，肌质网钙释放蛋白的含量或活性降低，向胞质释放 Ca^{2+} 减少等。

4. 心肌顺应性降低　心室顺应性是指心室在单位压力变化下所引起的容积改变（dV/dp），其倒数 dp/dV 即为心室僵硬度。高血压及肥厚型心肌病时心室壁增厚，心肌炎症、纤维化及间质增生等均导致心室顺应性下降。

5. 心室壁舒缩活动不协调　房室活动不协调或两侧心室不同步舒缩，心输出量均明显降低。

四、功能与代谢改变（★★★）

心功能不全时主要以心输出量降低引起的器官组织灌流量减少和肺循环或体循环静脉淤血为特征，表现为相应的症候群。

（一）心输出量减少

1. 心脏泵血功能降低　表现为心输出量减少及心脏指数降低，左心室射血分数降低，心室充盈受损和心率增快。

2. 器官血流重新分配　可有肾血流量、骨骼肌血流量、脑血流量和皮肤血流量减少的相应表现。

（二）静脉淤血

根据静脉淤血的主要部位分为体循环淤血和肺循环淤血。

1. 体循环淤血　见于右心衰竭及全心衰竭，可出现静脉淤血和静脉压升高、肝大及肝功能损害、胃肠功能改变和心性水肿（2020）。

2. 肺循环淤血　主要见于左心衰竭，表现为呼吸困难，其机制如下。

（1）劳力性呼吸困难：为最早表现（2020）。体力活动时：①四肢血流量增加，回心血量增多，肺淤血加重。②心率加快，舒张期缩短，左心室充盈减少，肺循环淤血加重。③需氧量增加，但衰竭的左心室不能相应地提高心输出量，故缺氧进一步加重，刺激呼吸中枢，使呼吸加快加深，出现呼吸困难。

（2）夜间阵发性呼吸困难：入睡后可发生以下变化。①由端坐位改为平卧位，下半身静脉回流增多，水肿液吸收入血液循环也增多，加重肺淤血。②迷走神经紧张性增高，使小支气管收缩，气道阻力增大。③中枢对传入刺激的敏感性降低，只有当肺淤血程度较为严重、动脉血氧分压降低到一定程度时，方能刺激呼吸中枢，使患者感到呼吸困难而惊醒。

（3）端坐呼吸：是严重肺淤血表现。端坐位时：①下肢血液回流减少，肺淤血减轻。②膈肌下移，胸腔容积增大，肺活量增加，通气改善。③可减少下肢水肿液的吸收，使血容量降低，减轻肺淤血。

（4）急性肺水肿：左心衰竭引起长期肺淤血，久之可致右心衰竭。当全心衰竭时，因部分血液淤积在体循环，肺淤血可较单纯左心衰竭时有所减轻。

五、防治的病理生理基础

（一）干预心室重塑

1. 血管紧张素转换酶抑制药（ACEI）　通过抑制循环和心脏局部的肾素-血管紧张素系统，延缓心室重塑；并可作用于激肽酶Ⅱ，抑制缓激肽的降解，减少胶原沉积，促进一氧化氮和前列环素产生，改善急性心肌梗死后冠状动脉血流。不能耐受ACEI者，可用血管紧张素Ⅱ受体阻断药（ARB）替代。

2. β受体阻断药　可防止交感神经对衰竭心肌的恶性刺激，改善慢性心功能不全患者的心室重塑，提高生存质量，降低患者的病死率。

3. 醛固酮拮抗剂　如螺内酯，也有减轻心室重塑的心脏保护作用。

（二）减轻前后负荷

1. 调整心脏前负荷　对有淤血和体液潴留的心功能不全患者，应适当限盐。利尿药通过抑制肾小管对钠、水重吸收而降低血容量，可通过降低前负荷而减轻水肿及淤血症状，也可改善患者的泵血功能和运动耐量。目前，利尿药、ACEI和β受体阻断药是治疗心功能不全的主要药物。静脉血管扩张药如硝酸甘油等，可减少回心血量，减轻心脏的前负荷。

2. 降低心脏后负荷　ACEI等药物可降低外周阻力，不仅可降低心脏后负荷，减少心肌耗氧量，而且可因射血时间延长及射血速度加快，在每搏功不变的条件下使心输出量增加。

【经典习题】

下列哪项属于心力衰竭时肺循环淤血的表现

A. 肝颈静脉回流征阳性

B. 夜间阵发性呼吸困难

C. 下肢水肿

D. 肝大、压痛

E. 颈静脉怒张

答案： B

考点： 肺循环淤血的表现

解析： 肺循环淤血主要见于左心衰竭，表现为呼吸困难，①劳力性呼吸困难：为最早表现。②夜间阵发性呼吸困难。③端坐呼吸：是严重肺淤血表现。④急性肺水肿。余选项均符合右心衰竭的表现，故选B。

第十一节　肺功能不全

一、发病机制（★★★）

（一）肺通气功能障碍

1. 限制性通气不足　常见机制包括呼吸肌活动障碍、胸廓的顺应性降低、肺的顺应性降低、胸腔积液和气胸。

2. 阻塞性通气不足　可分为中央性、外周性气道阻塞。

（1）慢性支气管炎由于小气道的阻塞，患者在用力呼气时，气体通过阻塞部位形成的压差较大，使阻塞部位以后的气道压低于正常，以致等压点由大气道上移至无软骨支撑的小气道，在用力呼气时小气道外的压力大于小气道内的压力，使气道阻塞加重，甚至使小气道闭合。

（2）肺气肿患者胸膜腔内压力（气道外的压力）增高，用力呼气时使等压点上移至小气道，引起小气道闭合而出现呼气性呼吸困难。

（二）弥散功能障碍

弥散功能障碍主要指由肺泡膜面积减少或肺泡膜

异常增厚和弥散时间缩短引起的气体弥散障碍。

（三）肺泡通气-血流比例失调

1. 部分肺泡通气不足　病变重的部分肺泡通气明显减少，而血流未相应减少，甚至还可因炎性充血等使血流增多（如大叶性肺炎早期），使 $\dot{V}_A/\dot{Q}$ 显著降低，以致发生功能性分流，又称静脉血掺杂。慢性阻塞性肺疾病严重时，功能性分流可增加到肺血流量的 30%～50%，从而严重地影响换气功能。

2. 部分肺泡血流不足　部分肺泡血流减少，$\dot{V}_A/\dot{Q}$ 可显著大于正常，患部肺泡血流少而通气多，肺泡通气不能充分被利用，称为无效腔样通气。疾病时功能性无效腔可显著增多，可引起呼吸衰竭。

3. 血气改变　见表 2-7-11-1、表 2-7-11-2。

（四）解剖分流增加

解剖分流又称真性分流。吸入纯氧可有效地提高功能性分流的 PaO_2，而对真性分流的 PaO_2 则无明显作用。

表 2-7-11-1　功能性分流时肺动脉血的血气变化

项　目	病变肺区	健康肺区	全　肺
$\dot{V}_A/\dot{Q}$	<0.8	>0.8	=0.8，>0.8，<0.8
PaO_2	↓↓	↑↑	↓，↓，↓
CaO_2	↓↓	↑	↓，↓，↓
$PaCO_2$	↑↑	↓↓	N，↓，↑
$CaCO_2$	↑↑	↓↓	N，↓，↑

注：N 为正常；CaO_2 为动脉血氧含量；$CaCO_2$ 为动脉血二氧化碳含量。

表 2-7-11-2　无效腔样通气时肺动脉血的血气变化

项　目	病变肺区	健康肺区	全　肺
$\dot{V}_A/\dot{Q}$	>0.8	<0.8	=0.8，>0.8，<0.8
PaO_2	↑↑	↓↓	↓，↓，↓
CaO_2	↑	↓↓	↓，↓，↓
$PaCO_2$	↓↓	↑↑	N，↓，↑
$CaCO_2$	↓↓	↑↑	N，↓，↑

二、功能与代谢改变

（一）酸碱平衡及电解质紊乱

主要表现：①酸碱平衡及电解质紊乱，可出现代谢性酸中毒、呼吸性酸中毒和呼吸性碱中毒。②缺氧和 CO_2 潴留直接抑制心脏活动，并使血管扩张（除肺血管外）。③可引起功能性肾功能衰竭。④胃肠黏膜糜烂、坏死、出血与溃疡形成等。

（二）肺源性心脏病（★★）

呼吸衰竭可累及心脏，主要引起右心肥大与衰竭，即肺源性心脏病。其发病机制如下。

1. 肺泡缺氧和 CO_2 潴留，可引起肺小动脉收缩，使肺动脉压升高，增加右心后负荷。

2. 肺小动脉长期收缩、缺氧均可使肺血管壁增厚和硬化，管腔变窄，形成慢性肺动脉高压。

3. 长期缺氧引起代偿性红细胞增多症。

4. 部分肺部病变也可引起肺动脉高压。

5. 缺氧和酸中毒降低心肌舒、缩功能。

6. 呼吸困难时，用力呼气可影响心脏的舒张功能，用力吸气可增加右心收缩的负荷，促使右心衰竭。

（三）肺性脑病（★★）

由呼吸衰竭引起的脑功能障碍称为肺性脑病。Ⅱ型呼吸衰竭患者肺性脑病的发病机制与高碳酸血症、酸中毒和缺氧引起的脑水肿和神经元功能障碍有关。发生机制：

1. 酸中毒和缺氧对脑血管的损伤　酸中毒、缺氧可引起脑间质水肿。缺氧可形成脑细胞水肿。脑充血、水肿更加重脑缺氧。脑血管内皮损伤尚可引起血管内凝血，这也是肺性脑病的发病因素之一。

2. 酸中毒和缺氧对脑细胞的损伤　脑脊液 pH 低于 6.8 时脑电活动完全停止。神经细胞内酸中毒可使γ-氨基丁酸生成增多，导致中枢抑制；另一方面使溶酶体水解酶释放，引起神经细胞和组织的损伤。

三、防治的病理生理基础

呼吸衰竭的给氧治疗：应尽快将 PaO_2 提高到 50mmHg 以上。Ⅰ型呼吸衰竭只有缺氧而无 CO_2 潴留，可吸入较高浓度的氧（一般不超过 50%）。Ⅱ型呼吸衰竭患者的吸氧浓度不宜超过 30%，并控制吸氧流速，使 PaO_2 上升到 50～60mmHg 即可。

【经典习题】

阻塞性通气不足的原因是

A. 呼吸肌活动障碍

B. 气道阻力增加

C. 胸廓顺应性降低

D. 肺顺应性降低

E. 弥散障碍

答案：B

考点：阻塞性通气不足的原因

解析：肺通气功能障碍：①限制性通气不足，常见机制包括呼吸肌活动障碍、胸廓的顺应性降低、肺的顺应性降低、胸腔积液和气胸，A、C、D错误。②阻塞性通气不足，根据病因和机制可分为中央性、外周性气道阻塞。弥散障碍属于肺换气障碍，E错误。故选B。

第十二节 肝功能不全

肝性脑病

（一）概念

肝性脑病是指在排除其他已知脑疾病前提下，继发于肝功能障碍的一系列严重的神经精神综合征。

（二）发病机制（★★★）

1. 氨中毒学说 星形胶质细胞功能异常可直接影响神经元的功能及代谢，并参与肝性脑病的发生发展。氨中毒学说已成为解释肝性脑病发病机制的中心环节，与其他学说之间的联系越来越密切。

（1）血氨增高的原因：正常人血氨浓度不超过59μmol/L。

1）尿素合成减少，氨清除不足：主要是由于肝脏疾病所致的鸟氨酸循环障碍（2021）。

2）氨的产生增多：①肠道细菌活跃，产氨增加。②未经消化吸收的蛋白成分在肠道潴留。③肝硬化合并肾功能障碍，尿素排出减少，可弥散入肠道。上消化道出血时血液蛋白分解产氨。④肝功能障碍者因伴呼吸性碱中毒或应用碳酸酐酶抑制剂利尿，肾小管腔中 H^+ 减少，生成 NH_4^+ 减少，而 NH_3 弥散入血增加。⑤肝性脑病患者昏迷前，肌肉活动增强致产氨增多。

口服乳果糖，因其在肠道不易吸收，且易被分解产生乳酸、醋酸，降低肠腔内pH，减少氨吸收（2022）。

（2）氨对脑的毒性作用：NH_4^+ 不易通过血脑屏障，而 NH_3 可经血脑屏障入脑。氨对脑组织的毒性作用如下。

1）氨使脑内神经递质发生改变：脑内氨增高，使中枢兴奋性递质谷氨酸、乙酰胆碱等减少；谷氨酰胺、GABA等抑制性递质活动增强（2023）。

2）干扰脑细胞能量代谢：①抑制丙酮酸脱氢酶、α-酮戊二酸脱氢酶，造成ATP产生减少。②α-酮戊二酸生成谷氨酸，消耗大量NADH，使ATP产生减少。③大量氨与谷氨酸结合生成谷氨酰胺，消耗ATP。④Na^+,K^+-ATP酶活化，消耗ATP。

3）影响神经细胞膜：氨增高可干扰神经细胞膜 Na^+，K^+-ATP酶活性。

2. 假性神经递质学说 肝功能严重障碍时，苯乙胺和酪胺大量入脑，在脑干网状结构的神经细胞内，在β-羟化酶作用下，分别生成假性神经递质苯乙醇胺和羟苯乙醇胺。假性神经递质的生理效应则远较真性神经递质去甲肾上腺素和多巴胺弱，脑干网状结构上行激动系统的唤醒功能不能维持，导致昏迷。

3. 氨基酸失衡学说

（1）血浆氨基酸失衡的原因

1）芳香族氨基酸增多：肝功能严重障碍，①灭活胰岛素和胰高血糖素能力降低，胰高血糖素使蛋白分解代谢增强，大量芳香族氨基酸入血。②降解芳香族氨基酸减少。③糖异生途径障碍，使芳香族氨基酸转为糖的能力降低。

2）支链氨基酸减少：肝功能严重障碍，①胰岛素增高，支链氨基酸进入肌肉组织增多，使其血中含量减少。②在骨骼肌及脑组织，血氨升高时，支链氨基酸的氨基与α-酮戊二酸结合生成谷氨酸，进而与氨结合生成谷氨酰胺而解毒，造成支链氨基酸减少。

（2）芳香族氨基酸与肝性昏迷：芳香族氨基酸主要是苯丙氨酸、酪氨酸入脑增多，使脑内产生大量假性神经递质，抑制正常神经递质的合成及作用，导致昏迷。氨基酸失衡学说是假性神经递质学说的补充和发展。

4. GABA学说 GABA属于抑制性神经递质，肝性脑病时GABA能神经元抑制性活动增强。

【巧妙记忆】 肝性脑病的发生主要是由于脑组织的功能和代谢障碍所引起。

（三）诱因（★★）

1. 氮负荷增加 最常见。如上消化道出血、过量蛋白饮食、输血等外源性氮负荷过度，便秘、感染等内源性氮负荷过重。

2. 血脑屏障通透性增强 见于细胞因子水平增高、能量代谢障碍，严重肝病患者合并的高碳酸血症等。

3. 脑敏感性增高 见于使用镇痛、镇静、麻醉及氯化铵等药物，感染、缺氧、电解质紊乱等。

（四）防治的病理生理基础

肝性脑病防治，需从防止诱因、降低血氨、其他治疗措施（支链氨基酸、给予左旋多巴、保护脑细胞功能等）等方面进行，必要时进行肝移植。

【经典习题】

肝性脑病最常见的重要诱因是

A. 利尿药的大量使用

B. 麻醉剂的使用

C. 过多过快抽放腹水

D. 上消化道出血

E. 镇静剂的使用

答案：D

考点：肝性脑病的诱因

解析：肝性脑病的诱因：①氮负荷增加，最常见，如上消化道出血、过量蛋白饮食、输血等外源性氮负荷过度，便秘、感染等内源性氮负荷过重。②血脑屏障通透性增强，见于细胞因子水平增高、能量代谢障碍，严重肝病患者合并的高碳酸血症等。③脑敏感性增高，见于使用镇痛、镇静、麻醉及氯化铵等药物，感染、缺氧、电解质紊乱等。故选D。

第十三节　肾功能不全

当各种病因引起肾功能严重障碍时，会出现多种代谢产物、药物和毒物在体内蓄积，水、电解质和酸碱平衡紊乱，以及肾脏内分泌功能障碍，从而出现一系列症状和体征，这种临床综合征称为肾功能不全。肾衰竭是肾功能不全的晚期阶段。在临床应用中，这两者往往属同一概念而不加区别。

一、急性肾衰竭（ARF）（★★★）

（一）病因

1. 肾前性ARF（功能性肾衰竭或肾前性氮质血症）　见于休克早期、心泵功能障碍等有效循环血量减少和肾血管强烈收缩等情况。

2. 肾性ARF（器质性肾衰竭）

（1）急性肾小管坏死（ATN）：是肾性ARF最常见、最重要的原因。ATN主要因素：①肾缺血和再灌注损伤，见于肾前性ARF的病因未及时纠正。休克复苏后的再灌注损伤也导致ATN。②肾中毒：药物、有机溶剂、重金属和生物毒素等外源性肾毒物，血红蛋白、肌红蛋白和尿酸等内源性肾毒物。病理条件下，肾缺血与肾毒物常同时或相继发生作用。

（2）肾小球、肾间质和肾血管疾病。

3. 肾后性ARF（肾后性氮质血症）　常见于尿路梗阻。早期及时解除梗阻，肾泌尿功能可迅速恢复。

（二）发病机制

以ATN所致少尿型ARF为例，阐述肾性ARF的发病机制。

1. 肾血管及血流动力学异常　是ARF初期GFR降低和少尿的主要机制。

（1）肾灌注压降低：见于动脉血压<80mmHg、有效循环血量减少程度超过肾脏自身调节的范围时。

（2）肾血管收缩：主要与交感-肾上腺髓质系统兴奋、肾素-血管紧张素系统（RAS）激活、肾内收缩及舒张因子释放失衡、肾毛细血管内皮细胞肿胀、肾血管内凝血有关。

2. 肾小管损伤　肾小管细胞损伤与细胞能量代谢和膜转运系统功能的变化密切相关，其严重损伤和坏死脱落可导致以下结果。

（1）肾小管阻塞：肾小管坏死脱落的细胞和碎片、异型输血时的血红蛋白、挤压综合征时的肌红蛋白等形成管型，阻塞管腔，引起少尿。同时，管腔内压升高，使肾小球囊内压增加，导致GFR减少。

（2）原尿返漏：原尿通过受损肾小管壁处返漏入周围肾间质，使尿量减少，还引起肾间质水肿，压迫肾小管，造成囊内压升高，使GFR减少、少尿。

（3）管-球反馈机制失调：增加致密斑的NaCl浓度可使肾单位GFR下降。ATN时，近曲小管对Na^+和Cl^-的重吸收减少，使远曲小管内液中的NaCl浓度持续升高，可导致管-球反馈异常激活，使入球小动脉收缩，GFR持续降低。

3. 肾小球滤过系数（K_f）降低　肾缺血或肾中毒时K_f降低，也导致GFR降低。肾缺血或肾中毒可促进AngⅡ和血栓素A_2等释放，导致肾小球滤过面积减少、K_f降低。

【巧妙记忆】　ARF发病的中心环节均为GFR降低。

（三）功能与代谢改变（少尿型）

1. 少尿期　为病情最危重阶段，可持续数天至数周，持续越久，预后越差。

（1）尿的变化：①少尿或无尿。②低比重尿：常固定于1.010~1.015。③尿钠高：肾小管对钠的重吸收障碍所致。④血尿、蛋白尿、管型尿（透明、颗粒和细胞管型）。功能性与器质性ARF（ATN少尿期）的尿液鉴别，见表2-7-13-1。

（2）水中毒：主要是尿量减少，体内分解代谢加强及治疗不当、输入葡萄糖溶液过多等所致。可引起稀释性低钠血症。严重时发生脑水肿、肺水肿和心力衰竭，为ARF常见死因之一。

表 2-7-13-1 功能性与器质性 ARF 尿液鉴别

鉴别要点	功能性 ARF	器质性 ARF
尿比重	>1.020	<1.015
尿渗透压（mmol/L）	>500	<350
尿钠（mmol/L）	<20	>40
尿/血肌酐比值	>40 : 1	<20 : 1
尿蛋白	阴性或微量	+ ~ ++++
尿沉渣镜检	轻微	显著，褐色颗粒管型，RBC、WBC 及变性上皮细胞
甘露醇利尿效应	佳	差

（3）高钾血症：最危险，常为少尿期致死原因。原因：①尿少使钾排出减少。②组织损伤和分解代谢增强，使 K^+ 大量释放到细胞外液。③酸中毒时，细胞内 K^+ 外逸。④低钠血症，使远曲小管的钾钠交换减少。⑤输入库存血或食入含钾量高的食物或药物等。

（4）代谢性酸中毒：呈进行性、不易纠正。原因：①GFR 降低，使酸性代谢产物在体内蓄积。②肾小管分泌 H^+ 和 NH_3 能力降低，使 $NaHCO_3$ 重吸收减少。③分解代谢增强，固定酸产生增多。酸中毒可抑制心血管、中枢神经系统，影响酶活性，促进高钾血症发生。

（5）氮质血症：肾脏排泄功能障碍和体内蛋白分解增加所致。ARF 少尿期，呈进行性加重。

2. 移行期 当尿量增加至>400ml/d 时，标志进入移行期，肾小管上皮细胞已开始修复再生，是肾功能开始好转的信号。此期肾脏排泄能力仍低于正常，氮质血症、高钾血症和酸中毒等还不能立即改善。

3. 多尿期 每日尿量可达 3~5L 甚至更多。多尿机制：①肾血流量和肾小球滤过功能渐恢复正常。②肾小管上皮细胞开始再生修复，但功能尚不成熟，钠、水重吸收功能仍低下。③肾间质水肿消退，管型被冲走，阻塞解除。④少尿期中潴留在血中的尿素等代谢产物，产生渗透性利尿。多尿期早期血尿素氮等仍明显增高，随尿量增加，水肿消退，逐渐趋于正常。尿量明显增加，使水和电解质大量排出，易致脱水、低钾和低钠血症。多尿期持续 1~2 周。

4. 恢复期 肾功能显著改善，尿量逐渐正常，血尿素氮和血肌酐基本正常，水、电解质和酸碱平衡紊乱被纠正。坏死肾小管上皮细胞由再生的取代，但肾小管功能需要数月甚至更长时间才能完全恢复。

ATN 引起的 ARF 经合理处理后，多数患者肾功能可恢复正常。少数转为慢性肾衰竭。

二、慢性肾衰竭（CRF）（★★★）

（一）发病机制

CRF 进行性发展有多种病理生理过程参与并相互作用、共同发展，致肾单位不断损伤，肾功能进行性减退，最终发展为肾衰竭。

1. 原发病的作用 包括各种慢性肾脏疾病和继发于全身性疾病的肾损害。主要机制：炎症反应、缺血（肾小动脉硬化症等）、免疫反应、尿路梗阻和大分子沉积（如淀粉样变性）。

2. 继发性机制

（1）健存肾单位假说与过度滤过假说：健存肾单位假说认为，部分肾单位功能丧失，另一部分“残存”或“健存”肾单位进行代偿以适应需要。当代偿不足时，则表现出 CRF 症状。肾小球过度滤过假说（三高假说）认为，部分肾单位被破坏后，健存肾单位血流动力学发生改变，形成肾小球高压力、高灌注和高滤过状态。过度灌注和过度滤过致肾小球纤维化和硬化，进一步破坏健存肾单位，导致继发性肾单位丧失，促进肾功能衰竭。

（2）矫枉失衡假说：慢性肾衰竭时内环境失衡并非完全因肾脏清除减少所致，也可能是为矫正某些内环境紊乱而引起的新的内环境失衡。例如，GFR 降低可出现高磷血症并使血钙减低，机体分泌甲状旁腺素（PTH）来降低血磷和升高血钙。随健存肾单位进行性地减少，GFR 越来越低，PTH 分泌也越来越多，引起甲状旁腺功能亢进。PTH 的降血磷、升血钙作用依赖于健存肾单位，慢性肾衰竭晚期因其数量太少，高水平的 PTH 仍不足以维持磷的充分排出，血磷仍显著增高，血钙则显著降低。持续增多的 PTH 还可引起肾性骨病。

（3）系膜细胞增生和细胞外基质产生增多：导致肾小球纤维化和硬化。

3. 肾小管-间质损伤 主要与慢性炎症、慢性缺氧、肾小管高代谢、高血压、高血脂、高血糖等有关。

（二）功能与代谢改变

1. 尿变化

（1）尿量

1）夜尿：夜间排尿增多，夜间尿量和白天尿量相近，甚至超过白天尿量。

2）多尿：尿液未经浓缩或浓缩不足所致，机制：①原尿流速增快：健存肾单位血流集中，GFR 增高，原尿生成增多，流经肾小管时流速增快，与肾小管接触时间过短，来不及充分重吸收。②渗透性利尿：健存肾单位滤出的原尿中溶质（如尿素等）含量代偿性增高所致。③尿液浓缩功能障碍：肾小管髓袢血管少，较易受损，使 Cl^- 主动重吸收减少，导致髓质高渗环境形成障碍，使尿液浓缩功能降低。CRF 时，多尿能排出体内一部分代谢产物（如 K^+ 等），但由于肾单位广泛破坏，滤过的原尿总量少于正常，不足以排出体内不断生成的代谢产物。故多尿时，血中非蛋白氮（NPN）仍可不断升高。

3）少尿：CRF 晚期肾单位极度减少所致。

【巧妙记忆】 CRF 早中期主要为夜尿和多尿，晚期为少尿。

（2）尿渗透压

1）低渗尿：正常尿比重为 1.015～1.025。CRF 早期肾浓缩能力减退、稀释功能正常，出现低比重尿或低渗尿。

2）等渗尿：CRF 晚期肾浓缩、稀释功能均丧失，以致使尿比重常固定在 1.008～1.012，尿渗透压为 260～300mmol/L（接近于血浆晶体渗透压）。

（3）尿成分

1）蛋白尿：CRF 时肾小球毛细血管壁屏障、足细胞的细胞骨架结构及裂隙膜或肾小球基底膜的损伤，导致大量蛋白质滤过，同时伴肾小管重吸收功能受损，故可出现蛋白尿。其程度与肾功能受损严重程度成正相关。

2）血尿：CRF 时肾小球基底膜断裂，红细胞通过该裂缝时受挤压而受损，随后通过肾小管各段又受不同渗透压的作用，表现出变形红细胞血尿。

3）管型尿：管型表示蛋白质在肾小管内凝固，其形成与尿液酸碱度、尿蛋白性质和浓度及尿量有密切关系。CRF 时以颗粒管型最为常见。

2. 氮质血症 CRF 时含氮终产物在体内蓄积，引起血中非蛋白氮（NPN）含量增高。最常见的 NPN 包括以下 3 种。

（1）BUN：CRF 患者 BUN 浓度与肾小球滤过率的变化密切相关，但不呈线性关系。BUN 值还受外源性（蛋白质摄入量）与内源性（感染、肾上腺皮质激素的应用、胃肠出血等）尿素负荷的影响。

（2）血浆肌酐：含量改变在 CRF 早期不明显，晚期明显升高。血肌酐含量不受蛋白摄入量的影响。且内生肌酐清除率与 GFR 的变化呈平行关系，故临床常用内生肌酐清除率来判断病情的严重程度。

（3）血浆尿酸氮：慢性肾功能不全时有一定程度的升高，但较尿素、肌酐为轻。

3. 水、电解质和酸碱平衡紊乱

（1）水钠代谢障碍：①摄水不足或失水过多时，因肾对尿浓缩功能障碍，易引起血容量降低和脱水等。②摄水过多时，因肾稀释能力障碍，又可引起水潴留、水肿和水中毒等。

（2）钾代谢障碍：CRF 时 GFR 降低，但早中期患者尿量没有减少，且醛固酮代偿性分泌增多、肾小管上皮和集合管泌钾增多及肠道代偿性排钾增多，可使血钾维持在相对正常的水平。但 CRF 时，机体对钾代谢平衡的调节适应能力减弱。

1）低钾血症原因：①食欲缺乏而摄钾不足。②呕吐、腹泻使钾丢失过多。③长期应用排钾利尿剂。

2）晚期可有高钾血症，机制：①因尿量减少而排钾减少。②长期应用保钾类利尿药。③酸中毒。④感染等使分解代谢增强。⑤溶血。⑥含钾饮食或药物摄入过多。

（3）镁代谢障碍：CRF 晚期因尿量减少，可引起高镁血症。若同时用硫酸镁降低血压或导泻，更易造成血镁升高。当血清镁浓度>3mmol/L 时可导致反射消失、呼吸麻痹、神志昏迷和心跳停止等严重症状。

（4）钙、磷代谢障碍

1）高磷血症：GFR 极度降低时，继发性增多的 PTH 已不能使聚集在体内的磷充分排出，血磷浓度将显著增高。

2）低钙血症：①血液中钙、磷浓度的乘积为一常数，血磷浓度升高，血钙浓度必然降低。②肾实质破坏，$1,25\text{-}(OH)_2D_3$ 生成不足，肠钙吸收减少。③血磷升高时，肠道磷酸根分泌增多并与食物中钙结合成磷酸钙，妨碍肠钙的吸收。④肾毒物损伤肠道，影响钙吸收。

CRF 患者血钙降低但不易手足搐搦的原因：①患者常伴酸中毒，使血中结合钙趋于解离，游离钙浓度得以维持。②H^+ 对神经肌肉的应激性有直接抑制作用。纠正酸中毒时注意防止低钙所致的手足搐搦。

（5）代谢性酸中毒：①肾小管排 NH_4^+ 减少：CRF 早期肾小管上皮细胞产 NH_3 减少，泌 NH_4^+ 减少使 H^+ 排出障碍。②GFR 降低：GFR 降至<10ml/min 时，硫酸、磷酸等酸性产物滤过减少而在体内蓄积。③肾小管重吸收 HCO_3^- 减少：继发性 PTH 分泌增多可抑制近曲小管上皮细胞碳酸酐酶活性，使近曲小管泌 H^+ 和重吸收 HCO_3^- 减少。

4. 肾性骨营养不良 包括儿童肾性佝偻病和成人的骨质软化、纤维性骨炎、骨质疏松和骨囊性纤维化等。主要机制如下。

（1）高血磷、低血钙与继发性甲状旁腺功能亢进：由于PTH的溶骨作用，使骨质脱钙，导致骨质疏松，严重时形成局部钙结节。血钙降低可导致骨质钙化障碍。

（2）维生素D_3活化障碍：$1,25\text{-}(OH)_2D_3$可促进肠钙吸收和骨盐沉积等。CRF时活性维生素D_3生成减少，致骨盐沉着障碍而引起骨软化症；同时肠吸收钙减少，使血钙降低，导致骨质钙化障碍，并加重继发性甲状旁腺功能亢进而引起骨质疏松和纤维性骨炎。

（3）酸中毒：①因体液中［H^+］持续升高，于是动员骨盐来缓冲，促进骨盐溶解。②干扰$1,25\text{-}(OH)_2D_3$的合成。③干扰肠吸收钙。

（4）铝积聚：CRF时肾脏排铝功能减弱，长期血液透析及口服用于结合肠道内磷的药物（如氢氧化铝、碳酸铝凝胶等）等导致。铝能直接抑制骨盐沉着，导致骨软化。铝在骨内沉积还可抑制成骨细胞的功能，引起再生障碍性骨病。$1,25\text{-}(OH)_2D_3$减少也可促进铝在骨内沉积，加重骨质软化。

5. 肾性高血压　为继发性高血压中最常见的一种类型。CRF患者伴发高血压的主要原因如下。

（1）钠、水潴留：CRF时肾脏对钠、水的排泄能力下降，可出现钠、水潴留，从而引起血容量增多，心输出量增加，血压升高。此类高血压称为钠依赖性高血压，限制钠盐摄入和应用利尿药以加强尿钠的排出，降压效果较好。

（2）肾素分泌增多：慢性肾小球肾炎、肾小动脉硬化症等所致CRF，常伴随肾血液循环障碍，使肾相对缺血，激活肾素-血管紧张素系统，使血管紧张素Ⅱ形成增多。血管紧张素Ⅱ使血压上升的原因：①直接引起小动脉收缩和外周阻力增加。②促使醛固酮分泌，导致钠、水潴留。③兴奋交感-肾上腺髓质系统，引起儿茶酚胺释放和分泌增多。主要由于肾素和AngⅡ增多引起的高血压称为肾素依赖性高血压，应用药物（如血管紧张素转换酶抑制药等），降压作用明显。

（3）肾降压物质生成减少：肾单位大量破坏，致使激肽、PGE_2、PGA_2及Ang1-7等降压物质产生减少。

6. 出血倾向　皮下瘀斑、鼻出血、胃肠道出血等。主要是体内蓄积的毒性物质（如尿素、胍类、酚类化合物等）抑制血小板功能所致。血小板功能障碍表现：①血小板第3因子（属磷脂，是Ⅸ、Ⅹ、凝血酶原活化场所）的释放受到抑制，因而凝血酶原激活物生成减少。②血小板黏着和聚集功能减弱，使出血时间延长。

7. 肾性贫血　CRF患者贫血程度与肾功能损害程度常一致。机制：①促红细胞生成素生成减少。②体内蓄积的毒性物质，可使骨髓造血功能受抑、血小板功能受抑（致出血）、红细胞破坏增加（致溶血）。③肾毒物引起肠道对造血原料的吸收减少或利用障碍。

【经典习题】

慢性肾功能不全患者出现等渗尿标志着

A. 健存肾单位极度减少

B. 肾血流量明显减少

C. 肾小管重吸收钠减少

D. 肾小管泌钾减少

E. 肾小管浓缩和稀释功能均丧失

答案： E

考点： 慢性肾功能不全

解析： 慢性肾功能不全患者出现等渗尿，主要原因是晚期肾浓缩、稀释功能均丧失，使尿比重常固定在1.008～1.012，尿渗透压为260～300mmol/L。故选E。

第八章　药　理　学

第一节　药物效应动力学

一、药物的基本作用

（一）特异性和选择性

1. 特异性　多数药物是通过化学反应而产生药理效应的。这种化学反应的专一性使药物作用具有特异性。例如，阿托品可特异性地阻断M胆碱受体，而对其他受体影响不大。药物作用特异性的物质基础是药物的化学结构。

2. 选择性　药物的作用还有其选择性，有些药物可影响机体的多种功能，有些药物只影响机体的一种功能，前者选择性低，后者选择性高。药物作用特异性强并不一定引起选择性高的药理效应。例如，阿托品可特异性地阻断M胆碱受体，但其药理效应选择性并不高，对心脏、血管、平滑肌、腺体及中枢神经系统都有影响，而且有的兴奋、有的抑制。选择性的基础有以下几方面：药物在体内的分布不均匀、机体组织细胞的结构不同、生化功能存在差异等。

（二）对因治疗和对症治疗

1. 对因治疗　指用药目的在于消除原发致病因

子，彻底治愈疾病。如用抗生素杀灭体内致病菌。

2. 对症治疗　指用药目的在于改善症状。对症治疗不能根除病因，但对病因未明、暂时无法根治的疾病却是必不可少的。对某些危重急症如休克、惊厥、心力衰竭、心跳或呼吸骤停等，对症治疗可能比对因治疗更为迫切。

二、不良反应（★★★）

药物产生的与用药目的无关的、对人体不利的作用称为药物不良反应。

1. 副作用（2002、2005、2007）　由于选择性低，药理效应涉及多个器官，当某一效应用作治疗目的时，其他效应就成为副作用。例如，阿托品用于解除胃肠痉挛时，可引起口干、心悸、便秘等副作用。副作用是在治疗剂量下发生的，是药物本身固有的作用，多数较轻微并可以预料。

2. 毒性反应（2008）　毒性反应是指在剂量过大或药物在体内蓄积过多时发生的危害性反应，一般比较严重。毒性反应一般是可以预知的，应该避免发生。急性毒性多损害循环、呼吸及神经系统功能，慢性毒性多损害肝、肾、骨髓、内分泌等功能。致癌、致畸胎和致突变反应也属于慢性毒性反应范畴。

3. 后遗效应　指停药后血药浓度已降至阈浓度（最小有效浓度）以下时残存的药理效应（2019），例如，服用巴比妥类催眠药后，次晨出现的乏力、困倦等现象。

4. 停药反应　指突然停药后原有疾病加剧，又称反跳反应，例如，长期服用可乐定降血压，停药次日血压将明显回升。

5. 变态反应　是一类免疫反应。是非肽类药物作为半抗原与机体蛋白结合为抗原后，经过接触10天左右的敏感化过程而发生的反应，也称变态反应。常见于过敏体质患者（2007）。反应性质与药物原有效应无关，用药理性拮抗药解救无效。反应的严重程度差异很大，与剂量无关。停药后反应逐渐消失，再用时可能再发。致敏物质可能是药物本身，也可能是其代谢物，亦可能是制剂中的杂质。临床用药前虽常做皮肤过敏试验，但仍有少数假阳性或假阴性反应。

6. 特异质反应　指极少数特定个体因遗传缺陷或基因变异，改变了特定药物的药动学或药效学过程，从而产生不同于一般人的反应。如葡糖-6-磷酸脱氢酶缺乏者，服用抗疟疾药伯氨喹可发生溶血。

【巧妙记忆】　特殊毒性：致癌、致畸胎、致突变。

三、药物剂量与效应关系

药物的药理效应与剂量在一定范围内成正相关，这就是剂量-效应关系，用效应强度为纵坐标、药物剂量或药物浓度为横坐标作图则得量-效曲线。药理效应按性质可以分为量反应和质反应两种情况。效应的强弱呈连续增减的变化，可用具体数量或最大反应的百分率表示者称为量反应。如果药理效应不是随着药物剂量或浓度的增减呈连续性量的变化，而表现为反应性质的变化，则称为质反应。质反应以阳性或阴性、全或无的方式表现，如死亡与生存、惊厥与不惊厥等，其研究对象为一个群体。

1. 半数有效量、半数致死量　能引起50%的实验动物出现阳性反应时的药物剂量，即半数有效量（ED_{50}）；如效应为死亡，则称为半数致死量（LD_{50}）。

2. 治疗指数　药物的LD_{50}/ED_{50}的比值（2007），用以表示药物的安全性。

3. 效价强度　是指能引起等效反应（一般采用50%效应量）的相对浓度或剂量，其值越小则强度越大。

四、药物与受体

根据药物与受体结合后所产生效应的不同，习惯上将作用于受体的药物分为激动药和阻断药。

1. 激动药　为既有亲和力又有内在活性的药物，它们能与受体结合并激动受体而产生效应。依其内在活性大小又可分为完全激动药和部分激动药。前者具有较强亲和力和较强内在活性（=1）；后者具有较强亲和力，但内在活性不强（<1），与完全激动药并用还可拮抗完全激动药的部分效应。

2. 阻断药　能与受体结合，具有较强亲和力而无内在活性（=0）的药物。根据阻断药与受体结合是否具有可逆性而将其分为竞争性阻断药和非竞争性阻断药。竞争性阻断药能与激动药竞争相同受体，其结合是可逆的。通过增加激动药的剂量与阻断药竞争结合部位，可使量-效曲线平行右移，但最大效能不变。非竞争性拮抗药与激动药并用时，与受体结合不可逆，或者引起受体构型改变，从而干扰激动药与受体的正常结合。不仅使激动药的量-效曲线右移，而且降低其最大效能。

【经典习题】

1. 药物的治疗指数是指
   A. ED_{50}/TD_{50}的比值
   B. TD_{10}/ED_{90}的比值

C. LD_{50}/ED_{50}的比值

D. ED_{95}/LD_{5}的比值

E. LD_{10}/ED_{90}的比值

答案： C

考点： 药物的治疗指数

解析： 半数有效量是指能引起50%最大效应的浓度或剂量，分别用半数有效浓度（EC_{50}）及半数有效剂量（ED_{50}）表示。如果效应指标为中毒或死亡，则改用半数中毒浓度（TC_{50}）、半数中毒剂量（TD_{50}）或半数致死剂量（LD_{50}）表示。LD_{50}/ED_{50}的比值称为治疗指数，是药物安全性指标，故选C。

2. 关于药物副反应的描述，正确的是

A. 是可以避免的药物反应

B. 是较严重的药物反应

C. 常见于过敏体质患者

D. 与药物作用选择性低有关

E. 是药物剂量过大所致的反应

答案： D

考点： 药物副反应

解析： 由于药理效应选择性低，涉及多个效应器官，当某一效应用作治疗目的时，其他效应就成为副反应。副反应是在常用剂量下发生的，一般不太严重，但却难以避免，故选项A和B所述不正确。选项C常见于过敏体质患者，属于药品不良反应中的变态反应，也称变态反应，不属于副反应。选项E药物剂量过大所致的反应属于药物的毒性反应，也不属于副反应。故选D。

第二节 药物代谢动力学

药物代谢动力学研究药物的吸收、分布、代谢、排泄过程，并运用数学原理和方法阐释药物在机体内的动态规律。

一、吸收

药物自用药部位进入血液循环的过程称为吸收。药物只有经吸收后才能发挥全身作用。有些用药只要求产生局部作用，则不必吸收，如皮肤、黏膜的局部用药。某些只需在肠腔内发挥作用的药物，如抗酸药和轻泻药，虽然是口服给药，也无须吸收。但即使是这些情况，药物仍可能被吸收而产生吸收作用。不同给药途径有不同的药物吸收过程和特点。

1. 消化道给药　大多数药物在胃肠道内是以简单扩散方式被吸收的。从胃肠道吸收的药物（2001、2002、2005）在到达全身血循环前被肠壁和肝脏部分代谢，从而使进入全身血循环内的有效药物量明显减少，这种作用称为首过效应（2019），也称首关效应。

【巧妙记忆】 首过效应：药物首次通过肠壁或经肝门静脉进入肝脏时，被其中的酶所代谢，致使进入体循环的药量减少的一种现象。

2. 注射给药　血管注射可直接入血，不存在吸收过程。药物肌内注射一般比皮下注射吸收快。吸收速率受注射部位血流量和药物剂型影响，一般水溶液吸收迅速。

3. 呼吸道吸入给药　除气态麻醉药和其他一些治疗性气体外，易气化的药物也可采用此途径给药。气道本身是抗哮喘药的靶器官，以气雾剂解除支气管痉挛是一种局部用药方式。

4. 局部用药　是在皮肤、眼、鼻、咽喉和阴道等部位产生局部作用。有时在直肠给药以产生局部抗炎作用，但大部分直肠给药是为了产生吸收作用。直肠给药可在一定程度上避免首过消除。

二、分布

药物一旦被吸收进入血循环内，便可能分布到机体的各个部位和组织。药物吸收后从血循环到达机体各个部位和组织的过程称为分布。药物在体内的分布受很多因素影响，包括药物的脂浓度、毛细血管通透性、器官和组织的血流量、与血浆蛋白和组织细胞的结合能力、药物的pK_a、局部的pH、药物转运载体的数量和功能状态、特殊组织膜的屏障作用等。

1. 血浆蛋白结合率　大多数药物在血浆中均可与血浆蛋白不同程度地结合而形成结合型药物，与游离型药物同时存在于血液中。结合型药物不能跨膜转运，是药物在血液中的一种暂时贮存形式。药物与血浆蛋白结合的特异性低，与相同血浆蛋白结合的药物之间可发生竞争性置换的相互作用。

2. 血脑屏障　脑组织内的毛细血管内皮细胞紧密相连，内皮细胞之间无间隙，且毛细血管外表面几乎均为星形胶质细胞包围，这种特殊结构形成了血浆与脑脊液之间的屏障。此屏障能阻碍许多大分子、水溶性或解离型药物通过，只有脂溶性高的药物才能以被动扩散的方式通过血脑屏障。血脑屏障的通透性也并非一成不变，如炎症可改变其通透性。

3. 胎盘屏障　胎盘绒毛与子宫血窦之间的屏障称为胎盘屏障。事实上胎盘对药物的转运并无屏障作用，因为胎盘对药物的通透性与一般的毛细血管无明显差别，几乎所有的药物都能穿透胎盘进入胎儿体内。药物进入胎盘后，即在胎儿体内循环，并很快在胎盘和胎儿之间达到平衡，此时，胎儿血液和组织内的药物浓度通常和母亲的血浆药物浓度相似。因此，孕妇用药应特别谨慎，禁用可引起畸胎或对胎儿有毒性的药物。

4. 体液的pH与药物解离度　在生理情况下，细胞内液 pH 为 7.0，细胞外液为 7.4。由于弱酸性药物在较碱性的细胞外液中解离增多，因而细胞外液浓度高于细胞内液，升高血液 pH 可使弱酸性药物由细胞内向细胞外转运，降低血液 pH 则使弱酸性药物向细胞内转移。弱碱性药物则相反。

三、代谢

1. 药物代谢酶（药酶）　是催化药物代谢酶的统称。肝脏中药酶种类多而含量丰富，是药物代谢的主要器官。比较重要的是微粒体酶系。

2. 药酶诱导剂　有些药物本身就是其所诱导的药物代谢酶的底物，因此在反复应用后，药物代谢酶的活性增高，药物自身代谢也加快，这一作用称自身诱导。可发生自身诱导的药物包括苯巴比妥等。

3. 药酶抑制剂　可抑制肝微粒体酶的活性，导致同时应用的一些药物代谢减慢，如氯霉素。

四、排泄

1. 肾脏排泄　肾脏对药物的排泄方式为肾小球滤过和肾小管分泌，肾小管重吸收是对已经进入尿内药物的回收再利用过程。

2. 肠肝循环　部分药物经肝转化形成极性较强的水溶性代谢产物，被分泌到胆汁内经由胆道及胆总管进入肠腔，然后随粪便排泄，经胆汁排入肠腔的药物，部分可再经小肠上皮细胞吸收，经肝进入血液循环，这种肝、胆汁、小肠间的循环称肠肝循环。肠肝循环可延长药物的血浆半衰期和作用维持时间。

五、药物消除动力学

1. 一级消除动力学（2007）　体内药物按恒定比例消除，也就是单位时间内消除的药物量与血浆药物浓度成正比（2002、2003、2004），血浆药物浓度高，单位时间内消除的药物量多，血浆药物浓度降低时，单位时间内消除的药物量也相应减少。

2. 零级消除动力学　药物在体内以恒定的量消除，即不论血浆药物浓度高低，单位时间内消除的药物量不变。

六、药物代谢动力学重要参数

1. 半衰期　可反映体内药物消除速度。半衰期是药物分类、确定给药间隔时间、预测达到稳态浓度和药物基本消除时间的依据。半衰期过短的药物，若毒性小时，可加大剂量并使给药间隔时间长于半衰期；若毒性大，治疗指数小，则可采用静脉滴注。

2. 生物利用度（2023）　指药物经血管外途径给药后吸收进入全身血液循环的相对量。生物利用度=体内药物总量/用药剂量×100%。除了以进入全身循环药物量的多少来表示生物利用度外，生物利用度还有另外一个含义，即药物进入全身循环的速度。一般来说，应用不同剂型的药物后，血药浓度达峰时间的先后可反映生物利用度的速度差异。

3. 稳态血浆浓度　在临床实践中，大多数药物治疗是采用多次给药，又以口服多次给药常用。按照一级动力学规律消除的药物，其体内药物总量随着不断给药而逐步增多，直至从体内消除的药物量和进入体内的药物量相等，从而达到平衡，此时的血浆药物浓度称为稳态血浆浓度。

4. 负荷剂量　指首次剂量加大，然后再给予维持剂量，使稳态血药浓度（即事先为该患者设定的靶浓度）提前产生。

【经典习题】

1. 可引起首过消除的主要给药途径是

A. 吸入给药

B. 舌下给药

C. 口服给药

D. 直肠给药

E. 皮下注射

答案： C

考点： 首过消除

解析： 从胃肠道吸收的药物到达全身被肠壁和肝脏部分代谢，从而使进入全身血循环内的有效药物量明显减少，这种作用称为首过消除。有的药物在被吸收进入肠壁细胞内时被代谢一部分也属首过消除。由此可知只有口服给药才可能出现首过消除效应，故选 C。

2. 药物一级消除动力学特点为

A. 单位时间内实际消除药量恒定

B. 药物半衰期并非恒定

C. 药物在体内经过 3 个半衰期即基本清除

D. 为绝大多数药物在体内的消除方式

E. 为药物剂量过大时出现的消除方式

答案： D

考点： 药物一级消除动力学

解析： 药物一级消除动力学是指药物在体内转运速率和药物浓度成正比，选项 A 单位时间内实际消除药量恒定不是一级消除动力学的特点，故不选。绝大多数药物的消除过程属于一级消除动力学，其半衰期值是固定的，不受血药浓度高低的影响，故选项 B 不正确。选项 C 药物在体内经过 5 个半衰期即基本清除。而选项 E 药物剂量过大时出现的消除反应属于零级动力学，不符合题意。故选 D。

第三节 胆碱能受体激动药

毛果芸香碱

（一）药理作用（2001、2002、2007）

1. 眼（★★★）

（1）缩瞳：本品可激动瞳孔括约肌的M胆碱受体，表现为瞳孔缩小，局部用药后作用可持续数小时至1天。

（2）降低眼压：毛果芸香碱通过缩瞳作用使虹膜向中心拉动，虹膜根部变薄，从而使处于虹膜周围的前房角间隙扩大，房水易于经滤帘进入巩膜静脉窦，使眼压下降。

（3）调节痉挛：毛果芸香碱作用后环状肌向瞳孔中心方向收缩，造成悬韧带放松，晶状体由于本身弹性变凸，屈光度增加，只适合于视近物，而难以看清远物，毛果芸香碱的这种作用称为调节痉挛。

2. 腺体　较大剂量毛果芸香碱使汗腺、涎液、泪腺、胃腺、胰腺、小肠腺体和呼吸道黏膜分泌增加。

【巧妙记忆】毛果芸香碱药理作用：缩瞳、降低眼压、调节痉挛、增加腺体分泌。

（二）临床应用

1. 青光眼　低浓度的毛果芸香碱（2%以下）可滴眼用于治疗闭角型青光眼，用药后可使患者瞳孔缩小、前房角间隙扩大，眼压下降。高浓度药物可造成患者症状加重，故不宜使用。本品对开角型青光眼的早期病变也有一定疗效，但机制未明。

2. 其他　本药口服可用于颈部放射后的口腔干燥，但在增加唾液分泌的同时，汗液分泌液明显增加。还可用作抗胆碱药阿托品中毒的解救。

【经典习题】

毛果芸香碱对眼睛的作用是

A. 缩瞳、调节麻痹、降低眼压

B. 扩瞳、调节麻痹、升高眼压

C. 缩瞳、调节痉挛、降低眼压

D. 扩瞳、调节痉挛、降低眼压

E. 缩瞳、调节痉挛、升高眼压

答案： C

考点： 毛果芸香碱的药理作用

解析： 毛果芸香碱滴眼后可引起缩瞳、降低眼压和调节痉挛等作用。故选C。

第四节 抗胆碱酯酶药和胆碱酯酶复活药

抗胆碱酯酶药能与乙酰胆碱酯酶（AChE）结合，但结合较牢固，水解较慢，使AChE活性受抑，从而导致胆碱能神经末梢释放的ACh堆积，产生拟胆碱作用。抗AChE药可分为易逆性抗AChE药和难逆性抗AChE药。

一、易逆性抗胆碱酯酶药

（一）作用机制

多数易逆性抗AChE药分子结构中含有带正电荷的季铵基团和酯结构，如新斯的明以季铵阳离子与AChE的阴离子部位结合，同时其分子中的羟基碳与AChE酯解部位的丝氨酸羟基形成共价键，生成新斯的明与AChE的复合物。然后新斯的明中的二甲氨基甲酰基转移到丝氨酸羟基，生成二甲氨基甲酰化AChE，该酶中二甲氨基甲酰化丝氨酸缓慢水解，最后形成二甲氨基甲酸和复活的AChE。由于二甲氨基甲酰化AChE较乙酰化AChE水解速度慢，故酶的活性暂时消失，但比有机磷酸酯类短，因此属于易逆性抗AChE药。

（二）药理作用

1. 眼　本类药物结膜用药时所产生作用为结膜充血，并可使位于虹膜边缘的瞳孔括约肌收缩和睫状肌收缩，导致瞳孔缩小和睫状肌调节痉挛，使视力调节在视近物状态。其中缩瞳作用可在几分钟内显现，30分钟达最大反应，持续数小时至数天不等。

2. 胃肠道　药物对胃肠道平滑肌作用不同。新斯的明可促进胃的收缩及增加胃酸分泌，拮抗阿托品所致的胃张力下降及增强吗啡对胃的兴奋作用。当支配胃的双侧迷走神经切断后，新斯的明上述作用即被减弱。

3. 骨骼肌神经肌肉接头　强效抗AChE药对骨骼肌的主要作用是通过其抑制神经肌肉接头AChE，但亦有一定的直接兴奋作用。一般认为抗AChE药，如新斯的明可逆转由竞争性神经肌肉阻滞药引起的肌肉松弛，但并不能有效拮抗由除极化型肌松药引起的肌肉麻痹，因后者引起肌肉麻痹主要由于神经肌肉运动终板去极化所致。

4. 其他部位作用　许多腺体如支气管腺体、泪腺、汗腺、涎腺、胃腺（胃窦G细胞和壁细胞）、小肠及胰腺腺泡细胞等均受胆碱能节后纤维支配，故低剂量的抗AChE药可增强神经冲动所致的腺体分泌作用，高剂量时可增加基础分泌率。这类药物尚可引起细支气管和输尿管平滑肌纤维收缩，使后者的蠕动增加。

（三）临床应用

1. 重症肌无力　经肌肉接头传递障碍所致慢性疾病，表现为受累骨骼肌极易疲劳。这是一种自身免疫病，主要为机体对自身突触后运动终极的 N_M 受体产生免疫反应，在患者血清中可见抗 N_M 受体的抗体，从而导致 N_M 受体数目减少。新斯的明为治疗重症肌无力的常规使用药物，常用来控制疾病症状。

【巧妙记忆】　新斯的明抗酯酶，主治重症肌无力。

2. 腹胀和尿潴留　新斯的明疗效较好，可用于手术后及其他原因引起的腹胀及尿潴留，需要时可用 0.5mg 的甲硫酸新斯的明皮下注射，用药后 10~30 分钟可见肠蠕动。而口服溴化新斯的明 15~30mg，则需 2~4 小时起作用。

3. 青光眼　闭角型青光眼常用本类药物进行短时的紧急治疗（长期疗法为手术治疗）。开角型青光眼的发作具有逐渐加重的特点且常对手术治疗反应不佳可用本类药物做长期治疗。

4. 解毒　神经肌肉阻滞药过量时，主要用新斯的明、依酚氯铵和加兰他敏治疗。

5. 阿尔茨海默病　在阿尔茨海默病患者中观察到中枢部位，尤其是皮质下区域，如下橄榄核胆碱能神经元发生完整性缺陷。因此研究用增加中枢神经系统内胆碱能神经递质的方法来治疗该病。

二、难逆性抗胆碱酯酶药

（一）中毒机制

难逆性抗胆碱酯酶药主要为有机磷酸酯类，可与 AChE 牢固结合，形成难以水解的磷酰化 AChE，使 AChE 失去水解 ACh 的能力，造成体内 ACh 大量积聚而引起一系列中毒症状，主要表现为毒蕈碱样症状、烟碱样症状和中枢神经系统症状。

（二）急性中毒（★★★）

急性中毒主要表现为 M 样症状、N 样症状和中枢症状。

1. M 样症状　人体吸入或经眼接触毒物蒸气或雾剂后，眼和呼吸道症状可首先出现，表现为瞳孔明显缩小、眼球疼痛、结膜充血、睫状肌痉挛、视物模糊、眶周疼痛。随着药物的吸收，由于血压下降所致交感神经的兴奋作用，缩瞳作用可能并不明显，但可见泪腺、鼻腔腺体、涎腺、支气管和胃肠道腺体分泌增加。

呼吸系统症状还包括胸腔紧缩感及由于支气管平滑肌收缩、呼吸道腺体分泌增加所致的呼吸困难。当毒物由胃肠道摄入时，则胃肠道症状可首先出现，表现为食欲缺乏、恶心、呕吐、腹痛、腹泻等。当毒物经皮肤吸收中毒时，则首先可见与吸收部位最邻近区域出汗及肌束颤动。严重中毒时，可见自主神经节呈先兴奋、后抑制状态，产生复杂的自主神经综合效应，常可表现为口吐白沫、呼吸困难、流泪、阴茎勃起、大汗淋漓、大小便失禁、心率减慢和血压下降。

2. N 样症状　为肌无力、不自主肌束抽搐、震颤，并可导致明显的肌无力和麻痹，严重时可引起呼吸肌麻痹。

3. 中枢症状　除脂溶性极低的毒物外，其他毒物均可进入血-脑脊液屏障而产生中枢作用，表现为先兴奋、不安，继而出现惊厥，后可转为抑制，出现意识模糊、共济失调、谵妄、反射消失、昏迷、中枢性呼吸麻痹及延髓血管运动中枢和其他中枢抑制造成血压下降。

三、胆碱酯酶复活药

氯解磷定的药理作用及临床应用如下。

1. 药理作用（2016）　①AChE 活性；②直接解毒作用。

2. 临床应用　为最早应用的 AChE 复活药。本品对不同有机磷酸酯类中毒疗效存在差异，如对内吸磷、马拉硫磷和对硫磷中毒疗效较好，对敌百虫、敌敌畏中毒疗效稍差，而对乐果中毒则无效。

氯解磷定能迅速改善 N 样中毒症状（2011），对中枢中毒症状也有一定改善作用。阿托品应尽量早期使用。磷酰化胆碱酯酶易“老化”，抗胆碱酯酶药也应及早使用。由于本药不良反应多，药理作用弱，且只能静脉注射，故目前已较少使用。

【经典习题】

1. 胆碱酯酶复活药的药理作用不包括

A. 提高全血胆碱酯酶活性

B. 恢复被抑制的胆碱酯酶活性

C. 恢复已经老化的胆碱酯酶的活性

D. 与磷酰化胆碱酯酶中的磷形成结合物

E. 减轻 N 样症状

答案：C

考点：胆碱酯酶复活药的药理作用

解析：胆碱酯酶复活药的药理作用如下。与磷酰化胆碱酯酶结合成复合物，复合物再裂解形成磷酰化氯解磷定，使胆碱酯酶游离而复活；解除 N 样症状；阻止游离的毒物继续抑制活性。故选 C。

2. 新斯的明属于

A. M受体激动药

B. N_2受体激动药

C. N_1受体激动药

D. 胆碱酯酶抑制剂

E. 胆碱酯酶复活剂

答案：D

考点：新斯的明的作用机制

解析：新斯的明可抑制胆碱酯酶活性而发挥完全拟胆碱作用。此题为记忆题，故选D。

第五节 M胆碱受体阻断药

阿托品

阿托品作用机制为竞争性拮抗ACh或胆碱受体激动药对M胆碱受体的激动作用；阿托品与M胆碱受体结合后，由于其本身内在活性小，一般不产生激动作用，却能阻断ACh或胆碱能受体激动药与受体结合，从而拮抗了它们的作用。

（一）药理作用（★★）

1. 腺体 阿托品通过M胆碱受体的阻断作用抑制腺体分泌，对涎腺（M_3受体亚型）与汗腺的作用最敏感（2007）。

2. 眼 阿托品阻断M胆碱受体，使瞳孔括约肌和睫状肌松弛，出现扩瞳、眼压升高和调节麻痹。

【巧妙记忆】 毛果芸香碱可缩瞳、降低眼压、调节痉挛；阿托品可扩瞳、升高眼压、调节麻痹。

3. 平滑肌 阿托品对多种内脏平滑肌有松弛作用，尤其对过度活动或痉挛的平滑肌作用更为显著。它可抑制胃肠道平滑肌痉挛（2016），降低蠕动的幅度和频率，缓解胃肠绞痛。阿托品也可降低尿道和膀胱逼尿肌的张力和收缩幅度，常可解除由药物引起的输尿管张力增高。对膀胱收缩的抑制作用可能涉及许多M受体亚型，其中M_2受体可能最为重要。M_3受体可能与膀胱逼尿肌收缩有关。阿托品对胆管的解痉作用较弱。阿托品对胃肠括约肌作用常取决于括约肌的功能状态，如当胃幽门括约肌痉挛时，阿托品则具有一定松弛作用，但作用常较弱或不恒定。阿托品对子宫平滑肌作用较弱。

4. 心脏 阿托品对心脏的主要作用为加快心率，但治疗量的阿托品（0.4~0.6mg）在部分患者常可见心率短暂性轻度减慢，一般每分钟减少4~8次。心率加快的程度取决于迷走神经张力，在迷走神经张力高的青壮年，心率加快明显，如肌内注射2mg阿托品，心率可增加35~40次/分；而对运动时、婴幼儿和老年人的心率，阿托品影响较小，即使大剂量也不能加快心率。

阿托品可拮抗迷走神经过度兴奋所致的房室传导阻滞和心律失常。阿托品还可缩短房室结的有效不应期，增加房颤或房扑患者的心室率。

5. 血管与血压 由于许多血管床缺乏明显的胆碱能神经支配，治疗量阿托品单独使用时对血管与血压无显著影响（2008），但可完全拮抗由胆碱酯类药物所引起的外周血管扩张和血压下降。

6. 中枢神经系统 治疗剂量的阿托品（0.5~1.0mg）可轻度兴奋延髓及其高级中枢而引起弱的迷走神经兴奋作用，较大剂量（1~2mg）可轻度兴奋延髓和大脑，5mg时中枢兴奋明显加强，中毒剂量（10mg以上）可见明显中枢中毒症状，持续的大剂量可见中枢由兴奋转为抑制，发生昏迷与呼吸麻痹，最后死于循环与呼吸衰竭。

（二）临床应用

1. 解除平滑肌痉挛 适用于各种内脏绞痛，对胃肠绞痛，膀胱刺激症状如尿频、尿急等疗效较好，但对胆绞痛或肾绞痛疗效较差，常需与阿片类镇痛药合用。

2. 抑制腺体分泌 用于全身麻醉前给药，以减少呼吸道腺体及涎腺分泌，防止分泌物阻塞呼吸道及吸入性肺炎的发生。也可用于严重的盗汗及流涎症。

3. 眼科

（1）虹膜睫状体炎：用0.5%~1%阿托品溶液滴眼可松弛虹膜括约肌和睫状肌，使之充分休息，有助于炎症消退。还可与缩瞳药交替应用，预防虹膜与晶状体的粘连。

（2）验光、检查眼底：眼内滴用阿托品可使睫状肌松弛，具有调节麻痹作用，此时由于晶状体固定，可准确测定晶状体的屈光度，亦可利用其扩瞳作用以利检查眼底。但阿托品作用持续时间较长，其调节麻痹作用可维持2~3天，现已少用。只有儿童验光时，仍用之。因儿童的睫状肌调节功能较强，须用阿托品发挥其充分的调节麻痹作用。

4. 缓慢型心律失常 阿托品可用于治疗迷走神经过度兴奋所致的窦房传导阻滞、房室传导阻滞等缓慢型心律失常。阿托品对迷走神经张力过高或房室传导阻滞的患者通过改善心率和减轻房室结阻滞以维持合适的血流动力学来缓解临床症状。但阿托品剂量需谨慎调节，剂量过低可致进一步的心动过缓，剂量过大则引起心率加快，增加心肌耗氧量而加重心肌梗死，并有引起室颤的危险。

5. 抗休克 对暴发型流行性脑脊髓膜炎、中毒性菌痢、中毒性肺炎等所致的感染性休克患者，可用大剂量阿托品治疗，能解除血管痉挛、舒张外周血管，改善微循环。但对休克伴有高热或心率过快者，不宜用阿托品。

6. 解救有机磷酸酯类中毒。

【巧妙记忆】 阿托品临床用途有六点：胃肠绞痛立即缓；抑制分泌麻醉前；散瞳配镜眼底检，防止“虹膜晶体粘”；还能治疗心动过缓；感染休克解痉挛；有机磷中毒它首选。

（三）不良反应（2017、2021）

常见不良反应有口干、视物模糊、心率加快、瞳孔扩大及皮肤潮红等。随着剂量增大，其不良反应逐渐加重，甚至出现明显中枢中毒症状。

阿托品的最低致死量成人为 80~130mg，儿童约为 10mg。

阿托品中毒的解救主要为对症治疗。如属口服中毒，应立即洗胃、导泻，以促进毒物排出，并可用毒扁豆碱 1~4mg（儿童 0.5mg）缓慢静脉注射，可迅速对抗阿托品中毒症状（包括谵妄与昏迷）。但由于毒扁豆碱体内代谢迅速，患者可在 1~2 小时内再度昏迷，故需反复给药。如患者有明显中枢兴奋时，可用地西泮对抗，但剂量不宜过大，以免与阿托品导致的中枢抑制作用产生协同作用。不可使用吩噻嗪类药物，因这类药物具有 M 受体阻断作用而加重阿托品中毒症状。应对患者进行人工呼吸。此外，还可用冰袋及乙醇擦浴以降低患者的体温，这对儿童中毒者更为重要。

【经典习题】

1. 具有缓解胃肠痉挛作用的自主神经递质受体阻断药是
   A. 阿替洛尔
   B. 阿托品
   C. 酚妥拉明
   D. 育亨宾
   E. 筒箭毒碱

答案： B

考点： 阿托品的药理作用

解析： 阿托品为 M 胆碱受体阻断药，阿托品对多种内脏平滑肌有松弛作用，尤其对过度活动或痉挛的平滑肌作用更为显著。它可抑制胃肠道平滑肌痉挛，降低蠕动的幅度和频率，缓解胃肠绞痛。故选 B。

2. 根据汗腺的神经支配，夏季应尽量避免使用
   A. 阿托品
   B. 六烃季铵
   C. 十烃季铵
   D. 酚妥拉明
   E. 普萘洛尔

答案： A

考点： 阿托品的药理作用

解析： 阿托品通过对 M 受体的阻断作用抑制腺体分泌，其中唾液腺和汗腺对阿托品最敏感，在小剂量时即可引起口干和皮肤干燥，随剂量增大，抑制作用更为增强，大剂量时可因抑制汗腺分泌而使体温升高。因此夏季应避免使用阿托品，故选 A。

第六节　肾上腺素受体激动药

一、去甲肾上腺素

（一）药理作用及机制

去甲肾上腺素激动 α 受体作用强大，对 α_1 和 α_2 受体无选择性。对心脏 β_1 受体作用较弱，对 β_2 受体几乎无作用。

1. 血管　激动血管的 α_1 受体，使血管收缩，主要是使小动脉和小静脉收缩。

2. 心脏　激动心脏的 β_1 受体作用较弱，使心肌收缩性加强，心率加快，传导加速，心输出量增加。也会出现心律失常，但较肾上腺素少见。

3. 血压　小剂量静脉滴注血管收缩作用尚不十分强时，由于心脏兴奋使收缩压升高，而舒张压升高不明显，故脉压加大。较大剂量时，因血管强烈收缩使外周阻力明显增高，故收缩压升高的同时舒张压也明显升高，脉压变小。

4. 其他　仅在大剂量时才出现血糖升高。对中枢神经系统的作用较弱。对于孕妇，可增加子宫收缩的频率。

（二）临床应用

用于休克治疗已不占重要地位，目前仅限于早期神经源性休克及嗜铬细胞瘤切除后或药物中毒时的低血压（2013）。本药稀释后口服，可使食管和胃内血管收缩产生局部止血作用。

（三）不良反应及禁忌证

1. 局部组织缺血坏死　静脉滴注时间过长、浓度过高或药液漏出血管，可引起局部缺血坏死，如发现外漏或注射部位皮肤苍白，应停止注射或更换注射部位，进行热敷，并用普鲁卡因或 α 受体阻断药酚妥拉明做局部浸润注射，以扩张血管。

2. 急性肾衰竭　滴注时间过长或剂量过大，可使肾脏血管剧烈收缩，产生少尿、无尿和肾实质损伤，故用药期间尿量应保持在每小时 25ml 以上。

3. 禁忌证　高血压、动脉硬化症、器质性心脏病及少尿、无尿、严重微循环障碍的患者及孕妇禁用。

【巧妙记忆】 去甲强烈缩血管，升压作用不翻转，只能静滴要缓慢，引起肾衰很常见，用药期间看尿量，休克早用间羟胺。

二、肾上腺素

（一）药理作用及机制（2008）（★★）

肾上腺素主要激动α和β受体。

1. 心脏　作用于心肌、传导系统和窦房结的β_1及β_2受体，加强心肌收缩性，加速传导，加快心率，提高心肌的兴奋性。

2. 血管　激动血管平滑肌上的α受体（2008），引起血管收缩；激动β_2受体，引起血管舒张。

3. 血压　心脏兴奋，心输出量增加，皮肤黏膜血管收缩，收缩压和舒张压升高；由于骨骼肌血管（在全身血管中占相当大比例）的舒张作用，抵消或超过了皮肤黏膜血管收缩作用的影响，故舒张压不变或下降；此时脉压加大，身体各部位血液重新分配，有利于紧急状态下机体能量供应的需要。肾上腺素的典型血压改变多为双相反应，即给药后迅速出现明显的升压作用，而后出现微弱的降压反应，后者持续作用时间较长。如事先给予α受体阻断药，肾上腺素的升压作用可被翻转，呈现明显的降压反应，表现出肾上腺素对血管β_2受体的激动作用。此外，肾上腺素尚能作用于肾小球旁器的β_1受体，促进肾素的分泌。

4. 平滑肌　能激动支气管平滑肌的β_2受体（2008），发挥强大的舒张作用。并能激动肥大细胞膜上的β_2受体，抑制组胺等过敏性物质的释放，还可使支气管黏膜血管收缩，降低毛细血管的通透性，有利于消除支气管黏膜水肿。

5. 代谢　肾上腺素能提高机体代谢。

6. 中枢神经系统　肾上腺素不易透过血脑屏障，仅在大剂量时才出现中枢兴奋症状。

（二）临床应用

1. 心脏骤停　用于溺水、麻醉和手术过程中的意外、药物中毒、传染病和心脏传导阻滞等所致的心脏骤停。对电击所致的心脏骤停也可用肾上腺素配合心脏除颤器或利多卡因等除颤，一般用心室内注射，同时必须进行有效的人工呼吸、心脏按压和纠正酸中毒等。

2. 过敏性疾病

（1）过敏性休克：肾上腺素激动α受体，收缩小动脉和毛细血管前括约肌，降低毛细血管的通透性；激动β受体可改善心功能，缓解支气管痉挛；减少过敏介质释放，扩张冠状动脉，可迅速缓解过敏性休克的临床症状，挽救患者的生命，为治疗过敏性休克的首选药。

（2）支气管哮喘：控制支气管哮喘的急性发作，皮下或肌内注射能于数分钟内奏效。本品由于不良反应严重，仅用于急性发作者。

（3）血管神经性水肿及血清病：肾上腺素可迅速缓解血管神经性水肿、血清病、荨麻疹、花粉症等变态反应性疾病的症状。

3. 与局麻药配伍（2018）及局部止血　肾上腺素加入局麻药注射液中，可延缓局麻药的吸收，延长局麻药的麻醉时间。一般局麻药中肾上腺素的浓度为1：250000，一次用量不要超过0.3mg。

4. 治疗青光眼。

（三）不良反应及禁忌证

引起心悸、烦躁、头痛和血压升高等。剂量过大时，有发生脑出血的危险，故老年人慎用。可有心肌缺血和心律失常，甚至心室颤动，须掌握剂量。禁用于高血压、脑动脉硬化症、器质性心脏病、糖尿病和甲状腺功能亢进症等。

三、多巴胺

（一）药理作用及机制（2008）

多巴胺主要激动α、β和外周的多巴胺受体，并促进神经末梢释放去甲肾上腺素。

1. 心血管　多巴胺对心血管的作用与用药浓度有关，低浓度（每分钟10μg/kg）时主要激动肾脏、肠系膜和冠脉的多巴胺能受体（D_1）结合，通过激活腺苷酸环化酶，使细胞内cAMP水平提高而导致血管舒张。高浓度（每分钟20μg/kg）的多巴胺可作用于心脏β_1受体，使心肌收缩力增强，心输出量增加，可增加收缩压和脉压，但对舒张压无明显影响或轻微增加，其是由于心输出量增加，而肾和肠系膜血管阻力下降，其他血管阻力基本不变，总外周阻力变化不大造成的。继续增加给药浓度，多巴胺可激动血管的α受体，导致血管收缩，引起总外周阻力增加，使血压升高，这一作用可被α受体阻断药所拮抗。

2. 肾脏　多巴胺在低浓度时作用于D_1受体，舒张肾血管，使肾血流量增加（2023），肾小球的滤过率也增加（2001、2006）。同时多巴胺具有排钠利尿作用，可能是多巴胺直接对肾小管D_1受体的作用。大剂量时，可使肾血管明显收缩。

（二）临床应用

用于各种休克，如感染中毒性休克、心源性休克及出血性休克等。本品与利尿药联合应用于急性肾衰竭。也可用于急性心功能不全，具有改善血流动力学的作用。

四、异丙肾上腺素

（一）药理作用及机制

异丙肾上腺素主要激动β受体，对β_1和β_2受体选择性很低。

1. 心脏　对心脏β_1受体具有强大的激动作用，表现为正性肌力和正性频率作用，缩短收缩期和舒张期。

2. 血管和血压　对血管有舒张作用，主要是激动β_2受体使骨骼肌血管舒张，对肾血管和肠系膜血管舒张作用较弱，对冠状血管也有舒张作用，也有增加组织血流量的作用。

3. 支气管平滑肌　可激动β_2受体，舒张支气管平滑肌，作用比肾上腺素略强，并具有抑制组胺等过敏性物质释放的作用。

4. 其他　能增加肝糖原、肌糖原分解，增加组织耗氧量。不易透过血-脑脊液屏障，中枢兴奋作用不明显。

（二）临床应用

1. 支气管哮喘　用于控制支气管哮喘急性发作，经舌下或喷雾给药，疗效快而强。

2. 房室传导阻滞　舌下含药或静脉滴注给药，可治疗二、三度房室传导阻滞。

3. 心脏骤停　适用于心室自身节律缓慢，高度房室传导阻滞或窦房结功能衰竭而并发的心脏骤停，常与去甲肾上腺素或间羟胺合用做心室内注射。

4. 感染性休克　适用于中心静脉压高、心输出量低的感染性休克，但要注意补液及心脏毒性。目前临床已少用。

【巧妙记忆】　去甲肾上腺素激动α受体作用强大；肾上腺素主要激动α和β受体；多巴胺主要激动α、β和外周的多巴胺受体；异丙肾上腺素主要激动β受体。

【经典习题】

（1~3题共用备选答案）

A. 普萘洛尔
B. 去甲肾上腺素
C. 左旋多巴
D. 酚妥拉明
E. 肾上腺素

1. 临床上常用的升压药物是

答案： B

2. 能减弱心肌收缩力并减慢心率的药物是

答案： A

3. 由交感缩血管神经神经末梢释放的主要神经递质是

答案： B

考点： 肾上腺素、去甲肾上腺素的药理作用

解析： 去甲肾上腺素、肾上腺素可以与心脏的β受体结合，引起心肌收缩力加强。去甲肾上腺素作用于α受体导致血管收缩，故可引起血压升高。交感神经释放的主要递质为去甲肾上腺素，少部分为肾上腺素。普萘洛尔为β受体阻断药，能减弱心肌收缩力并减慢心率。故答案分别选B、A、B。

4. 异丙肾上腺素的作用有

A. 收缩血管、舒张支气管、增加组织耗氧量
B. 收缩血管、舒张支气管、降低组织耗氧量
C. 舒张血管、舒张支气管、增加组织耗氧量
D. 舒张血管、舒张支气管、降低组织耗氧量
E. 舒张血管、收缩支气管、降低组织耗氧量

答案： C

考点： 异丙肾上腺素的药理作用

解析： 异丙肾上腺素属于β受体激动药，异丙肾上腺素对心脏的作用是加快心率，加速传导，对血管作用是舒张血管，增加组织血流量（耗氧量也增加），对支气管平滑肌作用是舒张支气管。故选C。

第七节　肾上腺素受体阻断药

一、α受体阻断药

酚妥拉明的药理作用及临床应用如下。

（一）药理作用

酚妥拉明能竞争性地阻断α受体（2006），对α_1、α_2受体具有相似的亲和力，拮抗肾上腺素的α型作用，使激动药的量-效曲线平行右移。

1. 血管　具有阻断血管平滑肌α_1受体和直接扩张血管作用。静脉注射可舒张血管，使血压下降，对静脉和小静脉的α受体阻断作用比其对小动脉作用强。

2. 心脏　兴奋心脏。这种作用部分由血管舒张、血压下降、反射性兴奋交感神经引起；部分是阻断神经末梢突触前膜α_2受体，从而促进去甲肾上腺素释放，激动心脏β_1受体的结果。偶致心律失常。此外，酚妥拉明尚具有阻断K^+通道的作用。

3. 其他　有拟胆碱作用，使胃肠平滑肌兴奋。有组胺样作用，使胃酸分泌增加。酚妥拉明可引起皮肤潮红等。

（二）临床应用

1. 治疗外周血管痉挛性疾病　如肢端动脉痉挛的雷诺综合征、血栓闭塞性脉管炎及冻伤后遗症。

2. 治疗去甲肾上腺素滴注外漏　长期过量静脉滴注去甲肾上腺素或静脉滴注去甲肾上腺素外漏时，可致皮肤缺血、苍白和剧烈疼痛，甚至坏死，此时可用酚妥拉明10mg或妥拉唑林25mg溶于10~20ml生理盐水中做皮下浸润注射。

3. 治疗肾上腺嗜铬细胞瘤　酚妥拉明降低嗜铬细胞瘤所致的高血压，用于肾上腺嗜铬细胞瘤的鉴别

诊断、骤发高血压危象及手术前的准备。做鉴别诊断试验时，可引起严重低血压，曾有致死的报告，故应特别慎重。

4. 抗休克　适用于感染性、心源性和神经源性休克。

5. 治疗急性心肌梗死和顽固性充血性心力衰竭　心力衰竭时，由于心输出量不足，导致交感张力增加、外周阻力增高、肺充血及肺动脉压力升高，易产生肺水肿。应用酚妥拉明可扩张血管、降低外周阻力，使心脏后负荷明显降低、左心室舒张末压与肺动脉压下降、心输出量增加，心力衰竭得以减轻。

6. 治疗药物引起的高血压　用于肾上腺素等拟交感胺药物过量所致的高血压。亦可用于突然停用可乐定或应用单胺氧化酶抑制药患者食用富含酪胺食物后出现的高血压危象。

7. 其他　酚妥拉明口服或直接阴茎海绵体内注射用于诊断或治疗阳痿。

二、β受体阻断药

（一）药理作用（2007、2018）（★★）

1. β受体阻断作用

（1）心血管系统：阻断心脏β_1受体，使心率减慢，心肌收缩力减弱，心输出量减少，心肌耗氧量下降，血压略降（2013）。β受体阻断药还能延缓心房和房室结的传导，延长心电图的P-R间期（房室传导时间）。

（2）支气管平滑肌：在支气管哮喘或慢性阻塞性肺疾病的患者，有时可诱发或加重哮喘。

（3）代谢：①脂肪代谢。长期应用非选择性β受体阻断药可以增加血浆中VLDL，中度升高血浆甘油三酯（TG），降低HDL，而LDL浓度无变化，减少游离脂肪酸自脂肪组织的释放，增加冠状动脉粥样硬化性心脏病的危险性。选择性的β_1受体阻断药对脂肪代谢作用较弱，其作用机制尚待研究。②糖代谢：当β受体阻断药与α受体阻断药合用时可拮抗肾上腺素的升高血糖的作用。普萘洛尔并不影响正常人的血糖水平，也不影响胰岛素的降低血糖作用，但能延缓用胰岛素后血糖水平的恢复。这可能是其抑制了低血糖引起儿茶酚胺释放所致的糖原分解。β受体阻断药往往会掩盖低血糖症的症状如心悸等，从而延误了低血糖症的及时诊断。

（4）肾素：β受体阻断药通过阻断肾小球旁器细胞的β_1受体而抑制肾素的释放，这可能是其具有降血压作用的原因之一。

2. 内在拟交感活性（2008）　有些β受体阻断药与β受体结合后除能阻断受体外，对β受体具有部分激动作用，也称内在拟交感活性。

3. 膜稳定作用　实验证明，有些β受体阻断药具有局部麻醉作用和奎尼丁样作用，这两种作用都由于其能降低细胞膜对离子的通透性所致，故称为膜稳定作用。

4. 其他　普萘洛尔有抗血小板聚集作用。β受体阻断药尚有降低眼压作用，这可能是由于减少房水的形成所致。

（二）不良反应

1. 心血管反应　出现心脏功能抑制、外周血管收缩甚至痉挛，出现雷诺症状或间歇性跛行，甚至可引起脚趾溃烂和坏死。

2. 诱发或加重支气管哮喘　由于对支气管平滑肌β_2受体的阻断作用，非选择性β受体阻断药可使呼吸道阻力增加，诱发或加剧哮喘，选择性β_1受体阻断药及具有内在拟交感活性的药物，一般不引起上述的不良反应，但这类药物的选择性往往是相对的，故对哮喘患者仍应慎重使用。

3. 反跳现象　长期应用β受体阻断药时如突然停药，可引起原发病病情加重，如血压上升、严重心律失常或心绞痛发作次数增加，甚至产生急性心肌梗死或猝死，此种现象称为停药反跳。其机制与受体向上调节有关，因此在疾病控制后应逐渐减量直至停药。

4. 其他　偶见眼-皮肤黏膜综合征，个别患者有幻觉、失眠和抑郁症状。少数人可出现低血糖及加强降血糖药的降血糖作用，因掩盖低血糖时的出汗和心悸症状而出现严重后果。

【巧妙记忆】β受体阻断药，普萘洛尔是代表，临床治疗高血压、心律失常、心绞痛。三条禁忌记心间，哮喘、心衰、心动缓。

（三）代表药物

1. 非选择性β受体阻断药　普萘洛尔、纳多洛尔、噻吗洛尔、吲哚洛尔。

2. 选择性β受体阻断药　阿替洛尔和美托洛尔。

【经典习题】

1. β受体阻断药作用不包括

A. 支气管平滑肌松弛作用

B. 心肌收缩力减弱作用

C. 抗血小板聚集作用

D. 局部麻醉作用

E. 减少脂肪分解作用

答案： A

考点： β受体阻断药的药理作用

解析：β受体阻断药的主要药理作用：①阻断β受体，降低心肌耗氧量。可通过阻断β受体过度兴奋，使心肌收缩力减弱，心率减慢，故B所述符合β受体阻断作用。②抗炎、抗氧化、抗血小板作用，减少脂肪分解，C和E所述符合β受体阻断作用。③对局部有麻醉作用，故D符合β受体阻断作用。而A不属于β受体的阻断作用，故选A。

2. 有内在拟交感活性的β受体阻断药是
A. 普萘洛尔
B. 美托洛尔
C. 阿替洛尔
D. 比索洛尔
E. 拉贝洛尔

答案：E

考点：β受体阻断药的药理作用

解析：普萘洛尔、阿普洛尔是非选择性β受体阻断药，美托洛尔、阿替洛尔是选择性β_1受体阻断药，拉贝洛尔除具有阻断β受体的同时，尚具有不同程度的β受体激动作用，即为内在拟交感活性。故选E。

第八节　局部麻醉药

一、普鲁卡因（★★★）

普鲁卡因是常用的局麻药之一。对黏膜的穿透力弱。一般不用于表面麻醉，常局部注射用于浸润麻醉、神经阻滞麻醉、蛛网膜下腔麻醉和硬膜外麻醉。普鲁卡因在血浆中能被酯酶水解，转变为对氨苯甲酸和二乙氨基乙醇，前者能对抗磺胺类药物的抗菌作用，故应避免与磺胺类药物同时应用。普鲁卡因也可用于损伤部位的局部封闭。有时可引起变态反应，故用药前应做皮肤过敏试验，但皮试阴性者仍可能发生变态反应。

二、利多卡因（★★★）

利多卡因是目前应用最多的局麻药。相同浓度下与普鲁卡因相比，利多卡因具有起效快、作用强而持久、穿透力强及安全范围较大等特点，同时无扩张血管作用及对组织几乎没有刺激性。可用于多种形式的局部麻醉，有全能麻醉药之称，主要用于神经阻滞麻醉和硬膜外麻醉。本药也可用于心律失常的治疗，对普鲁卡因过敏者可选用此药。

肝功能不良者静脉注射过快，可出现头晕、嗜睡或激动不安、感觉异常等。剂量过大可引起心率减慢、房室传导阻滞和低血压、二度和三度房室传导阻滞者禁用。利多卡因的毒性大小与所用药液的浓度有关，增加浓度可相应增加毒性反应。

三、丁卡因（★★★）

丁卡因化学结构与普鲁卡因相似，属于脂类局麻药。本药对黏膜的穿透力强，常用于表面麻醉（2004、2006）。以0.5%~1%溶液滴眼，无角膜损伤等不良反应。本药也可用于神经阻滞麻醉、蛛网膜下腔麻醉和硬膜外麻醉，因其毒性大，一般不用于浸润麻醉。

【巧妙记忆】　普鲁卡因用于浸润麻醉、神经阻滞麻醉、蛛网膜下腔麻醉和硬膜外麻醉；利多卡因用于神经阻滞麻醉和硬膜外麻醉；丁卡因用于神经阻滞麻醉、蛛网膜下腔麻醉和硬膜外麻醉。

四、罗哌卡因

罗哌卡因是一种新的酰胺类局麻药，其作用强度和药代动力学与布比卡因类似，但它的心脏毒性较低。其成人一次限量为150mg。低浓度、小剂量时几乎只阻滞感觉神经；血浆蛋白结合率高，故尤其适用于硬膜外镇痛，如术后镇痛和分娩镇痛。

【经典习题】

丁卡因的作用或应用为
A. 可用于浸润麻醉
B. 脂溶性低
C. 穿透力弱
D. 作用较普鲁卡因弱
E. 可用于表面麻醉

答案：E

考点：丁卡因

解析：丁卡因化学结构与普鲁卡因相似，局麻作用比普鲁卡因强约10倍，毒性亦较大，能透过黏膜，作用迅速，常用于黏膜表面麻醉，也用于神经阻滞麻醉、蛛网膜下腔麻醉和硬膜外麻醉，因毒性大，一般不用于浸润麻醉。故选E。

第九节　镇静催眠药

一、苯二氮䓬类

苯二氮䓬类根据各个药物（及其活性代谢物）的消除半衰期的长短可分为3类：长效类如地西泮；中效类如劳拉西泮；短效类如三唑仑等。

（一）药理作用及临床应用（2012）（★★）

1. 抗焦虑　焦虑是多种精神失常的常见症状，患者多有恐惧、紧张、忧虑、失眠并伴有心悸、出汗、震颤等症状。苯二氮䓬类抗焦虑作用的选择性较高，小剂量即可明显改善上述症状，对各种原因引起的焦虑均有显著疗效。主要用于焦虑症。抗焦虑作用可能是通过其对边缘系统中的BZ受体的作用而实现的。

2. 镇静催眠　苯二氮䓬类随着剂量增大，出现镇静及催眠作用。能明显缩短入睡时间，显著延长睡眠持续时间，减少觉醒次数。主要延长非快动眼睡眠（NREMS）的第2期，对快动眼睡眠（REMS）的影响较小，停药后出现反跳性REMS睡眠延长较巴比妥类轻，其依赖性和戒断症状也较轻微。缩短3期和4期的NREMS睡眠，减少发生于此期的夜惊或梦游症。

3. 抗惊厥、抗癫痫　苯二氮䓬类有抗惊厥作用，临床上可用于辅助治疗破伤风、子痫、小儿高热惊厥及药物中毒性惊厥。地西泮静脉注射是目前治疗癫痫持续状态的首选药物（2012）。

4. 中枢性肌肉松弛　苯二氮䓬类有较强的肌肉松弛作用，可缓解动物的去大脑僵直，也可缓解人类大脑损伤所致的肌肉僵直（2014、2018）。

5. 其他　较大剂量可致暂时性记忆缺失。一般剂量对正常人呼吸功能无影响，较大剂量可轻度抑制肺泡换气功能，有时可致呼吸性酸中毒，对慢性阻塞性肺部疾病患者，上述作用可加剧。对心血管系统，小剂量作用轻微，较大剂量可降低血压、减慢心率。常用作心脏电击复律及各种内镜检查前用药。

（二）作用机制

苯二氮䓬类的中枢作用主要与药物加强中枢抑制性神经递质γ-氨基丁酸（GABA）功能有关，还可能和药物作用于不同部位的$GABA_A$受体密切相关。苯二氮䓬类与$GABA_A$受体复合物上的BZ受点结合，可以诱导受体发生构象变化，促进GABA与$GABA_A$受体结合，增加Cl^-通道开放的频率而增加Cl^-内流，产生中枢抑制效应。

【巧妙记忆】　苯二氮䓬类安定，抗惊抗癫抗焦虑，中枢肌松地西泮，剂量不同效有异，过量中毒快抢救，洗胃补液又给氧，碱化尿液促排泄。

（三）不良反应

最常见的不良反应是嗜睡、头晕、乏力和记忆力下降。大剂量时偶见共济失调。静脉注射速度过快可引起呼吸和循环功能抑制，严重者可致呼吸及心脏骤停。与其他中枢抑制药、酒精合用时，中枢抑制作用增强，加重嗜睡、昏睡、呼吸抑制、昏迷，严重者可致死。长期应用产生耐受性、依赖性和成瘾，停用可出现反跳现象和戒断症状。

二、非苯二氮䓬类

（一）巴比妥类

巴比妥类的药理作用及作用机制、临床应用如下。

1. 镇静催眠　小剂量巴比妥类药物可起到镇静作用，可缓解焦虑、烦躁不安状态。中等剂量可催眠，可改变正常睡眠模式，缩短快速眼动睡眠（REMS），引起非生理性睡眠。越来越少用于镇静催眠。巴比妥类药物在非麻醉剂量时主要抑制多突触反应。减弱易化，增强抑制，与其激活γ-氨基丁酸（GABA）受体有关。在没有GABA时，巴比妥类能模拟GABA的作用，增加Cl^-的通透性，使细胞膜超极化。主要延长Cl^-通道的开放时间。此外，还可减弱或阻断谷氨酸作用于相应的受体后去极化导致的兴奋性反应，引起中枢抑制作用。

2. 抗惊厥　苯巴比妥有较强的抗惊厥及抗癫痫作用。临床用于癫痫大发作和癫痫持续状态的治疗，也应用于小儿高热、破伤风、子痫、脑膜炎、脑炎及中枢兴奋药引起的惊厥。

3. 麻醉　硫喷妥钠可用做静脉麻醉。

（二）新型非苯二氮䓬类镇静催眠药

新型非苯二氮䓬类镇静催眠药包括唑吡坦、佐匹克隆、扎来普隆。

（三）其他镇静催眠药

水合氯醛：口服15分钟起效，催眠作用维持6~8小时。不缩短REMS睡眠，无宿醉后遗效应。可用于顽固性失眠或对其他催眠药效果不佳的患者。大剂量有抗惊厥作用，可用于小儿高热、子痫以及破伤风等惊厥。安全范围较小，使用时应注意。

【经典习题】

1. 苯二氮䓬类药物的作用特点是
   A. 作用部位主要在脑干网状结构
   B. 对大脑损伤引起的肌肉僵直无作用
   C. 小剂量药物无抗焦虑作用
   D. 停药后代偿性反跳较明显
   E. 对快眼动睡眠时相影响较小

答案： E

考点： 苯二氮䓬类药物作用特点

解析： 苯二氮䓬类主要延长非快眼动睡眠的第Ⅱ期，对快眼动睡眠时相影响较小。故选E。

2. 癫痫持续状态首选的治疗药物是
   A. 苯妥英钠
   B. 地西泮
   C. 水合氯醛
   D. 异戊巴比妥
   E. 苯巴比妥钠

答案： B

考点： 地西泮的药理作用

解析：癫痫持续发作首选药物是地西泮，大发作常用苯妥英钠或苯巴比妥，小发作首选乙琥胺。故选 B。

第十节 抗癫痫药和抗惊厥药

一、苯妥英钠

1. 药理作用　本品不能抑制癫痫病灶异常放电，但可以阻止它向正常脑组织扩散。可能与其抑制突触传递的强直后增强有关。

本品具有膜稳定作用，可降低细胞膜对 Na^+ 和 Ca^{2+} 的通透性，抑制 Na^+ 和 Ca^{2+} 的内流，导致不易产生动作电位。这种作用除与其抗癫痫作用有关外，也是其治疗三叉神经痛等中枢疼痛综合征和抗心律失常的药理作用基础。

2. 临床应用

（1）本品是治疗癫痫大发作和局限性发作的首选药物，但对小发作（失神发作）无效，有时甚至使病情恶化。

（2）治疗三叉神经痛和舌咽神经痛等中枢疼痛综合征。

（3）抗心律失常。

3. 不良反应（2023）　苯妥英钠的不良反应有心律失常、血压下降、慢性毒性反应（牙龈增生、外周神经炎、男性乳房增大、多毛、低钙血症、佝偻病等）、变态反应、致畸反应。

二、卡马西平（2007）

1. 药理作用　作用机制类似苯妥英钠，治疗浓度时能阻滞 Na^+ 通道，抑制癫痫灶及其周围神经元放电。已证明本品能增强 GABA 在突触后的作用。本品还具有很强的抗抑郁作用，对锂盐无效的躁狂、抑郁症有效。

2. 临床应用　本品系广谱抗癫痫药，对多种癫痫的动物模型均有治疗作用，是治疗单纯性局限性发作和大发作的首选药物之一，同时还有抗复合性局限性发作和小发作作用。对癫痫并发的精神症状亦有效。治疗外周神经痛效果优于苯妥英钠。还可用于治疗尿崩症。

三、苯巴比妥、扑米酮

（一）苯巴比妥

1. 临床应用　主要用于治疗癫痫大发作及癫痫持续状态（2018），对单纯的局限性发作及精神运动性发作也有效，对小发作和婴儿痉挛效果差。因其中枢抑制作用明显，均不作为首选药，在控制癫痫持续状态时，临床更倾向于用戊巴比妥钠静脉注射。

2. 不良反应　催眠剂量的巴比妥类可致眩晕、困倦，精细运动不协调；偶可引起剥脱性皮炎等严重变态反应；中等剂量可轻度抑制呼吸中枢；其肝药酶诱导作用可加速其他药物代谢，影响药效。长期服用可产生依赖性、成瘾，成瘾后停药出现戒断症状。

（二）扑米酮

扑米酮与苯妥英钠和卡马西平合用有协同作用，单独与苯巴比妥合用无意义。扑米酮与苯巴比妥相比无特殊优点，且价格较贵，仅用于其他药物无效的患者。常见不良反应有镇静、嗜睡、眩晕、复视、共济失调等中枢神经系统症状；偶见呼吸困难、荨麻疹、眼睑肿胀或胸部紧迫感；血液系统毒性反应有白细胞减少、血小板减少、贫血等。

四、乙琥胺

1. 临床应用　可对抗戊四氮引起的阵挛性惊厥。临床主要用于小发作（失神性发作），其疗效虽稍逊于氯硝西泮，但副作用及耐受性的产生较少，故为防治小发作的首选药（2012）。对其他类型癫痫无效。

2. 不良反应　常见有胃肠道反应，其次为中枢神经系统症状。有神经病史者慎用，易引起精神行为异常。表现为焦虑、抑郁、短暂的意识丧失、攻击行为、多动、精神不集中和幻听等。偶见嗜酸性粒细胞缺乏症或粒细胞缺失症，严重者可发生再生障碍性贫血（2004）。

五、丙戊酸钠

1. 临床应用　本品为广谱抗癫痫药，临床上对各类型癫痫都有一定疗效，对大发作疗效不及苯妥英钠、苯巴比妥，对小发作优于乙琥胺，但因其肝脏毒性不作为首选药物。对复杂部分性发作疗效近似卡马西平，对非典型的小发作疗效不及氯硝西泮。它是大发作合并小发作时的首选药物（2003），对其他药物未能控制的顽固性癫痫可能奏效。

2. 不良反应　常见一过性消化系统症状。中枢神经系统症状较消化系统症状发生率低，通常随着剂量的减少而消失。多发生肝损害，40%用药患者在最初几个月内出现无症状性肝功能异常，主要表现为天冬氨酸氨基转移酶升高。12 岁以下儿童多药合用易发生致死性肝损害，10 岁以上儿童耐受性较好。偶见重型肝炎、急性胰腺炎和高氨血症。少数患者表现皮疹、脱发、血小板减少和血小板聚集障碍所致的出血时间延长。

六、拉莫三嗪

1. 药理作用　拉莫三嗪为苯三嗪类衍生物，是新型抗癫痫药。拉莫三嗪为电压敏感性Na^+通道阻滞药，通过减少Na^+通道的Na^+内流而增加神经元的稳定性。也可作用于电压门控Ca^{2+}通道，减少谷氨酸的释放而抑制神经元过度兴奋。在体外培养神经元中，可抑制兴奋性神经递质谷氨酸诱发的暴发性放电；阻滞癫痫病灶异常高频放电和神经细胞膜去极化，从而阻止病灶异常放电，但不影响正常神经兴奋传导。

2. 临床应用　动物实验发现本品可对抗超强电刺激引起的强直性惊厥。可作为成人局限性发作的辅助治疗药。单独使用可治疗全身性发作，疗效类似卡马西平，对失神发作也有效。临床上多与其他抗癫痫药合用治疗一些难治性癫痫。

七、硫酸镁

1. 药理作用　注射硫酸镁能抑制中枢及外周神经系统，使骨骼肌、心肌、血管平滑肌松弛，从而发挥肌松作用和降压作用。作用原理可能是由于Mg^{2+}和Ca^{2+}化学性质相似，可以特异地竞争Ca^{2+}受点，拮抗Ca^{2+}的作用。同时Mg^{2+}也作用于中枢神经系统，引起感觉及意识消失。

2. 临床应用　临床上主要用于子痫、破伤风等惊厥，也常用于高血压危象。

【巧妙记忆】　苯妥英钠是治疗大发作和局限性发作的首选药物；卡马西平是治疗单纯性局限性发作和大发作的首选药物；苯巴比妥主要用于治疗癫痫大发作及癫痫持续状态，但均不作为首选药；扑米酮只用于其他药物不能控制的患者；乙琥胺为防治小发作的首选药；丙戊酸钠是大发作合并小发作时的首选药物；硫酸镁要用于子痫、破伤风等惊厥。

【经典习题】

1. 癫痫小发作的首选药物是
   A. 乙琥胺
   B. 硫酸镁
   C. 苯巴比妥
   D. 扑米酮
   E. 苯妥英钠

答案： A

考点： 乙琥胺

解析： 乙琥胺为癫痫小发作的首选药物。苯妥英钠为癫痫大发作、局限性发作的首选药。卡马西平是治疗单纯性发作和大发作的首选药物。地西泮是治疗癫痫持续状态的首选药物。硫酸镁是控制妊娠期高血压疾病子痫抽搐的首选药物。苯巴比妥常用于治疗癫痫大发作、癫痫持续状态，但一般不作为首选药物。故选A。

2. 兼有治疗三叉神经痛的广谱抗癫痫药是
   A. 丙戊酸钠
   B. 乙琥胺
   C. 苯巴比妥
   D. 苯妥英钠
   E. 卡马西平

答案： E

考点： 抗癫痫药

解析： 卡马西平是一种广谱抗癫痫药，同时兼有治疗三叉神经痛，故选E。丙戊酸钠、苯巴比妥、苯妥英钠是治疗大发作的抗癫痫药，但不兼有治疗三叉神经痛的作用，故不选。

第十一节　治疗中枢神经系统退行性疾病药

一、拟多巴胺药

以左旋多巴（L-DOPA）为例。

（一）药理作用及临床应用（★★★）

1. 药理作用　帕金森病（PD）患者的黑质多巴胺能神经元退行性变，酪氨酸羟化酶同步减少，使脑内酪氨酸转化为L-DOPA极度减少，但将L-DOPA转化为多巴胺的能力仍存在。L-DOPA是多巴胺的前体，通过血-脑脊液屏障后，补充纹状体中多巴胺的不足而发挥治疗作用。多巴胺因不易通过血-脑脊液屏障，故不能用于治疗PD。

2. 临床应用　治疗各种类型的PD，不论年龄和性别差异和病程长短均适用（2008），但对吩噻嗪类等抗精神病药所引起的帕金森综合征无效。其作用特点为：①疗效与黑质纹状体病损程度相关，轻症或较年轻患者疗效好，重症或年老体弱者疗效较差；②对肌肉僵直和运动困难的疗效好，对肌肉震颤的疗效差；③起效慢，用药2～3周出现体征改善，用药1～6个月后疗效最强。

用药早期，L-DOPA可使80%的PD患者症状明显改善，随着用药时间的延长，本品的疗效逐渐下降，3～5年后疗效已不显著。

（二）不良反应

不良反应分为早期反应和长期反应两大类。

1. 早期反应

（1）胃肠道反应：治疗早期，约80%患者出现食欲缺乏、恶心、呕吐，数周后能耐受，应用AADC抑制药后可明显减少上述症状。还可引起腹胀、腹痛和腹泻等。饭后服药或剂量递增速度减慢，可减轻上述症状。偶见溃疡出血或穿孔。

（2）心血管反应：治疗初期30%患者出现直立性低血压。还有些患者出现心律不齐。

2. 长期反应

（1）运动过多症：是异常动作舞蹈症的总称，也称为运动障碍，是由于服用大量 L-DOPA 后，多巴胺受体过度兴奋，出现手、足、躯体和舌的不自主运动，服用 2 年以上者发生率达 90%。

（2）症状波动：服药 3~5 年后，有 40%~80% 的患者出现症状快速波动，重则出现“开-关反应”。“开”时活动正常或几近正常，而“关”时突然出现严重的 PD 症状。

（3）精神症状：出现精神错乱的病例占 10%~15%，有逼真的梦幻、幻想、幻视等，也有抑郁症等精神症状。

二、左旋多巴增效药

左旋多巴增效药如卡比多巴，不能通过血脑屏障，仅能抑制外周氨基酸脱酸酶，与 L-DOPA 合用时，使后者在外周的脱羧作用被抑制，从而使进入中枢神经系统的 L-DOPA 增加。这样，L-DOPA 用量可减少 75%，而使不良反应明显减少，症状减轻，作用不受维生素 B_6 的干扰。现有心宁美控释剂，临床作为治疗帕金森病的首选药。

三、多巴胺受体激动药

溴隐亭属于多巴胺受体激动药。小剂量溴隐亭首先激动结节-漏斗通路 D_2 受体，抑制催乳素和生长激素分泌，用于治疗乳溢-闭经综合征和肢端肥大症；增大剂量可激动黑质-纹状体多巴胺通路的 D_2 受体，与 L-DOPA 合用治疗 PD 取得较好疗效，能减少症状波动。

四、抗胆碱药

抗胆碱药如苯海索，可通过拮抗胆碱能受体而减弱黑质-纹状体通路中 ACh 的作用，抗震颤效果好，也能改善运动障碍和肌肉强直；外周抗胆碱作用为阿托品的 1/10~1/3，对少数不能接受 L-DOPA 或多巴胺受体激动药的 PD 患者，可用本药治疗。

临床上主要用于早期轻症、不能耐受左旋多巴或禁用左旋多巴的患者、抗精神病药所致的帕金森综合征。伴有明显痴呆症状的帕金森病患者应慎用本类药物。

【巧妙记忆】 左旋多巴是多巴胺的前体药；卡比多巴是氨基酸脱羧酶（AADC）抑制药，属于左旋多巴的增效药；苯海索是抗胆碱药。

五、治疗阿尔茨海默病药

1. 多奈哌齐　为胆碱酯酶（AChE）抑制药，通过抑制 AChE 来增加中枢 ACh 的含量，对丁酰胆碱酯酶无作用。用于改善患者的认知功能，延缓病情发展。用于轻至中度阿尔茨海默病（AD）患者。

2. 美金刚　是第一个用于治疗晚期 AD 的 N-甲基-D-天冬氨酸（NMDA）受体非竞争性拮抗药，将美金刚与 AChE 抑制药同时使用效果更好。

【经典习题】

（1~2 题共用备选答案）

A. 抗胆碱药

B. 多巴胺受体激动剂

C. 复方左旋多巴

D. 单胺氧化酶 B 抑制剂

E. 儿茶酚-氧-甲基转移酶抑制剂

1. 丙炔苯丙胺属于

答案： D

2. 溴隐亭属于

答案： B

考点： 抗帕金森病药

解析： 丙炔苯丙胺（司来吉兰），属于 MAO-B（单胺氧化酶 B 型）抑制药，低剂量可选择性抑制中枢神经系统，1 题选 D；溴隐亭属于多巴胺受体激动药，2 题选 B。

第十二节　抗精神失常药

一、氯丙嗪

（一）药理作用（★★）

1. 对中枢神经系统作用

（1）抗精神分裂症作用：氯丙嗪对中枢神经系统有较强的抑制作用，也称神经安定作用。氯丙嗪能显著控制活动状态和躁狂状态而又不损伤感觉能力；能显著减少动物自发活动，易诱导入睡，但动物对刺激有良好的觉醒反应；与巴比妥类催眠药不同，加大剂量也不引起麻醉；能减少动物的攻击行为，使之驯服，易于接近。精神分裂症患者服用氯丙嗪后显现其良好的抗精神分裂症作用，能迅速控制兴奋躁动状态，大剂量连续用药能消除患者的幻觉和妄想等症状，减轻思维障碍，使患者恢复理智，情绪安定，生活自理。对抑郁无效，甚至可使之加剧。

（2）镇吐作用：氯丙嗪具有较强的镇吐作用。小剂量时即可对抗多巴胺（DA）受体激动剂阿扑吗啡引起的呕吐反应。大剂量的氯丙嗪直接抑制呕吐中枢。但是，氯丙嗪不能对抗前庭刺激引起的呕吐。对顽固性呃逆有效。

（3）对体温调节的作用：氯丙嗪对丘脑体温调

节中枢有很强的抑制作用，与解热镇痛药不同，氯丙嗪不但能降低发热机体的体温，也能降低正常体温。氯丙嗪的降温作用随外界环境温度而变化，环境温度越低其降温作用越显著，与物理降温同时应用，则有协同降温作用；在炎热天气，氯丙嗪却可使体温升高，这是其干扰了机体正常散热机制的结果。

2. 对自主神经系统的作用　氯丙嗪能阻断肾上腺素α受体和M受体。阻断α受体可致血管扩张、血压下降，但由于连续用药可产生耐受性，且有较多副作用，故不适合于高血压的治疗；阻断M胆碱受体作用较弱，可引起口干、便秘、视物模糊。

3. 对内分泌系统的影响　氯丙嗪抑制D_2亚型受体，抑制催乳素释放抑制因子释放，致催乳素分泌增加；抑制促性腺激素、促肾上腺皮质激素的分泌；抑制垂体生长激素的分泌，适用于巨人症的治疗（2001、2002、2005）。

（二）临床应用（2016）

1. 精神分裂症　主要用于Ⅰ型精神分裂症的治疗，尤其对急性患者效果显著，但不能根治，需长期用药，甚至终生治疗；对慢性精神分裂症患者疗效较差。

2. 呕吐和顽固性呃逆　氯丙嗪对多种药物（如洋地黄、吗啡、四环素等）和疾病（如尿毒症和恶性肿瘤）引起的呕吐具有显著的镇吐作用。对顽固性呃逆具有显著疗效。对前庭刺激所致晕动症无效。

3. 低温麻醉与人工冬眠　人工冬眠多用于严重创伤、感染性休克、高热惊厥、中枢性高热及甲状腺危象等病症的辅助治疗。

（三）不良反应

1. 常见不良反应　中枢抑制症状（嗜睡、淡漠、无力等）、M受体阻断症状（视物模糊、口干、无汗、便秘、眼压升高等）、α受体阻断症状（血压下降、直立性低血压及反射性心动过速等）。

2. 锥体外系反应　包括帕金森综合征、静坐不能、急性肌张力障碍和迟发性运动障碍。

3. 精神异常　氯丙嗪本身可以引起精神异常，如意识障碍、精神萎靡、淡漠、兴奋、躁动、消极、抑郁、幻觉、妄想等，应与原有疾病加以鉴别，一旦发生应立即减量或停药。

4. 惊厥与癫痫　少数患者用药过程中出现局部或全身抽搐，脑电有癫痫样放电，有惊厥或癫痫史者更易发生，应慎用，必要时加用抗癫痫药物。

5. 变态反应　常见的症状有皮疹、接触性皮炎等。

6. 心血管和内分泌系统反应　直立性低血压、持续性低血压休克（2006），多见于年老伴动脉硬化、高血压患者，心电图异常及心律失常者。长期用药还会引起内分泌系统紊乱，如乳腺增大、泌乳、月经停止、抑制儿童生长等。

7. 急性中毒　一次性吞服大剂量后可致急性中毒，患者出现昏睡、血压下降至休克水平，并出现心肌损害，如心动过速、心电图异常（P-R间期或Q-T间期延长，T波低平或倒置），此时应立即对症治疗。

【巧妙记忆】　精神病药氯丙嗪，阻断受体多巴胺，镇静止吐兼降温，人工冬眠显奇效，长期用药毒性大，震颤麻痹低血压。

二、丙米嗪

（一）药理作用

1. 对中枢神经系统的作用　正常人服用后出现安静、嗜睡、血压下降、头晕、目眩等反应，但抑郁症患者连续服药后，出现精神振奋现象。

2. 对自主神经系统的作用　治疗量丙米嗪有显著阻断M受体的作用，表现为视物模糊、口干、便秘和尿潴留等。

3. 对心血管系统的作用　治疗量丙米嗪可降低血压，致心律失常，其中心动过速较常见。丙米嗪对心肌有奎尼丁样直接抑制效应，故心血管病患者慎用。

（二）临床应用（2007）

1. 治疗抑郁症　用于各种原因引起的抑郁症，对内源性抑郁症、更年期抑郁症效果较好，对反应性抑郁症次之，对精神病的抑郁成分效果较差。也可用于强迫症的治疗。

2. 治疗遗尿症　对于儿童遗尿可试用丙米嗪治疗，剂量依年龄而定，睡前口服，疗程为3个月。

3. 焦虑症和恐惧症　对伴有焦虑的抑郁症患者疗效显著，对恐惧症也有效。

三、碳酸锂

（一）药理作用及临床应用

碳酸锂对躁狂症患者有显著疗效，特别是对急性躁狂和轻度躁狂疗效显著。有时也对抑郁症有效，有情绪稳定药之称。

（二）不良反应（2002、2004）

碳酸锂不良反应多，安全范围窄。轻度的毒性症状包括恶心、呕吐、腹痛、腹泻和细微震颤；较严重的毒性反应涉及神经系统，包括精神紊乱、反射亢进、明显震颤、发音困难、惊厥，直至昏迷与死亡。由于该药治疗指数很低，测定血药浓度至关重要。

【巧妙记忆】　氯丙嗪抗精神病，治疗Ⅰ型精神分裂症；丙米嗪抗抑郁；碳酸锂抗躁狂症。

四、氯氮平

（一）药理作用

氯氮平具有抗胆碱作用、抗组胺作用、抗α肾上腺素能作用。

（二）临床应用

氯氮平对其他抗精神病药无效的精神分裂症的阴性和阳性都有治疗作用。主要作用于其他抗精神病药无效或锥体外系反应过强的患者。也可用于长期给予氯丙嗪等抗精神病药物引起的迟发运动障碍。

五、氟西汀（百忧解）药理作用及临床应用

（一）药理作用

氟西汀是一种强效选择性5-HT摄取抑制剂，比抑制NA摄取作用强200倍。对抑郁症的疗效与三环类抗抑郁药相当，耐受性与安全性优于三环类抗抑郁药。此外，对强迫症、贪食症有效。

（二）临床应用

氟西汀可用于治疗抑郁症、神经性贪食症、强迫症。

【经典习题】

1. 不属于氯丙嗪临床应用的选项是
   A. 精神分裂症
   B. 感染中毒性精神病
   C. 顽固性呃逆
   D. 洋地黄引起的呕吐
   E. 前庭刺激所致晕动症

答案：E

考点：氯丙嗪

解析：氯丙嗪临床应用包括精神分裂症、呕吐和顽固性呃逆、低温麻醉与人工冬眠。对前庭刺激所致晕动症无效。故选E。

2. 抗精神病药物发挥作用的主要通路是
   A. 锥体外系统
   B. 结节-漏斗系统
   C. 网状上行系统
   D. 中脑-边缘系统
   E. 黑质-纹状体系统

答案：D

考点：抗精神病药物

解析：抗精神病药物主要是阻断中脑-边缘系统和中脑-皮质系统多巴胺受体。故选D。

第十三节　镇　痛　药

一、吗啡

（一）药理作用及作用机制

1. 药理作用（2017）（★★★）

（1）中枢神经系统

1）镇痛作用：吗啡具有强大的镇痛作用，对绝大多数急性痛和慢性痛的镇痛效果良好，对持续性慢性钝痛作用大于间断性锐痛，对神经性疼痛的效果较差。

2）镇静、致欣快作用：吗啡能改善由疼痛所引起的焦虑、紧张、恐惧等情绪反应，产生镇静作用，提高对疼痛的耐受力。

3）抑制呼吸（2004）：治疗量即可抑制呼吸，使呼吸频率减慢、潮气量降低、每分通气量减少，其中呼吸频率减慢尤为突出，并随剂量增加而作用增强，急性中毒时呼吸频率可减慢至3~4次/分，呼吸抑制是吗啡急性中毒致死的主要原因。

4）镇咳：直接抑制延髓咳嗽中枢，使咳嗽反射减轻或消失，产生镇咳作用。

5）缩瞳：兴奋支配瞳孔的副交感神经。中毒时瞳孔缩小，针尖样瞳孔为其中毒特征。

6）其他：作用于下丘脑体温调节中枢，改变体温调定点，使体温略有降低，但长期大剂量应用，体温反而升高；兴奋延髓催吐化学感受区，引起恶心和呕吐；抑制下丘脑释放促性腺激素释放激素和促肾上腺皮质激素释放激素。

（2）平滑肌

1）胃肠道平滑肌：吗啡减慢胃肠蠕动，提高胃肠张力，易引起便秘。

2）胆道平滑肌：治疗量吗啡引起胆道奥迪括约肌痉挛性收缩，可致胆绞痛。阿托品可部分缓解症状。

3）其他平滑肌：吗啡降低子宫张力、收缩频率和收缩幅度，可延长产妇分娩时程；可提高输尿管平滑肌及膀胱括约肌张力，引起尿潴留；大剂量可引起支气管收缩，诱发或加重哮喘。

（3）心血管系统：①能扩张血管，降低外周阻力，可发生直立性低血压；②抑制呼吸使体内CO_2蓄积，间接扩张脑血管而使颅内压升高；③对心肌缺血性损伤具有保护作用。

（4）免疫系统：抑制免疫系统和HIV蛋白诱导的免疫反应。

2. 作用机制　内源性阿片肽由特定的神经元释

放后可激动感觉神经突触前、后膜上的阿片受体，通过G-蛋白偶联机制，抑制腺苷酸环化酶、促进K^+外流、减少Ca^{2+}内流，使突触前膜递质释放减少、突触后膜超极化，最终减弱或阻滞痛觉信号的传递，产生镇痛作用。

吗啡类药物通过激动脊髓胶质区、丘脑内侧、脑室及导水管周围灰质μ受体，模拟内源性阿片肽而发挥镇痛作用，作用于边缘系统和蓝斑核的阿片受体，则可减缓疼痛所引起的不愉快、焦虑等情绪和致欣快。

（二）临床应用（2005、2017）

1. 镇痛　可缓解或消除因严重创伤、烧伤、手术等引起的剧痛和晚期癌症疼痛；有效缓解内脏平滑肌痉挛引起的绞痛；对心肌梗死引起的剧痛，除能缓解疼痛和减轻焦虑外，其扩血管作用可减轻患者心脏负担，但对神经压迫性疼痛疗效较差。久用易成瘾，除癌症剧痛外，一般仅短期应用于其他镇痛药无效时。

2. 心源性哮喘　静脉注射吗啡可迅速缓解患者气促和窒息感，促进肺水肿液的吸收。此外，吗啡可降低呼吸中枢对CO_2的敏感性，减弱过度的反射性呼吸兴奋，使急促浅表的呼吸得以缓解，也有利于心源性哮喘的治疗。

（三）不良反应

1. 治疗量吗啡可引起眩晕、恶心、呕吐、便秘、呼吸抑制、尿少、排尿困难（老年多见）、胆道压力升高甚至胆绞痛、直立性低血压（低血容量者易发生）和免疫抑制等。偶见烦躁不安等情绪改变。

2. 耐受性及依赖性　耐受性是指长期用药后中枢神经系统对其敏感性降低，需要增加剂量才能达到原来的药效。依赖性是指本类药物被人们反复使用后，使用者将对它们产生瘾癖的特性，又可分为生理依赖性和精神依赖性。

3. 急性中毒　表现为昏迷、瞳孔极度缩小、深度呼吸抑制、血压下降、严重缺氧及尿潴留等，多死于呼吸麻痹。抢救：人工呼吸、适量给氧、静脉注射纳洛酮。

二、哌替啶

（一）药理作用（2017）

哌替啶主要激动μ型阿片受体，药理作用与吗啡基本相同，镇痛作用弱于吗啡，其效价强度为吗啡的1/10~1/7，作用持续时间较短，为2~4小时。镇静、呼吸抑制、致欣快和扩血管作用与吗啡相当。本品也能提高平滑肌和括约肌的张力，但因作用时间短，较少引起便秘和尿潴留。大剂量哌替啶也可引起支气管平滑肌收缩，无明显中枢性镇咳作用；有轻微的子宫兴奋作用，但对妊娠末期子宫收缩无影响，也不对抗缩宫素的作用，故不延缓产程。

（二）临床应用（2017）

1. 镇痛　替代吗啡用于各种剧痛（创伤、术后、癌症）、内脏绞痛（与解痉药合用）、分娩痛（产前2~4小时不用）（2018）。

2. 心源性哮喘　代替吗啡作为心源性哮喘的辅助治疗，效果良好。

3. 麻醉前给药及人工冬眠　麻醉前给予哌替啶，能使患者安静，消除患者术前紧张和恐惧情绪，减少麻醉药用量并缩短诱导期。本品与氯丙嗪，异丙嗪组成冬眠合剂，以降低需人工冬眠患者的基础代谢率。

（三）不良反应

治疗量时不良反应与吗啡相似，可致眩晕、出汗、口干、恶心、呕吐、心悸和直立性低血压等。剂量过大可明显抑制呼吸。偶可致震颤、肌肉痉挛、反射亢进甚至惊厥，中毒解救时可配合抗惊厥药。久用产生耐受性和依赖性。

三、芬太尼

（一）药理作用

芬太尼（fentanyl）为μ受体激动药，属短效镇痛药。作用与吗啡相似，镇痛效力为吗啡的100倍。

（二）临床应用

主要用于麻醉辅助用药和静脉复合麻醉，或与氟哌利多合用产生神经阻滞镇痛，适用于外科小手术。亦可通过硬膜外或蛛网膜下腔给药治疗急性手术后痛和慢性痛。此外，芬太尼透皮贴的镇痛效果稳定，适用于中至重度癌痛的患者。

四、纳洛酮

（一）药理作用

纳洛酮对各型阿片受体均有竞争性拮抗作用，作用强度依次为μ受体>κ受体>δ受体。

（二）临床应用

（1）阿片类药物急性中毒：首选用于已知或疑为阿片类药物过量引起的呼吸抑制和昏迷等。亦能解除喷他佐辛引起的焦虑、幻觉等精神症状。促进阿片类药物依赖者的戒断症状的发生。

（2）解除阿片类药物麻醉的术后呼吸抑制及其他中枢抑制症状。

（3）阿片类药物成瘾者的鉴别诊断。

（4）适用于急性酒精中毒、休克、脊髓损伤、卒中及脑外伤的救治。

【巧妙记忆】　吗啡哌替啶，很强成瘾性；呼吸抑制重，慎重选择用；镇痛作用灵，心性哮喘停；过量要中毒，拮抗纳洛酮。

【经典习题】

1. 吗啡易引起
   A. 快速耐受性
   B. 成瘾性
   C. 急性中毒
   D. 反跳现象
   E. 高敏性

答案： B

考点： 吗啡的不良反应

解析： 治疗量的吗啡可引起眩晕、恶心、呕吐、便秘、呼吸抑制、尿少、排尿困难等。长期服用吗啡会出现耐受性和依赖性。吗啡过量会出现急性中毒，此题要看吗啡的剂量和用药时间，吗啡引起耐受性是需在长期用药的背景下产生，A不准确，急性中毒需要短时间大剂量才会发生，亦不准确，反跳现象和高敏性不存在，故选B。

2. 吗啡用于治疗的适应证为
   A. 分娩镇痛
   B. 诊断未明的急腹症疼痛
   C. 哺乳期妇女镇痛
   D. 颅脑外伤疼痛
   E. 急性严重创伤、烧伤所致疼痛

答案： E

考点： 吗啡的临床应用

解析： 吗啡禁忌用于分娩镇痛和哺乳期妇女镇痛；禁用于支气管哮喘及肺心病患者；颅脑损伤所致颅内压增高的患者、肝功能严重减退患者及新生儿和婴儿禁用。故选E。

3. 某一急性药物中毒患者，表现为昏迷、瞳孔极度缩小，呼吸深度抑制，血压降低。引起上述中毒症状的药物是
   A. 苯巴比妥
   B. 吗啡
   C. 地西泮
   D. 氯丙嗪
   E. 苯妥英钠

答案： B

考点： 吗啡急性中毒

解析： 吗啡中毒表现为昏迷，瞳孔极度缩小，呼吸深度抑制和血压降低。其中瞳孔缩小呈针尖样大小，是吗啡和其他阿片相关药物过量中毒诊断的重要指征。原因为阿片药物能兴奋动眼神经缩瞳核，使瞳孔缩小。其他原因引起的昏迷和呼吸抑制出现，则瞳孔扩大。故选B。

第十四节 解热镇痛抗炎药

一、阿司匹林

（一）药理作用（2023）

1. 抗炎作用　作用的机制是抑制体内环氧酶的生物合成。非甾体抗炎药（NSAID）的抗炎作用与抑制PG合成，同时抑制某些细胞黏膜分子的活性表达有关。

2. 镇痛作用　抑制前列腺素（PG）的合成从而使局部痛觉感受器对缓激肽等致痛物质的敏感性降低。

3. 解热作用　NSAID主要通过抑制下丘脑PG的生成而发挥解热作用。

4. 其他　NSAID通过抑制环氧化酶而对血小板聚集有强大的、不可逆的抑制作用。NSAID对肿瘤的发生、发展及转移可能均有抑制作用。

【巧妙记忆】　药理作用：解热、镇痛、抗炎、抗血小板。

（二）临床应用

1. 解热镇痛及抗风湿　阿司匹林有较强的解热、镇痛作用。用于头痛、牙痛、肌肉痛、痛经及感冒发热等。本药还是治疗风湿、类风湿关节炎的首选药。

2. 影响血小板的功能　低浓度阿司匹林影响血小板聚集及抗血栓形成，达到抗凝作用。高浓度阿司匹林直接抑制血管壁中PG合成酶，减少PGI_2合成。

3. 儿科用于皮肤黏膜淋巴结综合征（川崎病）的治疗。

（三）不良反应（★★★）

1. 胃肠道反应　最为常见。口服可直接刺激胃黏膜，引起上腹不适合、恶心、呕吐，大剂量可诱发和加重溃疡及无痛性出血，故溃疡病患者应禁用。

2. 加重出血倾向　大剂量阿司匹林可以抑制凝血酶原的形成，引起凝血障碍，加重出血倾向，维生素K可以预防。

3. 水杨酸反应　大剂量服用可出现眩晕、恶心、呕吐、耳鸣、听力下降等症状。处理：停药，并静滴碳酸氢钠，以促进药物排泄。

4. 变态反应　以荨麻疹和哮喘最常见。哮喘的发生与抑制PG合成有关，故有哮喘史者禁用。肾上腺素对"阿司匹林哮喘"无效，可用糖皮质激素治疗。

5. 瑞夷综合征　在儿童感染病毒性疾病如流感、水痘、麻疹、流行性腮腺炎等使用阿司匹林退热时，偶可引起急性肝脂肪变性-脑病综合征（瑞夷综合

征），以肝衰竭合并脑病为突出表现，虽少见，但预后不佳。病毒感染患儿不宜用阿司匹林，可用对乙酰氨基酚代替。

6. 肾损害　阿司匹林对正常肾功能并无明显影响。但在少数人，特别是老年人，伴有心、肝、肾功能损害的患者，即使使用药前肾功能是正常的，也可能引起水肿、多尿等肾小管功能受损的症状。

【巧妙记忆】 阿司匹林，抑制PGE；解热又镇痛，抗炎抗风湿；抑制血小板，防治血栓塞；不良反应多，胃肠最常见。

二、对乙酰氨基酚

（一）药理作用

解热镇痛作用与阿司匹林相当，但抗炎作用极弱。在中枢神经系统，对乙酰氨基酚抑制前列腺素合成（2001），产生解热镇痛作用，在外周组织对环氧酶没有明显的作用，这可能与其无明显抗炎作用有关。

（二）临床应用

临床主要用于退热和镇痛。由于对乙酰氨基酚无明显胃肠刺激作用，故对不宜使用阿司匹林的头痛、发热患者，适用本药。

（三）不良反应（2023）

短期使用不良反应轻，常见恶心和呕吐，偶见皮疹、粒细胞缺乏症、贫血、药物热和黏膜损害等变态反应。过量中毒可引起肝损害。长期大量用药，尤其是在肾功能低下者，可出现肾绞痛或急性肾衰竭或慢性肾衰竭。

三、布洛芬

（一）药理作用

有明显的抗炎、解热、镇痛作用。

（二）临床应用

临床主要用于风湿性关节炎、骨关节炎、强直性关节炎、急性肌腱炎、滑液囊炎等，也可用于痛经的治疗。

（三）不良反应

不良反应以胃肠道反应最常见，主要有恶心、上腹部不适，长期应用可引起胃出血；可出现头痛、耳鸣、眩晕等中枢神经系统症状；少数有变态反应、血小板减少及视力障碍等。

四、塞来昔布

（一）药理作用

选择性COX-2抑制药，具有抗炎、镇痛和解热作用

（二）临床应用

用于风湿性、类风湿性关节炎和骨关节炎的治疗，也可用于手术后镇痛、牙痛、痛经；还可以治疗家族性腺瘤性息肉。

【经典习题】

1. 既能治疗风湿性关节炎，又有抗血栓形成作用的药物是
   A. 肝素
   B. 布洛芬
   C. 阿司匹林
   D. 喷他佐辛
   E. 哌替啶

答案：C

考点：阿司匹林的药理作用

解析：阿司匹林的作用包括镇痛、消炎、解热、抗风湿及对血小板聚集的抑制作用。故选C。

2. 解热镇痛药发挥解热作用的主要机制是
   A. 抑制中枢PG合成
   B. 抑制外周PG合成
   C. 抑制中枢PG降解
   D. 抑制外周PG降解
   E. 增加中枢PG释放

答案：A

考点：解热镇痛药

解析：解热镇痛药又称为非甾体抗炎药，其主要的共同作用机制是抑制下丘脑PG的生成而发挥解热作用。故选A。

第十五节　钙通道阻滞药

一、钙通道阻滞药的分类及药名

（一）选择性钙通道阻滞药

钙通道阻滞药主要是指选择性作用于电位依赖性Ca^{2+}通道L亚型的药物，作用于T、N、P、R、Q亚型的阻滞药仍在研发中。选择性作用于L型钙通道的药物，根据其化学结构特点，分为三个亚类：

1. 二氢吡啶类　硝苯地平、尼卡地平、尼群地平、氨氯地平、尼莫地平等。

2. 苯并噻氮䓬类　地尔硫䓬、克仑硫䓬、二氯呋利等。

3. 苯烷胺类　维拉帕米（2013）、加洛帕米、噻帕米等。

（二）非选择性钙通道阻滞药

非选择性钙通道阻滞药主要有普尼拉明、苄普地

尔、卡罗维林和氟桂利嗪等。

二、钙通道阻滞药的药理作用及不良反应

（一）药理作用（2007）（★★）

1. 对心肌的作用

（1）负性肌力作用：使心肌细胞内 Ca^{2+} 量减少，因而呈现负性肌力作用。它可在不影响兴奋除极的情况下，明显降低心肌收缩性，使心肌兴奋收缩脱偶联，降低心肌耗氧量。还能舒张血管平滑肌降低血压，继而使整体动物中交感神经活性反射性增高，抵消部分负性肌力作用。

（2）负性频率和负性传导作用：窦房结和房室结等慢反应细胞的 0 相除极和 4 相缓慢除极均是由 Ca^{2+} 内流所引起，它们的传导速度和自律性由 Ca^{2+} 内流所决定，因而钙通道阻滞药能减慢房室结的传导速度，降低窦房结自律性，而减慢心率。此作用是钙通道阻滞药治疗室上性心动过速的理论基础。对心脏的负性频率和负性传导作用以维拉帕米和地尔硫䓬的作用最强；而硝苯地平扩张血管作用强，对窦房结和房室结的作用弱，还能反射性加快心率。

【巧妙记忆】 心肌作用，三负：负性肌力、负性频率和负性传导。

2. 对平滑肌的作用

（1）血管平滑肌：因血管平滑肌的肌质网的发育较差，血管收缩时所需要的 Ca^{2+} 主要来自细胞外，故血管平滑肌对钙通道阻滞药的作用很敏感。该类药物能明显舒张血管，主要舒张动脉，对静脉影响较小。动脉中又以冠状血管较为敏感，能舒张大的输送血管和小的阻力血管，增加冠状动脉血流量及侧支循环量，治疗心绞痛有效。

脑血管也较敏感，尼莫地平舒张脑血管作用较强，能增加脑血流量（2004、2005）。

舒张外周血管，解除其痉挛。

（2）其他平滑肌：对支气管平滑肌的松弛作用较为明显，较大剂量也能松弛胃肠道、输尿管及子宫平滑肌。

3. 抗动脉粥样硬化作用

（1）减少钙内流，减轻了 Ca^{2+} 超载所造成的动脉壁损害。

（2）抑制平滑肌增殖和动脉基质蛋白质合成，增加血管壁顺应性。

（3）抑制脂质过氧化，保护内皮细胞。

（4）硝苯地平可因增加细胞内 cAMP 含量，提高溶酶体酶及胆固醇酯的水解活性，有助于动脉壁脂蛋白的代谢，从而降低细胞内胆固醇水平。

4. 对红细胞和血小板结构与功能的影响

（1）对红细胞影响：Ca^{2+} 增加，膜的脆性增加，在外界因素作用下容易发生溶血，由于红细胞膜富含磷脂成分，Ca^{2+} 能激活磷脂酶使磷脂降解，破坏膜的结构。钙通道阻滞药抑制 Ca^{2+} 内流，减轻 Ca^{2+} 超载对红细胞的损伤。

（2）对血小板活化的抑制作用：实验证明，地尔硫䓬能抑制血栓素（TXA_2）的产生和由 ADP、Adr 及 5-HT 等所引起的血小板聚集。

5. 对肾脏功能的影响　有舒张血管和降低血压的作用，不伴有水、钠潴留作用。有排钠利尿作用，而且这种作用与影响肾小管对电解质的转运有关。

（二）不良反应

一般不良反应有颜面潮红、头痛、眩晕、恶心、便秘（2003）等。维拉帕米及地尔硫䓬可产生低血压及心功能抑制等严重不良反应。

【经典习题】

1. 属于非二氢吡啶类钙通道阻滞药的是
   A. 硝苯地平
   B. 氨氯地平
   C. 非洛地平
   D. 吲达帕胺
   E. 维拉帕米

答案：E

考点：钙通道阻滞药分类

解析：钙通道阻滞药包括以下几类。①二氢吡啶类，如硝苯地平、尼卡地平、尼莫地平、氨氯地平等；②苯并噻氮䓬类，如地尔硫䓬、克仑硫䓬等；③苯烷胺类，如维拉帕米、戈洛帕米等。故选 E。

2. 钙通道阻滞药的药理作用为
   A. 抗动脉粥样硬化
   B. 增加血液黏滞度
   C. 促进血小板聚集
   D. 房室结传导加快
   E. 增加胰岛素分泌

答案：A

考点：钙通道阻滞药药理作用

解析：钙通道阻滞药习称钙拮抗剂，其药理作用如下。①对心肌的作用：负性肌力作用，负性频率和负性传导作用。②对平滑肌作用：舒张血管平滑肌及支气管平滑肌。③抗动脉粥样硬化作用：抑制脂质过氧化，降低血液黏稠度。④对红细胞作用：降低红细胞内 Ca^{2+} 浓度，保护红细胞膜。⑤对血小板活化有抑制作用。⑥对肾脏有保护作用。故选 A。

第十六节 抗心律失常药

一、抗心律失常药的分类

（一）Ⅰ类钠通道阻滞药（★★）

Ⅰ类钠通道阻滞药可阻断心肌和心脏传导系统的钠通道，具有膜稳定作用，降低动作电位0相除极上升速率和幅度，减慢传导速度，延长动作电位时程（APD）和有效不应期（ERP）。对静息膜电位无影响。根据药物对钠通道阻滞作用的不同，又分为三个亚类，即Ⅰa、Ⅰb、Ⅰc。

1. Ⅰa类 适度阻断钠通道，复活时间常数1～10秒，以延长ERP最为显著，药物包括奎尼丁、普鲁卡因胺等。

2. Ⅰb类 轻度阻断钠通道，复活时间常数<1秒，降低自律性，药物包括利多卡因、苯妥英钠等。

3. Ⅰc类 明显阻断钠通道，复活时间常数>10秒，减慢传导性的作用最强。药物包括普罗帕酮、氟卡尼等。

（二）Ⅱ类β受体阻断药

Ⅱ类β受体阻断药，抑制交感神经兴奋所致的起搏电流、钠电流和L-型钙电流增加，表现为减慢4相舒张期除极速率而降低自律性，降低动作电位0相上升速率而减慢传导性。药物包括普萘洛尔、阿替洛尔、美托洛尔等。

（三）Ⅲ类选择性延长复极的药物

Ⅲ类选择性延长复极的药物可阻滞心脏多种离子通道，延长动作电位时程（2013）和事件相关电位（2005），对动作电位幅度和去极化速率影响小。代表药物是胺碘酮。

（四）Ⅳ类钙通道阻滞药

Ⅳ类钙通道阻滞药可抑制L-型钙电流，降低窦房结自律性，减慢房室结传导性。包括维拉帕米和地尔硫䓬等。

二、利多卡因

（一）药理作用

利多卡因对激活和失活状态的钠通道都有阻断作用，当通道恢复至静息态时，阻断作用迅速解除，因此利多卡因对除极化组织（如缺血区）作用强。心房肌细胞APD短，钠通道处于失活状态的时间短，利多卡因的阻断作用也弱，因此对房性心律失常疗效差。利多卡因对正常心肌组织的电生理特性影响小，对除极化组织的钠通道（处于失活态）阻断作用强，因此对于缺血或强心苷中毒所致的除极化型心律失常有较强抑制作用。

（二）临床应用

利多卡因的心脏毒性低，主要用于室性心律失常，如心脏手术、心导管术、急性心肌梗死或强心苷中毒所致的室性心动过速或心室纤颤（2007）。

三、普萘洛尔

（一）药理作用

普萘洛尔能降低窦房结、心房和浦肯野纤维自律性，在运动及情绪激动时作用明显。本药能减少儿茶酚胺所致的滞后除极发生，减慢房室结传导，延长房室结有效不应期。

（二）临床应用

主要用于室上性心律失常，对于交感神经兴奋性过高、甲状腺功能亢进及嗜铬细胞瘤等引起的窦性心动过速效果良好。与强心苷或地尔硫䓬合用，对控制心房扑动、心房纤颤及阵发性室上性心动过速时的室性频率过快效果较好。心肌梗死患者应用本品，可减少心律失常的发生，缩小心肌梗死范围，降低死亡率。普萘洛尔还可用于运动或情绪变动所引发的室性心律失常，减少肥厚型心肌病所致的心律失常。

四、胺碘酮

（一）药理作用

胺碘酮对心脏多种离子通道均有抑制作用，降低窦房结、浦肯野纤维的自律性和传导性，明显延长APD和ERP（2013），延长Q-T间期和QRS波。胺碘酮延长APD的作用不依赖于心率的快慢，无翻转使用依赖性。此外，胺碘酮尚有非竞争性拮抗α、β受体作用和扩张血管平滑肌作用，能扩张冠状动脉，增加冠状动脉血流量，减少心肌耗氧量。

（二）临床应用

为广谱抗心律失常药，对心房扑动、心房颤动、室上性心动过速和室性心动过速都有效。

五、维拉帕米

临床应用：治疗室上性和房室结折返引起的心律失常效果好，对急性心肌梗死、心肌缺血及洋地黄中毒引起的室性早搏有效。为阵发性室上性心动过速首选药。

【巧妙记忆】 抗心律药很复杂，心电生理统率它。三种离子钾钠钙，三类药物好分家。降低自律消折返，失常原理两句话。室律不齐“利卡因”，室上性失常选洛尔，阵发性室上速选帕米，胺碘酮效全能。

【经典习题】

1. 胺碘酮的药理作用是
   A. 增加心肌耗氧量
   B. 明显延长心肌不应期
   C. 增加心肌自律性
   D. 加快心肌传导
   E. 收缩冠状动脉

答案： B

考点： 胺碘酮

解析： 胺碘酮为第Ⅲ类抗心律失常药，延长动作电位时程药。通过抑制K^+外流，延长复极时间，从而延长动作电位时程和有效不应期，而对动作电位的幅度和去极化速率影响很小。故选B。

2. 下列对心房颤动无治疗作用的药物是
   A. 强心苷
   B. 奎尼丁
   C. 利多卡因
   D. 维拉帕米
   E. 普萘洛尔

答案： C

考点： 心房颤动用药

解析： 利多卡因主要作用于各种室性心律失常，如期前收缩、心动过速、心室颤动等，而不用于房颤，所以符合题意，本题选C。用于房颤的抗心律失常药物有两类：①转复房颤，恢复窦性心律和预防复发的药物，包括Ⅰa类（如奎尼丁）、Ⅰc类（如普罗帕酮、莫雷西嗪）和Ⅲ类（胺碘酮、索他洛尔）抗心律失常药物。其主要作用于心房，以延长心房不应期或减慢心房内传导。②减慢心室率的药物，包括β受体阻断药、非二氢吡啶类钙通道阻滞药（维拉帕米和地尔硫䓬）以及洋地黄类药物。其作用于房室结，以延长房室结不应期，增加隐匿传导。所以选项A、B、D、E不符合题意。

第十七节　治疗心力衰竭的药物

一、血管紧张素转换酶抑制药（2003）

1. 降低外周血管阻力，降低心脏后负荷　血管紧张素转换酶（ACE）抑制药可抑制体循环及局部组织中血管紧张素Ⅰ（AngⅠ）向血管紧张素Ⅱ（AngⅡ）的转换（2008），使血液及组织中AngⅡ含量降低，从而减弱了AngⅡ的收缩血管作用，ACE抑制药还能抑制缓激肽的降解，使血中缓激肽含量增加（2004），缓激肽可促进NO和PGI_2生成，发挥扩血管、降低心脏后负荷作用。

2. 减少醛固酮生成　减轻水钠潴留，降低心脏前负荷。

3. 抑制心肌及血管重构　AngⅡ及醛固酮是促进心肌细胞增生、胶原含量增加、心肌间质纤维化，导致心肌及血管重构的主要因素。用不影响血压的小量ACE抑制药即可减少AngⅡ及醛固酮的形成，因此能防止和逆转心肌与血管重构，改善心功能。

4. 对血流动力学的影响　ACE抑制药可降低全身血管阻力、增加心搏出量，并能降低左心室充盈压、左心室舒张末压，降低室壁张力、改善心脏的舒张功能，降低肾血管阻力、增加肾血流量。用药后症状缓解，运动耐力增加。

5. 降低交感神经活性　ACE抑制药能恢复下调的β受体的数量，并通过增加G蛋白量而增强腺苷酸环化酶活性，直接或间接降低血中儿茶酚胺和精氨酸加压素的含量，提高副交感神经张力。

二、β受体阻断药

临床应用：对扩张型心肌病及缺血性心力衰竭，长期应用可阻止临床症状恶化、改善心功能、降低猝死及心律失常的发生率。初期应用本药可使血压下降、心率减慢、充盈压上升、心输出量下降、心功能恶化，故应注意选择适应证，应用时宜从小剂量开始，并与强心苷合并应用，以消除其负性肌力作用。

三、利尿药

呋塞米的药理作用和临床应用

呋塞米的药理作用：利尿药可减少肾小管对Na^+的重吸收，从而促进Na^+和H_2O的排泄，减少血容量，降低心脏前负荷，改善心功能，降低静脉压，消除或缓解静脉淤血及其所引发的肺水肿和外周水肿。对充血性心力衰竭（CHF）伴有水肿或有明显淤血者尤为适用。

对轻度CHF，单独应用噻嗪类利尿药多能收到良好疗效；对严重CHF、慢性CHF急性发作、急性肺水肿或全身水肿者，噻嗪类药物常无效，宜静脉注射呋塞米。

四、强心苷

（一）地高辛的药理作用和作用机制（★★★）

1. 对心脏的作用

（1）正性肌力作用：加快心肌纤维缩短速度，使心肌收缩敏捷，舒张期相对延长；加强心肌收缩力，增加心搏出量，但不增加心肌耗氧量。

（2）减慢心率作用：治疗量的强心苷对心率加

快及伴有房颤的心功能不全者则可显著减慢心率。

（3）对传导组织和心肌电生理特性的影响：治疗剂量下，缩短心房和心室的动作电位时程和有效不应期；高浓度时，强心苷可使最大舒张电位减小（负值减小），使自律性提高。

2. 对神经和内分泌系统的作用　中毒剂量的强心苷可兴奋延髓极后区催吐化学感受区而引起呕吐，还可兴奋交感神经中枢。还能降低CHF患者血浆肾素活性，进而减少血管紧张素Ⅱ及醛固酮含量。

3. 利尿作用　对心功能不全患者有明显利尿作用。可直接抑制肾小管 Na^+-K^+-ATP 酶，发挥利尿作用。

4. 对血管的作用　强心苷能直接收缩血管平滑肌，使外周血阻力上升。

（二）地高辛的临床应用和不良反应

1. 临床应用

（1）治疗心力衰竭：不同原因所致的心力衰竭因病情不同，其疗效有一定的差异。对有心房颤动伴心室率快的心力衰竭疗效最好（2005）；对瓣膜病、风湿性心脏病（高度二尖瓣狭窄的病例除外）、冠状动脉粥样硬化性心脏病和高血压性心脏病所导致的心功不全疗效较好；对肺源性心脏病、活动性心肌炎（如风湿活动期）或严重心肌损伤，疗效较差，且容易发生中毒；对扩张型心肌病、心肌肥厚、舒张性心力衰竭者不应选用强心苷，而应首选β受体阻断药、ACE抑制药。

（2）治疗某些心律失常

1）心房颤动：强心苷主要是通过兴奋迷走神经或对房室结的直接作用而减慢房室传导、增加房室结中隐匿性传导、减慢心室率、增加心输出量，从而改善循环障碍，但对多数患者并不能终止心房颤动。

2）心房扑动：强心苷是治疗心房扑动最常用的药物，强心苷可不均一地缩短心房的有效不应期，使扑动变为颤动，强心苷在心房颤动时更易增加房室结隐匿性传导而减慢心室率，同时有部分病例在转变为心房颤动后停用强心苷可恢复窦性节律。

3）阵发性室上性心动过速：强心苷可增强迷走神经功能，降低心房的兴奋性而终止阵发性室上性心动过速的发作。

2. 不良反应

（1）心脏反应：是强心苷最严重、最危险的不良反应。

1）快速型心律失常：强心苷中毒最多见和最早见的快速型心律失常是室性期前收缩（2003）。

2）房室传导阻滞：强心苷引起的房室传导阻滞除与提高迷走神经兴奋性有关外，还与高度抑制 Na^+-K^+-ATP 酶有关。

3）窦性心动过缓：一般应作为停药的指征之一。

（2）胃肠道反应：是最常见的早期中毒症状。主要表现为厌食、恶心、呕吐及腹泻等。

（3）中枢神经系统反应：主要表现有眩晕、头痛、失眠、疲倦和谵妄等症状及视觉障碍。视觉异常通常是强心苷中毒的先兆，可作为停药的指征。

【巧妙记忆】　强心苷类慢中快，增强心力游离钙；正性肌力最根本，心力衰竭适应证；减慢心率和传导，房颤房扑阵发性；毒性反应三方面，心律失常要送命；维持疗法地高辛，禁钙补钾牢记心。

五、醛固酮受体阻断药

螺内酯为醛固酮受体阻断药。临床研究证明，在常规治疗的基础上，加用醛固酮受体阻断药——螺内酯可明显降低CHF病死率，防止左心室肥厚时心肌间质纤维化，改善血流动力学和临床症状。CHF时，单用螺内酯仅发挥较弱的作用，但与ACEI合用则可同时降低AngⅡ及醛固酮水平，既能进一步减少患者的病死率，又能降低室性心律失常的发生率，效果更佳。

【经典习题】

1. 卡托普利抗心衰作用的机制是

A. 增加去甲肾上腺素的分泌

B. 减少前列腺素的合成

C. 拮抗钙离子的作用

D. 减少血管紧张素Ⅱ的生成

E. 增加心肌耗氧量

答案： D

考点： 卡托普利的药理作用

解析： 卡托普利属于血管紧张素转换酶抑制药，可以抑制血管紧张素转换酶，减少血液循环中和局部组织中血管紧张素Ⅱ的产生，减轻血管紧张素Ⅱ的不利作用，从而发挥抗心衰作用。故选D。

2. 适宜使用洋地黄类药物的情况是

A. 快速心房颤动

B. 三度房室传导阻滞

C. 预激综合征伴心房颤动

D. 病态窦房结综合征

E. 二度Ⅱ型房室传导阻滞

答案： A

考点： 洋地黄类药物的临床应用

解析： 洋地黄类药物适用于阵发性室上性心动过速的转复、快速心房颤动的减慢心室率、使心房扑动转为心房颤动并减慢心室率。阵发性室性心动过速、房室传导阻滞、预激综合征等禁用洋地黄类药物。故选A。

第十八节　抗心绞痛药

一、硝酸酯类

硝酸甘油为硝酸酯类药，以下以硝酸甘油为例。

（一）药理作用（2004、2020）（★★★）

硝酸甘油的基本作用是松弛平滑肌，对血管平滑肌的作用最显著。硝酸甘油具有如下作用。

1. 降低心肌耗氧量，小剂量硝酸甘油可明显扩张静脉血管，减少回心血量，心室内压减小，心室壁张力降低，射血时间缩短，心肌耗氧量减少。稍大剂量也可显著舒张动脉血管，降低了心脏的射血阻力，从而降低了左心室内压和心室壁张力，降低心肌耗氧。

2. 扩张冠状动脉，增加缺血区血液灌注。

3. 降低左心室充盈压，增加心内膜供血，改善左心室顺应性。

4. 保护缺血的心肌细胞，减轻缺血损伤（2012）。

（二）作用机制

硝酸甘油通过与内源性血管内皮舒张因子（NO）相同的作用机制松弛平滑肌而又不依赖于血管内皮细胞。因此，在内皮有病变的血管仍可发挥作用。硝酸甘油在平滑肌细胞内经谷胱甘肽转移酶的催化释放出NO（2012）。NO与可溶性鸟苷酸环化酶活性中心的Fe^{2+}结合后可激活鸟苷酸环化酶，增加细胞内cGMP的含量，进而激活cGMP依赖性蛋白激酶，减少细胞内Ca^{2+}释放和外Ca^{2+}内流，细胞内Ca^{2+}减少使肌球蛋白轻链去磷酸化，而松弛血管平滑肌。硝酸甘油扩血管作用中还有PGI_2和细胞膜超极化的机制参与。此外，硝酸甘油通过产生NO而抑制血小板聚集、黏附，也有利于冠心病的治疗。

（三）临床应用

1. 舌下含服硝酸甘油能迅速缓解各种类型心绞痛。在预计可能发作前用药也可预防发作。

2. 对急性心肌梗死者，多静脉给药，不仅能降低心肌耗氧量、增加缺血区供血，还可抑制血小板聚集和黏附，从而缩小梗死范围。反复连续使用要限制用量，以免血压过度降低引起心、脑等重要器官灌注压过低，反而加重心肌缺血。

3. 硝酸甘油可降低心脏前、后负荷，可用于心衰的治疗。还可舒张肺血管，降低肺血管阻力，改善肺通气，用于急性呼吸衰竭及肺动脉高压的治疗。

二、β受体阻断药

临床应用：β受体阻断药对硝酸酯类不敏感或疗效差的稳定型心绞痛，可使发作次数减少，对伴有心律失常及高血压者尤为适用。

长期使用β受体阻断药能缩短仅有缺血心电改变而无症状的心绞痛患者的缺血时间。β受体阻断药还能降低近期有心肌梗死者心绞痛的发病率和死亡率。

对冠状动脉痉挛诱发的变异型心绞痛不宜应用（2011）。

β受体阻断药和硝酸酯类合用，宜选用作用时间相近的药物，通常以普萘洛尔与硝酸异山梨酯合用。两药能协同降低耗氧量，同时β受体阻断药能对抗硝酸酯类所引起的反射性心率加快和心肌收缩力增强，硝酸酯类可缩小β受体阻断药所致的心室容积增大和心室射血时间延长，两药合用可互相取长补短，合用时用量减少，副作用也减少。但由于两类药都可降压，如血压下降过多，冠状动脉血流量减少，对心绞痛不利。

三、钙通道阻滞药

钙通道阻滞药治疗心绞痛有如下优点。

1. 有强大的扩张冠状动脉作用，变异型心绞痛是最佳适应证（2017）。

2. 因有松弛支气管平滑肌作用，故更适合心肌缺血伴支气管哮喘者。

3. 抑制心肌作用较弱，较少诱发心衰。

4. 心肌缺血伴外周血管痉挛性疾病患者禁用β受体阻断药，而钙通道阻滞药因扩张外周血管恰好适用于此类患者的治疗。

钙通道阻滞药与β受体阻断药联合应用，特别是硝苯地平与β受体阻断药合用更为安全，二者合用对降低心肌耗氧量起协同作用，β受体阻断药可消除钙通道阻滞药引起的反射性心动过速，后者可抵消前者收缩血管作用。临床证明对心绞痛伴高血压及运动时心率显著加快者最适宜。

【巧妙记忆】　抗心绞痛药三类，硝酸甘油扩血管，阻钙内流拮抗药，阻断β受体；增加血供降氧耗，联合用药效力添。

【经典习题】

1. 硝酸甘油抗心绞痛的作用机制是
   A. 增加心肌供氧量
   B. 抑制心肌收缩力
   C. 收缩外周血管
   D. 减慢房室传导
   E. 释放NO

答案： E

考点： 硝酸甘油的作用机制

解析： 硝酸甘油在平滑肌细胞内经谷胱甘肽转移酶的催化释放出NO。NO与可溶性鸟苷酸环化酶活性中心的Fe^{2+}结合后可激活鸟苷酸环化酶，增加细胞内cGMP的含量，进而激活cGMP依赖性蛋白激酶，减少细胞内Ca^{2+}释放和细胞外Ca^{2+}内流。细胞内Ca^{2+}减少使肌球蛋白轻链去磷酸化，而松弛血管平滑肌。故选E。

2. 硝酸甘油的作用机制中不包括
 A. 降低室壁肌张力
 B. 降低心肌氧耗量
 C. 扩张心外膜血管
 D. 降低左心室舒张末压
 E. 降低交感神经活性

答案： E

考点： 硝酸甘油作用机制

解析： 硝酸甘油的作用包括降低心肌耗氧量；扩张冠状动脉、增加缺血区血液灌注；降低左心室充盈，增加心内膜供血，降低心室壁张力，改善左心室顺应性；保护缺血的心肌细胞，减轻缺血损伤。故选E。

第十九节 抗高血压药

一、利尿药

各类利尿药单用即有降压作用，并可增强其他降压药的作用。其可能的降压机制如下。

1. 因排钠而降低动脉壁细胞内Na^+的含量，并通过Na^+-Ca^{2+}交换机制，降低细胞内Ca^{2+}（2016）。

2. 降低血管平滑肌对缩血管物质如去甲肾上腺素的反应性。

3. 诱导动脉壁产生血管舒张物质如激肽、前列腺素等。

利尿药是治疗高血压的常用药，可单独治疗轻度高血压，也常与其他降压药合并用以治疗中、重度高血压。噻嗪类利尿药是利尿降压药中最常用的一类（2007）。单用噻嗪类降压药治疗，尤其是长期使用应合并使用保K^+利尿药或合用血管紧张素转换酶抑制药亦可减少K^+的排出。长期大量使用噻嗪类降压药除引起电解质改变外，尚对脂质代谢、糖代谢产生不良影响。对合并有氮质血症或尿毒症的患者可选用高效利尿药呋塞米。

二、钙通道阻滞药

临床应用：硝苯地平对轻、中、重度高血压均有降压作用，亦适用于合并有心绞痛或肾脏疾病、糖尿病、哮喘、高脂血症及恶性高血压患者。尼群地平作用与硝苯地平相似，降压作用温和而持久，适用于各型高血压。氨氯地平作用与硝苯地平相似，但降压作用较硝苯地平平缓，持续时间较硝苯地平显著延长。

三、β受体阻断药

不同的β受体阻断药在许多方面如脂溶性、对β_1受体的选择性、内在拟交感活性及膜稳定性等方面有所不同，但均为同样有效的降压药，广泛用于各种程度的高血压。长期应用一般不引起水钠潴留，亦无明显的耐受性。

四、血管紧张素转换酶抑制药

（一）药理作用及作用机制

1. ACEI可通过抑制整体血管紧张素Ⅱ（AngⅡ）形成（2016），对血管、肾发挥直接作用，并进一步影响交感神经系统及醛固酮的分泌而发生间接作用。

2. ACEI也抑制局部RAAS，使局部生成的AngⅡ减少。

3. 减少缓激肽的降解。

（二）临床应用（2003、2011）（★★）

1. 降压但不引起交感神经反射性兴奋而增加心率，适用于各型高血压。

2. 长期应用不易引起电解质紊乱和脂质代谢障碍，可降低糖尿病、肾病和其他肾实质性损害患者肾小球损伤的可能性。

3. 可防止和逆转高血压患者血管壁的增厚和心肌细胞增生肥大，保护心脏。

4. 改善高血压患者的生活质量，降低死亡率。

5. 与利尿药合用治疗中、重度高血压，可使疗效增加，不良反应发生率降低，适用于肾性高血压及顽固性心衰。

6. 开始用量过大可引起低血压、高血钾、血管神经性水肿、肾损害等。久用可使血锌下降。

（三）不良反应

1. 低血压（2%） 见于开始剂量过大时，应小量开始使用。

2. 咳嗽（5%~20%） 为刺激性干咳，常在用药后1周至6个月内出现。

3. 高钾血症 可见于伴有肾功能不全或服用保钾利尿药、β受体阻断药及补钾的患者。

4. 对胎儿的影响 对胎儿器官形成的早期（妊娠第1~3个月）无致畸作用，但持续应用可造成胎儿死亡。

5. 其他 有血管神经性水肿、肾功能受损，久用可因血锌降低而引起皮疹、味觉及嗅觉缺损、脱发等。

（四）代表药物

卡托普利、依那普利和贝那普利等。

五、血管紧张素Ⅱ受体阻断药

氯沙坦的药理作用及作用机制、临床应用：氯沙坦为血管紧张素Ⅱ受体阻断药（2002），具有良好的抗高血压作用及逆转心肌肥厚的作用。能有效地阻断AngⅡ与AT_1型受体结合（2007），降低外周阻力及血容量，而使血压下降（2023）。降压效果与ACE抑制药相似。

六、α受体阻断药

（一）临床应用

可用于各种程度高血压的治疗，但其对轻、中度高血压有明确疗效，与利尿药及β受体阻断药合用可增强其降压作用。本类药物有哌唑嗪、特拉唑嗪、多沙唑嗪。

（二）不良反应

主要为首剂现象（低血压），一般服用数次后这种现象即可消失。

【经典习题】

1. 下列不属于ACEI作用机制的是
   A. 使血液及组织中的AngⅡ水平下降
   B. 提高血液中的缓激肽水平
   C. 使醛固酮的分泌减少
   D. 拮抗AngⅡ受体
   E. 具有抗交感神经作用

   答案： D

   考点： ACEI作用机制

   解析： ACEI能抑制ACE活性，使血管紧张素Ⅱ的生成减少以及缓激肽的降解减少，扩张血管，降低血压。因阻断醛固酮，可以增强利尿药的作用。亦可有抑制交感神经系统活性作用。故选D。

（2～3题共用备选答案）
   A. 降低心室前负荷
   B. 降低心室后负荷
   C. 增加心肌收缩力
   D. 减弱心肌收缩力
   E. 同时降低心室前后负荷

2. 硝普钠的作用是

   答案： E

3. 呋塞米的作用是

   答案： A

   考点： 降压药物

   解析： 硝普钠属于直接舒血管药，可以直接扩张小动脉和小静脉，可迅速降低收缩压和舒张压，降低心室前后负荷，故2题选E。呋塞米属于利尿药，其降压机制认为与利尿排钠有关，降低心室前负荷，导致心输出量降低而血压下降，故3题选A。

第二十节 利尿药与脱水药

一、袢利尿药

（一）药理作用（2023）

本类药物主要作用部位在髓袢升支粗段，由于本类药物对NaCl的重吸收具有强大的抑制能力，而且不易导致酸中毒，因此是目前最有效的利尿药。

利尿作用的分子机制是特异性地抑制分布在髓袢升支管腔膜侧的Na^+-K^+-$2Cl^-$共转运子，因而抑制NaCl的重吸收（2001）。可以使尿中Na^+，K^+，Cl^-，Mg^{2+}，Ca^{2+}排出增多，大剂量呋塞米也可以抑制近曲小管的碳酸酐酶活性，使HCO_3^-排出增加。

袢利尿药通过对血管床的直接扩张作用影响血流动力学。对心力衰竭的患者，呋塞米和依他尼酸能迅速增加全身静脉血容量，降低左心室充盈压，减轻肺淤血。呋塞米还能增加肾血流量，改变肾皮质内血流分布。

（二）临床应用（★★★）

1. 急性肺水肿和脑水肿　静脉注射呋塞米能迅速扩张容量血管，使回心血量减少，在利尿作用发生之前即可缓解急性肺水肿（2014），是急性肺水肿的迅速有效的治疗手段之一。同时由于利尿，使血液浓缩，血浆渗透压增高，也有利于消除脑水肿，对脑水肿合并心衰者尤为适用。

2. 其他严重水肿　可治疗心、肝、肾性水肿等各类水肿。主要用于其他利尿药无效的严重水肿患者。

3. 急慢性肾衰竭　急性肾衰竭时，袢利尿药可增加尿量和K^+的排出，冲洗肾小管，减少肾小管的萎缩和坏死但不延缓肾衰竭的进程。大剂量呋塞米可以治疗慢性肾衰竭，增加尿量，在其他药物无效时，仍然能产生作用。其可扩张肾血管，增加肾血流量和肾小球滤过率，对肾衰竭也有一定的好处。

4. 高钙血症　本类药可以抑制Ca^{2+}的重吸收，降低血钙。通过联合应用袢利尿药和静脉输入生理盐水而大大增加Ca^{2+}的排泄，这对迅速控制高钙血症有一定的临床意义。

5. 加速某些毒物的排泄　主要用于某些经肾排泄的药物中毒的抢救，如长效巴比妥类、水杨酸类、溴剂、氟化物、碘化物等。

（三）不良反应

1. 水与电解质紊乱　表现为低血容量、低血钾、低血钠、低氯性碱血症，长期应用还可引起低血镁。

2. 耳毒性　表现为耳鸣、听力减退或暂时性耳聋，呈剂量依赖性。肾功能不全或同时使用其他耳毒性药物，如并用氨基糖苷类抗生素时较易发生耳毒性。依他尼酸最易引起，布美他尼的耳毒性最小。

3. 高尿酸血症　袢利尿药可能造成高尿酸血症，并诱发痛风。这与使用利尿后血容量降低，细胞外液容积减少，导致尿酸经近曲小管的重吸收增加有关。

4. 其他　可引起高血糖（但很少促成糖尿病）；升高 LDH、胆固醇和甘油三酯、降低 HDL 胆固醇。对磺胺过敏的人对呋塞米、布美他尼和托拉塞米可发生交叉变态反应，而非磺胺衍生物的依他尼酸则较少引起变态反应。

二、噻嗪类利尿药

噻嗪类利尿药的代表药物为氢氯噻嗪。

（一）药理作用

1. 利尿作用　产生温和持久的利尿作用。其作用机制是抑制远曲小管近端 Na^+-Cl^- 共转运子，抑制 NaCl 的重吸收。尿中除排出 Na^+、Cl^-外，K^+的排泄也增多，本类药也略增加 HCO_3^-的排泄。本类药物还促进远曲小管由甲状旁腺激素（PTH）调节的 Ca^{2+}重吸收过程，减少 Ca^{2+}在管腔中的沉积。

2. 抗利尿作用　噻嗪类利尿药能明显减少尿崩症患者的尿量及口渴症状（2008），主要因 Na^+使血浆渗透压降低而减轻口渴感。

3. 降压作用　噻嗪类利尿药是常用的降压药，用药早期通过利尿、减少血容量而降压，长期用药则通过扩张外周血管而产生降压作用。

（二）临床应用

1. 水肿　可用于各种原因引起的水肿。对轻、中度心源性水肿疗效较好，是慢性心功能不全的主要治疗药物之一。对肾性水肿的疗效与肾功能损害程度有关，受损较轻者效果较好；肝性水肿在应用时要注意防止低血钾诱发肝性脑病。

2. 高血压　本类药物是治疗高血压的基础药物之一，多与其他降压药合用，可减少后者的剂量，减少副作用。

3. 其他　可用于肾性尿崩症及加压素无效的垂体性尿崩症。也可用于高尿钙伴有肾结石者，以抑制高尿钙引起的肾结石的形成。

（三）不良反应（★★）

1. 电解质紊乱　如低钾血症、低钠血症、低镁血症、低氯血症、代谢性碱血症等，合用保钾利尿药可防治。

2. 高尿酸血症　痛风者慎用。

3. 代谢变化　可导致高血糖、高脂血症，糖尿病、高脂血症患者慎用。

4. 变态反应　本类药物为磺胺类药物，与磺胺类有交叉变态反应。

三、保钾利尿药

保钾利尿药代表药物为螺内酯。

（一）螺内酯的药理作用

螺内酯是醛固酮的竞争性拮抗药。另外，该药也能干扰细胞内醛固酮活性代谢物的形成，表现出排 Na^+、保 K^+的作用。

（二）螺内酯的临床应用

螺内酯的利尿作用弱，起效缓慢而持久。其利尿作用与体内醛固酮的浓度有关，仅在体内有醛固酮存在时才发挥作用。

1. 治疗与醛固酮升高有关的顽固性水肿　对肝硬化和肾病结合征水肿患者较有效。

2. 充血性心力衰竭　近年来认识到醛固酮在心衰发生发展中起重要作用，因而螺内酯用于心衰的治疗已经不仅仅限于通过排 Na^+、利尿消除水肿，而是通过抑制心肌纤维化等多方面的作用而改善患者的状况。

（三）螺内酯的不良反应

其不良反应较轻，少数患者可引起头痛、困倦与精神紊乱等。久用可引起高血钾。此外，还有性激素样副作用（2003）。

四、乙酰唑胺

（一）药理作用

乙酰唑胺通过抑制碳酸酐酶的活性而抑制 HCO_3^-的重吸收，造成尿中 HCO_3^-、K^+和 H_2O 的排出增多。

乙酰唑胺还抑制肾脏以外部位碳酸酐酶依赖的 HCO_3^-的转运。如眼睫状体向房水中分泌 HCO_3^-，及脉络丛向脑脊液分泌 HCO_3^-，因而减少房水和脑脊液的生成量，并降低 pH。

（二）临床应用

本类药物现在很少作为利尿药使用。但它们仍有几种特殊的用途。

1. 治疗青光眼　减少房水的生成，降低眼压，对多种类型的青光眼有效，是乙酰唑胺应用最广的适应证。

2. 急性高山病　在开始攀登前 24 小时口服乙酰唑胺可起到预防作用。

3. 碱化尿液　通过采用乙酰唑胺碱化尿液可促进尿酸、胱氨酸和弱酸性物质（如阿司匹林）的排泄。但只在使用初期有效，长时间服用乙酰唑胺要注意补充碳酸氢盐。

4. 纠正代谢性碱中毒　持续性代谢性碱中毒多数是因为体内 K^+ 和血容量减少或是因为体内盐皮质激素水平过高所致。因此，一般应针对这些病因治疗而不用乙酰唑胺。但当心衰的患者在使用过多利尿药造成代谢性碱中毒时，由于补盐可能会增加心脏充盈压，因而可使用乙酰唑胺。此外乙酰唑胺在纠正碱中毒的同时，由于其微弱的利尿作用也对心衰有益。乙酰唑胺还可用于迅速纠正呼吸性酸中毒继发的代谢性碱中毒。

5. 其他　可用于癫痫的辅助治疗、伴有低钾血症的周期性瘫痪，及严重高磷酸盐血症，以增加磷酸盐的尿排泄等。

（三）不良反应

1. 变态反应　作为磺胺的衍生物，可能会造成骨髓抑制、皮肤毒性、磺胺样肾损害、对磺胺过敏的患者易对本药产生变态反应。

2. 代谢性酸中毒　长时间用药后，体内贮存 HCO_3^- 减少可导致高氯性酸中毒。

3. 尿结石　其减少 HCO_3^- 的作用会导致磷酸盐尿和高钙尿症。长期用药也会引起肾脏排泄可溶性物质的能力下降，而且钙盐在碱性 pH 下相对难溶，易形成肾结石。

4. 失钾　同时给予补充 KCl 可以纠正。

5. 其他毒性　较大剂量常引起嗜睡和感觉异常；肾衰患者使用该类药物可引起蓄积效应造成中枢神经系统毒性；变态反应（如发热、皮疹、骨髓抑制、间质性肾炎等）也常发生，作为磺胺的衍生物，对磺胺高敏的患者易产生变态反应。

五、甘露醇

1. 脱水作用　静脉注射后，该药不易从毛细血管渗入组织，能迅速提高血浆渗透压，使组织间液向血浆转移而产生组织脱水作用，可降低颅内压和眼压。甘露醇口服用药则造成渗透性腹泻，可用于从胃肠道消除毒性物质。

甘露醇是治疗脑水肿、降低颅内压安全而有效的首选药物（2004）。也可用于青光眼急性发作和患者术前应用以降低眼压。

2. 利尿作用　静注甘露醇后，血浆渗透压升高，血容量增加，血液黏滞度降低，并通过稀释血液而增加循环血量及肾小球滤过率。该药在肾小球滤过后不易被重吸收，使水在近曲小管和髓袢升支和近曲小管的重吸收减少，而产生利尿作用。可用于预防急性肾衰竭。

【巧妙记忆】　利尿药物强中弱，作用肾脏钠排出；严重水肿肾衰竭，宜选速尿来救急；中效双克常用到，心性水肿效果好，留钾利尿弱效差，各型水肿伍用它；强中谨防“四一症”，弱效注意钾过剩。注：“四一症”指强效利尿药的四低一高症（低血容量、低钾血症、低钠血症、高尿酸血症）和中效利尿药的四高一低症（高血氨、高血糖、高尿素氮血症、高尿酸血症、低血钾）。

【经典习题】

1. 具有抗尿崩症作用的药物是
   A. 氢氯噻嗪
   B. 呋塞米
   C. 螺内酯
   D. 甘露醇
   E. 氨苯蝶啶

答案：A

考点：噻嗪类药物的药理作用

解析：噻嗪类药物属于中效能利尿药，能明显减少尿崩症患者的尿量及口渴症状，主要因排钠使血浆渗透压降低，而减轻口渴感，故可以用于肾性尿崩症及垂体性尿崩症。氢氯噻嗪属于噻嗪类利尿药，具有抗尿崩症作用，其他选项不属于噻嗪类药物，不具有该作用，故选 A。

2. 治疗脑水肿的首选药是
   A. 甘露醇
   B. 螺内酯
   C. 呋塞米
   D. 氯噻嗪
   E. 氢氯噻嗪

答案：A

考点：甘露醇

解析：甘露醇有降颅压作用，可造成血液渗透压增高，使脑组织的水分吸入血液，从而减轻脑水肿、降低颅内压。甘露醇用后无明显“反跳现象”，为治疗脑水肿的首选药。故选 A。

3. 可引起男性乳房女性化和妇女多毛症的药物是
   A. 甘露醇
   B. 螺内酯
   C. 呋塞米
   D. 糖皮质激素
   E. 氢氯噻嗪

答案：B

考点：利尿药的不良反应

解析：螺内酯不良反应有头痛、困倦与精神紊乱等。久用可引起高血钾，尤其是肾功能不良时，故肾功能不全禁用。此外还有男性乳房女性化和性功能障碍、妇女多毛症。故选B。

第二十一节 调血脂药与抗动脉粥样硬化药

一、HMG-CoA 还原酶抑制药

（一）药理作用（★★★）

1. 调血脂作用　他汀类有明显的调血脂作用。在治疗剂量下，对LDL-C的降低作用最强（2006），总胆固醇（TC）次之，降甘油三酯（TG）作用很弱，调血脂作用呈剂量依赖性，用药2周出现明显疗效，4~6周达高峰，而HDL-C略有升高。

2. 非调血脂作用

（1）改善血管内皮功能，提高血管内皮对扩血管物质的反应性。

（2）抑制血管平滑肌细胞（VSMC）的增殖和迁移，促进VSMC凋亡。

（3）减少动脉壁巨噬细胞及泡沫细胞的形成，使动脉粥样硬化斑块稳定和缩小。

（4）降低血浆C反应蛋白，减轻动脉粥样硬化过程的炎性反应。

（5）抑制单核巨噬细胞的黏附和分泌功能。

（6）抑制血小板聚集和提高纤溶活性等。

3. 肾脏保护作用　他汀类不仅有依赖降低胆固醇的肾保护作用，同时具有抗细胞增殖、抗炎症、免疫抑制、抗骨质疏松等作用，减轻肾损害的程度，从而保护肾功能。

（二）临床应用

他汀类主要用于杂合子家族性和非家族性Ⅱa、Ⅱb和Ⅲ型高脂血症，也可用于2型糖尿病和肾病综合征引起的高胆固醇血症。对病情较严重者可与胆汁酸结合树脂合用。他汀类亦可用于肾病综合征、血管成形术后再狭窄、心脑血管急性事件的预防及器官移植后的排异反应和骨质疏松症等。

（三）不良反应

他汀类不良反应较少而轻，大剂量应用时患者偶可出现胃肠反应、肌痛、皮肤潮红、头痛等暂时性反应；偶见有无症状性转氨酶升高、肌酸磷酸激酶升高，停药后即恢复正常；偶有肌痛、肌炎和横纹肌溶解症（2016），绝大多数是肌病，极少数发展成为横纹肌溶解症。

（四）代表药物

普伐他汀、洛伐他汀、辛伐他汀和阿托伐他汀。

二、贝特类药物

（一）药理作用

贝特类既有调血脂作用也有非调脂作用。调血脂作用为降低血浆TG、VLDL-C、TC、LDL-C，升高HDL-C，但是各种贝特类的作用强度不同，吉非贝齐、非诺贝特和苯扎贝特的作用较强。非调脂作用有抗凝血、抗血栓和抗炎性作用等，共同发挥抗动脉粥样硬化的效应。

（二）作用机制

1. 调血脂作用　可能与激活类固醇激素受体类的核受体-过氧化物酶体增殖激活受体（PPAR-α），调节LPL、ApoCⅢ、ApoAⅠ等基因的表达，降低ApoCⅢ转录，增加LPL和Apo AI的生成和活性有关；促进肝脏摄取脂肪酸，抑制TG合成，使含TG的脂蛋白减少。PPAR-α活化后能增加诱导型一氧化氮合酶活性，NO含量升高，从而抑制巨噬细胞表达基质金属蛋白酶-9，与动脉粥样硬化斑块稳定有关；还能降低动脉粥样硬化过程中的炎症反应，抑制血管平滑肌细胞增殖和血管成形术的再狭窄。

2. 非调血脂作用　具有降低某些凝血因子的活性、减少纤溶酶原激活物抑制物的产生等非调血脂作用。

三、烟酸

（一）药理作用、机制

烟酸可降低细胞cAMP水平，使激素敏感脂肪酶的活性降低，脂肪组织中的TG不易分解出FFA，肝脏合成TG的原料不足，VLDL合成和释放减少，LDL来源也减少。烟酸升高HDL是由于TG浓度降低，导致HDL分解代谢减少所致。HDL增加有利于胆固醇逆向转运，阻止动脉粥样硬化病变的发展。烟酸还抑制TXA_2生成，增加PGI_2生成，发挥抑制血小板聚集和扩张血管作用。目前认为烟酸是少有的降低Lp（a）的药物。

（二）临床应用

烟酸属广谱调血脂药，适用于混合型高脂血症、高TG血症、低HDL血症及高Lp（a）血症。

四、胆固醇吸收抑制剂

（一）胆汁酸结合树脂（胆酸螯合剂）

1. 种类　①考来烯胺：又称消胆胺，为苯乙烯型强碱性阴离子交换树脂类。②考来替泊：又称降胆宁，为二乙基五胺环氧氯丙烷的聚合物，是弱碱性阴离子交换树脂。

2. 药理作用与机制　口服不吸收，在肠道通过

离子交换与胆汁酸结合。本品能降低 TC 和 LDL-C，其强度与剂量有关，也相应降低 ApoB，但对 HDL 几乎无影响，对 TG 和 VLDL 的影响较小。

3. 临床应用 适用于Ⅱ$_a$型及Ⅱ$_b$型及家族性杂合子高脂蛋白血症，对纯合子家族性高胆固醇血症无效。对Ⅱ$_b$型高脂蛋白血症者，应与降 TG 和 VLDL 的药物配合应用。

4. 不良反应 本类药物应用剂量较大，且有特殊的臭味和一定的刺激性，常见便秘、腹胀、嗳气和食欲缺乏等胃肠道症状，偶可出现短时的转氨酶升高、高氯酸血症或脂肪痢等。

（二）依折麦布

1. 药理作用与机制 依折麦布为新型胆固醇吸收抑制药，通过与小肠上皮刷状缘上的 NPC1L1 蛋白（在肠道吸收胆固醇的过程中起关键作用）特异性结合，抑制饮食及胆汁中胆固醇的吸收，而不影响胆汁酸和其他物质的吸收。

2. 临床应用 与他汀类合用显示良好的调血脂作用，可克服他汀类剂量增加而效果不显著增强的缺陷。在他汀类药物基础上使用依折麦布，能够进一步降低心血管事件发生率。

3. 不良反应 轻微且多为一过性，与他汀类合用可致头痛、乏力、腹痛、便秘、腹泻、腹胀、恶心、ALT 和 AST 升高、肌痛。

（三）甲亚油酰胺

1. 药理作用与机制 甲亚油酰胺可抑制酰基辅酶 A 胆固醇酰基转移酶，阻滞细胞内胆固醇向胆固醇酯的转化，减少外源性胆固醇的吸收，阻滞胆固醇在肝形成 VLDL，并且阻滞外周组织胆固醇酯的蓄积和泡沫细胞的形成，有利于胆固醇的逆向转运，使血浆及组织胆固醇降低。

2. 临床应用 适用于Ⅱ型高脂蛋白血症。

3. 不良反应 轻微，可有食欲缺乏或腹泻等。

【经典习题】

1. HMG-CoA 还原酶抑制剂的药理作用为

A. 抑制体内胆固醇氧化酶

B. 阻断 HMG-CoA 转化为甲羟戊酸

C. 使肝脏 LDL 受体表达减弱

D. 具有促进细胞分裂作用

E. 具有增强细胞免疫作用

答案： B

考点： HMG-CoA 还原酶抑制剂的药理作用

解析： 体内胆固醇主要由肝合成，在胆固醇合成过程中 HMG-CoA 还原酶使 HMG-CoA 转换为中间产物甲羟戊酸。他汀类与 HMG-CoA 的化学结构相似，且和 HMG-CoA 还原酶的亲和力高出 HMG-CoA 数千倍，对该酶发生竞争性的抑制作用，使胆固醇合成受阻，除使血浆胆固醇浓度降低外，还通过负反馈调节导致肝细胞表面低密度脂蛋白（LDL）受体代偿性增加或活性增强，使血浆 LDL 降低，继而导致极低密度脂蛋白（VLDL）代谢加快，再加肝合成及释放 VLDL 减少，也导致 VLDL 及甘油三酯（TG）相应下降。故选 B。

2. 女，70 岁。冠心病、高血压、糖尿病患者。近 1 个月调整用药为阿司匹林、比索洛尔、辛伐他汀、二甲双胍。近 3 天双下肢无力及疼痛，双侧足背动脉搏动一致。实验室检查：血 CK 2200U/L，cTnI 0.01ng/ml，SCr 368 μmol/L。出现双下肢无力及疼痛的最可能原因是

A. 糖尿病足

B. 主动脉夹层

C. 间歇性跛行

D. 横纹肌溶解症

E. 腰椎间盘突出症

答案： D

考点： 辛伐他汀不良反应

解析： 他汀类不良反应较少而轻，大剂量应用时患者偶可出现胃肠反应、肌痛、皮肤潮红、头痛等暂时性反应；偶见有无症状性转氨酶升高、肌酸磷酸激酶升高，停药后即恢复正常；偶有横纹肌溶解症，以西立伐他汀和辛伐他汀引起的发病率高。故选 D。

第二十二节 作用于血液及造血器官的药物

一、肝素类抗凝血药

（一）药理作用（★★★）

1. 抗凝作用（2001、2004、2007、2008）。

2. 使血管内皮释放脂蛋白酯酶，水解血中乳糜微粒和 VLDL 而发挥调血脂作用。

3. 抑制炎症介质活性和炎症细胞活动，呈现抗炎作用。

4. 抑制血管平滑肌细胞增生，抗血管内膜增生等作用。

5. 抑制血小板聚集。

（二）临床应用

1. 血栓栓塞性疾病 主要用于防治血栓形成和栓塞，如深静脉血栓、肺栓塞和周围动脉血栓栓塞等，防止血栓的形成和扩大。

2. 弥散性血管内凝血（DIC） 用于各种原因引起的 DIC，如脓毒血症、胎盘早剥、恶性肿瘤溶解等所致的 DIC。这是肝素的主要适应证。早期应用，可

防止因纤维蛋白和凝血因子的消耗而引起的继发性出血。

3. 防治心肌梗死、脑梗死、心血管手术及外周静脉术后血栓形成　心肌梗死后用肝素可预防高危患者发生静脉血栓栓塞性疾病，并预防大块前壁心肌梗死患者发生动脉栓塞。

4. 体外抗凝。

二、香豆素类抗凝血药（2017）

（一）药理作用

香豆素类是维生素K拮抗剂，抑制维生素K在肝脏由环氧化物向氢醌型转化，从而阻止维生素K的反复利用。香豆素类体外无效，在体内也需在原有的凝血因子Ⅱ、Ⅶ、Ⅸ、Ⅹ、抗凝血蛋白C和S耗竭后才发挥抗凝作用。

（二）药物相互作用（★★）

阿司匹林、保泰松等使血浆中游离香豆素类浓度升高，抗凝作用增强。降低维生素K生物利用度的药物或各种病理状态导致胆汁减少均可增强香豆素类的作用。广谱抗生素抑制肠道产生维生素K的菌群，减少维生素K的生成，增强香豆素类的作用。肝病时，因凝血因子合成减少也可增强其作用。肝药酶诱导剂苯巴比妥、苯妥英钠、利福平等能加速香豆素类的代谢，降低其抗凝作用（2002）。胺碘酮等肝药酶抑制药可增加其凝血作用。

三、新型口服抗凝药（NOACs）

（一）临床应用

NOACs主要用于替代华法林，用于非瓣膜病性房颤患者。

（二）作用机制及其特异拮抗药

1. 达比加群酯　为前体药，在体内转化为达比加群后竞争性抑制凝血酶。用药后一旦发生出血，可使用特异性拮抗药——依达赛珠单抗抑制其抗凝作用。

2. 利伐沙班、阿哌沙班、依度沙班　通过竞争性结合凝血因子Ⅹa位点发挥抗凝作用。用药后发生出血可使用重组型Ⅹa因子制剂Andexanet Alfa拮抗其抗凝作用。

四、抗血小板药

（一）阿司匹林的作用、作用机制及临床应用（★★）

可抑制血小板聚集，作用持续2~3天。阿司匹林与环氧酶-1（COX-1）氨基酸序列第529位丝氨酸残基结合使之乙酰化，不可逆的抑制COX-1的活性，从而抑制血小板TXA_2的合成。阿司匹林对胶原、ADP、抗原抗体复合物及某些病毒和细菌引起的血小板聚集都有明显的抑制作用，可防止血栓形成。阿司匹林能部分拮抗纤维蛋白原溶解导致的血小板激活，还可抑制t-PA的释放。

每日给予小剂量阿司匹林可防治冠状动脉性疾病、心肌梗死、脑梗死、深静脉血栓形成和肺梗死等。能减少缺血性心脏病发作和复发的危险，也可使一过性脑缺血发作患者的卒中发生率和死亡率降低。

（二）双嘧达莫的作用机制和临床应用（★★）

1. 作用机制　①抑制磷酸二酯酶活性，增加细胞内cAMP含量；②增强PGI_2活性；③激活腺苷活性，进而激活腺苷酸环化酶活性，使cAMP增多；④轻度抑制血小板的环氧酶，使TXA_2合成减少；⑤促进血管内皮细胞PGI_2的生成。

2. 临床应用　临床主要用于血栓栓塞性疾病、人工心脏瓣膜置换术后，防止血小板血栓形成。还可阻抑动脉粥样硬化早期的病变过程。

五、纤维蛋白溶解药

链激酶（2006、2007、2012）的作用及临床应用：链激酶溶解血栓的机制是与内源性纤维蛋白溶酶原结合成复合物，并促使纤维蛋白溶酶原转变为纤溶酶，纤溶酶迅速水解血栓中纤维蛋白，导致血栓溶解。

临床主要用于治疗血栓栓塞性疾病。静脉注射治疗动静脉内新鲜血栓形成和栓塞，如急性肺栓塞和深部静脉血栓。冠脉注射可使阻塞冠脉再通，恢复血流灌注，用于心肌梗死的早期治疗。

六、促凝血药

1. 维生素K的临床应用　主要用于梗阻性黄疸、胆瘘、慢性腹泻、早产儿、新生儿出血等患者及香豆素类、水杨酸类药物或其他原因导致凝血酶原过低而引起的出血者，亦可用于预防长期应用广谱抗菌药继发的维生素K缺乏症。

2. 维生素K的不良反应　维生素K毒性低，静脉注射维生素K_1速度快时，可产生面部潮红、出汗、血压下降，甚至发生虚脱。一般以肌内注射为宜。维生素K_3和维生素K_4常致胃肠道反应，引起恶心、呕吐等，较大剂量可致新生儿、早产儿溶血性贫血，高胆红素血症及黄疸，对红细胞缺乏葡萄糖-6-磷酸脱氢酶的特异质者也可诱发急性溶血性贫血。肝功能不良者应慎用。

七、抗贫血药及造血细胞生长因子

（一）铁剂的临床应用

治疗失血过多或需铁增加所致的缺铁性贫血，疗效极佳。对慢性失血、营养不良、妊娠、儿童生长发育所引起的贫血，用药后一般症状及食欲迅速改善，网织红细胞数于治疗后10~14天达高峰，血红蛋白每日可增加0.1%~0.3%，于4~8周接近正常。为使体内铁贮存恢复正常，待血红蛋白正常后尚需半量继续服药2~3个月。

（二）叶酸的临床应用

用于治疗各种巨幼细胞贫血。由于营养不良或婴儿期、妊娠期对叶酸的需要量增加所致的营养性巨幼细胞贫血，治疗时，以叶酸为主，辅以维生素 B_{12}；对缺乏维生素 B_{12} 所致的“恶性贫血”，治疗时应以维生素 B_{12} 为主，叶酸为辅。

（三）维生素 B_{12} 的临床应用

主要用于恶性贫血和巨幼红细胞贫血。也可作为神经系统疾病（如神经炎、神经萎缩等）、肝脏疾病等的辅助治疗药物。

（四）促红细胞生成素的临床应用

对多种原因引起的贫血有效，最佳适应证为慢性肾衰竭和晚期肾病所致的贫血，对骨髓造血功能低下、肿瘤化疗、艾滋病药物治疗及结缔组织病（类风湿关节炎和系统性红斑狼疮）所致的贫血也有效。

八、血容量扩充剂

右旋糖酐主要用于低血容量性休克，包括急性失血、创伤和烧伤性休克。低分子和小分子右旋糖酐改善微循环作用较佳，用于中毒性、外伤性及失血性休克，可防止休克后期DIC。也用于防治心肌梗死、心绞痛、脑血栓形成、血管闭塞性脉管炎和视网膜动静脉血栓等。

【巧妙记忆】 血栓疾病需抗凝，肝素作用强快灵，抗凝适用体内外，鱼精蛋白拮抗快，双香豆素仅体内，过量中毒加维K。

【经典习题】

1. 链激酶属于
   A. 香豆素类抗凝血药
   B. 纤维蛋白溶解药
   C. 抗血小板药
   D. 促凝血药
   E. 抗凝血酶Ⅲ活性药

答案： B

考点： 链激酶

解析： 抗血栓药包括抗凝血药、抗血小板药和纤维蛋白溶解药，抗凝血药包括肝素、枸橼酸钠等，抗血小板药包括阿司匹林、双嘧达莫等，纤维蛋白溶解药包括链激酶、尿激酶等。故此题链激酶应属于纤维蛋白溶解药，故选B。

2. 肝素的药理作用表现为
   A. 仅在体内有抗凝血作用
   B. 仅在体外有抗凝血作用
   C. 口服后立即发挥抗凝血作用
   D. 能激活纤溶酶原的活性
   E. 增强抗凝血酶Ⅲ的作用

答案： E

考点： 肝素

解析： 肝素是体内正常的抗凝成分，在体内、体外均有强大的抗凝作用，可延长凝血时间，故A和B所述不正确。肝素为注射用抗凝血药，因为其是带大量负电荷的极性大分子，不宜通过生物膜，故口服和直肠直接给药均无效，C不正确。静脉注射后，肝素能延长凝血酶原时间，但不具有激活纤溶酶原的活性，D不正确。肝素的抗凝作用主要依赖于增强抗凝血酶Ⅲ的作用，故选E。

第二十三节 组胺受体阻断药

一、H_1受体阻断药

（一）氯苯那敏的药理作用、临床应用及不良反应

1. 药理作用 本药为第一代抗组胺药。有较强的竞争性阻断变态反应靶细胞上组胺 H_1 受体的作用。有一定的中枢抑制作用和抗胆碱作用。

2. 临床应用 对皮肤黏膜的变态反应性疾病，如荨麻疹、过敏性鼻炎等疗效较好。

3. 不良反应

（1）中枢神经系统反应：多见镇静、嗜睡、乏力等中枢抑制现象。

（2）消化道反应：口干、食欲缺乏、便秘或腹泻等。

（二）氯雷他定的药理作用、临床应用及不良反应

1. 药理作用 本药为第二代抗组胺药。可对抗组胺引起的支气管、胃肠道平滑肌的收缩作用。中枢抑制作用不明显。

2. 临床应用 用于缓解与过敏性鼻炎有关的症状。也适用于缓解慢性荨麻疹、瘙痒性皮肤病及其他过敏性皮肤病的症状体征。

3. 不良反应 在推荐剂量下未见明显的镇静作用。常见有乏力、嗜睡、口干、食欲缺乏、便秘、腹

泻、胃炎或皮疹等。

二、H_2受体阻断药

1. 雷尼替丁的药理作用　竞争性阻断H_2受体，抑制组胺引起的胃酸分泌，降低胃酸和胃酶活性。H_2受体阻断药还有免疫功能调节作用。

2. 雷尼替丁的临床应用　用于十二指肠溃疡、胃溃疡，应用6~8周，愈合率较高，但停药后复发率亦高，延长用药可减少复发。治疗卓-艾综合征需用较大剂量。还可用于其他胃酸分泌过多的疾病，如胃肠吻合口溃疡、反流性食管炎等。

【经典习题】

1. 应用H_1受体阻断药疗效差的疾病是
   A. 血管神经性水肿
   B. 变应性鼻炎
   C. 变应性皮炎
   D. 变应性哮喘
   E. 荨麻疹

   答案： D

   考点： H_1受体阻断药的临床应用

   解析： H_1受体阻断药对荨麻疹、变应性鼻炎等疗效特好，可作为首选药物。对昆虫咬伤所致的皮肤瘙痒和水肿亦有疗效。对血清病、药疹和接触性皮炎也有一定疗效。对支气管哮喘疗效差，对变应性休克无效。故选D。

2. 雷尼替丁的主要作用是
   A. 中和胃酸
   B. 促进胃排空
   C. 抑制胃酸分泌
   D. 黏膜保护作用
   E. 阻断促胃液素受体

   答案： C

   考点： H_2受体阻断类药物的药理作用

   解析： 雷尼替丁通过阻断壁细胞上的H_2受体，抑制基础胃酸分泌和夜间胃酸分泌，对促胃液素及M受体激动药引起的胃酸分泌也有抑制作用。故选C。

第二十四节　作用于呼吸系统的药物

一、平喘药

糖皮质激素的临床应用：用于支气管扩张药不能有效控制病情的慢性哮喘患者，长期应用可以减少或中止发作，减轻病情严重程度，但不能缓解急性症状。气雾吸入糖皮质激素，可减少口服激素制剂用量或逐步替代口服激素。对于哮喘持续状态，因不能吸入足够的气雾量，往往不能发挥其作用，故不宜应用。

二、支气管扩张药

（一）沙丁胺醇、特布他林的药理作用和临床应用

1. 药理作用　沙丁胺醇、特布他林是β_2受体激动药，药理作用主要是松弛支气管平滑肌。其机制为：β_2受体激动药与平滑肌细胞膜上的β_2受体结合后，引起受体构型改变，激活兴奋性G蛋白，从而活化腺苷酸环化酶，催化细胞内ATP转变为cAMP，引起细胞内cAMP水平升高，转而激活cAMP依赖性蛋白激酶A，再通过降低细胞内游离钙浓度、使肌球蛋白轻链激酶失活和开放钾通道三个途径，引起平滑肌松弛。

2. 临床应用（2001）　主要用于支气管哮喘、喘息型支气管炎及伴有支气管痉挛的呼股道疾病。

（二）氨茶碱的药理作用、作用机制及临床应用（★★★）

1. 药理作用　为茶碱与二乙胺复盐，其药理作用主要来自茶碱，茶碱是一类甲基黄嘌呤类衍生物，为常用的支气管扩张药，对气道平滑肌有直接松弛作用。

2. 作用机制　茶碱的作用机制涉及多环节，主要有以下几方面。

（1）抑制磷酸二酯酶。

（2）阻断腺苷受体。

（3）增加内源性儿茶酚胺的释放量。

（4）干扰气道平滑肌的钙离子转运。

（5）茶碱在较低的血浆浓度（5~10mg/L）时具有免疫调节作用与抗炎作用。

（6）茶碱能增加膈肌收缩力，减轻膈肌疲劳，该作用有利于慢性阻塞性肺疾病的治疗。

（7）促进纤毛运动，加速黏膜纤毛的消除速度，有助于哮喘急性发作时的治疗。

（8）近年发现茶碱具有抗炎作用，体外试验表明，治疗浓度的茶碱可抑制肥大细胞释放炎症介质。

3. 临床应用

（1）支气管哮喘：茶碱主要用于慢性哮喘的维持治疗，以防止急性发作。

（2）慢性阻塞性肺疾病：对患者的气促症状有明显的改善作用。这是由于茶碱具有扩张支气管、抗炎、增加纤毛消除、扩张肺动脉及降低肺动脉高压、增强膈肌收缩力、增强呼吸驱动、改善通气不足等作用的综合效应。

（3）中枢性睡眠呼吸暂停综合征：由于脑部疾

病或原发性呼吸中枢病变导致通气不足，茶碱对此有较好疗效，使通气功能明显增强，改善症状。

（4）在急性重度哮喘或哮喘持续状态时可采用氨茶碱静脉注射或静脉滴注，以迅速缓解喘息与呼吸困难等症状（2007）。

【巧妙记忆】 平喘药物氨茶碱，抑制酯酶效果显；松弛气管平滑肌，急慢哮喘可防治。

（三）异丙托溴铵、噻托溴铵的药理作用及临床应用

异丙托溴铵为非选择性的 M 胆碱受体阻断药，噻托溴铵具有 M_1 和 M_3 受体选择性阻断作用，但与 M_2 受体结合后解离迅速。两药均可用于气道疾病的治疗，以减轻下呼吸道分泌物潴留。两药的主要临床用途为治疗慢性阻塞性肺疾病。异丙托溴铵常以气雾剂吸入给药，而噻托溴铵以干粉注射给药为主。

三、抗过敏平喘药

1. 色甘酸钠的药理作用　色甘酸钠无松弛支气管及其他平滑肌的作用，也没有对抗组胺、白三烯等过敏介质的作用。但在接触抗原前用药，可预防Ⅰ型变态反应所致的哮喘，也能预防由运动或其他刺激所致的哮喘（2003、2004）。它能抑制肺肥大细胞对各种刺激，包括 IgE 与抗原结合所引起的脱颗粒作用，抑制组胺及颗粒中其他内容物的释放。这一作用有种属及器官选择性，人支气管肺泡洗液中的肥大细胞最为敏感。作用的发生与受刺激肥大细胞内 Ca^{2+} 浓度的降低有关。它还能逆转哮喘患者白细胞功能改变。

2. 色甘酸钠的临床应用　主要用于气管哮喘的预防性治疗，能防止变态反应或运动引起的速发和迟发性哮喘反应。应用 2~3 天，能降低支气管的较高反应性。也可用于过敏性鼻炎、溃疡性结肠炎及其他胃肠道过敏性疾病。

四、镇咳药

1. 磷酸可待因　为成瘾性中枢性镇咳药，对延髓咳嗽中枢有选择性抑制作用，镇咳作用强而迅速，其镇咳强度约为吗啡的 1/10，亦具镇痛作用，镇痛强度为吗啡的 1/10~1/7；呼吸抑制作用、便秘、耐受性、成瘾性等均弱于吗啡。临床上用于各种原因引起的剧烈干咳，对胸膜炎干咳伴胸痛者尤其适用。

2. 氢溴酸右美沙芬　为非成瘾性中枢性镇咳药，镇咳作用与可待因相似或较强。无镇痛作用亦无成瘾性。用于各种原因引起的干咳。痰多患者慎用，妊娠 3 个月内妇女禁用。

3. 枸橼酸喷托维　为非成瘾性中枢性镇咳药，镇咳作用约为可待因的 1/3。用于各种原因引起的干咳。

4. 盐酸那可汀　为外周性镇咳药。

五、祛痰药

（一）痰液稀释药

痰液稀释药口服后增加痰液中水分含量，稀释痰液。

1. 恶心性祛痰药　如氯化铵。另外，碘化钾和愈创甘油醚也具有恶心祛痰作用。

2. 刺激性祛痰药　愈创甘油醚为代表药。

（二）黏痰溶解药

黏痰溶解药可使痰液黏稠度降低或调节黏液成分，使痰液容易排出。

1. 黏痰溶解药　裂解黏蛋白二硫键的药物主要有乙酰半胱氨酸、羧甲司坦等。降解 DNA 的药物主要有脱氧核糖核酸酶。

2. 黏液调节药　如溴己新。

【经典习题】

（1~3 题共用备选答案）

A. 肾上腺素

B. 吗啡

C. 异丙肾上腺素

D. 特布他林

E. 氨茶碱

1. 用于治疗支气管哮喘和心源性哮喘的药物是

答案：E

2. 能扩张支气管平滑肌及减轻支气管黏膜水肿的药物是

答案：A

3. 用于治疗心源性哮喘而不能治疗支气管哮喘的药物是

答案：B

考点：作用于呼吸系统的药物的临床应用

解析：氨茶碱能松弛支气管平滑肌，兴奋心肌、中枢神经系统，并有利尿作用，故用于治疗支气管哮喘和心源性哮喘，故 1 题选 E。肾上腺素对α和β受体有激动作用，激动β受体产生舒张支气管平滑肌作用，激动α受体可使支气管黏膜、血管收缩，减轻水肿，有利于气道畅通，故 2 题选 A。吗啡属于镇咳、镇痛药，能抑制延髓咳嗽中枢，治疗心源性哮喘，但不能治疗支气管哮喘，故 3 题选 B。

第二十五节　作用于消化系统的药物

一、抗酸药

（一）作用机制

抗酸药为弱碱性物质，口服后在胃内直接中和胃

酸，升高胃内容物 pH，降低胃蛋白酶活性，解除胃酸和胃蛋白酶对胃黏膜和十二指肠黏膜的消化侵蚀和刺激作用。有些抗酸药，如氢氧化铝、三硅酸镁等，能形成胶状保护膜，覆盖于溃疡面和胃黏膜起保护作用。

（二）临床应用

抗酸药主要用于消化性溃疡和反流性食管炎。

二、抑酸药

常用抑酸药奥美拉唑的药理作用、临床应用及不良反应（2013、2014）如下。

（一）药理作用

奥美拉唑有强大持久的抑制胃酸分泌作用。每天口服 40mg，连服 8 天，24 小时胃液 pH 平均升高至 5.3。抑制胃酸作用持久，一次口服 40mg，3 天后胃酸分泌仍部分受抑制，连续服用的效果优于单次服用。由于胃内 pH 升高，反馈性地使胃黏膜的 G 细胞分泌促胃液素，从而使血中促胃液素水平升高。但由于本药对组胺，五肽促胃液素等刺激引起的胃酸分泌亦有明显抑制作用，所以并不影响其抑制胃酸分泌作用。动物实验证明奥美拉唑对阿司匹林、乙醇、应激所致的胃黏膜损伤有预防保护作用。体外试验证明奥美拉唑有抗幽门螺杆菌作用。

（二）临床应用

治疗溃疡病，每天 1 次 20mg，疗程 4、6、8 周不等。

（三）不良反应

不良反应发生率为较低（<3%），症状有头痛、头晕、失眠、外周神经炎等神经系统症状；在消化系统方面可见口干、恶心、呕吐、腹胀；其他可见男性乳腺发育、皮疹、溶血性贫血等。

三、胃黏膜保护药

（一）作用机制

胃黏膜保护药通过增强胃黏膜的细胞屏障和/或黏液-HCO^{3-}屏障而发挥抗溃疡病作用。

（二）临床应用

米索前列醇治疗胃和十二指肠溃疡，尚可用于产后止血。硫糖铝临床用于治疗消化性溃疡、反流性食管炎、慢性糜烂性胃炎及幽门螺杆菌感染。枸橼酸铋钾对幽门螺杆菌有一定抑制作用，对溃疡组织的修复和愈合有促进作用。

四、消化系统功能调节药

西沙必利为 5-HT_4受体激动药，可增强胃肠动力。对胃和小肠的作用类似甲氧氯普胺，但能增加结肠运动，引起腹泻。临床用于胃运动减弱和各种胃轻瘫、胃肠反流性疾病、反流性食管炎、慢性自发性便秘和结肠运动减弱。

【经典习题】

1. 特异性抑制胃壁细胞质子泵活性的药物是
   A. 哌仑西平
   B. 奥美拉唑
   C. 氧化镁
   D. 枸橼酸铋钾
   E. 雷尼替丁

答案： B

考点： 奥美拉唑的药理作用

解析： 奥美拉唑为质子泵抑制剂，雷尼替丁为 H_2 受体阻断药，两者可以抑制胃酸的分泌。故选 B。

2. 奥美拉唑临床应用的适应证是
   A. 消化道功能紊乱
   B. 胃肠平滑肌痉挛
   C. 消化性溃疡
   D. 萎缩性胃炎
   E. 慢性腹泻

答案： C

考点： 奥美拉唑临床应用的适应证

解析： 奥美拉唑为质子泵抑制剂，通过抑制 H^+，K^+-ATP 酶抑制胃酸的分泌，是抑制胃酸作用最强的药物，主要用于胃、十二指肠溃疡的治疗。故选 C。

第二十六节　子宫平滑肌兴奋药

一、缩宫素

（一）临床应用

可用于催产、引产、产后及流产后因子宫收缩无力或子宫收缩复位不良引起的子宫出血；其药液滴鼻可用于促进排乳。产后出血时，可用于止血。

（二）不良反应及注意事项

1. 缩宫素过量可引起子宫高频率甚至持续性强直收缩，从而可能导致胎儿宫内窒息或子宫破裂等严重后果。被用作催产或引产时需严格掌握剂量和用药禁忌证，凡产道异常、胎位不正、头盆不称、前置胎盘及 3 次妊娠以上的经产妇或有剖宫产史者禁用，以防止引起子宫破裂或胎儿宫内窒息。

2. 应用缩宫素的生物制剂，偶见变态反应。大剂量使用缩宫素时可导致抗利尿作用。如果患者输液过多或过快，可出现水潴留和低钠血症。

二、垂体后叶素

药理作用及临床应用：垂体后叶素内含缩宫素和抗利尿激素，抗利尿激素在较大剂量时可收缩血管、升高血压。临床上可治疗尿崩症及肺出血。

三、麦角生物碱

（一）临床应用

①子宫出血，麦角新碱和甲基麦角新碱主要用于预防和治疗产后或流产后由于子宫收缩无力等造成的子宫出血。②可以加速子宫复原。③可用于偏头痛的诊断及其发作时的治疗。④人工冬眠，可以与异丙嗪、哌替啶组成冬眠合剂，用于人工冬眠。

（二）不良反应

注射麦角新碱可引起恶心、呕吐及血压升高等，伴妊娠毒血症的产妇应慎用。偶见变态反应，严重者可出现呼吸困难、血压下降。长期应用麦角流浸膏可损害血管内皮细胞。麦角制剂禁用于催产和引产。血管硬化及冠心病患者忌用麦角生物碱类药品。

四、前列腺素

（一）药理作用

前列腺素对子宫有兴奋作用，可收缩子宫，在分娩中有重要意义。

（二）临床应用

可用于终止早期或中期妊娠，还可用于足月或过期妊娠引产，发生良性葡萄胎时可用于排除宫腔内的异物。

第二十七节　肾上腺皮质激素类药物

糖皮质激素类药

（一）药理作用（★★★）

1. 对物质代谢的影响

（1）糖代谢：减少葡萄糖的利用，促进糖异生，增加肝、肌糖原含量，升高血糖（2014）。

（2）蛋白质代谢：加速蛋白质分解代谢，增高血清氨基酸和尿中氮的排泄量，造成负氮平衡；大剂量还能抑制蛋白质合成。

（3）脂质代谢：长期大剂量使用可促使皮下脂肪分解、重新分布，形成向心性肥胖。

（4）水和电解质代谢：影响较弱，但也有一定保钠排钾作用。

2. 允许作用　对有些组织细胞无直接效应，但可给其他激素发挥作用创造有利条件，称为允许作用。

3. 抗炎作用及机制　在急性炎症初期，抑制毛细血管通透性、白细胞浸润及吞噬反应，减少各种炎性介质的释放，从而减轻渗出及局部水肿；在炎症后期，抑制毛细血管和成纤维细胞的增生及胶原蛋白的合成，防止粘连及瘢痕形成。

4. 抑制免疫与抗过敏作用

（1）对免疫系统的抑制作用：糖皮质激素（GC）能干扰淋巴组织在抗原作用下的分裂和增殖，阻断致敏T淋巴细胞所诱发的单核细胞和巨噬细胞的募集从而抑制皮肤迟发性变态反应。其机制：①诱导淋巴细胞DNA降解；②影响淋巴细胞的物质代谢；③诱导淋巴细胞凋亡；④抑制核转录因子NF-κB的活性。

（2）抗过敏作用：能减少过敏介质的产生，因而减轻过敏性症状。

5. 抗休克作用　常用于严重休克，特别是中毒性休克的治疗。其机制（2007、2015）：

（1）稳定溶酶体膜，减少心肌抑制因子的形成。

（2）抑制某些炎性因子的产生，减轻全身炎症反应综合征及组织损伤，使微循环血流动力学恢复正常，改善休克状态。

（3）提高机体对细菌内毒素的耐受力。

（4）兴奋心脏、加强心脏收缩力和扩张痉挛收缩的血管。

6. 其他作用

（1）退热作用：用于严重的中毒型感染及晚期癌症的发热，常具有迅速而良好的退热作用。

（2）中枢神经系统：可使中枢的兴奋性提高，偶可诱发精神失常，大剂量可致儿童惊厥。

（3）血液与造血系统：大剂量可使血小板、红细胞及中性粒细胞数增加；但却降低中性粒细胞功能。此外，可使血液中淋巴细胞减少，但存在明显的动物种属差异。

（4）骨骼：大剂量长期应用可出现骨质疏松，尤其是脊椎骨，甚至发生压缩性骨折、楔形及鱼骨样畸形。

（5）心血管系统：糖皮质激素增强血管对其他活性物质的反应性。

（二）临床应用（2017）

1. 严重感染或炎症

（1）严重急性感染：主要用于中毒型感染或同时伴有休克的严重急性感染者，其目的在于迅速消除机体的过度炎症反应，减轻症状，以防止心、脑等重要器官的严重损害，争取时间以利于抗菌药物控制感染。宜在有效、足量抗菌药物治疗感染的前提下，给予GC进行辅助治疗。病毒性感染一般不用GC

(2008)。但其对流行性腮腺炎、严重传染性肝炎、乙型脑炎和麻疹等，也有缓解症状作用。

对于多种结核病的急性期，尤其是以渗出为主的结核病，如结核性脑膜炎、结核性心包炎、结核性胸膜炎、结核性腹膜炎等，在早期应用抗结核药物治疗的同时辅以短程GC，可迅速退热、减轻炎症渗出，使积液消退，减少愈合过程中纤维增生及粘连的发生。

(2) 防止某些炎症的后遗症：应用GC可减少炎性渗出，防止组织过度破坏，抑制粘连及瘢痕的形成，从而防止某些炎症后遗症的发生。

2. 自身免疫病、器官移植排斥反应和过敏性疾病

(1) 自身免疫病：如严重风湿热、系统性红斑狼疮和肾病综合征等应用GC后可缓解症状。对多发性皮肌炎，GC为首选药。不宜单用，一般采用综合疗法，以免引起不良反应。

(2) 变态反应性疾病：如血管神经性水肿和过敏性休克等，此类疾病一般发作快，消失也快，主要应用肾上腺素受体激动药和抗组胺药物治疗。对严重病例或其他药物无效时，可应用GC做辅助治疗。

(3) 器官移植排斥反应：若与免疫抑制剂如环孢素等合用，疗效更好，并可减少两药的剂量。

3. 抗休克治疗　在有效的抗菌药物治疗下，可及早、短时间突击使用大剂量GC用于感染中毒性休克；在补液、补电解质或输血后效果不佳的低血容量性休克者，可合用超大剂量的GC进行治疗。可与首选药肾上腺素合用用于过敏性休克的治疗。

4. 血液病　对急性淋巴细胞性白血病、粒细胞减少症、再生障碍性贫血、血小板减少症和过敏性紫癜等均有一定疗效。

5. 局部应用　局部用药即可对湿疹、肛门瘙痒、接触性皮炎、银屑病及眼前部炎症等产生疗效。

6. 替代疗法　适用于急、慢性肾上腺皮质功能不全者，腺脑垂体功能减退及肾上腺次全切除术后。

(三) 不良反应 (2001、2007)(★★★)

1. 大剂量长期应用引起的不良反应

(1) 医源性肾上腺皮质功能亢进：又称类肾上腺皮质功能亢进综合征，是过量激素引起脂质代谢和水盐代谢紊乱的结果。表现为满月脸、水牛背、皮肤变薄、多毛、水肿、低血钾、高血压、糖尿病等。

(2) 诱发或加重感染：长期应用可诱发感染或使体内潜在病灶扩散，特别是在原有疾病已使抵抗力降低的白血病、再生障碍性贫血、肾病综合征等患者更易发生。

(3) 消化系统并发症：可诱发或加剧胃、十二指肠溃疡，甚至造成消化道出血或穿孔。对少数患者可诱发胰腺炎或脂肪肝。

(4) 心血管系统并发症：长期应用，由于钠、水潴留和血脂升高可引起高血压和动脉粥样硬化。

(5) 骨质疏松、肌肉萎缩、伤口愈合迟缓等。

(6) 糖尿病。

(7) 其他：糖皮质激素性青光眼、有癫痫或精神病史者禁用或慎用。

2. 停药反应

(1) 医源性肾上腺皮质功能不全：长期大量用药，可导致肾上腺皮质萎缩；若减量过快或突然停药，可诱发肾上腺皮质功能不全。临床表现为低血压、休克、恶心、呕吐和乏力等，需及时抢救。防治措施如下：停药须经缓慢的减量过程，不可骤然停药；停用GC后应连续应用ACTH 7天左右；在停药1年内如遇应激情况，应及时投予足量的GC。

(2) 反跳现象：指突然停药或减量过快而致原病复发或恶化。其发生可能与患者对激素产生了依赖性或病情尚未完全控制有关 (2004)。常需加大剂量再行治疗，待症状缓解后再缓慢减量、停药。

【巧妙记忆】　不良反应：四个一——一进，一退，一缓，一反。一进：类肾上腺皮质功能亢进症(库欣综合征)。一退：肾上腺皮质萎缩和分泌功能减退。一缓：伤口愈合迟缓。一反：停药反跳现象。

(四) 代表药物

1. 短效糖皮质激素　氢化可的松、可的松。

2. 中效糖皮质激素　泼尼松、泼尼松龙、甲泼尼龙、曲安西龙。

3. 长效糖皮质激素　倍他米松、地塞米松。

【经典习题】

1. 不属于糖皮质激素类药物抗休克作用的是

A. 增强心肌收缩力

B. 抑制炎症细胞因子释放

C. 中和细菌外毒素

D. 扩张痉挛收缩的血管

E. 稳定溶酶体膜

答案： C

考点： 糖皮质激素类药物抗休克作用

解析： 抗休克作用如下。①抑制某些炎症因子的产生，减轻全身炎症反应及组织损伤。②稳定溶酶体膜，减心肌抑制因子 (MDF) 的生成，加强心肌收缩力。③抗毒作用：GCS本身为应激激素，可大大提高机体对细菌内毒素的耐受能力，保护机体度过危险期而赢得抢救时间。但对细菌外毒素无效。④解热作用：GCS可直接抑制体温调节中枢，降低其对致热原的敏感性，又能稳定溶酶体膜而减

少内热原的释放，而对严重感染，如败血症、脑膜炎等具有良好退热和改善症状作用。⑤降低血管对某些缩血管活性物质的敏感性，使微循环血流动力学恢复正常，改善休克。故选C。

2. 下列关于糖皮质激素抗感染作用的正确叙述是
   A. 对抗如物理、生物等各种原因引起的炎症
   B. 直接杀灭病原体
   C. 促进创口愈合
   D. 抑制病原体生长
   E. 能提高机体的防御功能

答案： A

考点： 糖皮质激素的药理作用

解析： 糖皮质激素具有强大的抗炎作用，能抑制多种原因如物理性、化学性、免疫性及病原生物性等所引起的炎症反应。糖皮质激素不能直接杀灭病原体或提高机体防御功能，因此B、C、D、E均不正确，故选A。

第二十八节　甲状腺激素及抗甲状腺药物

一、甲状腺激素

甲状腺激素是维持机体正常代谢、促进生长发育所必需的激素，还可以提高产热、机体交感-肾上腺系统的反应性。临床主要用于甲状腺功能减退的替代疗法。甲状腺激素过量可引起心悸、手震颤、多汗、体重减轻、失眠等甲亢症状，重者可有腹泻、呕吐、发热、脉搏快而不规则，甚至发生心绞痛、心力衰竭、肌肉震颤或痉挛。

二、硫脲类

（一）药理作用

1. 抑制甲状腺激素的合成　通过抑制甲状腺过氧化物酶，进而抑制酪氨酸的碘化及偶联。对已合成的甲状腺激素无效，故改善症状常需2~3周，恢复基础代谢率需1~2个月。

2. 抑制外周组织的T_4转化为生物活性较强的T_3　在重症甲亢、甲状腺危象时，该药可列为首选。

3. 免疫抑制作用　降低血循环中甲状腺刺激性免疫球蛋白。

（二）临床应用

1. 甲亢的内科治疗　适用于轻症和不宜手术或放射性碘治疗者，如儿童、青少年、术后复发、年老体弱的中重度患者、兼有心、肝、肾、出血性疾患等患者。

2. 甲状腺手术前准备　可减少甲亢患者甲状腺手术并发症及甲状腺危象的发生，但可使TSH分泌增多，使腺体增生，组织脆而充血，不利于手术进行。

3. 甲状腺危象的治疗　感染、外伤、手术、情绪激动等诱因，可致大量甲状腺激素突然释放入血，使患者发生高热、虚脱、心衰、肺水肿、水和电解质紊乱等，严重时可致死亡，称为甲状腺危象。对此，除消除诱因、对症治疗外，主要给大剂量碘剂以抑制甲状腺激素释放，并立即应用硫脲类（常选用丙硫氧嘧啶）阻止甲状腺素合成，剂量约为治疗量的2倍，疗程一般不超过1周。

（三）不良反应（★★）

1. 变态反应　最常见，如皮肤瘙痒、药疹，少数伴有发热。

2. 消化道反应　有食欲缺乏食、呕吐、腹痛、腹泻等。

3. 粒细胞缺乏症　为最严重的不良反应（2002），发生率为0.3%~0.6%。应定期检查血象，注意与甲亢本身引起的白细胞数偏低相区别。

4. 甲状腺肿及甲状腺功能减退　长期用药后，可使血清甲状腺激素水平呈显著下降，反馈性增加TSH分泌而引起腺体代偿性增生，腺体增大、充血，还可诱导甲状腺功能减退，及时发现并停药常可恢复。

该类药物易通过胎盘和进入乳汁，妊娠时慎用或不用，哺乳期妇女禁用；结节性甲状腺肿合并甲亢及甲状腺癌患者禁用。

三、碘及碘化物

（一）药理作用

小剂量碘可预防单纯性甲状腺肿；大剂量碘抑制甲状腺激素的释放，还能拮抗TSH促进激素释放作用，但反复应用可失效，不能单独用于甲亢内科治疗。

（二）临床应用

1. 甲亢的手术前准备　术前2周应用复方碘溶液，因为大剂量碘能抑制TSH促进腺体增生的作用，使腺体缩小变韧、血管减少，利于手术进行及减少出血。

2. 甲状腺危象的治疗　可将碘化物加到10%葡萄糖溶液中静脉滴注，也可服用复方碘溶液，其抗甲状腺作用发生迅速，并在2周内逐渐停服，需同时配合服用硫脲类药物。

（三）不良反应

1. 一般反应　咽喉不适、口内金属味、呼吸道

刺激、鼻窦炎和眼结膜炎症状及涎液分泌增多、涎腺肿大等，停药后可消退。

2. 变态反应　于用药后立即或几小时内发生，表现为发热、皮疹、皮炎，也可有血管神经性水肿，严重者有喉头水肿、可致窒息。

3. 诱发甲状腺功能紊乱　长期或过量服用碘剂可能诱发甲亢，已用硫脲类控制症状的甲亢患者，也可因服用少量碘而复发。另一方面，碘剂也可诱发甲状腺功能减退和甲状腺肿，原有甲状腺炎者不易发生。碘能进入乳汁和通过胎盘，可能引起新生儿和婴儿甲状腺功能异常或甲状腺肿、严重者可压迫气管而致命，孕妇和哺乳期妇女应慎用。

【巧妙记忆】　内科治疗甲亢病，主要选用硫脲类；过氧化酶受抑制，生效缓慢疗程久；药物减少粒细胞，定期查血很重要；防治地甲小量碘，对抗甲亢大剂量。

四、β受体阻断药

本类药物适用于不宜用抗甲状腺药、不宜手术及^{131}I治疗的甲亢患者；甲状腺危象时，静脉注射能帮助患者度过危险期。应用大剂量β受体阻断药做甲状腺术前准备，不会致腺体增大、变脆，2周后即可进行手术，本类药物常与硫脲类合用作术前准备。甲亢患者如因故需紧急手术（甲状腺或其他手术）时，也可用β受体阻断药保护患者。应注意防止本类药物对心血管系统和气管平滑肌等造成的不良反应。

五、放射性碘

放射性碘是^{131}I，适用于不宜手术或手术后复发及硫脲类无效或过敏的甲亢患者。剂量过大易致甲状腺功能减退，故应严格掌握剂量。用药后，一旦发现甲状腺功能减退症状，可补充甲状腺激素对抗。20岁以下、妊娠或哺乳期女性及肾功能不佳者不宜使用。此外，甲状腺危象、重症浸润性突眼症及甲状腺不能摄碘者禁用。

【经典习题】

硫脲类抗甲状腺药可引起的严重不良反应是

A. 黏液性水肿

B. 心动过缓

C. 粒细胞缺乏症

D. 低蛋白血症

E. 再生障碍性贫血

答案： C

考点： 硫脲类药物的不良反应

解析： 硫脲类抗甲状腺药物是最常用的抗甲状腺药物。常见不良反应有过敏、消化道反应（恶心、厌食、呕吐、腹泻等）、粒细胞缺乏症、甲状腺肿及甲状腺功能减退，其中粒细胞缺乏症是最严重的不良反应。故选C。

第二十九节　胰岛素及其他降血糖药

一、胰岛素

（一）胰岛素的药理作用

胰岛素主要促进肝脏、脂肪、肌肉等靶组织糖原和脂肪的储存。

1. 促进脂肪合成，减少游离脂肪酸和酮体的生成，增加脂肪酸和葡萄糖的转运，使其利用率增加。

2. 促进糖原的合成和贮存，加速葡萄糖的氧化和酵解，并通过抑制糖原分解和异生而降低血糖。

3. 增加氨基酸的转运和核酸、蛋白质的合成，抑制蛋白质的分解。

4. 加快心率，加强心肌收缩力和减少肾血流，在伴发相应疾病时应予充分注意。

5. 促进钾离子进入细胞，降低血钾浓度。

（二）胰岛素的作用机制

胰岛素受体是由两个α-亚单位及两个β-亚单位组成的大分子蛋白复合物。α-亚单位在胞外，含胰岛素结合部位，β-亚单位为跨膜蛋白，其胞内部分含酪氨酸蛋白激酶。胰岛素与胰岛素受体的α-亚基结合后迅速引起β-亚基的自身磷酸化，进而激活β-亚基上的酪氨酸蛋白激酶，由此导致对其他细胞内活性蛋白的连续磷酸化反应，进而产生降血糖等生物效应。

（三）胰岛素的临床应用

1. 注射用胰岛素制剂仍是治疗1型糖尿病的最重要药物，对胰岛素缺乏的各型糖尿病均有效。主要用于下列情况。

（1）1型糖尿病。

（2）新诊断的2型糖尿病患者，如有明显的高血糖症状和/或血糖及糖化血红蛋白水平明显升高，一开始即采用胰岛素治疗，加或不加其他药物。

（3）2型糖尿病经饮食控制或用口服降血糖药未能控制者。

（4）发生各种急性或严重并发症的糖尿病，如酮症酸中毒及非酮症高渗性昏迷。酮症酸中毒治疗原则是立即给予足够的胰岛素，纠正失水、电解质紊乱等异常和去除诱因。非酮症高渗性糖尿病昏迷治疗原则是纠正高血糖、高渗状态及酸中毒，适当补钾，但不宜贸然使用大剂量胰岛素，以免血糖下降太快，细胞外液中水分向高渗的细胞内转移，导致或加重脑水肿。

（5）合并重度感染、消耗性疾病、高热、妊娠、创伤及手术的各型糖尿病。

（6）细胞内缺钾者，胰岛素与葡萄糖同时应用可促使钾内流。

2. 依据起效快慢、活性达峰时间及作用持续长短可将胰岛素制剂分为以下四种。

（1）速效胰岛素：①溶解度高。②可静脉注射，适用于重症糖尿病初治及有酮症酸中毒等严重并发症者。③皮下注射起效迅速，作用时间短（维持6～8小时）。

（2）中效胰岛素：①低精蛋白锌胰岛素，精蛋白含量较少，中性溶液，属中效类（维持18～24小时），临床应用最广。②珠蛋白锌胰岛素，国内产品多为酸性溶液。

（3）长效胰岛素：如精蛋白锌胰岛素，近乎中性，注射后逐渐释出胰岛素，作用延长，但不能静脉给药。

（4）单组分胰岛素：为高纯度胰岛素（纯度>99%）。单组分牛胰岛素仍有一定抗原性；单组分猪胰岛素抗原性很弱。用过胰岛素的患者改用单组分胰岛素后体内胰岛素抗体逐渐减少，胰岛素的需要量也同时减少。

【巧妙记忆】　各型重症糖尿病，必须补充胰岛素；降糖作用快而强，促进血糖入细胞；增加利用和贮藏，糖原分解异生少；来源减少血糖降，须防休克低血糖。

（四）不良反应

1. 低血糖症　为胰岛素过量所致，是最重要，也是最常见的不良反应。早期表现为饥饿感、出汗、心跳加快、焦虑、震颤等症状，严重者可引起昏迷、休克及脑损伤，甚至死亡。

2. 变态反应　多见，一般反应轻微，偶可引起过敏性休克。

3. 胰岛素抵抗　急性抵抗性多因并发感染、创伤、手术等应激状态所致。

4. 脂肪萎缩　见于注射部位，女性多于男性。

二、双胍类

1. 可明显降低糖尿病患者的血糖，但对正常人血糖无明显影响。其作用机制可能是促进脂肪组织摄取葡萄糖，减少葡萄糖在肠的吸收及糖异生，抑制胰高血糖素释放等（2015）。

2. 主要用于轻症糖尿病患者，尤适用于肥胖及单用饮食控制无效者。

三、磺酰脲类

1. 药理作用

（1）降血糖作用：该类药降低正常人血糖，对胰岛功能尚存的患者有效，但对1型糖尿病患者及切除胰腺的动物则无作用（2012）。

（2）对水排泄的影响：格列本脲、氯磺丙脲有抗利尿作用，但不降低肾小球滤过率，这是促进抗利尿激素分泌和增强其作用的结果，可用于尿崩症。

（3）对凝血功能的影响：能使血小板黏附力减弱，刺激纤溶酶原的合成。

2. 临床应用

（1）用于胰岛功能尚存的2型糖尿病且单用饮食控制无效者。

（2）用于尿崩症，只用氯磺丙脲，0.125～0.5g/d，可使患者尿量明显减少。

四、α-葡糖苷酶抑制剂

常用药物为阿卡波糖。

1. 减慢碳水化合物水解及产生葡萄糖的速度，并延缓葡萄糖的吸收，降低血糖（2012）。

2. 单独应用或与其他降糖药合用，可降低患者的餐后血糖。也有报道认为可降低空腹血糖及糖化血红蛋白。

五、胰岛素增敏药（★★）

常用药物为罗格列酮。

1. 药理作用

（1）改善胰岛素抵抗、降低高血糖：罗格列酮治疗2型糖尿病，可降低骨骼肌、脂肪组织和肝脏的胰岛素抵抗。与磺酰脲类或二甲双胍联合治疗也可显著降低胰岛素抵抗，并使胰岛B细胞功能改善，疗效较单用罗格列酮更为明显。

（2）改善脂肪代谢紊乱：罗格列酮能显著降低2型糖尿病患者甘油三酯，增加总胆固醇和高密度脂蛋白的水平。以吡格列酮3mg/kg喂食肥胖的Wistar大鼠可增加极低密度脂蛋白-甘油三酯的消除，降低其水平。曲格列酮也可明显降低致密的小颗粒低密度脂含量，增强低密度脂对氧化修饰的抵抗能力。

（3）对2型糖尿病血管并发症的防治作用：可抑制血小板聚集、炎症反应和内皮细胞的增生，抗动脉粥样硬化。还可延缓蛋白尿的发生，使肾小球的病理改变明显减轻。

（4）改善胰岛B细胞功能：罗格列酮可增加胰腺胰岛的面积、密度和胰岛中胰岛素含量而对胰岛素的分泌无影响，通过减少细胞死亡来阻止胰岛B细胞的衰退。研究还发现，罗格列酮可降低高胰岛素血症和血浆游离脂肪酸水平。游离脂肪酸水平升高对胰腺有毒性作用，因此降低游离脂肪酸水平对胰岛B细胞功能也有保护作用。

2. 临床应用　主要用于治疗胰岛素抵抗和2型糖尿病。

六、GLP-1受体激动药

1. 胰高血糖素样肽-1（GLP-1）受体激动药与胰腺B细胞的GLP-1受体结合后，可葡萄糖依赖性地刺激胰岛素合成和分泌，减少胰高血糖素释放，还可作用于中枢神经系统GLP-1受体，进而减少食物摄入，并通过促进棕色脂肪组织的生热作用和白色脂肪组织的分解增加能量消耗，延迟胃排空。

2. GLP-1受体激动药均需皮下注射，可使HbA1c降低，且有显著的降低体重作用，如艾塞那肽、贝那鲁肽和利拉鲁肽等。可单独或与其他降糖药物合用治疗2型DM，尤其是肥胖、胰岛素抵抗明显者。

七、DDP-Ⅳ抑制药

1. 通过抑制二肽基肽酶-Ⅳ（DPP-Ⅳ）活性而减少GLP-1的失活，提高内源性GLP-1水平。可降低HbA1c。单独使用不增加低血糖发生的风险，也不增加体重。

2. 可单药使用，或与其他口服降糖药物或胰岛素联合应用治疗2型DM。目前在国内上市的有沙格列汀、西格列汀、维格列汀、利格列汀和阿格列汀。肾功能不全的患者在使用时，除了利格列汀，应注意根据eGFR调整药物剂量。

【经典习题】

1. α-葡糖苷酶抑制剂最常见的不良反应是

A. 腹胀和腹泻

B. 肝功能异常

C. 肾功能异常

D. 严重低血糖

E. 过敏和水肿

答案： A

考点： α-葡糖苷酶抑制剂的不良反应

解析： α-葡糖苷酶抑制剂是影响糖类吸收的药物，主要降糖机制为能抑制小肠刷状缘上各种α-葡糖苷酶，使淀粉类分解为麦芽糖进而分解为葡萄糖的速度和蔗糖分解为葡萄糖的速度减慢，其中对葡萄糖淀粉酶的抑制作用最强。代表药物为阿卡波糖，其主要不良反应为胃肠道反应，具体表现有腹胀、胃胀、上腹部灼痛、腹泻或便秘。故选A。

2. 双胍类降血糖药物的降糖作用机制为

A. 促进餐后胰岛素的分泌

B. 促进基础胰岛素的分泌

C. 延缓肠道碳水化合物的吸收

D. 激活过氧化物酶增殖体活化因子受体

E. 增加外周组织对葡萄糖的摄取和利用

答案： E

考点： 双胍类降血糖药物的作用机制

解析： 双胍类降血糖药物不促进胰岛素分泌，主要是促使外周组织中葡萄糖的无氧代谢增加，肌肉等组织利用葡萄糖增加，使肝糖异生作用降低，减少葡萄糖的产生，结果使血糖下降。故选E。

第三十节　β-内酰胺类抗生素

一、青霉素类

（一）青霉素G的抗菌作用、临床应用及不良反应

1. 抗菌作用　青霉素G抗菌作用很强，在细菌繁殖期低浓度抑菌，较高浓度杀菌。对下列细菌有高度抗菌活性（2007）：

（1）大多数G^+球菌。

（2）G^+杆菌。

（3）G^-球菌。

（4）少数G^-杆菌。

（5）螺旋体、放线杆菌。

2. 临床应用　本药肌内注射或静脉滴注为治疗敏感菌所致感染的首选药。如乙型溶血性链球菌引起的蜂窝织炎、丹毒、猩红热、咽炎、扁桃体炎、心内膜炎等；肺炎球菌引起的大叶性肺炎、脓胸、支气管肺炎等；甲型溶血性链球菌（草绿色链球菌）引起的心内膜炎、淋球奈瑟菌所致的生殖道淋病；敏感的金黄色葡萄球菌引起的疖、痈、败血症等；脑膜炎奈瑟菌引起的流行性脑脊髓膜炎；也可用于放线菌病、钩端螺旋体病、梅毒、回归热的治疗（2013）。还可用于白喉、破伤风、气性坏疽和流产后产气荚膜梭菌所致的败血症的治疗。但因青霉素G对细菌产生的外毒素无效，故必须加用抗毒素血清。

3. 不良反应（★★★）

（1）变态反应：为青霉素类最常见的不良反应，在各种药物中居首位（2016）。各种类型的变态反应都可出现，以皮肤过敏（荨麻疹、药疹等）和血清病样反应较多见，但多不严重，停药后可消失。最严重的不良反应是过敏性休克。

主要防治措施：①询问过敏史；②避免滥用和局部用药；③避免在饥饿时注射青霉素；④不在没有急

救药物（如肾上腺素）和抢救设备的条件下使用；⑤初次使用、用药间隔3天以上或换批号者必须做皮肤过敏试验，反应阳性者禁用；⑥注射液需临用现配；⑦患者每次用药后需观察30分钟，无反应者方可离去；⑧一旦发生过敏性休克，应首先立即皮下或肌内注射肾上腺素0.5~1.0mg，严重者应稀释后缓慢静注或滴注，必要时加入糖皮质激素和抗组胺药。

（2）赫氏反应：应用青霉素G治疗梅毒、钩端螺旋体、雅司、鼠咬热或炭疽等感染时，可有症状加剧现象，表现为全身不适、寒战、发热、咽痛、肌痛、心跳加快等症状。

（3）其他：肌内注射青霉素G可产生局部疼痛，红肿或硬结。剂量过大或静脉给药过快时可对大脑皮质产生直接刺激作用。鞘内注射可引起脑膜或神经刺激症状。

【巧妙记忆】　窄谱杀菌青霉素，竞争菌体转肽酶；黏肽合成受干扰，阳性细菌杀灭掉；变态反应危险大，一问二试三观察。说明：一问——询问过敏史；二试——用药前做皮肤过敏试验；三观察——用药后观察30分钟。

（二）氨苄西林、阿莫西林的抗菌作用及临床应用

氨苄西林对G^-杆菌有较强的抗菌作用，如对伤寒沙门菌、副伤寒沙门菌、百日咳鲍特菌、大肠埃希菌、痢疾志贺菌等均有较强的抗菌作用，对铜绿假单胞菌无效，对球菌、G^+杆菌、螺旋体的抗菌作用不及青霉素G，但对粪链球菌作用优于青霉素G。临床用于治疗敏感菌所致的呼吸道感染、伤寒、副伤寒、尿路感染、胃肠道感染、软组织感染、脑膜炎、败血症、心内膜炎等，严重病例应与氨基糖苷类抗生素合用。

阿莫西林抗菌谱和抗菌活性与氨苄西林相似，但对肺炎链球菌、肠球菌、沙门菌属、幽门螺杆菌的杀菌作用比氨苄西林强。主要用于敏感菌所致的呼吸道、尿路、胆道感染及伤寒的治疗。此外也可用于慢性活动性胃炎和消化性溃疡的治疗。

二、头孢菌素类

1. 第一代头孢菌素　对G^+菌抗菌作用较二、三代强，但对G^-菌的作用差。可被细菌产生的β-内酰胺酶所破坏。主要用于治疗敏感菌所致呼吸道和尿路感染、皮肤及软组织感染。常用药为头孢噻吩、头孢唑林等。

2. 第二代头孢菌素　对G^+菌作用略逊于第一代，对G^-菌有明显作用，对厌氧菌有一定作用，但对铜绿假单胞菌无效。对多种β-内酰胺酶比较稳定。可用于治疗敏感菌所致肺炎、胆道感染、菌血症、尿路感染和其他组织器官感染等。常用药为头孢孟多、头孢呋辛。

3. 第三代头孢菌素　对G^+菌的作用不及第一、二代，但对G^-菌包括肠杆菌类、铜绿假单胞菌及厌氧菌有较强的作用（2016、2022）。对β-内酰胺酶有较高的稳定性。可用于危及生命的败血症、脑膜炎、肺炎、骨髓炎及尿路严重感染的治疗，能有效控制严重的铜绿假单胞菌感染。常用药为头孢噻肟、头孢曲松等。

4. 第四代头孢菌素　对G^+菌、G^-菌均有高效，对β-内酰胺酶高度稳定，可用于治疗对第三代头孢菌素耐药的细菌感染。常用药为头孢匹罗及头孢吡肟。

三、碳青霉烯类及临床应用

（一）抗菌作用

碳青霉烯类对第一个抗生素——硫霉素进行化学结构改造后得到优点突出、临床可用的亚胺培南，又称亚胺硫霉素。该药对青霉素结合蛋白（PBPs）亲和力强，具有抗菌谱广、抗菌作用强、耐酶且稳定（但可被某些细菌产生的金属酶水解）等特点，临床所用的制剂是与脱氢肽酶抑制药——西司他汀等量配比的复方注射剂，称为泰能。

（二）临床应用

主要用于G^+和G^-需氧菌和厌氧菌所致的各种严重感染，且为其他常用药物疗效不佳者，如泌尿系统、皮肤、软组织、呼吸道、腹腔、妇科感染，以及败血症、骨髓炎等。

四、β-内酰胺酶抑制药及复方制剂

1. 克拉维酸　是由链霉菌培养液中获得的β-内酰胺酶抑制药。对普通细菌，如金黄色葡萄球菌、肠杆菌、淋病奈瑟菌等质粒介导产生的酶有强大的抑制作用；对肺炎杆菌、变形杆菌和脆弱拟杆菌等染色体介导产生的酶有快速抑制作用；对沙门菌属、铜绿假单胞菌等染色体介导产生的酶抑制作用差。与阿莫西林合用的口服制剂称为奥格门汀，与替卡西林合用的注射剂称替门汀。

2. 舒巴坦　为半合成β-内酰胺酶抑制药。对金黄色葡萄球菌与G^+杆菌产生的β-内酰胺酶有很强的抑制作用，抗菌作用略强于克拉维酸。与其他β-内酰胺类抗生素合用，有明显抗菌协同作用。与氨苄西林合用的注射剂为优立新，与头孢哌酮合用的注射剂为舒普深，与头孢噻肟合用的注射剂为新治菌。

3. 他唑巴坦　为舒巴坦衍生物，抑酶作用强于

克拉维酸和舒巴坦，与哌拉西林合用的注射剂为特治星。

【经典习题】

1. 青霉素G的主要不良反应是
   A. 肾损害
   B. 过敏
   C. 听力减退
   D. 肝损害
   E. 胃肠道反应

答案：B

考点：青霉素G不良反应

解析：变态反应为青霉素类最常见的不良反应，在各种药物中居首位，最严重的不良反应为过敏性休克。故选B。

2. 对青霉素G最敏感的病原体是
   A. 立克次体
   B. 钩端螺旋体
   C. 衣原体
   D. 支原体
   E. 真菌

答案：B

考点：青霉素G的药理作用

解析：青霉素G对大多数G^-杆菌作用较弱，对肠球菌不敏感，对真菌、原虫、立克次体、病毒等无作用。故选B。

第三十一节　大环内酯类、林可霉素类及多肽类

一、红霉素

1. 抗菌作用　红霉素对G^+菌抗菌作用强，对部分G^-菌高度敏感。对某些螺旋体、肺炎支原体、立克次体和螺杆菌也有抗菌作用，但效力不及青霉素。

2. 临床应用（2005、2006、2008）　临床常用于治疗耐青霉素的金黄色葡萄球菌感染和对青霉素过敏者，还用于上述敏感菌所致的各种感染，也能用于厌氧菌引起的口腔感染和军团菌、肺炎支原体、肺炎衣原体、溶脲脲原体等非典型病原体所致的呼吸系统、泌尿生殖系统感染（2013）。红霉素的不良反应主要为胃肠道反应，少数患者可发生肝损害，个别患者可有过敏性药疹、药热、耳鸣、暂时性耳聋等。

【巧妙记忆】　大环内酯红霉素，碱性环境增效果；青红合用不对路，盐析现象须记住。

二、阿奇霉素

抗菌作用及临床应用：抗菌谱较红霉素广，增加了对G^-菌的抗菌作用，对红霉素敏感菌的抗菌活性与红霉素相当，而对G^-菌明显强于红霉素，对某些细菌表现为快速杀菌作用，而其他大环内酯类为抑菌药。

三、林可霉素类

林可霉素类抗生素包括林可霉素和克林霉素，两药具有相同的抗菌谱和抗菌机制，但由于克林霉素的口服吸收、抗菌活性、毒性和临床疗效均优于林可霉素，故临床常用。两药的抗菌谱与红霉素类似。最主要特点是对各类厌氧菌均有强大的抗菌作用，对需氧G^+菌有显著活性，对G^-杆菌几乎无作用。

主要用于厌氧菌、包括脆弱类杆菌、产气荚膜梭菌、放线菌等引起的口腔、腹腔和妇科感染。治疗需氧G^+球菌引起的呼吸道、骨及软组织、胆道感染及败血症、心内膜炎等。对金黄色葡萄球菌引起的骨髓炎为首选药。

四、多肽类

此处主要介绍万古霉素类。

（一）抗菌作用及机制

万古霉素类属糖肽类抗生素。对G阳性菌产生强大杀菌作用，尤其是MRSA和MRSE。其机制是与细胞壁前体肽聚糖结合，阻断细胞壁合成，造成细胞壁缺陷而杀灭细菌，尤其对正在分裂增殖的细菌呈现快速杀菌作用。

（二）临床应用及不良反应

1. 临床应用　仅用于严重G阳性菌感染，特别是MRSA、MRSE和肠球菌属所致感染，如败血症、心内膜炎、骨髓炎、呼吸道感染等。可用于对β-内酰胺类过敏的患者。口服给药用于治疗假膜性结肠炎和消化道感染。

2. 不良反应　具有耳毒性、肾毒性，可导致变态反应。口服时可引起恶心、呕吐、金属异味感和眩晕，静脉滴注时偶发疼痛和血栓性静脉炎。

【经典习题】

1. 下列治疗军团菌病的首选药物是
   A. 青霉素G
   B. 红霉素
   C. 四环素
   D. 氯霉素
   E. 头孢唑林

答案：B

考点：红霉素临床应用

解析：红霉素的临床应用主要有以下几方面。①耐青

霉素的金黄色葡萄球菌感染及青霉素过敏患者。②G^+球菌感染，如扁桃体炎、猩红热、丹毒、急性中耳炎等。③白喉带菌者和衣原体所致婴儿肺炎及结肠炎。④对弯曲杆菌所致败血症或肠炎、支原体肺炎和军团菌病可作首选药。故选 B。

2. 关于克林霉素的抗感染作用，描述正确的是
   A. 具有较强抗铜绿假单胞菌作用
   B. 具有抗 DNA 病毒的作用
   C. 为支原体肺炎首选药物
   D. 主要用于金黄色葡萄球菌引起的骨及关节感染
   E. 对念珠菌有强大抗菌作用

答案： D

考点： 克林霉素的抗感染作用

解析： 克林霉素抗菌谱与红霉素相似，对G^+菌如金黄色葡萄球菌（包括耐药菌）、表皮葡萄球菌、链球菌等抗菌作用强，故选 D。此药对肠球菌、G^-杆菌、耐甲氧西林金黄色葡萄球菌（MRSA）、肺炎支原体不敏感。

第三十二节　氨基糖苷类抗生素

一、氨基糖苷类抗生素的共性

（一）抗菌作用及作用机制

氨基糖苷类对各种需氧G^-杆菌具有强大抗菌活性；对G^-球菌作用较差；对 MRSA 和耐甲氧西林表皮葡萄球菌（MRSE）也有较好的抗菌活性。链霉素、卡那霉素还对结核分枝杆菌有效。

氨基糖苷类的抗菌机制主要是抑制细菌蛋白质合成，还能破坏细菌胞质膜的完整性。氨基糖苷类抗生素是快速杀菌药，对静止期细菌有较强作用。

1. 杀菌特点

（1）杀菌速率和杀菌持续时间与浓度呈正相关。

（2）仅对需氧菌有效，且抗菌活性显著强于其他类药物，对厌氧菌无效。

（3）抗菌后效应（PAE）长，且持续时间与浓度呈正相关。

（4）具有初次接触效应，即细菌首次接触氨基糖苷类时，能被迅速杀死。

（5）在碱性环境中抗菌活性增强。

2. 细菌对氨基糖苷类产生的耐药机制有

（1）产生修饰氨基糖苷类的钝化酶，使药物灭活。包括乙酰化酶、腺苷化酶和磷酸化酶，可分别将乙酰基、腺苷、磷酸连接到氨基糖苷类的氨基或羟基上，使药物不能与核糖体结合而失效。氨基糖苷类间有的出现交叉耐药性，有的不出现交叉耐药性。

（2）膜通透性的改变，如外膜膜孔蛋白结构的改变，降低了对氨基糖苷类的通透性，使菌体内药物浓度下降。

（3）靶位的修饰，如细菌核糖体 30S 亚基靶蛋白上 S12 蛋白质中一个氨基酸被替代，致使对链霉素的亲和力降低而耐药。

（二）不良反应（2002）（★★★）

氨基糖苷类的主要不良反应是耳毒性和肾毒性，尤其在儿童和老人更易引起。毒性产生与服药剂量和疗程有关。

1. 耳毒性　包括前庭神经和耳蜗听神经损伤（2007）。前庭神经功能损伤发生率依次为新霉素>卡那霉素>链霉素>西索米星>阿米卡星≥庆大霉素≥妥布霉素>奈替米星。耳蜗听神经功能损伤发生率依次为新霉素>卡那霉素>阿米卡星>西索米星>庆大霉素>妥布霉素>奈替米星>链霉素。该毒性还能影响子宫内胎儿。

2. 肾毒性　氨基糖苷类是诱发药源性肾衰的最常见因素，其发生率依次为新霉素>卡那霉素>庆大霉素>妥布霉素>阿米卡星>奈替米星>链霉素。临床用药时应定期进行肾功能检查。有条件的地方应做血药浓度监测。肾功能减退患者慎用或调整给药方案。避免合用有肾毒性的药物。

3. 神经肌肉麻痹　与给药剂量和给药途径有关，最常见于大剂量腹膜内或胸膜内给药或静脉滴注速度过快，也偶见于肌内注射后。可引起心肌抑制、血压下降、肢体瘫痪和呼吸衰竭。其严重程度顺序依次为新霉素>链霉素>卡那霉素>奈替米星>阿米卡星>庆大霉素>妥布霉素。此毒性反应临床上常被误诊为过敏性休克，抢救时应立即静脉注射新斯的明和钙剂。临床用药时避免合用肌肉松弛药、全麻药等。

4. 变态反应　皮疹、发热、血管神经性水肿、口周发麻等常见。接触性皮炎是局部应用新霉素最常见的反应。链霉素可引起过敏性休克，其发生率仅次于青霉素，防治措施同青霉素。

二、常用氨基糖苷类药物

庆大霉素是治疗各种G^-杆菌感染的主要抗菌药，尤其对沙雷菌属作用更强，为氨基糖苷类中的首选药。可与青霉素或其他抗生素合用，协同治疗严重的球菌感染。亦可用于术前预防和术后感染。还可局部用于皮肤、黏膜表面感染和眼、耳、鼻部感染。

妥布霉素对肺炎杆菌、肠杆菌属、变形杆菌属、铜绿假单胞菌的抑菌或杀菌作用较庆大霉素强，且对耐庆大霉素菌株仍有效，适合治疗铜绿假单胞菌所致

的各种感染（2003、2004），通常应与青霉素类或头孢菌素类药物合用。

阿米卡星是抗菌谱最广的氨基糖苷类抗生素。其突出优点是对肠道G⁻杆菌和铜绿假单胞菌所产生的多种氨基糖苷类灭活酶稳定，故对耐药菌感染仍能有效控制，常作为首选药。本品的另一个优点是与β-内酰胺类联合可获协同作用。

【巧妙记忆】 氨基糖苷类杀菌剂，抑制菌体蛋白质；对抗阴性杆菌灵，链卡还治结核病；耳肾毒性最严重，控制剂量定慎用。

【经典习题】

1. 禁用于肾功能不全患者的抗菌药物是
   A. 青霉素G
   B. 阿莫西林
   C. 头孢曲松
   D. 阿米卡星
   E. 阿奇霉素

   答案： D

   考点： 阿米卡星不良反应

   解析： 肾功能减退时，氨基糖苷类、多肽类、第一代头孢菌素易蓄积而对其他脏器造成毒性反应。阿米卡星属氨基糖苷类抗生素。注意头孢曲松为第三代头孢菌素，阿奇霉素属大环内酯类。故选D。

2. 氨基糖苷类抗生素的主要不良反应是
   A. 骨髓抑制
   B. 耳毒性
   C. 肝毒性
   D. 心脏毒性
   E. 消化道反应

   答案： B

   考点： 氨基糖苷类抗生素的不良反应

   解析： 氨基糖苷类抗生素不良反应主要是耳毒性、肾毒性，其次神经肌肉麻痹、变态反应。故选B。

3. 下列对铜绿假单胞菌作用最强的氨基糖苷类抗生素是
   A. 卡那霉素
   B. 庆大霉素
   C. 阿米卡星
   D. 妥布霉素
   E. 链霉素

   答案： D

   考点： 氨基糖苷类抗生素的临床应用

   解析： 妥布霉素对铜绿假单胞菌的作用较庆大霉素强2~5倍，且对耐庆大霉素菌株仍有效，适合治疗铜绿假单胞菌所致的各种感染。故选D。

第三十三节 四环素类

一、四环素类

四环素类属广谱抗生素，对革兰阳性菌和阴性菌具有快速抑菌作用，对立克次体、支原体、衣原体、某些螺旋体和原虫也具有较强的抑制作用（2003、2012）。

（一）四环素、多西环素、米诺环素的抗菌作用及临床应用

1. 四环素 对革兰阳性菌的抑制作用强于阴性菌，但是对革兰阳性菌的作用不如青霉素类和头孢菌素类，对革兰阴性菌的作用不如氨基糖苷类及氯霉素类。极高浓度时具有杀菌作用。对伤寒杆菌、副伤寒杆菌、铜绿假单胞菌、结核分枝杆菌、真菌和病毒无效。由于耐药菌株日益增多和药物的不良反应，四环素一般不作为首选药。

2. 多西环素 属长效半合成四环素类，是四环素类药物的首选药；其抗菌活性比四环素强2~10倍（2012），具有强效、速效、长效的特点。口服吸收良好，不易受食物影响。大部分药物随胆汁进入肠腔排泄，肠道中的药物多以无活性的结合型或络合型存在，很少引起二重感染。少量药物经肾脏排泄，肾功能减退时粪便中药物排泄增多，故肾衰竭时也可使用。应饭后服用，以大量水送服，服药后保持直立体位30分钟以上，以避免引起食管炎。静脉注射时，可能出现舌麻木及口腔异味感。易致光敏反应。其他不良反应少于四环素。

3. 米诺环素 口服吸收良好，不易受食物影响。脑脊液中的浓度高于其他四环素类。抗菌活性强于其他同类药物。此外，对四环素或青霉素类耐药的A群链球菌、B群链球菌、金葡菌和大肠埃希菌对米诺环素仍敏感。主要用于治疗酒渣鼻、痤疮和沙眼衣原体所致的性传播疾病，及上述耐药菌引起的感染。除四环素类共有的不良反应外，米诺环素产生独特的前庭反应，出现恶心、呕吐、眩晕、运动失调等症状；首剂可迅速出现，女性多于男性。用药期间不宜从事高空、驾驶和精密作业。

（二）不良反应

1. 局部刺激作用 口服可引起恶心、呕吐、腹泻等症状，餐后服用可减轻刺激症状，但影响药物吸收。肌内注射刺激性大，禁用。静脉滴注易引起静脉炎。

2. 二重感染 较常见的二重感染有两种，其一是真菌感染，多由白假丝酵母菌引起，表现为鹅口

疮、肠炎；应立即停药并同时进行抗真菌治疗。其二是对四环素耐药的难辨梭菌感染所致的假膜性肠炎，表现为剧烈的腹泻、发热、肠壁坏死、体液渗出甚至休克死亡；应立即停药并口服万古霉素或甲硝唑。

3. 对骨骼和牙齿生长的影响。

4. 其他　长期大剂量使用可引起严重肝损伤或加重原有的肾损伤，多见于孕妇，特别是肾功能异常的孕妇。

【巧妙记忆】　四环素抗菌谱：二菌四体一虫灵，基本无效伤绿结。说明：二菌指细菌和放线菌，四体指立克次体、支原体、衣原体、螺旋体，一虫指阿米巴原虫。

二、氯霉素

（一）抗菌作用及机制

1. 对革兰阴性菌的抗菌作用强于阳性菌，属于抑菌药；但对流感嗜血杆菌、脑膜炎奈瑟菌、肺炎链球菌具有杀灭作用；对革兰阳性菌的抗菌活性不如青霉素类和四环素类。氯霉素对结核分枝杆菌、真菌和原虫无效。

2. 氯霉素与细菌核糖体 50S 亚基上的肽酰转移酶作用位点可逆性结合，阻止 P 位肽链的末端羧基与 A 位氨基酰 tRNA 的氨基发生反应，从而阻止肽链延伸，使蛋白质合成受阻。

（二）临床应用及不良反应

1. 临床应用　主要用于耐药菌诱发的严重感染、伤寒和立克次体感染。与其他抗菌药联合使用，可用于治疗腹腔或盆腔的厌氧菌感染。也可作为眼科的局部用药。

2. 不良反应　氯霉素具有血液系统毒性，可导致灰婴综合征。口服用药时，可出现恶心、呕吐、腹泻等症状。少数患者发生变态反应、视神经炎、视力障碍等。还可见溶血性贫血、二重感染。

【经典习题】

多西环素的药理作用是

A. 对病毒感染有效

B. 对念珠菌的细菌感染有效

C. 杀灭结核分枝杆菌

D. 抑制二氢蝶酸合酶活性

E. 对立克次体感染有效

答案： E

考点： 多西环素的药理作用

解析： 多西环素为四环素类抗生素的首选药，对立克次体、支原体、衣原体均有效，故选 E。

第三十四节　人工合成的抗菌药

一、氟喹诺酮类（★★★）

（一）抗菌作用

氟喹诺酮类属广谱杀菌药。20 世纪 90 年代后期研制的莫西沙星、加替沙星等，除保留了原有氟喹诺酮类对革兰阴性菌的良好抗菌活性外，进一步增强了对革兰阳性菌、结核分枝杆菌、军团菌、支原体及衣原体的杀灭作用；特别是提高了对厌氧菌如脆弱类杆菌、梭杆菌属、消化链球菌属和厌氧芽胞梭菌属等的抗菌活性，并显示出良好的临床效果。但是，对于铜绿假单胞菌仍以环丙沙星的杀灭作用为最强（2013）。

（二）作用机制

DNA 回旋酶的 A 亚基是喹诺酮类药物抗革兰阴性菌的重要靶点，药物与酶结合形成 DNA 回旋酶-DNA-喹诺酮三元复合物，并抑制酶的切口活性和封口活性，从而抑制细菌 DNA 复制而达到杀菌作用。拓扑异构酶Ⅳ是喹诺酮类药物抗革兰阳性菌的重要靶点。拓扑异构酶Ⅳ通过解除 DNA 结节、解环连体和松弛超螺旋的功能，协助子代染色质分配到子代细菌，在 DNA 复制过程中发挥重要作用。喹诺酮类通过对拓扑异构酶Ⅳ的抑制作用，干扰细菌 DNA 复制。

（三）临床应用

氟喹诺酮类具有抗菌谱广、抗菌活性强、口服吸收良好、与其他类别的抗菌药之间无交叉耐药等特点。临床用于泌尿生殖道感染、呼吸系统感染、肠道感染与伤寒。氟喹诺酮类对脑膜炎奈瑟菌具有强大的杀菌作用，其在鼻咽分泌物中浓度高，可用于鼻咽部带菌者的根除治疗。对于其他抗菌药物无效的儿童重症感染，可选用氟喹诺酮类；囊性纤维化患儿感染铜绿假单胞菌时，应选用环丙沙星。

（四）不良反应

1. 胃肠道反应　可见胃部不适、恶心、呕吐、腹痛、腹泻等症状。

2. 中枢神经系统毒性　轻症者表现为失眠、头昏、头痛，重症者出现精神异常、抽搐、惊厥等。中枢神经系统毒性不良反应发生率依次为氟罗沙星>诺氟沙星>司帕沙星>环丙沙星>依诺沙星>氧氟沙星>培氟沙星>左氧氟沙星。

3. 光敏反应（2023）　表现为光照部位皮肤出现瘙痒性红斑，严重者出现皮肤糜烂、脱落。司帕沙星、洛美沙星、氟罗沙星诱发的光敏反应最常见。其他药物光敏反应的发生率为依诺沙星>氧氟沙星>环丙沙星>莫西沙星、加替沙星。

4. 心脏毒性　罕见但后果严重。可见Q-T间期延长、尖端扭转型室性心动过速、室颤等。心脏毒性临床发生率为司帕沙星>加替沙星>左氧氟沙星>氧氟沙星>环丙沙星。

5. 软骨损害　多种幼龄动物实验结果证实，药物可损伤负重关节的软骨；临床研究发现儿童用药后可出现关节痛和关节水肿。其他不良反应包括跟腱炎、肝毒性、替马沙星综合征、变态反应等。小儿使用要谨慎。

二、磺胺类

（一）抗菌作用

磺胺类对大多数革兰阳性菌和阴性菌有良好的抗菌活性，其中最敏感的是A群链球菌、肺炎链球菌、脑膜炎奈瑟菌、淋病奈瑟菌、鼠疫耶尔森菌和诺卡菌属；也对沙眼衣原体、疟原虫、肺孢子菌和弓形虫滋养体有抑制作用。但是对支原体、立克次体和螺旋体无效，甚至可促进立克次体生长。磺胺米隆和磺胺嘧啶银尚对铜绿假单胞菌有效。

（二）作用机制

磺胺药与对氨基苯甲酸（PABA）的结构相似，可与之竞争二氢蝶酸合酶，阻止细菌二氢叶酸合成，从而发挥抑菌作用。PABA与二氢蝶酸合酶的亲和力比磺胺药强数千倍以上，使用磺胺药时，应首剂加倍。脓液或坏死组织中含有大量的PABA，局麻药普鲁卡因在体内也能水解产生PABA，它们均可减弱磺胺药的抗菌作用。

【巧妙记忆】　磺胺类抗菌谱：二菌一体和一虫，外加结核与麻风。说明：二菌指细菌和放线菌，一体指衣原体，一虫指疟原虫。磺胺类不良反应预防：碱化尿液多饮水，定期检查尿常规。

（三）临床应用

1. 磺胺嘧啶　预防流行性脑脊髓膜炎、治疗普通型流行性脑脊髓膜炎、治疗诺卡菌属引起的肺部感染、脑膜炎和脑脓肿。

2. 磺胺甲噁唑　可用于流行性脑脊髓膜炎的预防、适用于大肠埃希菌等敏感菌诱发的泌尿道感染。

（四）不良反应

磺胺类抗菌药可引起：①泌尿道损害，可产生尿道刺激和梗阻症状，如结晶尿、血尿等，服用磺胺嘧啶或磺胺甲噁唑时，应同服等量碳酸氢钠；注意服药期间多饮水，定期查尿。②变态反应。③血液系统反应，长期用药可能抑制骨髓造血功能，用药期间应定期检查血常规。④神经系统反应。⑤其他，可引起消化系统症状和肝损害等。新生儿、早产儿、孕妇和哺乳妇女不应使用磺胺药。

三、甲氧苄啶

甲氧苄啶（TMP）是细菌二氢叶酸还原酶抑制药，抗菌谱与磺胺甲噁唑（SMZ）相似，属抑菌药；抗菌活性比SMZ强数十倍。细菌对TMP极易产生抗药，故不单独用药；常与磺胺药或某些抗生素合用，有增效作用。

复方新诺明由SMZ和TMP按5：1比例制成，二者的主要药代学参数相近；合用后通过双重阻断机制，协同抑制四氢叶酸合成。合用时抗菌活性增加数倍至数十倍，甚至呈现杀菌作用，抗菌谱扩大，耐药菌减少。复方新诺临床用于大肠埃希菌、变形杆菌和克雷伯菌引起的泌尿道感染；肺炎链球菌、流感嗜血杆菌及大肠埃希菌引起的上呼吸道感染或支气管炎；霍乱弧菌引起的霍乱；伤寒沙门菌引起的伤寒；志贺菌属引起的肠道感染；肺孢子菌肺炎、诺卡菌病。

四、甲硝唑

分子中的硝基在细胞内无氧环境中被还原成氨基，从而抑制病原体DNA合成，发挥抗厌氧菌作用，对脆弱类杆菌尤为敏感。对滴虫、阿米巴滋养体及破伤风梭菌具有很强的杀灭作用。甲硝唑对需氧菌或兼性需氧菌无效。临床主要用于治疗厌氧菌引起的口腔、腹腔、女性生殖器、下呼吸道、骨和关节等部位的感染。对幽门螺杆菌感染的消化性溃疡及四环素耐药难辨梭菌所致的假膜性肠炎有特殊疗效。是治疗阿米巴病、滴虫病和破伤风的首选药物（2012）。

【经典习题】

1. 氟喹诺酮类药物的抗菌机制是其抑制细菌的
   A. 蛋白质合成
   B. 细胞壁合成
   C. DNA螺旋酶
   D. 二氢蝶酸还原酶
   E. 二氢叶酸合成酶

答案：C

考点：氟喹诺酮类药物的抗菌机制

解析：氟喹诺酮类药物是抑制细菌DNA合成酶之一的螺旋酶，造成细菌染色体的不可逆损害而呈选择性杀菌作用。选项C正确，故选C。

2. 下列不属于氟喹诺酮类药物的药理学特性是
   A. 抗菌谱广
   B. 口服吸收好
   C. 与其他抗菌药物无交叉耐药性

D. 不良反应较多
E. 体内分布较广

答案：D

考点：氟喹诺酮类药物的药理学特性

解析：氟喹诺酮类药不良反应较少，少见胃肠道反应、中枢神经系统毒性、皮肤反应及光敏反应。故选 D。

第三十五节　抗真菌药

一、抗生素类药

抗生素类抗真菌药的代表药为两性霉素 B。两性霉素 B 几乎对所有真菌均有抗菌活性，为广谱抗真菌药。静脉滴注可用于治疗深部真菌感染。真菌性脑膜炎时，除静脉滴注外，还需鞘内注射。口服仅用于肠道真菌感染。局部应用治疗皮肤、指甲及黏膜等表浅部真菌感染。

二、唑类

唑类抗真菌药的代表药为氟康唑。氟康唑是广谱抗真菌药，对隐球菌属、念珠菌属和球孢子菌属等均有作用，是治疗艾滋病患者隐球菌性脑膜炎的首选药，与氟胞嘧啶合用可增强疗效。

三、丙烯胺类

丙烯胺类抗真菌药的代表药为特比萘芬。特比萘芬是丙烯胺类衍生物，对曲霉菌、镰孢和其他丝状真菌具有良好抗菌活性。可外用或口服治疗甲癣和其他一些浅表部真菌感染。对深部曲霉菌感染、侧孢感染、假丝酵母菌感染和肺隐球酵母菌感染并非很有效，但与唑类药物或两性霉素 B 合用，可获良好结果。

【经典习题】

广谱抗真菌药物是
A. 利福平
B. 利巴韦林
C. 伯氨喹
D. 氟康唑
E. 环磷酰胺

答案：D

考点：氟康唑的药理作用

解析：氟康唑为氟代三唑类抗真菌药，抗菌谱与酮康唑相似，抗菌活性比酮康唑强，为广谱抗真菌药物，选项 D 陈述正确。利福平主要对结核分枝杆菌和其他分枝杆菌（包括麻风杆菌等），在宿主细胞内、外均有明显的杀菌作用。利巴韦林为广谱抗病毒药。伯氨喹对疟原虫红细胞外期的裂殖体与配子体有较强的杀灭作用，为阻止疟疾复发、中断传播的有效药物。环磷酰胺为最常用的烷化剂类抗肿瘤药，能对肿瘤细胞产生细胞毒作用。故选 D。

第三十六节　抗病毒药

一、抗疱疹病毒药

阿昔洛韦为广谱、高效的抗病毒药。是目前最有效的抗Ⅰ型和Ⅱ型单纯疱疹病毒（HSV）药物之一，对水痘-带状疱疹病毒（VZV）和 EB 病毒等其他疱疹病毒有效。

（一）作用机制

在被感染的细胞内，在病毒腺苷激酶和细胞激酶的催化下，转化为三磷酸无环鸟苷，对病毒 DNA 多聚酶呈强大的抑制作用，阻滞病毒 DNA 的合成。

（二）临床应用

阿昔洛韦为 HSV 感染的首选药。局部应用治疗疱疹性角膜炎、单纯疱疹和带状疱疹，口服或静注可有效治疗单纯疱疹脑炎、生殖器疱疹、免疫缺陷患者单纯疱疹病毒感染等。

二、抗流感病毒药

（一）金刚乙胺和金刚烷胺

金刚乙胺是金刚烷胺的 α-甲基衍生物，均可特异性抑制 A 型流感病毒，大剂量也可抑制 B 型流感病毒、风疹和其他病毒。金刚乙胺抗 A 型流感病毒的作用优于金刚烷胺，抗病毒谱也较广。主要用于预防 A 型流感病毒的感染。

（二）奥司他韦

磷酸奥司他韦是奥司他韦活性代谢产物的药物前体，其活性代谢产物（奥司他韦羧酸盐）是强效的选择性流感病毒神经氨酸酶抑制剂。奥司他韦可用于治疗流感，且可减少并发症的发生和抗生素的使用，是目前治疗流感的常用药物之一，也是抗禽流感甲型 H1N1 病毒安全有效的药物之一。

三、抗肝炎病毒药

（一）利巴韦林

利巴韦林为广谱抗病毒药，对多种 RNA 和 DNA 病毒有效。包括甲型肝炎病毒（HAV）和丙型肝炎病毒（HCV）。对急性甲型肝炎和丙型肝炎有一定疗效，治疗呼吸道合胞病毒肺炎和支气管炎效果最佳。

（二）干扰素

干扰素（IFN）为广谱抗病毒药，对病毒穿透细胞膜过程、脱壳、mRNA合成、蛋白翻译后修饰、病毒颗粒组装和释放均可产生抑制作用。临床主要用于急性病毒感染性疾病如流感及其他上呼吸道感染性疾病、病毒性心肌炎、流行性腮腺炎、乙型脑炎等，以及慢性病毒性感染如慢性活动性肝炎、CMV感染等，也可用于肿瘤治疗。

（三）拉米夫定

拉米夫定除用于HIV治疗外，也能抑制HBV复制，有效治疗慢性HBV感染，成为目前治疗HBV感染最有效的药物之一。

【经典习题】

广谱抗病毒药物是

A. 利巴韦林

B. 金刚烷胺

C. 阿昔洛韦

D. 替比夫定

E. 更昔洛韦

答案： A

考点： 利巴韦林的药理作用

解析： 常用的抗病毒药包括阿昔洛韦、更昔洛韦、利巴韦林、金刚烷胺以及替比夫定等。其中阿昔洛韦的抗病毒谱较窄，利巴韦林属于核苷类广谱抗病毒药，金刚烷胺适用于流感病毒，替比夫定用于乙肝病毒，均为窄谱抗病毒药物，而更昔洛韦用于巨细胞病毒感染的治疗和预防。故选A。

第三十七节　抗结核病药

一、异烟肼

（一）临床应用

异烟肼对各种类型的结核病患者均为首选药物。对早期轻症肺结核或预防用药时可单独使用，规范化治疗时必须联合使用其他抗结核病药，以防止或延缓耐药性的产生。对粟粒性结核和结核性脑膜炎应加大剂量，延长疗程，必要时注射给药。

（二）不良反应（★★★）

1. 神经系统　常见反应为周围神经炎，表现为手足麻木、肌肉震颤和步态不稳等。大剂量可出现头痛、头晕、兴奋和视神经炎，严重时可导致中毒性脑病和精神病。

2. 肝脏毒性（2001）　异烟肼可损伤肝细胞，使转氨酶升高，少数患者可出现黄疸，严重时亦可出现肝小叶坏死，甚至死亡。

3. 其他　可发生各种皮疹、发热、胃肠道反应、粒细胞减少、血小板减少和溶血性贫血，用药期间亦可能产生脉管炎及关节炎综合征。

二、利福平

（一）临床应用

利福平与其他抗结核药联合使用可治疗各种类型的结核病，包括初治及复发患者。也可治疗麻风病（2007）和耐药金葡菌及其他敏感细菌所致感染。因利福平在胆汁中浓度较高，也可用于重症胆道感染。此外，利福平局部用药可用于沙眼、急性结膜炎及病毒性角膜炎的治疗。

（二）不良反应（2013、2014）及药物相互作用（★★）

1. 胃肠道反应　可有恶心、呕吐、腹痛、腹泻，一般不严重。

2. 肝脏毒性　长期大量使用利福平可出现黄疸、肝大、肝功能减退等症状，严重时可致死亡。

3. “流感综合征”　大剂量间隔使用时可诱发发热、寒战、头痛、肌肉酸痛等类似感冒的症状。其发生频率与剂量大小、间隔时间有明显关系，所以间隔给药方法现已不使用。

4. 其他　个别患者出现皮疹、药热等重症反应。偶见疲乏，嗜睡、头晕和运动失调等。此外，动物实验证实该药有致畸作用，故禁用于妊娠早期妇女。

利福平是肝药酶诱导剂，可加速自身及许多药物的代谢，如洋地黄毒苷、奎尼丁、普萘洛尔、维拉帕米、巴比妥类药物、口服抗凝血药、氯贝丁酯、美沙酮及磺酰脲类口服降血糖药、口服避孕药、糖皮质激素和茶碱等。利福平与这些药物合用时应注意调整剂量。

三、乙胺丁醇

（一）药理作用

乙胺丁醇对繁殖期结核杆菌有较强的抑制作用。乙胺丁醇对其他细菌无效。单独使用可产生耐药性，降低疗效，因此常联合其他抗结核病药使用，目前无交叉耐药现象。

（二）临床应用

乙胺丁醇用于各型肺结核和肺外结核。与异烟肼和利福平合用治疗初治患者，与利福平和卷曲霉素合用治疗复治患者。特别适用于经链霉素和异烟肼治疗无效的患者。因其安全有效、不良反应发生率低、耐药性产生慢，目前已取代对氨基水杨酸钠成为一线抗结核药。

四、吡嗪酰胺

（一）药理作用

本药只对结核杆菌有杀灭作用，对其他细菌无抗菌活性。大部分在肝脏水解成吡嗪酸，并羟化成为5-羟吡嗪酸，少部分原形药通过肾小球滤过由尿排出。吡嗪酰胺在酸性环境下对结核杆菌有较强的抑制和杀灭作用。吡嗪酰胺单独使用易产生耐药性，与其他抗结核病药无交叉耐药性。

（二）临床应用

吡嗪酰胺与其他抗结核药联合用于经一线抗结核药（如链霉素、异烟肼、利福平及乙胺丁醇）治疗无效的结核病。该药以往作为二线药，常用于其他抗结核药物治疗失败的复治患者。

【经典习题】

1. 能引起“流感综合征”的药物是
   A. 利福平
   B. 多黏菌素
   C. 哌拉西林
   D. 链霉素
   E. 头孢孟多

   答案：A

   考点：利福平不良反应

   解析：利福平具有胃肠道反应、肝脏毒性和流感综合征等不良反应，故选A。

2. 可引起周围神经炎的药物是
   A. 利福平
   B. 异烟肼
   C. 阿昔洛韦
   D. 吡嗪酰胺
   E. 卡那霉素

   答案：B

   考点：抗结核药物的不良反应

   解析：异烟肼常见不良反应为周围神经炎，表现为手足麻木、肌肉麻痹和步态不稳等。故选B。

3. 女，28岁。发热、咳嗽2个月，胸部X线片示左上肺不规则片状阴影，予抗结核治疗1个月余。查体：T 36.5℃，巩膜稍黄染，双肺未闻及干、湿啰音。WBC 4.3×10^9/L，N 0.55。肝功能检查：ALT、AST正常，总胆红素40.6μmol/L，直接胆红素17.8μmol/L。该患者现停用的药物是
   A. 利福平
   B. 异烟肼
   C. 吡嗪酰胺
   D. 乙胺丁醇
   E. 链霉素

   答案：A

   考点：利福平不良反应

   解析：异烟肼副作用为周围神经炎，偶有肝功能损害。吡嗪酰胺副作用为胃肠道不适、肝功能损害、高尿酸血症、关节痛。乙胺丁醇副作用为视神经炎。链霉素副作用为听力障碍、眩晕、肾功能损害。患者为服用抗结核药物后出现肝损害，利福平是出现肝损害的最常见原因。故应该停用利福平。故选A。

第三十八节　抗　疟　药

一、氯喹、青蒿素

1. 氯喹药理作用和临床应用

（1）抗疟作用：氯喹对各种疟原虫的红细胞内期裂殖体均有较强的杀灭作用，能迅速有效地控制疟疾的临床发作（2013）；但对子孢子、休眠子和配子体均无效，不能用于病因预防及控制远期复发和传播。氯喹具有在红细胞内尤其是被疟原虫入侵的红细胞内浓集的特点，有利于杀灭疟原虫，具有起效快、疗效高、作用持久的特点。氯喹也能预防性抑制疟疾症状发作，在进入疫区前1周和离开疫区后4周期间，每周服药1次即可。

（2）抗肠道外阿米巴病作用：由于其在肝脏中的浓度高，可用于治疗阿米巴肝脓肿。

（3）免疫抑制作用：大剂量氯喹能抑制免疫反应，偶尔用于类风湿关节炎、系统性红斑狼疮等免疫功能紊乱性疾病。

2. 青蒿素药理作用和临床应用　青蒿素对各种疟原虫红细胞内期裂殖体有快速的杀灭作用；对红细胞外期疟原虫的裂殖体无效。主要用于治疗对耐氯喹或多药耐药的恶性疟。因可透过血脑屏障，对脑性疟的抢救有较好效果。

二、伯氨喹

伯氨喹是主要用于控制复发和传播的抗疟药。其药理作用、临床应用及不良反应为：

1. 药理作用和临床应用　伯氨喹对间日疟和卵形疟肝脏中的休眠子有较强的杀灭作用，是防治疟疾远期复发的主要药物（2013）。与红细胞内期抗疟药合用，能根治良性疟，减少耐药性的产生。能杀灭各种疟原虫的配子体，阻止疟疾传播。对红细胞内期的疟原虫无效。伯氨喹抗疟原虫作用的机制可能是通过其损伤线粒体及代谢产物6-羟衍生物，促进氧自由基生成或阻碍疟原虫电子传递而发挥作用。尽管有对伯氨喹敏感性下降的间日疟原虫株出现的报道，但对伯氨喹耐药的发生是很罕见的。

2. 不良反应　治疗剂量的伯氨喹不良反应较少，可引起剂量依赖性的胃肠道反应，停药后可恢复。大剂量（60~240mg/d）时，可致高铁血红蛋白血症伴

有发绀。红细胞内缺乏葡萄糖-6-磷酸脱氢酶的个体可发生急性溶血。

三、乙胺嘧啶

乙胺嘧啶为二氢叶酸还原酶抑制药，可阻止二氢叶酸转变为四氢叶酸，可阻碍核酸的合成，并且对疟原虫酶的亲和力远大于对人体的酶，从而抑制疟原虫的增殖，对已发育成熟的裂殖体则无效，常需在用药后第二个无性增殖期才能发挥作用，故控制临床症状起效缓慢，常用于病因性预防。其作用持久，1周服药1次。乙胺嘧啶一般不单独使用，常与磺胺类或砜类药物合用，在叶酸代谢的两个环节上起双重阻抑作用。乙胺嘧啶不能直接杀灭配子体，但含药血随配子体被按蚊吸食后，能阻止疟原虫在蚊体内的发育，起阻断传播的作用。

【巧妙记忆】 控制疟疾用氯喹，根治须加伯氨喹。进入疟区怎么办，乙胺嘧啶来防范。伯氨喹毒性大，特异体质慎用它。

【经典习题】

1. 预防性抗疟药是
   A. 乙胺嘧啶
   B. 乙胺丁醇
   C. 异烟肼
   D. 氯喹
   E. 伯氨喹

答案： A

考点： 乙胺嘧啶

解析： 乙胺嘧啶的药理作用和临床应用如下。①药理作用：对恶性疟和间日疟某些虫株的原发性红细胞外期的裂殖体有抑制作用，对红细胞内期未成熟的裂殖体也有抑制作用，对已成熟的裂殖体无效。对配子体无直接杀伤作用，但含药血液随配子体进入蚊体后，阻止疟原虫在蚊体内的孢子增殖，起到控制传播的作用。②临床应用：其是目前病因性预防的首选药，作用持久，服药1次，预防作用可持续1周以上。故选A。

2. 防止疟疾复发和传播的药物是
   A. 氯喹
   B. 奎宁
   C. 甲氟喹
   D. 伯氨喹
   E. 青蒿素

答案： D

考点： 伯氨喹的临床应用

解析： 伯氨喹对间日疟和卵形疟肝脏中的休眠子有较强的杀灭作用，是防治疟疾远期复发的主要药物。故选D。

第三十九节 抗恶性肿瘤药

一、细胞毒类抗肿瘤药

（一）作用机制

1. 影响核酸生物合成（★★★） 药物分别在不同环节阻止DNA的生物合成，属于抗代谢物。根据药物主要干扰的生化步骤或所抑制的靶酶的不同，可进一步分为：①二氢叶酸还原酶抑制剂，如甲氨蝶呤等；②胸苷酸合成酶抑制剂，如氟尿嘧啶等；③嘌呤核苷酸互变抑制剂，如巯嘌呤等；④核苷酸还原酶抑制剂，如羟基脲等；⑤DNA聚合酶抑制剂，如阿糖胞苷等。

2. 影响DNA结构与功能（★★★） 药物分别破坏DNA结构或抑制拓扑异构酶活性，影响DNA复制和修复功能。①烷化剂如氮芥、环磷酰胺（2007）和噻替哌等烷化剂；②破坏DNA的铂类配合物如顺铂；③破坏DNA的抗生素如丝裂霉素和博莱霉素；④拓扑异构酶抑制剂如喜树碱类和鬼臼毒素衍生物。

3. 干扰转录过程和阻止RNA合成（★★★） 药物可嵌入DNA碱基对之间，干扰转录过程，阻止mRNA的形成，属于DNA嵌入剂，如多柔比星等蒽环类抗生素和放线菌素D。

4. 抑制蛋白质合成与功能（★★★） 药物可干扰微管蛋白聚合功能、干扰核蛋白体的功能或影响氨基酸供应。①微管蛋白活性抑制剂如长春碱类和紫杉醇类等；②干扰核蛋白体功能的药物如三尖杉生物碱类；③影响氨基酸供应的药物如L-门冬酰胺酶。

（二）常用药物

1. 甲氨蝶呤 临床上用于治疗儿童急性白血病和绒毛膜癌；鞘内注射可用于中枢神经系统白血病的预防和缓解症状。不良反应包括消化道反应如口腔炎、胃炎、腹泻、便血；骨髓抑制最为突出，可致白细胞、血小板减少，严重者可有全血细胞减少；长期大量用药可致肝、肾损害；妊娠早期应用可致畸胎、死胎。为了减轻MTX的骨髓毒性，可先用大剂量MTX，经过一定时间后，再肌注亚叶酸钙作为救援剂，以保护骨髓正常细胞。

2. 巯嘌呤 主要用于急性淋巴细胞白血病的维持治疗，大剂量对绒毛膜癌亦有较好疗效。常见不良反应为骨髓抑制和消化道黏膜损害，少数患者可出现黄疸和肝功能损害。

3. 环磷酰胺 CTX抗瘤谱广，为目前广泛应用的烷化剂。对恶性淋巴瘤疗效显著，对多发性骨髓瘤、急性淋巴细胞白血病、肺癌、乳腺癌、卵巢癌、神经母细胞瘤和睾丸肿瘤等均有一定疗效。常见的不良反应有骨髓抑制、恶心、呕吐、脱发等。大剂量环磷酰胺可引起出血性膀胱炎，可能与大量代谢物丙烯醛经泌尿道排泄有关，同时应用美司钠可预防其发生。

4. 氟尿嘧啶　FU 口服吸收不规则，需采用静脉给药。对消化系统癌（食管癌、胃癌、肠癌、胰腺癌、肝癌）和乳腺癌疗效好，对宫颈癌、卵巢癌、绒毛膜上皮癌、膀胱癌、头颈部肿瘤也有效。对骨髓和消化道毒性较大，出现血性腹泻时应立即停药；可引起脱发、皮肤色素沉着；偶见肝、肾损害。

5. 羟基脲　对治疗慢性粒细胞白血病有显著疗效，对黑色素瘤有暂时缓解的作用，可用作同步化药物，增加化疗或放疗的敏感性。

6. 多柔比星（阿霉素）　主要用于对常用抗肿瘤药耐药的急性淋巴细胞白血病或粒细胞白血病、恶性淋巴肉瘤、乳腺癌、卵巢癌、小细胞肺癌、胃癌、肝癌及膀胱癌等。

【巧妙记忆】　甲氨蝶呤是二氢叶酸还原酶抑制剂代表药物；巯嘌呤是嘌呤核苷酸互变抑制剂；环磷酰胺是烷化剂代表药物；氟尿嘧啶是胸苷酸合成酶抑制剂代表药物。

二、靶向药物

1. 单克隆抗体类　单克隆抗体类靶向药物的特点见表 2-8-39-1。

2. 小分子化合物

（1）伊马替尼：为单靶点的抗肿瘤小分子化合物，可治疗慢性粒细胞白血病、胃肠道间质瘤。多见消化道症状、液体潴留、肌肉骨骼疼痛及头痛乏力等；较严重的不良反应主要为血液系统毒性和肝损伤。

（2）索拉非尼：为多靶点抗肿瘤的小分子化合物。临床用于治疗肝癌和肾癌。不良反应有疲乏、体重减轻、皮疹、脱发、腹泻、恶心、腹痛等。

3. 其他　包括重组人血管内皮抑制素、维 A 酸和亚砷酸。

表 2-8-39-1　单克隆抗体类靶向药物特点

作用部位	药物	特点	临床应用	主要不良反应
细胞膜分化相关抗原	利妥昔单抗	针对 B 细胞分化抗原（CD20）的人鼠嵌合型单克隆抗体	治疗非霍奇金淋巴瘤	发热、畏寒和寒战等
	阿仑珠单抗	靶向 CD52 抗原的人源化、非结合型抗体	治疗慢性淋巴细胞白血病	寒战、发热、恶心、呕吐、感染、失眠等
表皮生长因子受体	曲妥珠单抗	抑制 HER-2 过度表达的肿瘤细胞增殖	单用或者与紫杉类联合治疗 HER-2 高表达的转移性乳腺癌	头痛、腹泻、恶心和寒战等
血管内皮细胞生长因子	贝伐珠单抗	为重组人源化单克隆抗体，可选择性地与人血管内皮生长因子（VEGF）结合	用于转移性结直肠癌、晚期非小细胞肺癌、转移性肾癌和恶性胶质瘤的治疗	高血压、心肌梗死、脑梗死、蛋白尿、胃肠穿孔以及阻碍伤口愈合等

三、肿瘤免疫治疗药物

（一）作用机制

肿瘤免疫治疗药物可提高肿瘤细胞的免疫原性和对效应细胞杀伤的敏感性，激发和增强机体抗肿瘤免疫应答，协同机体免疫系统高效杀伤肿瘤细胞。

（二）常用药物

1. 伊匹单抗　是人源细胞毒性 T 淋巴细胞相关抗原 4（CTLA-4）单克隆抗体，适用于治疗不可切除的或转移黑色素瘤。最常见不良反应是疲乏、腹泻、瘙痒和皮疹，免疫介导的不良反应可能累及多个器官、系统。

2. 重组人白介素-2　适用于治疗肾细胞癌、黑色素瘤、乳腺癌、膀胱癌、肝癌、直肠癌和肺癌，提高先天或后天免疫缺陷症患者细胞免疫功能和抗感染能力，治疗类风湿关节炎、系统性红斑狼疮、干燥综合征等自身免疫病，对某些病毒性、杆菌性、胞内寄生菌感染性疾病，如乙型肝炎、麻风病、肺结核、念珠菌感染等也有一定治疗作用。常见不良反应有发热、寒战、肌肉酸痛。个别患者可出现恶心、呕吐、皮疹、类感冒症状。皮下注射者局部可出现红肿、硬结、疼痛。

【经典习题】

常引起心脏毒性的化疗药是

A. 环磷酰胺
B. 甲氨蝶呤
C. 长春新碱
D. 多柔比星（阿霉素）
E. 门冬酰胺酶

答案：D

考点：化疗药品不良反应

解析：多柔比星（阿霉素）的主要副作用有抑制骨髓造血功能、心脏毒性、恶心、呕吐、口腔炎、脱发、高热、静脉炎及皮肤色素沉着等，D正确。环磷酰胺的主要副作用有骨髓抑制、出血性膀胱炎、脱发。甲氨蝶呤的主要副作用有胃肠道反应，如口腔炎、口唇溃疡、咽炎、恶心、呕吐、胃炎及腹泻及骨髓抑制。长春新碱的主要副作用有周围神经炎、脱发、腹痛、便秘、局部腐蚀作用。门冬酰胺酶的主要副作用有过敏、胃肠道反应、中枢神经系统毒性、头痛、头昏、嗜睡、精神错乱。故选D。

第三部分

预防医学综合

第一节 绪 论

一、预防医学的概述

1. 预防医学的定义（2002）（★★） 预防医学是医学的一门应用学科. 它以个体和确定的群体为对象，目的是保护、促进和维护健康，预防疾病、失能和早逝。

2. 预防医学的内容 包括医学统计学、流行病学、环境医学、社会医学、行为科学与健康促进、卫生管理学（包括卫生系统功能、卫生决策和资源配置、筹集资金和健康措施评价等），以及在临床医学中运用三级预防措施。

3. 预防医学的特点（★★）

（1）思维的整体性：提供“以人为本的一体化服务”。

（2）服务的针对性：对象主要是个体和特定的群体。

（3）实践的主动性：要实施的措施应该是积极主动的。

4. 预防医学的意义

（1）完整地认识现代医学。

（2）学习运用预防医学的思维方法。

（3）学习和掌握预防医学观念、知识和技能。

二、健康及其影响因素

1. 当代健康观（★★） 世界卫生组织在1948年对健康概念提出的定义是健康不仅仅是没有疾病或虚弱，而是身体、精神和社会适应方面均处于完好状态。

2. 影响健康的主要因素

（1）社会经济环境（2017）：个人收入、社会地位、文化背景、社会支持、网络、教育、就业和工作条件。

（2）物质环境：包括在生活和职业环境中的物理、化学和生物因素，及建筑环境（如住房、工作场所的安全，社区和道路的设计，绿化等）。

（3）个人因素：健康的婴幼儿发育状况、个人的卫生习惯、个人的能力和技能、人类生物学特征和遗传因素。

（4）卫生服务：卫生机构、卫生费源配置。

3. 健康决定因素和生态学模型 强调个体和人群健康是个体因素、卫生服务及物质和社会环境因素相互依赖和相互作用的结果，且这些因素间也相互依赖和相互制约，以多层面的交互作用来影响个体和群体的健康。作为一种思维方式，它是总结和指导预防医学和公共卫生实践的重要理论模型。

三、三级预防的策略

（一）疾病自然史与预防机会

1. 疾病自然史 病理发生期→前期→临床期→结局。

2. 健康疾病连续带 健康→疾病→健康/死亡。

3. 预防的机会窗 从危险因素作用于机体到疾病临床症状的出现，有一个过程，从而为预防疾病留出时间。

（二）三级预防策略（★★）（2018）

1. 一级预防（2020） 是针对病因所采取的预防措施。它既包括针对健康个体的措施，也包括针对整个公众的社会措施。

2. 二级预防（2016、2022、2023） 在疾病的临床前期做好“三早”预防工作（早期发现、早期诊断、早期治疗），以控制疾病的发展和恶化。对于传染病，尚需做到疫情早报告及患者早隔离，即“五早”。

3. 三级预防 已患病者，采取及时有效的治疗和康复措施使患者尽量恢复生活和劳动能力。

【巧妙记忆】 影响健康四要素：社会经济、物质、个人与卫生服务。

【经典习题】

在疾病三级预防中，一级预防的重点是

A. 避免接触致病因素，提高机体抗病能力

B. 寻找病因，及早诊断

C. 早期发现和诊断敏感个体

D. 对患者及早诊疗，促进康复

E. 针对病因不明、难以觉察预料的疾病

答案： A

考点： 预防医学三级预防概念

解析： 在疾病自然史的每一个阶段，都可以采取措施防止疾病的发生或恶化。因而预防工作也可以根据疾病的自然史相应地分为三级，一级预防为病因预防；二级预防为"三早"预防，即早发现、早诊断、早治疗；三级预防为对症治疗、防止伤残和加强康复工作。这就是疾病的三级预防。对照各选项，B、C、D为二级预防的"三早"，E本身内容就有误，故选A。

第二节　医学统计学方法

一、基本概念和基本步骤

（一）统计学中的几个基本概念

1. 变异　个体之间的差异，在实验中，动物与动物之间也有明显的差异。变异是众多的、偶然的、次要的因素造成的。

2. 总体　总体是同质的个体所构成的全体。

3. 样本　从总体中抽取部分个体的过程称为抽样，所抽得的部分称为样本（2007），在一个样本里含有的个体数可以不同，样本包含的个体数目称为样本含量。

4. 误差　统计上所说的误差，泛指观测值与真实值之差，及样本统计量与总体参数之差，主要分三类：系统误差、随机测量误差、抽样误差。

5. 概率　概率是描写某一事物发生的可能性大小的一个量度。用A表示某一事件，P表示该事件可能发生的概率，可记为P（A）（2005、2007）。

6. 计量资料　对每个观察对象的观察指标用定量方法测定其数值大小所得的资料，一般用度量衡单位表示。

7. 计数资料　如先将观察对象的观察指标按性质或类别进行分组，然后计数各组的数目所得的资料。

8. 等级分组资料　在医学实践中，有些资料具有计数资料的特性，同时又兼有半定量的性质，称为按等级分组资料。

（二）统计工作的基本步骤

1. 实验设计　根据研究的目的、实验设计的要求进行设计。

2. 收集资料　根据研究的目的、实验设计的要求，收集准确的、完整的、含有丰富信息的原始资料。

3. 整理资料　把收集到的原始资料，有目的地进行科学加工，使资料系统化、条理化，以便进行统计分析。

4. 分析资料　对经过统计整理的资料进行一系列统计描述和统计推断，阐明事物的规律。

二、数值变量资料的统计描述

（一）集中趋势指标

1. 算术平均数

（1）含义：算数平均数简称均数，用于说明一组观察值的平均水平或集中趋势，是描述计量资料的一种最常用的方法。

（2）公式：直接法：

$$\overline{X}=\frac{\sum X}{n}=\frac{X_1+X_2+\cdots+X_n}{n}$$

加权法：

$$\overline{X}=\frac{\sum fx}{n}=\frac{f_1x_1+f_2x_2+\cdots f_kx_k}{n}$$

（3）适用：均数适用于对称分布或偏度不大的资料，尤其适合正态分布资料。

2. 几何均数（2023）

（1）含义：医学研究中有一类比较特殊的资料，如抗体效价、细菌计数、血清凝集效价、某些物质浓度等，其数据特点是观察值间按倍数关系变化，对此可以计算几何均数以描述其平均水平。用G表示。适用于对数正态分布资料或等比级数资料（2017）。

（2）公式：直接法：

$$G=\lg^{-1}\left(\frac{\sum \lg X}{n}\right)$$

加权法：

$$G=\lg^{-1}\left(\frac{\sum f\lg X}{\sum f}\right)$$

3. 中位数

（1）含义：将一组观察值按由小到大顺序排列，居中心位置的数值即为中位数，记为M。常用于描述

偏态分布资料、一端或两端无界的资料、频数分布类型不清楚的集中趋势（2017）。

（2）公式：n 为偶数，

$$M = \frac{X_n + X_{n+1}}{2}$$

n 为奇数，

$$M = X_{\frac{n+1}{2}}$$

（二）离散程度指标

1. 极差

（1）含义：极差又称为全距，即观察值中最大值和最小值之差，用 R 表示。

（2）公式：

$$R = X_{max} - X_{min}$$

2. 四分位数间距　把所有的观察值排序后，分成四个数目相等的段落，每个段落的观察值数目各占总例数的25%，去掉两端的25%，取中间50%观察数值的数据范围即为四分位数间距。用 Q 表示，公式：

$$Q = P_{75} - P_{25}$$

3. 方差　将离均差平方和再取平方，其结果称为方差。

公式：

$$S^2 = \frac{\sum (X - \overline{X})^2}{n - 1}$$

S^2 是样本方差，其值越大，说明数据变异越大。$n-1$ 是自由度。

4. 标准差　方差的平方根即为标准差，用 S 表示。标准差大，表示观察值变异度大（2017）。

公式：

$$S = \sqrt{\frac{\sum X^2 - \frac{(\sum X)^2}{n}}{n - 1}}$$

5. 变异系数　需要对均数相差较大或单位不同的几组观察值的变异程度进行比较，需要用到变异系数（CV）（2002、2008）。

$$CV = \frac{S}{\overline{X}} \times 100\%$$

【巧妙记忆】　均数标准差，统计常考它。

（三）正态分布的特点与面积分布规律

1. 正态分布的特点

（1）正态分布以均值 μ 为中心。

（2）正态分布中，曲线下面积集中在以均值 μ 为中心的部分，越远离中心，曲线越接近 X 轴，曲线下面积越小，超过一定范围以外的面积可以忽略。

（3）正态曲线下的面积分布有一定的规律。

（4）正态分布完全由参数 μ 和 σ（2018）决定，μ 是位置参数，决定分布曲线在横轴的偏移位置。

2. 正态分布曲线的面积分布规律　在 μ 左右的相同倍数的标准差范围内面积相同；一些特殊情况如在 $\mu \pm \sigma$ 范围内的面积约为 68.3%，在 $\mu \pm 1.96\sigma$ 范围内约为 95%，在 $\mu \pm 2.58\sigma$ 范围内约为 99%。

三、数值变量资料的统计推断

（一）均数的抽样误差和标准误（2005）

由于存在个体差异，通过样本推论总体时会存在一定的误差，如样本均数 $\overline{X}$ 往往不等于总体均数 μ，这种由抽样造成的样本均数与总体均数的差异称为抽样误差。统计学为了区别个体观察之间变异的标准差与反映样本均数之间变异的标准差，将后者称为标准误（2017、2018），用 $\sigma_{\overline{X}}$ 表示，公式：$\sigma_{\overline{X}} = \frac{\sigma}{\sqrt{n}}$。实际研究中σ未知，用 S 代替求标准误的近似值 $S_{\overline{X}} = \frac{S}{\sqrt{n}}$（2004）。

【巧妙记忆】　标准误表示抽样引起样本与总体的误差，标准差表示一组数据（总体或样本）的离散趋势，常用标准差计算标准误。

（二）总体均数置信区间及其估计方法

1. 总体均数的置信区间概念　总体均数的置信区间估计是指按预先给定的概率，计算出一个区间，使它能够包含未知的总体均数。事先给定的概率 $1-\alpha$ 称为置信度（通常取 0.95 或 0.99），计算得到的区间称为置信区间（CI）。总体均数估计的 95%置信区间表示该区间包括总体均数 μ 的概率为 95%。

2. 估计方法

（1）σ 已知，总体均数 μ 的 95% 置信区间为 $\overline{X} \pm 1.96\sigma_{\overline{X}}$。

（2）σ 未知，可以用估计量 S 代替 σ，$n > 50$，95%置信区间为 $\overline{X} \pm 1.96S_{\overline{X}}$。

（3）σ 未知，可以用估计量 S 代替 σ，$n < 50$，95%置信区间为 $\overline{X} \pm t_{\alpha/2,\nu} S_{\overline{X}}$。

（三）假设检验的基本步骤

1. 建立假设和确定检验水准

（1）无效假设（H_0）：指需要检验的假设，这一假设通常与我们要验证的结论相反，是计算检验统计量和 P 值的依据。

（2）备择假设（H_1）：是在 H_0 成立证据不足的情况下而被接受的假设。

（3）检验水准（α）：亦称显著性水准，是预先规定的拒绝域的概率值，实际中一般取 $\alpha=0.05$，$\alpha=0.01$。

2. 选择检验方法和计算检验统计量。

3. 确定 P 值和作出统计推断结论

P 值：指在原假设成立的条件下，观察到的样本差别，是由于机遇所致的概率。

查表得到检验用的临界值，然后将算得的统计量与拒绝域的临界值作比较，确定 P 值。如对双侧 t 检验 $|t|>t_{\alpha/2,v}$，则 $P\leqslant\alpha$，按 α 检验水准拒绝 H_0，接受 H_1；若 $P>\alpha$，不能拒绝 H_0（2016）。

（四）z 检验和 t 检验

1. z 检验（2023） 当随机抽样的样本例数足够大时，样本均数 $\overline{X}$ 服从正态分布（μ，$\sigma^2{}_{\overline{X}}$），$\sigma_{\overline{X}}=\sigma/\sqrt{n}$ 为样本均数标准误。计算 z 统计量：

$$z=\frac{\overline{X}-\mu}{\sigma/\sqrt{n}}$$

两个样本均数比较的统计量 z 值计算中，两样本均数差的标准误：

$$S_{\overline{X}_1-\overline{X}_2}=\sqrt{S_1^2/n_1+S_2^2/n_2}$$

统计量 z 值计算公式为：

$$z=\frac{\overline{X}_1-\overline{X}_2}{S_{\overline{X}_1-\overline{X}_2}}=\frac{\overline{X}_1-\overline{X}_2}{\sqrt{S_1^2/n_1+S_2^2/n_2}}$$

2. t 检验：

（1）单样本 t 检验：单样本 t 检验又称单样本均数 t 检验，适用于样本均数 $\overline{X}$ 与已知总体均数 μ_0 的比较。单样本 t 检验用于总体标准差 σ 未知的资料，t 值计算公式：

$$t=\frac{\overline{X}-\mu_0}{S_{\overline{X}}}=\frac{\overline{X}-\mu_0}{S/\sqrt{n}},\ v=n-1$$

S 为样本标准差，n 为样本含量（2003）。

（2）配对样本 t 检验：配对样本均数 t 检验简称配对 t 检验，又称非独立两样本均数 t 检验，适用于配对设计计量资料均数的比较，比较目的是检验两相关样本均数所代表的未知总体均数是否有差别（2013）。

配对 t 检验时，首先应计算各对数据间的差值 d，将 d 作为变量计数均数。

统计量：

$$t=\frac{\bar{d}-\mu_d}{s_{\bar{d}}}=\frac{\bar{d}-0}{s_d/\sqrt{n}},\ v=n-1$$

（3）两个样本均数 t 检验：又称成组 t 检验，适用于完全随机设计的两样本均数的比较。目的是检验两样本所来自总体的均数是否相等。

统计量：

$$t=\frac{\overline{X}_1-\overline{X}_2}{S_{\overline{X}_1-\overline{X}_2}}=\frac{\overline{X}_1-\overline{X}_2}{\sqrt{S_c^2(\frac{1}{n_1}+\frac{1}{n_2})}},\ v=n_1+n_2-2$$

$S_{\overline{X}_1-\overline{X}_2}$ 为两样本均数差值的标准误，S_c^2 为两样本的合并方差，S_1^2、S_2^2 分别为两样本的方差。

（五）假设检验的两类错误及注意事项（2016）

1. Ⅰ型错误 当 H_0 为真时，假设检验结论拒绝 H_0 接受 H_1，亦称假阳性错误。

2. Ⅱ型错误 当真实情况为 H_0 不成立时，假设检验结论不拒绝 H_0，亦称假阴性错误。

【巧妙记忆】 Ⅰ型错误——假阳性错误，Ⅱ型错误——假阴性错误。

3. 注意事项

（1）假设检验结论正确的前提：作假设检验用的样本资料，必须能代表相应的总体，同时各对比组具有良好的组间均衡性。

（2）检验方法的选用及其适用条件：应根据分析目的、研究设计、资料类型、样本含量大小等选用适当的检验方法。

（3）双侧检验与单侧检验的选择：单双侧检验的选择，应在统计分析工作开始之前就决定，若缺乏这方面的依据，一般应选用双侧检验。

（4）假设检验的结论不能绝对化。

（5）正确理解 P 值的统计意义。

（6）假设检验和置信区间的区别：假设检验用于推断总体均数是否相同，而置信区间则用于估计总体均数所在的范围。

（六）方差分析

方差分析又称 F 检验，基本思想是将全部观测值的总变异按影响因素分解为相应的若干部分变异，在此基础上，计算假设检验的统计量 F 值，实现对总体均数是否有差别的推断。

四、分类变量资料的统计描述

（一）相对数常用指标及其意义

相对数常用的指标有率、构成比和相对比。

1. 率　率表示在一定范围内某现象发生数与可能发生的总数之比，说明某现象出现的强度或频度。

$$率=\frac{某事物或现象发生的实际数}{某事物或现象发生的所有可能数}\times比例基数$$

2. 构成比　构成比表示某事物内部各组成部分在整体中所占的比重，常以百分数表示，公式如下：

$$构成比=\frac{某一组成部分的观察单位数}{同一事物各组成部分的观察单位总数}\times100\%$$

3. 相对比　相对比是 A，B 两个有关联指标之比，用以描述两者的对比水平。

（1）相对危险度（RR）：是流行病学中常用的指标，表示在两种不同条件下某疾病发生的概率之比，公式：

$$RR=\frac{P_0}{P_1}$$

（2）比数比（OR）：又称优势比，常用于流行病学中病例-对照研究资料。公式：

$$OR=\frac{P_0/(1-P_1)}{P_1/(1-P_0)}$$

【巧妙记忆】　比例是事物各组成部分的比重，率描述的为频率或强度。

（二）相对数应用注意事项

1. 不要把构成比和率相混淆　构成比只能说明某事物内部各组成部分的比重和分布，不能说明该事物某一部分发生的强度与频率。

2. 使用相对数时分母不宜过小　分母过小相对数不稳定。

3. 注意资料的可比性。

4. 要考虑存在抽样误差。

五、分类变量资料的统计推断（2023）

（一）率的抽样误差、总体率的置信区间及其估计方法（2023）

1. 率的抽样误差

定义：样本率和总体率同样存在抽样误差，这种抽样误差用标准误 σ_p 表示，公式：

$$\sigma_p=\sqrt{\frac{\pi(1-\pi)}{n}}$$

π 为总体率，n 为样本例数。当 π 未知时，用样本率 P 代替总体率，公式变为：

$$S_p=\sqrt{\frac{P(1-P)}{n}}$$

2. 总体率的置信区间估计

（1）正态近似法：n 足够大，且 nP 和 n（$1-P$）均大于 5 时，P 的分布接近正态分布，可用下列公式求总体率的置信区间：（$P-u_{\alpha/2}S_p$，$P+u_{\alpha/2}S_p$）。

（2）查表法：样本含量小，$n\leqslant50$，查百分率置信区间表可得到总体率的置信区间。

（二）z 检验和 χ^2 检验

1. z 检验

（1）样本率与总体率的比较

适用条件：样本率分布近似服从正态分布时。

公式：

$$z=\frac{|p-\pi_0|}{\sqrt{\frac{\pi_0(1-\pi_0)}{n}}}$$

（2）两样本率的比较：两样本 n_1，n_2均较大，两样本率 P_1，（$1-P_1$）及 P_2，（$1-P_2$）均不太小，即 n_1P_1，n_1（$1-P_1$）及 n_2P_2或 n_2（$1-P_2$）均大于 5，可采用正态近似法。

公式：

$$z=\frac{|p_1-p_2|}{Sp_1-p_2}$$

S_{p1-p2}为两率之差的标准误。

2. χ^2检验（2019、2020）

（1）四格表资料的 χ^2检验

基本公式：

$$\chi^2=\sum\frac{(A-T)^2}{T}$$

（A 为实际频数，T 为理论频数）其中理论频数的计算公式：

$$T_{RC}=\frac{n_R\cdot n_C}{n}$$

T_{RC}是第 R 行第 C 列的理论频数，n_R为相应行的合计，n_C为相应列的合计，n 为总体数。

专用公式：

$$\chi^2=\frac{(ad-bc)^2n}{(a+b)(c+d)(a+c)(b+d)}$$

校正公式：

$$\chi^2=\sum\frac{(|A-T|-0.5)^2}{T}$$（基本公式的校正公式）

$$\chi^2=\frac{(|ad-bc|-\frac{n}{2})^2n}{(a+b)(c+d)(a+c)(b+d)}$$

（专用公式的校正公式）

在实际工作中，对于四格表资料的通常规定为：①当 $n\geqslant40$ 且所有的 $T\geqslant5$ 时，用基本公式或专用公式；②当 $n\geqslant40$ 但 $1\leqslant T<5$ 时，用校正公式；③当 $n<40$，或 $T<1$ 时，用四格表资料的Fisher确切概率法。

（2）配对四格表资料的 χ^2 检验

公式：$b+c>40$，

$$\chi^2=\frac{(b-c)^2}{b+c},\ v=1$$

$b+c<40$，则用校正公式计算：

$$\chi^2=\frac{(|b-c|-1)^2}{b+c},\ v=1$$

（3）行×列表资料 χ^2 检验

公式：

$$\chi^2=n(\sum\frac{A^2}{n_Rn_C}-1)$$

$v=$（行数-1）（列数-1）

六、秩和检验（2016、2017、2020）

（一）配对资料的符号秩和检验

1. 检验步骤

（1）求出各对数据的差值。

（2）建立假设检验

H_0：差值的总体中位数为零。

H_1：差值的总体中位数不为零。

确定检验水平 α。

（3）编秩次并求秩和：依差值绝对值，从小到大编秩，并按差值的正负，标上正负号。对差值为0的对子，舍去不计，相应的总的对子数也要减去其对子数，记为 n。分别求正负秩次之和 T_+ 与 T_-，并以绝对值较小者作为统计量 T 值，所示 $T=\min(T_+,T_-)$。

正负秩和相加应等于总秩和，即 $T_++T_-=n(n+1)/2$，通过计算判断 T_+ 和 T_- 的计算是否有误。

（4）查表确定 P 值范围：当 $n\leqslant25$ 时，可查 T 界值表，T 越小 P 越小。

当 $n>25$ 时，无法查表，可按近似正态分布 u 检验，公式为

$$u=\frac{|T-n(n+1)/4|-0.5}{\sqrt{n(n+1)(2n+1)/24}}$$

校正公式为

$$u=\frac{|T-n(n+1)/4|-0.5}{\sqrt{\frac{n(n+1)(2n+1)}{24}-\frac{\sum(t_i^3-t_i)}{48}}}$$

2. 基本思想　如果 H_0 成立，则理论上样本的正负秩和应相等，即 T 值应为总秩和 $\frac{n(n+1)}{2}$ 的一半，即 $\frac{n(n+1)}{4}$，由于存在抽样误差，T 应接近 $\frac{n(n+1)}{4}$，T 越小，T 与 $\frac{n(n+1)}{4}$ 的差距就越大，相应 P 值就越小。当 $P\leqslant\alpha$ 时，拒绝 H_0。

（二）两样本比较秩和检验

1. 检验步骤

（1）建立假设检验及确定显著水平 α

H_0：两总体分布相同。

H_1：两总体分布不同。

$\alpha=0.05$。

（2）编秩号：两样本观察值从小到大混合编秩，属不同组的相同观察值取原秩次的平均秩次。

（3）求秩和：设 n_1 与 n_2 分别为两样本的含量，规定 $n_1<n_2$，两组合计列数 $N=n_1+n_2$。分别计算两样本含量为 n_1 和 n_2 组对应的秩和 T_1 和 T_2［两组的秩和合计等于总秩和，即 $T_1+T_2=N(N+1)/2$，可用于核对］，取样本含量小的 n_1 的秩和 T_1 为统计量 T 值。

（4）确定 P 值：当 $n_1<10$，$n_2-n_1\leqslant10$ 时，查 T 界值表。T 值在表中范围外（包括端点时），P 值小于表中对应的概率值；T 值在表中范围内，P 值大于表中对应的概率值。

当 n_1 与 n_2 超出 T 界值表的范围时，可按近似正态用 u 检验：

$$u=\frac{\left|T-\frac{1}{2}n_1(N+1)\right|-0.5}{\sqrt{n_1\cdot n_2(N+1)/12}}$$

当相同秩次较多时（如等级资料），采用校正公式：

$$u = \frac{\left| T - \frac{1}{2}n_1(N+1) \right| - 0.5}{\sqrt{\frac{n_1 n_2}{12N(N-1)}\left(N^3 - N - \sum (t_i^3 - t_i)\right)}}$$

其中 t_i 为相同秩次的个数。

2. 基本思想　如果 H_0 成立，则两样本来自分布相同的总体，两样本的平均秩次 T_1/n_1 与 T_2/n_2 应相等或很接近，且都和总体的平均秩次（$N+1$）/2 相差很小。含量为 n_1 样本的秩和 T_1，应在 n_1（$T+1$）/2［T 值表范围中心为 n_1（$N+1$）/2］的左右变化，当 T 值偏离此值太远，H_0 发生的可能性就很小；若偏离出给定 α 值所确定的范围，即 $P<\alpha$ 时，拒绝 H_0。

七、直线回归和相关

（一）直线回归分析的作用，回归系数及其意义

1. 作用　两个变量 X，Y，当一个变量 X 改变时，另一个变量 Y 也相应地改变，X 称为自变量，Y 称为因变量，用一个直线方程来描述两个变量间依存变化的数量关系，称为线性回归方程。

2. 回归系数　回归方程表达式：$\hat{Y} = a + bX$，其中 b 称为回归系数。

公式：

$$b = \frac{\sum (X-\bar{X})(Y-\bar{Y})}{\sum (X-\bar{X})^2} = \frac{\sum XY - \frac{\sum X \sum Y}{n}}{\sum X^2 - \frac{(\sum X)^2}{n}} = \frac{l_{XY}}{l_{XX}}$$

3. 回归系数意义　b 为正，说明 X 与 Y 之间由回归方程所确定的函数关系是递增的，即 X 增大，Y 也增大。

（二）直线相关分析的用途，相关系数及其意义

1. 用途　描述两个呈线性关系的变量的相互关系。

2. 相关系数

（1）定义：说明具有直线关系的两个变量间相关密切程度和相关方向的统计量（2020）。

（2）公式：

$$r = \frac{\sum (X-\bar{X})(Y-\bar{Y})}{\sqrt{\sum (X-\bar{X})^2 \sum (Y-\bar{Y})^2}} = \frac{l_{XY}}{\sqrt{l_{XX}l_{YY}}}$$

分子 lxy 表示 X 和 Y 的离均差之和，分母 lxx 表示 X 的离均差平方和，l_{YY} 表示 Y 的离均差平方和。

$$l_{XY} = \sum (X-\bar{X})(Y-\bar{Y}) = \sum XY - (\sum X)(\sum Y)/n$$

（3）意义：相关系数 r 没有测量单位，其数值为 $-1 \leqslant r \leqslant 1$。r 为正值，表示正相关；r 为负，表示非相关；r 为 0，表示无直线关系；r 绝对值等于 1，表示完全相关。

（三）直线回归与相关应用的注意事项

1. 线性相关分析的注意事项

（1）分析两个变量之间有无相关关系可首选绘制散点图，散点图呈现出直线趋势时，再计算相关系数和作假设实验。

（2）相关系数的计算只适用于两个变量都服从正态分布的情形，如果资料不服从正态分布，应先通过变量变换，使之正态化，再根据变换值计算相关系数。

（3）依据公式计算出的相关系数仅是样本相关系数，它是总体相关系数的一个估计值，与总体相关系数之间存在着抽样误差，要判断两个事物之间有无相关及相关的密切程度，必须作假设检验。当检验拒绝了无效假设时，才可以认为两个事物之间存在着相关关系，然后再根据计算出的相关系数大小判断相关关系的密切程度。

（4）相关分析两个事物之间的关系既可能是依存因果关系，也可能仅是相互伴随的数量关系。

2. 线性回归分析的注意事项

（1）只有将两个内在有联系的变量放在一起进行回归分析才是有意义的。

（2）作回归分析时，如果两个有内在联系的变量之间存在的是一种依存因果的关系，那么应该以原因变量为 X，以结果变量为 Y。如果变量之间因果关系难以确定，则应以易于测定、较为稳定或变异较小者为 X。

（3）在回归分析中，因变量是一个服从正态分布的随机变量，自变量既可以是随机变量（Ⅱ型回归模型，两个变量应该都服从正态分布），也可以是给定变量（Ⅰ型回归模型，每个 X 取值相对应的 Y 服从正态分布）。如果 Y 不服从正态分布，在进行回归分析前，应先进行变量的变换以使变量符合要求。

（4）使用回归方程计算估计值时，不要轻易把估计的范围扩大到建立方程时的自变量的取值范围之外。

八、统计表和统计图

（一）统计表的基本结构和要求

1. 构成　标题、标目（包括横标目、纵标目）、

线条、数字和备注。

2. 要求（2018）

（1）统计表的编制原则是重点突出，简单明了；主谓分明，层次清楚；数据表达规范、文字和线条尽量从简。

（2）标题要求简明扼要，放在表的上方中间位置，包括主要内容（时间、地点和研究内容）。

（3）标目要求文字简明，有单位标目要注明单位。横标目位于表左上角。

（4）线条要求采用三横线表，不宜使用竖线和斜线。

（5）数字要求用阿拉伯数字，对齐，小数位数一致。

（6）备注要求数据区一般不插入文字或其他说明。

（二）统计图的类型、选择（2015）及制图通则

1. 直条图　用于各种独立的统计指标。

2. 构成图

（1）圆图：用来表示全体中各部分的构成情况（2020）。

（2）百分比图：用矩形条的长度表示100%，其中分割的各段表示构成部分百分比。

（3）线图（2016、2023）：适用于描述一个变量随另一个变量变化的趋势。

（4）直方图：用于表示连续变量频数分布情况。

（5）箱图：用于比较两组或多组资料的集中趋势和离散趋势。

（6）散点图（2022）：用点的密集程度和变化趋势表示两指标之间的直线相关关系。

3. 制图通则

（1）标题和图号：标题要简明扼要地说明图形要表达的内容，必要时注明时间地点，一般置于图的下方，左侧加图形的编号，图号要顺序排列。

（2）标目：有纵轴和横轴为坐标的图形，纵轴的左侧和横轴的下方分别置放纵标目和横标目，并指明指标和单位。

（3）尺度：纵横两轴应有刻度，常用算术尺度和对数尺度，刻度值一般标于纵轴的外侧和横轴的上侧。

（4）图例：图例一般放在横标目的下方，也可放在图域中、图内或图形的下方，位置要与图体协调。

【经典习题】

1. 标准正态分布的两个参数值分别是

A. $\mu=0$，$\sigma=0$

B. $\mu=1$，$\sigma=0$

C. $\mu=1$，$\sigma=-1$

D. $\mu=-1$，$\sigma=1$

E. $\mu=0$，$\sigma=1$

答案： E

考点： 正态分布

解析： 正态分布有两个参数，即均数（μ）和标准差（σ）。标准正态分布的均数和标准差分别为0和1，故选E。

2. 均数与标准差的关系是

A. 均数越大，标准差越小

B. 标准差越小，均数对各变量值的代表性越好

C. 标准差越小，均数对总体均数的距离越小

D. 标准差越大，均数对各变量值的代表性越好

E. 均数越大，标准差越大

答案： B

考点： 均数与标准差的关系

解析： 标准差反映一组观察值的离散程度，标准差小，离散程度小，均数的代表性好。故选B。

第三节　流行病学原理和方法

一、流行病学概论

（一）流行病学的定义（2007、2017）（★★★）

流行病学是研究人群中疾病与健康状况的分布及其影响因素，并研究防治疾病及促进健康的策略和措施的科学。

（二）流行病学的原理、观点及方法

1. 基本原理

（1）分布论：人群特征、时间特征、地区特征。

（2）病因论：自然因素、社会因素、饮食行为因素、机体因素。

（3）健康-疾病连续带理论：即机体由健康到疾病是一个连续的过程，在这个过程中受多种因素的影响，有一系列相互联系、相互依赖的机体疾病或健康标志发生。

（4）预防控制理论：根据疾病发生、发展和健康状况的变化规律，疾病预防控制可以采取三级预防理论。

（5）数理模型：即人群中疾病与健康状况的发生、发展及分布变化，受到环境、社会和机体多种因素的影响，它们之间具有一定的函数关系，可以用数学模型来描述疾病或健康状况分布的变化规律。在一定的条件下，可以预测它们未来的变化趋势。

2. 观点　流行病学研究的重要观点包括群体的

观点、比较的观点、概率论的观点、社会医学的观点和多病因论的观点。

3. 流行病学的研究方法（2013、2017）（★★）

（1）观测法：描述法和分析法。

（2）实验法。

（3）数理法。

（三）流行病学的用途（★★）

1. 描述疾病及健康状况的分布。

2. 探讨疾病的病因。

3. 研究疾病自然史，提高临床诊断、治疗水平和评估预后。

4. 疾病的预防控制及其效果评价。

5. 流行病学分支。

【巧妙记忆】　四原则、三方法、五用途。

二、流行病学资料的来源与疾病分布

（一）健康相关资料的来源

根据信息来源可将数据分为三类：第一类为常规的工作记录，例如住院患者的病案资料、户籍与人口资料、医疗保险资料等；第二类为各种统计报表，如人口出生报告，居民的疾病、损伤，传染病的月份、季度与年报等资料；第三类为专题科学研究工作所获得的现场调查资料或实验研究资料。

（二）疾病分布的常用测量指标

1. 发病率（2017）（★★★）

（1）概念：发病率指在一定期间内（一般为1年）特定人群中某病新病例出现的频率。

（2）公式：发病率=某期间（年）某人群中某病新病例数/同时期暴露人口数×k。

k=100%，1000‰或10000/万

计算发病率时，要正确理解和计数分子和分母。分子是一定期间内的某病新发生的病例数。若在观察期间内一个人多次发病，则应多次计为新发病例，如流感、腹泻等急性疾病，其发病时间容易确定，易区分新旧病例。而对发病时间难以确定的一些疾病，如高血压、恶性肿瘤等，则应根据统一的标准来确定新病例，一般可将初次诊断的时间作为发病时间来确定新病例。分母规定的是暴露人口，指有可能发生该病的人群，对那些不可能患该病的人，如传染病的非易感者（曾患某病的人）、有效接种疫苗者，不能算作暴露人口。但在实际工作中，有时由于人群较大，具体暴露人口数不易得到，分母多采用该人群该期间内的平均人口数作为暴露人口。

（3）期间平均人口数的计算方法：

1）用该期间的期初人口数与期末人口数之和除以2所得的人口数为期间平均人口数。

2）用该期间的中间时间点的人口数作为期间平均人口数。

（4）发病专率：发病率还可按不同的年龄、性别、民族、种族、职业、婚姻状况、病种等特征分别计算，称为发病专率。

2. 罹患率（2002、2020）（★★）　概念：罹患率与发病率一样，也是测量人群新病例发生频率的指标，计算方法同发病率；与发病率相比，罹患率适用于小范围、短时间内疾病频率的测量，观察期限可以以日、周、月、旬为单位，可以精确地测量发病的概率，常用于疾病暴发或流行时的调查，如传染病、食物中毒及职业中毒等暴发的调查。

3. 患病率（★★★）

（1）概念：患病率也称现患率，指某特定时间内，总人口中现患某病者（包括新、旧病例）所占的比例（2017、2022）。

（2）影响患病率的因素：患病率的高低与发病率和病程有关，凡可影响发病率高低和病程长短的因素均可影响患病率。患病率下降既可由于发病率下降所致，也可由于患者恢复快或死亡快，病程缩短所致。如果病程缩到很短，尽管发病率增高，但患病率仍可很低。可见，患病率的高低反映了发病率或疾病结果的变化或两者兼有。当某地某病的发病率和病程在相当长时间内保持稳定时，患病率、发病率和病程三者的关系是（患病率=发病率×病程）。该公式亦常用于推算某些疾病的病程。

（3）患病率的应用：患病率主要用来描述病程较长的慢性病的发生或流行情况，如冠心病、糖尿病、肺结核等（2004、2005、2012、2014），可为制定卫生政策、医疗卫生设施的规划、合理分配医疗卫生资源、评估医疗质量及医疗费用的投入等提供科学的依据。

（4）时点患病率：对时点的要求一般很短，最长不超过1个月。

（5）期间患病率：时间范围可以较长，通常超过1个月，但一般不超过1年。

4. 续发率

（1）概念：续发率也称二代发病率，指某传染病易感接触者中，在最短潜伏期与最长潜伏期之间发病的人数占所有易感接触者总数的百分率。

（2）续发率的应用：续发率可用于比较传染病传染力的强弱，分析传染病流行因素，如年龄、性别、家庭中儿童数、家庭人口数、经济条件等对传染病传播的影响，衡量日常生活接触传播在传染病流行中的作用，以及评价免疫接种、隔离、消毒等卫生防疫措施的效果。

5. 感染率

（1）概念：感染率是指在某个时间内被检查的人群中，某病现有感染者人数所占的比例。感染率的性质与患病率相似。

（2）感染率的应用：在流行病学工作中，这一指标常用于研究某些传染病或寄生虫病的感染情况和防治工作的效果，估计某病的流行趋势，也可为制定防制措施提供依据。它是评价人群健康状况常用的指标，尤其是对乙型肝炎、结核、乙型脑炎、寄生虫等的隐性感染、病原携带及轻型和不典型病例的调查较为有用。

6. R0　称为基本传染数者基本再生数，指在不采取任何干预措施的条件下，一个感染者进入易感人群平均可传染的二代病例个数。常用来反映传染病暴发的潜力和严重程度。R0<1，传染病将会逐渐消失；R0>1，传染病会以指数方式传播，成为流行病。

7. Rt 或 Re　称为有效传染数或有效再生数，指在传染病流行期间的某一特定的时间内，通过采取一系列干预措施，一个感染者平均可传染的人数。疫情是否可以得到控制，取决于 Rt 是否持续小于 1。

8. 病残率　病残率指在一定的期间内，某人群中实际存在病残人数的比例。可以通过询问调查或健康检查，获得确诊的病残人数，病残率可说明病残在人群中发生的频率，也可对人群中严重危害健康的任何具体病残进行单项统计，是评价人群健康状况的指标之一。

9. 死亡率（★★）（2018）

（1）概念：死亡率指在一定期间（通常为 1 年）内，某人群中死于某病（或死于所有原因）的频率。

（2）全死亡率：死于所有原因的死亡率，也称全死因死亡率或粗死亡率。

（3）死亡率的应用：死亡率是测量人群死亡危险最常用的指标（2019）。死亡率是用于衡量某时期、某人群死亡危险性大小的一个指标。是一个国家或地区卫生、经济和文化水平的综合反映，可为当地经济建设及卫生保健工作的规划提供科学依据。对于病死率高的疾病，死亡率基本可以代表其发病率，并且其准确性高于发病率，而死亡专率可提供某病死亡的三间变化的信息，故也常用作探讨病因和评价防制措施的指标。

10. 病死率

（1）概念：病死率表示一定时期内，患某病的全部患者中因该病死亡者所占的比例。

（2）病死率的应用：病死率表示确诊患者的死亡概率，它可反映疾病的严重程度和医疗、诊断水平，主要用于病程短且易引起死亡的疾病，多用于急性传染病。用病死率作为评价不同医院的医疗水平时，要注意不同医院接收患者的病种、病情、病程等是否可比。

11. 存活率

（1）概念：存活率又称生存率，指随访期终止时仍存活的病例数与随访期满的全部病例数之比。

（2）存活率的应用：存活率是用于评价某些慢性的、病死率较高的疾病如癌症、心血管病等的远期疗效的重要指标。

（三）疾病流行强度

1. 散发（★★）

（1）概念：某病发病率维持历年的一般水平，各病例间无明显的时、空联系和相互传播关系，表现为散在发生，数量不多，这样的流行强度称为散发。确定某病在某地区是否属于散发，应参照当地前 3 年该病的发病率，如当年的发病率未明显超过既往的一般发病率水平，即为散发。散发不适于小范围的人群，一般用于较大范围的地区。

（2）疾病分布出现散发主要见于：①该病病因在当地常年存在或因预防接种而使人群对该病维持在一定的免疫水平。如麻疹流行后，易感人群减少或因实行计划免疫后人群中具有一定的免疫力，而出现散发；②以隐性感染为主的疾病，如脊髓灰质炎、乙型肝炎；③传播机制不容易实现的传染病，如斑疹伤寒；④潜伏期较长的传染病，如炭疽、麻风；⑤非传染性疾病在人群中大多数表现为散发。

2. 暴发（★★）　暴发是指在一个局部地区或集体单位中，短时间内，突然出现大量相同患者的现象（2011）。暴发是流行的一个特例，暴发的病例在时间、空间上高度集中，病例多局限于某集体单位或小范围人群中，在该病的最短和最长潜伏期之间出现，大多有共同的传染源或传播途径（或致病源）。例如集体食堂的食物中毒、托幼机构中的麻疹等暴发。

3. 流行（★★）　流行指某病在某地区的发病率显著超过历年（散发）的发病率水平（2003）。它是与散发相比较的流行强度指标，疾病流行时，各病例间有明显的时间、空间联系，发病率高于当地散发发病水平的3～10 倍。如果某地某病达到流行水平，意味着当地有促进该病发病率升高的因素存在，应当引起注意。流行的判定应根据不同病种、不同时期、不同的历史情况进行。

4. 大流行　当疾病迅速蔓延，涉及地域广，短时间内可跨越省界、国界或洲界，发病率超过该地一定历史条件下的流行水平，称为大流行。如流行性感冒、霍乱历史上曾多次发生世界大流行。

（四）疾病三间分布（2016、2021）

1. 疾病的地区分布

（1）疾病在国家间的分布

1）黄热病主要见于非洲和南美洲。

2）野鼠型出血热只发生在有特定的野生动物宿主存在的地区。

3）日本不发生野鼠型出血热。

（2）疾病在国内的分布

1）血吸虫病仅限于南方的一些省份。

2）食管癌北方多于南方，肝癌则南方多于北方。

3）胃癌多发生在高纬度地区和沿海地区；鼻咽癌广东多见；肺癌的死亡率由东北向南、由东向西逐步降低；原发性高血压北方高于南方等。

（3）疾病的城乡分布

1）城市：各类上呼吸道感染比例相当；高血压、恶性肿瘤等慢性病及职业病患病率升高；交通事故、意外伤害及精神心理压力等问题较为严重；经水传播的传染病及地方性疾病较少。

2）农村及偏远地区：呼吸道传染病不易流行，若发生则发生较大的流行，易发生肠道传染病的流行；疟疾、流行性出血热、钩端螺旋体病、地方性甲状腺肿、大骨节病等自然疫源性疾病、虫媒传染病及地方病等的发病率明显高于城市；职业病与慢性病患病率升高。

（4）疾病的地方性

1）疾病地方性的种类：①自然疫源性；②自然地方性；③统计地方性。

2）判断疾病地方性的依据：①该病在当地居住的各人群组中发病率均高，并随年龄增长而上升；②在其他地区居住的相似的人群组中，该病的发病率均低，甚至不发病；③外来的健康人，到达当地一定时间后发病，其发病率逐渐与当地居民接近；④迁出该地区的居民，该病的发病率下降，患者症状减轻或呈自愈趋向；⑤当地对该病易感的动物也可能发生类似的疾病。

2. 疾病的时间分布

（1）短期波动：是指在一个地区或一个集体的人群中，短时间内某病的发病数明显增多的现象。亦称为时点流行或暴发，只是暴发一词常用于较局限的区域和较小的人群，而短期波动或时点流行则用于较大区域和较大的人群。

（2）季节性：疾病每年在一定的季节内出现发病率升高的现象称为季节性，也称季节性波动。

（3）周期性：疾病依规律性的时间间隔发生流行，称为周期性。

（4）长期变异：经过一个相当长的时期（通常为几年或几十年），疾病的分布状态、感染类型、临床表现等逐渐发生显著的趋势性变化，这种现象称为长期变异，或长期趋势。

3. 疾病的人群分布

（1）年龄：年龄与疾病之间的关系极为密切，几乎所有疾病的发病率或死亡率都与年龄有关。不同类型的疾病可有不同的年龄表现，通常慢性非传染性疾病的发病率随年龄增长而增加，急性传染性疾病的发病率随年龄的增长而降低。

1）横断面分析：主要分析同一时期不同年龄组的发病率、患病率和死亡率等的变化，常用于急性疾病，如传染性疾病。

2）出生队列分析：将同一时期出生的人划归为一组，称为一个出生队列，对其随访观察若干年，观察死亡等情况。

（2）性别

1）男女的解剖、生理特点及内分泌代谢等不同。

2）男女生活方式、嗜好、体力等不同，使男女暴露或接触致病因素的机会不同。

3）男女职业特点不同，造成某些职业相关性疾病的发病率或死亡率的差异。

（3）职业

1）感染或暴露于致病因子的机会不同，而暴露机会的多少又与劳动条件有关。

2）不同职业反映了劳动者所处的经济地位和卫生文化水平的差异，而这些因素对疾病的发生亦有影响。

3）不同职业的体力劳动强度和精神紧张程度不同，影响疾病的发生。

（4）社会阶层：社会阶层是指社会成员在社会生产和生活的某方面如政治、经济、教育、文化等具有相同的地位特征的社会成员群体，每个人所处的社会阶层由其家庭出身、文化教育程度、职业和所拥有的财富决定。社会阶层体现了各种社会因素的综合，常用于分析和描述社会因素尤其社会经济因素与人群健康及疾病分布的关系。

（5）种族或民族

1）遗传因素不同。

2）生活、饮食、风俗习惯及宗教信仰不同。

3）各民族所处定居点的自然条件和社会条件不同。

4）不同民族间村舍经济状况和医疗卫生质量、水平不同。

（6）行为特征：常见的不良行为有吸烟、酗酒、吸毒、偏食、不洁性行为、长期静坐等。

（7）婚姻状况。

（8）流动人口。

4. 疾病三间分布的综合描述

（1）综合描述：实际工作中疾病的描述往往是三间（疾病的地区、时间、人群分布）综合进行的。只有这样，才能获得更多的病因线索和流行因素的信息，有利于提出病因假设。

（2）移民流行病学：移民流行病学是利用移民人群综合描述疾病的三间分布，从而找出病因的一种研究方法。通过观察某种疾病在移民人群、移居地当地人群及原居住地人群中疾病的发病率或死亡率的差别，区分遗传因素与环境因素在疾病发生中的作用，从而发现病因线索。目前主要应用于肿瘤、慢性病和一些遗传性疾病的病因研究。移民流行病学进行病因探索主要依据以下两点：

1）若某病发病率或死亡率的差别主要由环境因素造成，则该病在移民人群中发病率或死亡率与原居住地的人群不同，而与移居地当地人群的发病率或死亡率接近。

2）若某病发病率或死亡率的差别主要是遗传因素的作用，则该病在移民中的发病率或死亡率与移居地当地人群不同，而与原居住地人群的发病率或死亡率相同。

三、常用流行病学研究方法（2018）

（一）概述

1. 流行病学方法和分类（★★★）

（1）观察法：观察法是不对研究对象施加任何实验措施，观察人群在自然状态下疾病、健康状况及有关因素的分布特征。观察性研究只能在自然条件下模拟实验性研究，以获得真实的结果。观察法又有描述流行病学和分析流行病学之分。

（2）实验法：实验是指对研究对象有所“介入”并前瞻性地观察介入手段的效应。实验研究又有现场实验和临床试验之分。

（3）数理法：是用数学公式定量地表达病因和宿主之间构成的数学关系，以预测疾病流行规律，从理论上探讨疾病防制措施的效果。

2. 流行病学研究设计的基本内容

（1）查阅有关文献提出研究目的。

（2）根据研究目的确定研究内容。

（3）结合具体条件选择研究方法。

（4）按照研究方法确定研究对象。

（5）根据研究内容设计调查表格。

（6）控制研究过程，保证研究质量。

（7）理顺分析思路，得出正确结论。

（二）描述流行病学

1. 概念（★★★） 描述流行病学又称描述性研究，它是将专门调查或常规记录所载得的资料，按照不同地区、不同时间和不同人群特征分组，以展示该人群中疾病或健康状况分布特点的一种观察性研究。

2. 现况研究的概念（★★） 现况研究是描述性研究中应用最为广泛的一种方法。它是在某一人群中，应用普查或抽样调查的方法收集特定时间内、特定人群中疾病、健康状况及有关因素的资料，并对资料的分布状况、疾病与因素的关系加以描述（2003、2004）。因为现况研究所获得的资料是在某一时间横断面上收集的，故又称横断面研究。又因它得到的是在特定时间、特定人群中的患病率，因而又有患病率研究之称。

3. 普查与抽样调查的概念（★★★）

（1）普查：普查就是对总体中所有个体均进行调查。现况研究中普查的含义为：在特定时间对特定范围内人群中的每一成员进行的调查。

（2）抽样调查：按一定的比例从总体中随机抽取有代表性的一部分人（样本）进行调查，以样本统计量估计总体参数，称为抽样调查。

4. 抽样方法及样本含量的估计

（1）抽样方法（★★★）（2020）

1）单纯随机抽样：也称简单随机抽样。该方法要求从总体N个对象中，利用抽签、随机数字表等方法抽取n个对象组成一个样本。单纯随机抽样是所有抽样方法中最简单、最基本的方法。

2）系统抽样：又称机械抽样，是按照一定顺序，机械地每隔若干单位抽取一个单位的抽样方法（2008、2012、2019）。

3）分层抽样：是将调查的总体按照某种特征分成若干层，然后在每层中进行随机抽样的方法（2012、2013）。分层变量应是导致总体内部变异的主要因素。层中的抽样方法可用简单随机抽样或系统抽样。

4）整群抽样（2016）：将总体分成若干群组，以群组为抽样单位进行随机抽样，被抽到的群组中的全部个体均作为调查对象，这种抽样方法称为整群抽样。

5）多级抽样：将上述抽样方法综合运用即多级抽样。根据需要，每个阶段的抽样都可以采用上述4种方法中的任意1种，原则是优势互补。

（2）样本含量的估计：抽样研究中，样本所包含的研究对象的数量称为样本含量。样本含量适当是抽样调查的基本原则。

1）样本含量适当是指将样本的随机误差控制在允许范围之内时所需的最小样本含量。

2）样本含量计算方法：①分类变量资料样本含量的估计方法；②数值变量资料样本含量的估计

方法。

（三）分析流行病学

1. 概念及分类（★★）

（1）概念：分析流行病学也称分析性研究，它是进一步在有选择的人群中观察可疑病因与疾病和健康状况之间关联的一种研究方法。

（2）分类：分病例对照研究和队列研究两种方法。

2. 病例对照研究（★★）

（1）概念（2006、2020）：病例对照研究是选择患有和未患有某特定疾病的人群分别作为病例组和对照组，调查各组人群过去暴露于某种或某些可疑危险因素的比例或水平，通过比较各组之间暴露比例或水平的差异，判断暴露因素是否与研究的疾病有关联及其关联程度大小的一种观察性研究方法。

（2）研究对象的选择：病例对照研究涉及病例与对照两类研究对象。病例主要来自于医院和社区，对照是病例所来源的人群中未患所研究疾病的人。

（3）样本含量的估计：分别有非匹配病例对照研究分类变量资料样本含量的估计和匹配病例对照研究分类变量资料样本含量的估计。决定样本含量时，应注意：

1）考虑病例对照研究所需样本量的决定因素，如人群中暴露于某研究因素人群所占的比例；预期暴露于该研究因素造成的相对危险度（*RR*）和比值比（*OR*）；预期达到的检验显著性水平 α；预期达到的检验把握度（$1-\beta$）。

2）用公式法计算样本量。

3）用查表方法估计样本量。

（4）资料的统计分析（★★）

1）统计描述：描述研究对象的一般特征；比较组间的均衡性检验。

2）统计推断

①成组病例对照研究资料的分析（非匹配与频数匹配）

第一步：列出四格表（表 3-3-1）

表 3-3-1　成组病例对照研究资料整理表

暴露史	病　例	对　照	合　计
有	a	b	$a+b$
无	c	d	$c+d$
合计	$a+c$	$b+d$	$a+b+c+d$

第二步：假设检验：利用χ^2检验推断病例组与对照组暴露率的差异是否有统计学意义，公式如下：

$$\chi^2=\frac{(ad-bc)^2n}{(a+b)(c+d)(a+c)(b+d)}$$

若 $P<0.05$，则两组差异有统计学意义，说明该暴露因素与疾病的关联很可能不是由抽样误差造成的。

第三步：估计暴露与疾病的关联强度：采用比值比（*OR*）来估计暴露与疾病之间的关联强度（2004、2007、2020）。

OR 的计算：某事物发生的可能性与不发生的可能性之比。在病例对照研究中：

$$\text{病例组的暴露比值}=\frac{a/(a+c)}{c/(a+c)}=a/c$$

$$\text{对照组的暴露比值}=\frac{b/(b+d)}{d/(b+d)}=b/d$$

$$OR=\frac{\text{病例组的暴露比值}a/c}{\text{对照组的暴露比值}b/d}=\frac{ad}{bc}$$

OR 值的意义：*OR* 与相对危险度（*RR*）有着密切关联，*RR* 是暴露组与非暴露组发病概率之比（2018），*RR* 值越大，因素与疾病的关联强度越大。*OR* 的含义与 *RR* 相同。但是，在不同患病率和不同发病率的情况下，*OR* 与 *RR* 是有差别的。疾病率小于 5%时，*OR* 与 *RR* 的值较接近。

OR 值置信限估计：当样本 *OR* 值不等于 1，但其 95%的置信区间包含了 1 时，说明总体的 *OR* 值有可能是 1，即因素和疾病之间可能无关联。

②匹配病例对照研究资料的分析

第一步：列出研究资料整理表（表 3-3-2）

表 3-3-2　匹配病例对照研究资料整理表

对　照	病　例		对子数
	有暴露史	无暴露史	
有暴露史	a	b	$a+b$
无暴露史	c	d	$c+d$
合计	$a+c$	$b+d$	$a+b+c+d$

第二步：假设检验

计算公式：$\chi^2=\dfrac{(b-c)^2}{b+c}$

当 $b+c<40$ 时，应该使用校正公式：$\chi^2=\dfrac{(|b-c|-1)^2}{b+c}$

由以上计算公式可看出，配对χ^2检验考虑的是暴露情况不一致的对子数。若差异显著，说明病例暴露而对照不暴露的对子数与对照暴露而病例不暴露的对子数的差异有统计学意义。

第三步：计算 OR 值

其公式为：$OR=\dfrac{c}{b}\quad(b\neq 0)$

第四步：OR 值的95%置信区间：同分组资料。

（5）病例对照研究的优点和局限性

1）优点：①因为病例对照研究可在病例的集散地——医院收集病例，与其他研究方法相比，该方法收集病例更方便，更适用于罕见病的研究，有时甚至是唯一的选择。②该方法所需研究对象的数量较少，节省人力、物力，容易组织。③一次调查可同时研究一种疾病与多个因素的关系，既可检验危险因素的假设，又可经广泛探索提出病因假设。④收集资料后可在短时间内得到结果，对于慢性病可以较快地得到危险因素的估计。

2）局限性：①不适用于研究暴露比例很低的因素，因为需要很大的样本含量。②暴露与疾病的时间先后常难以判断。③选择研究对象时易发生选择偏倚。④获取既往信息时易发生回忆偏倚。⑤易发生混杂偏倚。⑥不能计算发病率、死亡率等，因而不能直接分析相对危险度。

3. 队列研究

（1）概念（2002、2017、2018、2020、2023）：队列研究是将一个范围明确的人群按是否暴露于某可疑因素或暴露程度不同分为不同的亚组，追踪各组的结局并比较其差异，从而判定暴露因素与结局之间有无关联及关联程度大小的一种观察性研究方法。

（2）用途：检验病因假设；描述疾病的自然史（2014）。

（3）种类

1）前瞻性队列研究（2023）。

2）历史性队列研究。

3）双向性队列研究。

（4）研究对象的选择

1）暴露组的选择：①特殊暴露人群；②一般人群；③有组织的团体。

2）对照组的选择：①内对照；②外对照；③总人口对照；④多重对照。

（5）样本含量的估计：队列研究与病例对照研究使用的样本含量估计公式一样，但队列研究比较的是非暴露组和暴露组结局的发生率。

（6）资料分析

1）统计描述：与病例对照研究相同，队列研究中描述性统计分析的目的也是为了阐明研究人群的代表性和比较组之间的均衡性，所用的统计学方法也大体相同。

2）统计推断：①资料的基本整理（表 3-3-3）：队列研究中，最受关注的是暴露因素导致疾病的强度——发病率；②率的计算：累积发病率：若研究对象为固定队列可计算累积发病率或死亡率。即无论其观察时间长短，均可用观察开始时的人口数作分母，以整个观察期内的发病例数作分子，计算某病的累积发病率。发病密度：为合理地利用随访资料，可用观察人时作分母计算队列的发病频率，称发病密度，或称人时率。

$$发病密度=\frac{观察期间发病例数}{观察人时数}$$

表 3-3-3　队列研究资料的整理

组　别	病　例	非病例	合　计	发病率
暴露组	a	b	$a+b$	$I_e=a/(a+b)$
非暴露组	c	d	$c+d$	$I_0=c/(c+d)$
合计	$a+c$	$b+d$	$a+b+c+d$	—

3）标化比：当遇到结局发生率低、暴露组人数少，达不到计算发生率要求的情况时，可以将全人口发病（死亡）率作为标准，算出该暴露人群的理论（预期）发病（死亡）人数。将暴露组实际发病（死亡）人数作分子，理论发病人数作分母计算比值，即得标化发病（死亡）比。

4）估计暴露与发病的关联强度：常用指标如下。

相对危险度（*RR*）：又称危险比或率比（2006、2013），是暴露组发病率（或死亡率）与非暴露组发病率（或死亡率）的比值。$RR=I_e/I_0$。

归因危险度（*AR*）：又称特异危险度或超额危险度（2013），因为它是暴露组发病率与对照组发病率的差值，还可称之为率差。$AR=I_e-I_0$。

归因危险度百分比：又称病因分值，是指暴露人群因某因素暴露所致的某病发病或死亡占该人群该病全部发病或死亡的百分比。归因危险度百分比用 *AR*% 表示，$AR\%=(I_e-I_0)/I_e\times100\%$。

人群归因危险度：是人群中某病发病（死亡）率与非暴露人群该病发病（死亡）率的差值（2004），表示总人群因暴露于某因素而导致的某病发病（死亡）率。

人群归因危险度百分比：又称人群病因分值，是指总人群因暴露于某因素所致的某病发病或死亡占总人群该病全部发病或死亡的百分比。

（7）优点及局限性

1）优点：①研究结局是亲自观察获得，一般较可靠；②是由“因”至“果”观察，符合因果关系的时间顺序，论证因果关系的能力较强；③可计算暴露组和非暴露组的发病率，能直接估计暴露因素与发病的关联强度；④一次调查可观察多种结局。

2）局限性：①不宜用于研究发病率很低的疾病，否则需要的研究对象数量过大，费用过高；②观察时间长，易发生失访偏倚；③耗费的人力、物力和时间较多；④设计的要求高，实施复杂；⑤在随访过程中，未知变量引入人群，或人群中已知变量的变化等，都可使结局受到影响，使分析复杂化。

（四）实验流行病学

1. 实验流行病学的概念（★★）　流行病学研究中的实验法也称实验流行病学或流行病学实验。该方法将来自同一总体的研究对象随机分为实验组和对照组，实验组给予实验因素，对照组不给予该因素，然后前瞻性地随访各组的结局并比较其差别的程度，从而判断实验因素的效果。

2. 实验流行病学的基本特征

（1）要施加干预措施：这是实验的最重要特征，没有干预措施不能称其为实验。

（2）是前瞻性观察。

（3）必须有平行对照。

（4）随机分组。

3. 实验流行病学的分类

（1）临床试验：是在医院或其他医疗照顾环境下进行的试验。该方法以临床患者为研究对象，常用于对某种药物或治疗方法的效果进行评价。

（2）现场试验：又称干预试验，按照现场试验中接受干预的基本单位不同可分为社区试验（2023）和个体试验。

4. 临床试验的概念及设计（★★★）

（1）概念：临床试验是将临床患者随机分为试验组与对照组，试验组给予某临床干预措施，对照组不给予该措施，通过比较各组效应的差别判断临床干预措施效果的一种前瞻性研究。

（2）设计类型

1）随机对照临床试验：又称随机对照试验、随机对照并行试验或同期随机对照试验。该方法一是按照随机化方法将研究对象分为试验组和对照组；二是同时前瞻性随访各组的疗效，是典型的按照实验法的原则设计的研究类型，符合实验研究的基本条件。

2）同期非随机对照临床试验：也称非随机对照并行试验。如果按照严格的随机化方法划分试验组和对照组，各组患者将分布于同一病房，若该研究难以实现盲法，随后看到的将是患者给研究带来的偏倚，同期非随机对照临床试验可以弥补这一缺陷。该方法是由研究者指定而不是随机分配试验组和对照组。

3）历史对照临床试验：有时一种新的药物或疗法已被证实优于既往的药物或疗法，但尚需进一步评价它临床应用方面的一些细节，如疗程、剂量、剂型、成本、副作用等。若采用随机对照试验，对照组势必不能接受新药的治疗。当研究的疾病是恶性肿瘤等可以导致死亡的疾病时，就意味着对照组患者可能失去了延长生命的机会，此时临床试验必将面临医学伦理学的问题。历史对照临床试验可以避免这一问题。

4）自身对照临床试验：即不另设对照组，仅比较同一批研究对象试验前后观察指标的差别，说明临床干预措施的效果。

5）交叉设计对照：将研究对象随机分为 A 组和 B 组，首先 A 组接受试验措施，B 组为对照，一个疗程后，两组经过一个洗脱期再交换处理措施，继续观察一个疗程后比较措施的效果。这种设计既有同期的随机对照，又有前后的自身对照，从理论上讲是最严格、最合理的试验类型。但交叉设计与自身对照有一共同的缺陷，即仅适用于病程长且病情稳定的疾病。

四、偏倚控制及病因推断

（一）流行病学研究的偏倚

1. 偏倚概念（★★★） 偏倚是指在研究或推论过程中所获得的结果系统地偏离真实值。

2. 选择性偏倚

（1）概念：选择性偏倚指由于研究对象的确定、诊断、选择等方法不正确，使被选人的研究对象与目标人群的重要特征具有系统的差异，使得从样本得到的结果推及总体时出现了系统的偏离。

（2）分类（2004、2008）

1）入院率偏倚。

2）检出症候偏倚。

3）现患病例-新发病例偏倚。

4）无应答偏倚。

5）易感性偏倚。

6）时间效应偏倚。

7）领先时间偏倚。

3. 信息偏倚（★★）

（1）概念：信息偏倚又称观察偏倚、测量偏倚，是指研究过程中进行信息收集时产生的系统误差。测量方法的缺陷、诊断标准不明确或资料的缺失遗漏等都是信息偏倚的来源。

（2）分类

1）诊断怀疑偏倚。

2）暴露怀疑偏倚。

3）回忆偏倚。

4）报告偏倚。

5）测量偏倚。

6）错误分类偏倚。

4. 混杂偏倚

（1）混杂偏倚及混杂因子：流行病学研究中，由于一个或多个既与疾病有关联又与研究因素有联系的其他因素的存在，掩盖或夸大了研究因素与疾病的联系，从而部分或全部地歪曲了两者间的真实联系，称之为混杂偏倚或混杂。引起混杂的因素称为混杂因子。

（2）混杂偏倚的判断

1）根据专业知识提出研究中可能存在的混杂因子。

2）利用分层分析进行判断。

3）判断混杂因素F是否符合混杂因子的条件。

4）多元分析模型。

5. 偏倚的控制方法（★★）

（1）研究设计阶段的偏倚控制措施

1）选择偏倚的控制方法：①在进行疾病的危险因素的研究时，应该首先考虑选择社区人群中所有病例，这样可以避免入院偏倚、检出症候偏倚等的发生；②在病例对照研究中，最好选择新发病例，以避免现患病例，新发病例偏倚的发生；③提高应答率，降低失访率；④对于可能存在的时间效应偏倚，则应在研究中尽可能采取敏感的早期检查技术或适当延长观察期，尽可能地控制时间效应偏倚。

2）信息偏倚的控制方法：设计阶段信息偏倚主要来自制定调查表时，对要收集的暴露因素的界定不够准确，因此在研究设计阶段应对各种暴露因素作出严格、客观、可操作的定义，并求指标的定量化。对于疾病要有统一明确的诊断标准。对各种检测仪器和试剂要有统一的标准。

3）混杂偏倚的控制方法：①限制：指对研究对象的选择条件加以限制。②配比：配比是较常用的控制混杂因素的方法。③随机化：在实验性研究中，还可以用随机化分组的方法来控制混杂因素。④分层抽样：在进行人群调查时，先按可能的混杂因素进行分层，然后在各层内进行随机抽样，这样可以较好地控制混杂。

（2）研究实施阶段的偏倚控制方法：研究实施阶段发生的偏倚主要是信息偏倚。

1）研究者要向研究对象清楚地解释研究的目的、意义和要求，以获取其支持和配合。

2）在资料收集时，若可能存在回忆偏倚，可考虑对同一内容以不同的方式重复询问，以帮助其回忆并检验其应答的可靠性。

3）临床研究中，根据条件许可，应尽可能使用“盲法”来消除主观因素对研究结果的影响，但要注意其伦理学可行性。研究中使用的各种仪器、试剂、方法应当标准化。尽量采用金标准进行分类判断。

（3）资料分析阶段的偏倚控制措施：①分层分析；②标化的方法；③多因素分析方法。

（二）病因及其推断

1. 病因的概念（★★） 一个疾病的病因是指在疾病的发生中起重要作用的一个事件、条件、特征或者是这些要素的综合。

2. 病因的类型（★★） ①直接病因与间接病因；②必需病因与充分病因。

3. 病因研究的流行病学方法与基本步骤（★★）

（1）总结现象。

（2）建立假设。

1）求同法。

2）求异法。

3）共变法。

4）求同求异并用法。

5）剩余法。

（3）检验假设。

（4）病因推导。

4. 因果关系判断标准（2003）（★★）

（1）关联的强度。

（2）关联的重复性。

（3）关联的特异性。

（4）关联的时间性。

（5）剂量-反应关系。

（6）关联的合理性。

（7）实验证据。

（8）相似性。

五、诊断试验和筛检试验

（一）诊断试验和筛检试验的概念、目的、应用原则及区别

1. 诊断试验概念（★★） 诊断是指在临床上医务人员通过详尽的检查及调查等方法收集信息、资料，经过整理加工后对患者病情的基本认识和判断。据此制定下一步的治疗或干预方案，完成救治任务。用于诊断的各种检查及调查的方法称诊断试验。

2. 诊断试验的目的（★★★） 诊断的主要目的是对患者病情作出及时、正确的判断，以便采取相应有效的治疗措施。此外，还可应用诊断试验进行病例随访，确定疾病的转归、判断疗效和估计预后及监测治疗的副作用等。

3. 筛检试验的概念（★★） 筛检是运用快速、简便的检验、检查或其他措施，在健康的人群中，发现那些表面健康，但可疑有病或有缺陷的人。筛检也称筛查，筛检所用的各种手段和方法称为筛检试验。它可以是体检、实验室检查和问卷调查等。

4. 筛检试验的目的（2016、2017、2018）（★★★）

（1）早期发现可疑患者，做到早诊断、早治疗，提高治愈率，实现疾病的二级预防。如乳腺癌、宫颈癌的筛检。

（2）发现高危人群，以便实施相应的干预，降低人群的发病率，实现疾病的一级预防。如筛检高血压预防脑卒中。

（3）了解疾病自然史，通过筛检可以观察到疾病发展过程的各个阶段，包括临床前期、临床期及临床后期的症状和体征。

（4）进行疾病监测，如对传染病的病原学监测及隐性感染者的发现均需做筛检。

5. 应用原则（★★）

（1）筛检的应用原则

1）被筛检的疾病或缺陷是当地重大的卫生问题，如严重影响人群健康、给社会和家庭造成沉重负担的疾病。

2）对被筛检的疾病或缺陷有进一步确诊的方法与条件。

3）对发现并确诊的患者及高危人群有条件进行有效的治疗和干预，且标准应该统一规定。

4）被筛检的疾病或缺陷或某种危险因素有可供识别的早期症状和体征或测量的标志。

5）了解被筛检疾病的自然史，包括从潜伏期发展到临床期的全部过程。

6）筛检试验必须要快速、简便、经济、可靠、安全、有效及易为群众接受。

7）有保证筛检计划顺利完成的人力、物力、财力和良好的社会环境条件，如社会的支持和医疗、行政部门的协作。

8）有连续而完整的筛检计划，能按计划定期进行。

9）要考虑整个筛检、诊断和治疗的成本和收益问题。

10）筛检计划应能为目标人群接受，有益无害，尊重个人的隐私权，制定保密措施，公正、公平、合理地对待每一个社会成员。

（2）诊断的应用原则

1）灵敏度、特异度要高。

2）快速、简单、价廉、容易进行。

3）安全、可靠、尽量减少损伤和痛苦。

6. 诊断试验和筛检试验的区别（★★★）

（1）目的不同：筛检试验是用以区别可疑患者与可能无病者，诊断试验是用来区别患者与可疑有病但实际无病的人。

（2）观察对象不同：筛检是以健康或表面健康的人为观察对象，诊断试验是以患者或可疑患者为观察对象。

（3）试验的要求不同：筛检试验要求快速、简便、灵敏度高，最好能检出所有患者；诊断试验要求科学、准确，特异度高，最好能排除所有非患者。

（4）所需费用不同：诊断试验常常使用医疗器械或实验室方法，一般花费较高；筛检试验则应使用简单、价廉的方法。

（5）结果的处理不同：筛检试验阳性者须作进一步的诊断或干预，而诊断试验阳性者要给予治疗。

（二）诊断试验与筛检试验的设计与实施

诊断试验与筛检试验的设计与实施，主要涉及确定“金标准”、研究对象的选择、样本量、确定诊断试验的界值。

（三）诊断试验和筛检试验的评价指标

评价主要从真实性、可靠性和收益三方面进行，试验检查结果真实性评价模式表见表3-3-4。常用指标的计算公式，见表3-3-5。

表3-3-4　试验检查结果真实性评价模式表

组别	有　病	无　病	合　计
阳性	真阳性（a）	假阳性（b）	总阳性人数（$a+b$）
阴性	假阴性（c）	真阴性（d）	总阴性人数（$c+d$）
合计	患者总数（$a+c$）	正常人总数（$b+d$）	受检总人数（$a+b+c+d$）

表3-3-5　常用指标的计算公式

指　标	又　称	计算公式
灵敏度	真阳性率	$a/(a+c)$ ×100%
特异度	真阴性率	$d/(b+d)$ ×100%
假阳性率	误诊率	$b/(b+d)$ ×100%；或1-特异度
假阴性率	漏诊率	$c/(a+c)$ ×100%；或1-灵敏度
阳性预测值	—	$a/(a+b)$ ×100%
阴性预测值	—	$d/(c+d)$ ×100%
阳性似然比	—	真阳性率/假阳性率
阴性似然比	—	假阴性率/真阴性率

1. 评价指标（★★）

（1）评价真实性的指标

1）灵敏度：又称真阳性率，指金标准确诊的病例中被评试验也判断为阳性者所占的百分比（2001、2015、2018）。它可反映被评试验能将实际患病的病例正确地判断为患某病的能力。理想的应为100%。

2）特异度：又称真阴性率，指金标准确诊的非病例中被评试验也判断为阴性者所占的百分比（2015、2018）。它可反映被评试验能将实际未患某病的病例正确地判断为未患某病的能力。理想的也应为100%。

3）假阳性率：又称误诊率，是指金标准确诊的非病例中被评试验错判为阳性者所占的百分比，理想应为0。

4）假阴性率：又称漏诊率，是指金标准确诊的病例中被评试验错判为阴性者所占的百分比，理想也应为0。

（2）评价可靠性的指标

1）变异系数：适用于做定量测定试验的可靠性分析。变异系数越小，可靠性越好。

2）符合率：适用于做定性测定试验的可靠性分析。它是两次检测结果相同的人数占受试者总数的百分比，又称观察一致率。符合率越高，可靠性越好。

3）Kappa值：适用于定性资料的可靠性分析，该值表示不同观察者对同一批结果的判定和同一观察者在不同情况下对同一批结果的判定的一致程度。Kappa值不同于观察一致率，它在判断两次测量的一致性时，考虑了机遇因素对试验一致性的影响。Kappa值越高，一致性越好。

（3）评价收益的指标

1）预测值：又称预告值或诊断价值，是表示试验结果判断正确的概率，它表明试验结果的实际临床意义。根据实验结果的不同，预测值有阳性预测值和阴性预测值：①阳性预测值：指试验结果阳性人数中真阳性人数所占的比例。②阴性预测值：指试验结果阴性人数中真阴性人数所占的比例。

2）似然比：是指患者中某种试验结果出现的概率与非患者中该试验结果出现的概率之比。因试验结果有阴阳之分，所以似然比也有阳性似然比和阴性似然比之分：①阳性似然比（2018）：是试验结果真阳性率与假阳性率之比，说明患者中出现某种试验结果阳性的概率是非患者的多少倍。其值越大，试验结果阳性者为真阳性的概率就越大。②阴性似然比：是试验结果假阴性率与真阴性率之比，说明患者中出现某种试验结果阴性的概率是非患者的多少倍。其值越小，试验结果阴性者为真阴性的可能性就越大。

2. 确定试验截断值的原则和方法　判断标准即截断值，是判定试验阳性与阴性的界值，即确定某项指标的正常值，以区分正常与异常。

（1）确定截断值的原则

1）对于预后差，漏诊可能后果严重，但有可以利用的有效治疗方法，且早期诊断可获得较好的治疗效果，患者从伦理和经济的角度可接受，应将诊断的阳性标准定在高灵敏度的水平，尽可能地把所有患者都诊断出来。但此时会使误诊增多，导致需要进一步确诊的可疑病例增多，从而增加检查成本。这类疾病有结核病、梅毒和霍奇金淋巴瘤等。

2）对于治疗效果不理想的疾病，或疾病预后不严重但误诊一个非患者为患者时后果严重，对患者的心理、生理和经济上造成严重的影响，应将诊断的阳性标准定在高特异度的水平，尽量排除非患者。这类疾病有艾滋病等。

3）当假阳性和假阴性的重要性相等时，一般可以把诊断标准定在患者与非患者分布的交界处，或定在正确诊断指数最大处。

（2）确定截断值的方法：在常规情况下，即灵敏度、特异度均很重要的情况下，最常用的确定截断值的方法还是受试者工作特征曲线法。

受试者工作特征曲线（ROC曲线）是以真阳性率（灵敏度）为纵坐标，假阳性率（1-特异度）为横坐标所做的曲线，以表示灵敏度与特异度之间相互关系的一种方法。

六、公共卫生监测与疾病暴发的调查

（一）公共卫生监测概述

1. 定义（★★） 公共卫生监测是连续地、系统地收集疾病或其他卫生事件的资料，经过分析、解释后及时将信息反馈给所有应该知道的人（如决策者、卫生部门工作者和公众等），并且利用监测信息的过程。

2. 目的（★★★）（2019）

（1）确定主要的公共卫生问题，掌握其分布和趋势。

（2）查明原因，采取干预措施。

（3）评价干预措施效果。

（4）预测疾病流行。

（5）制订公共卫生策略和措施。

3. 种类（★★★）

（1）疾病监测。

1）传染病监测。

2）非传染病监测。

（2）与健康相关问题的监测。

4. 程序及监测系统的评价（★★）

（1）建立监测组织和监测系统：国家及全国各级疾病预防控制中心是负责管理全国公共卫生监测系统的机构。世界卫生组织是负责全球公共卫生监测的机构。

（2）公共卫生监测的基本过程

1）资料收集。

2）资料分析。

3）信息反馈。

4）监测资料的利用。

（3）公共卫生监测系统的评价（★★）

1）敏感性：是指监测系统识别公共卫生问题的能力。它主要包括两个方面：①监测系统报告的病例占实际病例的比例；②监测系统判断疾病或其他卫生事件暴发或流行的能力。

2）及时性：是指监测系统从发现公共卫生问题到将信息反馈给有关部门的时间。它反映了监测系统的信息反馈速度。

3）代表性：是指监测系统发现的公共卫生问题在多大程度上能够代表目标人群的实际情况。缺乏代表性的监测资料可能导致决策失误和卫生资源的浪费。

4）阳性预测值：是指监测系统报告的病例中真正的病例所占的比例。

5）简便性：是指监测系统的资料收集、监测方法和运作简便易行。

6）灵活性：是指监测系统能针对新的公共卫生问题进行及时的改变或调整。

7）可接受性：是指监测系统各个环节的工作人员对监测工作的参与意识，反映在工作人员能否提供有效的信息。

（二）疾病监测（2020、2023）

1. 概念（★★） 疾病监测是连续地、系统地收集疾病的资料，经过分析、解释后及时将信息反馈给有应该知道的人，并且利用监测信息的过程。

2. 我国主要的疾病监测方法（★★★）

（1）被动监测：下级监测单位按照常规上报监测资料，而上级监测单位被动接受，称为被动监测。我国法定传染病报告属于此类监测。

（2）主动监测：上级监测单位专门组织调查或者要求下级监测单位严格按照规定收集资料，称为主动监测。传染病漏报调查（2014）及对性病门诊就诊者、暗娼、吸毒者等艾滋病高危行为人群的监测属于主动监测。主动监测的准确性明显高于被动监测。

（3）常规报告：国家法定传染病报告系统，由法定报告人上报传染病病例，这属于常规报告。

（4）哨点监测：对能够反映总人群中某种疾病流行状况的有代表性特定人群（哨点人群）进行监测，了解疾病的流行趋势，这属于哨点监测。

3. 我国疾病监测体系

（1）疾病监测信息报告管理系统。

（2）重点传染病监测系统。

（3）症状监测系统。

（4）死因监测系统。

（5）病媒生物监测系统。

（6）健康相关危险因素监测系统。

（三）药品不良反应监测

1. 药品不良反应的概念（★★★） 药品不良反应是指合格药品在正常用法用量下出现的与用药目的无关的或意外的有害反应。一般可以分为A型反应和B型反应。

2. 药品不良反应监测的概念和方法

（1）概念：药品不良反应监测是指药品不良反应的发现、报告、评价和控制的过程。

（2）方法

1）自愿报告系统，又称黄卡制度。

2）义务性监测。

3）重点医院监测。

4）重点药物监测。

5）速报制度。

3. 药品不良反应因果关系评价（★★） 我国采用WHO国际药品不良反应监测合作中心建议使用的方法，将关联程度分为肯定、很可能、可能、可能无关、待评价和无法评价六个等级。其评价内容包括：

（1）开始用药的时间与不良反应出现的时间有无合理的先后关系。

（2）所怀疑的不良反应是否符合该药品已知不良反应的类型。

（3）停药或减量后，反应是否减轻或消失。

（4）再次接触可疑药品是否再次出现同样的反应。

（5）所怀疑的不良反应是否可用并用药的作用、患者的临床状态或其他疗法的影响来解释。

（四）疾病暴发的调查与分析

（1）初步调查：了解疫情——临床表现、流行特征；作初步诊断——可能是什么病、暴发可能的原因；提出紧急措施——控制疾病。

（2）深入调查：询问、现在观察、病原学调查、收集有关资料。

（3）整理资料：流行特征、流行因素、平均潜伏期的计算、患者的临床症状与病理、现场资料、检验结果。

（4）分析资料：是什么病、什么原因引起的、怎么传播的。

（5）制定措施。

（6）总结报告。

七、循证医学

1. 基本概念 任何临床的诊治决策，必须建立在当前最好的研究证据与临床专业知识和患者的价值相结合的基础上。

2. 循证医学的实践步骤

（1）从患者存在的问题提出临床面临的要解决的问题。

（2）收集有关问题的资料。

（3）评价这些资料的真实性和有用性。

（4）在临床上实施这些有用的结果。

（5）进行后效评价。

3. 证据的主要类型 经验、教科书和杂志、学术会议的信息、文献综述、系统评价、定期更新的电子系统评价。

【经典习题】

1. 对一个地区全体居民进行血压资料的分析，可计算当地的

A. 高血压患病率

B. 高血压发病率

C. 高血压家庭续发率

D. 高血压病死率

E. 高血压罹患率

答案：A

考点：疾病分布测量指标

解析：患病率：某时间点上受检人数中现患某疾病的概率，描述病程长或发病时间不易明确的疾病的患病情况。发病率：一定期间内，一定人群中某病新发生的病例出现的频率。续发率亦称二代发病率，是指一个家庭、病房、集体宿舍、托儿所、幼儿园班组中第一个病例发生后，在该病的最短潜伏期到最长潜伏期之间，易感接触者中因受其感染而发病的续发病例占所有易感接触者总数的百分率。罹患率和发病率一样，也是人群新病例数的指标。罹患率适用于小范围、短时间内疾病频率的测量。故选A。

2. Meta分析中常见的偏倚不包括

A. 索引偏倚

B. 发表偏倚

C. 文献库偏倚

D. 失访偏倚

E. 多次发表偏倚

答案：D

考点：Meta分析中的偏倚

解析：Meta分析中主要的偏倚包括抽样偏倚（检索文件时的偏倚，包括发表偏倚、索引偏倚、查找偏倚、参考文献偏倚、英语语种偏倚、多次发表偏倚）、选择偏倚（纳入标准偏倚。筛选者偏倚）、研究内偏倚、发表偏倚。没有失访偏倚，故选D。

3. 对病因不明的疾病，描述性研究的主要目的是

A. 循证病因

B. 因果诊断

C. 确定病因

D. 寻找病因的线索，提出病因假设

E. 研究发病机制

答案：D

考点：描述性研究

解析：描述性研究又称为描述流行病学，是流行病学研究方法中最基本的类型，主要用来描述人群中疾病或健

康状况及暴露因素的分布情况，目的是提出病因假设，为进一步调查研究提供线索，是分析性研究的基础；还可以用来确定高危人群，评价公共卫生措施的效果等。故选 D。

第四节　临床预防服务

一、临床预防服务与健康管理

（一）临床预防服务

1. 定义　临床预防服务是指由医务人员在临床场所（包括社区卫生服务工作者在家庭和社区场所）对健康者和无症状患者的健康危险因素进行评价，实施个性化的预防干预措施来预防疾病和促进健康。

2. 内容、意义与实施原则

（1）内容（2017、2018）

1）求医者的健康咨询。

2）健康筛检。

3）免疫接种。

4）化学预防。

（2）意义：通过实现个体健康危险性的量化评估，获得控制疾病危险因素的健康干预策略，能有效地调动个人改善不良行为与生活方式的积极性和主动性，有利于管理个人的健康状况，早期发现疾病并及时治疗，有利于改善患者生活质量并延长寿命。

（3）实施原则

1）重视危险因素的收集。

2）医患双方共同决策。

3）注重综合性和连续性。

4）以健康咨询与教育为先导。

5）合理选择健康筛检的内容。

6）根据不同年龄阶段的特点开展针对性的临床预防服务。

（二）健康管理

1. 定义　如果对服务对象的健康危险因素进行全面、系统和针对性的评估并对整个生命全程进行干预，减少健康危险因素的威胁，早期发现并及时治疗疾病，对所患的疾病进行有效的治疗和预防并发症的发生，从而经济有效地避免早亡和提高生活质量，则称为健康管理。

2. 健康管理的内容和基本策略　健康管理的基本策略是通过评估和控制健康风险，达到维护健康的目的。其有以下六种形式：生活方式管理、需求管理、疾病管理、灾难性病伤管理、残疾管理和综合的群体健康管理。

（三）健康风险评估

1. 概念　健康风险评估是指从个体或群体健康信息咨询或调查、体检和实验室检查等过程中收集各种与健康相关的危险因素信息，为进一步开展有针对性的干预措施提供依据。

2. 健康危险因素收集及危险度评估

（1）危险因素导致的特定疾病的严重性。

（2）危险因素是否有普遍性。

（3）危险因素的危险程度：可通过相对危险度或特异危险度来确定。相对危险度是暴露某危险因素人群发病危险度（如发病率）与未暴露该危险因素人群发病危险度之比值，即暴露组发病率是非暴露组的多少倍，具有某危险因素的人患疾病的机会是没有此危险因素的人的多少倍。

（4）某危险因素能否被准确地检测。

（5）有无证据表明采取干预措施后可促进健康。

（6）上述诸方面与其他优先的健康问题相比如何。

（四）健康维护计划的制订与实施

1. 概念　健康维护计划是指在特定的时期内，依据患者的年龄、性别及具体的危险因素等而计划进行的一系列干预措施。具体包括：做什么、间隔多久、何时做等。

2. 制订原则及实施

（1）建立流程表。

（2）单个健康危险因素干预计划。

二、健康相关行为干预

（一）健康行为、健康教育、健康促进的概念

1. 健康行为　指与促进、维护或恢复健康相关的个体心理、情感状态和外显的行为模式。

2. 健康教育　是有计划地应用循证的教学原理与技术，为学习者提供获取科学的健康知识、树立健康观念掌握健康技能的机会，帮助他们作出有益健康的决定和有效且成功地执行有益健康的生活行为方式的过程。

3. 健康促进（2018）　是促使人们维护和提高自身健康的过程，是协调人类与环境的战略，它规定个人与社会对健康各自所负的责任。

（二）影响健康行为的因素与行为改变理论

1. 影响健康行为的因素（2007、2008、2012、2014、2023）

（1）倾向因素。

（2）促成因素。

（3）强化因素。

2. 健康信念模式

（1）知觉到某种疾病或危险因素的威胁，并进一步认识到问题的严重性。

1）对疾病严重性的认识。

2）对疾病易感性的认识。

（2）对采取某种行为或放弃某种行为的结果的估计。

1）对行为有效性的认识。

2）对实施或放弃行为的障碍的认识。

3）效能期待。

3. 行为改变阶段模式

（1）行为变化阶段

1）无转变打算阶段（2012、2014）。

2）打算转变阶段。

3）转变准备阶段。

4）行动阶段。

5）行为维持阶段（2018）。

（2）变化过程

1）认知层面：提高认识、情感唤起、自我再评价、环境再评价、自我解放、社会解放。

2）行为层面：反思习惯、强化管理、控制刺激、求助关系。

4. 社会认知理论（2016） 社会认知理论又被称为“交互决定论”，这是一种综合性的人类行为理论。社会认知理论认为某些因素的作用会比其他因素强些，这些影响因素不一定同时出现。

（三）健康咨询的基本模式——5A模式与原则

1. 5A模式 5A模式的5个基本的步骤，即评估、劝告、达成共识、协助、安排随访（2017）。

2. 原则

（1）建立友好关系。

（2）鉴定需求。

（3）移情。

（4）调动参与。

（5）保守秘密。

（6）尽量提供信息和资源。

三、烟草使用的控制

（一）烟草使用与环境烟草烟雾暴露

1. 定义 环境烟草，既包括吸烟者吐出的主流烟雾，也包括从纸烟、雪茄或烟斗中直接冒出的侧流烟。

2. 对健康的主要危害

（1）长期危害 主要是引发疾病和死亡，包括心脏病发作、脑卒中、肺癌和其他癌症（如喉癌、口腔癌、食管癌、胰腺癌、膀胱癌、宫颈癌、白血病），以及慢性阻塞性肺疾病。吸烟对女性有特殊危害，吸烟的妇女如果正使用口服避孕药，会增加心脏疾病发作和下肢静脉血栓形成的机会。吸烟孕妇的胎儿易发生早产和体重不足。

（2）对被动吸烟者的危害 吸烟不仅危害吸烟者本人，而且还殃及其周围的人，被动吸烟者受到的伤害甚至超过吸烟者本人。

（二）烟草成瘾干预策略

1. 烟草依赖疾病的概念 烟草依赖是一种慢性成瘾性疾病，指带有强制性的使用与觅求烟草，并于戒断后不断产生再次使用倾向的行为方式。

2. 临床戒烟指导

（1）针对愿意戒烟者的快速干预策略及措施——5A戒烟法（询问、劝阻、评估、帮助、安排）。

（2）针对愿意戒烟者的强化干预策略及措施。

（3）针对不愿意戒烟者的快速干预策略及措施——5R法（指出相关性、强调危险性、认识回报、认清障碍、反复动员）（2013、2014）。

（4）针对最近已戒烟者的快速干预策略及措施，包括基本干预和规范干预。

（5）针对从未吸烟者的快速干预策略及措施——给予表扬并鼓励继续远离烟草。

3. 常用戒烟药物

（1）一线药物：盐酸安非他酮缓释片、尼古丁口香糖、尼古丁吸入剂、尼古丁鼻腔喷雾剂、尼古丁贴片。

（2）二线药物（一线药物无效时）：可乐定、去甲替林，鼓励吸烟者在药店自行购买戒烟贴。

（三）人群烟草控制策略

1. 烟草控制框架公约 WHO于2003年通过了公共卫生史上一个具有特殊意义的《烟草控制框架公约》，抗击烟草流行，为世界各国提供了一份减少烟草供应和需求的蓝图，并提出国际法在预防疾病、促进健康等方面具有极其重要的作用。

2. 控烟策略 监测烟草使用及评估政策，保护人们免受烟草烟雾危害，提供戒烟帮助，警示烟草危害，确保禁止烟草广告、促销和赞助，提高烟税。

四、合理营养指导

（一）营养、营养素、能量、膳食营养素参考摄入量概述，平衡膳食的概念及基本要求，中国居民膳食指南

1. 营养 营养指人体摄取、消化、吸收、利用食物中的营养物质以满足机体生理需要的生物学过程。

2. 营养素 营养素是食物中所含的营养成分。食物的营养物质种类繁多，人类所需50多种，就其化学性质或生理功能可分为5大类：蛋白质、脂肪、碳水化合物、维生素、矿物质。

3. 能量　指的是人体维持生命活动所需要的热能。

4. 膳食营养素参考摄入量（2005、2011）　膳食营养素参考摄入量是在每日膳食中营养素供给量基础上发展起来的一组每日平均膳食营养素摄入量的参考值，包括平均需要量、推荐摄入量、适宜摄入量和可耐受最高摄入量4组营养水平指标。

5. 平衡膳食

（1）概念：膳食所提供的能量及营养素在数量上能满足不同生理条件、不同劳动条件下用膳者的要求，并且膳食中各种营养素之间比例适宜，称为平衡膳食。

（2）基本要求

1）提供种类齐全、数量充足、比例合适的营养素。

2）保证食物安全。

3）科学的烹调加工。

4）合理的进餐制度和良好的饮食习惯。

6. 中国居民膳食指南　是根据营养学原则，结合国情制定的，是教育人民群众采用平衡膳食，以摄取合理营养促进健康的指导性意见。八条膳食准则内容：食物多样，合理搭配；吃动平衡，健康体重；多吃蔬果、奶类、全谷、大豆；适量吃鱼、禽、蛋、瘦肉；少盐少油，控糖限酒；规律进餐，足量饮水；会烹会选，会看标签；公筷分餐，杜绝浪费。

（1）谷薯类及杂豆食物：成人每天摄入250～400g，多种谷类混合食用营养价值更高。

（2）蔬菜、水果类：每天分别摄入300～500g和200～350g，红、绿、黄3色较深的蔬菜和深黄色水果富含营养素。

（3）奶及其制品、大豆及坚果：乳类每天应摄入300～500g，豆类每天应摄入25～35g。

（4）肉、鱼、蛋：每天应摄入120～200g，其中畜禽肉40～75g、鱼虾类40～57g、蛋类40～50g。

（5）烹调油：每天摄入25～30g。

（二）特殊人群营养指导

1. 孕妇和乳母的营养

（1）孕妇

1）营养需要：①能量：自妊娠4个月开始在正常能量供给量基础上每日增加837kJ（200kcal）。最后2个月体力活动有所减轻时，能量供给不宜过度。②蛋白质：在妊娠早期每日增加5g，中期每日增加15g，后期每日增加25g，优质蛋白质应占蛋白质总量的1/3以上。③碳水化合物：妊娠中后期膳食碳水化合物供能量以占总能量的55%～60%为宜，膳食中有一定量的膳食纤维。④脂肪：妊娠过程体内平均增加2～4kg脂肪作为能量贮备。⑤矿物质：妊娠中期钙的适宜摄入量为1000mg/d，妊娠后期为1200mg/d；妊娠后期注意补充膳食铁。⑥维生素：维生素A的推荐摄入量（RNI）在妊娠中期为1000μgRE/d，妊娠晚期为1200μgRE/d，维生素D为10μg/d。维生素B_1，维生素B_2及烟酸的RNI分别为1.5mg/d、1.7mg/d及15mg/d；维生素C的RNI为130mg/d；注意叶酸的补充，叶酸的RNI为600μgDFE/d，摄入量要控制在1mg以下。

2）妊娠期的膳食原则：①妊娠早期膳食要点：膳食应以清淡、易消化、口感好为主要原则，建议每日服用适量叶酸。②妊娠中期膳食要点：补充充足的能量，补充铁，保证充足的鱼、禽、蛋、瘦肉和奶的供给。③妊娠末期膳食要点：注意增加钙的补充，保证适宜的体重增长，保证充足的鱼、禽、蛋、瘦肉和奶的供给，注意增加液体及富含膳食纤维的水果、蔬菜、全谷类食物的摄入。

（2）乳母

1）营养需要：①能量：我国乳母能量RNI是在一般妇女基础上每天增加2.09MJ（500kcal）。②蛋白质：我国乳母的蛋白质RNI应增加20g/d。③脂肪：乳母膳食中必须有适量的脂肪，其中必需脂肪酸以占总能量的5%～7%为宜。④矿物质：乳母钙适宜摄入量（AI）为1200mg/d，铁AI为25mg/d，锌、碘RNI分别为21.5mg/d和200μg/d。⑤维生素：维生素A的RNI为1200μgRE/d，维生素D的RNI为10μg/d，维生素B_1为1.8mg/d，维生素B_2为1.7mg/d，烟酸为18mg/d，维生素C为130mg/d，叶酸为500μg/d。

2）哺乳期的膳食原则：①产褥期膳食：正常分娩可进食适量、易消化的半流质食物。会阴撕裂Ⅲ度缝合者，无渣膳食1周左右。剖宫产术后24小时给予流食1天，忌用牛奶、豆浆、大量蔗糖等胀气食品。补充造血物质，如蛋白质和铁。勿忽视蔬菜与水果的摄入。②哺乳期膳食：食物种类齐全多样化，供给充足的优质蛋白质，多食含钙丰富的食品，多食含铁丰富的食品，摄入足够的新鲜蔬菜（多选用绿叶蔬菜）、水果和海产品，注意烹调方法。

2. 婴幼儿营养

（1）营养需要：①能量：2000年中国营养学会推荐婴幼儿能量日摄入量1周岁以内RNI为0.40MJ/(kg·d)［95kcal/(kg·d)］；1～2岁RNI为男童4.60MJ/d（1100kcal/d），女童4.40MJ/d（1 050 kcal/d）；2～3岁RNI为男童5.02MJ/d（1 200kcal/d），女童4.81MJ/d（1 150kcal/d）。②蛋白质：建议蛋白质RNI婴儿为1.5～3.0g/(kg·d)，

1~2岁幼儿为35g/d，2~3岁幼儿为40g/d。婴儿蛋白质需要量，人乳哺育为2g/(kg·d)、牛乳喂养为3.5g/(kg·d)、混合喂养为4g/(kg·d)。③脂肪：类脂中胆固醇等对婴儿神经系统发育是必要的，脂肪中多不饱和脂肪酸为婴幼儿生长所必需。④碳水化合物：主要由乳糖提供，淀粉类食物不能添加过早，饮食中碳水化合物所供能量以占总能量的50%为宜。⑤矿物质：及时添加含铁食物。⑥维生素：注意补充维生素A，D，B族维生素中的维生素B_1、维生素B_2和烟酸，人工喂养的婴幼儿还应该注意维生素E和维生素C的补充。补充维生素A、维生素D时应注意剂量。

（2）合理喂养：①母乳喂养：天然喂养方式，营养素齐全，能全面满足婴儿生长发育的需要。在出生2~4周后补充维生素D并多晒太阳。一般在正常分娩后1~2小时即可进行哺乳。新生儿按需进行哺乳。婴儿4~6月龄后需逐渐添加辅食。辅食添加遵循从1种到多种、由少到多、由稀到稠、由细到粗的原则。②断奶过渡期喂养：断奶食物添加的顺序为先单纯后混合，先液体后固体，先谷类、水果、蔬菜，后鱼、蛋、肉。③幼儿膳食：食物制作上要注意碎、细、软、新鲜。在调配上注意多样化。除1日3餐外应增加1~2次富含营养素的小吃，要尽早训练幼儿自己进食；培养良好的饮食习惯，避免偏食。主食不能过分单一，加入少量杂粮有助于改善口味及提高蛋白质的营养价值，每日粮谷量约为150g。以肉、血、蛋、大豆制品作为优质蛋白质的来源，其中鸡蛋每日约1个，其他的每日总计100g。每日饮用牛奶或豆浆250g。此外蔬菜、水果每天应保证200~250g。

3. 儿童营养　①规律就餐。②自主进食，不挑食。③每天喝奶，足量饮水，正确选择零食。④食物应合理烹调，易于消化，少调料、少油炸。

4. 老年人营养

（1）生理特点：老年人由于牙齿脱落，舌表面味蕾萎缩，消化液和消化酶分泌减少，使得食欲减退，消化功能降低。随着年龄的增长，老年人的代谢总量减少，免疫功能降低。

（2）营养需要：①能量：衡量能量供给是否恰当的最简单的方法是观察其体重是否维持在理想体重范围。②蛋白质：膳食蛋白质中1/2来自动物性食品及大豆类制品。膳食蛋白质也不宜过高，其供热比控制在12%~14%。③脂肪：要求老年人膳食脂肪的供热比控制在20%~30%，限制胆固醇及饱和脂肪酸的摄入。④碳水化合物：供给可控制其供热比在65%左右。最主要是限制能直接引起血糖起伏的精制单糖、双糖的进食量；增加淀粉类和膳食纤维的摄入。⑤矿物质：补充钙及注意供给一些动物性食品及富含维生素C食品，提高膳食中铁的利用率。⑥维生素：应注意维生素A，D，E，C和B族维生素的供给。

（3）膳食原则：①饮食多样化，食物搭配合理，宜吃软食，少食多餐，忌暴饮暴食。②主食中包括一定量的粗粮、杂粮。③每天饮用牛奶或食用奶制品。④吃大豆或其制品。⑤适量食用禽肉和鱼类等动物性食品。⑥多吃水果、蔬菜。⑦饮食清淡、少盐。

5. 素食人群营养　①谷类为主，食物多样；适量增加全谷物。②增加大豆及其制品的摄入，每天50~80g，选用发酵豆制品。③常吃坚果、海藻和菌菇。蔬菜、水果充足。④合理选择烹调油。

（三）临床营养

1. 基本膳食

（1）普通膳食：保持适当体积以满足饱腹感；品种多样化，科学加工烹调，一日三餐合理分配，能量分配比例为早餐25%~30%、午餐40%、晚餐30%~35%。忌用刺激性、难消化的食物。主要适用于消化道功能正常、无发热、无腹泻患者和产妇及恢复期患者。

（2）软食：细软、易咀嚼、易消化；少用膳食纤维及粗纤维多的食物，注意补充无机盐和维生素，忌油炸、辛辣、坚硬的食物。主要适用于轻微发热、消化不良、肠道疾病恢复期、口腔疾病患者及咀嚼不便的幼儿和老人等。

（3）半流质膳食：半流质膳食每日总能量不宜过高，一般供给量为6.28~7.53MJ（1500~1800kcal），其他营养素按正常量供给；注意补充无机盐和维生素；细软，易咀嚼，易消化，纤维含量少；少食多餐，每隔2~3小时进餐1次，每日5~6餐；忌用不宜消化、油炸、辛辣刺激的食物。主要适用于发热、消化道疾病、口腔疾病、身体虚弱的患者及刚分娩的产妇等。

（4）流质膳食：所供给能量及各种营养素均较缺乏，不宜长期食用；属于不平衡膳食，在食用期间应辅以肠外营养，以补充能量和营养素的不足；少食多餐，每餐200~250ml较适宜，每日6~7餐，不宜选用非流质的固体食物、膳食纤维含量多的食物及油腻的食物。主要适用于高热、急性传染病、消化道出血、咀嚼困难、术后患者等。

2. 治疗膳食

（1）低蛋白膳食

1）特点：控制膳食中蛋白质的含量，提供充足能量、优质蛋白质和其他营养素。

2）适用对象：肾脏疾病如急性肾炎、急性肾衰竭、慢性肾衰竭、肾病综合征、尿毒症及肾透析；肝脏疾病中的肝性脑病各期。

3）膳食原则：①每日膳食中的能量应供给充足，碳水化合物不低于55%；②肾功能不全者在蛋白质定量范围内选用优质蛋白质；③肝功能衰竭患者应选用高支链氨基酸、低芳香族氨基酸以豆类蛋白为主的食物，要避免选用肉类蛋白质；④维生素、无机盐等营养素应充分供给；⑤增加膳食纤维摄入量，食物要细、软、烂。

（2）低盐膳食

1）特点：通过膳食中钠盐摄入量纠正水钠潴留以维持机体水、电解质的平衡。

2）适用对象：高血压、心力衰竭、急性肾炎、妊娠毒血症、各种原因引起的水钠潴留患者。

3）膳食原则：①食盐量以克为单位计算，限制每日膳食中的含盐量在1~4g；②根据具体病情确定每日膳食中的具体食盐量，如水肿明显者食盐量为1g/d，一般高血压病患者为4g/d；③此类膳食的用盐量在食物准备和烹调前应用天平称量后加入；④已明确含盐量的食物先计算后称重配制，其他营养素按正常需要配制。

（3）低嘌呤饮食

1）特点：限制膳食中嘌呤的摄入量在150~250mg/d。减少外服性嘌呤的来源，降低血清尿酸的水平。

2）适用对象：急性痛风、慢性痛风、高尿酸血症、尿酸性结石。

3）膳食原则：①肥胖或超重患者应适当控制能量，使体重控制在理想体重的下限，一般为6280~7530kJ/d（1500~1800kcal/d）或105kJ/(kg·d)[25kcal/(kg·d)]。鼓励患者适当增加体力活动。②适量的蛋白质为按理想体重1g/(kg·d)，全天50~65g，优质蛋白质选用不含或少含核蛋白的乳类、鸡蛋、干酪等。限制摄入肉类、鱼、虾、禽类等核蛋白较高的食物。③高脂肪可减少尿酸排出体外，也不利减体重，脂肪的供给量可占总能量的20%~25%。④维生素及无机盐的供给宜为富含B族维生素和维生素C的食物。食盐每日2~5g为宜。⑤多饮水，无肾功能不全时宜多饮水，每日入水量保持2000~3000ml，以增加尿酸的排出。

（四）人群营养状况评价及干预策略

1. 膳食调查方法　①称重法；②记账法；③回顾法；④化学分析法；⑤食物频率法。

2. 人群营养评价指标　常用指标有体重、身高、皮褶厚度（2011）、上臂围、腰围与臀围等。

3. 人群营养干预策略　营养干预的主要方法有营养教育、社区营养监制、营养与健康综合保健、母乳喂养、营养素供应、食物强化、辅食添加、配方食品等。具体的方法有婴幼儿食物补充、孕妇的食物补充、社区营养监制、营养康复中心、营养与健康综合保健、母乳喂养、营养素供应、食物强化、辅食添加、配方食品、初级卫生保健、食物储存、食物生产、食物补贴、食物票证、食物流通、食品加工制作。

五、身体活动促进（2018）

（一）身体活动的概念

1. 身体活动　指由于骨骼肌收缩产生的机体能量消耗增加的活动。

2. 体适能　指人体所具备的有充足的精力从事日常工作（学习）而不感疲劳，同时有余力享受康乐休闲活动的乐趣，能够适应突发状况的能力。

3. 身体活动分类　家务劳动、跳舞、快速走、打篮球、骑自行车、踢足球、散步、跳绳、慢跑、快速跑、游泳（2023）、划船等。

4. 身体活动强度及衡量方法　指单位时间内身体活动的能耗水平或对人体生理刺激的程度，分为绝对强度（物理强度）和相对强度（生理强度）。

代谢当量、最大耗氧量和最大心率百分比均可用于评价身体活动的强度。

中等强度身体活动：需要中等程度的努力并可明显加快心率，活动的时候有气喘，但是还能说话。

高强度身体活动：需要大量努力并造成呼吸急促（不能交谈）和心率显著加快，明显出汗。

5. 身体活动总量　是个体活动强度、频度、每次活动持续时间及该活动计划历时长度的综合度量，上述变量的乘积即为身体活动总量。

（二）身体活动与健康

1. 身体活动的健康益处　可以增加能量消耗，不仅有助于体重的控制，对老年人而言，适当的活动对改善健康和生活质量也有作用。促进心血管和代谢系统健康。

2. 身体活动伤害　缺乏身体活动，引起体重增加及代谢紊乱，避免导致肥胖、血胆固醇及血糖水平升高。肥胖、高胆固醇血症及血糖升高作为主要危险因素导致心脑血管疾病、糖尿病、乳腺癌、结肠癌等慢性病的大量发生。身体活动强度过大，会造成肌肉损伤等。

3. 有益健康的身体活动推荐量　3~5岁儿童每天进行至少180分钟的身体活动，包括60分钟的活力玩耍；6~17岁儿童青少年每天进行至少60分钟中等强度到高强度的身体活动；18~64岁成人每周进行150~300分钟中等强度或75~150分钟高强度有氧活动，或者等量的中等强度和高强度有氧活动组合。

（三）临床场所身体活动指导

1. 运动处方（2016） 是指从事运动锻炼者或患者，根据医学检查资料（包括运动测试和体适能测试），按其健康、体适能及心血管功能情况，结合生活环境条件和运动爱好等个体特点，用处方的方式规定适当的运动类型、强度、时间及频度，并指出运动中的注意事项，以便有计划地经常性锻炼，达到健身或治疗的目的。

2. 制定个体化运动处方的原则及步骤

（1）原则：①要个体化，具有针对性。②要循序渐进。③要具有有效性和安全性。④要具有全面性和长期性。

（2）步骤：①运动前风险评估；②确定身体活动目标量；③确定活动进度；④预防意外情况和不适的处理。

3. 单纯性肥胖运动处方 单纯性肥胖者的身体活动以增加能量消耗、减轻体重，保持和增加瘦体重，改变身体成分分布、减少腹部脂肪，改善循环、呼吸、代谢调节功能为目标。

4. 2型糖尿病运动处方 糖尿病患者的身体活动，可选择大肌肉群参与的有氧耐力运动和肌肉力量练习。一般应达到中等强度。每周至少4次，每次20～60分钟中等强度的有氧运动。

5. 原发性高血压运动处方 运动形式以大肌群参与的有氧耐力运动为主。提倡高血压患者进行有氧、低强度，持续10分钟以上的运动。肌肉力量练习仅限于病情较轻和运动伤害风险较低者。

6. 运动安全指导 ①避免进行禁忌的运动项目；②每次锻炼前后都要进行充分的准备活动和整理活动；③每次运动后应注意自我监测，根据情况对运动方案进行相应调整。

为了较少伤害的风险，在进行各类可能有伤害风险的身体活动时，都鼓励使用防护器具，如头盔、护膝等。

（四）人群身体活动促进

1. 人群身体运动评价量表及分级 国际身体活动量表（IPAQ）和全球身体活动量表（GPAQ）是常用的人群身体活动量表。

根据IPAQ专家组的建议，分成三个等级：

（1）身体活动不足：未达到后两者标准的身体活动水平。

（2）身体活动中度活跃：每周5次，每天30分钟中等强度有氧运动与每周3次，每次20分钟的高强度有氧运动，及中等强度和高强度相结合身体活动是达到该身体活动水平的最小推荐标准。

（3）身体活动高度活跃：每周5次，每天60分钟中等强度有氧运动与每周3次，每次50分钟的高强度有氧运动，及中等强度和高强度相结合身体活动是达到该身体活动水平的最小推荐标准。

2. 人群身体活动影响因素

（1）环境因素：包括天气情况、气候因素、空气质量和锻炼器材等。

（2）社会因素：包括家庭及朋友的支持，大众传媒的影响等。

（3）认知因素：包括信念、自觉效能和动机等。

（4）生理特征：包括年龄、性别、体型、运动损伤和健康状况等。

（5）其他个人因素：如体育锻炼经验、饮食习惯、教育程度、收入和吸烟等其他行为因素等。

3. 人群身体活动促进策略 进行人群的身体活动促进，必须将干预措施从个体水平拓展到多层次、多水平的结合，将在医院中医生对就诊患者的干预扩大到对公共卫生领域所有身体活动不足的人群进行干预；从而干预目标也从个体的行为转变为使整个社会网络、组织规范和环境朝着能加强目标人群的长期依从性的方向转变；参与干预计划的不仅有卫生保健人员，还包括其他相关的人员和组织机构，以使干预对象可以得到更便利的锻炼设施，得到技术指导，得到家人和朋友的支持；干预的场所也从固定的地点扩展到广泛的环境中，不仅可以进行特定的训练项目，并可增加常规活动量。

六、疾病的早期发现和处理

（一）疾病早期发现的方法

1. 疾病普查法 有健康体检、健康检查、医疗性体检（2013）、社会性体检。

2. 机会性筛检（2016） 指利用人们就医的机会，进行某些针对性的检查，以早期发现可疑疾病。筛检后有诊断试验进行确诊。

（二）临床场所疾病筛检的方法与原则

1. 方法

（1）遵循筛检原则：按照评价筛检方法的标准，并根据受检者的实际情况，严格挑选合理的疾病筛检项目和筛检频率。

（2）检查前准备：不同的检查项目对受检者有不同的要求，指导医生一是要核对所要开展检查的各个环节是否符合要求，二是要仔细告诉受检者按照检查的要求作好检查前的准备。

（3）检查方法：遵循规范，掌握该项检查技术的实施方法和要点。

（4）提供健康咨询：疾病筛检的另一重要价值在于向受检者提供第一级和第二级预防的健康咨询。

（5）筛检异常的处理：对于那些已发现异常的受检者，医生应提出随访和治疗意见。

（6）筛检的不良作用：了解并向受检者介绍筛检可能带来的不良后果，包括心理和生理上的。

（7）筛检方法的正确性和可靠性：对一种疾病可能有几种筛检的方法，得出的结果可能也不完全一致，应该掌握各种筛检方法的判断依据，并向受检者解释清楚。

（8）注意事项：向受检者简介筛检过程中应注意的问题。

2. 原则

（1）对于已证实有效的筛检项目应常规推荐给受检者。

（2）应在高危人群中开展相应的筛检，以使筛检的效益最大化。

（3）不鼓励受检者进行无针对性的全身检查。

（4）对于无充足证据证实其有效性的筛检项目不应常规推荐，若患者强烈要求，则应告知利弊，并与受检者共享决定权。

（5）不应提供已证实无效或有损害的筛检项目，若患者强烈要求，应进行规劝。

（6）进行特殊的筛检前应与受检者充分沟通，如结肠镜、抑郁症、肥胖或酒精滥用。

（三）疾病筛检结果的判读与处理原则

1. 疾病筛检结果的判读　异常的筛检结果通常是临床医生先发现的，只要具备足够的专业知识和警惕性，临床医生一般不会遗漏重要的异常筛检结果。但有时，筛检的报告可能并未交由临床医生亲自处理。临床医生在为受检者进行体检或开具有关检查时，就应告知其这些检查报告的重要性，并建立相关的复诊和随访机制。

2. 处理原则

（1）可能需要的进一步检查：筛检的结果只能作为一种诊断的倾向性，为明确诊断可采用进一步的实验室检查、影像学检查或其他诊断性操作来除外筛检的阳性结果或作鉴别诊断。

（2）可能需要的治疗方案：根据检查结果和相应的诊断，可能有健康教育和治疗的指征。对治疗方案的选择应依据该措施的有效性和患者的偏好进行。

（3）对疑难病例可采取转诊、专家咨询和会诊的方法。

（4）随访：包括阶段性的病史采集和体检，以检查有何新出现的症状和体征，必要时还包括血液化验、影像学检查和其他诊断措施，以证实治疗的合理性或检测早期的并发症。

（5）健康教育：结合患者的实际情况，提供合适的健康教育。

【经典习题】

1. 健康危害因素评价的主要目的在于
   A. 改善人类生活环境
   B. 阐明疾病的生物学病因
   C. 便于疾病的早期诊断
   D. 控制传染病的传播
   E. 促进人们改变不良的行为生活方式

答案： E

考点： 健康危害因素评价的目的

解析： 健康危险因素评价是研究危险因素与慢性病发病率及死亡率之间数量依存关系及其规律性的一种技术。它研究人们生活在有危险因素的环境中发生死亡的概率以及当改变不良行为，消除或降低危险因素时，可能延长的寿命。其目的是促进人们改变不良行为，减少危险因素，提高健康水平。故选E。

2. 某糖尿病患者为了控制血糖，在医生的建议下准备和营养师一起定制一份饮食计划。患者虽然知道饮食控制的好处，但总认为无法管住自己，计划难以实施。对于这样患者的干预重点是
   A. 提高自我效能
   B. 培养行为能力
   C. 提高结果预期
   D. 提供社会支持
   E. 建立支持性环境

答案： A

考点： 健康相关行为干预

解析： 自我效能是指一个人对自己的行为能力有正确的评价和判断，相信自己一定能通过努力成功地采取一个导致期望结果（如戒烟）的行动。自我效能的重要作用在于当认识到采取某种行动会面临的障碍时，需要有克服障碍的信心，才能完成这种行动。故选A。

第五节　社区公共卫生

一、传染病的预防与控制

（一）传染病预防控制的策略与措施

1. 传染病预防控制的策略　①预防为主；②加强传染病监测；③建立传染病预警制度；④加强传染病预防控制管理；⑤传染病的全球化控制。

2. 传染病预防控制的措施　①传染病报告；②针对传染源的措施；③针对传播途径的措施；④针对易感者的措施；⑤传染病暴发、流行的紧急措施；⑥突发公共卫生事件的处理；⑦国境卫生检疫。

（二）计划免疫的定义及疫苗的效果评价

在传染病流行间歇期主要针对易感人群进行预防接种，即通常所说的计划免疫，提高人群的免疫水平，预防传染病的流行。

1. 计划免疫　是指根据疫情监测和人群免疫状况分析，按照规定的免疫程序，有计划地进行预防接种，以提高人群免疫水平，达到控制乃至最终消灭相关传染病的目的。

2. 效果评价

（1）效果评价指标：①免疫学效果：通过测定接种后人群抗体阳转率、抗体平均滴度和抗体持续时间来评价。②流行病学效果（2016）：可用随机对照双盲的现场试验结果来计算疫苗保护率和效果指数。

（2）计划免疫管理评价指标：计划免疫工作考核内容、接种率、疫苗覆盖率、冷链设备完好率。

二、慢性非传染性疾病的预防与管理

（一）流行现状及防治策略

1. 流行现状　慢性非传染性疾病是一组起病时间长，缺乏明确的病因证据，一旦发病即病情迁延不愈的非传染性疾病的概括性总称。常见有冠心病、脑卒中、肿瘤、糖尿病及慢性呼吸系统疾病等。在我国的流行特点主要为：①高发病率、高患病率、高死亡率；②主要危险因素的暴露水平不断提高；③潜在慢性病患者众多；④疾病负担不堪重负。

2. 慢性病防治策略　慢性病防治应以明确疾病发生、发展规律，疾病危险因素及其之间内在关系为基础，选择有科学证据证实有效的策略及方法。我国慢性病防治策略如下。

（1）防治原则和方法：坚持统筹协调；坚持共建共享；坚持预防为主；坚持分类指导。

（2）防治策略与措施

1）加强健康教育，提升全民健康素质。

2）实施早诊早治，降低高危人群发病风险。

3）强化规范诊疗，提高治疗效果。

4）促进医防协同，实现全流程健康管理。

5）完善保障政策，切实减轻群众就医负担。

6）控制危险因素，营造健康支持性环境。

7）统筹社会资源，创新驱动健康服务业发展。

8）增强科技支撑，促进监测评价和研发创新。

（二）管理

疾病的管理概念，慢性非传染性疾病管理的原则，慢性病自我管理

1. 疾病的管理　是一个协调医疗保健干预和与患者沟通的系统，它强调患者自我保健的重要性。

2. 慢性非传染性疾病管理的原则（2023）　①强调在社区及家庭水平上降低最常见慢性非传染性疾病的4种共同的危险因素（吸烟、饮酒、不健康饮食、静坐生活方式），进行生命全程预防；②三级预防并重，采取以健康教育、健康促进为主要手段的综合措施，把慢性病作为一类疾病来进行共同的防治；③全人群策略和高危人群策略并重；④传统保健系统服务内容、方式向包括鼓励患者共同参与，促进和支持患者自我管理，加强患者定期随访，加强与社区、家庭合作等内容的创新性慢性病保健模式发展；⑤加强社区慢性病防治的行动；⑥改变行为危险因素预防慢性病时，应以生态健康促进模式及科学的行为改变理论为指导，建立以政策及环境改变为主要策略的综合性社区行为危险因素干预项目。

3. 慢性病自我管理的任务（2013）　①所患疾病的医疗和行为管理（如按时服药、加强锻炼、就诊、改变不良饮食习惯）；②角色管理（维持日常角色、做家务、工作、社会交往）；③情绪的管理（愤怒、对未来担心、挫折感和偶尔的情绪低落）。

三、环境与健康

（一）环境的概念

环境是指围绕人群的空间及其中能直接或间接影响人类生存和发展的各种因素的总体。按环境要素的属性及特征，可将人类的环境分为物质环境和社会环境。

（二）环境污染及其来源

1. 环境污染　由于人为的或自然的原因，各种污染物进入环境，使环境的组成与性质发生改变，扰乱了生态平衡，对人类健康造成了直接的或间接的或潜在的有害影响，称为环境污染。

2. 环境污染的来源包括

（1）空气中有害物质的来源：①生活环境产生的有害物质；②职业环境产生的有害物质；③交通运输产生的有害物质。

（2）水中有害物质的来源：①工业废水；②农业污水；③生活污水。

（3）土壤中有害物质的来源：①气型污染；②水型污染；③固体废弃物型污染。

（三）环境有害因素对健康的危害

1. 大气污染对人体健康的危害（2002、2006、2016）

（1）大气污染对人体健康的直接危害：①急性中毒（2017）；②慢性炎症；③变态反应；④非特异性疾病多发；⑤致癌作用。

（2）大气污染对人体健康的间接危害：①温室效应；②形成酸雨；③破坏平流层的臭氧层。

2. 常见室内空气污染物对人体健康的影响

（1）一氧化碳。

（2）甲醛。

（3）卷烟烟雾。

3. 水体污染对人体健康的危害（2007）

（1）水体生物性污染的危害。

（2）化学性污染的危害。

4. 土壤污染对人体健康的危害

（1）生物性污染的危害：①引起肠道传染病和寄生虫病；②引起钩端螺旋体病和炭疽病；③引起破伤风和肉毒中毒。

（2）化学性污染的危害：①重金属污染；②农药污染。

（四）环境有害因素的预防与控制

1. 制定并完善环境保护法律和法规。

2. 强化环境管理，依法进行监督。

3. 加强环境科学技术研究，采用先进的污染防治技术。

4. 开展环境教育，提高全民环境意识。

四、职业卫生服务与职业病管理

（一）职业性有害因素：定义、分类及其对健康的危害

1. 定义　职业性有害因素是指生产劳动过程及其环境中产生和/或存在的，对职业人群的健康、安全和作业能力可能造成不良影响的一切要素或条件的总称。

2. 分类

（1）物理性有害因素：包括异常气象条件、噪声、振动、非电离辐射、电离辐射。

（2）化学性有害因素：包括毒物和粉尘。

（3）生物性有害因素：包括生物源性变应原、细菌、病毒等。

（4）不良生理、心理性因素：包括人体工程问题、工作过度紧张、职业心理紧张等。

3. 对健康的危害

（1）物理性有害因素及其对健康的危害：①高温作业：a. 高温作业对机体生理功能的影响；b. 热适应；c. 中暑。②噪声：a. 听觉系统损害，暂时性听阈位移、永久性听阈位移（2008）；b. 听觉外系统损害，主要表现为易疲劳、头痛、头晕、睡眠障碍、注意力不集中、记忆力减退等一系列神经系统症状。③非电离辐射：a. 射频辐射，类神经症和自主神经功能紊乱，心血管系统主要是自主神经功能紊乱，以副交感神经反应占优势者居多；b. 红外、紫外辐射和激光，红外、紫外辐射和激光均主要是对皮肤和眼睛的损伤作用。

（2）化学性有害因素及其对健康的危害：①毒物：a. 金属及类金属毒物，铅中毒主要损害神经系统、造血系统和消化系统等，表现为类神经症、外周神经炎，腹绞痛，低色素正常细胞型贫血等。汞中毒主要损害神经系统和消化系统等（2007），表现为易兴奋、口腔炎、震颤。b. 刺激性气体，其损害作用的共同特点是引起眼、呼吸道黏膜及皮肤不同程度的炎症病理反应，刺激作用过强时引起全身反应（2007）。c. 窒息性气体，可使空气中氧含量明显降低，使肺内氧分压下降或使血液运送氧的能力或组织利用氧的能力发生障碍，引起机体缺氧。d. 有机溶剂，几乎全部有机溶剂都能使皮肤脱脂或使脂质溶解，引起职业性皮炎及引起中枢神经系统的抑制。e. 苯的氨基和硝基化合物，形成高铁血红蛋白、溶血等血液损害。f. 高分子化合物生产中的毒物，高分子化合物本身虽无毒或毒性很小，但生产过程中所用原料、单体及助剂绝大多数具有一定毒性、变应原性或致癌性。g. 农药。②粉尘：a. 呼吸系统疾病，肺尘埃沉着病，有机粉尘引起的肺部病变；粉尘性支气管炎、肺炎、支气管哮喘等；石棉、放射性矿物、锡、镉、砷等粉尘均可致肺部肿瘤。b. 局部作用，粉尘作用于呼吸道黏膜，早期功能亢进引起肥大性病变，继而黏膜上皮细胞营养不足，造成萎缩性病变，呼吸道抵御能力下降。c. 全身中毒作用，吸入铅、砷、锰等粉尘，可被吸收导致全身中毒。

（3）生物性有害因素及其对健康的危害：①致病微生物；②寄生虫；③动植物。

（4）不良生理、心理性有害因素及其对健康的危害：①不良职业性生理因素：强制体位所致疾患、个别器官紧张所致疾患、压迫及摩擦所致疾患。②不良职业性心理因素：职业紧张可使职业人群主观的适应能力与某种职业条件客观要求之间失去平衡，作业者常发生精神和心理压力，或生理上的不良效应和行为改变，甚至诱发心身疾病。

（二）职业卫生服务

1. 概念　是以保护和促进职工的安全与健康为目的的全部活动。

2. 实施的原则（2014）　①保护职工健康，预防工作中的危害（保护和预防原则）；②使工作和环境适合于人的能力（适应原则）；③增进职工的躯体和心理健康以及社会适应能力（健康促进原则）；④使职业危害、事故损伤、职业病和工作有关疾病的影响减少到最低程度（治疗与康复原则）；⑤为职工及其家属提供全面的卫生保健服务（全面的初级卫生保健原则）。

3. 核心内容　①工作场所的健康需求评估；②职业人群健康监护；③健康危险度评价；④危害告知、健康教育和健康促进；⑤职业病和工伤的诊断、

治疗和康复服务；⑥实施与作业者健康有关的其他初级卫生保健服务；⑦职业场所突发公共卫生事件的应急救援。

（三）职业人群健康监护（2017）

1. 概念　职业人群健康监护是以预防为目的的，通过对职业人群健康状况的各种检查及系统、定期地收集、整理、分析和评价有关健康资料，掌握职业人群健康状况，及时发现健康损害征象，并连续性地监控职业病、工作有关疾病等的分布和发展趋势，以便适时地采取相应的预防措施，防止有害因素所致疾患的发生和发展。

2. 职业人群健康检查　包括就业前健康检查、定期健康检查、转岗或离岗时体格检查、职业病的健康体检（2012）。

3. 职业环境监测　是对作业者作业环境进行有计划的、系统的检测，分析作业环境中有毒有害因素的性质、强度及其在时间、空间的分布及消长规律。

（四）职业病管理

1. 职业病的概念　职业病是指与工作有关并直接与职业性有害因素有因果关系的疾病。

2. 职业病的特点（2011、2013、2018）

（1）病因明确，为职业性有害因素，控制病因或作用条件，可消除或减少疾病发生。

（2）病因与疾病之间一般存在接触水平（剂量）-效应（反应）关系，所接触的病因大多是可检测和识别的。

（3）群体发病，在接触同种职业性有害因素的人群中常有一定的发病率，很少只出现个别患者。

（4）早期诊断、及时合理处理，预后、康复效果较好。大多数职业病目前尚无特殊治疗方法，发现越晚，疗效也越差。

（5）重在预防，除职业性传染病外，治疗个体无助于控制人群发病。

3. 职业病诊断管理

（1）职业病诊断资质

1）职业病诊断机构：由省级卫生行政部门批准的医疗卫生机构承担。

2）职业病诊断医师：取得省级卫生行政部门颁发的资格证书，并具备以下条件：具有执业医师资格；具有中级以上卫生专业技术职务任职资格；熟悉职业病防治法律规范和职业病诊断标准；从事职业病诊疗相关工5年以上，熟悉工作场所职业病危害防治及其管理；经培训、考核合格。

（2）职业病诊断程序

1）劳动者或用人单位提出诊断申请。

2）受理。

3）现场调查取证。

4）诊断。

（3）职业病诊断原则

1）职业史。

2）职业卫生现场调查与危害评价。

3）临床表现及实验室检查。

4. 职业病报告管理

（1）职业病报告制度。

（2）职业病报告程序。

（3）职业病报告处理。

5. 职业病患者待遇

（1）职业病患者医疗待遇。

（2）职业病患者工作变动待遇。

（3）因职业病致残、致死待遇。

（4）其他待遇。

6. 职业病预防管理

（1）职业病预防原则

1）第一级预防，又称病因预防（2020）。

2）第二级预防，又称发病预防。

3）第三级预防，又称临床预防。

（2）职业病防治管理

1）有害作业单位职业病防治管理。

2）卫生行政部门职业病防治监督管理。

3）医疗卫生机构职业病防治。

五、食品安全与食物中毒

（一）食品安全

1. 食源性疾病的定义及其特征

（1）定义（2013）：如果食用不安全食品，从而使食物中的各种致病因子通过摄食方式进入人体内引起具有感染或中毒性质的一类疾病，称为食源性疾病。

（2）特征

1）在食源性疾病暴发流行过程中，食物本身不致病，只是起携带和传播病原物质的媒介作用。

2）导致人体罹患食源性疾病的病原物质是食物中所含有的各种致病因子。

3）人体摄入食物中所含有的致病因子可以引起以急性中毒或急性感染两种病理变化为主要发病特点的各类临床综合征。

2. 常见食品的污染物及其危害

（1）黄曲霉毒素：它引起人的中毒主要是肝脏损害（2019），引发肝炎、肝硬化、肝坏死等。

（2）农药：有机磷农药是一种神经毒剂；有机氯农药慢性中毒表现为肝脏病变、血液和神经系统损害，还可以对人体和动物造成内分泌系统、免疫功能、生殖功能等广泛影响。

（3）有毒重金属：铅可通过消化系统进入血液，儿童体内含有少量的铅，就会影响其身体和智力的发育，出现多种疾病（2020）；镉蓄积到一定数量，可引发癌症；汞会引发汞中毒，可导致头痛、口臭、咳嗽、胸痛、呼吸困难、发绀，甚至损害肾脏。

（4）N-亚硝基化合物：具有高度活性的致癌剂，还具有致畸作用和致突变作用。

（5）多环芳烃化合物：是一种较强的致癌物，主要导致上皮组织产生肿瘤，如皮肤癌、肺癌、胃癌和消化道癌。

3. 食品添加剂　是有意识地一般以少量添加于食品，以改善食品的外观、风味和组织结构或贮存性质的非营养物质。包括酸度调节剂、抗结剂、消泡剂、抗氧化剂、漂白剂、膨松剂、着色剂、护色剂、酶制剂、增味剂、营养强化剂、防腐剂、甜味剂、增稠剂、香料等。

（二）食物中毒

1. 食物中毒的定义、分类和特点

（1）定义：食物中毒系指摄入含有生物性、化学性有毒有害物质的食品或把有毒有害物质当作食品摄入后所出现的非传染性的急性、亚急性疾病。

（2）分类

1）细菌性食物中毒。

2）真菌及其毒素食物中毒。

3）动物性食物中毒。

4）有毒植物中毒。

5）化学性食物中毒。

（3）特点（2007、2015）

1）季节性：食物中毒的季节性与食物中毒的种类有关，细菌性食物中毒多发生在夏季，化学性食物中毒全年均可发生。

2）暴发性：发病潜伏期短，来势急剧，短时间内可能有多人发病，发病曲线呈突然上升趋势。

3）相似性：患者有食用同一食物史，临床表现基本相似，以恶心、呕吐、腹痛、腹泻为主要症状。

4）非传染性：流行波及范围与污染食物供应范围相一致，停止污染食物供应后，流行即告中止，人与人之间无直接传染。

2. 常见食物中毒

（1）常见食物中毒的原因

1）常见细菌性食物中毒：包括沙门菌食物中毒、副溶血性弧菌食物中毒、葡萄球菌肠毒素食物中毒、变形杆菌食物中毒。

2）化学性食物中毒：亚硝酸盐中毒、砷中毒、有机磷中毒。

3）真菌毒素和霉变食品中毒：真菌在谷物或其他食品中生长繁殖，产生有毒的代谢产物，人或动物食用了此类食物引起中毒。常见的有赤霉病麦中毒、霉玉米中毒、霉甘蔗中毒等。

4）有毒动、植物食物中毒：有河豚中毒、含高组胺鱼类中毒、毒蕈中毒、含氰苷植物中毒、发芽马铃薯中毒、四季豆中毒、生豆浆中毒等。

（2）常见食物中毒的发病特点：①季节性；②暴发性；③相似性；④非传染性。

（3）常见食物中毒的预防措施：加强对食品的卫生监督、食品加工过程的规范化管理、食品行业相关人员的定期体检、个人的良好卫生习惯。

3. 食物中毒调查与处理

（1）食物中毒流行病学调查：包括人群流行病学调查、危害因素调查和实验室检验。

（2）食物中毒技术处理总则：对患者采取紧急处理，并及时向当地卫生行政部门和食品安全综合监管部门报告；对中毒食品控制处理；对中毒场所采取消毒处理。

六、医疗场所健康安全管理

（一）医院常见健康有害因素及其来源

1. 医院专业因素（2015）

（1）技术性有害因素。

（2）药物性有害因素。

2. 医院环境因素

（1）医院感染。

（2）射线损伤。

（3）设施安全。

（4）环境污染。

（5）食品安全。

3. 医院管理因素　医院管理因素是指由于医院的各项组织管理措施不到位或不务实、运行机制不顺畅等原因造成患者或医务人员安全受到威胁的因素。

（二）医院安全防范措施

1. 患者安全及其防范措施　①应用人体工效学的原理保证患者安全；②用系统思维来保证患者安全；③加强临床风险管理；④制定并严格执行各种安全相关制度；⑤总结经验教训；⑥加强团队合作；⑦促进医患有效沟通。

2. 医务人员安全及其防范措施

（1）医务人员标准预防的具体措施：①接触血液、体液、分泌物、排泄物等物质以及被其污染的物品时应当戴手套；②脱去手套后应立即洗手；③一旦接触了血液、体液、分泌物、排泄物等物质以及被其污染的物品后应当立即洗手；④医务人员的工作服、脸部及眼睛有可能被血液、体液、分泌物等物质喷溅到时，应当戴一次性外科口罩或者医用防护口罩、防护眼镜或者面罩，穿隔离衣或围裙；⑤处理所有的锐器时应当特别注意，防止被刺伤；⑥患者用后的医疗器械、器具等应当采取正确的消毒措施。⑦发生泼溅事故后应立即采取措施保护易污染物质；如果怀疑有严重事故，应按较严重情况处理，同时疏散人员，防止污染扩散；控制污染，防止人员再进入；通知实验室主管领导和安全负责人查清情况，确定消毒的程序。

（2）医务人员的三级防护措施

1）第一级防护：适用于发热门（急）诊的医务人员。①工作室应穿工作服、隔离衣，戴工作帽和防护口罩，必要时戴乳胶手套，并特别注意呼吸道与黏膜的防护；②严格执行洗手与手消毒制度；③下班时进行个人卫生处置，杜绝将病原体带回病房。

2）第二级防护：适用于进入严重急性呼吸综合征的留观室及专门病区的医务人员，接触从患者身上采集的标本、分泌物、排泄物、使用过的物品和死亡患者尸体的工作人员，转运患者的医务人员和司机，进入隔离留观室和军门病区的医务人员。

3）第三级防护：适用于为患者吸痰、气管插管和气管切开的医务人员。

（3）加强锐器损伤的防护

1）强化安全意识，提高防范能力。

2）培养良好的工作习惯。

3）严格操作规程。

4）加强个体防护。

七、突发公共卫生事件及其应急策略

（一）突发公共卫生事件（2017）的概念、分类和应急预案

1. 概念（2003）　是突然发生，造成或者可能造成社会公众健康严重损害的重大传染病疫情、群体性不明原因疾病、重大食物和职业中毒及其他严重影响公众健康的事件。

2. 分类（2003）

（1）重大传染病疫情。

（2）群体性不明原因疾病。

（3）重大食物中毒和职业中毒。

（4）其他严重影响公众健康的事件。

3. 分级　根据突发公共事件导致人员伤亡和健康危害情况，将医疗卫生救援事件分为特别重大（Ⅰ级）、重大（Ⅱ级）、较大（Ⅲ级）和一般（Ⅳ级）四级。

4. 应急预案

（1）突发事件应急处理指挥部的组成和相关部门的职责。

（2）突发事件的监测与预警。

（3）突发事件信息的收集、分析、报告、通报制度。

（4）突发事件应急处理技术和监测机构及其任务。

（5）突发事件的分级和应急处理工作方案。

（6）突发事件预防、现场控制，应急设施、设备、救治药品和医疗器械及其他物资和技术的储备与调度。

（二）群体不明原因疾病的应急处理

1. 工作原则

（1）统一领导、分级响应的原则。

（2）及时报告的原则。

（3）调查与控制并举的原则。

（4）分工合作、联防联控的原则。

（5）信息互通、及时发布的原则。

2. 现场调查与病因分析

（1）核实与判断。

（2）病例调查及分析。

（3）提出病因假设。

（4）验证病因。

3. 现场控制措施

（1）无传染性的不明原因疾病

1）积极救治患者，减少死亡。

2）对共同暴露者进行医学观察，一旦发现符合本次事件病例定义的患者，立即开展临床救治。

3）移除可疑致病源。如怀疑为食物中毒，应立即封存可疑食物和制作原料，职业中毒应立即关闭作业场所，怀疑为过敏性、放射性的，应立即采取措施移除或隔开可疑的过敏原、放射源。

4）尽快疏散可能继续受致病源威胁的群众。

5）在对易感者采取有针对性保护措施时，应优先考虑高危人群。

6）开展健康教育，提高居民自我保护意识，群策群力、群防群控。

（2）有传染性的不明原因疾病

1）现场处置人员进入疫区时，应采取保护性预防措施。

2）隔离治疗患者。根据疾病的分类，按照呼吸道传染病、肠道传染病、虫媒传染病隔离病房要求，对患者进行隔离治疗。重症患者立即就地治疗，症状好转后转送隔离医院。患者在转运中要注意采取有效的防护措施。治疗前注意采集有关标本。出院标准由

卫生行政部门组织流行病学、临床医学、实验室技术等多方面的专家共同制定，患者达到出院标准方可出院。

3）如果有暴发或者扩散的可能，符合封锁标准的，要向当地政府提出封锁建议，封锁的范围根据流行病学调查结果来确定。发生在学校、工厂等人群密集区域的，如有必要应建议停课、停工、停业。

4）对患者家属和密切接触者进行医学观察，观察期限根据流行病学调查的潜伏期和最后接触日期决定。

5）严格实施消毒，按照《中华人民共和国传染病防治法》要求处理人、畜尸体，并按照《传染病病人或疑似传染病病人尸体解剖查验规定》开展尸检并采集相关样本。

6）对可能被污染的物品、场所、环境、动植物等进行消毒、杀虫、灭鼠等卫生学处理。疫区内重点区域要开展经常性消毒。

7）疫区内家禽、家畜应实行圈养。如有必要，报经当地政府同意后，对可能染疫的野生动物、家禽、家畜进行控制或捕杀。

8）开展健康教育，提高居民自我保护意识，做到群防群治。

9）现场处理结束时要对疫源地进行终末消毒，妥善处理医疗废物和临时隔离点的物品。

4. 临床救治原则

（1）疑似传染病的救治：隔离患者，病原治疗，一般治疗与病情观察和对症治疗。

（2）疑似非传染性疾病的救治

1）疑似食物中毒：①停止可疑中毒食品；②在用药前采集患者血液、尿液、吐泻物标本，以备送检；③积极救治患者。

2）疑似职业中毒：①迅速脱离现场；②防止毒物继续吸收；③对症支持治疗。

（三）急性化学中毒的应急处理

1. 急性化学中毒特点

（1）发生突然，防救困难。

（2）病变特异，演变迅速，可大规模杀伤人、畜。

（3）扩散迅速，受害广泛。

（4）污染环境，不易洗消。

（5）影响巨大，危害久远。

2. 急性化学中毒的急救原则

（1）现场处理要点

1）尽快脱离事故现场，疏散受害人员。

2）立即采取控制，阻断毒源。

3）初步判断病因，为正确施治提供依据。

4）分类管理，通知医疗机构作好接诊准备。

5）通报上级有关部门，成立抢救指挥部。

（2）现场医学救援要点

1）做好生命体征的维持措施。

2）尽早给予解毒、排毒及对症处理。

3）保护重要脏器（心、肺、脑、肝、肾）功能。

4）镇静、合理氧疗。

5）给予糖皮质激素、纳洛酮等非特异性拮抗剂。

6）对症支持疗法。

（3）急救处理要点（2008）

1）脱离中毒环境。

2）彻底清除和清洗污染衣物及眼、皮肤、毛发等。

3）口服毒物应迅速催吐、洗胃、灌肠或导泻。

4）吸入中毒者要保持呼吸道通畅。

5）心跳呼吸骤停时，应立即实施心肺复苏术。

6）作好诊断及鉴别诊断，防止误诊、误治。

7）尽早使用解毒、排毒剂。

（4）综合排毒措施

1）输液利尿。

2）血液净化疗法。

3）高压氧等。

（四）电离辐射损伤的应急处理

1. 放射性污染控制的原则

（1）沾污事故有人体污染、室内污染和室外环境污染3种情况。

（2）发生污染性事故时，首先控制污染，保护好事故现场。

（3）隔离污染区，禁止无关人员和车辆随意出入现场。

（4）进入污染区必须穿戴个人防护用具，通过缓冲区进入污染区。

（5）放射性物质污染表面的限值：任何表面受到放射性污染，应及时采取综合去污措施，尽可能清洗到本质水平。

（6）个人去污时用肥皂、温水和软毛刷认真擦洗。

（7）受过严重放射性污染的车辆或设备，其表面虽然经除污达到了许可水平，但是，当检修、拆卸内部结构时，仍要谨慎，防止结构内部污染的扩散，要进行监测和控制。

2. 应急对策

（1）个人防护方法。

（2）隐蔽。

（3）撤离。

（4）搬迁。

（5）控制食物和水，使用贮存的粮食和饲料。

【经典习题】

对职业人群进行医学监护的内容不包括

A. 定期检查

B. 就业前检查

C. 职业有害因素监测

D. 离岗或转岗时体检

E. 职业病的健康筛检

答案：C

考点：职业人群的医学监护内容

解析：对职业人群进行医学检查和医学实验以确定其处在职业危害中，是否出现职业性疾患，称为医学监护。内容：①就业前健康检查；②定期健康检查；③离岗或转岗时体格检查；④职业病的健康筛检。故选C。

第六节 卫生服务体系与卫生管理

一、卫生系统及其功能

（一）卫生系统与卫生组织结构（★★★）

1. 卫生系统　卫生系统是在一定的法律和规章制度所规定的范围内，提供以促进、恢复和维护健康为基本目标的活动的总体。

2. 卫生系统的功能（2012）

（1）卫生服务提供。

（2）公平对待所有人。

（3）满足人群非卫生服务的期望。

3. 卫生系统的目标

（1）提高所服务人群的健康水平。

（2）对人们的某些期望予以满足，即反应性。

（3）能够保障就医者的经济开支不至于过高，即筹资的公平性。

4. 卫生组织结构　卫生组织结构一般分为卫生行政组织、卫生服务组织和群众卫生组织。

（1）卫生行政组织的基本职能：规划、准入、监管、卫生经济调控、发布医疗卫生有关信息、促进公平竞争、其他。

（2）卫生服务组织：根据职能分工不同，卫生服务机构可分为医疗机构、公共卫生机构、妇幼保健机构、医学教育机构、医学科学研究机构、军队企业医疗卫生服务机构、其他卫生组织机构。

（3）群众性卫生组织：可分为三类。由国家机关、人民团体的代表组成的群众性卫生机构；由卫生专业人员组成的学术团体；由广大群众卫生积极分子组成的基层群众卫生组织。

（二）公共卫生体系（★★）

1. 公共卫生的定义　公共卫生是指通过组织社会力量，高效率地预防疾病、延长寿命、促进心理和身体健康的科学和艺术。

2. 使命　通过全社会的努力，为公众提供适合本国本地实际情况的良好条件，来保护和促进全人群（公众）的健康是公共卫生的使命。

3. 体系　与公共卫生的使命有关的政府机构和社会组织则构成了公共卫生体系。

4. 作用

（1）预防疾病的发生和传播。

（2）保护环境免受破坏。

（3）预防意外伤害。

（4）促进和鼓励健康行为。

（5）对灾难作出应急反应，并帮助社会从灾难中恢复。

（6）保证卫生服务的有效性和可及性。

（三）医疗保健体系（★★）

1. 定义　医疗保健体系是由向居民提供医疗保健和康复服务的医疗机构和有关保健的机构组成的系统。

2. 医疗保健的功能及基本要求　医疗保健的功能是通过为居民提供医疗、保健和康复服务，达到如下的目的：

（1）延长寿命。

（2）增进个体的功能。

（3）缓解患者及其家庭因健康问题带来的心理压力。

（4）解释患者及其家庭有关的健康和医学问题。

（5）为患者提供有关预后的咨询。

（6）为患者及其家庭提供支持和照料。

二、医疗保险

（一）概述（★★）

1. 医疗保险的概念　医疗保险是将多种渠道筹集的经费（保险费）（2017）集中起来形成基金（医疗保险基金），用于补偿个人（被保险人）因病或其他损伤所造成的经济损失的一种制度。

2. 医疗保险的特点

（1）保障对象的广泛性。

（2）补偿形式的特殊性。

（3）运行机制的复杂性。

（4）保险风险的难控制性。

3. 主要医疗保险模式

（1）国家医疗保险。

（2）社会医疗保险。

（3）储蓄医疗保险。

（4）商业医疗保险等模式。
（二）我国医疗保障体系（2013、2015、2018）
（1）城镇职工基本医疗保险。
（2）城镇居民基本医疗保险。
（3）补充医疗保险。
（4）商业医疗保险。
（5）社会医疗救助。
（6）新型农村合作医疗。
（7）城乡居民大病保险。
（8）长期护理保险。
（三）医疗费用控制措施（★★）
1. 控制供方措施
（1）按病种给付方式。
（2）总额预付制（2023）。
（3）按人头预付方式。
2. 控制需方措施
（1）起付线（2020）。
（2）共付比例。
（3）封顶线（2016、2020）。
3. 第三方管理措施
（1）医疗保险需方监督。
（2）医疗服务机构监督。
（3）定点零售药店监督。

三、全球卫生保健策略与我国卫生改革

（一）全球卫生的概念

全球卫生又称全球健康，是以提高全球范围内的健康水平、实现全球健康公平为宗旨，重点关注超越国界和地域的健康问题、健康决定因素和解决方案，提倡不同学科间的通力合作。全球健康具有领域跨度大、研究对象广、强调公平性和以解决问题为导向的特点。

（二）联合国2030可持续性发展目标

联合国（UN）在“千年发展目标”于2015年到期之际，将消除贫困、保护地球和确保繁荣作为2015年后15年（到2030年）新的“可持续发展议程”。该议程指出，当今全球面临的挑战是复杂且互相联系的，消除贫困和不平等、保护地球、创造包容性的经济增长是互相联系并且相互依存的。因此，需要采取集成性的方法来解决。基于这种原因，联合国决定设立一组集成的可持续性发展目标，从三个关键维度，即经济、社会和环境，共17个总目标和169个子目标来指导各个地区，包括发达国家和发展中国家。

（三）我国卫生成就、面对的挑战与“健康中国2030”

1. 我国卫生成就、面对的挑战　中华人民共和国成立以来，特别是改革开放以来，我国人民健康水平和身体素质持续提高。但是，工业化、城镇化、人口老龄化、疾病谱变化、生态环境及生活方式变化等，也给维护和促进健康带来一系列新的挑战。健康服务供给总体不足与需求不断增长之间的矛盾依然突出，健康领域发展与经济社会发展的协调性有待增强。

2.“健康中国2030”为了应对上述的健康挑战，从国家战略层面统筹解决关系健康的重大和长远问题，我国提出了推进健康中国建设的战略。健康中国建设，是全面建成小康社会、基本实现社会主义现代化的重要基础，是全面提升中华民族健康素质、实现人民健康与经济社会协调发展的国家战略，是积极参与全球健康治理、履行2030年“可持续发展议程”国际承诺的重大举措。

【经典习题】

1. 我国社区卫生服务体系建设内容不包括
A. 坚持公益性质，完善社区卫生服务功能
B. 建设大型综合性医院
C. 加强社区卫生服务队伍建设与完善社区卫生服务运行机制
D. 建立社区卫生服务机构与预防保健机构、医院合理的分工协作关系
E. 坚持政府主导、鼓励社会参与，建立健全社会卫生服务网络

答案：B

考点：社区卫生服务体系建设内容

解析：社区卫生服务基本原则：坚持社区卫生服务的公益性质，注重卫生服务的公平、效率和可及性。坚持政府主导，鼓励社会参与，多渠道发展社区卫生服务。坚持实行区域卫生规划，立足调整和利用现有卫生资源，辅以改扩建和新建，健全社区卫生服务网络。坚持预防为主，公共卫生和基本医疗并重，中西医并重，防治结合综合服务。坚持以地方为主，因地制宜，探索创新，积极推进。故选B。

2. 卫生服务需求的正确描述是
A. 由需要转化而来的需求和没有需要的利用
B. 由需要转化而来的利用和没有需要的需求
C. 由需要转化而来的利用和没有需要的利用
D. 由需要转化而来的需求和没有需要的需求
E. 由需要转化而来的利用和没有利用的需求

答案：D

考点：卫生服务需求

解析：卫生服务需求是指居民在一定时期内和一定价格水平上，愿意利用而且有支付能力的卫生服务的数量。可以分为两部分：由需要转化而来的需求和没有需要的需求。故选D。

第四部分

临床医学综合

第一章　呼吸系统

第一节　慢性阻塞性肺疾病

一、概述（★★★）

慢性阻塞性肺疾病（COPD）是一组以持续存在的呼吸系统症状和气流受限为特征的肺部疾病，气流受限（2023）多呈进行性发展。

二、病因与发病机制（★★）

1. 病因

（1）吸烟：为最重要的环境发病因素，烟龄越长，吸烟量越大，COPD 患病率越高。

（2）职业粉尘和化学物质。

（3）空气污染。

（4）感染因素：与慢性支气管炎类似，感染亦是 COPD 发生发展的重要因素之一。

2. 发病机制

（1）炎症机制。

（2）蛋白酶-抗蛋白酶失衡：α_1-抗胰蛋白酶（α_1-AT）是活性最强的一种。先天性 α_1-抗胰蛋白酶缺乏，多见于北欧血统的个体。

（3）氧化应激。

（4）其他。

三、临床表现、病程分期（★★★）

（一）症状

1. 咳嗽　晨间咳嗽明显，夜间有阵咳或排痰。

2. 咳痰　白色黏液或浆液性泡沫性痰，偶可带血丝，清晨排痰较多。急性发作期痰量增多，可有脓性痰。

3. 气短或呼吸困难　早期在劳力时出现，后逐渐加重，以致在日常活动甚至休息时也感到气短，是 COPD 的标志性症状。

4. 喘息和胸闷。

5. 其他　晚期患者有体重下降，食欲减退等。

（二）体征

桶状胸（2015），触诊双侧语颤减弱（2005、2012、2019），叩诊肺部过清音（2015），心浊音界缩小，肺下界和肝浊音界下降，两肺呼吸音减弱，呼气延长，部分患者可闻及湿啰音和/或干啰音。

（三）病程分期

1. 稳定期　患者咳嗽、咳痰、气短等症状稳定或症状较轻。

2. 急性加重期　在疾病过程中，病情出现超越日常状况的持续恶化，并需改变 COPD 的日常基础用药。通常指患者短期内咳嗽、咳痰、气短和/或喘息加重，痰量增多，呈脓性或黏脓性，可伴发热等炎症明显加重的表现。

四、辅助检查（2017）

1. 肺功能检查（2011、2012、2013、2016、2018、2022）

（1）吸入支气管舒张药后 $FEV_1/FVC<70\%$ 者，可确定为持续气流受限（2008、2012、2014、2016、2018）。

（2）肺总量（TLC）、功能残气量（FRC）和残气量（RV）增加，肺活量（VC）减少，由于 TLC 增加不及 RV 增加程度明显，故 RV/TLC 升高。

（3）一氧化碳弥散量（DLco）及 DLco 与肺泡通气量（V_A）比值（DLco/V_A）下降。

2. 胸部 X 线检查　COPD 早期胸片可无变化，以后可出现肺纹理增粗、紊乱等非特异性改变，也可出现肺气肿改变。

3. 胸部 CT 检查　分辨电子计算机 X 线体层显像（CT），对有疑问病例的鉴别诊断有一定意义。

4. 血气检查（2013、2014）　对判断有无呼吸衰竭、酸碱平衡失调以及类型有重要价值。

5. 其他　如痰培养。

五、诊断与严重程度分级（★★★）

（一）诊断

根据吸烟等高危因素史、临床表现等，临床可怀疑 COPD。肺功能检查确定持续气流受限是 COPD 诊断的必备条件。吸入支气管舒张药后 $FEV_1/FVC<70\%$ 为确定存在持续气流受限的界限，排除其他疾病后可诊断。

（二）COPD 严重程度分级

使用 GOLD 分级，根据 FEV_1/FVC，$FEV_1\%$ 预计值可对 COPD 的严重程度作出分级（表 4-1-1-1）。

表 4-1-1-1　慢性阻塞性肺疾病的严重程度分级

分　级	分级标准	分　级	分级标准
Ⅰ级：轻度	$FEV_1/FVC<70\%$ $FEV_1\geq 80\%$预计值	Ⅲ级：重度	$FEV_1/FVC<70\%$ $30\%\leq FEV_1<50\%$预计值
Ⅱ级：中度	$FEV_1/FVC<70\%$ $50\%\leq FEV_1<80\%$预计值	Ⅳ级：极重度	$FEV_1/FVC<70\%$ $FEV_1<30\%$预计值

【巧妙记忆】　阻塞性通气障碍：以流速降低为主，限制性通气功能障碍：以肺容量减小为主。

（三）鉴别诊断

1. 支气管哮喘。
2. 支气管扩张。
3. 肺结核。
4. 弥漫性泛细支气管炎。
5. 支气管肺癌。

六、并发症

1. 慢性呼吸衰竭。
2. 自发性气胸（2014）。
3. 慢性肺源性心脏病。

七、治疗与预防（★★）

（一）稳定期治疗

1. 教育和劝导患者戒烟；脱离污染环境。

2. 支气管舒张药　短期按需应用以暂时缓解症状，长期规则应用以减轻症状。

（1）β_2 肾上腺素受体激动药：沙丁胺醇疗效持续 4~5 小时，每 24 小时不超过 8~12 喷；特布他林，沙美特罗、福莫特罗等。

（2）抗胆碱药：异丙托溴铵；长效抗胆碱药有噻托溴铵。

（3）茶碱类：茶碱缓释或控释片、氨茶碱。

3. 祛痰药　常用药物有盐酸氨溴索，N-乙酰半胱氨酸，羧甲司坦。

4. 糖皮质激素　对于部分高风险患者，吸入糖皮质激素可与长效抗胆碱药（或联合长效 β_2 肾上腺素受体激动药）联合使用，有利于增加运动耐量、减少急性加重发作频率。

5. 长期家庭氧疗（LTOT）对 COPD 慢性呼吸衰竭者可提高生活质量和生存率。LTOT 指征：①动脉血氧分压（PaO_2）<55mmHg 或动脉血氧饱和度（SaO_2）<88%，伴或不伴高碳酸血症。②PaO_2 55~60mmHg，或 SaO_2<89%，并有肺动脉高压、心力衰竭水肿或红细胞增多症（血细胞比容>0.5）。一般用鼻导管吸氧，氧流量为 1.0~2.0L/min（2014），吸氧时间为10~15h/d。达到 PaO_2 60mmHg 和/或使 SaO_2升至 90%。

（二）急性加重期治疗

1. 确定急性加重期的原因及病情严重程度，最多见的急性加重原因是细菌或病毒感染。

2. 根据病情严重程度决定门诊或住院治疗。

3. 支气管舒张药（药物同稳定期）。有严重喘息症状者可给予较大剂量雾化吸入治疗，如应用沙丁胺醇、异丙托溴铵、沙丁胺醇。

4. 低流量吸氧（2023）。发生低氧血症者可用鼻导管吸氧，或通过文丘里面罩吸氧。吸入氧浓度（%）= 21+4×氧流量（L/min）。一般吸入氧浓度为 28%~30%，应避免吸入氧浓度过高引起二氧化碳潴留。

5. 当患者呼吸困难加重，咳嗽伴痰量增加、有脓性痰时，应根据患者常见病原菌类型及药物敏感情况积极选用抗生素治疗。

6. 糖皮质激素用于急性加重期患者。

7. 祛痰剂选用溴己新、盐酸氨溴索。

（三）预防

COPD 的预防主要是避免发病的高危因素、急性加重的诱发因素及增强机体免疫力。

1. 戒烟是预防COPD最简单易行的重要措施。

2. 控制职业和环境污染，减少有害气体或有害颗粒的吸入。

3. 流感疫苗、肺炎链球菌疫苗等应用。

4. 加强体育锻炼，增强体质，提高机体免疫力。

【经典习题】

1. 评估呼吸气流是否受限最常用的指标是

A. 残气量/肺总量（RV/TLC）

B. FEV_1%预计值

C. 峰流速（PEF）

D. FEV_1/FVC

E. 用力肺活量（FVC）

答案： D

考点： 评估呼吸气流的指标

解析： FEV_1/气流受限FVC的比值（FEV_1%）用来判定呼吸气流是否受限，正常值为83%；阻塞性或者混合型气流受限是轻度降低到明显降低；限制性气流受限是数值正常或轻微升高。故选D。

2. 女，70岁。间断咳嗽、咳痰10年，活动后气短半年。查体：双肺呼吸音减弱，心率80次/分，律齐。胸部X线未见明显异常。为明确诊断首选的检查是

A. 肺功能

B. 胸部X线

C. 胸部MRI

D. 胸部CT

E. 心电图

答案： A

考点： 慢性阻塞性肺疾病（COPD）的辅助检查

解析： 慢性阻塞性肺疾病临床表现为慢性咳嗽、咳痰、气短或呼吸困难、喘息和胸闷。叩诊肺部过清音，心浊音界缩小。听诊两肺呼吸音减弱，呼气延长，部分患者可闻及干湿啰音。根据该患者的表现考虑为COPD，首选的检查为肺功能检查，是判断气流受限的主要客观指标，对COPD的诊断、严重程度评价、疾病进展等均有重要意义。故选A。

3. 男，67岁。咳嗽、咳痰20年，加重伴气短1周。查体：T 36.8℃，双肺呼吸音减弱，语音震颤减弱，叩诊呈过清音。该患者最可能的诊断是

A. 气胸

B. 心力衰竭

C. 慢性阻塞性肺疾病

D. 支气管扩张

E. 支气管哮喘

答案： C

考点： 慢性阻塞性肺疾病的诊断

解析： 肺张力减弱而含气量增多时，叩诊呈过清音。气胸叩诊呈过清音，但是一般只见于一侧肺。心力衰竭、支气管扩张和支气管哮喘都不会出现叩诊呈过清音。患者有慢支20年，发展成COPD。COPD患者肺部体征：叩诊呈过清音，听诊两肺呼吸音减弱，呼气延长，部分患者可闻及干湿啰音。故选C。

第二节　肺动脉高压与慢性肺源性心脏病

一、肺动脉高压

肺动脉高压（PH）诊断标准：海平面、静息状态下，右心导管测量所得平均肺动脉压（mPAP）≥25mmHg（2023）。诊断动脉性肺动脉高压，还应包括肺毛细血管楔压或左心室舒张末压<15mmHg。肺动脉高压的严重程度可根据静息mPAP水平分为“轻”（26～35mmHg）、“中”（36～45mmHg）、“重”（>45mmHg）三度。超声心动图是筛查PH最重要的无创性检查方法，超声心动图拟诊PH的推荐标准为肺动脉收缩压≥40mmHg。

【巧妙记忆】 只需记住35、45两个界值即可。

（一）继发性肺动脉高压（★★）

1. 病因与发病机制　呼吸系统的任何主要部分如气道、肺实质、胸廓和神经肌肉病变，都可导致肺动脉高压（2014、2015）。

（1）阻塞性气道疾病：慢性阻塞性肺疾病是导致肺动脉高压和肺源性心脏病最常见的原因（2018）。

（2）肺实质性疾病：又可分为肺泡、肺间质疾病两类：

1）肺泡疾病：如肺水肿、急性呼吸窘迫综合征常并发肺动脉高压，此类肺动脉高压往往随病情控制而下降，无须特殊治疗。

2）肺间质疾病：如间质性肺疾病、结节病、肺尘埃沉着病等，由于弥散功能障碍产生低氧血症，同时炎症累及肺小动脉，使肺血管阻力增加形成肺动脉高压。

（3）肺血管病变：肺血栓栓塞症是肺血管病变产生肺动脉高压最常见的原因，而相对罕见的疾病有毛细血管瘤、肺静脉闭塞病等。此外尚有全身疾病的肺血管损害，如胶原血管病等。

（4）神经肌肉疾病：呼吸控制异常和胸廓疾病共同的病理生理特征是肺泡通气不足，可导致低氧血症和高碳酸血症，且常并发呼吸道反复感染，使肺小动脉出现器质性和功能性改变，产生肺动脉高压。如胸廓畸形、吉兰-巴雷综合征（急性炎症性脱髓鞘性多发性神经炎）等神经肌肉疾病。

2. 临床表现　早期以基础疾病的临床表现为主，晚期则以右心功能不全的表现为主。

3. 治疗　以对基础疾病的治疗为主，多数情况下肺动脉高压可随基础疾病的改善而得到控制；晚期的治疗参见慢性肺源性心脏病。

（二）特发性肺动脉高压症（IPAH）（★★）

1. 病因和发病机制

（1）遗传因素：常染色体显性遗传。

（2）免疫因素：炎症细胞参与了 IPAH 的发生与发展。

（3）肺血管内皮功能障碍：肺血管收缩和舒张是由肺血管内皮分泌的收缩和舒张因子共同调控，收缩因子主要为血栓素 A_2和内皮素-1，舒张因子主要是前列环素和 NO。

（4）血管壁平滑肌细胞钾离子通道缺陷。

2. 临床表现

（1）早期无症状，仅在剧烈活动时感到不适。

（2）全身症状：有以下症状。①呼吸困难：首发症状。②胸痛。③头晕或晕厥：多在活动时出现，休息时也可发生。④咯血：较少。还可出现疲乏、无力、声音嘶哑、雷诺现象等症状。

（3）可有肺动脉高压和右心功能不全的体征。

3. 实验室检查和其他检查

（1）血液检查：血红蛋白可增高，脑钠肽可升高。

（2）心电图：不能直接反映肺动脉压升高，只能提示右心增大或肥厚。

（3）胸部 X 线检查：可提示肺动脉高压。

（4）超声心动图和多普勒超声检查：是筛查肺动脉高压最重要的无创性检查方法。多普勒超声心动图估测三尖瓣峰值流速 > 3. 4m/s 或肺动脉收缩压 > 50mmHg 将被诊断为肺动脉高压。

（5）肺功能检查：可有轻度限制性通气障碍与弥散功能减低，部分重症患者可出现残气量增加及最大通气量降低。

（6）血气分析：多数患者有轻、中度低氧血症。

（7）放射性核素肺通气/灌注扫描：是排除慢性栓塞性肺动脉高压的重要手段。

（8）右心导管术及急性肺血管反应试验：右心漂浮导管检查是确定肺动脉高压的金标准检查。急性肺血管反应试验是评价肺血管对短效血管扩张剂的反应性，目的是筛选出对口服钙通道阻滞药可能有效的患者。

4. 治疗

策略包括：①初始治疗及支持治疗；②急性肺血管反应阳性者给予高剂量钙通道阻滞药类药物治疗；③对治疗反应不佳者联合药物治疗及肺移植。

（1）初始治疗：建议育龄期女性患者避孕；及时接种流感及肺炎链球菌疫苗；给予社会心理支持；体力下降的患者在药物治疗基础上进行必要的康复训练；WHO 功能分级Ⅲ ~ Ⅳ级和动脉分压持续低于 60mmHg 的患者建议氧疗；如需手术，首选硬膜外麻醉。

（2）支持治疗：口服抗凝药物、给予利尿药和地高辛、氧疗、监测贫血和铁状态、使用血管扩张药（钙通道阻滞药、前列环素、一氧化氮、内皮素受体拮抗剂）。

5. 肺或心肺移植。

二、慢性肺源性心脏病

肺心病是指由支气管-肺组织、胸廓或肺血管病变致肺血管阻力增加，产生肺动脉高压，继而引起右心室结构或/和功能改变的疾病。根据起病缓急和病程长短，可分为急性和慢性肺心病两类。

（一）流行病学

东北、西北、华北患病率高于南方地区；农村患病率高于城市，并随年龄增加而升高；吸烟者比不吸烟者患病率明显增高；男女无明显差异；冬、春季节和气候骤然变化时，易出现急性发作。

（二）病因（★★）

1. 支气管、肺疾病　以慢性阻塞性肺疾病最为多见（2011、2020），其次为支气管哮喘、支气管扩张等。

2. 胸廓运动障碍性疾病　较少见，肺功能受损。气道引流不畅，肺部反复感染，并发肺气肿或纤维化。

3. 肺血管疾病　慢性血栓栓塞性肺动脉高压、肺小动脉炎、动脉的过敏性肉芽肿病，以及原因不明的肺动脉高压均可使肺动脉狭窄、阻塞，引起肺血管阻力增加、肺动脉高压和右心室负荷加重，发展成慢性肺心病。

4. 其他　原发性肺泡通气不足及先天性口咽畸形等。

（三）发病机制和病理生理改变（★★）

1. 肺动脉高压的形成

（1）肺血管阻力增加的功能性因素：缺氧、高碳酸血症和呼吸性酸中毒使肺血管收缩、痉挛，其中缺氧是肺动脉高压形成最重要的因素。

（2）肺血管阻力增加的解剖学因素（2006）

1）长期反复发作的慢性阻塞性肺疾病及支气管周围炎。

2）随肺气肿的加重，肺泡内压毛细血管管腔狭窄或闭塞。

3）肺血管重塑。

4）血栓形成。

在慢性肺心病肺动脉高压的发生机制中，功能性因素较解剖学因素更为重要。在急性加重期经过治疗，缺氧和高碳酸血症得到纠正后，肺动脉压可明显降低，部分患者甚至可恢复到正常范围。

（3）血液黏稠度增加和血容量增多。

2. 心脏病变和心力衰竭　肺循环阻力增加时，右心发挥其代偿功能，以克服肺动脉升高的阻力而发生右心室肥厚。肺动脉高压早期，右心室尚能代偿，舒张末期压仍正常。随着病情的进展，特别是急性加重期，肺动脉压持续升高，超过右心室的代偿能力，右心失代偿，右心输出量下降，右心室收缩末期残留血量增加，舒张末压增高，促使右心室扩大和右心室功能衰竭。

慢性肺心病除发现右心室改变外，也有少数可见左心室肥厚。由于缺氧、高碳酸血症、酸中毒、相对血流量增多等因素，使左心负荷加重。如病情进展，则可发生左心室肥厚，甚至导致左心衰竭。

3. 其他重要器官的损害　缺氧和高碳酸血症除影响心脏外，尚导致其他重要器官如脑、肝、肾、胃肠及内分泌系统、血液系统等发生病理改变，引起多器官的功能损害。

（四）临床表现（★★★）

1. 肺、心功能代偿期

（1）症状：咳嗽、咳痰、气促，活动后可有心悸、呼吸困难、乏力和劳动耐力下降。急性感染可使上述症状加重。少有胸痛或咯血。

（2）体征（2013、2019、2022）：可有不同程度的发绀和肺气肿体征。偶有干、湿性啰音，心音遥远，$P_2>A_2$，三尖瓣区可出现收缩期杂音或剑突下心脏搏动增强，提示有右心室肥厚。部分患者可有颈静脉充盈。此期肝界下移是膈下降所致。

2. 肺、心功能失代偿期

（1）呼吸衰竭

1）症状：呼吸困难加重，夜间为甚，常有头痛、失眠、食欲下降，白天嗜睡，甚至出现表情淡漠、神志恍惚、谵妄等肺性脑病的表现（2016、2018）。

2）体征（2007、2014、2016）：明显发绀，球结膜充血、水肿，严重时可有视网膜血管扩张、视盘水肿等颅内压升高的表现。腱反射减弱或消失，出现病理反射。因高碳酸血症可出现周围血管扩张的表现，如皮肤潮红、多汗。

（2）右心衰竭

1）症状：气促更明显，心悸、食欲下降、腹胀、恶心等。

2）体征（2007、2014、2016）：发绀更明显，颈静脉怒张，心率增快，可出现心律失常，剑突下可闻及收缩期杂音，甚至出现舒张期杂音。肝颈静脉回流征阳性，下肢水肿，少数出现肺水肿及全心衰竭。

3. 实验室和其他检查（★★）（2018）

（1）X线检查（2016）：右下肺动脉干扩张，其横径≥15mm；其横径与气管横径比值≥1.07；肺动脉段明显突出或高度≥3mm；中央肺动脉扩张，外周血管纤细，形成“残根”征；右心室增大征。

（2）心电图检查：分为主要条件和次要条件。主要条件：①电轴右偏、额面平均电轴≥+90°；②V_1 R/S≥1；③重度顺钟向转位；④$R_{V1}+S_{V5}$≥1.05mV；⑤$V_{1\sim3}$导联QRS波呈qR、QS、qr（需除外心肌梗死）；⑥肺性P波。次要条件：①右束支传导阻滞；②肢体导联低电压。符合1个主要条件或2个次要条件可以诊断。

（3）超声心动图检查：右心室流出道内径（≥30mm），右心室内径（≥20mm），右心室前壁的厚度，左、右心室内径比值<2，右肺动脉内径或肺动脉干及右心房增大。

（4）血气分析（2006）：当 $PaO_2<60mmHg$、$PaCO_2>50mmHg$ 时，表示有呼吸衰竭。

（5）血液检查：红细胞及血红蛋白可增加；合并感染时白细胞总数增加，中性粒细胞增多。部分患者血清学检查可有肾功能或肝功能改变。

4. 并发症　①肺性脑病：是死亡的首要原因。②酸碱失衡及电解质紊乱。③心律失常。④休克。⑤消化道出血。⑥弥散性血管内凝血。⑦深静脉血栓。

（五）诊断

根据症状、体征和辅助检查进行诊断。

（六）鉴别诊断

1. 冠心病　冠心病有典型的心绞痛、心肌梗死病史或心电图表现，若有左心衰竭的发作史、原发性高血压、高脂血症、糖尿病史，则更有助鉴别。体检等检查呈以左心室肥厚为主的征象。

2. 风湿性心脏病　有风湿性关节炎和心肌炎病史，其他瓣膜如二尖瓣、主动脉瓣常有病变，X线、心电图、超声心动图有特殊表现。

3. 原发性心肌病　本病多为全心增大，无慢性呼吸道疾病史，无肺动脉高压的X线表现等。

（七）治疗（2016）（★★★）

1. 急性加重期　控制感染；通畅呼吸，改善功能；纠正缺氧；控制呼吸和心力衰竭；处理并发症。

（1）控制感染：参考痰菌培养及药敏试验选择抗生素。社区获得性感染以革兰阳性菌占多数，医院感染则以革兰阴性菌为主。且必须注意可能继发真菌感染。

（2）氧疗：通畅呼吸道，纠正缺氧和二氧化碳潴留，可用鼻导管吸氧或面罩给氧（2014），必要时给予无创正压通气。

（3）控制心力衰竭：积极控制感染、改善呼吸功能后心力衰竭便能得到改善。

1）利尿药：有减少血容量、减轻右心负荷、消除水肿的作用。原则上宜选用作用轻的利尿药，小剂量使用。利尿药应用后可出现低钾、低氯性碱中毒，痰液黏稠不易排痰和血液浓缩等。

2）正性肌力药：慢性肺心病患者由于慢性缺氧及感染，对洋地黄类药物的耐受性很低，疗效较差，且易发生心律失常。正性肌力药的剂量宜小，一般约为常规剂量的1/2或2/3量，同时选用作用快、排泄快的洋地黄类药物，低氧血症、感染等均可使心率增快，故不宜以心率作为衡量洋地黄类药物的应用和疗效考核指征。应用指征：①感染已被控制、呼吸功能已改善、用利尿药后有反复水肿的心力衰竭患者；②合并室上性快速心律失常的患者；③以右心衰竭为主要表现而无明显感染的患者；④合并急性左心衰竭的患者。

3）血管扩张药：血管扩张药在扩张肺动脉的同时也扩张体动脉，往往造成体循环血压下降，反射性产生心率增快、氧分压下降、二氧化碳分压升高等不良反应。包括钙通道阻滞药、一氧化氮（NO）、川芎嗪等。

（4）控制心律失常：一般经过治疗慢性肺心病的感染、缺氧后，心律失常可自行消失。

（5）抗凝治疗：应用普通肝素或低分子肝素防止肺微小动脉原位血栓形成。

（6）加强护理工作：加强心肺功能的监护，勤翻身、拍背。

2. 缓解期　目的是增强患者的免疫功能、去除诱发因素、减少或避免急性加重的发生、长期家庭氧疗等。

【经典习题】

1. 慢性肺源性心脏病患者胸部X线片典型的心脏形态特征是
   A. 心尖上翘
   B. 心脏向右扩大
   C. 心脏向左下扩大
   D. 心脏普大
   E. 心腰部凹陷

答案：A

考点：慢性肺源性心脏病的X线表现

解析：慢性肺源性心脏病患者胸部X线片表现为右下肺动脉干扩张，肺动脉段明显突出，心尖上翘，故选A，不选B或C，不要误认为慢性肺心病时右心室肥大而误选。心脏普大是心包积液的表现，心腰部凹陷见于主动脉关闭不全的靴形心。

2. 引起继发性肺动脉高压最常见的疾病是
   A. COPD
   B. 结缔组织病
   C. 肺结核
   D. 肺栓塞（PE）
   E. 间质性肺炎

答案：A

考点：继发性肺动脉高压的病因

解析：继发性肺动脉高压远比原发性肺动脉高压常见，其基础疾病常为心脏和呼吸性疾病。COPD是导致肺动脉高压和肺源性心脏病最常见的原因。故选A。

3. 女，36岁。呼吸困难伴声嘶2个月，活动后明显，无慢性咳嗽、咳痰和关节疼痛病史。查体：口唇发绀，颈静脉充盈，肝颈静脉回流征阳性，P_2亢进，三尖瓣区可闻及3/6级收缩期杂音，双下肢水肿。其最可能的诊断是
   A. 特发性肺动脉高压
   B. 风湿性心脏瓣膜病
   C. 房间隔缺损
   D. 室间隔缺损
   E. 扩张型心肌病

答案：A

考点：特发性肺动脉高压的诊断

解析：特发性肺动脉高压多以呼吸困难为首发症状。当肺动脉高压时，右心室向肺动脉射血受阻，引起右心室容量负荷增加，右心室代偿性增大，导致三尖瓣相对关闭不全，出现三尖瓣区收缩期杂音。右心室压力负荷增大引起右心房压力增高，导致颈静脉怒张，肝颈静脉回流征阳性，P_2亢进是肺动脉高压的典型表现。增粗的肺动脉压迫喉返神经可引起声音嘶哑。结合临床表现，故选A。

第三节　支气管哮喘

一、概念

支气管哮喘是多种细胞（嗜酸性粒细胞、肥大细胞、T淋巴细胞、中性粒细胞、气道上皮细胞等）和细胞组分参与的气道慢性炎症和气道高反应为特征的异质性疾病。

二、病因和发病机制（★★）

（一）病因

个体特应性体质及外界环境，遗传因素和环境因素双重影响。

具有哮喘易感基因的人群发病与否受环境因素影响较大，深入研究基因-环境相互作用将有助于提示哮喘发病的遗传机制。

（二）发病机制

免疫-炎症反应、神经机制和气道高反应性及其相互作用。

1. 免疫-炎症机制　体液免疫和细胞免疫均参与哮喘的发病。

（1）活化Th2细胞产生白介素进一步激活B淋巴细胞，合成特异性IgE，结合于肥大细胞和嗜碱性粒细胞等细胞表面的IgE受体。若变应原再次进入，可与IgE交联，使细胞合成并释放多种介质导致平滑肌收缩、黏液分泌增加、血管通透性增高和炎症细胞浸润等。即为一个典型的变态反应过程。

根据变应原吸入后哮喘发生的时间，可分为速发型哮喘反应（IAR）、迟发型哮喘反应（LAR）和双相型哮喘反应（OAR）。IAR几乎在吸入变应原的同时立即发生反应，15~30分钟达高峰，2小时后逐渐恢复正常。LAR约6小时左右发病，持续时间长，可达数天。LAR是由于气道慢性炎症反应的结果。

（2）Th2细胞可以直接激活肥大细胞、嗜酸性粒细胞及肺泡巨噬细胞等多种炎症细胞，使之在气道浸润和聚集。进一步加重气道高反应性和炎症。

（3）各种细胞因子及环境刺激因素亦可直接作用于气道上皮细胞，引起气道重塑。

（4）由于气道上皮细胞、包括血管内皮细胞产生的黏附分子（AMs）可介导白细胞与血管内皮细胞的黏附，加重了气道炎症过程。

（5）认识到嗜酸性粒细胞在哮喘发病中不仅发挥着终末效应细胞的作用，还具有免疫调节作用。Th17细胞在以中性粒细胞浸润为主的激素抵抗型哮喘和重症哮喘发病中起到重要作用。

2. 气道高反应性（2007、2013、2014）　表现为气道对各种刺激因子出现过强或过早的收缩反应，是哮喘患者发生发展的另一个重要因素。

3. 神经机制　支气管哮喘与肾上腺素受体功能低下和迷走神经张力亢进有关。

三、临床表现（★★★）

（一）症状

反复发作性的呼气性呼吸困难或发作性胸闷和咳嗽，严重者被迫采取坐位或呈端坐呼吸、干咳或咳大量白色泡沫痰，用支气管舒张剂后可缓解或自行缓解，在夜间及凌晨发作和加重常是哮喘的特征之一（2013、2014、2015）。有些青少年，其哮喘症状表现为运动时出现胸闷、咳嗽和呼吸困难（运动性哮喘）。

（二）体征

1. 过度充气状态，有广泛的哮鸣音，呼气相延长。

2. 在轻度哮喘或非常严重哮喘发作，哮鸣音可不出现。后者称为寂静胸（2001、2014）。

3. 心率增快、奇脉、胸腹反常运动（2023）和发绀常出现在严重哮喘患者中（2003、2008）。非发作期体检可无异常。

【巧妙记忆】　哮喘哮鸣音消失见于危重患者以及轻症患者。掐两头，去中间。

四、辅助检查（★★）

1. 痰液检查　痰涂片可见较多嗜酸性粒细胞。

2. 呼吸功能检查（2016、2021、2022）

（1）通气功能检测：发作时呈阻塞性通气功能改变，FEV_1，$FEV_1/FVC\%$，PEF均减少。缓解期通气功能指标可逐渐恢复。

（2）支气管激发试验（2023）：吸入激发剂后其通气功能下降、气道阻力增加。适用于非哮喘发作期、通气功能在正常预计值的70%以上的患者。如FEV_1下降20%，可诊断为激发试验阳性（2006、2007、2014），提示存在气道高反应性。

（3）支气管舒张试验：用以测定气道可逆性。FEV_1较用药前增加12%或以上，且其绝对值增加200ml或以上（2001、2002、2012），判断为阳性。

（4）呼气峰流速及其变异率测定：可反映气道通气功能的变化。平均每日昼夜变异率（连续7日，每日PEF昼夜变异率之和/7）>10%，或PEF周变异率>20%，也符合气道可逆性改变的特点。

3. 动脉血气分析（2006、2011、2015、2022、2023）　严重发作时呼吸性碱中毒（2016），病情进一步发展，可有缺氧及二氧化碳潴留，$PaCO_2$上升，表现为呼吸性酸中毒或合并代谢性酸中毒（2017）。

4. 胸部X线检查　早期在哮喘发作时呈过度通气状态；缓解期多无明显异常（2012）。如并发呼吸道感染，可见肺纹理增加及炎性浸润阴影。同时要注意肺不张、气胸或纵隔气肿等并发症的存在。

5. 特异性变应原检测

（1）哮喘患者血清特异性IgE可较正常人明显增高。血清总IgE水平可作为重症哮喘患者使用抗IgE治疗及调整剂量的依据。

（2）在体试验：①皮肤变应原测试：皮试阳性提示患者对该变应原过敏。②吸入过敏原测试。

6. 呼出气一氧化氮（FeNO）检测 FeNO 测定可作为评估气道炎症和哮喘控制水平的指标，也可用于判断吸入激素治疗的反应。

五、诊断与鉴别诊断（★★★）

（一）诊断

1. 诊断标准（2007、2008、2016、2021）

（1）反复发作喘息、气急、胸闷（2014）或咳嗽，多与接触变应原、冷空气、物理、化学性刺激、病毒性上呼吸道感染、运动等有关。

（2）发作时在双肺可闻及散在或弥漫性，以呼气相为主的哮鸣音，呼气相延长。

（3）上述症状和体征可经治疗缓解或自行缓解。

（4）除外其他疾病所引起的喘息、气急、胸闷和咳嗽。

（5）临床表现不典型者（如无明显喘息或体征）应有下列三项中至少一项阳性：①支气管激发试验或运动试验阳性；②支气管舒张试验阳性；③平均每日 PEF 昼夜变异率>10%或 PEF 周变异率>20%。

符合（1）~（4）条或（4）、（5）条者，可以诊断为支气管哮喘。

2. 支气管哮喘的分期及控制水平分级 支气管哮喘可分为急性发作期、非急性发作期和临床缓解期。

（1）急性发作期是指气促、咳嗽、胸闷等症状突然发生或症状加重，常有呼吸困难，以呼气流量降低为其特征，常因接触变应原等刺激物或治疗不当所致。

（2）非急性发作期（亦称慢性持续期）：每周均有不同频度和/或不同程度的症状出现。此期哮喘控制水平分级分为 A 级（目前临床控制评估；最好四周以上）、B 级（未来风险评估；急性发作风险、病情不稳定、肺功能迅速下降、药品不良反应）。

（3）临床缓解期：患者无喘息、气急、胸闷、咳嗽等症状并维持 1 年以上。

（二）鉴别诊断（2008）

1. 心源性哮喘

（1）心脏病史。

（2）咳粉红色泡沫痰。

（3）双肺闻及广泛湿啰音及哮鸣音。

2. 慢性阻塞性肺疾病 多见于中老年人，有慢性咳嗽史，喘息长年存在，有急性加重期。多有肺气肿体征，两肺可闻及湿啰音。

3. 气道阻塞 可见于中央型肺癌、气管支气管结核、复发性多软骨炎等气道疾病和异物气管吸入，导致支气管狭窄或伴发感染时，可出现喘鸣或类似哮喘样呼吸困难，肺部可闻及局限性哮鸣音，结合病史、胸部 X 线摄片、肺通气功能、CT 或纤维支气管镜检查常可确诊。

4. 变态反应性支气管肺曲菌病 常以反复哮喘发作为特征，可咳出棕褐色黏稠痰块或咳出树枝状支气管管型。痰嗜酸性粒细胞数增加，痰镜检或培养可查及曲霉菌。胸部X线片示游走性或固定性浸润病灶，胸部 CT 显示近端支气管呈囊状或柱状扩张。曲霉菌抗原皮试试验呈双相反应。曲霉菌抗原特异性沉淀抗体（IgG）测定阳性，血清总 IgE 显著升高。

六、治疗与管理（★★★）

（一）治疗

长期规范化治疗可使哮喘症状得到控制，减少复发乃至不发作。

1. 脱离变应原 使患者脱离变应原的接触是防治哮喘最有效的方法。

2. 药物治疗（2017） 治疗哮喘药物主要分为两类：

（1）缓解哮喘发作：支气管舒张药（2018）是缓解哮喘急性发作症状的首选药物。包括：

1）β_2受体激动药（2015）：是控制哮喘急性发作的首选药物。常用的有沙丁胺醇、特布他林和非诺特罗，作用时间为 4~6 小时。长效 β_2受体激动药有福莫特罗、沙美特罗，作用时间为 10~12 小时。不主张长效 β_2受体激动药单独使用，须与吸入激素联合应用。

首选吸入法，因药物吸入气道直接作用于呼吸道，局部浓度高且作用迅速，所用剂量较小，全身性不良反应少。

2）抗胆碱药：与 β_2受体激动药联合吸入有协同作用，适用于夜间哮喘及多痰的患者。

3）茶碱类（2020）：与糖皮质激素合用具有协同作用。静脉给药主要应用于重、危症哮喘。副作用为胃肠道症状（恶心、呕吐），心血管症状（心动过速、心律失常、血压下降）及多尿。

4）全身用糖皮质激素。

（2）控制性药物

1）糖皮质激素（2007、2014、2018、2021）：糖皮质激素是当前控制哮喘发作最有效的药物。主要作用机制是抑制炎症细胞的迁移和活化。吸入治疗是目前推荐长期抗炎治疗哮喘的最常用方法。静脉用药：重度或严重哮喘发作时应及早应用（2013）。

2）白三烯（LT）调节剂：可作为轻度哮喘的一种控制药物的选择。

3）其他药物：酮替酚和H_1受体阻断药可与β_2受体激动药联合用药。

4）色甘酸钠。

5）抗IgE抗体。

6）抗IL-5抗体。

7）联合用药（ICS/LABA）。

3. 急性发作期的治疗 缓解气道阻塞，纠正低氧血症，恢复肺功能，防止并发症。一般按病情分度进行综合性治疗（表4-1-3-1）。

4. 哮喘慢性持续期的治疗治疗方案见表4-1-3-2。

表4-1-3-1 急性发作期分度治疗

严重程度	治疗
轻度	吸入SABA，第1小时内每20分钟吸入1~2喷，随后轻度急性发作可调整为3~4小时吸入1~2喷，效果不佳时可加服茶碱控释片（200mg/d），或加用短效抗胆碱药吸入
中度	吸入SABA（雾化吸入），第1小时内可持续雾化吸入。联合应用雾化吸入短效抗胆碱药、激素混悬液，也可联合静脉注射茶碱类。如果治疗效果不好，尤其是在控制药物治疗基础上发生的急性发作，应尽快口服糖皮质激素，同时吸氧
重度至危重度	持续雾化吸入SABA，或联合雾化吸入短效抗胆碱药、激素混悬液以及加用静脉滴注茶碱类药物，吸氧。尽早静脉滴注糖皮质激素，3~5天改为口服，维持水、电解质平衡，纠正酸碱失衡，病情恶化应及时给予机械通气（有创/无创通气）治疗，其指征包括：呼吸肌疲劳、$PaCO_2 \geq 45mmHg$，意识改变（需进行有创通气）。同时要预防呼吸道感染

表4-1-3-2 哮喘慢性持续期治疗方案

治疗方案	第1级	第2级	第3级	第4级	第5级
推荐选择控制药物	按需使用低剂量ICS加福莫特罗	每日使用低剂量ICS或按需使用低剂量ICS加福莫特罗	低剂量ICS加LABA	中剂量ICS加LABA	高剂量ICS加LABA，评估哮喘表型±加用相应药物，如噻托溴铵、抗IgE、抗IL-5/IL-5R、抗IL-4R
其他选择控制药物	按需使用SABA时间同时使用低剂量ICS	白三烯受体拮抗剂或按需使用SABA时同时使用低剂量ICS	中剂量ICS或低剂量ICS加白三烯受体拮抗剂	高剂量ICS加噻托溴铵，或者加白三烯受体拮抗剂	加用小剂量口服糖皮质激素
推荐选择缓解药物	按需使用低剂量ICS加福莫特罗				
其他选择缓解药物	按需使用SABA				

对哮喘患者进行哮喘知识教育和控制环境、避免诱发因素贯穿于整个治疗阶段。必须个体化，联合应用，以最小量、最简单的联合，副作用最少，达到最佳控制症状为原则。

5. 免疫疗法 分为特异性和非特异性两种，前者又称脱敏疗法（或称减敏疗法）。

（二）管理

哮喘患者的教育与管理是提高疗效、减少复发、提高患者生活质量的重要措施。在医生指导下患者要学会自我管理，学会控制病情。

【经典习题】

1. 关于支气管激发试验的叙述，不正确的是

A. 测定气道反应性

B. 一般适用于通气功能在正常预计值70%以上的患者

C. FEV_1下降≥20%，可诊断为激发试验阳性

D. 通过吸入药物的累积剂量和浓度做定量判断

E. 常用吸入剂为生理盐水

答案： E

考点： 支气管激发试验

解析：支气管激发试验用于测定气道反应性。常用吸入激发剂为乙酰甲胆碱和组胺，其他激发剂包括变应原、单磷酸腺苷、甘露醇、高渗盐水等，也有用物理激发因素如运动、冷空气等作为激发剂。故选E。

2. 对哮喘持续状态有效的药物治疗是
   A. 头孢他啶
   B. 右旋糖酐
   C. 地塞米松
   D. 哌替啶
   E. 阿托品

答案：C

考点：哮喘的药物治疗

解析：哮喘的药物治疗主要有两类，一是支气管舒张药，二是控制性药物。哮喘持续状态药物治疗主要是控制性药物，首选是糖皮质激素。故选C。

3. 男，21岁。3天前受凉后"感冒"，症状已好转。1小时前参加篮球比赛后出现气促。查体：双肺散存在哮鸣音，心率84次/分。该患者发病最可能的机制是
   A. 肺血管阻力增加
   B. 心力衰竭
   C. 神经调节失衡
   D. 气道高反应性
   E. 气道重构

答案：D

解析：青年男性，运动后出现气促，双肺散在哮鸣音，考虑为支气管哮喘。气道高反应性是哮喘的基本特征和发病机制，故选D。

4. 男，45岁。发作性呼吸困难5年，再发3天，诊断为支气管哮喘，伴咳嗽、咳白色泡沫痰，无咯血、发热，有甲状腺功能亢进症病史1年。查体：口唇发绀，心率90次/分，血压135/90mmHg，呼气相延长，双肺可闻及哮鸣音。发生呼吸困难最可能的机制是
   A. 大支气管狭窄
   B. 大支气管梗阻
   C. 小支气管狭窄
   D. 呼吸面积减少
   E. 肺泡张力增高

答案：C

考点：支气管哮喘的诊断

解析：患者发作性呼吸困难5年，再发3天，诊断为支气管哮喘，伴咳嗽、咳白色泡沫痰，考虑有肺部感染；呼气相延长，双肺可闻及哮鸣音，表现为呼气性呼吸困难，是由于肺泡弹性减弱或小气道狭窄所致。故选C。

第四节　支气管扩张

一、病因和发病机制（★★）

支气管扩张的主要病因是支气管肺组织感染和支气管阻塞（2003）。两者相互影响，促使支气管扩张的发生和发展。也可能是先天发育障碍及遗传因素引起，如α_1-抗胰蛋白酶缺乏。支气管扩张诱发因素以感染为主。

二、临床表现（★★★）

（一）症状

1. 咳嗽、咳痰　慢性咳嗽、咳大量脓痰（2008、2022）与体位改变有关，轻度，脓痰量<10ml/d；中度10～150ml/d；重度>150ml/d。感染时痰液收集于玻璃瓶中静置后出现分层的特征：上层为泡沫，下悬脓性成分；中层为混浊黏液；下层为坏死组织沉淀物。引起感染的常见病原体为铜绿假单胞菌（2018、2022）、金黄色葡萄球菌、流感嗜血杆菌等。

【巧妙记忆】痰液静置：3层为肺脓肿，4层支气管扩张。

2. 反复咯血　部分患者以反复咯血为唯一症状，临床上称为"干性支气管扩张"（2021），其病变多位于引流良好的上叶支气管。

3. 反复肺部感染　其特点是同一肺段反复发生肺炎并迁延不愈。

4. 慢性感染中毒症状　发热、乏力、食欲减退、消瘦、贫血等，儿童可影响发育。

（二）体征

可闻及下胸部、背部固定而持久的局限性粗湿啰音，有时可闻及哮鸣音，部分慢性患者伴有杵状指（趾）（2011、2014）。

（三）实验检查及其他

胸部X线平片：囊状支气管扩张表现为显著的囊腔，腔内可存在气液平面；气道壁增厚。纵切面可显示为"双轨征"，横切面显示"环形阴影"（2012）。

可明确支气管扩张诊断的影像学检查：高分辨CT（HRCT）可提高诊断的敏感性（2007、2011、2012、2015、2023）。

三、诊断和鉴别诊断

（一）诊断

1. 病史　反复咯脓痰、咯血及呼吸道感染病史。

2. 检查　HRCT（2022），纤支镜检查或局部支气管造影。

（二）鉴别诊断

1. 慢性支气管炎。
2. 肺脓肿。
3. 肺结核。
4. 先天性肺囊肿。

5. 弥漫性泛细支气管炎。

四、并发症

1. 慢性支气管炎。
2. 肺脓肿。
3. 肺结核。
4. 先天性肺囊肿。
5. 弥漫性泛细支气管炎。

五、治疗（★★★）

1. 治疗基础疾病　对活动性肺结核伴支气管扩张应积极抗结核治疗，低免疫球蛋白血症可用免疫球蛋白替代治疗。

2. 控制感染（2020、2022）　可依据痰革兰染色和痰培养指导抗生素应用，存在铜绿假单胞菌感染时，可选择口服喹诺酮类，静脉给予氨基糖苷类或第三代头孢菌素。

3. 改善气流受限，清除呼吸道分泌物

4. 应用免疫调节剂，并积极治疗咯血

5. 外科治疗　支气管扩张为局限性，且内科治疗后仍顽固反复发作者，可考虑外科手术切除病变肺组织（2013、2015、2016、2017、2022）。合适者可考虑肺移植。

【经典习题】

1. 支气管柱状扩张的典型X线表现是
   A. 蜂窝肺
   B. 鼠尾征
   C. 残根征
   D. 树芽征
   E. 轨道征

答案：E

考点：支气管扩张的X线表现

解析：支气管扩张症患者胸部X线检查示肺纹理增粗或增多（由于外周支气管纤维化和管内分泌物潴留），聚拢（由于肺不张），“轨道征”（由于外周支气管炎症和纤维化），蜂窝状区，伴或不伴液平面的囊性区，偶尔X线也可正常。故选E。

2. 男，34岁。咯鲜血半小时，就诊时仍有鲜血咯出，咳嗽不显著，无呼吸困难。既往有类似情况出现，可自行停止，否认慢性心肺疾病史。查体：双肺呼吸音清晰。胸部X线片未见异常。为明确诊断，首先应进行的检查是
   A. 上呼吸道检查
   B. 支气管镜
   C. 支气管动脉造影
   D. 胸部CT
   E. 肺动脉造影

答案：D

考点：支气管扩张的诊断

解析：患者反复咯血，咳嗽不显著，胸部X线片未见异常，考虑为支气管扩张可能性大。高分辨CT能显示次级肺小叶为基本单位的肺内细微结构，现在已经基本取代支气管造影，成为确诊支气管扩张的首选检查方法。故选D。

第五节　肺　　炎

一、概述

（一）概念

肺炎是指终末气道、肺泡和肺间质的炎症，可由病原微生物、理化因素、免疫损伤、过敏及药物所致。细菌性肺炎是最常见的肺炎。

（二）病因、分类和发病机制

1. 解剖学或影像学分类　大叶性肺炎、小叶性肺炎、间质性肺炎。

2. 病因分类

（1）细菌性肺炎（2007）：肺炎链球菌、金黄色葡萄球菌肺炎等（2017）。

（2）非典型肺炎：军团菌、支原体和衣原体（2018）肺炎等。

（3）病毒性肺炎：冠状病毒、腺病毒肺炎等。

（4）肺真菌病：白念珠菌、曲菌、隐球菌、肺孢子菌肺炎等。

（5）其他：立克次体、弓形虫、寄生虫肺炎等。

（6）理化因素：放射性肺炎等。

3. 患病环境分类

（1）社区获得性肺炎：是指在医院外患的感染性肺实质炎症，包括具有明确潜伏期的病原体感染而在入院后平均潜伏期内发病的肺炎。常见病原体为肺炎链球菌、支原体、衣原体、流感嗜血杆菌、卡他莫拉菌和呼吸道病毒（流感病毒、腺病毒、呼吸道合胞病毒和副流感病毒）等。

（2）医院获得性肺炎（HAP）：亦称医院内肺炎，是指患者入院时不存在，也不处于潜伏期，而于入院48小时后在医院内发生的肺炎。呼吸机相关性肺炎（VAP）是指气管插管或气管切开患者，接受机械通气48小时后发生的肺炎及机械通气撤机、拔管后48小时内出现的肺炎。我国HAP/VAP的常见病原菌包括鲍曼不动杆菌、铜绿假单胞菌、肺炎克雷伯菌、大肠埃希菌和金黄色葡萄球菌等。

4. 病因和发病机制 是否发生肺炎决定于两个因素：病原体和宿主因素。病原体数量多，毒力强和/或宿主呼吸道局部和全身免疫防御系统损害，即可发生肺炎。病原体可通过下列途径引起肺炎：①空气吸入；②血行播散；③邻近感染部位蔓延；④上呼吸道定植菌的误吸。肺炎还可通过误吸胃肠道的定植菌（胃食管反流）和通过人工气道吸入环境中的致病菌引起。病原体直接抵达下呼吸道后，滋生繁殖，引起肺泡毛细血管充血、水肿，肺泡内纤维蛋白渗出及细胞浸润。除了金黄色葡萄球菌、铜绿假单胞菌和肺炎克雷伯菌等可引起肺组织的坏死性病变易形成空洞外，肺炎治愈后多不遗留瘢痕，肺的结构与功能均可恢复。

（三）临床表现

常见症状为咳嗽、咳痰，或原有呼吸道症状加重，并出现脓性痰或血痰，伴或不伴胸痛。肺炎病变范围大者可有呼吸困难、呼吸窘迫。大多数患者有发热。早期肺部体征明显异常，重症者可有呼吸频率增快、鼻翼扇动、发绀。肺实变时有典型的体征，如叩诊浊音、语颤增强和支气管呼吸音等，也可闻及湿性啰音（2007）。

（四）辅助检查

最常用的为X线检查。

（五）诊断与鉴别诊断

1. 肺炎的诊断程序

（1）确定肺炎诊断：首先必须把肺炎与上呼吸道感染和下呼吸道感染区别开来。

（2）评估严重程度：肺炎严重性决定于三个主要因素：局部炎症程度、肺部炎症的播散和全身炎症反应程度。

（3）确定病原体。

2. 鉴别诊断

（1）肺结核：肺结核多有全身中毒症状。

（2）肺癌：多无急性感染中毒症状，有时痰中带血丝。

（3）急性肺脓肿：咳出大量脓臭痰为肺脓肿的特征。X线片显示脓腔及气液平面，易与肺炎鉴别。

（4）肺血栓栓塞症：多有静脉血栓的危险因素。

（5）非感染性肺部浸润。

（六）治疗原则（2023）

抗感染治疗是肺炎治疗的最主要环节，青壮年和无基础疾病的社区获得性肺炎患者，常用青霉素类、第一代头孢菌素等。由于我国肺炎链球菌对大环内酯类耐药率高，故对该菌所产生的肺炎不单独使用大环内酯类药物治疗。对耐药的肺炎链球菌可使用呼吸氟喹诺酮类药物（莫西沙星、左氧氟沙星）等。老年人、有基础疾病或需要住院的社区获得性肺炎患者，常用呼吸氟喹诺酮类药物，第二、三代头孢菌素，β-内酰胺类/β-内酰胺酶抑制剂或厄他培南，可联合大环内酯类药物。医院获得性肺炎患者常用第二、三代头孢菌素、β-内酰胺类/β-内酰胺酶抑制剂、氟喹诺酮类或碳青霉烯类。重症肺炎的治疗首先应选择广谱的强力抗菌药物，并应足量、联合用药（2018），之后根据病原学检查结果调整抗生素。

肺炎的抗菌药物治疗应尽早进行，一旦怀疑马上给药。疗程至少5天，大多数患者疗程7~10天。

二、肺炎链球菌肺炎（★★）

是由肺炎链球菌或称肺炎球菌所引起的肺炎，通常急骤起病，以高热、寒战、咳嗽、血痰及胸痛为特征。X线胸片呈肺段或肺叶急性炎性实变。

（一）发病机制

致病力是由于有高分子多糖体的荚膜对组织的侵袭作用（2011），首先引起肺泡壁水肿，出现白细胞与红细胞渗出，含菌的渗出液经Cohn孔向肺的中央部分扩展，甚至累及几个肺段或整个肺叶。

（二）临床表现（2016、2017、2021、2022）

1. 症状

（1）寒战高热：体温在数小时内可骤然升至40℃左右，可呈稽留热型。

（2）咳嗽、咳痰。

（3）发热、发绀（2003）。

（4）其他：偶有恶心、呕吐、腹痛或腹泻。

2. 体征 肺实变时有典型的体征，叩诊浊音、语颤增强和支气管呼吸音等（2001）。

（三）诊断

1. 突然起病、高热寒战、胸痛、咳嗽，咳铁锈色痰。

2. 肺实变体征。

3. X线显示按肺叶或肺段分布的大片均匀致密阴影（2017）。

4. 血白细胞计数增多，中性粒细胞百分比升高，伴核左移；结合痰涂片及培养。

（四）并发症

1. 老年人 感染性休克。

2. 其他 胸膜炎、脓胸、心包炎、脑膜炎和关节炎等（2003、2020）。

（五）治疗（★★★）

1. 抗菌药物治疗 首选青霉素G，对青霉素过敏者，可用呼吸氟喹诺酮类、头孢曲松等药物（2003），高水平耐药或存在耐药高危因素时可用万古霉素、替考拉宁等。

2. 支持疗法　患者应卧床休息，注意补充足够蛋白质、热量及维生素。密切监测病情变化，注意防止休克。不用阿司匹林或其他解热药。烦躁不安、失眠者酌用地西泮或水合氯醛，禁用抑制呼吸的镇静药。

三、金黄色葡萄球菌肺炎（★★）

是由葡萄球菌引起的急性肺化脓性炎症。常发生于有基础疾病者。多急、骤起病，表现为高热、寒战、胸痛、咳痰脓性，可早期出现循环衰竭。X线表现为坏死性肺炎。若治疗不及时或不当，病死率甚高。

（一）发病机制

葡萄球菌为革兰染色阳性球菌（2013、2017），可分为凝固酶阳性金葡菌、凝固酶阴性表皮葡萄球菌和腐生葡萄球菌等。葡萄球菌致病力可用血浆凝固酶来测定，阳性者致病力较强。

（二）临床表现

1. 症状　本病起病多急骤，寒战、高热、胸痛，咳痰脓性，量多，带血丝或呈脓血状。毒血症状明显（2008、2017），老年人症状可不典型。血源性葡萄球菌肺炎常有皮肤伤口、疖痈和中心静脉导管置入等，或静脉吸毒史，咳脓性痰较少见。

2. 体征　体征与症状不平行，可有两肺散在性湿啰音。病变较大或融合时可有肺实变体征，气胸或脓气胸则有相应体征（2018）。

（三）实验室及其他检查

1. 血常规　白细胞计数明显增多，中性粒细胞比例升高，核左移。

2. 胸部X线　肺段或肺叶实变，可形成空洞（2007），或呈小叶状浸润，其中有单个或多发的液气囊腔（2009、2010、2013）。且X线阴影有易变性，表现为一处炎性浸润消失而在另一处出现新的病灶，或很小的单一病灶发展为大片阴影。

（四）诊断

症状+体征+实验室检查，细菌学检查是确诊依据，同时可行痰、胸腔积液、血和肺穿刺物培养。

（五）治疗

早期清除原发病灶，使用抗生素。对于MRSA，则应选用万古霉素、替考拉宁等（2004）。

四、肺炎克雷伯菌肺炎（★★）

（一）发病机制

存在于上呼吸道及肠道的细菌，当机体抵抗力降低时，经呼吸道侵入肺内造成肺炎。

（二）临床表现

1. 慢性肺部疾病或近期手术史。

2. 发病急骤，寒战、高热、咳嗽、咳痰（红棕色黏稠胶冻状痰）（2016）。

3. X线表现　大叶实变，内有不规则透光区，以右上叶多见，叶间裂下垂呈弧形膨出，多发蜂窝状肺脓肿（2000、2013）。

（三）诊断

综合临床表现、X线表现及血清学检查结果作出诊断。培养分离出肺炎克雷伯可确诊，但由于其检出率较低，所需时间长，因此临床少用。仍以血清学实验作为诊断参考依据。本病需与病毒性肺炎、军团菌肺炎、肺嗜酸性粒细胞浸润症等鉴别。

（四）治疗

1. 抗菌治疗　首选头孢菌素，二代及三代头孢菌素均有较好疗效。

2. 治疗时间　抗生素治疗至少应持续2~3周，对肺脓肿和脓胸的治疗应持续4~6周或更长时间。

五、肺炎支原体肺炎（★★）

（一）临床表现

发病特点：为社区获得性肺炎，秋冬季发病较多。潜伏期为2~3周，通常起病较缓慢。

1. 症状（2001、2016）　乏力、咽痛、头痛、咳嗽、发热、食欲缺乏、腹泻、肌痛等。咳嗽多为发作性干咳，夜间为重，或有少量黏液，持久性的阵发性剧咳为支原体肺炎较为典型的表现。发热可持续2~3周，多为中等热度，体温恢复正常后可能仍有咳嗽。

2. 体格检查　咽部充血，儿童可并发鼓膜炎或中耳炎。症状和体征不对称，可无明显体征。

（二）诊断（2023）

结合临床症状、X线表现及血清学检查结果作出诊断。

（三）治疗

本病有自限性，多数病例不经治疗可自愈。可选药物包括大环内酯类抗菌药物，如红霉素、罗红霉素和阿奇霉素（2018、2019、2022）。

六、军团菌肺炎

（一）发病机制

军团菌为需氧G^-杆菌，引起人类疾病的主要是嗜肺军团菌。

（二）临床表现

老年人、慢性病以及免疫低下者是高危人群。发病时初感乏力、肌痛、头痛，体温可至39~40℃，呈稽留热型，伴反复寒战。咳嗽，有少量黏痰，有时见脓痰或血痰。部分患者有胸痛、呼吸困难，或有恶心、呕吐、水样腹泻和消化道出血。重症患者出现呼吸、循环或肾衰竭。患者呈急性病容、出汗、呼吸急促、发绀，肺部湿啰音或实变体征；胸部X线检查示下叶斑片浸润，进展迅速，无空洞。

（三）诊断

培养分离到军团菌是确诊本病的可靠依据。目前血清学检测双份血清抗体效价升高≥4倍和尿抗原（嗜肺军团菌1型）检测为最常用的方法。

（四）治疗

治疗可选用红霉素，重症患者加用利福平。目前推荐新大环内酯类和喹诺酮类治疗军团菌病。

七、病毒性肺炎

（一）发病机制

引起成人肺炎的常见病毒为甲、乙型流感病毒、腺病毒、副流感病毒、呼吸道合胞病毒和冠状病毒等。病毒性肺炎为吸入性感染。

（二）临床表现（2017）

起病较急，发热、头痛、全身酸痛、倦怠等较突出，小儿或老年人易发生重症病毒性肺炎，表现为呼吸困难、发绀、嗜睡、精神萎靡，甚至发生休克、心力衰竭和呼吸衰竭等并发症，也可发生急性呼吸窘迫综合征。

（三）诊断

诊断依据为临床症状及X线改变，并排除由其他病原体引起的肺炎。确诊则有赖于病原学检查，包括病毒分离、血清学检查及病毒抗原的检测。

（四）治疗

1. 对症为主，卧床休息，居室保持空气流通，注意隔离消毒，预防交叉感染。

2. 给予足量维生素及蛋白质，酌情静脉输液及吸氧。

3. 保持呼吸道通畅，及时消除上呼吸道分泌物等。

4. 抗病毒治疗。

（1）流感病毒感染早期（48小时内）选用金刚烷胺；神经氨酸酶抑制剂（奥司他韦）。

（2）疱疹病毒、水痘病毒感染可选用阿昔洛韦；对于免疫缺陷患者的疱疹病毒、水痘病毒感染可选用阿糖腺苷。

（3）巨细胞病毒感染选用更昔洛韦。

（4）呼吸道合胞病毒、腺病毒、副流感病毒、流感病毒感染可选用利巴韦林。对疑诊流感病毒感染的患者一般不推荐联合应用经验性抗病毒治疗，只有对有典型流感症状（发热、肌痛、全身不适和呼吸道症状）、发病<2天的高危患者及处于流感流行期，才考虑联合应用抗病毒治疗。

（5）糖皮质激素对病毒性肺炎的治疗疗效仍有争议，应酌情使用。

八、肺真菌病

（一）发病机制

近年来，由于广谱抗生素、糖皮质激素、细胞毒药物及免疫抑制剂的广泛使用，器官移植的开展，以及免疫缺陷病如艾滋病患者的增多等，肺真菌病有增多的趋势。真菌被吸入到肺部可引起肺真菌病（外源性）。有些真菌为寄生菌，当机体免疫力下降时可引起感染。体内其他部位真菌感染亦可经淋巴或血液到肺部，为继发性肺真菌病。

（二）临床表现及诊断

胸部X线片无特征性，可为支气管肺炎、大叶性肺炎、单发或多发结节，乃至肿块状阴影和空洞。临床表现无特异性，诊断时必须综合考虑宿主因素、临床特征、微生物学检查和病理学检查，病理学诊断仍是肺真菌病诊断的金标准。

（三）治疗

1. 肺念珠菌病　轻症患者在消除诱因后，病情常能好转，严重者则应用抗真菌药，如氟康唑、伊曲康唑、伏立康唑和泊沙康唑等。棘白菌素类抗真菌药如卡泊芬净、米卡芬净等对念珠菌也有效。

2. 肺曲霉病　侵袭性肺曲霉病、侵袭性气管支气管曲霉病和慢性坏死性肺曲霉病的治疗首选伏立康唑。

3. 肺隐球菌病　治疗可选用氟康唑、伊曲康唑或两性霉素B。

4. 肺孢子菌肺炎　除了对症治疗和基础病治疗之外，主要是病原治疗。首选复方磺胺甲噁唑（TMP-SMZ）。

【经典习题】

1. 社区获得性肺炎的病原体中，最常见的革兰阴性杆菌是

A. 厌氧菌

B. 大肠埃希菌

C. 军团菌

D. 流感嗜血杆菌

E. 肺炎克雷伯菌

答案： D

考点： 社区获得性肺炎的常见病原体

解析： 社区获得性肺炎的常见病原体为肺炎链球菌、流感嗜血杆菌、卡他莫拉菌和非典型病原体。故选D。

（2~3题共用题干）

男，28岁。受凉后发热、咳嗽、咳痰1周，气促2天，意识模糊1小时。查体：T 38.9℃，BP 80/50mmHg，口唇发绀，双肺可闻及较多湿啰音，心率109次/分，未闻及杂音，四肢冷。血常规：WBC $21.3\times10^9/L$，N 0.90。

2. 该患者最可能的诊断是

A. 中枢神经系统感染

B. 急性左心衰

C. 重症肺炎

D. 干酪性肺炎

E. 肺栓塞

答案： C

考点： 重症肺炎的诊断

解析： 该例患者受凉后出现咳嗽、咳痰、发热，查体肺部可闻及湿啰音，考虑肺炎。后出现意识模糊、低血压，考虑并发感染性休克，符合重症肺炎诊断。故选C。

3. 该患者经过抗感染等综合治疗后症状有所改善，血压100/60mmHg，动脉血气分析（面罩吸氧5L/min）：PaO_2 50mmHg，$PaCO_2$ 28mmHg，HCO_3^- 16mmol/L。此时首选的措施是

A. 静脉滴注糖皮质激素

B. 静脉滴注呼吸兴奋剂

C. 静脉滴注丙种球蛋白

D. 静脉滴注碳酸氢钠

E. 机械通气

答案： E

考点： 机械通气的适应证

解析： 机械通气的适应证：①通气功能障碍为主的疾病，包括阻塞性通气功能障碍（如COPD急性加重、哮喘急性发作等）和限制性通气功能障碍（如神经肌肉疾病、间质性肺疾病、胸廓畸形等）；②换气功能障碍为主的疾病，如ARDS、重症肺炎等。此患者在面罩高浓度吸氧的情况下，动脉血气分析示PaO_2仍小于60mmHg，考虑呼吸衰竭，此时首选的措施应是机械通气。故选E。

第六节 肺 脓 肿

一、病因和发病机制

（一）吸入性肺脓肿

由于受寒、极度疲劳等诱因，全身免疫力与气道防御清除功能降低，吸入的病原菌可致病。脓肿常为单发。右主支气管较陡直，且管径较粗大，吸入物易进入右肺。仰卧位时，好发于上叶后段或下叶背段（2007、2021）；坐位时好发于下叶后基底段；右侧卧位时，则好发于右上叶前段或后段。病原体多为厌氧菌（2014）。此外，还有需氧或兼性厌氧菌存在，最常见有肺炎链球菌、金黄色葡萄球菌、乙型溶血性链球菌、甲型溶血性链球菌、肺炎克雷伯菌、大肠埃希菌、铜绿假单胞菌、军团菌、奴卡菌等。

（二）继发性肺脓肿

某些细菌性肺炎，支气管异物阻塞，也是导致肺脓肿特别是小儿肺脓肿的重要因素。肺部邻近器官化脓性病变，波及肺也可引起肺脓肿。阿米巴肝脓肿好发于右肝顶部，易穿破膈肌至右肺下叶，形成阿米巴肺脓肿。

（三）血源性肺脓肿（2016）

因皮肤外伤感染（2017）等所致的菌血症，菌栓经血行播散到肺，引起小血管栓塞、炎症和坏死而形成肺脓肿。常为两肺外野的多发性脓肿。致病菌为金黄色葡萄球菌、表皮葡萄球菌及链球菌等（2001、2015）。

二、临床表现（2017、2018）（★★★）

（一）症状

1. 病史　齿、口、咽、喉感染，或手术、醉酒、劳累、受凉和脑血管病等。急性起病。

2. 症状　畏寒，高热，体温达39~40℃，咯血，伴有咳嗽、咳黏液痰或黏液脓性痰（2000）。此外还有全身中毒症状。如感染不能及时控制，可于发病的10~14天，突然咳出大量脓臭痰及坏死组织，每日可达300~500ml，静置后可分成3层。

（二）体征

1. 初起时肺部可无阳性体征，或患侧可闻及湿啰音。

2. 病变继续发展，可出现肺实变体征，可闻及支气管呼吸音；肺脓腔增大时，可出现空瓮音；病变累及胸膜可闻及胸膜摩擦音或呈现胸腔积液体征。

3. 慢性肺脓肿常有杵状指（趾）（2005）。

三、辅助检查（2002、2014）（★★★）

1. 血常规　急性肺脓肿血白细胞总数达$(20\sim30)\times10^9/L$，中性粒细胞比例在90%以上，核明显左移，常有毒性颗粒。慢性患者的血白细胞可稍增多或正常，红细胞和血红蛋白减少。

2. 细菌学检查　痰、胸腔积液和血培养（包括需氧和厌氧培养），结合抗菌药物敏感试验，有助于

确定病原体和选择有效的抗菌药物。

3. X线检查

(1) 早期表现为大片浓密模糊浸润阴影，边缘不清。肺组织坏死，肺脓肿形成后，脓腔出现圆形透亮区及气液平面，其四周被浓密炎症浸润所环绕。脓腔内壁光整或略有不规则。

(2) 慢性肺脓肿脓腔壁增厚，内壁不规则，有时呈多房性，周围有纤维组织增生及邻近胸膜增厚，肺叶收缩，纵隔可向患侧移位。

(3) 血源性肺脓肿，病灶分布在一侧或两侧，呈散在局限炎症，或边缘整齐的球形病灶，中央有小脓腔和气液平。

4. 纤维支气管　有助于明确病因和病原学诊断，并可用于治疗。

四、诊断和鉴别诊断

（一）诊断

1. 病史　口腔手术、昏迷呕吐或异物吸入。

2. 检查血白细胞总数及中性粒细胞显著增加，X线示浓密的炎性阴影中有空腔、气液平面。

3. 痰培养　厌氧菌培养及抗菌药物敏感试验，对确定病因诊断和抗菌药物的选用有重要价值。

（二）鉴别诊断

1. 细菌性肺炎。

2. 空洞性肺结核继发感染。

五、治疗（★★★）

治疗原则是抗菌药物治疗和脓液引流，有手术适应证时手术治疗。

（一）抗菌药物治疗

1. 吸入性肺脓肿多为厌氧菌感染，一般对青霉素敏感，脆弱类杆菌对林可霉素、克林霉素和甲硝唑敏感（2013、2015、2016）。

2. 青霉素耐药菌株对林可霉素、第三代头孢菌素、β-内酰胺类/β-内酰胺酶抑制剂和氟喹诺酮类敏感。军团菌肺脓肿可用大环内酯类或喹诺酮类抗生素，也可单用克林霉素或联合应用利福平。

3. 诺卡菌肺脓肿首选甲氧苄啶和磺胺甲噁唑，免疫抑制的患者平均疗程为6个月。

4. 血源性肺脓肿多为葡萄球菌和链球菌感染，可选用耐β-内酰胺酶的青霉素或头孢菌素。如为耐甲氧西林的葡萄球菌，应选用万古霉素、替考拉宁或利奈唑胺。

5. 阿米巴原虫感染，则用甲硝唑治疗。

6. 抗菌药物疗程6~8周。

（二）脓液引流

身体状况较好者可采取体位引流排痰，引流的体位应使脓肿处于最高位，经纤维支气管镜冲洗及吸引也是引流的有效方法。

（三）手术治疗（2004、2014）

手术适应证：①肺脓肿病程超过3个月，经内科治疗脓腔不缩小，或脓腔过大（5cm以上）估计不易闭合者；②大咯血经内科治疗无效或危及生命；③伴有支气管胸膜瘘或脓胸经抽吸、引流和冲洗疗效不佳者；④支气管阻塞限制了气道引流，如肺癌。

【经典习题】

1. 吸入性肺脓肿最常见的病原体是

A. 铜绿假单胞菌

B. 表皮葡萄球菌

C. 金黄色葡萄球菌

D. 肺炎链球菌

E. 厌氧菌

答案： E

考点： 吸入性肺脓肿的病原体

解析： 肺脓肿分为吸入性肺脓肿、继发性肺脓肿和血源性肺脓肿。吸入性肺脓肿也称原发性肺脓肿，最常见，是指病原体经口、鼻、咽腔吸入所致的肺脓肿，病原体多为厌氧菌（占80%），故选E。

2. 男，42岁。5个月前咳嗽、咳黄脓痰，经检查诊断为“右下肺脓肿”。现住院治疗4个月余，仍间断咯血、发热。复查胸部X线片示右下肺可见空洞，内有液平。此时，应采取的最佳治疗是

A. 继续抗感染治疗

B. 经皮穿刺引流

C. 纤支镜冲洗、引流

D. 手术切除病变组织

E. 祛痰及体位引流

答案： D

考点： 肺脓肿外科治疗的适应证

解析： 肺脓肿外科治疗的适应证：慢性肺脓肿经内科治疗3个月以上脓腔仍不缩小，或脓腔过大（5cm以上）估计不易闭合者；伴有支气管胸膜瘘或脓胸经抽吸冲洗脓液疗效不佳者；大咯血经内科治疗无效或危及生命者；支气管阻塞限制了气道引流，如肺癌。本例经内科治疗4个月无效，脓腔仍存在，且间断发热、咯血，故需外科手术切除病变组织。故选D。

3. 男，18岁。寒战、发热、咳嗽4天。1周前脚趾曾划伤化脓感染，经治疗后愈合。听诊双肺可闻及湿啰音。血常规：WBC 17×10^9/L，N 0.92。胸部X线片示两肺多发性团块状密度增高影。部分有空洞形成。最可能的诊断是

A. 肺囊肿继发感染
B. 肺血管炎
C. 肺结核
D. 真菌性肺炎
E. 肺脓肿

答案：E

考点：肺脓肿的诊断

解析：血源性肺脓肿最常见的致病菌为金黄色葡萄球菌，患者1周前脚趾化脓性感染，最可能的致病菌为金黄色葡萄球菌。金黄色葡萄球菌随血液循环进入肺内，可导致肺部感染引起肺脓肿，表现为寒战高热、咳嗽、咳大量脓臭痰。本例肺部有空洞形成，白细胞计数增多，应诊断为血源性肺脓肿。故选E。

第七节 肺 结 核

一、病因与发病机制

结核病的病原菌是结核杆菌，对人致病的主要类型为人型和牛型。飞沫传播是肺结核最重要的传播途径。传染性的大小取决于患者排出结核分枝杆菌量的多少、空间含结核分枝杆菌微滴的密度及通风情况、接触的密切程度和时间长短及个体免疫力的状况。

二、临床表现（★★★）

（一）症状

1. 呼吸系统症状

（1）咳嗽咳痰：是肺结核最常见的症状。若合并支气管结核，则表现为刺激性咳嗽。

（2）咯血：约1/3的患者有咯血。

（3）胸痛：结核累及胸膜时可表现为胸痛，为胸膜性胸痛，随呼吸运动和咳嗽加重。

（4）呼吸困难：多见于干酪样肺炎和大量胸腔积液患者。

2. 全身症状（2013） 发热为最常见症状，多为长期午后潮热，即下午或傍晚体温开始升高，翌晨降至正常。部分患者有倦怠乏力、盗汗、食欲减退和体重减轻等。育龄女性患者可以有月经不调。

（二）体征

1. 病变范围较小时，可以没有任何体征。

2. 渗出性病变范围较大或干酪样坏死时，则可以有肺实变体征。

3. 较大的空洞性病变听诊也可以闻及支气管呼吸音。

少数患者可以有类似风湿热样表现，称为结核性风湿症。多见于青少年女性。常累及四肢大关节。在受累关节附近可见结节性红斑或环形红斑，间歇出现。

三、辅助检查

1. 影像学诊断 胸部X线检查是诊断肺结核的重要方法（2004、2009）。

2. CT 能提供横断面的图像，减少重叠影像，易发现隐蔽的病变而减少微小病变的漏诊。

四、诊断与鉴别诊断（★★★）

（一）诊断方法

1. 病史和症状体征

（1）症状体征情况：症状一般没有特异性，但明确症状的发展过程有重要参考意义。

（2）肺结核接触史情况。

2. X线检查 特点是病变多发生在上叶的尖后段和下叶的背段，密度不均匀、边缘较清楚和变化较慢，易形成空洞和播散病灶。诊断最常用的摄影方法是正、侧位胸片。

3. 痰结核分枝杆菌检查

（1）痰标本的收集：清晨痰、夜间痰和即时痰，无痰患者可采用痰诱导技术获取痰标本。

（2）痰涂片检查（2023）：是简单、快速、易行和可靠的方法，齐尼染色法。痰中检出抗酸杆菌有极重要的意义。

（3）培养法：结核分枝杆菌培养为痰结核分枝杆菌检查提供准确可靠的结果，常作为结核病诊断的金标准（2015、2017）。由于肺结核患者的排菌具有间断性和不均匀性，因此需要多次查痰，通常初诊患者需要送3份痰标本，复诊患者需要送2份痰标本。

（4）药物敏感性测定：主要为临床耐药病例的诊断、制定合理的化疗方案依据。

4. 纤维支气管镜 常应用于支气管结核和淋巴结支气管瘘的诊断。

5. 结核菌素试验 广泛推行卡介苗接种，结核菌素试验阳性不能区分是结核分枝杆菌的自然感染还是卡介苗接种的免疫反应。

结核菌素试验后48~72小时观察和记录结果，手指轻触硬结边缘，测量硬结的横径和纵径，得出平均直径=(横径+纵径)/2，硬结直径≤5mm为阴性，5~9mm为弱阳性，10~19mm为中度阳性，20mm或虽<20mm，但局部出现水疱和淋巴管炎为强阳性反应。

6. γ干扰素释放试验 诊断结核感染的特异性明显高于PPD试验。

（二）肺结核的诊断程序

1. 可疑症状患者的筛选。

2. 是否肺结核。

3. 有无活动性。

4. 是否排菌。确定活动性后还要明确是否排菌，是确定传染源的唯一方法。

（三）肺结核分类标准和诊断要点

1. 结核病分类和诊断要点（2017、2018、2023）

（1）原发型肺结核：X线胸片表现为哑铃型阴影，即原发病灶、引流淋巴管炎和肿大的肺门淋巴结，形成典型的原发复合征（2005、2012）。

（2）血行播散型肺结核：急性粟粒型肺结核多见于婴幼儿和青少年，多同时伴有原发型肺结核。成人也可发生急性粟粒型肺结核，起病急，持续高热，中毒症状严重。X线胸片和CT检查开始为肺纹理重，肺尖至肺底呈大小、密度和分布三均匀的粟粒状结节阴影（2015），亚急性、慢性血行播散型肺结核起病较缓，症状较轻，X线胸片呈双上、中肺野为主的大小不等、密度不同和分布不均的粟粒状或结节状阴影，新鲜渗出与陈旧硬结和钙化病灶共存。慢性血行播散型肺结核起病缓慢，症状较轻。

（3）继发型肺结核：多发生在成人，病程长，易反复。继发型肺结核X线表现特点为多态性，好发在上叶尖后段和下叶背段。痰结核分枝杆菌检查常为阳性。

1）浸润性肺结核（2016、2020）：多发生在肺尖和锁骨下，影像学检查表现为小片状或斑点状阴影，可融合和形成空洞。

2）空洞性肺结核：空洞形态不一，干酪溶解性空洞。空洞性肺结核多有支气管播散病变，临床症状较多，发热、咳嗽、咳痰和咯血等。空洞性肺结核患者痰中经常排菌。空洞还残留一些干酪组织，长期多次查痰菌阴性，临床上诊断为“开放菌阴综合征”。

3）结核球：多由干酪样病变吸收和周边纤维膜包裹或干酪空洞阻塞性愈合而形成。结核球内有钙化灶或液化坏死形成空洞（2001），直径为2~4cm，多小于3cm。

4）干酪样肺炎（2006）：多发生在机体免疫力低下和体质衰弱，又受到大量结核分枝杆菌感染的患者，或有淋巴结支气管瘘，淋巴结中的大量干酪样物质经支气管进入肺内而发生。

5）纤维空洞性肺结核（2000、2001、2008）：纤维空洞性肺结核的特点是病程长，反复进展恶化，肺组织破坏重，肺功能严重受损，膈肌抬高和肺纹理呈垂柳样。

（4）结核性胸膜炎：包括结核性干性胸膜炎、结核性渗出性胸膜炎、结核性脓胸。

（5）其他肺外结核。

（6）菌阴肺结核：菌阴肺结核为3次痰涂片及1次培养阴性的肺结核，其诊断标准为：①典型肺结核临床症状和胸部X线表现；②抗结核治疗有效；③临床可排除其他非结核性肺部疾病；④PPD（5IU）强阳性，血清抗结核抗体阳性（2011）；⑤痰结核菌PCR和探针检测呈阳性；⑥肺外组织病理证实结核病变；⑦支气管肺泡灌洗液（BALF）检出抗酸分枝杆菌；⑧支气管或肺部组织病理证实结核病变。具备①~⑥中3项或⑦~⑧中任何1项可确诊。

2. 鉴别诊断　需要与肺炎、慢性阻塞性肺疾病、支气管扩张、肺癌、肺脓肿等进行鉴别。

五、并发症

常见并发症有结核性脓胸、自发性气胸（2001）、支气管扩张（2009）、肺气肿、肺心病等。

六、结核病的治疗与预防（★★★）

（一）化学治疗的原则

原则是早期、规律、全程、适量、联合。整个治疗方案分强化和巩固两个阶段。

【巧妙记忆】治疗原则：早、联、适、规、全。

（二）化学治疗的生物学机制

1. 药物对不同代谢状态和不同部位的结核分枝杆菌群的作用，结核分枝杆菌根据其代谢状态分为A，B，C，D 4群。

（1）A菌群：速繁殖，大量的A菌群多位于巨噬细胞外和肺空洞干酪液化部分，占结核分枝杆菌群的绝大部分。由于细菌数量大，易产生耐药变异菌。

（2）B菌群：于半静止状态，多位于巨噬细胞内酸性环境中和空洞壁坏死组织中。

（3）C菌群：处于半静止状态，可有突然间歇性短暂的生长繁殖。

（4）D菌群：处于休眠状态，不繁殖，数量很少。

抗结核药物对A菌群作用强弱依次为异烟肼（H）>链霉素（S）>利福平（R）>乙胺丁醇（E）；对B菌群依次为吡嗪酰胺（Z）>利福平>异烟肼；对C菌群依次为利福平>异烟肼。通常大多数抗结核药物可以作用于A菌群，痰菌阴转。B和C菌群由于处于半静止状态，抗结核药物的作用相对较差，有“顽固菌”之称。杀灭B和C菌群可以防止复发。抗结核药物对D菌群无作用。

常用抗结核药物的主要不良反应，见表4-1-7-1。

表 4-1-7-1 常用抗结核药物的主要不良反应

药　名	缩　写	主要不良反应
异烟肼	H，INH	周围神经炎，偶有肝功能损害
利福平	R，RFP	肝功能损害、变态反应
链霉素	S，SM	听力障碍、眩晕、肾功能损害
吡嗪酰胺	Z，PZA	胃肠道不适、肝功能损害、高尿酸血症、关节痛
乙胺丁醇	E，EMB	视神经炎
对氨基水杨酸钠	P，PAS	胃肠道不适，变态反应、肝功能损害
丙硫异烟胺	Pro	胃肠道不适，肝功能损害
卡那霉素	K，Km	听力障碍、眩晕、肾功能损害
卷曲霉素	Cp，CPM	听力障碍、眩晕、肾功能损害

2. 间歇化学治疗　间歇化学治疗的主要理论基础是结核分枝杆菌的延缓生长期。

（三）用药方案

1. 初治活动性肺结核（含痰涂片阳性及阴性）治疗方案

（1）每日用药方案：①强化期：异烟肼、利福平、吡嗪酰胺和乙胺丁醇（2020），每日1次，2个月。②巩固期：异烟肼、利福平，每日1次，4个月。简写为2HRZE/4HR。

（2）间歇用药方案：①强化期：异烟肼、利福平、吡嗪酰胺和乙胺丁醇，隔日1次或每周3次，2个月。②巩固期：异烟肼、利福平，隔日1次或每周3次，4个月。简写为$2H_3R_3Z_3E_3/4H_3R_3$。

2. 复治活动性肺结核（含痰涂片阳性及阴性）治疗方案

（1）每日用药方案：①强化期：异烟肼、利福平、吡嗪酰胺、链霉素和乙胺丁醇，每日1次，2个月。②巩固期：异烟肼、利福平和乙胺丁醇，每日1次，4~6个月。简写为2HRZSE/4~6HRE。

（2）间歇用药方案：①强化期：异烟肼、利福平、吡嗪酰胺、链霉素和乙胺丁醇，隔日1次或每周3次，2个月。②巩固期：异烟肼、利福平和乙胺丁醇，隔日1次或每周3次，6个月。简写为$2H_3R_3Z_3S_3E_3/6H_3R_3E_3$。

3. 耐药肺结核　特别是MDR-TB（至少耐异烟肼和利福平）和广泛耐多药结核病（XDR-TB）。药物剂量依体重决定；强化期为9~12个月，总疗程为20个月或更长，并实施全程督导化疗管理完成治疗。MDR-TB治疗药物选择见表4-1-7-2。

表 4-1-7-2 治疗 MDR-TB 结核药物分组

药物分组	主要药物
第1组：一线口服抗结核药	异烟肼、利福平、乙胺丁醇、吡嗪酰胺、利福布汀
第2组：注射用抗结核药	卡那霉素、阿米卡星、卷曲霉素、链霉素
第3组：氟喹诺酮类药物	莫西沙星、左氧氟沙星、氧氟沙星
第4组：口服抑菌二线抗结核药	乙硫异烟胺、丙硫异烟胺、环丝氨酸、特立齐酮、对氨基水杨酸
第5组：疗效不确切的抗结核药（未被WHO推荐为MDR-TB治疗常规药物）	氯法齐明、利奈唑胺、贝达喹啉、阿莫西林/克拉维酸、氨硫脲、克拉霉素、高剂量异烟肼（16~20mg/kg）

（四）其他治疗

1. 对症治疗　咯血是肺结核的常见症状。咯血处置要注意镇静、止血，患侧卧位，预防和抢救因咯血所致的窒息并防止肺结核播散。

2. 糖皮质激素　仅用于结核毒性症状严重者。

3. 肺结核外科手术治疗　当前肺结核外科手术治疗主要的适应证是经合理化学治疗后无效、多重耐药的厚壁空洞、大块干酪灶、结核性脓胸、支气管胸膜瘘和大咯血保守治疗无效者。

（五）预防

新生儿进行卡介苗接种后，仍须注意采取与肺结核患者隔离的措施。

【经典习题】

1. 判断肺结核传染性最主要的依据是
   A. 红细胞沉降率增快
   B. 胸部X线片显示空洞性病变
   C. 结核菌素试验阳性
   D. 痰涂片找到抗酸杆菌
   E. 反复痰中带血

答案： D

考点： 肺结核判断依据

解析： 痰涂片找到抗酸杆菌，说明患者正处于排菌状态，具有传染性。红细胞沉降率增快只提示患者处于活动期，并不提示具有传染性。反复痰中带血只是肺结核常见的临床表现。结核菌素试验阳性提示患者曾受过结核杆菌感染。胸片X线显示空洞有助于诊断肺结核，并不能说明处于排菌状态。故选D。

2. 女，67岁。因右侧胸腔积液给予规律三联试验性抗结核治疗2个月，近2天出现视力异常。导致上述表现最可能的原因是

A. 类赫氏反应
B. 溶血尿毒综合征
C. 乙胺丁醇不良反应
D. 异烟肼不良反应
E. 利福平不良反应

答案： C

考点： 乙胺丁醇不良反应

解析： 乙胺丁醇常见的不良反应为视神经炎，表现为弱视、红绿色盲、视野缩小、视物模糊等。类赫氏反应是抗结核治疗的过程中出现的暂时性症状恶化，是由于大量结核杆菌在短期内被杀死，已处于高敏状态的机体发生的强烈的变态反应。溶血尿毒综合征为伤寒、肠出血型大肠埃希菌感染的常见临床症状，表现为溶血性贫血，继而发展为急性肾衰竭。异烟肼的常见不良反应为周围神经炎，表现为手脚麻木、肌肉震颤等。利福平的常见不良反应为肝功能损害、变态反应等。故选C。

3. 男性，30岁。乏力、咳嗽1个月余，伴低热、盗汗、痰中带血1周，胸片示右肺上叶尖段炎症，伴有空洞形成。最可能的诊断是

A. 肺囊肿继发感染
B. 浸润性肺结核
C. 慢性肺脓肿
D. 癌性空洞伴感染
E. 金黄色葡萄球菌肺炎

答案： B

考点： 浸润性肺结核的临床表现

解析： 浸润渗出性结核病变和纤维干酪增殖病变多发生在肺尖和锁骨下，影像学检查表现为小片状或斑点状阴影，可融合和形成空洞。渗出性病变易吸收，而纤维干酪增殖病变吸收很慢，可长期无改变。故选B。

第八节　肺　　癌

一、概述

肺癌为起源于支气管黏膜、腺体和肺泡上皮的恶性肿瘤。男性的肺癌发病率居各种肿瘤的首位，早期诊断不足致使预后差。死亡率占我国恶性肿瘤的第一位。大幅度延长生存率有赖于早期诊断和早期规范治疗。

二、病理

（一）按解剖学部位分类

1. 中央型肺癌　发生在段及以上支气管的肺癌，较多见鳞状上皮细胞癌和小细胞肺癌。常表现为肺门部肿块。癌组织向腔内生长，或沿管壁浸润性生长。晚期，肿瘤和肺门纵隔淋巴结转移灶可形成巨大肿块。

2. 周围型肺癌　发生在段支气管以下的肺癌，多见腺癌。在肺外周形成结节或团块。

（二）按组织病理学分类

1. 非小细胞肺癌

（1）鳞状上皮细胞癌（简称鳞癌）：年龄大多在50岁以上，男性占绝大多数，多有吸烟史。以中央型肺癌多见（2006、2013、2017），并有向管腔内生长的倾向，早期常引起支气管狭窄导致肺不张或阻塞性肺炎。生长速度较慢，病程较长，对放疗和化疗较敏感。通常经淋巴转移，血行转移发生较晚。

（2）腺癌：发病年龄较小，女性相对多见。多为周围型肺癌，少数为中央型肺癌。早期一般无明显临床症状，往往在胸部X线检查或胸部CT检查时发现，表现为磨玻璃结节（常密度不一），或圆形、椭圆形的结节和团块影，可有毛刺或分叶。常累及胸膜。一般生长较慢，但有时在早期即发生血行转移。

（3）大细胞癌：甚为少见，约半数起源于大支气管。癌细胞体积大，胞质丰富，核仁明显，核大，核分裂象多见，有明显异型性，常见大量多核瘤巨细胞。大细胞癌分化程度低，恶性度高，生长快，预后很差。

（4）其他：腺鳞癌、淋巴上皮瘤类癌、肉瘤样癌、唾液腺型癌（腺样囊性癌、黏液表皮样癌）等。

2. 小细胞肺癌

（1）一种高度恶性的肿瘤，生长迅速，较早出现淋巴和血行广泛转移。癌细胞小，呈梭形或淋巴细胞样，形如燕麦穗粒。细胞质内含有神经内分泌颗粒，可引起类癌综合征。属低分化神经内分泌癌。

（2）发病率比鳞癌低，发病年龄较轻，多见于男性。一般为中央型肺癌。对放疗和化疗较敏感，但在各型肺癌中预后较差。

3. 扩散与转移　直接扩散、淋巴结转移和血行转移。

三、临床表现（★★★）

与肿瘤大小、类型、发展阶段、所在部位、有无并发症或转移有密切关系。按部位可分为原发肿瘤、肺外胸内扩展、胸外转移和胸外表现四类。

（一）原发肿瘤引起的症状和体征

1. 咳嗽　早期症状，刺激性干咳，呈高调金属音性咳嗽或刺激性呛咳。细支气管-肺泡细胞癌可有大量黏液痰。

【巧妙记忆】 题目中出现刺激性干咳，结合病史，一般考虑肺癌。

2. 血痰或咯血（2004、2006、2007、2017）　多见于中央型肺癌。肿瘤向管腔内生长有间歇或持续性

痰中带血，严重侵蚀大血管，可引起大咯血。

3. 气短或喘鸣　肿瘤向支气管内生长时有呼吸困难（2015）、气短、喘息，偶尔表现为喘鸣，听诊局限或单侧哮鸣音。

4. 发热　由于肿瘤引起的阻塞性肺炎所致，抗生素治疗效果不佳。

5. 体重下降　消瘦为恶性肿瘤的常见症状。肿瘤发展到晚期，由于肿瘤毒素和消耗的原因，并有感染、疼痛所致的食欲减退，可表现为消瘦或恶病质。

（二）肺外胸内扩展引起的症状和体征

1. 胸痛　近半数患者可有模糊或难以描述的胸痛或钝痛，也可由于阻塞性炎症波及部分胸膜或胸壁引起。若肿瘤位于胸膜附近，则产生不规则的钝痛或隐痛，疼痛于呼吸、咳嗽时加重。

2. 声音嘶哑（2016）　压迫喉返神经（多见于左侧），可发生声音嘶哑。

3. 咽下困难　可引起气管-食管瘘，导致肺部感染。

4. 胸腔积液　提示肿瘤转移累及胸膜或肺淋巴回流受阻。

5. 上腔静脉阻塞综合征　由上腔静脉被附近肿大的转移性淋巴结压迫或右上肺的原发性肺癌侵犯，及腔静脉内癌栓阻塞静脉回流引起。表现为头面部和上半身淤血水肿，颈部肿胀，颈静脉扩张。

6. Horner 综合征（2003、2018）　肺尖部肺癌又称肺上沟瘤（Pancoast 瘤），易压迫颈部交感神经，引起病侧眼睑下垂、瞳孔缩小、眼球内陷，同侧额部与胸壁少汗或无汗。也常有肿瘤压迫臂丛神经造成以腋下为主、向上肢内侧放射的火灼样疼痛，在夜间尤甚。

（三）胸外转移引起的症状和体征

胸外转移以小细胞肺癌居多，其次为未分化大细胞肺癌、腺癌、鳞癌。

1. 转移至中枢神经系统　可引起颅内压增高，如头痛、恶心、呕吐、精神状态异常。

2. 转移至骨骼　可引起骨痛和病理性骨折、血浆碱性磷酸酶或血钙升高。

3. 转移至腹部　部分小细胞肺癌可转移到胰腺，表现为胰腺炎症状或阻塞性黄疸。右上腹痛、肝大、碱性磷酸酶、谷草转氨酶、乳酸脱氢酶或胆红素升高、可能为肝转移。

4. 转移至淋巴结　锁骨上淋巴结是肺癌转移的常见部位。

（四）胸外表现（副癌综合征）

1. 肥大性肺性骨关节病　常见于肺癌，多侵犯上、下肢长骨远端，发生杵状指（趾）（2018）和肥大性骨关节病。

2. 异位促性腺激素　大细胞肺癌，主要为男性轻度乳房发育和增生性骨关节病。

3. 分泌促肾上腺皮质激素样物　小细胞肺癌或支气管类癌是引起库欣综合征的最常见细胞类型。

4. 分泌抗利尿激素　其特征是低钠，低渗。

5. 神经肌肉综合征　包括小脑皮质变性、脊髓小脑变性、周围神经病变、重症肌无力和肌病等。发生原因不明确。多见于小细胞未分化癌。

6. 高钙血症　常见于鳞癌，切除肿瘤后血钙水平可恢复正常。

7. 类癌综合征　典型特征是皮肤、心血管、胃肠道和呼吸功能异常。面部、上肢躯干的潮红或水肿，胃肠蠕动增强，腹泻，心动过速，喘息，瘙痒和感觉异常。

四、诊断

1. 对40岁以上长期重度吸烟者或有危险因素接触史者应该每年体检，进行防癌或排除肺癌的有关检查。

2. 医务人员应对肺癌的早期征象提高警惕，避免漏诊、误诊。

3. 发展新的早期诊断方法　诊断肺癌的主要方法有以下几种。

（1）痰细胞学检查：此法找到癌细胞，可以明确诊断，是目前肺癌简单方便的无创诊断方法，连续涂片检查可提高阳性率约达60%，是可疑肺癌病例的常规诊断方法。

（2）肿瘤标志物检查：CEA（主要用于估计肺癌预后以及对治疗过程的监测）；NSE（是小细胞肺癌首选标志物，用于小细胞肺癌的诊断和监测治疗反应）；CYFRA21-1（是非小细胞肺癌的首选标志物，对肺鳞癌诊断的敏感性可达60%）。

（3）X线检查：大多数肺癌可以经胸部X线摄片和CT检查获得临床诊断。

1）中央型肺癌X线胸片：早期可无异常征象；当癌肿发展到一定大小，可出现肺门阴影，表现为靠近肺门的类圆形或不规则团块，可有毛刺或分叶；由于肿块阴影常被纵隔组织影所掩盖，需做胸部CT检查才能显示清楚；当癌肿阻塞支气管，排痰不畅，受累的肺段或肺叶可出现局限性肺气肿或阻塞性肺炎征象；若支气管完全阻塞，可产生肺叶不张，呈现反“S”征，或一侧全肺不张。

2）周围型肺癌X线表现：最常见的是肺野周围孤立性圆形或椭圆形影，直径可以从0.5cm到5~6cm或更大。块影轮廓不规则，常呈现小的分叶或切迹，边缘模糊毛糙，常显示细短的毛刺影。周围型肺癌长大阻塞支气管管腔后，可出现节段性肺炎或肺不张。癌肿中心部分坏死液化，可见厚壁偏心性空洞，内壁凹凸不平，很少有明显的气液平面。

（4）电子计算机体层扫描（CT）：使用连续薄层横断面扫描，可以重建冠状位、矢状位组织结构图像，显示病变与正常组织差别，可清楚显示肺野中5mm以上的阴影，还可发现一般X线检查的隐藏区（如肺尖、膈穹隆旁、脊柱旁、心影后、纵隔等处）的早期肺癌病变，对于中央型肺癌、周围型肺癌的诊断均有重要价值。CT还可以显示肺门及纵隔淋巴结转移的情况，是否侵犯胸膜、胸壁及其他脏器，少量的胸膜腔积液，癌肿空洞内部情况以及对肺血管和纵隔内器官组织侵犯的程度等，都可提供详细的信息，可作为制定手术或非手术治疗方案的重要依据。行胸部CT扫描时范围应包括肾上腺。应尽量采用增强扫描（2018），尤其是肺中央型病变的患者。CT还是显示肺癌脑转移瘤的基本检查方法（2017），有临床症状者或进展期患者应行脑CT扫描，并尽可能采用增强扫描。

（5）放射性核素肺扫描检查：肺癌及其转移病灶与枸橼酸稼（^{67}Ga）、汞（^{197}Hg）氯化物等放射性核素有亲和力。阳性率可达90%左右。但肺部炎症和其他一些非癌病变也可呈现阳性现象，故应结合临床表现和其他检查资料综合分析。

（6）呼吸内镜检查

1）纤维支气管镜检查：对于肺癌的定性、定位诊断和手术方案的选择有重要的作用。对中央型肺癌诊断的阳性率较高，可在支气管腔内直接看到肿瘤，并可取组织做病理切片检查，亦可经支气管刷刷取肿瘤表面组织或吸取支气管内分泌物进行细胞学检查。

2）纵隔镜检查：可直接观察气管前隆突下及两侧支气管区淋巴结情况，并可取组织做病理切片检查，明确肺癌是否已转移到肺门和纵隔淋巴结，是术前分期的重要手段。对周围型肺癌，可行经支气管镜穿刺肺活检；也可在X线的引导下或导航技术引导下活检。荧光支气管镜可提高早期诊断阳性率。支气管镜内超声引导下针吸活检术有助于明确大气道管壁浸润病变、气道外占位性病变和纵隔淋巴结的性质，同时有助于肺癌分期；外周病变可用小超声探头引导下肺活检。

3）胸腔镜：用于经支气管镜等方法无法取得病理标本的胸膜下病变，并可观察胸膜有无转移病变。

（7）CT引导下经胸壁肺穿刺活组织检查：适用于难以定性的肺内病变的诊断，对周围型肺癌阳性率较高，但可能产生气胸、胸膜腔出血或感染，以及癌细胞沿针道播散等并发症，注意掌握检查适应证。

（8）超声检查：主要用于发现腹部重要器官及腹腔、腹膜后淋巴结有无转移，也用于颈部淋巴结的检查。对于贴邻胸壁的肺内病变或胸壁病变，可鉴别其囊、实性及进行超声引导下穿刺活检。

（9）骨扫描：对肺癌骨转移检出的敏感性较高，但有一定的假阳性率。

（10）转移病灶活组织检查：晚期肺癌病例，已有锁骨上、颈部、腋下等处淋巴结转移或出现皮下转移结节者，可切取转移病灶组织做病理切片检查，或穿刺抽取组织做涂片检查，以明确诊断。

（11）胸腔积液检查：常用超声定位抽取胸腔积液，寻找癌细胞。

（12）胸腔镜活检：肺部肿块经多种方法检查，仍不能明确病变的性质，而肺癌的可能性又不排除时，如患者全身情况许可，应做胸腔镜探查。术时可给予相应治疗。

4. 肺癌诊断步骤

（1）CT确定部位：有临床症状或放射学征象怀疑肺癌的患者先行胸部或腹部CT检查，发现肿瘤原发部位、纵隔淋巴结侵犯和其他解剖部位的播散情况。

（2）组织病理学诊断：怀疑肺癌的患者必须获得组织学标本诊断。肿瘤组织通过微创技术获取，不推荐痰细胞学确诊肺癌。表浅可触及的淋巴结或皮肤转移也可活检。怀疑远处转移病变应获得组织标本。胸腔积液则可获得足量的细胞团或胸腔镜检查。目前建议对高度怀疑为Ⅰ期、Ⅱ期的肺癌可直接手术切除。

（3）分子病理学诊断：有条件者应在病理学确诊的同时检测肿瘤组织的*EGFR*基因突变、*ALK*融合基因的*ROS*1融合基因等，非小细胞肺癌也可考虑检测PD-L1的表达水平，以利于制定治疗方案。

五、鉴别诊断

1. 肺结核

（1）肺结核球：年轻患者，肺上叶尖后段和下叶背段。含钙化点，周围有纤维结节状病灶，多年不变。

（2）肺门淋巴结结核：多见于儿童、青年，多有发热、盗汗等结核中毒症状。结核菌素试验常阳性，抗结核治疗有效。

（3）急性粟粒型肺结核：年龄较轻，X线表现为细小、分布均匀、密度较淡的粟粒样结节病灶（2020）。

2. 肺炎　发病急，感染症状比较明显。X线检查显示边界模糊的片状或斑点状阴影，密度不均匀，且不局限于一个肺段或肺叶。经抗菌药物治疗后，症状迅速消失，肺部病变吸收较快。

3. 肺脓肿　急性期有明显感染症状，痰量多，呈脓性，X线检查显示空洞壁较薄，内壁光滑，常有气液平面，脓肿周围的非组织或胸膜常有炎性病变。

4. 支气管腺瘤　是低度恶性的肿瘤。临床表现可与肺癌相似，常反复咯血。经支气管镜检查，诊断未能明确者，宜尽早做剖胸探查术。

5. 纵隔淋巴瘤　生长迅速，常有发热和其他部位表浅淋巴结肿大。X线片表现为两侧气管旁和肺门淋巴结肿大。对放疗高度敏感。纵隔镜检查亦有助于确诊。

6. 肺隐球菌病　为肺内单发或多发结节和肿块。大多位于胸膜下，肺活检和血清隐球菌荚膜多糖抗原检测有助于鉴别。

六、治疗（★★★）

（一）非小细胞肺癌（NSCLC）

1. 局限性病变

（1）手术：对于可耐受手术的ⅠA、ⅠB、ⅡA和ⅡB期NSCLC，首选手术。ⅢA期病变若患者的年龄、心肺功能和解剖位置合适，也可考虑手术。

（2）根治性放疗：Ⅲ期患者及拒绝或不能耐受手术的Ⅰ、Ⅱ期患者均可考虑根治性放疗。

（3）根治性综合治疗：对产生Horner综合征的肺上沟瘤可采用放疗和手术联合治疗。对于ⅢA期患者，N_2期病变可选择手术加术后放化疗。

2. 播散性病变

（1）化疗：联合化疗可提高生存率、缓解症状及提高生活质量。化疗应使用标准方案，如紫杉醇+卡铂、多西紫杉醇+顺铂或长春新碱+顺铂，吉西他滨+顺铂及丝裂霉素C+长春地辛+顺铂等以铂类为基础的化疗方案。

（2）放疗：原发瘤阻塞支气管引起阻塞性肺炎、上呼吸道或上腔静脉阻塞等症状，应考虑放疗。

（3）靶向治疗。

（4）转移灶治疗：伴颅脑转移时可考虑放疗。

（二）小细胞肺癌（SCLC）

推荐以化疗为主的综合治疗。

1. 化疗　常使用的联合方案是足叶乙苷加顺铂或卡铂，3周1次，共4~6个周期。其他常用的方案为足叶乙苷、顺铂和异环磷酰胺。

2. 放疗　对明确有颅脑转移者应给予全脑高剂量放疗（40Gy）。

3. 综合治疗。

（三）生物反应调节剂

小剂量干扰素、转移因子、左旋咪唑、集落刺激因子等。

（四）中医药治疗

治疗按患者临床症状、脉象、舌苔等表现。应用辨证论治法则治疗，一部分患者的症状能得到改善。

七、预防

不吸烟和及早戒烟可能是预防肺癌最有效的方法。

【经典习题】

1. 刺激性咳嗽，伴气急、痰中带血，支气管解痉药效果欠佳，应考虑的诊断

A. 支气管哮喘

B. 喘息型慢性支气管炎

C. 支气管肺癌

D. 肺炎支原体肺炎

E. 克雷伯菌肺炎

答案：C

考点：支气管肺癌的临床表现

解析：支气管肺癌的临床表现：咳嗽、血痰或咯血、气短或喘鸣、发热、体重下降、胸痛、声音嘶哑、咽下困难、胸腔积液、上腔静脉阻塞综合征、Horner综合征等。故选C。

2. 男，62岁。慢性咳嗽10年，近半个月来出现阵发性干咳，持续痰中带血。X线胸片显示左肺下叶不张。为明确诊断最有意义的检查方法为

A. 纤维支气管镜检查

B. 痰细菌培养

C. 结核菌素试验

D. 肺功能测定

E. 血清癌胚抗原测定

答案：A

考点：肺癌的诊断

解析：详细采取病史，对肺癌的症状、体征、影像学检查有一定经验，及时进行细胞学及纤支镜等检查，可使80%~90%的肺癌患者得到确诊。为明确诊断最有意义的检查方法为纤维支气管镜检查。故选A。

（3~4题共用题干）

男，63岁。咳嗽、痰中带血丝半年余。吸烟40余年。胸部X线片示右上肺近肺门处肿块影。

3. 为明确病理诊断，首选的检查是

A. 开胸活检

B. 胸腔镜活检

C. 纵隔镜活检

D. 经胸壁肺穿刺活检

E. 支气管镜活检

答案：E

考点：肺癌的检查

解析：该患者长期吸烟，咳嗽，痰中带血，应首先考虑肺癌。患者胸片示近肺门处肿块影，应考虑中央型肺癌。为明确诊断，首选支气管镜+活组织病理学检查。故选 E。

4. 如拟手术治疗，下列不属于手术禁忌证的是

A. 对侧肺门淋巴结转移

B. 肝转移

C. 锁骨上淋巴结转移

D. 同侧肺门淋巴结转移

E. 脑转移

答案：D

考点：肺癌手术治疗的禁忌证

解析：凡非小细胞肺癌病灶较小，局限在支气管和肺内，尚未发现远处转移，患者的全身情况较好，心肺功能可以耐受者，均应采用手术治疗。A、B、C、E 项均已发生远处转移。故选 D。

第九节 间质性肺病

一、特发性肺纤维化

（一）病因

尚不清楚。危险因素包括吸烟和环境暴露（如金属粉尘、木尘等），吸烟指数超过 20 包年。病毒感染（如 EB 病毒）在特发性肺纤维化（IPF）的确切作用不明确。IPF 常合并胃食管反流，但是二者之间的因果关系尚不清楚。家族性 IPF 病例的报道提示，IPF 存在一定的遗传易感性，但还没有特定的遗传异常被证实。

（二）临床表现

多于 50 岁以后发病，呈隐匿起病。主要表现为活动性呼吸困难，渐进性加重，常伴干咳。全身症状不明显，可有全身不适、乏力和体重减轻等，但很少发热。多有吸烟史。部分患者可见杵状指，多数可在双肺基底部闻及吸气末细小的 Velcro 啰音。在疾病晚期可出现明显发绀、肺动脉高压和右心功能不全征象。

（三）辅助检查

1. 胸部 X 线检查　常显示双肺外带、胸膜下和基底部分布明显的网状或网结节模糊影，伴有蜂窝样变和下叶肺容积减低。

2. 胸部高分辨率 CT（HRCT）　可以替代外科肺活检。典型普通型间质性肺炎（UIP）表现：①病变呈网格改变，蜂窝改变伴或不伴牵拉支气管扩张；②病变以胸膜下、基底部分布为主。

3. 肺功能　主要表现为限制性通气功能障碍、弥散量降低伴低氧血症或Ⅰ型呼吸衰竭。

4. 支气管肺泡灌洗液（BALF）/经支气管肺活检（TBLB）　BALF 细胞分析多表现为中性粒细胞和/或嗜酸性粒细胞增加。BALF 或 TBLB 对于 IPF 诊断无意义。

5. 肺活检　用于 HRCT 呈不典型 UIP 改变，诊断不清楚，没有手术禁忌证的患者。UIP 病理诊断标准：①明显纤维化/结构变形伴或不伴蜂窝肺，胸膜下、间质分布；②斑片肺实质纤维化；③成纤维细胞灶。

（四）治疗

治疗目的是延缓疾病进展，改善生活质量，延长生存期。包括抗纤维化药物治疗（如吡非尼酮、尼达尼布、N-乙酰半胱氨酸）、非药物治疗（肺康复训练、氧疗）、并发症治疗、姑息治疗、疾病的监测、患者教育和自我管理。

二、非特异性间质性肺炎

特发性非特异性间质性肺炎属于慢性纤维化性间质性肺疾病之一，其相应影像和/或组织病理形态学类型是非特异性间质性肺炎。

第十节 肺血栓栓塞症

一、概述

肺血栓栓塞症（PTE）是肺栓塞（PE）的一种类型，是以各种栓子阻塞肺动脉系统为其发病原因的一组疾病或临床综合征的总称，包括 PTE、脂肪栓塞综合征、羊水栓塞、空气栓塞等。PTE：来自静脉系统或右心的血栓阻塞肺动脉或其分支所致的疾病，以肺循环和呼吸功能障碍为其主要临床和病理生理特征。PTE 为 PE 最常见的类型，通常所称的 PE 即指 PTE。急性 PTE 造成肺动脉较广泛阻塞时，可出现急性肺源性心脏病。肺动脉发生栓塞后，可引起肺梗死。

二、危险因素

1. 原发性危险因素　由遗传变异引起，包括 V 因子突变、蛋白 C 缺乏、蛋白 S 缺乏和抗凝血酶缺乏等，常以反复静脉血栓形成和栓塞为主要临床表现。

2. 继发性危险因素（2005）　包括由于骨折、创伤（2002）、手术、恶性肿瘤和口服避孕药等引起。上述危险因素既可以单独存在，也可以同时存在、协同作用。年龄是独立的危险因素（2011）。

三、临床表现（2008、2016、2017）（★★★）

（一）症状

缺乏特异性。常见症状如下。

1. 不明原因的呼吸困难及气促，尤以活动后明显，为PTE最多见的症状。

2. 胸痛，为胸膜炎性胸痛或心绞痛样疼痛。

3. 晕厥，可为PTE的唯一或首发症状。

4. 烦躁不安、惊恐、濒死感。

5. 咯血，常为小量咯血，大咯血少见。

6. 咳嗽、心悸等。

7. 同时出现呼吸困难、胸痛及咯血三联征。

（二）体征

1. 呼吸系统　呼吸急促最常见；发绀。

2. 循环系统　心动过速；血压变化，严重时可出现血压下降甚至休克；颈静脉充盈或异常搏动；P_2亢进或分裂（2006、2014、2015）。

3. 其他　可伴发热，多为低热。

（三）深静脉血栓形成的症状与体征

注意是否存在深静脉血栓形成（DVT），特别是下肢DVT。其主要表现为下肢肿胀、周径增粗、疼痛或压痛、皮肤色素沉着，行走后患肢易疲劳或肿胀加重。

四、诊断（★★★）（2023）

PTE的临床表现多样，有时隐匿，缺乏特异性，确诊需特殊检查。

（一）疑诊

1. 血浆D-二聚体　敏感性高而特异性差。

2. 动脉血气分析　常表现为低氧血症、低碳酸血症。

3. 心电图　最常见的改变为窦性心动过速。当有肺动脉及右心压力升高时，可出现$V_1 \sim V_4$的T波倒置和ST段异常、$S_{I}Q_{II}T_{III}$征。

4. X线胸片　①肺动脉阻塞征；②肺动脉高压征及右心扩大征；③肺组织继发改变。

5. 超声　在提示诊断和除外其他心血管疾患方面有重要价值。

6. 下肢深静脉超声　下肢为DVT最多发部位，超声检查为诊断DVT最简便的方法。

（二）确诊

1. 螺旋CT　最常用的PTE确诊手段（2011、2014、2016、2017、2018、2022）。①直接征象：肺动脉内的低密度充盈缺损，部分或完全包围在不透光的血流之间（轨道征）。②间接征象：肺野模糊密度增高影，条带状高密度区或盘状肺不张，中心肺动脉扩张及远端血管分支减少或消失。

2. 放射性核素肺通气/血流灌注扫描　是PTE的重要诊断方法。典型征象是呈肺段分布的肺血流灌注缺损，并与通气显像不匹配。

3. 磁共振肺动脉造影（MRPA）　MRPA对段以上肺动脉内血栓的诊断敏感性和特异性均较高。

4. 肺动脉造影　为诊断PTE的经典与参比方法。

（三）求因

1. 无论其是否有DVT症状，均应进行体检，并行深静脉超声、放射性核素或X线静脉造影、CT静脉造影（CTV）、MRI静脉造影（MRV）、肢体阻抗容积图（IPG）等检查。

2. 寻找发生DVT和PTE的诱发因素，同时要注意患者有无易栓倾向。

五、鉴别诊断

1. 冠心病　冠心病有其自身发病特点，冠脉造影可见冠状动脉粥样硬化、管腔阻塞证据，心肌梗死时心电图和心肌酶水平有相应的特征性动态变化。需注意，PTE与冠心病有时可合并存在。

2. 肺炎　肺炎有相应肺部和全身感染的表现，如咯脓性痰、寒战、高热、外周血白细胞显著增加、中性粒细胞比例升高等，抗菌治疗可获疗效。

3. 特发性肺动脉高压等非血栓栓塞性肺动脉高压　慢性血栓栓塞性肺动脉高压（CTEPH）通常肺动脉压力高，出现右心肥厚和右心衰竭，需与特发性肺动脉高压相鉴别。CTPA等检查显示CTEPH有肺动脉腔内阻塞的证据，放射性核素肺灌注扫描显示呈肺段分布的肺灌注缺损，而特发性肺动脉高压则无肺动脉腔内占位征，放射性核素肺灌注扫描正常或呈普遍放射性稀疏。CTEPH亦需与其他类型肺动脉高压相鉴别。

4. 主动脉夹层（2016）　多有高血压，疼痛较剧烈，胸片常显示纵隔增宽，心血管超声和胸部CT造影检查可见主动脉夹层征象。

5. 其他原因所致的胸腔积液　PTE患者可出现胸膜炎样胸痛，合并胸腔积液，需与结核、肺炎、肿瘤、心功能衰竭等其他原因所致的胸腔积液相鉴别。其他疾病有其各自临床特点，胸腔积液检查常有助于作出鉴别。

6. 其他原因所致的晕厥　PTE有晕厥时，需与迷走反射性、脑血管性晕厥及心律失常等其他原因所致的晕厥相鉴别。

7. 其他原因所致的休克　PTE所致的休克属心外梗阻性休克，表现为动脉血压低而静脉压升高，需与心源性、低血容量性、血容量重新分布性休克等相鉴别。

六、治疗与预防（★★★）（2023）

急性肺栓塞应早期诊断、早期干预，根据患者危险程度分层选择治疗方案和治疗疗程。

1. 一般处理与呼吸循环支持治疗　严密监护各项生命体征；卧床休息，保持大便通畅，避免用力，可适当使用镇静、镇痛、镇咳等相应的对症治疗。采用经鼻导管或面罩吸氧，以纠正低氧血症。

2. 溶栓治疗

(1) 适应证：主要适用于高危 PTE 病例（有明显呼吸困难、胸痛、低氧血症等）（2013、2015、2016）。对于部分中危 PTE 患者，若有禁忌证可考虑溶栓，但存在争议。对于低危 PTE 患者，不宜溶栓。

(2) 溶栓的时间窗：一般定为 14 天以内，若近期有新发 PTE 征象，可适当延长。

(3) 溶栓并发症：出血。最严重的是颅内出血。

(4) 溶栓治疗的绝对禁忌证：有活动性内出血和近期自发性颅内出血。

(5) 相对禁忌证：2 周内的大手术、分娩、器官活检或不能压迫止血部位的血管穿刺；3 个月内的缺血性脑卒中；10 天内的胃肠道出血；15 天内的严重创伤；1 个月内的神经外科或眼科手术；难于控制的重度高血压（收缩压 > 180mmHg，舒张压 > 110mmHg）；近期曾行心肺复苏；血小板计数 $<100\times10^9$/L；妊娠；感染性心内膜炎；严重肝、肾功能不全；糖尿病出血性视网膜病变等。对于致命性大面积 PTE，上述绝对禁忌证亦应被视为相对禁忌证。

(6) 常用的溶栓药物：尿激酶（UK）、链激酶（SK）和重组组织型纤溶酶原激活物（rt-PA）（2014）。①尿激酶：静注 10 分钟，持续静滴 12 小时；②链激酶：负荷量 250000IU，静注 30 分钟，随后以 100000IU/h 持续静滴 24 小时；③rt-PA：持续静脉滴注 2 小时可取得理想的溶栓效果。使用尿激酶、链激酶溶栓时无须同时使用肝素治疗；但以 rt-PA 溶栓时，当 rt-PA 注射结束后，应继续使用肝素。

3. 抗凝治疗　为 PTE 和 DVT 的基本治疗方法，可以有效地防止血栓再形成和复发，为机体发挥自身的纤溶机制、溶解血栓创造条件。抗凝血药物主要有普通肝素（UFH）、低分子肝素（LMWH）、华法林和磺达肝癸钠。也可直接口服抗凝药。

4. 肺动脉血栓摘除术　风险大，病死率高。

5. 肺动脉导管碎解和抽吸血栓　适应证为肺动脉主干或主要分支的大面积 PTE 患者。

6. 放置腔静脉滤器。

7. CTEPH 的治疗　阻塞部位处于手术可及的肺动脉近端，可考虑行肺动脉血栓内膜剥脱术。

8. 预防　主要方法：①机械预防措施，包括加压弹力袜、下肢间歇序贯加压充气泵和腔静脉滤器（对于急性溶栓后病情稳定者，不宜放置静脉滤网）；②药物预防措施，包括皮下注射小剂量肝素、低分子肝素和口服华法林。

【经典习题】

1. 急性肺栓塞常见的病症是
   A. 肺血栓栓塞症
   B. 肺脂肪栓塞综合征
   C. 肺羊水栓塞综合征
   D. 肺空气栓塞综合征
   E. 肺瘤栓栓塞综合征

答案： A

考点： 急性肺栓塞病病因

解析： 肺栓塞是以各种栓子阻塞肺动脉系统为其发病原因的一组疾病或临床综合征的总称，包括肺血栓栓塞症、脂肪栓塞综合征、羊水栓塞、空气栓塞等。急性肺栓塞常见的病症是肺血栓栓塞症。故选 A。

2. 男，47 岁。扩张型心肌病 10 年，活动后喘憋进行性加重，因病卧床半年。下床排便后喘憋突然加重 1 小时。查体：R 30 次/分，BP 90/60mmHg，口唇发绀，右下肺可闻及少许湿啰音，心界向左扩大，心率 90 次/分，律齐，心音低钝，P_2 亢进，双下肢无水肿。心电图示右束支传导阻滞。血气分析：PaO_2 48mmHg，$PaCO_2$ 35mmHg。该患者喘憋突然加重的最可能原因是
   A. 急性心包炎
   B. 肺血栓栓塞
   C. 急性心肌梗死
   D. 心绞痛
   E. 肺炎

答案： B

考点： 肺血栓栓塞的诊断

解析： 患者长期卧床，可能存在下肢深静脉血栓，其为肺栓塞的危险因素。患者有呼吸困难的症状，并有肺部湿啰音和 P_2 亢进的肺栓塞体征，血气分析示Ⅰ型呼吸衰竭，考虑诊断为肺血栓栓塞症。患者无发热，排除 E。急性心肌梗死、心绞痛和急性心包炎都有典型的心电图改变，故排除 A、C、D。故选 B。

第十一节　呼吸衰竭

一、概述

(一) 概念

呼吸衰竭是指肺通气和/或换气功能障碍；海平面、静息状态、呼吸空气时出现低氧血症伴（或不伴）高碳酸血症；血气分析：动脉血氧分压（PaO_2）< 60mmHg，伴或不伴二氧化碳分压（$PaCO_2$）>50mmHg，排除心内解剖分流，原发于心输

出量降低等因素的综合征。其临床表现缺乏特异性。

（二）病因

1. 气道阻塞性病变 气管-支气管炎症、痉挛、肿瘤、异物、纤维化瘢痕，如COPD（2017）、重症哮喘等引起气道阻塞和肺通气不足等。

2. 肺组织病变 肺泡和/或肺间质病变，如肺炎、肺气肿、严重肺结核、弥漫性肺纤维化、肺水肿、硅沉着病等。

3. 肺血管疾病 肺栓塞、肺血管炎等，使通气/血流比例失调，或部分静脉血未经过氧合直接流入肺静脉。

4. 心脏疾病 各种缺血性心脏疾病、严重心瓣膜疾病、心肌病、心包疾病、严重心律失常等均可导致呼吸衰竭。

5. 胸廓与胸膜病变 胸部外伤造成连枷胸、自发性及外伤性气胸、脊柱畸形、大量胸腔积液或伴有胸膜肥厚与粘连、强直性脊柱炎等。

6. 神经肌肉疾病 脑血管疾病、颅脑外伤、脑炎及镇静催眠剂中毒，脊髓颈段或高位胸段损伤（肿瘤或外伤）、脊髓灰质炎、多发性神经炎、重症肌无力、有机磷中毒、破伤风等。

【巧妙记忆】 呼吸衰竭：肺通气：①气道阻塞性病变；②胸廓与胸膜病变；③神经肌肉疾病。肺换气：①肺组织病变；②肺血管疾病。

（三）分类（★★）

1. 按动脉血气分析分类（2001、2002、2013）

（1）Ⅰ型呼吸衰竭（2003）：缺氧性呼吸衰竭，$PaO_2<60mmHg$，$PaCO_2$降低或正常。主要见于肺换气障碍疾病，如肺部感染、间质性肺疾病、急性肺栓塞等（2019）。

（2）Ⅱ型呼吸衰竭（2003、2019）：高碳酸性呼吸衰竭，$PaO_2<60mmHg$，同时伴有$PaCO_2>50mmHg$。主要见于肺通气不足（2008）。单纯通气不足，低氧血症和高碳酸血症程度平行，若伴换气功能障碍，则低氧血症更为严重，如COPD。

2. 按照发病急缓分类

（1）急性呼吸衰竭：突发致病因素，如严重肺疾患、休克等，使肺通气和/或换气迅速出现严重障碍，短时间出现呼吸衰竭。不及时抢救，危及生命。

（2）慢性呼吸衰竭：慢性疾病，以COPD最常见，早期机体可代偿，晚期失代偿。另外在慢性呼吸衰竭基础上，合并感染、气道痉挛、气胸等情况，出现急性加重，短时间内PaO_2显著下降和$PaCO_2$显著升高，慢性呼吸衰竭急性加重。

3. 按照发病机制分类

（1）泵衰竭：驱动或制约呼吸运动的中枢神经系统、外周神经系统、神经肌肉组织及胸廓统称为呼吸泵，这些部位的功能障碍引起的呼吸衰竭称为泵衰竭。通常泵衰竭主要引起通气功能障碍，表现为Ⅱ型呼吸衰竭。

（2）肺衰竭：肺组织、气道阻塞和肺血管病变造成的呼吸衰竭，称为肺衰竭。肺组织和肺血管病变常引起换气功能障碍，表现为Ⅰ型呼吸衰竭。

（四）发病机制

1. 低氧血症和高碳酸血症发生机制（2016）

（1）肺通气不足（2018）：肺泡通气量减少，引起PaO_2下降、$PaCO_2$上升，从而引起缺氧和CO_2潴留。

（2）弥散障碍：O_2、CO_2等气体通过肺泡膜进行交换的物理弥散过程发生障碍。由于O_2的弥散能力仅为CO_2的1/20，故通常以低氧血症为主（2006、2022）。

（3）通气/血流比例失调：正常成人静息状态下，通气/血流比值约为0.8。①部分肺泡通气不足：通气/血流比值减小，又称肺动-静脉样分流或功能性分流；②部分肺泡血流不足：通气/血流比值增大，又称为无效腔样通气。通气/血流比例失调通常仅导致低氧血症，而无CO_2潴留（2019）。

（4）肺内动-静脉解剖分流增加（2002）：提高吸氧浓度并不能提高分流静脉血血氧分压。常见于肺动-静脉瘘。

（5）氧耗量增加：常见于发热、寒战、呼吸困难、抽搐等。若同时伴有通气功能障碍，则会出现严重的低氧血症。

2. 低氧血症和高碳酸血症对机体的影响（2012）

（1）对中枢神经系统的影响：中枢皮质神经元细胞对缺氧最为敏感。

1）PaO_2降至60mmHg时，可出现注意力不集中、智力和视力轻度减退。

2）当PaO_2迅速降至40～50mmHg以下时，会引起一系列神经精神症状，如头痛、不安、定向与记忆力障碍、精神错乱、嗜睡。

3）低于30mmHg时，神志丧失乃至昏迷。

4）PaO_2低于20mmHg时，只需数分钟即可造成神经细胞不可逆性损伤。CO_2潴留可引起头痛、头晕、烦躁不安、言语不清、精神错乱、扑翼样震颤、嗜睡、昏迷、抽搐和呼吸抑制，这种由缺氧和CO_2潴留导致的神经精神障碍症候群称为肺性脑病，又称CO_2麻醉。低氧血症、CO_2潴留和酸中毒三个因素共同损伤脑血管和脑细胞是最根本的发病机制。

（2）对循环系统的影响：急性严重缺氧可导致心室颤动或心脏骤停。长期慢性缺氧可导致心肌纤维化、心肌硬化。在呼吸衰竭发病过程中，缺氧、肺动脉高压及心肌受损等多种病理变化导致肺源性心脏病。

（3）对呼吸系统的影响

1）缺氧对呼吸中枢的直接作用是抑制作用，当 $PaO_2<30mmHg$ 时，此作用可大于反射性兴奋作用而使呼吸抑制。

2）CO_2 是强有力的呼吸中枢兴奋剂。但当 $PaCO_2>80mmHg$ 时，会对呼吸中枢产生抑制和麻醉效应，此时呼吸运动主要靠 PaO_2 降低对外周化学感受器的刺激作用得以维持。因此对这种患者进行氧疗时，如吸入高浓度氧，由于解除了低氧对呼吸的刺激作用，可造成呼吸抑制，应注意避免。

（4）对肾功能的影响：合并肾功能不全，及时治疗肾功能可以恢复。

（5）对消化系统的影响：常合并消化道功能障碍。

（6）呼吸性酸中毒及电解质紊乱：早期可出现导致呼吸性酸中毒，缺氧持续或严重的情况下，患者可出现呼吸性酸中毒合并代谢性酸中毒，最终造成细胞内酸中毒和高钾血症。

【巧妙记忆】缺氧是对全身各个系统全面影响，包括神经、循环、呼吸、消化、泌尿，其中以前两个最为突出。

慢性呼吸衰竭时因 CO_2 潴留发展缓慢，肾减少 HCO_3^- 排出以维持 pH 的恒定。但当体内 CO_2 长期增高时，HCO_3^- 也持续维持在较高水平，导致呼吸性酸中毒合并代谢性碱中毒。此时 pH 可处于正常范围，称为代偿性呼吸性酸中毒合并代谢性碱中毒。因血中主要阴离子 HCO_3^- 和 Cl^- 之和相对恒定（电中性原理），当 HCO_3^- 持续增加时血中 Cl^- 相应降低，产生低氯血症。当呼吸衰竭恶化，CO_2 潴留进一步加重时，HCO_3^- 已不能代偿，pH 低于正常范围（7.35）则呈现失代偿性呼吸性酸中毒合并代谢性碱中毒。

二、急性呼吸衰竭

（一）病因（★★）

1. 呼吸系统疾病（直接因素） 严重呼吸系统感染、急性呼吸道阻塞性病变、重度或危重哮喘、各种原因引起的急性肺水肿、自发性气胸等。

2. 其他（间接因素） 急性颅内感染、颅脑外伤、脑血管病等直接或间接抑制呼吸中枢，以及可损伤神经-肌肉传导系统的其他疾病。

（二）临床表现（★★★）

1. 呼吸困难 是呼吸衰竭最早出现的症状（2002）。较早表现为呼吸频率增快，病情加重时出现呼吸困难，辅助呼吸肌活动加强，如三凹征。

2. 发绀 是缺氧的典型表现（2002）。另应注意，因发绀的程度与还原型血红蛋白含量相关，所以红细胞增多者发绀更明显，贫血者则发绀不明显或不出现；严重休克等原因引起末梢循环障碍的患者，即使动脉血氧分压尚正常，也可出现发绀，称为外周性发绀。而真正由于动脉血氧饱和度降低引起的发绀，称为中央性发绀。

3. 精神神经症状 急性缺氧可出现精神错乱、躁狂、昏迷、抽搐等症状。如合并急性 CO_2 潴留，可出现嗜睡、淡漠、扑翼样震颤，以至呼吸骤停。

4. 循环系统表现 心动过速；严重低氧血症、酸中毒可引起心肌损害，亦可引起周围循环衰竭、血压下降、心律失常、心搏停止。

5. 消化和泌尿系统表现 严重呼吸衰竭对肝、肾功能都有影响。

（三）诊断（★★）

1. 动脉血气分析（2000、2001、2002） 对于判断呼吸衰竭和酸碱失衡的严重程度及指导治疗具有重要意义。

2. 肺功能检测 对通气和换气功能障碍的严重程度进行判断。而呼吸肌功能测试能够提示呼吸肌无力的原因和严重程度。

3. 胸部影像学检查 包括普通 X 线胸片、胸部 CT 和放射性核素肺通气/灌注扫描、肺血管造影等。

4. 纤维支气管镜检查 对于明确大气道情况和取得病理学证据具有重要意义。

（四）治疗（★★★）

治疗原则是加强呼吸支持，包括保持呼吸道通畅、纠正缺氧和改善通气等；呼吸衰竭病因和诱发因素的治疗；加强一般支持治疗和对其他重要脏器功能的监测与支持。

1. 保持呼吸道通畅 是最基本、最重要的治疗措施。保持气道通畅的方法主要有：①昏迷患者仰卧位，头后仰，托起下颌并将口打开；②清除气道内分泌物及异物；③若以上方法不能奏效，必要时应建立人工气道。方法有简便人工气道、气管插管及气管切开 3 种，后两者属气管内导管。气管内导管是重建呼吸通道最可靠的方法。

2. 氧疗 吸氧浓度原则是保证 PaO_2 迅速提高到 60mmHg 或脉搏容积血氧饱和度（SpO_2）达 90% 以上的前提下，尽量降低吸氧浓度。

（1）Ⅰ型呼吸衰竭的主要问题为氧合功能障碍而通气功能基本正常，较高浓度（>35%）（2020）给氧可以迅速缓解低氧血症而不会引起 CO_2 潴留。伴有高碳酸血症的急性呼吸衰竭，往往需要低浓度给氧。

（2）吸氧方法：①鼻导管或鼻塞给氧，简单、方便。吸氧浓度（%）= 21+4×氧流量（L/min），吸氧浓度受患者呼吸影响，不恒定。②面罩给氧。③经鼻高流量氧疗。

3. 增加通气量、改善CO_2潴留

（1）呼吸兴奋剂使用原则：必须保持气道通畅；脑缺氧、水肿未纠正而出现频繁抽搐者慎用；患者的呼吸肌功能基本正常；不可突然停药。主要适用于以中枢抑制为主、通气量不足引起的呼吸衰竭，对以肺换气功能障碍为主所导致的呼吸衰竭患者，不宜使用。常用的药物有尼可刹米和洛贝林，用量过大可引起不良反应。

（2）机械通气：呼吸衰竭时应用机械通气能维持必要的肺泡通气量，降低$PaCO_2$；改善肺的气体交换效能；使呼吸肌得以休息，有利于恢复呼吸肌功能。

机械通气的主要并发症为通气过度，造成呼吸性碱中毒；通气不足，加重原有的呼吸性酸中毒和低氧血症，人工气道长期存在，可并发呼吸机相关肺炎。

经鼻/面罩行无创正压通气，患者应具备条件：①清醒能够合作；②血流动力学稳定；③不需要气管插管保护（即患者无误吸、严重消化道出血、气道分泌物过多且排痰不利等情况）；④无影响使用鼻/面罩的面部创伤；⑤能够耐受鼻/面罩。

（3）体外膜式氧合（ECMO）是体外生命支持技术中的一种，通过将患者静脉血引出体外后经血氧合器进行充分的气体交换，然后再输入患者体内。

4. 病因治疗　解决呼吸衰竭本身造成危害的前提下，针对不同病因采取适当的治疗措施十分必要，也是治疗呼吸衰竭的根本所在。

5. 一般支持疗法　纠正电解质紊乱和酸碱平衡失调，加强液体管理，保证充足的营养及热量供给。

6. 其他　重要脏器功能的监测与支持：加强对重要脏器功能的监测与支持，预防和治疗肺动脉高压、肺源性心脏病、肺性脑病、肾功能不全、消化道功能障碍和弥散性血管内凝血（DIC）等。特别要注意防治多器官功能障碍综合征（MODS）。

三、慢性呼吸衰竭

（一）病因

慢性呼吸衰竭多由支气管-肺疾病引起，如COPD（2017）、严重肺结核、肺间质纤维化、肺尘埃沉着症等。胸廓和神经肌肉病变如胸部手术、外伤、广泛胸膜增厚、胸廓畸形、脊髓侧索硬化症等，亦可导致慢性呼吸衰竭。

（二）临床表现

慢性呼吸衰竭的临床表现与急性呼吸衰竭大致相似。有以下几个方面不同：

1. 呼吸困难　病情较轻呼吸费力伴呼气延长，严重时呈浅快呼吸。若有CO_2潴留，$PaCO_2$升高过快致CO_2麻醉时，呼吸过速转为浅慢呼吸或潮式呼吸。

2. 神经症状　慢性呼吸衰竭伴CO_2潴留时，随$PaCO_2$升高可表现为先兴奋后抑制现象（2007）。

（1）兴奋症状：失眠、烦躁、躁动、夜间失眠而白天嗜睡（昼夜颠倒现象）。但此时切忌用镇静或催眠药，以免加重CO_2潴留，发生肺性脑病。

（2）肺性脑病表现：神志淡漠、肌肉震颤或扑翼样震颤、间歇抽搐、昏睡，甚至昏迷等。亦可出现腱反射减弱或消失，锥体束征阳性等。

3. 循环系统表现　外周体表静脉充盈、皮肤充血、温暖多汗、血压升高、心输出量增多而致脉搏洪大；心率加快；搏动性头痛。

（三）诊断（★★）

临床上Ⅱ型呼吸衰竭患者还见于吸氧治疗后，PaO_2>60mmHg，但$PaCO_2$仍高于正常水平。

（四）治疗（★★★）

治疗原则：治疗原发病、保持气道通畅、恰当的氧疗

1. 氧疗　COPD常伴有CO_2潴留，氧疗时需注意低浓度吸氧，防止血氧含量过高（2015）。如采用高浓度给氧会抑制患者呼吸，通气状况进一步恶化，CO_2上升，严重时陷入CO_2麻醉状态。

2. 正压机械通气

（1）无创机械通气：COPD急性加重早期，可缓解呼吸肌疲劳，减少后期气管插管率，改善预后（2013）。

（2）有创机械通气。

3. 抗感染。

4. 呼吸兴奋剂的应用　呼吸兴奋剂阿米三嗪50~100mg，每日2次，刺激颈动脉体和主动脉体化学感受器兴奋呼吸中枢，增加通气量。

5. 纠正酸碱平衡失调　慢性呼吸衰竭常有CO_2潴留，导致呼吸性酸中毒。早期维持pH相对正常水平。当迅速地纠正呼吸性酸中毒时，原增加的碱储备会使pH升高（2012），对机体造成严重危害，故在纠正呼吸性酸中毒的同时，应当注意同时纠正潜在的代谢性碱中毒，通常给予患者盐酸精氨酸和补充氯化钾。

【经典习题】

1. 机体对慢性Ⅱ型呼吸衰竭所进行的代偿性反应是

A. 血钾增加

B. 阴离子间隙增加

C. 肾脏回吸收碳酸氢根增加

D. 呼吸频率增加

E. 潮气量增加

答案： C

考点： Ⅱ型呼吸衰竭的代偿性反应

解析： 慢性Ⅱ型呼吸衰竭时，CO_2潴留发展缓慢，肾脏可通过增加碳酸氢根的回吸收来维持 pH 恒定。当体内CO_2长期增高时，HCO_3^-维持较高水平，导致呼吸性酸中毒合并代谢性碱中毒，此时 pH 可维持在正常范围。当呼吸衰竭恶化，CO_2潴留进一步加重，HCO_3^-已不能代偿，则呈现失代偿性呼吸性酸中毒合并代谢性碱中毒，pH 低于正常范围。故选 C。

2. 下列哪种疾病可导致Ⅱ型呼吸衰竭

A. 膈肌瘫痪

B. 肺结核

C. 特发性肺纤维化

D. 肺水肿

E. 硅沉着病

答案： A

考点： Ⅱ型呼吸衰竭的常见病因

解析： Ⅱ型呼吸衰竭是肺泡通气功能不足引起的，多见于气道阻塞和神经肌肉疾患。膈肌瘫痪者肺本身无明显的病变，而是由于呼吸中枢受损或呼吸肌功能减退造成的肺泡通气不足，常导致Ⅱ型呼吸衰竭。B、C、D、E 均为Ⅰ型呼吸衰竭的病因。故选 A。

3. 男，67 岁。反复咳嗽、咳痰、喘息 5 年，再发加重 1 周。查体：嗜睡，口唇发绀，两肺可闻及哮鸣音和湿啰音，心率 120 次/分。动脉血气分析：pH 7.10，PaO_2 54mmHg，$PaCO_2$ 103mmHg。该患者发生呼吸衰竭最主要的机制是

A. 肺泡通气量减少

B. 无效腔通气减少

C. 呼吸中枢抑制

D. 胸廓扩张受限

E. 弥散功能障碍

答案： A

考点： 呼吸衰竭的发病机制

解析： 患者血气分析示 $PaO_2$54mmHg，$PaCO_2$103mmHg，且临床表现为咳嗽、咳痰，故应诊断为Ⅱ型呼吸衰竭，Ⅱ型呼吸衰竭的机制为肺泡通气功能不足，故选 A。

第十二节 急性呼吸窘迫综合征与多器官功能障碍综合征

多种原因可以导致肺等器官的损伤，严重时可以引起急性呼吸窘迫综合征（ARDS）和/或多器官功能障碍综合征。ARDS 往往是多器官功能障碍综合征（MODS）中最先出现的器官功能障碍，在 MODS 的整个发病过程中居重要甚至是决定性的地位。

一、急性呼吸窘迫综合征（★★★）

（一）概念

ARDS 是指由各种肺内、外致病因素导致的急性弥漫性肺损伤和进而发展的急性呼吸衰竭。其病理特征为由于肺微血管通透性增高，肺泡渗出富含蛋白质的液体，进而导致肺水肿及透明膜形成，可伴有肺间质纤维化（2009）。临床表现为呼吸窘迫和难治性低氧血症（2012），肺部影像学表现为双肺弥漫性渗出性病变。

（二）病因和发病机制

1. 病因　引起 ARDS 的原因或危险因素很多，可以分为肺内因素（直接因素）和肺外因素（间接因素），但是这些直接和间接因素及其所引起的炎症反应、影像改变及病理生理反应常常相互重叠。ARDS 的常见危险因素见表 4-1-12-1。

表 4-1-12-1　急性呼吸窘迫综合征的常见危险因素（2021）

危险因素	危险因素
肺炎	**重度烧伤**
非肺源性感染中毒症	非心源性休克
胃内容物吸入	药物过量
大面积创伤	输血相关急性肺损伤
肺挫伤	肺血管炎
胰腺炎	溺水
吸入性肺损伤	

2. 发病机制　尚未完全阐明。致病因素对肺泡膜的直接损伤，及多种炎症细胞（巨噬细胞、中性粒细胞、血小板）及其释放的炎性介质和细胞因子间接介导的肺脏炎症反应。

肺内炎性介质和抗炎介质的平衡失调，是 ARDS 发生发展的关键环节。目前已经逐渐认识到 ALI/ARDS 是 MODS 发生时最早或最常出现的器官表现。

（三）临床表现

多发生于 72 小时内，几乎不超过 7 天。最早出现的症状是呼吸加快，并呈进行性加重的呼吸困难、发绀，常伴有烦躁、焦虑、出汗等。其呼吸困难的特点是呼吸深快、费力，不能用通常的吸氧疗法改善，早期体征可无异常，后期多可闻及水泡音、管状呼吸音（2013）。

（四）辅助检查

1. 胸片X线　早期呈轻度间质改变，边缘模糊的肺纹理增多。继之出现斑片状以至融合成大片状磨玻璃或实变浸润阴影，大片阴影中可见支气管充气征。

2. 动脉血气分析　PaO_2降低，$PaCO_2$降低，pH升高（2007）。以PaO_2/吸入氧分数值（FiO_2）最为常用。正常值为400～500mmHg，≤300mmHg是诊断ARDS的必要条件。在早期，pH可高于正常，$PaCO_2$低于正常。在后期，如果出现呼吸肌疲劳或合并代谢性酸中毒pH可低于正常，甚至$PaCO_2$高于正常。

3. 床边肺功能监测　肺顺应性降低，无效腔通气量比例增加，但无呼气流速受限。

4. 心脏超声和Swan-Ganz导管检查　测定肺动脉楔压（PAWP），反映左心房压较可靠的指标。PAWP一般<12mmHg，若>18mmHg支持左心衰竭诊断。考虑到心源性肺水肿与ARDS有合并存在的可能性，目前认为PAWP>18mmHg，并非是ARDS的排除标准，若呼吸衰竭的临床表现不能完全用左心衰竭解释时，应考虑ARDS的诊断。

（五）诊断

根据ARDS柏林定义，满足如下4项条件方可诊断ARDS。

1. 明确诱因下1周内出现的急性或进展性呼吸困难。

2. 胸部X线平片/胸部CT显示双肺浸润影，不能完全用胸腔积液、肺叶/全肺不张和结节影解释。

3. 呼吸衰竭不能完全用心力衰竭和液体负荷过重解释。如果临床没有危险因素，需要用客观检查（如超声心动图）来评价心源性肺水肿。

4. 低氧血症　根据$PaO_2/FiO_2 \leq 300$确立ARDS诊断，并将其按严重程度分为轻度、中度和重度3种。需要注意的是上述氧合指数中PaO_2的监测都是在机械通气参数PEEP/CPAP不低于5cmH_2O的条件下测得；所在地海拔超过1000m时，需对PaO_2/FiO_2进行校正，校正后的$PaO_2/FiO_2 = (PaO_2/FiO_2) \times$（所在地大气压值/760）。

轻度：200mmHg<$PaO_2/FiO_2 \leq$300mmHg

中度：100mmHg<$PaO_2/FiO_2 \leq$200mmHg（2001）

重度：$PaO_2/FiO_2 \leq$100mmHg

（六）鉴别诊断

在诊断时需与其他疾病如大片肺不张、自发性气胸、上气道阻塞、急性肺栓塞和心源性肺水肿等相鉴别。心源性肺水肿患者卧位时呼吸困难加重，咳粉红色泡沫样痰，肺湿啰音多在肺底部，对强心、利尿等治疗效果较好；鉴别困难时，可通过测定PAWP、超声心动图检测心室功能等作出判断并指导后续治疗。

（七）治疗

积极治疗原发病，氧疗，机械通气及调节液体平衡等。

1. 原发病的治疗　是治疗ARDS的首要原则和基础。感染是导致ARDS的常见原因，治疗上宜选择广谱抗生素。

2. 纠正缺氧　高浓度给氧（2014），使$PaO_2 \geq$60mmHg或$SaO_2 \geq$90%。轻症者可使用面罩给氧，重症机械通气。

3. 机械通气　尽早进行机械通气。试用无创正压通气（2014、2018），无效时尽快气管插管或切开行有创机械通气。给予合适水平的呼气末正压（PEEP）（2001、2015、2019）和小潮气量。

对于ARDS机械通气的通气模式的选择目前无统一标准。压力控制通气模式较常用，此模式可保证气道吸气压不超过预设水平，减少呼吸机相关性肺损伤的发生。另外还可选择双相气道正压通气、压力释放通气等。对中重度ARDS患者，可使用俯卧位通气、肺复张法等进一步改善氧合。对重度ARDS患者，以ECMO进行肺替代治疗可改善存活率。

4. 液体管理　合理限制液体入量，在血压稳定和保证组织器官灌注前提下，液体出入量宜轻度负平衡（2001），可使用利尿药促进水肿的消退。

5. 营养支持与监护　ARDS时机体处于高代谢状态，应补充足够的营养。

6. 其他治疗。

二、呼吸支持技术（★★★）

（一）人工气道的建立与管理

维持呼吸道通畅，是关系到重要器官功能保障和救治能否取得成功的重要环节。

1. 建立人工气道的目的　①解除气道梗阻；②及时清除呼吸道内分泌物；③防止误吸；④严重低氧血症和高碳酸血症时施行正压通气治疗。

2. 建立人工气道的方法

（1）气道紧急处理：紧急情况下，应首先保证患者有足够的通气及氧供。

（2）人工气道建立方式的选择：分为喉上途径和喉下途径。喉上途径：经口或经鼻气管插管；喉下途径：环甲膜穿刺或气管切开。

（3）插管前的准备：喉镜、简易呼吸器、气管导管、负压吸引等设备。

（4）插管操作方法：经口腔和鼻腔的插管术。

（5）插管过程的监测：基础生命征：如呼吸状况、血压、心电图、SpO_2及呼气末二氧化碳（ET-CO_2）等。

3. 气管插管的并发症

（1）牙齿脱落，损伤口鼻腔和咽喉部黏膜，引起出血，造成下颌关节脱位。

（2）浅麻醉下插管，引起剧烈咳嗽或喉、支气管痉挛。

（3）导管过细使导管堵塞。导管过粗引起喉头水肿。

（4）导管插入过深误入一侧支气管内，可引起另一侧肺不张。

4. 人工气道的管理　固定好插管，防止脱落移位。

（二）正压机械通气

机械通气是在患者自然通气和/或氧合功能出现障碍时，运用器械（主要是呼吸机）使患者恢复有效通气并改善氧合的技术方法。

1. 适应证　①通气功能障碍为主的疾病；②换气功能障碍为主的疾病。

2. 禁忌证　无绝对禁忌证，相对禁忌证为气胸及纵隔气肿未行引流者。

三、系统性炎症反应综合征与多器官功能障碍综合征

1. 感染中毒症　感染中毒症的发病率及病死率高，是住院患者死亡的最重要原因。2016 年，《美国医学会杂志》发布了感染中毒症的最新定义：感染中毒症是因为机体对感染的反应失调损伤了自身组织而导致的致命性器官功能障碍。器官功能障碍是指按序贯器官功能衰竭评分（SOFA），总分急性改变≥2 分（对于基础器官功能障碍状态未知的患者，可假设基线 SOFA 评分为 0）。感染性休克为严重感染中毒症的一个亚型，是指虽然进行了充分的液体复苏治疗，但仍需要升压药物维持平均动脉压（MAP）≥65mmHg，且血清乳酸水平>2mmol/L（18mg/dl）的感染中毒症。

2. 多器官功能障碍综合征　指机体在遭受急性严重感染、严重创伤、大面积烧伤等突然打击后，同时或先后出现 2 个或 2 个以上器官功能障碍，以致在无干预治疗的情况下不能维持内环境稳定的综合征。肺为这一病理生理过程中最易受累的器官。

【经典习题】

（1~2 题共用题干）

女，28 岁。剖宫产术后 3 天突发气促、大汗，立即给予面罩氧气吸入（吸入氧浓度为 50%），不能改善而转科。查体：BP 90/60mmHg，R 38 次/分。端坐呼吸，口唇发绀，双肺布满湿啰音和少量哮鸣音。血常规：WBC 11.3×10^9/L，N 0.87。

1. 该患者呼吸困难最可能的原因是

A. 急性呼吸窘迫综合征（ARDS）

B. 重症肺炎

C. 腹腔感染

D. 失血性休克

E. 急性左心衰竭

答案： A

考点： ARDS 的诊断

解析： ARDS 诊断标准：有 ARDS 的高危因素存在（直接或间接的肺损伤、弥散性血管内凝血、严重的胸廓损伤、重症胰腺炎、大量输血、体外循环等）；急性起病，有呼吸困难和或呼吸窘迫；低氧血症；胸部 X 线显示两肺浸润阴影；PAWP≤18mmHg 或临床上能排除心源性肺水肿。患者剖宫产术后，有明显的呼吸困难症状，并有双肺满布湿啰音和少量哮鸣音的急性肺水肿的体征，考虑为 ARDS 可能性大。故选 A。

2. 为进一步诊断最需要的检查是

A. 腹部 B 超

B. 心脏彩超

C. 胸部 X 线检查

D. 动脉血气检查

E. 通气/灌注 ECT

答案： D

考点： ARDS 的辅助检查

解析： ARDS 病理生理改变以肺容积减少、肺顺应性降低和严重通气/血流比例失调为主。所以最需要的检查是动脉血气检查，对建立诊断、严重性分级和疗效评价等均有重要意义。PaO_2/FiO_2降低是诊断 ARDS 的必要条件，ARDS 时≤200。故选 D。

第十三节　胸腔积液

一、概述

（一）概念

胸膜腔是位于肺和胸壁之间的一个潜在的腔隙。在正常情况下脏层胸膜和壁层胸膜表面上有一层很薄的液体，在呼吸运动时起润滑作用。任何因素使胸膜腔内液体形成过快或吸收过缓，即产生胸腔积液。

（二）病因和发病机制（2017）

1. 胸膜毛细血管内静水压增高。

2. 胸膜通透性增加。

3. 胸膜毛细血管内胶体渗透压降低。

4. 壁层胸膜淋巴引流障碍。

5. 损伤。

6. 医源性。

（三）临床表现（★★★）

1. 症状　呼吸困难是最常见的症状，多伴有胸痛和咳嗽。

2. 体征（2016）　与积液量有关。少量时，可无明显体征，中至大量积液时，患侧胸廓饱满，触觉语颤减弱（2003、2007、2014），局部叩诊浊音，呼吸音减弱或消失。

（四）诊断与鉴别诊断

1. 确定有无胸腔积液　超声探测胸部（2004、2015、2016）、CT检查可确定有无腹水。

2. 区别漏出液和渗出液　漏出液外观清澈透明，无色或浅黄色，不凝固；而渗出液外观颜色深，呈透明或混浊的草黄或棕黄色，或血性，可自行凝固。两者划分标准多根据比重（以1.018为界）、蛋白质含量（渗出液>30g/L，漏出液<25g/L）（2012）、细胞数（渗出液常>500×10^6/L，漏出液常<100×10^6/L），小于以上界限为漏出液，反之为渗出液。Light标准，尤其对蛋白质浓度在25～35g/L者，符合以下任何1条可诊断为渗出液：①胸腔积液/血清蛋白比例>0.5；②胸腔积液/血清LDH比例>0.6；③胸腔积液LDH水平大于血清正常值高限的2/3。此外，诊断渗出液的指标还有胸腔积液胆固醇浓度>1.56mmol/L，胸腔积液/血清胆红素比例>0.6，血清-胸腔积液清蛋白梯度<12g/L。

3. 寻找胸腔积液的病因　漏出液常见病因是充血性心力衰竭，在我国渗出液最常见的病因为结核性胸膜炎。

（五）治疗原则（★★★）

1. 积极防治原发病。

2. 增强体质，提高抗病能力。

3. 注意生活调节。

二、结核性胸膜炎

（一）病因

结核分枝杆菌及其代谢产物进入处于高敏状态的胸膜腔引起的胸膜炎症。

（二）临床表现（2017、2021、2022）

1. 干性胸膜炎　仅有微热和轻度胸痛。部分患者可有尖锐的针刺样胸痛。

2. 渗出性胸膜炎　渗出性胸膜炎表现为发病急剧，高热，体温大都在38～40℃不等；可伴有全身不适、乏力、盗汗、食欲减退等结核中毒症状。早期可出现胸痛和干咳，大量积液时出现气急和严重的呼吸困难。

（三）诊断与鉴别诊断

1. 诊断　全面了解病史、临床症状、体征基础上，结合X线表现和实验室检查等，进行综合分析作出诊断。

2. 鉴别诊断　①癌性胸腔积液；②化脓性胸膜炎；③肺吸虫病引起的胸膜炎；④其他少见胸膜炎（感染性胸膜炎、结缔组织病及血管炎并发胸膜炎、嗜酸性粒细胞增多症胸膜炎等）。

（四）治疗

1. 一般治疗　包括休息、营养支持和对症治疗。

2. 抽液治疗（2020）　应尽快抽尽胸腔内积液或肋间插细管引流。首次抽液不要超过700ml，以后每次抽液量不应超过1000ml，过快、过多抽液可使胸腔压力骤降，发生复张后肺水肿或循环衰竭。

3. 抗结核治疗。

4. 糖皮质激素　疗效不肯定。有全身毒性症状严重应慎重掌握适应证。

三、类肺炎性胸腔积液

（一）概念

类肺炎性胸腔积液系指肺炎、肺脓肿和支气管扩张感染引起的胸腔积液，如积液呈脓性则称为脓胸。

（二）病因

常见细菌为金黄色葡萄球菌、肺炎链球菌、化脓性链球菌以及大肠埃希菌、肺炎克雷伯菌和假单胞菌等，且多合并厌氧菌感染，少数可由结核分枝杆菌或真菌、放线菌、奴卡菌等所致。

（三）临床表现

患者多有发热、咳嗽、咳痰、胸痛等症状，血白细胞计数升高，中性粒细胞增加和核左移。胸部X线片先有肺实质的浸润影，或肺脓肿和支气管扩张的表现，然后出现胸腔积液，积液量一般不多。胸腔积液呈草黄色甚或脓性，白细胞计数明显升高，以中性粒细胞为主，葡萄糖和pH降低。

急性脓胸表现为高热、突然胸痛等；慢性脓胸有胸膜增厚、胸廓塌陷、慢性消耗和杵状指（趾）等。胸腔积液呈脓性、黏稠；涂片革兰染色可找到细菌或脓液细菌培养阳性。

四、恶性胸腔积液（2003）

（一）病因

由恶性肿瘤引起，常见肺癌、乳腺癌和淋巴瘤。

（二）临床表现

大部分患者多为肿瘤晚期的恶病质表现，体重下降、消瘦乏力、贫血等；约1/3恶性胸腔积液患者无明显的临床症状，大部分患者主要表现为进行性加重的呼吸困难和干咳。

（三）诊断与鉴别诊断

1. 诊断　排除心力衰竭、结核等原因引起特发性胸腔积液，胸腔穿刺并对胸腔积液进行生化分析及瘤细胞检查，或进行闭式胸膜活检，一般均能确诊恶性胸腔积液。

2. 鉴别诊断　结核性胸膜炎与恶性胸液常需认真鉴别，两者在临床上均较常见，但治疗与预后迥然不同。

（四）治疗

1. 可选择化学性胸膜固定术，在抽吸胸腔积液或胸腔插管引流后，胸腔内注入博来霉素、顺铂、丝裂霉素等抗肿瘤药物。

2. 可胸腔内注入生物免疫调节剂。

3. 可胸腔内插管持续引流。

4. 对插管引流后肺仍不复张者，可行胸-腹腔分流术或胸膜切除术。

五、血胸

（一）病因

1. 心脏和大血管受损破裂。

2. 胸壁血管损伤。

3. 肺组织裂伤出血。

（二）临床表现

血胸的临床表现与出血量、速度和个人体质有关。会出现不同程度的面色苍白、脉搏细速、血压下降和末梢血管充盈不良等低血容量休克表现；并有呼吸急促、肋间隙饱满、气管向健侧移位、伤侧叩诊浊音和呼吸音减低等胸腔积液的临床和胸部X线表现。

（三）诊断

1. 胸膜腔穿刺抽出血液可明确诊断。

2. 具备以下征象则提示存在进行性血胸（2002、2003、2015）　①持续脉搏加快、血压降低，或虽经补充血容量血压仍不稳定；②闭式胸腔引流量每小时超过200ml，持续3小时；③血红蛋白量、红细胞计数和血细胞比容进行性降低，引流胸腔积血的血红蛋白量和红细胞计数与周围血相接近，且迅速凝固。

3. 具备以下情况应考虑感染性血胸　①有畏寒、高热等感染的全身表现；②抽出胸腔积血1ml，加入5ml蒸馏水，无感染呈淡红透明状，如果出现混浊或絮状物提示感染；③胸腔积血无感染时红细胞、白细胞计数比例应与周围血相似，即500：1，感染时白细胞计数明显增加，比例达100：1可确定为感染性血胸；④积血涂片和细菌培养发现致病菌有助于诊断，并可依此选择有效的抗生素。

（四）治疗

1. 非进行性血胸可根据积血量多少，采用胸腔穿刺或闭式胸腔引流术治疗，并使用抗生素预防感染。

2. 进行性血胸应及时开胸探查手术。

3. 凝固性血胸应待伤员情况稳定后尽早手术，清除血块。

六、脓胸

（一）病因

致病菌以肺炎球菌、链球菌多见。

（二）病程进展

分成3个阶段，1期和2期为急性脓胸，3期称为慢性脓胸。

1. 1期（肺炎旁积液期）　感染侵犯胸膜后，引起胸水大量渗出。早期脓液稀薄，在胸膜腔内可自由流动，胸水呈浆液性，白细胞计数低，乳酸脱氢酶水平低于血清的1/2，pH和葡萄糖水平正常，无病原微生物生长。此期若能有效引流胸水，肺组织容易复张。

2. 2期（脓性纤维蛋白期）　随病程进展，浆液性渗出液转为脓性，胸水脓细胞及纤维蛋白增多，纤维蛋白逐步沉积于脏、壁胸膜表面形成纤维素层，可将胸水分隔成多个小腔。胸水pH<7.20，葡萄糖<2.2mmol/L，LDH>1000IU/L。初期纤维素膜附着不牢固，质软而易脱落。

3. 3期（慢性机化期）　壁层和脏层胸膜表面形成瘢痕组织。晚期毛细血管及炎症细胞增生形成肉芽组织，纤维蛋白沉着机化，形成韧厚致密的纤维板，构成脓腔壁。纤维板可嵌入肺组织中，使肺膨胀受到限制，损害肺功能并形成一个可能持续感染的脓腔。

（三）临床表现

1. 急性脓胸（2016）

（1）感染中毒症状：高热、食欲缺乏、全身乏力等。

（2）呼吸道刺激症状：咳嗽、咳痰、胸痛、胸闷等。

（3）胸腔积液症状、体征。

（4）其他：发绀、休克等。

2. 慢性脓胸的特征　是脏、壁层胸膜纤维性增厚。由于脓腔壁坚硬肥厚，肺不能膨胀，脓腔不能缩小，感染也不能控制。壁层胸膜增厚的纤维板使肋骨聚拢，肋间隙变窄，胸廓塌陷。脓腔壁收缩使纵隔向患侧移位。这些都严重影响呼吸功能。部分患者有杵状指（趾）。

（四）诊断

急性脓胸的常用辅助检查如下。

（1）胸部X线检查：少量积液：肋膈角变钝；中等量以上积液：内低外高弧形致密阴影；大量积液：大片致密阴影；纵隔向健侧移位。

（2）胸部CT：能够评估胸膜腔受累情况，有助于评估放置胸管的位置；还能发现是否存在脓腔分隔，是否存在肺实质和/或支气管病灶，并有助于鉴别脓胸和肺脓肿。

（3）超声检查：帮助脓胸穿刺定位。

（4）胸腔穿刺抽出脓液可确立诊断。

（五）治疗

1. 急性脓胸

（1）抗生素。

（2）彻底排净脓液，使肺早日复张。方法：①及早反复胸膜腔穿刺，并向胸膜腔内注入抗生素，或尿激酶，同时使用2%碳酸氢钠溶液反复冲洗胸腔，使脓液变稀，易于引流。②及早施行胸膜腔闭式引流。适用于：脓液稠厚不易抽出；经过治疗脓量不见减少，患者症状无明显改善；发现有大量气体，疑伴有气管、食管瘘；腐败性脓胸等情况。

（3）全身支持治疗，如补充营养和维生素，注意水和电解质平衡，矫正贫血等。

2. 慢性脓胸　①改善全身情况，消除中毒症状和营养不良；②消灭致病原因和脓腔；③尽力使受压的肺复张，恢复肺的功能。

常用手术有以下几种：①改进引流；②胸膜纤维板剥除术（2000）；③胸廓成形术；④胸膜肺切除术（2000）。

【经典习题】

1. 女，58岁。咳嗽、痰中带血、左胸痛1个月。胸部X线片示左侧大量胸腔积液。查体：左侧呼吸音消失、语颤减弱。有助于明确诊断的检查不包括
   A. 胸腔积液细胞学及生化检查
   B. 胸部CT
   C. 胸膜活检
   D. 支气管镜
   E. 肺功能

答案：E

考点：胸腔积液的检查

解析：本例诊断为左侧大量胸腔积液，为明确诊断可行下列检查：胸腔穿刺抽液+胸腔积液细胞学及生化检查，以明确胸腔积液性质；胸部CT了解有无肺内病变、肿瘤等；胸膜活检可发现肿瘤、结核等。支气管镜对咯血患者可了解有无支气管肺癌。肺功能检查对明确胸腔积液性质无帮助。故选E。

（2~3题共用备选答案）

A. 心衰所致胸腔积液
B. 类肺炎性胸腔积液
C. 乳糜胸腔积液
D. 类风湿关节炎所致胸腔积液
E. 恶性胸腔积液

2. 胸腔积液检查：胸腔积液总蛋白15g/L，LDH 56U/L，Glu 5.4mmol/L，ADA 23U/L。最可能的病因是

答案：A

3. 胸腔积液检查：有核细胞2000×10^6/L，单个核0.94，总蛋白40g/L，LDH475U/L，Glu2.4mmol/L，ADA 12U/L。最可能的病因是

答案：E

考点：胸腔积液的表现

解析：胸腔积液分为漏出性和渗出性。2题胸腔积液总蛋白<25g/L，为漏出性胸腔积液的特点，根据题干选A，其他选项均为渗出性。3题中有核细胞显著增多，LDH较高，考虑肿瘤性或结核性，根据恶性胸腔积液一般ADA<45U/L，故选E。

第十四节　气　　胸

一、概述

胸膜腔是不含气体的密闭的潜在性腔隙。当气体进入胸膜腔造成积气状态时，称为气胸。

二、病因、分类和发病机制

气胸可分成自发性（2014）、外伤性和医源性三类。自发性气胸通常分为闭合性（单纯性）气胸、交通性（开放性）气胸、张力性（高压性）气胸。

自发性气胸的病因与发病机制：①肺泡与胸腔之间产生破口，气体将从肺泡进入胸腔直到压力差消失或破口闭合；②胸壁创伤产生与胸腔的交通，也出现同样的结果；③胸腔内有产气的微生物。

气胸时失去了负压对肺的牵引作用，甚至因正压对肺产生压迫，使肺失去膨胀能力，表现为肺容积缩小、肺活量减低、最大通气量降低的限制性通气功能障碍。

三、临床表现

1. 症状　突感一侧针刺样或刀割样胸痛，出现胸闷和呼吸困难，可伴有刺激性咳嗽。

张力性气胸患者表情紧张、胸闷、挣扎坐起、烦躁不安、发绀、冷汗、脉速、虚脱、心律失常，甚至发生意识不清、呼吸衰竭。

2. 体征　少量气胸体征不明显，听诊呼吸音减弱具有重要意义。大量气胸时，患侧胸部隆起，呼吸

运动与触觉语颤减弱，叩诊呈过清音或鼓音，心或肝浊音界缩小或消失，听诊呼吸音减弱或消失。左侧少量气胸或纵隔气肿时，有时可在左心缘处听到与心跳一致的气泡破裂音，称 Hamman 征。液气胸时，胸内有振水声。

四、诊断与鉴别诊断

1. 诊断（2018、2023） 根据临床症状、体征及影像学表现，气胸的诊断通常并不困难。X 线或 CT 显示气胸线是确诊依据，若病情十分危重无法搬动作 X 线检查时，应当机立断在患侧胸腔体征最明显处试验穿刺，如抽出气体，可证实气胸的诊断。

2. 鉴别诊断

（1）支气管哮喘与慢性阻塞性肺疾病。

（2）急性心肌梗死。

（3）肺血栓栓塞症。

（4）肺大疱。

（5）其他：消化性溃疡穿孔、胸膜炎、肺癌、膈疝等，偶可有急起的胸痛、上腹痛及气促等。

五、治疗

1. 保守治疗 主要适用于稳定型小量气胸，首次发生的症状较轻的闭合性气胸。应严格卧床休息，酌情予镇静、镇痛等药物，高浓度吸氧。

2. 排气疗法

（1）胸腔穿刺抽气。

（2）胸腔闭式引流（2023）。

3. 化学性胸膜固定术。

4. 手术治疗

（1）腹腔镜。

（2）开胸手术。

（3）胸膜固定：胸膜摩擦或胸膜剥脱以及滑石粉等药物固定。不适用于局限或少量肺大疱患者。

【经典习题】

1. 开放性气胸的紧急处理原则是

A. 立即清创胸壁伤口缝合

B. 立即胸腔穿刺抽气

C. 用无菌纱布覆盖包扎伤口

D. 立即行气管内插管辅助呼吸

E. 立即行胸腔闭式引流

答案： C

考点： 开放性气胸的急救处理

解析： 开放性气胸急救处理时，立即将开放性气胸变为闭合性气胸，赢得挽救生命的时间，并迅速转送至医院。使用无菌敷料如凡士林纱布、纱布、棉垫或清洁器材如塑料袋、衣物、碗杯等制作不透气敷料和压迫物，在伤员用力呼气末封盖吸吮性伤口，并加压包扎。故选 C。

2. 男，20 岁。突发右侧胸痛伴气短 1 天入院。查体：右胸叩诊呈鼓音。该患者最可能出现的胸部 X 线表现是

A. 膈疝

B. 气胸

C. 少量胸腔积液

D. 肺气肿

E. 巨大肺大疱

答案： B

考点： 气胸的诊断

解析： 患者右胸叩诊呈鼓音，说明患者肺部过度充气，故排除 A、C。肺气肿和肺大疱不会突然出现胸痛，故排除 D、E。原发性气胸多见于瘦高体型的男性青壮年，表现为突然一侧胸痛，继之胸闷和呼吸困难，可伴有刺激性咳嗽。体征为大量气胸时，气管向健侧移位，患侧胸部隆起，呼吸运动与触觉语颤减弱，叩诊过清音或鼓音，听诊呼吸音减弱或消失。该患者考虑为气胸。故选 B。

第十五节 睡眠呼吸暂停综合征

睡眠呼吸暂停综合征即阻塞性睡眠呼吸暂停低通气综合征（OSAHS）是最常见的睡眠呼吸疾病，分为成年和儿童两个类型。

一、病因

OSAHS 发病有家庭聚集性和遗传倾向，多数患者肥胖或超重。OSAHS 的发生与上气道解剖学狭窄直接相关，呼吸中枢反应性降低及内分泌紊乱等因素亦与发病有关。

二、临床表现

临床特点是睡眠时打鼾、他人目击的呼吸暂停和日间嗜睡，患者多伴发不同器官的损害，生活质量受到严重影响。

1. 夜间临床表现 主要有打鼾（几乎均有）、呼吸暂停、夜间憋醒、睡眠时多动不安、夜尿增多和睡眠行为异常。

2. 白天临床表现 包括嗜睡（是主要症状、就诊最常见主诉）、疲倦、乏力、认知障碍、头痛、头晕、性格变化和性功能减退。

3. 并发症 OSAHS 患者由于反复发作的夜间间歇性缺氧和睡眠结构破坏，可引起一系列靶器官功能受损。此外，儿童患有 OSAHS 可导致发育迟缓、智力降低。

4. 体征 多数患者肥胖，可见颈粗短、下颌短

小、下颌后缩，鼻甲肥大和鼻息肉、鼻中隔偏曲，口咽部阻塞、软腭垂肥大下垂、扁桃体和腺样体肥大、舌体肥大等。

三、诊断

根据患者睡眠时打鼾伴呼吸暂停、白天嗜睡、肥胖、颈围粗、上气道狭窄及其他临床症状可初步考虑OSAHS诊断，进一步诊断须行多导睡眠监测。若多导睡眠监测显示每夜至少7小时的睡眠过程中呼吸暂停和/或低通气反复发作30次以上，或者睡眠呼吸暂停低通气指数（AHI）≥5次/小时，且以阻塞性睡眠呼吸暂停（OSA）为主，可以确诊OSAHS。

四、治疗

1. 一般治疗　控制体重（包括饮食控制、药物或手术）、睡眠体位改变，戒烟酒，慎用镇静催眠或肌肉松弛药物。

2. 病因治疗　纠正引起OSAHS或使之加重的基础疾病。

3. 药物治疗　目前尚无有效的药物治疗。

4. 无创气道正压通气治疗　是中至重度OSAHS患者的一线治疗，包括持续气道正压通气和双水平气道正压通气治疗。

5. 口腔矫治器治疗　重度颞颌关节炎或功能障碍，严重牙周病，严重牙齿缺失者禁用。

6. 手术治疗　需严格掌握手术适应证。

第十六节　肋骨骨折

一、概述（★★★）

1. 暴力直接作用于肋骨，可使受力处肋骨向内曲折断，暴力前后或左右挤压，可使肋骨向外弯曲折断，发生肋骨骨折。在胸部损伤中，肋骨骨折最常见。

2. 1~3肋较短，发生骨折的概率相对小；一旦骨折，常常合并有锁骨骨折、肩胛骨骨折，及颈部、腋部血管神经损伤。

3. 4~7肋骨长薄而且相对固定，最易发生骨折（2008）。

4. 8~10肋前端与肋骨连成具有弹性的肋弓，11~12肋前端游离且弹性较大，而不易发生骨折。

5. 肋骨骨折处胸壁皮肤软组织完整，不与外界相通，称为闭合性肋骨骨折；肋骨断端与外界相通，称为开放性肋骨骨折。老年人肋骨骨质疏松，脆性较大，易发生骨折。已有恶性肿瘤转移灶的肋骨易发生病理性骨折。

二、多根多处肋骨骨折的病理生理

两根以上肋骨各自发生2处或以上骨折，使局部胸壁失去完整肋骨支撑而软化，发生反常呼吸运动（2008），即吸气时软化区胸壁不随整个胸廓向外扩展而内陷；呼气时软化区反而向外扩展，这种胸廓又称连枷胸（2018）。

三、肋骨骨折的临床表现

1. 局部疼痛　在深呼吸、咳嗽或转动体位时加重。

2. 肺不张和肺感染。

3. 查体　局部压痛、胸壁挤压试验阳性、可触及骨擦感。

四、治疗

原则是有效控制疼痛，肺部物理治疗和早期活动（2003）。

1. 闭合性单处肋骨骨折　口服镇痛药或局部肋间神经阻滞。弹性胸带固定胸廓。

2. 闭合性多根多处肋骨骨折　加压包扎局部软化区，也可用外牵引固定软化胸壁，或采用手术固定（2001、2012）。

3. 开放性肋骨骨折　彻底清创，固定肋骨断端。如合并血气胸，则需胸腔闭式引流（2018），术后使用抗生素。

【经典习题】

1. 不适用于连枷胸的处理措施是
   A. 气管插管吸痰，给氧辅助呼吸
   B. 浮动胸壁牵引
   C. 胸壁加压，包扎固定
   D. 胸腔镜骨折固定
   E. 开胸骨折固定

答案： C

考点： 连枷胸的处理措施

解析： 连枷胸是指多根多处肋骨骨折，胸壁软化范围大，反常呼吸运动明显，胸壁已软化，不能再加压包扎固定，需要做气管插管或气管切开，以利于抽吸痰液、给氧和辅助呼吸。C项只适合闭合性单处肋骨骨折。故选C。

2. 多根多处肋骨骨折患者，最典型的症状和体征是
   A. 疼痛剧烈
   B. 呼吸困难
   C. 伤处肿胀青紫
   D. 反常呼吸运动
   E. 胸廓挤压痛

答案：D

考点：反常呼吸运动

解析：反常呼吸运动是一种病理的呼吸运动，是胸部外伤后致胸部多发肋骨骨折，胸部软化所致，正常人在吸气时胸廓抬起，呼气时胸壁下降；反常呼吸运动正好相反，在吸气时胸廓下降，呼气时胸壁抬起。故选D，可排除其他选项。

第十七节　纵隔肿瘤

一、临床表现

纵隔肿瘤的症状与肿瘤大小、部位、生长方向和速度、质地、性质等有关。良性肿瘤由于生长缓慢，向胸腔方向生长，可生长到相当大的程度尚无症状或很轻微。恶性肿瘤侵蚀程度高，进展迅速，故肿瘤较小时已经出现症状。常见症状有胸痛、胸闷、刺激或压迫呼吸系统、神经系统、大血管、食管的症状。此外，还可出现一些与肿瘤性质相关的特异性症状。

二、诊断及鉴别诊断

临床表现对诊断有重要参考意义，必要的辅助检查也有助于诊断，如胸部影像学检查、超声扫描、放射性核素^{131}I扫描、颈部肿大淋巴结活检、气管镜、食管镜、纵隔镜等。

三、治疗原则

除恶性淋巴源性肿瘤适用放射治疗外，绝大多数原发性纵隔肿瘤只要无其他禁忌证，均应外科治疗（2023）。

【经典习题】

1. 后纵隔肿瘤最常见的是
   A. 畸胎瘤
   B. 神经源性肿瘤
   C. 胸腺瘤
   D. 淋巴源肿瘤
   E. 胸内甲状腺肿

答案：B

考点：纵隔肿瘤的好发部位

解析：纵隔肿瘤是一组起源于纵隔的肿瘤，包括胸腺瘤、胸内甲状腺肿、支气管囊肿、皮样囊肿、畸胎瘤、淋巴肉瘤、恶性淋巴瘤、心包囊肿、脂肪瘤、神经源性肿瘤、食管囊肿等，以良性者居多。后纵隔肿瘤最常见的是神经源性肿瘤。故选B。

（2~3题共用题干）

女，48岁。胸闷不适半年，近来出现进行性四肢无力。胸部X线片发现右前上纵隔阴影。

2. 该患者首先考虑的诊断是
   A. 食管囊肿
   B. 胸腺瘤
   C. 神经源性肿瘤
   D. 胸内甲状腺
   E. 支气管囊肿

答案：B

考点：胸腺瘤的诊断

解析：前上纵隔肿瘤以胸腺瘤最常见，其他包括畸胎瘤、淋巴源性肿瘤、甲状腺肿瘤等。胸腺瘤患者约15%合并重症肌无力。而重症肌无力患者中约有半数以上有胸腺瘤或胸腺增生异常。本例进行性四肢无力，应诊断为胸腺瘤。食管囊肿位于后下纵隔。神经源性肿瘤常位于后纵隔。支气管囊肿位于中纵隔。故选B。

3. 该患者首选的治疗措施是
   A. 介入治疗
   B. 射频治疗
   C. 化疗
   D. 放疗
   E. 手术治疗

答案：E

考点：纵隔肿瘤的治疗

解析：纵隔肿瘤的治疗，除恶性淋巴瘤适用于放射治疗外，其他均首选手术切除。故选E。

第二章　心血管系统

第一节　心力衰竭

一、概述

（一）基本病因及诱因（★★★）

1. 基本病因（2018）　几乎所有类型的心脏、大血管疾病均可引起心力衰竭（心衰）。心力衰竭反映心脏的泵血功能障碍，也就是心肌的舒缩功能不全。从病理生理的角度来看，心肌舒缩功能障碍大致上可分为由原发性心肌损害及由于心脏长期容量和/或压力负荷过重，导致心肌功能由代偿最终发展为失代偿两大类：

（1）原发性心肌损害

1）缺血性心肌损害：冠心病心肌缺血和/或心肌梗死是引起心力衰竭的最常见的原因之一。

2）心肌炎和各种类型的原发性或继发性心肌病：均可导致心力衰竭，以病毒性心肌炎及原发性扩张型心肌病最为常见。

3）心肌代谢障碍性疾病：以糖尿病心肌病最为常见，其他如继发于甲状腺功能亢进症或减低的心肌病，心肌淀粉样变性等。

（2）心脏负荷过重

1）压力负荷（后负荷）过重：见于高血压、主动脉瓣狭窄、肺动脉高压、肺动脉瓣狭窄等左、右心室收缩期射血阻力增加的疾病。

2）容量负荷（前负荷）过重：见于以下两种情况。①心脏瓣膜关闭不全，血液反流，如主动脉瓣关闭不全、二尖瓣关闭不全（2019）等；②左、右心或动静脉分流性先天性心血管病，如间隔缺损、动脉导管未闭等。

（3）心室充盈障碍：见于二尖瓣狭窄、心脏压塞、限制型心肌病、缩窄性心包炎等，引起心室充盈受限，体循环、肺循环淤血。

2. 诱因　有基础心脏病的患者，其心力衰竭症状往往由一些增加心脏负荷的因素所诱发。常见的诱发心力衰竭的原因有：

（1）感染：呼吸道感染是最常见、最重要的诱因。感染性心内膜炎作为心力衰竭的诱因也不少见，常因其发病隐袭而易漏诊。

（2）心律失常：心房颤动是器质性心脏病最常见的心律失常之一，也是诱发心力衰竭最重要的因素。

（3）血容量增加：如摄入钠盐过多，静脉输入液体过多、过快等。

（4）过度体力劳累或情绪激动：如妊娠后期及分娩过程，暴怒等。

（5）治疗不当：如不恰当停用利尿药物或降血压药等。

（6）原有心脏病变加重或并发其他疾病：如冠心病发生心肌梗死，风湿性心瓣膜病出现风湿活动、合并甲状腺功能亢进症或贫血等。

（二）心力衰竭的类型

1. 左心衰、右心衰和全心衰　左心衰指左心室代偿功能不全而发生的心力衰竭，临床上较为常见，以肺循环淤血为特征。单纯的右心衰竭主要见于肺源性心脏病及某些先天性心脏病，以体循环淤血为主要表现。左心衰竭后肺动脉压力增高，使右心负荷加重，长时间后，右心衰竭也继之出现，即为全心衰。

2. 急性和慢性心衰　急性心衰系因急性的严重心肌损害或突然加重的负荷，使心功能正常或处于代偿期的心脏在短时间内发生衰竭或使慢性心衰急剧恶化。临床上以急性左心衰常见，表现为急性肺水肿或心源性休克。

慢性心衰（CHF）有一个缓慢的发展过程，一般均有代偿性心脏扩大或肥厚及其他代偿机制参与。

3. 射血分数降低性心衰和射血分数保留性心衰

对心衰的描述主要基于左心室射血分数（LVEF）。LVEF<40%的心衰称为射血分数降低性心衰。LVEF≥50%者称为射血分数保留性心衰，存在左心室肥厚或左心房增大等充盈压升高，舒张功能受损的表现。LVEF在40%~49%者称为中间范围射血分数心衰，以轻度收缩功能障碍为主，同时伴有舒张功能不全的特点。

（三）心功能分级

美国纽约心脏病协会（NYHA）分级是按诱发心力衰竭症状的活动程度将心功能的受损状况分为4级。

Ⅰ级：患者患有心脏病，但日常活动量不受限制，一般活动不引起疲乏、心悸、呼吸困难或心绞痛。

Ⅱ级（2014）：心脏病患者的体力活动受到轻度的限制，休息时无自觉症状，但平时一般活动下可出现疲乏、心悸、呼吸困难或心绞痛。

Ⅲ级（2023）：心脏病患者体力活动明显受限，小于平时一般活动即引起上述的症状。

Ⅳ级（2008）：心脏病患者不能从事任何体力活动。休息状态下也出现心衰的症状，体力活动后加重。

二、慢性心力衰竭

（一）临床表现（2011）（★★★）

临床上左心衰竭最为常见，单纯右心衰竭较少见。左心衰竭后继发右心衰竭而致全心衰者，及由于严重广泛心肌疾病同时波及左、右心而发生全心衰者临床上更为多见。

1. 左心衰竭　以肺淤血及心输出量降低表现为主。

（1）症状

1）程度不同的呼吸困难：①劳力性呼吸困难：是左心衰竭最早出现的症状，系因运动使回心血量增加，左心房压力升高，加重了肺淤血。②端坐呼吸：肺淤血达到一定的程度时，患者不能平卧，因平卧时回心血量增多且横膈上抬，呼吸更为困难。③夜间阵发性呼吸困难：患者已入睡后突然因憋气而惊醒，被迫采取坐位，呼吸深快，重者可有哮鸣音，称之为“心源性哮喘”。大多于端坐休息后可自行缓解。④急性肺水肿：是“心源性哮喘”的进一步发展，是左心衰呼吸困难最严重的形式。

2）咳嗽、咳痰、咯血：咳嗽、咳痰是肺泡和支气管黏膜淤血所致，开始常于夜间发生，坐位或立位时咳嗽可减轻，白色浆液性泡沫状痰为其特点。偶可见痰中带血丝。长期慢性淤血肺静脉压力升高，导致肺循环和支气管血液循环之间形成侧支，在支气管黏膜下形成扩张的血管，此种血管一旦破裂可引起大咯血。

3）乏力、疲倦、头晕、心悸：这些是心输出量不足，器官、组织灌注不足及代偿性心率加快所致的主要症状。

4）少尿及肾功能损害症状：严重的左心衰竭血液进行再分配时，首先是肾的血流量明显减少，患者可出现少尿。长期慢性的肾血流量减少可出现血尿素氮、肌酐升高并可有肾功能不全的相应症状。

（2）体征

1）肺部湿啰音：由于肺毛细血管压增高，液体可渗出到肺泡而出现湿啰音。随着病情的由轻到重，肺部啰音可从局限于肺底部直至全肺。患者如取侧卧位则下垂的一侧啰音较多。

2）心脏体征：除基础心脏病的固有体征外，慢性左心衰的患者一般均有心脏扩大（单纯舒张性心衰除外）、肺动脉瓣区第二心音亢进及舒张期奔马律。

2. 右心衰竭　以体静脉淤血的表现为主。

（1）症状

1）消化道症状：胃肠道及肝脏淤血引起腹胀、食欲缺乏、恶心、呕吐等是右心衰最常见的症状。

2）劳力性呼吸困难：继发于左心衰的右心衰呼吸困难业已存在。单纯性右心衰为分流性先天性心脏病或肺部疾病所致，也均有明显的呼吸困难。

（2）体征

1）水肿：体静脉压力升高使皮肤等软组织出现水肿，其特征为首先出现于身体最低垂的部位，常为对称性可压陷性。

2）颈静脉征：颈静脉搏动增强、充盈、怒张是右心衰时的主要体征，肝颈静脉反流征阳性则更具特征性。

3）肝脏肿大：肝脏因淤血肿大常伴压痛，持续慢性右心衰可致心源性肝硬化，晚期可出现黄疸、肝功能受损及大量腹水。

4）心脏体征：除基础心脏病的相应体征之外，右心衰时可因右心室显著扩大而出现三尖瓣关闭不全的反流性杂音。

【巧妙记忆】　*左心衰肺淤血，右心衰体淤血。左心衰——呼吸困难（劳累、夜间阵发、端坐），舒张期奔马律；右心衰——水肿，颈静脉怒张。*

3. 全心衰竭　右心衰继发于左心衰而形成的全心衰，当右心衰出现之后，右心输出量减少，因此阵发性呼吸困难等肺淤血症状反而有所减轻。扩张型心肌病等表现为左、右心室同时衰竭者，肺淤血症状往往不很严重，左心衰的表现主要为心输出量减少的相关症状和体征。

（二）诊断与鉴别诊断

1. 诊断　心力衰竭的诊断是综合病因、病史、症状、体征及客观检查而作出的。首先应有明确的器质性心脏病的诊断。心衰的症状体征是诊断心衰的重要依据。疲乏、无力等由于心输出量减少的症状无特异性，诊断价值不大，而左心衰竭的肺淤血引起不同程度的呼吸困难，右心衰竭的体循环淤血引起的颈静脉怒张、肝大、水肿等是诊断心衰的重要依据。

2. 鉴别诊断　心力衰竭主要应与以下疾病相鉴别。

（1）左心衰竭夜间阵发性呼吸困难，常称之为“心源性哮喘”应与支气管哮喘相鉴别。前者多见于老年人，有高血压或慢性心瓣膜病史，后者多见于青少年有过敏史；前者发作时必须坐起，重症者肺部有干湿啰音，甚至咳粉红色泡沫痰，后者发作时双肺可闻及典型哮鸣音，咳出白色黏痰后呼吸困难常可缓解。

（2）心包积液、缩窄性心包炎时，由于腔静脉回流受阻同样可以引起颈静脉怒张、肝大、下肢水肿等表现，应根据病史、心脏及周围血管体征进行鉴别，超声心动图检查可得以确诊。

（3）肝硬化腹水伴下肢水肿应与慢性右心衰竭鉴别，除基础心脏病体征有助于鉴别外，非心源性肝硬化不会出现颈静脉怒张等上腔静脉回流受阻的体征。

（三）治疗（★★★）

1. 病因治疗

（1）基本病因的治疗：对所有有可能导致心脏功能受损的常见疾病如高血压、冠心病、糖尿病、代谢综合征等，在尚未造成心脏器质性改变前即应早期进行有效的治疗。对于少数病因未明的疾病如原发性扩张型心肌病等亦应早期干预，从病理生理层面延缓心室重塑过程。

（2）消除诱因：常见的诱因为感染，特别是呼吸道感染，应积极选用适当的抗菌药物治疗。对于发热持续1周以上者应警惕感染性心内膜炎的可能性。心律失常特别是心房颤动也是诱发心力衰竭的常见原因，对心室率很快的心房颤动应尽快控制心室率，如有可能应及时复律。潜在的甲状腺功能亢进、贫血等也可能是心力衰竭加重的原因，应注意检查并予以纠正。

2. 一般治疗

（1）休息：控制体力活动，避免精神刺激，降低心脏的负荷，有利于心功能的恢复。但长期卧床易发生静脉血栓形成甚至肺栓塞，同时也使消化功能减低，肌肉萎缩。因此，应鼓励心衰患者主动运动，根据病情轻重不同，从床边小坐开始逐步增加症状限制性有氧运动，如散步等。

（2）控制钠盐摄入：心衰患者血容量增加，且体内水钠潴留，因此减少钠盐的摄入有利于减轻水肿等症状，但应注意在应用强效排钠利尿药时，过分严格限盐可导致低钠血症。

3. 药物治疗

（1）利尿药的应用：利尿药是心力衰竭治疗中最常用的药物，通过排钠排水减轻心脏的容量负荷，对缓解淤血症状，减轻水肿有十分显著的效果。常用的利尿药如下。

1）噻嗪类利尿药：以氢氯噻嗪（双氢克尿塞）为代表，作用于肾远曲小管，抑制钠的再吸收。噻嗪类利尿药可抑制尿酸的排泄，引起高尿酸血症，长期大剂量应用还可干扰糖及胆固醇代谢，应注意监测。

2）袢利尿药：以呋塞米（速尿）为代表，作用于Henle袢的升支，在排钠的同时也排钾，为强效利尿药。低血钾是这类利尿药的主要副作用，必须注意补钾。

3）保钾利尿药：常用的如下。①螺内酯（安体舒通）：作用于肾远曲小管，干扰醛固酮的作用，使钾离子吸收增加，同时排钠利尿，但利尿效果不强。②氨苯蝶啶：直接作用于肾远曲小管，排钠保钾，利尿作用不强。③阿米洛利：作用机制与氨苯蝶啶相似，利尿作用较强而保钾作用较弱，可单独用于轻型心衰的患者。保钾利尿药，可能产生高钾血症。一般与排钾利尿药联合应用时，发生高血钾的可能性较小。

【巧妙记忆】 内陆鼎保驾是指螺内酯、阿米洛利和氨苯蝶啶三者为保钾利尿药。

（2）肾素-血管紧张素-醛固酮系统抑制剂

1）血管紧张素转换酶抑制药：血管紧张素转换酶（ACE）抑制剂除了发挥扩管作用改善心衰时的血流动力学、减轻淤血症状外，更重要的是降低心衰患者代偿性神经-体液的不利影响，限制心肌、小血管的重塑，以达到维护心肌的功能，推迟充血性心力衰竭的进展，降低远期死亡率的目的。

2）血管紧张素受体阻断药：血管紧张素受体阻断药（ARBs），其阻断肾素-血管紧张素系统（RAS）的效应与ACE抑制剂相同甚至更完全，但缺少抑制缓激肽降解作用，其治疗心力衰竭的临床对照研究的经验尚不及ACE抑制剂。

3）醛固酮受体拮抗剂的应用：螺内酯等抗醛固酮制剂作为保钾利尿药，对抑制心血管的重构、改善慢性心力衰竭的远期预后有很好的作用。

（3）β受体阻断药的应用：在临床上所有有心功能不全且病情稳定的患者均应使用β受体阻断药，除非有禁忌或不能耐受。应用本类药物的主要目的并不在于短时间内缓解症状，而是长期应用以达到延缓病变进展、减少复发和降低猝死率的目的。

【巧妙记忆】 对提高慢性心力衰竭患者生存率无明显作用的药物为钙通道拮抗剂；对降低慢性心力衰竭患者总死亡率较为肯定的药物为血管紧张素转换酶抑制药；不能降低慢性心力衰竭患者总死亡率的药物为洋地黄。

（4）正性肌力药

1）洋地黄类药物：常用的洋地黄制剂为地高辛、洋地黄毒苷及毛花苷C（西地兰）、毒毛花苷K等。

应用洋地黄的适应证：心力衰竭无疑是应用洋地黄的主要适应证，在利尿药、ACE抑制剂（或ARBs）和β受体阻断药治疗过程中持续有心衰症状的患者，可考虑加用地高辛。但对不同病因所致的心力衰竭对洋地黄的治疗反应不尽相同。

洋地黄中毒及其处理：①洋地黄中毒表现：洋地黄中毒最重要的反应是各类心律失常，最常见者为室性期前收缩，多表现为二联律，非阵发性交界区心动过速，房性期前收缩，心房颤动及房室传导阻滞。②洋地黄中毒的处理：发生洋地黄中毒后应立即停药。单发性室性期前收缩、一度房室传导阻滞等停药后常自行消失；对快速性心律失常者，如血钾浓度低则可用静脉补钾，如血钾不低可用利多卡因或苯妥英钠。电复律一般禁用，因易致心室颤动。有传导阻滞及缓慢性心律失常者可用阿托品静脉注射，一般不需安置临时心脏起搏器。

【巧妙记忆】 快速房性心律失常又伴有传导阻滞是洋地黄中毒的特征性表现。

2）非洋地黄类正性肌力药：肾上腺素受体兴奋剂：多巴胺是去甲肾上腺素的前体，其作用随应用剂量的大小而表现不同，较小剂量[2~5μg/(kg·min)]表现为心肌收缩力增强、血管扩张，特别是肾小动脉扩张，心率加快不明显。这些都是治疗心衰所需的作用。

（四）顽固性心力衰竭的治疗

对这类患者应努力寻找潜在的原因，并设法纠正

(2007、2011)，或者患者是否有与心脏无关的其他疾病，如肿瘤等。同时调整心衰用药，强效利尿药和血管扩张制剂及正性肌力药物联合应用等。对高度顽固水肿也可使用血液滤过或超滤，对适应证掌握恰当，超滤速度及有关参数调节适当时，常可即时明显改善症状。

【巧妙记忆】　对不可逆 CHF 患者大多是病因无法纠正的，如扩张型心肌病、晚期缺血性心肌病患者，心肌情况已至终末状态不可逆转。其唯一的出路是心脏移植。

三、急性左心衰竭

（一）病因

心脏解剖或功能的突发异常，使心输出量急剧降低和肺静脉压突然升高均可发生急性左心衰竭。常见的病因有：

1. 与冠心病有关的急性广泛前壁心肌梗死、乳头肌梗死断裂、室间隔破裂穿孔等。

2. 感染性心内膜炎引起的瓣膜穿孔、腱索断裂所致瓣膜性急性反流。

3. 其他高血压心脏病血压急剧升高，原有心脏病的基础上快速心律失常或严重缓慢性心律失常，输液过多过快等。

（二）临床表现（2016）

突发严重呼吸困难，呼吸频率常达每分钟 30～40 次，强迫坐位、面色灰白、发绀、大汗、烦躁，同时频繁咳嗽，咳粉红色泡沫状痰（2013）。极重者可因脑缺氧而致神志模糊。发病开始可有一过性血压升高，病情如不缓解，血压可持续下降直至休克。听诊时两肺满布湿啰音和哮鸣音，心尖部第一心音减弱，频率快，同时有舒张早期第三心音而构成奔马律(2012)，肺动脉瓣第二心音亢进。胸部 X 线片显示：早期间质水肿时，上肺静脉充盈、肺门血管影模糊、小叶间隔增厚；肺水肿时表现为蝶形肺门；严重肺水肿时，为弥漫满肺的大片阴影。

（三）抢救措施（2014、2017、2018）（★★★）

急性左心衰竭时的缺氧和高度呼吸困难是致命的威胁，必须尽快使之缓解。

1. 患者取坐位，双腿下垂，以减少静脉回流。

2. 吸氧　立即高流量鼻管给氧，对病情特别严重者应采用面罩呼吸机持续加压或双水平气道正压给氧，使肺泡内压增加，一方面可以使气体交换加强，另一方面可以对抗组织液向肺泡内渗透。

3. 吗啡　吗啡 3～5mg 静脉注射不仅可以使患者镇静，减少躁动所带来的额外的心脏负担，同时也具有小血管舒张的功能而减轻心脏的负荷。

4. 快速利尿　呋塞米（2014、2016）20～40mg 静注，于 2 分钟内推完，10 分钟内起效，可持续 3～4 小时，4 小时后可重复 1 次。

5. 血管扩张剂　以硝酸甘油、硝普钠（2013）或重组人脑利钠肽（rhBNP）静脉滴注。

6. 正性肌力药。

7. 洋地黄类药物　可考虑用毛花苷 C 静脉给药，最适合用于有心房颤动伴有快速心室率并已知有心室扩大伴左心室收缩功能不全者。

8. 机械辅助治疗　主动脉内球囊反搏（IABP）和临时心肺辅助系统，对极危重患者，有条件的医院可采用。

【巧妙记忆】　急性左心衰竭的抢救可记为：坐位吸氧加吗啡，利尿扩管洋地黄。

【经典习题】

1. 左心衰竭患者合并右心衰竭后，可能减轻左心衰竭时的临床症状是
   A. 恶心
   B. 喘憋
   C. 肝大
   D. 颈静脉充盈
   E. 下肢水肿

答案： B

考点： 左心衰竭

解析： 左心衰竭时，由于肺部淤血导致患者呼吸困难，出现喘憋，但是右心衰竭后，肺部血流量减少，导致左心衰的肺淤血程度有所下降，喘憋等呼吸困难的表现反而有所减轻。故选 B。

2. 处置顽固性心力衰竭首先要
   A. 血管重建
   B. 心脏移植
   C. 血液超滤
   D. 寻找病因
   E. 加大正性肌力药物的剂量

答案： D

考点： 心力衰竭的治疗

解析： 所谓顽固性心力衰竭就是心力衰竭经药物治疗后仅有一过性的好转或者根本治疗无效，分析原因是关键，对所有可能导致心脏功能受损的常见疾病，如高血压病、冠心病、糖尿病、代谢综合征等进行有效治疗，延缓疾病进展。故选 D。

3. 女，36 岁。喘憋、咯血 3 小时。查体：BP 130/70mmHg，双肺布满湿啰音和哮鸣音，心率 102 次/分，律齐，P_2亢进，心尖部可闻及舒张期杂音。该患者最适宜的治疗是
   A. 静脉滴注多巴胺

B. 口服凝血酶
C. 静脉滴注垂体后叶素
D. 静脉推注呋塞米
E. 静脉推注毛花苷 C

答案：D

考点：急性左心衰竭的治疗

解析：患者喘憋，双肺满布湿啰音，可考虑为急性左心衰竭。多巴胺属正性肌力药，可降低外周阻力、扩张肾血管；呋塞米属于袢利尿药的代表，排钠排钾，为强效利尿药。急性左心衰患者应快速利尿，首选呋塞米静注，有利于减轻心脏负荷、扩张静脉、缓解肺水肿。故选 D。

第二节　心律失常

一、窦性心律失常

（一）病因和临床意义

窦性心律失常多为生理性原因所致，如情绪激动、体力活动、进食、饮酒和茶或咖啡、沐浴等；也可见于病理原因，如发热、心脏神经症、心肌炎、甲亢、贫血、休克及缺氧等；药物，如肾上腺素类、阿托品类也能引起窦性心动过速。

（二）窦性心动过速

1. 临床表现　当心率过快时，患者可出现心悸、气短、胸闷、烦躁等症状，甚至可出现胸痛。

2. 心电图特点　正常窦性心律的冲动起源于窦房结，频率为 60～100 次/分。心电图显示窦性心律的 P 波在Ⅰ、Ⅱ、aVF 导联直立，在 aVR 倒置。PR 间期 0.12～0.20 秒。

3. 处理原则　窦性心动过速的治疗应针对病因和去除诱发因素，如治疗心力衰竭、纠正贫血、控制甲状腺功能亢进等。必要时用β受体阻断药（2018）或非二氢吡啶类钙通道阻滞药（如地尔硫䓬）减慢心率。

（三）窦性心动过缓

1. 临床表现　表现为气短、疲劳、头晕、胸闷等症状，严重时可出现晕厥。

2. 心电图特点　成人窦性心律的频率低于 60 次/分，称为窦性心动过缓。窦性心动过缓常同时伴有窦性心律不齐（不同 PP 间期的差异大于 0.12 秒）。

3. 处理原则　无症状的窦性心动过缓通常无须治疗（2015）。如因心率过慢，出现心输出量不足症状，可应用阿托品、麻黄碱或异丙肾上腺素等药物（2017），但长期应用往往效果不确定，易发生严重副作用，故应考虑心脏起搏治疗。

（四）病态窦房结综合征

病态窦房结综合征是由窦房结病变导致功能减退，产生多种心律失常的综合表现。患者可在不同时间出现一种以上的心律失常。病窦综合征经常同时合并心房自律性异常。部分患者同时有房室传导功能障碍。

1. 心电图特点　心电图主要表现包括：

（1）持续而显著的窦性心动过缓（50 次/分以下），且并非由于药物引起。

（2）窦性停搏与窦房传导阻滞。

（3）窦房传导阻滞与房室传导阻滞并存。

（4）心动过缓-心动过速综合征，这是指心动过缓与房性快速性心律失常（心房扑动、心房颤动或房性心动过速）交替发作。

2. 处理原则　若患者无心动过缓有关的症状，不必治疗，仅定期随诊观察。对于有症状的病窦综合征患者，应接受起搏器治疗。心动过缓-心动过速综合征患者发作心动过速，单独应用抗心律失常药物治疗，可能加重心动过缓。应用起搏治疗后，患者仍有心动过速发作，可同时应用抗心律失常药物。

二、房性及交界性心律失常

（一）房性期前收缩

1. 常见病因　房性期前收缩，激动起源于窦房结以外心房的任何部位。各种器质性心脏病患者均可发生房性期前收缩，并可能是快速性房性心律失常的先兆。

2. 心电图特点　房性期前收缩的 P 波提前发生，与窦性 P 波形态不同。如发生在舒张早期，适逢房室结尚未脱离前次搏动的不应期，可产生传导中断，无 QRS 波发生（被称为阻滞的或未下传的房性期前收缩）或缓慢传导（下传的 PR 间期延长）现象。

3. 治疗　房性期前收缩通常无须治疗。当有明显症状或因房性期前收缩触发室上性心动过速时，应给予治疗。吸烟、饮酒与咖啡均可诱发房性期前收缩，应劝导患者戒除或减量。治疗药物包括普罗帕酮、莫雷西嗪或β受体阻断药。

（二）阵发性室上性心动过速

1. 病因　患者通常无器质性心脏病表现，不同性别与年龄均可发生。

2. 临床表现（2014、2017）　心动过速表现为突然发作突然终止，持续时间长短不一。症状包括心悸、胸闷、焦虑不安、头晕，少见有晕厥、心绞痛、心力衰竭与休克。症状轻重取决于发作时心室率快速的程度及持续时间，亦与基础心脏病的严重程度有关。

3. 心电图特点（2006、2007、2008、2015）

（1）心率150~250次/分，节律规则。

（2）QRS波群形态与时限均正常，但发生室内差异性传导或原有束支传导阻滞时，QRS波群形态异常。

（3）P波为逆行性（Ⅱ、Ⅲ、aVF导联倒置），常埋藏于QRS波群内或位于其终末部分，P波与QRS波群保持固定关系。

（4）起始突然，通常由一个房性期前收缩触发，其下传的PR间期显著延长，随之引起心动过速发作。

4. 治疗

（1）急性发作期：应根据患者基础的心脏状况，既往发作的情况及对心动过速的耐受程度作出适当处理。

（2）预防复发：是否需要给予患者长期药物预防，取决于发作频繁程度及发作的严重性。药物的选择可依据临床经验或心内电生理试验结果。洋地黄、长效钙通道阻滞药或β受体阻断药可供首先选用。

（三）心房扑动及颤动

1. 心房扑动

（1）常见病因：包括风湿性心脏病，冠心病，高血压性心脏病，心肌病，肺栓塞，慢性充血性心力衰竭，二、三尖瓣狭窄与反流导致心房扩大，甲亢，酒精中毒，心包炎等。

（2）临床表现：房扑往往有不稳定的倾向，按摩颈动脉窦能突然成比例减慢房扑的心室率，停止按摩后又恢复至原先心室率水平。

（3）心电图特点：①心房活动呈现规律的锯齿状扑动波称为F波，扑动波之间的等电线消失，在Ⅱ、Ⅲ、aVF或V_1导联最为明显。典型房扑的心房率通常为250~350次/分。②心室律规则或不规则，取决于房室传导比率是否恒定。③出现室内差异传导、原先有束支传导阻滞或经房室旁路下传时，QRS波群增宽、形态异常。

（4）治疗：①最有效终止房扑的方法是直流电复律（2023）；②钙通道阻滞药维拉帕米或地尔硫䓬（硫氮䓬酮），能有效减慢房扑之心室率；③ⅠA（如奎尼丁）或ⅠC（如普罗帕酮）类抗心律失常药能有效转复房扑并预防复发；④单独应用洋地黄未能奏效，可联合应用β受体阻断药或非二氢吡啶类钙通道阻滞药。

2. 心房颤动

（1）常见病因：房颤可见于正常人，心脏与肺部疾病患者发生急性缺氧、高碳酸血症、代谢或血流动力学紊乱时亦可出现房颤。房颤常发生于原有心血管疾病者。

（2）临床表现（2020、2023）：房颤症状的轻重受心室率快慢影响。心室率超过150次/分，患者可发生心绞痛与充血性心力衰竭（2013）。心室率不快时，患者可无症状。房颤时心房有效收缩消失，心输出量比窦性心律时减少达25%或更多。

【巧妙记忆】第一心音强度变化不定、心律极不规则和脉搏短绌为心房颤动的三大体征（2008、2021）。

（3）心电图特点：①P波消失，代之以小而不规则的基线波动，形态与振幅变化不定，称为f波；频率350~600次/分（2007、2012）。②心室率极不规则，房颤未接受药物治疗、房室传导正常者，心室率通常为100~160次/分，药物（儿茶酚胺类等）、运动、发热、甲状腺功能亢进等均可缩短房室结不应期，使心室率加速；相反，洋地黄延长房室结不应期，减慢心室率。③QRS波群形态通常正常，当心室率过快，发生室内差异性传导，QRS波群增宽变形。

【巧妙记忆】心电图特征主要为出现f波，有答题特异性。

（4）治疗：应积极寻找房颤的原发疾病和诱发因素，作出相应处理。

1）急性心房颤动：初次发作的房颤且在24~48小时以内，称为急性房颤。通常，发作可在短时间内自行终止。对于症状显著者，应迅速给予治疗。最初治疗的目标是减慢快速的心室率。

2）慢性心房颤动：根据慢性房颤发生的持续状况，可分为阵发性、持续性与永久性三类。阵发性房颤常能自行终止，急性发作的处理如上所述。持续性房颤不能自动转复为窦性心律。复律治疗成功与否与房颤持续时间的长短、左心房大小和年龄有关。慢性房颤经复律与维持窦性心律治疗无效者，称为永久性房颤。此时，治疗目的应为控制房颤过快的心室率，可选用β受体阻断药、钙通道阻滞药或地高辛。但应注意这些药物的禁忌证。

3）预防栓塞并发症：房颤患者的栓塞发生率较高。合并瓣膜病患者，需应用华法林抗凝。对于非瓣膜病患者，需用$CHADS_2$评分法进行危险分层，根据患者是否有近期心力衰竭（1分）、高血压（1分）、年龄≥75岁（1分）、糖尿病（1分）和血栓栓塞病史（2分）确定房颤患者的危险分层，$CHADS_2$评分≥2的患者发生血栓栓塞危险性较高，应该接受华法林抗凝治疗（2018）。

三、室性心律失常

（一）室性期前收缩

1. 常见病因　室性期前收缩常见于高血压、冠心病、心肌病、风湿性心脏病与二尖瓣脱垂患者。

2. 心电图特点　提前发生的QRS波群，时限通常超过0.12秒、宽大畸形，ST段与T波的方向与QRS主波方向相反（2017）。

【巧妙记忆】心电图出现宽大畸形，QRS波群提前为室性期前收缩的答题特异性选项。

3. 治疗　首先应对患者室性期前收缩的类型、症状及其原有心脏病变作全面的了解；然后，根据不同的临床状况决定是否给予治疗，采取何种方法治疗以及确定治疗的终点。

（1）无器质性心脏病：室性期前收缩不会增加此类患者发生心脏性死亡的危险性，如无明显症状，不必使用药物治疗（2016）。如患者症状明显，治疗以消除症状为目的。

（2）急性心肌缺血：在急性心肌梗死发病开始的24小时内，患者有很高的原发性心室颤动的发生率。目前不主张预防性应用抗心律失常药物。若急性心肌梗死发生窦性心动过速与室性期前收缩，早期应用β受体阻断药可能减少心室颤动的危险。

（3）慢性心脏病变：心肌梗死后或心肌病患者常伴有室性期前收缩。应当避免应用Ⅰ类药物治疗心肌梗死后室性期前收缩。β受体阻断药对室性期前收缩的疗效不显著，但能降低心肌梗死后猝死发生率、再梗死率和总病死率。

（二）室性心动过速

1. 常见病因　室速常发生于各种器质性心脏病患者。最常见为冠心病，特别是曾有心肌梗死的患者。其次是心肌病、心力衰竭、二尖瓣脱垂、心瓣膜病等，其他病因包括代谢障碍、电解质紊乱、长QT综合征等。室速偶可发生在无器质性心脏病者。

2. 临床表现　室速的临床症状轻重视发作时心室率、持续时间、基础心脏病变和心功能状况不同而异。非持续性室速（发作时间短于30秒，能自行终止）的患者通常无症状。持续性室速（发作时间超过30秒，需药物或电复律始能终止）常伴有明显血流动力学障碍与心肌缺血。临床症状包括低血压、少尿、晕厥、气促、心绞痛等。

听诊心律轻度不规则，第一、二心音分裂，收缩期血压可随心搏变化。如发生完全性室房分离，第一心音强度经常变化，颈静脉间歇出现巨大a波。当心室搏动逆传并持续夺获心房，心房与心室几乎同时发生收缩，颈静脉呈现规律而巨大的a波。

3. 心电图特点（2001、2011、2015、2017）

（1）3个或以上的室性期前收缩连续出现。

（2）QRS波群形态畸形，时限超过0.12秒；ST-T波方向与QRS波群主波方向相反。

（3）心室率通常为100～250次/分；心律规则，但亦可略不规则。

（4）心房独立活动与QRS波群无固定关系，形成室房分离；偶尔个别或所有心室激动逆传夺获心房。

（5）通常发作突然开始。

（6）心室夺获与室性融合波（2018）。室速发作时少数室上性冲动可下传心室，产生心室夺获，表现为在P波之后，提前发生一次正常的QRS波群。

4. 治疗

（1）终止室速发作：室速患者如无显著的血流动力学障碍，首先给予静脉注射利多卡因或普鲁卡因胺（2007、2018），同时静脉持续滴注。洋地黄中毒引起的室速，不宜用电复律，应给予药物治疗。

（2）预防复发：应努力寻找和治疗诱发及使室速持续的可逆性病变，治疗充血性心力衰竭有助于减少室速发作。窦性心动过缓或房室传导阻滞时，心室率过于缓慢，亦有利于室性心律失常的发生，可给予阿托品治疗或应用人工心脏起搏。

（三）心室颤动

1. 常见病因　心室扑动与颤动常见于缺血性心脏病。此外，抗心律失常药物，特别是引起QT间期延长与尖端扭转的药物，严重缺氧、缺血、预激综合征合并房颤与极快的心室率、电击伤等亦可引起。心室扑动与颤动为致命性心律失常。

2. 临床表现　临床症状包括意识丧失、抽搐、呼吸停顿甚至死亡、听诊心音消失、脉搏触不到、血压亦无法测到。

3. 心电图特点　心室扑动呈正弦图形，波幅大而规则，频率150～300次/分（通常在200次/分以上），有时难与室速鉴别。心室颤动的波形、振幅与频率均极不规则，无法辨认QRS波群、ST段与T波。

【巧妙记忆】心室颤动时心电图出现正弦图形，有答题特异性。

4. 治疗　同心脏骤停与心脏性猝死处理方法。

四、心脏传导阻滞

（一）房室传导阻滞及室内传导阻滞

1. 常见病因　正常人或运动员可发生房室传导阻滞，与迷走神经张力增高有关，常发生于夜间。其他导致房室传导阻滞的病变有：急性心肌梗死、冠状动脉痉挛、病毒性心肌炎、心内膜炎、心肌病、急性风湿热、钙化性主动脉瓣狭窄、心脏肿瘤（特别是心包间皮瘤）等。Lev病（心脏纤维支架的钙化与硬化）与Lenegre病（传导系统本身的原发性硬化变性疾病）可能是成人孤立性慢性心脏传导阻滞最常见的病因。

2. 心电图特点

（1）一度房室传导阻滞（2020）：每个心房冲动都能传导至心室，但PR间期超过0.20秒。房室传导束的任何部位发生传导缓慢，均可导致PR间期延长。

（2）二度房室传导阻滞（2020）：通常将二度房室传导阻滞分为Ⅰ型和Ⅱ型，Ⅰ型又称文氏阻滞。

1）二度Ⅰ型房室传导阻滞：是最常见的第二度房室传导阻滞类型。表现为：①PR间期进行性延长（2017），直至一个P波受阻不能下传心室。②相邻RR间期进行性缩短，直至一个P波不能下传心室。③包含受阻P波在内的RR间期小于正常窦性PP间期的两倍。最常见的房室传导比率为3∶2和5∶4。在大多数情况下，阻滞位于房室结，QRS波群正常，极少数可位于希氏束下部，QRS波群呈束支传导阻滞图形。二度Ⅰ型房室传导阻滞很少发展为第三度房室传导阻滞。

2）二度Ⅱ型房室传导阻滞：心房冲动传导突然阻滞，但PR间期恒定不变。下传搏动的PR间期大多正常。当QRS波群增宽，形态异常时，阻滞位于希氏束-浦肯野系统。若QRS波群正常，阻滞可能位于房室结内。

【巧妙记忆】 二度Ⅰ型房室传导阻滞最常见的传导比例为3∶2或者5∶4，而二度Ⅱ型房室传导阻滞最常见的传导比例为3∶1或者4∶1。

（3）三度（完全性）房室传导阻滞（2013、2014、2023）：此时全部心房冲动均不能传导至心室。其特征：①心房与心室活动各自独立、互不相关；②心房率快于心室率，心房冲动来自窦房结或异位心房节律（房性心动过速、扑动或颤动）；③心室起搏点通常在阻滞部位稍下方。如位于希氏束及其近邻，心室率为40~60次/分，QRS波群正常，心律亦较稳定；如位于室内传导系统的远端，心室率可低至40次/分以下，QRS波群增宽，心室律亦常不稳定。

（二）房室传导阻滞的治疗

应针对不同的病因进行治疗。一度房室传导阻滞与二度Ⅰ型房室传导阻滞心室率不太慢者，无须特殊治疗。二度Ⅱ型与三度房室传导阻滞如心室率显著缓慢，伴有明显症状或血流动力学障碍，应给予起搏治疗。

阿托品可提高房室传导阻滞的心率，适用于阻滞位于房室结的患者。异丙肾上腺素适用于任何部位的房室传导阻滞，但不建议用于急性心肌梗死时，因可能导致严重室性心律失常。对于症状明显、心室率缓慢者，应及早给予临时性或永久性心脏起搏治疗（2018）。

【经典习题】

1. 室性心动过速心电图诊断的最主要依据是
   A. 心室律稍微不规则
   B. 心室率100~200次/分
   C. QRS波群形态宽大畸形
   D. 心室夺获和室性融合波
   E. 房室分离，房率>室率

答案：D

考点：室性心动过速的心电图表现

解析：室速的心电图特征：①3个或以上的室性期前收缩连续出现。②QRS波群形态畸形，时限超过0.12秒；ST-T波方向与QRS波群主波方向相反。③心室率通常为100~250次/分；心律规则，但亦可略不规则。④心房独立活动与QRS波群无固定关系，形成室房分离；偶尔个别或所有心室激动逆传夺获心房。⑤通常发作突然开始。⑥心室夺获与室性融合波：室速发作时少数室上性冲动可下传心室，产生心室夺获，表现为在P波之后，提前发生一次正常的QRS波群。室性融合波的QRS波群形态介于窦性与异位心室搏动之间，其意义为部分夺获心室。心室夺获与室性融合波的存在对确立室性心动过速诊断提供重要依据。故选D。

2. 女，37岁。因阵发性室上性心动过速行射频消融治疗，术中患者突然出现胸闷、烦躁、呼吸困难。查体：BP 80/70mmHg，颈静脉怒张，两肺呼吸音清，心界向两侧扩大。心率120次/分，律齐。各瓣膜听诊区未闻及杂音，奇脉（+）。导致其临床表现的机制是
   A. 心输出量增加，静脉压升高
   B. 心输出量不变，静脉压升高
   C. 心输出量下降，静脉压降低
   D. 心输出量增加，静脉压降低
   E. 心输出量下降，静脉压升高

答案：E

考点：心脏压塞的发病机制

解析：导管射频消融可能出现的并发症为误伤希氏束，造成二度或三度房室传导阻滞；心脏穿孔致心脏压塞等。呼吸困难是心包积液是最突出的症状。该患者呼吸困难、颈静脉怒张、血压下降、脉压变小、奇脉，考虑为心脏压塞。急性心脏压塞心室舒张期充盈受阻，周围静脉压升高，使心输出量显著降低，血压下降。故选E。

（3~4题共用题干）

女，38岁。突发心悸伴烦躁和胸闷30分钟，四肢发

凉，曾出现黑矇，收入急诊监护病房。查体：BP 70/50mmHg，心率180次/分，心律绝对不齐，心音强弱不等，心脏各瓣膜区未闻及杂音。心电图提示“预激综合征伴心房颤动”。

3. 该患者最适宜的处理是
  A. 静脉注射胺碘酮
  B. 静脉注射维拉帕米
  C. 电复律
  D. 静脉注射毛花苷C
  E. 静脉注射普罗帕酮

答案：C

考点：预激综合征伴心房颤动的治疗

解析：预激综合征伴心房颤动不宜应用洋地黄。预激综合征伴心房颤动患者出现心室率过快或血流动力学不稳定，应立即电复律。本例患者心电图已经提示为预激综合征伴心房颤动，且血压低、四肢发凉，曾出现黑矇，故应使用电复律。故选C。

4. 在诊疗过程中，该患者突然意识丧失，全身青紫，肢体抽搐。血压测不到，心音消失。心电图QRS-T波完全消失，代之以大小不等及不均齐的低小波。该患者需立即采取的治疗措施是
  A. 心室超速起搏治疗
  B. 同步直流电转复
  C. 非同步直流电除颤
  D. 植入永久起搏器
  E. 植入临时起搏器

答案：C

考点：非同步直流电除颤

解析：终止室颤最有效的方法是非同步电除颤。此时已无心动周期，也无QRS波，应即刻于任何时间放电。有时预激综合征合并快速心房颤动均有宽大的QRS和T波，除颤仪在同步工作方式下无法识别QRS波，而不放电。此时也可用低电能非同步电除颤，以免延误病情。故选C。

第三节　心搏骤停

一、病因

绝大多数心脏性猝死发生在有器质性心脏病的患者。心肌梗死后左心室射血分数降低是心脏性猝死的主要预测因素；频发性与复杂性室性期前收缩的存在，亦可预示心肌梗死存活者发生猝死的危险。

【巧妙记忆】 心搏骤停最常见的病因为心室颤动，心脏性猝死最常见的病因为冠心病及并发症。

二、临床表现

心脏性猝死的临床经过可分为4个时期，即前驱期、终末事件期、心搏骤停与生物学死亡。不同患者各期表现有明显差异。

1. 前驱期　在猝死前数天至数月，有些患者可出现胸痛、气促、疲乏、心悸等非特异性症状。但亦可无前驱表现，瞬即发生心搏骤停。

2. 终末事件期　是指心血管状态出现急剧变化到心搏骤停发生前的一段时间，自瞬间至持续1小时不等。典型的表现包括：严重胸痛、急性呼吸困难、突发心悸或眩晕等。在猝死前数小时或数分钟内常有心电活动的改变，其中以心率加快及室性异位搏动增加最为常见。

3. 心搏骤停　心搏骤停后脑血流量急剧减少，可导致意识突然丧失，伴有局部或全身性抽搐。心搏骤停刚发生时脑中尚存少量含氧的血液，可短暂刺激呼吸中枢，出现呼吸断续，呈叹息样或短促痉挛性呼吸，随后呼吸停止。皮肤苍白或发绀，瞳孔散大，由于尿道括约肌和肛门括约肌松弛，可出现二便失禁。

4. 生物学死亡　从心搏骤停至发生生物学死亡时间的长短取决于原发病的性质及心搏骤停至复苏开始的时间。心搏骤停发生后4~6分钟发生不可逆脑损害，随后经数分钟过渡到生物学死亡。

三、处置和疗效判断（★★）

心搏骤停的生存率很低，根据不同的情况，其生存率为5%~60%。抢救成功的关键是尽早进行心肺复苏和尽早进行复律治疗。心肺复苏又分初级心肺复苏和高级心肺复苏，可按照以下顺序进行：

（一）识别心搏骤停（2000、2011、2023）

当患者意外发生意识丧失时，首先需要判断患者的反应，观察皮肤颜色，有无呼吸运动，确立心搏骤停的诊断。

（二）呼吸

在不延缓实施心肺复苏的同时，应设法（打电话或呼叫他人打电话）通知急救医疗系统（EMS）。

（三）初级心肺复苏

即基础生命活动的支持，一旦确立心搏骤停的诊断，应立即进行。其主要措施包括人工胸外按压、开通气道和人工呼吸。首先应该保持正确的体位，仰卧在坚固的平面上，在患者的一侧进行复苏。

【巧妙记忆】 人工胸外按压（Circulation）、开通气道（Airway）和人工呼吸（Breathing）可记为CAB三步曲（2002、2015、2016、2021、2023）。

1. 胸外按压　实施胸外按压时，患者应置于坚实平面上。若胸外按压在床上进行，一般推荐在患者背部垫一硬板。胸外按压的正确部位是在胸骨下半部分。按压时肘关节伸直，依靠肩部和背部的力量垂直向下按压，使胸骨按下幅度为5~6cm，按压频率为

100～120 次/分。

2. 开通气道 保持呼吸道通畅是成功复苏的重要一步，可采用仰头抬颏法开放气道。

3. 人工呼吸 开放气道后，应立即实施人工通气。1 或 2 名施救者均应采用 30∶2 的按压和通气比例进行心肺复苏，即每 30 次胸外按压后连续给予 2 次人工呼吸，交替进行。

4. 除颤 心脏体外电除颤是利用除颤仪在瞬间释放高压电流经胸壁到心脏，使得心肌细胞在瞬间同时除极，终止导致心律失常的异常折返或异位兴奋灶，从而恢复窦性心律。

（四）高级心肺复苏

高级心肺复苏即高级生命支持，是在基础生命支持的基础上，应用辅助设备、特殊技术等建立更为有效的通气和血运循环，主要措施包括气管插管建立通气、除颤转复心律成为血流动力学稳定的心律、建立静脉通路并应用必要的药物维持已恢复的循环。

药物治疗心搏骤停患者在进行心肺复苏时应尽早开通静脉通道。周围静脉通常选用肘前静脉或颈外静脉，手部或下肢静脉效果较差尽量不用。

【经典习题】

1. 心搏骤停发生时最常见的心电图表现是

A. 室性停搏

B. 窦性停搏

C. 无脉电活动

D. 心房颤动

E. 心室颤动

答案： E

考点： 心搏骤停的心电图表现

解析： 导致心搏骤停的病理生理机制最常见为室性快速性心律失常（室颤和室速），其次为缓慢性心律失常或心室停顿，较少见的为无脉性电活动。故选 E。

2. 成人心肺复苏抢救时胸外按压与人工呼吸通气的比例

A. 15∶2

B. 30∶2

C. 10∶2

D. 5∶2

E. 40∶2

答案： B

考点： 胸外按压与人工呼吸的比例

解析： 成人发生心搏骤停，无论是单人还是双人进行心肺复苏时，胸外按压与人工呼吸通气的比例为 30∶2，即每 30 次胸外按压后连续给予 2 次人工呼吸，交替进行。故选 B。

第四节 高 血 压

一、原发性高血压

（一）概念和分类（★★）

原发性高血压是以血压升高为主要临床表现伴或不伴有多种心血管危险因素的综合征，通常简称为高血压。

高血压的标准是根据临床及流行病学资料界定的。高血压定义为收缩压≥140mmHg 和/或舒张压≥90mmHg（2023），根据血压升高水平，又进一步将高血压分为 1～3 级。①1 级：收缩压 140～159mmHg 和/或舒张压 90～99mmHg。②2 级：收缩压 160～179mmHg 和/或舒张压 100～109mmHg。③3 级：收缩压≥180mmHg 和/或舒张压≥110mmHg。单纯收缩期高血压是指收缩压≥140mmHg 和舒张压<90mmHg。

（二）主要临床表现（★★★）

1. 症状 大多数起病缓慢、渐进，一般缺乏特殊的临床表现。一般常见症状有头晕、头痛、颈项板紧、疲劳、心悸等，呈轻度持续性，多数症状可自行缓解，在紧张或劳累后加重。也可出现视物模糊、鼻出血等较重症状。症状与血压水平有一定的关联，因高血压性血管痉挛或扩张所致。

2. 体征 高血压时体征一般较少。周围血管搏动、血管杂音、心脏杂音等是重点检查的项目。常见的并应重视的部位是颈部、背部两侧肋脊角、上腹部脐两侧、腰部肋脊处的血管杂音。血管杂音往往表示管腔内血流紊乱，与管腔大小、血流速度、血液黏度等因素有关，提示存在血管狭窄、不完全性阻塞或者代偿性血流量增多、加快，例如肾血管性高血压、大动脉炎、主动脉狭窄、粥样斑块阻塞等。肾动脉狭窄的血管杂音，常向腹两侧传导，大多具有舒张期成分。心脏听诊可有主动脉瓣区第二心音亢进、收缩期杂音或收缩早期喷射音。

有些体征常提示继发性高血压可能，例如腰部肿块提示多囊肾或嗜铬细胞瘤；股动脉搏动延迟出现或缺如，并且下肢血压明显低于上肢，提示主动脉缩窄；向心性肥胖、紫纹与多毛，提示 Cushing 综合征可能。

3. 恶性或急进性高血压 少数患者病情急骤发展，舒张压持续≥130mmHg，并有头痛、视物模糊、眼底出血、渗出和视盘水肿，肾脏损害突出，持续蛋白尿、血尿与管型尿。

（三）诊断和鉴别诊断

高血压诊断主要根据诊所测量的血压值，采用经核准的水银柱或电子血压计，测量安静休息坐位时上臂肱动脉部位血压。一旦诊断高血压，必须鉴别是原发性还是继发性。原发性高血压患者需做有关实验室检查，评估靶器官损害和相关危险因素。

（四）并发症

1. 高血压危象因紧张、疲劳、寒冷、嗜铬细胞瘤发作、突然停服降压药等诱因，小动脉发生强烈痉挛，血压急剧上升，影响重要脏器血液供应而产生危急症状。在高血压早期与晚期均可发生。危象发生时，出现头痛、烦躁、眩晕、恶心、呕吐、心悸、气急及视物模糊等严重症状，以及伴有动脉痉挛（椎基动脉、颈内动脉、视网膜动脉、冠状动脉等）累及相应的靶器官缺血症状。

2. 高血压脑病发生在重症高血压患者，由于过高的血压突破了脑血流自动调节范围，脑组织血流灌注过多引起脑水肿。临床表现以脑病的症状与体征为特点，表现为弥漫性严重头痛、呕吐、意识障碍、精神错乱，甚至昏迷、局灶性或全身抽搐。

3. 脑血管病包括脑出血、脑血栓形成、腔隙性脑梗死、短暂性脑缺血发作（2020）。

4. 心力衰竭。

5. 慢性肾衰竭。

6. 主动脉夹层。

【巧妙记忆】 高血压最常见的并发症是脑血管意外，最常见的死因为脑血管意外；急进性高血压损害最严重的器官是肾脏，最常见的死因为肾衰竭。

（五）治疗（★★）

原发性高血压目前尚无根治方法，降压治疗的最终目的是减少高血压患者心、脑血管病的发生率和死亡率。

高血压治疗原则如下：

1. 改善生活行为　适用于所有高血压患者，包括使用降压药物治疗的患者。①减轻体重：尽量将体质指数BMI控制在<24kg/m^2。体重降低对改善胰岛素抵抗、糖尿病、高脂血症和左心室肥厚均有益。②减少钠盐摄入。③补充钙和钾盐。④减少脂肪摄入。⑤戒烟、限制饮酒（饮酒量每日不可超过25g酒精的量，女性不超过15g酒精的量）。⑥增加运动：运动有利于减轻体重和改善胰岛素抵抗，提高心血管适应调节能力，稳定血压水平。

【巧妙记忆】 改善生活行为可记为：运动来减肥，戒烟限酒减脂肪，补钾钙。

2. 降压药治疗对象　①高血压2级或以上患者（≥160/100mmHg）；②高血压合并糖尿病，或者已经有心、脑、肾靶器官损害和并发症患者；③凡血压持续升高，改善生活行为后血压仍未获得有效控制患者。从心血管危险分层的角度，高危和极高危患者必须使用降压药物强化治疗。

【巧妙记忆】 确诊后需要终身服药的疾病为原发性高血压和糖尿病。

（六）主要降压药物的作用特点（2017、2018、2020、2023）及副作用（★★★）

1. 利尿药　有噻嗪类、袢利尿药和保钾利尿药三类。各种利尿药的降压疗效相仿，噻嗪类使用最多，常用的有氢氯噻嗪和氯噻酮。降压作用主要通过排钠，减少细胞外容量，降低外周血管阻力。降压起效较平稳、缓慢，持续时间相对较长，作用持久，服药2~3周后作用达高峰。适用于轻、中度高血压，在盐敏感性高血压、合并肥胖或糖尿病、更年期女性和老年人高血压有较强降压效应。利尿药能增强其他降压药的疗效。利尿药的主要不利作用是低血钾症和影响血脂、血糖、血尿酸代谢，往往发生在大剂量时，因此现在推荐使用小剂量。痛风患者禁用。保钾利尿药可引起高血钾，不宜与血管紧张素转换酶抑制药、血管紧张素Ⅱ阻断剂合用，肾功能不全者禁用。

2. β受体阻断药　有选择性（$β_1$）、非选择性（$β_1$与$β_2$）和兼有α受体阻滞3类。β受体阻滞药不仅降低静息血压，而且能抑制体力应激和运动状态下血压急剧升高。β阻滞剂治疗的主要障碍是心动过缓和一些影响生活质量的不良反应，较高剂量β受体阻滞药治疗时突然停药可导致撤药综合征。不良反应主要有心动过缓、乏力、四肢发冷。急性心力衰竭、支气管哮喘（2013）、病态窦房结综合征、房室传导阻滞和外周血管病患者禁用。

3. 钙通道阻滞药（2014）　又称钙拮抗剂，根据药物核心分子结构和作用于L型钙通道不同的亚单位，钙通道阻滞药分为二氢吡啶类和非二氢吡啶类，前者以硝苯地平为代表，后者有维拉帕米和地尔硫䓬。非二氢吡啶类抑制心肌收缩及自律性和传导性，不宜在心力衰竭、窦房结功能低下或心脏传导阻滞患者中应用。

4. 血管紧张素转换酶抑制药（ACEI）　根据化学结构分为巯基、羧基和磷酸基3类。降压作用主要通过抑制周围和组织的ACE，使血管紧张素Ⅱ生成减少，同时抑制激肽酶使缓激肽降解减少。ACE抑制药具有改善胰岛素抵抗和减少尿蛋白作用，在肥胖、糖尿病和心脏、肾脏靶器官受损的高血压患者具有相对较好的疗效，特别适用于伴有心力衰竭、心肌梗死后、糖耐量减退或糖尿病肾病的高血压患者（2015、2018、2020）。不良反应主要是刺激性干咳和血管性水肿。高钾血症、妊娠妇女和双侧肾动脉狭窄患者禁用（2015）。血肌酐>265μmol/L患者使用时需谨慎。

5. 血管紧张素Ⅱ受体阻断药（ARB）　降压作用主要通过阻滞组织的血管紧张素Ⅱ受体亚型AT_1，

更充分有效地阻断血管紧张素Ⅱ的水钠潴留、血管收缩与重构作用。最大的特点是直接与药物有关的不良反应很少，不引起刺激性干咳，持续治疗的依从性高。

【巧妙记忆】 高血压治疗的5种药物可记为AABCL，即A（ACEI）、A（ARB）、B（β受体阻断药）、C（Ca^{2+}通道阻滞药）和L（利尿药）。

（七）特殊人群的降压问题

1. 糖尿病 糖尿病与高血压常常合并存在，并发肾脏损害时高血压患病率达70%~80%。1型糖尿病在出现蛋白尿或肾功能减退前通常血压正常，高血压是肾病的一种表现；2型糖尿病往往较早就与高血压并存。多数糖尿病合并高血压患者往往同时有肥胖、血脂代谢紊乱和较严重的靶器官损害，属于心血管危险的高危群体，应该实施积极降压治疗策略，为了达到目标水平，通常在改善生活行为基础上需要2种以上降压药物联合治疗。血管紧张素Ⅱ受体阻断药或血管紧张素转换酶抑制药、长效钙拮抗剂和小剂量利尿药是较合理的选择。

2. 慢性肾脏病 终末期肾病时常有高血压，两者病情呈恶性循环。降压治疗的目的主要是延缓肾功能恶化，预防心、血管病发生。应该实施积极降压治疗策略，通常需要3种或3种以上降血压药方能达到目标水平。ACEI或ARB在早、中期能延缓肾功能恶化，但要注意在低血容量或病情晚期可能反而使肾功能恶化。血液透析患者仍需降压治疗。

3. 脑血管病 脑血管病在已发生过脑卒中的患者，降压治疗的目的是减少再次发生脑卒中。高血压合并脑血管病患者不能耐受血压下降过快或过大，压力感受器敏感性减退，容易发生直立性低血压，因此降压过程应该缓慢、平稳，最好不减少脑血流量。可选择血管紧张素Ⅱ受体阻断药、长效钙拮抗剂、血管紧张素转换酶抑制药或利尿药。注意从单种药物小剂量开始，再缓慢递增剂量或联合治疗。

4. 老年人 年龄超过60岁达高血压诊断标准者即为老年人高血压。半数以上以收缩压升高为主，即单纯收缩期高血压，此与老年人大动脉弹性减退、顺应性下降使脉压增大有关，宜选择利尿药、长效二氢吡啶类钙通道阻滞药。老年人高血压患者心、肾、脑器官都有不同程度损害，应注意避免选用加重脏器损害的药物。

老年人压力感受器敏感性减退，对血压的调节功能降低，易造成血压波动及直立性低血压，降压过程宜缓慢、平稳。

（八）高血压急症和亚急症的概念和主要原因

1. 高血压急症 在高血压发展过程的任何阶段和其他疾病急症时，可以出现严重危及生命的血压升高，需要作紧急处理。高血压急症是指短时期内（数小时或数天）血压重度升高，舒张压>130mmHg和/或收缩压>200mmHg，伴有重要器官组织如心脏、脑、肾脏、眼底、大动脉的严重功能障碍或不可逆性损害。选择适宜有效的降压药物，放置静脉输液管，静脉滴注给药，同时应经常不断测量血压或无创性血压监测。

【巧妙记忆】 高血压急症时短时间内血压急骤下降，有可能使重要器官的血流灌注明显减少，应采取逐步控制性降压，即开始的1小时内将血压降低20%~25%，其后的2~6小时内血压降至160/100mmHg左右，随后24~48小时逐步降至正常水平。

2. 高血压亚急症 是指血压明显升高但不伴严重临床症状及进行性靶器官损害。患者可以有血压明显升高造成的症状，如头痛、胸闷、鼻出血和烦躁不安等。血压升高的程度不是区别高血压急症与亚急症的标准，区别两者的唯一标准是有无新近发生的急性进行性靶器官损害。

二、继发性高血压

（一）临床表现

临床上凡遇到以下情况时，要进行全面详尽的筛选检查：①中、重度血压升高的年轻患者；②症状、体征或实验室检查有怀疑线索，例如肢体脉搏搏动不对称性减弱或缺失，腹部听到粗糙的血管杂音，近期明显怕热、多汗、消瘦，血尿或明显蛋白尿等；③降压药联合治疗效果很差，或者治疗过程中血压曾经控制良好但近期内又明显升高；④急进性和恶性高血压患者。

（二）治疗原则

1. 肾实质性高血压 严格限制钠盐摄入，每天<3g；使用降压药物联合治疗，通常需要3种或3种以上，将血压控制在130/80mmHg以下；联合治疗方案中应包括ACEI或ARB。

2. 肾血管性高血压 根据病情和条件选择经皮肾动脉成形术，手术和药物治疗。

3. 原发性醛固酮增多症 如果本症是肾上腺皮质腺瘤或癌肿所致，手术切除是最好的治疗方法。如果是肾上腺皮质增生，一般仍需使用降压药物治疗。

4. 嗜铬细胞瘤（2016） 手术切除，若无法切除者，选择α和β受体阻断药联合降压治疗。

5. 皮质醇增多症 治疗主要采用手术、放射和药物方法根治病变本身，降压治疗可采用利尿药或与其他降压药物联合应用。

6. 主动脉缩窄 治疗主要采用介入扩张支架置入或血管手术方法。

【经典习题】

1. 血肌酐超过265μmol/L，慎用的降压药是
   A. 美托洛尔
   B. 氨氯地平
   C. 硝苯地平
   D. 阿替洛尔
   E. 依那普利

   答案： E

   考点： 降压药的使用注意事项

   解析： 血管紧张素转换酶抑制药或血管紧张素Ⅱ受体阻断药在病情早、中期能延缓肾功能恶化，但要注意在低血容量或病情晚期（肌酐清除率<30ml/min，或血肌酐>265μmol/L，即3.0mg/dl）有可能反而使肾功能恶化，故选E。

2. 男，35岁。发现高血压7个月，未服药。改善生活方式后，血压为（140～150）/（90～95）mmHg，心率56次/分。该患者治疗首选的药物是
   A. 维拉帕米
   B. 阿夫唑嗪
   C. 利血平
   D. 培哚普利
   E. 比索洛尔

   答案： D

   考点： 高血压的治疗

   解析： 降压药物归纳为五大类：①利尿药；②β受体阻断药，心动过缓者不能用；③钙通道阻滞药，维拉帕米抑制心肌收缩和自律性，本例不能用；④ACEI；⑤ARB。阿夫唑嗪和利血平是治疗高血压的二线药物，不作为首选药物。培哚普利是ACEI类药物，可以作为患者首选，故选D。

3. 男，26岁。发现高血压1年。查体：双上肢血压180/100mmHg，双下肢血压140/80mmHg，BMI 20，腰围80cm。正力体型。心尖区可闻及2/6级收缩期杂音，肩胛间区可闻及血管杂音，余瓣膜区未闻及杂音。该患者最可能的诊断是
   A. 嗜铬细胞瘤
   B. 皮质醇增多症
   C. 原发性醛固酮增多症
   D. 主动脉缩窄
   E. 肾动脉狭窄

   答案： D

   考点： 主动脉缩窄的诊断

   解析： 患者双上肢血压180/100mmHg，双下肢血压140/80mmHg，上下肢血压不等最常见的就是主动脉缩窄。且患者心尖区可闻及2/6级收缩期杂音，肩胛间区可闻及血管杂音，符合主动脉狭窄的诊断。故选D。

第五节 冠状动脉粥样硬化性心脏病

一、概述

（一）主要危险因素

本病病因尚未完全确定，对常见的冠状动脉粥样硬化所进行的广泛而深入的研究表明，本病是多病因的疾病，即多种因素作用于不同环节所致，这些因素称为危险因素。主要的危险因素为（2005、2016、2019）：

1. 年龄、性别　本病临床上多见于40岁以上的中、老年人，49岁以后进展较快，男性与女性相比，女性发病率较低，但在更年期后发病率增加。

【巧妙记忆】 年龄和性别属于不可改变的危险因素。

2. 血脂异常　脂质代谢异常是动脉粥样硬化最重要的危险因素。总胆固醇、甘油三酯、低密度脂蛋白或极低密度脂蛋白增高，相应的载脂蛋白B增高；高密度脂蛋白降低，载脂蛋白A降低都被认为是危险因素。此外脂蛋白（a）增高也可能是独立的危险因素。

3. 高血压　血压增高与本病关系密切。60%～70%的冠状动脉粥样硬化患者有高血压，高血压患者患本病较血压正常者高3～4倍。收缩压和舒张压增高都与本病密切相关。

4. 吸烟　吸烟者与不吸烟者比较，本病的发病率和病死率增高2～6倍，且与每日吸烟的支数呈正比。被动吸烟也是危险因素。

5. 糖尿病和糖耐量异常　糖尿病患者中不仅本病发病率较非糖尿病者高出数倍，且病变进展迅速。本病患者糖耐量减低者也十分常见。

（二）血脂紊乱的分类、诊断及治疗

1. 分类　WHO制定了高脂蛋白血症分型，共分为6型：Ⅰ、Ⅱa、Ⅱb、Ⅲ、Ⅳ型和Ⅴ型。

根据血脂异常的具体成分，分为高低密度脂蛋白血症、低高密度脂蛋白血症、高甘油三酯血症、混合型高脂血症等类型。

按照发病原因，血脂异常可分为原发性和继发性。大多数原发性血脂异常是多因素作用的结果，已知多个基因位点与其发病有关。常见的血脂异常继发性因素包括肝病、肾病、内分泌代谢性疾病以及使用影响血脂代谢的药物等。

2. 诊断　见表4-2-5-1。

表 4-2-5-1　中国 ASCVD 一级预防人群血脂合适水平和异常［mmol/L（mg/dl）］

分层	TC	LDL-C	HDL-C	非 HDL-C	TG
理想水平	—	<2.6（100）	—	<3.4（130）	—
合适水平	<5.2（200）	<3.4（130）	—	<4.1（160）	<1.7（150）
边缘升高	5.2~6.2（200~400）	3.4~4.1（130~160）	—	4.1~4.9（160~190）	1.7~2.3（150~200）
升高	≥6.2（400）	≥4.1（160）	—	≥4.9（190）	≥2.3（200）
降低	—	—	<1.0（40）	—	—

注：ASCVD，动脉粥样硬化性心血管疾病；LDL-C，低密度脂蛋白胆固醇；HDL-C，高密度脂蛋白胆固醇。

3. 治疗　调脂治疗的主要目的是预防冠心病。

（1）调整饮食及改善生活方式：控制摄入总热量、低脂饮食、停服避孕药、戒烟、避免过度饮酒、适当增加运动、消除过度精神紧张。

（2）药物治疗：①高胆固醇血症：首选 HMG-COA 还原酶抑制剂（他汀类），有辛伐他汀、洛伐他汀、普伐他汀和氟伐他汀。②高甘油三酯血症：首选贝丁酸类（2015）。③混合型高脂血症：以 TC 和 LDL-C 增高为主者，首选他汀类；以 TG 增高为主者，首选贝丁酸类（2015）；若均增高，单一药物治疗无效时可联合用药。

（3）基因治疗。

（三）缺血性心脏病的分类

由于病理解剖和病理生理变化的不同，本病有不同的临床表型。1979 年 WHO 曾将之分为 5 型。近年临床医学家趋于将本病分为急性冠脉综合征和慢性冠脉病两大类。前者包括不稳定型心绞痛（UA）、非 ST 段抬高性心肌梗死（NSTEMI）和 ST 段抬高性心肌梗死（STEMI），也有将冠心病猝死包括在内者；后者包括稳定型心绞痛、冠脉正常的心绞痛、无症状性心肌缺血和缺血性心力衰竭。

二、稳定型心绞痛（★★★）

（一）发病机制

当冠状动脉的供血与心肌的需血之间发生矛盾，冠状动脉血流量不能满足心肌代谢的需要，引起心肌急剧的、暂时的缺血缺氧时，即可发生心绞痛。

产生疼痛感觉的直接因素，可能是在缺血缺氧的情况下，心肌内积聚过多的代谢产物，如乳酸、丙酮酸、磷酸等酸性物质，或类似激肽的多肽类物质，刺激心脏内自主神经的传入纤维末梢，经 1~5 胸交感神经节和相应的脊髓段，传至大脑，产生疼痛感觉。

（二）临床表现

1. 症状　心绞痛以发作性胸痛为主要临床表现，疼痛的特点如下。

（1）部位：主要在胸骨体中段或上段之后可波及心前区（2015），有手掌大小范围，甚至横贯前胸，界限不很清楚。常放射至左肩、左臂内侧达无名指和小指，或至颈、咽或下颌部。

（2）性质：胸痛常为压迫、发闷或紧缩性，也可有烧灼感，但不像针刺或刀扎样锐性痛，偶伴濒死的恐惧感觉。有些患者仅觉胸闷不适，不认为有痛。发作时，患者往往被迫停止正在进行的活动，直至症状缓解。

【巧妙记忆】　濒死的恐惧感觉具心绞痛的答题特异性。

（3）诱因：发作常由体力劳动或情绪激动（如愤怒、焦急、过度兴奋等）所诱发，饱食、寒冷、吸烟、心动过速、休克等亦可诱发。疼痛多发生于劳力或激动的当时，而不是在一天劳累之后。典型的心绞痛常在相似的条件下重复发生，但有时同样的劳力只在早晨而不在下午引起心绞痛，提示与晨间交感神经兴奋性增高等昼夜节律变化有关。

（4）持续时间：疼痛出现后常逐步加重，然后在 3~5 分钟内渐消失（2001），可数天或数星期发作 1 次，亦可 1 日内多次发作。

（5）缓解方式：一般在停止原来诱发症状的活动后即可缓解；舌下含用硝酸甘油也能在几分钟内使之缓解。

【巧妙记忆】　稍作休息或者舌下含服硝酸甘油能缓解为与其他疾病相鉴别的最简洁易行的方法。

2. 体征　平时一般无异常体征。心绞痛发作时常见心率增快、血压升高、表情焦虑、皮肤冷或出汗，有时出现第四或第三心音奔马律。可有暂时性心尖部收缩期杂音，是乳头肌缺血以致功能失调引起二尖瓣关闭不全所致，第二心音可有逆分裂或出现交替脉。

（三）辅助检查（2008）

因心绞痛发作时间短暂，以下大多数检查均应在发作间期进行，可直接或间接反映心肌缺血。

1. 心脏 X 线检查　可无异常发现，如已伴发缺血性心肌病可见心影增大、肺充血等。

2. 心电图检查　是发现心肌缺血、诊断心绞痛最常用的检查方法（2020）。

（1）静息时心电图约半数患者在正常范围，也可能有陈旧性心肌梗死的改变或非特异性ST段和T波异常，有时出现房室或束支传导阻滞或室性、房性期前收缩等心律失常。

（2）心绞痛发作时心电图绝大多数患者可出现暂时性心肌缺血引起的ST段移位。因心内膜下心肌更容易缺血，故常见反映心内膜下心肌缺血的ST段压低（≥0.1mV），发作缓解后恢复。有时出现T波倒置。在平时有T波持续倒置的患者，发作时可变为直立（“假性正常化”）。T波改变虽然对反映心肌缺血的特异性不如ST段，但如与平时心电图比较有明显差别，也有助于诊断。

（3）心电图负荷试验最常用的是运动负荷试验，运动可增加心脏负荷以激发心肌缺血（2013）。本试验有一定比例的假阳性和假阴性，单纯运动心电图阳性或阴性结果不能作为诊断或排除冠心病的依据。

3. 放射性核素检查

（1）^{201}Tl-心肌显像或兼做负荷试验：^{201}Tl（铊）随冠状血流很快被正常心肌细胞所摄取。静息时铊显像所示灌注缺损主要见于心肌梗死后瘢痕部位。在冠状动脉供血不足时，则明显的灌注缺损仅见于运动后心肌缺血区。不能运动的患者可做双嘧达莫试验，静脉注射双嘧达莫使正常或较正常的冠状动脉扩张，引起“冠状动脉窃血”，使狭窄冠脉供血区局部心肌缺血更为明显，可取得与运动试验相似的效果。近年还用腺苷或多巴酚丁胺做负荷试验。变异型心绞痛发作时心肌急性缺血区常显示特别明显的灌注缺损。

（2）放射性核素心腔造影：应用^{99m}Tc进行体内红细胞标记，可得到心腔内血池显影。通过对心动周期中不同时相的显影图像分析，可测定左心室射血分数及显示心肌缺血区室壁局部运动障碍。

（3）正电子发射断层心肌显像（PET）：利用发射正电子的核素示踪剂，如18F、11C、13N等进行心肌显像。除可判断心肌的血流灌注情况外，尚可了解心肌的代谢情况。通过对心肌血流灌注和代谢显像匹配分析可准确评估心肌的活力。

4. 其他检查　二维超声心动图可探测到缺血区心室壁的运动异常，心肌超声造影可了解心肌血流灌注。电子束或多层螺旋X线计算机断层显像冠状动脉造影二维或三维重建，磁共振显像（MRI）冠状动脉造影等，已用于冠状动脉的显像。血管镜检查、冠状动脉内超声显像及多普勒检查有助于指导冠心病介入治疗时采取更恰当的治疗措施。

【巧妙记忆】　冠状血管造影是最准确的诊断方法。

（四）诊断和鉴别诊断

根据典型心绞痛的发作特点和体征，含用硝酸甘油后缓解，结合年龄和存在冠心病危险因素，除外其他原因所致的心绞痛，一般即可建立诊断。发作时心电图检查可见以R波为主的导联中，ST段压低，T波平坦或倒置，发作过后数分钟内逐渐恢复。心电图无改变的患者可考虑做心电图负荷试验。发作不典型者，诊断要依靠观察硝酸甘油的疗效和发作时心电图的改变，或做24小时的动态心电图连续监测。诊断有困难者可行放射性核素心肌显像、多排螺旋CT（MDCT）或MRI冠脉造影，如确有必要可考虑行选择性冠状动脉造影。

鉴别诊断要考虑下列各种情况：

1. 急性心肌梗死疼痛部位与心绞痛相仿，但性质更剧烈，持续时间多超过30分钟，可长达数小时，可伴有心律失常、心力衰竭或/和休克，含用硝酸甘油多不能使之缓解。心电图中面向梗死部位的导联ST段抬高，及或同时有异常Q波（非ST段抬高性心肌梗死则多表现为ST段下移及或T波改变）。实验室检查示白细胞计数增多、红细胞沉降率增快，心肌坏死标志物（肌红蛋白、肌钙蛋白I或T、CK-MB等）增高。

2. 其他疾病引起的心绞痛包括严重的主动脉瓣狭窄或关闭不全、风湿性冠状动脉炎、梅毒性主动脉炎引起冠状动脉口狭窄或闭塞、肥厚型心肌病、X综合征、心肌桥等病均可引起心绞痛，要根据其他临床表现来进行鉴别。

3. 肋间神经痛和肋软骨炎前者疼痛常累及1~2个肋间，但并不一定局限在胸前，为刺痛或灼痛，多为持续性而非发作性，咳嗽、用力呼吸和身体转动可使疼痛加剧，沿神经行径处有压痛，手臂上举活动时局部有牵拉疼痛；后者则在肋软骨处有压痛。故与心绞痛不同。

4. 心脏神经症患者常诉胸痛，但为短暂（几秒钟）的刺痛或持久（几小时）的隐痛，患者常喜欢不时地吸一大口气或做叹息性呼吸。胸痛部位多在左胸乳房下心尖部附近，或经常变动。含用硝酸甘油无效或在10多分钟后才“见效”，常伴有心悸、疲乏、头晕、失眠及其他神经症的症状。

5. 不典型疼痛还需与反流性食管炎等食管疾病、膈疝、消化性溃疡、肠道疾病、颈椎病等相鉴别。

（五）治疗

1. 发作时的治疗

（1）休息：发作时立刻休息，一般患者在停止活动后症状即可消除。

（2）药物治疗（2023）：较重的发作，可使用作用较快的硝酸酯制剂。这类药物除扩张冠状动脉。降低阻力，增加冠状循环的血流量外，还通过对周围血管的扩张作用，减少静脉回流心脏的血量，降低心室容量、心腔内压、心输出量和血压，减低心脏前后负荷和心肌的需氧，从而缓解心绞痛。在应用上述药物的同时，可考虑用镇静药。

2. 缓解期的治疗　宜尽量避免各种确知足以诱致发作的因素。调节饮食，特别是一次进食不应过饱；禁绝烟酒。调整日常生活与工作量；减轻精神负担；保持适当的体力活动，但以不致发生疼痛症状为度；一般不需卧床休息。

药物治疗使用作用持久的抗心绞痛药物，以防心绞痛发作，可单独选用、交替应用或联合应用下列被认为作用持久的药物。

三、急性冠脉综合征

一组由急性心肌缺血引起的临床综合征，包括不稳定型心绞痛、非 ST 段抬高性心肌梗死和 ST 段抬高性心肌梗死。

（一）不稳定型心绞痛

1. 临床表现

（1）原为稳定型心绞痛，在 1 个月内疼痛发作的频率增加、程度加重、时限延长、诱发因素变化，硝酸类药物缓解作用减弱。

（2）1 个月之内新发生的心绞痛，并因较轻的负荷所诱发。

（3）休息状态下发作心绞痛或较轻微活动即可诱发，发作时表现有 ST 段抬高的变异型心绞痛也属此列。

2. 诊断与鉴别诊断

（1）诊断

1）原有的稳定型心绞痛性质改变，即心绞痛频繁发作、程度严重和持续时间延长。

2）休息时心绞痛发作。

3）最近 1 个月内新近发生的、轻微体力活动亦可诱发的心绞痛。

其 3 项中的 1 项或以上，并伴有心电图 ST-T 改变者，可成立诊断。

（2）鉴别诊断：与稳定型心绞痛的鉴别诊断相同。

3. 危险分层

（1）在临床分为低危组、中危组和高危组。

（2）低危组指新发的或是原有劳力性心绞痛恶化加重，达 CCS Ⅲ 级或 Ⅳ 级，发作时 ST 段下移≤1mm，持续时间<20 分钟，胸痛间期心电图正常或无变化。

（3）中危组就诊前 1 个月内（但 48 小时内未发作）发作 1 次或数次，静息心绞痛及梗死后心绞痛，持续时间<20 分钟，心电图可见 T 波倒置>0.2mV，或有病理性 Q 波。

（4）高危组就诊前 48 小时内反复发作，静息心绞痛伴一过性 ST 段改变（>0.05mV）新出现束支传导阻滞或持续性室速，持续时间>20 分钟。

4. 治疗原则

（1）一般处理：卧床休息 1～3 天，床边 24 小时心电监测。

（2）缓解疼痛：含化或喷雾吸入硝酸酯类制剂，建议每隔 5 分钟 1 次，共用 3 次，后再用硝酸甘油或硝酸异山梨酯持续静脉滴注或微泵输注。可用 β 受体阻断药。钙离子通道阻滞药治疗变异型心绞痛（2005）。

（3）抗凝：阿司匹林、氯吡格雷和肝素（包括低分子量肝素）。

（4）其他。

（二）ST 段抬高性心肌梗死（★★★）

1. 临床表现　与梗死的大小、部位、侧支循环情况密切有关。

（1）先兆：50%～81.2%患者在发病前数日有乏力，胸部不适，活动时心悸、气急、烦躁、心绞痛等前驱症状，其中以新发生心绞痛（初发型心绞痛）或原有心绞痛加重（恶化型心绞痛）为最突出。心绞痛发作较以往频繁、程度较剧、持续较久、硝酸甘油疗效差、诱发因素不明显。

（2）症状

1）疼痛：是最先出现的症状，多发生于清晨，疼痛部位和性质与心绞痛相同，但诱因多不明显，且常发生于安静时，程度较重，持续时间较长，可达数小时或更长，休息和含用硝酸甘油片多不能缓解。患者常烦躁不安、出汗、恐惧、胸闷或有濒死感（2013）。

2）全身症状：有发热、心动过速、白细胞增多和红细胞沉降率增快等，由坏死物质被吸收所引起。

3）胃肠道症状：疼痛剧烈时常伴有频繁的恶心、呕吐和上腹胀痛，与迷走神经受坏死心肌刺激和心输出量降低组织灌注不足等有关。肠胀气亦不少见。重症者可发生呃逆。

4）心律失常：见于 75%～95%的患者，多发生在起病 1～2 天，而以 24 小时内最多见，可伴乏力、头晕、晕厥等症状。各种心律失常中以室性心律失常最多见，尤其是室性期前收缩，如室性期前收缩频发

（每分钟5次以上），成对出现或呈短阵室性心动过速，多源性或落在前一心搏的易损期时（R在T波上），常为心室颤动的先兆。

5）低血压和休克：疼痛期中血压下降常见，未必是休克。如疼痛缓解而收缩压仍低于80mmHg，有烦躁不安、面色苍白、皮肤湿冷、脉细而快、大汗淋漓、尿量减少（<20ml/h），神志迟钝，甚至晕厥者，则为休克表现。

6）心力衰竭：主要是急性左心衰竭，可在起病最初几天内发生，或在疼痛、休克好转阶段出现，为梗死后心脏舒缩力显著减弱或不协调所致，发生率为32%~48%。

【巧妙记忆】 出现呼吸困难、咳嗽、发绀、烦躁等症状，严重者可发生肺水肿，随后可有颈静脉怒张、肝大、水肿等右心衰竭表现。

（3）体征

1）心脏体征：心脏浊音界可正常也可轻度至中度增大；心率多增快，少数也可减慢；心尖区第一心音减弱，可出现第四心音（心房性）奔马律，少数有第三心音（心室性）奔马律；10%~20%患者在起病第2~3天出现心包摩擦音，为反应性纤维性心包炎所致；心尖区可出现粗糙的收缩期杂音或伴收缩中晚期喀喇音，为二尖瓣乳头肌功能失调或断裂所致；可有各种心律失常。

2）血压：除极早期血压可增高外，几乎所有患者都有血压降低。起病前有高血压者，血压可降至正常，且可能不再恢复到起病前的水平。

3）其他：可有与心律失常、休克或心力衰竭相关的其他体征。

2. 辅助检查（2014、2015、2023） 心电图常有进行性的改变。对心肌梗死的诊断、定位、定范围、估计病情演变和预后都有帮助。

（1）心电图

1）特征性改变：ST段抬高性心肌梗死者其心电图表现特点为：①宽而深的Q波（病理性Q波），在面向透壁心肌坏死区的导联上出现；②T波倒置，在面向损伤区周围心肌缺血区的导联上出现。

2）动态性改变：ST段抬高性心肌梗死：①起病数小时内，可尚无异常或出现异常高大两肢不对称的T波，为超急性期；②数小时后，ST段明显抬高，弓背向上（2002、2004），与直立的T波连接，形成单相曲线。数小时~2天内出现病理性Q波，同时R波减低，是为急性期改变。Q波在3~4天内稳定不变，以后70%~80%永久存在；③在早期如不进行治疗干预，ST段抬高持续数天至两周左右，逐渐回到基线水平，T波则变为平坦或倒置，是为亚急性期改变。

（2）放射性核素检查：目前多用单电子发射计算机体层显像、正电子发射体层显像。

（3）超声心动图：二维和M型超声心动图也有助于了解心室壁的运动和左心室功能，诊断室壁瘤和乳头肌功能失调等。

（4）实验室检查（★★）

1）起病24~48小时后白细胞可增至（10~20）×10^9/L，中性粒细胞增多，嗜酸性粒细胞减少或消失；红细胞沉降率增快；C反应蛋白（CRP）增高均可持续1~3周。起病数小时至2天内血中游离脂肪酸增高。

2）血心肌坏死标志物增高：心肌损伤标志物增高水平与心肌梗死范围及预后明显相关（2018），各种心肌损伤标志物见表4-2-5-2。

表4-2-5-2 心肌梗死时的心肌损伤标志物

标志物	开始升高的时间	达高峰的时间	降至正常的时间
肌红蛋白	2小时	12小时	24~48小时
肌钙蛋白I	3~4小时	11~24小时	7~10天
肌钙蛋白T	3~4小时	24~48小时	10~14天（2008）
肌酸激酶同工酶	4小时	16~24小时	3~4天

【巧妙记忆】 肌酸激酶同工酶特异性最高，肌钙蛋白I和T为敏感指标。

对心肌坏死标志物的测定应进行综合评价，如肌红蛋白在急性心肌梗死后出现最早，也十分敏感，但特异性不很强；cTnT和cTnI出现稍延迟，而特异性很高（2001、2012），在症状出现后6小时内测定为阴性则6小时后应再复查，其缺点是持续时间可长达10~14天，对在此期间出现胸痛，判断是否有新的梗死不利。CK-MB 虽不如 cTnT，cTnI 敏感，但对早期（<4 小时）急性心肌梗死的诊断有较重要价值。

3. 诊断和鉴别诊断　根据典型的临床表现，特征性的心电图改变以及实验室检查发现（2014、2015、2016、2017、2023），诊断本病并不困难。对老年患者，突然发生严重心律失常、休克、心力衰竭而原因未明，或突然发生较重而持久的胸闷或胸痛者，都应考虑本病的可能。宜先按急性心肌梗死来处理，并短期内进行心电图、血清心肌酶测定和肌钙蛋白测定等的动态观察以确定诊断。对非 ST 段抬高性心肌梗死，血清肌钙蛋白测定的诊断价值更大。鉴别诊断要考虑以下一些疾病。

（1）心绞痛：见表 4-2-5-3。

表 4-2-5-3　心绞痛与急性心肌梗死的鉴别要点

鉴别诊断项目	心绞痛	急性心肌梗死
疼痛		
部位	胸骨上、中段之后	相同，但可在较低位置或上腹部
性质	压榨性或窒息性	相似，但程度更剧烈
诱因	劳力、情绪激动、受寒、饱食等	不常有
时限	短。1～5 分钟或 15 分钟内	长。数小时或 1～2 天
频率	频繁发作	不频繁
硝酸甘油疗效	显著缓解	作用较差
气喘或肺水肿	极少	可有
血压	升高或无显著改变	可降低，甚至发生休克
心包摩擦音	无	可有
坏死物质吸收表现		
发热	无	常有
血白细胞增多	无	常有
血红细胞沉降率增快	无	常有
血清心肌坏死标志物	无	有
心电图变化	无变化或暂时性 ST 段和 T 波变	有特征和动态性变化

（2）主动脉夹层：胸痛一开始即达高峰，常放射到背、肋、腹、腰和下肢，两上肢的血压和脉搏可有明显差别，可有主动脉瓣关闭不全的表现，偶有意识模糊和偏瘫等神经系统受损症状。但无血清心肌坏死标志物升高等可资鉴别。二维超声心动图检查、X 线或磁共振体层显像有助于诊断。

（3）急性肺动脉栓塞：可发生胸痛、咯血、呼吸困难和休克。但有右心负荷急剧增加的表现，如发绀、肺动脉瓣区第二心音亢进、颈静脉充盈、肝大、下肢水肿等。心电图示 I 导联 S 波加深，Ⅲ导联 Q 波显著、T 波倒置，胸导联过渡区左移，右胸导联 T 波倒置等改变，可资鉴别。

（4）急腹症：急性胰腺炎、消化性溃疡穿孔、急性胆囊炎、胆石症等，均有上腹部疼痛，可能伴休克。仔细询问病史、做体格检查、心电图检查、血清心肌酶和肌钙蛋白测定可协助鉴别。

（5）急性心包炎：尤其是急性非特异性心包炎可有较剧烈而持久的心前区疼痛。但心包炎的疼痛与发热同时出现，呼吸和咳嗽时加重，早期即有心包摩擦音，后者和疼痛在心包腔出现渗液时均消失；全身症状一般不如心肌梗死严重；心电图除 aVR 外，其余导联均有 ST 段弓背向下的抬高，T 波倒置，无异常 Q 波出现。

4. 并发症

（1）乳头肌功能失调或断裂（2014、2017）：总发生率可高达 50%。二尖瓣乳头肌因缺血、坏死等使收缩功能发生障碍，造成不同程度的二尖瓣脱垂并关闭不全，心尖区出现收缩中晚期喀喇音（2018）和吹风样收缩期杂音，第一心音可不减弱，可引起心力衰竭。轻症者，可以恢复，其杂音可消失。

（2）心脏破裂（2015、2016）：少见，常在起病 1 周内出现，多为心室游离壁破裂，造成心包积血引起急性心脏压塞而猝死。偶为心室间隔破裂造成穿孔，在胸骨左缘第 3～4 肋间出现响亮的收缩期杂音，常伴有震颤，可引起心力衰竭和休克而在数日内死亡。

（3）栓塞：发生率 1%～6%，见于起病后 1～2 周，可为左心室附壁血栓脱落所致，引起脑、肾、脾或四肢等动脉栓塞。也可因下肢静脉血栓形成部分脱落所致，则产生肺动脉栓塞。

（4）心室壁瘤：或称室壁瘤，主要见于左心室，发生率为 5%～20%。体格检查可见左侧心界扩大，心脏搏动范围较广，可有收缩期杂音。瘤内发生附壁血栓时，心音减弱。心电图 ST 段持续抬高。X 线透视、摄像、超声心动图、放射性核素心脏血池显像及左心室造影可见局部心缘突出，搏动减弱或有反常搏动。

(5) 心肌梗死后综合征(2014):发生率约10%。于心肌梗死后数周至数月内出现,可反复发生,表现为心包炎、胸膜炎或肺炎,有发热、胸痛等症状,可能为机体对坏死物质的变态反应。

5. 治疗与预防 对ST段抬高的急性心肌梗死,强调及早发现,及早住院,并加强住院前的就地处理。治疗原则是尽快恢复心肌的血液灌注(到达医院后30分钟内开始溶栓或90分钟内开始介入治疗)以挽救濒死的心肌、防止梗死扩大或缩小心肌缺血范围,保护和维持心脏功能,及时处理严重心律失常、泵衰竭和各种并发症,防止猝死,使患者不但能渡过急性期,且康复后还能保持尽可能多的有功能的心肌。

(1) 监护和一般治疗

1) 休息:急性期卧床休息24h,保持环境安静。减少探视,防止不良刺激,解除焦虑。

2) 监测:在冠心病监护室进行心电图、血压和呼吸的监测,除颤仪应随时处于备用状态。对于严重泵衰者还监测肺毛细血管压和静脉压。

3) 吸氧:对有呼吸困难和血氧饱和度降低者,最初几日间断或持续通过鼻管面罩吸氧。

4) 护理:急性期12小时卧床休息,若无并发症,24小时内应鼓励患者在床上行肢体活动,若无低血压,第3天就可在病房内走动;梗死后第4~5天,逐步增加活动直至每天3次步行100~150m。

5) 建立静脉通道:保持给药途径畅通。

6) 阿司匹林:无禁忌证者即服水溶性阿司匹林或嚼服肠溶阿司匹林150~300mg,然后每日1次,3日后改为75~150mg,每日1次长期服用。

(2) 解除疼痛(2017):选用下列药物尽快解除疼痛:

1) 哌替啶。

2) 痛较轻者可用可待因或罂粟碱肌内注射或口服。心肌再灌注疗法可极有效地解除疼痛。

(3) 再灌注心肌 起病3~6小时最多在12小时内,使闭塞的冠状动脉再通,心肌得到再灌注,濒临坏死的心肌可能得以存活或使坏死范围缩小,减轻梗死后心肌重塑,预后改善(2018),是一种积极的治疗措施。

1) 直接介入治疗(PCI):发病12小时以内的都可以进行介入治疗。发病12~24小时内如果症状未完全缓解、ST段未回到等电位线,可以进行介入治疗。发病超过24小时者不主张常规介入治疗,但合并心源性休克的在发病36小时内、心源性休克发生18小时内仍可以考虑心功能支持下进行介入治疗。

补救性PCI:溶栓治疗后仍有明显胸痛,抬高的ST段无明显降低者,应尽快进行冠状动脉造影,如显示TIMI 0~Ⅱ级血流,说明相关动脉未再通,宜立即施行补救性PCI。

溶栓治疗再通者的PCI:溶栓治疗成功的患者,如无缺血复发表现,可在7~10天后行冠状动脉造影,如残留的狭窄病变适宜于PCI可行PCI治疗。

2) 溶栓疗法:无条件施行介入治疗或因患者就诊延误、转送患者到可施行介入治疗的单位将会错过再灌注时机,如无禁忌证应立即(接诊患者后10分钟内)行本法治疗。

适应证:①两个或两个以上相邻导联ST段抬高(胸导联≥0.2mV,肢导联≥0.1mV),或病史提示急性心肌梗死伴左束支传导阻滞,起病时间<12小时,患者年龄<75岁;②ST段显著抬高的心肌梗死患者年龄>75岁,经慎重权衡利弊仍可考虑;③ST段抬高性心肌梗死,发病时间已达12~24小时,但如仍有进行性缺血性胸痛,广泛ST段抬高者也可考虑。

禁忌证:①既往发生过出血性脑卒中,6个月内发生过缺血性脑卒中或脑血管事件;②颅内肿瘤;③近期(2~4周)有活动性内脏出血;④未排除主动脉夹层;⑤入院时严重且未控制的高血压(>180/110mmHg)或慢性严重高血压病史;⑥目前正在使用治疗剂量的抗凝药或已知有出血倾向;⑦近期(2~4周)创伤史,包括头部外伤、创伤性心肺复苏或较长时间(>10分钟)的心肺复苏;⑧近期(<3周)外科大手术;⑨近期(<2周)曾有在不能压迫部位的大血管行穿刺术。

【巧妙记忆】 禁忌证可记为:过去6个月内有脑血管事件,半个月内有出血、创伤或手术及穿刺,现在血压高,有出血倾向者。

溶栓药物的应用:以纤维蛋白溶酶原激活物激活血栓中纤维蛋白溶酶原,使其转变为纤维蛋白溶酶而溶解冠状动脉内的血栓。

3) 紧急主动脉-冠状动脉旁路移植术:介入治疗失败或溶栓治疗无效有手术指征者,宜争取6~8小时内施行主动脉-冠状动脉旁路移植术。

再灌注损伤:急性缺血心肌再灌注时,可出现再灌注损伤,常表现为再灌注性心律失常。各种快速、缓慢性心律失常均可出现,应作好相应的抢救准备。但出现严重心律失常的情况少见,最常见的为一过性非阵发性室性心动过速,对此不必行特殊处理。

(4) 消除心律失常:心律失常必须及时消除,以免演变为严重心律失常甚至猝死。

(5) 控制休克:根据休克不同因素所致,而分别处理。

（6）治疗心力衰竭：主要是治疗急性左心衰竭，以应用吗啡（或哌替啶）和利尿药为主，亦可选用血管扩张剂减轻左心室的负荷，或用多巴酚丁胺静脉滴注或用短效血管紧张素转换酶抑制药从小剂量开始等治疗。

【巧妙记忆】 洋地黄制剂可能引起室性心律失常宜慎用。

（7）并发症的处理：并发栓塞时，用溶解血栓和/或抗凝疗法。心室壁瘤如影响心功能或引起严重心律失常，宜手术切除或同时作主动脉-冠状动脉旁路移植手术。

（8）预防

1）抗血小板聚集（氯吡格雷，噻氯匹定）；抗心绞痛治疗，硝酸酯类制剂。

2）预防心律失常，减轻心脏负荷等；控制好血压。

3）控制血脂水平；戒烟。

4）控制饮食；治疗糖尿病。

5）普及有关冠心病的教育，包括患者及其家属；鼓励有计划的、适当的运动锻炼。

【经典习题】

1. 急性下壁ST段抬高型心肌梗死患者ST段抬高的导联为
   A. Ⅰ、aVL
   B. $V_7 \sim V_9$
   C. $V_3 \sim V_5$
   D. $V_1 \sim V_3$
   E. Ⅱ、Ⅲ、aVF

   答案： E

   考点： 心肌梗死的导联

   解析： 急性心肌梗死的部位对应导联改变：A选项为高侧壁部位，B选项为后壁部位，C选项为前壁部位，D选项为前间壁部位，E选项为下壁部位导联改变。故本题选E。

2. 男，50岁。3周来反复出现上3层楼时胸痛，为闷痛，休息3分钟能缓解，不剧烈运动则无症状。诊断为心绞痛。该患者最可能的心绞痛临床类型是
   A. 初发劳力型
   B. 恶化劳力型
   C. 自发型
   D. 变异型
   E. 稳定型

   答案： A

   考点： 心绞痛临床类型

   解析： 初发型心绞痛通常在首发症状1~2个月内、很轻的体力劳动可诱发（程度至少达CCSⅢ级）。根据患者表现考虑为初发劳力型，故选A。

（3~4题共用题干）

男性，68岁。2周来反复胸痛，发作与劳累及情绪有关，休息可以缓解。3小时前出现持续性疼痛，进行性加剧，并气促，不能平卧，血压110/70mmHg，心率120次/分，律齐，心尖部可闻及Ⅲ级收缩期杂音；双肺散在哮鸣音及湿啰音。

3. 根据上述临床表现，该患者的诊断最可能是
   A. 风心病二尖瓣关闭不全
   B. 扩张型心肌病
   C. 支气管哮喘
   D. 支气管肺炎
   E. 急性心肌梗死并发左心衰竭

   答案： E

   考点： 急性心肌梗死的临床表现

   解析： 反复胸痛，发作与劳累及情绪有关，休息可以缓解为典型心绞痛症状；3小时前出现持续性疼痛，进行性加剧，应考虑急性心肌梗死；气促，不能平卧，双肺散在哮鸣音及湿啰音为左心衰竭的表现，心尖部可闻及Ⅲ级收缩期杂音为二尖瓣乳头肌功能失调。故选E。

4. 应首选检查为
   A. X线胸片
   B. 心电图
   C. 超声心动图
   D. 血清心肌酶
   E. 心肌放射性核素扫描

   答案： B

   考点： 急性心肌梗死的辅助检查

   解析： 心电图是急性心肌梗死时首选的检查，故选B。

第六节　心脏瓣膜病

一、二尖瓣狭窄（★★）

（一）病因

风湿性二尖瓣狭窄是我国主要的瓣膜病。二尖瓣狭窄的最常见病因为风湿热。2/3的患者为女性。约半数患者无急性风湿热史，但多有反复链球菌扁桃体炎或咽峡炎史。

（二）病理生理

左心房压升高致肺静脉压升高，肺顺应性减低，从而发生劳力性呼吸困难。心率增快时舒张期缩短，左心房压升高，故任何增加心率的诱因均可促使急性肺水肿的发生，如房颤、妊娠、感染或贫血等。

由于左心房压和肺静脉压升高，引起肺小动脉反应性收缩，最终导致肺小动脉硬化，肺血管阻力增高，肺动脉压力升高。重度肺动脉高压可引起右心室

肥厚、三尖瓣和肺动脉瓣关闭不全和右心衰竭（2002）。

（三）临床表现（2006、2005）

1. 症状　一般在二尖瓣中度狭窄（瓣口面积<1.5cm^2）时始有明显症状。

（1）呼吸困难为最常见的早期症状。患者首次呼吸困难发作常以运动、精神紧张、性交、感染、妊娠或心房颤动为诱因，并多先有劳力性呼吸困难，随狭窄加重，出现静息时呼吸困难、端坐呼吸和阵发性夜间呼吸困难，甚至发生急性肺水肿。

（2）咯血有以下几种情况：①突然咯大量鲜血，通常见于严重二尖瓣狭窄，可为首发症状。支气管静脉同时回流入体循环静脉和肺静脉，当肺静脉压突然升高时，黏膜下淤血、扩张而壁薄的支气管静脉破裂引起大咯血（2023），咯血后肺静脉压减低，咯血可自止。②阵发性夜间呼吸困难或咳嗽时的血性痰或带血丝痰。③急性肺水肿时咳大量粉红色泡沫状痰。④肺梗死伴咯血为本症晚期伴慢性心力衰竭时少见的并发症。

（3）咳嗽常见，尤其在冬季明显，有的患者在平卧时干咳，可能与支气管黏膜淤血水肿易患支气管炎或左心房增大压迫左主支气管有关。

（4）声嘶较少见，由于扩大的左心房和肺动脉压迫左喉返神经所致。

2. 体征　重度二尖瓣狭窄常有“二尖瓣面容”，双颧绀红。

（1）二尖瓣狭窄的心脏体征：①望诊心尖搏动正常或不明显。②心尖区可闻第一心音亢进和开瓣音，提示前叶柔顺、活动度好；如瓣叶钙化僵硬，则第一心音减弱，开瓣音消失。③心尖区有低调的隆隆样舒张中晚期杂音，局限，不传导。常可触及舒张期震颤。

（2）肺动脉高压和右心室扩大的心脏体征：右心室扩大时可见心前区心尖搏动弥散，肺动脉高压时肺动脉瓣区第二心音亢进或伴分裂。

【巧妙记忆】　当肺动脉扩张引起相对性肺动脉瓣关闭不全时，可在胸骨左缘第二肋间闻及舒张早期吹风样杂音，称 Graham-Steell 杂音。

（四）X线和超声心动图检查

1. X线检查　左心房增大，后前位见左心缘变直，右心缘有双心房影，左前斜位可见左心房使左主支气管上抬，右前斜位可见增大的左心房压迫食管下段后移。其他X线征象包括右心室增大、主动脉结缩小、肺动脉干和次级肺动脉扩张、肺淤血、间质性肺水肿（如 Kerley B 线）和含铁血黄素沉着等征象。

2. 心电图　重度二尖瓣狭窄可有“二尖瓣型P波”，P波宽度>0.12秒，伴切迹，Pv_1 终末负性向量增大。

【巧妙记忆】　QRS 波群示电轴右偏和右心室肥厚表现。

3. 超声心动图　为明确和量化诊断二尖瓣狭窄的可靠方法。M型示二尖瓣城墙样改变（EF斜率降低，A峰消失），后叶向前移动及瓣叶增厚。二维超声心动图可显示狭窄瓣膜的形态和活动度，测绘二尖瓣口面积。典型者为舒张期前叶呈圆拱状，后叶活动度减少，交界处粘连融合，瓣叶增厚和瓣口面积缩小。

4. 心导管检查　如症状、体征与超声心动图测定和计算二尖瓣口面积不一致，在考虑介入或手术治疗时，应经心导管检查同步测定肺毛细血管压和左心室压以确定跨瓣压差和计算瓣口面积，正确判断狭窄程度。

（五）并发症

1. 心房颤动（2017、2023）　为相对早期的常见并发症，可能为患者就诊的首发病症，也可为首次呼吸困难发作的诱因和患者体力活动明显受限的开始。房性期前收缩常为其前奏。初始为阵发性心房扑动和颤动，之后转为慢性心房颤动。

2. 急性肺水肿　为重度二尖瓣狭窄的严重并发症。患者突然出现重度呼吸困难和发绀，不能平卧，咳粉红色泡沫状痰，双肺满布干湿啰音。如不及时救治，可能致死。

3. 血栓栓塞　20%的患者发生体循环栓塞，偶尔为首发病症。血栓来源于左心耳或左心房。心房颤动、大左心房（直径>55mm）、栓塞史或心输出量明显降低为体循环栓塞的危险因素。

4. 右心衰竭　为晚期常见并发症。并发三尖瓣关闭不全时，可有难治性腹水。

5. 感染性心内膜炎　单纯二尖瓣狭窄并发本病者较少见，在瓣叶明显钙化或心房颤动患者更少发生。

6. 肺部感染　常见。

（六）治疗

1. 一般治疗

（1）有风湿活动者应给予抗风湿治疗。特别重要的是预防风湿热复发。

（2）预防感染性心内膜炎。

（3）无症状者避免剧烈体力活动，定期（6~12个月）复查。

（4）呼吸困难者应减少体力活动，限制钠盐摄入，口服利尿药，避免和控制诱发急性肺水肿的因素，如急性感染、贫血等。

2. 并发症的处理（2014、2017）

（1）大量咯血应取坐位，用镇静剂，静脉注射利尿药，以降低肺静脉压（2006、2014）。

（2）急性肺水肿处理原则与急性左心衰竭所致的肺水肿相似。

（3）心房颤动治疗目的为满意控制心室率，争取恢复和保持窦性心律，预防血栓栓塞。

（4）预防栓塞。

（5）右心衰竭限制钠盐摄入，应用利尿药等。

3. 介入和手术治疗　为治疗本病的有效方法。当二尖瓣口有效面积<1.5cm^2，伴有症状，尤其症状进行性加重时，应用介入或手术方法扩大瓣口面积，减轻狭窄。如肺动脉高压明显，即使症状轻，也应及早干预。

（1）经皮球囊二尖瓣成形术：为缓解单纯二尖瓣狭窄的首选方法。系将球囊导管从股静脉经房间隔穿刺跨越二尖瓣，用生理盐水和对比剂各半的混合液体充盈球囊，分离瓣膜交界处的粘连融合而扩大瓣口。

（2）闭式分离术：经开胸手术，将扩张器由左心室心尖部插入二尖瓣口分离瓣膜交界处的粘连融合，适应证和效果与经皮球囊二尖瓣成形术相似。

（3）直视分离术：适于瓣叶严重钙化、病变累及腱索和乳头肌、左心房内有血栓的二尖瓣狭窄的患者。

（4）人工瓣膜置换术（2017）适应证：①严重瓣叶和瓣下结构钙化、畸形，不宜做分离术者；②二尖瓣狭窄合并明显二尖瓣关闭不全者。手术应在有症状而无严重肺动脉高压时考虑。严重肺动脉高压增加手术风险，但非手术禁忌，术后多有肺动脉高压减轻。

二、二尖瓣关闭不全（★★）

（一）病因

收缩期二尖瓣关闭依赖二尖瓣装置（瓣叶、瓣环、腱索、乳头肌）和左心室的结构和功能的完整性，其中任何部分的异常可致二尖瓣关闭不全。

（二）病理生理

1. 急性　收缩期左心室射出的部分血流经关闭不全的二尖瓣口反流至左心房，与肺静脉至左心房的血流汇总，在舒张期充盈左心室，致左心房和左心室容量负荷骤增，左心室来不及代偿，其急性扩张能力有限，左心室舒张末压急剧上升。左心房压也急剧升高，导致肺淤血，甚至肺水肿。之后可致肺动脉高压和右心衰竭。

2. 慢性　左心室对慢性容量负荷过度的代偿为左心室舒末期容量增大，根据Frank-Starling机制使左心室心搏量增加；加上代偿性离心性肥大，并且左心室收缩期将部分血排入低压的左心房，室壁应力下降快，利于左心室排空。因此，在代偿期左心室总的心搏量明显增加，射血分数可完全正常。二尖瓣关闭不全通过收缩期左心室完全排空来实现代偿，可维持正常心搏量多年，但如果二尖瓣关闭不全持续存在并继续加重，使左心室舒张末期容量进行性增加，左心室功能恶化，一旦心输出量降低时即可出现症状。

（三）临床表现

1. 症状

（1）急性轻度二尖瓣反流仅有轻微劳力性呼吸困难。严重反流（如乳头肌断裂）很快发生急性左心衰竭，甚至发生急性肺水肿、心源性休克。

（2）慢性轻度二尖瓣关闭不全可终身无症状。严重反流有心输出量减少，首先出现的突出症状是疲乏无力，肺淤血的症状如呼吸困难出现较晚。

2. 体征

（1）慢性

1）心尖搏动：呈高动力型，左心室增大时向左下移位。

2）心音：风心病时瓣叶缩短，导致重度关闭不全时，第一心音减弱。二尖瓣脱垂和冠心病时第一心音多正常。由于左心室射血时间缩短，A_2提前，第二心音分裂增宽。严重反流时心尖区可闻及第三心音。二尖瓣脱垂时可有收缩中期喀喇音。

3）心脏杂音：瓣叶挛缩所致者（如风心病），有自第一心音后立即开始、与第二心音同时终止的全收缩期吹风样高调一贯型杂音（2012、2017、2022），在心尖区最响。杂音可向左腋下和左肩胛下区传导。反流严重时，心尖区可闻及紧随第三心音后的短促舒张期隆隆样杂音。

（2）急性心尖搏动为高动力型。第二心音肺动脉瓣成分亢进。非扩张的左心房强有力收缩所致心尖区第四心音常可闻及。严重反流也可出现心尖区第三心音和短促舒张期隆隆样杂音。

（四）X线和超声心动图检查

1. X线检查　急性者心影正常或左心房轻度增大伴明显肺淤血，甚至肺水肿征。慢性重度反流常见左心房、左心室增大，左心衰竭时可见肺淤血和间质性肺水肿征。二尖瓣环钙化为致密而粗的C形阴影，在左侧位或右前斜位可见。

2. 心电图　急性者心电图正常，窦性心动过速常见。慢性重度二尖瓣关闭不全主要为左心房增大，部分有左心室肥厚和非特异性ST-T改变，少数有右心室肥厚征，心房颤动常见。

3. 超声心动图　M型和二维超声心动图不能确定二尖瓣关闭不全。脉冲式多普勒超声和彩色多普勒血流显像可于二尖瓣心房侧和左心房内探及收缩期反流束，诊断二尖瓣关闭不全的敏感性几乎达100%。

4. 放射性核素心室造影　可测定左心室收缩、舒张末容量和静息、运动时射血分数，以判断左心室收缩功能。通过左心室与右心室心搏量之比值评估反流程度，该比值>2.5提示严重反流。

5. 左心室造影　经注射对比剂行左心室造影，观察收缩期对比剂反流入左心房的量，为半定量反流程度的"金标准"。

（五）并发症

心房颤动可见于3/4的慢性重度二尖瓣关闭不全患者；感染性心内膜炎较二尖瓣狭窄常见；体循环栓塞见于左心房扩大、慢性心房颤动的患者，较二尖瓣狭窄少见；心力衰竭在急性者早期出现，慢性者晚期发生；二尖瓣脱垂（2023）的并发症包括感染性心内膜炎、脑栓塞、心律失常、猝死、腱索断裂、严重二尖瓣关闭不全和心力衰竭。

（六）治疗

1. 急性　治疗的目的是降低肺静脉压，增加心输出量和纠正病因。内科治疗一般为术前过渡措施，尽可能在床旁Swan-Ganz导管血流动力学监测指导下进行。

2. 慢性

（1）内科治疗

1）风心病伴风湿活动者需抗风湿治疗并预防风湿热复发。

2）预防感染性心内膜炎。

3）无症状、心功能正常者无须特殊治疗，但应定期随访。

4）心房颤动的处理同二尖瓣狭窄，但维持窦性心律不如在二尖瓣狭窄时重要。除因心房颤动导致心功能显著恶化的少数情况需恢复窦性心律外，多数只需满意控制心室率。

5）心力衰竭者，应限制钠盐摄入，使用利尿药、血管紧张素转换酶抑制药、β受体阻断药和洋地黄。

（2）外科治疗：为恢复瓣膜关闭完整性的根本措施。应在发生不可逆的左心室功能不全之前施行，否则术后预后不佳。

三、主动脉瓣狭窄（★★）

（一）病因

1. 病因

（1）风心病：风湿性炎症导致瓣膜交界处粘连融合，瓣叶纤维化、僵硬、钙化和挛缩畸形，因而瓣口狭窄。

（2）先天性畸形

1）先天性二叶瓣畸形：为最常见的先天性主动脉瓣狭窄的病因。先天性二叶瓣畸形见于1%～2%的人群，男多于女。出生时多无交界处融合和狭窄。

2）其他先天性主动脉瓣畸形：①先天性单叶瓣少见，瓣口偏心，呈圆形或泪滴状，出生时即有狭窄。如狭窄开始时轻，多在成年期进行性钙化使狭窄加重。②先天性三个瓣叶狭窄十分少见，多为三个瓣叶不等大，可能在出生时就有狭窄，也可能在中年以后瓣叶逐渐纤维化和钙化导致瓣膜狭窄。

（3）退行性老年钙化性主动脉瓣狭窄：为65岁以上老年人单纯性主动脉瓣狭窄的常见原因。无交界处融合，瓣叶主动脉面有钙化结节限制瓣叶活动。常伴有二尖瓣环钙化。

（二）病理生理（2020）

成人主动脉瓣口面积≥3.0cm²。当瓣口面积减少一半时，收缩期仍无明显跨瓣压差。瓣口面积≤1.0cm²时，左心室收缩压明显升高，跨瓣压差显著。对慢性主动脉瓣狭窄所致的压力负荷增加，左心室的主要代偿机制是通过进行性室壁向心性肥厚以平衡左心室收缩压升高，维持正常收缩期室壁应力和左心室心输出量。左心室肥厚使其顺应性降低，引起左心室舒张末压进行性升高，因而使左心房的后负荷增加，左心房代偿性肥厚。

（三）临床表现

1. 症状　出现较晚。

（1）呼吸困难：劳力性呼吸困难为晚期肺淤血引起的常见首发症状，见于90%的有症状患者。进而可发生阵发性夜间呼吸困难、端坐呼吸和急性肺水肿。

（2）心绞痛：见于60%的有症状患者。常由运动诱发，休息后缓解。主要由心肌缺血所致，极少数可由瓣膜的钙质栓塞冠状动脉引起。部分患者同时患冠心病，进一步加重心肌缺血。

（3）晕厥或接近晕厥（2007）：见于1/3的有症状患者。多发生于直立、运动中或运动后即刻，少数在休息时发生，由于脑缺血引起。

【巧妙记忆】呼吸困难、心绞痛和晕厥为典型主动脉狭窄常见的三联征。

2. 体征（2006、2011、2012、2016）

（1）心音：第一心音正常。如主动脉瓣钙化僵硬，则第二心音主动脉瓣成分减弱或消失。由于左心室射血时间延长，第二心音中主动脉瓣成分延迟，严重狭窄者可呈逆分裂。肥厚的左心房强有力收缩产生明显的第四心音。

（2）收缩期喷射性杂音：在第一心音稍后或紧随喷射音开始，止于第二心音前，为吹风样、粗糙、递增-递减型，在胸骨右缘第2或左缘第3肋间最响，主要向颈动脉，也可向胸骨左下缘传导，常伴震颤。

（3）其他：动脉脉搏上升缓慢、细小而持续，在晚期，收缩压和脉压均下降。但在轻度主动脉瓣狭窄合并主动脉瓣关闭不全的患者及动脉床顺应性差的老年患者，收缩压和脉压可正常，甚至升高和增大。

（四）X线、超声心动图和心电图检查

1. X线检查　心影正常或左心室轻度增大，左心房可能轻度增大，升主动脉根部常见狭窄后扩张。在侧位透视下可见主动脉瓣钙化。晚期可有肺淤血征象。

2. 心电图　重度狭窄者有左心室肥厚伴ST-T继发性改变和左心房大。可有房室传导阻滞、室内阻滞、心房颤动或室性心律失常。

3. 超声心动图　为明确诊断和判定狭窄程度的重要方法。M型诊断本病不敏感和缺乏特异性。二维超声心动图探测主动脉瓣异常十分敏感，有助于显示瓣叶数目、大小、增厚、钙化，收缩期呈圆拱状的活动度、交界处融合、瓣口大小和形状及瓣环大小等瓣膜结构，有助于确定狭窄的病因，但不能准确定量狭窄程度。

【巧妙记忆】超声心动图是确诊二尖瓣狭窄和主动脉瓣狭窄的可靠方法。

4. 心导管检查　当超声心动图不能确定狭窄程度并考虑人工瓣膜置换时，应行心导管检查。最常用的方法是通过左心双腔导管同步测定左心室和主动脉压，或用单腔导管从左心室缓慢外撤至主动脉连续记录压力曲线。

（五）并发症

1. 心律失常（2016）　10%可发生心房颤动，致左心房压升高和心输出量明显减少，临床上迅速恶化，可致严重低血压、晕厥或肺水肿。主动脉瓣钙化侵及传导系统可致房室传导阻滞；左心室肥厚、心内膜下心肌缺血或冠状动脉栓塞可致室性心律失常。

2. 心脏性猝死　一般发生于先前有症状者。无症状者发生猝死少见，仅见于1%～3%的患者。

3. 感染性心内膜炎　不常见。年轻人的较轻瓣膜畸形较老年人的钙化性瓣膜狭窄发生感染性心内膜炎的危险性大。

4. 体循环栓塞　少见。栓子可来自钙化性狭窄瓣膜的钙质或增厚的二叶瓣的微血栓。

5. 心力衰竭　发生左心衰竭后，自然病程明显缩短，因此终末期的右心衰竭少见。

6. 胃肠道出血　15%～25%的患者有胃肠道血管发育不良，可合并胃肠道出血。多见于老年患者，出血多为隐匿和慢性。人工瓣膜置换术后出血停止。

（六）治疗

1. 内科治疗　主要目的为确定狭窄程度，观察狭窄进展情况，为有手术指征的患者选择合理手术时间。治疗措施：①预防感染性心内膜炎；如为风心病合并风湿活动，应预防风湿热。②无症状的轻度狭窄患者每2年复查1次，中和重度狭窄的患者应避免剧烈体力活动，每6～12个月复查1次。③如有频发房性期前收缩，应予抗心律失常药物，预防心房颤动。④心绞痛可试用硝酸酯类药物。⑤心力衰竭者应限制钠盐摄入，可用洋地黄类药物和小心应用利尿剂。

2. 外科治疗　人工瓣膜置换术为治疗成人主动脉狭窄的主要方法。无症状的轻、中度狭窄患者无手术指征。重度狭窄（瓣口面积<$0.75cm^2$或平均跨瓣压差>50mmHg）伴心绞痛、晕厥或心力衰竭症状为手术的主要指征。

3. 经皮球囊主动脉瓣成形术　经股动脉逆行将球囊导管推送至主动脉瓣，用生理盐水与对比剂各半的混合液体充盈球囊，裂解钙化结节，伸展主动脉瓣环和瓣叶，解除瓣叶和分离融合交界处，减轻狭窄和症状。

四、主动脉瓣关闭不全（★★）

（一）病因

由于主动脉瓣及/或主动脉根部疾病所致。

1. 急性

（1）感染性心内膜炎：致主动脉瓣瓣膜穿孔或瓣周脓肿。

（2）创伤：穿通或钝挫性胸部创伤致升主动脉根部、瓣叶支持结构和瓣叶破损或瓣叶急性脱垂。

（3）主动脉夹层：夹层血肿使主动脉瓣环扩大；一个瓣叶被夹层血肿压迫向下；瓣环或瓣叶被夹层血肿撕裂。通常发生于马方综合征、特发性升主动脉扩张、高血压或妊娠。

（4）人工瓣撕裂。

2. 慢性

（1）主动脉瓣疾病

（2）主动脉根部扩张引起瓣环扩大，瓣叶舒张期不能对合。

（二）病理生理

1. 急性　舒张期血流从主动脉反流入左心室，左心室同时接纳左心房的充盈血流，左心室容量负荷急剧增加（2019）。如反流量大，左心室的急性代偿性扩张以适应容量过度负荷的能力有限，左心室舒张压急剧上升，导致左心房压增高和肺淤血，甚至肺水肿。由于急性者左心室舒张末容量仅能有限增加，即使左心室收缩功能正常或增加，并常有代偿性心动过速，心输出量仍减少。

2. 慢性　左心室对慢性容量负荷过度的代偿反应为左心室舒张末容量增加，使总的左心室心搏量增加；左心室扩张，不至于因容量负荷过度而明显增加左心室舒张末压；心室重量大大增加使左心室壁厚度与心腔半径的比例不变，室壁应力维持正常。另一有利代偿机制为运动时外周阻力降低和心率增快伴舒张期缩短，使反流减轻。以上诸因素使左心室能较长期维持正常心输出量和肺静脉压无明显升高。失代偿的晚期心室收缩功能降低，直至发生左心衰竭。

（三）临床表现

1. 症状

（1）急性轻者可无症状，重者出现急性左心衰竭和低血压。

（2）慢性可多年无症状，甚至可耐受运动。最先的主诉为与心搏量增多有关的心悸、心前区不适、头部强烈搏动感等症状。晚期始出现左心衰竭表现。心绞痛较主动脉瓣狭窄时少见。常有体位性头昏，晕厥罕见。

2. 体征

（1）急性收缩压、舒张压和脉压正常或舒张压稍低，脉压稍增大。无明显周围血管征，心尖搏动正常，心动过速常见。二尖瓣舒张期提前部分关闭，致第一心音减低。第二心音肺动脉瓣成分增强。第三心音常见。

（2）慢性

1）血管：收缩压升高，舒张压降低，脉压增大。周围血管征常见（2001），包括随心脏搏动的点头征、颈动脉和桡动脉扪及水冲脉、股动脉枪击音、听诊器轻压股动脉闻及双期杂音和毛细血管搏动征等。主动脉根部扩大者，在胸骨旁右第2、3肋间可扪及收缩期搏动。

2）心尖搏动：向左下移位，呈心尖抬举性搏动。

3）心音：第一心音减弱，由于收缩期前二尖瓣部分关闭引起。第二心音主动脉瓣成分减弱或缺如，但梅毒性主动脉炎时常亢进。心底部可闻及收缩期喷射音，与左心室心搏量增多突然扩张已扩大的主动脉有关。由于舒张早期左心室快速充盈增加，心尖区常有第三心音。

【巧妙记忆】　第一心音正常的是主动脉瓣狭窄，第一心音亢进的是二尖瓣狭窄，第一心音减弱的是二尖瓣和主动脉瓣关闭不全。

4）心脏杂音：主动脉关闭不全的杂音为与第二心音同时开始的高调叹气样或吹风样递减型舒张早期杂音，坐位并前倾和深呼气时易听到（2011）。

（四）X线和超声心动图检查

1. X线检查

（1）急性心脏大小正常。除原有主动脉根部扩大或由主动脉夹层外，无主动脉扩大。常有肺淤血或肺水肿征。

（2）慢性左心室增大，可有左心房增大。即使为主动脉瓣膜的病变造成的关闭不全，由于左心室心搏量增加，升主动脉继发性扩张仍比主动脉狭窄时明显，并可累及整个主动脉弓。

2. 心电图　急性者常见窦性心动过速和非特异性ST-T改变。慢性者常见左心室肥厚劳损。

3. 超声心动图　M型显示舒张期二尖瓣前叶或室间隔纤细扑动，为主动脉瓣关闭不全的可靠诊断征象，但敏感性低（43%）。

（五）并发症

感染性心内膜炎较常见；可发生室性心律失常但心脏性猝死少见；心力衰竭在急性者出现早，慢性者于晚期始出现。

（六）治疗

1. 急性　外科治疗（人工瓣膜置换术或主动脉瓣修复术）为根本措施。内科治疗一般仅为术前准备过渡措施，目的在于降低肺静脉压，增加心输出量，稳定血流动力学，应尽量在Swan-Ganz导管床旁血流动力学监测下进行。

2. 慢性

（1）内科治疗：①预防感染性心内膜炎，如为风心病如有风湿活动应预防风湿热；②梅毒性主动脉炎应予一疗程青霉素治疗；③舒张压>90mmHg者应用降压药；④无症状的轻或中度反流者，应限制重体力活动，并定期随访，应包括超声心动图检查；⑤左心室收缩功能不全出现心力衰竭时应用血管紧张素转换酶抑制药和利尿药，必要时可加用洋地黄类药物；⑥心绞痛可用硝酸酯类药物；⑦积极纠正心房颤动和治疗心律失常，主动脉瓣关闭不全患者耐受这些心律失常的能力极差；⑧如有感染应及早积极控制。

（2）外科治疗：人工瓣膜置换术为严重主动脉瓣关闭不全的主要治疗方法，应在不可逆的左心室功能不全发生之前进行，而又不过早冒手术风险。无症状（呼吸困难或心绞痛）和左心室功能正常的严重反流不需手术，但需密切随访。

【经典习题】

1. 因支气管静脉曲张破裂所致咯血最常见于
   A. 肺结核
   B. 肺脓肿

C. 肺栓塞
D. 二尖瓣狭窄
E. Wegener 肉芽肿

答案： D

考点： 咯血的原因

解析： 因支气管静脉曲张破裂所致咯血最常见于风湿性二尖瓣狭窄及左心衰竭，肺静脉与支气管静脉间有侧支循环，由于肺静脉压升高则导致支气管黏膜下层小静脉压升高，以致发生曲张与破裂，出血较急。某些先天性心脏病如房间隔缺损、动脉导管未闭等引起肺动脉高压时，也可发生咯血。故选 D。

2. 二尖瓣关闭不全的典型体征是
A. 心尖部粗糙的收缩期杂音
B. 心尖部 Austin-Flint 杂音
C. 心尖部 S_1亢进
D. A_2增强
E. 心界呈梨形

答案： A

考点： 二尖瓣关闭不全的体征

解析： 心尖部收缩期杂音是二尖瓣关闭不全最主要的体征，典型者为较粗糙的全收缩期吹风样杂音，多向腋下及左肩胛间部传导，后瓣受损时可向心底部传导。二尖瓣脱垂时只有收缩中晚期杂音。P_2亢进、增宽分裂。重度主动脉瓣返流时心尖部可存在的杂音为心尖部 Austin-Flint 杂音。故选 A。

（3~4 题共用题干）

女，50 岁。活动后胸闷 1 年，夜间阵发性呼吸困难 4 天。查体：BP 130/80mmHg，P_2亢进，心尖部可闻及舒张期隆隆样杂音，余瓣膜区未闻及杂音。

3. 该患者最可能的诊断是
A. 二尖瓣关闭不全
B. 主动脉瓣关闭不全
C. 主动脉瓣狭窄
D. 室间隔缺损
E. 二尖瓣狭窄

答案： E

考点： 二尖瓣狭窄的诊断

解析： 二尖瓣狭窄的特征性表现为心尖部闻及舒张中晚期低调的隆隆样杂音，故本例患者应诊断为二尖瓣狭窄。故选 E。二尖瓣关闭不全的特征性表现为二尖瓣收缩期粗糙的吹风样杂音。主动脉瓣关闭不全的特征性表现为主动脉瓣区舒张期叹气样杂音。主动脉瓣狭窄的特征性表现为胸骨右缘第 1~2 肋间粗糙而响亮的 3 级以上收缩期杂音。室间隔缺损表现为胸骨左缘第 3~4 肋间 3 级以上粗糙的全收缩期杂音。

4. 该患者最易出现的心律失常是
A. 三度房室传导阻滞
B. 室上性心动过速
C. 心房扑动
D. 室性心动过速
E. 心房颤动

答案： E

考点： 二尖瓣狭窄的并发症

解析： 心房颤动为二尖瓣狭窄最常见的心律失常，也是相对早期的并发症。故选 E。

5. 该患者突发心悸，伴胸闷、喘憋。查体：BP 70/40mmHg，心率 160 次/分，心律绝对不齐。首选的治疗措施是
A. 置入临时起搏器
B. 静脉注射毛花苷 C
C. 静脉应用胺碘酮
D. 非同步直流电复律
E. 同步直流电复律

答案： E

考点： 二尖瓣狭窄合并房颤的治疗

解析： 患者突发心悸，心律绝对不齐，应诊断为二尖瓣狭窄合并房颤。将房颤转复为窦性心律的方法包括药物复律、电转复和导管消融治疗。若患者房颤发作时，已有血流动力学障碍，应紧急施行电复律，否则行药物复律；若电复律和药物复律均无效，则选择导管消融治疗。本例患者房颤发作时，血压已降至 70/40mmHg，故应直接电复律治疗，故选 E。非同步直流电复律主要用于室颤。置入临时起搏器主要用于治疗心动过缓、三度房室传导阻滞。静脉毛花苷 C 常用于控制房颤的心室率。静注胺碘酮为药物复律措施。

第七节　感染性心内膜炎

一、临床分型

根据病程，感染性心内膜炎分为急性和亚急性。

二、自体瓣膜感染性心内膜炎

（一）常见致病微生物

链球菌和葡萄球菌分别占自体瓣膜心内膜炎病原微生物的 65% 和 25%。急性者，主要由金黄色葡萄球菌引起（2002、2003），少数由肺炎链球菌、淋球菌、A 族链球菌和流感嗜血杆菌等所致。亚急性者，草绿色链球菌最常见（2002、2008），其次为 D 族链球菌（牛链球菌和肠球菌）、表皮葡萄球菌，其他细菌较少见。

【巧妙记忆】 感染性心内膜炎的常见致病微生物可记为：急球亚链即急性时为金黄色葡萄球菌，亚急性者为草绿色链球菌。

（二）临床表现（★★）

从短暂性菌血症的发生至症状出现之间的时间间

隔长短不一，多在2周以内，但不少患者无明确的细菌进入途径可寻。

1. 发热 发热是感染性心内膜炎（IE）最常见的症状，除有些老年或心、肾衰竭重症患者外，几乎均有发热。亚急性者起病隐匿，可有全身不适、乏力、食欲缺乏和体重减轻等非特异性症状。可有弛张性低热，一般体温<39℃，以午后和夜晚高。头痛、背痛和肌肉关节痛常见。急性者呈暴发性败血症过程，有高热寒战。突发心力衰竭者较为常见。

2. 心脏杂音（2005） 80%~85%的患者可闻心脏杂音，可由基础心脏病和/或心内膜炎导致瓣膜损害所致。急性者要比亚急性者更易出现杂音强度和性质的变化，或出现新的杂音。瓣膜损害所致的新的或增强的杂音主要为关闭不全的杂音，尤以主动脉瓣关闭不全多见。

3. 周围体征 多为非特异性，包括：①瘀点；②指和趾甲下线状出血；③Roth斑；④Osler结节；⑤Janeway损害（2014）。引起这些周围体征的原因可能是微血管炎或微栓塞。

【巧妙记忆】 所有体征中，除Janeway结多见于急性感染性心内膜炎外，其他均以亚急性多见。

4. 动脉栓塞 赘生物引起动脉栓塞占20%~40%，尸检检出的亚临床型栓塞更多。栓塞可发生在机体的任何部位。脑、心脏、脾、肾、肠系膜和四肢为临床所见的体循环动脉栓塞部位。

5. 感染的非特异性症状

（1）脾大：见于15%~50%、病程>6周的患者，急性者少见。

（2）贫血：IE时贫血较为常见，尤其多见于亚急性者，有苍白无力和多汗。主要由于感染抑制骨髓所致。多为轻、中度贫血，晚期患者有重度贫血。

（三）辅助检查

1. 常规检验

（1）尿液：有显微镜下血尿和轻度蛋白尿。肉眼血尿提示肾梗死。红细胞管型和大量蛋白尿提示弥漫性肾小球性肾炎。

（2）血液：亚急性者正常色素型正常细胞性贫血常见，白细胞计数正常或轻度增多，分类计数轻度核左移。急性者常有血白细胞计数增多和明显核左移。红细胞沉降率几乎均升高。

2. 免疫学检查 25%的患者有高丙种球蛋白血症。80%的患者出现循环中免疫复合物。病程6周以上的亚急性患者中50%类风湿因子试验阳性。血清补体降低见于弥漫性肾小球肾炎。

3. 血培养 是诊断菌血症和感染性心内膜炎的最重要方法。

4. X线检查 肺部多处小片状浸润阴影提示脓毒性肺栓塞所致肺炎。左心衰竭时有肺淤血或肺水肿征。主动脉细菌性动脉瘤可致主动脉增宽。细菌性动脉瘤有时需经血管造影诊断。CT扫描有助于脑梗死、脓肿和出血的诊断。

5. 心电图 偶可见急性心肌梗死或房室、室内传导阻滞，后者提示主动脉瓣环或室间隔脓肿。

（四）诊断（2017、2018）

阳性血培养对本病诊断有重要价值。凡有提示感染性心内膜炎的临床表现，如发热伴有心脏杂音，尤其是主动脉瓣关闭不全杂音，贫血、血尿、脾大、白细胞增多和伴或不伴栓塞时，血培养阳性，可诊断本病。

（五）并发症

1. 心脏 ①心力衰竭为最常见并发症，主要由瓣膜关闭不全所致，主动脉瓣受损者最常发生，其次为二尖瓣和三尖瓣；瓣膜穿孔或腱索断裂导致急性瓣膜关闭不全时可诱发急性左心衰竭。②心肌脓肿常见于急性患者，可发生于心脏任何部位，以瓣周组织特别在主动脉瓣环多见，可致房室和室内传导阻滞，心肌脓肿偶可穿破导致化脓性心包炎。③急性心肌梗死大多由冠状动脉栓塞引起，以主动脉瓣感染时多见，少见原因为冠状动脉细菌性动脉瘤。④化脓性心包炎不多见，主要发生于急性患者。⑤心肌炎。

【巧妙记忆】 感染性心内膜炎最常见的并发症为心衰，最常见的栓塞部位为脑栓塞。

2. 细菌性动脉瘤 多见于亚急性者。受累动脉依次为近端主动脉（包括主动脉窦）、脑、内脏和四肢，一般见于病程晚期，多无症状，为可扪及的搏动性肿块。

3. 迁移性脓肿 多见于急性患者，亚急性者少见，多发生于肝、脾、骨髓和神经系统。

4. 神经系统 约1/3患者有神经系统受累的表现：①脑栓塞占其中1/2，大脑中动脉及其分支最常受累；②脑细菌性动脉瘤，除非破裂出血，多无症状；③脑出血，由脑栓塞或细菌性动脉瘤破裂所致；④中毒性脑病，可有脑膜刺激征；⑤脑脓肿；⑥化脓性脑膜炎，不常见；后3种情况主要见于急性患者，尤其是金黄色葡萄球菌性心内膜炎。

5. 肾脏 大多数患者有肾损害，包括：①肾动脉栓塞和肾梗死，多见于急性患者；②免疫复合物所致局灶性和弥漫性肾小球肾炎（后者可致肾衰竭），常见于亚急性患者；③肾脓肿不多见。

（六）防治原则

1. 抗微生物药物治疗 为最重要的治疗措施。用药原则为：①早期应用，在连续送3~5次血培养后即可开始治疗；②充分用药，选用杀菌性抗微生物药物，大剂量和长疗程；③静脉用药为主，保持高而稳定的血药浓度；④病原微生物不明时，急性者选用针对金黄色葡萄球菌、链球菌和革兰阴性杆菌均有效的广谱抗生素，亚急性者选用针对大多数链球菌（包括肠球菌）的抗生素；⑤已分离出病原微生物时，应根据致病微生物对药物的敏感程度选择抗微生物药物。

【巧妙记忆】 抗微生物治疗可记为：早期静脉充分用药，未明者经验用药，已明者根据药敏给药。

2. 外科治疗 尽管有与日俱进的抗生素的治疗，各种类型IE的死亡率一直为10%~50%，虽然其死亡率部分与患者年龄的增长、基础心脏病有关，但IE的心脏和神经系统并发症对死亡起了重要作用。有些威胁生命的心脏并发症，对抗生素无反应，而手术治疗可改善患者的预后。因此，有严重心脏并发症或抗生素治疗无效的患者应及时考虑手术治疗。

【经典习题】

1. 诊断感染性心内膜炎的最重要方法是
   A. 免疫学检查
   B. 心电图检查
   C. X线检查
   D. 血培养
   E. 血常规、生化检查

答案： D

考点： 感染性心内膜炎的诊断方法

解析： 血培养阳性对诊断感染性心内膜炎有重要价值。凡提示感染性心内膜炎的临床表现，如发热伴有心脏尤其是主动脉瓣关闭不全杂音、贫血、血尿、脾大、白细胞增多，伴或不伴栓塞时，血培养阳性即可诊断，故选D。

（2~3题共用备选答案）

A. Osler结节
B. 瘀点
C. Roth斑
D. Janeway损害
E. 脾大

2. 主要见于急性感染性心内膜炎的体征是

答案： D

3. 亚急性感染性心内膜炎时发生于视网膜的病变是

答案： C

考点： 感染性心内膜炎的体征

解析： Janeway损害多见于急性感染性心内膜炎，而Osler结节、瘀点、Roth斑和脾大均以亚急性感染性心内膜炎多见，故2题选D。Roth斑为视网膜的卵圆形出血斑，中心呈白色，故3题选C。

第八节 心 肌 炎

一、概述

1. 病因 很多病毒都可能引起心肌炎，其中以肠道病毒包括柯萨奇A、B组病毒，孤儿病毒（ECHO），脊髓灰质炎病毒等为常见，尤其是柯萨奇B组病毒（CVB）占30%~50%（2014）。此外，人类腺病毒、流感、风疹、单纯疱疹、脑炎、肝炎（A，B，C型）病毒及HIV等都能引起心肌炎。

2. 分类 心肌炎指心肌本身的炎症病变，有局灶性或弥漫性，也可分为急性、亚急性或慢性，总的分为感染性和非感染性两大类。

二、病毒性心肌炎（2017）

（一）临床表现（2006、2018）

病毒性心肌炎患者临床表现常取决于病变的广泛程度，轻重变异很大，可完全没有症状，也可以猝死。约半数于发病前1~3周有病毒感染前驱症状，如发热、全身酸痛、咽痛、倦怠感，即所谓“感冒”样症状或恶心、呕吐、腹泻等消化道症状。然后出现心悸、胸痛、呼吸困难、水肿，甚至阿-斯综合征。体检可见与发热程度不平行的心动过速、各种心律失常，可听到第三心音或杂音。或有颈静脉怒张、肺部啰音、肝大等心力衰竭体征（2000）。重症可出现心源性休克。胸部X线检查可见心影扩大或正常。显著的心脏扩大提示心肌损害严重。

【巧妙记忆】 病毒性心肌炎发病前有病毒感染史，可发展为心力衰竭，心力衰竭诱因最常见的为呼吸道感染。

（二）诊断（2023）

1999年全国心肌炎、心肌病专题研讨会提出的成人急性心肌炎诊断参考标准如下：

1. 病史与体征（2019） 在上呼吸道感染、腹泻等病毒感染后3周内出现与心脏相关的表现，如不能用一般原因解释的感染后严重乏力、胸闷、头晕（心输出量降低）、心尖部第一心音明显减弱、舒张期奔马律、心包摩擦音、心脏扩大、充血性心力衰竭或阿-斯综合征等。

2. 心电图 上述感染后3周内出现下列心律失常或心电图改变者：

（1）窦性心动过速、房室传导阻滞、窦房阻滞或束支阻滞。

（2）多源、成对室性期前收缩，自主性房性或交界性心动过速，阵发或非阵发性室性心动过速，心房或心室扑动或颤动。

（3）两个以上导联ST段呈水平型或下斜型下移≥0.05mV或ST段异常抬高或出现异常Q波。

3. 心肌损伤的参考指标　病程中血清心肌肌钙蛋白I或肌钙蛋白T（强调定量测定）、CK-MB明显增高。超声心动图示心腔扩大或室壁活动异常和/或核素心功能检查证实左心室收缩或舒张功能减弱。

4. 病原学依据

（1）在急性期从心内膜、心肌、心包或心包穿刺液中检测出病毒、病毒基因片段或病毒蛋白抗原（2013）。

（2）病毒抗体第2份血清中同型病毒抗体（如柯萨奇B组病毒中和抗体或流行性感冒病毒血凝抑制抗体等）效价较第1份血清升高4倍（2份血清应相隔2周以上）或一次抗体效价≥640者为阳性，≥320者为可疑阳性（如以1∶32为基础者则宜以≥256者为阳性，≥128者为可疑阳性，根据不同实验室标准作决定）。

（3）病毒特异性IgM以≥1∶320者为阳性（按各实验室诊断标准，需在严格质控条件下）。如同时有血中肠道病毒核酸阳性者更支持有近期病毒感染。

注：同时具有上述1、2［（1）、（2）、（3）中任何一项］、3中任何两项。在排除其他原因心肌疾病后临床上可诊断急性病毒性心肌炎。如具有4中的第（1）项者可从病原学上确诊急性病毒性心肌炎；如仅具有4中第（2）、（3）项者，在病原学上只能拟诊为急性病毒性心肌炎。

（三）治疗

病毒性心肌炎患者应卧床休息，进富含维生素及蛋白质的食物，心力衰竭时使用利尿药、血管扩张剂、血管紧张素转换酶抑制药等。期前收缩频发或有快速心律失常者，采用抗心律失常药物。高度房室传导阻滞、快速室性心律失常或窦房结功能损害而出现晕厥或明显低血压时可考虑使用临时性心脏起搏器。目前不主张早期使用糖皮质激素，但对有房室传导阻滞、难治性心力衰竭、重症患者或考虑有自身免疫的情况下则可慎用。

【经典习题】

女性，19岁。近2周来发热38℃左右，伴恶心、呕吐、腹泻。遂出现心悸、胸痛、呼吸困难、晕厥发作。体检发现：面色苍白，精神萎靡。心率40次/分，律齐，心尖部第一心音低钝，且可闻及大炮音，临床诊断为病毒性心肌炎。心电图表现最可能是

A. 窦性心动过缓

B. 室内传导阻滞

C. 一度房室传导阻滞

D. 二度房室传导阻滞

E. 三度房室传导阻滞

答案：E

考点：病毒性心肌炎的心电图表现

解析：病毒性心肌炎时心电图可表现为三度房室传导阻滞。大炮音常见于三度房室传导阻滞及心房颤动。窦性心动过缓、一度及二度房室传导阻滞、室内传导阻滞，均不会出现心房和心室同时收缩，故不会闻及大炮音。

第九节　心　肌　病

一、概述

1. 概念　心肌病是由不同病因导致心肌结构和/或功能异常的一组疾病，可表现为心室肥厚、心腔扩张和/或心电活动异常。心肌病可局限于心脏，也可是全身系统性疾病在心脏的表现。由心脏瓣膜病、高血压、冠状动脉疾病、先天性心脏病和肺源性心脏病等其他心血管疾病导致的心肌病理性改变不属于心肌病的范畴。

2. 分类　尚不统一。根据是否有明确继发因素可分为原发性、继发性心肌病。根据主要临床表现可分为扩张型心肌病、肥厚型心肌病、致心律失常型右心室心肌病、限制型心肌病和未定型心肌病。综合基因遗传背景和获得性因素，心肌病分类如下：

（1）原发性心肌病

1）遗传性心肌病：肥厚型心肌病、右心室发育不良心肌病、左心室致密化不全、糖原贮积症、先天性传导阻滞、线粒体肌病、离子通道病（包括长QT间期综合征、Brugada综合征、短QT间期综合征、儿茶酚胺敏感性室性心动过速等）。

2）混合性心肌病：扩张型心肌病、限制型心肌病。

3）获得性心肌病：感染性心肌病、心动过速心肌病、心脏气球样变、围生期心肌病、酒精性心肌病。

（2）继发性心肌病：全身系统性疾病所致心肌病变。

二、扩张型心肌病（2017）（★★）

（一）临床表现（2003）

起病缓慢，多在临床症状明显时方就诊，如有气急，甚至端坐呼吸、水肿和肝大等充血性心力衰竭的症状和体征时，始被诊断。部分患者可发生栓塞或猝

死。主要体征为心脏扩大，常可听到第三或第四心音，心率快时呈奔马律。常合并各种类型的心律失常。

（二）辅助检查

1. 胸部 X 线检查　心影常明显增大，心胸比>50%，肺淤血。

2. 心电图　可见多种心电异常如心房颤动，传导阻滞等各种心律失常。其他尚有 ST-T 改变，低电压，R 波降低，少数可见病理性 Q 波，多系心肌广泛纤维化的结果，但需与心肌梗死相鉴别。

3. 超声心动图（2013、2016）　本病早期即可有心腔轻度扩大，后期各心腔均扩大，以左心室扩大早而显著，室壁运动普遍减弱，提示心肌收缩力下降，以致二尖瓣、三尖瓣本身虽无病变，但在收缩期不能退至瓣环水平而致关闭不全，彩色血流多普勒显示二、三尖瓣反流。

4. 心脏放射性核素检查　核素血池扫描可见舒张末期和收缩末期左心室容积增大，左心室射血分数降低；核素心肌显影表现为灶性散在性放射性减低。

5. 心导管检查和心血管造影　早期近乎正常。有心力衰竭时可见左、右心室舒张末期压、左心房压和肺毛细血管楔压增高，心搏量、心脏指数减低。心室造影可见心腔扩大、室壁运动减弱、心室射血分数低下。冠状动脉造影多无异常，有助于与冠状动脉性心脏病的鉴别。

6. 心内膜心肌活检　可见心肌细胞肥大、变性、间质纤维化等。活检标本除发现组织学改变外，尚可进行病毒学检查。

（三）诊断与鉴别诊断

本病缺乏特异性诊断指标，临床上看到心脏增大、心律失常和充血性心力衰竭的患者时，如超声心动图证实有心腔扩大与心脏弥漫性搏动减弱（2020），即应考虑有本病的可能，但应除外各种病因明确的器质性心脏病，如急性病毒性心肌炎、风湿性心脏病、冠心病、先天性心血管病及各种继发性心肌病等后方可确立诊断。

（四）治疗

因本病原因未明，尚无特殊的防治方法。在病毒感染时密切注意心脏情况并及时治疗，有一定的实际意义。目前治疗原则是针对充血性心力衰竭和各种心律失常。一般是限制体力活动，低盐饮食，应用洋地黄（2023）和利尿药。但本病较易发生洋地黄中毒，故应慎用。此外常用扩血管药物、血管紧张素转换酶抑制药等长期口服。

三、肥厚型心肌病（2017）（★★）

（一）临床表现

部分患者可无自觉症状，而因猝死或在体检中被发现。许多患者有心悸、胸痛、劳力性呼吸困难，伴有流出道梗阻的患者由于左心室舒张期充盈不足，心输出量减低可在起立或运动时出现眩晕，甚至神志丧失等，体格检查可有心脏轻度增大，能听到第四心音；流出道有梗阻的患者可在胸骨左缘第 3~4 肋间听到较粗糙的喷射性收缩期杂音；心尖部也常可听到收缩期杂音（2002）。

（二）辅助检查

1. 胸部 X 线检查　心影增大多不明显，如有心力衰竭则呈现心影明显增大。

2. 心电图　因心肌肥厚的类型不同而有不同的表现。最常见的表现为左心室肥大，ST-T 改变，常在胸前导联出现巨大倒置 T 波。深而不宽的病理性 Q 波可在Ⅰ、aVL 或Ⅱ、Ⅲ、aVF、V_1、V_4上出现，有时在 V_1 可见 R 波增高，R/S 比增大。此外，室内传导阻滞和期前收缩亦常见。心尖部肥厚型心肌病（APH）型患者可在心前区导联出现巨大的倒置 T 波。

【巧妙记忆】　病理性 Q 波具肥厚型心肌病的答题特异性，扩张型心肌病病理性 Q 波少见。

3. 超声心动图（2006）　是临床上主要的诊断手段，可显示室间隔的非对称性肥厚，舒张期室间隔的厚度与后壁之比≥1.3，间隔运动低下。有梗阻的病例可见室间隔流出道部分向左心室内突出、二尖瓣前叶在收缩期前移（SAM）、左心室顺应性降低致舒张功能障碍等。运用彩色多普勒法可了解杂音起源和计算梗阻前后的压力差。

4. 心导管检查和心血管造影　左心室舒张末期压上升。有梗阻者在左心室腔与流出道间有收缩期压差，心室造影显示左心室腔变形，呈香蕉状、犬舌状、纺锤状（心尖部肥厚时）。冠状动脉造影多无异常。

5. 心内膜心肌活检　心肌细胞畸形肥大，排列紊乱有助于诊断。

（三）诊断与鉴别诊断

1. 诊断　对临床或心电图表现类似冠心病的患者，如患者较年轻，诊断冠心病依据不充分又不能用其他心脏病来解释，则应想到本病的可能。结合心电图、超声心动图及心导管检查作出诊断。如有阳性家族史（猝死、心脏增大等）更有助于诊断。

2. 鉴别诊断　本病通过超声心动图，心血管造影及心内膜心肌活检可与高血压心脏病、冠心病、先天性心血管病、主动脉瓣狭窄等相鉴别。

（四）治疗

本病由于病因不明，又很多与遗传基因有关，难于预防。本病的治疗原则为弛缓肥厚的心肌，防止心动过速及维持正常窦性心律，减轻左心室流出道狭窄和抗室性心律失常。目前主张应用β受体阻断药及钙通道阻滞药治疗。对重症梗阻性患者可做介入或手术治疗，植入双腔DDD型起搏器、消融或切除肥厚的室间隔心肌。

【经典习题】

男，35岁。活动后气短2年，加重伴双下肢水肿2个月。查体：颈静脉怒张，双肺底可闻及少量湿啰音。心界扩大，心率100次/分，律齐，可闻及S_3，心尖部可闻及2/6级收缩期吹风样杂音、肝肋下4cm。超声心动图示全心扩大，室壁运动呈弥漫性减弱。实验室检查：尿蛋白(+)。该患者最可能的诊断是

A. 缩窄性心包炎
B. 肝硬化
C. 心包积液
D. 慢性肾炎
E. 扩张型心肌病

答案： E

考点： 扩张型心肌病的诊断

解析： 扩张型心肌病表现为活动时呼吸困难、食欲下降、腹胀、下肢水肿等。心界扩大，心音减弱，可闻及第三或第四心音、奔马律，有时心尖部闻及收缩期杂音；肺部可闻及湿啰音，可伴哮鸣音；静脉怒张，肝大，外周水肿。超声心动图是诊断和评估病情最常用的重要检查手段，后期各心腔均扩大；室壁运动普遍减弱，心肌收缩功能下降。故选E。

第十节　急性心包炎

一、病因

急性心包炎过去常见病因为风湿热、结核及细菌感染性。近年来，病毒感染、肿瘤、尿毒症性及心肌梗死性心包炎发病率明显增多。

1. 急性非特异性。

2. 感染　病毒、细菌、真菌、寄生虫、立克次体。

3. 肿瘤　原发性、继发性。

4. 自身免疫　风湿热及其他结缔组织疾病，如系统性红斑狼疮、结节性多动脉炎、类风湿关节炎、贝赫切特病、艾滋病；心肌梗死后综合征、心包切开后综合征及药物性，如肼屈嗪、普鲁卡因胺、青霉素等。

5. 代谢疾病　尿毒症、痛风。

6. 物理因素　外伤、放射性。

7. 邻近器官疾病　急性心肌梗死、胸膜炎、主动脉夹层、肺梗死等。

二、临床表现（2012、2014、2017）（★★）

（一）纤维蛋白性心包炎

1. 症状　心前区疼痛为主要症状（2011、2013），如急性非特异性心包炎及感染性心包炎；缓慢发展的结核性或肿瘤性心包炎疼痛症状可能不明显。疼痛性质可尖锐，与呼吸运动有关，常因咳嗽、深呼吸、变换体位或吞咽而加重（2018）；位于心前区，可放射到颈部、左肩、左臂及左肩胛骨，也可达上腹部；疼痛也可呈压榨样，位于胸骨后。本病所致的心前区疼痛可能与心肌梗死疼痛类似，需注意鉴别。

2. 体征　心包摩擦音是纤维蛋白性心包炎的典型体征（2011、2013），因炎症而变得粗糙的壁层与脏层心包在心脏活动时相互摩擦而发生，呈抓刮样粗糙音，与心音的发生无相关性，往往盖过心音又较心音更接近耳边；典型的摩擦音可听到与心房收缩、心室收缩和心室舒张相一致的3个成分，但大多为与心室收缩、舒张相一致的双相性摩擦音。

（二）渗出性心包炎

临床表现取决于积液对心脏的压塞程度，轻者仍能维持正常的血流动力学，重者则出现循环障碍或衰竭。

1. 症状　呼吸困难是心包积液时最突出的症状，可能与支气管、肺受压及肺淤血有关。呼吸困难严重时，患者呈端坐呼吸，身躯前倾、呼吸浅速、面色苍白，可有发绀（2002）。也可因压迫气管、食管而产生干咳、声音嘶哑及吞咽困难。此外尚可有发冷、发热、心前区或上腹部闷胀、乏力、烦躁等。

2. 体征　心脏叩诊浊音界向两侧增大，皆为绝对浊音区；心尖搏动弱，位于心浊音界左缘的内侧或不能扪及；心音低而遥远；在有大量积液时可在左肩胛下区出现浊音及左肺受压迫所引起的支气管呼吸音，称心包积液征（Ewart征）（2011）；少数病例中，在胸骨左缘第3、4肋间可闻及心包叩击音（见缩窄性心包炎）。大量渗液可使收缩压降低，而舒张压变化不大，故脉压变小。按积液时心脏压塞程度，脉搏可正常、减弱或出现奇脉（2002、2003）。大量渗液可累及静脉回流，出现颈静脉怒张、肝大、腹水及下肢水肿等。

【巧妙记忆】　奇脉是指大量积液患者在触诊时桡动脉搏动呈吸气性显著减弱或消失、呼气时复原的

现象。

三、辅助检查

1. 化验检查 取决于原发病，感染性者常有白细胞计数增多、红细胞沉降率增快等炎症反应。

2. X线检查 对纤维蛋白性心包炎诊断价值不大，对渗出性心包炎有一定价值；可见心脏阴影向两侧增大，心脏搏动减弱或消失；尤其是肺部无明显充血现象而心影显著增大是心包积液的有力证据，可与心力衰竭相区别。

3. 心电图 心包本身不产生电动力，急性心包炎时心电图异常来自心包下的心肌，主要表现为：①ST段抬高，见于除aVR导联以外的所有常规导联中，呈弓背向下型，aVR导联中ST段压低（2016）；②一至数日后，ST段回到基线，出现T波低平及倒置，持续数周至数月后T波逐渐恢复正常；③心包积液时有QRS低电压，大量渗液时可见电交替；④除aVR和V_1导联外P-R段压低，提示包膜下心房肌受损；⑤无病理性Q波，无QT间期延长；⑥常有窦性心动过速。

4. 超声心动图（2011） 对诊断心包积液简单易行，迅速可靠。M型或二维超声心动图中均可见液性暗区以确定诊断。心脏压塞时的特征为：右心房及右心室舒张期塌陷；吸气时右心室内径增大，左心室内径减小，室间隔左移等。可反复检查以观察心包积液量的变化。

5. 磁共振显像 能清晰地显示心包积液的容量和分布情况，并可分辨积液的性质，低信号强度一般系病毒感染等非出血性渗液；中、重度信号强度可能为含蛋白、细胞较多的结核性渗出液等。

6. 心包穿刺 可证实心包积液的存在并对抽取的液体作生物学（细菌、真菌等）、生化、细胞分类的检查，包括寻找肿瘤细胞等；抽取一定量的积液也可解除心脏压塞症状；同时，必要时可经穿刺在心包腔内注入抗菌药物或化疗药物等。

【巧妙记忆】 心包穿刺的主要指征是心脏压塞和未能明确病因的渗出性心包炎。

7. 心包镜及心包活检 有助于明确病因。

四、诊断与鉴别诊断

1. 诊断 常见心包炎病因类型包括急性非特异性心包炎、结核性心包炎、化脓性心包炎、肿瘤性心包炎、心脏损伤后综合征等。根据临床表现、X线、心电图及超声心动图检查可作出心包炎的诊断，然后需结合不同病因性心包炎的特征及心包穿刺、活体组织检查等资料对其病因学作出诊断。

2. 鉴别诊断 见表4-2-10-1。

表4-2-10-1 常见心包炎的鉴别及治疗

项目	急性肺特异性	结核性	化脓性	肿瘤性	心脏损伤后综合征
病史	发病前数日常有上呼吸道感染，起病多急骤，常反复发作	常伴原发性结核病或与其他浆膜腔结核并存	常有原发感染病灶，伴明显败血症表现	转移性肿瘤多见，并可见于淋巴瘤及白血病	有手术、心肌梗死心脏创伤等心脏损伤史，可反复发作
发热	持续发热	常无	高热	常无	常有
心包摩擦音	明显，出现早	有	常有	少有	少有
胸痛	常剧烈	常无	常有	常无	常有
白细胞计数	正常或增加	正常或轻度增加	明显增加	正常或轻度增加	正常或轻度增加
血培养	阴性	阴性	可阳性	阴性	阴性
心包积液量	较少	常大量	较多	大量	一般中量
性质	草黄色或血性	多为血性	脓性	多为血性	常为浆液性
细胞分类	淋巴细胞占多数	淋巴细胞较多	中性粒细胞占多数	淋巴细胞较多	淋巴细胞较多
细菌	无	有时找到结核分枝杆菌	能找到化脓性细菌	无	无
治疗	非甾体类抗炎药	抗结核药	抗生素及心包切开	原发病治疗心包穿刺	糖皮质激素

五、治疗（2023）

急性心包炎的治疗与预后取决于病因，也与是否早期诊断及正确治疗有关。各种心包炎如出现压塞综合征，均应行心包穿刺排液以缓解症状。结核性心包炎如不积极治疗常可演变为慢性缩窄性心包炎。

急性非特异性心包炎和心脏损伤后综合征患者在其初次发作后，可有心包炎症反复发作，称为复发性心包炎，发生率为20%~30%，是急性心包炎最难处理的并发症。临床表现与急性心包炎相似，在初次发病后数月至数年反复发病并伴严重的胸痛。大部分患者再次给予大剂量非甾体类抗炎药物治疗，并用数月的时间缓慢减量直至停药。如果无效，则可给予皮质激素治疗，常用泼尼松40~60mg/d，1~3周，症状严重者可静脉给予甲泼尼龙。多数患者的症状在几天内可有减轻，但当激素减量时，症状往往会再现。

【巧妙记忆】 顽固性复发性心包炎伴严重胸痛的患者可考虑外科心包切除术治疗。

【经典习题】

1. 心包穿刺术的绝对禁忌证是
   A. 心脏压塞
   B. 化脓性心包炎
   C. 缩窄性心包炎
   D. 结核性心包炎
   E. 主动脉夹层

答案： E

考点： 心包穿刺术的绝对禁忌证

解析： 心包穿刺术用于心包积液性质的判断，协助心包积液病因的诊断，缓解心脏压塞的症状，对于化脓性心包炎行排脓、冲洗、注药等治疗。对于主动脉夹层合并心包积液者，宜行急诊外科手术治疗，严禁行心包穿刺术。故选E。

2. 男，34岁。发热1周，伴胸痛，用硝酸甘油无效。体检：心界向两侧扩大，心率115次/分，心音低沉，有舒张期附加音，血压110/80mmHg，肘部静脉压180mmH_2O。心电图：ST段抬高，弓背向下，未见病理性Q波。诊断可能为
   A. 急性心肌梗死
   B. 缩窄性心包炎
   C. 变异型心绞痛
   D. 稳定型心绞痛
   E. 急性渗出性心包炎

答案： E

考点： 急性心包炎的诊断

解析： 用硝酸甘油无效，可排除D。ST段抬高，弓背向下，未见病理性Q波，可排除A、B、C。急性心包炎心电图特征：①ST段抬高，见于除aVR导联以外的所有常规导联中，呈弓背向下型，aVR导联中ST段压低；②一至数日后，ST段回到基线，出现T波低平及倒置，持续数周至数月后T波逐渐恢复正常；③心包积液时有QRS低电压，大量渗液时可见电交替；④除aVR和V_1导联外P-R段压低，提示包膜下心房肌受损；⑤无病理性Q波，无QT间期延长；⑥常有窦性心动过速。故选E。

第十一节 心脏压塞

一、临床表现

快速心包积液时可引起急性心脏压塞，出现明显心动过速、血压下降、脉压变小和静脉压明显上升，如心输出量显著下降，可产生急性循环衰竭、休克等。如积液积聚较慢，可出现亚急性或慢性心脏压塞，表现为体循环静脉淤血、颈静脉怒张、静脉压升高、奇脉等。

二、治疗

急性心包积血一般在120ml左右即可出现压塞症状，故处理原则应是尽早清除积血，解除对心脏的压塞，同时修补心脏裂口。

1. 心包穿刺（2001、2014、2018、2023） 减压紧急处理可先做心包腔穿刺减压，一般抽出10ml以上不凝固血液后、即可见血压上升，静脉压下降，心音增强，确有少部分患者经上述处理后可治愈。

2. 紧急手术治疗 急性心脏压塞，最确切、最安全的治疗是紧急手术治疗。常用心包切开，用合成线加垫片褥式缝补心脏的裂口。

3. 其他治疗 快速输血、输液扩容。

第十二节 休 克

一、概论

（一）临床表现（★★★）

临床表现按照休克的发病过程可分为休克代偿期和休克抑制期，或称休克早期或休克期。

1. 休克代偿期（2003、2013） 由于机体对有效循环血量减少的早期有相应的代偿能力，患者的中枢神经系统兴奋性提高，交感-肾上腺轴兴奋（2002、2017），可表现为精神紧张、兴奋或烦躁不安、皮肤苍白、四肢厥冷、心率加快、脉压小、呼吸加快、尿量减少等。此时，如处理及时、得当，休克可较快得

到纠正。否则，病情继续发展，进入休克抑制期。

2. 休克抑制期表现　患者神情淡漠、反应迟钝，甚至可出现意识模糊或昏迷；出冷汗、口唇肢端发绀；脉搏细速、血压进行性下降。严重时，全身皮肤、黏膜明显发绀，四肢厥冷，脉搏摸不清，血压测不出，尿少甚至无尿。若皮肤、黏膜出现瘀斑或消化道出血，提示病情已发展至弥散性血管内凝血阶段。若出现进行性呼吸困难、脉速、烦躁、发绀，一般吸氧而不能改善呼吸状态，应考虑并发急性呼吸窘迫综合征。

（二）诊断与监测

1. 诊断　关键是应早期及时发现休克。要点是凡遇到严重损伤、大量出血、重度感染及过敏患者和有心脏病史者，应想到并发休克的可能；临床观察中，对于有出汗、兴奋、心率加快、脉压小或尿少等症状者，应疑有休克。若患者出现神志淡漠、反应迟钝、皮肤苍白、呼吸浅快、收缩压降至90mmHg以下及尿少者，则标志患者已进入休克抑制期。

2. 休克的监测　通过监测不但可了解患者病情变化和治疗反应，并为调整治疗方案提供客观依据。

（1）一般监测

1）精神状态是脑组织血液灌流和全身循环状况的反映。

2）皮肤温度、色泽是体表灌流情况的标志。

3）血压维持稳定的组织器官的灌注压在休克治疗中十分重要。但是，血压并不是反映休克程度最敏感的指标。在判断病情时，还应兼顾其他的参数进行综合分析。

【巧妙记忆】　在观察血压情况时，还要强调应定时测量、比较。通常认为收缩压<90mmHg、脉压<20mmHg是休克存在的表现；血压回升、脉压增大则是休克好转的征象。

4）脉率的变化多出现在血压变化之前。

5）尿量是反映肾血液灌注情况的有用指标（2022）。尿少通常是早期休克和休克复苏不完全的表现。尿量<25ml/h、比重增加者表明仍存在肾血管收缩和供血量不足；血压正常但尿量仍少且比重偏低者，提示有急性肾衰竭可能。当尿量维持在30ml/h以上时，则休克已纠正（2003、2018）。

（2）特殊监测包括以下多种血流动力学监测项目

1）中心静脉压（CVP）：中心静脉压代表了右心房或者胸腔段腔静脉内压力的变化，可反映全身血容量与右心功能之间的关系。

2）肺毛细血管楔压（PCWP）：应用Swan-Ganz漂浮导管可测得肺动脉压（PAP）和肺毛细血管楔压（PCWP），两者可反映肺静脉、左心房和左心室的功能状态。

3）心输出量（CO）和心脏指数（CI）：CO是心率和每搏排出量的乘积，可经Swan-Ganz导管应用热稀释法测出。

（三）治疗

治疗对于休克这个由不同原因引起、但有共同临床表现的综合征，应当针对引起休克的原因和休克不同发展阶段的重要生理紊乱采取下列相应的治疗。治疗休克重点是恢复灌注和对组织提供足够的氧。

1. 一般紧急治疗　包括积极处理引起休克的原发伤、病。早期予以鼻管或面罩吸氧。注意保温。

【巧妙记忆】　休克体位为头和躯干抬高20°～30°，下肢抬高15°～20°。

2. 补充血容量（2016）　是纠正休克引起的组织低灌注和缺氧的关键。应在连续监测动脉血压、尿量和CVP的基础上，结合患者皮肤温度、末梢循环、脉搏幅度及毛细血管充盈时间等微循环情况，判断补充血容量的效果。

3. 积极处理原发病　外科疾病引起的休克，多存在需手术处理的原发病变。应在尽快恢复有效循环血量后，及时施行手术处理原发病，才能有效地治疗休克。

4. 纠正酸碱平衡失调　酸性内环境对心肌、血管平滑肌和肾功能均有抑制作用。

5. 血管活性药物的应用　在充分容量复苏的前提下需应用血管活性药物，以维持脏器灌注压。理想的血管活性药物应能迅速提高血压，改善心脏和脑血流灌注，又能改善肾和肠道等内脏器官血流灌注。

（1）血管收缩剂有多巴胺、去甲肾上腺素和间羟胺等。

（2）血管扩张剂分α受体阻断药和抗胆碱能药两类。前者包括酚妥拉明明等，能解除去甲肾上腺素所引起的小血管收缩和微循环淤滞并增强左心室收缩力。

6. 治疗DIC改善微循环　对诊断明确的DIC，可用肝素抗凝。

7. 皮质激素和其他药物的应用　皮质激素可用于感染性休克和其他较严重的休克。一般主张应用大剂量，静脉滴注，一次滴完。为了防止多用皮质激素后可能产生的副作用，一般只用1～2次。

二、低血容量性休克（★★）

（一）临床表现

低血容量性休克的主要表现为CVP降低、回心血量减少、CO下降所造成的低血压；经神经内分泌机制引起的外周血管收缩、血管阻力增加和心率加快；及由微循环障碍造成的各种组织器官功能不全和病变。

【巧妙记忆】 及时补充血容量、治疗其病因和制止其继续失血、失液是治疗此型休克的关键。

（二）诊断（2016、2017）

1. 继发于体内外急性大量失血或体液丢失，或有液体（水）严重摄入不足史。

2. 有口渴、兴奋、烦躁不安，进而出现神情淡漠，神志模糊甚至昏迷等。

3. 表浅静脉萎陷，肤色苍白至发绀，呼吸浅快。

4. 脉搏细速，皮肤湿冷，体温下降。

5. 收缩压低于80~90mmHg，或高血压者血压下降20%以上，脉压在20mmHg以下，毛细血管充盈时间延长，尿量减少（每小时尿量少于30ml）。

6. 中心静脉压和肺动脉楔压测定有助于监测休克程度。

（三）治疗（2003）

治疗主要包括补充血容量和积极处理原发病、制止出血两个方面。注意要两方面同时抓紧进行，以免病情继续发展引起器官损害。

1. 补充血容量（2017） 可根据血压和脉率的变化估计失血量。虽然失血性休克时，丧失的主要是血液，但补充血容量时，并不需要全部补充血液，而应抓紧时机及时增加静脉回流。

2. 处理原发疾病、止血 在补充血容量同时，如仍有出血，则难以保持血容量稳定，休克也不易纠正。对于肝脾破裂、急性活动性上消化道出血病例，应在保持血容量的同时积极进行手术准备，及早施行手术止血。

3. 中心静脉压与补液的关系

（1）CVP低、BP低：提示血容量严重不足，应充分补液。

（2）CVP低、BP正常：提示血容量不足，应适当补液。

（3）CVP高、BP低：提示心功能不全或血容量相对过多，应给强心药物，纠正酸中毒，舒张血管。

（4）CVP高、BP正常：提示容量血管过度收缩，应舒张血管。

（5）CVP正常、BP低：提示心功能不全或血容量不足，应进行补液试验。

三、感染性休克（★★）

（一）临床表现

1. 意识和精神状态（反映中枢神经系统的血流量） 经初期的躁动后转为抑郁淡漠、甚至昏迷，表明神经细胞的反应性兴奋转抑制，病情由轻转重。原有脑动脉硬化症或高血压患者，即使血压降至80/50mmHg左右时反应即可迟钝；而个别原体质良好者对缺氧的耐受性较高，但为时亦极短暂。

2. 呼吸频率和幅度 反映是否存在酸碱平衡失调或肺和中枢神经功能不全。

3. 皮肤色泽、温度和湿度（反映外周血流灌注情况） 皮肤苍白、发绀伴斑状收缩，微循环灌注不足。甲床毛细血管充盈情况亦可作为参考。

4. 颈静脉和外周静脉充盈情况 静脉萎陷提示血容量不足，充盈过度提示心功能不全或输液过多。

5. 脉搏 在休克早期血压尚未下降之前，脉搏多已见细速、甚至摸不清。随着休克好转，脉搏强度往往较血压先恢复。

（二）治疗（2002、2006、2012、2013、2018、2022）

治疗感染性休克的病理生理变化比较复杂，治疗也比较困难。首先是病因治疗，原则是在休克未纠正前着重治疗休克，同时治疗感染；在休克纠正后，则应着重治疗感染。

1. 补充血容量 此类患者休克的治疗首先以输注平衡盐溶液为主，配合适当的胶体液、血浆或全血，以恢复足够的循环血量。

2. 控制感染 主要措施是应用抗菌药物和处理原发感染灶。对病原菌尚未确定的患者，可根据临床判断最可能的致病菌种应用抗菌药物，或选用广谱抗菌药物。已知致病菌种时，则应选用敏感而较窄谱的抗菌药。原发感染病灶的存在是发生休克的主要原因，应尽早处理，如此才能纠正休克和巩固疗效。

3. 纠正酸碱平衡 感染性休克的患者，常伴有严重的酸中毒，且发生较早，需及时纠正。

4. 心血管药物的应用 经补充血容量、纠正酸中毒而休克未见好转时，应采用血管扩张药物治疗。

5. 皮质激素治疗 糖皮质激素能抑制多种炎症介质的释放和稳定溶酶体膜，缓解SIRS。但应用限于早期，用量宜大，可达正常用量的10~20倍，维持不宜超过48小时。否则有发生急性胃黏膜损害和免疫抑制等并发症的危险。

6. 其他治疗 包括营养支持，对并发的DIC、重要器官功能障碍的处理等。

四、心源性休克

（一）临床表现

1. 早期 患者烦躁不安、焦虑、面色苍白、肢体湿冷、皮肤呈花纹状、出冷汗、周围型发绀、心率增快、血压降低、尿量明显减少。

2. 晚期　可出现 DIC 而发生全身皮肤、黏膜和内脏广泛出血，并出现多器官功能障碍综合征。

（二）诊断

1. 具有心脏病基础，或具有心脏功能损害的临床证据，结合休克的临床表现可获得诊断。

2. 血流动力学监测有助于明确诊断。中心静脉压升高，肺动脉楔压升高，体循环阻力升高。

3. 血流动力学诊断标准是心脏指数小于 2.2L/（min·m^2），同时肺动脉楔压大于或等于 12～18mmHg。

（三）治疗

1. 内科性治疗

（1）一般性治疗。

（2）气道通畅和氧疗。

（3）建立静脉通道。

（4）镇静和镇痛。

（5）血管活性药物：多巴胺与多巴酚丁胺、肾上腺素、硝普钠和硝酸甘油、洋地黄类药物等。

（6）肾上腺皮质激素。

（7）保护心肌药物的应用。

（8）纠正电解质和酸碱紊乱。

2. 外科治疗

（1）手术治疗。

（2）心脏机械辅助循环装置。

五、过敏性休克

（一）临床表现（2014、2018）

过敏性休克有两大特点：一是有休克表现即血压急剧下降到 80/50mmHg 以下，患者出现意识障碍，轻则朦胧，重则昏迷。二是在休克出现之前或同时，常有一些与过敏相关的症状。列述如下。

1. 皮肤黏膜表现往往是过敏性休克最早且最常出现的征兆，包括皮肤潮红、瘙痒，继以广泛的荨麻疹和/或血管神经性水肿；还可出现喷嚏、水样鼻涕、声嘶，甚而影响呼吸。

2. 呼吸道阻塞症状是本症最多见的表现，也是最主要的死因。由于气道水肿、分泌物增加，加上喉和/或支气管痉挛，患者出现喉头堵塞感、胸闷、气急、喘鸣、憋气、发绀，以至因窒息而死亡。

3. 循环衰竭表现为患者先有心悸、出汗、面色苍白、脉速而弱；然后发展为肢冷、发绀、血压迅速下降，脉搏消失，乃至测不到血压，最终导致心脏停搏。少数原有冠状动脉硬化的患者可并发心肌梗死。

（二）诊断

本病发生很快，因此必须及时作出诊断。凡在接受（尤其是注射后）抗原性物质或某种药物，或蜂类叮咬后立即发生全身反应，而又难以用药品本身的药理作用解释时，应马上考虑到本病的可能，故在诊断上一般困难不大。

（三）治疗（2008）

必须当机立断，不失时机地积极处理。①立即停止进入并移走可疑的变应原或停用致病药物。结扎注射或虫咬部位以上的肢体以减缓吸收，也可注射或受螯的局部以 0.005%肾上腺素 2～5ml 封闭注射。②立即给 0.1%肾上腺素，先皮下注射 0.3～0.5ml，紧接着作静脉穿刺注入 0.1～0.2ml，继以 5%葡萄糖液滴注，维持静脉给药畅通。③抗过敏及其对症处理，常用的是氯苯那敏 10mg 或异丙嗪 25～50mg，肌内注射，平卧、吸氧，保持呼吸道畅通。④严密监护生命体征，调整用药。

【经典习题】

1. 重度脱水合并休克首选治疗措施是
   A. 静脉补液
   B. 口服补液
   C. 饮食疗法
   D. 药物治疗
   E. 病因治疗

答案：A

考点：休克的急症处理

解析：重度脱水伴休克的患者有效循环血量肯定不足，在紧急情况下，口服补液、饮食疗法、药物疗法和病因治疗效果太慢，需要迅速通过静脉补液缓解患者病情，静脉补液是最快最有效的补液方法。故选 A。

2. 休克扩容后，出现下列哪项应警惕肾衰
   A. 尿少，CVP 低，BP 低
   B. 尿少，CVP 高，BP 低
   C. 尿少，CVP 正常，BP 正常
   D. 尿少，CVP 低，BP 正常
   E. 尿少，CVP 正常，BP 低

答案：D

考点：休克的监测

解析：尿量是反映肾血管灌注情况的有用指标。尿量少于 25ml/h、比重增加者表明存在肾血管收缩和供血量不足；血压正常但尿量仍少且比重偏低者，提示有急性肾衰竭可能。CVP 正常值为 0.49～0.98kPa（5～10cmH_2O）。当 CVP<0.49kPa 时，表示血容量不足。故选 D。

3. 男，36 岁。患十二指肠溃疡 3 年。运动后头晕、出冷汗，吐鲜血数口。查体：呼吸浅促，脉搏细速，血压降为 80/60mmHg。估计其出血量至少大于
   A. 200ml
   B. 300ml

C. 500ml
D. 600ml
E. 800ml

答案：E

考点：低血容量性休克的表现

解析：消化性溃疡最常见的并发症为出血，出血量大可导致低血容量性休克。轻度休克神志清楚，收缩压正常或稍升高，失血量估计在800ml以下；中度休克神志尚可，收缩压为70~90mmHg，脉压小，失血量在800~1600ml之间；重度休克神志模糊甚至昏迷，收缩压在70mmHg以下或测不到，失血量在1600ml以上。故选E。

第十三节　主动脉疾病

主动脉夹层

（一）病因

高血压是发生主动脉夹层最重要的危险因素。动脉粥样硬化和增龄也是重要危险因素。先天性因素包括马方（Marfan）综合征、家族性胸主动脉瘤、主动脉瓣二瓣畸形及先天性主动脉缩窄等。医源性损伤如主动脉内球囊反搏泵置入、主动脉内对比剂注射误伤内膜、心脏瓣膜及大动脉手术等也可导致本病发生。

（二）临床表现

1. 疼痛　是最主要和常见的表现，多数患者有突发前胸或胸背部持续性、撕裂样或刀割样剧痛，疼痛剧烈难以忍受，起病后即达高峰。

2. 血压变化　大多数患者合并高血压，且双上肢或上下肢血压相差较大。如果出现心包填塞、血胸或冠状动脉供血受阻而引起心肌梗死，则可能出现低血压。夹层破裂出血表现为严重的休克。

3. 心血管系统　包括主动脉瓣关闭不全和心力衰竭、心肌梗死、心包填塞等。

4. 脏器或者肢体缺血　可累及神经系统、四肢、内脏等，并出现相应表现。

5. 主动脉夹层动脉瘤　可引起胸腔积液，出现休克以及呕血、咯血等症状及相应体征。

（三）辅助检查

确诊主动脉夹层的主要手段是计算机断层扫描血管造影（CTA）、磁共振血管造影（MRA）和数字减影血管造影（DSA）。主动脉DSA尽管仍然是诊断主动脉夹层的“金标准”，但基本上已为主动脉CTA和MRA所取代，目前多只在腔内修复术中应用。

（四）治疗

1. 即刻处理　严密监测血流动力学指标，凡有心衰或低血压者还应监测中心静脉压、肺毛细血管楔压和心输出量。绝对卧床休息，强效镇静与镇痛，必要时静脉注射较大剂量吗啡或冬眠治疗。

2. 随后的治疗决策应按以下原则

（1）急性期患者均应首先给予强化的内科药物治疗。

（2）升主动脉夹层，特别是波及主动脉瓣或心包内有渗液者，宜急诊外科手术。

（3）降主动脉夹层急性期病情进展迅速，病变局部血管直径≥5cm或有血管并发症者应争取介入治疗植入支架（动脉腔内隔绝术）。

3. 药物治疗　降压，首选静脉应用硝普钠，必要时使用其他降压药，如α受体阻断药、血管紧张素转换酶抑制药、利尿药等。还可应用β受体阻断药和非二氢吡啶类钙通道阻断药（地尔硫䓬、维拉帕米等）。

4. 介入治疗和外科手术治疗。

第十四节　周围血管疾病

一、动脉硬化性闭塞症（2015、2016）（★★★）

动脉硬化性闭塞症（ASO）是一种全身性疾患，发生在大、中动脉，涉及腹主动脉及其远侧主干动脉时，可引起下肢慢性缺血。男性多见，发病年龄多在45岁以上，发生率有增高趋势。往往同时伴有其他部位的动脉硬化性病变。

（一）病因

病因尚不完全清楚。高脂血症、高血压、吸烟、糖尿病、肥胖等是ASO发病的高危因素。

（二）临床表现

症状的轻重与病程进展、动脉狭窄及侧支代偿的程度相关。早期症状为病肢冷感、苍白，进而出现间歇性跛行。病变局限在主-髂动脉者，疼痛发生在臀、髋和股部，可伴有阳痿；累及股-腘动脉时，疼痛在小腿肌群。病变后期，病肢皮温明显降低、色泽苍白或发绀，出现静息痛，肢体远端可出现缺血性坏疽或溃疡。早期慢性缺血可引起皮肤及其附件的营养性改变、感觉异常及肌萎缩。病肢的股、腘、胫后及足背动脉搏动减弱或不能扪及。

（三）辅助检查

本病为全身性疾病，应检查血脂测定，心、脑、肾、肺等脏器的功能与血管的检查及眼底检查。下列检查有助于诊断及判断病情。

1. 一般检查　四肢和颈部动脉触诊及听诊，记录间歇性跛行的时间与距离，对比测定双侧肢体对应部位皮温差异，肢腿抬高试验（Burger 试验）。

2. 特殊检查 超声多普勒、X 线平片与动脉造影。

（四）诊断与分期

年龄>45 岁，出现肢体慢性缺血的临床表现，均应考虑本病。结合前述检查的阳性结果，尤其是大、中动脉为主的狭窄或闭塞，诊断即可确立。病情严重程度，可按 Fontaine 法分为四期。

1. Ⅰ期 病肢无明显临床症状，或仅有麻木、发凉自觉症状，检查发现病肢皮肤温度较低，色泽较苍白，足背和/或胫后动脉搏动减弱；踝/肱指数<0.9。病肢已有局限性动脉狭窄病变。

2. Ⅱ期 以间歇性跛行为主要症状。

3. Ⅲ期 以静息痛为主要症状。

4. Ⅳ期 症状继续加重，病肢除静息痛外，出现趾（指）端发黑、干瘪、坏疽或缺血性溃疡。

（五）治疗

1. 非手术治疗 主要目的为降低血脂，稳定动脉斑块，改善高凝状态，扩张血管与促进侧支循环。

（1）控制体重、禁烟，适量锻炼。

（2）应用抗血小板聚集及扩张血管药物，如阿司匹林、双嘧达莫（潘生丁）、前列腺素 E_1。

（3）高压氧舱治疗可提高血氧量和肢体的血氧弥散，改善组织缺氧状况。

（4）出现继发血栓形成时，可先溶栓治疗，待进一步检查查后决定后续治疗方案。

2. 手术治疗 目的在于通过手术或血管腔内治疗方法，重建动脉通路。

二、血栓闭塞性脉管炎

血栓闭塞性脉管炎又称 Buerger 病，是血管的炎性、节段性和反复发作的慢性闭塞性疾病。多侵袭四肢中、小动静脉，以下肢多见，好发于男性青壮年。

（一）病因

血栓闭塞性脉管炎的病因至今尚不清楚，一般认为与下列因素有关。

1. 吸烟 吸烟是脉管炎的重要始动因素之一，吸烟可能是血栓闭塞性脉管炎发病的一个重要因素，但不是唯一的病因。

2. 寒冷、潮湿、外伤 我国血栓闭塞性脉管炎的发病率以比较寒冷的北方为高。可能这些因素引起血管痉挛和血管内皮损伤，并导致血管炎症和血栓闭塞。

3. 其他 如感染、营养不良、激素紊乱、遗传、血管神经调节障碍及自身免疫功能紊乱等。

（二）病理

血栓闭塞性脉管炎是青壮年的动脉和静脉的一种周期性、节段性炎症病变。病变多数发生在四肢血管，尤其以下肢为常见。病理改变首先是血管内膜增厚，随后有血栓形成，以致最后血管完全阻塞。通常病变首先出现于肢体动脉远端，如胫后、胫前、尺、桡、足弓、掌弓、趾、指等动脉，病变进一步发展才累及股动脉和肱动脉等。病变节段和正常部分之间的界线非常分明，伴行静脉常同时受累，一般都较轻。晚期，血管周围有纤维组织增生、硬化。

（三）临床表现和分期

1. 临床表现 患者几乎都为男性，年龄在 25~45 岁间，病程缓慢。典型症状有间歇性跛行（2003），伴患肢怕冷、麻木、刺痛。足趾有持续性疼痛，尤其在夜间卧床时加剧（静止痛）。后期出现足部坏疽和溃疡（2022）。

（1）疼痛：疼痛是本病最突出的症状。病变早期，由于血管痉挛，血管壁和周围组织神经末梢受到刺激而使患肢（趾、指）出现疼痛、针刺、烧灼、麻木等异常感觉。随着病变进一步发展，肢体动脉狭窄逐渐加重，即出现缺血性疼痛。

（2）发凉：皮温降低，患肢发凉、怕冷，对外界寒冷敏感是血栓闭塞性脉管炎常见的早期症状。随着病情的发展，发凉的程度加重，并可出现动脉闭塞远端的肢体皮肤温度降低。

（3）皮肤色泽改变：患肢缺血常使皮肤颜色呈苍白色，肢体抬高后更为明显。

（4）游走性血栓性浅静脉炎（2011）：40%~50%的血栓闭塞性脉管炎患者发病前或发病过程中可反复出现游走性血栓性浅静脉炎。急性发作时，肢体浅表静脉呈红色条索、结节状，伴有轻度疼痛和压痛。2~3 周后，红肿疼痛消退，但往往留有色素沉着。经过一段时间，相同部位或其他部位又可重新出现。

（5）肢体营养障碍（2001）：患肢缺血可引起肢体营养障碍，常表现为皮肤干燥、脱屑、皲裂；汗毛脱落、出汗减少；趾（指）甲增厚、变形、生长缓慢；肌肉萎缩、肢体变细。严重时可出现溃疡、坏疽。溃疡、坏疽常先出现在趾端、甲旁或趾间，可因局部加温、药物刺激、拔甲、损伤等因素诱发。

（6）肢体动脉搏动减弱或消失：根据病变累及的动脉不同，可出现足背动脉、胫后动脉、腘动脉或尺动脉、桡动脉、肱动脉等动脉搏动减弱或消失。

2. 分期 起病隐匿，进展缓慢，周期性发作。

按肢体缺血程度分为3期：

（1）第一期（局部缺血期）：患肢麻木、发凉、轻度间歇性跛行，可反复出现游走性浅静脉炎。检查发现患肢皮温稍低，色泽较苍白，足背或胫后动脉搏动减弱。此期功能性因素（痉挛）大于器质性因素。

（2）第二期（营养障碍期）：症状加重，间歇性跛行明显，疼痛转为持续性静息痛，夜间剧烈。检查患肢皮温显著降低，色泽苍白，或出现紫斑、潮红，小腿肌萎缩，足背或胫后动脉搏动消失。此期动脉已处于闭塞状态，以器质变化为主掺杂一些功能性因素，肢体依靠侧支循环保持存活，腰交感神经阻滞后仍可出现皮温增高。

（3）第三期（坏死期）：症状继续加重，患肢趾（指）端发黑、坏疽、溃疡形成，疼痛剧烈呈持续性。此期动脉完全闭塞，侧支循环不能保证趾（指）存活。

（四）诊断（2018）与鉴别诊断

早期可有非特异性症状，如：患肢发凉怕冷、麻木乏力、皮肤点片状、条索状紫红斑、下肢酸胀等。

1. 具有确定诊断意义的症状、体征（2016、2018） 间歇性跛行、静息痛、动脉搏动减弱或消失、肢端典型溃疡或坏死、动脉造影或MRA/CTA影像学依据。

2. 具有高度拟诊意义的症状、体征（2016） 有吸烟史的中青年男性、游走性静脉炎、肢端典型的皮肤表现、溃疡或坏死患肢动脉彩超、血流图、踝肱指数异常的。

3. 鉴别诊断依据 女性、无吸烟史，或老年男性且首次发病年龄超过45岁；有大动脉硬化、闭塞或血栓栓塞证据，或有长期糖尿病史，血管并发症证据明显的；以前没有慢性肢体动脉缺血证据，有风心病或冠心病特别是有房颤的；应该是其他相关的动脉疾病表现，诊断脉管炎应慎重。

（五）治疗（2011、2012、2017）

血栓闭塞性脉管炎的治疗原则是防止病变发展，改善患肢血供，减轻患肢疼痛，促进溃疡愈合。具体方法如下：

1. 一般治疗

（1）坚持戒烟是血栓闭塞性脉管炎的治疗关键。本病的预后很大程度上取决于患者是否坚持戒烟。其他治疗措施能否取得疗效也与是否坚持戒烟密切相关。避免寒冷、潮湿、外伤和注意患肢适当保暖有助于防止病变进一步加重和出现并发症。但也不宜采用患肢局部热敷，以免增加组织氧耗量，造成患肢缺血坏疽。

（2）患肢运动练习（Buerger运动）有助于促进患肢侧支循环建立，增加患肢血供。方法是：平卧位，患肢抬高45°，维持1~2分钟。然后坐起，患肢下垂床边2~5分钟，并做足部旋转、伸屈运动10次。最后将患肢放平休息2分钟。每次重复练习5回，每日练习数次。

2. 药物治疗 中医中药根据辨证论治原则治疗。其也是最简单，效果最好的治疗。

三、单纯性下肢静脉曲张

（一）下肢静脉解剖和生理

肢体静脉可分为浅静脉与深静脉。下肢浅静脉包括大隐静脉（2001）、小隐静脉及其分支；下肢深静脉与大动脉伴行。深、浅静脉间有多处穿支静脉连接。两叶状静脉瓣分布在整个静脉系统内，以控制血流单向流回心脏。

【巧妙记忆】 下肢静脉系统的疾病以静脉血栓最具临床意义。

（二）病因（2016、2018）

指仅涉及隐静脉，浅静脉伸长、迂曲而呈曲张状态，多见于从事持久站立工作、体力活动强度高，或久坐少动者。

（三）发病机制

长期站立、重体力劳动、妊娠、肥胖、慢性咳嗽、习惯性便秘等后天性因素使瓣膜承受过度的压力，逐渐松弛，不能紧密关闭。循环血量经常超负荷，亦可造成压力升高，静脉扩张，而形成相对性瓣膜关闭不全。

（四）诊断（2007、2013、2021）

下肢浅静脉扩张、迂曲，下肢沉重、乏力感。可出现踝部轻度肿胀和足靴区皮肤营养性变化：皮肤色素沉着、皮炎、湿疹、皮下脂质硬化和溃疡形成。根据下肢静脉曲张的临床表现，诊断并不困难。

（五）治疗

1. 非手术疗法 患肢穿医用弹力袜或用弹力绷带，借助远侧高而近侧低的压力差，使曲张静脉处于萎瘪状态。此外，还应避免久站、久坐，间歇抬高患肢。非手术疗法仅能改善症状。

2. 硬化剂注射和压迫疗法 利用硬化剂注入排空的曲张静脉后引起的炎症反应使之闭塞。也可作为手术的辅助疗法，处理残留的曲张静脉。

3. 手术疗法 诊断明确且无禁忌证者都可施行手术治疗：大隐或小隐静脉高位结扎，以及主干与曲张静脉剥脱术（2012）。已确定交通静脉功能不全的，可选择筋膜外、筋膜下或借助内镜做交通静脉结扎术。近年来以静脉腔内激光、射频消融为代表的微创治疗手段已经逐渐替代传统手术，成为静脉曲张的主要治疗手段。

四、下肢深静脉血栓形成

（一）病因

促发静脉血栓形成的因素包括：静脉内膜损伤、静脉血流淤滞及高凝状态（2001）。凡涉及以上因素的临床情况均可导致静脉血栓形成，例如：①手术：损伤血管内膜，尤其是骨科、胸腔、腹腔及泌尿生殖系手术。②肿瘤：确切机制不清，通常认为致癌因素可激活凝血瀑布，形成促血栓环境，特别是胰腺、肺、生殖腺、乳腺及泌尿道恶性肿瘤。③外伤：特别是脊柱、骨盆及下肢骨折。④长期卧床：血流缓慢因素之一。⑤妊娠：雌激素的作用。⑥高凝状态：抗凝物质缺乏、骨髓增生性疾病、异常纤维蛋白血症和弥散性血管内凝血等。⑦静脉炎或医源性静脉内膜损伤如静脉介入诊疗操作。

（二）临床表现

深静脉血栓形成可有以下的局部症状，但临床上有些患者可以毫无局部症状，而以肺栓塞为首发症状，系严重的致死性并发症。

1. 髂、股深静脉血栓形成　常为单侧。患肢肿胀发热，沿静脉走向可能有压痛，并可触及索状改变，浅静脉扩张并可见到明显静脉侧支循环。有些病例皮肤呈紫蓝色，系由静脉内淤积的还原血红蛋白所致，称之为蓝色炎性疼痛症，有时腿部明显水肿使组织内压超过微血管灌注压而导致局部皮肤发白，称之为白色炎性疼痛症，并可伴有全身症状，又称中央型深静脉血栓形成。

2. 小腿深静脉血栓形成　因有较丰富的侧支循环可无临床症状，偶有腓肠肌局部疼痛及压痛、发热、肿胀等，又称周围型深静脉血栓形成。

【巧妙记忆】 由于锁骨下静脉穿刺及置管操作日益增多，上肢静脉血栓形成病例也日渐增多，波及上肢的症状体征与下肢者相同。

（三）诊断与鉴别诊断

1. 诊断一般不困难，可应用以下的诊断方法：

（1）静脉压测定：患肢静脉压升高，提示测压处近心端静脉有阻塞。

（2）超声（2012）：二维超声显像可直接见到大静脉内的血栓，配合 Doppler 测算静脉内血流速度，并观察对呼吸和压迫动作的正常反应是否存在。此种检查对近端深静脉血栓形成的诊断阳性率可达 95%；而对远端者诊断敏感性仅为 50%～70%，但特异性可达 95%。

（3）放射性核素检查 I 纤维蛋白原扫描偶用于本病的诊断。与超声检查相反，本检查对腓肠肌内的深静脉血栓形成的检出率可高达 90%，而对近端深静脉血栓诊断的特异性较差。本检查的主要缺点是注入放射性核素后需要滞后 48～72 小时方能显示结果。

（4）阻抗容积描记法（IPG）和静脉血流描记法（PRG）：前者采用皮肤电极，后者采用充气袖带测量在生理变化条件下静脉容积的改变。当静脉阻塞时，随呼吸或袖带充、放气而起伏的容积波幅度小。这种试验对近端深静脉血栓形成诊断的阳性率可达 90%，对远端者诊断敏感性明显降低。

（5）深静脉造影：从足部浅静脉内注入对比剂，在近心端使用压脉带，很容易使对比剂直接进入深静脉系统，如果出现静脉充盈缺损，即可作出定性及定位诊断。

2. 鉴别诊断

（1）急性动脉栓塞。

（2）急性下肢弥散性淋巴管炎。

（3）淋巴水肿。

（4）其他疾病：凡因术后、产后、严重创伤或全身性疾病卧床患者。

（四）治疗原则（2014）

治疗深静脉血栓形成的主要目的是预防肺栓塞，特别是病程早期，血栓松软与血管壁粘连不紧，极易脱落，应采取积极的治疗措施。

1. 卧床抬高患肢超过心脏水平，直至水肿及压痛消失。

2. 抗凝防止血栓增大，并可启动内源性溶栓过程。

3. 溶栓治疗对血栓形成早期尿激酶等也有一定的效果，虽不能证明在预防肺栓塞方面优于抗凝治疗，但如早期应用，可促使尚未机化的血栓溶解，有利于保护静脉瓣，减少后遗的静脉功能不全。

4. 如因出血素质而不宜用抗凝治疗者，或深静脉血栓进展迅速已达膝关节以上者，

预防肺栓塞可用经皮穿刺作下腔静脉滤器放置术。

【经典习题】

1. 引起单纯性下肢静脉曲张的原因是

A. 妊娠子宫压迫

B. 盆腔肿瘤压迫

C. 长时间站立

D. 静脉壁薄弱和静脉内压升高

E. 髂股静脉血栓形成

答案： D

考点： 单纯性下肢静脉曲张的病因

解析：单纯性下静脉曲张的发病原因是静脉瓣膜功能不全，静脉壁薄弱和静脉内压力持久增高。故选D。

2. 男，45岁。左下肢疼痛、发凉半年。既往有左下肢血栓性浅静脉炎病史，无高血压、糖尿病病史。吸烟20年，20支/天。查体：右下肢正常；左足苍白，皮温明显降低，左足背动脉搏动消失，左股动脉、腘动脉可触及搏动。Buerger试验阳性。最有可能的诊断是左下肢
A. 急性动脉栓塞
B. 血栓闭塞性脉管炎
C. 原发性下肢静脉曲张
D. 动脉硬化性闭塞症
E. 深静脉血栓形成

答案：B

考点：血栓闭塞性脉管炎的诊断

解析：血栓闭塞性脉管炎多伴有继发性神经病变，主要发生于四肢的中、小动脉和静脉，尤以下肢多见。患者出现左足皮色较苍白，左足背动脉搏动消失，Buerger试验阳性，支持血栓闭塞性脉管炎的诊断。故选B。

第三章　消化系统

第一节　食管、胃、十二指肠疾病

一、胃食管反流病

胃食管反流病（GERD）是指胃十二指肠内容物反流入食管引起胃灼热等症状，可引起反流性食管炎（RE），及咽喉、气管等食管邻近的组织损害。内镜阴性的GERD或称非糜烂性反流病（NERD）内镜下可无食管炎表现。

（一）发病机制（2004、2008）

主要发病机制是抗反流防御机制减弱和反流物对食管黏膜攻击作用的结果。

1. 食管抗反流防御机制减弱

（1）抗反流屏障：指在食管和胃交界的解剖结构，这些部位的结构和功能缺陷均可造成胃食管反流，其中最主要的是食管下括约肌（LES）的功能状态。一过性LES松弛（TLESR）是正常人生理性胃食管反流的主要原因，也是LES静息压正常的GERD患者的主要发病机制。

（2）食管清除作用：容量清除是食管廓清的主要方式，剩余的由唾液缓慢中和，故食管蠕动和唾液产生的异常也参与GERD的致病作用。

（3）食管黏膜屏障：任何导致食管黏膜屏障作用下降的因素（长期吸烟、饮酒及药物损伤等），将使食管黏膜不能抵御反流物的损害。

2. 反流物对食管黏膜的攻击作用　在食管抗反流防御机制下降的基础上，反流物刺激和损害食管黏膜，其中胃酸与胃蛋白酶是反流物中损害食管黏膜的主要成分，胆汁反流也参与损害食管黏膜。

（二）临床表现（★★）

GERD的临床表现多样，轻重不一，主要表现如下。

1. 食管症状

（1）典型症状：烧心和反流是本病最常见的症状（2005、2008、2015、2016），常在餐后1小时出现，卧位、弯腰或腹压增高时可加重。

（2）非典型症状：指除烧心和反流之外的食管症状。胸痛常发生在胸骨后，严重时可为剧烈刺痛，可放射到后背、胸部、肩部、颈部、耳后，酷似心绞痛，伴或不伴胃灼热和反流。由GERD引起的胸痛是非心源性胸痛的常见病因。部分患者可有吞咽困难，严重食管炎或并发食管溃疡者可伴吞咽疼痛。

2. 食管外症状　由反流物刺激或损伤食管以外的组织或器官引起，如咽喉炎、慢性咳嗽、哮喘或异物感等，严重者可发生吸入性肺炎甚至肺间质纤维化，也可能与口腔溃疡及龋齿等口腔问题有关。

3. 并发症

（1）上消化道出血：临床表现可有呕血和/或黑便及不同程度的缺铁性贫血。

（2）食管狭窄：食管炎反复发作致使纤维组织增生，最终导致瘢痕狭窄。

（3）Barrett食管（2011）：内镜下的表现为正常呈现均匀粉红带灰白的食管黏膜出现胃黏膜的橘红色，分布可为环形、舌形或岛状。Barrett食管是食管腺癌的癌前病变。

（三）辅助检查（★★）

1. 内镜检查　是诊断反流性食管炎最准确的方法（2012、2013、2016、2019、2023）。根据内镜下所见食管黏膜的损害程度进行反流性食管炎分级，有利于病情判断及指导治疗。目前多采用洛杉矶分级法：

（1）正常：食管黏膜无破损。

（2）A级：一个或一个以上食管黏膜破损，长径小于5mm。

（3）B级：一个或一个以上黏膜破损，长径大于

5mm，但没有融合性病变。

（4）C 级：黏膜破损有融合，但小于 75%的食管周径。

（5）D 级：黏膜破损融合，至少达到 75%的食管周径。

2. 24 小时食管 pH 监测（2013）　是诊断 GERD 的重要检查方法。

3. 食管 X 线钡剂造影检查　该检查对诊断反流性食管炎敏感性不高，适用于对于不愿意或不能耐受胃镜检查者。其目的主要是排除食管癌等其他食管疾病。严重反流性食管炎可发现阳性 X 线征。

4. 食管滴酸试验　滴酸过程中出现胸骨后疼痛或胃灼热的患者为阳性，且多在滴酸的最初 15 分钟内出现。

5. 食管测压　可了解食管动力状况，用于抗反流手术术前评估。

（四）诊断（★★）（2011、2014）

诊断基于：①有反流症状；②内镜下可能有反流性食管炎表现；③食管过度酸反流的客观证据。如有典型的胃灼热和反酸症状，可作出 GERD 的初步临床诊断。内镜检查发现有反流性食管炎并能排除其他原因引起的食管病变，本病诊断可成立。对有典型症状而内镜检查阴性者，行 24 小时食管 pH 监测，如证实有食管过度酸反流，诊断成立。临床上对疑诊为本病而内镜检查阴性者常用质子泵抑制剂（PPI）做试验性治疗，如有明显效果，本病诊断一般可成立。

【巧妙记忆】 GERD 诊断：胃灼热和反流；内镜下反流性食管炎表现和 Barrett 食管，进行 24 小时食管 pH 监测、食管滴酸试验和食管测压进行确诊，不能确诊者可用质子泵抑制剂（PPI）做试验性治疗。

（五）治疗与预防（2003）（★★）

GERD 的治疗目的是控制症状、治愈食管炎、减少复发和防治并发症。

1. 一般治疗　改变生活方式与饮食习惯。避免睡前 2 小时内进食，白天进餐后亦不宜立即卧床。减少一切引起腹压增高的因素，避免进食使 LES 压降低的食物，戒烟及禁酒。避免应用降低 LES 压的药物及引起胃排空延迟的药物。

2. 药物治疗

（1）促胃肠动力药：如多潘立酮、莫沙必利、依托必利等，适用于轻症患者，或作为与抑酸药合用的辅助治疗。

（2）抑酸药：抑酸治疗是目前治疗本病的主要措施，对初次接受治疗的患者或有食管炎的患者宜以 PPI 治疗，以求迅速控制症状、治愈食管炎。

1）H_2受体拮抗剂（H_2RA）：如西咪替丁、雷尼替丁、法莫替丁等，能减少 24 小时胃酸分泌，但不能有效抑制进食刺激引起的胃酸分泌，因此适用于轻、中症患者。可按治疗消化性溃疡常规用量，但宜分次服用，疗程 8～12 周。

2）质子泵抑制剂（PPI）：包括奥美拉唑、兰索拉唑（2013、2017、2018）、泮托拉唑（2023）、雷贝拉唑和埃索美拉唑等。这类药物抑酸作用强，疗效优于 H_2RA，是 GERD 首选药物。一般按治疗消化性溃疡常规用量，疗程 4～8 周。

（3）抗酸药：仅用于症状轻、间歇发作的患者作为临时缓解症状用。

3. 维持治疗　停药后很快复发且症状持续者，需要长程维持治疗；有食管炎并发症如食管溃疡、食管狭窄、Barrett 食管者，需要长程维持治疗。H_2RA 和 PPI 均可用于维持治疗，其中以 PPI 效果最好（2003、2007、2013、2014）。

4. 抗反流手术治疗　需要长期使用大剂量 PPI 维持治疗的患者可以根意愿决定是否抗反流手术。对确诊由反流引起的严重呼吸道疾病的患者，PPI 疗效欠佳者，宜考虑抗反流手术。

5. 并发症的治疗

（1）食管狭窄可行内镜下食管扩张术治疗，术后予以长程 PPI 维持治疗可防止狭窄复发。年轻患者亦可考虑抗反流手术。

（2）Barrett 食管必须使用 PPI 治疗及长程维持治疗。加强随访是目前预防 Barrett 食管癌变的唯一方法（2011）。

6. 预防　胃食管反流病的治疗需要讲究策略，而调整生活方式是整个治疗过程中的基础，是预防胃食管反流病的重要举措。

二、食管癌

食管癌是原发于食管的恶性肿瘤，以鳞状上皮癌多见。临床上以进行性吞咽困难为其最典型的症状。

（一）病理（★★）

食管癌的病变部位以中段居多，下段次之，上段最少。部分胃贲门癌延伸至食管下段，常与食管下段癌在临床上不易区别，故又称食管贲门癌。

1. 临床病理分期　1976 年全国食管癌工作会议制定的临床病理分期标准见表 4-3-1-1。

表 4-3-1-1 食管癌临床病理分期

分期		病变长度	病变范围	转移情况
早期	0	不规定	限于黏膜（原位癌）	(-)
	Ⅰ	<3cm	侵及黏膜下层（早期浸润）	(-)
中期	Ⅱ	3~5cm	侵犯部分肌层	(-)
	Ⅲ	>5cm	侵透肌层或外侵	局部淋巴结（+）
	Ⅳ	>5cm	明显外侵	远处淋巴结（+）或器官转移

2. 病理形态分型

（1）早期食管癌分为充血型、糜烂型、斑块型和乳头型。其中以斑块型为最多见。充血型是食管癌最早期的表现，多为原位癌。

（2）中晚期食管癌分为髓质型、蕈伞型、溃疡型、缩窄型和未定型。髓质型多见，恶性程度最高；蕈伞型属高分化癌，预后较好；溃疡型出血和转移较早；缩窄型出现梗阻较早。

3. 组织学分类　主要为鳞状细胞癌，少数为腺癌和未分化癌。

4. 扩散和转移方式　早、中期食管癌主要为壁内扩散；淋巴转移是主要转移方式；晚期血行转移至肝、肺、骨、肾、肾上腺、脑等处。

（二）临床表现（★★★）

1. 早期症状　症状多不典型，主要为胸骨后不适、烧灼感、针刺样或牵拉样痛（2006），进食通过缓慢并有滞留的感觉或轻度哽噎感。

2. 中晚期症状

（1）进行性吞咽困难：是绝大多数患者就诊时的主要症状（2004、2008、2012），但却是本病的较晚期表现。

（2）食物反流物：含黏液，混杂宿食，可呈血性或可见坏死脱落组织块。

（3）咽下疼痛：由癌糜烂、溃疡、外侵或近段伴有食管炎所致，进食时尤以进热食或酸性食物后更明显，疼痛可涉及颈、肩胛、前胸和后背等处。

（4）其他症状：慢性脱水、营养不良、消瘦与恶病质。左锁骨上淋巴结肿大。癌肿压迫喉返神经所致的声嘶、骨转移引起的疼痛、肝转移引起的黄疸等。当肿瘤侵及相邻器官并发生穿孔时，可发生食管-支气管瘘、纵隔脓肿、肺炎、肺脓肿及主动脉穿破大出血。

3. 体征　早期体征可缺如。晚期可出现消瘦、贫血、营养不良、失水或恶病质等体征。当癌转移时，可触及肿大而坚硬的浅表淋巴结，或肿大而有结节的肝等。

【巧妙记忆】　食管癌临床表现：进行性吞咽困难，食物反流，进热食或酸性食物咽下疼痛明显，营养不良、消瘦与恶病质等慢性病症状。左锁骨上淋巴结肿大。癌肿压迫喉返神经所致的声嘶、骨转移引起的疼痛、肝转移引起的黄疸等。

（三）诊断与鉴别诊断（★★★）

1. 诊断（2001、2013）　凡年龄在50岁以上（高发区在40岁以上），出现进食后胸骨后停滞感或咽下困难者，应及时做有关检查，以明确诊断。通过详细的病史询问、症状分析和实验室检查等，确诊一般无困难。

食管癌的常用检查方法（2020）：①食管X线钡剂造影检查：是影像学诊断的首选。中、晚期食管癌造影有明显的不规则狭窄和充盈缺损，管壁僵硬。有时狭窄上方食管有不同程度的扩张。②内镜检查：最重要的检查手段之一，对于食管癌的定性、定位诊断和手术方案的选择有重要的作用。对于临床已有症状或怀疑有早期病变的患者，应该选择纤维食管镜检查。③CT扫描检查：主要用于食管癌临床分期、确定治疗方案和治疗后随访，增强扫描有利于提高诊断准确率。

2. 鉴别诊断

（1）胃食管反流病：烧心、吞咽性疼痛或吞咽困难。内镜检查可有黏膜炎症、糜烂或溃疡，但无肿瘤证据。

（2）食管胃底静脉曲张：食管胃底静脉曲张是肝硬化的常见并发症。多数有肝病史，常有脾大、腹水。食管X线钡剂造影检查常可见食管中下段虫蚀样或蚯蚓状充盈缺损，纵行黏膜皱襞增宽，胃底静脉曲张时可见胃底菊花样充盈缺损。

（3）食管憩室：早期常无症状。若发生炎症时，可有咽下哽噎感或胸骨后、背部疼痛感需与食管癌鉴别。当食管憩室增大，可在吞咽时有咕噜声。若憩室内有食物潴留，可引起颈部或胸部压迫感。淤积的食物分解腐败后可发生恶臭味，并致黏膜炎症水肿，引起咽下困难或食物反流。主要依靠食管X线钡剂造影进行鉴别。

（4）贲门失弛缓症：主要症状是咽下困难、胸骨后沉重感或阻塞感，病程较长，症状时轻时重，初为间歇发作，发作常与精神因素有关，随着疾病进展，以后呈持续性进食困难；食管扩大明显时，可容纳大量液体及食物；可出现进食后呕吐，在夜间可发生气管误吸，并发肺炎。食管X线钡剂造影可见贲门梗阻呈漏斗状或鸟嘴状（2004、2017），边缘整齐光滑，上端食管明显扩张，可有气液平面，钡剂不能通过贲门。吸入亚硝酸异戊酯或口服、舌下含服硝酸异山梨酯5~10mg可以使贲门弛缓，受阻钡剂通过。内镜检查易漏诊但可排除癌肿。

（5）食管良性肿瘤：发病最多的食管平滑肌瘤因发生于肌层，故黏膜完整，肿瘤大小不一，呈椭圆形、生姜形或螺旋形。食管X线钡剂造影检查可出现“半月状”压迹或表现为“涂抹征”。

（6）食管异物及良性狭窄：食管异物、食管化学性烧伤均可以造成食管狭窄，一般有误服异物、误服强酸或强碱的病史，易于与食管癌鉴别。反流性食管炎引起的瘢痕狭窄，一般位于食管下段，常伴有食管裂孔疝或先天性短食管；均以儿童及年轻人较多见。

（四）治疗（★★）

根治的关键在于对食管癌的早期诊断。治疗方法包括手术、放疗、化疗、内镜下治疗和综合治疗。

1. 手术治疗　早期切除常可达到根治效果。

2. 放射治疗（2013）　主要适用于手术难度大的上段食管癌和不能切除的中、下段食管癌。上段食管癌放疗效果不亚于手术，故放疗作为首选。

3. 化疗　一般用于食管癌切除术后，单独用化疗效果很差。临床常用顺铂联合平阳霉素（或博来霉素）、氟尿嘧啶（5-氟尿嘧啶）、甲氨蝶呤、长春地辛（长春花碱酰胺）或丝裂霉素等二联或四联疗法。

4. 综合治疗　通常是放疗加化疗，可同时进行，也可序贯应用。

5. 内镜介入治疗

（1）早期食管癌对于高龄或因其他疾病不能行外科手术的患者，内镜治疗是一有效的治疗手段。包括内镜下黏膜切除术和内镜下消融术。

（2）进展期食管癌的内镜介入治疗包括单纯扩张法、食管内支架置放术和内镜下实施癌肿消融术等。食管内支架置放术是治疗食管癌性狭窄的一种姑息疗法。

三、急性胃炎

急性胃炎是由多种病因引起的急性胃黏膜炎症。主要包括：急性幽门螺杆菌感染引起的急性胃炎、除幽门螺杆菌之外的病原体感染及/或其毒素对胃黏膜损害引起的急性胃炎和急性糜烂出血性胃炎。

（一）病因和发病机制

1. 药物　常见的有非甾体抗炎药（NSAID）（2012）如阿司匹林、吲哚美辛等，某些抗肿瘤药、口服氯化钾或铁剂等。

2. 应激　严重创伤、大手术、大面积烧伤、颅内病变、败血症及其他严重脏器病变或多器官功能衰竭等均可引起胃黏膜糜烂、出血，严重者发生急性溃疡并大量出血，如烧伤所致者称Curling溃疡（2013）、中枢神经系统病变所致者称Cushing溃疡（2013、2016）。

3. 乙醇　高浓度乙醇可直接破坏胃黏膜屏障，胃腔内氢离子反弥散进入胃黏膜内，加重胃黏膜的损害，最终导致胃黏膜糜烂和出血。

（二）临床表现（2008）（★★）

多数患者胃镜检查可见胃黏膜急性糜烂出血性的表现，粪便隐血试验亦多呈阳性反应，症状轻微（如上腹不适或隐痛）或无症状，或症状被原发病掩盖。临床上，急性糜烂出血性胃炎患者多以突然发生呕血和/或黑便的上消化道出血症状而就诊。

（三）诊断（★★）

有近期服用NSAID史、严重疾病状态或大量饮酒患者，如发生呕血和/或黑便，应考虑急性糜烂出血性胃炎的可能，确诊有赖急诊胃镜检查（2002）。内镜可见以弥漫分布的多发性糜烂、出血灶和浅表溃疡为特征的急性胃黏膜病损，一般应激所致的胃黏膜病损以胃体、胃底为主，而NSAID或乙醇所致者则以胃窦为主。内镜检查宜在出血发生后24~48小时内进行，延迟胃镜检查可能无法确定出血病因。

（四）治疗（★★）

对急性糜烂出血性胃炎应针对原发病和病因采取防治措施。对处于急性应激状态的上述严重疾病患者，除积极治疗原发病外，应常规给予抑制胃酸分泌的H_2受体拮抗剂或质子泵抑制剂，或具有黏膜保护作用的硫糖铝作为预防措施（2013、2016、2017、2018）；对服用NSAIDs的患者应视情况应用H_2受体拮抗剂、质子泵抑制剂或米索前列醇预防。对已发生上消化道大出血者，按上消化道出血治疗原则采取综合措施进行治疗，质子泵抑制剂或H_2受体拮抗剂静脉给药可促进病变愈合和有助止血，为常规应用药物。

四、慢性胃炎

慢性胃炎是由各种病因引起的胃黏膜慢性炎症。根据病理组织学改变和病变在胃的分布部位，结合可能病因，将慢性胃炎分成非萎缩性、萎缩性和特殊类型3大类。

（一）病因和发病机制（★★）（2023）

1. 幽门螺杆菌感染　幽门螺杆菌是慢性胃炎最主要的病因（2002、2006、2013、2015）。幽门螺杆菌在胃黏膜表面定植，通过产氨作用、分泌空泡毒素A（VacA）等物质而引起细胞损害；细胞毒素相关基因（CagA）蛋白能引起强烈的炎症反应；菌体胞壁还可作为抗原诱导免疫反应。这些因素的长期存在导致胃黏膜的慢性炎症。

2. 十二指肠-胃反流　与各种原因引起的胃肠道动力异常、肝及胆道疾病及远端消化道梗阻有关。长期反流可导致胃黏膜慢性炎症。

3. 药物和毒物　服用NSAID/阿司匹林或COX-2选择性抑制剂可导致慢性胃炎。

4. 自身免疫　自身免疫性胃炎以富含壁细胞的胃体黏膜萎缩为主（2018）；患者血液中存在自身抗体如壁细胞抗体（PCA），伴恶性贫血者还可查到内因子抗体（IFA）；本病可伴有其他自身免疫病如桥本甲状腺炎、白癜风等。自身抗体攻击壁细胞，使壁细胞总数减少，导致胃酸分泌减少或丧失；内因子抗体与内因子结合，阻碍维生素B_{12}吸收不良从而导致恶性贫血（2011、2013）。

5. 年龄因素和其他　老年人胃黏膜更容易出现炎症退行性改变。

（二）临床表现（2012）（★★）

由幽门螺杆菌引起的慢性胃炎多数患者无症状；有症状者表现为上腹痛或不适、上腹胀、早饱、嗳气、恶心等消化不良症状，这些症状之有无及严重程度与慢性胃炎的内镜所见及组织病理学改变并无肯定的相关性。自身免疫性胃炎患者可伴有贫血和舌炎，以及其他维生素B_{12}缺乏的症状。

（三）辅助检查

1. 胃镜及活组织检查　胃镜检查并同时取活组织做病理组织学检查是诊断慢性胃炎的最可靠方法（2003、2007、2008）。内镜下非萎缩性胃炎可见红斑（点、片状或条状），黏膜粗糙不平，出血点/斑、黏膜水肿、渗出等基本表现。内镜下萎缩性胃炎有两种类型，即单纯萎缩性胃炎和萎缩性胃炎伴增生。前者主要表现为黏膜红白相间/白相为主（2019）、血管显露、色泽灰暗、皱襞变平甚至消失；后者主要表现为黏膜呈颗粒状或结节状。内镜下非萎缩性胃炎和萎缩性胃炎皆可见伴有糜烂（平坦或隆起）、出血、胆汁反流。活组织检查多在胃窦小弯、大弯、胃角及胃体下部小弯取材部位。

2. 幽门螺杆菌检测　活组织病理学检查时可同时检测幽门螺杆菌，并可在内镜检查时再多取1块活组织做快速尿素酶检查以增加诊断的可靠性。根除幽门螺杆菌治疗后，可在胃镜复查时重复上述检查。

3. 自身免疫性胃炎的相关检查　疑为自身免疫性胃炎者应检测血PCA和IFA（2011、2013、2015）。血清维生素B_{12}浓度测定及维生素B_{12}吸收试验有助恶性贫血诊断。

4. 血清促胃液素G17、胃蛋白酶原Ⅰ和Ⅱ测定　有助判断萎缩是否存在及其分布部位和程度，胃体萎缩者血清促胃液素G17水平显著升高、胃蛋白酶原Ⅰ和/或胃蛋白酶原Ⅰ/Ⅱ比值下降；胃窦萎缩者血清促胃液素G17水平下降、胃蛋白酶原Ⅰ和胃蛋白酶原Ⅰ/Ⅱ比值正常；全胃萎缩者则两者均低。

（四）诊断（★★★）

确诊必须依靠胃镜检查及胃黏膜活组织病理学检查。幽门螺杆菌检测有助于病因诊断。怀疑自身免疫性胃炎应检测相关自身抗体、内因子抗体及做维生素B_{12}水平测定等。

（五）治疗（★★）

1. 关于根除幽门螺杆菌　根除幽门螺杆菌特别适用于：①伴有胃黏膜糜烂、萎缩及肠化生、异型增生者；②有消化不良症状者；③有胃癌家族史者。

目前由于幽门螺杆菌耐药问题，建议采用PPI、铋剂+两种抗生素的四联疗法，铋剂如枸橼酸铋钾（胶体次枸橼酸铋），抗生素如克拉霉素、阿莫西林、甲硝唑。

2. 关于消化不良症状　有消化不良症状而伴有慢性胃炎的患者，抑酸或抗酸药、促胃肠动力药、胃黏膜保护药、中药均可使用。

3. 自身免疫性胃炎　目前尚无特异治疗，有恶性贫血时注射维生素B_{12}后贫血可获纠正。

4. 异型增生（2018）　对轻度异型增生除给予上述积极治疗外，关键在于定期随访。对肯定的重度异型增生则宜予预防性手术，目前多采用内镜下胃黏膜切除术。

【巧妙记忆】　慢性胃炎治疗：根除幽门螺杆菌、抑酸、促胃肠动力、保护胃黏膜、治疗恶性贫血，重度异型增生进行预防性手术。

五、功能性消化不良

（一）临床表现（2016、2020）

主要症状包括上腹痛、上腹灼热感、餐后饱胀和早饱之一种或多种，可同时存在上腹胀、嗳气、食欲缺乏、恶心、呕吐等。

上腹痛常与进食有关，表现为餐后痛或饥饿痛，进食后缓解，无规律。

餐后饱胀和早饱，伴或不伴有上腹痛。

上腹胀、嗳气、食欲缺乏、恶心、呕吐等症状可同时存在。不少患者同时伴有失眠、焦虑、抑郁、头痛、注意力不集中等精神症状。

（二）诊断与鉴别诊断

1. 诊断标准 根据罗马Ⅳ标准。①存在以下1项或多项：餐后饱胀不适、早饱、中上腹痛、中上腹烧灼感症状。②呈持续或反复发作的慢性过程（症状出现至少6个月，近3个月症状符合以上诊断标准）。③排除可解释症状的器质性疾病（包括胃镜检查）。

2. 鉴别诊断 食管、胃和十二指肠的各种器质性疾病如消化性溃疡、胃癌等；各种肝胆胰疾病；由全身性或其他系统疾病引起的上消化道症状如糖尿病、肾脏病、结缔组织病及精神病等；药物引起的上消化道症状如服用非甾体类抗炎药；其他功能性胃肠病和动力障碍性疾病如胃食管反流病、肠易激综合征等。

（三）治疗

对症治疗，遵循综合治疗和个体化治疗的原则。

1. 一般治疗 建立良好的生活习惯，避免烟、酒及服用非甾体抗炎药。

2. 药物治疗 抑制胃酸分泌药、促胃肠动力药、根除幽门螺杆菌治疗、抗抑郁药上述治疗疗效欠佳而伴随精神症状明显者可试用。

六、消化性溃疡

（一）概述（★★）

消化性溃疡（PU）主要指发生在胃和十二指肠的慢性溃疡，即胃溃疡（GU）和十二指肠溃疡（DU），因溃疡形成与胃酸/胃蛋白酶的消化作用有关而得名。

（二）病因和发病机制（★★★）

1. 幽门螺杆菌感染（2002、2016、2019） 根除幽门螺杆菌有助于PU的愈合及显著降低溃疡病的复发率。

2. 胃酸分泌过多（2014、2018） 胃酸分泌过多是胃十二指肠溃疡的病理生理基础。十二指肠溃疡患者的胃酸分泌高于健康人，壁细胞数量的增加，对促胃液素、组胺、迷走神经刺激敏感性亦增高。溃疡患者在胃窦酸化情况下，正常的抑制胃泌酸机制受到影响，促胃液素异常释放，而组织中生长抑素水平低，黏膜前列腺素合成减少，削弱了对胃黏膜的保护作用，使得黏膜易受胃酸损害。

3. 非甾体抗炎药与黏膜屏障损害 阿司匹林及非甾体类抗炎药、肾上腺皮质激素、胆汁酸盐、酒精等均可破坏胃黏膜屏障，引起胃黏膜水肿、出血、糜烂甚至溃疡。其中阿司匹林及NSAID是导致PU的最常用药物。

4. 其他因素 包括吸烟、遗传、急性应激、胃十二指肠运动异常等。在十二指肠溃疡的发病机制中，胃酸分泌过多起重要作用。胃溃疡患者平均胃酸分泌比正常人低，胃排空延缓、十二指肠液反流是导致胃黏膜屏障破坏形成溃疡的重要原因。HP感染和NSAID是影响胃黏膜防御机制的外源性因素，可促进溃疡形成。胃小弯是胃窦黏膜与泌酸胃体黏膜的移行部位，该处的黏膜下血管网为终末动脉供血吻合少，易引起黏膜与黏膜下的血供不足，黏膜防御机制较弱，是溃疡的好发部位（2018）。

（三）临床表现（★★★）（2023）

典型的消化性溃疡有如下临床特点：①慢性过程，病史可达数年至数十年。②周期性发作，发作与自发缓解相交替；发作常有季节性，多在秋冬或冬春之交发病。③发作时上腹痛呈节律性，DU多表现为空腹痛或/及午夜痛，进食后缓解；GU常为餐后1小时疼痛。腹痛多为进食或服用抗酸药所缓解，典型节律性表现在DU多见。

1. 症状 上腹痛为主要症状，性质多为灼痛，多位于中上腹。疼痛常有典型的节律性，多在进食或服用抗酸药后缓解。可伴有反酸、嗳气、上腹胀等症状。

2. 体征 溃疡活动时上腹部可有局限性轻压痛，缓解期无明显体征。

【巧妙记忆】 胃溃疡：进食—疼痛—缓解；十二指肠溃疡：疼痛—进食—缓解（2007、2008）。

（四）辅助检查（★★★）（2023）

1. 胃镜检查 是确诊消化性溃疡首选的检查方法（2001、2002、2007、2008、2018）。内镜下消化性溃疡多呈圆形或椭圆形，边缘光整，底部覆有灰黄色或灰白色渗出物，周围黏膜可有充血、水肿，可见皱襞向溃疡集中。

2. 上消化道X线钡餐检查（2003、2022） 溃疡的X线征象有直接和间接两种，龛影是直接征象；局部压痛、十二指肠球部激惹和球部畸形、胃大弯侧痉挛性切迹均为间接征象。

3. 幽门螺杆菌检测（2004、2017、2020） 主要包括快速尿素酶试验、组织学检查、幽门螺杆菌培养、^{13}C或^{14}C尿素呼气试验、粪便幽门螺杆菌抗原检测及血清学检查（2007）。快速尿素酶试验是侵入性检查的首选方法。^{13}C或^{14}C尿素呼气试验是根除治疗后复查的首选方法（2021、2022）。

4. CT　对于穿透性溃疡穿孔或与癌变的鉴别有意义。

5. 其他　血常规检查、粪便隐血试验有助于了解溃疡有无活动性出血。

（五）诊断与鉴别诊断（★★★）

1. 诊断　慢性病程、周期性发作的节律性上腹疼痛，且上腹痛可为进食或抗酸药所缓解的临床表现是诊断消化性溃疡的重要临床线索。确诊有赖胃镜检查。上消化道X线钡剂造影检查发现龛影亦有诊断价值，但难以区分良恶性。

2. 鉴别诊断　需与其他有上腹痛症状的疾病如肝、胆、胰、肠疾病和胃的其他疾病，及功能性消化不良相鉴别。胃镜检查如见胃、十二指肠溃疡，应注意与引起胃、十二指肠溃疡的少见特殊病因或以溃疡为主要表现的胃、十二指肠肿瘤鉴别。

（1）胃癌：恶性溃疡的内镜特点为：①溃疡形状不规则；②基底凹凸不平、苔污秽；③边缘呈结节状隆起；④周围皱襞中断；⑤胃壁僵硬、蠕动减弱。活组织检查可以确诊，须重复活检加以证实。

（2）促胃液素瘤：亦称Zollinger-Ellison综合征。溃疡发生于不典型部位，具难治性特点，有过高胃酸分泌［基础胃酸分泌量（BAO）和最大胃酸分泌量（MAO）均明显升高，且BAO/MAO>60%］及高空腹血清促胃液素（>200pg/ml）。

（六）并发症（★★★）

1. 出血　出血是消化性溃疡最常见的并发症，也是上消化道大出血最常见的病因（2011）。

2. 穿孔（2023）　急性穿孔的溃疡常位于十二指肠前壁或胃前壁，发生穿孔后胃肠的内容物漏入腹腔而引起急性腹膜炎。十二指肠或胃后壁的穿透性溃疡腹痛规律顽固而持续，疼痛常放射至背部。根据过去的溃疡病史和此次发病经过（突然发生的持续性上腹部剧烈疼痛，很快由上腹部扩散到全腹，检查时有明显的腹膜刺激征），特别是肝浊音界缩小或消失，以及X线腹部平片发现有膈下游离气体，腹穿有气体或食物残渣，即能确诊。

3. 幽门梗阻　主要是由DU或幽门管溃疡引起。临床表现为餐后上腹饱胀、上腹疼痛加重，伴有恶心、呕吐，大量呕吐后症状可以改善，呕吐物含发酵酸性宿食。严重呕吐可致失水，低氯低钾性碱中毒（2018）体检可见胃型和胃蠕动波，清晨空腹时检查胃内有振水声（2020）。

4. 癌变　少数GU可发生癌变，DU一般不发生癌变。（2005）。GU癌变发生于溃疡边缘。长期慢性GU病史、年龄在45岁以上、溃疡顽固不愈者应提高警惕。

【巧妙记忆】　消化性溃疡四大并发症：出血、穿孔、幽门梗阻和癌变。

（七）非手术治疗（★★★）（2023）

1. 一般治疗　注意饮食规律，戒烟、酒。服用NSAID者尽可能停用。

2. 药物治疗　分为抑制胃酸分泌的药物和保护胃黏膜的药物两大类，主要起缓解症状和促进溃疡愈合的作用，常与根除幽门螺杆菌治疗配合使用。

（1）抑制胃酸药物：H_2受体拮抗剂（H_2RA），如西咪替丁、雷尼替丁、法莫替丁和尼扎替丁等可抑制基础及刺激的胃酸分泌，特别适用于根除幽门螺杆菌疗程完成后的后续治疗，及某些情况下预防溃疡复发的长程维持治疗。质子泵抑制剂抑酸作用更强且作用持久，特别适用于难治性溃疡或NSAID溃疡患者不能停用NSAID时的治疗，是根除幽门螺杆菌治疗方案中最常用的基础药物。

（2）保护胃黏膜药物：硫糖铝、胶体铋、枸橼酸铋钾（胶体次枸橼酸铋）、米索前列等。

3. 根除幽门螺杆菌

（1）目前倡导的联合方案为含有铋剂的四联方案，即1种PPI+2种抗生素和1种铋剂（2004、2007、2008、2012、2017）。

（2）根除幽门螺杆菌治疗结束后的抗溃疡治疗　疗程结束后继续给予一个常规疗程的抗溃疡治疗（如DU患者予PPI常规剂量、每日1次、总疗程4周；GU患者PPI常规剂量、每日1次、总疗程6~8周）是最理想的。

（3）根除幽门螺杆菌治疗后复查应在根除幽门螺杆菌治疗结束至少4周后进行，且在检查前停用PPI或铋剂2周。可采用非侵入性的^{13}C或^{14}C尿素呼气试验，也可通过胃镜在检查溃疡是否愈合，同时取活检做尿素酶及/或组织学检查。

4. NSAID溃疡的治疗、复发预防及初始预防　对停用NSAID者，可予常规剂量、常规疗程的H_2RA或PPI治疗；对不能停用NSAID者，应选用PPI治疗。此应同时检测幽门螺杆菌。溃疡愈合后，如不能停用NSAID，无论幽门螺杆菌阳性还是阴性都必须继续PPI或米索前列醇长程维持治疗以预防溃疡复发。

5. 溃疡复发的预防　下列情况需用长程维持治疗来预防溃疡复发：①不能停用NSAID的溃疡患者，无论幽门螺杆菌阳性还是阴性；②幽门螺杆菌相关溃疡，幽门螺杆菌感染未能被根除；③幽门螺杆菌阴性的溃疡；④幽门螺杆菌相关溃疡，幽门螺杆菌虽已被根除，但曾有严重并发症的高龄或有严重伴随病患者。长程维持治疗一般以 H_2RA 或 PPI 常规剂量的半量维持，而 NSAID 溃疡复发的预防多用 PPI 或米索前列醇。

（八）手术治疗的理论基础（★★）

胃大部切除能治愈溃疡的原因是：①切除了整个胃窦部黏膜，消除了促胃液素引起的胃酸分泌；②切除了大部胃体，使分泌胃酸和胃蛋白酶原的腺体数大为减少，使神经性胃酸分泌也有所减少；③切除了溃疡的好发部位；④切除了溃疡本身。

（九）手术适应证（★★★）（2016、2023）

考虑手术治疗的情况：①并发消化道大出血经药物、胃镜及血管介入治疗无效；②急性穿孔、慢性穿透溃疡；③瘢痕性幽门梗阻，内镜治疗无效；④GU 疑有癌变。

（十）主要手术目的、方法及术后并发症（★★★）

1. 穿孔缝合术 主要适用于胃、十二指肠溃疡急性穿孔。对怀疑恶变者，应在穿孔处取组织做病理检查。

2. 胃大部切除术（2020、2022、2023） 主要适用于胃、十二指肠溃疡保守治疗无效或并发穿孔、出血、幽门梗阻、癌变者。应切除远端 2/3～3/4 胃组织并包括幽门、近胃侧部分十二指肠球部。重建胃肠连续性可选择毕Ⅰ式或毕Ⅱ式，也可采用胃空肠 Roux-en-Y 术式。①毕Ⅰ式是胃与十二指肠吻合，注意吻合口不得有张力。②毕Ⅱ式为十二指肠断端缝闭，胃和空肠吻合，吻合口径一般为 3～4cm，过大易发生倾倒综合征，过小影响胃排空。

3. 术后并发症（2011、2012）

（1）早期并发症（2004、2018）

1）术后出血：包括胃肠道腔内出血和腹腔内出血。前者可先通过内镜下处理，如无缓解，应再次手术。发生在术后 24 小时以内的胃出血，多属术中止血不确切（2003、2014）；术后 4～6 天发生的出血，常为吻合口黏膜坏死脱落而致（2002）；术后 10～20 天发生的出血，与吻合口缝线处感染，黏膜下脓肿腐蚀血管有关。

2）术后胃瘫：主要是胃排空障碍为主的综合征。通常发生在术后 2～3 天。主要在开始进流质或半流质食物时，患者出现恶心呕吐，呕吐物多呈绿色，若时间长而未及时补液和调整，易出现水、电解质与酸碱紊乱和营养障碍。早期处理主要是置胃管减压和静脉补液，辅助用药为静脉滴注甲氧氯普胺和红霉素，原则上不宜再手术治疗。恢复时间较长。

3）术后肠胃壁缺血坏死、吻合口破裂或瘘（2015、2017、2018）：术中缝合胃小弯前后缘浆肌层，可预防此并发症。术后若发现胃小弯有缺血坏死应禁食，严密观察，有穿孔腹膜炎时应再次手术，修补穿孔、引流腹腔。

吻合口破裂或瘘常在术后 1 周左右发生。患者有高热、脉速、腹痛及弥漫性腹膜炎的表现，需立即手术修补、腹腔引流；症状较轻无弥漫性腹膜炎时，可先行禁食、胃肠减压、充分引流、肠外营养、抗感染等综合措施，必要时手术治疗。

4）十二指肠残端破裂（2020、2022）：表现类似溃疡穿孔，需立即手术治疗。

5）术后梗阻（2017、2023）：①输入袢梗阻：分两种，急性输入袢梗阻（可发生肠段坏死穿孔，主要表现有上腹部剧烈疼痛，呕吐物不含胆汁，上腹部常可扪及肿块，需手术治疗）、慢性不完全性输入袢梗阻（症状长期不能自行缓解时，可手术）。②吻合口梗阻：胃肠减压，消除水肿，通常可以缓解，若上述治疗失败，需再次手术。③输出袢梗阻：表现为上腹部饱胀，呕吐物含胆汁，X 线钡剂造影有助于诊断，如不能自行缓解，应手术处理。

（2）远期并发症

1）碱性反流性胃炎（2002）：多在胃切除手术或迷走神经切断加胃引流术后数月至数年发生（2002），由于毕Ⅱ式术后碱性胆汁、胰液、肠液流入胃中，破坏胃黏膜屏障，导致胃黏膜充血、水肿、糜烂等改变。临床主要表现为，上腹或胸骨后烧灼痛、呕吐胆汁样液和体重减轻。抑酸剂治疗无效，较为顽固。治疗可服用胃黏膜保护剂、胃动力药及胆汁酸结合药物考来烯胺（消胆胺）。症状严重者可行手术治疗，一般采用改行 Roux-en-Y 胃肠吻合（2014、2017），以减少胆汁反流入胃的机会。

2）倾倒综合征（2016）：系由于胃大部切除术后，原有的控制胃排空的幽门窦、幽门括约肌及十二指肠球部解剖结构不复存在，加上部分患者胃肠吻合口过大（特别是毕Ⅱ式），导致胃排空过速所产生的一系列综合征。

3）溃疡复发：由于胃切除量不够，胃窦部黏膜残留；迷走神经切断不完全；或是输入空肠过长等因素引起。也要警惕促胃液素瘤或促胃液素增多症引起的溃疡复发。胃切除术后可形成吻合口溃疡，临床表现为溃疡病症状再现，有腹痛及出血。可采用制酸剂、抗 Hp 感染保守治疗，无效者可再次手术，行迷走神经干切断术或扩大胃切除手术。

4）营养性并发症（2002、2003、2017）：术后饮食调节十分重要，应给予高蛋白、低脂饮食，补充铁剂与足量维生素。

5）残胃癌：胃十二指肠溃疡患者行胃大部切除术后 5 年以上（2002、2003、2014、2021），残余胃发生的原发癌称残胃癌。

【巧妙记忆】 胃大部切除术后并发症：吻合口出血、十二指肠残端破裂、吻合口破裂或瘘、术后梗阻、倾倒综合征、碱性反流性胃炎、吻合口溃疡、营养性并发症、残胃癌。迷走神经切断术后并发症：倾倒综合征、溃疡复发、腹泻、消化不良、呕吐胆汁、胃潴留、吞咽困难、胃小弯坏死穿孔。

（十一）急性穿孔的诊断、治疗、手术指征（★★）

1. 诊断（2015） 既往有溃疡病史，突发上腹部剧烈疼痛并迅速扩展为全腹疼痛伴腹膜刺激征等上消化道穿孔的特征性的临床表现，结合X线检查腹部发现膈下游离气体（2001、2002、2007、2015、2022），诊断性腹腔穿刺抽出液含胆汁或食物残渣，不难作出正确诊断。

2. 治疗

（1）非手术治疗（2015） 适用于一般情况好，症状体征较轻的空腹穿孔；穿孔超过24小时，腹膜炎已局限者；或是经水溶性对比剂行胃、十二指肠造影检查证实穿孔业已封闭的患者。治疗措施主要包括：①持续胃肠减压，减少胃肠内容物继续外漏；②输液以维持水、电解质平衡并给予营养支持；③全身应用抗生素控制感染；④经静脉给予H_2受体阻断药或质子泵拮抗剂等制酸药物。痊愈的患者应胃镜检查排除胃癌，根治幽门螺杆菌感染并采用制酸剂治疗。

（2）手术治疗

1）单纯穿孔缝合术：通常采用经腹手术，穿孔以丝线间断横向缝合，再用大网膜覆盖，或以网膜补片修补；也可经腹腔镜行穿孔缝合大网膜覆盖修补。

2）彻底性溃疡手术：优点是一次手术同时解决了穿孔和溃疡两个问题。包括胃大部切除术外，对十二指肠溃疡穿孔可选用穿孔缝合术加高选择性迷走神经切断术或选择性迷走神经切断术加胃窦切除术。

3. 手术指征

（1）单纯穿孔缝合术指征为：穿孔时间超出8小时，腹腔内感染及炎症水肿严重，有大量脓性渗出液；以往无溃疡病史或有溃疡病史未经正规内科治疗，无出血、梗阻并发症，特别是十二指肠溃疡患者；有其他系统器质性疾病不能耐受急诊彻底性溃疡手术，为单纯穿孔缝合术的适应证。

（2）彻底性溃疡手术指征为：如穿孔在8小时内或超过8小时，腹腔污染不严重；慢性溃疡病特别是胃溃疡曾行内科治疗，或治疗期间穿孔；十二指肠溃疡穿孔修补术后再穿孔，有幽门梗阻或出血史者可行彻底性溃疡手术。

（十二）瘢痕性幽门梗阻的临床表现、诊断、治疗（★★）

1. 临床表现（2001、2021） 主要表现为腹痛与反复发作的呕吐。最初有上腹膨胀不适并出现阵发性胃收缩痛，伴嗳气、恶心与呕吐。呕吐多发生在下午或晚间，呕吐量大，呕吐物含大量宿食有腐败酸臭味，但不含胆汁。呕吐后自觉胃部饱胀改善。常有少尿、便秘、贫血等慢性消耗表现。体检时有营养不良、消瘦、皮肤干燥，弹性消失，查体可见上腹隆起，胃型，上腹部可闻及振水音（2001）。

2. 诊断 根据长期溃疡病史，特征性呕吐和体征，即可诊断幽门梗阻。清晨空腹置胃管可抽出大量酸臭胃液和食物残渣；X线钡餐检查见胃扩大，钡剂入胃后有下沉现象、胃潴留。24小时后仍有钡剂存留者，提示有瘢痕性幽门梗阻。纤维胃镜检查可确定梗阻，并明确梗阻原因（2008）。

3. 治疗 怀疑幽门梗阻患者可先行盐水负荷试验，空腹情况下置胃管，注入生理盐水700ml，30分钟后经胃管回吸，回收液体超过350ml提示幽门梗阻。经过1周包括胃肠减压、全肠外营养及静脉给予制酸药物的治疗后，重复盐水负荷试验。如幽门痉挛水肿明显改善，可以继续保守治疗；如无改善则应考虑手术。瘢痕性梗阻是外科手术治疗的绝对适应证（2002）。术式以胃大部切除为主，也可行迷走神经干切断术加胃窦部切除术。如老年患者、全身情况极差或合并其他严重内科疾病者可行胃-空肠吻合加迷走神经切断术治疗。

七、胃癌

（一）病因

1. 环境和饮食因素。

2. 幽门螺杆菌感染。

3. 遗传因素 胃癌有明显的家族聚集倾向，家族发病率高于人群2~3倍。

4. 癌前状态 分为癌前疾病和癌前病变。癌前疾病包括慢性萎缩性胃炎、胃息肉、胃溃疡、残胃炎；癌前病变包括肠型化生和异型增生。

（二）病理（2020）

胃腺癌的好发部位依次为胃窦、贲门、胃体、全胃或大部分胃。根据胃癌的进程可分为早期胃癌和进展期胃癌。进展期胃癌深度超过黏膜下层，已侵入肌层者称中期胃癌，侵及浆膜或浆膜外者称晚期胃癌。

1. 胃癌的组织病理学

（1）胃癌主要是胃腺癌（2018）。WHO近年将胃癌分为：腺癌、乳头状腺癌、管状腺癌、黏液腺癌、印戒细胞癌（2018）、腺鳞癌、鳞状细胞癌、小细胞癌、未分化癌和其他。

（2）根据癌细胞分化程度分为高分化、中度分化和低分化三大类。

2. 侵袭与转移

（1）直接蔓延：侵袭至相邻器官胃底贲门癌侵犯食管、肝及大网膜，胃体癌侵犯大网膜、肝及胰腺。

（2）淋巴结转移（2017）：一般先转移到局部淋巴结，再到远处淋巴结，胃的淋巴系统与锁骨上淋巴结相连接，转移到该处时称为 Virchow 淋巴结。

（3）血行播散：最常转移到肝脏，其次是肺、腹膜及肾上腺，也可转移到肾、脑、骨髓等。

（4）种植转移：癌细胞侵及浆膜层脱落入腹腔，种植于肠壁和盆腔，如种植于卵巢，称为 Krukenberg 瘤；也可在直肠周围形成明显的结节状板样肿块（Blumer's shelf）。

（三）临床表现（★★）（2015、2016）

早期胃癌多无症状，或者仅有一些非特异性消化道症状，进展期胃癌最早出现的症状是上腹痛，常同时伴有食欲缺乏、厌食、体重减轻。腹痛可急可缓，偶呈节律性溃疡样疼痛，但不能被进食或服用制酸剂缓解。早饱感或呕吐是胃壁受累的表现，皮革胃或部分梗阻时这种症状尤为突出。

贲门癌累及食管下段时可出现吞咽困难；并发幽门梗阻时可有恶心、呕吐；溃疡型胃癌出血时可引起呕血或黑便，继之出现贫血；胃癌转移至肝脏可引起右上腹痛，黄疸和/或发热；转移至肺可引起咳嗽、呃逆、咯血；累及胸膜可产生胸腔积液而发生呼吸困难；肿瘤侵及胰腺时，可出现背部放射性疼痛。

早期胃癌无明显体征，进展期在上腹部可扪及肿块，有压痛。肿瘤转移至肝脏可致肝脏肿大及出现黄疸、腹水。腹膜转移时可发生腹水，移动性浊音阳性。侵犯门静脉或脾静脉时有脾脏增大。有远处淋巴结转移时可扪及 Virchow 淋巴结。肛门指检在直肠膀胱凹陷可扪及一板样肿块。

副癌综合征包括反复发作的表浅性血栓静脉炎（Trousseau 征）及过度色素沉着，黑棘皮症，皮肌炎，膜性肾病，累及感觉和运动通路的神经肌肉病变等。

（四）诊断（2011、2018、2020、2022、2023）

诊断主要依据内镜检查加活检及上消化道 X 线钡剂造影。为提高早期胃癌诊断率，以下人群应定期检查：①40 岁以上，既往无胃病史而出现上述消化道症状者，或已有溃疡病史但症状和疼痛规律明显改变者。②有胃癌家族病史者。③有胃癌前期病变者，如萎缩性胃炎、胃溃疡、胃息肉、胃大部切除病史者。④有原因不明的消化道慢性失血或短期内体重明显减轻者。

目前临床上诊断胃癌的主要检查：①电子胃镜检查：能够直接观察胃黏膜病变的部位和范围，并可做病理学检查，是诊断胃癌的最有效方法。②X 线钡餐检查。③CT 检查：增强 CT 检查在评价胃癌病变范围、局部淋巴结转移和远处转移方面具有较高的价值，是手术前判断肿瘤 N 分期和 M 分期的首选方法。④电子发射成像技术：判断淋巴结和远处转移病灶情况。⑤实验室检查：血胃蛋白酶原Ⅰ/Ⅱ显著降低，缺铁性贫血常见，粪便隐血阳性；血清肿瘤标志物如 CEA、CA19-9 及 CA724 等，可能有助于胃癌早期预警和术后再发的预警。

（五）治疗与预防（★★★）

1. 早期胃癌的内镜下治疗　直径小于 2cm 的无溃疡表现的分化型黏膜内癌，可在内镜下行胃黏膜切除术或内镜下黏膜剥离术。术后需经病理严格评估能否达到完全切除的标准。切缘有癌或存在黏膜下浸润时应追加外科手术。

2. 手术治疗（2014）　手术切除加区域淋巴结清扫是目前治疗胃癌的手段。胃切除范围可分为近端胃切除、远端胃切除及全胃切除，切除后分别用 Billroth Ⅰ、Billroth Ⅱ及 Roux-en-Y 式重建消化道连续性。

3. 化学治疗　早期胃癌且不伴有任何转移灶者术后不需要化疗。化疗分为术前、术中、术后化疗。

（1）术前化疗即新辅助化疗可使肿瘤缩小，增加手术根治及治愈机会。

（2）给药疗法：常用给药途径有口服给药、静脉给药、腹膜腔给药、动脉插管区域灌注给药等。

4. 免疫治疗　包括非特异生物反应调节剂、细胞因子以及过继性免疫治疗等。

5. 靶向治疗　对晚期胃癌的治疗有一定效果。

6. 预防　根据流行病学调查，多吃新鲜蔬菜和水果、少吃腌腊制品，可以降低胃癌发病率。应在胃癌高发地区对高危人群定期普查。

【经典习题】

1. 食管癌患者有持续性胸背痛，多表示
   A. 癌肿部有炎症
   B. 癌已侵犯食管外组织
   C. 有远处血行转移
   D. 癌肿较长

E. 食管气管瘘

答案：B

考点：食管癌的临床表现

解析：中晚期食管癌的典型症状为进行性吞咽困难，即先是难咽固体食物，继而半流质食物，最后液体也不能咽下。患者逐渐消瘦、脱水、无力。持续胸痛或背痛表示癌已侵犯食管外组织。故选B。

2. 胃癌诊断明确后，已不适宜行胃癌根治术且预后差的是

A. 合并完全性幽门梗阻

B. 胃大弯癌肿已与横结肠粘连

C. 持续性粪潜血阳性

D. 合并中等量癌性腹水

E. 进展期胃癌

答案：D

考点：胃癌根治术的适应证

解析：手术在胃癌的治疗中占主导地位，根治性手术时能够达到治愈目的的重要方法，只要患者条件许可而又无明显远处转移，均应手术探查，争取根治切除。癌性腹水的出现提示有腹腔内转移，不适宜手术。故选D。

（3~4题共用备选答案）

A. 十二指肠溃疡

B. 胃溃疡

C. 食管腐蚀性溃疡

D. Cushing溃疡

E. Curling溃疡

3. 最易发生癌变的溃疡是

答案：B

4. 由烧伤引起的溃疡是

答案：E

解析：溃疡由良性演变为恶性的概率很低，估计<1%胃溃疡有可能癌变，十二指肠球部溃疡一般不发生癌变，故3题选B。十二指肠溃疡、胃溃疡由胃酸和胃蛋白酶对黏膜自身消化所形成的。Curling溃疡是指严重烧伤后继发的应激性溃疡，故4题选E。

第二节　肝脏疾病

一、肝硬化

肝硬化是各种慢性肝病发展的晚期阶段。病理上以肝脏弥漫性纤维化、再生结节和假小叶（2004）形成为特征。临床上起病隐匿，病程发展缓慢，晚期以肝功能减退和门静脉高压为主要表现，常出现多种并发症。

（一）病因和发病机制（★★）

1. 病因　包括病毒性肝炎、慢性酒精中毒、非酒精性脂肪性肝炎、胆汁淤积、肝静脉回流受阻、遗传代谢性疾病、先天性酶缺陷疾病、工业毒物或药物、自身免疫性肝炎、血吸虫病和隐源性肝硬化等，我国以病毒性肝炎为主，欧美国家以慢性酒精中毒多见（2020）。

2. 发病机制　各种因素导致肝细胞损伤，发生变性坏死，进而肝细胞再生和纤维结缔组织增生，肝纤维化形成，最终发展为肝硬化。病理改变造成血管床缩小、闭塞和扭曲，血管受到再生结节挤压，肝内门静脉、肝静脉和肝动脉三者分支之间失去正常关系，出现交通吻合支等。肝脏血循环紊乱是形成门静脉高压的病理基础，且加重肝细胞缺血缺氧，促进肝硬化病变的进一步发展。

（二）临床表现（★★★）

起病隐匿，病程发展缓慢，也可因短期大片肝坏死迅速发展为肝硬化。早期无症状或症状轻微，出现腹水或并发症时称为失代偿期肝硬化。

1. 代偿期肝硬化　可有乏力、食欲减退、腹胀不适等。可触及肿大的肝脏、质偏硬，脾可肿大。肝功能检查正常或仅有轻度酶学异常。

2. 失代偿期肝硬化（2014）

（1）症状

1）全身症状：乏力为早期症状。体重下降，低热，注意与合并感染、肝癌鉴别。

2）消化道症状：食欲缺乏为常见症状，可有恶心、偶伴呕吐。腹胀常见，腹水量大时，腹胀成为患者最难忍受的症状。对脂肪和蛋白质耐受差，易发生腹泻。部分患者有肝区隐痛，明显腹痛时要注意合并肝癌、原发性腹膜炎、胆道感染、消化性溃疡等情况。

3）出血倾向：可有牙龈、鼻腔出血，皮肤紫癜，女性月经过多等，主要与肝脏合成凝血因子减少及脾功能亢进所致血小板减少有关。

4）与内分泌紊乱有关的症状：男性有性功能减退、男性乳房发育，女性可发生闭经、不孕。糖尿病发病率升高，严重肝功能减退易出现低血糖症。

5）门静脉高压症状（2015）：如食管胃底静脉曲张破裂（2019）而致上消化道出血时，表现为呕血及黑便；脾功能亢进可致白细胞、红细胞、血小板计数减少，因贫血而出现皮肤黏膜苍白等；腹水时腹胀明显。

（2）体征：呈肝病病容，消瘦、肌肉萎缩。皮肤可见蜘蛛痣（2007、2019）、肝掌、男性乳房发育。腹壁静脉曲张，严重者脐周静脉突起呈水母状并有静脉杂音。黄疸提示肝功能储备明显减退，黄疸呈持续性或进行性加深提示预后不良。腹水伴或不伴下肢水肿是失代偿期肝硬化最常见的表现（2000、2005、2010、2013、2020），可伴肝性胸腔积液，以右侧多

见。肝脏早期肿大可触及，质硬而边缘钝；后期缩小，肋下常触不到。半数患者可触及肿大的脾脏（2018），常为中度，少数为重度。

大结节性肝硬化起病较急，进展较快，肝功能损害较重，而门静脉高压症相对较轻；血吸虫病性肝纤维化则以门静脉高压症为主，巨脾多见，肝功能损害较轻，肝功能试验基本正常。

【巧妙记忆】 肝功能减退：腹水、出血倾向、内分泌紊乱。门静脉高压：脾大、侧支循环开放（2006）、食管胃底静脉曲张（2002、2004、2006、2008、2012）。

（三）辅助检查（★★）

1. 血常规 可有轻重不等的贫血，感染时白细胞增多，脾功能亢进时白细胞、红细胞和血小板计数减少。

2. 尿常规 一般正常，黄疸时可出现胆红素，并有尿胆原增加。

3. 粪常规 消化道出血时出现肉眼可见的黑便，门脉高压性胃病引起的慢性出血，粪隐血试验阳性。

4. 肝功能试验 代偿期大多正常或仅有轻度的酶学异常，失代偿期发生普遍异常，程度往往与肝脏的储备功能减退程度相关。

（1）血清酶学：转氨酶一般轻至中度升高，以丙氨酸氨基转移酶（ALT）升高较明显，肝细胞严重坏死时则天门冬氨酸氨基转移酶（AST）升高更明显。γ-谷氨酰转肽酶（GGT）及碱性磷酸酶（ALP）也可有轻至中度升高。

（2）蛋白代谢血清白蛋白下降、球蛋白升高，白/球（A/G）倒置，血清蛋白电泳显示以γ-球蛋白增加为主。

（3）凝血酶原时间不同程度延长，且不能为注射维生素K纠正。

（4）胆红素代谢肝储备功能明显下降时出现总胆红素升高，结合胆红素及非结合胆红素均升高，仍以结合胆红素升高为主。

（5）其他

1）反映肝纤维化的血清学指标：包括Ⅲ型前胶原氨基末端肽（PⅢP）、Ⅳ型胶原、透明质酸、层粘连蛋白等升高。

2）总胆固醇：下降，特别是胆固醇酯。

3）定量肝功能试验：包括吲哚菁绿（ICG）清除试验、利多卡因代谢产物（MEGX）生成试验，可定量评价肝储备功能，主要用于对手术风险的评估。

5. 血清免疫学检查

（1）乙、丙、丁病毒性肝炎血清标志物有助于分析肝硬化病因。

（2）甲胎蛋白（AFP）明显升高提示合并原发性肝细胞癌。肝细胞严重坏死时AFP亦可升高，但往往伴有转氨酶明显升高，且随转氨酶下降而下降。

（3）血清自身抗体测定自身免疫性肝炎引起的肝硬化可检出相应的自身抗体。

6. 影像学检查

（1）上消化道X线检查：食管静脉曲张时行食管吞钡X线检查显示虫蚀样或蚯蚓状充盈缺损，纵行黏膜皱襞增宽，胃底静脉曲张时胃肠钡餐可见菊花瓣样充盈缺损。

（2）腹部超声检查：能提示肝硬化改变和门静脉高压，还能检出体检难以检出的少量腹水。B超可检出原发性肝癌，是肝硬化是否合并原发性肝癌的重要初筛检查。

（3）CT和MRI：CT对肝硬化合并原发性肝癌的诊断价值则高于B超，诊断仍有疑问者，可配合MRI检查。

7. 内镜检查 可确定有无食管胃底静脉曲张，食管胃底静脉曲张是诊断门静脉高压的最可靠指标。在并发上消化道出血时，可判明出血部位和病因，并进行止血治疗。

8. 肝穿刺活组织检查 具确诊价值（2007、2017），尤适用于代偿期肝硬化的早期诊断、肝硬化结节与小肝癌鉴别及鉴别诊断有困难的其他情况者。

9. 腹腔镜检查 能直接观察肝、脾等腹腔脏器及组织，并可在直视下取活检，对诊断有困难者有价值。

10. 腹水检查 新近出现腹水者、原有腹水迅速增加原因未明者及疑似合并自发性细菌性腹膜炎（SBP）者应做腹腔穿刺，抽腹水做常规检查、腺苷脱氨酶（ADA）测定、细菌培养及细胞学检查。腹水培养应在床边进行，分别做需氧和厌氧菌培养。无合并SBP的肝硬化腹水为漏出液性质（2007、2022），血清-腹水白蛋白梯度（SAAG）>11g/L；合并SBP（2001、2002、2003、2007、2008、2013、2014）时则为渗出液或中间型，腹水中性粒细胞（PMN）增高、细菌培养阳性。腹水呈血性应高度怀疑癌变，细胞学检查有助诊断。

11. 门静脉压力测定 正常者小于5mmHg，大于10mmHg则为门脉高压症。

（四）诊断与鉴别诊断（★★★）

1. 诊断（2007、2012） 失代偿期肝硬化依据下列各点可作出临床诊断：①有病毒性肝炎、长期大量饮酒等病史；②有肝功能减退（2008）和门静脉高压表现；③肝功能试验有血清白蛋白下降、血清胆红素升高及凝血酶原时间延长等提示肝功能失代偿；④B超或CT提示肝硬化以及内镜发现食管胃底静脉曲张。

肝活组织检查见假小叶形成是诊断本病的金标准(2001)。如发现肝硬度增加、脾大或肝功能异常变化，B超检查显示肝实质回声不均等变化，应注意早期肝硬化，必要时肝穿刺活检可获确诊。

临床常用Child-Pugh分级对肝脏储备功能进行评估（表4-3-2-1）。总分：A级≤6分，B级7~9分，C级≥10分。

表4-3-2-1 肝硬化患者Child-Pugh分级标准

临床或生化指标	分数		
	1	2	3
肝性脑病/级	无	1~2	3~4
腹水	无	轻度	中重度
总胆红素/(μmol·L^{-1})	<34	34~51	>51
白蛋白/(g·L^{-1})	≥35	28~35	≤28
凝血酶原时间延长/秒	1~3	4~6	>6

2. 鉴别诊断

（1）肝、脾肿大的鉴别诊断：血液病、代谢性疾病等。

（2）腹水的鉴别诊断：结核性腹膜炎、缩窄性心包炎、慢性肾小球肾炎等。

（3）肝硬化并发症的鉴别诊断：上消化道出血、肝性脑病、肝肾综合征等。

（五）并发症（★★★）

1. 食管胃底静脉曲张破裂出血 为最常见并发症（2014、2017、2018、2021）。多突然发生呕血和/或黑便，出血量大可引起出血性休克（2007），诱发肝性脑病。

2. 胆石症 肝硬化患者胆结石发生率增高，约为30%。

3. 感染 常并发呼吸道、胃肠道、泌尿道等的感染而出现相应症状。腹水患者常并发SBP，是肝硬化常见的一种严重的并发症。病原菌多为来自肠道的革兰阴性菌。临床表现为发热、腹痛、短期内腹水迅速增加，体检发现轻重不等的全腹压痛和腹膜刺激征。腹水检查如白细胞>500×10^6/L或中性粒细胞>250×10^6/L，可诊断SBP，腹水细菌培养有助确诊。

4. 肝性脑病 是本病最严重的并发症（2012、2013、2020），亦是最常见的死亡原因，主要临床表现为性格行为失常、意识障碍、昏迷。

5. 电解质和酸碱平衡紊乱

（1）低钠血症：长期钠摄入不足、长期利尿或大量放腹水导致钠丢失、抗利尿激素增多致水潴留超过钠潴留（稀释性低钠）。

（2）低钾低氯血症：钾的摄入不足、呕吐腹泻、长期应用利尿药或高渗葡萄糖液、继发性醛固酮增多等可促使或加重血钾和血氯降低；低钾低氯血症可导致代谢性碱中毒，并诱发肝性脑病。

（3）酸碱平衡紊乱：最常见的是呼吸性碱中毒或代谢性碱中毒，其次是呼吸性碱中毒合并代谢性碱中毒。

6. 原发性肝细胞癌 当患者出现肝区疼痛、肝大、血性腹水、无法解释的发热时要考虑此病，血清甲胎蛋白升高及B超提示肝占位性病变时应高度怀疑，CT可确诊。

7. 肝肾综合征（HRS）（2007） HRS是指发生在严重肝病基础上的肾衰竭，但肾脏本身并无器质性损害。主要见于伴有腹水的晚期肝硬化或急性肝功能衰竭患者。1型HRS为急进性肾功能不全，其发生常有诱因，特别是SBP。2型HRS为稳定或缓慢进展的肾功能损害，常伴难治性腹水，多为自发性。

肝肾综合征诊断标准：①肝硬化合并腹水；②血肌酐升高大于133μmol/L；③在应用白蛋白扩张血容量并停用利尿药至少2天后血肌酐不能降至133μmol/L以下，白蛋白推荐剂量为1g/(kg·d)，最大可达100g/d；④无休克；⑤近期未使用肾毒性药物；⑥不存在肾实质疾病，如蛋白尿>500mg/d，镜下血尿（红细胞>50个/高倍视野）和/或超声检查发现肾脏异常。

8. 肝肺综合征（HPS）（2006） HPS是指发生在严重肝病基础上的低氧血症，而过去无心肺疾病基础。临床特征为严重肝病、肺内血管扩张、低氧血症/肺泡-动脉氧梯度增加的三联征。HPS的诊断依据为：立位呼吸室内空气时，动脉血氧分压<70mmHg或肺泡-动脉氧梯度>20mmHg，超声心动图气泡造影、肺扫描及肺血管造影等检查提示肺内血管扩张。

9. 门静脉血栓形成或海绵样变 如血栓缓慢形成，可无明显的临床症状。如发生门静脉急性完全阻塞，可出现剧烈腹痛、腹胀、血便、休克，脾脏迅速增大和腹水迅速增加。

（六）治疗与预防（★★★）

1. 治疗（2007、2023） 关键在于早期诊断，针对病因给予相应处理，阻止肝硬化进一步发展，后期积极防治并发症，至终末期则只能有赖于肝移植。

（1）一般治疗

1）休息：代偿期患者避免劳累、保证休息；失代偿期。尤其当出现并发症时需卧床休息。

2）饮食：以高热量、高蛋白（肝性脑病时饮食限制蛋白质）和维生素丰富而易消化的食物为原则。视病情调整盐和水的摄入。禁酒，忌用对肝有损害药物。有食管静脉曲张者避免进食粗糙、坚硬食物。

3）支持疗法：病情重、进食少、营养状况差者，通过静脉纠正水电解质平衡，适当补充营养，视情况输注白蛋白或血浆。

4）可适当选择保肝药。

（2）去除或减轻病因：抗肝炎病毒治疗及针对其他病因治疗。

（3）腹水治疗（2008、2015）

1）限制钠和水的摄入：限钠饮食和卧床休息是腹水的基础治疗。氯化钠摄入量<2g/d。进水量控制在1000ml/d左右，大量腹水或明显低钠血症者应限制在500ml/d以内。

2）利尿药：临床常用的利尿药为螺内酯和呋塞米。主张两药合用，先用螺内酯40～80mg/d，4～5天后视利尿效果加用呋塞米20～40mg/d，以后再视利尿效果分别逐步加大两药剂量（最大剂量螺内酯400mg/d，呋塞米160mg/d）。理想的利尿效果为每天体重减轻0.3～0.5kg（无水肿者）或0.8～1kg（有下肢水肿者）。过快的利尿会导致水电解质紊乱，诱发肝性脑病和肝肾综合征。

3）提高血浆胶体渗透压低蛋白血症者每周定期输注白蛋白或血浆。

4）难治性腹水的治疗：①大量排放腹水加输注白蛋白。在1～2小时内放腹水4～6L，同时输注白蛋白8～10g/L腹水，继续使用适量利尿药。②自身腹水浓缩回输。将抽出腹水经浓缩处理后再经静脉回输。使用该法前必须对腹水进行常规、细菌培养和内毒素检查，感染性或癌性腹水不能回输。③经颈静脉肝内门体分流术（TIPS）。以血管介入的方法在肝内的门静脉分支与肝静脉分支间建立分流通道，易诱发肝性脑病，故不宜作为治疗的首选。④肝移植，顽固性腹水是肝移植优先考虑的适应证。

【巧妙记忆】 腹水治疗包括限钠限水、利尿、放腹水、输注白蛋白和预防SBP。

（4）并发症的治疗

1）食管胃底静脉曲张破裂出血：①急性出血的治疗。急救措施包括防治失血性休克、积极的止血措施、预防感染和肝性脑病等。②预防再次出血。可以在内镜下对曲张静脉进行套扎或使用硬化剂注射。药物预防再出血首选普萘洛尔，由10mg/d开始，每日加10mg，逐渐加量至静息心率降为基础心率75%左右，或心率不低于55次/分。③预防首次出血。普萘洛尔是目前最佳选择之一，如果无效、不能耐受或有禁忌证者，可以慎重考虑内镜下食管曲张静脉套扎术或硬化剂注射治疗。

2）自发性细菌性腹膜炎应早诊、早治：①抗生素。头孢噻肟等第三代头孢菌素为首选，可联合半合成广谱青霉素与β-内酰胺酶抑制药的混合物如舒他西林、替门汀等和/或喹诺酮类药物，静脉给药，要足量、足疗程。一般于用药48小时复查腹水常规，如PMN减少一半以上可认为抗生素有效，继续至腹水白细胞恢复正常数天后停药。②静脉输注白蛋白。对发生HRS的高危患者（总胆红素>68.4μmol/L、血肌酐>88.4μmol/L）推荐开始用1.5g/(kg·d)、连用2天，继续使用1g/(kg·d)至病情明显改善。③预防。避免高危因素，保持大便通畅、维护肠道菌群等。

3）肝性脑病：详见本节肝性脑病部分。

4）HRS：积极防治感染、上消化道出血、水电解质紊乱、大剂量利尿药等和避免使用肾毒性药物，是预防HRS发生的重要措施。合并SBP的肝硬化患者及早输注足量白蛋白。下列治疗有可能改善HRS：①血管活性药物加输注白蛋白；②TIPS。肝移植是唯一能使患者长期存活的疗法。

5）HPS肝移植为唯一治疗选择。

（5）门静脉高压症的手术治疗：一般用于食管胃底静脉曲张破裂大出血各种治疗无效而危及生命者，或食管胃底静脉曲张破裂大出血后用于预防再出血特别是伴有严重脾功能亢进者。有各种断流、分流术和脾切除术。

（6）肝移植：是晚期肝硬化治疗的最佳选择。

2. 预防　预防本病首先要重视病毒性肝炎的防治，早期发现和隔离患者给予积极治疗。注意饮食，合理营养，节制饮酒，加强劳动保健，避免各种慢性化学中毒也是预防的积极措施。

二、门静脉高压症

各种原因导致门静脉的血流受阻和/或血流量增加时，则引起门静脉系统压力的增高。继而引起脾肿大和脾功能亢进、食管胃底静脉曲张以及破裂出血、腹水等。

（一）病因和发病机制（★★）

按阻力增加部位分为肝前、肝内和肝后三型。肝前型常见病因是肝外门静脉血栓形成、先天性畸形和外在压迫等。肝内型门静脉高压症又可分为窦前、窦后和窦型。窦前型常见的病因是血吸虫病；窦后和窦型在我国的常见病因是肝炎后肝硬化。肝后型常见病因包括Budd-Chiari综合征、严重右心功能衰和缩窄性心包炎等。

门静脉高压症形成后，可以发生以下的病理变化（2013）：

1. 脾大、脾功能亢进　门静脉血流受阻后，首先出现淤血性脾肿大。门静脉高压症时可见脾窦扩张，脾内纤维组织增生，单核-吞噬细胞增生和吞噬红细胞现象。临床上除有脾肿大外，还有外周血细胞减少，最常见的是白细胞和血小板减少。

2. 交通支扩张（2006）　由于正常的肝内门静脉通路受阻，所以门静脉系与腔静脉系之间存在的4个交通支可大量开放，扩张、扭曲形成静脉曲张。其中最具临床意义的是食管下段、胃底形成的曲张静脉（2002、2012）。

3. 腹水（2014、2018）　门静脉压力升高，使门静脉系统毛细血管床的滤过压增加，同时肝硬化引起的低蛋白血症（2014），血浆胶体渗透压下降及淋巴液生成增加，促使液体从肝表面、肠浆膜面漏入腹腔而形成腹水。门静脉高压症时虽然静脉内血流量增加，但中心血流量却是降低的，继发刺激醛固酮分泌过多，加上慢性肝病时醛固酮、抗利尿激素等在肝内的灭活减少，导致钠、水潴留而加速腹水形成。淋巴液生成过多，自肝包膜表面漏入腹腔，参与腹水形成。

约20%的门静脉高压症患者并发门静脉高压性胃病，并且占门静脉高压症上消化道出血的5%~20%。在门静脉高压时，胃壁淤血、水肿，胃黏膜下层的动-静脉交通支广泛开放，胃黏膜微循环发生障碍，导致胃黏膜防御屏障的破坏，形成门静脉高压性胃病。门静脉高压症时由于自身门-体血流短路或手术分流，造成大量门静脉血流绕过肝细胞或因肝实质细胞功能严重受损，致使有毒物质（如氨、硫醇和γ-氨基丁酸）不能代谢与解毒而直接进入体循环，从而对脑产生毒性作用并出现精神神经综合征，称为肝性脑病或门体性脑病。门静脉高压症患者自然发展成为肝性脑病的不到10%，常因胃肠道出血、感染、过量摄入蛋白质、镇静药、利尿药而诱发。

（二）临床表现（★★★）

临床表现主要是脾大、脾功能亢进、呕血或黑便、腹水或非特异性全身症状（如疲乏、嗜睡、食欲缺乏）。曲张的食管、胃底静脉一旦破裂（2008），立刻发生急性大出血，呕吐鲜红色血液。由于肝功能损害引起凝血功能障碍，又因脾功能亢进引起血小板减少，因此出血不易自止。由于大出血引起肝组织严重缺氧，容易导致肝昏迷。

体检时如能触及脾，就可能提示有门静脉高压。如有黄疸、腹水和前腹壁静脉曲张等体征，表示门静脉高压严重。肝病早期能触到质地较硬、边缘较钝而不规整的肝，但有时肝硬化缩小而难以触到。还可有慢性肝病的其他征象如蜘蛛痣、肝掌、男性乳房发育、睾丸萎缩等。

（三）诊断（★★★）

诊断主要根据肝炎和血吸虫病等肝病病史和脾肿大、脾功能亢进、呕血或黑便、腹水等临床表现，一般诊断并不困难。当急性大出血时，应与其他原因的出血鉴别。

（四）治疗（★★★）（2001、2003）

主要治疗是预防和控制食管胃底曲张静脉破裂出血（2011）。

1. 食管胃底曲张静脉破裂出血（2008、2015）为了提高治疗效果，应根据患者的具体情况，采用药物、内镜、介入放射学和外科手术的综合性治疗措施。其中手术治疗应强调有效性、合理性和安全性，并应正确掌握手术适应证和手术时机。在抢救治疗中又必须分别对待下列两类不同的大出血患者。

（1）有黄疸、大量腹水、肝功能严重受损的患者（Child-Pugh C级）发生大出血尽量采用非手术疗法，包括输血、注射垂体加压素及应用三腔管压迫止血等。

非手术治疗还用作手术前准备。

1）建立有效的静脉通道，扩充血容量，采取措施监测患者生命体征。

2）药物止血：首选血管收缩药。①三甘氨酰赖氨酸加压素（特利加压素）：对老年患者应同时使用硝酸甘油。②生长抑素和它的八肽衍生物奥曲肽。药物治疗的早期再出血率较高，必须采取进一步的措施防止再出血。

（2）没有黄疸、没有明显腹水的患者（Child-Pugh A、Child-Pugh B级）发生大出血时应争取即时或经短时间准备后即行手术。手术治疗主要分为分流手术和断流手术两类。急症手术的适应证：①以往有大出血病史，或本次出血量大，或经短期积极止血治疗，仍有反复出血者。②经充分的内科治疗仍不能控制出血，或短暂止血又复发出血者。术式应以贲门周围血管离断术为首选。

1）门体分流术。可分为非选择性分流、选择性分流（包括限制性分流）两类。①非选择性门体分流术：代表术式是门静脉与下腔静脉端侧分流术和门静脉与下腔静脉侧侧分流术。治疗食管胃底曲张静脉破裂出血效果好，但肝性脑病发生率高。由于破坏了第一肝门的结构，为日后肝移植造成了困难。②选择性门体分流术：代表术式是远端脾-肾静脉分流术，肝性脑病发生率低。限制性门体分流代表术式是限制性门-腔静脉分流和门-腔静脉“桥式”（H形）

分流。

2）断流手术。食管下端横断术、胃周围血管缝扎术、胃底横断术、食管下端胃底切除术及贲门周围血管离断术（2012、2018）等。以脾切除加贲门周围血管离断术最为常用。

（3）是否有必要行预防性手术：对有食管胃底静脉曲张、但没有出血的患者，尤其是对没有食管胃底静脉曲张者，是否应进行预防性手术治疗，值得探讨。近年来资料表明，倾向不做预防性手术，对这类患者重点应为内科护肝治疗。

2. 严重脾肿大，合并明显的脾功能亢进　最多见于晚期血吸虫病，也见于脾静脉栓塞引起的左侧门静脉高压症。对于这类患者单纯行脾切除术效果良好。

3. 肝硬化引起的顽固性腹水　有效的治疗方法是肝移植。其他疗法包括 TIPS 和腹腔－上腔静脉转流术。

三、肝性脑病

肝性脑病（HE）是由严重肝病引起的、以代谢紊乱为基础、中枢神经系统功能失调的综合征，其主要临床表现是意识障碍、行为失常和昏迷。对于有严重肝病尚无明显的肝性脑病的临床表现，而用精细的智力测验或电生理检测可发现异常情况者，称之为轻微肝性脑病。

（一）病因和发病机制（★★★）

1. 病因（2006、2011）　导致 HE 的肝病可为肝硬化、重型肝炎、暴发性肝功能衰竭、原发性肝癌、严重胆道感染及妊娠期急性脂肪肝。

2. 发病机制

（1）神经毒素：氨是促发 HE 最主要的神经毒素。氨对脑功能的影响包括：①干扰脑细胞三羧酸循环，使大脑细胞的能量供应不足；②增加了脑对中性氨基酸如酪氨酸、苯丙氨酸、色氨酸的摄取；③促进细胞内渗透剂谷氨酰胺生成，发生脑水肿；④直接干扰神经的电活动。

（2）假性神经递质：肝对酪胺和苯乙胺的清除发生障碍，产生假神经递质，取代突触中的正常递质，使神经传导发生障碍。

（3）色氨酸：肝病时白蛋白合成降低，造成游离的色氨酸增多，通过血脑屏障，在大脑中代谢生成抑制性神经递质 5-羟色胺（5-HT）及 5-羟吲哚乙酸（5-HITT），参与肝性脑病的发生，与早期睡眠方式及日夜节律改变有关。

（4）锰离子：肝病时锰离子不能正常由肝脏分泌入胆道，在脑部沉积，损伤脑组织并影响其他神经递质功能，也造成星形细胞功能障碍。

（二）临床表现（★★★）

主要表现为高级神经中枢的功能紊乱（如性格改变、智力下降、行为失常、意识障碍等）及运动和反射异常（如扑翼样震颤、肌阵挛、反射亢进和病理反射等）。临床过程分为 5 期（2007）。

0 期（潜伏期）：无行为、性格的异常，无神经系统病理征，脑电图正常，只在心理测试或智力测试时有轻微异常。

1 期（前驱期）：焦虑、欣快激动、淡漠、睡眠倒错、健忘等轻度精神异常（2001、2007），可有扑翼样震颤。此期临床表现不明显，易被忽略。

2 期（昏迷前期）：嗜睡、行为异常、言语不清、书写障碍及定向力障碍。有腱反射亢进、肌张力增高、踝阵挛及 Babinski 征阳性等神经体征，有扑翼样震颤（2007、2014）。

3 期（昏睡期）：昏睡，但可被唤醒，各种神经体征持续或加重，有扑翼样震颤，肌张力高，腱反射亢进，锥体束征常阳性。

4 期（昏迷期）：昏迷，不能被唤醒。由于患者不能合作，扑翼样震颤无法引出。浅昏迷时，腱反射和肌张力仍亢进；深昏迷时，各种反射消失，肌张力降低。

急性肝功能衰竭所致的肝性脑病往往诱因不明显，肝性脑病发生后很快进入昏迷至死亡。失代偿期肝硬化病程中由明显诱因诱发的肝性脑病，临床表现的各个阶段比较分明。肝硬化终末期肝性脑病，起病缓慢，反复发作，逐渐转入昏迷至死亡。

【巧妙记忆】　肝性脑病分期：0 期——心理测试或智力测试轻微异常，无行为、性格异常；1 期——轻度精神异常，有扑翼样震颤；2 期——嗜睡，定向力障碍，有扑翼样震颤，腱反射亢进；3 期——昏迷能唤醒，有扑翼样震颤，肌张力高，腱反射亢进；4 期——昏迷不能唤醒，无扑翼样震颤，各种反射消失。

（三）辅助检查（★★）

1. 血氨　慢性肝性脑病尤其是门体分流性脑病患者多有血氨升高（2018），急性肝性脑病患者血氨可以正常。

2. 脑电图　肝性脑病患者的脑电图表现为节律变慢。对亚临床肝性脑病和一期肝性脑病的诊断价值较小。

3. 诱发电位　诱发电位是大脑皮质或皮质下层接收到由各种感觉器官受刺激的信息后所产生的电位，可用于轻微肝性脑病的诊断和研究。

4. 心理智能测验（2019）　适合于肝性脑病的

诊断和轻微肝性脑病的筛选，但受年龄、教育程度的影响。

5. 影像学检查　头部CT或MRI检查时可发现脑水肿。慢性肝性脑病患者则可发现有不同程度的脑萎缩。

6. 临界视觉闪烁频率　视网膜胶质细胞病变可作为HE时大脑胶质星形细胞病变的标志，通过测定临界视觉闪烁频率可辅助诊断HE，用于检测轻微肝性脑病。

（四）诊断与鉴别诊断（★★★）

1. 诊断（2002）　主要诊断依据：①有严重肝病和/或广泛门体侧支循环形成的基础；②出现精神紊乱、昏睡或昏迷，可引出扑翼样震颤；③有肝性脑病的诱因；④反映肝功能的血生化指标明显异常及/或血氨增高（2011）；⑤扑翼样震颤和典型的脑电图改变有重要参考价值。

2. 鉴别诊断　肝病病史不明确，以精神症状为突出表现者易被误诊。了解其肝病史及检测肝功能等应作为排除HE的常规项目。HE还应与可引起昏迷的其他疾病，如糖尿病、低血糖、尿毒症、脑血管意外、脑部感染和镇静药过量等相鉴别。

（五）治疗与预防（★★★）

1. 治疗　去除HE发作的诱因、保护肝脏功能免受进一步损伤、治疗氨中毒及调节神经递质是治疗HE的主要措施。

（1）及早识别及去除HE发作的诱因（2018）：①慎用镇静药及损伤肝功能的药物。肝硬化特别是有严重肝功能减退时尽量避免使用。当患者发生肝性脑病。出现烦躁、抽搐时禁用阿片类、巴比妥类、苯二氮䓬类镇静剂（2016）。②纠正电解质和酸碱平衡紊乱。低钾性碱中毒是诱发或加重肝性脑病的常见原因之一。注意利尿药的剂量不宜过大，大量排放腹水时应静脉输入足量的白蛋白以维持有效血容量和防止电解质紊乱。③止血和清除肠道积血，上消化道出血是肝性脑病的重要诱因之一。乳果糖、乳梨醇或25%硫酸镁口服或鼻饲导泻，生理盐水或弱酸液清洁灌肠等清除肠道积血。④预防和控制感染肝硬化大量腹水或合并曲张静脉出血者必要时予抗生素预防性治疗，一旦发现感染应积极控制感染。⑤注意防治便秘。门体分流对蛋白不耐受者应避免大量蛋白质饮食。警惕低血糖并及时纠正。

（2）减少肠内氮源性毒物的生成与吸收：①限制蛋白质饮食（2013、2017）。起病数日内禁食蛋白质（一至二期肝性脑病可限制在20g/d以内），神志清楚后从蛋白质20g/d开始逐渐增加至1g/(kg·d)。同时保证热能供应和各种维生素补充。②乳果糖：口服到达结肠后被乳酸杆菌、粪肠球菌等分解成乳酸、乙酸，从而能够降低肠腔内pH，减少氨的生成和吸收，并能促进血液中的氨进入肠道而有利于氨的排出，亦可促进排便以减少氨的吸收。亦可用乳果糖稀释至33.3%保留灌肠。③导泻或灌肠可以清除肠内积食和积血。常用口服乳果糖导泻；弱酸性溶液灌肠可保持肠道呈酸性环境。禁用碱性肥皂水灌肠。④口服抗生素可抑制肠道产尿素酶的细菌，减少氨的生成。常用的抗生素有新霉素、甲硝唑、利福昔明等。

（3）促进体内氨的代谢：①L-鸟氨酸-L-门冬氨酸（OA）能促进体内的尿素循环（鸟氨酸循环）而降低血氨。每日静脉注射20g。②谷氨酸：因能与氨结合形成谷氨酰胺而降血氨。临床上常用谷氨酸钾和谷氨酸钠，可根据血钾和血钠浓度来调整用药。碱血症者不宜使用。理论上有降血氨作用，但尚无证据肯定其疗效。

（4）调节神经递质：①GABA/BZ复合受体拮抗剂，氟马西尼能拮抗内源性苯二氮䓬所致的神经抑制，对部分三至四期患者具有促醒作用，其用量为0.5~1mg静脉注射；或1mg/h持续静脉滴注。②减少或拮抗假神经递质：支链氨基酸（BCAA）制剂能竞争性抑制芳香族氨基酸进入大脑，减少假神经递质的形成，并能补充BCAA，有助于改善氮平衡。

（5）人工肝：用分子吸附剂再循环系统（MARS）可清除肝性脑病患者血液中部分有毒物质、降低血胆红素浓度及改善凝血酶原时间，适用于急性肝功能衰竭患者。

（6）肝移植：肝移植是治疗各种终末期肝病的一种有效手段，严重和顽固性的肝性脑病有肝移植的指征。

（7）重症监护：重度肝性脑病特别是暴发性肝功能衰竭患者应置于重症监护病房，予严密监护并积极防治各种并发症。维护有效循环血量、保证能量供应及避免缺氧。注意纠正严重的低钠血症。保持呼吸道通畅。用冰帽降低颅内温度，保护脑细胞功能。静脉滴注高渗葡萄糖、甘露醇等脱水药防治脑水肿。

【巧妙记忆】肝性脑病治疗：去除诱因、减少肠道产氨、促进体内氨的代谢、调节神经递质，必要时人工肝和肝移植。

2. 预防　防治各种肝病是预防HE的基础。在生活中避免诱发HE的因素。医生在拟订治疗方案时应避免医源性的诱因，如不恰当的利尿、放腹水及药物等。尽可能早期发现轻微的HE，并进行适当治疗。

四、脂肪性肝病

（一）病因

1. 非酒精性脂肪性肝病（NAFLD） 肥胖、2型糖尿病、高脂血症等单独或共同成为NAFLD的易感因素。

2. 酒精性肝病 长期大量饮酒所致。

（二）诊断

1. 非酒精性脂肪性肝病 结合临床表现、实验室检查、影像学检查，排除过量饮酒及病毒性肝炎、药物性肝病、全胃肠外营养、肝豆状核变性、Wilson病、糖原贮积病、自身免疫性肝病等可导致脂肪性肝病的特定疾病，即可诊断。临床诊断标准为：凡具备下列第(1)～(5)项和第(6)或第(7)项中任何一项者即可诊断为NAFLD。

(1) 无饮酒史或饮酒折合乙醇量男性每周<140g，女性每周<70g。

(2) 除外病毒性肝炎、药物性肝病、全胃肠外营养、肝豆状核变性等可导致脂肪性肝病的特定疾病。

(3) 除原发疾病的临床表现外，可有乏力，消化不良，肝区隐痛，肝、脾肿大等非特异性症状及体征。

(4) 可有体重超重和/或内脏性肥胖、空腹血糖增高、血脂代谢紊乱、高血压等代谢综合征相关组分。

(5) 血清转氨酶和γ-谷氨酰转肽酶水平可有轻至中度增高（小于5倍正常值上限），通常以ALT增高为主。

(6) 肝脏影像学表现符合弥漫性脂肪性肝病的影像学诊断标准。

(7) 肝活体组织检查组织学改变符合脂肪性肝病的病理学诊断标准。

2. 酒精性肝病 饮酒史是诊断酒精性肝病的必备依据，应详细询问患者饮酒的种类、每日摄入量、持续饮酒时间和饮酒方式等。

酒精性肝病的诊断思路为：①是否存在肝病；②肝病是否与饮酒有关；③是否合并其他肝病；④如确定为酒精性肝病，则其临床病理属哪一阶段；可根据饮酒史、临床表现及有关实验室及其他检查进行分析。必要时肝穿刺活组织检查可确定诊断。

（三）治疗与预防

1. 非酒精性脂肪性肝病的治疗与预防

(1) 针对危险因素的治疗：①减肥和运动是治疗肥胖相关NAFLD的最佳措施；②限制高脂血症患者饮食及调整结构是主要措施；③积极控制糖尿病患者血糖。

(2) 非酒精性脂肪性肝病的预防：早期发现、积极治疗单纯性脂肪性肝病和脂肪性肝炎是预防脂肪性肝硬化的根本措施。

2. 酒精性肝病的治疗与预防

(1) 酒精性肝病的治疗：①戒酒；②营养支持；③药物治疗（多烯磷脂酰胆碱、美他多辛、糖皮质激素）；④肝移植。

(2) 酒精性肝病的预防：最有效的预防措施是戒酒，或者控制饮酒量，尽量饮用低度酒或不含酒精的饮料。避免空腹饮酒，可以在饮酒前适量口服些牛奶、酸奶等。

五、肝脓肿

常见的肝脓肿有细菌性和阿米巴性两种。

（一）细菌性肝脓肿

1. 病因和发病机制（★★） 全身细菌性感染，特别是腹腔内感染时，细菌侵入肝，如患者抵抗力弱，可发生肝脓肿。细菌性肝脓肿的致病菌多为肺炎克雷伯菌、大肠杆菌（2018）、金黄色葡萄球菌、厌氧链球菌（2012）、类杆菌属等。

细菌可经下列途径侵入肝。①胆道：胆道蛔虫症、胆管结石等并发化脓性胆管炎时，细菌沿着胆管上行，是引起细菌性肝脓肿的主要原因（2004、2011、2014、2015）；②肝动脉：体内任何部位的化脓性病变，如化脓性骨髓炎、中耳炎、痈等并发生菌血症时，细菌可经肝动脉侵入肝；③门静脉：如坏疽性阑尾炎、痔核感染、菌痢等，细菌可经门静脉入肝内。此外，肝毗邻感染病灶的细菌可循淋巴系统侵入。开放性肝损伤时，则细菌可直接经伤口侵入肝，引起感染而形成脓肿。

2. 临床表现（★★★） 起病较急，主要症状是寒战、高热、肝区疼痛和肝大（2004、2008、2012、2013、2014、2016）。部分患者可有黄疸。体温常可高达39～40℃，伴恶心、呕吐、食欲缺乏和周身乏力。肝区钝痛或胀痛多属持续性，右下胸及肝区叩击痛，肿大的肝有压痛；如脓肿在肝前下缘比较表浅部位时，可伴有右上腹肌紧张和局部明显触痛。巨大的肝脓肿可使右季肋呈现饱满状态，有时甚至可见局限性隆起，局部皮肤可出现凹陷性水肿。严重时或并发于胆道梗阻者，可出现黄疸。

3. 诊断与鉴别诊断（★★）

(1) 诊断：根据病史，临床表现及B超（2018）和X线检查，即可诊断本病。必要时可在肝区压痛最剧处或超声探测导引下施行诊断性穿刺，抽出脓液即可证实本病（2013、2023）。

(2) 鉴别诊断：主要应与阿米巴性肝脓、右膈下脓肿、胆道感染及肝癌等鉴别。

4. 治疗（2011）（★★）

（1）全身支持疗法：给予充分营养支持，纠正水和电解质平衡失调，必要时多次小量输血和血浆等以纠正低蛋白血症，增强机体抵抗能力等。

（2）抗生素（2003、2015）：治疗应使用大剂量、足疗程。在未确定病原菌以前，应经验性选用广谱抗生素，通常为三代头孢联合应用甲硝唑，或者氨苄西林、氨基糖苷类联合应用甲硝唑。然后根据细菌培养（以原发化脓病灶的脓液或血液做培养）和抗生素敏感试验结果选用有效抗生素。

（3）经皮肝穿刺脓肿置管引流术：适用于单个较大的脓肿。在B超引导下行穿刺。B超检查脓腔直径小于2cm，即可拔管。

（4）切开引流：适用于较大脓肿，估计有穿破可能，或已穿破胸腔或腹腔；胆源性肝脓肿；位于肝左外叶脓肿，穿刺易污染腹腔；及慢性肝脓肿。常用的手术途径为经腹腔切开引流。

手术时应注意：①脓肿已向胸腔穿破者，应同时引流胸腔；②胆道感染引起的肝脓肿，应同时引流胆道；③血源性肝脓肿，应积极治疗原发感染灶。

（5）肝叶切除：适用于病期长的慢性局限性的厚壁脓肿。多发性肝脓肿一般不适于手术治疗。

（6）中医中药治疗：多与抗生素和手术治疗配合应用，以清热解毒为主，可根据病情选用柴胡解毒汤等方剂加减。

（二）阿米巴性肝脓肿

1. 病因和发病机制　是阿米巴病最常见的并发症。大多数为单发。

2. 临床表现　起病缓慢，病程较长，可有高热或不规则发热、盗汗，黄疸少见。有并发症时体温常达39℃以上。常有食欲缺乏、腹胀、恶心、呕吐、腹泻等症状。肝区痛为重要症状，夜间疼痛常更明显。肝脏呈弥漫性肿大，病变所在部位有明显的局限性压痛及叩击痛，肝脏下缘钝圆，有充实感，质中坚。部分患者肝区有局限性波动感。慢性病例呈衰竭状态，消瘦、贫血、营养性水肿，发热反不明显。

3. 诊断与鉴别诊断（★★）　病前曾有腹泻或排便不规则史，有典型的发热、食欲缺乏、体重减轻、贫血、右上腹痛、肝大伴触压痛和叩痛等临床表现，结合粪便检查、脓肿穿刺液检查和影响学检查可诊断本病。血清中抗溶组织内阿米巴滋养体的抗体阳性有助于诊断。

4. 治疗

（1）非手术治疗应首先考虑，以抗阿米巴药物（甲硝唑、氯喹、依米丁）治疗，必要时以反复穿刺吸脓及支持疗法为主。大多数患者可获得良好疗效。

（2）手术治疗

1）经皮肝穿刺置管闭式引流术：适用于病情较重，脓肿较大，有穿破危险者，或经抗阿米巴治疗，同时行多次穿刺吸脓，而脓腔未见缩小者。行套管针穿刺置管闭式引流术。

2）切开引流适用于：①经抗阿米巴治疗及穿刺吸脓，而脓肿未见缩小，高热不退者；②脓肿伴继发细菌感染，经综合治疗不能控制者；③脓肿已穿破入胸腹腔并发脓胸和腹膜炎。切开排脓后采用持续负压闭式引流。

六、肝癌

原发性肝癌是指由肝细胞或肝内胆管上皮细胞发生的恶性肿瘤。原发性肝癌是我国常见恶性肿瘤之一，多见于中年男性。

（一）病因（★★）

1. 病毒性肝炎　在我国，慢性病毒性肝炎是原发性肝癌诸多致病因素中最主要的病因（2001）。

2. 肝硬化　在我国，原发性肝癌主要在病毒性肝炎后肝硬化基础上发生；在欧美国家，肝癌常在酒精性肝硬化的基础上发生。

3. 黄曲霉毒素（2023）　黄曲霉毒素的代谢产物黄曲霉毒素B_2有强烈的致癌作用。

4. 饮用水污染　池塘中生长的蓝绿藻产生的藻类毒素可污染水源，可能与肝癌有关。

5. 肝纤维化。

6. 其他　一些化学物质如亚硝胺类、偶氮芥类、有机氯农药、酒精等均是可疑的致肝癌物质。肝小胆管中的华支睾吸虫感染是导致原发性胆管细胞癌的原因之一。

（二）临床表现（★★）（2006、2007、2008、2019）

起病隐匿，早期缺乏典型症状。临床症状明显者，病情大多已进入中、晚期。常在肝硬化的基础上发生，或者以转移病灶症状为首发表现。

1. 肝区疼痛　是肝癌最常见的症状（2014），多呈持续性胀痛或钝痛。肝表面的癌结节破裂可突然引起剧烈腹痛，从肝区开始迅速延至全腹，产生急腹症的表现。

2. 肝脏肿大（2002、2003）　肝脏呈进行性增大，质地坚硬，表面凸凹不平，常有大小不等的结节，边缘钝而不整齐，常有不同程度的压痛。

3. 黄疸　一般出现在肝癌晚期，多为阻塞性黄疸。

4. 肝硬化征象　在失代偿期肝硬化基础上发

病者有基础病的临床表现。原有腹水者可表现为腹水迅速增加且具难治性，腹水一般为漏出液或血性腹水。

5. 恶性肿瘤的全身性表现 有进行性消瘦、发热、食欲缺乏、乏力、营养不良和恶病质等。

6. 转移灶症状 如转移至肺、骨、脑、淋巴结、胸腔等处，可产生相应的症状。有时患者以转移灶症状首发而就诊。

7. 伴癌综合征 指原发性肝癌患者由于癌肿本身代谢异常或癌组织对机体影响而引起内分泌或代谢异常的一组症候群。主要表现为自发性低血糖症、红细胞增多症；高钙血症、高脂血症、类癌综合征等少见。

（三）辅助检查（★★）

1. 肝癌标志物检测

（1）甲胎蛋白（AFP）（2001、2006、2007、2011、2013、2015、2016、2020、2023）对诊断肝癌有相对的特异性，已广泛用于原发性肝癌的普查、诊断、判断治疗效果及预测复发。持续血清 AFP ≥ 400μg/L，或逐渐升高、持续不降，或>200μg/L 持续 8 周并能排除妊娠、活动性肝病、生殖腺胚胎源性肿瘤等，即可考虑肝癌的诊断。

（2）其他肝癌标志物有血清岩藻糖苷酶（AFU）、γ-谷氨酰转移酶同工酶Ⅱ（$\gamma\text{-}GT_2$）、异常凝血酶原（DCP）、磷脂酰肌醇蛋白多糖-3（GPC3）、高尔基体蛋白 73（GP73）等有助于 AFP 阴性的肝癌的诊断和鉴别诊断。

2. 影像学检查（2018）

（1）超声是目前肝癌筛查的首选检查方法，对肝癌早期定位诊断价值较大，并有助于引导肝穿刺活检。

（2）CT 为临床疑诊肝癌者和确诊为肝癌拟行手术治疗者的常规检查。

（3）MRI 对肝血管瘤、囊性病灶、结节性增生灶等的鉴别有优点（2018）。必要时可采用。

（4）肝血管造影适用于肝内占位性病变非侵入检查未能定性者；疑为肝癌而非侵入检查未能明确定位者；拟行肝动脉栓塞治疗者。

（5）正电子发射计算机断层成像、单光子发射计算机断层成像：可提高诊断和判断疾病进展的准确性。

3. 肝穿刺活体组织检查（2014、2015） 超声或 CT 引导下细针穿刺行组织学检查是确诊肝癌的最可靠方法，但属侵入性检查，上述非侵入性检查未能确诊者可考虑应用。

（四）诊断与鉴别诊断（★★★）

1. 诊断（2016） 有乙/丙型病毒性肝炎病史或酒精性肝病的中年人，尤其是男性患者，有不明原因的肝区疼痛、消瘦、进行性肝脏肿大者，应考虑肝癌的可能，做血清 AFP 测定和有关影像学检查，必要时行肝穿刺活检，可获诊断。应对高危人群（肝炎史 5 年以上，乙型或丙型肝炎病毒标志物阳性，35 岁以上）进行肝癌普查，每年 1 次血清 AFP 测定和 B 超检查是肝癌普查的基本措施。经普查检出的肝癌可无任何症状和体征，称为亚临床肝癌。

对原发性肝癌的临床诊断及对普查发现的亚临床肝癌的诊断可参考以下标准：

（1）非侵入性诊断标准

1）影像学标准：两种影像学检查均显示有>2cm 的肝癌特征性占位性病变。

2）影像学结合 AFP 标准：一种影像学检查显示有>2cm 的肝癌特征性占位性病变，同时伴有 AFP ≥ 400μg/L（排除妊娠、生殖系胚胎源性肿瘤、活动性肝炎及转移性肝癌）。

（2）组织学诊断标准：肝组织学检查证实原发性肝癌。对影像学尚不能确定诊断的≤2cm 的肝内结节，应通过肝穿刺活检以证实原发性肝癌的组织学特征。

2. 鉴别诊断

（1）继发性肝癌：原发于呼吸道、胃肠道、泌尿生殖道、乳房等处的癌灶常转移至肝，大多为多发性结节，临床以原发癌表现为主，血清 AFP 检测一般为阴性。

（2）肝硬化：反复检测血清 AFP 或 AFP 异质体，密切随访病情。

（3）活动性病毒性肝炎：应定期多次随访测定血清 AFP 和 ALT，或联合检测 AFP 异质体及其他肝癌标志物并进行分析，如①AFP 和 ALT 动态曲线平行或同步升高，或 ALT 持续升高至正常的数倍，则肝炎的可能性大；②二者曲线分离，AFP 持续升高，往往超过 400μg/L，而 ALT 正常或下降，呈曲线分离现象，则多考虑原发性肝癌。

（4）肝脓肿：临床表现为发热、肝区疼痛、压痛明显，肿大肝脏表面平滑无结节。白细胞计数和中性粒细胞增多。多次超声检查可发现脓肿的液性暗区。

（5）肝局部脂肪浸润：多见于肝硬化早期或糖尿病脂肪浸润时，肝动脉造影病灶内血管无扭曲变形，根据此点可以明确诊断。

（6）邻近肝区的肝外肿瘤：腹膜后的软组织肿瘤及来自肾、肾上腺、胰腺、结肠等处的肿瘤也可在上腹部呈现肿块，超声和 AFP 检测有助于区别肿块的部位和性质。

（7）其他：肝脏良、恶性肿瘤或病变肝血管瘤、肝囊肿、肝棘球蚴病、肝腺瘤及局灶性结节性增生、肝内炎性假瘤等，可定期行超声、CT、MRI等检查帮助诊断。

（五）治疗与预防（★★）

1. 治疗（2008、2011、2013、2014、2017、2022）

（1）早期肝癌尽量手术切除（首选、最有效），不能切除者应采取综合治疗的模式。

1）患者一般情况：①较好，无明显心、肺、肾等重要脏器器质性病变；②肝功能正常，或仅有轻度损害，按肝功能分级属于A级，或属B级，经短期护肝治疗后恢复到A级；③无广泛肝外转移性肿瘤。

2）可做根治性肝切除的情况：①单发的微小肝癌；②单发的小肝癌；③单发的向肝外生长的大肝癌或巨大肝癌，表面较光滑，周围界限较清楚，受肿瘤破坏的肝组织少于30%；④多发性肿瘤，肿瘤结节小于3个，局限在肝的一段或一叶内。

（2）局部治疗：①肝动脉化疗栓塞治疗（TACE）为原发性肝癌非手术治疗的首选方案。TACE一般每4~6周重复1次，经2~5次治疗。肝癌根治性切除术后TACE可进一步清除肝内可能残存的肝癌细胞，降低复发率。②无水酒精注射疗法（PEI）被推荐为肿瘤直径小于3cm，结节数在3个以内伴有肝硬化而不能手术治疗的主要治疗方法。③常见的物理疗法有微波组织凝固技术、射频消融、高功率聚焦超声治疗、激光等。

（3）放射治疗：目前趋向于用放射治疗联合化疗，同时结合中药或其他支持疗法。

（4）全身化疗：对肝癌较有效的药物以顺铂（CDDP）方案为首选，常用的化疗药物还有多柔比星（阿霉素）、5-FU、丝裂霉素等，单一药物疗效较差。

（5）生物和免疫治疗：单克隆抗体（mAb）和酪氨酸激酶抑制剂（TKI）类的各种靶向治疗药物等已相继应用于临床，基因治疗和肿瘤疫苗技术也在研究中。

（6）综合治疗：根据患者个体差异和肿瘤生物学特性的不同制定可行的治疗计划，合理地选择一种或多种治疗方法联合应用，尽可能去除肿瘤，修复机体的免疫功能，保护患者重要器官的功能。

2. 预防　积极防治病毒性肝炎，注意食物清洁，预防粮食霉变，改进饮用水质，减少对各种有害物质的接触，是预防肝癌的关键。

【经典习题】

1. 治疗肝性脑病时，可以促进氨代谢的药物是
   A. 新霉素
   B. 支链氨基酸
   C. 乳果糖
   D. 氟马西尼
   E. L-鸟氨酸-L-天冬氨酸

答案：E

考点：肝性脑病和治疗药物

解析：肝性脑病和药物治疗方法包括减少肠道氨的生成和吸收、促进体内氨代谢和减少或拮抗假性神经递质。L-鸟氨酸-L-天冬氨酸通过促进体内尿素循环而降低血氨。故选E。

2. 男，55岁。慢性乙型肝炎病史15年，肝区隐痛2个月。腹部B超提示肝后叶直径约2cm的低回声结节。对诊断最有意义的实验室检查是
   A. 碱性磷酸酶
   B. 癌胚抗原
   C. γ-谷氨酰转移酶
   D. 甲胎蛋白
   E. CA19-9

答案：D

考点：肝癌的诊断检查

解析：原发性肝癌常见的临床表现是肝区疼痛、肝大、黄疸等。超声检查为首选的影像学检查，可显示肿瘤的大小、形态、所在部位以及肝静脉或门静脉有无癌栓等。该患者乙肝病史、肝区隐痛，B超示肝后叶结节考虑为肝癌。甲胎蛋白测定：本法对诊断肝细胞癌有相对的专一性，为最有意义的实验室检查。故选D。

3. 肝硬化患者，近1周来发热、腹痛，腹水明显增加。腹水检查：淡黄，比重1.017，蛋白35g/L，白细胞$0.5\times10^9/L$，以中性粒细胞为主。最可能并发
   A. 结核性腹膜炎
   B. 原发性肝癌
   C. 门静脉血栓形成
   D. 自发性腹膜炎
   E. 肝肾综合征

答案：D

考点：肝硬化的并发症

解析：肝硬化患者，1周来发热、腹痛、腹水明显增加，腹水淡黄，以中性粒细胞为主，考虑腹水为渗出性，即并发了自发性腹膜炎。故选D。

第三节　胆道疾病

胆管、胰管与十二指肠汇合部解剖（★★）　胆

总管与主胰管在肠壁内汇合形成一共同通道，并膨大形成肝胰壶腹，亦称法特（Vater）壶腹。壶腹周围有括约肌（称 Oddi 括约肌）。壶腹末端通常开口于十二指肠降部下 1/3 或中 1/3 处的十二指肠大乳头。另有 15%～20% 的胆总管与主胰管分别开口于十二指肠。

一、胆囊结石

（一）临床表现（★★★）

1. 胆绞痛　是胆囊结石的典型症状（2004、2022）。在饱餐、进食油腻食物后或睡眠中、体位改变时发作，疼痛位于右上腹或上腹部，呈阵发性，或者持续疼痛阵发性加剧，可向右肩胛部和背部放射。

2. 上腹隐痛　进食过多、吃肥腻食物、工作紧张或休息不好时感到上腹部或右上腹隐痛，或者有饱胀不适、嗳气、呃逆等。

3. 胆囊积液　胆囊结石长期嵌顿或阻塞胆囊管但未合并感染时，胆囊黏膜吸收胆汁中的胆色素并分泌黏液性物质，导致胆囊积液。积液呈透明无色，称为白胆汁。

4. 其他　黄疸少见，较轻；有胆总管结石、胆源性胰腺炎、慢性穿孔、胆囊十二指肠瘘、胆石性肠梗阻、诱发胆囊癌。

5. Mirizzi 综合征（2022）　特点是反复发作胆囊炎及胆管炎，明显的梗阻性黄疸。

（二）诊断（★★★）

临床典型的绞痛病史是诊断的重要依据。影像学检查可确诊，首选 B 超检查（2004、2007、2013、2016），可见胆囊内有强回声团、随体位改变而移动、其后有声影即可确诊为胆囊结石。急性胆囊炎患者常有血白细胞增多伴中性粒细胞比例增高。

（三）胆囊切除术适应证及手术方式（★★）

适应证包括（2003、2007、2012、2013、2018、2021、2023）：①结石数量多及结石直径≥2～3cm；②胆囊壁钙化或瓷性胆囊；③伴有胆囊息肉≥1cm；④胆囊壁增厚（>3mm）即伴有慢性胆囊炎。

对不适宜做腹腔镜胆囊切除术或腹腔镜胆囊切除术中遇到较严重并发症的患者，应考虑行开腹胆囊切除术。行胆囊切除时，有下列情况应同时行胆总管探查术：①术前病史、临床表现或影像检查证实或高度怀疑胆总管有梗阻，包括有梗阻性黄疸，胆总管结石，反复发作胆绞痛、胆管炎、胰腺炎。②术中证实胆总管有病变，如术中胆道造影证实或扪及胆总管内有结石、蛔虫、肿块。③胆总管扩张直径超过 1cm，胆管壁明显增厚，发现胰腺炎或胰头肿物。胆管穿刺抽出脓性、血性胆汁或泥沙样胆色素颗粒。④胆囊结石小，有可能通过胆囊管进入胆总管。术中应争取行胆道造影或胆道镜检查，胆总管探查后一般需做 T 管引流。

二、急性胆囊炎

（一）临床表现（2007、2012、2014、2017）（★★）

女性多见。急性发作主要是上腹部疼痛，逐渐发展至呈阵发性绞痛；夜间发作常见，饱餐、进食肥腻食物常诱发发作。疼痛放射到右肩、肩胛和背部。伴恶心、呕吐、厌食、便秘等消化道症状。有轻度至中度发热、轻度黄疸。

体格检查发现右上腹胆囊区域可有压痛，Murphy 征阳性。可触及肿大胆囊并有触痛。

（二）诊断与鉴别诊断

1. 诊断　主要依靠临床表现和 B 超检查即可得到确诊（2006、2013、2015、2017）。B 超检查显示胆囊体积增大，胆囊壁增厚，厚度>4mm，明显水肿时见“双边征”，以及胆囊内强回声光团伴后方声影。必要时可做 CT、MRI 检查。创伤或腹部手术后出现上述急性胆囊炎的临床表现时，要考虑急性非结石性胆囊炎。

【巧妙记忆】　进食肥腻食物常诱发；上腹部阵发性绞痛，放射到右肩、肩胛和背部；右上腹胆囊区域压痛，Murphy 征阳性，B 超示胆囊体积增大，胆囊壁增厚，“双边征”。

2. 鉴别诊断　消化性溃疡穿孔、急性胰腺炎、高位阑尾炎、肝脓肿、胆囊癌、结肠肝曲癌或小肠憩室穿孔，及右侧肺炎、胸膜炎和肝炎等疾病。

（三）急诊手术适应证（★★）

急诊手术适应症包括：①发病在 48～72 小时内者；②经非手术治疗无效或病情恶化者；③有胆囊穿孔、弥漫性腹膜炎、并发急性化脓性胆管炎、急性坏死性胰腺炎等并发症者。

三、肝外胆管结石

（一）临床表现（2007）（★★★）

平时无症状或仅有上腹不适，当结石造成胆管梗阻时可出现腹痛或黄疸，如继发胆管炎时，可有较典型的 Charcot 三联征：腹痛、寒战高热、黄疸的临床表现（2001、2002、2004）。在 Charcot 三联征基础上出现神志障碍、休克则称为雷诺五联征，是一种非常危险情况，需急诊胆道减压引流治疗。

1. 腹痛　发生在剑突下或右上腹，多为绞痛，呈阵发性发作，或为持续性疼痛阵发性加剧，可向右肩或背部放射，常伴恶心、呕吐。

2. 寒战高热 胆管梗阻继发感染导致胆管炎，细菌及毒素进入体循环引起全身性感染。可出现寒战高热，为弛张热，体温可高达39~40℃。

3. 黄疸 胆管梗阻后可出现黄疸，其轻重程度、发生和持续时间取决于胆管梗阻的程度、部位和有无并发感染。常伴有尿色变深、粪色变浅，完全梗阻时呈陶土样大便；部分患者可有皮肤瘙痒。

（二）治疗（★★）

以手术治疗为主，术中应尽量取尽结石、解除胆道梗阻，术后保持胆汁引流通畅。

1. 非手术治疗 包括：①选用胆汁浓度高、主要针对革兰阴性细菌的抗生素治疗；②解痉；③利胆；④纠正水、电解质及酸碱平衡紊乱；⑤加强营养支持和补充维生素，禁食患者应使用肠外营养；⑥护肝及纠正凝血功能异常的治疗。

2. 手术治疗

（1）胆总管切开取石、T管引流术适用于：单纯胆总管结石，胆管上、下端通畅，无狭窄或其他病变者。若伴有胆囊结石和胆囊炎，可同时行胆囊切除术。术中应尽量取尽结石，如条件不允许，也可以在胆总管内留置橡胶T管，术后行造影或胆道镜检查、取石。

（2）胆肠吻合术适用于：①胆总管远端炎症狭窄造成的梗阻无法解除，胆总管扩张；②胆胰汇合部异常，胰液直接流入胆管；③胆管因病变而部分切除无法再吻合。常用的吻合方式为胆管空肠Roux-en-Y吻合。

（3）Oddi括约肌成形术。

（4）经内镜下括约肌切开取石术。

四、急性梗阻性化脓性胆管炎

（一）病因（★★）

在我国最常见的原因是肝内胆管结石，其次为胆道寄生虫和胆管狭窄。在国外，恶性肿瘤、胆道良性病变引起狭窄、先天性胆道解剖异常、原发性硬化性胆管炎等较常见。

（二）临床表现（2007、2020）（★★★）

青壮年多见。患者有较长胆道感染病史和急诊或择期胆道手术史。本病除有急性胆管炎的Charcot三联征外，还有休克、中枢神经系统受抑制表现，称为Reynolds五联征（2011、2017）。发病急骤，肝外梗阻腹痛、寒战高热、黄疸均较明显，肝内梗阻则主要表现为寒战高热，可有腹痛，黄疸较轻。常伴有恶心、呕吐等消化道症状。神经系统症状主要表现为神情淡漠、嗜睡、神志不清，甚至昏迷；合并休克可表现为烦躁不安、谵妄等。

体温呈弛张热或持续升高达39~40℃以上，脉搏快而弱，血压降低。口唇发绀，指甲床青紫，全身皮肤可能有出血点和皮下瘀斑。剑突下或右上腹有压痛，或可有腹膜刺激征。肝常肿大并有压痛和叩击痛。肝外梗阻可触及肿大的胆囊。

（三）诊断

结合临床典型的五联征表现、实验室及影像检查可作出诊断。不具备典型五联征者，体温持续在39℃以上，脉搏>120次/分，白细胞>20×10^9/L，血小板减少时，即应考虑为急性梗阻性化脓性胆管炎。

（四）治疗（★★★）

原则是立即解除胆道梗阻并引流（2001、2016）。

1. 非手术治疗 包括：①维持有效的输液通道，尽快恢复血容量；②选用针对革兰阴性杆菌及厌氧菌的抗生素，联合应用；③纠正水、电解质紊乱和酸碱失衡；④对症治疗，如降温、使用维生素和支持治疗；⑤如经短时间治疗后患者仍无好转，应考虑应用血管活性药物以提高血压，肾上腺皮质激素保护细胞膜和对抗细菌毒素，应用抑制炎症反应药物，吸氧纠正低氧状态；⑥以上治疗后如病情仍未改善，应在抗休克的同时行紧急胆道引流治疗。

2. 紧急胆管减压引流 胆道减压包括：①胆总管切开减压、T管引流（2004、2007、2008、2012、2013、2014、2018、2022）；②内镜下鼻胆管引流术（ENBD）；③经皮肝穿刺胆道造影并引流（PTCD）。

3. 后续治疗 急诊胆管减压引流后如患者一般情况恢复，宜在1~3个月后根据病因选择彻底的手术治疗。

【巧妙记忆】 建立有效循环，使用抗生素，纠正电解质和酸碱平衡，紧急胆管减压引流接触胆道梗阻。

五、胆囊癌

胆囊癌多发生在胆囊体和底部，以腺癌最常见，肝脏是最常受胆囊癌直接侵犯的器官。患者因胆囊良性疾病行胆囊切除，术后病理检查发现的胆囊癌，称意外发现的胆囊癌。

（一）发病机制

流行病学显示，多数患者与胆结石有关。此外，可能与胆囊空肠吻合，完全钙化的“瓷化”胆囊，胆囊腺瘤，胆胰管结合部异常，溃疡性结肠炎等因素有关。

（二）临床表现

早期无特异性症状。可出现右上腹痛，可放射至肩背部，触及肿大胆囊。能触及右上腹肿物时往往已到晚期，常伴有腹胀、食欲缺乏、体重减轻或消瘦、贫血、肝大，甚至出现黄疸、腹水、全身衰竭。少数发生胆囊急性穿孔、腹膜炎，或慢性穿透至其他脏器形成内瘘，还可引起胆道出血、肝衰竭等。

（三）辅助检查

CA19-9较为敏感，但无特异性。细针穿刺胆囊取胆汁行肿瘤标志物检查有一定诊断意义。超声、CT、超声造影、增强CT或MRI等有助于诊断。

（四）治疗

化疗或放疗大多无效。首选手术切除，手术切除的范围依据胆囊癌分期确定。

六、胆管癌

（一）临床表现（★★）（2018）

早期无特异性症状，如原有的慢性胆囊炎或胆囊结石引起的腹痛、恶心呕吐、腹部压痛等。当肿瘤侵犯至浆膜或胆囊床，则出现定位症状，最常见为右上腹痛，可放射至肩背部，胆囊管受阻时可触及肿大的胆囊。晚期常伴有腹胀、体重减轻或消瘦、食欲缺乏、贫血、肝大，甚至出现黄疸、腹水、全身衰竭。少数肿瘤穿透浆膜，发生胆囊急性穿孔、腹膜炎，或慢性穿透至其他脏器形成内瘘；还可引起胆道出血、肝弥漫性转移引起肝衰竭等。

（二）诊断（2012、2015）（★★）

主要依靠影像学诊断。包括B超检查、经皮肝穿刺胆管造影（PTC）、逆行胰胆管造影（ERCP）、CT和MRI检查、血管造影等，腹腔镜检、血清免疫学检查及一般实验室检查，也可用于胆管癌的辅助诊断。

（三）治疗

1. 胆管癌切除手术　应争取做根治性切除。

（1）上段胆管癌：分为4型，其中第Ⅲ型又分为a、b亚型。Ⅰ、Ⅱ型可行肝门胆管、胆囊、肝外胆管切除、胆管空肠吻合手术（2018）；Ⅲa型或Ⅲb可分别行胆管癌切除加同侧肝切除、对侧胆管空肠吻合术；Ⅳ型偶尔可行肝门胆管切除手术，但多数癌肿不能切除，仅能做胆道引流手术。

（2）中段胆管癌：切除肿瘤及距肿瘤边缘0.5~1.0cm以上的胆管，同时必须清除肝十二指肠韧带内除肝动脉、门静脉以外的所有的淋巴结和结缔组织。（肝、十二指肠韧带"脉络化"）。

（3）下段胆管癌：行胰、十二指肠切除术。

2. 扩大根治术　适用于能根治切除，但有邻近脏器或血管侵犯、区域淋巴结转移、无远处转移的胆管癌。

3. 减黄手术　为解除胆道梗阻，可行各种肝管空肠吻合术。

4. 胃空肠吻合术　适用胆管癌侵犯或压迫十二指肠。

5. 非手术胆道引流　PTCD或放置内支架、EN-BD或放置内支架。

【经典习题】

（1~3题共用题干）

女，68岁。突发上腹部阵发性绞痛2小时。短时间内寒战、高热，小便呈浓茶样，随后嗜睡。查体：T 39.6℃，P 128次/分，R 30次/分，BP 80/50mmHg，神志不清、躁动、巩膜黄染，右上腹肌紧张，有压痛和反跳痛。

1. 导致该患者所患疾病最可能的是

A. 胆道结石

B. 胆管肿瘤

C. 胆囊炎

D. 胆管癌

E. 胆道蛔虫

答案：A

考点：急性梗阻性化脓性胆管炎的病因

解析：根据患者表现，考虑为急性梗阻性化脓性胆管炎，典型表现为Reynolds五联征即腹痛、寒战、高热、黄疸、休克、神经中枢系统受抑制表现。在我国最常见的原因是肝内外胆管结石，其次为胆道寄生虫和胆管狭窄。最可能的发病原因是胆道结石。故选A。

2. 以下非手术治疗中，错误的是

A. 联合足量使用抗生素

B. 纠正水、电解质紊乱

C. 输入2个单位红细胞

D. 持续吸氧

E. 禁食、胃肠减压

答案：C

考点：急性梗阻性化脓性胆管炎的非手术治疗

解析：急性梗阻性化脓性胆管炎的非手术治疗方法主要包括：①联合使用足量有效的广谱抗生素。②纠正水、电解质紊乱。③恢复血容量，改善组织器官的灌流和氧供，纠正休克，使用肾上腺皮质激素、维生素，必要时使用血管活性药物；改善通气功能，纠正低氧血症等。④对症治疗：降温、支持治疗、吸氧等。恢复血容量除用晶体液扩容外，应加入胶体液。故选C。

3. 急症手术最有效的手术方式为

A. 胆总管切开减压术

B. 胆囊造瘘术

C. 腹腔镜胆囊切除术

D. 胆总管空肠吻合术

E. 胆总管十二指肠吻合术

答案：A

考点：急性梗阻性化脓性胆管炎的手术治疗

解析：急性梗阻性化脓性胆管炎手术治疗的首要目的

是抢救患者生命，力求简单有效。一般采用胆总管切开减压、T管引流。故选A。

第四节 胰腺疾病

一、急性胰腺炎

急性胰腺炎（AP）是胰酶在胰腺腺泡内被激活后引起胰腺实质自身消化，引起炎症的级联反应，导致胰腺水肿、充血、出血，甚至坏死。临床以急性上腹痛、腹胀、恶心、呕吐和血胰酶增高等为特点。

（一）病因和发病机制（★★）

1. 病因（2012）

（1）胆道疾病：胆石症及胆道感染等是急性胰腺炎的主要病因。

（2）酒精：可促进胰液分泌。当胰管流出道不能充分引流大量胰液时，胰管内压升高，引发腺泡细胞损伤。酒精在胰腺内氧化代谢时产生大量活性氧，也有助于激活炎症反应。此外，酒精常与胆道疾病共同导致AP。

（3）胰管阻塞：胰管结石、蛔虫、狭窄、肿瘤（壶腹周围癌、胰腺癌）可引起胰管阻塞和胰管内压升高。

（4）十二指肠降段疾病：球后穿透溃疡、邻近十二指肠乳头的肠憩室炎等炎症可直接波及胰腺。

（5）手术与创伤：腹腔手术、腹部钝挫伤等损伤胰腺组织，导致胰腺严重血液循环障碍，均可引起AP。

（6）代谢障碍：高甘油三酯血症可能因脂球微栓影响胰腺微循环及胰酶分解甘油三酯致毒性脂肪酸损伤细胞而引发或加重AP。

（7）药物：噻嗪类利尿药、硫唑嘌呤、糖皮质激素（2011）、磺胺类等药物可促发AP。

（8）感染及全身炎症反应：可继发于急性流行性腮腺炎、甲型流感、肺炎衣原体感染、传染性单核细胞增多症、柯萨奇病毒感染等，常随感染痊愈而自行缓解。

（9）过度进食：进食后分泌的胰液不能经胰管流出道顺利排至十二指肠，胰管内压升高，即可引发急性胰腺炎。

（10）其他：各种自身免疫性的血管炎、胰腺主要血管栓塞等血管病变可影响胰腺血供，这一病因在临床相对少见。少数病因不明者，称为特发性急性胰腺炎。

2. 发病机制　尚未完全阐明。各种致病因素导致胰管内高压，腺泡细胞内Ca^{2+}水平显著上升，溶酶体在腺泡细胞内提前激活酶原，大量活化的胰酶消化胰腺自身：①损伤腺泡细胞，激活炎症反应的枢纽分子，增加血管通透性，导致大量炎性渗出。②胰腺微循环障碍使胰腺出血、坏死。

（二）病理

急性胰腺炎的病理变化一般分为两型。

1. 急行水肿性胰腺炎　大体上见胰腺肿大、水肿、分叶模糊，质脆，病变累及部分或整个胰腺，胰腺周围有少量脂肪坏死。组织学检查见间质水肿、充血和炎症细胞浸润，可见散在的点状脂肪坏死，无明显胰实质坏死和出血。

2. 急性出血坏死性胰腺炎　大体上表现为红褐色或灰褐色，并有新鲜出血区，分叶结构消失。有较大范围的脂肪坏死灶。病程较长者可并发脓肿、假性囊肿或瘘管形成。显微镜下胰腺组织的坏死主要为凝固性坏死，细胞结构消失。坏死灶周围有炎症细胞浸润包绕。

（三）临床表现（2001、2003、2004、2006、2007、2008、2013、2014、2016）（★★★）

急性胰腺炎常在饱食、脂餐或饮酒后发生。部分患者无诱因可查。其临床表现和病情轻重取决于病因、病理类型和诊治是否及时。

1. 腹痛　是本病的主要症状。常于饱餐和饮酒后突然发作，腹痛剧烈，多位于左上腹向左肩及左腰背部放射（2013、2015、2017、2022）。胆源性者腹痛始发于右上腹，逐渐向左侧转移。病变累及全胰时，疼痛范围较宽并呈束带状向腰背部放射。

2. 腹胀　与腹痛同时存在。早期为反射性，继发感染后则由腹膜后的炎症刺激所致。腹膜后炎症越严重，腹胀越明显，腹水时可加重腹胀，患者排便、排气停止。腹腔内压增高可导致腹腔间隔室综合征。

3. 恶心、呕吐　早期出现，呕吐往往剧烈而频繁。呕吐物为胃十二指肠内容物，偶可呈咖啡色。呕吐后腹痛不缓解。

4. 腹膜炎体征　急性水肿性胰腺炎时压痛多只限于上腹部，常无明显肌紧张。重症急性胰腺炎腹部压痛明显，可伴有肌紧张和反跳痛，范围较广，可累及全腹。肠鸣音减弱或消失，腹腔渗液量大者移动性浊音为阳性。

5. 其他

（1）轻症急性胰腺炎可不发热或轻度发热。

（2）合并胆道感染常伴有寒战、高热。胰腺坏死伴感染时，持续性高热为主要症状之一。若结石嵌顿或胰头肿大压迫胆总管，可出现黄疸。

（3）重症胰腺炎患者可有脉搏细速、血压下降，乃至休克。早期休克主要是由低血容量所致，后期继发感染使休克原因复杂化且难以纠正。伴急性肺功能衰竭时，可有呼吸困难和发绀。胰腺坏死伴感染时，可出现腰部皮肤水肿、发红和压痛。少数严重患者有Grey-Turner征和Cullen征（2003、2007、2012、2013、2022）。胃肠出血时可有呕血和便血。血钙降低时，可出现手足抽搐，严重者可有DIC表现及中枢神经系统症状，如感觉迟钝、意识模糊乃至昏迷。

【巧妙记忆】 急性胰腺炎的临床表现：腹痛、腹胀、恶心、呕吐和腹膜炎体征，持续性高热，Grey-Turner和Cullen征，手足抽搐，DIC及中枢神经系统症状。

（四）辅助检查（★★）

1. 白细胞计数　多有白细胞增多及中性粒细胞核左移。

2. 血淀粉酶测定（2001、2003、2006、2014、2015、2016、2017、2018、2021）　血清（胰）淀粉酶在起病后2~12小时开始升高，48小时开始下降，持续3~5天。血清淀粉酶超过正常值3倍可确诊为本病。胰源性腹水和胸腔积液中的淀粉酶值亦明显增高。

3. 血清脂肪酶测定（2018）　血清脂肪酶常在起病后24~72小时开始上升，持续7~10天，对病后就诊较晚的急性胰腺炎患者有诊断价值，且特异性也较高。

4. C反应蛋白（CRP）　有助于评估与监测急性胰腺炎的严重性，在胰腺坏死时CRP明显升高。

5. 生化检查　血糖升高，持久的空腹血糖高于10mmol/L反映胰腺坏死，提示预后不良。少数患者有高胆红素血症，多于发病后4~7天恢复正常。血清AST、LDH可升高。暂时性低钙血症（<2mmol/L）常见于重症急性胰腺炎，若血钙低于1.5mmol/L以下提示预后不良。

6. 影像学检查

（1）腹部平片：“哨兵袢”和“结肠切割征”为胰腺炎的间接指征。

（2）超声（2008、2015）：可发现胰腺肿大和胰周液体积聚。胰腺水肿时显示为均匀低回声，出现粗大的强回声提示有出血、坏死的可能。如发现胆道结石、胆管扩张，胆源性胰腺炎可能性大。超声易受胃肠气体干扰，可影响其诊断的准确性。

（3）CT扫描：是最具诊断价值的影像学检查（2001、2002、2003、2007、2013、2016、2023）。可诊断急性胰腺炎，并鉴别是否合并胰腺组织坏死。在胰腺弥漫性肿大的基础上出现质地不均、液化和蜂窝状低密度区，则可诊断为胰腺坏死。

（4）MRI：磁共振胰胆管成像（MRCP）能清晰地显示胆管及胰管，对诊断胆道结石、胆胰管解剖异常等引起的胰腺炎有重要作用。

（五）诊断与鉴别诊断（★★★）（2023）

1. 确定是否为急性胰腺炎　应具备任意2条：①急性、持续中上腹痛。②血淀粉酶或脂肪酶>正常值上限3倍。③急性胰腺炎的典型影像学改变。此诊断一般应在患者就诊后48小时内明确。

2. 病情严重程度分级

（1）MAP：为水肿性胰腺炎，无器官功能衰竭和局部或全身并发症。表现为上腹痛、恶心、呕吐，可有腹膜炎，但多局限于上腹部，体征较轻，经及时的液体治疗，通常在1~2周内恢复，病死率极低。

（2）MSAP：伴有一过性的器官功能衰竭（48小时内可以自行恢复）。伴有局部或全身并发症。早期病死率低，后期如坏死组织合并感染，病死率增高。

（3）SAP：伴有持续的器官功能衰竭（超过48小时），且不能自行恢复，涉及的器官系统包括呼吸系统、心血管系统和肾脏。

2. 鉴别诊断

（1）消化性溃疡急性穿孔：有较典型的溃疡病史，腹痛突然加剧，腹肌紧张，肝浊音界消失，X线透视见膈下有游离气体等可资鉴别。

（2）胆石症和急性胆囊炎：常有胆绞痛史，疼痛位于右上腹，常放射到右肩部，Murphy征阳性，血及尿淀粉酶轻度升高。B超及X线胆道造影可明确诊断。

（3）急性肠梗阻：腹痛为阵发性，腹胀、呕吐、肠鸣音亢进，有气过水声，无排气，可见肠型。腹部X线片可见气液平面。

（4）心肌梗死：有冠心病史，突然发病，有时疼痛限于上腹部。心电图显示心肌梗死图像，血清心肌酶升高。血、尿淀粉酶正常。

（六）主要并发症（2015）（★★）

1. 局部并发症

（1）急性胰周液体积聚：急性胰腺炎早期，胰腺内、胰周较多渗出液积聚，没有纤维隔，可呈单灶或多灶状，约半数患者在病程中自行吸收。

（2）胰瘘：胰内瘘是难以吸收的胰腺假性囊肿及胰性胸、腹水的原因。胰液经腹腔引流管或切口流出体表为胰外瘘。

（3）胰腺假性囊肿（2020）及胰性胸、腹水：含有胰内瘘的渗出液积聚，常难以吸收。与真性囊肿的区别在于，由肉芽或纤维组织构成的囊壁缺乏上皮，囊内无菌生长，含有胰酶。大量胰腺炎性渗出伴胰内瘘可导致胰性胸、腹水。

（4）胰腺坏死：通常边界不清。1个月左右，随着病变周围网膜包裹、纤维组织增生，可形成包裹之坏死物。

（5）胰腺脓肿（2001、2018）。

（6）左侧门静脉高压：胰腺坏死严重、大量渗出、假性囊肿压迫和迁延不愈之炎症，导致脾静脉血栓形成，继而脾大、胃底静脉曲张。

2. 全身并发症　包括SIRS、脓毒症、MODS及腹腔间隔室综合征等。

（1）急性呼吸衰竭：即急性呼吸窘迫综合征，突然发作、进行性呼吸窘迫、发绀等，常规氧疗不能缓解。

（2）急性肾衰竭：表现为少尿、蛋白尿和进行性血尿素氮、肌酐增高等。

（3）心力衰竭与心律失常：心包积液、心律失常和心力衰竭。

（4）消化道出血：上消化道出血多由于应激性溃疡或黏膜糜烂所致，下消化道出血可由胰腺坏死穿透横结肠所致。

（5）胰性脑病：表现为精神异常（幻想、幻觉、躁狂状态）和定向力障碍等。

（6）脓毒症及真菌感染：早期以革兰阴性杆菌为主，后期常为混合菌，且脓毒症常与胰腺脓肿同时存在；严重病例机体的抵抗力极低，加上大量使用抗生素，极易产生真菌感染。

（7）高血糖：多为暂时性。

（8）慢性胰腺炎：少数演变为慢性胰腺炎。

（七）非手术治疗（2008）（★★★）

1. 轻症急性胰腺炎　禁食、胃肠减压（2016）；静脉输液，积极补足血容量（2002），维持水电解质和酸碱平衡，注意维持热能供应；腹痛剧烈者可予哌替啶；与胆道疾病有关的胰腺炎可给予抗生素；应用H_2受体拮抗剂或质子泵抑制剂抑制胃酸而抑制胰液分泌。

2. 重症胰腺炎

（1）监护：如有条件应转入重症监护病房（ICU）。针对器官功能衰竭及代谢紊乱采取相应的措施。

（2）维持水、电解质平衡，保持血容量：积极补充液体及电解质（钾、钠、钙、镁等离子），维持有效血容量（2002）。

（3）营养支持：早期一般采用全胃肠外营养（TPN）；如无肠梗阻，应尽早进行空肠插管，过渡到肠内营养（EN）（2013）。可加用谷氨酰胺制剂有保护肠道黏膜屏障作用。

（4）抗菌药物：常规使用抗生素预防感染。应选用对肠道移位细菌（大肠埃希菌、假单胞菌、金葡菌等）敏感，且对胰腺有较好渗透性的抗生素。以喹诺酮类或亚胺培南为佳，并联合应用对厌氧菌有效的药物，如甲硝唑（2014）。

（5）减少胰液分泌：外源性补充生长抑素或生长抑素类似物奥曲肽不仅可抑制胰液的分泌，更重要的是有助于控制胰腺及全身炎症反应。质子泵抑制剂或H_2受体阻断药，可间接抑制胰腺分泌。

（6）抑制胰酶活性：仅用于早期。抑肽酶可抑制缓激肽原变为缓激肽，抑制胰蛋白酶、糜蛋白酶和血清素。

（7）内镜下Oddi括约肌切开术（EST）：适用于胆源性胰腺炎合并胆道梗阻或胆道感染者。行Oddi括约肌切开术及/或放置鼻胆管引流。

（八）手术治疗的适应证及手术方式（★★）

1. 手术适应证（2008、2023）　包括：①不能排除其他急腹症时；②胰腺和胰周坏死组织继发感染；③经非手术治疗，病情继续恶化；④伴胆总管下端梗阻或胆道感染者；⑤合并肠穿孔、大出血或胰腺假性囊肿。⑥腹腔间隔室综合征。

2. 手术方式　最常用的是坏死组织清除加引流术（2011、2013）。经上腹弧形切口开腹，清除胰周和腹膜后的渗液、脓液及坏死组织，彻底冲洗后放置多根引流管从腹壁或腰部引出，以便术后灌洗和引流。同时行胃造瘘、空肠造瘘（肠内营养通道），酌情行胆道引流术。若继发肠瘘，可将瘘口外置或行近端造瘘术。形成假性囊肿者，可经皮穿刺置管引流，或手术行内、外引流术。有条件的医疗单位也可使用内镜（胃镜、腹腔镜等）行坏死组织清除术。

二、慢性胰腺炎

慢性胰腺炎是多种原因所致胰实质和胰管的不可逆慢性炎症损害，其特征是反复发作的上腹部疼痛伴进行性胰腺内、外分泌功能减退或丧失。

（一）临床表现

腹痛最常见。疼痛位于上腹部剑突下或偏左，常放射到腰背部，呈束腰带状。疼痛持续时间较长。可有食欲缺乏和体重下降。部分有胰岛素依赖性糖尿病和脂肪泻。通常将腹痛、体重下降、糖尿病和脂肪泻称为慢性胰腺炎的四联征。部分患者可因胰头纤维增生压迫胆总管而出现黄疸。

（二）诊断

依据典型临床表现，应考虑本病的可能。粪便检查可发现脂肪滴，有脂肪泻。超声可见胰腺局限性结节，胰管扩张，囊肿形成，胰肿大或纤维化；合并胰管结石者可有强回声及伴随的声影。X 线平片显示胰腺钙化或胰管结石。CT 扫描、MRCP、超声内镜-逆行胰胆管造影（EUS-ERCP）均有助于诊断。

（三）治疗

1. 非手术治疗　①病因治疗：戒绝烟、酒。②镇痛。③饮食疗法：少食多餐，高蛋白、高维生素、低脂饮食，控制糖的摄入。④补充胰酶。⑤控制糖尿病。⑥营养支持。

2. 手术治疗　慢性胰腺炎合并胆道梗阻，十二指肠梗阻和怀疑癌变者，应尽早手术。

三、胰头癌与壶腹周围癌

（一）胰腺癌

胰腺癌主要起源于胰腺导管上皮及腺泡细胞，男性比女性多见。胰腺癌包括胰头癌（最常见）、胰体尾癌。该病早期诊断困难，手术切除率低，预后较差。

1. 临床表现

（1）症状：最常见腹痛、黄疸和消瘦。胰头癌以腹痛、黄疸和上腹胀不适为主，胰体尾癌则以腹痛、上腹胀不适和腰背痛为多见。

1）上腹疼痛、不适：是常见的首发症状。常位于中上腹深处，早期因肿瘤压迫胰管，使胰管梗阻、扩张、压力增高，出现上腹部不适或隐痛、钝痛、胀痛。中晚期肿瘤侵及腹腔神经丛，出现持续性剧烈腹痛，可向腰背部放射，夜间或仰卧时加重，影响睡眠和饮食。

2）黄疸：是胰头癌最主要的临床表现，呈进行性加重，胰体癌、胰尾癌黄疸少见。癌肿距胆总管越近，黄疸出现越早。可伴皮肤瘙痒，尿色如浓茶，粪便呈陶土色。

3）消瘦、乏力及消化道症状：食欲缺乏、焦虑、失眠和癌肿消耗等造成患者消瘦、乏力、体重下降，晚期可出现恶病质。胆总管下端和胰腺导管被肿瘤阻塞，胆汁和胰液不能进入十二指肠，可导致食欲缺乏和消化不良。胰腺外分泌功能不全，可导致腹泻。晚期肿瘤侵及十二指肠可出现上消化道梗阻或出血。

4）其他：一般无胆道感染。也可出现糖尿病，且新发糖尿病常是本病的早期征象。有时出现血栓性静脉炎的表现。

（2）体征：早期一般无明显体征，典型患者可见消瘦、上腹压痛和黄疸。有黄疸时，可因胆汁淤积而出现肝大，肝质硬、表面光滑。可扪及无压痛肿大胆囊，称为 Courvoisier 征。晚期肿块多位于上腹部，呈结节状或硬块，一般较深，不活动。晚期可有腹水、锁骨上淋巴结肿大，或直肠指检触及盆腔转移结节。

2. 实验室检查

（1）血液、尿、粪检查：黄疸时，血清总胆红素和结合胆红素升高，碱性磷酸酶、转氨酶也可升高，尿胆红素阳性。并发胰腺炎时，血清淀粉酶和脂肪酶可升高。空腹或餐后血糖升高，糖耐量试验异常。粪便呈灰白色，粪胆原减少或消失。

（2）肿瘤标志物检测：CEA、CA125 及 CA19-9 可升高，其中 CA19-9 的临床意义较大。从粪便、血液和胰液中检查突变的 *K-ras* 基因为胰腺癌的诊断提供了新的辅助手段。

3. 影像学检查

（1）CT：胰腺区动态薄层增强扫描及三维重建是首选的影像学检查，对判定肿瘤是否侵犯大血管，进行可切除性评估具有重要意义。还可发现腹膜后淋巴结转移和肝内转移。

（2）B 超：可显示肝内、外胆管扩张，胆囊肿大，胰管扩张（正常直径≤3mm），对胰腺常显示不清。

（3）超声内镜：不受胃肠道气体的影响，并可穿刺取组织活检。

（4）ERCP：能直接观察十二指肠壁和壶腹有无癌肿浸润。直接收集胰液做细胞学检查及壶腹部活检病理检查。必要时可同时放置胆道内支架，达到减黄的目的。

（5）PTC：ERCP 插管失败或胆总管下端梗阻不能插管时，可以通过 PTC 显示胆管系统。在做 PTC 的同时行胆管内置管引流（PTCD）可减轻黄疸。

（6）MRI 或磁共振胰胆管造影（MRCP）：单纯 MRI 诊断并不优于 CT。MRCP 能显示胰、胆管梗阻部位、扩张程度，有重要诊断价值。

（7）选择性动脉造影：可提示肿瘤与邻近血管的关系，有助于判断病变范围和手术切除的可能性。

（8）经皮细针穿刺细胞学检查：在 B 超或 CT 引导下穿刺肿瘤做细胞学检查阳性率较高。也可做 *c-Ki-ras* 基因监测。

4. 诊断　本病早期诊断困难，出现典型症状时多属晚期，此时诊断胰腺癌并不困难，但多已丧失手术的机会。对于 40 岁以上患者，有以下症状时应重视：①持续性上腹不适，进餐后加重，伴有食欲缺乏；②不能解释的进行性消瘦；③新发糖尿病或糖尿病突然加重；④多发性深静脉血栓或游走性静脉炎；⑤有胰腺癌家族史、慢性胰腺炎、大量吸烟者。

5. 治疗　手术切除是胰头癌有效的治疗方法。包括胰头十二指肠切除术、保留幽门的胰头十二指肠切除术（PPPD）、胰体尾切除术（适用于胰体尾部癌）、姑息性手术。晚期或手术前后的病例均可进行化疗、放疗和对症支持治疗。

（二）壶腹周围癌

壶腹周围癌主要包括壶腹癌、胆总管下端癌和十二指肠腺癌，恶性程度明显低于胰头癌。

1. 临床表现（★★） 常见临床症状为黄疸、消瘦和腹痛（2015），与胰头癌的临床表现易于混淆。

（1）壶腹癌黄疸出现早（2003），可呈波动性，与肿瘤坏死脱落有关。常合并胆管感染，类似胆总管结石。粪隐血可为阳性。ERCP 可见十二指肠乳头隆起的菜花样肿物。胆管与胰管于汇合处中断，其上方胆胰管扩张。

（2）胆总管下端癌恶性程度较高。胆管壁增厚或呈肿瘤样，致胆总管闭塞，黄疸出现早，进行性加重，出现陶土色大便。多无胆道感染。胰管末端受累时可伴胰管扩张。ERCP 胆管不显影或梗阻上方胆管扩张，其下端中断，胰管可显影正常。MRCP 也具有重要的诊断价值。

（3）十二指肠腺癌位于十二指肠乳头附近，来源于十二指肠黏膜上皮。胆道梗阻不完全，黄疸出现较晚，黄疸不深，进展较慢。由于肿瘤出血，粪隐血可为阳性，患者常有轻度贫血。肿瘤增大可致十二指肠梗阻。

2. 诊断（★★） 根据临床表现、实验室检查及影像学检查方法可作出诊断。ERCP 在诊断和鉴别诊断上有重要价值。

3. 治疗 行胰十二指肠切除术或 PPPD 手术，远期效果较好。

【经典习题】

1. 术前判断胰头癌是否侵犯大血管的检查方法是

A. 内镜超声

B. 腹腔血管造影

C. 增强 CT

D. B 型超声

E. MRCP

答案：C

考点：胰头癌的检查方法

解析：CT 是诊断胰腺疾病较为可靠的检查方法，能清晰地显示胰腺的形态、肿瘤的位置、肿瘤与邻近血管的关系，以判断切除肿瘤的可能性。CT 动脉造影（CTA）能显示胰头癌是否侵犯门静脉及肠系膜动、静脉。虽然选择性腹腔动脉造影也可显示胰头癌与邻近大血管的关系，但因其有创性及并发症，目前多被 CTA 或 MRA 所替代，内镜超声主要用于胰头癌的诊断，可发现直径小于 1.0cm 的肿瘤。B 超可发现直径 2.0cm 以上的胰腺癌。磁共振胆胰造影能显示胰、胆管梗阻部位和胰胆管的扩张程度。故选 C。

（2~3 题共用题干）

男，45 岁。上腹部疼痛 9 小时。向腰背部放射，伴恶心、呕吐。发病前曾大量饮酒，查体：T 38.3℃，P 100 次/分，上腹部肌紧张，压痛、反跳痛阳性。

2. 最可能的诊断是

A. 急性胰腺炎

B. 十二指肠溃疡穿孔

C. 急性胆囊炎

D. 急性胃肠炎

E. 肾结石

答案：A

考点：急性胰腺炎的诊断

解析：患者上腹疼痛，向腰背部放射，伴恶心、呕吐；发病前曾大量饮酒。应考虑诊断为急性胰腺炎。急性胆囊炎常表现为餐后右上腹阵发性疼痛，可放射至右肩部。急性胃炎表现为上腹部隐痛，呕吐后常可减轻或缓解。肾结石常表现为腰背部阵发性疼痛，伴肉眼血尿。故选 A。

3. 为明确诊断，首选的检查是

A. 血清脂肪酶

B. 血清淀粉酶

C. 尿淀粉酶

D. 肝功能

E. 立位腹部 X 线平片

答案：B

考点：急性胰腺炎的实验室检查

解析：急性胰腺炎的诊断最有价值的实验室检查是血清淀粉酶。急性胰腺炎首选的初筛影像学检查是腹部 B 超。故选 B。

第五节 肠道疾病

一、克罗恩病

（一）病理（2010）

克罗恩病（CD）病变表现为同时累及回肠末段与邻近右侧结肠者（2011）、只涉及小肠者、局限在结肠者。病变可涉及口腔、食管、胃、十二指肠，但少见。

1. 大体形态 特点为病变呈节段性或跳跃性；黏膜分割呈鹅卵石样外观（2007、2011、2020）；肠壁增厚变硬，肠腔狭窄（2014）。

2. 组织学 特点为非干酪性肉芽肿（2002、2003、2014）；裂隙溃疡深达黏膜下层甚至肌层；肠壁各层炎症。

（二）临床表现（2012）（★★★）

起病多隐匿、缓慢，病程呈慢性，长短不等的活动期与缓解期交替，有终生复发倾向。腹痛、腹泻和体重下降三大症状是本病的主要临床表现。

1. 消化系统表现

（1）腹痛：最常见症状。多位于右下腹或脐周，间歇发作，常为痉挛性阵痛伴腹鸣，进餐后加重，排便或肛门排气后缓解。

（2）腹泻：亦为本病常见症状。先是间歇发作，后期可转为持续性。粪便多为糊状，一般无脓血和黏液。

（3）腹部包块：多位于右下腹与脐周。固定的腹块提示有粘连，多已有内瘘形成。

（4）瘘管形成：是克罗恩病的特征性临床表现。

（5）肛门周围病变：包括肛门周围瘘管、脓肿形成及肛裂等病变，结肠受累者较多见。

2. 全身表现

（1）发热：间歇性低热或中度热常见，少数呈弛张高热伴毒血症。

（2）营养障碍：体重下降，可有贫血、低蛋白血症和维生素缺乏等。

3. 肠外表现　口腔黏膜溃疡、皮肤结节性红斑、关节炎及眼病常见。

4. 临床分型

（1）临床类型：依疾病行为可分为狭窄型、穿通型和非狭窄非穿通型（炎症型）。

（2）病变部位：参考影像和内镜结果确定，可分为小肠型、结肠型和回结肠型。

（3）严重程度：根据主要临床表现的程度及并发症计算 CD 活动指数（CDAI），用于疾病活动期与缓解期区分、病情严重程度估计和疗效评定。

（三）辅助检查

1. 实验室检查　贫血、活动期红细胞沉降率加快、C 反应蛋白升高；活动期周围血白细胞轻度增加。粪便隐血试验阳性，血清白蛋白降低，还应检查自身抗体。

2. 影像学检查　X 线表现为肠道炎性病变，可见黏膜皱襞粗乱、纵行性溃疡或裂沟、鹅卵石征、假息肉、多发性狭窄或肠壁僵硬、瘘管形成等 X 线征象，病变呈节段性分布。CT 或 MRI 肠道造影（CTE/MRE）可反映肠壁的炎症改变，病变分布的部位和范围，狭窄的存在，肠腔外并发症如瘘管形成、腹腔脓肿或蜂窝织炎等，可作为小肠克罗恩病的常规检查。

3. 结肠镜检查　病变呈节段性、非对称性分布，见纵行溃疡、鹅卵石样改变，肠腔狭窄或肠壁僵硬，炎性息肉，病变之间黏膜外观正常。

4. 活组织检查　典型病理组织学改变是非干酪性肉芽肿，还可见裂隙状溃疡、固有膜底部和黏膜下层淋巴细胞聚集等。

（四）诊断与鉴别诊断（★★★）

1. 诊断（2023）　对慢性起病，反复发作性右下腹或脐周痛、腹泻、体重下降，特别是伴有肠梗阻、腹部压痛、腹块、肠瘘、肛周病变、发热等表现者，临床上应考虑本病。本病诊断主要根据临床表现、CTE/MRE、结肠镜检查和活组织检查所见进行综合分析，表现典型者，在充分排除各种肠道感染性或非感染性炎症疾病及肠道肿瘤后，可作出临床诊断。

2. 鉴别诊断　需与各种肠道感染性或非感染性炎症疾病及肠道肿瘤鉴别。急性发作时与阑尾炎；慢性发作时与肠结核及肠道淋巴瘤；病变单纯累及结肠者与溃疡性结肠炎进行鉴别。

（1）肠结核：既往或现有肠外结核病史；活检组织抗酸杆菌染色阳性有助肠结核诊断，干酪样肉芽肿是肠结核的特征性病理组织学改变，结核菌素试验（PPD）强阳性、血清结核杆菌相关性抗原和抗体检测阳性等倾向肠结核诊断。

（2）小肠恶性淋巴瘤：X 线检查见一肠段内广泛侵蚀、呈较大的指压痕或充盈缺损，B 超或 CT 检查肠壁明显增厚、腹腔淋巴结肿大，有利于小肠恶性淋巴瘤的诊断。

（3）急性阑尾炎：常有转移性右下腹痛，压痛限于麦氏点，血常规检查白细胞计数增多更为显著。

（4）其他：如血吸虫病、阿米巴肠炎、溃疡性结肠炎、其他感染性肠炎、各种肠道恶性肿瘤及各种原因引起的肠梗阻。

【巧妙记忆】　克罗恩病的诊断：反复发作的右下腹或脐周痛、腹泻、体重下降，结肠镜检查病变呈节段性、非对称性分布，黏膜呈鹅卵石样改变，活组织检查见非干酪性肉芽肿。

（五）并发症

肠梗阻最常见，其次是腹腔内脓肿，偶可并发急性穿孔或大量便血。直肠或结肠黏膜受累者可发生癌变。

（六）治疗（★★）

1. 一般治疗　戒烟，给高营养低渣饮食，给予叶酸、维生素 B_{12} 等。重症者要素饮食或全胃肠外营养。腹痛、腹泻使用抗胆碱能药物或止泻药。

2. 药物治疗

（1）活动期治疗

1）氨基水杨酸制剂：对克罗恩病疗效有限，适用于病变局限在回肠末端或结肠的轻症患者。

2）糖皮质激素：能控制病情活动，适用于各型中、重度患者，以及上述对氨基水杨酸制剂无效的轻、中度患者。

3）免疫抑制剂：硫唑嘌呤或巯嘌呤适用于对激素治疗无效或对激素依赖的患者，不耐受者可试换用甲氨蝶呤。

4）抗菌药物：主要用于并发症的治疗。硝基咪唑类、喹诺酮类药物有一定疗效。甲硝唑对肛周病变、环丙沙星对瘘有效。

5）生物制剂：英夫利昔单抗适用于对传统治疗无效的活动性克罗恩病。

（2）缓解期治疗与活动期治疗药物相同，用药时间可至4年以上。

3. 手术治疗（2017） 适应证主要是针对并发症，包括完全性肠梗阻、瘘管与腹腔脓肿、急性穿孔或不能控制的大量出血（2008）。手术方式是病变肠段切除。术后选用硫唑嘌呤或巯嘌呤预防复发。高危复发者推荐使用英夫利昔单抗，推荐术后2周开始，持续时间不少于4年。

二、溃疡性结肠炎

溃疡性结肠炎（UC）是一种病因尚不十分清楚的直肠和结肠慢性非特异性炎症性疾病（2018）。病变主要限于大肠黏膜与黏膜下层（2012、2020）。临床表现为腹泻、黏液脓血便、腹痛。病情轻重不等，多呈反复发作的慢性病程。

（一）病理（★★）

病变位于大肠，呈连续性弥漫性分布。固有膜内弥漫性淋巴细胞、浆细胞、单核细胞等细胞浸润是UC的基本病变（2012、2013）。肉眼见黏膜弥漫性充血、水肿、出血、糜烂及溃疡（2015）。发生中毒性巨结肠时肠壁重度充血、肠腔膨大、肠壁变薄。显微镜下见隐窝结构紊乱，伴杯状细胞减少和潘氏细胞化生。结肠变形缩短、结肠袋消失。

（二）临床表现（2008）（★★★）

起病多数缓慢，病程呈慢性经过，发作期与缓解期交替。

1. 消化系统表现（2002、2003、2006、2013）

（1）腹泻和黏液脓血便：黏液脓血便是本病活动期的重要表现（2012）。大便次数轻者每日2~4次，便血轻或无；重者每日可达10次以上，可见脓血，甚至大量便血。

（2）腹痛：为左下腹或下腹的阵痛，有疼痛-便意-便后缓解的规律。并发中毒性巨结肠或炎症波及腹膜，可有持续性剧烈腹痛。

（3）体征：左下腹轻压痛，重型和暴发型有明显压痛和鼓肠。并发中毒性巨结肠、肠穿孔可有腹肌紧张、反跳痛、肠鸣音减弱。

2. 全身表现 低度至中度发热，高热多提示病情进展、严重感染或并发症存在。可有衰弱、消瘦、贫血、低蛋白血症、水与电解质平衡紊乱等表现。

3. 肠外表现 包括外周关节炎、结节性红斑、坏疽性脓皮病、巩膜外层炎、前葡萄膜炎、口腔复发性溃疡等，结肠炎控制或结肠切除后可以缓解或恢复。

4. 临床分型 按本病的病程、程度、范围及病期进行综合分型。

（1）临床类型：包括初发型和慢性复发型。

（2）临床严重程度

1）轻度：腹泻每日4次以下，便血轻或无，无发热、脉速，贫血无或轻，红细胞沉降率正常。

2）重度：腹泻每日6次以上，并有明显黏液脓血便，体温>37.8℃、脉搏>90次/分，血红蛋白<75%正常值，红细胞沉降率>30mm/h。

3）中度：介于轻度与重度之间。

（3）病变范围：分为直肠炎、直肠乙状结肠炎、左半结肠炎、广泛性或全结肠炎。

（4）病情分期：分为活动期和缓解期。

（三）辅助检查

1. 血液检查 血红蛋白减少，白细胞计数在活动期可有增加。红细胞沉降率加快和C反应蛋白增高是活动期的标志。

2. 粪便检查 常有黏液脓血，显微镜检见红细胞和脓细胞。检查目的是排除感染性结肠炎。

3. 自身抗体检测 血中外周型抗中性粒细胞胞质抗体（p-ANCA）和抗酿酒酵母抗体（ASCA）分别为UC和CD的相对特异性抗体。

4. 结肠镜检查（2001、2006、2008、2017、2022）是本病诊断与鉴别诊断的最重要手段之一。内镜下所见重要改变有：①黏膜充血、水肿、出血及脓性分泌物附着，呈细颗粒状；②弥漫性糜烂和多发性浅溃疡；③结肠袋消失。镜下黏膜活检见弥漫性慢性炎症细胞浸润，隐窝炎、隐窝脓肿；慢性期隐窝杯状细胞减少和潘氏细胞化生。

5. X线钡剂灌肠检查 不作为首选检查手段，可作为结肠镜检查有禁忌证或不能完成全结肠检查时的补充。X线征主要有：①黏膜颗粒样改变；②多发性浅溃疡；③肠管缩短，结肠袋消失，肠壁变硬，可呈铅管状。重型或暴发型病例不宜做钡剂灌肠检查。

（四）诊断与鉴别诊断（★★★）

1. 诊断（2002、2006、2007、2011、2014、2017、2018、2023） 具有持续或反复发作腹泻和黏液脓血便、腹痛、里急后重，伴（或不伴）不同程度全身症状者，在排除各种感染性结肠炎及结肠克罗恩病等基础上，具有上述结肠镜检查重要改变中至少1项及黏膜活检组织学所见可以诊断本病（X线钡剂灌肠检查具有上述X线征象中至少1项，也可以拟诊本病）。完整的诊断应包括其临床类型、临床严重程度、病变范围、病情分期及并发症。

2. 鉴别诊断

（1）慢性细菌性痢疾：常有急性菌痢病史，粪便检查可培养出痢疾杆菌，结肠镜检查时取黏液脓性分泌物培养的阳性率较高，抗菌药物治疗有效。

（2）阿米巴肠炎：粪便或结肠镜取溃疡渗出物检查可找到溶组织阿米巴滋养体或包囊。血清抗阿米巴抗体阳性。抗阿米巴治疗有效。

（3）血吸虫病：有疫水接触史，常有肝、脾大，粪便检查可发现血吸虫卵，孵化毛蚴阳性。

（4）克罗恩病：病变主要在回肠末段和邻近结肠，呈非连续性、非弥漫性分布并有其特征改变。

（5）大肠癌：直肠指检常可触到肿块，活检可确诊。

（6）肠易激综合征：结肠镜检查无器质性病变证据。

（7）其他：感染性肠炎、缺血性结肠炎、放射性肠炎、过敏性紫癜、胶原性结肠炎、贝赫切特病、结肠息肉病、结肠憩室炎及HIV感染合并的结肠炎等。

（五）并发症（★★★）

1. 中毒性巨结肠（2003、2004、2011、2014） 多发生在暴发型或重症溃疡性结肠炎患者，以横结肠为最严重。常因低钾、钡剂灌肠、使用抗胆碱能药物或阿片类制剂而诱发。临床表现为病情急剧恶化，毒血症明显，有脱水与电解质平衡紊乱，出现鼓肠、腹部压痛、肠鸣音消失。X线腹部平片可见结肠扩大，结肠袋形消失。

2. 癌变 多见于广泛性结肠炎、病程漫长者。

3. 其他 肠大出血、肠穿孔和肠梗阻等。

（六）治疗（★★）

治疗目的是控制急性发作、维持缓解、减少复发、防治并发症。

1. 一般治疗 强调休息、饮食和营养。因有诱发中毒性巨结肠的危险，抗胆碱能药物或止泻药在重症患者应禁用。重症有继发感染者，应给予广谱抗生素。

2. 药物治疗

（1）氨基水杨酸制剂：5-氨基水杨酸（5-ASA）制剂不良反应较少，诱导治疗期3~4g/d口服。柳氮磺吡啶（SASP）也是治疗的常用药物（2011、2013、2017）。用药方法为4g/d，分4次口服。病情完全缓解后仍要继续用药，长期维持治疗。

（2）糖皮质激素：适用于对氨基水杨酸制剂疗效不佳的轻、中型者，特别适用于重型活动期者（2016、2023）。一般予口服泼尼松0.75~1mg/（kg·d）；重症患者先予较大剂量静脉滴注，如氢化可的松200~300mg/d、甲泼尼龙40~60mg/d，7~14天后改为口服泼尼松40~60mg/d。病情缓解后逐渐减量至停药。减量期间加用氨基水杨酸制剂逐渐接替激素治疗。

（3）免疫抑制剂：用于对激素治疗效果不佳或对激素依赖的慢性持续型病例，加用这类药物后可逐渐减少激素用量甚至停用。

3. 手术治疗 紧急手术指征为并发大出血、肠穿孔、重型患者特别是合并中毒性巨结肠经积极内科治疗无效且伴严重毒血症状者。择期手术指征：①并发结肠癌变；②慢性持续型内科治疗效果不佳而严重影响生活质量，或虽然用糖皮质激素可控制病情但不能耐受其不良反应者。采用全结肠切除加回肠肛门小袋吻合术。

【巧妙记忆】 溃疡性结肠炎治疗：禁用抗胆碱药，避免诱发中毒性巨结肠；常用柳氮磺吡啶，重型用糖皮质激素；并发大出血、肠穿孔和重型患者紧急手术。

三、肠易激综合征

肠易激综合征（IBS）是以腹痛或腹部不适伴排便习惯改变为特征的功能性肠病，经检查排除可引起这些症状的器质性疾病。本病是最常见的一种功能性肠道疾病。

（一）临床表现（★★）

起病隐匿，症状反复发作或慢性迁延，病程长，精神、饮食等因素常诱使症状复发或加重。最主要的临床表现是腹痛与排便习惯和粪便性状的改变。

1. 腹痛 下腹和左下腹多见，多于排便或排气后缓解（2003、2011）。

2. 腹泻 一般每日3~5次。大便多呈稀糊状，可带有黏液，但绝无脓血，排便不干扰睡眠。部分患者腹泻与便秘交替发生。某些食物会诱发症状。

3. 便秘 排便困难，粪便干结、量少。

4. 其他消化道症状 多伴腹胀感，可有排便不净感、排便窘迫感。

5. 全身症状 可有失眠、焦虑（2015）、抑郁、头晕、头痛等精神症状。

6. 体征 无明显体征，部分患者可触及腊肠样肠管，直肠指检可感到肛门痉挛、张力较高。

7. 分型 根据临床特点分为腹泻型、便秘型和腹泻便秘交替型。

（二）诊断（★★）

1. 诊断（2013、2015、2016、2017、2018、2021）

（1）病程半年以上，反复发作的腹痛，近3个月内发作至少每周1次，并伴有下列特点中至少2项：①症状在排便后改善；②症状发生伴随排便次数改变；③症状发生伴随粪便性状改变（2013）。

（2）以下症状不是诊断所必备，但属常见症状，症状越多越支持IBS的诊断：①排便频率异常（每天排便>3次或每周<3次）；②粪便性状异常；③粪便排出过程异常；④黏液便；⑤胃肠胀气或腹部膨胀感。

（3）缺乏可解释症状的形态学改变和生化异常。

2. 鉴别诊断　应与引起腹痛、腹泻、便秘的疾病鉴别，注意与乳糖不耐受症、功能性便秘等鉴别。

（三）治疗（2018）

1. 一般治疗　寻找促发因素。告知患者IBS的诊断并详细解释疾病的性质，是治疗最重要的一步。建立良好的生活习惯，高纤维饮食等。

2. 对症药物治疗

（1）胃肠解痉药：抗胆碱药、匹维溴胺等。

（2）止泻药：洛哌丁胺或地芬诺酯、蒙脱石散等。

（3）泻药：聚乙二醇、乳果糖或山梨醇等轻泻药。

（4）抗抑郁药：腹痛症状重，上述治疗无效且精神症状明显者试用。

（5）其他：益生菌制剂，如双歧杆菌、乳酸杆菌、酪酸菌等。

3. 心理和行为疗法　包括心理治疗、认知疗法、催眠疗法和生物反馈疗法等。

四、肠梗阻

肠内容物不能正常运行、顺利通过肠道，称为肠梗阻，是外科常见的病症。

（一）病因和分类（2023）（★★）

病因包括：①肠腔堵塞，如粪块、大胆石等；②肠管受压，如肠扭转、嵌顿疝或肿瘤压迫等；③肠壁病变，如肿瘤、先天性肠道闭锁、炎症性狭窄等；④急性弥漫性腹膜炎等；⑤动脉硬化。

按病因分机械性肠梗阻、动力性肠梗阻和血运性肠梗阻，其中以机械性肠梗阻最常见（2007）；按肠壁有无血运障碍分为单纯性肠梗阻和绞窄性肠梗阻；按梗阻的部位分为高位肠梗阻和低位肠梗阻；按梗阻的程度分为完全性肠梗阻和不完全性肠梗阻；按发展过程的快慢还可分为急性肠梗阻和慢性肠梗阻。若一段肠袢两端完全阻塞，如肠扭转、结肠肿瘤等，称闭袢性肠梗阻。

（二）病理和病理生理（★★）

1. 病理　单纯性机械性梗阻时，梗阻以上肠蠕动增加，肠腔膨胀，梗阻部位越低，时间越长，肠腔膨胀越明显。梗阻以下肠管瘪陷、空虚或仅存积少量粪便。急性完全性梗阻时，肠管膨胀，肠壁变薄，肠壁血运障碍。最初主要表现为静脉回流受阻，继而动脉血运受阻，血栓形成，肠管变成紫黑色，最后肠管缺血坏死，溃破穿孔。

慢性肠梗阻多为不完全梗阻，梗阻以上肠腔有扩张，并由于长期肠蠕动增强，肠壁呈代偿性肥厚，故腹部视诊常可见扩大的肠型和肠蠕动波。痉挛性肠梗阻多为暂时性，肠管多无明显病理改变。

2. 病理生理（2006）　主要由于体液丧失（2015）、肠膨胀、毒素的吸收和感染所致，出现中毒、休克及多器官功能障碍。

（三）临床表现（★★★）

1. 腹痛　机械性肠梗阻表现为阵发性绞痛（2013、2023），可伴有肠鸣。剧烈持续性腹痛可能为绞窄性肠梗阻（2020）。

2. 呕吐（2011、2014、2017、2019）　呕吐呈反射性，梗阻部位越高，呕吐出现越早、越频繁

3. 腹胀　高位肠梗阻腹胀不明显，低位肠梗阻及麻痹性肠梗阻腹胀显著（2019），肠扭转等闭袢性肠梗阻腹部隆起不均匀对称。

4. 停止自肛门排气排便　多不再排气排便。绞窄性肠梗阻，如肠套叠、肠系膜血管栓塞或血栓形成，可排出血性黏液样粪便。

【巧妙记忆】　肠梗阻的典型表现：疼、吐、胀、闭。

（四）各种类型肠梗阻的特点（★★★）

1. 粘连性肠梗阻　手术后所致的粘连性肠梗阻最多，主要是小肠机械性肠梗阻的表现，患者多有腹腔手术、创伤或感染的病史，以往有慢性肠梗阻症状和多次急性发作者多为广泛粘连引起的梗阻；长期无症状，突然出现急性梗阻症状，腹痛较重，出现腹部局部压痛，甚至腹肌紧张者，即应考虑是粘连带等引起的绞窄性肠梗阻。手术后近期发生的粘连性肠梗阻应与手术后肠麻痹恢复期的肠蠕动功能失调相鉴别，后者多发生在手术后3~4天，当自肛门排气排便后，症状便自行消失。

2. 肠蛔虫堵塞　是一种单纯性机械性肠梗阻，驱虫治疗不当常为诱因，最多见于儿童。表现为脐周围阵发性腹痛和呕吐，可有便蛔虫或吐蛔虫的病史。腹部常可扪及可以变形、变位的条索状团块。腹部X线平片有时可见肠腔内成团的虫体阴影。

3. 肠扭转　是闭袢型肠梗阻，也是绞窄性肠梗阻。常见的肠扭转有部分小肠、全部小肠和乙状结肠扭转。表现为急性机械性肠梗阻。

（1）小肠扭转：多见于青壮年。常有饱食后剧烈活动等诱发因素。表现为突然发作剧烈腹部绞痛，患者喜取胸膝位或蜷曲侧卧位。腹部有时可扪及压痛的扩张肠袢。腹部X线符合绞窄性肠梗阻表现。

（2）乙状结肠扭转（2018）：多见于老年男性。表现为明显腹胀，呕吐不明显。腹部X线平片示马蹄状巨大的双腔充气肠袢。钡剂灌肠X线检查见钡影尖端呈“鸟嘴”形。

4. 肠套叠　是小儿肠梗阻的常见病因，多见于2岁以下的儿童。最多见的为回肠末端套入结肠。肠套叠的三大典型症状是腹痛、血便和腹部肿块。腹部检查常可在腹部扪及腊肠形肿块，右下腹扪诊有空虚感。气或钡剂灌肠X线检查可见空气或钡剂在结肠受阻，阻端钡影呈“杯口”状，甚至呈“弹簧状”阴影。

5. 嵌顿或绞窄性腹外疝　常见引起急性肠梗阻的腹外疝为腹股沟斜疝和股疝。除肠梗阻症状外，还有腹外疝的表现。

（五）诊断

1. 是否肠梗阻（2016）　根据腹痛、呕吐、腹胀、停止自肛门排气排便四大症状和腹部可见肠型或蠕动波，肠鸣音亢进等，一般可作出诊断。

2. 是机械性还是动力性梗阻机械性　具有上述典型临床表现，麻痹性肠蠕动减弱或消失，腹胀显著。

3. 是单纯性还是绞窄性梗阻（2017）　这点极为重要。下列表现应考虑绞窄性肠梗阻（2001、2012、2013、2018）。①腹痛发作急骤，起始即为持续性剧烈疼痛，或在阵发性加重之间仍有持续性疼痛。肠鸣音可不亢进。有时出现腰背部痛，呕吐出现早、剧烈而频繁。②病情发展迅速，早期出现休克，抗休克治疗后改善不显著。③有明显腹膜刺激征（2007），体温上升、脉率增快、白细胞计数增多。④腹胀不对称，腹部有局部隆起或触及有压痛的肿块（胀大的肠袢）。⑤呕吐物、胃肠减压抽出液、肛门排出物为血性，或腹腔穿刺抽出血性液体。⑥经积极非手术治疗而症状体征无明显改善。⑦腹部X线检查见孤立、突出胀大的肠袢、不因时间而改变位置，或有假肿瘤状阴影；或肠间隙增宽，提示有腹水。

4. 是高位还是低位梗阻　高位梗阻的特点是呕吐发生早而频繁，腹胀不明显。低位小肠梗阻的特点（2018）是腹胀明显，呕吐出现晚而次数少，并可吐粪样物，X线检查显示扩张的肠袢在腹中部，呈“阶梯状”排列（2022）。

5. 是完全性还是不完全性梗阻　完全性梗阻呕吐频繁，X线见梗阻以上肠袢明显充气和扩张，梗阻以下结肠内无气体。不完全性梗阻呕吐与腹胀较轻，X线肠袢充气扩张都不明显。

6. 是什么原因引起梗阻（2013）　应根据年龄、病史、体征、X线、CT等分析。粘连性肠梗阻最为常见；嵌顿性或绞窄性腹外疝是常见的肠梗阻原因；新生婴儿以肠道先天性畸形多见；2岁以内小儿肠套叠多见；儿童多为蛔虫团所致；老年人则以肿瘤及粪块堵塞为常见。

（六）治疗（★★）（2023）

1. 粘连性肠梗阻　治疗粘连性肠梗阻重要的是要区别是单纯性还是绞窄性，是完全性还是不完全性。单纯性肠梗阻、不完全性梗阻特别是广泛性粘连者，选用非手术治疗。梗阻反复频繁发作或疑为绞窄性肠梗阻时应手术治疗（2016、2017）。手术方法包括简单的切断和分离、小肠插管内固定排列术、切除梗阻肠袢做一期肠吻合，梗阻部分近、远端肠侧侧吻合的短路手术等。

2. 肠蛔虫堵塞　单纯性蛔虫堵塞应禁食、输液，口服生植物油或枸橼酸哌嗪等驱虫；经非手术治疗无效、并发肠扭转或出现腹膜刺激征时，应施行手术切开肠壁取虫。

3. 肠扭转

（1）扭转复位术：将扭转的肠袢按其扭转的相反方向回转复位。

（2）肠切除术：适用于已有肠坏死的病例，小肠应做一期切除吻合。乙状结肠一般切除坏死肠段后将断端做肠造口术。

4. 肠套叠　早期可用空气（或氧气、钡剂）灌肠复位。如不能复位、病期超过48小时、怀疑有肠坏死或出现腹膜刺激征及全身情况恶化者都应行手术治疗。手术方法包括：①手术复位；②肠切除吻合术。

五、结肠癌

（一）病因（★★★）

过多的动物脂肪及动物蛋白饮食，缺乏新鲜蔬菜及纤维素食品，缺乏适度的体力活动，遗传易感性等可导致结肠癌。

（二）病理和分期

1. 病理　根据肿瘤的大体形态可区分为肿块型、浸润型、溃疡型（2005）。根据组织学分为腺癌、黏液癌和未分化癌。

2. 分期　TNM分期法：T代表原发肿瘤，无法估计原发肿瘤为T_x；无原发肿瘤证据为T_0；原位癌为T_{is}；肿瘤侵及黏膜肌层与黏膜下层为T_1；侵及固有肌层为T_2；穿透肌层至浆膜下为T_3；穿透脏层腹膜或侵及其他脏器或组织为T_4。N为区域淋巴结，无法估计淋巴结为Nx；无淋巴结转移为N_0；转移区域淋巴结1~3个为N_1；4个及4个以上区域淋巴结为N_2。M为远处转移，无法估计远处转移为M_x；无远处转移为M_0；凡有远处转移为M_1。

（三）临床表现（2017）（★★）

1. 排便习惯与粪便性状的改变　常为最早出现的症状。多表现为排便次数增加、腹泻、便秘、粪便中带血、脓或黏液（2001、2003、2006、2011）。

2. 腹痛　也是早期症状之一，常为定位不确切的持续性隐痛。

3. 腹部肿块　多为瘤体本身，肿块大多坚硬，呈结节状。

4. 肠梗阻　症状多为慢性低位不完全肠梗阻，主要表现是腹胀和便秘。

5. 全身症状　贫血、消瘦、乏力、低热等，晚期可有肝大、黄疸、水肿、腹水、直肠前凹肿块、锁骨上淋巴结肿大及恶病质等。一般右侧结肠癌以全身症状、贫血、腹部肿块为主要表现（2004、2006、2012、2014、2016、2018、2019），左侧结肠癌是以肠梗阻、便秘、腹泻、便血等症状为显著（2019）。

（四）诊断（2007、2011、2012、2013、2021、2022）

结肠癌早期症状多不明显，易被忽视。凡40岁以上有以下任一表现者应列为高危人群：①Ⅰ级亲属有结、直肠癌史者；②有癌症史或肠道腺瘤或息肉史；③粪隐血试验阳性。

【巧妙记忆】　结肠癌临床表现：排便习惯和粪便性状改变，腹痛，腹部肿块；右侧结肠癌以全身症状和腹部肿块为主，左侧结肠癌以肠梗阻、便秘和腹泻为主。

（五）治疗及预后

1. 治疗（2014）

（1）结肠癌根治性手术切除范围须包括癌肿所在肠袢及其系膜和区域淋巴结。包括右半结肠切除术、横结肠切除术、左半结肠切除术和乙状结肠癌的根治切除术。

（2）结肠癌并发急性肠梗阻的手术应在进行胃肠减压、纠正水和电解质紊乱及酸碱失衡等适当的准备后，早期施行手术。

（3）化学药物治疗（2007）。

（4）化学预防常用非甾体消炎药（NSAIDs）、维生素E、维生素C、维生素A、钙剂、大豆等。

2. 预后　结肠癌的预后较好。发病年龄小，发病部位距肛门近、有症状者、肿瘤直径大者预后差。肿瘤的病理类型和根治程度也影响结肠癌的预后。

六、肠结核

肠结核是结核分枝杆菌引起的肠道慢性特异性感染。

（一）病因和发病机制

主要由人型结核分枝杆菌引起。结核分枝杆菌侵犯肠道主要是经口感染。患者多有开放性肺结核或喉结核或经常与开放性肺结核患者密切接触。结核分枝杆菌进入肠道后，多在回盲部引起结核病变。肠结核也可由血行播散引起，见于粟粒性结核；或由腹腔内结核病灶，如女性生殖器结核直接蔓延引起。

结核病的发病是人体和结核分枝杆菌相互作用的结果。经上述途径而获得感染仅是致病的条件，只有当侵入的结核分枝杆菌数量较多、毒力较大，并有人体免疫功能低下、肠功能紊乱引起局部抵抗力削弱时，才会发病。

（二）病理（★★）

肠结核主要位于回盲部及其相邻的回肠和结肠（2001、2006、2011、2018），其他部位依次为升结肠、空肠、横结肠、降结肠、阑尾、十二指肠和乙状结肠等。

按大体病理，肠结核可分为以下3型：

1. 溃疡型肠结核　肠壁淋巴组织充血、水肿及炎症渗出，发展为干酪样坏死，随后形成溃疡。溃疡边缘不规则，深浅不一，并累及周围腹膜或邻近肠系膜淋巴结。在病变修复过程中，大量纤维组织增生和瘢痕形成可导致肠管变形和狭窄。

2. 增生型肠结核（2008）　病变多局限在回盲部，可有大量结核肉芽肿和纤维组织增生，使局部肠壁增厚、僵硬，肠腔变窄，引起梗阻。

3. 混合型肠结核　兼有上述两种病变。

（三）临床表现（★★★）

1. 腹痛　多位于右下腹或脐周，呈间歇性发作，常为痉挛性阵痛伴腹鸣，于进餐后加重，排便或肛门排气后缓解。体检常有右下腹压痛。

2. 腹泻与便秘　腹泻是溃疡型肠结核的主要临床表现之一。粪便呈糊样，一般不含脓血，不伴有里急后重。有时患者会出现腹泻与便秘交替。增生型肠结核以便秘为主要表现。

3. 腹部肿块　常位于右下腹，位置固定伴有轻度或中度压痛。主要见于增生型肠结核。

4. 全身症状和肠外结核表现　结核毒血症状多见于溃疡型肠结核，表现为不同热型的长期发热，伴有盗汗，患者倦怠、消瘦、贫血、营养不良，同时有活动性肺结核的临床表现。增生型肠结核全身情况一般较好。

（四）辅助检查（★★）

1. 实验室检查　轻至中度贫血。红细胞沉降率明显增快可作为估计结核病活动程度的指标之一。溃疡型肠结核的粪便多为糊样，无肉眼黏液和脓血。结核菌素试验呈强阳性或γ-干扰素释放试验阳性有助本病诊断。

2. X线检查　溃疡型肠结核有钡影跳跃征象。也可见肠腔变窄，肠段缩短变形，回肠、盲肠正常角度消失。

3. CT肠道显像（CTE）　肠结核病变部位通常在回盲部附近，很少累及空肠，节段性改变不如克罗恩病明显，可见腹腔淋巴结中央坏死或钙化等。

4. 肠镜检查（2004、2007、2008、2011、2016、2017）　内镜下见病变肠黏膜充血、水肿，溃疡形成，大小及形态各异的炎症息肉，肠腔变窄等。镜下取活体组织送病理检查具有确诊价值。

（五）诊断与鉴别诊断（★★★）

1. 诊断（2004、2007、2008、2013、2014、2015、2016、2018、2022）　有以下情况应考虑本病：①中青年患者有肠外结核，主要是肺结核；②有腹泻、腹痛、右下腹压痛，伴有发热、盗汗等结核毒血症状；③X线小肠钡剂造影检查发现跳跃征、龛影、肠管变形和肠腔狭窄等征象；④结肠镜见主要位于回盲部的肠黏膜炎症、溃疡、炎症息肉或肠腔狭窄；⑤结核菌素（PPD）试验强阳性或γ-干扰素释放试验阳性。活体组织病检找到干酪性肉芽肿具确诊意义。对高度怀疑病例如抗结核治疗数周内（2~6周）症状明显改善，2~3个月后肠镜检查病变明显改善或好转，可作出临床诊断。对诊断有困难而又有手术指征的病例行手术剖腹探查，病变肠段或/及肠系膜淋巴结病理组织学检查发现干酪性肉芽肿可获确诊。

2. 鉴别诊断

（1）克罗恩病：鉴别有困难，不能除外肠结核者，应先行诊断性抗结核治疗。克罗恩病经抗结核治疗2~6周后症状多无明显改善，治疗2~3个月后内镜所见无改善。

（2）右侧结肠癌：发病年龄大，一般无发热、盗汗等结核毒血症表现。结肠镜检查及活检可确定结肠癌诊断。

（3）阿米巴病或血吸虫病性肉芽肿：既往有相应感染史，脓血便常见。粪便常规或孵化检查可发现有关病原体，相应特效治疗有效。

（4）其他：与肠恶性淋巴瘤、耶尔森杆菌肠炎及感染性肠病，如非典型分枝杆菌、性病性淋巴肉芽肿、梅毒侵犯肠道等鉴别。以发热为主要表现者需与伤寒等长期发热性疾病鉴别。

【巧妙记忆】　肠结核诊断：有肺外结核；腹泻、腹痛，伴结核毒血症状；X线见跳跃征；结肠镜见病变在回盲部，PPD试验强阳性；活检找到干酪性肉芽肿。

（六）治疗（★★）

1. 休息与营养　是治疗的基础。

2. 抗结核化学药物治疗　是本病治疗的关键。

3. 对症治疗　腹痛可用抗胆碱能药物。摄入不足或腹泻严重者应注意纠正水、电解质与酸碱平衡紊乱。对不完全性肠梗阻患者，需进行胃肠减压。

4. 手术治疗　适应证包括：①完全性肠梗阻；②急性肠穿孔，或慢性肠穿孔瘘管形成经内科治疗而未能闭合者；③肠道大量出血经积极抢救不能有效止血者；④诊断困难需剖腹探查者。

【经典习题】

1. 最常见的大肠梗阻原因是
   A. 结肠扭转
   B. 肠粘连
   C. 结肠憩室
   D. 克罗恩病
   E. 结肠癌

   答案： E

   考点： 大肠梗阻的病因

   解析： 造成大肠梗阻的原因有很多，其中最常见的为结肠癌。结肠癌是常见的恶性肿瘤，由于其肿瘤的占位效应使大肠形成机械性梗阻，同时对肠壁的侵犯也可造成蠕动异常，形成动力性梗阻，可排除其他选项，故选E。

（2~3题共用备选答案）
   A. 小肠肿瘤
   B. 克罗恩病
   C. 溃疡性结肠炎
   D. 降结肠癌
   E. 升结肠癌

2. 男，62岁。腹胀、右下腹部隐痛6个月。呈阵发性隐痛，乏力、消瘦，近3个月贫血，首先应考虑的诊断是

   答案： E

3. 女，24岁。腹痛、腹泻、便秘交替2年。便无脓血和黏液。近1年来消瘦、乏力、贫血。下午有时低热。首先考虑的诊断是

答案： B

考点： 肠道疾病的诊断

解析： 老年患者，长期腹部隐痛，因考虑肠道恶性肿瘤，又因患者出现右下腹隐痛，故考虑诊断为升结肠癌，故2题选为E。克罗恩病是一种原因不明的肠道炎症性疾病，好发于末端回肠和右半结肠，临床表现为腹痛、腹泻、肠梗阻，伴有发热、营养障碍等肠外表现，病程多迁延，反复发作，不易根治。故3题选为B。

第六节　阑尾疾病

急性阑尾炎

（一）阑尾的解剖与生理

阑尾位于右髂窝部，外形呈蚯蚓状，长5~10cm，直径0.5~0.7cm。阑尾起于盲肠根部，附于盲肠后内侧壁，三条结肠带的会合点。因此，沿盲肠的三条结肠带向顶端追踪可寻到阑尾基底部。其体表投影约在脐与右髂前上棘连线中外1/3交界处，称为麦氏点。麦氏点是选择阑尾手术切口的标志点（2020）。阑尾的解剖位置可以其基底部为中心，犹如时针在360°范围内的任何位置。

阑尾为一管状器官，远端为盲端，近端开口于盲肠，位于回盲瓣下方2~3cm处。阑尾系膜为两层腹膜包绕阑尾形成的一个三角形皱襞，其内含有血管、淋巴管和神经。阑尾系膜内的血管，主要由阑尾动、静脉组成，经由回肠末端后方行于阑尾系膜的游离缘。阑尾动脉系回、结肠动脉的分支，是一种无侧支的终末动脉，当血运障碍时，易导致阑尾坏死（2012、2013）。阑尾静脉与阑尾动脉伴行，最终回流入门静脉。阑尾的淋巴管与系膜内血管伴行，引流到回、结肠淋巴结。阑尾的神经由交感神经纤维经腹腔丛和内脏小神经传入，由于其传入的脊髓节段在第10、11胸节，所以当急性阑尾炎发病开始时，常表现为脐周的牵涉痛，属内脏性疼痛。

阑尾黏膜由结肠上皮构成，黏膜上皮细胞能分泌少量黏液，黏膜和黏膜下层中含有较丰富的淋巴组织。阑尾黏膜深部有嗜银细胞，是发生阑尾类癌的组织学基础。

（二）阑尾炎的病因（★★）

1. 阑尾管腔阻塞　是急性阑尾炎最常见的病因（2003、2005）。阑尾管腔阻塞的最常见原因是淋巴滤泡的明显增生（2018）。粪石也是阻塞的原因之一，异物、炎性狭窄、食物残渣、蛔虫、肿瘤等则是较少见的病因。

2. 细菌入侵　由于阑尾管腔阻塞，细菌繁殖，分泌内毒素和外毒素，损伤黏膜上皮并使黏膜形成溃疡，细菌穿过溃疡的黏膜进入阑尾肌层。阑尾壁间质压力升高，妨碍动脉血流，造成阑尾缺血，最终造成梗死和坏疽。致病菌多为肠道内的各种革兰阴性杆菌和厌氧菌（2015）。

（三）病理类型

根据急性阑尾炎的临床过程和病理解剖学变化，急性阑尾炎可分为4种病理类型。

1. 急性单纯性阑尾炎　属轻型阑尾炎或病变早期。病变多只限于黏膜和黏膜下层。阑尾外观轻度肿胀，浆膜充血并失去正常光泽，表面有少量纤维素性渗出物。镜下，阑尾各层均有水肿和中性粒细胞浸润（2018），黏膜表面有小溃疡和出血点。临床症状和体征均较轻。

2. 急性化脓性阑尾炎　亦称急性蜂窝织炎性阑尾炎，常由单纯性阑尾炎发展而来。阑尾肿胀明显，浆膜高度充血，表面覆以纤维素性（脓性）渗出物。镜下，阑尾黏膜的溃疡面加大并深达肌层和浆膜层，管壁各层有小脓肿形成，腔内亦有积脓。阑尾周围的腹腔内有稀薄脓液，形成局限性腹膜炎。临床症状和体征较重。

3. 坏疽性及穿孔性阑尾炎（2014、2017）　是一种重型的阑尾炎。阑尾管壁坏死或部分坏死，呈暗紫色或黑色。阑尾腔内积脓，压力升高，阑尾壁血液循环障碍。穿孔部位多在阑尾根部和尖端。穿孔如未被包裹，感染继续扩散，则可引起急性弥漫性腹膜炎。

4. 阑尾周围脓肿（2016）　急性阑尾炎化脓坏疽或穿孔，如果此过程进展较慢，大网膜可移至右下腹部，将阑尾包裹并形成粘连，形成炎性肿块或阑尾周围脓肿。

（四）临床表现（2008、2013、2016、2017、2018、2021）（★★★）

1. 症状

（1）腹痛：典型的转移性腹痛（2004、2012、2015），发作始于上腹，逐渐移向脐部，数小时（6~8小时）后转移并局限在右下腹。不同类型和不同位置的阑尾炎，其腹痛程度和部位也有差异。

（2）胃肠道症状：发病早期可能有食欲缺乏，恶心、呕吐也可发生，但程度较轻。盆腔位阑尾炎，炎症刺激直肠和膀胱，引起排便、里急后重症状。弥漫性腹膜炎时可致麻痹性肠梗阻，腹胀，排气排便减少。

（3）全身症状：早期乏力。炎症重时出现中毒症状，心率增快，发热，体温达38℃左右。阑尾穿孔时体温会更高。发生门静脉炎时可出现寒战、高热和轻度黄疸。

2. 体征

（1）右下腹压痛：是急性阑尾炎最常见的重要体征。压痛点通常位于麦氏点，可随阑尾位置的变异而改变，但压痛点始终在一个固定的位置上。阑尾穿孔时，疼痛和压痛的范围可波及全腹，但仍以阑尾所在位置的压痛最明显。

（2）腹膜刺激征象：反跳痛、腹肌紧张、肠鸣音减弱或消失等，提示阑尾炎症加重，出现化脓、坏疽或穿孔等病理改变。腹膜炎范围扩大，说明局部腹腔内有渗出或阑尾穿孔。在小儿、老人、孕妇、肥胖、虚弱者或盲肠后位阑尾炎时，腹膜刺激征象可不明显。

（3）右下腹包块：如体检发现右下腹饱满，扪及一压痛性包块，边界不清，固定，应考虑阑尾周围脓肿的诊断（2001、2004、2013）。

（五）诊断与鉴别诊断（★★）

1. 诊断　主要依靠病史、临床症状、体检所见和实验室检查。

（1）可作为辅助诊断的其他体征

1）结肠充气试验：患者仰卧位，用右手压迫左下腹，再用左手挤压近侧结肠，结肠内气体可传至盲肠和阑尾，引起右下腹疼痛者为阳性。

2）腰大肌试验：患者左侧卧，使右大腿后伸，引起右下腹疼痛者为阳性。说明阑尾位于腰大肌前方，盲肠后位或腹膜后位（2018）。

3）闭孔内肌试验（2007）：患者仰卧位，使右髋和右大腿屈曲，然后被动向内旋转，引起右下腹疼痛者为阳性。提示阑尾靠近闭孔内肌（2015）。

4）经肛门直肠指检：引起炎症阑尾所在位置压痛。压痛常在直肠右前方。当阑尾穿孔时直肠前壁压痛广泛。当形成阑尾周围脓肿时，有时可触及痛性肿块。

（2）实验室检查：白细胞计数和中性粒细胞比例常增加。尿检查一般无阳性发现，如尿中出现少数红细胞，说明炎性阑尾与输尿管或膀胱相靠近；明显血尿说明存在泌尿系统的原发病变。生育期有闭经史的女性患者应检查血清人绒毛膜促性腺激素（β-hCG），以除外产科情况。血清淀粉酶和脂肪酶检查有助于除外急性胰腺炎。

（3）影像学检查

1）腹部平片：可见盲肠扩张和液气平面，偶尔可见钙化的粪石和异物影，可帮助诊断。

2）B 超检查：有时可发现肿大的阑尾或脓肿。

3）螺旋 CT 扫描：有助于阑尾周围脓肿的诊断。

【巧妙记忆】 阑尾炎诊断：转移性腹痛，后固定在右下腹；胃肠道和全身症状；麦氏点压痛；结肠充气试验、腰大肌试验、闭孔内肌试验阳性。

2. 鉴别诊断　需要与急性阑尾炎鉴别的包括其他脏器病变引起的急性腹痛，及一些非外科急腹症。

（1）胃十二指肠溃疡：穿孔患者多有溃疡病史，表现为突然发作的剧烈腹痛。除右下腹压痛外，上腹也具疼痛和压痛，腹壁板状强直等腹膜刺激症状也较明显。胸腹部 X 线检查如发现膈下有游离气体，则有助于鉴别诊断。

（2）右侧输尿管结石：多呈突然发生的右下腹阵发性剧烈绞痛，疼痛向会阴部、外生殖器放射。尿中查到多量红细胞。B 超检查或 X 线摄片在输尿管走行部位可呈现结石阴影。

（3）妇产科疾病：异位妊娠破裂表现为突然下腹痛，常有急性失血症状和腹腔内出血的体征，有停经史及阴道不规则出血史；检查时宫颈举痛、附件肿块、阴道后穹隆穿刺有血等。卵巢滤泡或黄体囊肿破裂病情较轻，多发病于排卵期或月经中期以后。急性输卵管炎和急性盆腔炎，下腹痛逐渐发生，可伴有腰痛；腹部压痛点较低，直肠指诊盆腔有对称性压痛；阴道后穹隆穿刺可获脓液，涂片检查细菌阳性。卵巢囊肿蒂扭转有明显而剧烈腹痛，腹部或盆腔检查中可扪及有压痛性的肿块。B 超检查均有助于诊断和鉴别诊断。

（4）急性肠系膜淋巴结炎：多见于儿童。往往先有上呼吸道感染史，腹部压痛部位偏内侧，范围不太固定且较广，并可随体位变更。

（5）其他：急性胃肠炎时，恶心、呕吐和腹泻等消化道症状较重，无右下腹固定压痛和腹膜刺激体征。胆道系统感染性疾病有明显绞痛、高热，甚至出现黄疸，常有反复右上腹痛史。右侧肺炎、胸膜炎有呼吸系统的症状和体征。此外，回盲部肿瘤、克罗恩病、美克耳憩室炎或穿孔、小儿肠套叠等亦需进行临床鉴别。

（六）并发症（★★）

1. 腹腔脓肿　在阑尾周围形成的阑尾周围脓肿最常见（2004、2007、2014），其他常见部位有盆腔、膈下或肠间隙等。临床表现有麻痹性肠梗阻的腹胀症状、压痛性包块和全身感染中毒症状等。B 超和 CT 扫描可协助定位。一经诊断即应在超声引导下穿刺抽脓冲洗或置管引流，或必要时手术切开引流。应在治愈后 3 个月左右择期手术切除阑尾。

2. 内、外瘘形成　阑尾周围脓肿如未及时引流，少数病例脓肿可向小肠或大肠内穿破，亦可向膀胱、阴道或腹壁穿破，形成各种内瘘或外瘘，此时脓液可经瘘管排出。

3. 化脓性门静脉炎（2002、2007、2016）　急性

阑尾炎时阑尾静脉中的感染性血栓，可沿肠系膜上静脉至门静脉，导致化脓性门静脉炎症。临床表现为寒战、高热、肝大、剑突下压痛、轻度黄疸等。行阑尾切除并大剂量抗生素治疗有效。

（七）治疗与手术并发症（★★★）

1. 手术治疗　一旦确诊，应早期施行阑尾切除。术前即应用抗生素，有助于防止术后感染的发生。

（1）不同临床类型急性阑尾炎的手术方法选择

1）急性单纯性阑尾炎：行阑尾切除术，切口一期缝合。

2）急性化脓性或坏疽性阑尾炎：行阑尾切除术。腹腔如有脓液，应仔细清除，用湿纱布蘸净脓液后关腹。注意保护切口，一期缝合。

3）穿孔性阑尾炎：右下腹经腹直肌切口，切除阑尾，清除腹腔脓液或冲洗腹腔，根据情况放置腹腔引流。术中注意保护切口，冲洗切口，一期缝合。术后注意观察切口，有感染时及时引流。

4）阑尾周围脓肿：脓肿尚未破溃穿孔时应按急性化脓性阑尾炎处理。如穿孔已被包裹形成阑尾周围脓肿，病情较稳定，宜应用抗生素治疗或同时联合中药治疗促进脓肿吸收消退，也可在超声引导下穿刺抽脓或置管引流。如脓肿扩大，无局限趋势，宜先行B超检查，确定切口部位后行手术切开引流。如阑尾显露方便，也应切除阑尾，阑尾根部完整者施单纯结扎。如阑尾根部坏疽穿孔，可行U字缝合关闭阑尾开口的盲肠壁。术后加强支持治疗，合理使用抗生素。

（2）特殊情况下阑尾切除术

1）阑尾尖端粘连固定，不能按常规方法切除阑尾，可先将阑尾于根部结扎切断，残端处理后再分段切断阑尾系膜，最后切除整个阑尾。此为阑尾逆行切除法。

2）盲肠后位阑尾，宜剪开侧腹膜，将盲肠向内翻，显露阑尾，直视下切除。再将侧腹膜缝合。

3）盲肠水肿不宜用荷包埋入缝合时，宜用8字或U字缝合，缝在结肠带上，将系膜一并结扎在缝线上。

4）局部渗出或脓液不多，用纱布多次蘸净，不要用盐水冲洗，以防炎症扩散。如已穿孔，腹膜炎范围大，术中腹腔渗出多，应彻底清除腹腔脓液或冲洗腹腔并放置引流。

5）如合并移动盲肠，阑尾切除后，应同时将盲肠皱襞折叠紧缩缝合。

2. 急性阑尾炎的非手术治疗　仅适用于单纯性阑尾炎及急性阑尾炎的早期阶段，患者不接受手术治疗或客观条件不允许，或伴存其他严重器质性疾病有手术禁忌证者。主要措施包括选择有效的抗生素和补液治疗。

3. 阑尾切除术后并发症

（1）出血（2016、2018）：由阑尾系膜的结扎线松脱引起。表现为腹痛、腹胀和失血性休克等症状。关键在于预防。一旦发生出血表现，应立即输血补液，紧急再次手术止血。

（2）切口感染：是最常见的术后并发症（2019）。临床表现包括术后2~3天体温升高，切口胀痛或跳痛，局部红肿、压痛等。处理原则为先行试穿抽出脓液，或于波动处拆除缝线，排出脓液，放置引流，定期换药。短期可治愈。术中加强切口保护，切口冲洗，彻底止血，消灭无效腔等措施可预防切口感染。

（3）粘连性肠梗阻（2002）：也是阑尾切除术后的较常见并发症。一旦诊断为急性阑尾炎，应早期手术，术后早期离床活动可适当预防此并发症。

（4）阑尾残株炎：阑尾残端保留过长，超过1cm时，或者粪石残留，术后残株可炎症复发，仍表现为阑尾炎的症状。应行钡剂灌肠透视检查以明确诊断。症状较重时应再次手术切除阑尾残株。

（5）粪瘘（2001）：很少见。产生原因为阑尾残端单纯结扎，其结扎线脱落；盲肠原为结核、癌症等；盲肠组织水肿脆弱，术中缝合时裂伤。粪瘘发生时如已局限化，不致发生弥漫性腹膜炎，类似阑尾周围脓肿的临床表现。如为非结核或肿瘤病变等，一般经非手术治疗粪瘘可闭合自愈。

【巧妙记忆】　阑尾炎术后并发症：出血——严格结扎；切口感染——彻底止血，切口冲洗；粘连性肠梗阻——阑尾炎诊断后早期手术；阑尾残株炎——清楚粪石；粪瘘——残端结扎严密。

（八）特殊类型阑尾炎的诊断（2001、2003、2005）与治疗（★★）

1. 新生儿急性阑尾炎　新生儿急性阑尾炎很少见。早期临床表现无特殊性，仅有食欲缺乏、恶心、呕吐、腹泻和脱水等，发热和白细胞增多均不明显，术前难于早期确诊，穿孔率和死亡率很高。诊断时应仔细检查右下腹部压痛和腹胀等体征，并应早期手术治疗。

2. 小儿急性阑尾炎　诊断小儿急性阑尾炎须仔细耐心，取得患儿的信赖和配合，再经轻柔的检查，左、右下腹对比检查，仔细观察病儿对检查的反应，作出判断。治疗原则是早期手术，并配合输液，纠正脱水，应用广谱抗生素等。

3. 妊娠期急性阑尾炎（2018）　较常见，压痛、肌紧张和反跳痛均不明显，腹膜炎易在腹腔内扩散。炎症发展易致流产或早产。治疗以早期阑尾切除术为主（2020）。妊娠后期的腹腔感染难以控制，更应早期手术。围手术期应加用黄体酮。尽量不用腹腔引流。术后使用广谱抗生素。加强术后护理。临产期的急性阑尾炎如并发阑尾穿孔或全身感染症状严重时，可考虑经腹剖宫产术，同时切除病变阑尾。

4. 老年人急性阑尾炎（2002）　主诉不强烈，体征不典型，临床表现轻而病理改变却很重，体温升高和白细胞增多均不明显，易延误诊断和治疗。老年人出现下腹疼痛、低热、腹胀等症状，即使无典型转移性右下腹痛史，如有右下腹压痛，就应考虑急性阑尾炎的可能。

老年人常伴发心血管病、糖尿病、肾功能不全等，使病情更趋复杂严重，易导致阑尾缺血坏死。一旦诊断应及时手术，同时注意处理伴发的内科疾病。

5. AIDS/HIV感染患者的阑尾炎　其临床症状及体征与免疫功能正常者相似，但不典型，白细胞不增多，常被延误诊断和治疗。B超或CT检查有助于诊断。阑尾切除术是主要的治疗方法，强调早期诊断并手术治疗。

【巧妙记忆】　新生儿急性阑尾炎：临床表现无特殊性，穿孔率和死亡率高；小儿急性阑尾炎：病情发展快，早期高热，腹部体征不明显；妊娠期急性阑尾炎：腹部体征不明显，腹腔感染难控制；老年人急性阑尾炎：临床表现轻，病理改变重；AIDS/HIV感染患者的阑尾炎：白细胞不增多，易延误诊断和治疗。

【经典习题】

1. 不符合急性单纯性阑尾炎表现的是
   A. 均有局部腹肌紧张
   B. 右下腹局限性轻度反跳痛
   C. 有低热表现
   D. 白细胞计数轻度增多
   E. 右下腹局限性压痛

答案：A

考点：急性阑尾炎的临床表现

解析：急性单纯性阑尾炎属轻型阑尾炎或病变早期，病变只限于黏膜和黏膜下层。①胀痛症状：腹痛发作始于上腹，逐渐移向脐部，数小时后转移并局限在右下腹。胃肠道症状：可有厌食、恶心、呕吐等。全身症状：早期乏力，炎症重时出现中毒症状，心率增快，发热，达38℃左右。②体征：右下腹压痛、腹膜刺激征、右下腹包块。③实验室检查：白细胞计数和中性粒细胞比例增高，部分病人白细胞可无明显增多。但是，在老人、小儿、孕妇、肥胖、虚弱或者肠后位阑尾炎时，腹膜刺激征象可不明显。故选A。

2. 男，35岁。因急性阑尾炎穿孔，行阑尾切除术后5天，仍有腹胀、腹痛，体温38.5℃，大便4~6次/天，有下坠感。首选的检查是
   A. 查看切口
   B. 腹部B超
   C. 粪便常规检查
   D. 直肠指检
   E. 血常规检查

答案：D

考点：急性阑尾炎并发症

解析：急性阑尾炎手术并发症有阑尾残株炎、粪漏、肛周脓肿、门静脉炎。此患者出现腹胀、腹痛，发热、大便次数多，有下坠感，考虑盆腔脓肿的可能性大。首先的检查为直肠指检。故选D。

第七节　直肠肛管疾病

一、解剖

（一）直肠的解剖

直肠位于盆腔的后部，平骶岬处上接乙状结肠，沿骶、尾骨前面下行，穿过盆膈转向后下，至尾骨平面与肛管相连，形成约90°的弯曲。直肠长度为12~15cm（2007），分为上段直肠和下段直肠，以腹膜返折为界。上段直肠的前面和两侧有腹膜覆盖，前面的腹膜返折成直肠膀胱陷凹或直肠子宫陷凹。如该陷凹有炎性液体或腹腔肿瘤盆底种植转移时，直肠指诊可以帮助诊断；如有盆腔脓肿可穿刺或切开直肠前壁进行引流。下段直肠全部位于腹膜外。男性直肠下段的前方借直肠膀胱隔与膀胱底、前列腺、精囊腺、输精管壶腹及输尿管盆段相邻。女性直肠下段借直肠阴道隔与阴道后壁相邻。直肠后方是骶、尾骨和梨状肌。直肠的肌层与结肠相同。直肠环肌在直肠下端增厚而成为肛管内括约肌，属不随意肌，受自主神经支配，可协助排便，无括约肛门的功能。直肠纵肌下端与肛提肌和内、外括约肌相连。

直肠黏膜在直肠壶腹部有上、中、下3个直肠瓣。直肠下端与口径较小且呈闭锁状态的肛管相接，黏膜呈现8~10个隆起的纵形皱襞，称为肛柱。肛柱基底之间有半月形皱襞，称为肛瓣。肛瓣与肛柱下端共同围成的小隐窝，称肛窦。窦口向上，肛门腺开口于此。窦内容易积存粪屑，易于感染而发生肛窦炎。肛管与肛柱连接的部位，有三角形的乳头状隆起，称为肛乳头。肛瓣边缘和肛柱下端共同在直肠和肛管交界处形成一锯齿状的环形线，称齿状线。

直肠系膜指的是在中下段直肠的后方和两侧包裹着直肠的、形成半圈1.5~2.0cm厚的结缔组织，内含动脉、静脉、淋巴组织及大量脂肪组织。肛垫位于

直肠、肛管结合处，亦称直肠肛管移行区（痔区）。该区为一环状、约1.5cm宽的海绵状组织带，富含血管、结缔组织及与平滑肌纤维相混合的纤维肌性组织，协助括约肌封闭肛门。Treitz肌呈网络状结构缠绕直肠静脉丛，将肛垫固定于内括约肌上。

（二）肛管的解剖

肛管上自齿状线，下至肛门缘，长1.5~2.0cm。肛管内上部为移行上皮，下部为角化的复层扁平上皮。肛管为肛管内、外括约肌所环绕，平时呈环状收缩封闭肛门。

齿状线是直肠与肛管的交界线。齿状线上、下的血管、神经及淋巴来源都不同，是重要的解剖学标志。其重要性有以下几方面：①齿状线以上是黏膜，受自主神经支配，无疼痛感；齿状线以下为皮肤，受阴部内神经支配，痛感敏锐。②齿状线以上由直肠上、下动脉供应，齿状线以下属肛管动脉供应。③齿状线以上的直肠上静脉丛通过直肠上静脉回流至门静脉；齿状线以下的直肠下静脉丛通过肛管静脉回流至腔静脉。④齿状线以上的淋巴引流主要入腹主动脉旁或髂内淋巴结；齿状线以下的淋巴引流主要入腹股沟淋巴结及髂外淋巴结。

白线位于齿状线与肛缘之间，是内括约肌下缘与外括约肌皮下部的交界处，直肠指诊时可触到一浅沟，所以亦称括约肌间沟。

二、肛裂

（一）诊断（★★）

典型的临床表现为疼痛、便秘和出血。疼痛剧烈，有典型的肛裂疼痛周期，排便肛管烧灼样或刀割样疼痛，便后数分钟可缓解，随后有括约肌挛缩痛（2007、2013、2016、2020、2023），直至括约肌疲劳、松弛后疼痛缓解。排便时常在粪便表面或便纸上见到少量血迹，或滴鲜血。

依据典型的临床表现，肛门检查时发现的肛裂“三联征”（肛裂、前哨痔、乳头肥大）不难作出诊断（2002、2003、2013、2018、2022）。

【巧妙记忆】肛裂诊断：典型疼痛周期；便秘和出血；肛门检查见肛裂、前哨痔、乳头肥大三联征。

（二）治疗（★★）

急性或初发的肛裂可坐浴和润便；慢性肛裂可坐浴、润便加扩肛；经久不愈、保守治疗无效且症状较重者可手术治疗。

1. 非手术治疗　原则是解除括约肌痉挛，镇痛，帮助排便，中断恶性循环，促使局部愈合。具体措施如下。①排便后用1：5000高锰酸钾温水坐浴，保持局部清洁；②口服缓泻剂或液体石蜡，增加饮水和多纤维食物，保持大便通畅；③解除括约肌痉挛，扩大创面，促进裂口愈合。

2. 手术疗法

（1）肛裂切除术：即切除全部增殖的裂缘、前哨痔、肥大的肛乳头、感染的隐窝和深部不健康的组织直至暴露肛管括约肌，可同时切断部分外括约肌皮下部或内括约肌，创面敞开引流。

（2）肛管内括约肌切断术：在肛管一侧距肛缘1~1.5cm做小切口达内括约肌下缘，剪断内括约肌，然后扩张至4指，电灼或压迫止血后缝合切口，可一并切除肥大乳头、前哨痔。

三、直肠肛管周围脓肿

（一）诊断（★★★）

1. 肛门周围脓肿（2013、2015、2016、2022）肛门周围皮下脓肿最常见，常位于肛门后方或侧方皮下部。主要症状为肛周持续性跳动性疼痛，行动不便，坐卧不安。病变处明显红肿，有硬结和压痛，脓肿形成可有波动感，穿刺时可抽出脓液（2020）。

2. 坐骨肛管间隙脓肿　又称坐骨直肠窝脓肿，发病时患侧出现持续性胀痛，逐渐加重，继而为持续性跳痛，坐立不安，排便或行走时疼痛加剧，可有排尿困难和里急后重；全身感染症状明显。早期局部体征不明显，局部触诊或直肠指检时患侧有深压痛，甚至波动感。不及时切开可形成肛瘘。

3. 骨盆直肠间隙脓肿　又称骨盆直肠窝脓肿。早期就有全身中毒症状。局部表现为直肠坠胀感，便意不尽，常伴排尿困难。直肠指诊可在直肠壁上触及肿块隆起，有压痛和波动感。诊断主要靠穿刺抽脓。

4. 其他　有肛门括约肌间隙脓肿、直肠后间隙脓肿、高位肌间脓肿、直肠壁内脓肿。局部症状多明显，主要表现为会阴、直肠部坠胀感，排便时疼痛加重；可有不同程度的全身感染症状。直肠指诊可触及痛性包块。

【巧妙记忆】肛门周围脓肿：肛周持续性跳动性疼痛，坐卧不安。坐骨肛管间隙脓肿：排便或行走时疼痛加剧，切开不及时形成肛瘘。骨盆直肠间隙脓肿：早期就有全身中毒症状，直肠坠胀感。

（二）治疗（★★）

1. 非手术治疗　①选用对革兰阴性杆菌有效的抗生素；②温水坐浴；③局部理疗；④口服缓泻剂或液体石蜡以减轻排便时疼痛。

2. 手术治疗　脓肿切开引流是治疗直肠肛管周围脓肿的主要方法（2007、2013、2016、2020、2023），一旦诊断明确，即应切开引流。手术方式因脓肿的部位不同而异。

（1）肛门周围脓肿切开引流术：局麻下在波动最明显处做与肛门呈放射状切口，无须填塞以保证引流通畅。

（2）坐骨肛管间隙脓肿：蛛网膜下腔麻醉或骶管麻醉下进行。在压痛明显处用粗针头先做穿刺，抽出脓液后，在该处做一平行于肛缘的弧形切口，切口应距离肛缘3~5cm。应置管或放置油纱布条引流。

（3）骨盆直肠间隙脓肿切开引流术：蛛网膜下腔麻醉或全麻下进行。切开部位因脓肿来源不同而不同。

四、肛瘘

（一）诊断（2006、2020、2023）（★★）

瘘外口流出少量脓性、血性、黏液性分泌物为主要症状。当外口愈合，瘘管中有脓肿形成时，可感到明显疼痛，同时伴发热、寒战、乏力等全身感染症状，脓肿穿破或切开引流后，症状缓解。上述症状的反复发作是瘘管的临床特点。

检查时在肛周皮肤上可见到单个或多个外口，呈红色乳头状隆起，挤压时有脓液或脓血性分泌物排出。外口数目越多，距离肛缘越远，肛瘘越复杂。确定内口位置对明确肛瘘诊断非常重要（2012），碘油瘘管造影是临床常规检查方法。

（二）治疗（★★）

肛瘘不能自愈，不治疗会反复发作直肠肛管周围脓肿。

1. 堵塞法　1%甲硝唑、生理盐水冲洗瘘管后，用生物蛋白胶自外口注入。对单纯性肛瘘可采用。

2. 手术治疗　原则是将瘘管切开，形成敞开的创面，促使愈合。

（1）瘘管切开术：将瘘管全部切开开放，靠肉芽组织生长使伤口愈合。适用于低位肛瘘。患者俯卧位或截石位，首先由外口注入亚甲蓝溶液，确定内口位置。在探针的引导下，切开探针上的表层组织，直到内口。刮去瘘管内的肉芽组织及坏死组织，修剪皮缘，使伤口呈内小外大的V形创面，创口内填入油纱布，以保证创面由底向外生长。

（2）挂线疗法：利用橡皮筋或有腐蚀作用的药线的机械性压迫作用，缓慢切开肛瘘。适用于距肛门3~5cm内，有内外口低位或高位单纯性肛瘘，或作为复杂性肛瘘切开、切除的辅助治疗。最大优点是不会造成肛门失禁。术后要每日坐浴及便后坐浴使局部清洁。一般术后10~14天被扎组织自行断裂。

（3）肛瘘切除术：切开瘘管并将瘘管壁全部切除至健康组织，创面不予缝合；若创面较大，可部分缝合。适用于低位单纯性肛瘘。

【巧妙记忆】　肛瘘治疗：瘘管切开，形成敞开创面。低位肛瘘用瘘管切开术；距肛门3~5cm内，有内外口低位或高位单纯性肛瘘用挂线疗法，复杂性肛瘘、低位单纯性肛瘘可用肛瘘切除术。

五、痔

（一）诊断（★★）

内痔的主要临床表现是出血和脱出。无痛性间歇性便后出鲜血是内痔的常见症状（2014）。外痔的主要临床表现是肛门不适、潮湿不洁，有时有瘙痒。如发生血栓形成及皮下血肿有剧痛。血栓性外痔最常见（2013、2016、2018）。内痔发展到Ⅲ度以上时多形成混合痔。诊断主要靠肛门直肠检查（2001）。首先做肛门视诊。对有脱垂者，最好在蹲位排便后立即观察，可清晰见到痔块大小、数目及部位。直肠指诊可了解直肠内有无其他病变。最后做肛门镜检查，不仅可见到痔块的情况，还可观察到直肠黏膜有无充血、水肿、溃疡、肿块等。血栓性外痔表现为肛周暗紫色长条圆形肿物，表面皮肤水肿、质硬、压痛明显。

（二）治疗（★★★）

治疗应遵循3个原则：①无症状的痔无须治疗；②有症状的痔重在减轻或消除症状，而非根治；③以保守治疗为主。

1. 一般治疗　增加纤维性食物，改变不良的大便习惯。热水坐浴改善局部血液循环。肛管内注入油剂或栓剂减轻局部的瘙痒不适症状。血栓性外痔经局部热敷，外敷消炎镇痛药物后，疼痛可缓解而不需手术。嵌顿痔初期也采用一般治疗，用手轻轻将脱出的痔块推回肛门内，阻止再脱出。

2. 注射疗法　适用于Ⅰ、Ⅱ度出血性内痔。注射硬化剂的作用是使痔和痔块周围产生无菌性炎症反应，黏膜下组织纤维化，致使痔块萎缩。

3. 红外线凝固疗法　适用于Ⅰ、Ⅱ度内痔。通过红外线照射，使痔块发生纤维增生，硬化萎缩。

4. 胶圈套扎疗法　适用于Ⅰ、Ⅱ、Ⅲ度内痔。原理是将特制的胶圈套入到内痔的根部，利用胶圈的弹性阻断痔的血运，使痔缺血、坏死、脱落而愈合。Ⅱ、Ⅲ度内痔应分2~3次套扎，间隔3周；Ⅰ度内痔可1次套扎完毕。

5. 多普勒超声引导下痔动脉结扎术　适用于

Ⅱ～Ⅳ度的内痔。采用特制的带有多普勒超声探头的直肠镜，于齿状线上方2～3cm探测到痔上方的动脉直接进行结扎，通过阻断痔的血液供应以达到缓解症状的目的。

6. 手术疗法

（1）痔单纯切除术：主要用于Ⅱ、Ⅲ度内痔和混合痔的治疗。嵌顿痔也可急诊切除。

（2）吻合器痔固定术：主要适用于Ⅲ、Ⅳ度内痔、非手术疗法治疗失败的Ⅱ度内痔和环状痔，直肠黏膜脱垂也可采用。通过管状吻合器环行切除距离齿状线2cm以上的直肠黏膜2～4cm，使下移的肛垫上移固定。

（3）血栓外痔剥离术：用于治疗血栓性外痔。在局麻下将痔表面的皮肤梭形切开，摘除血栓，伤口内填入油纱布，不缝合创面。

六、直肠癌

（一）临床表现（2002、2012）（★★）

直肠癌早期无明显症状，癌肿破溃形成溃疡或感染时才出现症状。

1. 直肠刺激症状　便意频繁，排便习惯改变；便前肛门有下坠感、里急后重、排便不尽感，晚期有下腹痛。

2. 肠腔狭窄症状　癌肿侵犯致肠管狭窄，初时大便变形、变细，当造成肠管部分梗阻后，有腹痛、腹胀、肠鸣音亢进等不全性肠梗阻表现。

3. 癌肿破溃感染症状　大便表面带血及黏液，甚至有脓血便。

4. 其他　癌肿侵犯前列腺、膀胱，可出现尿频、尿痛、血尿。侵犯骶前神经可出现骶尾部剧烈持续性疼痛。晚期出现肝转移时可有腹水、肝大、黄疸、贫血、消瘦、水肿、恶病质等。

（二）诊断

根据病史、体检、影像学和内镜检查不难作出临床诊断。直肠癌常用的检查方法有以下几项。

1. 粪隐血检查　此为大规模普查或对高危人群作为结、直肠癌的初筛手段（2000、2002、2003、2012）。阳性者再做进一步检查。

2. 直肠指诊　是诊断直肠癌简单而重要的方法（2005、2007、2011、2014、2015、2018、2019）。凡遇患者有便血、大便习惯改变、大便变形等症状，均应行直肠指诊。指诊可查出癌肿的部位，距肛缘的距离，癌肿的大小、范围、固定程度、与周围脏器的关系等。

3. 内镜检查（2003、2014）　包括直肠镜、乙状结肠镜和纤维结肠镜检查。内镜检查不仅可在直视下肉眼作出诊断，而且可取组织进行病理检查。

4. 影像学检查（2003）

（1）钡剂灌肠检查：对直肠癌的诊断意义不大，用以排除结、直肠多发癌和息肉病。

（2）腔内B超检查：可在术前对直肠癌的局部浸润程度进行评估。

（3）MRI检查：可显示肿瘤在肠壁内的浸润深度，对直肠癌的诊断及术前分期有重要价值。

（4）CT检查（2016）：可了解直肠癌盆腔内扩散情况，有无侵犯膀胱、子宫及盆壁，是术前常用的检查方法。腹部CT扫描可检查有无肝转移癌及腹主动脉旁淋巴结肿大。

（5）正电子发射计算机断层显像-CT检查（PET-CT）：可发现肿瘤以外的高代谢区域，从而帮助制定治疗方案。

（6）腹部B超检查：腹部B超或CT检查应列为常规。

5. 肿瘤标志物　目前公认的在大肠癌诊断和术后监测有意义的肿瘤标志物是癌胚抗原（CEA）。CEA主要用于预测直肠癌的预后和监测复发。

6. 其他检查　低位直肠癌伴有腹股沟淋巴结肿大时，应行淋巴结活检。癌肿位于直肠前壁的女性患者应做阴道检查及双合诊检查。男性患者有泌尿系症状时应行膀胱镜检查。

【巧妙记忆】　直肠癌诊断：排便习惯改变，肛门有下坠感、里急后重，大便变形、变细，大便表面带血，癌肿转移症状，直肠指诊阳性发现，内镜和病例检查确诊。

（三）手术方法及适应证（★★★）

1. 概述（2018）　手术切除仍然是直肠癌的主要治疗方法。临床上将直肠癌分为低位直肠癌（距齿状线5cm以内）、中位直肠癌（距齿状线5～10cm）和高位直肠癌（距齿状线10cm以上）。凡能切除的直肠癌如无手术禁忌证，都应尽早施行直肠癌根治术，切除的范围包括癌肿、足够的两端肠段、已侵犯的邻近器官的全部或部分、四周可能被浸润的组织及全直肠系膜。

2. 手术方式和适应证

（1）局部切除术适用于早期瘤体小、局限于黏膜或黏膜下层、分化程度高的直肠癌。手术方式主要有：①经肛局部切除术；②骶后径路局部切除术。

（2）腹会阴联合直肠癌根治术（Miles手术）（2022）原则上适用于腹膜反折以下的直肠癌。切除范围包括乙状结肠远端、全部直肠、肠系膜下动脉及其区域淋巴结、全直肠系膜、肛提肌、坐骨直肠窝内脂肪、肛管及肛门周围3～5cm的皮肤、皮下组织及全部肛门括约肌，于左下腹行永久性乙状结肠单腔造口。

（3）经腹直肠癌切除术（直肠低位前切除术、Dixon 手术）（2013、2023）是目前应用最多的直肠癌根治术，适用于距齿状线 5cm 以上的直肠癌（2002、2004、2012）。原则上以根治性切除为前提，要求远端切缘距癌肿下缘 2cm 以上。

（4）经腹直肠癌切除、近端造口、远端封闭手术（Hartmann 手术）适用于因全身一般情况很差，不能耐受 Miles 手术或急性梗阻不宜行 Dixon 手术的直肠癌患者（2002、2013）。

【巧妙记忆】 局部切除术：瘤体小，局限于黏膜或黏膜下层，分化程度高。Miles 手术：腹膜返折以下的直肠癌。Dixon 手术：距齿状线 5cm 以上的直肠癌。Hartmann 手术：不能耐受 Miles 手术或急性梗阻不宜行 Dixon 手术者。

【经典习题】

1. 不宜行直肠指诊的疾病是
 A. 肛裂
 B. 肛窦炎
 C. 内痔
 D. 肛瘘
 E. 肛周脓肿

答案：A

考点：直肠指诊的适应证

解析：肛裂是齿状线下肛管皮肤层裂伤后形成的小溃疡，常引起肛周剧痛。行直肠指诊时，会引起剧烈疼痛，患者常难以忍受，故不宜进行。故选 A。

2. 男，46 岁。因直肠癌入院。癌肿距肛缘 5cm，大小为 2cm×1cm。拟行手术治疗，患者强烈要求保留肛门。该患者是否保肛的病理依据是癌肿的
 A. 周围淋巴结状况
 B. 浸润肠壁的深度
 C. 是否侵及泌尿系统
 D. 向下的纵向浸润范围
 E. 组织学分类

答案：D

考点：直肠癌的手术评估

解析：一般术前直肠指检和病理检查满足以下条件者可考虑行直肠癌保肛手术。①肿瘤基底下缘距肛门 5cm 或以上（距外科肛管上缘 1cm 或以上）。②肿瘤为局限型、隆起型或溃疡型病变。③肿瘤基底活动度良好。④肿瘤病理为管状腺癌或乳头状腺癌。满足以上条件者可考虑行保肛手术。本患者癌肿距离肛缘 5cm，故必须明确其向下浸润的范围，若过低，则不能保留肛门。故选 D。

第八节 消化道出血

消化道以十二指肠悬韧带为界，其上的消化道出血称为上消化道出血。消化道急性大量出血，临床表现为呕血、黑便、血便等，并伴有血容量减少引起的急性周围循环障碍，是临床常见急症。

一、上消化道出血

（一）病因（★★）

上消化道出血的病因归纳列述如下。

1. 上消化道疾病

（1）食管疾病：食管炎（反流性食管炎、食管憩室炎）、食管癌、食管物理损伤［食管贲门黏膜撕裂综合征（2001、2002、2008、2017、2022），又称 Mallory-Weiss 综合征；器械检查；异物或放射性损伤］、食管化学损伤（强酸、强碱或其他化学剂）。

（2）胃、十二指肠疾病：消化性溃疡（2001、2006），Zollinger-Ellison 综合征、急性糜烂出血性胃炎、胃癌、胃血管异常、胃黏膜脱垂、急性胃扩张、胃扭转、膈裂孔疝、十二指肠憩室炎、急性糜烂性十二指肠炎、胃手术后病变，其他病变如重度钩虫病、胃血吸虫病、胃或十二指肠克罗恩病、胃或十二指肠结核、嗜酸性粒细胞性胃肠炎、胃或十二指肠异位胰腺组织等。

2. 门静脉高压引起的食管胃底静脉曲张破裂或门脉高压性胃病。

3. 上消化道邻近器官或组织的疾病 包括：①胆道出血，最常见的病因是胆道感染、肝外伤，其他原因有肝胆肿瘤、肝血管瘤、胆管结石压迫和手术损伤等，胆道出血的三联征是胆绞痛、梗阻性黄疸和消化道出血；②胰腺疾病累及十二指肠胰腺癌，急性胰腺炎并发脓肿溃破；③主动脉瘤破入食管、胃或十二指肠；④纵隔肿瘤或脓肿破入食管。

4. 全身性疾病 包括：①血管性疾病如过敏性紫癜、遗传性出血性毛细血管扩张、动脉粥样硬化等；②血液病如血友病、血小板减少性紫癜、白血病、弥散性血管内凝血及其他凝血机制障碍；③尿毒症；④结缔组织病如结节性多动脉炎、系统性红斑性狼疮等；⑤急性感染如流行性出血热、钩端螺旋体病等；⑥应激相关胃黏膜损伤（2003、2012、2013、2017）。

【巧妙记忆】 消化性溃疡（2001、2006）、食管胃底静脉曲张破裂、急性糜烂出血性胃炎和胃癌是上消化道大出血临床上最常见的病因。

（二）临床表现（★★★）

临床表现主要取决于出血量及出血速度。

1. 呕血与黑便（2006、2007） 是上消化道出血的特征性表现。出血部位在幽门以上者常伴有呕血。幽门以下出血如出血量大、速度快，也可表现为呕血。呕血多棕褐色呈咖啡渣样，出血量大则为鲜红或有血块。黑便呈柏油样，黏稠而发亮，当出血量大，粪便可呈暗红甚至鲜红色。成人每日消化道出血如达到5~10ml，粪便隐血试验出现阳性。

2. 失血性周围循环衰竭 一般表现为头晕、心悸、乏力，突然起立可发生晕厥、肢体冷感、心率加快、血压偏低等。严重者呈休克状态。

3. 贫血和血常规变化 出血早期血常规可无明显变化。出血后24~72小时血液稀释到最大限度。急性出血患者为正细胞正色素性贫血，慢性失血则呈小细胞低色素性贫血。出血24小时内网织红细胞即见增高，出血停止后逐渐降至正常。上消化道大量出血2~5小时，白细胞计数轻至中度增加，血止后2~3天才恢复正常。但肝硬化患者如同时有脾功能亢进，则白细胞计数可不增加。

4. 发热 多数患者在上消化道大量出血后24小时内出现低热，持续3~5天后体温降至正常。

5. 氮质血症（2012） 一般于1次出血后数小时血尿素氮开始上升，24~48小时可达高峰，大多不超出14.3mmol/L，3~4天后降至正常。

（三）诊断与鉴别诊断（★★★）

1. 诊断

（1）上消化道出血诊断的确立：根据呕血、黑便和失血性周围循环衰竭的临床表现，呕吐物或黑便隐血试验呈强阳性，血红蛋白浓度、红细胞计数及血细胞比容下降的实验室证据，可作出上消化道出血的诊断，但必须注意以下情况：

1）排除消化道以外的出血因素：①排除来自呼吸道的出血；②排除口、鼻、咽喉部出血；③排除进食引起的黑便，如动物血、炭粉、铁剂或铋剂等药物。

2）判断上消化道还是下消化道出血：呕血提示上消化道出血，黑便大多来自上消化道出血，而血便大多来自下消化道出血。难与下消化道出血鉴别者应在病情稳定后即做急诊胃镜检查。

（2）出血严重程度的估计和周围循环状态的判断：急性大出血严重程度的估计最有价值的指标是血容量减少所导致周围循环衰竭的临床表现，而周围循环衰竭又是急性大出血导致死亡的直接原因。对急性消化道大出血患者，应将对周围循环状态的有关检查放在首位。血压和心率是关键指标。

（3）出血是否停止的判断：出现下列情况应考虑继续出血或再出血：①反复呕血，或黑便次数增多、粪质稀薄，伴有肠鸣音亢进；②周围循环衰竭的表现经充分补液输血而未见明显改善或虽暂时好转而又恶化；③血红蛋白浓度、红细胞计数与血细胞比容继续下降，网织红细胞计数持续增多；④补液与尿量足够的情况下，血尿素氮持续或再次增高。

（4）出血的病因：确诊出血的原因与部位需靠器械检查。

1）临床与实验室检查提供的线索：慢性、周期性、节律性上腹痛多提示出血来自消化性溃疡。有服用非甾体抗炎药等损伤胃黏膜的药物或应激状态者，可能为急性糜烂出血性胃炎。过去有病毒性肝炎、血吸虫病或酗酒病史，并有肝病与门静脉高压的临床表现者，可能是食管胃底静脉曲张破裂出血。对中年以上的患者近期出现上腹痛，伴有食欲缺乏、消瘦者，应警惕胃癌的可能性。肝功能试验结果异常、血常规白细胞及血小板减少等有助于肝硬化诊断。

2）胃镜检查：是目前诊断上消化道出血病因的首选检查方法（2003、2007、2014、2015、2022）。急诊胃镜检查多在出血后24~48小时内进行，可判断是否继续出血或估计再出血的危险性，并同时进行内镜止血治疗。

3）X线钡剂造影检查：对经胃镜检查出血原因未明，疑病变在十二指肠降段以下小肠段，则有特殊诊断价值。

4）其他检查：选择性腹腔动脉造影、放射性核素扫描、胶囊内镜及小肠镜检查等主要适用于不明原因消化道出血。

（5）预后估计：提示预后不良危险性增高的主要因素有①高龄患者（>60岁）；②有严重伴随病（心、肺、肝、肾功能不全、脑血管意外等）；③本次出血量大或短期内反复出血；④特殊病因和部位的出血（如食管胃底静脉曲张破裂出血）；⑤消化性溃疡伴有内镜下活动性出血，或近期出血征象如暴露血管或溃疡面上有血痂。

2. 鉴别诊断 排除消化道以外的出血因素，如呼吸道出血、口鼻咽喉出血、进食引起的黑便、排除全身性因素所致出血。

上、下消化道出血的判断：①胃肠吻合术后的空肠溃疡和吻合口溃疡；②门静脉高压、食管胃底静脉破裂出血、门脉高压性胃病、门静脉炎或血栓形成的门静脉阻塞、肝静脉阻塞（Budd-Chiari综合征）；③上消化道邻近器官或组织的疾病，如胆道出血、胰腺疾病累及十二指肠、胸主动脉瘤破入消化道；④全身性疾病在胃肠道表现出血，如血液病、再障、白血病、血管炎、严重感染、手术、创伤、肺源性心脏病、流行性出血热等。

（四）治疗（★★★）

抗休克、迅速补充血容量治疗应放在一切医疗措施的首位（2014、2015）。

1. 一般急救措施　患者应卧位休息，保持呼吸道通畅，必要时吸氧。活动性出血期间禁食。严密监测患者生命体征；观察呕血与黑便情况；定期复查血常规与血尿素氮；必要时行中心静脉压测定。

2. 积极补充血容量（2018）　尽快建立有效的静脉输液通道，补充血容量。下列情况为紧急输血指征：①改变体位出现晕厥、血压下降和心率加快；②失血性休克；③血红蛋白低于70g/L，或血细胞比容低于25%。

3. 止血措施

（1）食管、胃底静脉曲张破裂大出血（2015）

1）药物止血：①血管升压素，推荐疗法是0.2U/min静脉持续滴注，视治疗反应，可逐渐增加剂量至0.4U/min，同时使用硝酸甘油静脉滴注，或舌下含服0.6mg，每30分钟1次。冠状动脉粥样硬化性心脏病、高血压者禁用（2008、2014）。②三甘氨酰赖氨酸加压素（又名特列加压素），每次2mg，4~6小时1次，静脉推注。③生长抑素及其拟似物（2013、2017），为近年治疗食管胃底静脉曲张出血的最常用药物。14肽天然生长抑素用法为首剂250μg静脉缓注，继以250μg/h持续静脉滴注。8肽奥曲肽常用量为首剂100μg静脉缓注，继以25~50μg/h持续静脉滴注。

2）气囊压迫止血：经鼻腔或口插入三腔二囊管，注气入胃囊（囊内压50~70mmHg），向外加压牵引，用以压迫胃底，若未能止血，再注气入食管囊（囊内压为35~45mmHg），压迫食管曲张静脉。由于患者痛苦大、并发症多，其应用宜限于药物不能控制出血时作为暂时止血用。

3）内镜治疗：内镜直视下注射硬化剂或组织黏合剂至曲张的静脉，或用皮圈套扎曲张静脉，是目前治疗食管胃底静脉曲张破裂出血的重要手段（2002、2003）。

4）外科手术或经颈静脉肝内门体静脉分流术：在大量出血上述方法治疗无效时选择。

（2）非曲张静脉上消化道大出血（2016）：以消化性溃疡所致出血最为常见。有以下止血措施。

1）抑制胃酸分泌的药物：抑制胃酸分泌，提高胃内pH能促进血小板聚集及血浆凝血功能。常规予H_2受体拮抗剂（2014、2018）或质子泵抑制剂。

2）内镜治疗：内镜如见有活动性出血或暴露血管的溃疡应进行内镜止血。方法包括热探头、高频电灼、激光、微波、注射疗法或上止血夹等，可视各单位的设备及病情选用。

3）手术治疗：内科积极治疗仍大量出血不止危及患者生命时，须不失时机地行手术治疗。

4）介入治疗：无法进行内镜治疗，又不能耐受手术的特殊患者，可考虑在选择性肠系膜动脉造影找到出血灶的同时进行血管栓塞治疗。

【巧妙记忆】保持呼吸道通畅，禁食，监测生命征；积极补充血容量；食管胃底静脉曲张破裂大出血者内镜止血、药物止血或气囊压迫止血，必要时外科手术；消化性溃疡出血者抑酸、内镜止血和手术治疗。

二、下消化道出血

（一）病因

引起下消化道大出血有下列常见的病因。

1. 新生物　良性息肉和癌常为隐匿性失血，也可以是间歇性便血。

2. 血管发育异常或血管扩张　最常见于盲肠和升结肠。

3. 憩室病　憩室出血常表现为急性、无痛、大量栗色或红色血便。

4. 炎性肠疾病　特别是溃疡性结肠炎，常有腹泻，伴有不等量的便血，多与大便相混，伴有腹痛、里急后重和急迫感。

5. 直肠、肛管疾病。

6. 缺血性结肠炎。

7. 医源性出血　内镜和放射引起的下消化道出血有明显增加趋势，常因肿瘤取活检，息肉切除，及手术施行肠吻合，Crohn病狭窄成形，胰肠吻合等，引发术后出血。

（二）临床表现

下消化道出血一般为血便或暗红色大便，不伴呕血。

（三）诊断与鉴别诊断

1. 诊断　多数下消化道出血有明显血便，结合临床及必要实验室检查，通过结肠镜全结肠检查，必要时配合X线小肠钡剂造影检查，确诊一般并不困难。

不明原因的消化道出血多为小肠出血，在出血停止期，先行小肠钡剂检查；在出血活动期，应及时做选择性腹腔动脉造影；若上述检查结果阴性则选择胶囊内镜或/及双气囊小肠镜检查；出血不止危及生命者行手术探查，探查时可辅以术中内镜检查。

2. 鉴别诊断　鼻腔、口腔疾病出血时，血液被吞下后出现黑便；口服铋剂、骨炭、铁剂等引起的黑便。

（四）治疗

初步处理同上消化道大出血。下消化道出血的患者治疗如下。

1. 结肠镜治疗　活动性出血的憩室、血管扩张等，可经结肠镜行激光、硬化注射、电凝或金属内镜夹治疗。对毛细血管扩张的放射性直肠炎，烧灼治疗有效，氩凝固剂也有明显疗效。

2. 动脉灌注血管收缩药或栓塞　选择性肠系膜动脉灌注血管收缩药。常选用微线圈行选择性动脉栓塞术。

3. 手术治疗　持续性出血，24小时内需输血4~6 U，或总输血量>10 U，或因憩室出血两次住院的患者，是手术的适应证。

【经典习题】

1. 消化性溃疡并发出血时，首选的治疗药物是
   A. 氨甲环酸
   B. 法莫替丁
   C. 奥美拉唑
   D. 垂体后叶素
   E. 维生素K

答案： C

考点： 消化性溃疡并发出血的治疗

解析： 消化性溃疡并发大出血时的处理：①一般治疗：绝对卧床休息，必要时给予小量镇静剂如地西泮等。一般不必禁食，可给全流食，以中和胃酸，减轻胃饥饿性收缩以利止血。②止血措施：临床上，对于消化性溃疡和急性胃黏膜损害所引起的出血，常规给予H_2受体拮抗剂或质子泵抑制剂，后者提高及维持胃内pH的作用优于前者。C正确。内镜下直接喷洒止血剂以及内镜下高频电凝及激光止血等有较好的疗效。③补充血容量：立即配血，静脉输液，先补充生理盐水、5%葡萄糖盐水、右旋糖酐或其他血浆代用品，如出血量较多，应及早输血。外科手术如内科治疗无效，应急症手术。故选C。

2. 上消化道大出血最常见的病因是
   A. 胃、十二指肠溃疡
   B. 门静脉高压
   C. 应激性溃疡
   D. 胆道出血
   E. 胃癌

答案： A

考点： 上消化道出血的病因

解析： 上消化道大量出血的病因很多，常见者有消化性溃疡，急性胃黏膜损害，食管胃底静脉曲张破裂和胃癌。最常见于胃、十二指肠溃疡。故选A。

3. 女，25岁。进食生冷饮食后上腹痛、恶心、剧烈呕吐，初为胃内容物，后为少量新鲜血，引起呕血最可能的原因是
   A. 贲门黏膜撕裂
   B. 十二指肠溃疡合并出血
   C. 反流性食管炎合并出血
   D. 急性糜烂出血性胃炎
   E. 应激性溃疡

答案： A

考点： 食管贲门黏膜撕裂综合征的表现

解析： 食管贲门黏膜撕裂综合征也称Mallory-Weiss综合征，其特点是剧烈呕吐后，发生上消化道出血，出血量可大可小，多为鲜血。故选A。

第九节　腹　膜　炎

一、急性化脓性腹膜炎

（一）腹膜的解剖与生理（2003、2004、2008）

腹膜分为相互连续的壁腹膜和脏腹膜两部分。壁腹膜贴附于腹壁、横膈脏面和盆壁的内面；脏腹膜覆盖于内脏表面，成为它们的浆膜层。腹膜腔是壁腹膜和脏腹膜之间的潜在间隙，在男性是封闭的；女性的腹膜腔则经输卵管、子宫、阴道与体外相通。腹膜腔是人体最大的体腔，分为大、小腹腔两部分，即腹腔和网膜囊，经由网膜孔相通。大网膜有丰富的血液供应和大量的脂肪组织，能够移动到所及的病灶处将其包裹，使炎症局限，有修复病变和损伤的作用。

壁腹膜主要受体神经（肋间神经和腰神经的分支）的支配，对各种刺激敏感，痛觉定位准确。腹前壁腹膜在炎症时，可引起局部疼痛、压痛和反射性的腹肌紧张，是诊断腹膜炎的主要临床依据。脏腹膜受自主神经（来自交感神经和迷走神经末梢）支配，对牵拉、胃肠腔内压力增加或炎症、压迫等刺激较为敏感，其性质常为钝痛而定位较差，多感觉局限于脐周和腹中部；重刺激时常引起心率变慢、血压下降和肠麻痹。

腹膜是双向的半透性膜，水、电解质、尿素及一些小分子物质能透过腹膜。急性炎症时，腹膜分泌大量的渗出液，以稀释毒素和减少刺激。腹膜有很强的吸收能力，严重的腹膜炎时可因腹膜吸收大量的毒性物质，而引起感染性休克。

（二）原发性和继发性腹膜炎病因（2001）及常见致病菌（★★）

1. 原发性腹膜炎（2023）　又称为自发性腹膜炎，腹腔内无原发性病灶。

（1）病因：细菌进入腹腔的途径一般为①血行

播散，致病菌如肺炎球菌和链球菌从呼吸道或泌尿系的感染灶，通过血行播散至腹膜；②上行性感染，来自女性生殖道的细菌，通过输卵管直接向上扩散至腹腔；③直接扩散，如泌尿系感染时，细菌可通过腹膜层直接扩散至腹膜腔；④透壁性感染（2020），如肝硬化并发腹水、肾病、猩红热或营养不良等机体抵抗力低下时，肠腔内细菌有可能通过肠壁进入腹膜腔。

（2）常见致病菌：多为溶血性链球菌、肺炎链球菌或大肠埃希菌（2011）。

2. 继发性腹膜炎　是最常见的腹膜炎。

（1）病因：腹腔内空腔脏器穿孔、外伤引起的腹壁或内脏破裂，是急性继发性化脓性腹膜炎最常见的原因（2023）。如胃、十二指肠溃疡急性穿孔，产生化学性腹膜炎，继发感染后成为化脓性腹膜炎；急性胆囊炎，胆囊壁坏死穿孔，造成胆汁性腹膜炎；外伤造成的肠管、膀胱破裂，腹腔污染及经腹壁伤口进入细菌形成腹膜炎。腹腔内脏器炎症如急性阑尾炎、急性胰腺炎、女性生殖器官化脓性感染等，含有细菌的渗出液在腹腔内扩散引起腹膜炎。

（2）常见致病菌：主要是胃肠道内的常驻菌群，其中以大肠埃希菌最为多见（2007、2011、2014、2020、2022）；其次为厌氧类杆菌、链球菌、变形杆菌等。常为混合性感染（2003、2006）。

（三）病理生理

胃肠内容物和细菌进入腹腔后，机体立即发生反应，腹膜充血、水肿并失去光泽。接着产生大量清晰的浆液性渗出液，以稀释腹腔内的毒素，并出现大量的巨噬细胞、中性粒细胞，加以坏死组织、细菌和凝固的纤维蛋白，使渗出液变混浊而成为脓液。

腹膜炎的结局取决于两方面，一方面是患者全身的和腹膜局部的防御能力，另一方面是污染细菌的性质、数量和时间。细菌及其产物（内毒素）刺激患者的细胞防御机制，激活多种炎性介质，造成多器官衰竭和死亡。腹膜严重充血、水肿并渗出大量液体，引起脱水和电解质紊乱，血浆蛋白减少和贫血，加之发热、呕吐，肠管麻痹，肠腔内大量积液使血容量明显减少。肠管因麻痹而扩张、胀气，可使膈肌抬高而影响心肺功能，使血液循环和气体交换受到影响，加重休克，导致死亡。腹膜炎治愈后，腹腔内多有不同程度的粘连。部分肠管粘连使肠管不通发生机械性肠梗阻。

（四）临床表现（2018、2022）（★★★）

根据病因不同，腹膜炎的症状可以是突然发生，也可能是逐渐出现的。

1. 腹痛　是最主要的临床表现（2008、2013）。疼痛剧烈，难以忍受，呈持续性，先从原发病变部位开始，随炎症扩散而延及全腹。

2. 恶心、呕吐　吐出物多是胃内容物。发生麻痹性肠梗阻时可吐出黄绿色胆汁，甚至棕褐色粪水样内容物。

3. 体温、脉搏　开始时正常，以后体温逐渐升高、脉搏逐渐加快。原有病变如为炎症性，发生腹膜炎之前则体温已升高，发生腹膜炎后更加升高。年老体弱的患者体温可不升高。脉搏多加快，如脉搏快体温反而下降，则是病情恶化的征象之一。

4. 感染中毒症状　可出现高热、脉速、呼吸浅快、大汗、口干。病情进一步发展，可出现面色苍白、虚弱、眼窝凹陷、皮肤干燥、四肢发凉、呼吸急促、口唇发绀、舌干苔厚、脉细微弱、体温骤升或下降、血压下降、神志恍惚或不清，表示已有重度脱水、代谢性酸中毒及休克。

5. 腹部体征（2018）　腹胀、腹式呼吸减弱或消失。腹部压痛、腹肌紧张和反跳痛是腹膜炎的标志性体征，尤以原发病灶所在部位最为明显（2016）。腹胀加重是病情恶化的一项重要标志（2013）。胃肠或胆囊穿孔可引起强烈的腹肌紧张，甚至呈“木板样”强直。腹部叩诊因胃肠胀气而呈鼓音。胃、十二指肠穿孔时，肝浊音界缩小或消失。腹腔内积液较多时可叩出移动性浊音。听诊时肠鸣音减弱，肠麻痹时肠鸣音可能完全消失。

【巧妙记忆】　腹膜炎临床表现：剧烈腹痛，恶心、呕吐，体温升高，脉搏加快，感染中毒症状，腹部压痛，腹肌紧张和反跳痛，胃、肠穿孔时肝浊音界缩小或消失，移动性浊音。

（五）诊断

根据病史及典型体征，白细胞计数及分类，腹部X线检查，超声或CT检查结果等，综合分析，诊断较容易。儿童在上呼吸道感染期间突然腹痛、呕吐，出现明显的腹部体征时，应仔细分析是原发性腹膜炎，还是肺部炎症刺激肋间神经所引起的。

（六）治疗（★★）

1. 非手术治疗　对病情较轻，或病程较长超过24小时，且腹部体征已减轻或有减轻趋势者，或伴有严重心肺等脏器疾患不能耐受手术者，可行非手术治疗。

（1）体位：取半卧位，减少毒素吸收和减轻中毒症状，有利于渗出液局限和引流，减轻因腹胀挤压膈肌而影响呼吸和循环。鼓励患者经常活动双腿，防止下肢静脉血栓形成。休克患者取平卧位或头、躯干和下肢各抬高约20°的体位。

（2）禁食、胃肠减压：胃肠道穿孔的患者必须禁食，并留置胃管行持续胃肠减压，抽出胃肠道内容和气体。

（3）纠正水、电解质紊乱：根据患者的出入量及应补充的水量计算需补充的液体总量，纠正脱水和酸碱失衡。病情严重者应输血浆、白蛋白或全血，纠正低蛋白血症和贫血。注意监测脉搏、血压、尿量、中心静脉压、心电图、血细胞比容、肌酐及血气分析等，维持尿量每小时30~50ml。急性腹膜炎中毒症状重并有休克时可用一定剂量的激素。根据患者的脉搏、血压、中心静脉压等情况给予血管收缩剂或扩张剂，以多巴胺较为安全有效。

（4）抗生素：选择时应考虑致病菌的种类。第三代头孢菌素足以杀死大肠杆菌而无耐药性。根据细菌培养出的菌种及药敏结果选用抗生素更合理。需要强调的是，抗生素治疗不能替代手术治疗，有些病例单独通过手术就可以获得治愈。

（5）补充热量和营养支持：每日需要的热量达12550~16740kJ（3000~4000kcal）。在输入葡萄糖供给部分热量的同时应补充白蛋白、氨基酸等，静脉输入脂肪乳。长期不能进食者应尽早给予肠外营养；手术时已做空肠造口者，肠管功能恢复后可给予肠内营养。

（6）镇静、镇痛、吸氧：已经确诊、治疗方案已定的及手术后的患者，可用哌替啶类镇痛剂。诊断不清或需进行观察的患者，暂不用镇痛剂，以免掩盖病情。

2. 手术治疗（2015、2016、2017）

（1）手术适应证：①经上述非手术治疗6~8小时后（一般不超过12小时），腹膜炎症状及体征不缓解反而加重者；②腹腔内原发病严重；③腹腔内炎症较重，有大量积液，出现严重的肠麻痹或中毒症状，尤其是有休克表现者（2016、2022）；④腹膜炎病因不明确，且无局限趋势者。

（2）麻醉方法多选用全身麻醉或硬膜外麻醉。

（3）原发病的处理（2014）：手术切口应根据原发病变的脏器所在的部位而定。胃、十二指肠溃疡穿孔时间不超过12小时，可做胃大部切除术；如穿孔时间较长，腹腔污染严重或患者全身状况不好，只能行穿孔修补术。坏疽的阑尾及胆囊应切除；如胆囊炎症重，解剖层次不清，全身情况不能耐受手术，只宜行胆囊造口术和腹腔引流。坏死的肠管应切除；坏死的结肠如不能切除吻合，应行坏死肠段外置或结肠造口术。

（4）彻底清洁腹腔：开腹后立即用吸引器吸净腹腔内的脓液及渗出液，清除食物残渣、粪便和异物等。关腹前一般不在腹腔内应用抗生素，以免造成严重粘连（2001、2018）。

（5）充分引流（2013）：要把腹腔内的残留液和继续产生的渗液通过引流物排出体外，减轻腹腔感染和防止术后发生腹腔脓肿。

放腹腔引流管的指征：①坏死病灶未能彻底清除或有大量坏死组织无法清除；②为预防胃肠道穿孔修补等术后发生渗漏；③手术部位有较多的渗液或渗血；④已形成局限性脓肿。

（6）术后处理：继续禁食、胃肠减压、补液、应用抗生素和营养支持治疗，保证引流管通畅。根据细菌培养和药物敏感试验结果选用有效的抗生素。一般引流量小于每日10ml，非脓性、无发热、无腹胀时可拔除腹腔引流管。密切观察病情变化，行及时有效的处理。

【巧妙记忆】 半卧位，禁食、胃肠减压，纠正水、电解质紊乱，使用抗生素，病情重者手术处理原发病，彻底清洁腹腔，充分引流。

二、腹腔脓肿

脓液在腹腔内积聚，由肠管、内脏、网膜或肠系膜等粘连包围，与游离腹腔隔离，形成腹腔脓肿。腹腔脓肿可分为膈下脓肿、盆腔脓肿和肠间脓肿。一般均继发于急性腹膜炎或腹腔内手术，原发性感染少见。

（一）膈下脓肿的诊断和治疗（★★）

1. 诊断 诊断急性腹膜炎或腹腔内脏器的炎性病变治疗过程中，或腹部手术数日后出现发热、腹痛者，均应想到本病，并做进一步检查。X线透视可见患侧膈肌升高，随呼吸活动受限或消失，肋膈角模糊、积液。X线片显示胸膜反应、胸腔积液、肺下叶部分不张等，膈下可见占位阴影。超声或CT检查有助于诊断及鉴别诊断。

2. 治疗 主要为手术治疗，也可采用经皮穿刺置管引流术，同时要加强支持治疗，包括补液、输血、营养支持和抗生素的应用。

（1）经皮穿刺置管引流术：是治疗膈下脓肿的主要方法。适用于与体壁较靠近的、局限性单房脓肿。操作方法：根据超声检查或CT所显示的脓肿位置，确定穿刺的部位、方向和深度。选择距脓肿最近处进针，抽取脓液送细菌培养和药物敏感试验，然后使用多孔导管，吸尽脓液。待临床症状消失，超声检查显示脓腔明显缩小甚至消失，脓液减少至每日10ml以内，即可拔管。

（2）切开引流术：目前很少应用。术前应常规行超声和CT检查确定脓肿的部位。根据脓肿所在的部位来选择适当的切口，常用的有两种。

1）经前腹壁肋缘下切口：适用于肝右叶上、肝右叶下位置靠前及膈左下靠前的脓肿。此途径较为安全而最常用。

2）经后腰部切口：适用于肝右叶下、膈左下靠后的脓肿。

（二）盆腔脓肿的诊断和治疗（2017）

1. 诊断　急性腹膜炎治疗过程中，如阑尾穿孔或结直肠手术后，出现体温升高、典型的直肠或膀胱刺激症状、里急后重、大便频而量少、黏液便、尿频、排尿困难等，应想到本病可能。直肠指检可发现肛管括约肌松弛，在直肠前壁可触及向直肠腔内膨起、有触痛、时有波动感的肿物。下腹部超声及经直肠或阴道超声检查均有助于明确诊断。必要时可做CT检查，进一步帮助明确诊断。

2. 治疗　盆腔脓肿较小或尚未形成时，可以采用非手术治疗。应用抗生素，辅以热水坐浴、温热盐水灌肠及物理透热等疗法。脓肿较大者须手术治疗。在骶管或硬膜外麻醉下，取截石位，用肛门镜显露直肠前壁，清洁消毒后，在波动处用长针穿刺，抽出脓液后循穿刺针做一小切口，再用血管钳插入扩大切口，排出脓液，然后放橡皮管引流3~4天。已婚女患者可经后穹隆穿刺后切开引流（2002）。

（三）肠间脓肿的诊断和治疗

1. 诊断　①如脓肿周围广泛粘连，可发生不同程度的粘连性肠梗阻；②患者出现化脓感染的症状，并有腹胀、腹痛，腹部有压痛或可扪及包块。立位腹部X线片可见肠壁间距增宽及局部肠管积气，也可见小肠气液平面。

2. 治疗　应用抗生素、物理透热及全身支持治疗。非手术治疗无效或发生肠梗阻时，应考虑剖腹探查解除梗阻，清除脓液并行引流术。如B超或CT检查提示脓肿较局限且为单房，并与腹壁贴靠，也可采用B超引导下经皮穿刺置管引流。

三、结核性腹膜炎

结核性腹膜炎是由结核分枝杆菌引起的慢性弥漫性腹膜感染。以中青年多见，女性较多见。

（一）病因和发病机制（★★）

本病由结核分枝杆菌感染腹膜引起，多继发于肺结核或体内其他部位结核病。结核分枝杆菌感染腹膜的途径以腹腔内的结核病灶直接蔓延为主（2001、2003、2004、2005），肠系膜淋巴结结核、输卵管结核、肠结核等为常见的原发病灶。少数病例由血行播散引起，常可发现活动性肺结核（原发感染或粟粒性肺结核），关节、骨、睾丸结核，并可伴结核性多浆膜炎、结核性脑膜炎等。

（二）病理

根据本病的病理解剖特点，可分为渗出、粘连、干酪三型，以前两型为多见。在本病发展的过程中，上述两种或三种类型的病变可并存，称为混合型。

1. 渗出型　腹膜充血、水肿，表面覆有纤维蛋白渗出物，有许多黄白色或灰白色细小结节。腹腔内有浆液纤维蛋白渗出物积聚，腹水少量至中等量，呈草黄色，有时可为淡血性，偶见乳糜性腹水。

2. 粘连型　有大量纤维组织增生，腹膜、肠系膜明显增厚。肠袢相互粘连，并和其他脏器紧密缠结在一起，常发生肠梗阻。大网膜增厚变硬。本型常由渗出型在腹水吸收后逐渐形成，但也可因起病隐袭，病变发展缓慢，病理变化始终以粘连为主。

3. 干酪型　以干酪样坏死病变为主，肠管、大网膜、肠系膜或腹腔内其他脏器之间相互粘连，分隔成许多小房，形成结核性脓肿。小房可向肠管、腹腔或阴道穿破而形成窦道或瘘管。本型多由渗出型或粘连型演变而来，是本病的重型，并发症常见。

（三）临床表现（2008）（★★★）

一般起病缓慢，早期症状较轻；少数起病急骤，以急性腹痛或骤起高热为主要表现；有时起病隐袭，无明显症状。

1. 全身症状　结核毒血症常见，主要是发热与盗汗。热型以低热与中等热为最多，少数呈弛张热，或稽留热。高热伴有明显毒血症者，主要见于渗出型、干酪型，或见于伴有粟粒型肺结核、干酪样肺炎等严重结核病患者。后期有营养不良，表现为消瘦、水肿、贫血、舌炎、口角炎等。

2. 腹痛　早期腹痛不明显，以后可出现持续性隐痛或钝痛，也可始终没有腹痛。疼痛多位于脐周、下腹，有时在全腹。并发不完全性肠梗阻时，有阵发性绞痛。偶可表现为急腹症。

3. 腹部触诊　腹壁柔韧感是结核性腹膜炎的常见体征。腹部压痛一般轻微；少数压痛严重，且有反跳痛，常见于干酪型结核性腹膜炎。

4. 腹水　腹水以少量至中量多见。患者常有腹胀感，可由结核毒血症或腹膜炎伴有肠功能紊乱引起，不一定有腹水。

5. 腹部肿块　多见于粘连型或干酪型，常位于脐周。肿块多由增厚的大网膜、肿大的肠系膜淋巴结、粘连成团的肠曲或干酪样坏死脓性物积聚而成，边缘不整，表面不平，活动度小。

6. 其他　腹泻常见，一般每日不超过3~4次，粪便多呈糊样。有时腹泻与便秘交替出现。同时存在结核原发病灶者，有结核原发病灶相应症状、体征及相关检查表现。

（四）辅助检查（2003、2011、2018）（★★）

1. 血常规、红细胞沉降率与结核菌素试验或γ-干扰素释放试验　病程较长而有活动性病变者有轻度至中度贫血。白细胞计数多正常。病变活动时红细胞沉降率增快。PPD试验或γ-干扰素释放试验呈强阳性有助本病诊断。

2. 腹水检查　为草黄色渗出液，静置后有自然凝固块，少数为淡血色，偶见乳糜性，比重一般超过1.018，蛋白质含量在30g/L以上，白细胞计数超过500×10^6/L，以淋巴细胞为主。本病的腹水腺苷脱氨酶活性常增高。结核分枝杆菌培养的阳性率很低。腹水细胞学检查的目的是排除癌性腹水，宜作为常规检查。

3. 腹部B超检查　少量腹水需靠B超检查发现，并可提示穿刺抽腹水的准确位置。对腹部包块性质鉴别有一定帮助。

4. X线检查　可见钙化影，提示钙化的肠系膜淋巴结结核。胃肠X线钡餐检查可发现肠粘连、肠结核、肠瘘、肠腔外肿块等征象。

5. 腹腔镜检查　适用于有游离腹水的患者，可窥见腹膜、网膜、内脏表面有散在或集聚的灰白色结节，浆膜失去正常光泽，呈混浊粗糙。活组织检查有确诊价值（2002）。腹腔镜检查在腹膜有广泛粘连者属禁忌。

（五）诊断与鉴别诊断（★★★）

1. 诊断　有以下情况应考虑本病（2007、2014、2016、2017、2018）：①中青年患者，有结核病史，伴有其他器官结核病证据；②长期发热原因不明，伴有腹痛、腹胀、腹水、腹壁柔韧感或腹部包块；③腹水为渗出液性质，以淋巴细胞或单核细胞为主，普通细菌培养阴性（2002、2013）；④X线胃肠钡餐检查发现肠粘连等征象及腹部平片有肠梗阻或散在钙化点；⑤PPD试验或γ-干扰素释放试验呈强阳性。

典型病例可作出临床诊断，予抗结核治疗（2周以上）有效可确诊。不典型病例，主要是有游离腹水病例，行腹腔镜检查并做活检，符合结核改变可确诊。有广泛腹膜粘连者有手术指征时应剖腹探查。

【巧妙记忆】　结核性腹膜炎诊断：有结核病史，结核毒血症，腹痛，腹部触诊柔韧感或腹部包块，腹水淋巴细胞为主，X线胃肠钡餐有肠粘连，PPD试验强阳性。

2. 鉴别诊断

（1）以腹水为主要表现者与腹腔恶性肿瘤、肝硬化腹水和引起腹水的结缔组织病、Meigs综合征、Budd-Chiari综合征、缩窄性心包炎等鉴别。

（2）以腹部包块为主要表现者应与腹部肿瘤及克罗恩病等鉴别。

（3）以发热为主要表现，腹部症状体征不明显者需与引起长期发热的其他疾病鉴别。

（4）以急性腹痛为主要表现者应与常见外科急腹症鉴别，注意询问结核病史、寻找腹膜外结核病灶、分析有否结核毒血症等。

（六）治疗（★★★）

本病治疗的关键是及早给予合理、足够疗程的抗结核化学药物治疗（2006），同时注意休息和营养。

1. 抗结核化学药物治疗　注意对一般渗出型病例，必须强调全程规则治疗；对粘连型或干酪型病例，宜考虑加强抗结核化疗的联合应用及适当延长抗结核的疗程。

2. 大量腹水　可适当放腹水以减轻症状。

3. 手术治疗　手术适应证包括：①并发完全性肠梗阻或有不全性肠梗阻经内科治疗而未见好转者；②急性肠穿孔，或腹腔脓肿经抗生素治疗未见好转者；③肠瘘经抗结核化疗与加强营养而未能闭合者；④本病诊断有困难，与急腹症不能鉴别时，可考虑剖腹探查。

【经典习题】

1. 治疗结核性腹膜炎最主要的措施是

A. 腹腔内注射糖皮质激素

B. 大量抽腹水

C. 手术清除腹腔内干酪样病变

D. 全身联合强化抗结核治疗

E. 营养和休息

答案：D

考点：结核性腹膜炎的治疗

解析：结核性腹膜炎是由结核杆菌引起的慢性弥漫性腹膜的特异性感染，因此治疗的关键是早期、合理、足够疗程的抗结核化疗。①对于有大量腹水者，可适当放腹水以减轻症状。②结核性腹膜炎大多经内科治疗可痊愈，需手术治疗的极少，故应严格掌握外科治疗的适应证。③卧床休息，加强营养，为一般性治疗措施。④反复腹腔穿刺易导致感染，腹腔内注入糖皮质激素易使感染扩散，故临床上少用。故选D。

（2~3题共用备选答案）

A. 变形杆菌

B. 大肠埃希菌

C. 肺炎链球菌

D. 铜绿假单胞菌

E. 弧杆菌

2. 引起继发性腹膜炎的细菌主要是

答案：B

3. 通过血行播散引起的原发性腹膜炎致病菌主要是

答案：C

考点：腹膜炎的病原菌

解析：引起继发性腹膜炎的细菌以大肠埃希菌最为多见，其次为厌氧拟杆菌、链球菌、变形杆菌等。呼吸道或泌尿系的感染灶，可经血行播散至腹膜引起原发性腹膜炎，其致病菌多为肺炎链球菌。故2题选B，3题选C。

第十节 腹 外 疝

一、概论

（一）腹股沟管结构

腹股沟管位于腹前壁、腹股沟韧带内上方，大体相当于腹内斜肌、腹横肌弓状下缘与腹股沟韧带之间的空隙。成人腹股沟管的长度为4～5cm（2004）。腹股沟管的内口即深环，外口即浅环。以深环为起点，腹股沟管的走向由外向内、由上向下、由深向浅斜行。腹股沟管的前壁有皮肤、皮下组织和腹外斜肌腱膜，但外侧1/3部分尚有腹内斜肌覆盖；管的后壁为腹横筋膜和腹膜，其内侧1/3尚有腹股沟镰；上壁为腹内斜肌、腹横肌的弓状下缘；下壁为腹股沟韧带和腔隙韧带（2023）。女性腹股沟管内有子宫圆韧带通过，男性则有精索通过。

（二）Hesselbach三角组成

Hesselbach三角的外侧边是腹壁下动脉，内侧边为腹直肌外侧缘，底边为腹股沟韧带。腹股沟直疝即在此由后向前突出，故称直疝三角。

【巧妙记忆】 直疝三角可记忆为：陛下（腹壁下动脉）与外界（腹直肌外侧缘）有代沟（腹股沟韧带）。

（三）股管结构

股管是一个狭长的漏斗形间隙，长为1.0～1.5cm，内含脂肪、疏松结缔组织和淋巴结。股管有上、下两个口。上口称股环，直径约1.5cm，有股环隔膜覆盖；其前缘为腹股沟韧带，后缘为耻骨梳韧带，内缘为腔隙韧带，外缘为股静脉。

二、腹股沟疝（★★★）

（一）发病机制及临床类型

1. 发病机制

（1）先天性解剖异常、胚胎早期，睾丸位于腹膜后第2～3腰椎旁，以后逐渐下降，同时在未来的腹股沟管深环处带动腹膜、腹横筋膜及各肌经腹股沟管逐渐下移，并推动皮肤而形成阴囊。随之下移的腹膜形成一鞘突，睾丸则紧贴在其后壁。如鞘突不闭锁或闭锁不完全，就成为先天性斜疝的疝囊（2014）。

（2）后天性腹壁薄弱或缺损：任何腹外疝，都存在腹横筋膜不同程度的薄弱或缺损。此外，腹横肌和腹内斜肌发育不全对发病也起着重要作用。腹横筋膜和腹横肌的收缩可把凹间韧带牵向上外方，而在腹内斜肌深面关闭了腹股沟深环。如腹横筋膜或腹横肌发育不全，这一保护作用就不能发挥而容易发生疝。

2. 临床类型（2002、2003） 腹股沟斜疝的基本临床表现是腹股沟区有一突出的肿块。

（1）易复性斜疝：除腹股沟区有肿块和偶有胀痛外，并无其他症状。肿块常在站立、行走、咳嗽或劳动时出现，多呈带蒂柄的梨形，并可降至阴囊或大阴唇。用手按肿块并嘱患者咳嗽，可有膨胀性冲击感。

（2）难复性斜疝：在临床表现方面除胀痛稍重外，其主要特点是疝块不能完全回纳。滑动性斜疝疝块除了不能完全回纳外，尚有消化不良和便秘等症状。

（3）嵌顿性疝：通常发生在斜疝，强力劳动或排便等腹内压骤增是其主要原因。临床上表现为疝块突然增大，并伴有明显疼痛。平卧或用手推送不能使疝块回纳。肿块紧张发硬，且有明显触痛。嵌顿内容物如为大网膜，局部疼痛常较轻微；如为肠袢，不但局部疼痛明显，还可伴有腹部绞痛、恶心、呕吐、停止排便排气、腹胀等机械性肠梗阻的临床表现。

（4）绞窄性疝：临床症状多较严重。但在肠袢坏死穿孔时，疼痛可因疝块压力骤降而暂时有所缓解。因此，疼痛减轻而肿块仍存在者，不可认为是病情好转。绞窄时间较长者，由于疝内容物发生感染，侵及周围组织，引起疝外被盖组织的急性炎症。严重者可发生脓毒症。

（5）腹股沟直疝（2023）：常见于年老体弱者，其主要临床表现是当患者直立时，在腹股沟内侧端、耻骨结节上外方出现一半球形肿块，并不伴有疼痛或其他症状。直疝囊颈宽大，疝内容物又直接从后向前顶出，故平卧后疝块多能自行消失，不需用手推送复位。

【巧妙记忆】 最常见的疝内容物为小肠，难复性疝最常见的疝内容物是大网膜。

（二）诊断与鉴别诊断（表4-3-10-1）

腹股沟疝的诊断一般不难，但确定是腹股沟斜疝还是直疝并不容易。

表4-3-10-1　斜疝与直疝的鉴别诊断（2008、2018）

项　目	斜　疝（2012）	直　疝（2004、2006）
发病年龄	多见于儿童及青壮年	多见于老年
突出途径	经腹股沟管突出，可进阴囊	由直疝三角突出，不进阴囊
疝块外形	椭圆或梨形，上部呈蒂柄状	半球形，基底较宽
回纳疝块后压住深环	疝块不再突出	疝块仍可突出（2016）
精索与疝囊的关系	精索在疝囊后方	精索在疝囊前外方
疝囊颈与腹壁下动脉的关系	疝囊颈在腹壁下动脉外侧	疝囊颈在腹壁下动脉内侧
嵌顿机会	较多	极少（2020）

【巧妙记忆】　对于斜疝和直疝的区别做题前只需要记住直疝、斜疝基本相反，故可推断出来。直疝的记忆方法为：老年多见直疝，由直疝三角突出，不进入阴囊，呈半球形，精索在疝囊前外方，疝块仍可突出，极少出现嵌顿，疝囊颈在腹壁下动脉内侧。音译记忆为：老子不进球，钱可少呢。

（三）手术治疗（2007、2008、2011、2013）

腹股沟疝最有效的治疗方法是手术修补。如有慢性咳嗽、排尿困难、严重便秘、腹水等腹内压力增高情况，或合并糖尿病，手术前应先予处理，以避免和减少术后复发。手术方法可归纳为下述三种：

1. 传统的疝修补术　手术的基本原则是疝囊高位结扎、加强或修补腹股沟管管壁。疝囊高位结扎术是指显露疝囊颈，予以高位结扎、贯穿缝扎或荷包缝合，然后切去疝囊。

【巧妙记忆】　高位解剖上应达内环口，术中以腹膜外脂肪为标志。结扎偏低只是把一个较大的疝囊转化为一个较小的疝囊，达不到治疗目的。

2. 无张力疝修补术　传统的疝修补术存在缝合张力大、术后手术部位有牵扯感、疼痛等缺点。无张力疝修补术是在无张力情况下，利用人工高分子修补材料进行缝合修补，具有术后疼痛轻、恢复快、复发率低等优点。

3. 经腹腔镜疝修补术　有经腹膜前法、完全经腹膜外法、经腹腔内法和单纯疝环缝合法。前三种方法的基本原理是从后方用网片加强腹壁的缺损；最后一种方法是用钉或缝线使内环缩小，只用于较小的斜疝。

（四）嵌顿性和绞窄性疝的治疗

嵌顿性疝具备下列情况者可先试行手法复位

1. 嵌顿时间在3~4小时以内（2008），局部压痛不明显，也无腹部压痛或腹肌紧张等腹膜刺激征者。

2. 年老体弱或伴有其他较严重疾病而估计肠袢尚未绞窄坏死者。复位后还需严密观察腹部情况，注意有无腹膜炎或肠梗阻的表现，如有这些表现，应尽早手术探查。

除上述情况外，嵌顿性疝原则上需要紧急手术治疗（2004），以防止疝内容物坏死并解除伴发的肠梗阻。绞窄性疝的内容物已坏死，更需手术。术前应作好必要的准备，如有脱水和电解质紊乱，应迅速补液加以纠正。

手术的关键在于正确判断疝内容物的活力，然后根据病情确定处理方法。在扩张或切开疝环、解除疝环压迫的前提下，凡肠管呈紫黑色，失去光泽和弹性，刺激后无蠕动和相应肠系膜内无动脉搏动者，即可判定为肠坏死。如肠管尚未坏死，则可将其送回腹腔，按一般易复性疝处理。不能肯定是否坏死时，可在其系膜根部注射0.25%~0.5%普鲁卡因60~80ml，再用温热等渗盐水纱布覆盖该段肠管或将其暂时送回腹腔，10~20分钟后再行观察。如果肠壁转为红色，肠蠕动和肠系膜内动脉搏动恢复，则证明肠管尚具有活力，可回纳腹腔。如肠管确已坏死，或经上述处理后病理改变未见好转，或一时不能肯定肠管是否已失去活力时，则应在患者全身情况允许的前提下，切除该段肠管并进行一期吻合。

三、股疝（★★）

（一）诊断（2002、2022）

股疝的诊断主要依据临床表现。通过详细的临床检查及必要的辅助检查如超声检查，多能明确股疝的诊断。股疝的诊断有时并不容易，特别应与下列疾病进行鉴别：

1. 腹股沟斜疝　较大的股疝除疝块的一部分位于腹股沟韧带下方以外，一部分有可能在皮下伸展至腹股沟韧带上方。用手指探查腹股沟管外环（浅环）是否扩大，有助于两者的鉴别。

2. 脂肪瘤股疝　疝囊外常有一增厚的脂肪组织层，在疝内容物回纳后，局部肿块不一定完全消失。这种脂肪组织有被误诊为脂肪瘤的可能。两者的不同在于脂肪瘤基底不固定而活动度较大，股疝基底固定而不能被推动。

3. 肿大的淋巴结嵌顿性股疝　常误诊为腹股沟

区淋巴结炎。

4. 大隐静脉曲张结节样膨大　卵圆窝处结节样膨大的大隐静脉在站立或咳嗽时增大，平卧时消失，可能被误诊为易复性股疝。压迫股静脉近心端可使结节样膨大增大；此外，下肢其他部分同时有静脉曲张对鉴别诊断有重要意义。

5. 髂腰部结核性脓肿　脊柱或骶髂关节结核所致寒性脓肿可沿腰大肌流至腹股沟区，并表现为一肿块。这一肿块也可有咳嗽冲击感，且平卧时也可暂时缩小，可与股疝混淆。仔细检查可见这种脓肿多位于腹股沟的外侧部、偏髂窝处，且有波动感。检查脊柱常可发现腰椎有病征。

【巧妙记忆】股疝的特点主要是好发于中年妇女，易嵌顿（2001、2003、2014、2015），易绞窄，疝块呈半球形。

（二）治疗（2017）

股疝容易嵌顿，一旦嵌顿又可迅速发展为绞窄性。因此，股疝诊断确定后，应及时手术治疗。对于嵌顿性或绞窄性股疝，更应紧急手术。最常用的手术是McVay修补法（2013、2014、2018、2022、2023）。此法不仅能加强腹股沟管后壁而用于修补腹股沟疝，同时还能堵住股环而用于修补股疝。

嵌顿性或绞窄性股疝手术时，因疝环狭小，回纳疝内容物常有一定困难。遇此情况时，可切断腹股沟韧带以扩大股环。但在疝内容物回纳后，应仔细修复被切断的韧带。

【经典习题】

1. 嵌顿性疝与绞窄性疝的鉴别要点是
   A. 深环口的大小
   B. 有无休克
   C. 不能还纳的时间
   D. 有无肠梗阻
   E. 有无血循环障碍

答案：E

考点：疝的鉴别

解析：肠管嵌顿不及时解除，疝囊内的肠管及其系膜受压不断加重可使动脉血流减少，以致完全阻断，而发生肠壁坏死，伴有肠梗阻，为绞窄性疝。故选E。

2. 腹外疝最多见的疝内容物是
   A. 小肠
   B. 大网膜
   C. 乙状结肠
   D. 膀胱
   E. 横结肠

答案：A

考点：腹外疝

解析：腹外疝内容物是突入疝囊的腹内脏器或组织，最常见的是小肠。故选A。

（3~4题共用题干）

女，51岁。右腹股沟下方包块3年。平卧后可变小，4小时前搬重物后，包块突然增大，并出现胀痛，逐渐加重。1小时前出现右下腹阵发性绞痛。查体：表情痛苦，肠鸣音亢进，可闻及气过水声。右腹股沟下方可及3cm×3cm包块，触痛明显，无搏动感，平卧手法还纳未成功。

3. 如行外科治疗，传统术式中最常用的是
   A. Shouldice法
   B. Ferguson法
   C. Halsted法
   D. McVay法
   E. Bassini法

答案：D

考点：疝的外科治疗

解析：股疝易嵌顿，确诊后应及时手术，手术方法一般用疝囊高位结扎加修补术，修补方法常用的是McVay法，可很好的堵住疝环，故选D。

4. 处理疝囊后，一般将切断的腹股沟韧带修复缝合在
   A. 耻骨肌筋膜上
   B. 精索前方下腹外斜肌腱膜上
   C. 精索后方与联合腱上
   D. 精索后方与腹外斜肌腱膜上
   E. 精索前方与联合腱上

答案：A

考点：疝修复

解析：此为女性，无精索，所以B、C、D、E皆错误，McVay法是在处理疝囊后在腹股沟韧带下方把腹股沟韧带、腔隙韧带和耻骨肌筋膜缝合在一起，借以关闭股环。故选A。

第十一节　腹部损伤

一、概论

腹部损伤可分为开放性和闭合性两大类；受损内脏在开放性损伤中依次是肝、小肠、胃、结肠、大血管等；在闭合性损伤中依次是脾（2002、2004、2006、2007、2008）、肾、小肠、肝、肠系膜等。以下主要介绍腹部闭合性损伤。

（一）临床表现

由于致伤原因及伤情的不同，腹部损伤后的临床表现可有很大差异，从无明显症状、体征到出现重度休克甚至处于濒死状态。一般单纯腹壁损伤的症状和体征较轻，可表现为受伤部位疼痛，局限性腹壁肿胀、压痛，或有时可见皮下瘀斑。内脏如为挫伤，可

有腹痛或无明显临床表现。严重者主要病理变化是腹腔内出血和腹膜炎。

肝、脾、胰、肾等实质器官或大血管损伤主要表现为腹腔内（或腹膜后）出血，包括面色苍白、脉率加快，严重时脉搏微弱、血压不稳，甚至休克。腹痛呈持续性，一般并不很剧烈，腹膜刺激征也并不严重。

胃肠道、胆道、膀胱等空腔脏器破裂的主要临床表现是弥漫性腹膜炎。除胃肠道症状（恶心、呕吐、便血、呕血等）及稍后出现的全身性感染的表现外，最为突出的是腹部有腹膜刺激征，其程度因空腔器官内容物不同而异。

（二）辅助检查

1. 诊断性腹腔穿刺术和腹腔灌洗术　阳性率可达90%以上（2001、2006、2007、2011、2015），对于判断腹腔内脏有无损伤和哪一类脏器损伤有很大帮助。腹腔穿刺术的穿刺点最多选于脐和髂前上棘连线的中、外1/3交界处或经脐水平线与腋前线相交处。诊断性腹腔灌洗术对腹内少量出血者比一般诊断性穿刺术更为可靠，有利于早期诊断并提高确诊率。检查结果符合以下任何一项，即属阳性：①灌洗液含有肉眼可见的血液、胆汁、胃肠内容物或证明是尿液；②显微镜下红细胞计数超过100×10^9/L或白细胞计数超过0.5×10^9/L；③淀粉酶超过100 Somogyi单位；④灌洗液中发现细菌。

2. X线检查　凡腹内脏器损伤诊断已确定，尤其是伴有休克者，应抓紧时间处理，不必再行X线检查以免加重病情，延误治疗。但如伤情允许，有选择的X线检查还是有帮助的。最常用的是胸片及平卧位腹部平片，酌情可拍骨盆片。

3. B超检查（2003）　主要用于诊断肝、脾、胰、肾的损伤，能根据脏器的形状和大小提示损伤的有无、部位和程度，及周围积血、积液情况。

4. CT检查（2003）　对实质脏器损伤及其范围、程度有重要的诊断价值。CT影像比B超更为精确，假阳性率低。对肠管损伤，CT检查的价值不大，但若同时注入对比剂，CT对十二指肠破裂的诊断很有帮助。血管对比剂增强的CT能使病变显示更清晰。

5. 其他检查　可疑肝、脾、胰、肾、十二指肠等脏器损伤，经上述检查方法未能证实者，选择性血管造影可有很大帮助。实质性器官破裂时，可见动脉像的对比剂外漏、实质像的血管缺如及静脉像的早期充盈。MRI检查对血管损伤和某些特殊部位的血肿，如十二指肠壁间血肿有较高的诊断价值。

（三）诊断要点（2003、2005、2015）

1. 开放性损伤诊断要慎重考虑是否为穿透伤。有腹膜刺激征或腹内组织、内脏自腹壁伤口突出者显然腹膜已穿透，且绝大多数都有内脏损伤。穿透伤诊断还应注意：

（1）穿透伤的入口或出口可能不在腹部而在胸、肩、腰、臀或会阴。

（2）有些腹壁切线伤虽未穿透腹膜，但并不排除内脏损伤的可能。

（3）穿透伤的入口、出口与伤道不一定呈直线，因受伤瞬间的姿势与检查时可能不同，低速或已减速投射物可能遇到阻力大的组织而转向。

（4）伤口大小与伤情严重程度不一定成正比。

2. 闭合性损伤诊断中需要认真考虑的是判断是否有内脏损伤，且绝大部分内脏损伤者需早期手术治疗；如不能及时诊断，可能贻误手术时机而导致严重后果。为此，腹部闭合性损伤的诊断应包括以下各点。

（1）有无内脏损伤：多数伤者根据临床表现即可确定内脏是否受损，但仍有不少伤者的诊断并不容易。这种情况常见于早期就诊而腹内脏器损伤体征尚不明显及有腹壁损伤伴明显软组织挫伤者。因此，进行短时间的严密观察十分必要。值得注意的是，有些伤者在腹部以外另有较严重的合并损伤掩盖了腹部内脏损伤的表现。通过以上检查，如发现下列情况之一者，应考虑有腹内脏器损伤（2003）。

1）早期出现休克征象者（尤其是出血性休克）。

2）有持续性甚至进行性腹部剧痛伴恶心、呕吐等消化道症状者。

3）有明显腹膜刺激征者。

4）有气腹表现者。

5）腹部出现移动性浊音者。

6）有便血、呕血或尿血者。

7）直肠指检发现前壁有压痛或波动感，或指套染血者。腹部损伤患者如发生顽固性休克，尽管同时有其他部位的多发性损伤，但其原因一般都是腹腔内损伤所致。

（2）什么脏器受到损伤：应先确定是哪一类脏器受损，然后考虑具体脏器。单纯实质性器官损伤时，腹痛一般不重，压痛和肌紧张也不明显。出血量多时可有腹胀和移动性浊音。但肝、脾破裂后，因局部积血凝固，在测试移动性浊音时可出现固定性浊音。空腔器官破裂所致腹膜炎，不一定在伤后很快出现，尤其是下消化道破裂，腹膜炎体征通常出现得较迟。有时肠壁的破口很小，可因黏膜外翻或肠内容残渣堵塞暂时闭合而不发展为弥漫性腹膜炎。以下各项表现对于确定哪一类脏器破裂有一定价值。

1）有恶心、呕吐、便血、气腹者多为胃肠道损伤，再结合暴力打击部位、腹膜刺激征最明显的部位和程度，可确定损伤在胃、上段小肠、下段小肠或结肠。

2）有排尿困难、血尿、外阴或会阴部牵涉痛者，提示泌尿系脏器损伤。

3）有膈面腹膜刺激表现同侧肩部牵涉痛者，提示上腹脏器损伤，其中尤以肝和脾的破裂为多见。

4）有下位肋骨骨折者，提示有肝或脾破裂的可能。

5）有骨盆骨折者，提示有直肠、膀胱、尿道损伤的可能。

（3）是否有多发性损伤：由于现代工农业生产方式和交通运输工具的发展，多发损伤的发病率日益增高。各种多发损伤可能有以下几种情况。

1）腹内某一脏器有多处破裂。

2）腹内有一个以上脏器受到损伤。

3）除腹部损伤外，尚有腹部以外的合并损伤。

4）腹部以外损伤累及腹内脏器。

不论是哪一种情况，在诊断和治疗中，都应注意避免漏诊，否则必将导致严重后果。提高警惕和诊治中的全局观点是避免这种错误的关键。

【巧妙记忆】 腹部损伤中腹腔积血50ml时腹腔镜检查可有阳性发现，大于100ml时诊断性腹穿可阳性，超过1000ml时腹部叩诊可有移动性浊音。

（四）治疗

1. 急症手术探查的指征（2012） ①腹痛和腹膜刺激征有进行性加重或范围扩大者；②肠蠕动逐渐减弱、消失或出现明显腹胀者；③全身情况有恶化趋势，出现口渴、烦躁、脉率增快或体温升高及白细胞计数增多者；④红细胞计数进行性减少者；⑤血压由稳定转为不稳定甚至下降者；⑥胃肠出血者；⑦积极救治休克而情况不见好转或继续恶化者。

2. 非手术治疗 内脏损伤的伤者很容易发生休克，故防治休克是治疗中的重要环节。诊断已明确者，可给予镇静剂或镇痛药。已发生休克的内出血伤者要积极抢救，力争在收缩压回升至90mmHg以上后进行手术。

为了给可能需要进行的手术治疗创造条件，观察期间还应进行以下处理：①积极补充血容量，并防治休克；②注射广谱抗生素以预防或治疗可能存在的腹内感染；③疑有空腔脏器破裂或有明显腹胀时，应进行胃肠减压。

二、常见腹部脏器损伤

（一）脾、肝、胰损伤的临床特点与治疗

1. 临床特点

（1）脾（2013、2017）：临床所见脾破裂，约85%是真性破裂。破裂部位较多见于脾上极及膈面，有时在裂口对应部位有下位肋骨骨折存在。破裂如发生在脏面，尤其是邻近脾门者，有撕裂脾蒂的可能。若出现此种情况，出血量往往很大，患者可迅速发生休克，甚至未及抢救已致死亡。

（2）肝（2002、2004、2016、2018）：肝右叶破裂较肝左叶为多。因肝破裂后可能有胆汁溢入腹腔，故腹痛和腹膜刺激征常较脾破裂伤者更为明显。肝破裂后，血液有时可通过胆管进入十二指肠而出现黑便或呕血。肝被膜下破裂也有转为真性破裂的可能，而中央型肝破裂则更易发展为继发性肝脓肿。

（3）胰（2001、2023）：胰腺破损或断裂后，胰液可积聚于网膜囊内而表现为上腹明显压痛和肌紧张，还可因膈肌受刺激而出现肩部疼痛。外渗的胰液经网膜孔或破裂的小网膜进入腹腔后，可很快出现弥漫性腹膜炎。但单纯胰腺钝性伤，临床表现不明显。

2. 治疗（★★）

（1）脾

1）无休克或容易纠正的一过性休克，影像学检查（B超、CT）证实脾裂伤比较局限、表浅，无其他腹腔脏器合并伤者，可在严密观察血压、脉搏、腹部体征、血细胞比容及影像学变化的条件下行非手术治疗（2007）。

2）观察中如发现继续出血或发现有其他脏器损伤，应立即中转手术。不符合非手术治疗条件的伤员，应尽快剖腹探查，以防延误。

3）彻底查明伤情后明确可能保留脾者（主要是Ⅰ、Ⅱ级损伤），可根据伤情，采用生物胶粘合止血、物理凝固止血、单纯缝合修补、脾破裂捆扎、脾动脉结扎及部分脾切除等。

4）脾中心部碎裂，脾门撕裂或有大量失活组织，高龄及多发伤情况严重者需迅速施行全脾切除术。

5）在野战条件下或原先已呈病理性肿大的脾发生破裂，应行脾切除术。

6）脾被膜下破裂形成的血肿和少数脾真性破裂后被网膜等周围组织包裹形成的局限性血肿，可因轻微外力影响或胀破被膜或血凝块而发展为延迟性脾破裂。一般发生在伤后两周，也有迟至数月以后的。此种情况下应切除脾。

【巧妙记忆】 脾术后凶险性感染发生率约为1%，致病菌为肺炎球菌，多发于小于2岁的婴儿。

（2）肝：肝破裂手术治疗的基本要求是彻底清创、确切止血、消除胆汁溢漏和建立通畅的引流。肝火器伤和累及空腔脏器的非火器伤都应手术治疗。其他的刺伤和钝性伤则主要根据伤员全身情况决定治疗方案。血流动力学指标稳定或经补充血容量后保持稳定的伤员，可在严密观察下进行非手术治疗。生命体征经补充血容量后仍不稳定或需大量输血才能维持血压者，说明有继续活动性出血，应尽早剖腹手术。

（3）胰：高度怀疑或诊断为胰腺损伤者，应立即手术治疗。因腹部损伤行剖腹手术，怀疑有胰腺损伤可能者，应探明胰腺。胰腺严重挫裂伤或断裂者，手术时较易确诊；但损伤范围不大者可能漏诊。凡在手术探查时发现胰腺附近后腹膜有血肿者，应将血肿切开，包括切断胃结肠韧带或按 Kocher 方法掀起十二指肠等探查胰的腹侧和背侧，以查清胰腺损伤。手术的目的是止血、清创、控制胰腺外分泌及处理合并伤。被膜完整的胰腺挫伤，仅做局部引流便可。胰体部分破裂而主胰管未断者，可用丝线做褥式缝合修补。胰颈、体、尾部的严重挫裂伤或横断伤，宜作胰腺近端缝合、远端切除术。

（二）小肠、结肠、直肠损伤的临床特点与治疗

1. 临床特点

（1）小肠（2018、2022）：小肠破裂后，只有少数患者有气腹，所以如无气腹表现，并不能否定小肠穿孔的诊断。一部分患者的小肠裂口不大，或穿破后被食物渣、纤维蛋白素甚至突出的黏膜所堵塞，可能无弥漫性腹膜炎的表现。

（2）结肠（2001、2007、2012）：结肠损伤发病率较小肠为低，但因结肠内容物液体成分少而细菌含量多，故腹膜炎出现得较晚，但较严重（2011、2017）。一部分结肠位于腹膜后，受伤后容易漏诊，常常导致严重的腹膜后感染。

（3）直肠：直肠上段在盆底腹膜反折之上，下段则在反折之下，它们损伤后的表现是不同的。如损伤在腹膜反折之上，其临床表现与结肠破裂是基本相同的。如发生在反折之下，则将引起严重的直肠周围感染，但并不表现为腹膜炎，诊断容易延误。腹膜外直肠损伤可有以下临床表现。

1）血液从肛门排出。

2）会阴部、骶尾部、臀部、大腿部的开放伤口有粪便溢出。

3）尿液中有粪便残渣。

4）尿液从肛门排出。直肠损伤后，直肠指检可发现直肠内有出血，有时还可摸到直肠破裂口。怀疑直肠损伤而指诊阴性者，可行直肠镜检查。

2. 治疗

（1）小肠：小肠破裂的诊断一旦确定，应立即进行手术治疗。手术时要对整个小肠和系膜进行系统细致的探查，系膜血肿即使不大也应切开检查以免遗漏小的穿孔。手术方式以简单修补为主。一般采用间断横向缝合以防修补后肠腔发生狭窄。

（2）结肠：由于结肠壁薄、血液供应差、含菌量大，故结肠破裂的治疗不同于小肠破裂。除少数裂口小、腹腔污染轻、全身情况良好的患者可以考虑一期修补或一期切除吻合（限于右半结肠）外，大部分患者先采用肠造口术或肠外置术处理，待 3~4 周后情况好转时，再行关闭瘘口。一期修复手术有以下主要禁忌。

1）腹腔严重污染。

2）全身严重多发伤或腹腔内其他脏器合并伤，须尽快结束手术。

3）伴有重要的其他疾病如肝硬化、糖尿病等。失血性休克需大量输血（>2000ml）者、高龄患者、高速火器伤者、手术时间已延误者。

（3）直肠：直肠上段破裂，应剖腹进行修补，如属毁损性严重损伤，可切除后端端吻合，同时行乙状结肠双腔造口术，2~3 个月后闭合造口。直肠下段破裂时，应充分引流直肠周围间隙以防感染扩散，并应施行乙状结肠造口术，使粪便改道直至直肠伤口愈合。

【巧妙记忆】 左半结肠损伤一期先行肠造口/肠外置，3~4 周后二期处理，右半结肠损伤可一期修补或者切除后吻合，直肠损伤行乙状结肠双管造口，2~3 个月后再行处理。

【经典习题】

1. 腹部闭合性损伤患者，腹部 X 线平片发现腹膜后积气，最可能的损伤部位是

A. 横结肠
B. 乙状结肠
C. 直肠上端
D. 十二指肠球部
E. 十二指肠水平部

答案： E

考点： 腹部闭合性损伤

解析： 十二指肠的大部分位于腹膜后，该损伤较多见于十二指肠水平部。腹部 X 线平片可见腰大肌轮廓模糊，有时可见腹膜后呈花斑状改变（积气）并逐渐扩展，故选 E。

2. 诊断脾破裂最有价值的是

A. 左上腹部有外伤史
B. 有休克表现
C. 有进行性贫血
D. 腹部有压痛和反跳痛
E. 腹腔穿刺抽出不凝血液

答案： E

考点： 脾破裂的诊断方法

解析：创伤性脾破裂的诊断主要依赖于：①损伤病史。②临床有内出血的表现。③腹腔诊断性穿刺抽得不凝固血液等。其中最重要的就是腹腔穿刺抽出不凝血液，故选E。

3. 男，26岁。因腹部外伤急诊入院，行剖腹探查见肝右叶8cm长裂口，较深，有不易控制的动脉性出血。术中最有效的止血方法是

A. 用纱布或绷带条压迫止血

B. 明胶海绵或氧化纤维填入裂口

C. 阻断肝门血流后止血

D. 填塞大网膜后缝合裂口

E. 全身和局部同时应用止血药物

答案：C

考点：肝脏损伤的治疗

解析：根据患者肝右叶8cm长裂口，诊断为肝外伤，开腹后若发现肝破裂出血汹涌，可用纱布压迫创面暂时止血，同时阻断肝十二指肠韧带以控制出血。但如果裂口内存在不易控制的动脉性出血，考虑行肝动脉结扎。故选C。

第四章 泌尿系统（含男性生殖系统）

第一节 尿液检查

一、血尿（★★★）

（一）常见原因（2017）

泌尿道出血可能的原因可以从血尿出现在排尿过程的不同阶段来探究。肉眼血尿可分为初始血尿、终末血尿和全程血尿。

1. 初始血尿见于排尿起始段，提示尿道、膀胱颈部出血。

2. 终末血尿见于排尿终末段，提示后尿道、膀胱颈部或膀胱三角区出血。

3. 全程血尿见于排尿全过程，提示出血部位在膀胱或其以上部位。

（二）肾小球源性血尿与非肾小球源性血尿的鉴别

1. 新鲜尿沉渣相差显微镜检查　变形红细胞血尿为肾小球源性，均一形态正常红细胞尿为非肾小球源性。

2. 尿红细胞容积分布曲线　肾小球源性血尿常呈非对称曲线，其峰值红细胞容积小于静脉峰值红细胞容积；非肾小球源性血尿常呈对称性曲线，其峰值红细胞容积大于静脉峰值红细胞容积。

【巧妙记忆】　肾小球性血尿与非肾小球源性血尿的鉴别中分布曲线可以记为“肾”与“非”交叉搭档，即非肾小球源性血尿不能为非对称性曲线。

二、蛋白尿

（一）分类

1. 生理性蛋白尿

（1）功能性蛋白尿（2023），是一轻度、暂时性蛋白尿，常伴发热、运动或充血性心衰。

（2）体位性蛋白尿常见于青春发育期青少年，于直立和脊柱前凸姿势时出现蛋白尿，卧位时尿蛋白消失，一般量<1g/d。

2. 肾小球性蛋白尿　病变较轻，则仅有白蛋白滤过，称为选择性蛋白尿；当病变加重，更高分子量蛋白质（主要是IgG）无选择性地滤出，称为非选择性蛋白尿。

3. 肾小管性蛋白尿　常为小分子蛋白尿，如溶菌酶、β_2微球蛋白等（2017）。

4. 溢出性蛋白尿　见于多发性骨髓瘤、血管内溶血，如本周蛋白、血红蛋白尿。

（二）常见原因

1. 生理性的。

2. 肾小球毛细血管壁屏障的损伤。

3. 肾小管受损或功能紊乱。

4. 血中低分子量蛋白异常增多。

三、管型尿

1. 透明管型　这种管型表现为无色半透明样的小柱体，主要是由于一种肾小管分泌的称为Tamm-Horsfall的蛋白质组成。可见于正常人。

2. 红细胞管型　在透明管型的基础上，管型内存在不同程度的红细胞成分，显微镜下呈铁色或棕红色。见于急性肾炎等。

3. 白细胞管型　指的是在透明管型的基础上，其内含有白细胞成分。见于急性肾盂肾炎等。

4. 上皮细胞管型　在透明管型的基础上，因其内含有不同程度的肾小管上皮细胞而得名。见于急性肾小管坏死。

5. 颗粒管型　在透明管型的基础上出现大小不等、量不等的颗粒成分。正常人没有此管型，尿中出现此种管型提示急、慢性肾小球肾炎，肾盂肾炎，移植肾发生排斥反应。

6. 蜡样管型　外形很像透明管型，但质地更加坚实、色泽较暗、折光性较强、直径较粗大。见于慢

性肾衰竭。

7. 类管型　这类管型的外表很像透明管型，但一端像毛笔尖状尖细，常常扭曲变形。

【经典习题】

1. 蛋白尿的定义是24小时尿蛋白超过
   A. 150mg
   B. 100mg
   C. 200mg
   D. 250mg
   E. 300mg

答案： A

考点： 蛋白尿的定义

解析： 成人尿蛋白量超过150mg/d称为蛋白尿，超过3.5g/d称为大量蛋白尿。临床上可分为生理性蛋白尿及病理性蛋白尿。故选A。

2. 血尿的常见原因不包括
   A. 输尿管结石
   B. 急性膀胱炎
   C. IgA肾病
   D. 单纯性肾囊肿
   E. 膀胱癌

答案： D

考点： 血尿的病因

解析： 血尿常见于各种肾小球肾炎、泌尿系统感染、结核、结石、创伤及肿瘤。单纯性肾囊肿常于成年时期发病，一般无临床症状，不影响肾功能。故选D。

3. 选择性蛋白尿的特点是以
   A. 溶菌酶为主
   B. 白蛋白为主
   C. 本周蛋白为主
   D. IgA为主
   E. β_2微球蛋白为主

答案： B

考点： 蛋白尿的分类

解析： 选择性蛋白尿指蛋白质电泳特点是以分子量较小的蛋白质为主，如白蛋白、α1蛋白、转铁蛋白及γ球蛋白。故选B。

第二节　肾小球疾病

一、概述

（一）发病机制

多数肾小球肾炎是免疫介导性炎症疾病。一般认为，免疫机制是肾小球病的始发机制，在此基础上炎症介质（如补体、细胞因子、活性氧等）的参与，最后导致肾小球损伤和产生临床症状。在慢性进展过程中也有非免疫非炎症机制参与。

体液免疫主要指循环免疫复合物和原位免疫复合物在肾炎发病机制中的作用已得到公认，细胞免疫在某些类型肾炎中的重要作用也得到肯定。临床及实验研究显示始发的免疫反应需引起炎症反应，才能导致肾小球损伤及其临床症状。炎症介导系统可分成炎症细胞和炎症介质两大类，炎症细胞可产生炎症介质，炎症介质又可趋化、激活炎症细胞，各种炎症介质间又相互促进或制约，形成一个十分复杂的网络关系。

（二）原发性肾小球疾病的临床与病理分类

1. 临床分类（2017）

（1）急性肾小球肾炎为急性起病，以血尿、蛋白尿、水肿和高血压为主要表现，并可有一过性氮质血症的一组疾病。

（2）急进性肾小球肾炎的临床起病过程和表现类似急性肾小球肾炎，但肾功能急剧减退、早期出现少尿性急性肾衰竭为特征。

（3）慢性肾小球肾炎为病情迁延、病变进展缓慢、最终将发展成慢性肾衰竭的一组肾小球疾病。

（4）肾病综合征主要表现为“三高一低”，即高度水肿、大量蛋白尿（≥3.5g/d）、高脂血症和低蛋白血症（血浆白蛋白≤30g/L）。只要具备大量蛋白尿和低蛋白血症诊断即可成立。

（5）隐匿性肾小球疾病是以无症状蛋白尿（尿蛋白量<1g/d，以白蛋白为主）和/或单纯性血尿（持续或间断镜下血尿，并偶见肉眼血尿，其性质为肾小球源性）为临床表现的一组肾小球疾病。

2. 病理分类（2002、2004）

（1）微小病变性肾病免疫病理：多为阴性或微弱阳性。电镜表现为肾小球上皮足突的广泛融合。

（2）肾小球轻微病变免疫荧光：常无免疫复合物沉积或可见少量IgM、C3在肾小球内沉积；电镜有时可见少量电子致密度较低的物质在系膜区沉积。

（3）局灶性肾小球肾炎免疫病理：IgG和C3呈强弱不等在系膜区或毛细血管壁沉积。电镜下系膜区可见低密度电子致密物沉积，上皮细胞足突节段性融合。

（4）局灶节段性肾小球硬化免疫病理：可见C3或IgM系膜区节段性沉积或阴性。电镜下上皮细胞足突广泛融合，病变部位系膜基质增多，有时伴有电子致密物。

二、急性肾小球肾炎（★★★）

（一）病因

常因β-溶血性链球菌“致肾炎菌株”（常见为A

组Ⅻ型）感染所致（2007、2014、2022），常见于上呼吸道感染（多为扁桃体炎）、猩红热、皮肤感染（多为脓疱疮）等链球菌感染后。

（二）临床表现（2001、2002）

急性肾炎多见于儿童，男性多于女性。通常于前驱感染后（平均10天左右）起病，潜伏期相当于致病抗原初次免疫后诱导机体产生免疫复合物所需的时间，呼吸道感染者的潜伏期较皮肤感染者短。本病起病较急，病情轻重不一，轻者呈亚临床型（仅有尿常规及血清C3异常）；典型者呈急性肾炎综合征表现，重症者可发生急性肾衰竭。本病大多预后良好，常可在数月内临床自愈。本病典型者具有以下表现：

1. 尿异常　几乎全部患者均有肾小球源性血尿，约30%患者可有肉眼血尿，常为起病首发症状和患者就诊原因。

2. 水肿　80%以上的患者均有水肿，常为起病的初发表现，典型表现为晨起眼睑水肿或伴有下肢轻度凹陷性水肿，少数严重者可波及全身。

【巧妙记忆】　肾性水肿为由上至下的水肿，典型表现为晨起眼睑水肿，而心源性水肿为静脉回流受阻，表现为由下至上的水肿。

3. 高血压　约80%患者出现一过性轻、中度高血压，常与其钠、水潴留有关，利尿后血压可逐渐恢复正常。少数患者可出现严重高血压，甚至高血压脑病。

4. 肾功能异常　患者起病早期可因肾小球滤过率下降、钠水潴留而尿量减少（常在400~700ml/d），少数患者甚至少尿（<400ml/d）。肾功能可一过性受损，表现为轻度氮质血症。多于1~2周后尿量渐增，肾功能于利尿后数日可逐渐恢复正常。

5. 充血性心力衰竭　常发生在急性肾炎综合征期，水、钠严重潴留和高血压为重要的诱发因素。患者可有颈静脉怒张，奔马律和肺水肿，常需紧急处理。老年患者发生率较高（可达40%），儿童患者少见（<5%）。

6. 免疫学检查异常（2017、2019）　起病初期血清C3及总补体下降，8周内渐恢复正常，对诊断本病意义很大。患者血清抗链球菌溶血素“O”滴度可升高，提示近期内曾有过链球菌感染。另外，部分患者起病早期循环免疫复合物及血清冷球蛋白可呈阳性。

（三）诊断（2011、2013、2019）与鉴别诊断（2017）

于链球菌感染后1~3周发生血尿、蛋白尿、水肿和高血压，甚至少尿及氮质血症等急性肾炎综合征表现，伴血清C3下降，病情于发病8周内逐渐减轻到完全恢复正常者，即可临床诊断为急性肾炎。若肾小球滤过率进行性下降或病情于2个月尚未见全面好转者应及时做肾活检，以明确诊断。

1. 以急性肾炎综合征起病的肾小球疾病

（1）其他病原体感染后急性肾炎：许多细菌、病毒及寄生虫感染均可引起急性肾炎。

（2）系膜毛细血管性肾小球肾炎：临床上除表现为急性肾炎综合征外，经常伴肾病综合征，病变持续无自愈倾向。50%~70%患者有持续性低补体血症，8周内不恢复。

（3）系膜增生性肾小球肾炎（IgA肾病及非IgA系膜增生性肾小球肾炎）：部分患者有前驱感染可呈现急性肾炎综合征，患者血清C3一般正常，病情无自愈倾向。IgA肾病患者疾病潜伏期短，可在感染后数小时至数日内出现肉眼血尿，血尿可反复发作，部分患者血清IgA升高。

2. 急进性肾小球肾炎　起病过程与急性肾炎相似，但除急性肾炎综合征外，多早期出现少尿、无尿、肾功能急剧恶化为特征。重症急性肾炎呈现急性。肾衰竭者与该病相鉴别困难时，应及时做肾活检以明确诊断。

3. 系统性疾病肾脏受累　系统性红斑狼疮肾炎及过敏性紫癜肾炎等可呈现急性肾炎综合征；此外，感染性心内膜炎肾损害、原发性冷球蛋白血症肾损害、血管炎肾损害等也可表现为低补体血症和/或急性肾炎综合征，根据其他系统受累的典型临床表现和实验室检查结果，可资鉴别。

（四）治疗

本病治疗以休息及对症治疗为主（2016）。急性肾衰竭有透析指征应予透析，待其自然恢复。本病为自限性疾病，不宜应用糖皮质激素及细胞毒药物。

1. 一般治疗　急性期应卧床休息，待肉眼血尿消失、水肿消退及血压恢复正常后逐步增加活动量。急性期应予低盐（每日3g以下）饮食。肾功能正常者不需限制蛋白质入量，但氮质血症时应限制蛋白质摄入，并以优质动物蛋白为主。明显少尿者应限制液体入量。

2. 治疗感染灶　以往主张病初注射青霉素10~14天（过敏者可用大环内酯类抗生素）。

3. 对症治疗　包括利尿消肿、降血压，预防心脑并发症的发生。休息、低盐和利尿后高血压控制仍不满意时，可加用降压药物。

4. 透析治疗　发生急性肾衰竭而有透析指征时，应及时给予透析治疗以帮助患者渡过急性期。由于本病具有自愈倾向，肾功能多可逐渐恢复，一般不需要长期维持透析。

5. 中医药治疗　急性肾小球肾炎属中医“风水”，多由于感受风寒、风热及湿邪所致。病变发展期有外感表证及水肿、少尿、血尿等症状，此期中医治疗往往采用祛风利水、清热解毒、凉血止血等治疗法则。

三、急进性肾小球肾炎（★★）

（一）常见病因

急进性肾小球肾炎根据免疫病理分为三型，其病因和发病机制各不相同。

1. Ⅰ型（2023）　又称抗肾小球基底膜（GBM）型，免疫荧光为IgG及C3沿肾小球毛细血管壁呈线条样沉积，电镜下肾小球内无电子致密物沉积。免疫示抗GBM抗体（+）（2018）。

2. Ⅱ型　又称免疫复合物型，免疫荧光为IgG及C3于系膜区和毛细血管壁呈颗粒样沉积，光镜下可见肾小球内皮细胞和系膜细胞增生，免疫示血循环免疫复合物（+）。

3. Ⅲ型　又称寡免疫复合物型，在免疫荧光上为少或无免疫复合物沉积，而光镜下常可见肾小球节段性纤维素样坏死，80%患者血中抗中性粒细胞胞质抗体（ANCA）阳性。

（二）诊断（2012、2015）与鉴别诊断

凡急性肾炎综合征伴肾功能急剧恶化，无论是否已达到少尿性急性肾衰竭，应怀疑本病并及时进行肾活检。若病理证实为新月体性肾小球肾炎（2001），根据临床和实验室检查能除外系统性疾病，诊断可成立。

【巧妙记忆】　临床上尿量突然减少，有肾小囊内广泛新月体形成的病理改变为急进性肾小球肾炎的主要诊断指标。

原发性急进性肾炎应与下列疾病鉴别：

1. 引起少尿性急性肾衰竭的非肾小球病

（1）急性肾小管坏死常有明确的肾缺血（如休克、脱水）或肾毒性药物（如肾毒性抗生素）因素等诱因，临床上以肾小管损害为主（尿钠增加、低比重尿及低渗透压尿），一般无急性肾炎综合征表现。

（2）急性过敏性间质性肾炎常有明确的用药史及部分患者有药物变态反应（低热、皮疹等）、血和尿嗜酸性粒细胞增多等，可资鉴别，必要时依靠肾活检确诊。

（3）梗阻性肾病患者常突发或急骤出现无尿，但无急性肾炎综合征表现，B超、膀胱镜检查或逆行尿路造影可证实尿路梗阻的存在。

2. 引起急进性肾炎综合征的其他肾小球病

（1）继发性急进性肾炎：肺出血-肾炎综合征、系统性红斑狼疮肾炎、过敏性紫癜肾炎均可引起新月体性肾小球肾炎，依据系统受累的临床表现和实验室特异检查，鉴别诊断一般不难。

（2）原发性肾小球病有的病理改变并无新月体形成，但病变较重和/或持续，临床上可呈现急进性肾炎综合征，如重症毛细血管内增生性肾小球肾炎或重症系膜毛细血管性肾小球肾炎等。临床上鉴别常较为困难，常需做肾活检协助诊断。

（三）治疗

包括针对急性免疫介导性炎症病变的强化治疗及针对肾脏病变后果（如钠、水潴留，高血压，尿毒症及感染等）的对症治疗两方面。尤其强调在早期作出病因诊断和免疫病理分型的基础上尽快进行强化治疗。

1. 强化疗法

（1）强化血浆置换疗法（2008、2014、2023）：应用血浆置换机分离患者的血浆和血细胞，弃去血浆以等量正常人的血浆（或血浆白蛋白）和患者血细胞重新输入体内。该疗法适用于各型急进性肾炎，但主要适用于Ⅰ型；对于Goodpasture综合征和原发性小血管炎所致急进性肾炎（Ⅲ型）伴有威胁生命的肺出血作用较为肯定、迅速，应首选。

（2）甲泼尼龙冲击（2007、2008）伴环磷酰胺治疗：为强化治疗之一。该疗法主要适用Ⅱ、Ⅲ型，Ⅰ型疗效较差。用甲泼尼龙冲击治疗时，应注意继发感染和钠、水潴留等不良反应。

2. 替代治疗　凡急性肾衰竭已达透析指征者，应及时透析。对强化治疗无效的晚期病例或肾功能已无法逆转者，则有赖于长期维持透析。肾移植应在病情静止半年（Ⅰ型、Ⅲ型患者血中抗GBM抗体、ANCA需转阴）后进行。对钠水潴留、高血压及感染等需积极采取相应的治疗措施。

四、慢性肾小球肾炎

（一）临床表现（2008、2015）

慢性肾炎可发生于任何年龄，但以青中年为主，男性多见。多数起病缓慢、隐匿。临床表现呈多样性，蛋白尿、血尿、高血压、水肿为其基本临床表现，可有不同程度的肾功能减退，病情时轻时重、迁延，渐进性发展为慢性肾衰竭。

早期患者可有乏力、疲倦、腰部疼痛、食欲缺乏；水肿可有可无，一般不严重。肾功能正常或轻度受损（肌酐清除率下降或轻度氮质血症），这种情况可持续数年，甚至数十年，肾功能逐渐恶化并出现相应的临床表现（如贫血、血压增高等），进入尿毒症期。

（二）诊断（2013、2015）与鉴别诊断

凡尿化验异常（蛋白尿、血尿、管型尿）、水肿

及高血压病史达3个月以上，无论有无肾功能损害均应考虑此病，在除外继发性肾小球肾炎及遗传性肾小球肾炎后，临床上可诊断为慢性肾炎。

慢性肾炎主要应与下列疾病鉴别：

1. 继发性肾小球疾病　如狼疮肾炎、过敏性紫癜肾炎、糖尿病肾病等，依据相应的系统表现及特异性实验室检查。一般不难鉴别。

2. Alport综合征　常起病于青少年（多在10岁之前），患者有眼（球型晶状体等）、耳（神经性耳聋）、肾（血尿，轻、中度蛋白尿及进行性肾功能损害）异常，并有阳性家族史（多为性连锁显性遗传）。

3. 其他原发性肾小球病

（1）无症状性血尿和/或蛋白尿：临床上轻型慢性肾炎应与无症状性血尿和/或蛋白尿相鉴别，后者主要表现为无症状性血尿和/或蛋白尿，无水肿、高血压和肾功能减退。

（2）感染后急性肾炎：有前驱感染并以急性发作起病的慢性肾炎需与此病相鉴别。二者的潜伏期不同，血清C3的动态变化有助鉴别；此外，疾病的转归不同，慢性肾炎无自愈倾向，呈慢性进展，可资鉴别。

4. 原发性高血压肾损害　呈血压明显增高的慢性肾炎需与原发性高血压继发肾损害（即良性小动脉性肾硬化症）鉴别，后者先有较长期高血压，其后再出现肾损害，临床上远曲小管功能损伤（如尿浓缩功能减退、夜尿增多）多较肾小球功能损伤早，尿改变轻微（微量至轻度蛋白尿，可有镜下血尿及管型），常有高血压的其他靶器官（心、脑）并发症。

5. 慢性肾盂肾炎　多有反复发作的泌尿系感染史，并有影像学及肾功能异常者，尿沉渣中常有白细胞，尿细菌学检查阳性可资鉴别。

（三）治疗

慢性肾炎的治疗应以防止或延缓肾功能进行性恶化、改善或缓解临床症状及防治严重并发症为主要目的，而不以消除尿红细胞或轻微尿蛋白为目标。可采用下列综合治疗措施。

1. 积极控制高血压和减少尿蛋白　高血压和尿蛋白是加速肾小球硬化、促进肾功能恶化的重要因素，积极控制高血压和减少尿蛋白是两个重要的环节。高血压的治疗目标：把血压控制在130/80mmHg。若尿蛋白>1g/d，则降至125/75mmHg以下更为理想。尿蛋白的治疗目标则为争取减少至<1g/d。慢性肾炎常有钠、水潴留引起容量依赖性高血压，故高血压患者应限盐，可选用噻嗪类利尿药，噻嗪类无效应改用袢利尿药，但一般不宜过多、长久使用。

【巧妙记忆】　高血压合并糖尿病、慢性肾炎所致的高血压都首选ACEI（2011、2013）。

2. 限制食物中蛋白及磷入量　肾功能不全氮质血症患者应限制蛋白及磷的入量，采用优质低蛋白饮食或加用必需氨基酸或α-酮酸。

3. 糖皮质激素和细胞毒药物　一般不主张积极应用，但患者肾功能正常或仅轻度受损，肾脏体积正常，病理类型较轻（如轻度系膜增生性肾炎、早期膜性肾病等），尿蛋白较多，如无禁忌者可试用，无效者逐步撤去。

4. 避免加重肾脏损害的因素　感染、劳累、妊娠及肾毒性药物均可能损伤肾脏，导致肾功能恶化，应予以避免。

五、肾病综合征（★★★）（2013）

（一）诊断标准（2019、2023）

肾病综合征的诊断标准为：①尿蛋白定量超过3.5g/d；②血浆白蛋白低于30 g/L；③水肿；④高脂血症。其中①②两项为诊断所必需。

【巧妙记忆】　肾病综合征的诊断主要根据其临床表现三高一低来诊断，即大量蛋白尿、高血脂、水肿和低白蛋白血症。

（二）鉴别诊断

需进行鉴别诊断的继发性肾病综合征病因主要包括以下疾病。

1. 过敏性紫癜肾炎（2014）　好发于青少年，有典型的皮肤紫癜，可伴关节痛、腹痛及黑便，多在皮疹出现后1~4周出现血尿和/或蛋白尿，典型皮疹有助于鉴别诊断。

2. 系统性红斑狼疮肾炎　好发于青少年和中年女性，依据多系统受损的临床表现和免疫学检查可检出多种自身抗体，一般不难明确诊断。

3. 乙型肝炎病毒相关性肾炎（2014）　多见于儿童及青少年，以蛋白尿或肾病综合征为主要临床表现，常见的病理类型为膜性肾病，其次为系膜毛细血管性肾小球肾炎等。国内依据以下3点进行诊断：①血清HBV抗原阳性；②患肾小球肾炎，并可除外狼疮肾炎等继发性肾小球肾炎；③肾活检切片中找到HBV抗原。我国为乙型肝炎高发区，对有乙型肝炎患者，儿童及青少年蛋白尿或肾病综合征患者，尤其膜性肾病，应认真排除之。

4. 糖尿病肾病　好发于中老年（2008），肾病综合征常见于病程10年以上的糖尿病患者。早期可发现尿微量白蛋白排出增加，以后逐渐发展成大量蛋白尿、肾病综合征。糖尿病病史及特征性眼底改变有助于鉴别诊断。

5. 肾淀粉样变性　好发于中老年，肾淀粉样变性是全身多器官受累的一部分。原发性淀粉样变性主要累及心、肾、消化道（包括舌）、皮肤和神经；继发性淀粉样变性常继发于慢性化脓性感染、结核、恶性肿瘤等疾病，主要累及肾脏、肝和脾等器官。肾受累时体积增大，常呈肾病综合征。肾淀粉样变性常需做肾活检确诊。

6. 骨髓瘤性肾病　好发于中老年，男性多见。患者可有多发性骨髓瘤的特征性临床表现，如骨痛、血清单株球蛋白增高、蛋白电泳 M 带及尿本周蛋白阳性，骨髓象显示浆细胞异常增生（占有核细胞的15%以上），并伴有质的改变。多发性骨髓瘤累及肾小球时可出现肾病综合征。上述骨髓瘤特征性表现有利于鉴别诊断。

（三）继发性肾病综合征的常见原因及主要特点

引起肾病综合征的原因很多，最多见的为原发性（指起源于肾脏本身的自身免疫性肾小球病变），其次为继发性肾病综合征。继发性肾综是指由于其他原因涉及肾脏而引起的肾病综合征，其原因颇为复杂，可归纳如下：

1. 免疫性疾病，由系统性红斑狼疮和过敏性紫癜引起的肾病综合征占继发性肾综的首位。

2. 感染性疾病，也与自身免疫有关，如细菌感染（感染性心内膜炎、伤寒、斑疹伤寒、金黄色葡萄球菌败血症、骨髓炎、结核或麻风等）、病毒感染（乙型肝炎、丙型肝炎、水痘或带状疱疹）、寄生虫感染（疟疾）等。

3. 毒物和毒素，如灭鼠药及某些杀虫剂，汞、铋、金、酚类（来苏儿、石炭酸），蛇毒及某些药物（青霉胺、丙磺舒、三甲双酮）等均可导致肾中毒发生肾综。

4. 过敏，如血清病、脊髓灰质炎疫苗、药物、花粉等均作为变应原致敏肾脏发生肾病综合征。

5. 全身性疾病，如糖尿病肾病、肾硬化、肾淀粉样变性、黏液性水肿、巨球蛋白血症等。

6. 机械性因素，如肾静脉血栓形成、肾动脉狭窄、下腔静脉阻塞、充血性心力衰竭、慢性缩窄性心包炎及妊娠肾病等。

7. 肿瘤，如多发性骨髓瘤、淋巴瘤（包括霍奇金病）、肾癌、淋巴细胞白血病及某些呼吸道和胃肠道肿瘤。

8. 家族遗传性疾病，如遗传性肾病、遗传性肾炎和球形红细胞增多症等。

除了原发性和继发性肾病综合征外，还有一种先天性肾病综合征，这是一种少见的隐性遗传性疾病，见于新生儿，病情重，预后差。

（四）治疗（2023）

1. 一般及对症治疗　严重水肿患者应卧床休息，限盐饮食（每日钠摄入量2g）。蛋白质摄入量为每日每千克体重1g优质蛋白，热入量要充分。适当利尿。血管紧张素转换酶抑制药、血管紧张素Ⅱ受体阻断药除有效控制高血压外，尚可通过降低肾小球内压和直接影响肾小球基底膜对大分子的通透性，有不依赖于降低全身血压的减少尿蛋白作用，可以起到延缓肾功能恶化的作用，对有高血压的肾病综合征患者亦有治疗效果。

2. 主要治疗——抑制免疫与炎症反应

（1）细胞毒药物：这类药物可用于“激素依赖型”或“激素抵抗型”的患者，协同激素治疗（2008、2011、2016、2017、2018）。若无激素禁忌证，一般不作为首选或单独治疗用药。

1）环磷酰胺：是国内外最常用的细胞毒药物，在体内被肝细胞微粒体羟化，因可产生有烷化作用的代谢产物而具有较强的免疫抑制作用。

2）苯丁酸氮芥：由于不良反应及疗效欠佳，目前已少使用。

（2）环孢素：能选择性抑制 T 辅助细胞及 T 细胞毒效应细胞，已作为二线药物用于治疗激素及细胞毒药物无效的难治性肾病综合征。

（3）吗替麦考酚酯：在体内代谢为霉酚酸，后者为次黄嘌呤单核苷酸脱氢酶抑制剂，抑制鸟嘌呤核苷酸的经典合成途径，故而选择性抑制 T、B 淋巴细胞增殖及抗体形成达到治疗的目的。

3. 糖皮质激素的应用（2011、2013）　可能是通过抑制炎症反应（2013）、抑制免疫反应、抑制醛固酮和抗利尿激素分泌，影响肾小球基底膜通透性等综合作用而发挥其利尿、消除尿蛋白的疗效。使用原则和方案一般是：①起始足量：常用药物为泼尼松1mg/(kg·d)，口服8周，必要时可延长至12周（2004、2007、2022）。②缓慢减药：足量治疗后每2~3周减原用量的10%，当减至20mg/d左右时症状易反复，应更加缓慢减量。③长期维持：最后以最小有效剂量（10mg/d）再维持半年左右。激素可采取全日量顿服或在维持用药期间两日量隔日1次顿服，以减轻激素的副作用。

（五）并发症的防治（2002、2003、2005、2007）

肾病综合征的并发症是影响患者长期预后的重要因素，应积极防治。

1. 感染（2020）　通常在激素治疗时无须应用抗生素预防感染，否则不但达不到预防目的，反而可能诱发真菌二重感染。一旦发现感染，应及时选用对致病菌敏感、强效且无肾毒性的抗生素积极治疗，有明确感染灶者应尽快去除。严重感染难控制时应考虑减少或停用激素，但需视患者具体情况决定。

2. 血栓及栓塞并发症（2018、2020）　一般认为，当血浆白蛋白低于20~25g/L时，提示存在高凝状态，即应开始预防性抗凝治疗。

3. 急性肾衰竭　肾病综合征并发急性肾衰竭如处理不当可危及生命，若及时给予正确处理，大多数患者可望恢复。

4. 蛋白质及脂肪代谢紊乱　在肾病综合征缓解前常难以完全纠正代谢紊乱，但应调整饮食中蛋白和脂肪的量和结构，力争将代谢紊乱的影响减小到最低限度。目前，不少药物可用于治疗蛋白质及脂肪代谢紊乱。肾病综合征缓解后高脂血症可自然缓解，则无须再继续药物治疗。

六、IgA 肾病

（一）概念

IgA肾病是指肾小球系膜区以IgA或IgA沉积为主的原发性肾小球病。IgA肾病是肾小球源性血尿最常见的病因，亚太地区（中国、日本、东南亚和澳大利亚等）、欧洲、北美洲该病分别占原发性肾小球疾病的40%~50%、20%、8%~12%。其是我国最常见的肾小球疾病，并成为终末期肾脏病（ESRD）重要的病因之一。

（二）临床表现（2012、2017、2018）

IgA肾病可包括原发性肾小球病的各种临床表现，但几乎所有患者均有血尿。

好发于青少年，男性多见。起病前多有感染，常为上呼吸道感染（咽炎、扁桃体炎），其次为消化道、肺部和泌尿道感染。感染后数小时至1周内出现血尿。肉眼血尿发作后，尿红细胞可消失，也可转为镜下血尿；少数患者肉眼血尿可反复发作。更常见的另一类患者起病隐匿，主要表现为无症状性尿异常，常在体检时偶然发生，呈持续性或间发性镜下血尿，可伴或不伴轻度蛋白尿；其中少数患者病程中可有间断性肉眼血尿。IgA肾病是原发性肾小球病中呈现单纯性血尿的最常见病理类型，占60%~70%。上述典型病例呈伴或不伴轻度蛋白尿的无症状血尿，无水肿、高血压和肾功能减退，临床称之为无症状性血尿和/或蛋白尿（也称隐匿性肾炎），占IgA肾病发病时的60%~70%。

（三）诊断

本病诊断依靠肾活检标本的免疫病理学检查（2018、2023），即肾小球系膜区或伴毛细血管壁IgA为主的免疫球蛋白呈颗粒样或团块样沉积。诊断原发性IgA肾病时，必须排除肝硬化、过敏性紫癜等所致继发性IgA沉积的疾病后方可成立。

【经典习题】

1. IgA肾病发展过程中加重肾损害最重要的因素是
   A. 反复发作肉眼血尿
   B. 水肿
   C. 高脂血症
   D. 高血压
   E. 血清IgA水平升高

答案： D

考点： IgA肾病表现

解析： 发病年龄大、出现蛋白尿、高血压或肾活检时发现血管硬化或新月体形成者预后较差。IgA肾病早期高血压并不常见（<5%~10%），随着病程延长高血压发生率增高，部分IgA病患者可呈恶性高血压，为继发性肾实质性恶性高血压的最常见病因之一。故选D。

2. 男，24岁。颜面部水肿，肉眼血尿伴咳嗽、痰中带血1周，少尿3天。BP 160/100mmHg，尿蛋白（++），红细胞20~30/HP，血Cr 420μmol/L，血清抗肾小球基底膜抗体阳性。B超示双肾增大。目前最关键的治疗是
   A. 血浆置换
   B. 血液透析
   C. 泼尼松联合环磷酰胺
   D. 丙种球蛋白
   E. 泼尼松

答案： A

解析： 本题根据血清抗肾小球基底膜抗体阳性判断出患者为急进性肾小球肾炎（Ⅰ型）。强化血浆置换指每天或隔天应用新鲜血浆或5%白蛋白将病人血浆置换出2~4L，是Ⅰ型急进性肾小球肾炎的首选治疗方法。故选A。

3. 男，20岁。感冒后7天出现颜面及双下肢水肿，尿少。查体：血压160/100mmHg。尿蛋白（++），尿沉渣：红细胞（++），Scr 130μmol/L。2周后少尿，BUN 28mmol/L，Scr 620μmol/L，B超示双肾增大。下列哪种疾病可能性大
   A. 急性肾小球肾炎
   B. 急进性肾小球肾炎
   C. 慢性肾炎
   D. 肾病综合征
   E. 高血压肾病

答案： B

考点： 急进性肾小球肾炎的诊断

解析： 该患者表现为急性肾炎综合征，肾功能急剧恶化，早期出现少尿，诊断为急进性肾小球肾炎。故选B。

（4~5题共用备选答案）

A. 微小病变性肾病
B. 新月体性肾小球肾炎
C. 硬化性肾小球肾炎
D. 系膜增生性肾小球肾炎

E. 毛细血管内增生性肾小球肾炎

4. 急进性肾小球肾炎病理类型是

答案：B

5. 急性肾小球肾炎的病理类型是

答案：E

考点：肾小球肾炎的病理类型

解析：急进性肾小球肾炎以新月体的形成为病理特点。新月体形成，增殖的上皮细胞之间可见纤维蛋白、多核巨噬细胞、中性粒细胞和红细胞等，以后逐渐形成纤维性新月体。新月体的数量和严重性与预后密切相关。故4题选B。急性肾小球肾炎起病前1~4周常有呼吸道感染病史，其病理类型为毛细血管内增生性肾小球肾炎。故5题选E。

第三节　间质性疾病

急性间质性肾炎

（一）病因

多种多样，其中药物（如抗生素、非甾体抗炎药及解热镇痛药等）和感染是最常见原因。

（二）临床表现

轻重不一，无特异性。药物相关性急性间质性肾炎（AIN），可在用药后2~3周发病。常有发热、皮疹、关节酸痛和腰背痛，但血压多正常、无水肿。部分患者可出现少尿或无尿，伴氮质血症，约1/3患者出现严重尿毒症症状、发展为急性肾衰竭，少尿或非少尿型均可见。确定诊断则依靠肾活检。

（三）辅助检查

药物相关者可有外周血嗜酸性粒细胞增多。多有血尿，少数可为肉眼血尿；可有无菌性脓尿，少数可见嗜酸性粒细胞尿。蛋白尿量常为轻至中等量，少数非甾体抗炎药或干扰素导致的AIN可伴大量蛋白尿。常见肾性糖尿、小分子蛋白尿，尿β_2-MG、NAG等排出增多，尿比重及渗透压降低。可见Ⅰ型肾小管酸中毒、偶见范可尼（Fanconi）综合征，电解质紊乱。影像学可见双肾大小正常或轻度增大。

（四）治疗

治疗主要包括去除病因、支持疗法和使用糖皮质激素（用于非感染性患者）。

第四节　尿路感染

一、概述

（一）常见致病菌

革兰阴性杆菌为尿路感染最常见致病菌，其中以大肠埃希菌最为常见（2004、2005），其次为变形杆菌、克雷伯菌、柠檬酸杆菌等。5%~15%的尿路感染由革兰阳性细菌引起，主要是肠球菌和凝固酶阴性的葡萄球菌（柠檬色和白色葡萄球菌）。此外，结核分枝杆菌、衣原体、真菌等也可导致尿路感染。

（二）发病机制

1. 感染途径　上行感染（2017）、血行感染、直接感染、淋巴道感染。

2. 机体因素　是否发生尿路感染除与细菌的数量、毒力有关外，还取决于机体的防御功能。

3. 易感因素（2018）　尿路梗阻、膀胱输尿管反流、机体免疫力低下、神经源性膀胱、妊娠、性别和性活动、医源性因素、泌尿系统结构异常、遗传因素。

4. 细菌的致病力　大肠埃希菌通过菌毛将细菌菌体附着于特殊的上皮细胞受体，然后导致黏膜上皮细胞分泌IL-6、IL-8，并诱导上皮细胞凋亡和脱落。致病性大肠埃希菌还可产生溶血素、铁载体等对人体杀菌作用具有抵抗能力的物质。

二、急性肾盂肾炎（★★）

（一）诊断（2018）与鉴别诊断

有典型的临床表现即发热（>38℃）或腰痛、肾区叩击痛，尿液检查有白细胞、红细胞、蛋白、管型（2013、2014）和细菌，尿细菌培养每毫升尿有菌落10^5以上，血白细胞计数增多，中性粒细胞增多明显，确定诊断不困难。

临床上急性肾盂肾炎常伴膀胱炎，而下尿路感染又可上行感染累及肾，有时不易区别。然而，下尿路感染以膀胱刺激症状为主要临床表现，并常有下腹部不适、酸胀，很少有寒战、发热等全身症状。在急性期症状控制后，应对患者做进一步检查，查明有无泌尿系梗阻，膀胱、输尿管反流等解剖异常，以便进一步治疗。

（二）治疗

1. 全身治疗　卧床休息、输液、多饮水，维持每日尿量达1.5L以上，有利于炎症产物排出。注意饮食易消化、富含热量和维生素。

2. 抗菌药物治疗（2023）　可选用药物如下。

（1）SMZ-TMP对除铜绿假单胞菌外的革兰阳性及阴性菌有效。

（2）喹诺酮类药物抗菌谱广、作用强、毒性少，除不宜用于儿童及孕妇外，临床已广泛应用。

（3）青霉素类药物。

（4）第一、二代头孢菌素可用于产酶葡萄球菌感染。第二、三代头孢菌素对严重革兰阴性杆菌感染作用显著，与氨基糖苷类合用有协同作用。

（5）去甲万古霉素适用于耐甲氧西林的葡萄球菌、多重耐药的肠球菌感染及对青霉素过敏患者的革兰阳性球菌感染。亚胺培南-西拉司丁钠（泰能）抗菌谱广，对革兰阴性杆菌杀菌活性好。这两种尤适用于难治性院内感染及免疫缺陷者的肾盂肾炎。

3. 对症治疗　应用碱性药物如碳酸氢钠、枸橼酸钾，降低酸性尿液对膀胱的刺激，以缓解膀胱刺激症状。钙离子通道拮抗剂维拉帕米或盐酸黄酮哌酯可解除膀胱痉挛和缓解刺激症状。

【巧妙记忆】　轻型、较严重的及重症急性肾盂肾炎都采用2周疗法。

三、慢性肾盂肾炎

（一）诊断（2011、2014、2016、2017）

慢性肾盂肾炎的诊断除反复发作尿路感染病史之外，尚需结合影像学及肾脏功能检查。

1. 肾外形凹凸不平，且双肾大小不等。

2. 静脉尿路造影可见。肾盂肾盏变形、缩窄。

3. 持续性肾小管功能损害（2001）。

具备上述第1、2条的任何一项再加第3条可诊断慢性肾盂肾炎。

（二）治疗

肾盂肾炎首次发生的急性肾盂肾炎的致病菌80%为大肠埃希菌，在留取尿细菌检查标本后应立即开始治疗，首选对革兰阴性杆菌有效的药物。72小时显效者无须换药；否则应按药敏结果更改抗生素。

1. 病情较轻者　可在门诊口服药物治疗，疗程10~14天。常用药物有喹诺酮类（如氧氟沙星、半合成青霉素类、头孢菌素类等）。治疗14天后，通常90%可治愈。如尿菌仍阳性，应参考药敏试验选用有效抗生素继续治疗4~6周。

2. 严重感染全身中毒症状明显者　需住院治疗，应静脉给药。经过上述治疗若好转，可于热退后继续用药3天再改为口服抗生素，完成2周疗程。治疗72小时无好转，应按药敏结果更换抗生素，疗程不少于2周。经此治疗，仍有持续发热者，应注意肾盂肾炎并发症，如肾盂积脓、肾周脓肿、感染中毒症等。

【巧妙记忆】　急性发作时治疗同急性肾盂肾炎，反复发作者可给予长程低剂量抑菌治疗。

四、急性膀胱炎（★★）

（一）临床表现（2006、2007）

占尿路感染的60%以上。主要表现为尿频、尿急、尿痛。可有耻骨上方疼痛或压痛，部分病人出现排尿困难。尿液常混浊，并有异味，约30%可出现血尿。一般无全身感染症状，少数患者出现腰痛、发热，但体温常不超过38.0℃。如患者有突出的系统表现，体温>38.0℃，应考虑上尿路感染。致病菌多为大肠埃希菌，约占75%以上。

（二）治疗

1. 3日疗法（2023）　常用药物如氧氟沙星。目前推荐使用。

2. 7日疗法　妊娠妇女、老年患者、糖尿病患者、机体免疫力低下及男性患者推荐使用。

此外，多饮水，口服碳酸氢钠片碱化尿液，可减少膀胱刺激症状。

停服抗生素7天后，需进行尿细菌定量培养。如结果阴性表示急性细菌性膀胱炎已治愈；如仍有真性细菌尿，应继续给予2周抗生素治疗。

【巧妙记忆】　对于孕妇、老年患者、糖尿病患者、机体免疫力低下及男性患者不宜使用短程疗法，应采用较长疗程。

五、无症状细菌尿

（一）临床表现

无症状细菌尿是指患者有真性细菌尿，而无尿路感染的症状，可由症状性尿路感染演变而来或无急性尿路感染病史。致病菌多为大肠埃希菌（2012），患者可长期无症状，尿常规可无明显异常，但尿培养有真性菌尿，也可在病程中出现急性尿路感染症状。

（二）治疗

无症状性菌尿是否治疗目前有争议，一般认为有下述情况者应予治疗。

1. 妊娠期无症状性菌尿（2011）。

2. 学龄前儿童。

3. 曾出现有症状感染者。

4. 肾移植、尿路梗阻及其他尿路有复杂情况者。

根据药敏试验结果选择有效抗生素，主张短疗程用药，如治疗后复发，可选长程低剂量抑菌疗法。

【巧妙记忆】　无症状细菌尿时，对老年人、糖尿病、绝经前女性、非妊娠患者一般不用抗菌药物治疗。

【经典习题】

1. 导致尿路感染最常见的致病菌是

A. 金黄色葡萄球菌

B. 大肠埃希菌

C. 变形杆菌

D. 粪链球菌

E. 沙雷杆菌

答案：B

考点：尿路感染的致病菌

解析：任何细菌入侵尿路均可导致尿路感染，但最常见的致病菌是革兰阴性杆菌，占90%以上，其中以大肠埃希菌最为常见。绝大多数尿感是上行感染引起，即细菌经尿道上行至膀胱，再到肾盂引起感染。血行感染途径虽少见，但细菌从体内的感染灶侵入血流，到达肾脏和其他尿路也可引起感染。故选B。

2. 需治疗的无症状性菌尿见于

A. 老年女性

B. 长期留置导尿管

C. 糖尿病

D. 绝经前非妊娠妇女

E. 妊娠妇女

答案：E

考点：无症状性菌尿的治疗人群

解析：无症状性细菌尿的治疗原则：一般妇女不予治疗，老年人不予治疗。妊娠妇女必须治疗，这对保护母婴均有好处。学龄前儿童要予以治疗。故选E。

3. 对鉴别上、下尿路感染最有意义的是

A. 畏寒、发热、腰痛

B. 尿路刺激症状

C. 中段尿细菌培养阳性

D. 肾小管浓缩功能正常

E. 尿中白细胞管型

答案：E

考点：鉴别上、下尿路感染

解析：上下尿路感染一般有发热等全身症状和腰痛、肾区叩痛等提示上尿路感染，但仅凭临床表现来分辨上、下尿路感染并不可靠。通常尿沉渣中找到白细胞管型或抗体包裹细菌阳性支持上尿路感染。故选E。

4. 对诊断慢性肾盂肾炎最有意义的是

A. 尿频、尿急、尿痛反复发作

B. 畏寒，发热，尿白细胞数增高

C. 清洁中段尿细菌培养菌落计数>10^5/ml

D. 尿亚硝酸盐还原试验阳性

E. 肾小管功能持续性损害

答案：E

考点：慢性肾盂肾炎的诊断

解析：可依据①有易感因素，在此基础上反复尿路感染病史超过半年；②经治疗症状消失后，仍有肾小管功能减退者（如肾浓缩功能差、尿比重低、酚红排泄率下降等）；③X线造影证实有肾盂肾盏变形，肾影不规则甚至缩小；④肾外形表面凹凸不平，两肾大小不等。故选E。

5. 女，30岁。间断腰痛、尿频、尿急1年，血压160/100mmHg，尿蛋白（+），沉渣红细胞8~10/HP，白细胞15~20/HP。肾盂造影示右肾缩小，肾盏扩张。最可能诊断是

A. 慢性肾炎

B. 慢性肾盂肾炎

C. 多囊肾

D. 肾结核

E. 肾盂积液

答案：B

考点：慢性肾盂肾炎的诊断

解析：慢性肾盂肾炎通常是反复发作的复杂型尿路感染，肾盂造影可见两肾大小不等，外形凹凸不平，肾盏、肾盂可变形，有扩张、积水现象，肾实质变薄，有局灶的、粗糙的皮质瘢痕，伴有邻近肾小盏变钝或呈鼓槌状变形。根据该患者临床表现结合实验室检查，首先考虑慢性肾盂肾炎。故选B。

第五节 男性生殖系统感染

一、前列腺炎

（一）分型

前列腺炎分为四型：Ⅰ型，急性细菌性前列腺炎；Ⅱ型，慢性细菌性前列腺炎；Ⅲ型，慢性前列腺炎/慢性骨盆疼痛综合征（CP/CPPS），该型又分为ⅢA（炎症性）和ⅢB（非炎症性）两种亚型；Ⅳ型，无症状性前列腺炎。

（二）临床表现（2016）

1. 急性细菌性前列腺炎　发病突然，有寒战和高热，尿频、尿急，排尿痛。会阴部坠胀痛。严重时可发生排尿困难或急性尿潴留。临床上往往伴发急性膀胱炎（2016）。

2. 慢性细菌性前列腺炎

（1）排尿改变及尿道分泌物：尿频、尿急、尿痛，排尿时尿道不适或灼热。排尿后和便后常有白色分泌物自尿道口流出（2019、2021）。

（2）疼痛：会阴部、下腹隐痛不适，有时腰骶部、耻骨上、腹股沟区等也有酸胀感。

（3）性功能减退（2019）：可有勃起功能障碍、早泄、遗精或射精痛。

（4）精神神经症状：出现头晕、头胀、乏力、疲惫、失眠、情绪低落、疑虑焦急等。

（5）并发症：可表现变态反应，如虹膜炎、关节炎、神经炎、肌炎、不育等。

3. 慢性非细菌性前列腺炎　类似慢性细菌性前列腺炎，所不同的是没有反复尿路感染发作。体检与临床表现不一定相符。直肠指检前列腺稍饱满，质较软，有轻度压痛。临床上具有慢性前列腺炎的症状，尤其是盆腔、会阴部疼痛明显，而前列腺液检查正

常，培养无细菌生长，称为前列腺痛。

（三）诊断

1. 急性细菌性前列腺炎　有典型的临床表现和急性感染史。直肠指检前列腺肿胀、压痛、局部温度升高，表面光滑，形成脓肿则有饱满或波动感。

2. 慢性细菌性前列腺炎　诊断依据有①反复的尿路感染发作；②前列腺按摩液中持续有致病菌存在。

（四）治疗

1. 急性细菌性前列腺炎　积极卧床休息，输液，应用抗菌药物及大量饮水，并使用镇痛、解痉、退热等药物，以缓解症状。如有急性尿潴留，避免经尿道导尿引流，应用耻骨上套管穿刺造瘘。

2. 慢性细菌性前列腺炎　治疗效果往往不理想。首选红霉素、多西环素等具有较强穿透力的抗菌药物。目前应用于临床的药物还有喹诺酮类、头孢菌素类等，亦可以联合用药或交替用药，以防止耐药性。综合治疗可采用（2019）：①热水坐浴及理疗（如离子透入）可减轻局部炎症，促进吸收；②前列腺按摩，每周1次，以引流炎性分泌物；③忌酒及辛辣食物，避免长时间骑、坐，有规律的性生活；④中医治疗，应用活血化瘀和清热解毒药物。

3. 慢性非细菌性前列腺炎　致病原为衣原体、支原体则可用米诺环素、多西环素及碱性药物。其他可用红霉素、甲硝唑等。α受体阻断药可以解痉、改善症状。此外，每日1次热水坐浴；每周1次前列腺按摩及去除易造成盆腔、前列腺充血的因素，往往也可有良好的疗效，生物反馈、针灸对改善症状有效。

二、附睾炎

附睾炎分急性附睾炎和慢性附睾炎。

（一）病因

1. 急性附睾炎　常由泌尿系统感染和前列腺炎、精囊炎扩散所致。致病菌多为大肠埃希菌，也有淋病奈瑟菌以及衣原体、病毒等。

2. 慢性附睾炎　多由急性附睾炎治疗不彻底而形成。部分患者无急性炎症过程，可伴有慢性前列腺炎。

（二）临床表现

1. 急性附睾炎　可有畏寒、高热。患侧阴囊明显肿胀、阴囊皮肤发红、发热、疼痛，并沿精索、下腹部及会阴部放射。附睾睾丸及精索均有增大或增粗，肿大以附睾头、尾部为甚。有时附睾、睾丸界限不清，下坠时疼痛加重。可伴有膀胱刺激症状。

2. 慢性附睾炎　阴囊有轻度不适，或坠胀痛，休息后好转。附睾局限性增厚及肿大，与睾丸的界限清楚，精索、输精管可增粗，前列腺质地偏硬。

（三）诊断与鉴别诊断

1. 急性附睾炎　根据典型临床表现，易于诊断。与附睾结核、睾丸扭转鉴别。血白细胞及中性粒细胞增多常是急性炎症表现。

2. 慢性附睾炎　需与结核性附睾炎鉴别。

（四）治疗

1. 急性附睾炎　卧床休息，并将阴囊托起，采用镇痛、热敷。可用0.5%利多卡因行精索封闭，减少疼痛。选用广谱抗生素治疗。病情较重者，宜尽早静脉用药。脓肿形成则切开引流。

2. 慢性附睾炎　托起阴囊，局部热敷、热水坐浴、理疗等可缓解症状。症状加重时，选用广谱抗生素。有慢性前列腺炎者，要同时予以治疗。如局部疼痛剧烈，反复发作，影响生活和工作，可考虑行附睾切除术。

【经典习题】

男，42岁。寒战、高热、尿频、尿急、尿痛、排尿困难、会阴部胀痛1天。查体：尿道口无分泌物和红肿。首先考虑的疾病是

A. 膀胱结石
B. 急性前列腺炎
C. 急性尿道炎
D. 急性膀胱炎
E. 急性附睾炎

答案：B

考点：急性前列腺炎的诊断

解析：急性细菌性前列腺炎临床表现：发病突然，寒战和高热，尿频、尿急、尿痛，会阴部坠胀痛，严重时可发生排尿困难或尿潴留。根据患者表现，考虑诊断为急性前列腺炎。故选B。

第六节　泌尿、男性生殖系统结核

一、泌尿系统结核（肾结核）

（一）病理

肾结核的早期病变主要是肾皮质内多发性结核结节，是由淋巴细胞、浆细胞、巨噬细胞和上皮样细胞形成的结核性肉芽组织，中央常为干酪样物质，边缘为纤维组织增生。随着病变发展，病灶浸润逐渐扩大，侵入肾髓质后病变不能自愈，进行性发展，结核结节彼此融合，形成干酪样脓肿，从肾乳头处破入肾盏肾盂形成空洞性溃疡，逐渐扩大蔓延累及全肾。肾盏颈或肾盂出口因纤维化发生狭窄，可形成局限的闭合脓

肿或结核性脓肾。结核钙化也是肾结核常见的病理改变，可为散在的钙化斑块，也可为弥漫的全肾钙化。

（二）临床表现（★★★）

肾结核常发生于20~40岁的青壮年，男性较女性多见。儿童和老人发病较少，儿童发病多在10岁以上，婴幼儿罕见。约90%为单侧性。

肾结核症状取决于肾脏病变范围及输尿管、膀胱继发结核病变的严重程度。肾结核早期常无明显症状及影像学改变，只是尿检查有少量红细胞、白细胞及蛋白，呈酸性，尿中可能发现结核杆菌。随着病情的发展，可出现下列典型的临床表现。

1. 尿频、尿急、尿痛　尿频、尿急、尿痛是肾结核的典型症状之一（2006）。尿频往往最早出现，常是患者就诊时的主诉。最初是因含有结核杆菌的脓尿刺激膀胱黏膜引起，以后当结核病变侵及膀胱壁，发生结核性膀胱炎及溃疡，尿频加剧，并伴有尿急、尿痛。晚期膀胱发生挛缩，膀胱容量显著缩小，尿频更加严重，每日排尿次数达数十次，甚至出现尿失禁现象。

2. 血尿　是肾结核的重要症状，常为终末血尿。主因是结核性膀胱炎及溃疡，在排尿终末膀胱收缩时出血所致。少数肾结核因病变侵及血管，也可以出现全程肉眼血尿；出血严重时，血块通过输尿管偶可引起肾绞痛。肾结核的血尿常在尿频、尿急、尿痛症状发生以后出现，但也有以血尿为初发症状者。

3. 脓尿　是肾结核的常见症状。肾结核患者均有不同程度的脓尿，严重者尿如洗米水样，内含有干酪样碎屑或絮状物，显微镜下可见大量脓细胞。也可以出现脓血尿或脓尿中混有血丝。

4. 腰痛和肿块　肾结核虽然主要病变在肾，但一般无明显腰痛。仅少数肾结核病变破坏严重和梗阻，发生结核性脓肾或继发肾周感染，或输尿管被血块、干酪样物质堵塞时，可引起腰部钝痛或绞痛。较大肾积脓或对侧巨大肾积水时，腰部可触及肿块。

5. 男性生殖系统　结核肾结核男性患者中有50%~70%合并生殖系统结核。虽然病变主要从前列腺、精囊开始，但临床上表现最明显是附睾结核，附睾可触及不规则硬块。输精管结核病变时，变得粗硬并呈“串珠”样改变。

【巧妙记忆】　肾结核病变在肾，症状在膀胱，表现为膀胱刺激征。

6. 全身症状　肾结核患者的全身症状常不明显。晚期肾结核或合并其他器官活动结核时，可以有发热、盗汗、消瘦、贫血、虚弱，食欲缺乏和红细胞沉降率快等典型结核症状。严重双肾结核或肾结核对侧肾积水时，可出现贫血、水肿、恶心、呕吐、少尿等慢性肾功能不全的症状，甚至突然发生无尿。

（三）诊断与鉴别诊断

1. 诊断　肾结核是慢性膀胱炎的常见原因，因此，凡是无明显原因的慢性膀胱炎，症状持续存在并逐渐加重，伴有终末血尿（2006、2007、2017）；尤其青壮年男性有慢性膀胱炎症状，尿培养无细菌生长，经抗菌药物治疗无明显疗效；附睾有硬结（2012）或伴阴囊慢性窦道者，应考虑有肾结核的可能。下列检查有助于诊断。

（1）尿液检查：尿呈酸性，尿蛋白阳性，有较多红细胞和白细胞。尿沉渣涂片抗酸染色50%~70%的病例可找到抗酸杆菌，以清晨第一次尿液检查阳性率最高，至少连续检查3次。若找到抗酸杆菌，不应作为诊断肾结核的唯一依据，因包皮垢杆菌、枯草杆菌也是抗酸杆菌，易和结核杆菌混淆。尿结核杆菌培养时间较长（4~8周），但可靠，阳性率可达90%，这对肾结核的诊断有决定性意义（2016）。

（2）影像学诊断：包括B超、X线、CT及MRI等检查。对确诊肾结核，判断病变严重程度，决定治疗方案非常重要。

1）B超：简单易行，对于中晚期病例可初步确定病变部位，常显示病肾结构紊乱，有钙化则显示强回声，B超也较容易发现对侧肾积水及膀胱有无挛缩。

2）X线检查：泌尿系统平片（KUB）可能见到病肾局灶或斑点状钙化影或全肾广泛钙化。局限的钙化灶应与肾结石鉴别。静脉尿路造影（IVU）可以了解分侧肾功能、病变程度与范围（2002、2003、2018、2020），对肾结核治疗方案的选择必不可少。CT和MRI对中晚期肾结核能清楚地显示扩大的肾盏肾盂、皮质空洞及钙化灶，三维成像还可以显示输尿管全长病变。MRI水成像对诊断肾结核对侧肾积水有独到之处。在双肾结核或肾结核对侧肾积水，静脉尿路造影显影不良时，CT、MRI有助于确定诊断。

3）膀胱镜检查：可见膀胱黏膜充血、水肿、浅黄色结核结节、结核性溃疡、肉芽肿及瘢痕等病变，以膀胱三角区和病侧输尿管口周围较为明显。必要时取活组织检查明确诊断。病侧输尿管口可呈“洞穴”状，有时可见混浊尿液喷出。膀胱挛缩容量<50ml或有急性膀胱炎时，不宜作膀胱镜检查。

2. 鉴别诊断　主要需与非特异性膀胱炎和泌尿系统其他引起血尿的疾病（泌尿系肿瘤，肾、输尿管结石、膀胱结石等）进行鉴别。

（1）结核性膀胱炎与非特异性膀胱炎：前者症状常以尿频开始，膀胱刺激症状长期存在并进行性加重，一般抗感染治疗无效。后者发病突然，开始即有显著的尿频、尿急、尿痛，经抗感染治疗后症状很快缓解或消失，病程短促，但易复发。

（2）血尿：肾结核的血尿常在膀胱刺激症状存在一段时间后出现，以终末血尿多见。这和泌尿系统肿瘤、结石、非特异性膀胱炎等引起的血尿不同。最主要的是肾结核患者尿中可见抗酸杆菌或尿结核杆菌培养阳性，而其他疾病患者的尿中不会发现。

（四）治疗（★★）

肾结核是全身结核病的一部分，治疗时应注意全身治疗，包括营养、休息、环境、避免劳累等。临床肾结核是进行性破坏性病变，不经治疗不能自愈，在有效抗结核药物问世之前，死亡率很高，主要治疗手段是做肾切除。随着链霉素、异烟肼、利福平、吡嗪酰胺等抗结核药物相继应用于临床治疗以后，对肾结核的治疗效果有了很大提高。肾结核的治疗应根据患者全身和病肾情况，选择药物治疗或手术治疗。

1. 药物治疗　适用于早期肾结核，如尿中有结核杆菌而影像学上肾盏、肾盂无明显改变，或仅见一、两个肾盏呈不规则虫蛀状，在正确应用抗结核药物治疗后多能治愈。

抗结核药物种类很多，首选药物有吡嗪酰胺、异烟肼、利福平和链霉素等杀菌药物，其他如乙胺丁醇、环丝氨酸、乙硫异烟胺等抑菌药为二线药物。

【巧妙记忆】肾结核药物同肺结核的治疗药物，治疗最好用3种药物联合服用的方法，并且药量要充分，疗程要足够长，早期病例用药6~9个月，有可能治愈。

2. 手术治疗　凡药物治疗6~9个月无效，肾结核破坏严重者，应在药物治疗的配合下行手术治疗。肾切除术前抗结核治疗不应少于2周。

（1）肾切除术：肾结核破坏严重，而对侧肾正常，应切除患肾（2006）。双侧肾结核一侧广泛破坏呈“无功能”状态，另一侧病变较轻，在抗结核药物治疗一段时间后，择期切除严重的一侧患肾。肾结核对侧肾积水，如果积水肾功能代偿不良，应先引流肾积水，保护肾功能，待肾功能好转后再切除无功能的患肾。

（2）保留肾组织的肾结核手术：如肾部分切除术，适用病灶局限于肾的一极；结核病灶清除术，适用局限于肾实质表面闭合性的结核性脓肿，与肾集合系统不相通。上述结核病变经抗结核药物治疗3~6个月无好转，可考虑做此类手术。

（3）解除输尿管狭窄手术。

（4）挛缩膀胱的手术治疗。

二、男性生殖系统结核

男性生殖系统结核大多数继发于肾结核，一般来自后尿道感染，少数由血行直接播散所致。

（一）临床表现

1. 结核性附睾炎　可以是男性生殖系统结核的首发和唯一症状。

2. 前列腺、精囊结核　临床症状多不明显，偶感直肠内和会阴部不适，严重者可出现血精、精液量减少、性功能障碍和不育，以及肛周窦道形成等。直肠指诊可触及前列腺、精囊硬结，一般无压痛。

3. 附睾结核　一般发病缓慢，表现为阴囊部肿胀不适或下坠感，附睾尾或整个附睾呈硬结状，疼痛不明显。形成寒性脓肿如继发感染，阴囊局部出现红肿、疼痛。脓肿破溃后可形成经久不愈的窦道。双侧病变则失去生育能力。

（二）诊断

有上述临床表现，直肠指检扪及前列腺、精囊硬结或触及附睾硬结时，应怀疑本病。疑有男生殖系统结核时，需全面检查泌尿系统有无结核病变，需要进行尿常规、尿找抗酸杆菌、尿结核分枝杆菌培养和静脉尿路造影等检查以除外肾结核。

前列腺液或精液中有时可发现结核分枝杆菌；尿路造影可显示前列腺部尿路变形或扩大，对比剂可进入前列腺空洞内。精囊造影极少应用。

（三）治疗

1. 前列腺、精囊结核　一般用抗结核药物治疗，不需要用手术方法，但应清除泌尿系统可能存在的其他结核病灶。

2. 早期附睾结核　应用抗结核药物治疗，多数可治愈。如果病变较重，抗结核治疗疗效不好，已有脓肿或阴囊皮肤窦道形成，应在药物治疗配合下行附睾及睾丸切除术。手术应尽可能保留附睾、睾丸组织。

【经典习题】

1. 诊断肾结核，最可靠的依据是
   A. IVU见肾盏有破坏性改变
   B. 尿结核杆菌培养阳性
   C. 尿中找到抗酸杆菌
   D. 尿常规检查呈酸性脓尿
   E. 尿频、尿急、尿痛

答案：C

考点：肾结核的诊断依据

解析：肾结核的诊断依据：①慢性进行性加重的膀胱刺激症状伴有终末血尿者。②尿中找到结核杆菌对诊断肾结核有决定意义。③肾外结核病灶伴血尿，尤其是发现有附睾结核者。④影像学检查与膀胱镜检查支持诊断。故选C。

2. 附睾结核多继发于

A. 肾结核
B. 骨结核
C. 淋巴结核
D. 肠结核
E. 肺结核

答案：A

考点：附睾结核

解析：附睾结核是临床上最常见的男性生殖系统结核，多继发于肾结核。故选A。

3. 患者长时间表现膀胱刺激症状和脓尿，应首先考虑为

A. 急性肾小球肾炎
B. 肾结石
C. 输尿管结石
D. 泌尿系结核
E. 急性膀胱炎

答案：D

考点：肾结核的诊断

解析：慢性膀胱刺激征是肾结核最常见最具特征性的表现，出现尿频、尿急、尿痛，是由于结核性膀胱炎所致，泌尿系结核表现为膀胱刺激征和脓尿。故选D。

第七节　尿路结石

一、概述

（一）形成结石的因素

1. 形成尿结石的物质排出增加　尿液中钙、草酸或尿酸排出量增加（2012）。

2. 尿pH改变　在碱性尿中易形成磷酸镁铵及磷酸盐沉淀；在酸性尿中易形成尿酸和胱氨酸结晶。

3. 尿量减少　使盐类和有机物质的浓度增高。

4. 尿中抑制晶体形成和聚集的物质减少。

5. 尿基质增加　尿路感染时尿基质增加，使晶体黏附。

（二）尿路结石成分及性质

草酸钙结石最常见，磷酸盐、尿酸盐、碳酸盐次之，胱氨酸结石罕见。通常尿结石以多种盐类混合形成。草酸钙结石形成的原因尚不明，其质硬，不易碎，粗糙不规则，呈桑葚样，棕褐色，X线平片易显影。磷酸钙、磷酸镁铵结石与尿路感染和梗阻有关（2013），易碎，表面粗糙，不规则，常呈鹿角形，灰白色、黄色或棕色，X线平片可见多层现象。尿酸结石与尿酸代谢异常有关，其质硬，光滑，多呈颗粒状，黄色或红棕色，纯尿酸结石不被X线平片所显影（2002、2003、2008、2013、2020）。胱氨酸结石是罕见的家族性遗传性疾病所致，质坚，光滑，呈蜡样，淡黄至黄棕色，X线平片亦不显影。

（三）病理生理

尿路结石在肾和膀胱内形成，绝大多数输尿管结石和尿道结石是结石排出过程中停留该处所致。尿路结石可引起泌尿道直接损伤、梗阻、感染或恶性变（2013）。所有这些病理生理改变与结石部位、大小、数目、继发炎症和梗阻程度等有关。

尿结石位于肾盏可不增大，亦可增大后向肾盂延伸。由于结石使肾盏颈部梗阻，会引起肾盏积液或积脓，进一步导致肾实质萎缩、瘢痕形成，甚至发展为肾周围感染。由于肾盏结石进入肾盂或输尿管，结石可自然排出，或停留在泌尿道任何部位。结石在肾盏内慢慢长大，充满肾盂及部分或全部肾盏，形成鹿角形结石。

【巧妙记忆】　输尿管有三个生理狭窄处，即肾盂输尿管连接处、输尿管跨过髂血管处及输尿管膀胱壁段。结石沿输尿管行径移动，常停留或嵌顿于三个生理狭窄处，并以输尿管下1/3处最多见。

二、上尿路结石（2007）（★★★）

（一）临床表现

肾和输尿管结石，又称上尿路结石，主要症状是疼痛和血尿（2006、2018）。其程度与结石部位、大小、活动与否及有无损伤、感染、梗阻等有关。

1. 疼痛　肾结石可引起肾区疼痛伴肋脊角叩击痛。肾盂内大结石及肾盏结石可无明显临床症状，活动后出现上腹或腰部钝痛。输尿管结石可引起肾绞痛，典型的表现为疼痛剧烈难忍，阵发性发作位于腰部或上腹部，并沿输尿管行径，放射至同侧腹股沟，还可累及同侧睾丸或阴唇。结石在中段输尿管，疼痛放射至中下腹部。结石处于输尿管膀胱壁段或输尿管口，可伴有膀胱刺激征及尿道和阴茎头部放射痛。肾绞痛常见于结石活动并引起输尿管梗阻的情况。

2. 血尿　通常患者都有肉眼或镜下血尿，后者更为常见，有时活动后镜下血尿是上尿路结石的唯一临床表现。血尿的多寡与结石对尿路黏膜损伤程度有关。如果结石引起尿路完全性梗阻或固定不动（如肾盏小结石），则可能没有血尿。

3. 恶心、呕吐　输尿管结石引起尿路完全性梗阻时，使输尿管管腔内压力增高，管壁局部扩张、痉挛和缺血。由于输尿管与肠有共同的神经支配而导致

恶心、呕吐。

【巧妙记忆】 膀胱刺激征：结石伴感染或输尿管膀胱壁段结石时，可有尿频、尿急、尿痛。

（二）诊断与鉴别诊断

1. 病史和体检 与活动有关的疼痛和血尿，有助于此病的诊断确立，尤其是典型的肾绞痛。

2. 实验室检查 尿常规检查常能见到肉眼或镜下血尿。伴感染时有脓尿。有时可发现晶体尿。感染性尿结石患者尿细菌培养呈阳性。当临床怀疑患者尿路结石与代谢状态有关时，应测定血、尿的钙、磷、尿酸、草酸等，必要时做钙负荷试验。结石成分分析是确定结石性质的方法，也是制订结石预防措施和选用溶石疗法的重要依据。此外，应做肾功能测定。

3. 影像学检查

（1）B超：能显示结石的特殊声影，亦能评价肾积水引起的肾包块或肾实质萎缩等，可发现泌尿系平片不能显示的小结石和X线透光结石。

（2）X线：检查的目的是确定结石的存在、特点及解剖形态，确定是否需要治疗及确定合适的治疗方法。

（3）放射性核素肾显像：评价治疗前肾受损的肾功能和治疗后肾功能恢复状况；确定双侧尿路梗阻患者功能较好的肾。

（4）磁共振水成像（MRU）：能了解结石梗阻后肾、输尿管积水的情况，不需要对比剂即可获得与IVU相似的影像，不受肾功能改变的影响。

（5）内镜检查：包括经皮肾镜、输尿管硬、软镜和膀胱镜检查。通常在泌尿系平片未显示结石，静脉尿路造影有充盈缺损而不能确诊时，借助于内镜可以明确诊断和治疗。

（三）治疗（2023）

由于尿石症复杂多变，结石的性质、形态、大小、部位不同，泌尿道局部各异，患者个体差异等因素，治疗方法选择及预计疗效存在很大的不同，对尿石症的治疗必须实施患者个体化治疗。

【巧妙记忆】 一般如结石<0.6cm，光滑，无尿路梗阻、无感染，纯尿酸结石及胱氨酸结石，可先使用保守疗法（2014）。直径<0.4cm，光滑的结石，90%能自行排出。

1. 病因治疗 少数患者能找到形成结石的病因，如甲状旁腺功能亢进症（主要是甲状旁腺瘤），只要切除腺瘤，原有的尿路结石会自行溶解、消失；尿路梗阻者，只要解除梗阻，可以避免结石复发。

2. 药物治疗 根据已排出的结石或经手术取出的结石所做结石成分分析，决定药物治疗的方案。尿酸结石因是体内嘌呤代谢紊乱的产物，碱化尿液、口服别嘌醇及饮食调节有治疗作用，效果较好。胱氨酸结石治疗需碱化尿液，使pH>7.8，摄入大量液体。α-巯丙酰甘氨酸（α-MPG）和乙酰半胱氨酸有溶石作用。感染性结石需控制感染，取出结石。肾绞痛的治疗以解痉镇痛为主，如注射阿托品、哌替啶，同时应用钙通道阻滞药、吲哚美辛、黄体酮等，有时还需输液。

3. 体外冲击波碎石术（ESWL） 通过X线或B超对结石进行定位，利用高能冲击波聚焦后作用于结石，使结石裂解，直至粉碎成细砂，随尿液排出体外。需再次治疗，间隔10~14天为宜，推荐治疗次数不超过3~5次。适用于肾、输尿管上段≤2cm结石。输尿管下段结石治疗的成功率比输尿管镜取石低。（2011、2012、2013、2016、2018、2020）。

4. 经皮肾镜碎石取石术 在超声或X线定位引导下，经腰背部细针穿刺直达肾盏或肾盂，扩张并建立皮肤至肾内的通道，插放肾镜，直视下取石或碎石。较小的结石通过肾镜用抓石钳取出；较大的结石无法直接取出者应将结石粉碎。适用于≥2.0cm的肾盂结石、部分肾盏结石及鹿角形结石（2014、2017）。对结石远端尿路梗阻、质硬的结石、残留结石、复发结石、有活跃性代谢疾病及需要手术者尤为适宜。

5. 输尿管镜碎石术 经尿道输尿管镜插入膀胱，沿输尿管直视下采用套石或取石。若结石较大可用超声、液电、激光或气压弹道碎石。术中先扩张输尿管口有利于输尿管镜进入。适用于中、下段输尿管结石，泌尿系平片不显影结石，因肥胖、结石硬、停留时间长而用体外冲击波碎石术（ESWL）困难者，亦用于ESWL治疗所致的“石街”。并发症有输尿管黏膜下损伤、假道、穿孔、撕裂、感染等，输尿管撕脱或断裂是最严重的并发症，应注意防范。

6. 腹腔镜输尿管取石（LUL） 适用于输尿管结石>2cm，原来考虑开放手术；或经ESWL、输尿管镜手术治疗失败者。

7. 开放手术治疗 过去大多数尿石症采用开放手术取石，但是手术给患者造成较大的创伤，尤其是有的复杂性肾结石一次不易取尽，有的复发率高，重复取石的手术难度大，危险性增加，甚至有发生肾衰竭和失肾的可能。由于腔内泌尿外科及ESWL技术的普遍开展，大多数上尿路结石已不再需用开放手术。

三、膀胱结石（2007、2015、2017）（★★）

（一）临床表现

典型症状为排尿突然中断（2003、2008、2016），疼痛放射至远端尿道及阴茎头部，伴排尿困难和膀胱刺激症状。小儿常用手搓拉阴茎，跑跳或改变排尿姿势后，能使疼痛缓解，继续排尿。由于排尿费力，腹压增加，可并发脱肛。常有终末血尿。并发感染时，膀胱刺激症状加重，并有脓尿。若结石位于膀胱憩室内，仅表现为尿路感染。

（二）诊断

根据典型症状可初步诊断，但需注意引起结石的病因。常用辅助诊断方法：①B超检查。能发现强光团及声影，还可同时发现膀胱憩室、良性前列腺增生等。②X线检查。膀胱区平片能显示绝大多数结石，怀疑有上尿路结石可能时，还需做泌尿系平片及排泄性尿路造影。③膀胱尿道镜检查。能直接见到结石，并可发现膀胱病变。

（三）治疗与预防

1. 治疗　采用手术治疗。膀胱感染严重时，应用抗菌药物；若有排尿困难，则应先留置导尿，以利于引流尿液及控制感染。应同时治疗病因。

（1）经尿道膀胱尿道镜取石或碎石：大多数结石应用碎石钳机械碎石，并将碎石取出，适用于结石<2cm者。较大的结石需采用液电、超声、激光或气压弹道碎石。结石过大、过硬或膀胱憩室病变时，应施行耻骨上膀胱切开取石。

（2）耻骨上膀胱切开取石术：为传统的开放手术方式。小儿及膀胱感染严重者，应做耻骨上膀胱造瘘，以加强尿液引流。

2. 预防　提倡母乳喂养或牛乳喂养可以预防小儿膀胱结石的发生。及时治疗上尿路结石和下尿路梗阻、感染。避免膀胱异物。

【经典习题】

1. 膀胱结石患者典型的排尿症状是
   A. 尿痛
   B. 尿频、尿急、尿痛
   C. 血尿
   D. 排尿突然中断
   E. 排尿困难

答案：D

考点：膀胱结石的临床表现

解析：膀胱结石典型症状为排尿突然中断，疼痛放射至远端尿道及阴茎头部，伴有排尿困难及膀胱刺激症状。故选D。

2. 上尿路结石出现血尿的特点是
   A. 尿频、尿急、尿痛
   B. 活动后绞痛并有血尿
   C. 间歇性无痛血尿
   D. 下腹部疼痛并有恶心
   E. 排尿突然中断

答案：B

考点：尿石症的临床表现

解析：上尿路结石主要症状为疼痛和血尿。有时活动后镜下血尿是上尿路结石的唯一临床表现。输尿管结石可引起肾绞痛，肾绞痛常见于结石活动。故选B。

（3~4题共用题干）

男，32岁。反复腰部胀痛1年余。B超见右肾盂结石，大小1.5cm×1.0cm；左肾积水，左输尿管上段结石，大小1.0cm×0.8cm。尿常规：RBC 5~10个/HP，WBC 16~20个/HP。肾功能正常。

3. 要了解该患者分肾功能首选的检查方法是
   A. CT平扫
   B. 复查B超
   C. KUB
   D. MRI
   E. IVU

答案：E

考点：肾功能的检查方法

解析：静脉尿路造影主要适用于泌尿系结石、泌尿系结核等，能了解肾脏、输尿管、膀胱的形态、位置，尿路是否有功能性或器质性异常，还可以判断肾脏的排泄功能，对鉴别肾盂肾炎、肾结核、肾肿瘤有一定的意义。故选E。

4. 首选的治疗方法是
   A. 左输尿管结石体外冲击波碎石
   B. 右肾盂结石体外冲击波碎石
   C. 左输尿管切开取石
   D. 药物排石
   E. 右肾盂切开取石

答案：A

考点：上尿路结石的治疗

解析：如果结石小于0.6cm，可以采用中医中药溶石、化石、排石治疗，效果比较理想的。如果结石较大，超过1cm以上，需要先通过体外碎石或手术取石后，再配合中药调理，预后才不容易复发。对于此患者，应首选解决输尿管结石，故应进行左输尿管结石体外冲击波碎石，故选A。

第八节　泌尿与男性生殖系统肿瘤

一、肾肿瘤（肾细胞癌、肾盂癌、肾母细胞瘤）（★★★）

（一）病理

1. 肾细胞癌　瘤体多数为类圆形的实性肿瘤，外有假包膜，切面以黄色为主，可有出血、坏死和钙化，少数呈囊状结构。组织病理多种多样，透明细胞癌占肾癌的70%~80%（2014、2017），主要由肾小管上皮细胞发生。肿瘤细胞常为多边形，胞质内含大量胆固醇，在切片染色过程中胆固醇被溶解，故细胞质在镜下呈透明状。除透明细胞外，还可见有颗粒细胞和梭形细胞。

2. 肾盂癌　最常见低分级的乳头状尿路上皮癌。肿瘤沿肾盂黏膜扩散，可逆行侵犯肾集合管，有早期淋巴转移。

3. 肾母细胞瘤　可发生于肾实质的任何部位，有纤维假膜。切面均匀呈灰白色，常有出血与梗死，间有囊腔形成。为由间质、上皮和胚芽三种成分组成的恶性混合瘤。间质组织占肿瘤绝大部分，包括腺体、神经、分化程度不同的胶原结缔组织、平滑肌和横纹肌纤维、脂肪及软骨等成分。肺转移最常见，其次为肝，也可以转移至脑等。

（二）临床表现

1. 肾癌　高发年龄为50~70岁。男：女为3：2。有30%~50%的缺乏早期临床表现，多在体检或做其他疾病检查时被发现。常见的临床表现有：

（1）血尿、疼痛和肿块（2011、2021、2022）：间歇无痛肉眼血尿为常见症状，表明肿瘤已侵入肾盏、肾盂。疼痛常为腰部钝痛或隐痛，多由于肿瘤生长牵张肾包膜或侵犯腰肌、邻近器官所致；血块通过输尿管时可发生肾绞痛。肿瘤较大时在腹部或腰部易被触及。肉眼血尿、腰痛和腹部肿块被称为肾癌的“三联征”。多数患者仅出现上述症状的一项或两项，三项都出现者仅占10%左右。

【巧妙记忆】　出现血尿、疼痛和肿块症状中任何一项都是病变发展到较晚期的临床表现。

（2）副瘤综合征：10%~20%的肾癌患者可出现副瘤综合征（以往称肾外表现），容易与其他全身性疾病症状相混淆，必须注意鉴别。常见有发热、高血压、红细胞沉降率增快等。发热可能因肿瘤坏死、出血、毒性物质吸收所引起。

（3）转移症状：临床上有30%的患者因转移症状，如病理性骨折、咳嗽、咯血、神经麻痹及转移部位出现疼痛等就医。

2. 肾盂癌　早期即可出现间歇无痛性肉眼血尿，偶可出现条形样血块（2007、2008、2014），少数为显微镜下血尿。1/3患者有腰部钝痛，偶因血块堵塞输尿管引起肾绞痛。晚期患者出现消瘦、体重下降、贫血、衰弱、下肢水肿、腹部肿物及骨痛等转移症状。

3. 肾母细胞瘤　无症状的腹部肿块是最常见也是最重要的症状（2002、2006、2007、2008、2019），约1/3患者有显微镜下血尿，有腹痛、发热、高血压及红细胞增多症。晚期出现消瘦、食欲缺乏、恶心、呕吐、贫血等症状。

（三）诊断与鉴别诊断

1. 肾癌

（1）诊断：临床表现多种多样，亦可全无症状，约半数患者无临床症状或体征，有的较早就出现转移症状，诊断较为困难。血尿、疼痛和肿块是主要症状，出现上述任何一项症状，即应考虑。术前诊断依赖于医学影像学检查结果，能提供最直接的诊断依据。

1）B超：是简便而无创伤的检查方法，敏感性高。在体检时，B超可以经常发现临床无症状，尿路造影无改变的早期肿瘤。B超常表现为不均质的中低回声实性肿块，体积小的有时表现为高回声，需结合CT或肾动脉造影诊断。

2）X线检查：泌尿系平片（KUB）可见肾外形增大，偶见肿瘤散在钙化。静脉尿路造影（IVU）可见肾盏肾盂因肿瘤挤压或侵犯，出现不规则变形、狭窄、拉长、移位或充盈缺损。肿瘤较大、破坏严重时患肾不显影，做逆行肾盂造影可显示患肾情况。对体积较小，B超、CT不能确诊的肾癌做肾动脉造影检查，可以显示肿瘤内有病理性新生血管、动-静脉瘘、对比剂池样聚集与包膜血管增多等。必要时注入肾上腺素，正常肾实质血管收缩而肿瘤内血管无反应。

3）CT：对肾癌的确诊率高（2013、2014、2016），能显示肿瘤大小、部位、邻近器官有无受累。是目前诊断肾癌最可靠的影像学方法。CT表现为肾实质内不均质肿块，平扫CT值略低于或与肾实质相仿，增强扫描后，肿瘤不如正常肾实质增强明显。CT增强血管造影及三维重建可以见到增粗、增多和紊乱的肿瘤血管，可替代肾动脉造影。

4）MRI对肾癌诊断的准确性与CT相仿。

（2）鉴别诊断：①肾囊肿；②肾血管平滑肌脂肪瘤；③肾淋巴瘤；④肾脏黄色肉芽肿；⑤肾炎性假瘤；⑥肾盂癌。

2. 肾盂癌

（1）诊断：①取新鲜尿标本或逆行插管收集患侧肾盂尿行尿细胞学检查，可以发现癌细胞。②静脉尿路造影可发现肾盂内充盈缺损。③必要时逆行肾盂造影可进一步了解肾盂充盈缺损改变（2002、2003、2007、2008、2015、2019）。④B超、CT、MRI检查对肾盂癌的诊断及与其他疾病的鉴别诊断有重要价值；CT增强+三维重建（CTU）是诊断肾盂、输尿管癌的首要手段，磁共振水成像（MRU）的诊断效能与CTU相当。⑤影像学检查疑有肾盂肿瘤，但仍不能作出明确诊断时，输尿管肾镜有时可直接观察到肿瘤并可活检做病理检查。

（2）鉴别诊断：①肾细胞癌；②肾盂旁囊肿；

③肾盂血块；④肾盂阴性结石；⑤肾海绵状血管瘤；⑥原发性肾紫癜；⑦肾乳头肥大。

3. 肾母细胞瘤

（1）诊断：①小儿发现上腹部较光滑肿块，即应想到肾母细胞瘤的可能；②B超、X线检查、CT及MRI对诊断有决定意义。

（2）鉴别诊断：一般不易与其他肾肿瘤混淆，较为接近的肾脏肿瘤有肾癌，错构瘤和肾内极罕见的畸胎瘤。

（四）治疗

1. 肾癌　根治性肾切除术是肾癌最主要的治疗方法（2002、2003、2007、2008、2011、2018）。适用于T_1期及T_2～T_4期肾癌。切口可以经11肋间或经腹途径，须充分暴露，首先结扎肾蒂血管可减少出血和癌细胞的扩散。近年来应用腹腔镜行肾癌根治切除术，具有创伤小、术后恢复快等优点。切除范围包括患肾、肾周脂肪及肾周筋膜、区域肿大淋巴结，以及髂血管分叉以上输尿管（2020）。

2. 肾盂癌　标准的手术方法是切除患肾及全长输尿管（2007、2008、2012），包括输尿管开口部位的膀胱壁。孤立肾或对侧肾功能已受损，经活检细胞分化良好、无浸润的带蒂乳头状肿瘤，可做局部切除。个别小的、分化好的肾盂肿瘤也可通过内镜手术切除或激光烧灼。

3. 肾母细胞瘤　应用手术、化疗和放疗综合治疗。早期经腹行患肾切除术。术前静脉注射长春新碱（VCR）等化疗。术后放射治疗配合放线菌素D。双侧肾母细胞瘤可配合辅助治疗行双侧肿瘤切除。成人肾母细胞瘤预后极差。

二、膀胱肿瘤（★★）

（一）病理

常与肿瘤的组织类型、细胞分化程度、生长方式和浸润深度有关，其中细胞分化程度和浸润深度对预后的影响最大。

1. 组织类型　95%以上为上皮性肿瘤，其中绝大多数为尿路上皮乳头状癌（2002、2003、2006、2007、2008），鳞癌和腺癌各占2%～3%。近1/3的膀胱癌为多发性肿瘤。非上皮性肿瘤极少见，多数为肉瘤如横纹肌肉瘤，好发于婴幼儿。

2. 分化程度　WHO 2004分级法将膀胱等尿路上皮肿瘤分为乳头状瘤、低度恶性潜能的乳头状尿路上皮肿瘤、低级别乳头状尿路上皮癌和高级别乳头状尿路上皮癌。

3. 生长方式　分为原位癌、乳头状癌及浸润性癌。原位癌局限在黏膜内（2020），无乳头亦无浸润基底膜现象。移行细胞癌多为乳头状，低分化者常有浸润。鳞癌和腺癌为浸润性癌。不同生长方式可单独或同时存在。

4. 浸润深度　是肿瘤临床（T）和病理（P）分期的依据。根据癌浸润膀胱壁的深度（乳头状瘤除外），多采用TNM分期标准分为：T_{is}原位癌；T_a无浸润的乳头状癌；T_1肿瘤侵及皮下结缔组织；T_2侵犯肌层，T_2又分为T_{2a}侵犯浅肌层（肌层内1/2）（2015），T_{2b}侵犯深肌层（肌层外1/2）；T_3侵犯膀胱周围脂肪组织，又分为T_{3a}显微镜下发现肿瘤侵犯膀胱周围组织；T_{3b}肉眼可见肿瘤侵犯膀胱周围组织；T_4侵犯前列腺、精囊、子宫、阴道及盆壁和腹壁等。临床上习惯将T_{is}、T_a和T_1期肿瘤称为表浅膀胱癌。病理分期（P）同临床分期（T）。

肿瘤的扩散主要向膀胱壁内浸润，直至累及膀胱外组织及邻近器官。淋巴转移是最主要的转移途径，主要转移到盆腔淋巴结，如闭孔、髂内、髂外及髂总淋巴结群。浸润浅肌层者约50%淋巴管内有癌细胞，浸润深肌层者几乎全部淋巴管内有癌细胞，浸润至膀胱周围者，多数已有远处淋巴结转移。血行转移多在晚期，主要转移至肝、肺、骨和皮肤等处。肿瘤细胞分化不良者容易发生浸润和转移。

（二）临床表现

发病年龄大多数为50～70岁。男性发病率显著高于女性，约为4∶1。血尿是膀胱癌最常见和最早出现的症状。常表现为间歇性肉眼血尿（2012、2015、2023），可自行减轻或停止，易给患者造成“好转”或“治愈”的错觉而贻误治疗。出血量多少与肿瘤大小、数目及恶性程度不成比例。非上皮性肿瘤血尿一般较轻。

尿频、尿急、尿痛多为膀胱癌的晚期表现（2015），常因肿瘤坏死、溃疡或并发感染所致。少数广泛原位癌或浸润性癌起始即有膀胱刺激症状，预后不良。有时尿内混有“腐肉”样坏死组织排出；三角区及膀胱颈部肿瘤可梗阻膀胱出口，造成排尿困难，甚至尿潴留。

（三）诊断

中老年出现无痛性肉眼血尿，应首先想到泌尿系统肿瘤的可能（2012、2014、2016），其中尤以膀胱癌多见。下列检查方法有助于确诊。

1. 尿液检查　在患者新鲜尿液中，易发现脱落的肿瘤细胞，简便易行，故尿细胞学检查可作为血尿的初步筛选（2019）。

2. 影像学检查　经腹壁B超简便易行，能发现直径0.5cm以上的肿瘤，可作为患者的最初筛选。能了解肿瘤部位、大小、数目及浸润深度，初步确定临床分期。LVU 可了解肾盂、输尿管有无肿瘤以及膀胱肿瘤对上尿路的影响，如有患侧肾积水或肾显影不良，常提示肿瘤已侵及输尿管口。膀胱造影可见充盈缺损。CT 和 MRI 多用于浸润性癌，可以发现肿瘤浸润膀胱壁深度以及局部转移肿大的淋巴结。

3. 膀胱镜检查　可以直接观察到肿瘤所在部位、大小、数目、形态、有蒂还是广基，初步估计基底部浸润程度等。膀胱肿瘤位于侧壁及后壁最多，其次为三角区和顶部。可单发亦可多中心发生。

【巧妙记忆】 膀胱镜+活检是确诊膀胱癌的最主要的方法（2007、2015）。

4. 膀胱双合诊　可了解肿瘤大小、浸润的范围、深度以及与盆壁的关系。常用于术前对肿瘤浸润范围和深度的评估。检查时患者腹肌应放松，检查者动作应轻柔，以免引起肿瘤出血和转移。

（四）治疗

以手术治疗为主。根据肿瘤的临床分期、病理并结合患者全身状况，选择合适的手术方式。原则上 T_a、T_1 及局限的分化较好的 T_2 期肿瘤，可采用保留膀胱的手术。较大、多发、反复发作及分化不良的 T_2 期和 T_3 期肿瘤以及浸润性鳞癌和腺癌，应行膀胱全切除术（2018）。

T_a、T_1 期肿瘤，以经尿道膀胱肿瘤电切术为主要治疗方法。为预防肿瘤复发，术后 24 小时内应行膀胱灌注化疗和维持膀胱灌注化疗，常用药物有丝裂霉素、多柔比星等。T_2 期低级别、局限的肿瘤可经尿道切除或行膀胱部分切除术。T_3 期低级别、单个局限、如患者不能耐受膀胱全切者可采用膀胱部分切除术。T_4 期肌层浸润性癌常采用姑息性放疗或化疗。

三、肾盂、输尿管癌

（一）病理

肾盂、输尿管癌多为尿路上皮癌。

（二）临床表现

最常见的症状主要是间歇、无痛的肉眼血尿或镜下血尿，偶可见条状血块。20% 患者有腰部钝痛，主要是肿瘤侵犯引起上尿路梗阻造成肾积水所致。部分患者可因血块堵塞输尿管，引起肾绞痛。晚期可出现腰部或腹部肿物、消瘦、体重下降、贫血、下肢水肿及骨痛等症状。肾盂、输尿管癌体征常不明显。少数患者可因体检或影像学检查偶然发现。

（三）诊断

中老年出现无痛性、间歇性血尿，除怀疑膀胱肿瘤外，尚应考虑肾盂、输尿管癌的可能，结合超声、静脉尿路造影、CT 等影像学检查，多可准确诊断。

（四）治疗

1. 根治性肾、输尿管切除术　适用于多发、体积较大、高级别或影像学怀疑浸润性生长的肿瘤。标准的手术方法是切除病肾及全长输尿管，包括输尿管开口部位的膀胱壁。术后膀胱灌注化疗药物有助于降低膀胱肿瘤的复发率。

2. 保留肾脏手术　肿瘤细胞体积小、分化良好、无浸润的带蒂乳头状肿瘤，尤其是对于孤立肾或对侧肾功能已受损的肾盂癌或输尿管上段癌，可通过输尿管镜、经皮肾镜等内镜切除或激光切除，而对于输尿管中下段肿瘤可行局部切除，尤其是对于远端输尿管肿瘤，可行肿瘤及其远端输尿管切除后输尿管再植。

3. 综合治疗　进展期的肾盂、输尿管癌需采用综合治疗，手术切除后给予系统化疗或放疗，晚期患者则以系统化疗为主。

四、前列腺癌

（一）病理

前列腺癌 98% 为腺泡腺癌，鳞癌、尿路上皮细胞癌、导管腺癌等少见，多数为雄激素依赖型。好发于前列腺外周带，常为多病灶起源。

前列腺癌现多采用 TNM 分期系统（2023）。T_1 期分为：T_{1a} 期，偶发肿瘤体积<所切除组织体积的 5%，直肠指检正常；T_{1b} 期，偶发肿瘤体积>所切除组织体积的 5%，直肠指检正常；T_{1c} 期，单纯血前列腺特异抗原（PSA）升高，穿刺活检发现肿瘤，直肠指诊及经直肠 B 超正常。T_2 期分为：T_{2a} 期，肿瘤局限于并<单叶的 1/2；T_{2b} 期，肿瘤局限于并>单叶的 1/2；T_{2c} 期，肿瘤侵犯两叶，但仍局限于前列腺内。T_3 期分为：T_{3a} 期，肿瘤侵犯并突破前列腺一叶或两叶包膜；T_{3b} 期，肿瘤侵犯精囊。T_4 期：肿瘤侵犯膀胱颈、尿道外括约肌、直肠（2011）、肛提肌和/或盆壁。最常见的转移部位是淋巴结和骨骼，其他部位有肺、肝、脑和肾上腺等。

（二）临床表现

前列腺癌多数无明显临床症状，常在体检直肠指检或检测血清 PSA 值升高进一步检查被发现，也可在前列腺增生手术标本中发现。前列腺癌可以表现为下尿路梗阻症状，如尿频、尿急、尿流缓慢、尿流中断、排尿不尽、甚至尿潴留或尿失禁。血尿少见。前列腺癌出现远处转移时可以引起骨痛、脊髓压迫神经症状及病理性骨折。其他晚期症状有贫血、衰弱、下肢水肿、排便困难、少尿或无尿等。少数患者以转移症状就医而无明显前列腺癌原发症状。

【巧妙记忆】 前列腺癌骨盆转移属于椎旁静脉系统转移，最常见的部位为脊椎骨。

（三）诊断

直肠指检、经直肠B超检查和PSA测定是临床诊断前列腺癌的基本方法（2018）。直肠指检可以发现前列腺结节，质地坚硬。经直肠B超可以显示前列腺内低回声病灶及其大小与侵及范围。前列腺癌常伴血清PSA升高（2005、2013），有淋巴结转移和骨转移的，病灶随血清PSA水平增高而增多。CT对早期前列腺癌的诊断价值不大。MRI对前列腺癌的诊断优于其他影像学方法，全身核素骨显像和MRI可早期发现骨转移病灶。前列腺特异性膜抗原（PSMA）、PET-CT能够显著提高转移病灶的诊断准确率。前列腺癌的确诊依靠经直肠B超引导下前列腺系统性穿刺活检，根据所获组织有无癌作出诊断（2001、2005、2006、2012、2015、2017）。

（四）治疗

前列腺癌的治疗应根据患者的年龄、全身状况、临床分期及病理分级等综合因素考虑。前列腺增生手术标本中偶然发现的局限性癌（T_{1a}期），一般病灶小，细胞分化好可以不作处理，严密观察随诊。局限在前列腺包膜以内（T_{1b}、T_2期）的癌可以行根治性前列腺切除术（2013、2016），也是治疗前列腺癌的最佳方法，适于老年患者中年龄较轻，能耐受手术的患者。T_3、T_4期前列腺癌以内分泌治疗为主，可行睾丸切除术，配合抗雄激素制剂如比卡鲁胺、氟他胺等间歇治疗可提高生存率（2011）。

手术方式有开放、腹腔镜、机器人辅助腹腔镜手术。通常对75岁以上的高龄患者，预测寿命低于10年者不宜行根治性前列腺切除术。手术的主要并发症有手术切缘肿瘤残留、勃起功能障碍和尿失禁。化疗、免疫治疗、靶向药物治疗等在晚期前列腺癌，尤其是去势抵抗性前列腺癌治疗中具有一定价值。新型内分泌治疗药物如阿比特龙、恩杂鲁胺等对传统内分泌治疗失效的去势抵抗性前列腺癌（CRPC）患者有效。

五、睾丸肿瘤

（一）病理

原发性睾丸肿瘤分为生殖细胞肿瘤和非生殖细胞肿瘤。睾丸生殖细胞肿瘤根据组织学的变化可分为精原细胞瘤和非精原细胞瘤，非精原细胞肿瘤包括胚胎癌、畸胎癌、畸胎瘤、绒毛膜上皮细胞癌和卵黄囊肿瘤等。非生殖细胞肿瘤占5%~10%，包括间质细胞瘤和支持细胞瘤等。继发性睾丸肿瘤主要来自单核-吞噬细胞系统肿瘤及白血病等转移性肿瘤。

（二）临床表现

肿瘤逐渐增大，有轻微坠胀或钝痛。少数患者起病较急，突然出现疼痛性肿块，局部红肿伴发热，多因肿瘤出血、梗死、坏死所致，易误诊为急性附睾炎或睾丸炎。少数分泌绒毛膜促性腺激素（hCG）的睾丸肿瘤可引起患者乳房肿大、疼痛、女性化乳房。

（三）诊断（2014、2018）

体格检查患侧睾丸增大或扪及肿块，质地较硬，与睾丸界限不清，用手托起较对侧沉重感，阴囊透光试验阴性。检测血甲种胎儿蛋白（AFP）和人绒毛膜促性腺激素-β亚基（β-hCG）等肿瘤标志物，有助于了解肿瘤组织学性质、临床分期、术后有无复发及预后。B超和CT对睾丸肿瘤的诊断与阴囊内其他肿物的鉴别，确定腹膜后淋巴结有无转移及转移的范围非常重要。MRI不比CT更有优势。胸部X片可了解肺部和纵隔有无转移病变。

（四）治疗

1. 精原细胞瘤对放射治疗比较敏感，术后可配合放射治疗，亦可配合以铂类为基础的治疗。

2. 非精原细胞瘤切除患睾后，根据具体情况可选择密切监测、做腹膜后淋巴结清除术、化学药物综合性治疗，如顺铂、长春碱、博莱霉素、放线菌素D及环磷酰胺等。

3. 成人畸胎瘤应作为癌治疗。

六、阴茎癌

（一）病因

阴茎癌绝大多数发生于有包茎或包皮过长的患者。主要病因：①包皮垢及炎症长期刺激。②恶性倾向的病变，如阴茎皮角、阴茎黏膜白斑等发展而来。③人乳头瘤病毒、感染及吸烟可能是重要因素。④其他危险因素，阴茎损伤、紫外线照射、干燥性龟头炎等。

（二）病理

绝大多数是鳞状细胞癌。凯拉增殖性红斑是原位癌。阴茎癌分为：①乳头型，较常见，以向外生长为主，可穿破包皮，癌肿高低不平，常伴溃疡。②结节型，呈结节状，质较硬，亦可有溃疡，瘤体不大，向深部浸润可深入海绵体。主要通过淋巴转移，还可经血行扩散。

（三）临床表现

多见于40~60岁有包茎或包皮过长者。肿瘤始于阴茎头、冠状沟包皮内板。阴茎头部早期可见类丘疹、疣状红斑或经久不愈溃疡等病变。若包茎或包皮过紧不能显露阴茎头部，患者感觉包皮内刺痒、灼痛或触及包皮内硬块，并有血性分泌物或脓液自包皮口流出。随病变发展，疼痛加剧，肿瘤突出包皮口或穿破包皮，晚期呈菜花样，表面形成溃疡、渗出物恶臭。继续发展，可侵犯全部阴茎和尿道海绵体，造成尿潴留或尿瘘。体检时常可触及双侧腹股沟质地较硬、肿大的淋巴结。晚期转移可达肺、肝和骨。

（四）诊断与鉴别诊断

40岁以上有包茎或包皮过长，发生阴茎头部肿物或包皮阴茎头炎、慢性溃疡、湿疹等经久不愈，有恶臭分泌物者，应高度怀疑阴茎癌。与肿瘤不易鉴别时需做活组织检查。肿瘤转移至腹股沟区域，肿大、质地常较硬、无压痛、较固定；感染所致常有触痛，不能鉴别时需行淋巴结活检。超声、CT和MRI等检查有助于临床分期，发现腹股沟、盆腔以及更远部位有无淋巴结转移。

（五）治疗

1. 手术　原则是肿瘤病灶的根治性切除与局部器官的最大程度保留。肿瘤较小局限在包皮者，可仅行包皮环切术。瘤体较大，一般需行阴茎部分切除或阴茎全切除等。有淋巴结转移者应在原发病灶切除术后2~6周，感染控制后行两侧腹股沟淋巴结清除术。

2. 激光治疗　适于表浅小肿瘤及原位癌的治疗。

3. 年轻患者小而表浅的病变，有主张先行放射治疗，如失败再行手术。化疗对阴茎癌有一定疗效，常用于配合手术和放射治疗。

（六）预防

有包茎及包皮过长且反复感染的患者应尽早行包皮环切术，特别是男性儿童。包皮过长易上翻暴露阴茎头者，常清洗、保持局部清洁。对癌前病变应适当治疗并随诊。其他措施包括避免HPV感染、紫外线暴露及控制吸烟。

【经典习题】

1. 需要切除病肾及全长输尿管的疾病是
   A. 肾结核
   B. 肾癌
   C. 肾盂癌
   D. 肾母细胞瘤
   E. 萎缩肾

答案： C

考点： 肾盂癌的治疗

解析： 肾盂癌标准的手术方法是切除病肾及全长输尿管，包括输尿管开口部位的膀胱壁。故选C。

2. 肾癌患者首选的治疗方法是
   A. 肿瘤切除术
   B. 肾癌根治术
   C. 放疗
   D. 化疗
   E. 中药治疗

答案： B

考点： 肾肿瘤的治疗

解析： 手术治疗是肾癌患者首选的治疗方法，包括：①单纯性肾切除术，适用于晚期肾癌的姑息性切除，及全身情况差，不能耐受根治手术者；②根治性肾癌切除术，适用于中早期大部分患者，是最基本的治疗方法；③区域性淋巴结清扫术；④ 肾动脉栓塞术。所以肾癌患者首选治疗方法为肾癌根治术。故选B。

3. 患儿，4岁。发现左上腹包块如拳头大小，质硬，可活动，无压痛，小便正常。应首先考虑
   A. 左肾积水
   B. 左肾母细胞瘤
   C. 脾肿大
   D. 胰腺囊肿
   E. 左肾结核

答案： B

考点： 肾母细胞瘤的诊断

解析： 肾母细胞瘤来源于肾胚基，是典型的胎儿型肿瘤，小儿发现上腹部光滑肿块，即应想到肾母细胞瘤。腹部肿块是其最常见也是最重要的症状，肿块常位于上腹一侧季肋部，表面光滑，中等硬度，无压痛，有一定活动度。故选B。

第九节　泌尿系统梗阻

一、概论

（一）病因

引起泌尿系统梗阻的病因很多。根据其性质可分为机械性梗阻和动力性梗阻。前者是指尿路管腔被机械性病变阻塞，如结石、肿瘤、狭窄等。后者是指中枢或周围神经疾病造成某部分尿路功能障碍，影响尿液排出，如神经源性膀胱功能障碍。

上尿路梗阻常见的病因：肾部位梗阻最常见的病因是肾盂输尿管连接处先天性病变，如狭窄、异位血管和纤维束等，可以引起肾积水。梗阻在肾小管和集合管可致多囊肾、海绵肾等。后天性病因多见于结石、结核、肿瘤等，梗阻肾盏、肾盂出口引起肾积水。此外，肾下垂如移动位置过大，亦会造成上尿路梗阻。

下尿路梗阻常见的病因：膀胱梗阻主要病变在膀胱颈部，常见有良性前列腺增生、前列腺肿瘤、膀胱颈纤维化。膀胱内结石、异物、肿瘤等，也可以造成膀胱出口梗阻。控制排尿的中枢或周围神经受到损害，引起膀胱排尿功能障碍，可导致膀胱尿液潴留，并反流引起肾积水。

（二）病理生理

上尿路梗阻时，梗阻部位以上压力增高，输尿管

增加收缩力，蠕动增强，管壁平滑肌增生，管壁增厚。如梗阻不解除，后期失去代偿能力，平滑肌逐渐萎缩，张力减退，管壁变薄，蠕动减弱乃至消失。肾盂积水内压升高，压力经集合管传至肾小管和肾小球，尿路压力逐渐增高到一定程度时，可使肾小球滤过压降低，滤过率减少。如果尿路梗阻不解除，尿液继续分泌，由于尿液分泌和回流的不平衡，回流只能起到暂时缓冲作用，结果肾积水使肾盂内压力持续增高，压迫肾小管、肾小球及其附近的血管，造成肾组织缺血缺氧，肾实质逐渐萎缩变薄，肾容积增大，最后全肾成为一个无功能的巨大水囊。

下尿路梗阻如果发生在膀胱颈部，为了克服排尿阻力，膀胱逼尿肌逐渐代偿增生，肌束纵横交叉形成小梁。长期膀胱内压增高，造成肌束间薄弱部分向壁外膨出，形成小室或假性憩室。后期膀胱失去代偿能力时，肌肉萎缩变薄，容积增大，输尿管口括约功能被破坏，尿液可反流到输尿管、肾盂，引起肾积水和肾功能损害。

【巧妙记忆】 梗阻的基本病理改变是梗阻以上部位压力增高，尿路扩张积水，梗阻如长时间不解除，将导致积水和肾衰竭。

二、肾积水（★★）

（一）病因

1. 原发性肾积水　先天性肾盂输尿管连接处狭窄、肾下极异位血管或纤维束压迫输尿管。

2. 继发性肾积水　泌尿系统各部位的结石、肿瘤、炎症或结核。

（二）诊断

肾积水的诊断一般不困难，除确定肾积水存在及程度，还应弄清楚引起积水的病因、梗阻部位、有无感染及肾功能损害情况。肾积水的临床表现常不相同，甚至可全无症状。发现腹部包块就应该注意有肾积水的可能，如包块的紧张度较低且有波动感，则肾积水的可能性极大。可用下列方法对肾积水进行诊断：影像学检查对肾积水的诊断非常重要，包括B超、泌尿系统平片、尿路造影、MRI及CT检查等。B超可以明确判定增大的肾是实性肿块还是肾积水，并可确定肾积水的程度和肾皮质萎缩情况，但须与肾盂旁囊肿和多发性肾囊肿鉴别。简便易行无创伤，应作为首选的检查方法。放射性核素肾显像可以区分肾囊肿和肾积水、肾图检查可了解肾实质损害程度及分侧肾功能。

【巧妙记忆】 静脉尿路造影可确诊肾积水。

（三）治疗

肾积水的治疗应根据梗阻的病因、发病缓急、梗阻的严重程度、有无并发症以及肾功能损害情况等综合考虑。肾积水系尿路梗阻所致，故**最根本的治疗措施是除去病因，肾功能损害较轻者常可恢复**。治疗方法取决于梗阻病变的性质，如为先天性肾盂输尿管狭窄，应将狭窄段切除并作肾盂成形-肾盂输尿管吻合术（2012）。肾、输尿管结石可行ESWL、经皮肾镜或输尿管镜碎（取）石术。

如果患者病情较危重，不允许做较大手术或梗阻暂时不能除去时，可在B超引导下经皮肾穿刺造瘘（2012），将尿液直接引流出来，以利于感染的控制和肾功能的改善；待患者身体条件许可时，再治疗梗阻的病因。如梗阻病因不能除去，肾造瘘则作为永久性的治疗措施。对于输尿管难以修复的炎性狭窄、晚期肿瘤压迫或侵及等梗阻引起的肾积水，经膀胱镜如能放置双J形输尿管导管长期内引流肾盂尿液，既可保护肾功能，又可显著改善患者的生活质量。重度肾积水，肾实质显著破坏、萎缩、引起肾性高血压或合并严重感染，肾功能严重丧失，而对侧肾功能正常时，可切除患肾。

三、良性前列腺增生（★★★）

（一）病因

目前一致公认老龄和有功能的睾丸是前列腺增生发病的两个重要因素。

（二）临床表现（2013）

前列腺增生多在50岁以后出现症状。症状与前列腺体积大小不完全成比例，而取决于引起梗阻的程度、病变发展速度及是否合并感染等，症状可时轻时重。

尿频是前列腺增生患者最常见的早期症状（2016），夜间更为明显。尿频的原因，早期是因增生的前列腺充血刺激引起。随着病情发展，梗阻加重，残余尿量增多，膀胱有效容量减少，尿频逐渐加重。此外，梗阻诱发逼尿肌功能改变，膀胱顺应性降低或逼尿肌不稳定，尿频更为明显，并出现急迫性尿失禁等症状。

排尿困难是前列腺增生最重要的症状（2013、2020），病情发展缓慢。典型表现是排尿迟缓、断续、尿流细而无力（2004、2006）、射程短、终末滴沥、排尿时间延长。如梗阻严重，残余尿量较多时，常需要用力并增加腹压以帮助排尿，排尿终末常有尿不尽感。

当梗阻加重达一定程度时，过多的残余尿可使膀胱逼尿肌功能受损，收缩力减弱，逐渐发生尿潴留并出现尿失禁。膀胱过度充盈致使少量尿液从尿道口溢出，称为充盈性尿失禁（2011）。前列腺增生的任何阶段中，可因气候变化、劳累、饮酒、便秘、久坐等因素，使前列腺突然充血、水肿导致急性尿潴留，患者不能排尿，膀胱胀满，下腹疼痛难忍，常需去医院急诊处理。

（三）诊断与鉴别诊断

1. 诊断 50岁以上男性出现进行性排尿困难，须考虑有前列腺增生的可能。一般需做下列检查：

（1）国际前列腺症状评分：是量化良性前列腺增生下尿路症状的方法，是目前国际社会公认的判断患者症状严重程度的最佳手段。总分0～35分。0～7分，轻度症状；8～19分，中度症状；20～35分，重度症状。

（2）直肠指检：是重要的检查方法，每例前列腺增生患者均需做此项检查。指检时多数患者可触到增大的前列腺，表面光滑，质韧、有弹性，边缘清楚，中间沟变浅或消失，即可作出初步诊断。指检结束时应注意肛门括约肌张力是否正常。

（3）B超（2004、2006）：可经腹壁、直肠或尿道途径进行。经腹壁超声检查时膀胱需要充盈，扫描可清晰显示前列腺体积大小，增生腺体是否突入膀胱，还可以测定膀胱残余尿量（排尿后检查）。经直肠超声扫描对前列腺内部结构分辨度更为精确，目前已普遍被采用。

（4）X线检查：KUB、IVU或CTU可了解有无泌尿系统结石，判断尿路梗阻及肾功能情况。膀胱造影可见膀胱颈部抬高、增宽，半圆形压迹，可了解膀胱有无反流、憩室形成和肿瘤。

（5）MRI检查：可了解前列腺形状、大小及腺体内信号改变，能鉴别前列腺增生与癌。

（6）膀胱镜检查：由于膀胱镜检查可能有创伤，有下尿路梗阻症状而其他检查不能明确诊断或伴有血尿需要探究其原因时才考虑行膀胱镜检查。

（7）尿流率检查（2017）：可以确定前列腺增生患者排尿的梗阻程度。检查时要求排尿量在150～200ml，如最大尿流率<15ml/s表明排尿不畅；如<10ml/s则表明梗阻较为严重，常是手术指征之一。如果排尿困难主要是由于逼尿肌功能失常引起，应行尿流动力学检查，通过测定排尿时膀胱逼尿肌压力变化等，可了解是否存在逼尿肌反射不能、逼尿肌不稳定和膀胱顺应性差等功能受损情况。

（8）PSA测定：对排除前列腺癌，尤其前列腺有结节或质地较硬时十分必要。血清PSA正常值为0～4ng/ml。PSA敏感性高，但特异性有限，许多因素都可影响PSA的测定值，如前列腺增生也可使PSA增高（2008）。

（9）放射性核素肾显像：有助于了解上尿路有无梗阻及有无肾功能损害。

2. 鉴别诊断

（1）膀胱颈挛缩：亦称膀胱颈纤维化。多为慢性炎症所致，发病年龄较轻，多在40～50岁出现排尿不畅症状，但前列腺体积不增大，膀胱镜检查可以确诊。

（2）前列腺癌：前列腺有结节，质地坚硬或血清PSA升高，鉴别需行MRI和系统前列腺穿刺活组织检查。

（3）尿道狭窄：多有尿道损伤及感染病史，行尿道膀胱造影与尿道镜检查，不难确诊。

（4）神经源性膀胱功能障碍：临床表现与前列腺增生相似，有排尿困难、残余尿量较多、肾积水和肾功能不全，前列腺不增大，为动力性梗阻。患者常有中枢或周围神经系统损害的病史和体征，如有下肢感觉和运动障碍、会阴皮肤感觉减退、肛门括约肌松弛或反射消失等。静脉尿路造影常显示上尿路有扩张积水，膀胱常呈“圣诞树”形。尿流动力学检查可以明确诊断。

（四）治疗

前列腺增生未引起明显梗阻者一般无须处理，可观察等待。梗阻较轻或不能耐受手术者可采用药物治疗或非手术微创治疗。排尿梗阻症状严重、膀胱残余尿量超过50ml或既往出现过急性尿潴留、药物治疗疗效不佳而全身状况能够耐受手术者，应争取早日手术治疗。对前列腺增生的治疗可分为：

1. 观察等待 良性前列腺增生患者若长期症状较轻，不影响生活与睡眠，一般无须治疗可观察等待。但需密切随访，如症状加重，应选择其他方法治疗。

2. 药物治疗（2008、2022） 治疗前列腺增生的药物很多，常用的药物有α_1受体阻断药、5α-还原酶抑制剂和植物类药等。其中α_1受体对排尿影响较大，α_1受体主要分布在前列腺基质平滑肌中，阻滞α_1受体能有效地降低膀胱颈及前列腺的平滑肌张力，减少尿道阻力，改善排尿功能。

3. 手术治疗 前列腺增生梗阻严重、残余尿量较多、症状明显而药物治疗效果不好，有急性尿潴留史，或并发腹股沟疝、脱肛及内痔，身体状况能耐受手术者，应考虑手术治疗。如有尿路感染、残余尿量较多或有肾积水、肾功能不全时，宜先留置导尿管或膀胱造瘘引流尿液，并抗感染治疗，待上述情况明显改善或恢复后再择期手术。手术疗效肯定，但有一定痛苦与并发症等。开放手术多采用耻骨上经膀胱或耻骨后前列腺切除术。经尿道前列腺切除术（TURP）（2007、2013、2014、2015、2020）适用于大多数良性前列腺增生患者，有电切镜设备和有经验者可采用。近年来，经尿道前列腺剜除术和经尿道前列腺激光手术得到越来越多的应用。

【巧妙记忆】 前列腺增生的手术指征可记为残余尿多（>50ml），尿流率低（<10ml/s），有既往病史（曾出现过急性尿潴留）。

四、尿潴留

（一）病因

引起尿潴留的病因很多，可分为机械性和动力性梗阻两类。其中以机械性梗阻病变最多见，如良性前列腺增生（2002、2004、2005、2007）、前列腺肿瘤；膀胱颈梗阻性病变如膀胱颈挛缩、膀胱颈部肿瘤；先天性后尿道瓣膜，各种原因引起的尿道狭窄、肿瘤、异物和尿道结石（2003）；此外，盆腔肿瘤、处女膜闭锁的阴道积血、妊娠的子宫等均可以引起尿潴留。动力性梗阻是指膀胱出口、尿道无器质性梗阻病变，尿潴留系排尿动力障碍所致。最常见的原因为中枢和周围神经系统病变（2004、2006、2007），如脊髓或马尾损伤（2011）、肿瘤、糖尿病等造成神经源性膀胱功能障碍而引起。直肠或妇科盆腔根治性手术损伤副交感神经分支；痔疮或肛瘘手术及腰椎麻醉术后可出现排尿困难，引起尿潴留。此外，各种松弛平滑肌的药物如阿托品、普鲁苯辛、山莨菪碱等，偶尔亦可致排尿困难引起尿潴留。

（二）诊断

急性尿潴留发病突然，膀胱内充满尿液不能排出，下腹胀痛难忍。慢性尿潴留起病缓慢，病程较长，下腹部可触及充满尿液的膀胱。体格检查时耻骨上区常可见到半球形膨胀的膀胱，用手按压有明显尿意，叩诊为浊音。B超检查可以明确诊断。尿潴留应与无尿鉴别，无尿是指肾衰竭或上尿路完全梗阻，膀胱内空虚无尿。

（三）治疗

1. 急性尿潴留　治疗原则是解除病因，恢复排尿。应先引流膀胱尿液解除病痛，然后做进一步检查明确病因并进行治疗。急诊处理可行导尿术，是解除急性尿潴留最简便常用的方法（2015、2021）。尿潴留短时间不能解除者，最好放置导尿管持续引流，1周后再试行拔除。急性尿潴留患者在不能插入导尿管时，可采用粗针头耻骨上膀胱穿刺的方法吸出尿液，可暂时缓解患者的痛苦。有膀胱穿刺造瘘器械可在局麻下直接或B超引导下行耻骨上膀胱穿刺造瘘，持续引流尿液。若膀胱穿刺造瘘器械，可手术行耻骨上膀胱造瘘术。如梗阻病因不能解除，可以永久引流尿液。

【巧妙记忆】 急性尿潴留放置导尿管或膀胱穿刺造瘘引流尿液时，应间歇缓慢地放出尿液，避免快速排空膀胱，如病因不明或梗阻一时难以解除，膀胱内压骤然降低而引起膀胱内大量出血。

2. 慢性尿潴留　慢性尿潴留上尿路积水严重者，同样先行膀胱尿液引流，而后针对病因择期手术，解除梗阻，或行自我导尿、耻骨上膀胱造瘘、其他尿流改道等。

【经典习题】

1. 前列腺增生患者最重要的症状是

A. 尿潴留

B. 排尿困难

C. 尿失禁

D. 无痛性肉眼血尿

E. 尿频、尿急、尿痛

答案： B

考点： 前列腺增生的症状

解析： 前列腺增生状包括储尿期症状（尿频、尿急、急迫性尿失禁）和排尿期症状（尿线变细，尿程变短）。排尿困难是最重要症状。故选B。

2. 前列腺增生所致急性尿潴留时，最常用的方法是

A. 服利尿药

B. 中药、针灸

C. 导尿

D. 耻骨上膀胱穿刺

E. 耻骨上膀胱造瘘术

答案： C

考点： 前列腺增生的治疗

解析： 急性尿潴留的治疗原则：解除病因，恢复排尿。导尿是急性尿潴留时最常用的方法。故选C。

第十节　泌尿系统外伤

一、肾外伤（★★★）

（一）病因

1. 开放性外伤　因弹片、枪弹、刀刃等锐器致伤，常伴有胸、腹部等其他组织器官外伤，外伤情况复杂而严重。

2. 闭合性外伤　因直接暴力（如撞击、跌打、挤压、肋骨或横突骨折等）或间接暴力（如对冲伤、突然暴力扭转等）所致。

此外，当肾本身存在病变如肾积水、肾肿瘤、肾结核或肾囊性疾病等时，更易发生外伤，有时极轻微的创伤，也可造成严重的“自发性”肾破裂。偶然在医疗操作中如肾穿刺、腔内泌尿外科检查或治疗时也可能发生肾外伤。

（二）临床表现（2019）

肾外伤的临床表现与损伤程度有关，常不相同，尤其在合并其他器官外伤时，肾外伤的症状不易被察觉。其主要症状有休克、血尿、疼痛、腰腹部肿块、发热等。

【巧妙记忆】 泌尿系统外伤的主要表现为出血和尿外渗。

1. 休克 严重肾裂伤、肾蒂裂伤或合并其他脏器外伤时，因外伤和失血常发生休克，可危及生命。

2. 血尿 肾外伤患者大多有血尿。肾挫伤时可出现少量血尿，严重肾裂伤则呈大量肉眼血尿，并有血块阻塞尿路。血尿与外伤程度不成比例，肾挫伤或轻微肾裂伤会导致肉眼血尿，而严重的肾裂伤可能只有轻微血尿或无血尿，如肾蒂血管断裂，肾动脉血栓形成，肾盂、输尿管断裂或血块堵塞等。部分病例血尿可延续很长时间，常与继发感染有关。

3. 疼痛 肾包膜下血肿，肾周围软组织外伤、出血或尿外渗引起患侧腰、腹部疼痛。血液、尿液渗入腹腔或合并腹内脏器外伤时，出现全腹疼痛和腹膜刺激症状。血块通过输尿管时发生肾绞痛。

4. 腰腹部肿块 血液、尿液渗入肾周围组织可使局部肿胀，形成肿块，有明显触痛和肌强直。

5. 发热 由于血肿、尿外渗易继发感染，甚至导致肾周脓肿或化脓性腹膜炎，伴有全身中毒症状。

（三）诊断

1. 病史与体检 任何腹部、背部、下胸部外伤或受对冲力外伤的患者，无论是否有典型的腰、腹部疼痛，肿块，血尿等，均要注意肾外伤的可能。有时症状与肾外伤的严重程度并不平行。严重的胸、腹部外伤时，往往容易忽视泌尿系统外伤的临床表现，应当尽早收集尿液标本，做尿常规检查，以免贻误诊断。

2. 化验 尿中含多量红细胞（2013）。血红蛋白与血细胞比容持续降低提示有活动性出血。血白细胞数增多应注意是否存在感染灶。

3. 特殊检查 早期积极的影像学检查可以发现肾外伤部位、程度、有无尿外渗或肾血管外伤以及对侧肾情况。根据病情轻重，除须紧急手术者外，有选择地应用以下检查：

（1）B超 能提示肾损伤的部位和程度，有无包膜下和肾周血肿、尿外渗（2014），其他器官损伤及对侧肾等情况。须注意肾蒂血管情况，如肾动静脉的血流等。

（2）CT、MRI 可清晰显示肾皮质裂伤程度、尿外渗和血肿范围，显示无活力的肾组织，并可了解与其他脏器的关系。

（四）治疗

肾外伤的处理与外伤程度直接相关。轻微肾挫伤经短期休息可以康复，多数肾挫裂伤可用保守治疗，仅少数需手术治疗。

1. 紧急治疗 有大出血、休克的患者需迅速给以抢救措施，观察生命体征，进行输血、复苏，同时明确有无合并其他器官外伤，做好手术探查的准备（2014、2016、2019）。

2. 保守治疗

（1）绝对卧床休息2~4周，病情稳定，血尿消失后才可以允许患者离床活动。通常外伤后4~6周肾部分裂伤才趋于愈合，过早过多离床活动，有可能再度出血。恢复后2~3个月内不宜参加体力劳动或竞技运动。

（2）密切观察。定时测量血压、脉搏、呼吸、体温，注意腰、腹部肿块范围有无增大。观察每次排出的尿液颜色深浅的变化。定期检测血红蛋白和血细胞比容。

（3）及时补充血容量和热量，维持水、电解质平衡，保持足够尿量。必要时输血。

（4）早期应用广谱抗生素以预防感染。

（5）适量使用镇痛、镇静剂和止血药物。

3. 手术治疗（2011）

（1）开放性肾外伤：几乎所有这类外伤的患者都要施行手术探查，特别是枪伤或从前面腹壁进入的锐器伤，需经腹部切口进行手术，清创、缝合及引流并探查腹部脏器有无外伤。

（2）闭合性肾外伤：一旦确定为严重肾裂伤、肾碎裂及肾蒂外伤需尽早经腹进路施行手术。若肾外伤患者在保守治疗期间发生以下情况，需施行手术治疗。①经积极抗休克后生命体征仍未见改善，提示有内出血；②血尿逐渐加重，血红蛋白继续减少和血细胞比容继续降低；③腰、腹部肿块明显增大；④有腹腔脏器外伤可能。

4. 并发症处理 常由血或尿外渗以及继发性感染等所引起。腹膜后尿囊肿或肾周脓肿要切开引流。输尿管狭窄、肾积水需施行成形术或肾切除术。恶性高血压要做血管修复或肾切除术。动静脉瘘和假性肾动脉瘤应予以修补，如在肾实质内则可行部分肾切除术。持久性血尿可施行选择性肾动脉造影及栓塞术。

二、膀胱外伤

膀胱充盈时，膀胱壁紧张而薄，高出耻骨联合伸展至下腹部，易遭受外伤。

（一）病因

1. 开放性外伤 由弹片、子弹或锐器贯通所致，常合并其他脏器外伤，如直肠、阴道外伤。

2. 闭合性外伤　当膀胱充盈时，若下腹部遭撞击、挤压极易发生膀胱外伤。可见于酒后膀胱过度充盈，受力后膀胱破裂。有时骨盆骨折的骨片也会直接刺破膀胱壁。产程过长，膀胱壁被压在胎头与耻骨联合之间也易引起膀胱缺血性坏死，可致膀胱阴道瘘。

3. 医源性外伤　见于膀胱镜检查或治疗。压力性尿失禁者行经阴道无张力尿道中段悬吊（TVT）手术时，也有发生膀胱外伤的可能。

4. 自发性破裂　有病变的膀胱（如膀胱结核、长期接受放射治疗的膀胱）过度膨胀，可发生破裂，称为自发性破裂。

（二）病理

1. 挫伤　仅伤及膀胱黏膜或浅肌层，膀胱壁未穿破，无尿外渗，可发生血尿。

2. 膀胱破裂

（1）腹膜外型：单纯膀胱壁破裂，而腹膜完整，尿液极易外渗入膀胱周围组织及耻骨后间隙、盆底，或蔓延到肾区。大多由膀胱前壁破裂引起，常伴骨盆骨折。

（2）腹膜内型：膀胱壁破裂伴腹膜破裂，裂口与腹腔相通，尿液流入腹腔，可引起腹膜炎。多见于膀胱后壁和顶部外伤。

（三）临床表现

膀胱壁轻度挫伤仅有下腹部疼痛和少量终末血尿，短期内自行消失。膀胱全层破裂时症状明显。

1. 休克　骨盆骨折所致剧痛、大出血常导致休克。

2. 腹痛　腹膜外破裂时，尿外渗及血肿可引起下腹部疼痛、压痛及肌紧张，直肠指检可触及直肠前壁饱满并有触痛。腹膜内破裂时，尿液流入腹腔常引起急性腹膜炎症状；如果腹腔内尿液较多，可有移动性浊音。

3. 排尿困难和血尿　膀胱破裂后，尿液流入腹腔和膀胱周围时，患者有尿意，但不能排出尿液或仅排出少量血尿。

4. 尿瘘　开放性外伤，可有体表伤口漏尿，也可经肛门、阴道漏尿。闭合性外伤，可在尿液外渗导致感染后，局部皮肤黏膜破溃形成尿瘘。

5. 局部症状　闭合性外伤时，常有体表皮肤肿胀、血肿和瘀斑。

（四）诊断

1. 病史和体检。

2. 导尿试验　导尿管插入膀胱后，如引流出300ml以上的清亮尿液，基本上可排除膀胱破裂；如无尿液导出或仅导出少量血尿，则膀胱破裂的可能性大。此时可经导尿管向膀胱内注入灭菌生理盐水200~300ml，片刻后再引出。液体外漏时引出量会减少，腹腔液体回流时引出量会增多。若液体出入量差异大，提示膀胱破裂。

3. X线检查　①腹部平片可显示骨盆骨折状况。②膀胱造影自导尿管向膀胱内注入15%泛影葡胺300ml，摄前后位片，抽出对比剂后再摄片，如膀胱破裂，可发现对比剂漏至膀胱外，排液后的照片更能显示遗留于膀胱外的对比剂。腹膜内膀胱破裂时，则显示对比剂衬托的肠袢。

（五）治疗

处理原则：①闭合膀胱壁伤口。②保持通畅的尿液引流，或完全的尿流改道。③充分引流膀胱周围及其他部位的尿外渗。

1. 紧急处理　①抗休克治疗，如输液、输血、镇痛及镇静。②尽早合理使用抗生素预防感染。

2. 保守治疗　膀胱挫伤或膀胱造影显示仅有少量尿液外渗且症状较轻者，可从尿道插入导尿管持续引流尿液10天左右，并保持通畅，同时使用抗生素，预防感染，破裂多可自愈。

3. 手术治疗　膀胱破裂伴有出血和尿液外渗，病情严重者，须尽早施行手术。如为腹膜内破裂，应行剖腹探查，了解其他脏器有无外伤，并做相应处理。也可行腹腔镜膀胱修补术。膀胱修补术后应留置Foley导尿管或耻骨上膀胱造瘘，引流尿液。

4. 并发症处理　盆腔血肿宜尽量避免切开。若出血不止，可用纱布填塞止血。出血难以控制时，可行选择性盆腔血管栓塞术。

三、前尿道外伤（★★）

（一）病因

男性前尿道外伤多发生于球部，这段尿道固定在会阴部。会阴部骑跨伤时，将尿道挤向耻骨联合下方，引起尿道球部外伤（2006、2007、2013、2015、2016、2017、2020、2023）。

（二）病理

此类外伤可有挫伤、裂伤或完全断裂。尿道挫伤时仅有水肿和出血，可以自愈。尿道裂伤引起尿道周围血肿和尿外渗，愈合后引起瘢痕性尿道狭窄。尿道完全断裂使断端退缩、分离，血肿较大，发生尿潴留，用力排尿则发生尿外渗。

（三）临床表现

1. 尿道出血　外伤后，即使不排尿时也可见尿道外口滴血。尿液可为血尿。

2. 疼痛　受外伤处疼痛，有时可放射到尿道外口，尤以排尿时为剧烈。

3. 排尿困难　尿道挫裂伤时因疼痛而致括约肌痉挛，发生排尿困难。尿道完全断裂时，则可发生尿潴留。

4. 局部血肿　尿道骑跨伤常发生会阴部、阴囊处肿胀、瘀斑及蝶形血肿（2011、2015）。

5. 尿外渗　尿道裂伤或断裂后，尿液可从裂口处渗入周围组织，形成尿外渗。如尿外渗、血肿并发感染，不及时处理或处理不当，则出现脓毒症。如开放性外伤，则尿液可从皮肤、肠道或阴道创口流出，最终形成尿瘘。

（四）诊断

1. 病史和体检　大多有会阴部骑跨伤史，一些患者因尿道器械检查致伤。根据典型症状及血肿、尿外渗分布，诊断并不困难。

2. 导尿　导尿可以检查尿道是否连续、完整。在严格无菌操作下，如能顺利插入导尿管，则说明尿道连续而完整。一旦插入导尿管，应留置导尿1周以引流尿液并支撑尿道。如一次插入困难，不应勉强反复试插，以免加重创伤和导致感染。

3. X线检查　尿道造影可显示尿道外伤部位及程度，尿道裂伤或断裂可有对比剂外渗，尿道挫伤则无外渗征象。

（五）治疗（2023）

1. 尿道球海绵体严重出血可致休克，应立即压迫会阴部止血，采取抗休克措施，尽早施行手术治疗。

2. 尿道挫伤及轻度裂伤症状较轻，尿道连续性存在，一般不需特殊治疗，尿道外伤处可自愈。用抗生素预防感染，并鼓励患者多饮水稀释尿液，减少刺激。必要时插入导尿管引流1周。

3. 尿道裂伤插入导尿管引流2周。如导尿失败，应即行经会阴尿道修补，并留置导尿管2～3周。病情严重者，应施行耻骨上膀胱造瘘术。

4. 尿道断裂应即时施行经会阴尿道修补术或断端吻合术（2012、2015、2018），留置导尿管2～3周。尿道断裂严重者，会阴或阴囊形成大血肿，可做膀胱造瘘术。也有经会阴切口清除血肿，再做尿道断端吻合术，但是必须慎重而仔细止血。

四、后尿道外伤（★★）

（一）病因

骨盆骨折（2017）、耻骨前列腺韧带撕裂、骨折及盆腔血管丛外伤。

（二）病理

膜部尿道穿过尿生殖膈。当骨盆骨折时，附着于耻骨下支的尿生殖膈突然移位，产生剪切样暴力，使薄弱的膜部尿道撕裂（2015、2020），甚至在前列腺尖处撕断。耻骨前列腺韧带撕裂致前列腺向上后方移位。骨折及盆腔血管丛外伤引起大量出血，在前列腺和膀胱周围形成大血肿。当后尿道断裂后，尿液沿前列腺尖处而外渗到耻骨后间隙和膀胱周围。

（三）临床表现

1. 休克　骨盆骨折所致后尿道外伤，一般较严重；常因合并大出血，引起创伤性、失血性休克。

2. 疼痛　下腹部痛，局部肌紧张，并有压痛。随着病情发展，会出现腹胀及肠鸣音减弱。

3. 排尿困难　伤后不能排尿，发生急性尿潴留。

4. 尿道出血　尿道口无流血或仅少量血液流出。

5. 尿外渗及血肿　尿生殖膈撕裂时，会阴、阴囊部出现血肿及尿外渗。

（四）诊断

1. 病史和体检　骨盆挤压伤患者出现尿潴留，应考虑后尿道外伤（2002）。直肠指检可触及直肠前方有柔软、压痛的血肿，前列腺尖端可浮动。若指套染有血液，提示合并直肠外伤。

2. X线检查　骨盆前后位片显示骨盆骨折。尿道造影（2017）可见尿道有对比剂外渗。

（五）治疗

1. 紧急处理　骨盆骨折患者须平卧，勿随意搬动。以免加重外伤。外伤严重伴大出血可致休克。须抗休克。一般不宜插入导尿管，避免加重局部损伤及血肿感染。尿潴留者可行耻骨上膀胱穿刺，吸出膀胱内尿液。

2. 手术治疗

（1）早期处理：通常在病情稳定后，局麻下做耻骨上高位膀胱造瘘（2008）。尿道不完全撕裂一般在3周内愈合，恢复排尿。经膀胱尿道造影明确尿道无狭窄及尿外渗后，才可拔除膀胱造瘘管。若不能恢复排尿，造瘘后3个月再行尿道瘢痕切除及尿道端端吻合术。为早期恢复尿道的连续性，避免尿道断端远离形成瘢痕假道，一部分患者被采用尿道会师复位术，而休克严重者不宜做此手术，只做高位膀胱造瘘。

（2）并发症处理：后尿道外伤常并发尿道狭窄。为预防尿道狭窄，去除导尿管后先每周1次尿道扩张，持续1个月以后仍需定期施行尿道扩张术。严重狭窄者经尿道切开或切除狭窄部的瘢痕组织，或于受伤后3个月经会阴部切口切除尿道瘢痕组织，做尿道端端吻合术。尿道长度不足者，可切除耻骨联合，缩短尿道断端距离，吻合尿道。后尿道合并直肠外伤，早期立即修补，并做暂时性结肠造瘘。尿道直肠瘘等待3～6个月后再施行修补手术。

【经典习题】

1. 协助诊断肾挫伤，首要的检查是

A. 血肌酐

B. 尿常规

C. 静脉尿路造影

D. 腹部CT平扫

E. 血细胞比容

答案： B

考点： 肾挫伤的检查

解析： 肾挫伤仅局限于部分肾实质，形成肾瘀斑和包膜下血肿，肾包膜及肾盂黏膜完整。部分涉及肾集合系统可有少量血尿。协助诊断需首要检查尿常规。确诊需要CT检查。故选B。

2. 男，32岁。右腰部外伤伴血尿3小时，经保守治疗后血尿消失，但血压持续下降达80/45mmHg，血红蛋白及血细胞比容继续降低，右腰部出现肿块，下一步最重要的治疗措施是

A. 应用止血剂

B. 继续观察

C. 加强抗感染治疗

D. 抗休克+手术治疗

E. 输血

答案： D

考点： 肾外伤的治疗

解析： 若肾外伤患者在保守治疗期间发生以下情况，需施行手术治疗。①经过积极抗休克治疗后生命体征仍未见改善，提示有内出血。②血尿逐渐加重，血红蛋白和血细胞比容继续降低。③腰、腹部肿块明显增大。④有腹腔脏器损伤可能。该患者有休克表现，故应抗休克的同时行手术治疗。故选D。

第十一节　泌尿、男性生殖系统先天性畸形及其他疾病

一、隐睾

（一）病因

1. 胚胎时期牵引睾丸下降的索带异常或缺如。

2. 先天性睾丸发育不全、睾丸对性激素不敏感，失去了激素对睾丸下降的动力作用。

3. 在胎儿发育过程中，母体缺乏促性腺激素，影响了睾丸下降的动力作用。

（二）诊断

隐睾患者常因阴囊空虚、内无睾丸来就诊。也有以“疝”为主诉而就诊者，或因双侧隐睾、婚后不育而来做检查的。诊断一般不困难。如果患者染色体为XY型，血清卵泡刺激素（FSH）升高，血清睾酮（T）降低，而且睾酮的水平对绒毛膜促性腺激素（hCG）的刺激无反应，则为双侧睾丸缺如（即无睾丸），可诊断为隐睾。

（三）治疗

1岁内的睾丸有自行下降可能，若1岁以后睾丸仍未下降，可短期应用绒毛膜促性腺激素每周肌注2次，每次500U，总剂量为5000~10000U。若2岁以前睾丸仍未下降，应采用睾丸固定术将其拉下（2001、2008），若睾丸萎缩，又不能被拉下并置入阴囊，而对侧睾丸正常，则可将未降睾丸切除。双侧腹腔内隐睾不能下降复位者，可采用显微外科技术，做睾丸自体移植术。

二、鞘膜积液

（一）病因及分型

先天性鞘膜积液系鞘状突未闭而引起，鞘状突在不同部位的闭合不全，可形成各种类型的鞘膜积液。包括睾丸鞘膜积液、精索鞘膜积液、睾丸精索鞘膜积液（婴儿型）、交通性鞘膜积液（先天性）。

（二）诊断与鉴别诊断

1. 诊断（2023）

（1）睾丸鞘膜积液呈球形或卵圆形，表面光滑，有囊样感，无压痛，触不到睾丸和附睾，透光试验阳性，如积液为脓性、血性或乳糜性，则透光试验阴性；睾丸、精索鞘膜积液时阴囊呈梨形肿大，睾丸亦扪不清；精索鞘膜积液位于睾丸上方，睾丸可扪及；交通型鞘膜积液，站立时阴囊肿大，平卧后因积液流入腹腔，肿块缩小或消失，睾丸可扪及。

（2）肿物透光试验阳性（2007、2017）。

（3）B超检查可明确诊断。

2. 鉴别诊断　睾丸鞘膜积液应与睾丸肿瘤和腹股沟斜疝相鉴别。

（三）治疗

1. 初生婴儿在睾丸鞘膜积液常在两岁前自行消失，故不急于进行治疗。若两岁后尚不消失，则行穿刺抽鞘膜积液。多数经抽吸后，不再复发。此法不适用于成人。成人抽液后均在短期又长大如初。

2. 注射治疗　在抽液后向鞘膜腔内注射具有刺激性药物如硅宁、鱼肝油酸钠等，使发生炎性粘连。以消灭鞘膜腔。

3. 手术治疗　先天性鞘膜积液不能用上两法治疗。以手术治疗为主。手术的目的是在内环处将疝颈做高位结扎，阻断腹水下流。

4. 中医治疗如艾灸疗法和敷贴疗法等。

三、精索静脉曲张

（一）病因

1. 静脉瓣发育不全，静脉丛壁的平滑肌或弹力纤维薄弱，会导致精索内静脉曲张。

2. 腹膜后肿瘤、肾肿瘤压迫精索内静脉，癌栓栓塞肾静脉，使血流回流受阻，可以引起继发性精索静脉曲张。

（二）临床表现

原发性精索静脉曲张病变轻，一般多无症状；症状严重时，主要表现为患侧阴囊有坠胀感、隐痛。步行或站立过久则症状加重，平卧休息后症状可缓解或消失。

（三）诊断

可见患侧较健侧阴囊明显松弛下垂，严重者视诊和触诊时曲张的精索内静脉似蚯蚓团块。轻者局部体征不明显，可做 Valsalva 试验。多普勒超声检查、放射性核素^{99m}Tc 阴囊显像等可以帮助明确诊断。平卧位后，曲张静脉仍不消失，应怀疑静脉曲张属继发性病变，须仔细检查同侧腰腹部，并做 B 超、排泄性尿路造影或 CT、MRI 检查。

（四）治疗

无症状或症状轻者，可仅用阴囊托带或穿紧身内裤。症状较重，伴有精子异常者，应行手术治疗，一般采用腹股沟切口，做高位结扎精索内静脉，并切除阴囊内部分扩张静脉。

【经典习题】

1. 最有助于确诊肾动脉狭窄的检查是
   A. 磁共振成像
   B. 肾动脉造影
   C. 静脉肾盂造影
   D. 放射性核素肾显像
   E. 肾动脉核素显像

答案： B

考点： 肾动脉狭窄的检查

解析： 肾动脉造影对肾动脉狭窄诊断最有价值，是诊断肾血管疾病的金标准，可反映肾动脉狭窄的部位、范围程度、病变性质、远端分支及侧支循环情况，并可观查肾脏形态和功能改变以及对血管扩张或手术指征的判断。故选 B。

2. 男孩，3 岁。右侧阴囊包块，质软，透光试验阳性，平卧后可消失。应考虑哪种疾病
   A. 右侧睾丸鞘膜积液
   B. 右侧交通性鞘膜积液
   C. 右侧斜疝
   D. 右侧睾丸肿瘤
   E. 右侧精索鞘膜积液

答案： B

考点： 鞘膜积液的诊断

解析： 右侧阴囊包块，质软，透光试验阳性可确定为积液，平卧后可消失进一步诊断为交通性鞘膜积液。故选 B。

第十二节　肾功能不全

一、急性肾损伤（急性肾衰竭）

（一）病因与分类

1. 分类　急性肾损伤（AKI）以往称为急性肾衰竭（ARF），是指由多种病因引起的肾功能快速下降而出现的临床综合征。与 ARF 相比，AKI 的提出更强调对这一综合征早期诊断、早期治疗的重要性。

2. 病因（2020）

（1）肾前性 AKI：血容量减少（2015）、有效动脉血容量减少和肾内血流动力学改变等。

（2）肾后性 AKI：急性尿路梗阻。

（3）肾性 AKI：肾缺血或肾毒性物质［包括外源性毒素，如生物毒素、化学毒素、抗菌药物、对比剂（2011、2012）等和内源性毒素，如血红蛋白、肌红蛋白等］损伤。

（4）肾小管上皮细胞：肾小球病、血管病和小管间质病。

（二）治疗

急性肾损伤的治疗包括非透析治疗和透析治疗。

1. 纠正可逆的病因　早期干预治疗急性肾损伤首先要纠正可逆的病因。对于各种严重外伤、心力衰竭、急性失血等都应进行相关治疗，包括输血，等渗盐水扩容，处理血容量不足、休克和感染等。停用影响肾灌注或肾毒性的药物。

2. 维持体液平衡　每日补液量应为显性失液量加上非显性失液量减去内生水量。由于非显性失液量和内生水量估计常有困难，因此每日大致的进液量，可按前一日尿量加 500ml 计算。发热患者只要体重不增加可增加进液量。

【巧妙记忆】 24 小时补液量=前 24 小时显性失水量+不显性失水量-内生水量。

3. 饮食和营养　补充营养以维持机体的营养状况和正常代谢，这有助于损伤细胞的修复和再生，提高存活率。急性肾损伤患者每日所需能量主要由碳水化合物和脂肪供应；蛋白质的摄入量应限制，对于有高分解代谢或营养不良以及接受透析的患者蛋白质摄入量可放宽。尽可能减少钠、钾、氯的摄入量。不能

口服的患者需静脉营养补充必需氨基酸及葡萄糖。

4. 高钾血症　血钾超过5.5mmol/L，应予以处理，包括（2005、2012）：

（1）钙剂（10%葡萄糖酸钙）稀释后静脉缓慢（5分钟）注射。

（2）5%碳酸氢钠静滴，以纠正酸中毒并同时促进钾离子向细胞内流动。

（3）50%葡萄糖溶液50~100ml加胰岛素6~12U缓慢静脉注射，可促进糖原合成，使钾离子向细胞内移动。

（4）口服离子交换（降钾）树脂。

以上措施无效，或为高分解代谢型急性肾小管坏死的高钾血症患者，透析是最有效的治疗（2006、2007）。

5. 代谢性酸中毒（2008）　应及时治疗，可选用5%碳酸氢钠125~250ml静滴。对于严重酸中毒患者，应立即开始透析。

6. 感染　是常见并发症，也是死亡主要原因之一。应尽早使用抗生素。根据细菌培养和药物敏感试验选用对肾无毒性或毒性低的药物，并按肌酐清除率调整用药剂量。

7. 对脓毒血症合并急性肾衰竭患者的一些干预性治疗　包括针对存在的血管内皮细胞损伤，肾小球内微血栓的抗凝；维持平均动脉血压≥65mmHg；维持血细胞比容≥30%；严格控制血糖；在脓毒血症难治性休克患者适度应用糖皮质激素及尽可能缩短机械通气时间，均为降低脓毒血症急性肾衰竭死亡率的治疗措施。

8. 透析疗法（2013）　明显的尿毒症综合征，包括心包炎和严重脑病、高钾血症（2008、2015、2016）、严重代谢性酸中毒、容量负荷过重对利尿药治疗无效者都是透析治疗指征。对非高分解型、尿量不少的患者，可试行内科综合治疗。

急性肾损伤的透析治疗可选择腹膜透析（PD）、间歇性血液透析（IHD）或连续性肾脏替代治疗（CRRT）。腹膜透析无须抗凝和很少发生心血管并发症，适合于血流动力学不稳定的患者，但其透析效率较低，且有发生腹膜炎的危险，在重症急性肾衰竭已少采用。血液透析的优点是代谢废物的清除率高、治疗时间短，但易有心血管功能不稳定和症状性低血压，且需要应用抗凝药，对有出血倾向的患者增加治疗的风险。CRRT包括连续性动静脉血液滤过（CAVH）和连续性静静脉血液滤过（CV-VH）等一系列方法，适用于多器官功能衰竭患者，具有血流动力学稳定，每日可清除水10~14L或更多，保证了静脉内高营养。但要注意监护，注意肝素用量。

9. 多尿的治疗　多尿开始时，由于肾小球滤过率尚未恢复，肾小管的浓缩功能仍较差，治疗仍应维持水、电解质和酸碱平衡，控制氮质血症和防止各种并发症。已施行透析的患者，仍应继续透析。多尿期1周左右后可见血肌酐和尿素氮水平逐渐降至正常范围，饮食中蛋白质摄入量可逐渐增加，并逐渐减少透析频率直至停止透析。

10. 恢复期的治疗　一般无须特殊处理，定期随访肾功能，避免使用对肾有损害的药物。

二、急性肾小管坏死（ATN）

（一）病因

急性肾缺血和急性肾毒性损害，中毒性和缺血性损害也可一起引起ATN。

（二）临床表现

临床病程典型可分为三期。

1. 起始期　尚未发生明显的肾实质损伤，在此阶段AKI是可预防的。但随着肾小管上皮细胞发生明显损伤，肾小球滤过率（GFR）突然下降，临床上AKI综合征的表现变得明显，则进入维持期。

2. 维持期　肾小球滤过率保持在低水平。许多患者可出现少尿。

（1）AKI的全身并发症

1）消化系统症状：食欲缺乏、恶心、呕吐、腹胀、腹泻等，严重者可发生消化道出血。

2）呼吸系统症状：除感染的并发症外，可出现呼吸困难、咳嗽、憋气、胸痛等症状。

3）循环系统症状：高血压及心力衰竭、肺水肿表现；因毒素滞留、电解质紊乱、贫血及酸中毒引起各种心律失常及心肌病变。

4）神经系统症状：出现意识障碍、躁动、谵妄、抽搐、昏迷等尿毒症脑病症状。

5）血液系统症状：可有出血倾向及轻度贫血现象。

（2）水、电解质和酸碱平衡紊乱（2005）：①代谢性酸中毒；②高钾血症；③低钠血症。还可有低钙、高磷血症。

3. 恢复期　肾小管细胞再生、修复，肾小管完整性恢复。肾小球滤过率逐渐恢复正常或接近正常范围。

（三）鉴别诊断

首先应排除慢性肾脏病（CKD）基础上的AKI；其次应除外肾前性和肾后性原因。

1. ATN与肾前性少尿鉴别

（1）补液试验：发病前有容量不足、体液丢失等病史，体检发现皮肤和黏膜干燥、低血压、颈静脉充盈不明显者，应首先考虑肾前性少尿。补足血容量后血压恢复正常，尿量增加，则支持肾前性少尿的诊断。

（2）尿液诊断指标：见表4-4-12-1。

表4-4-12-1　尿液诊断指标

诊断指标	肾前性AKI	ATN	诊断指标	肾前性AKI	ATN
尿沉渣	透明管型	棕色颗粒管型	尿钠浓度（mmol/L）	<20	>40
尿比重	>1.020	<1.010	肾衰指数$^{\Delta}$	<1	>1
尿渗透压（$mOsm/kg \cdot H_2O$）	>500	<300	钠排泄分数*（%）	<1	>1

注：$\Delta = \dfrac{尿钠}{尿肌酐/血肌酐}$；$* = \dfrac{尿钠/血钠}{尿肌酐/血肌酐} \times 100\%$。

2. ATN与肾后性尿路梗阻鉴别　有结石、肿瘤或前列腺肥大病史患者，突发完全无尿或间歇性无尿；肾绞痛，胁腹或下腹部疼痛；肾区叩击痛阳性；如膀胱出口处梗阻，则膀胱区因积尿而膨胀，叩诊呈浊音均提示存在尿路梗阻的可能。超声显像和X线检查等可帮助确诊。

3. ATN与其他肾性AKI鉴别　急进性肾小球肾炎、急性间质性肾炎、狼疮肾炎、过敏性紫癜性肾炎、肾病综合征、系统性血管炎、溶血尿毒症综合征、恶性高血压及产后ARF。

（四）治疗

1. 起始期的治疗　纠正全身血流动力学障碍，避免应用各种外源性或内源性肾毒性物质。

2. 维持期的治疗　①营养疗法。②限制水钠摄入。③纠正电解质紊乱。④纠正代谢性酸中毒。⑤控制心力衰竭。⑥控制贫血和出血。⑦预防和治疗感染。⑧透析疗法。

3. 恢复期的治疗　应注意维持水、电解质和酸碱平衡，同时治疗原发病和防治各种并发症。

三、慢性肾脏病（慢性肾衰竭）（★★★）

（一）慢性肾脏病概念

各种原因引起的慢性肾脏结构和功能障碍（肾脏损伤病史>3个月），包括GFR正常和不正常的病理损伤、血液或尿液成分异常，及影像学检查异常，或不明原因的GFR下降［GFR < 60ml/（min·$1.73m^2$）］超过3个月，称为慢性肾脏病（慢性肾脏病）。

（二）常见病因

慢性肾衰的病因主要有糖尿病肾病、高血压肾小动脉硬化、原发性与继发性肾小球肾炎（2002、2003、2005、2006、2014、2016）、肾小管间质病变（慢性肾盂肾炎、慢性尿酸性肾病、梗阻性肾病、药物性肾病等）、肾血管病变、遗传性肾病（如多囊肾、遗传性肾炎）等。

（三）分期（表4-4-12-2）

表4-4-12-2　慢性肾病分期

分期	特　征	GFR水平（ml/min·$1.73m^2$）	防治目标-措施
1期	已有肾损害，GFR正常	≥90	CKD诊治；缓解症状；保护肾功能
2期	GFR轻度降低	60~89	评估、减慢CKD进展；降低心血管病（CVD）危险
3期	GFR中度降低	30~59	减慢CKD进展；评估、治疗并发症
4期	GFR重度降低	15~29	综合治疗；透析前准备
5期	肾衰竭（ESRD）	<15（2016）	如出现尿毒症，需及时替代治疗

（四）肾功能恶化诱因（2003、2005）

从总体上讲，慢性肾衰病情进展有时缓慢而平稳（渐进性），也有时短期内急剧加重（进行性）；病程进展既有“不可逆”的一面，也有“可逆”（主要在早中期）的一面。因此，临床治疗中（尤其是早中期阶段）应抓住机会积极控制危险因素，争取病情好转。

1. 慢性肾衰渐进性发展的危险因素　包括高血糖控制不满意、高血压、蛋白尿（包括微量白蛋白尿）、低蛋白血症、吸烟等。此外，少量研究提示，贫血、高脂血症、高同型半胱氨酸血症、营养不良、老年、尿毒症毒素（如甲基胍、甲状旁腺激素、酚类）蓄积等，也可能在慢性肾衰的病程进展中起一定作用，有待于进一步研究。

2. 慢性肾衰急性加重的危险因素　在慢性肾衰

病程的某一阶段。肾功能可能出现急性加重，有时可进展至终末期，甚至威胁患者生命。对慢性肾衰病程中出现的肾功能急剧恶化，如处理及时、得当，可能使病情有一定程度的逆转；但如诊治延误，或这种急剧恶化极为严重，则病情的加重也可能呈不可逆性发展。

（五）临床表现（2011）

在慢性肾衰的不同阶段，其临床表现也各不相同。在慢性肾衰的代偿期和失代偿早期，患者可以无任何症状，或仅有乏力、腰酸、夜尿增多等轻度不适；少数患者可有食欲减退、代谢性酸中毒及轻度贫血。慢性肾衰中期以后，上述症状更趋明显。在晚期尿毒症时，可出现急性心衰、严重高钾血症、消化道出血、中枢神经系统障碍等，甚至有生命危险。

1. 水、电解质代谢紊乱（2001） 慢性肾衰时，酸碱平衡失调和各种电解质代谢紊乱相当常见。在这类代谢紊乱中，以代谢性酸中毒和水钠平衡紊乱最为常见（2016）。

2. 蛋白质、糖类、脂肪和维生素的代谢紊乱 慢性肾衰患者蛋白质代谢紊乱一般表现为蛋白质代谢产物蓄积（氮质血症），也可有血清白蛋白水平下降、血浆和组织必需氨基酸水平下降等。上述代谢紊乱主要与蛋白质分解增多或/和合成减少、负氮平衡、肾脏排出障碍等因素有关。

3. 心血管系统表现 心血管病变是慢性肾脏病患者的主要并发症之一和最常见的死因（2002）。尤其是进入终末期肾病阶段，则死亡率进一步增高（占尿毒症死因的45%~60%）。

4. 呼吸系统症状 体液过多或酸中毒时均可出现气短、气促，严重酸中毒可致呼吸深长。体液过多、心功能不全可引起肺水肿或胸腔积液。由尿毒症毒素诱发的肺泡毛细血管渗透性增加、肺充血可引起“尿毒症肺水肿”，此时肺部X线检查可出现“蝴蝶翼”征，及时利尿或透析可迅速改善上述症状。

5. 胃肠道症状 主要表现有食欲缺乏、恶心、呕吐、口腔有尿味。消化道出血也较常见，其发生率比正常人明显增高，多是由于胃黏膜糜烂或消化性溃疡，尤以前者为最常见。

6. 血液系统表现 慢性肾衰患者血液系统异常主要表现为肾性贫血和出血倾向。

7. 神经肌肉系统症状 早期症状可有疲乏、失眠、注意力不集中等。其后会出现性格改变、抑郁、记忆力减退、判断力降低。尿毒症时常有反应淡漠、谵妄、惊厥、幻觉、昏迷、精神异常（2012）等。

8. 肾性骨营养不良 表现为纤维性骨炎、肾性骨软化症、骨质疏松症、最终肾性骨硬化。此种骨病与缺乏活性维生素D_3、继发性甲状旁腺功能亢进、营养不良、铝中毒等因素有关。

9. 内分泌系统 表现为：①肾脏本身分泌EPO减少致贫血、分泌活性维生素D_3减少致肾性骨病、肾脏本身降解和排出激素的功能降低致一些激素在体内蓄积如胰岛素；②患者多有甲状腺及性腺功能受损的表现，如体温偏低、怕冷、闭经、不孕等表现。

（六）治疗

1. 早、中期慢性肾衰竭的防治对策和措施 加强早、中期慢性肾衰的防治，是临床必须重视的重要问题。首先要提高对慢性肾衰的警觉，重视询问病史、查体和肾功能的检查，努力做到早期诊断。同时，对已有的肾脏疾患或可能引起肾损害的疾患（如糖尿病、高血压病等）进行及时有效的治疗，防止慢性肾衰的发生。

（1）及时、有效地控制高血压：24小时持续、有效地控制血压，对保护靶器官具有重要作用，也是延缓、停止或逆转慢性肾衰进展的主要因素之一。一般非透析患者应控制血压130/80mmHg以下，维持透析患者血压不超过140/90mmHg。

（2）ACEI和ARB的独特作用：ACEI和ARB具有良好降压作用，还有其独特的减低高滤过、减轻蛋白尿的作用，主要通过扩张出球小动脉来实现，同时也有抗氧化、减轻肾小球基底膜损害等作用。

（3）严格控制血糖：研究表明，严格控制血糖，使糖尿病患者空腹血糖控制5.0~7.2mmol/L（睡前6.1~8.3mmol/L），糖化血红蛋白<7%，可延缓患者慢性肾衰进展。

（4）控制蛋白尿：将患者蛋白尿控制在<0.5g/24h，或明显减轻微量白蛋白尿，均可改善其长期预后，包括延缓慢性肾衰病程进展和提高生存率。

（5）饮食治疗：应用低蛋白、低磷饮食，单用或加用必需氨基酸或α-酮酸（EAA/α-KA）（2003、2013），可能具有减轻肾小球硬化和肾间质纤维化的作用。多数研究结果支持饮食治疗对延缓慢性肾衰进展有效，但其效果在不同病因、不同阶段的慢性肾衰患者中有差别，需进一步加强研究。

（6）其他：积极纠正贫血、减少尿毒症毒素蓄积、应用他汀类降脂药、戒烟等，很可能对肾功能有一定保护作用，目前正在进一步研究中。

2. 慢性肾衰的营养治疗 无论应用何种饮食治疗方案，患者都必须摄入足量热量，一般为125.6~146.5kJ/(kg·d)［30~35kcal/(kg·d)］，每日至少给予热量125.6kJ/kg（30kcal/kg），以使低蛋白饮食的氮得到充分的利用，减少蛋白分解和体内蛋白库的消耗。

3. 慢性肾衰的药物治疗

（1）纠正酸中毒和水、电解质紊乱。

（2）高血压的治疗：对高血压进行及时、合理的治疗，不仅是为了控制高血压的某些症状，而且是为了积极主动地保护靶器官（心、肾、脑等）。

（3）贫血的治疗和重组人红细胞生成素的应用：自从重组人红细胞生成素问世后，绝大多数患者均可以免除输血；而且患者心、肺、脑功能及工作能力均明显改善。个别透析患者重组人红细胞生成素剂量可能需有所增加（每次 3000～4000U，每周 3 次），但不应盲目单纯加大剂量，而应当首先分析影响重组人红细胞生成素疗效的原因，有针对性地调整治疗方案。

（4）低钙血症、高磷血症和肾性骨病的治疗：当 GFR<30ml/min 时，除限制磷摄入外，可应用磷结合剂口服，以碳酸钙较好。

（5）防治感染：平时应注意防止感冒，预防各种病原体的感染。抗生素的选择和应用原则与一般感染相同，唯剂量要调整。在疗效相近的情况下，应选用肾毒性最小的药物。

（6）高脂血症的治疗：透析前慢性肾衰患者与一般高血脂者治疗原则相同，应积极治疗。

（7）口服吸附疗法和导泻疗法：口服氧化淀粉或活性炭制剂、口服大黄制剂或甘露醇（导泻疗法）等。

（8）其他：①糖尿病肾衰竭患者随着 GFR 不断下降，必须相应调整胰岛素用量，一般应逐渐减少；②高尿酸血症通常不需药物治疗，但如有痛风，则予以别嘌醇；③皮肤瘙痒可口服抗组胺药物，控制高磷血症及强化透析，对部分患者有效。

4. 肾脏替代治疗　当 GFR 小于 10ml/（min · 1.73m²）并有明显尿毒症表现（2012），则应进行肾脏替代治疗。对糖尿病患者，当适当提前至 GFR 10～15ml/（min · 1.73m²）时安排替代治疗。

【巧妙记忆】　对维持透析患者，高脂血症的标准宜放宽，血胆固醇水平保持在 6.5～7.8mmol/L（250～300mg/dl），血甘油三酯水平保持在 1.7～2.3mmol/L（150～200mg/dl）为好。

【经典习题】

1. 慢性肾脏病（CKD）4 期是指

A. GFR 50～59ml/（min · 1.73m²）

B. GFR<10ml/（min · 1.73m²）

C. GFR≥60ml/（min · 1.73m²）

D. GFR<15ml/（min · 1.73m²）

E. GFR 15～29ml/（min · 1.73m²）

答案： E

考点： 慢性肾脏病的分期

解析： 根据国际公认的 K/DOQI 指南分期，按照 GFR 分为 5 期。1 期：GFR ≥ 90（ml/min · 1.73m²）。2 期：GFR 为 90～60（ml/min · 1.73m²）。3 期：GFR 为 59～30（ml/min · 1.73m²）。4 期：GFR 为 29～15（ml/min · 1.73m²）。5 期：<15（ml/min · 1.73m²）。故选 E。

2. 慢性肾功能不全出现肾性贫血，最合适的治疗药物是

A. 口服碳酸钙

B. 必需氨基酸疗法

C. 补充 1,25-（OH）$_2$D$_3$

D. 促红细胞生成素

E. 血液透析治疗

答案： D

考点： 慢性肾功能不全贫血的治疗

解析： 肾脏本身具有分泌促红细胞生成素的功能，在肾功能受损时会干扰血红细胞的生成和代谢，从而产生肾性贫血。慢性肾衰竭引起的贫血，应该选择促红素治疗。故选 D。

3. 男，40 岁。慢性肾衰竭患者，饮食控制欠佳。突发抽搐，意识丧失，心脏骤停。死亡原因最可能的是

A. 代谢性酸中毒

B. 高血压

C. 心功能不全

D. 高钾血症

E. 尿毒症脑病

答案： D

考点： 慢性肾衰竭的发病特点

解析： 该患者饮食控制欠佳，突发抽搐，意识丧失等均提示高钾血症。严重高血钾可致心脏骤停，故该患者最可能的死亡原因是高钾血症，故选 D。

4. 急性肾衰竭、高钾血症患者，心率 40 次/分，应首先采取的治疗措施是

A. 静脉滴注 5%碳酸氢钠

B. 静脉滴注 10%葡萄糖+胰岛素

C. 口服聚磺苯乙烯钠

D. 静脉注射 10%葡萄糖酸钙

E. 血液透析

答案： E

考点： 急性肾衰竭高钾血症治疗

解析： 急性肾衰竭高钾血症的治疗措施：①静脉注射钙剂（10%葡萄糖酸钙）；②5%碳酸氢钠；③50%葡萄糖溶液 50ml 加普通胰岛素 10U 缓慢静脉注射；④口服聚磺苯乙烯。以上措施都无效或为高分解代谢型 ATN 的高钾血症患者，透析是最有效的治疗。故选 E。

第五章　女性生殖系统

第一节　妊娠生理

一、妊娠概念

妊娠是胚胎和胎儿在母体内发育成长的过程。卵子受精是妊娠的开始胎儿及其附属物自母体排出是妊娠的终止。

二、受精及受精卵发育、输送与着床

（一）受精卵的形成

精子进入阴道后，经宫颈管进入子宫腔，受子宫内膜白细胞产生淀粉酶作用解除了精子顶体酶上的"去获能因子"，此时精子具有受精的能力，称精子获能。获能的主要部位是子宫和输卵管。

成熟卵子从卵巢排出后，经输卵管伞端的"拾卵"作用进入输卵管内，停留在输卵管壶腹部与峡部连接处等待受精。

精子与卵子的结合过程称为受精。受精多数在排卵后数小时发生，一般不超过24小时。当精子与卵子相遇后，精子顶体外膜破裂，释放出顶体酶，在酶的作用下，精子穿过放射冠、透明带，与卵子的表面接触，开始受精。逐渐地精原核与卵原核融合，完成受精。

（二）着床

晚期囊胚侵入到子宫内膜的过程，称孕卵植入，也称着床。在受精后第6~7天开始（2008），11~12天结束。完成着床的条件：透明带消失、囊胚滋养层分出合体滋养层细胞、囊胚和子宫内膜同步发育并相互配合、孕妇体内有足够的雌激素和孕酮，子宫有一个极短的敏感期允许受精卵着床。

三、胎儿发育分期及生理特点

（一）胎儿发育分期

受精后8周的人胚称为胚胎（2002），是其主要器官结构完成分化的时期。受精后9周起称为胎儿，是其各器官进一步发育渐趋成熟的时期。

（二）不同孕龄胎儿发育特征

1. 4周末　可以辨认出胚盘与体蒂。

2. 8周末　胚胎初具人形，头大，占整个胎体近一半。能分辨出眼、耳、鼻、口、手指及足趾，各器官正在分化发育。心脏已形成，B超可见心脏搏动。

3. 12周末　胎儿身长约9cm，顶臀长6~7cm。外生殖器已发育。四肢可活动。

4. 16周末　胎儿身长约46cm，顶臀长12cm，体重约110g。从外生殖器可确认胎儿性别。头皮已长出毛发，胎儿已开始出现呼吸运动。皮肤菲薄呈深红色，无皮下脂肪。部分经产妇已能自觉胎动。

5. 20周末　胎儿身长约25cm，顶臀长16cm，体重约320g。皮肤暗红，出现胎脂，全身覆盖毳毛，并可见少许头发。开始出现吞咽、排尿功能。检查孕妇时能听到胎心音。

6. 24周末　胎儿身长约30cm，顶臀长21cm，体重约630g。各脏器均已发育，皮下脂肪开始沉积，因量不多皮肤仍呈皱缩状，出现眉毛和睫毛。

7. 28周末　胎儿身长约35cm，顶臀长25cm，体重约1000g。皮下脂肪不多。皮肤粉红，有时有胎脂。眼睛半张开。四肢活动好，有呼吸运动。生后易患特发性呼吸窘迫综合征。

8. 32周末　胎儿身长约40cm，顶臀长28cm，体重约1700g。皮肤深红，面部毳毛已脱落，出现脚趾甲，睾丸下降，生活力尚可。出生后注意护理能存活。

9. 36周末　胎儿身长约45cm，顶臀长32cm，体重约2500g。皮下脂肪较多，毳毛明显减少，面部皱褶消失。胸部、乳房突出，睾丸位于阴囊。指（趾）甲已达指（趾）端。出生后能啼哭及吸吮，生活力良好。出生后基本能存活。

10. 40周末　胎儿身长约50cm，顶臀长36cm，体重约3400g。皮肤粉红。外观体形丰满。男性睾丸已降至阴囊内，女性大小阴唇发育良好。

（三）胎儿生理特点

1. 循环系统

（1）解剖学特点

1）脐静脉1条（2004、2020）：带有来自胎盘氧含量较高、营养较丰富之血液进入胎体，脐静脉的末支为静脉导管。

2）脐动脉2条（2004、2020）：带有来自胎儿氧含量较低的混合血，注入胎盘与母血进行物质交换。

3）动脉导管：位于肺动脉与主动脉弓之间，出生后动脉导管闭锁成动脉韧带。

4）卵圆孔：位于左右心房之间。

（2）血循环特点：来自胎盘的血液经胎儿腹前壁分三支进入体内：一支直接入肝，一支与门静脉汇合入肝，两支血液最后由肝静脉入下腔静脉；还有一

支静脉导管直接注入下腔静脉。故进入右心房的下腔静脉血是混合血，有来自脐静脉含氧较高的血，也有来自下肢及腹部盆腔脏器的静脉血，以前者为主。

胎儿出生后开始自主呼吸，肺循环建立，胎盘循环停止，循环系统血流动力学发生显著变化。左心房压力增高，右心房压力下降，卵圆孔在胎儿比生后数分钟开始闭合，大多数在生后6~8周完全闭锁。肺循环建立，肺动脉血不再流入动脉导管，动脉导管闭锁为动脉韧带。脐静脉闭锁为静脉韧带，脐动脉闭锁，与相连的闭锁之腹下动脉形成腹下韧带。

2. 血液

（1）红细胞：红细胞生成在妊娠早期主要是来自卵黄囊，妊娠10周时在肝脏，以后在脾、骨髓，妊娠足月时至少90%的红细胞是由骨髓产生的。

（2）血红蛋白：随着妊娠的进展，血红蛋白的合成不只是数量的增加，其种类也从原始类型向成人类型过渡。

（3）白细胞：妊娠2个月后，胎儿循环中即出现白细胞，形成防止细菌感染的第一道防线，当白细胞出现不久，胸腺及脾脏发育，两者均产生淋巴细胞，成为机体内抗体的主要来源，构成了对抗外来抗原的第二道防线。

3. 呼吸系统　胎儿的呼吸功能是由母儿血液在胎盘进行气体交换完成的。但胎儿在出生前必须完成呼吸道（包括气管及肺泡）、肺循环及呼吸肌的发育，而且在中枢神经系统支配下能活动协调才能生存。

4. 消化系统　妊娠16周时胃肠功能即已基本建立。胎儿可吞咽羊水，同时能排出尿液以控制羊水量。

5. 泌尿系统　胎儿肾脏在妊娠11~14周时有排泄功能，妊娠14周的胎儿膀胱内已有尿液。妊娠后半期胎尿成为羊水的重要来源之一。

6. 内分泌系统　胎儿甲状腺是胎儿期发育的第一个内分泌腺。胎儿肾上腺皮质是活跃的内分泌器官，产生大量的甾体激素尤其是脱氢表雄酮，与胎儿肝脏、胎盘、母体共同完成雌三醇的合成与排泄。因此，孕妇测定血、尿雌三醇值已成为临床上了解胎儿、胎盘功能最常见的有效方法。妊娠12周胎儿胰腺开始分泌胰岛素。

【巧妙记忆】　消化系统和呼吸系统均从11周开始有功能，甲状腺为胎儿发育的第一个内分泌腺，可以理解为甲状腺主要调节的是代谢功能，这是最基础的，所以第一个发育。

四、胎儿附属物的形成及功能

胎儿附属物是指胎儿以外的组织，包括胎盘、胎膜、脐带和羊水。

（一）胎盘的形成及其功能

1. 胎盘的形成（2007、2008）　胎盘由羊膜、叶状绒毛膜和底蜕膜构成，是母体与胎儿间进行物质交换的重要器官。

（1）羊膜：是胎盘的最内层，构成胎盘的胎儿部分。附着在绒毛膜表面，为光滑、无血管、神经或淋巴管的半透明薄膜。

（2）叶状绒毛膜：构成胎盘的胎儿部分，是胎盘的主要部分。在受精卵着床后，着床部分的滋养层细胞迅速增殖内层为细胞滋养细胞，外层为合体滋养细胞，在滋养层内面有一层细胞称胚外中胚层与滋养层共同组成绒毛膜。

（3）底蜕膜：构成胎盘的母体部分口底蜕膜的螺旋小动脉和小静脉开口于绒毛间隙动脉因压力高把血液喷入绒毛间隙，再散向四周，经蜕膜小静脉回流入母体血循环，故绒毛间隙充满母血。

2. 胎盘的结构　妊娠足月时，胎盘为圆形或椭圆形盘状，重450~650g，胎盘分为子面和母面，子面光滑，呈灰白色，表层为羊膜，中央或稍偏处有脐带附着。母面粗糙，呈暗红色，由18~20个胎盘小叶组成。

3. 胎盘的功能　胎盘功能包括气体交换、营养物质供应、排除胎儿代谢产物、防御功能和合成功能等。

（1）气体交换：在母体和胎儿之间O_2及CO_2以简单扩散的方式进行交换，替代胎儿呼吸系统的功能。

（2）营养物质供应：葡萄糖是胎儿代谢的主要能源，以易化扩散方式通过胎盘，胎儿体内的葡萄糖均来自母体。氨基酸、钙、磷、碘和铁以主动运输方式通过胎盘。游离脂肪酸、水、钾、钠、镁及维生素A、维生素D、维生素E、维生素K以简单扩散方式通过胎盘。

（3）排除胎儿代谢产物：替代胎儿的泌尿系统功能。胎儿的代谢产物如尿酶、尿素、肌酐、肌酸等，经胎盘进入母血，由母体排出体外。

（4）防御功能：胎盘的屏障功能很有限。各种病毒（如风疹病毒、流感病毒、巨细胞病毒等）易通过胎盘侵袭胎儿；细菌、弓形虫、衣原体、支原体、螺旋体等可在胎盘形成病灶，破坏绒毛结构，从而感染胎儿；分子量小、对胎儿有害的药物亦可通过胎盘作用于胎儿，导致胎儿畸形甚至死亡，故妊娠期用药应慎重。母血中的免疫物质如IgG可以通过胎盘，使胎儿得到抗体，对胎儿起保护作用。

（5）合成功能（2001、2008）：胎盘能合成数种激素和酶，激素有蛋白激素（如绒毛膜促性腺激素和胎盘生乳素等）和甾体激素（如雌激素和孕激素），酶有缩宫素酶和耐热性碱性磷酸酶等。

【巧妙记忆】 胎盘功能记忆为五点，相当于人体的五大系统的功能：呼吸系统（气体交换），消化系统（营养供应），泌尿系统（排泄废物），免疫系统（防御功能）及内分泌系统（激素合成）。

（二）胎膜的形成及其功能

胎膜是由绒毛膜和羊膜组成。胎膜外层为绒毛膜，妊娠晚期与羊膜紧贴。胎膜内层为羊膜，为半透明的薄膜，与覆盖胎盘、脐带的羊膜层相连接。

羊膜为无血管膜，能转运溶质和水，以维持羊水的平衡，产生血管活性肽、生长因子和细胞因子。胎膜含甾体激素代谢所需的多种酶活性，故和甾体激素代谢有关，且在分娩发动上有一定作用。

（三）脐带的形成及其功能

脐带一端连接于胎儿腹壁脐轮，另一端附着于胎盘的子面。足月胎儿的脐带长30~100cm，平均约55cm。内有一条管腔大而管壁薄的脐静脉和两条管腔小、管壁厚的脐动脉血管。脐带的表面由羊膜覆盖。胎儿通过脐带血循环与母体进行营养和代谢物质的交换。

（四）羊水的形成（2002、2017、2022）及其功能

羊水为充满于羊膜腔内的液体。妊娠早期的羊水是由母体血清经胎膜进入羊膜腔的透析液，妊娠中期以后，胎儿尿液成为羊水的重要来源。妊娠晚期胎儿肺参与羊水的生成，每日约350ml液体从肺泡分泌至羊膜腔，胎儿可通过吞饮羊水入消化道，保持羊水量的动态平衡，故羊水是不断更新的。随着胚胎的发育，羊水的量逐渐增加，正常足月妊娠羊水量约为1000ml。

穿刺抽取羊水，进行细胞染色体检查或测定羊水中某些物质的含量，可早期诊断某些先天性畸形。

（五）母体、胎儿、羊水三者间的液体平衡

羊水在羊膜腔内不断进行液体交换，以保持羊水量相对恒定。母儿间的液体交换主要通过胎盘，每小时约3600ml。

五、妊娠期母体变化

（一）生殖系统的变化

1. 子宫

（1）子宫体、容积及形态（2022）：明显增大变软，妊娠12周时，子宫增大均匀并超出盆腔。妊娠晚期子宫多呈不同程度的右旋。宫腔容积增加至妊娠足月时约5000ml，子宫大小增大至妊娠足月时的35cm×22cm×25cm。子宫增大不是由于细胞的数目增加，而主要是由于肌细胞的肥大，胞质内充满具有收缩活性的肌动蛋白和肌质球蛋白，为临产后子宫阵缩提供物质基础。

自妊娠早期开始，子宫出现不规则的无痛性收缩，由腹部可以触及。其特点为稀发、不对称。

（2）子宫峡部：是子宫体与宫颈之间最狭窄的部分。非妊娠期长约1cm，随着妊娠的进展，峡部逐渐被拉长变薄，成为子宫腔的一部分，形成子宫下段（2016），临产时长7~10cm，是产科手术学的重要解剖结构。

（3）宫颈：妊娠早期因充血、组织水肿，宫颈外观肥大、着色、质地软。宫颈管内腺体肥大，宫颈黏液分泌增多（2014），形成黏稠的黏液栓，保护宫腔不受感染。

2. 卵巢 排卵和新卵泡发育停止。妊娠6~7周前产生大量雌、孕激素以维持妊娠。妊娠10周后，黄体功能由胎盘取代。妊娠3~4月时，黄体开始萎缩。

3. 输卵管 妊娠期输卵管伸长，但肌层无明显肥厚，黏膜上皮细胞变扁平，在基质中可见蜕膜细胞。

4. 阴道 阴道上皮细胞含糖原增加，乳酸含量增加，使阴道的pH降低，不利于一般致病菌生长，有利于防止感染。

5. 外阴 局部充血，皮肤增厚，大、小阴唇有色素沉着；大阴唇结缔组织松软，伸展性增加。

（二）乳房的变化（2013）

妊娠早期乳房开始增大，充血明显，孕妇自觉乳房发胀。乳头增大、着色，易勃起，乳晕着色，乳晕上的皮脂腺肥大形成散在的小隆起，称蒙氏结节。胎盘分泌的雌激素刺激乳腺腺管的发育，孕激素刺激乳腺腺泡的发育（2007），垂体生乳素、胎盘生乳素等多种激素，参与乳腺发育完善，为泌乳作准备，但妊娠期间并无乳汁分泌。

（三）循环系统的变化（2001、2011、2018）

1. 心脏 妊娠期由于膈肌升高，心脏向左、向上、向前移位，更贴近胸壁，心尖部左移1~2cm，心浊音界稍扩大。心脏容量从妊娠早期至孕末期约增加10%。多数孕妇的心尖区及肺动脉区可闻及柔和的吹风样收缩期杂音，产后逐渐消失。

2. 心搏出量 心搏出量约自妊娠10周即开始增加，至妊娠32~34周时达高峰，维持此水平直至分娩。

如孕妇合并心脏病，在妊娠32~34周、分娩期（尤其是第二产程）及产褥期最初3天之内，因心脏负荷较重，需密切观察病情，防止心力衰竭。

【巧妙记忆】 32~34周是心搏出量和血容量的高峰，也是心力衰竭危险期，常考。

3. 血压 在妊娠早期及中期血压偏低，在妊娠24~26周后血压轻度升高，持续至分娩。一般收缩压

无变化，舒张压轻度降低，使脉压稍增大。

4. 静脉压　妊娠期盆腔血液回流至下腔静脉的血量增加，右旋增大的子宫又压迫下腔静脉使血液回流受阻，使孕妇下肢、外阴及直肠的静脉压增高，加之妊娠期静脉壁扩张，孕妇易发生痔、外阴及下肢静脉曲张。

（四）血液系统的变化

1. 红细胞　妊娠期骨髓不断产生红细胞，网织红细胞轻度增加。妊娠后，由于血液稀释，红细胞计数约为 $3.6\times10^{12}/L$，血红蛋白值约为110g/L，血细胞比容降为0.31～0.34。为适应红细胞增生、胎儿生长和孕妇各器官生理变化的需要，应在妊娠中、晚期补充铁剂，以防缺铁性贫血。

2. 白细胞　妊娠期白细胞稍增加，约为（5～12）$\times10^9/L$，有时可达 $15\times10^9/L$；分娩时及产褥期为（14～16）$\times10^9/L$，有时可达 $25\times10^9/L$，主要为中性粒细胞增多，淋巴细胞增多不多，单核细胞和嗜酸性粒细胞几无变化。

3. 凝血因子　妊娠期凝血因子Ⅱ、Ⅴ、Ⅶ、Ⅷ、Ⅸ、Ⅹ均增加，仅凝血因子Ⅺ、Ⅻ减少使血液处于高凝状态。妊娠期红细胞沉降率加快。

4. 血浆蛋白　由于血液稀释，血浆蛋白在妊娠早期即开始降低，主要是白蛋白减少，以后维持此水平至分娩。

（五）泌尿系统的变化

妊娠早期，由于增大的子宫压迫膀胱，引起尿频，妊娠12周以后子宫体高出盆腔，压迫膀胱的症状消失。妊娠末期，由于胎先露进入盆腔，孕妇再次出现尿频甚至腹压稍增加即出现尿液外溢现象。自妊娠中期肾盂及输尿管增粗，蠕动减弱，尿流缓慢，且右侧输尿管受右旋子宫压迫，孕妇易发生肾盂肾炎。

（六）呼吸系统的变化

妊娠早期孕妇的胸廓即发生改变，表现为胸廓横径加宽，周径加大，横膈上升，呼吸时膈肌活动幅度增加。妊娠中期肺通气量增加大于耗氧量，孕妇有过度通气现象，这有利于提供孕妇和胎儿所需的氧气。妊娠后期因子宫增大，腹肌活动幅度减少，使孕妇以胸式呼吸为主，气体交换保持不减。妊娠后期因横膈上升，平卧后有呼吸困难感，睡眠时稍垫高头部可减轻症状。

（七）消化系统的变化

受雌激素影响，齿龈肥厚，容易充血、水肿、出血。少数孕妇出现妊娠龈瘤，分娩后自然消失。孕激素使胃贲门括约肌松弛，胃内酸性内容物逆流至食管下部产生胃烧灼感，而胃排空时间并不延长。胆囊排空时间延长，诱发胆囊炎及胆石症。肠蠕动减弱，出现便秘，易发生痔疮或使原有痔疮加重。妊娠期增大的子宫可使胃、肠管向上及两侧移位，这些部位发生病变时，体征往往有变异，如阑尾炎可表现为右侧腹中部或上部疼痛。

（八）皮肤的变化

妊娠期垂体分泌促黑素细胞刺激激素增加，使黑色素增加，加之雌、孕激素明显增多，使孕妇面颊、乳头、乳晕、腹白线、外阴等处出现色素沉着。面颊呈蝶形分布的褐色斑。

随着妊娠子宫增大，孕妇腹壁皮肤弹力纤维过度伸展而断裂，使腹壁皮肤出现紫色或淡红色不规则平行的裂纹，称妊娠纹。产后变为银白色，持久不退。

（九）内分泌系统的变化（2015）

产后有出血性休克者，可使增生、肥大的垂体缺血、坏死，导致希恩（旧称席汉）综合征。

由于妊娠黄体和胎盘分泌大量雌、孕激素对下丘脑及垂体的负反馈作用，使促性腺激素分泌减少，故孕期无卵泡发育成熟，也无排卵。垂体催乳素随妊娠进展而增量，至分娩前达高峰，与其他激素协同作用，促进乳腺发育，为产后泌乳作准备。促甲状腺激素（TSH）、促肾上腺皮质激素（ACTH）分泌增多。

（十）新陈代谢的变化

1. 基础代谢率（BMR）　于妊娠早期稍下降，于妊娠中期渐增高。

2. 体重　妊娠期体重增加主要来自子宫及内容物、乳房、增加的血容量、组织间液及少量母体脂肪和蛋白贮存。妊娠期间体重平均增加12.5kg。

3. 糖类代谢　妊娠期胰岛功能旺盛，分泌胰岛素增多，使血中胰岛素增加，故孕妇空腹血糖值稍低于非孕妇女，糖耐量试验血糖增高幅度大且恢复延迟。

4. 脂肪代谢　妊娠期肠道吸收脂肪能力增强，血脂增高，脂肪能较多积存。孕妇尿中出现酮体多见于妊娠剧吐时，或产妇因产程过长、能量过度消耗使糖原储备量相对减少时。

5. 蛋白质代谢　孕妇对蛋白质的需要量明显增加，呈正氮平衡。

6. 矿物质代谢　妊娠期总钾、钠储存增加，但由于血容量的增加，血清中钾、钠浓度与非孕期相近。妊娠期血清磷无明显变化，血清镁浓度下降。胎儿生长发育需要大量钙，妊娠中、晚期应注意加强饮食中钙的摄入，并注意补充钙剂。妊娠期孕妇约需要1000mg的铁。妊娠期铁的需求主要在晚期，为6～7mg/d，多数孕妇铁的储存量不能满足需要，有指征时可额外补充铁剂，以满足胎儿生长和孕妇的需要。

（十一）骨骼、关节及韧带的变化

在妊娠期间骨质通常无改变，仅在妊娠次数过多、过密又不注意补充维生素D及钙时，能引起骨质疏松。部分孕妇自觉腰骶部及肢体疼痛不适。

【经典习题】

1. 关于受精与着床，以下哪项正确
   A. 卵子从卵巢排出后，停留在输卵管壶腹部等待受精
   B. 精子头部进入卵子透明带的过程，即为受精过程
   C. 约在受精后第4日，早期胚囊进入宫腔
   D. 约在受精后第9日，晚期胚囊透明带消失之后开始着床
   E. 受精卵着床前，子宫内膜迅速发生蜕膜样变，为着床准备

   答案：C

   考点：受精与着床

   解析：卵子从卵巢排出后进入输卵管内，停留在壶腹部与峡部连接处等待受精。精子穿过卵细胞透明带为受精的开始，卵原核与精原核融合为受精的完成。约在受精后第4日，早期囊胚进入宫腔。在受精后第6～7日，晚期囊胚透明带消失之后开始着床。受精卵着床后，子宫内膜迅速发生蜕膜样变。故选C。

2. 关于妊娠期母体乳房的变化，正确的是
   A. 妊娠晚期开始乳汁分泌
   B. 大量雌激素刺激乳腺腺泡发育
   C. 大量孕激素刺激乳腺腺管发育
   D. 初乳为淡黄色浓稠液体
   E. 乳头增大变黑、乳晕颜色加深

   答案：E

   考点：妊娠期母体乳房变化

   解析：妊娠期母体乳房的变化主要体现在乳头增大变黑、乳晕颜色加深；大量雌激素刺激乳腺腺管发育，大量孕激素刺激乳腺腺泡发育；初乳为淡黄色稀薄液体，妊娠末期尤其是接近分娩期时挤压乳房，可有少量初乳，但不是真正乳汁分泌。故选E。

第二节 妊娠诊断

一、临床分期（早期、中期、晚期妊娠）

临床上将妊娠全过程（平均40周）分为3个时期：妊娠未到14周称为早期妊娠，第14～27^{+6}周称为中期妊娠，第28周及其后称为晚期妊娠。

二、症状与体征、超声检查（含早期意义）、妊娠试验；胎动及胎心的正常值

（一）早期妊娠（2020）

1. 症状

（1）停经：月经周期正常的生育年龄妇女，一旦月经过期10天或以上，应首先考虑早期妊娠的可能（2018）。

（2）早孕反应：约有半数的妇女，在停经6周左右出现晨起恶心、呕吐、食欲缺乏、喜食酸物或偏食，称早孕反应。可能与体内hCG增多、胃酸分泌减少及胃排空时间延长有关。一般于妊娠12周左右早孕反应自然消失。

（3）尿频：妊娠早期因增大的子宫压迫膀胱而引起，约至12周，增大的子宫进入腹腔，尿频症状自然消失。

2. 体征

（1）乳房：自妊娠8周起，在雌、孕激素作用下，乳房逐渐增大。孕妇自觉乳房轻度胀痛、乳头刺痛，乳房增大，乳头及周围乳晕着色，有深褐蒙氏结节出现。

（2）妇科检查：子宫增大变软，妊娠6～8周时，阴道黏膜及宫颈充血，呈紫蓝色，阴道检查子宫随停经月份而逐渐增大，子宫峡部极软，子宫体与子宫颈似不相连，称黑加征（2008）。随着妊娠进展至8周，子宫约为非妊娠子宫的2倍，妊娠12周时，子宫约为非妊娠子宫的3倍，在耻骨联合上方可以触及。

（3）其他：部分患者出现雌激素增多的表现，如蜘蛛痣、肝掌、皮肤色素沉着等。

3. 辅助检查

（1）妊娠试验：测定受检者血或尿中hCG含量，协助诊断早期妊娠。

（2）超声检查（2004、2009、2011、2014、2023）：是检查早期妊娠快速准确的方法。停经35日时，宫腔可见妊娠囊；妊娠6周时，可见胚芽和原始心管搏动；妊娠11～13^{+6}，通过测量胎儿冠-臀长估计孕周；妊娠9～13^{+6}周，可发现无脑儿等严重胎儿畸形；胎儿颈项透明层和鼻骨等检查，评估胎儿染色体异常风险。

（二）中晚期妊娠

1. 子宫增大 随着妊娠进展，子宫逐渐增大。手测子宫底高度或尺测耻上子宫高度，可以判断子宫大小与妊娠周数是否相符。增长过速或过缓均可能为异常。

【巧妙记忆】 以脐部为中心，记住20周、24周分别为脐下、脐上1横指；以这两个时间段。分别往前、往后记忆（2006）。

2. 胎动 孕妇于妊娠20周时自觉胎动，随妊娠进展逐渐增强，至32～34周达高峰，38周后逐渐减少。妊娠28周以后，正常胎动≥10次/2小时。妊娠周数越多，胎动越活跃，但至妊娠末期胎动逐渐减少。腹壁薄且松弛的孕妇，经腹壁可见胎动。

3. 胎心音　妊娠 18~20 周，在孕妇腹壁上可以听到胎心音，每分钟 110~160 次。注意须与子宫杂音、腹主动脉音及脐带杂音相鉴别。

4. 胎体　妊娠 20 周以后，经腹壁可以触及子宫内的胎体，妊娠 24 周以后，运用四步触诊法可以区分胎头、胎臀、胎背及胎儿四肢，从而判断胎产式、胎先露和胎方位。胎头圆而硬，用手经阴道轻触胎头并轻推，得到胎儿浮动又回弹的感觉，称之为浮球感。

5. 超声检查　B 超不仅能显示胎儿数目、胎方位、胎心搏动和胎盘位置，且能测定胎头双顶径，观察胎儿有无体表畸形（2013）。超声多普勒法可探胎心音、胎动音、脐带血流音及胎盘血流音。

三、胎产式、胎先露、胎方位的概念（★★）

妊娠 32 周以后，胎儿由于生长发育迅速、羊水相对减少，胎儿与子宫壁贴近，因此，胎儿在宫内的位置和姿势相对恒定。胎儿在子宫内的姿势，正常为胎头俯屈，颏部贴近胸壁，脊柱略前弯，四肢屈曲交叉弯曲于胸腹部前方。

1. 胎产式　胎儿身体纵轴与母体身体纵轴之间的关系称胎产式（2001）。两轴平行者称纵产式。两轴垂直者称横产式；两轴交叉者称斜产式，在分娩过程中转为纵产式，偶尔转为横产式。

2. 胎先露　最先进入骨盆入口的胎儿部分称为胎先露。纵产式有头先露、臀先露，横产式有肩先露。

头先露又可因胎头屈伸程度不同分为枕先露、前囟先露、额先露、面先露。臀先露又可因入盆先露不同分为混合臀先露、单臀先露和足先露。头先露或臀先露与胎手或胎臀同时入盆，称之为复合先露。

3. 胎方位　胎儿先露部指示点与母体骨盆的关系称胎方位（2001、2018）。枕先露以枕骨、面先露以颏骨、臀先露以骶骨、肩先露以肩胛骨为指示点。根据指示点与母体骨盆左、右、前、后、横的关系而有不同的胎位。

【经典习题】

1. 下列表现中，诊断早期妊娠最可靠的依据是
   A. 妇科检查双合诊子宫变软
   B. 厌恶油腻，恶心，晨起呕吐
   C. 乳房出现蒙氏结节
   D. 子宫增大变软与停经月份相符
   E. 尿频，无尿急

答案： D

考点： 早期妊娠诊断

解析： 停经是妊娠最早出现的症状。停经 6~8 周时，双合诊检查子宫峡部极软，感觉宫颈与宫体之间似不相连，称为黑加征。子宫逐渐增大变软，呈球形。停经 8 周时，子宫为非孕时的 2 倍，停经 12 周时为非孕时的 3 倍，在耻骨联合上方可以触及。故选 D。

2. 产前诊断胎儿畸形最常用的手段是
   A. 胎儿心电图
   B. 羊膜腔穿刺羊水检查
   C. 胎儿头皮血 pH 检查
   D. 羊膜镜检查
   E. B 超检查

答案： E

考点： 产前诊断

解析： B 超检查是产前诊断胎儿畸形最常用的手段。优点是无痛苦、快速（半小时以内），可以反复检查等。对于明显的肢体畸形、无脑儿、胎儿内脏畸形、胚胎发育异常、小头畸形、多胎妊娠以及羊膜腔穿刺时的定位，具有很高的诊断价值。故选 E。

3. 早期妊娠的确诊依据是
   A. 停经史
   B. 早孕反应
   C. 尿妊娠试验
   D. 黑加征
   E. B 型超声检查

答案： E

考点： 早期妊娠的诊断

解析： 早起妊娠的第一个表现是停经，然后出现早孕反应、尿频、乳房变化和皮肤色素沉着等表现，尿妊娠试验可协助诊断早期妊娠，B 型超声显像法则是检查早期妊娠快速准确的方法。故选 E。

第三节　产前检查与孕期保健

一、围产期概念

围产医学，是研究在围产期内加强对围产儿及孕产妇卫生保健的一门科学。围产期指从妊娠满 28 周（即胎儿体重 ≥1000g 或身长 ≥35cm）至产后 1 周（2002、2007、2014）。围产期相关的统计指标是衡量产科和新生儿科质量的重要指标。

二、产前检查

规范的产前检查是孕妇监护的主要方法。

（一）产检时间、次数及孕周

合理的产前检查时间及次数不仅能保证孕期保健的质量，也能节省医疗卫生资源针对发展中国家无合并症的孕妇，WHO（2016 年）建议产前检查次数至少为 8 次，分别为：妊娠 <12 周、20 周、26 周、

30周、34周、36周、38周和40周。

根据我国《孕前和孕期保健指南（2018年）》，目前推荐的产前检查孕周分别是：妊娠6～13^{+6}周、14～19^{+6}周、20～24周、25～28周、29～32周、33～36周、37～41周（每周1次）。有高危因素者，可酌情增加次数（2023）。

（二）产前检查内容（2003、2004、2016）

应详细询问病史，进行全面的体格检查、产前检查、必要的辅助检查和健康教育指导。

1. 病史

（1）年龄、职业。

（2）推算及核对预产期（EDC）：按末次月经（LMP）第一日算起，月份减3或加9，日数加7。另外还可根据早孕反应开始出现时间、胎动开始时间、手测宫底高度、尺测子宫长度和B超测得胎头双顶径值推算预产期。

（3）月经史和孕产史。

2. 产科物理检查（★★）

（1）骨盆测量：测量时期以妊娠30~34周为宜。

1）外测量：①髂棘间径（IS）取伸腿仰卧位，两髂前上棘外缘的距离，正常值23~26cm。②髂嵴间径（IC）取伸腿仰卧位，两髂嵴外缘最宽的距离，正常值25~28cm。③骶耻外径（EC）取左侧卧位，右腿伸直，左腿屈曲，测量第5腰椎棘突下至耻骨联合上缘中点的距离，正常值18~20cm。第5腰椎棘突下相当于米氏菱形窝的上角。骶耻外径间接推测骨盆入口前后径长度，是骨盆外测量中最重要的径线。④坐骨结节间径（IT）或称出口横径（T）取仰卧位，抱膝触胸，坐骨结节内侧缘的距离，正常值8.5～9.5cm。此径线直接测出骨盆出口的横径长度。若此径值<8cm，应加测出口后矢状径。⑤出口后矢状径为坐骨结节间径中点至骶骨尖端的长度，正常值8～9cm。出口后矢状径与坐骨结节间径值之和>15cm，表示骨盆出口狭窄不明显。⑥耻骨弓角度为两手拇指指尖斜着对拢放置在耻骨联合下缘，左右两拇指平放在耻骨降支上，测量所得的两拇指间角度为耻骨弓角度，正常值为90°，小于80°为异常。此角度反映骨盆出口横径的宽度。

【巧妙记忆】骶耻外径代表骨盆入口前后径，正常15~20cm。坐骨结节间径代表骨盆出口横径，正常8.5~9.5cm（骶耻外径的1/2左右），<8cm加测出口后矢状径，出口横径+后矢状径>15cm属正常。耻骨弓角度正常90°。

2）内测量：①对角径骶岬上缘中点到耻骨联合下缘的距离，正常值12.5～13cm，此值减去1.5～2cm为骨盆入口前后径的长度，称为真结合径，正常值11cm。对角径是胎先露部进入骨盆入口的重要径线。②坐骨棘间径为两坐骨棘间的距离，正常值10cm。坐骨棘间径是中骨盆最短的径线，此径线过小会影响分娩过程中胎头的下降。③坐骨切迹宽度代表中骨盆后矢状径，其宽度为坐骨棘与骶骨下部间的距离，即骶棘韧带宽度。

（2）阴道检查：在妊娠早期初诊时，应做盆腔双合诊检查。分娩前阴道检查可协助确定骨盆大小、宫颈容受和宫颈口开大程度。妊娠最后1个月内应避免阴道检查。

3. 辅助检查

（1）常规检查：血常规和血型、尿常规、肝功能、肾功能、糖耐量、宫颈细胞学检查、阴道分泌物等。

（2）其他

1）妊娠并发症：血液化学、电解质测定及胸部X线透视、心电图、乙型肝炎抗原抗体等项检查。

2）胎位不清、听不清胎心：行B超检查。

3）高龄孕妇、有死胎死产史、胎儿畸形史和患遗传性疾病：做唐氏筛查、检测血甲胎蛋白（AFP）、羊水细胞培养行染色体核型分析等。

（三）复诊产前检查

1. 询问孕妇有无异常情况出现。

2. 检查胎儿　胎心率、胎儿大小（包括生长速度）、胎位、胎动及羊水量，必要时行B超检查。

3. 检查孕妇　测量血压、体重（包括增长速度），检查有无水肿及其他异常，复查有无尿蛋白。

4. 卫生宣教，预约下次复诊日期。

（四）四步触诊法

妊娠中晚期，应采用四步触诊法检查子宫大小、胎产式、胎先露、胎方位以及胎先露部是否衔接。在做前3步手法时，检查者面向孕妇头侧，做第4步手法时，检查者则应面向孕妇足端。

1. 第1步手法　检查者两手置子宫底部，了解子宫外形并测宫底高度，估计胎儿大小与孕周数是否相符。然后以两手指腹相对轻推，判断宫底部的胎儿部分，胎头硬而圆且有浮球感，胎臀软而宽且形状不规则。

2. 第2步手法　检查者左右手分别置于腹部左右侧，一手固定，另手轻轻深按检查，触及平坦饱满者为胎背，可变形的高低不平部分是胎儿肢体，有时感到胎儿肢体活动。

3. 第3步手法　检查者右手拇指与其余4指分开，置于耻骨联合上方握住胎先露部，进一步查清是胎头或胎臀，左右推动以确定是否衔接。若胎先露部仍浮动，表示尚未入盆。若已衔接，则胎先露部不能推动。

4. 第4步手法　检查者左右手分别置于胎先露

部的两侧，向骨盆入口方向向下深按，再次核对胎先露部的诊断是否正确，并确定胎先露部入盆的程度。

胎心在靠近胎背上方的孕妇腹壁上，听诊时听得最清楚。枕先露时，胎心在脐右（左）下方；臀先露时，胎心在脐右（左）上方；肩先露时，胎心在靠近脐部下方听得最清楚。

三、孕妇管理及高危妊娠的筛查、监护

（一）孕妇管理

1. 孕产妇系统保健的三级管理　城市开展医院三级分工（市、区、街道）和妇幼保健机构三级分工（市、区、基层卫生院），农村开展了三级分工（县医院和县妇幼保健站、乡卫生院、村妇幼保健人员），健全相互间挂钩、转诊等制度，及早发现高危孕妇并转至上级医院进行监护处理。

2. 孕产妇系统保健手册

（1）手册建立：从确诊早孕时开始建册，系统管理直至产褥期结束（产后满6周）。

（2）记录和管理记录：每次产前检查时的结果及处理情况，产后访视结束后将保健手册汇总至县、区妇幼保健所进行详细的统计分析。

（二）高危妊娠筛查、监护

通过系统的产前检查，尽早筛查出具有高危因素的孕妇，及早给予诊治。

四、胎儿健康状况评估

（一）高危儿的范畴

符合以下情况者，可以认定为高危儿。

1. 孕龄<37周或≥42周。

2. 出生体重<2500g。

3. 小于孕龄儿或大于孕龄儿。

4. 出生后1分钟Apgar评分0~3分。

5. 产时感染。

6. 高危产妇的新生儿。

7. 手术产儿。

8. 新生儿的兄、姐有新生儿期死亡。

9. 双胎或多胎儿。

（二）胎儿宫内情况的监护（2018）（★★★）

1. 妊娠早期　判断子宫大小及是否与孕周相符，包括妇科检查、B超（最早在妊娠第5周见到妊娠囊）、超声多普勒（最早在妊娠第7周能探测到胎心音）。

2. 妊娠中期　继续判断胎儿大小及是否与孕周相符，包括测量宫高、腹围、监测胎心率；B型超声检测胎头发育、筛查结构异常；胎儿染色体异常的筛查与诊断。

3. 妊娠晚期

（1）定期产前检查：测量宫高、腹围，胎动计数，胎心监测。B超检测胎头双顶径值，判定胎位及胎盘位置、胎盘成熟度。

（2）胎动监测：胎动监测是孕妇自我评价胎儿宫内状况的简便经济的有效方法。一般妊娠20周开始自觉胎动，胎动夜间和下午较为活跃。胎动常在胎儿睡眠周期消失，持续20~40分钟。妊娠28周以后，胎动计数<10次/2小时或减少50%者提示有胎儿缺氧可能。

（3）羊膜镜检查：正常羊水呈透明淡青色或乳白色，见胎发、漂浮胎脂片。胎儿宫内缺氧时羊水混有胎粪，呈黄色、黄绿色甚至深绿色。

（4）胎儿影像学监测及血流动力学监测：①B超可以观察胎儿大小、胎动及羊水情况；还可以进行胎儿畸形筛查。②彩色多普勒超声检查能监测胎儿脐动脉和大脑中动脉血流。舒张末期脐动脉无血流时，提示胎儿将在1周内死亡。

（5）电子胎心监护：能连续观察和记录胎心率的动态变化，了解胎心与胎动及宫缩之间的关系，评估胎儿宫内安危。监护可在妊娠34周开始，高危妊娠孕妇酌情提前。电子胎心监护的评价指标如下。

1）胎心率基线（BFHR）：是指在无胎动和无宫缩影响时10分钟胎心率的平均值。正常FHR为110~160次/min。>160次/min，历时10分钟，为心动过速；<110次/min，历时10分钟，为心动过缓。胎心率基线摆动表示胎儿有一定的储备能力，是胎儿健康的表现，胎心率基线变平即变异消失，提示胎儿储备能力丧失。

2）基线变异：指每分钟胎心率自波峰到波谷的振幅改变。正常变异为6~25次/min。

3）胎心率一过性变化：是指受胎动、宫缩等刺激，胎心率发生暂时性加快或减慢，随后又能恢复到基线水平。是判断胎儿安危的重要指标。胎心率加速是胎儿良好的表现，短暂的胎心率加速是无害的。胎心率减速是指随宫缩出现的暂时性胎心率减慢，分类如下。①早期减速（2021）：一般发生在第一产程后期，胎心率曲线下降与宫缩曲线上升同时开始，曲线最低点与宫缩曲线高峰相一致，宫缩后迅速恢复正常，是宫缩时胎头受压所致，不受孕妇体位或吸氧而改变。②变异减速：胎心率减速与宫缩无固定关系，下降迅速，恢复迅速，是宫缩时脐带受压兴奋迷走神经引起。③晚期减速：胎心率减速在宫缩高峰后出现，胎心率恢复所需时间较长，是胎盘功能不良、胎儿缺氧的表现（2018）。

4）预测胎儿宫内储备能力：①无应激试验（NST）：指在无宫缩、无外界负荷刺激下，对胎儿进

行胎心率宫缩图的观察和记录，以了解胎儿储备能力。用于产前监护。NST的结果判读及处理见表4-5-3-1。②缩宫素激惹试验（OCT）：又称为宫缩应激试验（CST），其原理为诱发宫缩，并用胎儿监护仪记录胎心率变化，了解胎盘于宫缩时一过性缺氧的负荷变化，测定胎儿的储备能力。通过静脉内滴注缩宫素诱导产生宫缩。OCT可用于产前监护及引产时胎盘功能的评价。CST/OCT的判读主要基于是否出现晚期减速和变异减速。出现≥50%的宫缩伴随晚期减速，为试验阳性。

5）胎儿生物物理监测：利用电子监护和B超联合检测胎儿有无急慢性缺氧情况。Manning评分法满分10分，10～8分无缺氧，8～6分可能有缺氧，6～4分有急性或慢性缺氧，4～2分有急性缺氧伴慢性缺氧，0分有急慢性缺氧。

【巧妙记忆】 妊娠5周见胎囊，妊娠7周测胎心。评估安全胎动计数很有效，胎心率监测晚期减速提示有危险。

表4-5-3-1 NST的结果判读及处理

参数	正常NST（先前的“有反应型”）	不典型NST（先前的“可疑型”）	异常NST（先前的“无反应型”）
胎心率基线	110～160次/分	100～110次/分； >160次/分，<30分钟	胎心过缓，<100次/分； 胎心过速，>160次/分，持续>30分钟
基线变异	6～25次/分（中度变异）； ≤5次/分（变异缺失及微小变异），持续<40分钟	≤5次/分，持续40～80分钟	≤5次/分，持续≥80分钟； ≥25次/分，持续>10分钟； 正弦波型
减速	无减速或偶发变异减速，持续<30秒	变异减速，持续30～60秒	变异减速，持续≥60秒； 晚期减速
加速（≥32周）	40分钟内2次或2次以上加速超过15次/分，持续15秒	40～80分钟内2次以下加速超过15次/分，持续15秒	>80分钟2次以下加速超过15次/分，持续15秒
加速（<32周）	40分钟内2次或2次以上加速超过10次/分，持续10秒	40～80分钟内2次以下加速超过10次/分，持续10秒	>80分钟2次以下加速超过10次/分，持续10秒
处理	继续随访或进一步评估	需要进一步评估	复查；全面评估胎儿状况；生物物理评分；及时终止妊娠

（三）胎儿成熟度检查（★★）

常用方法包括计算胎龄、测宫高、腹围［胎儿体重（g）= 宫高（cm）×腹围（cm）+200］及B超（BPD>8.5cm）。还可通过经腹壁羊膜腔穿刺抽取羊水，进行羊水检测。

1. 卵磷脂/鞘磷脂（L/S）比值　该值>2，提示胎儿肺成熟。能测出羊水磷脂酰甘油，提示胎儿肺成熟。此值更可靠。

2. 泡沫试验或震荡试验　是一种快速而简便测定羊水中表面活性物质的试验。若两管液面均有完整的泡沫环，提示胎肺成熟。

3. 肌酐值　该值≥176.8μmol/L（2mg%），提示胎儿肾成熟。

4. 胆红素类物质　用$\triangle OD_{450}$测该值<0.02，提示胎儿肝成熟。

5. 羊水淀粉酶值　碘显色法测该值≥450U/L，提示胎儿唾液腺成熟。

6. 羊水含脂肪细胞出现率　该值达20%，提示胎儿皮肤成熟。

五、妊娠期营养的指南、体重增加推荐

（一）妊娠期营养的指南

根据中国营养学会发布的《孕期妇女膳食指南》，建议孕妇在一般人群膳食指南的基础上，增加以下5条内容：①补充叶酸，常吃含铁丰富的食物，选用碘盐；②妊娠呕吐严重者，可少量多餐，保证摄入含必要量碳水化合物的食物；③妊娠中晚期适量增加奶、鱼、禽、蛋、瘦肉的摄入；④适量身体活动，维持孕期适宜增重；⑤禁烟酒，快乐孕育新生命，积极准备母乳喂养。

（二）妊娠期体重增加推荐

孕妇体重增长可以影响母儿的近远期健康。2009年美国医学研究所（IOM）发布了基于孕前不同体重指数的孕妇体重增长推荐（表4-5-3-2），应当在第一次产检时确定孕前BMI［体重（kg）/身高（m^2）］，提供个体化的孕妇增重、饮食和运动指导。

表 4-5-3-2　孕妇体重增长推荐

孕前体重分类	BMI	妊娠期总增重范围/kg	妊娠中晚期体重增长速度（平均每周增重范围）/kg
低体重	<18.5	12.5~18.0	0.51（0.44~0.58）
正常体重	18.5~24.9	11.5~16.0	0.42（0.35~0.50）
超重	25.0~29.9	7.0~11.5	0.28（0.23~0.33）
肥胖	≥30	5.0~9.0	0.22（0.17~0.27）

注：双胎孕妇妊娠期总增重推荐值：孕前 BMI 正常者为 16.7~24.3kg，孕前超重者为 13.9~22.5kg，孕前肥胖者为 11.3~18.9kg。

六、妊娠期用药的基本原则及药物对胎儿的不良影响

（一）妊娠期用药的基本原则

1. 用药必须有明确的指征，避免不必要的用药。

2. 根据病情在医师指导下选用有效且对胎儿相对安全的药物。

3. 应选择单独用药，避免联合用药。

4. 应选用结论比效肯定的药物，避免使用较新的、尚未肯定对胎儿是否有不良影响的药物。

5. 严格掌握剂量和用药持续时间，注意及时停药。

6. 妊娠早期若病情允许，尽量推迟到妊娠中晚期再用药。

在妊娠前 12 周，以不用 C、D、X 级药物为好。

（二）药物对胎儿的影响

1. 着床前期　此期的受精卵与母体组织尚未直接接触，还在输卵管腔或宫腔分泌液中，故着床前期用药对其影响不大，药物影响囊胚的必备条件是药物必须进入分泌液中一定数量才能起作用，若药物对囊胚的毒性极强，可以造成极早期流产。

2. 着床期　晚期囊胚着床后至 12 周左右是药物的致畸期。此时胚胎、胎儿各器官处于高度分化、迅速发育、不断形成的阶段，首先是心脏、脑开始分化发育，随后是眼、四肢等。此时孕妇用药，其毒性能干扰胚胎、胎儿组织细胞的正常分化，任何部位的细胞受到药物毒性的影响，均可能造成某一部位的组织或器官发生畸形。药物毒性作用出现越早，发生畸形可能越严重。

3. 胎儿器官形成后期　妊娠 12 周以后直至分娩，胎儿各器官已形成，药物致畸作用明显减弱。但对于尚未分化完全的器官，如生殖系统，某些药物还可能对其产生影响，而神经系统因在整个妊娠期间持续分化发育，故药物对神经系统的影响可以一直存在。分娩期用药也应考虑到对即将出生的新生儿有无影响。

（三）药物对胎儿的危害性

美国食品和药物管理局（FDA）根据药物对胎儿的致畸情况，将药物对胎儿的危害等级分为 A、B、C、D、X 5 个级别。

1. A 级　经临床对照研究，无法证实药物在妊娠早期与中晚期对胎儿有危害作用，对胎儿伤害可能性最小，是无致畸性的药物。如适量维生素。

2. B 级　经动物实验研究，未见对胎儿有危害。无临床对照试验，未得到有害证据。可以在医师观察下使用。如青霉素、红霉素、地高辛、胰岛素等。

3. C 级　动物实验表明，对胎儿有不良影响。由于没有临床对照试验，只能在充分权衡药物对孕妇的益处、胎儿潜在利益和对胎儿危害情况下，谨慎使用。如庆大霉素、异丙嗪、异烟肼等。

4. D 级　有足够证据证明对胎儿有危害性。只有在孕妇有生命威胁或患严重疾病，而其他药物又无效的情况下考虑使用。如硫酸链霉素、盐酸四环素等。

5. X 级　各种实验证实会导致胎儿异常。在妊娠期间禁止使用。如甲氨蝶呤、己烯雌酚等。

（四）用药时的胎龄

用药时胎龄与损害性质有密切关系。用药咨询需要考虑用药的时间长度和暴露剂量，综合分析。

1. 受精后 2 周内　孕卵着床前后，药物对胚胎影响为“全”或“无”。“全”表现为胚胎早期死亡导致流产；“无”则为胚胎继续发育，不出现异常。

2. 受精后 3~8 周　是胚胎器官分化发育阶段，胚胎开始定向分化发育，受到有害药物作用后，即可能产生形态上的异常而出现畸形，称为致畸高度敏感期。如神经组织于受精后 15~25 日，心脏于 21~40 日，肢体和眼睛于 24~46 日易受药物影响。

3. 受精后 9 周至胎儿足月　是胎儿生长、器官发育、功能完善阶段，仅有神经系统、生殖器和牙齿仍在继续分化，特别是神经系统分化、发育和增生是在妊娠晚期和新生儿期达最高峰。在此期间受到药物作用后，易使胎儿受损，还可出现胎儿生长受限、低出生体重和功能行为异常。

【经典习题】

1. 确定胎儿安危最简便而准确的方法是

A. 缩宫素激惹试验

B. 胎动计数

C. 尿雌三醇测定

D. 胎儿电子监护
E. 羊膜镜检查

答案：B

考点：胎儿宫内情况的监护

解析：本题是记忆题，胎动计数是确定胎儿安危最简便而且较准确的方法。故选 B。

2. 初孕妇，26 岁。妊娠 42 周，无宫缩来院就诊。专科检查：子宫高度 32cm，枕左前位，胎头已衔接，胎心率 120 次/分，进行缩宫素激惹试验，宫缩时重复出现晚期减速。本例应考虑的病因是
A. 胎儿躯干局部受压
B. 胎儿畸形
C. 宫缩时脐带受压
D. 宫缩时胎头受压
E. 胎儿缺氧

答案：E

考点：胎儿缺氧的表现

解析：胎心监护宫缩时重复出现晚期减速表示胎盘功能减退，即缩宫素激惹实验（+），提示胎儿缺氧，故选 E。

（3~4 题共用备选答案）
A. 宫缩时胎头受压
B. 胎儿受镇静药物影响
C. 宫缩时脐带受压，兴奋迷走神经
D. 胎儿缺氧
E. 胎儿状况良好

3. 胎心减速出现在宫缩高峰后，下降慢，持续时间长，恢复慢，临床提示的情况是

答案：D

4. 胎心率减速与宫缩无固定关系，下降迅速且下降幅度大，恢复也迅速，临床提示的情况是

答案：C

考点：胎心率减速的原因

解析：胎心率减速分类：①早期减速：一般发生在第一产程后期，胎心率曲线下降与宫缩曲线上升同时开始，曲线最低点与宫缩曲线高峰相一致，宫缩后迅速恢复正常，是宫缩时胎头受压所致，不受孕妇体位或吸氧而改变。②变异减速：胎心率减速与宫缩无固定关系，下降迅速，恢复迅速，是宫缩时脐带受压兴奋迷走神经引起。③晚期减速：胎心率减速在宫缩高峰后出现，胎心率恢复所需时间较长，是胎盘功能不良、胎儿缺氧的表现。故 3 题选 D，4 题选 C。

第四节　正常分娩

一、影响分娩的因素

（一）四大因素

决定分娩的因素为产力、产道、胎儿及精神心理因素。

（二）产力

将胎儿及其附属物从宫腔内逼出的力量称为产力。产力包括子宫收缩力（简称宫缩）、腹壁肌及膈肌收缩力（统称腹压）和肛提肌收缩力。

1. 子宫收缩力（★★★）　子宫收缩力使宫颈管缩短消失、宫口扩张、胎先露部下降和胎儿、胎盘娩出，特点有：

（1）节律性：节律性宫缩是临产的重要标志。正常宫缩是宫体肌不随意、有规律的阵发性收缩并伴有疼痛，包括宫缩期和间歇期两个阶段。宫缩期持续约 30 秒，间歇期 5~6 分钟。随产程进展宫缩间歇期渐短，持续时间渐长。当宫口开全后，宫缩持续时间长达 60 秒，间歇期仅 1~2 分钟。宫缩强度也随产程进展逐渐增加。第二产程宫缩极期时可高达 100~150mmHg，间歇期间仅为 6~12mmHg。

（2）对称性：正常宫缩起自两侧宫角部（2012）（受起搏点控制），以微波形式向宫底中线集中，左右对称，再以 2cm/s 速度向子宫下段扩散，约需 15 秒均匀协调地扩展至整个子宫。

（3）极性：宫缩以宫底部最强、最持久，向下逐渐减弱，宫底部收缩力的强度几乎是子宫下段的2倍。

（4）缩复作用：子宫收缩时肌纤维缩短变宽，间歇时肌纤维不能恢复到原长度，经反复收缩，肌纤维越来越短，能使宫腔内容积逐渐缩小，迫使胎先露部下降及宫颈管逐渐缩短直至消失。

2. 腹壁肌及膈肌收缩力　腹壁肌及膈肌收缩力是第二产程时娩出胎儿的重要辅助力，在第三产程可迫使已剥离的胎盘娩出。

3. 肛提肌收缩力　协助胎先露部在盆腔进行内旋转的作用（2016）；当胎盘降至阴道时，能协助胎盘娩出。

（三）中骨盆平面

骨盆最小平面，为骨盆腔最狭窄部分，呈前后径长的椭圆形。其前方为耻骨联合下缘。

（四）子宫下段的形成

由非孕时长约 1cm 的子宫峡部伸展形成。妊娠 12 周后的子宫峡部已扩展成宫腔的一部分，至妊娠末期被逐渐拉长形成子宫下段。

二、枕先露的分娩机制（★★）

分娩机制是指胎儿先露部随骨盆各平面的不同形态，被动进行的一连串适应性转动，以其最小径线通过产道的全过程，包括衔接、下降、俯屈、内旋转、仰伸、复位及外旋转、胎肩及胎儿娩出等动作，是连续的过程。

枕左前位的分娩机制如下。

1. 衔接　胎头双顶径进入骨盆入口平面（2003、2006、2021），胎头颅骨最低点接近或达到坐骨棘水平，称为衔接。枕左前位以枕额径衔接在右斜径上。经产妇多在分娩开始后胎头衔接，部分初产妇在预产期前 1~2 周内胎头衔接。若初产妇已临产而胎头仍未衔接，应警惕存在头盆不称。

2. 下降　胎头沿骨盆轴前进的动作称为下降，是胎儿娩出的首要条件。下降动作贯穿于分娩全过程，与其他动作相伴随。下降动作呈间歇性，宫缩时胎头下降，间歇时胎头又稍回缩。临床上注意观察胎头下降程度，作为判断产程进展的重要标志。

3. 俯屈　当胎头以枕额径进入骨盆腔降至骨盆底时，原处于半俯屈的胎头枕部遇肛提肌阻力，借杠杆作用进一步俯屈，以胎头最小的枕下前囟径取代较长的枕额径，以适应产道，有利于胎头继续下降。

4. 内旋转　胎头围绕骨盆纵轴旋转，使其矢状缝与中骨盆及骨盆出口前后径相一致的动作称为内旋转（2008），以适应中骨盆及骨盆出口前后径大于横径的特点。胎头在第一产程末完成内旋转动作（2007）。

5. 仰伸　宫缩和腹压共同作用使胎头沿骨盆轴下段向下向前的方向转向前。以耻骨弓为支点，使位于耻骨联合下缘的胎头逐渐仰伸，胎头的顶、额、鼻、口、颏依次由会阴前缘娩出。当胎头仰伸时，胎儿双肩径沿左斜径进入骨盆入口。

6. 复位及外旋转　胎头娩出时，胎儿双肩径沿骨盆入口左斜径下降。胎头娩出后，为使胎头与胎肩恢复正常关系，胎头枕部再向左旋转 45°，称为复位。胎肩在盆腔内继续下降，前（右）肩向前向中线旋转 45°，胎儿双肩径转成与骨盆出口前后径相一致的方向，胎头枕部需在外继续向左旋转 45°。以保持胎头与胎肩的垂直关系，称为外旋转。

7. 胎肩及胎儿娩出　胎头完成外旋转后，胎儿前（右）肩在耻骨弓下先娩出，随即后（左）肩从会阴前缘娩出。胎儿双肩娩出后，胎体及胎儿下肢随之取侧位顺利娩出。至此，胎儿娩出过程全部完成。

【巧妙记忆】　产妇因素（产力、产道、心理状态）和胎儿因素影响分娩进行。分娩机制包括衔接、下降、内旋转、仰伸、复位和外旋转、胎肩及胎儿娩出。

三、先兆临产、临产的诊断与产程的分期（★★★）

（一）先兆临产（2023）

出现预示不久将临产的症状，称为先兆临产。

1. 假临产

（1）宫缩持续时间短（<30 秒）且不恒定，间歇时间长且不规律，宫缩强度不增加。

（2）宫缩时不适主要集中在下腹部，宫颈管不短缩，宫口不扩张。

（3）常在夜间出现，清晨消失。

（4）给予强镇静药物能抑制宫缩。

2. 胎儿下降感　孕妇感觉上腹部受压感消失，进食量较前增多，呼吸较前轻快。

3. 见红　在临产前 24~48 小时内，因宫颈内口附近的胎膜与该处的子宫壁分离，毛细血管破裂有少量出血，与宫颈管内黏液栓相混并排出，称为见红，是分娩即将开始比较可靠的征象。若阴道流血超过平时月经量，不应视为见红，应考虑妊娠晚期出血，如前置胎盘、胎盘早剥等。

（二）临产的诊断

临产开始的标志为规律且逐渐增强的子宫收缩，持续 30 秒或 30 秒以上，间歇 5~6 分钟，并伴随进行性宫颈管消失、宫口扩张和胎先露部下降（2007、2022）。

【巧妙记忆】　临产标志：规律宫缩、宫颈管消失、宫口扩张、胎先露下降。

（三）产程的分期

总产程即分娩全过程，是指从开始出现规律宫缩直到胎儿胎盘娩出。分为 3 个产程：

1. 第一产程　又称宫颈扩张期，指从规律宫缩开始到宫颈口开全（10cm）。分期：①潜伏期为宫口扩张的缓慢阶段，初产妇一般不超过 20 小时，经产妇不超过 14 小时。②活跃期为宫口扩张的加速阶段，可在宫口开至 4~5cm 即进入活跃期，最迟至 6cm 才进入活跃期，直至宫口开全（10cm）。此期宫口扩张速度应≥0.5cm/h。

2. 第二产程（2011）　又称胎儿娩出期。从宫口开全至胎儿娩出。未实施硬膜外麻醉者，初产妇最长不应超过 3 小时，经产妇不应超过 2 小时；实施硬膜外麻醉镇痛者，初产妇最长不应超过 4 小时，经产妇不应超过 3 小时。第二产程不应盲目等待至产程超过上述标准方才进行评估。

3. 第三产程　又称胎盘娩出期。从胎儿娩出后到胎盘娩出，需 5~15 分钟，不应超过 30 分钟。

四、分娩的临床表现及处理（★★★）（2023）

（一）第一产程的临床表现及处理

1. 临床表现

（1）规律宫缩：宫缩期由 30 秒延长至 50~60

秒，宫口近开全时可达1分钟以上，间歇期逐渐缩短，由5~6分钟缩短至2~3分钟，宫口近开全时仅1~2分钟。

(2) 宫口扩张：宫口扩张是临产后规律宫缩的结果。宫口不能如期扩张，可能存在宫缩乏力、胎位异常、头盆不称等原因。

(3) 胎头下降：可通过阴道或肛门检查。

(4) 胎膜破裂。

2. 产程必须观察项目及处理（2016、2018） 可采用产程图观察和记录产程，项目包括：

(1) 子宫收缩：连续定时观察并记录宫缩规律性、持续时间、间歇时间，强度。助产人员将手掌放于产妇腹壁上，宫缩时宫体部隆起变硬，间歇期松弛变软，也可用胎儿监护仪描记宫缩曲线。

(2) 胎心监测

1) 听诊器：潜伏期应每隔1~2小时听胎心1次，活跃期宫缩较频时，应每15~30分钟听胎心1次，每次听诊1分钟。

2) 胎儿监护仪：能较客观地判断胎儿在宫内的状态，应每隔15分钟对胎心监护曲线进行评估，宫缩频时每隔5分钟评估1次。

(3) 宫口扩张及胎头下降

1) 宫口扩张曲线：分为潜伏期和活跃期。潜伏期是指从临产出现规律宫缩至宫口扩张4~6cm。活跃期是指宫口扩张4~6cm至宫口开全。

2) 胎头下降曲线：以胎头颅骨最低点与坐骨棘平面关系标明胎头下降程度。坐骨棘平面是判断胎头高低的标志。潜伏期胎头下降不明显，活跃期下降加快，可作为估计分娩难易的有效指标。

(4) 胎膜破裂：记录破膜时间，听胎心，观察羊水性状和流出量。

(5) 精神安慰。

(6) 监测血压：宫缩时血压常升高5~10mmHg，间歇期恢复原状。每隔4~6小时测量1次。

(7) 饮食与活动：鼓励产妇少量多次进食，吃高热量易消化食物，注意摄入足够水分；宫缩不强且未破膜，产妇可在病室内走动。

(8) 排尿与排便：鼓励产妇每2~4小时排尿1次，必要时导尿。初产妇宫口扩张<4cm、经产妇<2cm时，可行温肥皂水灌肠（2002）。

(9) 阴道检查：触清宫口扩张程度及胎先露部，若先露为头，还能了解矢状缝及囟门，确定胎方位，阴道检查应严密消毒后进行。

【巧妙记忆】 一、二产程841（8：第一产程潜伏期8小时。4：第一产程活跃期4小时。1：第二产程1小时），第三产程<30分钟。

（二）第二产程的临床表现及处理

1. 临床表现

(1) 破膜：胎膜多已自然破裂。若仍未破膜，影响胎头下降，应行人工破膜。

(2) 胎儿娩出：破膜后，重现宫缩且较前增强。宫缩时胎头露出于阴道口，露出部分不断增大，宫缩间歇期，胎头又缩回阴道内，称为胎头拨露。当胎头双顶径越过骨盆出口，宫缩间歇时胎头不再回缩，称为胎头着冠。

2. 处理

(1) 密切监测胎心：每5分钟听1次胎心，有条件应用胎儿监护仪监测。若发现胎心减慢，应立即行阴道检查，尽快结束分娩。

(2) 指导产妇屏气。

(3) 接产准备：当初产妇宫口开全、经产妇宫口扩张6cm以上且宫缩规律有力时，应将产妇送至分娩室，作好接产准备，包括会阴、外阴、肛门周围的清洗和消毒。

(4) 接产

1) 会阴撕裂诱因：会阴水肿、会阴过紧缺乏弹性、耻骨弓过低、胎儿过大、胎儿娩出过快。

2) 接产要领：保护会阴并协助胎头俯屈，让胎头以最小径线（枕下前囟径）在宫缩间歇时缓慢通过阴道口（2003），是预防会阴撕裂的关键，产妇屏气必须与接产者配合。胎肩娩出时也要注意保护好会阴。

3) 会阴切开指征：会阴过紧或胎儿过大，估计分娩时会阴撕裂不能避免者，或母儿有病理情况急需结束分娩者。

（三）第三产程的临床表现及处理

1. 临床表现 胎儿娩出后，由于宫腔容积突然明显缩小，胎盘不能相应缩小与子宫壁发生错位而剥离，子宫继续收缩，剥离面积继续扩大，直至胎盘完全剥离而娩出。

(1) 胎盘剥离征象

1) 宫体变硬呈球形，下段被扩张，宫体呈狭长形被推向上，宫底升高达脐上。

2) 剥离的胎盘降至子宫下段，阴道口外露的一段脐带自行延长。

3) 阴道少量流血。

4) 接产者用手掌尺侧在产妇耻骨联合上方轻压子宫下段时，宫体上升而外露的脐带不再回缩（2015）。

(2) 胎盘剥离开始部位及排出方式

1) 胎儿面娩出式：多见，胎盘从中央开始剥离，而后向周围剥离，其特点是胎盘胎儿面先排出，随后见少量阴道流血。

2) 母体面娩出式：少见，胎盘从边缘开始剥离，血液沿剥离面流出，其特点是胎盘母体面先排出，胎盘排出前先有较多量阴道流血。

2. 处理

（1）新生儿处理

1）清理呼吸道（2001）。

2）处理脐带：预防出血和感染。

3）新生儿阿普加评分及其意义：以出生后一分钟内的心率、呼吸、肌张力、对刺激的反应及皮肤颜色5项体征为依据（2015）（表4-5-4-1）。①8～10分属正常新生儿；②4～7分为轻度窒息，又称青紫窒息，需清理呼吸道、人工呼吸、吸氧、用药等措施才能恢复；③0～3分为重度窒息，又称苍白窒息，缺氧严重需紧急抢救，行喉镜在直视下气管内插管并给氧。

表4-5-4-1 新生儿阿普加评分表（2020）

项目	0分	1分	2分
心率	无	少于100次/分	100次/分及以上
呼吸	无	浅慢且不规则	正常，哭声响
肌张力	松弛	四肢稍屈曲	四肢屈曲，活动好
对刺激的反应（如弹足底或插鼻管反应）	无反射	有些动作，如皱眉	哭，喷嚏
皮肤颜色	青紫或苍白	身体红，四肢青紫	全身红

对缺氧较严重的新生儿，应在出生后5分钟、10分钟时再次评分，直至连续两次评分均≥8分。1分钟评分是出生当时的情况，反映在宫内的情况；5分钟及以后评分是反映复苏效果，与预后关系密切。新生儿阿普加评分以呼吸为基础，皮肤颜色最灵敏，心率是最终消失的指标。临床恶化顺序为皮肤颜色→呼吸→肌张力→反射→心率。复苏有效顺序为心率→反射→皮肤颜色→呼吸→肌张力。肌张力恢复越快，预后越好。

4）处理新生儿。

（2）协助胎盘娩出。

（3）检查胎盘、胎膜。

（4）检查软产道。

（5）预防产后出血：正常分娩出血量多不超过300ml。

五、分娩镇痛的原则和种类

1. 原则 ①对产程影响小；②安全、对产妇及胎儿不良作用小；③药物起效快、作用可靠、给药方法简便；④有创镇痛由麻醉医师实施并全程监护。

2. 种类

（1）非药物镇痛：包括调整呼吸、全身按摩、家属陪伴、导乐。

（2）全身阿片类药物麻醉。

（3）椎管内麻醉镇痛。

【经典习题】

1. 临产后进入第二产程的主要标志是

A. 外阴膨隆

B. 胎头拨露

C. 胎头着冠

D. 宫口开大10cm

E. 肛门括约肌松弛

答案： D

考点： 进入第二产程的标志

解析： 外阴膨隆、胎头拨露、胎头着冠、肛门括约肌松弛是孕妇在第二产程的临床表现，但不是第二产程开始的标志。第二产程是从宫口开全到胎儿娩出，宫口开全是第二产程开始的主要标志，宫口开全为10cm，故本题选D。

2. 临产开始的标志，错误的是

A. 规律宫缩

B. 宫颈管展平

C. 宫颈扩张

D. 见红

E. 胎先露部下降

答案： D

考点： 第一产程的临床经过

解析： 临产的主要标志是子宫出现规律的收缩、宫颈管消失、宫颈口逐渐扩张开、胎先露部下降。故选D。

3. 初产妇，27岁。妊娠38周，临产4小时，半小时前因胎膜破裂急诊入院。骨盆外测量正常，枕右前位，胎心率136次/分，宫口开大2cm，S=0。该孕妇最可能的诊

断是

A. 正常产程

B. 头盆不称

C. 胎膜早破

D. 活跃期延长

E. 潜伏期延长

答案：A

考点：正常产程的表现

解析：骨盆外测量正常，无胎头高浮，无头盆不称，故B错误。在临产前胎膜破裂为胎膜早破，但此例已临产4小时，故C不正确。潜伏期是从临产出现规律宫缩至宫口扩张4~6cm，初产妇>20小时，故E错误。活跃期是指宫口扩张4~6cm至宫口开全。故D错误。综上所述本例为正常产程。故选A。

第五节　正常产褥

一、产褥期母体各系统的变化

（一）生殖系统

1. 子宫

（1）宫体肌纤维缩复：子宫肌细胞肌质中的蛋白质被分解排出，细胞缩小。随着宫体肌纤维不断缩复，子宫体积及重量均发生变化。胎盘娩出后，宫体逐渐缩小，于产后1周子宫在耻骨联合上方可触及。产后10天，子宫降至骨盆腔内，腹部检查触不到宫底。子宫于产后6周恢复到孕前大小。

（2）子宫内膜再生：约于产后第3周，除胎盘附着部位外，宫腔表面均由新生内膜覆盖，胎盘附着部位全部修复需至产后6周（2006）。

（3）子宫血管变化：螺旋动脉和静脉窦压缩变窄，数小时后血管内形成血栓，出血量逐渐减少直至停止。若在新生内膜修复期间，胎盘附着面因复旧不良出现血栓脱落，可导致晚期产后出血。

（4）子宫下段及宫颈变化：产后子宫下段肌纤维缩复，逐渐恢复为非孕时的子宫峡部。于产后2~3天，宫口仍可容纳2指。产后1周后宫颈内口关闭，宫颈管复原。产后4周宫颈恢复至非孕时形态。分娩时常发生宫颈外口3点及9点处轻度裂伤，使初产妇的宫颈外口由产前圆形（未产型），变为产后“一”字形横裂（已产型）。

2. 阴道　阴道壁肌张力于产褥期逐渐恢复，阴道腔逐渐缩小，阴道黏膜皱襞约在产后3周重新显现。

3. 外阴　分娩后外阴轻度水肿，于产后2~3天内逐渐消退。若有轻度撕裂或会阴后一侧切开缝合后，均能在产后3~4天内愈合。处女膜在分娩时撕裂，形成残缺的处女膜痕。

4. 盆底组织　分娩可造成盆底肌及其筋膜弹性减弱，且常伴有盆底肌纤维的部分撕裂。若能于产褥期坚持做产后健身操，在产褥期内盆底肌有可能恢复至接近未孕状态。

（二）乳房

产后乳房的主要变化是泌乳。吸吮是保持乳腺不断泌乳的关键环节。不断排空乳房也是维持乳汁分泌的重要条件。

妊娠期雌激素、孕激素、胎盘生乳素升高，使乳腺发育及初乳形成。胎盘剥离娩出后，雌激素、孕激素及胎盘生乳素水平急剧下降，抑制催乳激素抑制因子（PIF）释放，催乳激素分泌增多，在催乳激素作用下，乳汁开始分泌。

婴儿吸吮乳头后，通过神经反射使腺垂体催乳激素呈脉冲式释放，促进乳汁分泌。吸吮乳头还能反射性地引起神经垂体释放缩宫素，缩宫素使乳腺腺泡周围的肌上皮收缩，使乳汁从腺泡、小导管进入输乳导管和乳窦而喷出乳汁，此过程又称为喷乳反射。

（三）循环系统

子宫胎盘血循环终止且子宫缩复，大量血液从子宫涌入产妇体循环，加之妊娠期潴留的组织间液回吸收，产后72小时内，产妇循环血量增加15%~25%，应注意预防心衰的发生。循环血量于产后2~3周恢复至未孕状态。

（四）血液系统

产褥早期血液仍处于高凝状态，有利于胎盘剥离创面形成血栓，减少产后出血量。血纤维蛋白原、凝血酶、凝血酶原于产后2~4周内降至正常。血红蛋白水平于产后1周左右回升。白细胞总数于产褥早期仍较高，可达$(15\sim30)\times10^9/L$，一般1~2周恢复正常。淋巴细胞稍减少，中性粒细胞增多。血小板数增多。红细胞沉降率于产后3~4周降至正常。

二、产褥期临床表现（2008、2017、2023）

（一）生命体征

产后体温多数在正常范围内。体温可在产后24小时内略升高，一般不超过38℃，可能与产程延长致过度疲劳有关。产后3~4天出现乳房血管、淋巴管极度充盈，乳房胀大，伴37.8~39℃发热，称为泌乳热，一般持续4~16小时，体温即下降。产后脉搏在正常范围内。产后腹压降低，膈肌下降，由妊娠期的胸式呼吸变为胸腹式呼吸，呼吸深慢，每分钟14~16次。血压于产褥期平稳，变化不大。

（二）子宫复旧

胎盘娩出后，子宫圆而硬，宫底在脐下一指。产后第1天略上升至脐平，以后每日下降1~2cm，至产后10天子宫降入骨盆腔内。

（三）产后宫缩痛

在产褥早期因子宫收缩引起下腹部阵发性剧烈疼痛，称为产后宫缩痛。于产后1～2天出现，持续2～3天自然消失。多见于经产妇。哺乳时反射性缩宫素分泌增多使疼痛加重。不需特殊用药。

（四）恶露

产后随子宫蜕膜脱落，含有血液、坏死蜕膜等组织经阴道排出，称为恶露。正常恶露有血腥味，但无臭味，持续4～6周，总量为250～500ml。若子宫复旧不全或宫腔内残留胎盘、多量胎膜或合并感染时，恶露增多，血性恶露持续时间延长并有臭味。因恶露颜色、内容物及时间不同分类如下（2013）。

1. 血性恶露　含大量血液，色鲜红，量多，有时有小血块。镜下见多量红细胞、坏死蜕膜及少量胎膜。血性恶露持续3～4天。子宫出血量逐渐减少，浆液增加，转变为浆液恶露。

2. 浆液恶露　因含多量浆液，色淡红。镜下见较多坏死蜕膜组织、宫腔渗出液、宫颈黏液，少量红细胞、白细胞，且有细菌。浆液恶露持续10天左右，浆液逐渐减少，白细胞增多，变为白色恶露。

3. 白色恶露　因含大量白细胞，色泽较白，质黏稠。镜下见大量白细胞、坏死蜕膜组织、表皮细胞及细菌等。白色恶露约持续3周干净。

（五）褥汗

产褥早期，皮肤排泄功能旺盛，排出大量汗液，以夜间睡眠和初醒时更明显，不属病态，与1周内自行好转。

【巧妙记忆】　产后3天循环血量高需警惕心衰，产后6周子宫完成修复。正常恶露血腥味、无臭味，其消失与子宫修复的时间同步。

三、产褥期的处理

1. 产后2小时内的处理　产后2小时内极易发生严重并发症，如产后出血、子痫、产后心力衰竭等，故应在产房严密观察生命体征、子宫收缩情况及阴道流血量，并注意宫底高度及膀胱是否充盈等。若发现子宫收缩乏力，应按摩子宫并肌注子宫收缩剂（缩宫素或麦角新碱）。若阴道流血量虽不多，但子宫收缩不良、宫底上升者，提示宫腔内有积血，应挤压宫底排出积血，并给予子宫收缩剂。若产妇自觉肛门坠胀，多有阴道后壁血肿，应进行肛查确诊后给予及时处理。在此期间还应协助产妇首次哺乳。若产后2小时一切正常，将产妇连同新生儿送回病室。

2. 饮食　产后1小时可让产妇进流食或清淡半流食，以后可进普通饮食。推荐补充铁剂3个月。

3. 排尿与排便　产后4小时内应让产妇排尿，产后5天内尿量明显增多，应鼓励产妇尽早自行排尿。鼓励产妇多吃蔬菜及早日下床活动。若发生便秘，可口服缓泻剂车前番泻颗粒。

4. 观察子宫复旧及恶露　每日应于同一时间手测宫底高度，以了解子宫复旧情况。每日应观察恶露数量、颜色及气味。若子宫复旧不全，红色恶露增多且持续时间延长时，应及早给予子宫收缩剂。若合并感染，恶露有腐臭味且有子宫压痛，应给予广谱抗生素及甲硝唑控制感染。

5. 会阴处理　对外阴无刺激的消毒液擦洗外阴，每日2～3次，平时应尽量保持会阴部清洁及干燥。会阴部有水肿者，可进行局部湿热敷，产后24小时后可用红外线照射外阴。会阴部有缝线者，应每日检查切口有无红肿、硬结及分泌物。若伤口感染，应提前拆线引流或行扩创处理，并定时换药。

6. 观察情绪变化　抑郁严重者应尽早诊断和干预。

7. 乳房护理　推荐母乳喂养，按需哺乳，废弃定时哺乳。于产后半小时内开始哺乳，此时乳房内乳量虽少，可通过新生儿吸吮动作刺激泌乳。哺乳的时间及频率取决于新生儿的需要及乳母感到奶胀的情况。

四、母乳喂养

（一）益处

1. 对婴儿有益

（1）提供营养及促进发育：母乳中所含营养物质最适合婴儿的消化吸收，生物利用率高，其质与量随婴儿生长和需要发生相应改变。

（2）提高免疫功能，抵御疾病：母乳中含有丰富的免疫蛋白和免疫细胞，前者如分泌型免疫球蛋白、乳铁蛋白、溶菌酶、纤维结合蛋白、双歧因子等；后者如巨噬细胞、淋巴细胞等。母乳喂养能明显降低婴儿腹泻、呼吸道和皮肤感染率。

（3）有利于牙齿的发育和保护：吸吮时的肌肉运动有助于面部正常发育，且可预防因奶瓶喂养引起的龋齿。

（4）母乳喂养时，婴儿与母亲皮肤频繁接触、母婴间情感联系对婴儿建立和谐、健康的心理有重要作用。

2. 对母亲有益

（1）有助于防止产后出血：吸吮刺激使催乳激素产生的同时促进缩宫素的产生，缩宫素使子宫收缩，减少产后出血。

（2）哺乳期闭经：哺乳者的月经复潮及排卵较不哺乳者延迟，母体内的蛋白质、铁和其他营养物质通过产后闭经得以储存，有利于产后恢复，有利于延长生育间隔。

（3）降低母亲患乳腺癌、卵巢癌的危险性。

（4）母乳温度适宜，喂养婴儿方便。

（二）不宜或暂停母乳的指征

不宜或暂停母乳的指征主要包括：①母亲患传染病急性期、严重器官功能障碍性疾病、严重的产后心理障碍和精神疾病、婴儿患有乳糖不耐受症等。②母亲酗酒、暴怒、服用对婴儿有影响的特殊药物等。

【经典习题】

1. 关于恶露的特点，正确的是

A. 白色恶露含少量胎膜

B. 浆液恶露持续3天

C. 正常恶露持续4~6周

D. 血性恶露持续7天

E. 血性恶露含有蜕膜和细菌

答案：C

考点：恶露的特点

解析：恶露有血腥味，但无臭味，持续4~6周。①红色恶露：产后第1周，恶露的量较多，颜色鲜红，含有大量的血液、小血块和坏死的蜕膜组织。血性恶露持续3~4天，子宫出血量逐渐减少，浆液增加，转变为浆液恶露。②浆性恶露：产后1周以后至半个月内，恶露中的血液量减少，较多的是坏死的蜕膜、宫颈黏液、阴道分泌物及细菌，使得恶露变为浅红色的浆液。浆液恶露持续十天左右，浆液逐渐减少，白细胞增多，变为白色恶露。③白色恶露：产后半个月以后至3周以内，恶露中不含有血液，但含有大量白细胞、退化蜕膜、表皮细胞和细菌，使恶露变得黏稠，色泽较白，所以称为白色恶露。白色恶露持续三周干净。故选C。

2. 胎盘附着部位的子宫内膜完全修复需到产后

A. 3周

B. 4周

C. 5周

D. 6周

E. 8周

答案：D

考点：产褥期母体变化

解析：整个子宫的新生内膜缓慢修复，约于产后第3周，除胎盘附着部位外，宫腔表面均由新生内膜修复。胎盘附着部位全部修复需至产后6周。故选D。

第六节　病理妊娠

一、自然流产

（一）概念（★★）

胚胎或胎儿尚未具有生存能力而终止妊娠者，称为流产。我国将妊娠不足28周、胎儿体重不足1000g而终止者，称为流产。妊娠12周前终止者，称为早期流产，妊娠12周至不足28周终止者，称为晚期流产。流产分为自然流产和人工流产。

（二）病因

1. 胚胎因素　胚胎或胎儿染色体异常是早期流产最常见的原因（2015）。遗传因素、感染、药物等可引起胚胎染色体异常。

2. 母体因素

（1）全身性疾病：孕妇患全身性疾病（如严重感染，高热疾病等）、胎儿缺氧、胎儿死亡或胎盘梗死等。

（2）生殖器官异常：子宫畸形、子宫肿瘤，均可影响胚胎着床发育而致流产。

（3）内分泌异常：黄体功能不足、甲状腺功能减退、严重糖尿病血糖未能控制等。

（4）强烈应激与不良习惯：妊娠期无论严重的躯体或心理的不良刺激均可致流产。

3. 免疫功能异常　若孕妇妊娠期间对胎儿免疫耐受降低可致流产，如母胎血型抗原不合、母体抗磷脂抗体过多、抗精子抗体存在、封闭抗体不足等。

4. 环境因素　过多接触放射线和砷、铅、甲醛等化学物质。

5. 父亲因素。

（三）临床表现及临床类型（★★★）

1. 临床表现　主要为停经后阴道流血和腹痛。早期流产表现为先出现阴道流血，而后出现腹痛。晚期流产表现为先出现腹痛（阵发性子宫收缩），而后出现阴道流血。

2. 临床类型（2004、2008、2017、2021、2022、2023）

（1）先兆流产（2016、2019）：指妊娠28周前先出现少量阴道流血，无妊娠物排出，随后出现阵发性下腹痛或腰背痛。妇科检查宫颈口未开，胎膜未破，子宫大小与停经周数相符。

（2）难免流产：指流产不可避免。在先兆流产基础上，阴道流血量增多，阵发性下腹痛加剧，或胎膜破裂。妇科检查宫颈口已扩张，子宫大小与停经周数基本相符或略小。

（3）不全流产：难免流产继续发展，部分妊娠物排出宫腔，且部分残留于宫腔内或嵌顿于宫颈口处，或胎儿排出后胎盘滞留宫腔或嵌顿于宫颈口，出血量大（2008）。妇科检查见宫颈口已扩张，子宫小于停经周数。

（4）完全流产：指妊娠物已全部排出，阴道流血逐渐停止，腹痛逐渐消失。妇科检查宫颈口已关闭，子宫接近正常大小。

（5）特殊类型

1）稽留流产（2008、2011、2014、2021、2022）：指胚胎或胎儿已死亡滞留宫腔内未能及时自然排出者。典型表现为早孕反应消失，有先兆流产症状或无任何症状，子宫不再增大反而缩小。妇科检查宫颈口未开，子宫较停经周数小，未闻及胎心。

2）复发性流产：指连续自然流产3次及3次以上者。

3）流产合并感染（2016）：流产过程中，引起宫腔感染，常为厌氧菌及需氧菌混合感染，可并发盆腔炎、腹膜炎、败血症及感染性休克。

【巧妙记忆】　先兆流产——宫颈口未开，胎膜未破，无妊娠物排出；难免流产——胎膜破裂，宫颈口已扩张；不全流产——宫颈口已扩张，部分妊娠物排出宫腔；完全流产——妊娠物已全部排出，宫颈口已关闭。

（四）诊断与鉴别诊断（★★★）

1. 诊断

（1）病史：询问患者有无停经史和反复流产史，有无早孕反应、阴道流血、阴道流血量及持续时间，有无阴道排液及妊娠物排出。询问有无腹痛，腹痛部位、性质、程度。

（2）体格检查：测量生命征。注意宫颈口是否扩张，羊膜囊是否膨出，有无妊娠物堵塞于宫颈口内；子宫大小与停经周数是否相符，有无压痛；双侧附件有无压痛、增厚或包块。

（3）辅助检查：①B超检查妊娠囊的形态、胎心搏动，确定妊娠部位和胚胎是否存活等（2017）；②妊娠试验检测血β-hCG，正常妊娠6~8周时，其值每日以66%的速度增长，若48小时增长速度<66%，提示妊娠预后不良；③孕激素测定血孕酮水平协助判断先兆流产的预后。

2. 鉴别诊断（★★）　注意应鉴别流产的类型。早期自然流产应与异位妊娠（2017）、葡萄胎、功能失调性子宫出血及子宫肌瘤等相鉴别。

（五）治疗与预防（★★）

1. 治疗

（1）先兆流产（2001、2004、2009、2018）：适当休息。黄体功能不足者可肌注黄体酮注射液或口服孕激素制剂；甲状腺功能减退者口服小剂量甲状腺片。经治疗，若阴道流血停止，B超提示胚胎存活，可继续妊娠。若临床症状加重，B超发现胚胎发育不良应终止妊娠。

（2）难免流产（2005、2017）：一旦确诊，尽早使胚胎及胎盘组织完全排出。早期流产应及时行清宫术。晚期流产时，可用缩宫素促进子宫收缩。当胎儿及胎盘排出后检查是否完全，必要时刮宫清除宫腔内残留妊娠物。应给予抗生素预防感染。

（3）不全流产（2001、2018）：一经确诊，应尽快行清宫术或钳刮术，清除宫腔内残留组织，并给予抗生素预防感染。

（4）完全流产：流产症状消失，B超检查证实宫腔内无残留物，若无感染征象，不需特殊处理。

（5）稽留流产：子宫<12孕周者行刮宫术，术中肌注缩宫素。子宫≥12孕周者，可用米非司酮（RU 486）加米索前列醇，或静脉滴注缩宫素，促使胎儿、胎盘排出。

（6）复发性流产：染色体异常夫妇应于孕前进行遗传咨询；女方应明确子宫有无畸形与病变，有无宫颈内口松弛等。宫颈内口松弛者行宫颈内口修补术，或于孕12~14周行宫颈内口环扎术。原因不明的复发性流产出现妊娠征兆时，应及时补充维生素E、肌注黄体酮。

（7）流产合并感染：治疗原则为控制感染的同时尽快清除宫内残留物（2016）。若感染严重或盆腔脓肿形成，应行手术引流，必要时切除子宫。

2. 预防　改变生活方式、降低自然流产发生率。

（1）生活规律：调整作息时间，适当运动，每日保证睡眠8小时。避免熬夜、作息不规律等情况。调整工作状态，避免过大工作压力。

（2）保持心情舒畅。

（3）注意个人卫生：多换衣，勤洗澡。特别要注意阴部清洁，防止病菌感染。衣着应宽大，腰带不宜束紧。

（4）选择合适的饮食：食物要易于消化。尤其选食富含各种维生素及微量元素的食品，如各种蔬菜、水果、豆类、蛋类、肉类等。

（5）慎戒房事：对有自然流产病史的孕妇来说，妊娠3个月以内应避免房事。

（6）定期做产前检查：妊娠早期就应开始定期进行产前检查，以利医生及时发现和处理异常情况，并可指导孕期保健。

（7）曾发生自然流产患者，一旦再次妊娠应尽早就诊。

二、早产

（一）概念

早产是指妊娠满28周至不足37周（196~258天）间分娩者。此时娩出的新生儿称为早产儿。

（二）病因（2018）

常见原因：①胎膜早破、绒毛膜羊膜炎最常见；②下生殖道及泌尿道感染；③妊娠并发症与并发症；④子宫过度膨胀及胎盘因素；⑤子宫畸形；⑥宫颈内口松弛；⑦每日吸烟≥10支，酗酒。

（三）临床表现（★★）

早产的主要临床表现是子宫收缩，最初为不规则宫缩，常伴有少许阴道流血或血性分泌物，以后发展为规则宫缩，易胎膜早破。

（四）诊断与鉴别诊断（2013）

1. 诊断　妊娠满28周至不足37周出现规则或不规则宫缩，伴宫颈管缩短，可诊断先兆早产（2017）。妊娠满28周至不足37周出现规则宫缩（20分钟≥4次，或60分钟≥8次），伴宫颈的进行性改变；宫颈扩张1cm以上；宫颈展平≥80%诊断为早产临产。

2. 鉴别诊断（★★）　主要与妊娠晚期生理性子宫收缩相鉴别，后者子宫收缩一般不规则、无痛感，且不伴有宫颈管消退和宫口扩张等改变。

（五）治疗（2013）与预防（★★）

治疗原则为若胎膜未破，胎儿存活、无胎儿窘迫，无严重妊娠并发症及并发症，应设法抑制宫缩，尽可能延长孕周。若胎膜已破，早产不可避免，应设法提高早产儿存活率。

1. 一般治疗　左侧卧位可降低自发性宫缩频率，增加子宫血流量，增加胎盘对氧、营养和代谢物质的交换。

2. 药物治疗

（1）抑制宫缩药物：①β受体激动药，静脉滴注利托君。合并心脏病、高血压、未控制的糖尿病和并发重度子痫前期、明显产前出血等孕妇慎用或禁用。用药期间需密切监测生命体征、血钾、肝功能和血糖情况。②硫酸镁，25%硫酸镁16ml加于5%葡萄糖液100ml中，30～60分钟静脉滴注完毕，然后维持硫酸镁1～2g/h滴速至宫缩<6次/小时，每日总量不超过30g。用药过程中密切注意呼吸、膝反射及尿量。如呼吸<16次/分、尿量<17ml/h、膝反射消失，应立即停药，并给予钙剂拮抗。③钙通道阻滞药，硝苯地平10mg舌下含服，每6~8小时一次。④前列腺素合成酶抑制剂，常用药物为吲哚美辛，初始剂量50mg，每8小时口服1次，24小时后改为25mg，每6小时1次。

（2）控制感染：感染是早产的重要诱因，应用抗生素治疗早产可能有益。

（3）预防新生儿呼吸窘迫综合征（2001）：妊娠34周前的早产，应用肾上腺糖皮质激素促胎儿肺成熟。可在分娩前7天内以地塞米松针6mg肌内注射，每12小时1次，共4次；或倍他米松12mg静脉滴注，每12小时1次，共2次。

3. 分娩处理　<32周的早产儿需要良好的救治条件，可进行宫内转运。大部分早产儿可经阴道分娩，临产后慎用吗啡、哌替啶等抑制新生儿呼吸中枢的药物；孕妇吸氧；产程中密切监测胎儿情况；不提倡常规会阴侧切，也不支持没有指征的产钳助产术。对于胎位异常者，权衡剖宫产利弊，选择分娩方式。

（六）预防

①定期产前检查，指导孕期卫生，积极治疗泌尿道、生殖道感染，孕晚期节制性生活，以免胎膜早破；②切实加强对高危妊娠的管理，积极治疗妊娠并发症及预防并发症的发生，预防胎膜早破及亚临床感染；③宫颈内口松弛者，应于妊娠12～14周行宫颈内口环扎术。

三、过期妊娠

（一）概念

平时月经周期规则，妊娠达到或超过42周（≥294天）尚未分娩者，称为过期妊娠。

（二）病因

1. 雌、孕激素比例失调　内源性前列腺素和雌二醇分泌不足而孕酮水平增高。

2. 头盆不称　头盆不称和胎位异常，使胎先露部不能紧贴子宫下段及宫颈内口，反射性引起子宫收缩减少。

3. 胎儿畸形　如无脑儿使雌激素分泌减少；小而不规则的胎儿不能诱发宫缩。

4. 遗传因素　如胎盘硫酸酯酶缺乏症。

（三）病理

1. 胎盘　胎盘功能正常或减退，肉眼观察胎盘母体面呈片状或多灶性梗死及钙化，胎儿面及胎膜常被胎粪污染。镜下见胎盘绒毛内血管床减少，绒毛间腔变窄，间质纤维化增加，出现钙化灶，绒毛上皮与血管基膜增厚。

2. 羊水　羊水迅速减少（2018），粪染率增高。

3. 胎儿　可为正常生长、巨大儿或生长受限；胎儿成熟障碍，表现为皮下脂肪减少，皮肤干燥松弛、多皱褶，容貌似“小老人”，羊水及胎儿皮肤黄染等（2013）。

（四）诊断（★★）

1. 核实孕周　确定胎盘功能是否正常。

（1）病史：①以末次月经第一日计算，平时月经规则、周期为28～30天的孕妇停经≥42周尚未分娩，可诊断为过期妊娠。②排卵后≥280天仍未分娩者可诊断为过期妊娠。③性交日期。

（2）临床表现早孕反应开始时间、胎动开始时间及早孕期妇科检查发现的子宫大小。

（3）实验室检查：①B超，妊娠5~12周内以胎儿顶臀径，妊娠12~20周以内以胎儿双顶径、股骨长度推算预产期较好；②妊娠初期血、尿hCG增高的时间。

2. 判断胎盘功能

（1）胎动计数：胎动计数明显减少，应视为胎盘功能减退，提示胎儿宫内缺氧。

（2）胎儿电子监护仪检测：无应激试验（NST）每周2次。NST异常型需进一步做缩宫素激惹试验（OCT），若多次反复出现胎心晚期减速，提示胎盘功能减退，胎儿明显缺氧（2015）。

（3）B超检查：每周1~2次。羊水暗区<3cm提示胎盘功能减退，<2cm提示胎儿宫内明显缺氧。

（4）尿雌激素与肌酐（E/C）比值：单次尿E/C比值<10提示胎盘功能减退。

（五）对母儿的影响

1. 对围生儿影响　除上述胎儿成熟障碍外，出现胎儿窘迫、胎粪吸入综合征、新生儿窒息等。

2. 对母体影响　手术产率及母体产伤明显增加。

（六）治疗与预防（★★）

1. 治疗

（1）促宫颈成熟：评价宫颈成熟度的主要方法是Bishop评分。Bishop评分≥7分可直接引产；Bishop评分<7分，引产前先促宫颈成熟。促宫颈成熟的方法主要有PGE_2阴道制剂和宫颈扩张球囊。

（2）引产术：宫颈已成熟可行引产术，常用静脉滴注缩宫素，诱发宫缩直至临产。胎头已衔接者，通常先破膜，1小时后开始滴注缩宫素引产。人工破膜既可增强引产效果，又可观察羊水性状，排除胎儿窘迫。

（3）产程处理：进入产程后，应鼓励产妇左侧卧位、吸氧。产程中连续监测胎心、羊水性状，必要时取胎皮血测pH，及早发现胎儿窘迫并及时处理。过期妊娠时，常伴有胎儿窘迫、羊水粪染，分娩时应做相应准备。胎儿娩出后立即在直接喉镜指引下行气管插管吸出气管内容物。

（4）剖宫产术：过期妊娠时，胎盘功能减退，胎儿储备能力下降，需适当放宽剖宫产指征。

2. 预防

（1）加强孕期宣教，使孕妇及家属认识过期妊娠的危害性。

（2）定期进行产前检查，适时结束分娩。

四、异位妊娠

（一）输卵管妊娠

1. 病因（★★）　以壶腹部妊娠最多见（2006、2016），其次为峡部、伞部，间质部妊娠较少见。输卵管炎症是异位妊娠的主要病因（2018）。还有输卵管发育不良或功能异常，辅助生殖技术，避孕失败、宫内节育器避孕失败等。子宫肌瘤或卵巢肿瘤压迫输卵管，输卵管子宫内膜异位等也有可能。

2. 病理

（1）输卵管妊娠流产：多见于妊娠8~12周输卵管壶腹部妊娠。整个胚泡剥离落入管腔，形成输卵管妊娠完全流产，出血一般不多。胚泡剥离不完整，妊娠产物部分排出到腹腔，形成输卵管妊娠不全流产。

（2）输卵管妊娠破裂：多见于妊娠6周左右输卵管峡部妊娠。短期大量腹腔内出血，腹痛剧烈。孕囊可自破裂口排出，种植于任何部位。输卵管间质部妊娠结局几乎均为输卵管妊娠破裂，常发生于孕12~16周。

（3）陈旧性宫外孕：长期反复内出血形成的盆腔血肿不消散，血肿机化变硬并与周围组织粘连。

（4）继发性腹腔妊娠：胚胎从输卵管排入腹腔内或阔韧带内，偶尔可存活者。

（5）子宫的变化：子宫增大变软，子宫内膜出现蜕膜反应。子宫内膜形态学改变呈多样性，有时可呈增生期改变，有时可见Arias-Stella（A-S）反应，镜检见内膜腺体上皮细胞增生、增大，细胞边界不清，腺细胞排列成团突入腺腔，细胞极性消失，细胞核肥大、深染，细胞质有空泡。

3. 临床表现（★★★）（2007、2012、2014、2015）

（1）症状：典型症状为停经后腹痛与阴道流血。

1）停经：多有6~8周停经史。

2）腹痛：是输卵管妊娠患者的主要症状，占95%。常表现为一侧下腹部隐痛或酸胀感。发生输卵管妊娠流产或破裂时，突感一侧下腹部撕裂样疼痛。

3）阴道流血：常有不规则阴道流血，伴有蜕膜管型或蜕膜碎片排出（2004）。

4）晕厥与休克：出血量越多、越快，症状出现越严重，但与阴道流血量不成正比。

5）腹部包块：包块较大或位置较高者，腹部可扪及。

（2）体征

1）一般情况：患者呈贫血貌，可有休克表现。

2）腹部检查：下腹有明显压痛及反跳痛，尤以患侧为著。出血较多时叩诊有移动性浊音。下腹可触及包块。

3）盆腔检查：输卵管妊娠流产或破裂者，阴道后穹隆饱满，有触痛。将宫颈轻轻上抬或向左右摆动时引起剧烈疼痛，称为宫颈举痛或摇摆痛，此为输卵管妊娠的主要体征之一。内出血多时，检查子宫有漂浮感。

4. 诊断与鉴别诊断（★★）

（1）诊断：输卵管妊娠未发生流产或破裂时，临床表现不明显，诊断较困难。输卵管妊娠流产或破裂后，诊断多无困难。阴道流血淋漓不断，腹痛加剧，盆腔包块增大及血红蛋白呈下降趋势等有助于确诊。

1）血β-hCG测定：是早期诊断异位妊娠的重要方法。

2）超声诊断：B超特点为宫腔内空虚，宫旁出现低回声区，其内探及胚芽及原始心管搏动，可确诊异位妊娠。

3）阴道后穹隆穿刺（2005、2006、2014、2015）：适用于疑有腹腔内出血的患者。

4）腹腔镜检查：目前很少将腹腔镜检查作为异位妊娠的检查手段，更多的是作为手术治疗方式。

5）诊断性刮宫：仅适用于阴道流血较多的患者，目的在于排除同时合并宫内妊娠流产。将宫腔排出物或刮出物检查，切片中仅见蜕膜未见绒毛。

【巧妙记忆】 输卵管妊娠诊断：停经后腹痛与阴道流血；B超示宫腔内空虚，宫旁出现低回声区，其内探及胚芽及原始心管搏动；盆腔检查输卵管妊娠流产或破裂者阴道后穹隆饱满，有触痛；有宫颈举痛。

（2）鉴别诊断：应与流产、急性输卵管炎、急性阑尾炎、黄体破裂及卵巢囊肿蒂扭转鉴别。

5. 处理（★★★）

（1）药物治疗

1）化学药物治疗适用于：①无药物治疗的禁忌证；②输卵管妊娠未发生破裂或流产；③输卵管妊娠囊直径<4cm；④血β-hCG<2000U/L；⑤无明显内出血。禁忌证：①生命体征不稳定；②异位妊娠破裂；③妊娠囊直径≥4cm或3.5cm伴胎心搏动。常用甲氨蝶呤（MTX）。局部用药可采用在B超引导下穿刺或在腹腔镜下将甲氨蝶呤直接注入输卵管的妊娠囊内。

2）中药治疗：以活血化瘀、消癥为治疗原则。

（2）手术治疗

1）保守手术：保留患侧输卵管，适用于有生育要求的年轻妇女。

2）根治手术：适用于无生育要求的输卵管妊娠内出血并发休克的急症患者。应做子宫角部楔形切除及患侧输卵管切除，必要时切除子宫。

（二）其他部位妊娠

1. 卵巢妊娠（★★） 指受精卵在卵巢着床和发育。卵巢妊娠主要症状为停经、腹痛及阴道流血。诊断标准为：①双侧输卵管正常；②胚泡位于卵巢组织内；③卵巢及胚泡以卵巢固有韧带与子宫相连；④胚泡壁上有卵巢组织。

治疗方法为手术治疗，根据病灶范围做卵巢部分切除、卵巢楔形切除、卵巢切除术或患侧附件切除术。

2. 腹腔妊娠 指妊娠位于输卵管、卵巢及阔韧带以外的腹腔内，分为原发性和继发性两类。原发性腹腔妊娠指受精卵直接种植于腹膜、肠系膜、大网膜等处，诊断标准为：①两侧输卵管和卵巢正常，无近期妊娠的证据；②无子宫腹膜瘘形成；③妊娠只存在于腹腔内，无输卵管妊娠等的可能性。

继发性腹腔妊娠患者多有输卵管妊娠流产或破裂症状，或孕早期出现不明原因的短期贫血症状，伴有腹痛及阴道流血。胎动时常感腹部疼痛。腹部检查发现子宫轮廓不清，盆腔检查发现宫颈位置上移。近预产期时可有阵缩样假分娩发动，但宫口不扩张，经宫颈不易触及胎先露部。确诊后，应剖腹取出胎儿。

3. 宫颈妊娠（★★） 指受精卵着床和发育在宫颈管内。多见于经产妇，主要症状为无痛性阴道流血或血性分泌物。检查发现宫颈显著膨大，变软变蓝，宫颈外口扩张边缘很薄，内口紧闭，子宫体大小及硬度正常。

诊断标准为：①妇科检查发现在膨大的宫颈上方为正常大小的子宫；②妊娠产物完全在宫颈管内；③分段刮宫，宫腔内未发现任何妊娠产物。B超示宫腔空虚，妊娠产物位于膨大的宫颈管内。确诊后可行搔刮宫颈管术或行吸刮宫颈管术，必要时行全子宫切除术。

4. 子宫残角妊娠 指受精卵于子宫残角内着床并生长发育，多发生于初产妇。表现为除正常子宫外，尚可见一较小子宫，宫腔内有时可见内膜线。多数于妊娠14~20周发生肌层完全破裂或不完全破裂，引起严重内出血。确诊后应及早手术，切除残角子宫，若为活胎，应先行剖宫产，然后切除残角子宫。

五、子痫前期-子痫

妊娠期高血压疾病是妊娠期特有的疾病，包括妊娠期高血压、子痫前期、子痫、慢性高血压并发子痫前期及妊娠合并慢性高血压。其中妊娠高血压、子痫前期和子痫统称为妊娠高血压综合征、妊娠中毒征、妊娠尿毒症等，是孕产妇和围生儿病率及死亡率升高的主要原因。分类，见表4-5-6-1。此处以子痫前期-子痫为例。

表 4-5-6-1 妊娠期高血压疾病的分类与临床表现

分 类	临床表现
妊娠期高血压	妊娠 20 周后出现高血压，收缩压≥140mmHg 和/或舒张压≥90mmHg，于产后 12 周内恢复正常；尿蛋白（-）；产后方可确诊
子痫前期	妊娠 20 周后出现收缩压≥140mmHg 和/或舒张压≥90mmHg，伴由尿蛋白≥0.3g/24h，或随机尿蛋白（+） 或虽无蛋白尿，但合并下列任何一项者： （1）血小板减少（血小板<$100×10^9$/L） （2）肝功能损害（血清转氨酶水平为正常值 2 倍以上） （3）肾功能损害（血肌酐水平>97μmol/L 或为正常值 2 倍以上） （4）肺水肿 （5）新发生的中枢神经系统异常或视觉障碍
子痫	前期基础上发生不能用其他原因解释的抽搐
慢性高血压并发子痫前期	慢性高血压妇女妊娠前无蛋白尿，妊娠 20 周后出现蛋白尿；或妊娠前有蛋白尿，妊娠后蛋白尿明显增加，或血压进一步升高，或出现血小板减少<$100×10^9$/L，或出现其他肝肾功能损害、肺水肿、神经系统异常或视觉障碍等严重表现
妊娠合并慢性高血压	妊娠 20 周前收缩压≥140mmHg 和/或舒张压≥90mmHg（除外滋养细胞疾病），妊娠期无明显加重；或妊娠 20 周后首次诊断高血压并持续到产后 12 周以后

注：①普遍认为<34 周发病者为早发型子痫前期。②大量蛋白尿（24 小时蛋白尿≥5g）既不作为评判子痫前期严重程度的标准，亦不作为终止妊娠的指征，但需严密监测。

子痫前期-子痫是妊娠期特有的疾病，在妊娠 20 周之后发生。不再诊断“轻度”子痫前期，但将伴有严重表现的子痫前期诊断为“重度”子痫前期，以引起临床重视。重度子痫前期的诊断标准如下。子痫前期伴有下面任何一种表现：①收缩压≥160mmHg，或舒张压≥110 mmHg（卧床休息，两次测量间隔至少 4 小时）。②血小板减少（血小板<$100×10^9$/L）。③肝功能损害（血清转氨酶水平为正常值 2 倍以上），严重持续性右上腹或上腹疼痛，不能用其他疾病解释，或二者均存在。④肾功能损害（血肌酐水平>97μmol/L 或无其他肾脏疾病时肌酐浓度为正常值 2 倍以上）。⑤肺水肿。⑥新发生的中枢神经系统异常或视觉障碍。

（一）子痫前期（★★★）

1. 诊断（2007、2013、2014、2023） 根据病史、临床表现及辅助检查即可作出诊断，由于该病临床表现的多样性，应注意评估有无多脏器损害。

（1）病史：注意询问妊娠前有无高血压、肾病、糖尿病、系统性红斑狼疮、血栓性病等病史，有无妊娠期高血压疾病家族史，了解此次妊娠后高血压、蛋白尿、头痛、视物模糊、上腹疼痛、少尿、抽搐等症状出现的时间和严重程度。

（2）高血压：同一手臂至少 2 次测量，收缩压≥140mmHg 和/或舒张压≥90mmHg 定义为高血压。对首次发现血压升高者，应间隔 4 小时或以上复测血压。对于收缩压≥160mmHg 和/或舒张压≥110mmHg 的严重高血压，应密切观察血压。

（3）尿蛋白：高危孕妇每次产检均应检测尿蛋白。对可疑子痫前期孕妇应测 24 小时尿蛋白定量。诊断标准：①尿蛋白≥0.3g/24h。②尿蛋白定性≥（+）。

（4）辅助检查：常规检查如下。①血常规。②尿常规。③肝功能。④肾功能，尿酸。⑤凝血功能。⑥心电图。⑦电子胎心监测。⑧超声检查胎儿、胎盘和羊水等。视病情发展、诊治需要应酌情增加以下有关检查项目：①眼底检查。②超声等影像学检查肝、胆、胰、脾、肾等脏器。③电解质。④动脉血气分析。⑤心脏彩超及心功能检查。⑥脐动脉血流、子宫动脉等多普勒血流监测。⑦头颅 CT 或 MRI 检查。⑧有条件的单位可检查自身免疫病相关指标。

2. 鉴别诊断（★★） 妊娠期高血压疾病、子痫前期主要与慢性肾炎相鉴别，妊娠期发生急性肾炎者较少见。妊娠前已存在慢性肾炎病变者，妊娠期常可发现蛋白尿，重者可发现管型及肾功能损害，伴有持续性血压升高，眼底可有肾炎性视网膜病变（2003）。隐匿型肾炎较难鉴别，须仔细询问相关病史，应进一步做肾小球及肾小管功能检查。本病还应与妊娠合并慢性高血压相鉴别。

3. 病因 至今病因和发病机制尚未完全阐明。主要学说有以下几种：①子宫螺旋小动脉重铸不足。②炎症免疫过度激活。③血管内皮细胞受损。④遗传因素。⑤营养缺乏。

4. 病理生理变化及对母儿影响 基本病理生理变化是全身小血管痉挛和血管内皮损伤。全身各脏器各系统灌注减少，对母儿造成危害，甚至导致母儿死亡。

5. 预防（★★★） 流行病学调查发现，孕妇年龄≥40 岁、子痫前期病史、抗磷脂抗体阳性、高血压、慢性肾炎、糖尿病或遗传性血栓形成倾向、初次产检时 BMI≥35kg/m²、子痫前期家族史（母亲或姐妹）、本次妊娠为多胎妊娠、首次怀孕、妊娠间隔时间≥10年以及早孕期收缩压≥130mmHg或舒张压≥80mmHg等，均与子痫前期密切相关。

对低危人群目前尚无有效的预防方法。对预测发现的高危人群，可能有效的预防措施：①适度锻炼。②妊娠期不推荐严格限制盐的摄入，也不推荐肥胖孕妇限制热量摄入。③低钙摄入（摄入量<600mg/d）的孕妇建议补钙。④阿司匹林抗凝治疗。主要针对有特定子痫前期高危因素者。

6. 治疗（★★★） 原则主要为降压、解痉、镇静等；密切监测母儿情况；适时终止妊娠是最有效的处理措施。

（1）评估和监测：①症状，血压、有无头痛、眼花、胸闷、腹部疼痛、胎动、阴道流血，尿量，孕妇体重变化等；②辅助检查，血常规、尿常规、随机尿蛋白/肌酐、24小时尿蛋白定量、凝血功能、电子胎心监护、产科超声检查、孕妇超声心动图检查等。

（2）一般治疗：①妊娠期高血压疾病和子痫前期患者可门诊治疗，重度子痫前期患者应住院治疗。②应注意适当休息，保证充足的蛋白质和热量摄入，不建议限制食盐摄入。③保证充足睡眠，必要时可睡前口服地西泮。

（3）降压：预防子痫、心脑血管意外和胎盘早剥等严重母儿并发收缩压≥160mmHg和/或舒张压≥110mmHg的严重高血压孕妇必须行降压治疗；收缩≥150mmHg和/或舒张压≥100mmHg的非严重高血压孕妇建议降压治疗；收缩压140~150mmHg和/或舒张压90~100mmHg的孕妇不建议治疗，但对并发脏器功能损伤者，可考虑降压治疗。妊娠前已用降压药治疗的孕妇应继续降压治疗。

目标血压：未并发脏器功能损伤者，收缩压应控制在130~155mmHg，舒张压应控制在80~105mmHg；并发脏器功能损伤者，则收缩压应控制在130~139mmHg，舒张压应控制在80~89mmHg。为保证子宫胎盘血流灌注，血压不建议低于130/80mmHg。

常用口服降压药物降压。妊娠期一般不使用利尿药降压。不推荐使用阿替洛尔和阿夫唑嗪，禁止使用血管紧张素转换酶抑制药（ACEI）和血管紧张素Ⅱ受体阻断药（ARB）。常用的降压药物包括拉贝洛尔、硝苯地平、硝酸甘油和硝普钠等。

（4）解痉：硫酸镁是子痫治疗的一线药物，也是重度子痫前期预防子痫发作的预防用药（2013、2015、2018、2020）。除非存在硫酸镁应用禁忌或硫酸镁治疗效果不佳，否则不推荐使用地西泮和苯妥英钠等用于子痫的预防或治疗。

1）用药指征：①控制子痫抽搐及防止再抽搐。②预防重度子痫前期发展成为子痫。③重度子痫前期患者临产前用药，预防产时子痫或产后子痫。硫酸镁不可作为降压药使用。

2）用药原则：①预防和治疗子痫的硫酸镁用药方案相同。②分娩前未使用硫酸镁者，分娩过程中可使用硫酸镁，并持续至产后至少24~48小时。③注意保持硫酸镁血药浓度的稳定性。

3）注意事项：血清镁离子有效治疗浓度为1.8~3.0mmol/L，超过3.5mmol/L可能出现中毒症状。使用硫酸镁的必备条件：①膝腱反射存在（2002、2004）。②呼吸≥16次/分。③尿量≥17ml/h或≥400ml/24h。④备有10%葡萄糖酸钙。镁离子中毒时停用硫酸镁并静脉缓慢推注（5~10分钟）10%葡萄糖酸钙10ml。如患者同时合并肾功能不全、心肌病、重症肌无力等，则硫酸镁应慎用或减量使用。

（5）镇静：可缓解孕产妇精神紧张、焦虑症状，改善睡眠，当应用硫酸镁无效或有禁忌时，可使用镇静药物来预防并控制子痫。地西泮、冬眠药物或苯巴比妥钠等。

（6）利尿（2013）：呋塞米、甘露醇等。甘露醇主要用于脑水肿患者，患者心力衰竭或潜在心力衰竭禁用。

（7）促胎肺成熟：孕周<35周的子痫前期患者、预计1周内可能分娩者，均应给予糖皮质激素促胎肺成熟治疗。

（8）分娩时机和方式：子痫前期患者经积极治疗母儿状况无改善或者病情持续进展时，终止妊娠是唯一有效的治疗措施。

1）终止妊娠的时机：①妊娠期高血压、子痫前期患者可期待治疗至37周终止妊娠。②重度子痫前期患者：妊娠<24周经治疗病情不稳定者，建议终止妊娠；妊娠24~28周者根据母儿情况及当地医疗条件和医疗水平决定是否期待治疗；妊娠28~34周者，若病情不稳定，经积极治疗24~48小时病情仍加重，促胎肺成熟后应终止妊娠；如病情稳定，可考虑继续期待治疗，并建议提前转至早产儿救治能力较强的医疗机构；妊娠≥34周者，应考虑终止妊娠。

2）终止妊娠的方式：如无产科剖宫产指征，原则上考虑阴道试产。但如果不能短时间内阴道分娩，病情有可能加重，可放宽剖宫产指征。

3）分娩期间注意事项：注意观察自觉症状变化：监测血压并继续降压治疗，应将血压控制在≤160/110mmHg；监测胎心变化；积极预防产后出血；产时不可使用任何麦角新碱类药物。

（9）产后处理：妊娠期高血压可延续至产后，但也可在产后首次发生高血压、子痫前期甚至子痫。产后新发生的高血压称为产后高血压。当血压持续≥150/100mmHg时，建议降压治疗；当出现重度子痫前期和子痫时，降压的同时应使用硫酸镁。

（二）子痫（★★）

子痫是子痫前期-子痫最严重的阶段，发作前可有不断加重的严重表现，也可发生于无血压升高或升高不显著、尿蛋白阴性的病例。

1. 临床表现　前驱症状短暂，表现为抽搐、面部充血、口吐白沫、深昏迷；随之深部肌肉僵硬，很快发展成典型的全身高张阵挛惊厥、有节律的肌肉收缩和紧张，持续1～1.5分钟，其间患者无呼吸动作；此后抽搐停止，呼吸恢复，但患者仍昏迷，最后意识恢复，但易激惹、烦躁。

2. 治疗

（1）一般急诊处理：子痫发作时须保持气道通畅，维持呼吸、循环功能稳定，密切观察生命体征、留置导尿管监测尿量等。避免声、光等刺激。预防坠地外伤、唇舌咬伤。

（2）控制抽搐：硫酸镁是治疗子痫及预防复发的首选药物。

（3）降低颅内压：甘露醇快速静脉滴注。

（4）控制血压：脑血管意外是子痫患者死亡的最常见原因。当收缩压持续≥160mmHg，舒张压≥110mmg时要积极降压以预防心脑血管并发症。

（5）纠正缺氧和酸中毒：面罩和气囊吸氧，根据动脉血气pH、二氧化碳分压、碳酸氢根浓度等，给予适量4%碳酸氢钠纠正酸中毒。

（6）终止妊娠：一旦抽搐控制后即可考虑终止妊娠。

六、妊娠剧吐

妊娠剧吐指妊娠早期孕妇出现严重持续的恶心、呕吐，并引起脱水、酮症甚至酸中毒，需要住院治疗者。

（一）病因

血hCG水平升高、精神因素（紧张、忧虑）、甲状腺功能改变等有关。

（二）临床表现（★★）

多发生于妊娠10周以前。典型表现为妊娠6周左右出现恶心、呕吐，并随妊娠进展逐渐加重，至妊娠8周左右发展为持续性呕吐，不能进食，导致脱水电解质紊乱，甚至酸中毒。极为严重者出现嗜睡、意识模糊、谵妄，甚至昏迷死亡。孕妇黄疸、血胆红素和转氨酶升高、尿素氮和肌酐增高、尿蛋白和管型。严重者可因维生素B_1缺乏（2018）引发Wernicke脑病。

（三）诊断与鉴别诊断

1. 诊断　根据病史、临床表现及妇科检查不难确诊，还应行临床化验检查协助了解病情。测定尿量、尿比重、酮体。测定红细胞数、血红蛋白含量、血细胞比容、全血及血浆黏度、电解质和酸碱平衡情况及肝、肾功能。必要时应行眼底及神经系统检查。超声检查排除多胎妊娠、滋养细胞疾病。

2. 鉴别诊断　主要与葡萄胎及可能引起呕吐的疾病如肝炎、胃肠炎等相鉴别。

（四）治疗（★★）

给予心理治疗。住院治疗应禁食，明确失水量及电解质紊乱情况，酌情补充水分、电解质和维生素。使用异丙嗪、丙氯拉嗪等止吐剂。呕吐停止后试进少量流质饮食。

孕妇如出现：①持续黄疸；②持续蛋白尿；③体温升高，持续在38℃以上；④心动过速（≥120次/分）；⑤伴发Wernicke综合征等需考虑终止妊娠。

七、胎盘早剥

（一）概念（★★）

妊娠20周以后或分娩期正常位置的胎盘在胎儿娩出前部分或全部从子宫壁剥离，称为胎盘早剥。

（二）病因（★★）

1. 孕妇血管病变　孕妇患严重妊娠期高血压疾病（2016）、慢性高血压、慢性肾脏疾病或全身血管病变等。

2. 机械性因素　外伤尤其是腹部直接受到撞击或挤压；脐带过短（<30cm）或脐带因绕颈、绕体相对过短；羊膜穿刺时刺破前壁胎盘附着处等。

3. 宫腔内压力骤减　双胎妊娠分娩时，第一胎儿娩出过速；羊水过多时，人工破膜后羊水流出过快等。

4. 子宫静脉压突然升高　妊娠晚期或临产后，孕妇长时间仰卧位，子宫静脉淤血，静脉压增高，蜕膜静脉床淤血或破裂，形成胎盘后血肿，导致部分或全部胎盘剥离。

5. 其他　一些高危因素如高龄孕妇、经产妇、吸烟、可卡因滥用、孕妇代谢异常、孕妇有血栓形成倾向。

（三）病理（★★）

主要病理改变是底蜕膜出血并形成血肿，使胎盘从附着处分离（2001、2004）。按病理类型，胎盘早剥可分为显性、隐性及混合性3种。

（四）临床表现及分级（★★★）

典型表现是阴道流血、腹痛，可伴有子宫张力增高和子宫压痛，尤以胎盘剥离处最明显。阴道流血特征为陈旧性不凝血，但出血量往往不一定与疼痛程度、胎盘剥离程度符合，尤其是后壁胎盘的隐性剥离。早期表现通常以胎心率异常为首发，宫缩间歇期子宫呈高张状态，胎位触诊不清。严重时子宫呈板状（2018、2020），压痛明显，胎心率改变或消失，甚至出现恶心、呕吐、出汗、面色苍白、脉搏细弱、血压下降等休克征象。根据病情严重程度，将胎盘早剥分为4级。

1. 0级　分娩后回顾性产后诊断。

2. Ⅰ级　多见于分娩期，以外出血为主，子宫软，无胎儿窘迫。

3. Ⅱ级　胎儿宫内窘迫或胎死宫内。

4. Ⅲ级　产妇出现休克症状，伴或不伴弥散性血管内凝血。

（五）诊断与鉴别诊断（★★）（2023）

1. 诊断　依据病史、症状、体征，结合实验室检查结果作出诊断。

（1）B超检查：典型声像图显示胎盘与子宫壁之间出现边缘不清的液性低回声区，胎盘异常增厚或胎盘边缘“圆形”裂开。

（2）实验室检查：包括全血细胞计数及凝血功能检查。血纤维蛋白原<250mg/L为异常，<150mg/L对凝血功能障碍有诊断意义。

2. 鉴别诊断　Ⅰ级主要与前置胎盘鉴别，B超检查有助于鉴别。Ⅱ级及Ⅲ级胎盘早剥症状与体征典型，主要与先兆子宫破裂鉴别。

（六）并发症（★★★）

1. DIC　胎盘早剥是妊娠期发生凝血功能障碍最常见原因。临床表现为皮肤、黏膜及注射部位出血，子宫出血不凝或凝血块较软。

2. 失血性休克　大量出血导致休克、多脏器功能衰竭、垂体及肾上腺皮质坏死。

3. 急性肾衰竭　主要原因是大量出血使肾灌注严重受损，导致肾皮质或肾小管缺血坏死，出现急性肾衰竭。

4. 羊水栓塞　羊水可经剥离面开放的子宫血管进入母血循环，栓塞肺血管导致羊水栓塞。

5. 胎儿宫内死亡。

（七）对母儿的影响

贫血、剖宫产率、产后出血率、DIC发生率均升高；胎盘早剥出血可引起胎儿急性缺氧，新生儿窒息率、早产率升高，围生儿死亡率增加；可有显著神经系统发育缺陷、脑性麻痹等后遗症。

（八）处理（★★★）

1. 纠正休克　迅速补充血容量，改善血液循环。

2. 监测胎儿宫内情况　连续监测胎心，以判断胎儿在宫内情况。

3. 及时终止妊娠　一旦确诊Ⅱ级或Ⅲ级胎盘早剥，应及时终止妊娠。

（1）阴道分娩：外出血为主，0～Ⅰ级患者一般情况良好，宫口已扩张，估计短时间内能结束分娩者。产程中一旦发现病情加重或出现胎儿窘迫征象，应行剖宫产结束分娩。

（2）剖宫产适用于：①Ⅰ级胎盘早剥，出现胎儿窘迫征象；②Ⅱ级胎盘早剥，特别是初产妇，不能在短时间内结束分娩者；③Ⅲ级胎盘早剥，产妇病情恶化，胎儿已死，不能立即分娩者；④破膜后产程无进展者；⑤产妇病情急剧加重危及生命时，不论胎儿是否存活，均应立即行剖宫产。若发生难以控制的大量出血，可在行子宫次全切除术。

4. 并发症的处理

（1）凝血功能障碍：迅速终止妊娠、阻断促凝物质继续进入母血循环，纠正凝血功能障碍，补充凝血因子，应用肝素和抗纤溶药物。

（2）肾衰竭：及时补充血容量；可给予20%甘露醇或呋塞米20～40mg利尿。尿毒症时应及时行透析治疗。

（3）产后出血：胎儿娩出后立即给予子宫收缩药物，人工剥离胎盘，持续子宫按摩等。若仍有不能控制的子宫出血应行子宫次全切除术。

八、前置胎盘

（一）概念（★★）

妊娠28周后，胎盘附着于子宫下段，甚至胎盘下缘达到或覆盖宫颈内口，其位置低于胎先露部，称为前置胎盘。前置胎盘是妊娠晚期严重并发症，也是妊娠晚期阴道流血最常见的原因。

（二）病因（2014）（★★）

包括子宫内膜病变或损伤、胎盘异常、受精卵滋养层发育迟缓不良生活习惯、辅助生殖技术受孕、子宫形态异常等。

（三）分类（2012、2017）（★★）

1. 完全性前置胎盘　又称中央性前置胎盘，胎盘组织完全覆盖宫颈内口。

2. 部分性前置胎盘　胎盘组织部分覆盖宫颈内口。

3. 边缘性前置胎盘　胎盘附着于子宫下段，胎盘边缘到达宫颈内口，未覆盖宫颈内口。

4. 低置胎盘　胎盘位于子宫下段，胎盘边缘距宫颈内口<2cm。

既往有剖宫产史，此次妊娠为前置胎盘，且胎盘附着于原手术瘢痕部位，其胎盘粘连、植入发生率高，可引起致命性的大出血，故称为“凶险性”前置胎盘。

（四）临床表现（★★★）

1. 症状　典型症状是妊娠晚期或临产时，发生无诱因、无痛性反复阴道流血（2005、2006、2008、2016、2019）。完全性初次出血时间早，多在妊娠28周左右（2001），称为“警戒性出血”。边缘性出血多在妊娠晚期或临产后，出血量较少。部分性前置胎盘的初次出血时间、出血量及反复出血次数介于两者之间。

2. 体征　大量出血呈现面色苍白、脉搏增快微弱、血压下降等休克表现。腹部检查见子宫软，无压痛，大小与妊娠周数相符。前置胎盘附着于子宫前壁时，可在耻骨联合上方听到胎盘杂音。临产时检查见宫缩为阵发性，间歇期子宫完全松弛。

（五）诊断与鉴别诊断（★★）

1. 诊断（2018）

（1）病史及临床表现：对既往患者有多次刮宫、分娩史，子宫手术史，吸烟或滥用麻醉药物史，或高龄孕妇、双胎等病史，有上述症状及体征，可对前置胎盘的类型作出初步判断。

（2）辅助检查：B超检查可清楚显示子宫壁、胎盘、胎先露部及宫颈的位置（2012、2017），并根据胎盘下缘与宫颈内口的关系，确定前置胎盘类型。经阴道超声更准确，是评估胎盘状况的标准。

（3）产后检查：胎盘和胎膜前置部位的胎盘母体面有陈旧性黑紫色血块附着，或胎膜破口距胎盘边缘距离<7cm，则为前置胎盘。

【巧妙记忆】　前置胎盘诊断：妊娠晚期或临产时，发生无诱因、无痛性反复阴道流血。完全性前置胎盘出血早，边缘性前置胎盘出血晚、量少。腹部检查子宫无压痛，大小与妊娠周数相符。B超可确定前置胎盘类型。

2. 鉴别诊断　应与Ⅰ级胎盘早剥、脐带帆状附着、前置血管破裂、胎盘边缘血窦破裂、宫颈病变等产前出血相鉴别。结合病史，通过B超检查及分娩后检查胎盘进行鉴别。

（六）对母儿的影响（★★）

产后出血量多且难于控制（2009）；植入性胎盘剥离不全而发生产后出血；产褥期易发生感染；早产及围产儿死亡率高。

（七）处理

原则是抑制宫缩、止血、纠正贫血、预防感染和终止妊娠。凶险性前置胎盘处理应当在有条件的医院进行。

1. 期待疗法　适用于妊娠<36周、胎儿存活、阴道流血量不多、无须紧急分娩、一般情况良好的孕妇。

（1）一般处理：取侧卧位，卧床休息；禁止性生活、不必要的肛门检查和阴道检查；密切观察阴道流血量；监护胎儿宫内情况。间断吸氧；纠正孕妇贫血，必要时输血。常规备血，做好急诊手术的准备。

（2）药物治疗：必要时给予地西泮等镇静剂。出血时间久，应用广谱抗生素预防感染若胎龄<35周，促胎肺成熟。

2. 紧急转运　怀疑凶险性前置胎盘，当地无医疗条件处理，有经验的医师护送，迅速转诊到上级医疗机构。

3. 终止妊娠

（1）指征：①出血量大甚至休克，为挽救孕妇生命，无须考虑胎儿情况，应立即终止妊娠。②出现胎儿窘迫等产科指征时，胎儿已可存活，可行急诊手术。③临产后诊断的前置胎盘，出血量较多，估计短时间内不能分娩者，也应终止妊娠。④无临床症状的前置胎盘，根据类型决定分娩时机。合并胎盘植入者，可于妊娠36周及以上择期终止妊娠；完全性前置胎盘，可于妊娠37周及以上择期终止妊娠；边缘性前置胎盘，可于38周及以上择期终止妊娠；部分性前置胎盘，应根据胎盘遮盖宫颈内口情况适时终止妊娠。

（2）剖宫产指征应包括：完全性前置胎盘，持续大量阴道流血；部分性和边缘性前置胎盘出血量较多，先露高浮，胎龄达妊娠36周以上，短时间内不能结束分娩；胎心、胎位异常。子宫切口的选择应避开胎盘，可参考产前B超胎盘定位。胎儿娩出后，立即子宫肌壁注射宫缩剂，徒手剥离胎盘，如胎盘剥离面出血不止应考虑子宫切除术。

（3）阴道分娩：边缘性前置胎盘、低置胎盘、枕先露、阴道流血不多、无头盆不称和胎位异常，估计在短时间内能结束分娩者，可予试产。

九、双胎妊娠

（一）概念

一次妊娠宫腔内同时有两个胎儿时称为双胎妊娠（2022）。

（二）分类

1. 双卵双胎　两个卵子受精形成，占70%，各自的遗传基因不完全相同。两个胎儿血型、性别不同或相同，但指纹、外貌、精神类型不同。

2. 单卵双胎　一个受精卵分裂形成，占30%，遗传基因完全相同。两个胎儿性别、血型及外貌等均相同。

（三）诊断（★★）

1. 病史及临床表现　家族史、孕前用促排卵药或体外受精多个胚胎移植。早孕反应重，中期妊娠后体重增加迅速，腹部增大明显，妊娠晚期常有呼吸困难，活动不便。

2. 产科检查　子宫大于停经周数，妊娠中晚期腹部可触及多个小肢体；胎头较小；不同部位可听到两个胎心或同时听诊1分钟，两个胎心率相差10次以上。

3. B超检查　孕6~7周时宫腔内可见两个妊娠囊，孕9周时可见两个原始心管搏动。胎儿性别不一致，可以确诊为双卵双胎；胎儿性别一致，两个羊膜囊间隔厚度>2mm提示双羊膜囊、双绒毛膜双胎，间隔厚度<2mm提示双羊膜囊、单绒毛膜双胎。

（四）并发症

1. 孕妇的并发症（2017）　妊娠期高血压疾病是双胎妊娠最重要的并发症。其他还包括妊娠期肝内胆汁淤积症、贫血、羊水过多、胎膜早破、宫缩乏力、胎盘早剥、产后出血、流产等。

2. 围生儿并发症　包括早产、胎儿生长受限、双胎输血综合征（TTTS）、脐带异常、胎头交锁及胎头碰撞、胎儿畸形等。

3. 单绒毛膜双胎特有并发症　双胎输血综合征（是双羊膜囊单绒毛膜单卵双胎的严重并发症）、选择性胎儿生长受限、一胎无心畸形、贫血多血质序列征。

（五）处理

1. 妊娠期处理及监护　补充足够营养，防治早产；及时防治妊娠期并发症，监护胎儿生长发育情况及胎位变化。

2. 终止妊娠的指征　包括：①合并急性羊水过多，压迫症状明显；②胎儿畸形；③母亲有严重并发症；④已到预产期尚未临产，胎盘功能减退者。

3. 分娩期处理　第一胎儿为头先露的双胎妊娠可经阴道分娩；如第一胎儿为臀先露，可放宽剖宫产指征。下列情况之一应考虑剖宫产：①第一胎儿为肩先露、臀先露；②宫缩乏力致产程延长，经保守治疗效果不佳；③胎儿窘迫，短时间内不能经阴道结束分娩；④联体双胎孕周>26周；⑤严重妊娠并发症需尽快终止妊娠。积极防治产后出血。

十、巨大胎儿

（一）概念（★★）

胎儿体重达到或超过4000g称为巨大胎儿。目前欧美国家定义为胎儿体重≥4500g。

（二）诊断（★★）

1. 病史及临床表现　孕妇多有巨大胎儿分娩史、糖尿病史或为过期妊娠。孕妇多肥胖或身材高大，孕期体重增加迅速，常在孕晚期出现呼吸困难，腹部沉重及两肋部胀痛等症状。

2. 腹部检查　腹部明显膨隆，宫高>35cm。触诊胎体大，先露部高浮，头先露者胎头跨耻征阳性。听诊时胎心清晰，但位置较高。

3. B超检查　提示羊水过多，胎体大，胎头双顶径常>10cm，需进一步测量胎儿肩径及胸径。

（三）处理（★★）

1. 妊娠期检查　孕妇有无糖尿病，并于妊娠36周后根据胎儿成熟度、胎盘功能及糖尿病控制情况，择期终止妊娠。

2. 分娩期估计　非糖尿病孕妇胎儿体重≥4500g，糖尿病孕妇胎儿体重>4000g，正常女性骨盆时应行剖宫产。第一产程及第二产程延长，估计胎儿体重>4000g，胎头停滞在中骨盆也应行剖宫产。若胎头双顶径已达坐骨棘下3cm、宫口已开全者，应做较大的会阴后一侧切开，以产钳助产。分娩后应行宫颈及阴道检查，了解有无软产道损伤，并预防产后出血。

3. 新生儿处理　生后30分钟监测血糖，出生后1~2小时开始喂糖水和补充钙剂。

十一、胎儿生长受限

（一）概念

胎儿生长受限是指胎儿受各种不利因素影响，未能达到其潜在所应有的生长速率。

1. 小于孕龄儿　是指出生体重低于同胎龄应有体重第10百分位数以下或低于其平均体重2个标准差的新生儿。

2. 低出生体重儿　胎儿分娩时的体重小于2500g。

（二）病因（2013、2018）

1. 母体因素　最常见。孕妇营养摄入不足；各种妊娠并发症；孕妇年龄、体重、身高、子宫发育畸形、吸烟、酗酒、宫内感染等。

2. 胎儿因素　胎儿内分泌和代谢、基因或染色体异常等。

3. 胎盘因素　胎盘各种病变。

4. 脐带因素　单脐动脉、脐带过长、脐带过细（尤其近脐带根部过细）、脐带扭转、脐带打结等。

（三）临床表现（★★）

1. 内因性均称型胎儿宫内发育迟缓（FGR）　在胎儿发育的第一阶段，抑制生长因素即发生作用。表现为体重、身长、头径相称，但小于该孕龄正常值。

器官分化或成熟度与孕龄相符，但细胞数量减少，神经元功能不全和髓鞘形成迟缓；胎盘小，但无缺氧表现。产后新生儿多有脑神经发育障碍，伴小儿智力障碍。

2. 外因性不均称型 FGR　孕晚期发育不正常。表现为呈营养不良或过熟儿，发育不均称，身长、头径与孕龄相符而体重偏低。常有宫内慢性缺氧及代谢障碍，各器官细胞数量正常，体积缩小。胎盘功能下降。出生后躯体发育正常，易发生低血糖。

3. 外因性均称型 FGR　在整个妊娠期间均可发生发育不正常。表现为身长、体重、头径均小于该孕龄正常值，营养不良，各器官细胞数目减少，胎盘小，外观正常，宫内缺氧少见，生长与智力发育常受影响。

（四）诊断（★★）

胎儿生长受限常需要在分娩后才能确诊。密切关注胎儿发育情况是提高 FGR 诊断率及准确率的关键。

1. 临床指标

（1）子宫长度、腹围值：连续 3 周测量均在第 10 百分位数以下者为筛选 FGR 指标。

（2）计算胎儿发育指数：胎儿发育指数 = 子宫长度（cm）−3×（月份+1），小于−3 提示可能为 FGR。

（3）孕妇体重：孕晚期体重增长停滞或增长缓慢可能为 FGR。

（4）妊娠 26 周后宫高测量值低于对应标准 3cm 以上，应疑诊 FGR；低于对应标准 4cm 以上，应高度怀疑 FGR。

2. 辅助检查

（1）B 超测量：①头围与腹围比值（HC/AC）小于正常同孕周平均值的第 10 百分位数，即应考虑可能为 FGR；②胎儿双顶径（BPD）每周增长 <2.0mm，或每 3 周增长 <4.0mm，或每 4 周增长 <6.0mm，妊娠晚期每周增长 <1.7mm，均应考虑 FGR；③羊水过少、胎盘老化。

（2）彩色多普勒超声检查：脐动脉舒张期末波缺失或倒置，晚期脐动脉 $S/D>3$。抗心磷脂抗体与本病有关。

（五）处理（★★）

1. 寻找病因　及早发现妊娠期高血压疾病，超声排除胎儿先天畸形，脐血穿刺行染色体核型分析等。

2. 孕期治疗

（1）一般治疗：卧床休息，均衡膳食，吸氧，左侧卧位。

（2）补充营养物质：复合氨基酸片、脂肪乳、维生素 C、维生素 E、B 族维生素、钙剂、铁剂、锌剂等。

（3）药物治疗：可使用 β 受体激动药、硫酸镁、丹参等。

3. 胎儿安危状况监测　NST、胎儿生物物理评分、脐动脉彩色多普勒超声检查以及测定某些胎盘激素和酶等。

4. 产科处理

（1）继续妊娠指征：胎儿状况良好，胎盘功能正常，妊娠未足月、孕妇无并发症及并发症者可在密切监护下妊娠至 38~39 周。

（2）终止妊娠指征：必须综合考虑 FGR 的病因、监测指标异常情况、孕周和新生儿重症监护的技术水平。

FGR 出现单次胎儿多普勒血流异常，不宜立即终止妊娠，应严密随访。若出现脐动脉舒张末期血流消失，可期待至 ≥34 周终止妊娠；出现脐动脉舒张末期血流倒置，则考虑期待至 ≥32 周终止妊娠。若 32 周前出现脐动脉舒张末期血流缺失或倒置，合并静脉导管血流异常，综合考虑孕周、新生儿重症监护水平，完成促胎肺成熟后，可考虑终止妊娠。

孕周未达 32 周者，应使用硫酸镁保护胎儿神经系统。孕周未达 35 周者，应促胎肺成后再终止妊娠，如果新生儿重症监护技术水平不足，应鼓励宫内转运。

（3）分娩方式选择：适当放宽剖宫产指征。

1）阴道产：胎儿情况良好，胎盘功能正常，胎儿成熟，Bishop 宫颈成熟度评分 ≥7 分，羊水量及胎位正常，无其他禁忌者。

2）剖宫产：胎儿病情危重，产道条件欠佳者。

十二、死胎

（一）概念

妊娠 20 周后胎儿在子宫内死亡称为死胎。胎儿在分娩过程中死亡称为死产，是死胎的一种。

（二）病因

1. 胎盘及脐带因素　如前置胎盘、胎盘早剥、血管前置、脐带过短、脐带根部过细、脐带打结、脐带扭转、脐带脱垂、脐带绕颈缠体等，胎盘大量出血或脐带异常，导致胎儿宫内缺氧。

2. 胎儿因素　如胎儿严重畸形、胎儿生长受限、胎儿宫内感染、严重遗传性疾病、母儿血型不合等。

3. 孕妇因素　严重的妊娠并发症和并发症、子宫张力过大或收缩力过强、子宫肌瘤、子宫畸形、子宫破裂等致局部缺血而影响胎盘、胎儿。

（三）诊断（2021、2022）（★★）

孕妇自觉胎动停止，子宫停止增长，检查时听不到胎心，子宫大小与停经周数不符，B超检查示胎心和胎动消失。

（四）处理（2017）（★★）

应尽早引产，经羊膜腔注入依沙吖啶引产或用地诺前列酮促宫颈成熟，再用缩宫素静脉滴注引产。应严密观察，防止并发症。产后仔细检查胎盘、脐带及胎儿，寻找死胎发生的原因。胎儿死亡4周尚未排出者，应行凝血功能检查，至凝血功能正常时引产。

十三、胎膜早破

（一）概念（★★）

在临产之前发生的胎膜破裂称为胎膜早破；未足月胎膜早破指发生在妊娠37周前的胎膜破裂；发生在妊娠满37周后称足月胎膜早破。

（二）病因（2015）（★★）

1. 生殖道病原微生物上行性感染　使胎膜局部张力下降而破裂。

2. 羊膜腔压力增高　常见于双胎妊娠、羊水过多及妊娠晚期性交。

3. 胎膜受力不均　头盆不称、胎位异常使胎先露部不能衔接，前羊水囊所受压力不均。

4. 营养因素　缺乏维生素C、锌及铜。

5. 宫颈内口松弛　常因手术创伤或先天性宫颈组织结构薄弱，使宫颈内口松弛，胎膜接近阴道，易受病原微生物感染导致胎膜早破。

6. 创伤　羊膜腔穿刺不当、性生活刺激、撞击腹部等均有可能引起胎膜早破。

（三）诊断（★★★）

1. 临床表现（2013、2017、2022）　孕妇突感有较多液体从阴道流出。阴道窥器检查见阴道后穹隆有羊水积聚或有羊水自宫口流出，即可确诊胎膜早破。

母体体温升高，同时伴下列②~⑥任何一项表现可诊断为绒毛膜羊膜炎（2022）：①母体体温≥38℃。②阴道分泌物异味。③胎儿心率加快，≥160次/分。④母体心率≥100次/分。⑤母体白细胞计数≥15×10^9/L，中性粒细胞≥0.9。⑥子宫激惹，羊水恶臭，子宫体有压痛。

2. 辅助检查

（1）阴道液pH测定：若pH≥6.5，提示胎膜早破。

（2）阴道液涂片检查镜检：可见羊齿植物叶状结晶，0.5%硫酸尼罗蓝染色可见橘黄色胎儿上皮细胞，苏丹Ⅲ染色见黄色脂肪小粒。

（3）羊膜镜检查看不到前羊膜囊。

（4）胎儿纤维结合蛋白（fFN）测定：当宫颈及阴道分泌物内fFN含量>0.05mg/L时易发生胎膜早破。

（5）羊膜腔感染检测：①羊水细菌培养；②羊水涂片革兰染色检查细菌；③羊水白细胞IL-6≥7.9ng/ml；④血C反应蛋白>8mg/L。

（6）超声检查：羊水量减少可协助诊断。

（四）对母儿的影响（★★）

1. 对母体影响　破膜后，阴道内的病原微生物易上行感染，还可引起胎盘早剥，羊膜腔感染易发生产后出血，剖宫产率增加。

2. 对胎儿影响　常诱发早产，易发生呼吸窘迫综合征。并发绒毛膜羊膜炎时，易引起新生儿吸入性肺炎，严重者发生败血症、颅内感染等危及新生儿生命。脐带受压、脐带脱垂可致胎儿窘迫。

（五）处理（2018）（★★★）

处理原则：妊娠<24周的孕妇应终止妊娠；妊娠24~33^{+6}周的孕妇，若无母胎禁忌证，可给予促胎肺成熟治疗，期待至34周以后；妊娠>34周，考虑终止妊娠。

1. 足月胎膜早破处理　应评估母儿情况，包括有无胎儿窘迫、绒毛膜羊膜炎、胎盘早剥和脐带脱垂。破膜超过12小时应预防性应用抗生素，尽量避免频繁的阴道检查，若无明确剖宫产指征，宜在破膜后2~12小时内积极引产（2013）。

2. 未足月胎膜早破处理

（1）期待疗法：适用于妊娠24~33^{+6}周、胎膜早破不伴感染、羊水平段≥3cm者。

1）一般处理：卧床休息，密切观察产妇体温、心率、宫缩、阴道流液性状和血白细胞计数。

2）预防性应用：应及时给予抗生素预防感染。

3）子宫收缩抑制剂：有宫缩者，静脉滴注硫酸镁等。

4）促胎肺成熟：妊娠35周前，应给予倍他米松或地塞米松肌内注射。

（2）终止妊娠

1）经阴道分娩：妊娠<24周者，以引产为宜，妊娠≥34周，胎肺成熟、宫颈成熟、无禁忌证者可引产。

2）剖宫产胎头高浮，胎位异常，宫颈不成熟，胎肺成熟，明显羊膜腔感染，伴有胎儿窘迫者，抗感染同时行剖宫产术终止妊娠。

十四、胎儿窘迫

胎儿窘迫是指胎儿在子宫内因急性或慢性缺氧危及其健康和生命的综合症状。

（一）病因（★★★）

1. 胎儿急性缺氧　常见因素：①前置胎盘、胎盘早剥；②脐带异常；③母体严重血循环障碍致胎盘灌注急剧减少；④缩宫素使用不当；⑤孕妇应用麻醉药及镇静剂过量。

2. 胎儿慢性缺氧 ①母体血液含氧量不足；②子宫胎盘血管硬化、狭窄、梗死，使绒毛间隙血液灌注不足；③胎儿严重的心血管疾病、呼吸系统疾病，胎儿畸形，母儿血型不合，胎儿宫内感染、颅内出血及颅脑损伤，致胎儿运输及利用氧能力下降等。

（二）临床表现及诊断（★★★）

1. 急性胎儿窘迫（2004、2011、2014） 主要发生在分娩期，多因脐带异常、前置胎盘、胎盘早剥、宫缩过强、产程延长及休克等引起。

（1）胎心率异常：是急性胎儿窘迫的重要征象。正常胎心率为 110~160bpm，缺氧早期胎心率于无宫缩时加快（>160bpm）；缺氧严重时胎心率<110bpm。胎心率<100bpm，基线变异≤5bpm，伴频繁晚期减速或重度变异减速，提示胎儿缺氧严重（2001、2005、2007）。

（2）羊水胎粪污染：羊水中胎粪污染不是胎儿窘迫的征象。如果胎心监护正常，不需要进行特殊处理；如果胎心监护异常，存在宫内缺氧情况，会引起胎粪吸入综合征（MAS），造成不良胎儿结局。

（3）胎动异常：缺氧初期为胎动频繁，继而减弱、减少、消失（2001、2004）。

（4）酸中毒：胎儿头皮血 pH<7.20（2011、2014），PO_2<10mmHg，PCO_2>60mmHg。

2. 慢性胎儿窘迫 主要发生在妊娠末期，多因妊娠期高血压疾病、慢性肾炎、糖尿病等所致。

（1）胎动减少或消失：胎动<10 次/2 小时或降低 50%为胎动减少，为胎儿缺氧的重要表现。

（2）产前胎儿电子监护异常：异常胎儿缺氧时，胎心率可出现异常。正常胎心率为 110~160bpm。胎心率异常提示有胎儿缺氧可能。

（3）胎儿生物物理评分低：Manning 评分 5~6 分提示胎儿有急或慢性缺氧；≤4 分为胎儿有急性缺氧伴慢性缺氧；0 分为急慢性缺氧。

（4）脐动脉多普勒超声血流异常：宫内发育迟缓的胎儿出现进行性舒张期血流降低、脐血流指数升高，提示有胎盘灌注不足。严重病例可出现舒张末期血流缺失或倒置，提示随时有胎死宫内的危险。

【巧妙记忆】 急性胎儿窘迫——多见于分娩期，缺氧早期胎心率>160bpm，缺氧严重胎心率<110bpm；胎动减弱或消失；酸中毒。慢性胎儿窘迫——多见于妊娠末期，胎动减少或消失；NST 异常型；在无胎动与宫缩时，胎心率>180bmp 或<110bpm持续 10 分钟以上；基线变异频率<5bpm；OCT 频繁重度变异减速或晚期减速；胎儿生物物理评分低；胎盘功能低下。

（三）处理（★★★）

1. 急性胎儿窘迫

（1）一般处理：左侧卧位，吸氧，阴道检查除外、脐带脱垂并评估产程进展。纠正脱水、酸中毒及电解质紊乱。

（2）病因治疗：应用特布他林或硫酸镁抑制宫缩，纠正不协调性子宫收缩过强。如为羊水过少，有脐带受压征象，可经腹羊膜腔输液。

（3）尽快终止妊娠：胎儿有进行性缺氧和酸中毒，一般干预后无法纠正者，应尽快手术终止妊娠。

1）宫口未开全：预计短期内无法阴道分娩者立即行剖宫产，指征有①胎心基线变异消失伴胎心率<110bpm，或频繁晚期减速或重度变异减速；②正弦波；③胎儿头皮血 pH<7.20（2014）。

2）宫口开全：尽快经阴道助娩，作好新生儿窒息抢救准备。对活力差的胎儿，立即气管插管洗净气道后再行正压通气。

2. 慢性胎儿窘迫

（1）一般处理：左侧卧位，吸氧，治疗妊娠并发症。加强胎儿监护，注意胎动变化。

（2）期待疗法：孕周小者尽量保守治疗以期延长胎龄，促胎肺成熟，胎儿成熟后终止妊娠。

（3）终止妊娠：妊娠近足月或胎儿已成熟，胎动减少，胎盘功能进行性减退，胎心监护出现胎心率异常伴基线波动异常。OCT 出现频繁晚期减速或重度变异减速、胎儿生物物理评分≤4 分者，均应行剖宫产术终止妊娠。

【经典习题】

1. 异位妊娠最常见的发生部位为

A. 输卵管峡部

B. 输卵管壶腹部

C. 输卵管间质部

D. 输卵管系膜

E. 输卵管伞端

答案： B

考点： 异位妊娠

解析： 受精卵在子宫体腔以外着床称为异位妊娠。异位妊娠是妇产科常见的急腹症，是孕产妇主要的死亡原因之一。输卵管妊娠最常见，占异位妊娠 95%，其中壶腹部妊娠约占 78%，其次为峡部、伞部，间质部妊娠最少见。故选 B。

2. 发生子痫前期的高危因素不包括

A. 双胎妊娠

B. 糖尿病
C. 羊水过多
D. 前置胎盘
E. 营养不良
答案：D
考点：子痫前期的高危因素
解析：与妊娠期高血压疾病相关的因素：初产妇，孕妇年龄过小或大于40岁；子痫前期病史、子痫前期家族史（母亲或姐妹）；慢性高血压、慢性肾炎、糖尿病、抗磷脂综合征、营养不良、肥胖、双胎妊娠、羊水过多等。故选D。

3. 26岁未产妇，停经48天后出现阴道少量流血伴右下腹隐痛。今晨起床时突然右下腹剧痛来院。查体：血压90/60mmHg，面色苍白，下腹稍膨隆，右下腹压痛明显，肌紧张不明显，叩诊移动性浊音（±）。妇科检查：子宫稍大稍软，右附件区触及有压痛包块。恰当诊断应是
A. 输卵管妊娠流产
B. 输卵管间质部妊娠破裂
C. 急性阑尾炎
D. 急性输卵管炎
E. 右侧卵巢肿瘤蒂扭转
答案：A
考点：异位妊娠的临床表现
解析：输卵管妊娠未发生流产或破裂者，除子宫略大较软外，可触及胀大的输卵管及轻度压痛。输卵管妊娠流产或破裂者，阴道后穹隆饱满，有触痛，宫颈举痛明显，在子宫一侧或后方可触及大小、形状、边界多不清楚的肿块，明显触痛。本题患者临床症状及体征符合输卵管妊娠流产，故选A。

（4~6题共用题干）

女，28岁。停经3个月，早孕反应消失，阴道少许流血2天。妇科检查：宫口闭，子宫如妊娠8周大，质软，双侧附件区未触及异常。

4. 为明确诊断，首选的检查是
A. 腹部CT检查
B. 诊断性刮宫
C. 血孕酮测定
D. B超检查
E. 多普勒超声检查
答案：D
考点：流产的检查
解析：患者有停经史，早孕反应消失，阴道少许流血2天。妇科检查：宫口闭，子宫如妊娠8周大，质软。首选检查是B超，了解宫内妊娠情况，判断病情，故选D。

5. 该患者最可能的诊断是
A. 完全流产
B. 稽留流产
C. 先兆流产
D. 流产感染
E. 难免流产
答案：B
考点：稽留流产的诊断
解析：稽留流产指胚胎或胎儿已死亡滞留宫腔内，未能及时自然排出。表现为早孕反应消失，曾有先兆流产症状或无任何症状，随着妊娠时间延长，子宫不再增大反而缩小。宫口未开、质地不软，子宫较停经周数小。该患者子宫大小小于实际月数大小，早孕反应消失，应考虑为稽留流产，故选B。

6. 该患者正确的处理措施是
A. 继续观察1周
B. 激素保胎治疗
C. 雌激素治疗后刮宫
D. 孕激素治疗后刮宫
E. 滴注缩宫素引产
答案：C
考点：稽留流产的治疗
解析：稽留流产的治疗：凝血功能正常，先口服3~5日雌激素类药物提高子宫对缩宫素的敏感性，再进行刮宫。凝血功能障碍，应尽早纠正，待凝血功能好转后，再行刮宫。故选C。

第七节　妊娠合并内、外科疾病

一、妊娠合并心脏病

（一）临床表现

1. 妊娠期出现心悸、气促，心动过速，有时夜间难以平卧。

2. 体力活动受到限制。

3. 听诊心前区可闻及舒张期杂音，Ⅲ级以上的收缩期杂音，或严重的心律失常，如心房颤动或扑动，房室传导阻滞，室上性心动过速。

4. 胸部X线片显示心界扩大。

5. 心电图示心肌劳损、心律失常。

6. 心肌炎，常有发热、咽痛、咳嗽、恶心、呕吐、乏力，之后出现心悸、胸痛、呼吸困难和心前区不适。

7. 围生期心肌病，主要表现为呼吸困难、心悸、咳嗽、咯血、端坐呼吸、胸痛、肝大、水肿等心力衰竭的症状。

（二）孕期咨询

1. 心脏病变较轻，心功能Ⅰ~Ⅱ级，既往无心衰史，可以妊娠。

2. 心脏病变较重，心功能Ⅲ~Ⅳ级，既往有心衰史，肺动脉高压、右向左分流型先天性心脏病等，发

生心衰可能性大，不宜妊娠。

（三）常见并发症（★★）

1. 心力衰竭　最容易发生在妊娠 32～34 周（2004）、分娩期及产褥早期。若出现下述症状与体征，应考虑为早期心力衰竭。

（1）轻微活动后即出现胸闷、心悸、气短。

（2）休息时心率每分钟超过 110 次，呼吸每分钟超过 20 次。

（3）夜间常因胸闷而坐起呼吸，或到窗口呼吸新鲜空气。

（4）肺底部出现少量持续性湿啰音，咳嗽后不消失。

2. 亚急性感染性心内膜炎。

3. 缺氧和发绀。

4. 静脉栓塞和肺栓塞　妊娠时血液呈高凝状态，若合并心脏病伴静脉压增高及静脉淤滞者，有时可发生深部静脉血栓，栓子脱落可诱发肺栓塞，是孕产妇的重要死亡原因之一。

5. 恶性心律失常　是孕妇猝死和心源性休克的主要原因。

（四）处理

心脏病孕产妇的主要死亡原因是心力衰竭。对于有心脏病的育龄妇女，要求做到孕前咨询，确定能否妊娠。妊娠者应从妊娠早期开始定期进行产前检查。

1. 妊娠期

（1）决定能否继续妊娠：凡不宜妊娠的心脏病孕妇，应在妊娠 12 周前行治疗性人工流产（2014、2016）。妊娠超过 12 周时，终止妊娠必须行较复杂手术，其危险性不亚于继续妊娠和分娩。对顽固性心力衰竭，应与内科医师配合，在严密监护下行剖宫取胎术。

（2）定期产前检查：能及早发现心衰的早期征象。妊娠 20 周前，每 2 周 1 次。妊娠 32 周后，应每周 1 次。发现早期心力衰竭征象，应立即住院。孕期经过顺利者，亦应在 36～38 周提前住院待产。

（3）防治心力衰竭

1）休息：保证充分休息，避免过劳及情绪激动。

2）饮食：要限制过度加强营养而导致体重过度增长。

3）预防和治疗引起心力衰竭的诱因：预防上呼吸道感染，纠正贫血，治疗心律失常。

4）动态观察心脏功能：定期进行超声心动图检查，判断随妊娠进展的心功能变化。

5）心力衰竭的治疗：与未孕者基本相同。①强心治疗注意药物安全性。②妊娠晚期发生心力衰竭原则是待心力衰竭控制后再行产科处理，应放宽剖宫产指征。若为严重心力衰竭，内科治疗无效，可边控制心力衰竭边紧急剖宫产（2017）。

（4）终止妊娠的时机：①心脏病妊娠风险低且心功能Ⅰ级者，可以妊娠至足月。②妊娠风险较高但心功能Ⅰ级的心脏病患者，可以妊娠至 32～36 周终止妊娠，但必须严监护，必要时可提前终止妊娠。③属于妊娠禁忌的严重心脏病患者，一旦诊断须尽快终止妊娠。

2. 分娩期

（1）经阴道分娩及分娩期处理心功能Ⅰ～Ⅱ级、胎儿不大、胎位正常、宫颈条件良好者，可考虑在严密监护下经阴道分娩。

1）第一产程：安慰及鼓励产妇，消除紧张情绪。适当应用地西泮、哌替啶等镇静剂。有心力衰竭征象者，取半卧位，高浓度面罩吸氧，应用去乙酰毛花苷。产程开始后即予抗生素预防感染。

2）第二产程：避免用力屏气加腹压，行会阴侧切术、胎头吸引术或产钳助产术，尽可能缩短第二产程。

3）第三产程（2002）：胎儿娩出后，产妇腹部放置沙袋，以防腹压骤降而诱发心力衰竭。注射缩宫素，禁用麦角新碱。产后出血过多时，应及时输血、输液，注意输液速度不可过快。

（2）剖宫产对有产科指征及心功能Ⅲ～Ⅳ级者，均应择期剖宫产。术中、术后应严格限制输液量。不宜再妊娠者，可同时行输卵管结扎术。

3. 产褥期　产后 3 天内，尤其产后 24 小时内仍是发生心力衰竭的危险时期，产妇须充分休息并密切监护。产后出血、感染和血栓栓塞是严重的并发症，极易诱发心力衰竭。心功能Ⅲ级及以上者，不宜哺乳。不宜再妊娠者，可在产后 1 周行绝育术。

4. 心脏手术指征　一般不主张在孕期手术，尽可能在幼年、孕前或延至分娩后再行心脏手术。若妊娠早期出现循环障碍症状，内科治疗效果不佳，可行瓣膜置换术和瓣膜切开术。

【巧妙记忆】　妊娠合并心脏病者妊娠 32～34 周、分娩期、产后 3 天心脏负荷重，需警惕心衰。

二、妊娠合并急性病毒性肝炎

（一）妊娠期肝脏的生理变化

1. 妊娠期肝脏的生理变化　孕期肝细胞大小、形态、肝功能略有改变，无特异性。白蛋白/球蛋白比值下降。纤维蛋白原、脂蛋白，以及凝血因子Ⅱ、Ⅴ、Ⅶ、Ⅷ、Ⅸ、Ⅹ增加。雌激素水平升高，部分孕妇出现“肝掌”“蜘蛛痣”，分娩后 4～6 周消失。

2. 病毒性肝炎对母儿的影响

(1) 妊娠早期合并急性肝炎易发生流产，胎儿畸形率升高2倍。

(2) 妊娠晚期合并急性肝炎易出现胎儿窒息、早产、死胎。新生儿死亡率增高。

(3) 围生期感染的婴儿转为慢性病毒携带状态，以后容易发展为肝硬化或原发性肝癌。

(二) 临床表现

1. 病毒性肝炎接触史，半年内曾接受输血、注射血制品史等。

2. 妊娠期出现不能用早孕反应或其他原因解释的消化系统症状，部分患者有皮肤巩膜黄染、尿色深黄。妊娠早、中期可触及肝大，并有肝区叩击痛，但妊娠晚期受增大子宫影响，肝脏极少被触及。

(三) 诊断与鉴别诊断

1. 诊断 应根据流行病学详细询问病史，结合临床症状、体征及实验室检查，进行综合判断。

(1) 病史：有与病毒性肝炎患者密切接触史，半年内曾接受输血、注射血制品史等。

(2) 临床表现：妊娠期出现不能用早孕反应或其他原因解释的消化系统症状，部分患者有皮肤巩膜黄染、尿色深黄。妊娠早、中期可触及肝大，并有肝区叩击痛。

(3) 实验室检查

1) 肝功能检查：转氨酶、胆红素、尿胆红素、凝血酶原时间等异常。

2) 血清病原学检测：①乙型肝炎 HBsAg 阳性是 HBV 感染的特异性标志。HBeAg 阳性和滴度反映 HBV 复制及传染性强弱。抗-HBs 阳性提示有过 HBV 感染，是保护性抗体。HBcAg 为乙肝病毒的核心抗原，阳性表示 HBV 在体内复制。抗-HBc 包括抗-HBc 总抗体、抗-HBcIgM 和抗-HBcIgG。抗-HBcIgM 出现于乙型肝炎急性期，恢复后可持续数年或更长，慢性 HBV 感染者抗-HBc 持续阳性。②甲型肝炎急性期患者血清中抗-HAV IgM 在发病第1周即可阳性，1~2个月抗体滴度和阳性率下降，于3~6个月后消失，对早期诊断十分重要，特异性高。③丙型肝炎血清中出现抗-HCV 抗体可诊断为 HCV 感染。PCR 技术检测 HCV 的 RNA 阳性是病毒血症的直接证据。④丁型肝炎急性感染时抗-HDV IgM 出现阳性，一般持续2~4周，随后抗-HDV IgG 阳性。慢性感染抗-HDV IgM 持续阳性。

3) 影像学检查腹部超声肝脾增大。

2. 鉴别诊断

(1) 妊娠期肝内胆汁淤积症 (ICP)：血清病毒学检查抗原和抗体均阴性，肝活检主要为胆汁淤积。

(2) 妊娠期急性脂肪肝 (AFLP)：凝血功能障碍、出血倾向、低血糖、黄疸、肝性脑病等。肝功能检查转氨酶升高，直接胆红素和间接胆红素均升高，但尿胆红素常阴性。可出现急性肾衰竭。肝脏活检示肝细胞严重脂肪变性为确诊依据。

(3) HELLP 综合征：在重度子痫前期的基础上伴有溶血、肝酶升高和血小板减少为特征的综合征。乏力、右上腹疼痛不适，有血管内溶血特征及出血倾向等，外周血涂片见破碎红细胞，总胆红素升高，以间接胆红素升高为主。

(4) 妊娠剧吐引起的肝损害：肝功能轻度异常，纠正酸碱失衡与水电解质紊乱后病情迅速好转，肝功能可以完全恢复，肝炎病毒血清标志物阴性。

(5) 药物性肝损害：均有服药史，而无病毒性肝炎史，服药后迅速出现黄疸及转氨酶升高，可伴有皮疹、皮肤瘙痒、嗜酸性粒细胞增多。停药后多可恢复。

(四) 处理与预防

1. 处理

(1) 妊娠期非重型肝炎：卧床休息，加强营养，应用保肝药物，避免肝损伤药物。注意预防感染，有黄疸者应立即住院，按重型肝炎处理。

(2) 妊娠期重型肝炎：①保肝治疗；②预防及治疗肝性脑病控制蛋白质摄入，优化氨基酸比例；③防治凝血功能障碍；④并发肾衰竭的处理应为严格限制入量，检测血钾浓度，防治高血钾。避免应用损害肾脏的药物。

(3) 产科处理

1) 妊娠早期：妊娠早期患急性肝炎，若为非重型应积极治疗，可继续妊娠。慢性活动性肝炎，妊娠后对母儿威胁较大，适当治疗后应终止妊娠。

2) 妊娠中、晚期：尽量避免终止妊娠，避免手术、药物对肝脏的影响。加强母儿监护，适时终止妊娠。

3) 分娩期：经阴道分娩增加胎儿感染病毒概率，主张剖宫产。对重型肝炎，经积极控制24小时后迅速终止妊娠。术中尽可能减少出血及缩短手术时间。

4) 产褥期：注意休息及营养，随访肝功能。应用对肝脏损害较小的广谱抗生素预防及控制感染。

5) 分娩后新生儿处理：主动免疫、被动免疫、联合免疫。

6) 产后哺乳问题：母血 HBsAg、HBeAg、抗-HBc 三项阳性及后两项阳性、乳汁 HBV-DNA 阳性不宜哺乳；新生儿接受免疫，母亲仅为 HBsAg 阳性可为新生儿哺乳。

2. 预防

（1）加强围生期保健，将肝功及肝炎病毒血清标志物检测列为产前常规检测项目。

（2）有甲型肝炎密切接触史的孕妇，接触后7天内可肌内注射丙种球蛋白2~3ml。其新生儿出生时及出生后1周各注射1次丙种球蛋白可以预防感染。甲型肝炎急性期禁止哺乳。

（3）乙型肝炎的预防，HBV母婴传播应从妊娠前开始。患急性肝炎妇女至少应于肝炎痊愈后半年，最好两年后再妊娠。HBsAg及HBeAg阳性孕妇分娩时应注意隔离，防止产程延长、胎儿窘迫、羊水吸入、软产道裂伤。剖宫产可使胎儿接触大量母血，对预防胎儿感染的作用不大。

（4）丙型肝炎尚无特异的免疫方法。减少医源性感染是预防丙肝的重要环节。

【巧妙记忆】 妊娠合并病毒性肝炎，母婴传播需警惕，预防控制很重要。

三、妊娠合并糖尿病

（一）类型

1. 糖尿病合并妊娠　妊娠前已患有糖尿病。

2. 妊娠期糖尿病（GDM）　妊娠前糖代谢正常或有潜在糖耐量减退，妊娠期才出现或发现糖尿病。糖尿病孕妇中80%以上为GDM，糖尿病合并妊娠者不足20%。

（二）妊娠期糖代谢的特点

1. 妊娠早中期　空腹血糖低于非孕妇，约降低10%，长时间空腹易发生低血糖及酮症酸中毒。原因：

（1）胎儿从母体获取葡萄糖增加。

（2）孕期肾血浆流量及肾小球滤过率均增加，但肾小管对糖的再吸收率不能相应增加，导致排糖量增加。

（3）雌激素和孕激素增加母体对葡萄糖的利用。

2. 妊娠中晚期　孕妇体内抗胰岛素样物质增加，如胎盘生乳素、雌激素、孕激素、皮质醇和胎盘胰岛素酶等使孕妇对胰岛素的敏感性随孕周增加而下降，血糖升高，使原有糖尿病加重或出现GDM。

（三）临床表现

妊娠期有三多症状（多饮、多食、多尿），但体重减轻，还伴有呕吐。

（四）诊断（2002、2022、2023）

1. 有条件的医疗机构，在妊娠24~28周，应对所有尚未被诊断为糖尿病的孕妇，进行75g OGTT。

75g OGTT的诊断标准：空腹及服糖后1、2小时的血糖值分别为5.1mmol/L、10.0mmol/L、8.5mmol/L。任何一点血糖值达到或超过上述标准即诊断为GDM。

2. 医疗资源缺乏地区，建议妊娠24~28周首先检查FPG。FPG≥5.1mmol/L，可以直接诊断为GDM，不必再做75g OGTT；而4.4mmol/L ≤FPG <5.1mmol/L者，应尽早做75g OGTT；FPG<4.4mmol/L，可暂不行75g OGTT。

3. 孕妇具有GDM高危因素，首次OGTT结果正常者，必要时在妊娠晚期重复OGTT。

GDM的高危因素：①孕妇因素，包括年龄≥35岁、妊娠前超重或肥胖、糖耐量异常史、多囊卵巢综合征。②糖尿病家族史。③不明原因的死胎、死产、流产史，巨大儿分娩史，胎儿畸形和羊水过多史，GDM史。④本次妊娠发现胎儿大于孕周、羊水过多；反复外阴阴道假丝酵母菌病患者。

未定期孕期检查者，如果首次就诊时间在妊娠24~28周以后，建议初次就诊时进行75g OGTT或FPG检查。

（五）处理

1. 糖尿病患者可否妊娠的指标

（1）糖尿病严重程度：严重糖尿病一旦妊娠，对母儿危险均较大，应避孕，不宜妊娠。若已妊娠应尽早终止。器质性病变较轻、血糖控制良好者，可在积极治疗、密切监护下继续妊娠。

（2）监控血糖：从孕前开始，在内科医师协助下严格控制血糖值。确保受孕前、妊娠期及分娩期血糖在正常范围。

2. 糖尿病孕妇的管理

（1）妊娠期血糖控制目标

1）GDM患者妊娠期血糖控制在餐前及餐后2小时血糖值分别≤5.3mmol/L和6.7mmol/L；夜间血糖不低于3.3mmol/L；妊娠期糖化血红蛋白宜<5.5%。

2）糖尿病合并妊娠（PGDM）者，在妊娠早期血糖控制勿过于严格，以防低血糖发生；妊娠期餐前、夜间血糖及FPG宜控制在3.3~5.6mmol/L，餐后峰值血糖5.6~7.1mmol/L，糖化血红蛋白<6.0%。

3）无论GDM或PGDM，经过饮食和运动管理，妊娠期血糖达不到上述标准时，应及时加用胰岛素或口服降糖药物进一步控制血糖。

（2）医学营养治疗：目的是使糖尿病孕妇的血糖控制在正常范围，保证孕妇和胎儿的合理营养摄入，减少母儿并发症的发生。多数GDM患者经合理饮食控制和适当运动治疗，均能控制血糖在满意范围。

（3）运动疗法：可降低妊娠期基础胰岛素抵抗，每餐30分钟后进行中等强度的运动对母儿无不良影响。

（4）药物治疗：不能达标的GDM患者，首先推荐应用胰岛素控制血糖。在患者知情同意的基础上，口服降糖药物可谨慎用于部分GDM患者。如需口服降糖药物，孕期推荐使用二甲双胍。

（5）妊娠期糖尿病酮症酸中毒的处理

1）血糖过高者（>16.6mmol/L），先给予胰岛素0.2~0.4U/kg一次性静脉注射。

2）胰岛素持续静脉滴注：0.9%氯化钠注射液加胰岛素，按照胰岛素0.1U/（kg·h）或4~6U/h的速度输入。

3）监测血糖：从使用胰岛素开始，每小时监测血糖1次，根据血糖下降情况进行调整，要求平均每小时血糖下降3.9~5.6mmol/L或超过静脉注射前血糖水平的30%。达不到此标准者，可能存在胰岛素抵抗，应将胰岛素用量加倍。

4）当血糖降至13.9mmol/L时，将0.9%氯化钠注射液改为5%葡萄糖或葡萄糖盐水，每2~4g葡萄糖加入1U胰岛素，直至血糖降至11.1mmol/L以下、尿酮体阴性，并可平稳过渡到餐前皮下注射治疗时停止。补液原则：先快后慢、先盐后糖；注意出入量平衡。开始静脉胰岛素治疗且患者有尿后及时补钾，避免出现严重低血钾。

3. 密切监测血糖变化　及时调整胰岛素用量以防发生低血糖，注意血压、水肿、尿蛋白情况。母儿监护（2016）：注意对胎儿发育、胎儿成熟度、胎儿胎盘功能等的监测。

4. 分娩时机

（1）无须胰岛素治疗而血糖控制达标的GDM孕妇，若无母儿并发症，可在严密监测下等待至预产期，到预产期未临产者，可引产终止妊娠。

（2）PGDM及需胰岛素治疗的GDM孕妇，血糖控制良好且无母儿并发症，严密监测下，妊娠39周后可终止妊娠；若血糖控制不满意或出现母儿并发症，应及时收入院观察，根据病情决定终止妊娠时机。

（3）糖尿病伴有微血管病变或既往有不良产史者，需严密监护，终止妊娠时机应个体化。

5. 分娩方式　妊娠合并糖尿病本身不是剖宫产指征，有巨大胎儿、胎盘功能不良、胎位异常或其他产科指征者，应行剖宫产。对糖尿病病程>10年，伴有视网膜病变及肾功能损害、重度子痫前期、有死胎、死产史的孕妇应放宽剖宫产指征。

6. 分娩期处理

（1）一般处理：注意休息、镇静，给予适当饮食，严密观察血糖、尿糖及酮体变化，及时调整胰岛素用量，加强胎儿监护。

（2）阴道分娩：临产后仍采用糖尿病饮食，产程中皮下注射胰岛素改为静点，根据产程中血糖值调整静脉输液速度。

（3）剖宫产：皮下注射胰岛素改为静点，术中监测血糖，控制在6.67~10.0mmol/L。

（4）产后处理：产褥期胎盘排出后，体内抗胰岛素物质迅速减少，胰岛素用量应减少至分娩前的1/3~1/2，并根据产后空腹血糖值调整用量。多数在产后1~2周胰岛素用量逐渐恢复至孕前水平。于产后6~12周行OGTT检查，若仍异常，可能为产前漏诊的糖尿病患者。

（5）新生儿出生时处理：高危新生儿，出生时应留脐血，进行血糖、胰岛素、胆红素等测定。孕期血糖控制不满意者，需给予监护，注意保暖和吸氧，重点防止新生儿低血糖。

【巧妙记忆】　妊娠期糖尿病警惕巨大儿（2011），妊娠24~28周做糖筛，OGTT助确诊。

【经典习题】

1. 妊娠合并糖尿病可能会出现

A. 急性肝硬化

B. 妊娠期肝内胆汁淤积证

C. 羊水过少

D. 凝血障碍

E. 巨大胎儿

答案： E

考点： 妊娠合并糖尿病

解析： 妊娠期合并糖尿病一种为原有糖尿病的基础上合并妊娠，称糖尿病合并妊娠；另一种为妊娠前糖代谢正常，妊娠期才出现的糖尿病，称为妊娠期糖尿病。妊娠合并糖尿病是高危妊娠，对母儿均有较大危害。孕妇子痫、胎盘早剥、脑血管意外发生率增高。妊娠期及分娩期发生泌尿生殖系统感染，甚至发展为败血症。羊水过多、巨大儿、畸形胎儿、死胎及新生儿死亡发生率高。故选E。

2. 初孕妇，26岁。妊娠36周，恶心、呕吐进行性加重5天，明显黄疸3天。血丙氨酸氨基转移酶及血清胆红素明显增高，乙肝表面抗原（+）。该患者最佳的处理措施是

A. 卧床休息，口服保肝药物，继续妊娠

B. 隔离、保肝治疗，继续妊娠，密切观察

C. 立即行剖宫产

D. 治疗1周，肝功能无明显好转终止妊娠

E. 积极治疗24小时后终止妊娠

答案： B

考点： 妊娠合并肝炎

解析： 该患者妊娠合并肝炎，有黄疸和肝功能损害，

处理与非孕期相同，注意休息，加强营养，高纤维素、高蛋白、足量碳水化合物、低脂肪饮食，应用中西药物，积极进行保肝治疗。患者经治疗后病情好转，可继续妊娠。治疗效果不好，肝功能及凝血功能指标持续恶化的孕妇，应考虑终止妊娠。故选 B。

第八节　遗传咨询、产前筛查、产前诊断

一、遗传咨询的目的、对象、程序

（一）目的

及时确定遗传性疾病患者和携带者，并对其生育患病后代的发生风险进行预测，商讨应采取的预防措施，从而减少遗传病儿的出生，降低遗传性疾病的发生率，提高人群遗传素质和人口质量。

（二）对象

1. 遗传病或先天畸形的家族史或生育史。

2. 子女有不明原因智力低下。

3. 不明原因的反复流产、死胎、死产或新生儿死亡。

4. 孕期接触不良环境因素及患有某些慢性病。

5. 常规检查或常见遗传病筛查发现异常。

6. 其他需要咨询的情况，如婚后多年不育，或孕妇年龄>35 岁。

（三）程序

1. 明确诊断　通过家系调查、家谱分析、临床表现和实验室检查（生化、染色体、基因等）等手段明确是否存在遗传性疾病。

2. 确定遗传方式，评估遗传风险　根据遗传性疾病的类型和遗传方式，可以预测该疾病患者子代再发风险率。各种致畸因素对胚胎或胎儿的影响应根据致畸因素的毒性、接触方式、剂量、持续时间及胎龄等因素做综合分析。

3. 近亲结婚对遗传性疾病的影响　近亲结婚是指夫妇 3 代以内有共同的祖先，当一方为某种致病基因的携带者，另一方很可能也是携带者，婚后所生的子女中常染色体隐性遗传病发生率明显升高。

4. 提出医学建议预防遗传病

（1）不能结婚

1）直系和三代以内旁系血亲。

2）男女双方均患相同的遗传性疾病，或男女双方家系中患相同的遗传性疾病。

3）严重智力低下者，常有各种畸形，生活不能自理，男女双方均患病无法承担家庭义务及养育子女，其子女智力低下概率很大。

（2）暂缓结婚：可以矫正的生殖器畸形，在矫正之前暂缓结婚，畸形矫治后再结婚。

（3）可以结婚，但禁止生育

1）男女一方患严重的常染色体显性遗传性疾病。

2）男女双方均患严重的相同的常染色体隐性遗传病。

3）男女一方患严重的多基因遗传病。

（4）限制生育：对于产前能够作出准确诊断或植入前诊断的遗传病，可在获取确诊报告后对健康胎儿作选择性生育。对产前不能作出诊断的 X 连锁隐性遗传在作出性别产前诊断后，选择性生育。

（5）人工授精：夫妇双方都是常染色体隐性遗传病的携带者；或者男方为常染色体显性遗传病患者；或男方为能导致高风险、可存活生畸胎的染色体平衡易位携带者等，采用健康捐精者的精液人工授精，可以预防遗传病的发生。

（6）捐卵者卵子体外受精，子宫内植入：适用于女方为常染色体显性遗传病患者，或可导致严重畸形的染色体平衡移位携带者等情况。

二、产前筛查常用方法（★★）

包括血液生化检查、超声检查等，必要时羊水穿刺筛查。

（一）唐氏综合征

1. 妊娠中期筛查　血清学筛查通常采用三联法，即甲胎蛋白（AFP）、绒毛膜促性腺激素（hCG）和游离雌三醇（uE_3），根据三者的变化，结合孕妇年龄、孕龄等情况，计算出唐氏综合征风险度。

2. 妊娠早期筛查　包括孕妇血清学检查、超声检查，或两者结合。常用血清学检查指标有 β-hCG 和妊娠相关蛋白 A（PAPP-A）。超声检查的指标有胎儿颈项透明层（NT）厚度和胎儿鼻骨（2013）。

3. 染色体病的高危因素。

（二）神经管畸形筛查

1. 血清学筛查　血清 AFP 可作为神经管畸形（NTDs）的筛查指标（2011），在妊娠中期筛查。

2. 超声筛查　妊娠中期超声检查。血清 AFP 升高、超声检查正常的患者不必检查羊水 AFP。

（三）先天性心脏病

有先天性心脏病分娩史的孕妇妊娠 20～22 周时进行胎儿超声心动图检查。

三、产前诊断的适应证、方法

（一）产前诊断的适应证

1. 羊水过多或过少。

2. 胎儿发育异常或者胎儿有可疑畸形。

3. 孕早期时接触过可能导致胎儿先天缺陷的物质。

4. 夫妇一方患者先天性疾病或遗传性疾病，或有遗传病家族史。

5. 曾经分娩过先天性严重缺陷婴儿。

6. 年龄35周岁以上。

（二）产前诊断常用的方法（2017）

1. 观察胎儿的结构　利用超声、X线检查、胎儿镜、磁共振成像等，观察胎儿结构有无畸形。

2. 染色体核型分析（2023）　利用羊水、绒毛、胎儿细胞培养，检测胎儿染色体疾病。

3. 基因检测　利用DNA分子杂交、限制性内切酶、聚合酶链反应技术、原位荧光杂交等技术，检测胎儿基因的核苷酸序列，诊断胎儿基因疾病。

4. 检测基因产物　利用羊水、羊水细胞、绒毛细胞或血液，进行蛋白质、酶和代谢产物检测，诊断胎儿神经管缺陷、先天性代谢疾病等。

【巧妙记忆】　妊娠早、中做唐筛，早期筛查β-hCG、妊娠相关蛋白A，中期采用三联法（AFP、hCG、游离雌三醇）。妊娠中期筛查神经管，AFP为常用。

【经典习题】

诊断胎儿遗传性疾病，准确性较差的产前诊断技术

A. 孕妇血提取胎儿细胞

B. 羊水穿刺

C. 胎儿镜下活检

D. 经皮脐血穿刺技术

E. 绒毛穿刺取样

答案：A

考点：产前诊断技术

解析：产前诊断方法依据取材和检查手段的不同，一般分为两大类，即创伤性方法和非创伤性方法。前者主要包括羊膜腔穿刺、绒毛取样、脐血取样、胎儿镜和胚胎活检等，用来获取胎儿细胞和染色体；后者包括超声检查有无畸形、母体外周血清标志物测定和母血胎儿细胞检测等，准确性较差。目前产前诊断中仍以创伤性方法为主，以羊膜腔穿刺和绒毛取样两种最常用。故选A。

第九节　异常分娩

一、产力异常

（一）分类

产力中以子宫收缩力为主，贯穿于分娩全过程。在分娩过程中，子宫收缩的节律性、对称性及极性不正常或强度、频率有改变，称子宫收缩力异常。分为子宫收缩乏力和子宫收缩过强。

1. 子宫收缩乏力

（1）协调性（低张性）：包括原发性和继发性宫缩乏力。

（2）不协调性（高张性）。

2. 子宫收缩过强

（1）协调性：包括急产（无阻力时）和病理缩复环（有阻力时）。

（2）不协调性：包括强直性子宫收缩和子宫痉挛性狭窄环。

（二）子宫收缩乏力（★★）

1. 原因

（1）头盆不称或胎位异常。

（2）精神源性因素。

（3）子宫肌源性因素。

（4）双胎妊娠（2014）子宫畸形、子宫肌纤维过度伸展、子宫肌瘤等。

（5）内分泌失调：缩宫素、前列腺素合成及释放不足；胎儿肾上腺系统发育未熟。

（6）其他：使用镇静剂、硬膜外麻醉、产妇衰竭、过早入院待产、持续电子胎心监测、产程中限制活动、缺乏支持。

2. 临床表现

（1）协调性宫缩乏力（2023）：常见于中骨盆与骨盆出口平面狭窄、持续性枕横位和枕后位等，多属继发性宫缩乏力。

1）症状：子宫收缩有正常的节律性、对称性和极性，收缩力弱，持续短、间歇长且不规律（2001）。

2）体征：宫缩高峰时，手指压宫底部出现凹陷。

（2）不协调性宫缩乏力：常见于胎位异常和头盆不称，多属原发性宫缩乏力。与假临产的鉴别方法为给予强镇静剂，能使宫缩停止者为假临产，不能使宫缩停止者为原发性宫缩乏力。

1）症状：极性倒置，节律不协调。

2）体征：宫口扩张缓慢，胎先露部下降停滞，属无效宫缩。

（3）产程曲线异常：宫缩乏力导致产程曲线异常。

1）潜伏期延长（2020）：从临产规律宫缩开始至宫口扩张4~6cm称潜伏期。初产妇大于20小时，经产妇大于14小时称潜伏期延长。

2）活跃期延长：从宫口扩张4~6cm开始至宫口开全称活跃期。宫颈口扩张速度<0.5cm/h，称活跃期延长。

3）活跃期停滞（2020）：进入活跃期后，宫口不再扩张达4小时以上。

4）第二产程延长：初产妇超过3小时（硬膜外麻醉无痛分娩时以超过4小时为标准）、经产妇超过2小时尚未分娩。

5）第二产程停滞：第二产程达1小时胎头下降无进展。

6）胎头下降延缓：活跃期晚期及第二产程，胎头下降速度初产妇<1.0cm/h，经产妇<2.0cm/h。

7）胎头下降停滞：活跃期晚期胎头停留在原处不下降1小时以上。

8）滞产：总产程超过24小时。

3. 子宫收缩乏力对母儿的影响

（1）产妇 宫缩乏力、脱水、酸中毒、低钾血症、膀胱阴道瘘、尿道阴道瘘、生殖道感染、产后出血。

（2）胎儿 增加手术产机会、胎儿窘迫、胎死宫内。

4. 子宫收缩乏力的预防与处理

（1）预防

1）重视产前宣教，增强分娩信心。

2）建设康乐待产室。

3）分娩前注意补充营养。

4）避免使用过多的镇静药。

5）及时发现胎位异常。

6）及时排空膀胱和直肠。

（2）处理

1）协调性宫缩乏力：①第一产程，一般处理为消除精神紧张，鼓励产妇多进食，注意营养与水分的补充；加强子宫收缩，包括人工破膜［宫口扩张≥3cm、无头盆不称、胎头已衔接者，可行人工破膜（2011、2015）］、缩宫素静脉滴注（2009、2014）（适用于协调性宫缩乏力、宫口扩张3cm、胎心良好、胎位正常、头盆相称者，专人观察产程进展，监测宫缩、听胎心率及测量血压）、地西泮静脉推注、前列腺素的应用；经上述处理，若产程仍无进展或出现胎儿窘迫征象时，应及时行剖宫产术。②第二产程，加强宫缩缩宫素静脉滴注；会阴侧切和助产（胎头双顶径已通过坐骨棘平面）；剖宫产术（胎头仍未衔接或伴有胎儿窘迫征象）。③第三产程（2018），加强宫缩（如使用麦角碱、缩宫素），预防产后出血。产程长、破膜时间长者，给予抗生素预防感染。

2）不协调性宫缩乏力：处理原则（2003、2014）是调节子宫的收缩，恢复其正常的节律性、对称性和极性。可用哌替啶、吗啡。在子宫收缩恢复为协调性前禁用缩宫素。若经上述处理，不协调性宫缩未能得到纠正，或伴有胎儿窘迫征象，或伴有头盆不称，均应行剖宫产术。若不协调性宫缩已被控制，但宫缩仍弱时，可用协调性宫缩乏力时加强宫缩的各种方法。

（三）子宫收缩过强

1. 分类

（1）协调性子宫收缩过强：包括急产（无阻力时）和病理缩复环（有阻力时）。

（2）不协调性子宫收缩过强：包括强直性子宫收缩（2012）和子宫痉挛性狭窄环。

2. 诊断

（1）协调性子宫收缩过强（2008、2011）：子宫收缩的节律性、对称性和极性均正常，仅子宫收缩力过强、过频，宫腔压力>50mmHg。产程快，可在短时间内结束分娩，总产程<3小时，为急产，可造成软产道裂伤。

（2）不协调性子宫收缩过强：均为外界异常因素所致，尤其是不适当运用缩宫素。产妇烦躁不安、持续性腹痛、拒按、胎位触不清、胎心听不清，可出现病理缩复环、血尿，先兆子宫破裂、胎窘，胎死宫内。

3. 处理

（1）协调性子宫收缩过强：预产期前1～2周提前住院待产。指导产妇屏气，新生儿注意颅内出血。产后仔细检查软产道，若有撕裂应及时缝合。若属未消毒的接产，应给予抗生素预防感染。

（2）不协调性子宫收缩过强

1）强直性子宫收缩：给予硫酸镁抑制宫缩 $MgSO_4$ 25% 2ml+5% G.S 20ml，若有梗阻等原因考虑剖宫产。

2）子宫痉挛性狭窄环：及时纠正导致子宫痉挛性狭窄环的原因。若无胎儿窘迫征象，给予镇静剂或宫缩抑制剂等，待宫缩恢复正常行阴道助产或自然分娩。若经上述处理，子宫痉挛性狭窄环不能缓解，宫口未开全，胎先露部高，或伴有胎儿窘迫征象，均应立即行剖宫产术。

【巧妙记忆】 宫缩乏力分两类，协调与否为标准。宫缩乏力不协调，首先转为协调性，然后给予缩宫素。宫缩过强不协调，抑制宫缩是关键，如有梗阻或子宫痉挛性狭窄环，立即进行剖宫产。

二、产道异常

（一）骨产道异常分类、诊断、对母儿影响及处理

1. 分类

（1）骨盆入口平面狭窄：骶耻外径<18cm，入口前后径≤10cm，对角径≤11.5cm。常见于单纯扁平骨盆、佝偻病性扁平骨盆。绝大多数可以经阴道自然

分娩。

（2）中骨盆及骨盆出口平面狭窄：坐骨棘间径≤10cm，坐骨结节间径≤7.5cm。表现为持续性枕横或枕后位同时继发宫缩乏力，活跃期晚期及第二产程延长或停滞（2013）。

1）漏斗骨盆：骨盆入口各径线值正常，两侧骨盆壁向内倾斜，状似漏斗。特点是中骨盆及骨盆出口平面均明显狭窄，坐骨棘间径、坐骨结节间径缩短等。坐骨结节间径与出口后矢状径之和<15cm。

2）横径狭窄骨盆：与类人猿型骨盆类似。骨盆入口、中骨盆及骨盆出口横径均缩短，前后径稍长，坐骨切迹宽。

（3）骨盆三个平面狭窄：骨盆形态正常，但每个平面径线均小于正常值2cm或更多。称为均小骨盆，多见于身材矮小、体形匀称的妇女。

（4）畸形骨盆：骨盆失去正常形态。包括骨软化症骨盆和偏斜骨盆。

2. 诊断

（1）病史：难产、佝偻病、外伤史。

（2）全身检查：孕妇身高145cm以下、跛足、尖腹、悬垂腹等，需警惕。

（3）腹部检查

1）一般检查：腹型、腹围、宫高，B超观察及测量。

2）胎位异常：臀先露、肩先露（骨盆入口狭窄）；持续性枕横位、枕后位（中骨盆狭窄）。

3）估计头盆关系：检查头盆相称程度（跨耻征）。若胎头高于耻骨联合，表示头盆明显不称，跨耻征阳性（2004、2005）。

4）骨盆测量：内外各径线发生异常。

3. 对母儿影响及处理

（1）对母体的影响：易发生胎位异常、子宫收缩乏力、产程延长或停滞、产后出血、生殖道瘘、感染。严重梗阻性难产可导致先兆子宫破裂，甚至子宫破裂，危及产妇生命。

（2）对胎儿的影响：胎膜早破、脐带脱垂、胎儿宫内窘迫、死亡。颅内出血、新生儿产伤及感染。

（3）处理：明确狭窄骨盆的类别和程度，了解胎位、胎儿大小、胎心、宫缩强度、宫颈扩张程度、破膜与否，结合年龄、产次、既往分娩史综合判断，决定分娩方式。

1）一般处理：安慰产妇、保证营养及水分的摄入、产妇休息，监测宫缩、胎心，检查胎先露部下降及宫口扩张程度。

2）骨盆入口平面狭窄的处理：①明显头盆不称（绝对性骨盆狭窄）者临产后行剖宫产术结束分娩；②轻度头盆不称（相对性骨盆狭窄）者严密监护下可试产，若试产2~4小时，产程进展不顺利，或伴胎儿窘迫，应及时行剖宫产术结束分娩。

3）中骨盆平面狭窄：宫口开全，产力好，胎头双顶径在坐骨棘水平以下，手术助产。双顶径未达坐骨棘出现胎儿窘迫，应行剖宫产术。

4）骨盆出口平面狭窄：临产前对胎儿大小、头盆关系做充分估计，诊断成立时，不应进行试产，是剖宫产指征。

5）骨盆三个平面狭窄的处理：若胎儿估计不大，胎位正常，头盆相称，宫缩好，可以试产。否则应尽早行剖宫产术。

6）畸形骨盆的处理：根据胎位、产力、胎儿大小具体分析。若畸形严重，明显头盆不称，应及早行剖宫产术。

【巧妙记忆】 产前需测骨盆各径线，入口狭窄轻度可试产，中骨盆狭窄胎头已过坐骨棘手术助产，其他情况狭窄选择剖宫产。

（二）软产道异常的分类

1. 外阴异常 包括会阴坚韧、外阴水肿、外阴瘢痕等。

2. 阴道异常 阴道横隔、阴道纵隔、阴道狭窄、阴道尖锐湿疣、阴道囊肿或肿瘤等。

3. 宫颈异常 宫颈外口黏合、宫颈水肿、宫颈坚韧、宫颈瘢痕、宫颈癌、宫颈肌瘤、子宫下段异常等。

三、胎位异常（★★★）

（一）临床分类

1. 持续性枕后位、枕横位。
2. 胎头高直位。
3. 面先露。
4. 臀先露。
5. 肩先露。
6. 复合先露。

（二）持续性枕横位、枕后位的诊断、处理

1. 诊断

（1）临床表现：临产后胎头衔接较晚或俯屈不良，出现协调性子宫收缩乏力及宫颈扩张缓慢，产妇自觉肛门坠胀及排便感；前唇水肿，产妇疲劳；第二产程延长。

（2）腹部检查：宫底部触及胎臀，胎背偏向母体后方或侧方，对侧可明显触及胎儿肢体，胎心在脐下一侧偏外方。

（3）肛门检查或阴道检查：枕后位盆腔后部空虚；枕横位胎头矢状缝位于骨盆横径上。当出现胎头水肿、颅骨重叠、囟门触不清时，需行阴道检查借助胎儿耳郭及耳屏位置及方向判定胎位。耳郭朝向骨盆后方，诊断为枕后位；若耳郭朝向骨盆侧方，诊断为枕横位。

（4）B 超检查：根据胎头眼眶及枕部位置，能准确探清胎头位置。

2. 处理

（1）第一产程：严密观察产程，注意胎头下降、宫颈扩张程度、宫缩强弱及胎心变化。如宫缩欠佳，应尽早静滴缩宫素。产程无明显进展、胎头较高或出现胎儿窘迫，应考虑行剖宫产。

（2）第二产程：进展缓慢，应行阴道检查。胎头双顶径位置较低时可徒手转胎头，或自然分娩，或阴道助产（2002）。胎头位置较高疑有头盆不称者，需行剖宫产术。

（3）第三产程：易发生产后宫缩乏力，肌注子宫收缩剂，以防产后出血。预防感染等。

【巧妙记忆】　枕后位胎位判断：腹部检查宫底部触及胎臀，胎背偏后，肛门检查盆腔后部空虚。

枕横位胎位判断：腹部检查易触及肢体，阴道检查胎头矢状缝位于骨盆横线。

（三）臀先露的分类、诊断、处理

1. 分类　根据两下肢所取的姿势分类。

（1）单臀先露或腿直臀先露：胎儿双髋关节屈曲，双膝关节伸直，以臀部为先露，最多见（2004）。

（2）完全臀先露或混合臀先露：胎儿双髋及膝关节均屈曲，以臀部和双足为先露。较多见。

（3）不完全臀先露：以一足或双足、一膝或双膝或一足一膝为先露。较少见。

2. 诊断

（1）临床表现：孕妇自感肋下圆而硬的胎头；宫缩乏力，宫颈扩张缓慢，产程延长。

（2）腹部检查：宫底部可触及圆而硬、有浮球感的胎头，耻骨联合上方可触到胎臀，胎心在脐左/右上方最清。

（3）肛门检查及阴道检查：可触及胎臀或胎足、胎膝，应与颜面部、胎手相鉴别。

（4）B 超检查：可准确查清胎位及胎儿情况。

3. 处理（2018）

（1）妊娠期：妊娠 30 周前，多能自行转为头先露，不需处理（2012）。30 周后仍为臀先露应予矫正。常用方法为胸膝卧位、激光照射或艾灸至阴穴、外转胎位术（妊娠 36~37 周）（2006）。

（2）分娩期：根据产妇年龄、骨盆种类、胎产式、胎儿大小，是否存活，决定分娩方式。

1）剖宫产指征：狭窄骨盆、软产道异常、胎儿体重大于 3500g、胎儿窘迫、胎膜早破、脐带脱垂、妊娠并发症、高龄初产、有难产史、不完全臀先露（2008）等。

2）决定经阴道分娩的处理：①第一产程时产妇侧卧，少做肛查，不灌肠。一旦破膜，立即听胎心。了解有无脐带脱垂。监听胎心。当宫口开大 4~5cm 时，使用"堵"外阴方法，待宫口及阴道充分扩张后才让胎臀娩出。②第二产程时初产妇做会阴侧切术 3 种分娩方式——自然分娩（胎儿自然娩出，不做任何牵拉，极少见）、臀位助产（脐部娩出后，一般应在 2~3 分钟娩出胎头，最长不能超过 8 分钟）、臀牵引术（胎儿全部由接产者牵拉娩出，对胎儿损伤大，一般禁止使用）。③第三产程时防止产后出血、预防感染，做好抢救新生儿准备工作。

【巧妙记忆】　臀先露胎位判断：腹部检查宫底部触及胎头，耻骨联合上方触及胎臀，胎心脐左/右上方最清，肛门检查及阴道检查触及胎臀或胎足、胎膝。

（四）肩先露的诊断、处理、预防

1. 诊断

（1）临床表现：子宫收缩增强，子宫上段越来越厚，子宫下段被动扩张越来越薄，由于子宫上、下段肌壁厚薄相差悬殊，形成环状凹陷，并随子宫收缩逐渐升高，甚至可高达脐上，形成病理性缩复环（2004、2005），是子宫破裂的先兆。

（2）腹部检查：子宫横椭圆形，宫底部及耻骨联合上方较空虚，在母体腹部一侧触到胎头，另侧触到胎臀。胎心在脐周两侧最清楚。

（3）肛门检查及阴道检查：肛查不易触及胎先露部，阴道检查可触到肩胛骨或肩峰、锁骨、肋骨及腋窝。

（4）B 超检查：可准确查清胎位及胎儿情况

2. 处理

（1）妊娠期及时矫正，胸膝卧位、激光照射（或艾灸）至阴穴。无效时试行外转胎位术。若外转胎位术失败，应提前住院决定分娩方式。

（2）分娩期：根据胎产次、胎儿大小、胎儿是否存活、宫口扩张程度、胎膜是否破裂、有无并发症等，决定分娩方式。

1）足月活胎，伴有产科指征（如狭窄骨盆、前置胎盘、有难产史等），应于临产前行择期剖宫产术结束分娩。

2）初产妇、足月活胎，临产后应行剖宫产术。

3）经产妇、足月活胎，首选剖宫产术。若宫口开大 5cm 以上，破膜不久，羊水未流尽，可在乙醚深麻醉下行内转胎位术，转成臀先露，待宫口开全助产娩出。

4）双胎妊娠足月活胎，第二胎儿为肩先露，可行内转胎位术。

5）出现先兆子宫破裂或子宫破裂征象，无论胎儿死活，均应立即行剖宫产术。术中若发现严重宫腔感染，应将子宫一并切除。

6）胎儿已死，无先兆子宫破裂征象，若宫口近开全，在全麻下行断头术或碎胎术。术后应常规检查子宫下段、宫颈及阴道有无裂伤。若有裂伤应及时缝合。注意产后出血，给予抗生素预防感染。

【巧妙记忆】肩先露胎位判断：腹部检查子宫横椭圆形，宫底及耻骨联合上方空虚，腹部触及胎头和胎臀，肛查不易触及胎先露部，阴道检查可触到肩胛骨或肩峰、锁骨、肋骨及腋窝。

3. 预防　定期做妇科检查，一旦发现及时纠正。

【经典习题】

1. 产程中如果发现子宫病理缩复环，首先应考虑到以下哪种异常情况
   A. 重型胎盘早剥
   B. 中央性前置胎盘
   C. 梗阻性难产
   D. 重度妊高征
   E. 双胎妊娠

   答案：C

   考点：梗阻性难产

   解析：当临产后，胎先露部下降受阻时，强有力的子宫收缩使子宫下段被动过度扩张，变薄，与子宫上段较厚的肌壁间形成环状凹陷，有压痛，称为病理性缩复环。故选C。

2. 不协调性子宫收缩乏力的恰当处理应是
   A. 静脉滴注缩宫素
   B. 温肥皂水灌肠
   C. 肌内注射哌替啶
   D. 人工破膜
   E. 针刺合谷、三阴交穴位

   答案：C

   考点：不协调子宫收缩乏力的处理

   解析：不协调性子宫收缩乏力的处理原则是调节宫缩，恢复其正常节律性及极性。给予哌替啶100mg，或吗啡10mg肌内注射，醒后多能恢复为协调性宫缩。故选C。

第十节　分娩期并发症

一、子宫破裂（★★★）

（一）病因

1. 梗阻性难产是引起子宫破裂最常见的原因（产道异常、胎儿异常、头盆不称等）。

2. 瘢痕子宫。

3. 子宫收缩药物使用不当。

4. 产科手术损伤。

（二）分类

1. 按发生原因分类　自发性破裂和损伤性破裂。

2. 按发生时间分类　妊娠期破裂和分娩期破裂。

3. 按破裂程度分类　完全性破裂和不完全性破裂。

4. 按发生部位分类　子宫下段破裂和子宫体部破裂。

（三）临床表现（2020）

子宫破裂多发生于分娩期，通常是个渐进发展的过程，多数可分为先兆子宫破裂和子宫破裂两个阶段。先兆子宫破裂常见于产程长、有梗阻性难产因素的产妇。

（1）先兆子宫破裂（2003、2004、2017、2021、2023）

1）产程延长，胎先露下降受阻。

2）宫缩强而频，病理性缩复环形成。

3）产妇下腹剧烈疼痛，排尿困难，血尿。

4）胎心率改变或听不清。

（2）子宫破裂

1）不完全性子宫破裂：子宫肌层全部或部分破裂，浆膜层尚未破裂，宫腔与腹腔不通。子宫破裂处有明显的压痛。如在阔韧带两叶之间破裂，可形成阔韧带血肿。胎心不规则。

2）完全性子宫破裂：宫壁全层破裂，宫腔与腹腔相通。产妇突感撕裂样的疼痛，腹痛骤减，宫缩停止，很快腹痛又呈持续性，进入休克。体查可见全腹压痛、反跳痛，腹壁下清楚地触及胎体。缩小的宫体位于胎儿侧。先露部消失，扩张的宫口缩小（2001、2007、2011、2018）。

（四）诊断与鉴别诊断

1. 诊断　根据典型子宫破裂病史、症状、体征容易诊断。子宫切口瘢痕破裂的症状、体征不明显，诊断有一定困难。根据前次剖宫产手术史、子宫下段压痛、胎心改变、阴道流血，检查胎先露部上升，宫颈口缩小，或触及子宫下段破口等均可确诊。B超检查能协助确定破口部位及胎儿与子宫的关系。

2. 鉴别诊断

（1）胎盘早剥：起病急、剧烈腹痛、胎心变化、内出血休克等表现，常有妊娠期高血压疾病史或外伤史，子宫呈板状硬，无病理性缩复环，胎位不清，B超检查常有胎盘后血肿。

（2）难产并发腹腔感染：有产程长、多次阴道检

查史，腹痛及腹膜炎体征，容易与子宫破裂混淆；阴道检查胎先露部无上升、宫颈口无回缩；查体及B超检查发现胎儿位于宫腔内、子宫无缩小；患者常有体温升高和血白细胞计数增多。

（五）处理与预防

1. 处理

（1）先兆子宫破裂：抑制宫缩，立即剖宫产（2004）。

（2）子宫破裂：一旦确诊，纠正休克的同时手术治疗。手术根据产妇的状态、子宫破裂的程度、感染程度及有无子女决定是否保留子宫。手术前后给予大量广谱抗生素控制感染。

2. 预防

（1）做好围生期保健工作，认真做好产前检查，有瘢痕子宫、产道异常等高危因素者，应提前入院待产。

（2）提高产科诊治质量：①正确处理产程；②严格掌握缩宫素应用指征；③正确掌握产科手术助产的指征及操作常规；④正确掌握剖宫产指征。

【巧妙记忆】 子宫破裂症状：腹部撕裂样疼痛、血尿、腹壁下清楚触及胎体。治疗：纠正休克，手术治疗，术前、术后抗感染。

二、产后出血（★★★）

（一）概念

胎儿娩出后24小时内出血量超过500ml，剖宫产时超过1000ml者称为产后出血（2001）。

（二）病因（2002、2012）

（1）子宫收缩乏力：是产后出血最常见的原因（2008、2012、2016、2017、2019）。常见因素如下。

1）全身因素：产妇精神过度紧张，体质虚弱或合并慢性全身性疾病等。

2）产科因素：产程延长使体力消耗过多；前置胎盘、胎盘早剥、妊娠期高血压疾病、宫腔感染等可引起子宫肌水肿或渗血，影响收缩功能。

3）子宫因素：宫体过度膨胀、子宫肌壁损伤、肌纤维发育不良、子宫病变（子宫肌瘤、子宫畸形、子宫肌纤维变性等）等。

4）药物因素：临产后过多地使用镇静剂、麻醉剂或子宫收缩抑制剂。

（2）胎盘因素：包括胎盘剥离不全、胎盘剥离后滞留、胎盘嵌顿、胎盘粘连、胎盘植入、胎盘胎膜残留等（2002、2003）。

（3）软产道损伤：包括宫缩过强、产程过快、胎儿过大、接生保护会阴不当、阴道手术助产等。

（4）凝血功能障碍：任何原发或继发的凝血功能异常，均能发生产后出血。

1）合并血液系统疾病：原发性血小板减少、再生障碍性贫血、白血病等，因凝血功能障碍引起产后切口及子宫血窦大量出血。

2）产科并发症：胎盘早剥、死胎、羊水栓塞（2008）、重度子痫前期等可引起弥散性血管内凝血而导致子宫大量出血。

（三）诊断

1. 测量失血量有3种方法。

（1）称重法。

（2）容积法：用产后接血容器收集血液后，放入量杯测量失血量。

（3）面积法：可按接血纱布血湿面积粗略估计失血量。

2. 产后出血原因的诊断　根据阴道流血发生时间、量与胎儿、胎盘娩出之间的关系，能初步判断引起产后出血的原因。有时产后出血原因互为因果。

（1）子宫收缩乏力：宫底升高，子宫质软、轮廓不清，阴道流血多（2002）。按摩子宫及应用缩宫剂后，子宫变硬，阴道流血减少或停止，可确诊为子宫收缩乏力。

（2）胎盘因素：胎儿娩出后10分钟内胎盘未娩出，阴道大量流血（2003、2011），应考虑胎盘因素，如胎盘部分剥离、嵌顿、胎盘部分粘连或植入。胎盘残留是引起产后出血的常见原因。

（3）软产道裂伤检查：软产道有无宫颈裂伤、阴道裂伤及会阴裂伤。

（4）凝血功能障碍：产妇持续阴道流血、血液不凝、止血困难、全身多部位出血时，根据病史及血小板计数、纤维蛋白原、凝血酶原时间等凝血功能检测可作出诊断。

（四）处理与预防

1. 处理　处理原则：针对出血原因，迅速止血；补充血容量，纠正失血性休克；防止感染。

（1）子宫收缩乏力

1）按摩子宫（2002）。

2）应用宫缩剂（2005）：缩宫素，无效时尽早用前列腺素类药物。

3）宫腔纱条填塞法：24小时后取纱条，取前静点缩宫素，并给予抗生素预防感染。

4）结扎盆腔血管。

5）髂内动脉或子宫动脉栓塞：适用于产妇生命体征稳定时。

6）切除子宫：积极抢救无效、危及产妇生命时，行子宫次全切除或子宫全切除术。

（2）胎盘因素：疑有胎盘滞留时应立即做阴道

及宫腔检查，若胎盘已剥离则应立即取出胎盘。若为胎盘粘连，可行徒手剥离胎盘后取出。若剥离困难疑有胎盘植入，切忌强行剥离，以手术切除子宫为宜（2001）。胎盘和胎膜残留可行钳刮术或刮宫术。

（3）软产道损伤：彻底止血，按解剖层次逐层缝合裂伤。宫颈裂伤<1cm且无活动性出血不需缝合；若裂伤>1cm且有活动性出血应缝合。软产道血肿应切开血肿、清除积血，彻底止血、缝合，必要时可置橡皮引流。

（4）凝血功能障碍：尽快输新鲜全血，补充血小板、纤维蛋白原或凝血酶原复合物、凝血因子。若并发DIC应按DIC处理。

（5）出血性休克

1）正确估计出血量，判断休克程度。

2）针对出血原因行止血治疗的同时，积极抢救休克。

3）建立有效静脉通道，行中心静脉压监测，补充晶体平衡液及血液、新鲜冷冻血浆等，纠正低血压。

4）给氧，纠正酸中毒，应用升压药物及肾上腺皮质激素改善心、肾功能。

5）应用广谱抗生素防治感染。

2. 预防

（1）重视产前保健

1）加强孕前及孕期保健，有凝血功能障碍和相关疾病者，应积极治疗后再孕，必要时应在孕早期终止妊娠。

2）宣传计划生育，做好避孕宣教工作，减少人工流产次数。

3）对有产后出血危险的孕妇要加强产前检查。

（2）正确处理产程

1）第一产程：重视产妇休息及饮食，合理使用子宫收缩剂和镇静剂。

2）第二产程：保护会阴和阴道。

3）第三产程：是预防产后出血的关键。不过早牵拉脐带，若阴道流血量多，应查明原因，及时处理；胎盘娩出后仔细检查胎盘、胎膜，认真检查软产道有无裂伤和血肿。

（3）加强产后观察：产后2小时是产后出血发生的高峰时段。注意观察会阴后一侧切开缝合处有无血肿，仔细观察产妇的生命体征、宫缩及阴道流血情况。鼓励产妇排空膀胱，鼓励母亲与新生儿早接触、早吸吮，能反射性引起子宫收缩，减少出血量。

【巧妙记忆】 产后出血原因：子宫收缩乏力、软产道损伤、胎盘因素、凝血功能异常。产后2小时是产后出血发生的高峰时段。治疗：在抗感染和抗休克的基础上针对病因治疗。

三、羊水栓塞（2017）（★★）

（一）概念

由于羊水进入母体血液循环而引起的肺动脉高压、低氧血症、循环衰竭、弥散性血管内凝血（DIC）以及多器官功能衰竭等一系列病理生理变化的过程。以起病急骤、病情凶险、难以预测、病死率高为临床特点，是极其严重的分娩并发症。

（二）相关因素

羊膜腔内压力增高、胎膜破裂和宫颈或宫体损伤处有开放的静脉或血窦是导致羊水栓塞发生的基本条件；高龄初产妇和多产妇、过强宫缩、急产、胎膜早破、前置胎盘、胎盘早剥、子宫不完全破裂、剖宫产等是羊水栓塞的诱因。

（三）病因及病理生理

1. 病因

（1）羊水主要经宫颈黏膜静脉、胎盘附着处的静脉窦进入母体血循环。

（2）胎膜破裂胎膜与宫颈壁分离使血管损伤。

（3）宫腔内压力过高，宫缩过强、强直收缩。

（4）子宫有开放的血管、宫颈裂伤、前置胎盘、胎盘剥离、子宫破裂、剖宫产术。

（5）羊膜腔穿刺、大月份钳刮。

2. 病理生理 羊水进入母体血循环，可通过阻塞肺小血管，引起机体的变态反应和凝血机制异常而引起一系列的病理生理变化：肺动脉高压（引起急性肺水肿与右心衰竭）（2001）、过敏样反应、弥散性血管内凝血、炎症损伤。

（四）临床表现

1. 发病时期 阴道分娩占70%，剖宫产占19%。多发生在分娩前2小时至产后30分钟之间。

2. 典型羊水栓塞 以骤然出现的低氧血症、低血压（血压与失血量不符合）和凝血功能障碍为特征，也称为羊水栓塞三联征。

（1）前驱症状：呼吸急促、胸痛、寒战、呛咳、烦躁和濒死感、胎心基线变异消失等。

（2）心肺功能衰竭和休克：出现突发呼吸困难和/或发绀、心动过速、低血压、抽搐意识丧失或昏迷、突发血氧饱和度下降、心电图ST段改变及右心受损和肺底部湿啰音等。严重者，产妇于数分钟内猝死。

（3）凝血功能障碍：出现以子宫出血为主的全身出血倾向。

（4）急性肾衰竭等脏器受损（2008、2013、2014）：全身脏器均可受损，除心肺功能衰竭及凝血功能障碍外，中枢神经系统和肾脏是最常见受损的器官。

3. 不典型羊水栓塞　出现低血压、心律失常、呼吸短促、抽搐、急性胎儿窘迫、心脏骤停、产后出血、凝血功能障碍或典型羊水栓塞的前驱症状。

（五）诊断（2022）

基于临床表现和诱发因素进行诊断，是排除性诊断。

1. 临床表现　出现以下表现之一：①血压骤降或心脏骤停。②急性缺氧如呼吸困难、发绀或呼吸停止。③凝血功能障碍或无法解释的严重出血。

2. 诱发因素　以上临床表现发生在阴道分娩、剖宫产、清宫术或产后短时间内（多数发生在产后30分钟内）。

3. 以上临床表现不能用其他疾病来解释。血常规、凝血功能、血气分析、心肌酶谱、心电图、X线胸片等有助于羊水栓塞的诊断及病情监测。

（六）处理与预防

1. 处理　维持生命体征和保护脏器功能。一旦怀疑羊水栓塞，立即按羊水栓塞急救流程实施抢救。

（1）增加氧合：应立即保持气道通畅，尽早实施面罩吸氧、气管插管或人工辅助呼吸。

（2）血流动力学支持：维持血流动力学稳定、解除肺动脉高压及液体管理。

（3）抗过敏：氢化可的松或地塞米松。

（4）纠正凝血功能障碍：①积极处理产后出血。②及时补充凝血因子，必要时可静脉输注氨甲环酸。③不推荐肝素治疗。

（5）全面监测：包括血压、呼吸、心率、血氧饱和度、动脉血气和凝血功能等。

（6）产科处理：发生于分娩前时，应考虑立即终止妊娠，心脏骤停者应实施心肺复苏，复苏后仍无自主心搏，可考虑紧急实施剖宫产。出现凝血功能障碍时，应果断快速实施子宫切除术。

（7）器官功能受损的对症支持治疗：包括保护神经系统、稳定血流动力学、维持血氧饱和度、支持肝脏功能等。

2. 预防　正确使用缩宫素，防止宫缩过强。人工破膜在宫缩间歇期进行。产程中避免产伤、宫颈裂伤等。

四、脐带先露与脐带脱垂

脐带先露与脐带脱垂容易发生在胎先露部尚未衔接时。

（一）病因

1. 头盆不称、胎头入盆困难。

2. 臀先露、肩先露、枕后位等胎位异常。

3. 胎儿过小。

4. 羊水过多。

5. 脐带过长。

6. 脐带附着异常及低置胎盘等。

（二）对母儿的影响

1. 对产妇的影响　增加剖宫产率。

2. 对胎儿影响的发生在胎先露部尚未衔接、胎膜未破时的脐带先露，宫缩时胎先露部下降一过性压迫脐带导致胎心率异常。胎先露部已衔接、胎膜已破者，脐带受压于胎先露部与骨盆之间，引起胎儿缺氧，甚至胎心完全消失。

（三）诊断（2013）

1. 有脐带脱垂危险因素。

2. 胎膜未破，于胎动、宫缩后胎心率突然变慢，改变体位、上推胎先露部及抬高臀部后迅速恢复。在胎先露部旁或其前方以及阴道内触及脐带者，或脐带脱出于外阴者，可确诊。

3. B超及彩色多普勒超声等有助于明确诊断。

（四）处理及预防

1. 处理

（1）脐带先露：经产妇、胎膜未破、宫缩良好者，取头低臀高位，检测胎心，待胎头衔接，宫口扩张，胎心持续良好者，可阴道分娩。初产妇、足先露或肩先露者，行剖宫产术。

（2）脐带脱垂：脐带脱垂，胎心尚好，胎儿存活者，尽快娩出胎儿。

1）宫口开全：胎头已入盆，行产钳术；臀先露行臀牵引术。

2）宫颈未开全：产妇立即取头低臀高位，将胎先露部上推，应用抑制子宫收缩的药物，以缓解或减轻脐带受压。严密监测胎心同时，尽快行剖宫产术。

2. 预防

（1）超声检查有助于尽早发现脐带先露。

（2）对临产后胎先露部迟迟不入盆者，尽量不做或少做肛查或阴道检查。

（3）需人工破膜者，应行高位破膜，避免脐带随羊水流出而脱出。

【经典习题】

1. 关于子宫破裂的临床表现，正确的是

A. 病理缩复环不再升高

B. 产妇突感子宫收缩停止

C. 产妇疼痛难忍

D. 胎体触不清

E. 阴道多量鲜血流出

答案： B

考点： 子宫破裂的临床表现

解析： 子宫破裂时产妇突感子宫收缩停止，B 正确。病理缩复环是先兆子宫破裂的临床表现，A 不正确。全腹压痛、反跳痛，腹壁下可清楚摸到胎体，阴道流血不多，选项 C、D、E 错误。故选 B。

（2~3 题共用题干）

经产妇，38 岁。在乡卫生院经阴道分娩双胞胎女婴，分别为 2.8kg 和 3kg，当胎儿及胎盘娩出后，出现阴道流血不止，有大血块，时多时少，已持续约 2 小时，出血约半洗脸盆，产妇出现心悸、无力，血压下降至 90/60mmHg，心率 120 次/分，送来急诊。

2. 在给患者进行检查前，为帮助尽快判断出血原因，最不必要追问的病史是
   A. 是否实施手术助产
   B. 产程多少小时，是否滞产
   C. 是否检查胎盘胎膜完整娩出
   D. 是否已给予宫缩剂
   E. 是否已给予抗生素

答案： E

考点： 造成产后出血的原因

解析： 产后出血的主要原因为产道裂伤、胎盘因素、宫缩乏力、凝血功能障碍等。应一边检查处理，一边尽快补充病史，是否实施手术助产是想了解有无软产道裂伤的可能；产程多长，是否滞产，若有产程延长即有宫缩乏力的可能；是否检查胎盘胎膜完整娩出，以排除胎盘因素；是否已给予宫缩剂，可帮助分析宫缩情况和出血原因；是否已给予抗生素与紧急诊断和处理无关。故选 E。

3. 本例产后大出血最可能的原因是
   A. 产道裂伤
   B. 胎盘因素
   C. 宫缩乏力
   D. 凝血功能障碍
   E. 精神因素

答案： C

考点： 产后出血的病因

解析： 本例产后大出血最可能的原因是宫缩乏力。因为该产妇为经产妇，经产妇特别是多产妇，容易出现宫缩乏力，双胎妊娠使子宫过度膨胀，易出现产程延长、宫缩乏力。出血发生在胎盘胎膜娩出之前，常为胎盘因素。胎盘胎膜娩出之后出血，多考虑宫缩乏力引起；凝血功能障碍比较少见，而且出血中有大血块，为可凝血，故不支持该诊断。精神因素也较少见，而且出血不迅速和凶险。故选 C。

第十一节　产褥期并发症

一、产褥感染

（一）产褥感染与产褥病率的概念

1. 产褥感染　致病菌在分娩及产褥期由生殖道侵入，导致局部或全身炎症变化，是产妇死亡的四大原因之一。

2. 产褥病率　指分娩 24 小时至 10 天内，体温有两次>38℃（口表每日 4 次测体温）（2008）。产褥感染为主要原因，但也含有生殖道以外的感染，如乳腺、呼吸道等。

（二）病因

1. 致病菌　多为混合感染。

（1）需氧性链球菌：为外源性产褥感染的主要致病菌。B 族溶血性链球菌致病性最强，感染重，扩散快。

（2）厌氧性链球菌：当生殖道有组织坏死缺氧时，厌氧链球菌迅速繁殖，有异常恶臭味。

（3）埃希菌属：含大肠埃希菌、变形杆菌及相关的革兰阴性杆菌，为外源性感染的主要致病菌，是菌血症和感染性休克最常见的病源菌。其对抗生素的敏感性需要药敏试验。

（4）葡萄球菌：金黄色葡萄球菌易致伤口严重感染。

（5）厌氧类杆菌：属革兰阴性杆菌，可致感染部位的血栓性静脉炎。

（6）其他：淋病奈瑟菌，支原体，衣原体，病毒等。

2. 感染途径

（1）自体（内源性）包括全身病灶细菌→血循→生殖道；生殖道本身原有细菌；邻近器官直接蔓延。

（2）外来（外源性）包括接生消毒不严；过频的检查（肛查、阴道检查）；孕晚期盆浴、性交；产褥期清洁卫生不良。

3. 诱因

（1）孕产期抵抗力低下。

（2）分娩时留有创面。

（3）并发症（贫血、早破水等）。

（三）病理

1. 急性外阴、阴道、宫颈炎　分娩时会阴部损伤或手术导致感染，以葡萄球菌和大肠埃希菌感染为主。

2. 急性子宫内膜炎、子宫肌炎　病原体经胎盘剥离面侵入，扩散至子宫蜕膜层称为子宫内膜炎，侵入子宫肌层称为子宫肌炎。

3. 急性盆腔结缔组织炎、急性输卵管炎　病原体沿宫旁淋巴和血行达宫旁组织，出现急性炎性反应而形成炎性包块，同时波及输卵管，形成急性输卵管炎。

4. 急性盆腔腹膜炎及弥漫性腹膜炎　腹膜面分

泌大量渗出液，肠粘连，可直肠子宫陷凹形成局限性脓肿。

5. 血栓性静脉炎、盆腔内血栓静脉炎　常侵及子宫静脉、卵巢静脉、髂内静脉、髂总静脉及阴道静脉，厌氧菌为常见病原体。下肢血栓性静脉炎，病变多在股静脉、腘静脉及大隐静脉，多继发于盆腔静脉炎。

6. 脓毒症及败血症　感染血栓脱落进入血循环可引起脓毒症，随后可并发感染性休克和迁徙性脓肿（肺脓肿、左肾脓肿）。

（四）临床表现

发热、疼痛、异常恶露为产褥感染三大主要症状。产褥早期发热的最常见原因是脱水，低热后突然出现高热，应考虑感染可能。由于感染部位、程度、扩散范围不同，其临床表现也不同。

1. 急性外阴炎、阴道炎、宫颈炎　局部红、肿、痛、灼热、脓性分泌物，伤口裂开等，压痛明显。感染部位较深时，可引起阴道旁结缔组织炎，甚至盆腔结缔组织炎。

2. 急性子宫内膜炎、子宫肌炎　子宫内膜炎表现为子宫内膜充血、坏死，阴道内有大量脓性分泌物且有臭味。子宫肌炎表现为腹痛，恶露增多呈脓性，子宫压痛明显，子宫复归不良，可伴发高热、寒战、头痛，白细胞明显增多等全身感染症状。

3. 急性盆腔结缔组织炎、急性输卵管炎（2004、2008）　下腹痛伴肛门坠胀，可伴寒战、高热、脉速、头痛等全身症状。体征为下腹明显压痛、反跳痛、肌紧张；宫旁一侧或两侧结缔组织增厚、压痛和/或触及炎性包块，严重者形成“冰冻骨盆”。

4. 急性盆腔腹膜炎及弥漫性腹膜炎　全身中毒症状明显，高热、恶心、呕吐、腹胀，检查时下腹部明显压痛、反跳痛。腹膜面分泌大量渗出液，肠粘连，直肠子宫陷凹形成局限性脓肿，若脓肿波及肠管与膀胱，可出现腹泻、里急后重与排尿困难。急性期治疗不彻底可发展成盆腔炎性疾病后遗症而导致不孕。

5. 血栓静脉炎（2008）　①盆腔内血栓静脉炎：产后1~2周多见，表现为寒战、高热，症状可持续数周或反复发作。局部检查不易与盆腔结缔组织炎鉴别。②下肢血栓静脉炎：病变多在股静脉、腘静脉及大隐静脉，多继发于盆腔静脉炎，表现为弛张热，下肢持续性疼痛，局部静脉压痛或触及硬索状，使血液回流受阻，引起下肢水肿，皮肤发白，习称“股白肿”。病变轻时无明显阳性体征，彩色多普勒超声检查可协助诊断。

6. 脓毒症及败血症　感染血栓脱落进入血循环可引起脓毒症，随后可并发感染性休克和迁徙性脓肿（肺脓肿、左肾脓肿）。若病原体大量进入血循环并繁殖形成败血症，表现为持续高热、寒战、全身明显中毒症状，可危及生命。

（五）诊断及鉴别诊断

1. 诊断

（1）病史：详细询问病史及分娩全过程，对产后发热者，需排除引起产褥病的其他疾病。

（2）全身及局部检查：仔细检查腹部、盆腔及会阴伤口，确定感染部位和严重程度。

（3）辅助检查：B超、彩色多普勒超声、CT、磁共振成像等检测手段能够对感染形成的炎性包块、脓肿做出定位及定性诊断。检测血清C反应蛋白>8mg/L，有助于早期诊断感染。

（4）确定病原体：通过宫腔分泌物、脓肿穿刺物、后穹隆穿刺物做细菌培养和药物敏感试验，必要时做血培养和厌氧菌培养。病原体抗原和特异抗体检测可快速确定病原体。

2. 鉴别诊断　主要与上呼吸道感染、急性乳腺炎、泌尿系感染、血栓性静脉炎相鉴别。

（六）处理

1. 一般治疗

（1）补充营养、水分，纠酸。

（2）半坐卧位，以利恶露排出或渗出物局限于盆腔底部。

（3）物理降温，床旁隔离。

2. 切开引流　会阴伤口或腹部切口感染，及时行切开引流术；疑盆腔脓肿可经腹或后穹隆切开引流。

3. 胎盘、胎膜残留处理　经有效抗感染同时，清除宫腔内残留物。患者急性感染伴发高热，应有效控制感染和体温下降后再彻底刮宫，避免因刮宫引起感染扩散和子宫穿孔。

4. 应用抗生素（2020）　未能确定病原体时，应根据临床表现及临床经验选用广谱高效抗生素。然后依据细菌培养和药敏试验结果调整抗生素种类和剂量，保持有效血药浓度。中毒症状严重者，短期加用肾上腺皮质激素，提高机体应激能力。

5. 适量选用肝素　对血栓性静脉炎，在应用大量抗生素的同时，可加用肝素，用药期间监测凝血功能。口服双香豆素、阿司匹林等，也可用活血化瘀中药治疗。

6. 手术治疗　子宫严重感染，经积极治疗无效，炎症继续扩展，出现不能控制的出血、败血症或脓毒症时，应及时行子宫切除术，清除感染源，抢救患者生命。

二、晚期产后出血

（一）病因（2018）

1. 胎盘、胎膜残留。

2. 蜕膜残留。

3. 子宫胎盘附着面感染或复旧不全。

4. 剖宫产术后子宫伤口愈合不良。

5. 产后子宫滋养细胞肿瘤、子宫黏膜下肌瘤等。

（二）临床表现（★★）

晚期产后出血多发生在术后1~3周，出现大量阴道流血，甚至引起休克。

1. 胎盘、胎膜残留　多发生于产后10天左右。血性恶露持续时间延长，反复出血或突然大量流血。检查发现子宫复旧不全，宫口松弛，有时可触及残留组织。

2. 蜕膜残留　蜕膜剥离不全长时间残留，影响子宫复旧，继发子宫内膜炎症，引起晚期产后出血。临床表现与胎盘残留不易鉴别，宫腔刮出物病理检查可见坏死蜕膜，混以纤维素、玻璃样变性的蜕膜细胞和红细胞，但不见绒毛。

3. 子宫胎盘附着面感染或复旧不全　多发生在产后2周左右，表现为突然大量阴道流血，检查发现子宫大而软，宫口松弛，阴道及宫口有血块堵塞。

4. 感染　常见于子宫内膜炎症，感染引起胎盘附着面复旧不良和子宫收缩欠佳，血窦关闭不全导致子宫出血。子宫下段横切口与阴道靠近，术前有胎膜早破、产程延长、多次阴道检查、术中出血多或贫血，易发生切口感染。

5. 剖宫产术后子宫伤口裂开　多见于子宫下段剖宫产横切口两侧端。引起切口愈合不良造成出血的原因主要有：子宫下段横切口两端切断子宫动脉向下斜行分支，造成局部供血不足，术中止血不良，形成局部水肿；横切口选择过低时因宫颈侧以结缔组织为主，血供较差，组织愈合能力差，且靠近阴道，增加感染机会；缝合技术不当，组织对位不佳，导致出血血管缝扎不紧或者缝扎组织过多过密，切口血循环供应不良等，影响切口愈合。

（三）诊断

1. 病史　阴道分娩，有无反复或突然阴道流血病史；剖宫产，了解手术指征、术式及术后恢复情况。

2. 症状和体征

（1）阴道流血：胎盘、胎膜残留，蜕膜残留引起的阴道流血多在产后10天发生。胎盘附着部位复旧不良常发生在产后2周左右。剖宫产子宫切口裂开或愈合不良所致的阴道流血多在术后2~3周发生，常常是子宫突然大量出血，可导致失血性休克（2013）。

（2）腹痛和发热：常合并感染，伴发恶露增加，恶臭。

（3）全身症状：继发性贫血，严重者因失血性休克危及生命。

（4）体征：子宫复旧不佳可扪及子宫增大、变软，宫口松弛，有时可触及残留组织和血块，伴有感染者子宫明显压痛。

3. 辅助检查

（1）血常规：了解贫血和感染情况（2013）。

（2）超声检查：了解子宫大小、宫腔有无残留物及子宫切口愈合情况。

（3）病原菌和药敏试验：选择有效广谱抗生素。

（4）血β-hCG测定：有助于排除胎盘残留及绒毛膜癌。

（5）病理检查：宫腔刮出物或切除子宫标本应送病理检查。

（四）处理

1. 少量或中等量阴道流血给予广谱抗生素、子宫收缩剂及支持疗法。

2. 疑有胎盘、胎膜、蜕膜残留或胎盘附着部位复旧不全在静脉通道输液、备血及准备手术的条件下刮宫，操作应轻柔，以防子宫穿孔。刮出物应送病理检查，以明确诊断。术后继续给予抗生素及子宫收缩剂。

3. 疑剖宫产子宫切口裂开住院，给予广谱抗生素及支持疗法，密切观察病情变化；若多量阴道流血，可行剖腹探查（2016），若组织坏死范围大、行子宫次全切除术或子宫全切术（2013）。

4. 肿瘤引起的阴道流血应做相应处理。

【巧妙记忆】　晚期产后出血发生于术后1~3周。针对病因治疗，注意预防感染。

【经典习题】

1. 产褥妇，28岁。产后8天，发热、腹痛5天入院。体温39.2℃，血压90/60mmHg，急性痛苦病容，下腹压痛。妇科检查：子宫如妊娠4个月大，触痛明显。子宫右侧触及有压痛实性肿块。本例应诊断为

A. 急性子宫内膜炎

B. 急性子宫肌炎

C. 急性盆腔结缔组织炎

D. 急性盆腔腹膜炎

E. 弥漫性腹膜炎

答案：C

考点：产褥感染

解析：急性盆腔结缔组织炎、急性输卵管炎时病原体沿子宫淋巴或血行达宫旁组织，出现急性炎性反应形成炎性包块，波及输卵管系膜、管壁。侵及整阶盆腔形成“冰冻骨盆”。淋球菌沿生殖道黏膜上行感染，达输卵管与盆腹腔，形成脓肿后，高热不退。该患者高热产后下腹痛发热，考虑产褥感染。故选C。

（2~4题共用题干）

产褥妇女，26岁。剖宫产术后16天，突然阴道大量流血3小时来院。入院时BP 84/60mmHg，心率122次/分，Hb 84g/L。

2. 该患者应立即采取的处理措施不包括

A. 行B超检查

B. 建立静脉通道，补液、输血

C. 行清宫术止血

D. 静滴缩宫素

E. 静滴广谱抗生素预防感染

答案：C

考点：子宫切口裂开的诊断及处理

解析：剖宫产术后16天，突然阴道大量流血3小时提示子宫切口裂开出血可能，此时该患者应立即采取的处理措施包括：建立静脉通道，补液、输血，静滴广谱抗生素预防感染治疗，静滴缩宫素促子宫收缩治疗，行B超检查等，考虑子宫切口愈合不良，局部裂开出血，不能行清宫止血。故选C。

3. 该患者最可能的出血原因

A. 胎盘附着面复旧不全

B. 胎盘胎膜残留

C. 胎盘附着面血栓脱落

D. 继发性子宫收缩乏力

E. 子宫切口裂开出血

答案：E

考点：晚期产后出血原因

解析：①胎盘残留引起的出血，多发生在产后10天左右，表现为红色恶露持续时间延长，反复出血或突然大量出血，检查子宫复旧不全，宫口松弛，宫腔刮出物病检发现绒毛组织。②胎盘附着部位复旧不全引起的出血，多发生在产后2周左右，可以反复多次或突然大量出血，检查子宫软而大，刮出物送病检可确诊。③剖宫产术后子宫切口感染裂开出血，多发生在术后2~3周，常常是突然大量阴道流血，甚至发生休克。故选E。

4. 该患者最有效的处理措施是

A. 宫腔镜检查并止血

B. 剖腹探查、清创缝合

C. 剖腹探查、行子宫次全切除术

D. 剖腹探查、行子宫全切除术

E. 清宫术

答案：C

考点：子宫切口裂开出血处理措施

解析：子宫切口裂开出血，最有效的处理措施是剖腹探查，若切口周围组织坏死范围小、炎症反应轻微可行清创缝合及髂内动脉、子宫动脉结扎止血或行髂内动脉栓塞术，若组织坏死范围大，酌情做低位子宫次全切除术或子宫全切除术。该患者阴道流血较多，较年轻，应保留宫颈，行次子宫次全切除术。故选C。

第十二节 女性生殖系统炎症

一、生殖道防御机制

生殖道防御机制包括：①两侧大阴唇自然合拢，遮掩阴道口、尿道口。②阴道口闭合，阴道前后壁紧贴，可防止外界污染。阴道正常菌群（乳杆菌为优势菌）维持阴道正常的酸性环境，可抑制其他细菌生长为阴道自净作用（2004、2009、2012、2017、2022）。阴道分泌物可维持巨噬细胞活性，防止细菌侵入阴道黏膜。③宫颈内口紧闭，宫颈管黏膜为分泌黏液的单层高柱状上皮所覆盖，黏膜形成皱褶、嵴突或陷窝，从而增加黏膜表面积；宫颈管分泌大量黏液（2016）形成胶冻状黏液栓，成为上生殖道感染的机械屏障；黏液栓内含乳铁蛋白、溶菌酶，可抑制细菌侵入子宫内膜。④育龄妇女子宫内膜周期性剥脱，子宫内膜分泌液也含有乳铁蛋白、溶菌酶，清除少量进入宫腔的病原体。⑤输卵管黏膜上皮细胞的纤毛向宫腔方向摆动以及输卵管的蠕动，均有利于阻止病原体侵入。输卵管分泌液含有乳铁蛋白、溶菌酶，清除偶尔进入上生殖道的病原体。⑥生殖道免疫系统。

二、细菌性阴道病

（一）诊断与鉴别诊断（★★）

1. 诊断（2002、2003、2006、2007、2008、2013、2015）下列4项中有3项阳性即可临床诊断为细菌性阴道病：①匀质、腥臭味、灰白色阴道分泌物，常黏附于阴道壁；②线索细胞阳性；③阴道分泌物pH>4.5；④胺臭味试验阳性。

2. 鉴别诊断（★★）

（1）滴虫阴道炎：可见阴道及宫颈黏膜有散在的红色斑点或草莓状突起，后穹隆有多量白带，呈灰黄色或黄白色稀薄液体或黄绿色脓性分泌物，常呈泡沫状。阴道分泌物中查到阴道毛滴虫方能确诊。

（2）萎缩性阴道炎：多见于自然绝经或卵巢去势后妇女，阴道壁呈老年型改变，黏膜薄、皱褶少、弹性差，触之易出血，分泌物检查可见大量脓细胞。

（3）真菌性外阴炎：外阴奇痒，灼热感，伴有尿频、尿痛及性交痛等；阴道分泌物呈白色凝乳状或豆渣样。阴道分泌物涂片检查到白念珠菌可明确诊断。

【巧妙记忆】 细菌性阴道病——匀质、腥臭味、灰白色分泌物；滴虫阴道炎——泡沫状黄白色稀薄分泌物；萎缩性阴道炎——脓性分泌物；真菌性外阴炎——白色凝乳状或豆渣样分泌物。

（二）处理（★★）

1. 口服药物　首选甲硝唑（2014），400mg，每日2次，口服，共7天；或克林霉素300mg，每日2次，连服7天。

2. 局部药物治疗　含甲硝唑栓剂，每晚1次，连用7天；或2%克林霉素软膏阴道涂布，每次5g，每晚1次，连用7天。

3. 性伴侣的治疗　不需常规治疗。

4. 妊娠期细菌性阴道病的治疗　任何有症状的细菌性阴道病孕妇及无症状的高危孕妇均需治疗。甲硝唑200mg，每日3次，连服7天；或克林霉素300mg，每日2次，连服7天。

5. 随访　治疗后无症状者不需常规随访。

三、外阴阴道假丝酵母菌病

外阴阴道假丝酵母菌病（VVC）是由假丝酵母菌引起的常见外阴阴道炎症。

（一）病因（★★）

病原体主要为白假丝酵母菌。白假丝酵母菌为条件致病菌，在全身及阴道局部细胞免疫能力下降、假丝酵母菌大量繁殖并转变为菌丝相才出现症状。常见发病诱因有应用广谱抗生素、妊娠、糖尿病、大量应用免疫抑制剂。

（二）传播途径（★★）

主要为内源性传染，少数通过性交直接传染，极少通过接触污染的衣物间接传染（2009、2012、2018）。

（三）临床表现及分类（★★）

1. 临床表现　主要表现为外阴瘙痒、灼痛（2011、2013、2016）、性交痛及尿痛。尿痛特点是排尿时尿液刺激水肿的外阴及前庭导致疼痛。分泌物特征为白色稠厚呈凝乳或豆腐渣样（2011、2013、2016、2020）。妇科检查可见外阴红斑、水肿，阴道黏膜红肿，小阴唇内侧及阴道黏膜附有白色块状物，擦除后露出红肿黏膜面。

2. 分类

（1）单纯性VVC指发生于正常非孕宿主的、散发的、白念珠菌引起的轻、中度病变。临床症状轻，发作频率低。治疗效果好。

（2）复杂性VVC或难治性VVC可为非白念珠菌感染。宿主多为孕妇、糖尿病患者或免疫功能低下者，治疗效果差。包括重度VVC、复发性VVC和妊娠期VVC。

（四）诊断（★★）（2023）

对有阴道炎症状或体征的妇女，若在阴道分泌物中找到假丝酵母菌的芽生孢子或假菌丝即可确诊。

（五）处理（★★）

1. 消除诱因　积极治疗糖尿病，及时停用广谱抗生素、雌激素及皮质类固醇激素。注意个人卫生。

2. 单纯性VVC的治疗　主要以局部短疗程抗真菌药物为主（2015）。

（1）局部用药可选用下列药物放于阴道内：①咪康唑栓剂；②克霉唑栓剂；③制霉菌素栓剂（2003、2004、2017）。

（2）全身用药：对不能耐受局部用药者、未婚妇女及不愿采用局部用药者，可选用口服药物。常用药物为氟康唑。

3. 复杂性VVC的治疗

（1）严重VVC：局部用药延长为7~14天；口服氟康唑150mg，则72小时后加服1次。

（2）复发性外阴阴道假丝酵母菌病（RVVC）的治疗：一年内有症状并经真菌学证实的VVC发作4次或以上，称为RVVC。抗真菌治疗方案分为强化治疗与巩固治疗。强化治疗达到病原学治愈后巩固治疗6个月（2014）。

（3）妊娠合并外阴阴道假丝酵母菌病的治疗：以局部治疗为主，7日疗法效果佳，禁用口服唑类抗真菌药物。

4. 性伴侣治疗　无须常规治疗。

5. 随访　症状持续存在或诊断后2个月内复发者需再次复诊。

四、滴虫阴道炎

（一）病因（★★）

滴虫阴道炎是由阴道毛滴虫引起的常见阴道炎。

（二）传播途径（★★）

主要经性交直接传播少数经公共浴池、浴巾、游泳池、坐式便器、衣物、污染的器械及敷料等间接传播（2007、2009、2015）。

（三）临床表现（★★★）

潜伏期4~28天。主要症状是阴道分泌物增多及外阴瘙痒，间或有灼热、疼痛、性交痛等。分泌物典型特点为稀薄脓性、黄绿色、泡沫状、有臭味（2006、2008、2019、2021、2022）。瘙痒部位主要为阴道口及外阴。检查见阴道黏膜充血，后穹隆有多量白带，呈灰黄色、黄白色稀薄液体或黄绿色脓性分泌物，常呈泡沫状（2013、2019）。

（四）诊断

在阴道分泌物中找到滴虫即可确诊（2021）。最简便的方法是0.9%氯化钠溶液湿片法。

（五）处理（★★★）

1. 全身用药 初次治疗可选择甲硝唑（2002）2g，单次口服；或替硝唑2g，单次口服；或甲硝唑400mg，每日2次，连服7天。

2. 性伴侣的治疗 性伴侣应同时进行治疗。

3. 随访 治疗后无症状者不需随访。对甲硝唑2g，单次口服，治疗失败且排除再次感染者，可增加甲硝唑疗程及剂量。初次治疗失败者，可重复应用甲硝唑400mg，每日2次，连服7天；或替硝唑2g，单次口服。若治疗仍失败，给予甲硝唑2g，每日1次，连服5天或替硝唑2g，每日1次，连服5天。

4. 妊娠合并滴虫阴道炎的治疗 甲硝唑2g顿服；或甲硝唑400mg，每日2次，连服7天。

5. 治疗中的注意事项 为避免重复感染，内裤及洗涤用的毛巾应煮沸5~10分钟以消灭病原体，并应对其性伴侣进行治疗。

五、萎缩性阴道炎

（一）病因（★★）

萎缩性阴道炎常见于自然绝经及卵巢去势后妇女。因卵巢功能衰退，雌激素水平降低（2014），阴道壁萎缩，黏膜变薄，上皮细胞内糖原减少，阴道内pH值增高，嗜酸性的乳杆菌不再为优势菌，局部抵抗力降低，其他致病菌过度繁殖或容易入侵引起炎症。

（二）临床表现（★★）

主要症状为外阴灼热不适、瘙痒及阴道分泌物增多。阴道分泌物稀薄，呈淡黄色，感染严重时可呈脓血性白带（2013、2014）。可伴有性交痛。检查见阴道呈萎缩性改变，阴道黏膜充血，散在出血点（2014）。

（三）诊断

根据绝经、卵巢手术史、盆腔放射治疗史或药物性闭经史及临床表现作出诊断，但应排除其他疾病。阴道分泌物显微镜可见大量基底层细胞及白细胞而无滴虫及假丝酵母菌。

（四）处理（★★）

1. 抑制细菌生长 阴道局部应用抗生素如甲硝唑200mg或诺氟沙星100mg，放于阴道深部，每日1次，7~10天为一疗程。

2. 增加阴道抵抗力 针对病因，补充雌激素是萎缩性阴道炎的主要治疗方法（2001、2007、2014）。可用0.5%己烯雌酚软膏，或结合雌激素软膏局部涂抹，每日1~2次，连用14天。口服替勃龙。对同时需要性激素替代治疗的患者，可给予结合雌激素0.625mg和醋酸甲羟孕酮2mg。

六、子宫颈炎症

（一）病因（★★）

宫颈炎的病原体：①性传播疾病病原体，如淋病奈瑟菌及沙眼衣原体；②内源性病原体，与细菌性阴道病、生殖支原体感染有关。

（二）病理（★★）

1. 宫颈肥大 宫颈组织充血、水肿、腺体及间质增生，使宫颈肥大，但表面光滑，宫颈硬度增加。

2. 宫颈息肉 一个或多个，色红质脆易出血。

3. 宫颈腺囊肿 在宫颈糜烂愈合的过程中，新生的鳞状上皮覆盖宫颈腺管口或伸入腺管，将腺管口阻塞。腺管周围的结缔组织增生或瘢痕形成，压迫腺管，使腺体分泌物引流受阻，潴留而形成囊肿。

4. 宫颈黏膜炎 病变局限于宫颈管内的黏膜及黏膜下组织，宫颈管黏膜增生向外口突出，宫颈口充血、红、肿，炎症细胞浸润和结缔组织增生致宫颈肥大。

（三）诊断（★★★）（2023）

出现两个特征性体征，显微镜检查阴道分泌物白细胞增多，即可作出宫颈炎症的初步诊断。诊断需进一步做衣原体及淋病奈瑟菌的检测。

1. 两个特征性体征 ①于宫颈管或宫颈管棉拭子标本上，肉眼见到脓性或黏液脓性分泌物；②用棉拭子擦拭宫颈管时，易诱发宫颈管内出血（2020）。需具备一个或两个同时具备。

2. 宫颈管分泌物或阴道分泌物白细胞检测 ①宫颈管脓性分泌物涂片做革兰染色，中性粒细胞>30/高倍视野；②阴道分泌物湿片检查，白细胞>10/高倍视野。

3. 病原体检测 应做衣原体及淋病奈瑟菌的检测，及有无细菌性阴道病及滴虫阴道炎。

【巧妙记忆】 宫颈炎诊断：两个特征性体征（阴道黏液脓性分泌物增多，棉拭子擦拭宫颈管诱发出血）+阴道分泌物显微镜检（白细胞增多）。

（四）处理（★★★）

主要为抗生素药物治疗。未获得病原体检测结果即可给患者阿奇霉素1g单次顿服；或多西环素100mg，每日2次，连服7天。

1. 单纯急性淋病奈瑟菌性宫颈炎 主张大剂量、单次给药，常用药物有第三代头孢菌素，如头孢曲松钠250mg，单次肌注，或头孢克肟400mg，单次口服；氨基糖苷类的大观霉素4g，单次肌内注射。

2. 沙眼衣原体感染所致宫颈炎 四环素类，如多西环素100mg，每日2次，连服7天；红霉素类，如阿奇霉素1g单次顿服，或红霉素500mg，每日4次，连服7天；喹诺酮类如氧氟沙星300mg，每日2次，连服7天。

3. 合并细菌性阴道病　同时治疗细菌性阴道病。

4. 随访　治疗后症状持续存在者，应随诊。对持续性宫颈炎症，需了解有无再次感染性传播疾病，性伙伴是否已进行治疗，阴道菌群失调是否持续存在。

七、盆腔炎性疾病

盆腔炎性疾病是指女性上生殖道的一组感染性疾病，主要包括子宫内膜炎、输卵管炎、输卵管卵巢脓肿（TOA）、盆腔腹膜炎。

（一）发病诱因（★★）

1. 年龄　高发年龄为15~25岁。

2. 性活动　多发生在性活跃期妇女，尤其是初次性交年龄小、有多个性伴侣、性交过频及性伴侣有性传播疾病者。

3. 下生殖道感染　如淋病奈瑟菌性宫颈炎、衣原体性宫颈炎及细菌性阴道病。

4. 宫腔内手术操作后感染　如刮宫术、输卵管通液术、子宫输卵管造影术、宫腔镜检查等，导致下生殖道内源性菌群的病原体上行感染。

5. 性卫生不良　经期性交、使用不洁月经垫等。

6. 邻近器官炎症直接蔓延　如阑尾炎、腹膜炎等蔓延至盆腔。

7. 盆腔炎性疾病再次急性发作　盆腔炎性疾病所致的盆腔广泛粘连、输卵管损伤、输卵管防御能力下降，容易造成再次感染，导致急性发作。

（二）病理（★★★）

1. 急性子宫内膜炎及子宫肌炎　子宫内膜充血、水肿，有炎性渗出物，严重者内膜坏死、脱落形成溃疡。镜下见大量白细胞浸润。

2. 急性输卵管炎、输卵管积脓、输卵管卵巢脓肿　炎症经子宫内膜向上蔓延首先引起输卵管黏膜炎，输卵管黏膜肿胀、间质水肿及充血、大量中性粒细胞浸润，引起输卵管黏膜粘连，导致输卵管管腔及伞端闭锁，脓液积聚于管腔内则形成输卵管积脓。病原菌通过宫颈的淋巴播散以输卵管间质炎为主，管腔变窄。轻者输卵管轻度充血、肿胀、略增粗；严重者输卵管明显增粗、弯曲，纤维素性脓性渗出物增多。炎症可通过卵巢排卵的破孔侵入卵巢实质形成卵巢脓肿，脓肿壁与输卵管积脓粘连并穿通，形成输卵管卵巢脓肿。

3. 急性盆腔腹膜炎　发炎的腹膜充血、水肿，并有少量含纤维素的渗出液，形成盆腔脏器粘连。大量脓性渗出液积聚于粘连的间隙内可形成散在小脓肿；积聚于直肠子宫陷凹处形成盆腔脓肿。

4. 急性盆腔结缔组织炎　以宫旁结缔组织炎最常见，开始局部增厚，质地较软，边界不清，以后向两侧盆壁呈扇形浸润。

5. 败血症及脓毒血症　发生盆腔炎性疾病后，若身体其他部位发现多处炎症病灶或脓肿，应考虑有脓毒血症存在。

6. 肝周围炎　指肝包膜炎症而无肝实质损害。肝包膜水肿，有脓性或纤维渗出物，早期在肝包膜与前腹壁腹膜之间形成松软粘连，晚期形成琴弦样粘连。

（三）临床表现（★★★）（2015、2018）

常见症状为下腹痛、发热、阴道分泌物增多。妇科检查有宫颈举痛或宫体压痛或附件区压痛。严重病例呈急性病容，体温升高，心率加快，下腹部有压痛、反跳痛及肌紧张，叩诊鼓音明显，肠鸣音减弱或消失。盆腔检查可见阴道脓性臭味分泌物；宫颈充血、水肿，有脓性分泌物从宫颈口流出。穹隆触痛明显，宫颈举痛，宫体有压痛，活动受限；子宫两侧压痛明显，宫旁结缔组织炎可扪及宫旁一侧或两侧片状增厚，或两侧宫骶韧带高度水肿、增粗，压痛明显；若有盆腔脓肿形成且位置较低时，可扪及后穹隆或侧穹隆有肿块且有波动感，三合诊常能协助进一步了解盆腔情况。

（四）诊断（2017、2022、2023）

根据病史、症状、体征及实验室检查可作出初步诊断。盆腔炎性疾病最低诊断标准：符合宫颈举痛或子宫压痛或附件区压痛中的一项，同时有泌尿生殖道症状，应考虑诊断。附加标准为：体温超过38.3℃（口腔）；宫颈或阴道异常黏液脓性分泌物；阴道分泌物0.9%氯化钠溶液涂片见到大量白细胞；红细胞沉降率升高；实验室证实的宫颈淋病奈瑟菌或衣原体阳性。特异标准包括子宫内膜活检组织学证实子宫内膜炎；阴道超声或磁共振检查显示输卵管增粗、输卵管积液，伴或不伴有盆腔积液、输卵管卵巢肿块，及腹腔镜检查发现盆腔炎性疾病征象。

【巧妙记忆】　最低诊断标准：妇科检查有宫颈举痛或宫体压痛或附件区压痛，泌尿生殖道症状。附加标准为：体温升高；黏液脓性分泌物，大量白细胞；红细胞沉降率升高；血清C反应蛋白升高；宫颈淋病奈瑟菌或衣原体阳性。特异标准：活检证实；阴道超声或磁共振检查腹腔镜检查有盆腔炎性疾病征象。

（五）处理（★★★）

1. 门诊治疗　常用：①氧氟沙星或左氧氟沙星同时加服甲硝唑连用14天；②头孢曲松钠或头孢西丁钠单次肌注，同时口服丙磺舒，然后改为多西环素100mg，同时口服甲硝唑，连用14天。

2. 住院治疗

（1）支持疗法：卧床休息，半卧位。给予高热量、高蛋白、高维生素流食或半流食，注意纠正电解质紊乱及酸碱失衡。

（2）抗生素药物治疗主要有：①第二代头孢菌素或相当于第二代头孢菌素的药物及第三代头孢菌素或相当于第三代头孢菌素的药物；②克林霉素与氨基糖苷类药物联合；③喹诺酮类药物与甲硝唑联合方案；④青霉素类与四环素类药物联合方案。

（3）手术治疗：手术指征有①药物治疗无效；②脓肿持续存在；③脓肿破裂。根据情况选择经腹手术或腹腔镜手术，原则以切除病灶为主。年轻妇女以保守性手术为主；年龄大、双侧附件受累或附件脓肿屡次发作者，行全子宫及双附件切除术；极度衰弱危重患者的手术范围须按具体情况决定。若盆腔脓肿位置低、突向阴道后穹隆时，可经阴道切开排脓，同时注入抗生素。

3. 中药治疗　主要为活血化瘀、清热解毒药物，如银翘解毒汤、安宫牛黄丸或紫血丹等。

【经典习题】

1. 细菌性阴道病的首选治疗药物是
   A. 制霉菌素
   B. 甲硝唑
   C. 头孢菌素
   D. 青霉素
   E. 阿奇霉素

   答案： B
   考点： 细菌性阴道病的治疗
   解析： 甲硝唑是细菌性阴道病的首选治疗药物。故选 B。

2. 女，55 岁。糖尿病史 7 年，外阴痒、灼痛 1 月余，白带无异味。妇科检查：阴道黏膜充血，白带多，呈凝乳块状。本例最可能的诊断是
   A. 细菌性阴道病
   B. 老年性阴道炎
   C. 外阴硬化性苔藓
   D. 非特异性外阴炎
   E. 念珠菌阴道炎

   答案： E
   考点： 外阴及阴道炎症
   解析： 外阴阴道念珠菌病常见诱因为有妊娠、糖尿病、大量应用免疫抑制剂及广谱抗生素者。其临床表现为外阴瘙痒、灼痛，严重时坐卧不宁，尿频、尿痛及性交痛。急性期内白带增多，典型的白带呈白色稠厚豆渣样。根据该患者的症状可以确诊为念珠菌阴道炎。故选 E。

（3~4 题共用备选答案）
A. 甲硝唑
B. 土霉素
C. 2%醋酸冲洗
D. 制霉菌素
E. 5%碳酸氢钠冲洗

3. 外阴瘙痒白带呈泡沫状，阴道黏膜散在出血点，局部用

   答案： A

4. 外阴瘙痒，白带呈豆渣状，阴道黏膜红肿，局部

   答案： D
   考点： 外阴及阴道炎症的治疗
   解析： 外阴瘙痒白带呈泡沫状，阴道黏膜散在出血点考虑为滴虫阴道炎。治愈滴虫阴道炎需全身用药，主要药物为甲硝唑。不能耐受口服药物或不适宜全身用药者，可选择阴道局部用药。故 3 题选 A。念珠菌感染最常见的症状是白带多，外阴及阴道灼热瘙痒，排尿困难，外阴地图样红斑（外阴阴道假丝酵母菌病）。典型的白带呈凝乳状或为片块状，阴道黏膜高度红肿，治疗用咪康唑或制霉菌素，故 4 题选 D。

第十三节　女性生殖器官肿瘤

一、宫颈鳞状上皮内病变

（一）概述

宫颈鳞状上皮内病变（SIL），是与宫颈浸润癌密切相关的一组宫颈病变，常发生于 25~35 岁女性。大部分低级别鳞状上皮内病变（LSIL）可自然消退，但高级别鳞状上皮内病变（HSIL）具有癌变潜能。

（二）发病相关因素

1. HPV 感染　已在接近 90%的 SIL 和 99%的宫颈癌组织中发现有高危型 HPV 感染，其中约多与 HPV16 和 HPV18 型相关。接种 HPV 预防性疫苗可以实现宫颈癌的一级预防。

2. 性行为及分娩次数　多个性伴侣、初次性生活<16 岁、早年分娩、多产与宫颈癌发生有关。与有阴茎癌、前列腺癌或其性伴侣曾患宫颈癌的高危男性性接触的女性，也易患子宫颈癌。

3. 其他　吸烟可增加感染 HPV 效应，屏障避孕法有一定的保护作用。

（三）病理学诊断和分级（表 4-5-13-1）

SIL 既往称为“子宫颈上皮内瘤变（CIN）”，分为 3 级。WHO 女性生殖器肿瘤分类（2014）建议采用与细胞学分类相同的二级分类法（即 LSIL 和 HSIL），LSIL 相当于 CIN1，HSIL 包括 CIN3 和大部分 CIN2。CIN2 可用 p16 免疫组化染色进行分流，p16 染色阴性者按 LSIL 处理，阳性者按 HSIL 处理。

表 4-5-13-1 SIL 的病理学诊断和分级

分级	表现
LSIL	鳞状上皮基底及副基底样细胞增生，细胞核极性轻度紊乱，有轻度异型性，核分裂象少，局限于上皮下 1/3 层，p16 染色阴性或在上皮内散在点状阳性
HSIL	细胞核极性紊乱，核浆比例增加，核分裂象增多，异型细胞扩展到上皮下 2/3 层甚至全层，p16 在上皮>2/3 层面内呈弥漫连续阳性

（四）临床表现

无特殊症状。偶有阴道排液增多，伴或不伴臭味，也可在性生活或妇科检查后发生接触性出血。检查宫颈可光滑，或仅见局部红斑、白色上皮，或宫颈糜烂样表现，未见明显病灶。

（五）诊断

1. 宫颈细胞学检查　是 SIL 及早期宫颈癌筛查的基本方法。

2. HPV 检测　敏感性较高，特异性较低。

3. 阴道镜检查　筛查发现有异常，如细胞学为意义未明的不典型鳞状细胞（ASCUS）伴 HPV 检测阳性、或细胞学 LSIL 及以上、或 HPV 检测 16/18 型阳性者，建议行阴道镜检查。

4. 宫颈活组织检查　是确诊宫颈鳞状上皮内病变的可靠方法。

（六）治疗

1. LSIL　部分会自然消退，细胞学检查为 LSIL 及以下者可仅观察随访。细胞学为 HSIL，阴道镜检查充分者可采用冷冻和激光等消融治疗；若阴道镜检查不充分、或不能排除 HSIL、或 ECC 阳性者采用子宫颈锥切术。

2. HSIL　可发展为浸润癌，需要治疗。阴道镜检查充分者可用宫颈锥切术或消融治疗；阴道镜检查不充分者宜采用宫颈锥切术。经宫颈锥切术确诊、年龄较大、无生育要求、合并有其他妇科良性疾病手术指征的 HSIL 也可行筋膜外全子宫切除术。

二、子宫颈癌

（一）发病相关因素

同“子宫颈鳞状上皮内病变”。

（二）组织发生和发展

SIL 形成后继续发展，突破上皮下基底膜，浸润间质，形成子宫颈浸润癌。

（三）主要病理

1. 鳞状细胞癌　占宫颈癌的 75%～80%（2004、2003）。微小浸润癌肉眼无明显异常，随着疾病发展，可形成外生型、内生型、溃疡型和颈管型 4 种类型。浸润癌根据细胞分化程度分为 3 级：Ⅰ级，即角化性大细胞型，分化较好；Ⅱ级，即非角化性大细胞型，中度分化；Ⅲ级，即小细胞型，多为未分化的小细胞，无角化现象。

2. 腺癌　来自宫颈管内，浸润管壁；或自宫颈管内向宫颈外口突出生长；病灶向宫颈管内生长时，宫颈外观可正常，宫颈管膨大，形如桶状。镜检包括普通型子宫腺癌、黏液性腺癌。

3. 腺鳞癌　癌组织中含有腺癌和鳞癌两种成分。

（四）转移途径（★★★）

1. 直接蔓延　最常见。常向下累及阴道壁；向两侧扩散可累及主韧带及宫颈旁、阴道旁组织直至骨盆壁；癌压迫或侵及输尿管时，可引起输尿管梗阻及肾积水。晚期向前、后蔓延侵及膀胱或直肠，形成膀胱阴道瘘或直肠阴道瘘。

2. 淋巴转移　淋巴转移一级组包括宫旁、宫颈旁、闭孔、髂内、髂外、髂总、骶前淋巴结（2019）；二级组包括腹股沟深浅淋巴结、腹主动脉旁淋巴结。

3. 血行转移　极少见，晚期可转移至肺、肝或骨骼等。

（五）临床分期（2018、2022、2023）（★★★）

国际妇产科联盟（FIGO）在 2018 年，将宫颈癌临床分期进行更新，见表 4-5-13-2。

表 4-5-13-2 宫颈癌的临床分期（FIGO，2018 年）

期　别	肿瘤范围
Ⅰ期	肿瘤局限于宫颈（扩展至子宫体可以应被忽略）
ⅠA	镜下浸润癌，间质浸润深度<5mm[a]
ⅠA1	间质浸润深度<3mm
ⅠA2	间质浸润深度≥3mm，<5mm
ⅠB	肿瘤局限于宫颈，镜下最大浸润深度≥5mm[b]
ⅠB1	癌灶浸润深度≥5mm，最大径线<2cm

续　表

期　别	肿瘤范围
ⅠB2	癌灶最大径线≥2cm，<4cm
ⅠB3	癌灶最大径线≥4cm
Ⅱ期	肿瘤超越子宫，但未达阴道下1/3或未达骨盆壁
ⅡA	侵犯上2/3阴道，无宫旁浸润
ⅡA1	癌灶最大径线<4cm
ⅡA2	癌灶最大径线≥4cm
ⅡB	有宫旁浸润，未达骨盆壁
Ⅲ期	肿瘤累及阴道1/3和/或引起肾盂积水或肾无功能和/或累及骨盆和/或主动脉旁淋巴结[c]
ⅢA	肿瘤累及阴道下1/3，没有扩展到骨盆壁
ⅢB	肿瘤扩展到骨盆壁和/或引起肾盂积水或肾无功能（除非已知由其他原因引起）
ⅢC	不论肿瘤大小和扩散程度，累及盆腔和/或主动脉旁淋巴结（注明r或p）[c]
ⅢC1	仅累及盆腔淋巴结
ⅢC2	主动脉旁淋巴结转移
Ⅳ期	肿瘤侵犯膀胱黏膜及直肠黏膜（活检证实）和/或超出真骨盆（泡状水肿不分为Ⅳ期）
ⅣA	侵犯盆腔邻近器官
ⅣB	远处转移

注：当有疑问时，应归入较低的分期。

a. 所有分期均可用影像学和病理学资料来补充临床发现，评估肿瘤大小和扩散程度，形成最终分期。

b. 淋巴脉管间隙浸润不改变分期。浸润宽度不再作为分期标准。

c. 对用于诊断ⅢC期的证据，需注明所采用的方法是r（影像学）还是p（病理学）。例如，若影像学显示盆腔淋巴结转移，分期为ⅢC1r；若经病理证实，分期为ⅢC1p。所采用的影像学类型或病理技术需始终注明。

（六）临床表现（★★★）

早期常无明显症状和体征。随病变发展，可出现以下表现。

1. 症状

（1）阴道流血：早期多为接触性阴道流血（2003、2004、2007、2012、2015）；晚期为不规则阴道流血。

（2）阴道排液：阴道有白色或血性、稀薄如水样或米泔状、有腥臭排液。晚期可有大量米汤样或脓性恶臭白带。

（3）晚期症状：尿频、尿急、便秘、下肢肿痛等；癌肿压迫或累及输尿管时，可引起输尿管梗阻、肾盂积水及尿毒症；可有贫血、恶病质等全身衰竭症状。

2. 体征　原位癌及微小浸润癌可无明显病灶，宫颈光滑或仅为柱状上皮异位。随病情发展可出现不同体征。外生型宫颈可见息肉状、菜花状赘生物，常伴感染，质脆易出血；内生型表现为宫颈肥大、质硬、宫颈管膨大；晚期癌组织坏死脱落，形成溃疡或空洞伴恶臭。阴道壁受累时，可见赘生物生长或阴道壁变硬；宫旁组织受累时，双合诊、三合诊检查可扪及宫颈旁组织增厚、结节状、质硬或形成冰冻盆腔状。

（七）诊断与鉴别诊断（★★★）

1. 诊断　根据病史、症状和检查并进行宫颈活组织检查可以确诊。确诊后根据具体情况选择胸部X线片、静脉肾盂造影、膀胱镜检查、直肠镜检查、B超检查及CT、MRI、PET等影像学检查。

（1）宫颈细胞学检查：是宫颈癌筛查的主要方法，应在宫颈转化区取材。

（2）HPV检测：目前国内外已将高危HPV检测作为宫颈癌的一种筛查手段，也用于意义未明的不典型鳞状细胞的分流。

（3）阴道镜检查：宫颈刮片细胞学检查巴氏Ⅲ级及Ⅲ级以上、TBS分类为鳞状上皮内瘤变，均应在阴道镜观察下选择可疑癌变区行宫颈活组织检查。

（4）宫颈活组织检查：为确诊宫颈癌及宫颈癌前病变的最可靠依据（2006、2013、2022）。

（5）宫颈锥切术（2020）：适用于宫颈刮片检查多次阳性而宫颈活检阴性者；或宫颈活检为原位癌需确诊者。

2. 鉴别诊断　主要依据宫颈活组织病理检查，与有临床类似症状或体征的各种宫颈病变鉴别。包括①宫颈良性病变：宫颈柱状上皮异位、宫颈息肉、宫颈子宫内膜异位症和宫颈结核性溃疡等；②宫颈良性肿瘤：宫颈黏膜下肌瘤、宫颈管肌瘤、宫颈乳头瘤等；③宫颈恶性肿瘤：原发性恶性黑色素瘤、肉瘤及淋巴瘤、转移性癌等。

【巧妙记忆】 宫颈癌诊断：早期接触性阴道流血，晚期不规则阴道流血；阴道白色或血性、稀薄如水样或米泔状排液；晚期有泌尿系症状和癌肿压迫症状；宫颈刮片细胞学筛查；宫颈和宫颈管活组织检查确诊。

（八）治疗与预防（★★★）

1. 手术治疗　主要用于早期宫颈癌（ⅠA~ⅡA期）患者。宫颈浸润癌的分期治疗（2003、2007、2016、2018、2022），见表4-5-13-3。

表 4-5-13-3　宫颈浸润癌的分期治疗

情　况	治疗措施
ⅠA1期	无淋巴脉管间隙浸润者行筋膜外全子宫切除术，有淋巴脉管间隙浸润者按ⅠA2期处理
ⅠA2期	行改良广泛性子宫切除术及盆腔淋巴结切除术
ⅠB1和ⅡA1	行广泛性子宫切除术及盆腔淋巴结切除术或考虑前哨淋巴结绘图活检，必要时行腹主动脉旁淋巴取样
部分ⅠB2和ⅡA2	行广泛性子宫切除术及盆腔淋巴结切除术和选择性腹主动脉旁淋巴结取样；或同期放、化疗后行全子宫切除术；也有采用新辅助化疗后行广泛性子宫切除术及盆腔淋巴结切除术和选择性腹主动脉旁淋巴结取样
保留生育	ⅠA1期无淋巴脉管间隙浸润：可行宫颈锥形切除术（至少3mm阴性切缘）ⅠA1期有淋巴脉管间隙浸润和ⅠA2期：可行宫颈锥形切除术加盆腔淋巴结切除术或考虑前哨淋巴结绘图活检，或ⅠB1期处理相同；一般推荐肿瘤直径<2cm的ⅠB1期行广泛性宫颈切除术及盆腔淋巴结切除术或考虑前哨淋巴结绘图活检

2. 放射治疗　适用于：①部分ⅠB2期、ⅡA2期和ⅡB~ⅣA期患者；②全身情况不适宜手术的早期患者；③宫颈大块病灶的术前放疗；④手术治疗后病理检查发现有高、中危因素的辅助治疗。放射治疗包括腔内照射及体外照射。

3. 化疗　主要用于晚期或复发转移的患者，常采用以铂类为基础的联合化疗方案。

4. 预防

（1）普及防癌知识，开展性卫生教育，提倡晚婚少育。

（2）重视高危因素及高危人群，有异常症状者及时就医。

（3）积极治疗性传播疾病，早期发现及诊治CIN，阻断宫颈浸润癌发生。

（4）健全及发挥妇女防癌保健网的作用，开展宫颈癌筛查，做到早发现、早诊断、早治疗。

（5）启动中国宫颈癌防治工程。

（九）预后及随访（★★）

1. 预后　与临床期别、病理类型等密切相关。有淋巴结转移者预后差。宫颈腺癌早期易有淋巴转移，预后差。

2. 随访　治疗后2年内应每3个月复查1次；3~5年内每6个月复查1次；第6年开始每年复查1次。随访内容包括盆腔检查、阴道刮片细胞学检查、胸部X线摄片及血常规检查等。

（十）预防（★★）

普及防癌知识，开展性卫生教育，提倡晚婚少育；重视高危因素及高危人群；积极治疗性传播疾病，早期发现及诊治CIN；开展宫颈癌筛查，做到早发现、早诊断、早治疗；2007年7月正式启动中国宫颈癌防治工程。

三、子宫肌瘤

（一）分类（★★）

1. 按肌瘤生长部位　分为宫体肌瘤和宫颈肌瘤。

2. 按肌瘤与子宫肌壁的关系　分为肌壁间肌瘤（占60%~70%）（2004、2016）、浆膜下肌瘤和黏膜下肌瘤。各种类型的肌瘤可发生在同一子宫，称为多发性子宫肌瘤。

（二）病理（★★）

巨检为实质性球形包块，表面光滑，质地较子宫肌层硬，压迫周围肌壁纤维形成假包膜。肌瘤长大或多个相融合时，呈不规则形状。切面呈灰白色，可见旋涡状或编织状结构。镜检主要由梭形平滑肌细胞和不等量纤维结缔组织构成。肌细胞大小均匀，排列成旋涡状或栅状，核为杆状。

（三）变性（★★★）

变性是指肌瘤失去原有的典型结构。

1. 玻璃样变性　又称透明变性，最常见（2005、2023）。肌瘤剖面旋涡状结构消失，由均匀透明样物质取代。镜下见病变区肌细胞消失，为均匀透明无结构区。

2. 囊性变　肌瘤内出现大小不等的囊腔，其间有结缔组织相隔，腔内含清亮无色液体或凝固成胶冻状。镜下见囊腔由玻璃样变性的肌瘤组织构成，内壁无上皮覆盖。

3. 红色样变　多见于妊娠期或产褥期（2002、2003、2004、2017、2019、2022），为肌瘤的一种特殊类型坏死。肌瘤剖面为暗红色，有腥臭味，质软，旋涡状结构消失。镜检见组织高度水肿，假包膜内大静脉及瘤体内小静脉血栓形成，广泛出血伴溶血，肌细胞减少。

4. 肉瘤样变 肌瘤在短期内迅速长大或伴有不规则阴道流血者应考虑有恶变的可能。肌瘤恶变后，组织变软且脆，切面灰黄色，似生鱼肉状，与周围组织界限不清。镜下见平滑肌细胞增生，排列紊乱，旋涡状结构消失，细胞有异型性。

5. 钙化 多见于蒂部细小、血供不足的浆膜下肌瘤以及绝经后妇女的肌瘤，X 线摄片可清楚看到钙化阴影。镜下可见钙化区为层状沉积，呈圆形，有深蓝色微细颗粒。

【巧妙记忆】 子宫肌瘤常见变性：玻璃样变性、囊性变、红色样变、肉瘤样变和钙化。

（四）临床表现（★★★）

1. 症状 与肌瘤位置、大小、生长速度和有无变性有关，与数量关系不大。主要表现为经量增多及经期延长（2008），下腹包块，白带增多，压迫症状。还可有下腹坠胀、腰酸背痛、不孕或流产。肌瘤红色样变时有急性下腹痛，伴呕吐、发热及肿瘤局部压痛；浆膜下肌瘤蒂扭转可有急性腹痛；子宫黏膜下肌瘤由宫腔向外排出时也可引起腹痛。

2. 体征 与肌瘤大小、位置、数量及有无变性都有关（2003）。妇科检查肌壁间肿瘤子宫增大，表面不规则单个或多个结节状突起（2006）。浆膜下肌瘤可扪及单个实质性球状肿块与子宫有蒂相连。黏膜下肌瘤位于宫腔内者子宫均匀增大，脱出于宫颈外口者，窥器检查即可看到宫颈口处有肿物，粉红色，表面光滑，宫颈四周边缘清楚。伴感染时可有坏死、出血及脓性分泌物。

（五）诊断与鉴别诊断（★★）

1. 诊断 根据病史及体征，诊断多无困难。B 超检查、宫腔镜检查、腹腔镜检查、子宫输卵管造影等协助诊断。

2. 鉴别诊断

（1）妊娠子宫：有停经史、早孕反应，子宫随停经月份增大变软，借助尿或血 β-hCG 测定、B 超可确诊。

（2）卵巢肿瘤：注意实质性卵巢肿瘤与带蒂浆膜下肌瘤鉴别，肌瘤囊性变与卵巢囊肿鉴别。

（3）子宫腺肌病：有继发性渐进性痛经史，子宫多呈均匀增大，B 超检查有助于诊断。

（4）其他：卵巢子宫内膜异位囊肿、盆腔炎性包块、子宫畸形等，可根据病史、体征及 B 超检查鉴别。

（六）处理（★★★）

1. 随访观察 无症状肌瘤一般不需治疗，绝经后肌瘤多可萎缩或逐渐消失，每 3~6 个月随访 1 次。

2. 药物治疗 适用于症状轻、近绝经年龄或全身情况不宜手术者。

（1）促性腺激素释放激素类似物（GnRH-a）：常用药物有亮丙瑞林，应用指征如下。①缩小肌瘤以利于妊娠；②术前治疗控制症状、纠正贫血；③术前应用缩小肌瘤；④对近绝经妇女，提前过渡到自然绝经，避免手术。

（2）其他药物：米非司酮。

3. 手术治疗 适应证：①月经过多致继发贫血，药物治疗无效；②严重腹痛、性交痛或慢性腹痛、有蒂肌瘤扭转引起的急性腹痛；③有膀胱、直肠压迫症状；④能确定肌瘤是不孕或反复流产的唯一原因者；⑤肌瘤生长较快，怀疑有恶变。术式有：①肌瘤切除术。适用于希望保留生育功能的患者；②子宫切除术。不要求保留生育功能或疑有恶变者（2008、2023）。

（七）子宫肌瘤合并妊娠（★★）

黏膜下肌瘤可影响受精卵着床，导致早期流产；肌壁间肌瘤过大引起流产。肌瘤可妨碍胎先露下降。胎儿娩出后产后出血。妊娠期及产褥期肌瘤易发生红色样变经保守治疗多数能自行缓解，治疗无效者才需手术治疗（2007）。患者多能自然分娩，若肌瘤阻碍胎儿下降应行剖宫产术。

四、子宫内膜癌

子宫内膜癌是发生于子宫内膜的一组上皮性恶性肿瘤，来源于子宫内膜腺体的腺癌最常见。

（一）病因（★★）（2005、2006、2012）

雌激素依赖型的发生可能是与雌激素有关，临床上常见于无排卵性疾病、分泌雌激素的卵巢肿瘤、长期服用雌激素的绝经后妇女及长期服用他莫昔芬的妇女。患者常伴有肥胖、高血压、糖尿病（2015、2022）、不孕或不育及绝经延迟，部分患者有家族史。非雌激素依赖型发病与雌激素无明确关系，多见于老年体瘦妇女，雌孕激素受体多呈阴性，预后不良。

（二）病理（★★）

1. 巨检 ①弥散型：子宫内膜大部或全部为癌组织侵犯，并突向宫腔，常伴有出血、坏死。②局灶型：多见于宫腔底部或宫角部，癌灶小，呈息肉或菜花状，易浸润肌层。

2. 镜检及病理类型

（1）内膜样腺癌：占 80%~90%（2001、2008、2018）。内膜腺体高度异常增生，上皮复层，并形成筛孔状结构。癌细胞异型明显，核大、不规则、深染，核分裂活跃，分化差者腺体少，腺结构消失，成实性癌块。按腺癌分化程度分为Ⅰ级（高分化，G_1）、Ⅱ级（中分化，G_2）、Ⅲ级（低分化，G_3）。

（2）腺癌伴鳞状上皮分化：腺癌组织中含鳞状上皮成分，伴化生鳞状上皮成分者称为棘腺癌（腺角化癌），伴鳞癌者称为鳞腺癌，介于两者之间称为腺癌伴鳞状上皮不典型增生。

（3）浆液性腺癌：癌细胞异型性明显，多为不规则复层排列，呈乳头状或簇状生长。

（4）透明细胞癌：多呈实性片状、腺管样或乳头状排列，癌细胞胞质丰富、透亮，核呈异型性，或由靴钉状细胞组成。恶性程度高，易早期转移。

（三）转移途径（★★）

其主要转移途径为淋巴转移，晚期可有血行转移。淋巴转移为主要转移途径（2017、2018）。

（四）分期（★★★）

腹水细胞学阳性应单独报告，但不改变分期。子宫内膜癌的分期（表4-5-13-4）采用国际妇产科联盟（FIGO）2009年修订的手术病理分期（2002、2005、2006、2012、2018）。

表4-5-13-4　手术病理分期（FIGO，2009）

期别	肿瘤范围
Ⅰ期	肿瘤局限于子宫体
ⅠA	肿瘤浸润深度<1/2肌层
ⅠB	肿瘤浸润深度≥1/2肌层
Ⅱ期	肿瘤侵犯宫颈间质，但无宫体外蔓延
Ⅲ期	肿瘤局部和/或区域扩散
ⅢA	肿瘤累及浆膜层和/或附件
ⅢB	阴道和/或宫旁受累
ⅢC	盆腔淋巴结和/或腹主动脉旁淋巴结转移
ⅢC1	盆腔淋巴结阳性
ⅢC2	腹主动脉旁淋巴结阳性伴（或不伴）盆腔淋巴结阳性
Ⅳ期	肿瘤侵及膀胱和/或直肠黏膜，和/或远处转移
ⅣA	肿瘤侵及膀胱和/或直肠黏膜
ⅣB	远处转移，包括腹腔内和/或腹股沟淋巴结转移

（五）临床表现（★★★）

1. 症状

（1）阴道流血：主要表现为绝经后阴道少量流血（2001、2002、2005、2006、2008、2019）。

（2）阴道排液：多为血性液体或浆液性分泌物，合并感染则有脓血性排液，恶臭。

（3）下腹疼痛及其他：癌肿累及宫颈内口，出现下腹胀痛及痉挛样疼痛。晚期浸润周围组织或压迫神经可引起下腹及腰骶部疼痛。还有贫血、消瘦及恶病质等相应症状。

2. 体征　早期无异常发现。晚期子宫明显增大，合并宫腔积脓时可有明显触痛。癌灶浸润周围组织时，子宫固定或在宫旁扪及不规则结节状物（2001、2002、2005、2006、2008）。

（六）诊断与鉴别诊断（★★★）

1. 诊断　除根据临床表现及体征外，确诊依据是病理组织学检查。

（1）病史及临床表现：有下述情况者应密切随诊。①有子宫内膜癌发病高危因素者，如肥胖、不育、绝经延迟等；②有长期应用雌激素、他莫昔芬或雌激素增高疾病史者；③有乳腺癌、子宫内膜癌家族史者。

（2）B超检查：了解子宫大小、宫腔形状、宫腔内有无赘生物、子宫内膜厚度、肌层有无浸润及深度。

（3）分段诊刮：是常用而有价值的诊断方法（2001~2008、2011、2017、2019、2022）。能鉴别子宫内膜癌和宫颈管腺癌，也可明确子宫内膜癌是否累及宫颈管。

（4）宫腔镜检查：直接观察宫腔及宫颈管内有无癌灶存在，癌灶大小及部位，直视下取材活检。

（5）其他：包括宫颈管搔刮及子宫内膜活检，宫颈刮片、阴道后穹隆涂片及宫颈管吸片取材做细胞学检查，MRI、CT等检查及血清CA125测定。

【巧妙记忆】　子宫内膜癌诊断：绝经后阴道流血；阴道血性分泌物；下腹痛；子宫增大，癌肿浸润周围组织时子宫固定；分段诊刮确诊。

2. 鉴别诊断（★★★）

（1）绝经过渡期阴道流血：以月经紊乱（经量增多、经期延长及不规则阴道流血）为主要表现。做分段诊刮活组织检查确诊。

（2）萎缩性阴道炎：主要表现为血性白带。检查时可见阴道黏膜变薄、充血或有出血点、分泌物增多等表现。治疗后可好转。

（3）子宫黏膜下肌瘤或内膜息肉：有月经过多或经期延长症状，可行B超检查、宫腔镜检查及分段诊刮确定诊断。

（4）宫颈管癌、子宫肉瘤及输卵管癌：宫颈管癌可有宫颈管变粗、硬或呈桶状。子宫肉瘤可有子宫明显增大、质软。输卵管癌以间歇性阴道排液、阴道流血、下腹隐痛为主要症状。分段诊刮及B超可协助鉴别。

（七）治疗（2018）（★★★）

1. 手术治疗　目的一是进行手术-病理分期，确定病变范围及与预后相关因素；二是切除癌变的子宫及其他可能存在的转移病灶，是内膜癌的主要治疗方法（2005~2008、2015）。Ⅰ期患者应行筋膜外全子宫切除及双侧附件切除术。有下述情况之一者，行盆腔及腹主动脉旁淋巴结切除或取样：①可疑的腹主动脉旁及髂总淋巴结及增大的盆腔淋巴结；②特殊病理类型，如乳头状浆液性腺癌、透明细胞癌、鳞状细胞癌、癌肉瘤、未分化癌等；③子宫内膜样腺癌 G_3；④肌层浸润深度≥1/2；⑤癌灶累及宫腔面积超过50%。Ⅱ期应行改良根治性子宫切除及双侧附件切除术，同时行盆腔及腹主动脉旁淋巴结切除术。Ⅲ期和Ⅳ期的手术范围与卵巢癌相同，进行肿瘤细胞减灭手术。

2. 放疗 分腔内照射及体外照射两种。

（1）单纯放疗：仅用于有手术禁忌证或无法手术切除的晚期患者。

（2）术后放疗：是内膜癌最主要的术后辅助治疗。对已有深肌层浸润、淋巴结转移、盆腔及阴道残留病灶的患者，术后均需加用放疗（2018）。

3. 化疗 为晚期或复发子宫内膜癌综合治疗措施之一，也可用于术后有复发高危因素患者的治疗。常用化疗药物有顺铂、多柔比星（阿霉素）、紫杉醇、环磷酰胺、氟尿嘧啶、丝裂霉素、依托泊苷等。可单独应用或联合应用，也可与孕激素合并应用。

4. 孕激素治疗（2007） 用于晚期或复发癌，或子宫内膜不典型增生和极早期要求保留生育功能的患者。常用药物为醋酸甲羟孕酮和己酸孕酮。

五、卵巢肿瘤

卵巢是全身各脏器原发肿瘤类型最多的部位。

（一）组织学分类及分级（★★）

1. 组织学分类

（1）上皮性肿瘤：多见于中老年妇女。具有分化为各种米勒管上皮的潜能，可形成浆液性、黏液性及透明细胞肿瘤等。根据组织学特性，分为良性、交界性和恶性。

（2）生殖细胞肿瘤：好发于儿童及青少年（2013）。来源于胚胎性腺的原始生殖细胞，其有发生多种组织的潜能。未分化者为无性细胞瘤，胚胎多能者为胚胎癌，向胚胎结构分化形成畸胎瘤，向胚外结构分化则形成内胚窦瘤、非妊娠性绒癌。

（3）性索间质肿瘤：来源于原始性腺的性索组织或间叶组织。常见颗粒细胞瘤（2003）、卵泡膜细胞瘤等。因有内分泌功能，又称功能性卵巢肿瘤。

（4）转移性肿瘤：原发部位多为胃肠道（2018）、乳腺及其他生殖器官。

【巧妙记忆】 卵巢肿瘤分类：上皮性肿瘤——卵巢生发上皮，生殖细胞肿瘤——胚胎性腺的原始生殖细胞，性索间质肿瘤——原始性腺的性索或间叶组织，转移性肿瘤——胃肠道、乳腺和其他生殖器。

2. 分级 Ⅰ级为高分化；Ⅱ级为中分化；Ⅲ级为低分化。

（二）卵巢恶性肿瘤转移途径（★★）

直接蔓延及腹腔种植是卵巢恶性肿瘤主要的转移途径，淋巴转移也是重要的转移途径，血行转移少见。

（三）卵巢恶性肿瘤临床分期（★★★）

见表4-5-13-5。

表 4-5-13-5 卵巢恶性肿瘤临床分期

分 期	肿瘤范围
Ⅰ期	肿瘤局限于卵巢或输卵管
ⅠA	肿瘤局限于一侧卵巢（包膜完整）或输卵管，卵巢和输卵管表面无肿瘤；腹水或腹腔冲洗液未找到癌细胞
ⅠB	肿瘤局限于双侧卵巢（包膜完整）或输卵管，卵巢和输卵管表面无肿瘤；腹水或腹腔冲洗液未找到癌细胞
ⅠC	肿瘤局限于一侧或双侧卵巢或输卵管，并伴有以下中的一项：
ⅠC1	手术导致肿瘤破裂
ⅠC2	手术前肿瘤包膜已破裂或卵巢、输卵管表面有肿瘤
ⅠC3	腹水或腹腔冲洗液发现癌细胞
Ⅱ期	肿瘤累及一侧或双侧卵巢或输卵管，并有盆腔内扩散（在骨盆入口平面以下）或原发性腹膜癌
ⅡA	肿瘤蔓延或种植到子宫和/或输卵管和/或卵巢
ⅡB	肿瘤蔓延至其他盆腔内组织
Ⅲ期	肿瘤累及一侧或双侧卵巢、输卵管或原发性腹膜癌，伴有细胞学或组织学证实的盆腔外腹膜转移或证实存在腹膜后淋巴结转移
ⅢA1	仅有腹膜后淋巴结阳性（细胞学或组织学证实）
ⅢA1（i）	淋巴结转移最大直径≤10mm
ⅢA1（ii）	淋巴结转移最大直径>10mm
ⅢA2	显微镜下盆腔外腹膜受累，伴或不伴腹膜后阳性淋巴结
ⅢB	肉眼盆腔外腹膜转移，病灶最大直径≤2cm，伴或不伴腹膜后阳性淋巴结
ⅢC	肉眼盆腔外腹膜转移，病灶最大直径>2cm，伴或不伴腹膜后阳性淋巴结（包括肿瘤蔓延至肝包膜和脾，但未转移到脏器实质）
Ⅳ期	超出腹腔外的远处转移
ⅣA	胸腔积液中发现癌细胞
ⅣB	腹腔外器官实质转移（包括肝实质转移及腹股沟淋巴结和腹腔外淋巴结转移）

（四）临床表现（★★★）

1. 卵巢良性肿瘤　肿瘤小，多无症状。肿瘤增大时，感腹胀或腹部扪及肿块。检查见腹部膨隆，包块活动度良，叩诊实音，无移动性浊音。双合诊和三合诊检查可在子宫一侧或双侧触及网形或类圆形肿块，多为囊性，表面光滑，活动，与子宫无粘连。肿瘤继续长大占满盆、腹腔时可出现尿频、便秘、气急、心悸等压迫症状。

2. 卵巢恶性肿瘤　早期常无症状。晚期主要症状为腹胀、腹部肿块及胃肠道症状（2015）。肿瘤向周围组织浸润或压迫，可引起腹痛、腰痛或下肢疼痛；压迫盆腔静脉可出现下肢水肿；功能性肿瘤可出现不规则阴道流血或绝经后阴道流血表现。可有消瘦、贫血等恶病质表现。三合诊检查可在直肠子宫陷凹处触及质硬结节或肿块，肿块多为双侧，实性或囊实性，表面凹凸不平，活动差，与子宫分界不清，常伴有腹腔积液。有时可在腹股沟、腋下或锁骨上触及肿大的淋巴结。

（五）诊断与鉴别诊断（★★）

结合病史和体征，辅以必要的辅助检查确定：①盆腔肿块是否来自卵巢；②卵巢肿块是肿瘤还是瘤变；③卵巢肿瘤性质是良性还是恶性；④肿瘤的可能病理类型；⑤恶性肿瘤的临床分期。辅助检查方法有：

1. 影像学检查

（1）B超检查：可了解肿块的部位、大小、形态，囊性或实性，囊内有无乳头。

（2）腹部X线摄片：卵巢畸胎瘤可显示牙齿、骨质及钙化囊壁。

（3）CT、MRI、PET检查：可显示肿块及肿块与周围的关系，肝、肺有无结节及腹膜后淋巴结有无转移。

2. 肿瘤标志物

（1）血清CA125：卵巢上皮性癌患者血清CA水平升高（2016、2022）；还可用于病情监测。

（2）血清AFP：对卵黄囊瘤有特异性诊断价值（2018、2022）。未成熟畸胎瘤、混合性无性细胞瘤中含卵黄囊成分者AFP也可升高（2017）。

（3）hCG：对原发性卵巢绒毛膜癌有特异性。

（4）性激素颗粒细胞瘤、卵泡膜细胞瘤产生较高水平雌激素（2001、2002、2004、2009）。浆液性、黏液性囊腺瘤或勃勒纳瘤有时也可分泌一定量雌激素。

3. 腹腔镜检查　可直接观察肿块外观和盆腔、腹腔及横膈等部位，在可疑部位进行多点活检，抽取腹腔积液行细胞学检查。

4. 细胞学检查　可抽取腹腔积液或腹腔冲洗液和胸腔积液，行细胞学检查。

（六）并发症（★★★）

1. 蒂扭转（2003、2018、2023）　10%的卵巢肿瘤发生（2014）。为常见的妇科急腹症。好发于瘤蒂较长、中等大、活动度良好、重心偏于一侧的肿瘤，如成熟畸胎瘤。常在体位突然改变或妊娠期、产褥期子宫大小、位置改变时发生蒂扭转。典型症状是体位改变后突然发生一侧下腹剧痛，常伴恶心、呕吐甚至休克。双合诊检查可扪及压痛的肿块，以蒂部最明显。治疗原则是一经确诊，尽快行剖腹手术。

2. 破裂　自发性破裂常因肿瘤发生恶性变，肿瘤快速、浸润性生长穿破囊壁所致。外伤性破裂则在腹部受重击、分娩、性交、妇科检查及穿刺后引起。轻者仅有轻度腹痛；重者常有剧烈腹痛伴恶心呕吐。可有腹腔内出血、腹膜炎及休克。体征有腹部压痛、腹肌紧张，可有腹腔积液征，盆腔原存在的肿块消失或缩小。考虑肿瘤破裂时应立即手术。

3. 感染　多继发于肿瘤扭转或破裂。患者可有发热、腹痛、腹部压痛及反跳痛、腹肌紧张、腹部肿块及白细胞增多等。治疗原则是抗感染治疗后，手术切除肿瘤。

4. 恶变　肿瘤迅速生长尤其双侧性，应考虑有恶变可能。诊断后应尽早手术。

【巧妙记忆】　卵巢肿瘤并发症：蒂扭转最常见，肿瘤破裂很危险，扭转破裂后继发感染；迅速生长要恶变。

（七）治疗（★★★）

1. 良性卵巢肿瘤　年轻患者行患侧附件切除或肿瘤剥除术。绝经期前后患者宜行全子宫及双侧附件切除。

2. 交界性肿瘤　手术是最主要的治疗，建议全面分期手术。年轻患者可行保留生育功能的手术治疗；除期别晚、广泛种植或有浸润性种植者需化疗外，一般不主张化疗。

3. 恶性卵巢肿瘤　以手术治疗为主，辅以化学治疗、放射治疗等。

（1）手术治疗

1）卵巢上皮性癌早期（FIGO Ⅰ～Ⅱ期）应行全面分期手术，包括留取腹水或腹腔冲洗液进行细胞学检查；全子宫和双附件切除；大网膜切除；盆腔及腹主动脉旁淋巴结切除。黏液性肿瘤应行阑尾切除术。对于年轻、有生育要求的患者，在全面分期的基础上，若肿瘤限于单侧、低危，可保留子宫及对侧附件。肿瘤细胞减灭术适用于晚期卵巢癌。

2）恶性卵巢生殖细胞肿瘤，对渴望保留生育功能的年轻患者，只要子宫及对侧附件未受累，无论期别早晚，均应行保留生育功能的手术，即仅切除患侧附件，同时行全面分期手术。

3）恶性卵巢性索间质肿瘤Ⅰ期、有生育要求的年轻患者，可考虑行患侧附件切除术；无生育要求者应行全子宫及双附件切除术。晚期行肿瘤细胞减灭术。

（2）化学治疗：为主要辅助疗法。以大剂量间歇用药、联合化疗为佳，按组织学分类制定化疗方案。卵巢上皮性癌对化疗较敏感。

1）全身化疗：以静脉用药为主，多用顺铂（DDP）与阿霉素（ADM）、六甲密胺（HMM）、环磷酰胺（CTX）、5-氟尿嘧啶（5-FU）等联合化疗。卵巢生殖细胞肿瘤，常用 VAC 方案。

2）腹腔化疗：多用顺铂 60～80mg 加生理盐水 1000ml，同时行静脉水化，使 24 小时尿量达 2000ml 以上。

3）其他：动脉注药化疗和化疗栓塞法。

（3）放射治疗：以无性细胞瘤对放疗最敏感（2001、2007、2022），颗粒细胞瘤中度敏感，上皮性瘤也有一定敏感度；术后体外照射主要针对盆腹腔残存癌灶。

（八）随访与监测（★★）

术后 2 年内每 3 个月 1 次；3～5 年视病情每 4～6 个月 1 次；5 年后每年随访 1 次。随访内容包括症状、体征、全身及盆腔检查、B 超检查。必要时做 CT 或 MRI、PET 检查。测定血清 CA125、AFP、hCG 等肿瘤标志物。

【经典习题】

1. 卵巢肿瘤最常见的并发症是
   A. 恶变
   B. 破裂
   C. 瘤体内出血
   D. 感染
   E. 蒂扭转

答案： E

考点： 卵巢肿瘤的并发症

解析： 卵巢肿瘤的并发症有恶变、破裂、瘤体内出血、感染、蒂扭转。但蒂扭转是卵巢肿瘤最常见的并发症。故选 E。

2. 女，64 岁。绝经 14 年，阴道少量流血 3 次。查体：腹膨隆，如足月妊娠，腹水征（-）。B 超示巨大肿物 40cm×50cm×30cm，囊性，多房性。体重、食欲、二便均无变化。本例最可能为卵巢的
   A. 浆液性囊腺瘤
   B. 黏液性囊腺瘤
   C. 皮样囊肿
   D. 卵泡膜细胞瘤
   E. 透明细胞癌

答案： B

考点： 卵巢肿瘤

解析： 黏液性囊腺瘤占卵巢良性肿瘤的 20%。多为单侧，体积较大或巨大。多房，充满胶冻样黏液，少有乳头生长，偶可自行穿破。根据患者 B 超所示，与黏液性囊腺瘤的表现符合。故选 B。

（3～5 题共用题干）

女，54 岁。绝经 3 年，阴道少量不规则流血 1 个月，5 年前体检发现子宫肌瘤。患高血压、糖尿病 5～6 年。妇科检查：子宫不规则如孕 10 周大，软硬不均，轻压痛。宫颈柱状上皮外移<1/3。B 型超声显示子宫壁间 5cm×6cm×6cm 低回声，内膜不均质增厚 1.1cm。

3. 最可能的诊断是
   A. 黏膜下肌瘤
   B. 子宫内膜癌
   C. 宫颈癌
   D. 子宫肉瘤
   E. 子宫内膜息肉

答案： B

考点： 子宫内膜癌的诊断

解析： 绝经后不规则阴道流血的妇女，有高血压、糖尿病高危因素，子宫不规则增大如妊娠 10 周大小，软硬不均，B 型超声显示子宫壁间 5cm×6cm×6cm 低回声，内膜不均质增厚 1.1cm，首先应考虑子宫内膜癌的可能。宫颈柱状上皮外移<1/3，不能完全除外宫颈癌；有子宫肌瘤病史，查体子宫增大，软硬不均，轻压痛，不除外子宫肌瘤恶变可能；B 型超声显示子宫内膜厚 1.1cm，回声不均质，故不完全除外黏膜下肌瘤或子宫内膜息肉。故选 B。

4. 为明确诊断，首选的方法是
   A. 宫颈涂片检查
   B. 宫颈活组织检查
   C. 阴道镜检查
   D. 分段诊断性刮宫
   E. 腹腔镜检查

答案： D

考点： 子宫内膜癌的辅助检查

解析： 为确诊子宫内膜癌，首先分段诊断性刮宫，行组织病理学检查以明确诊断。故选 D。

5. 首选的最佳治疗方法是
   A. 手术治疗
   B. 化学治疗
   C. 放射治疗
   D. 抗感染治疗
   E. 中医药治疗

答案： A

考点： 子宫内膜癌的治疗

解析： 诊刮病理如果是子宫内膜癌，应该首选手术治疗，不应首选放疗或化疗。故选 A。

第十四节 妊娠滋养细胞疾病

一、葡萄胎

妊娠后胎盘绒毛滋养细胞增生、间质水肿，形成大小不一的水疱，水疱间借蒂相连成串形如葡萄，称为葡萄胎，分为完全性葡萄胎和部分性葡萄胎两类。

（一）发病相关因素

1. 完全性葡萄胎（2008） 与地域差异、营养状况与社会经济因素、年龄、遗传等因素有关。

2. 部分性葡萄胎 与口服避孕药和不规则月经、遗传因素等有关。90%以上为三倍体，最常见的核型是69，XXY。

（二）病理（★★★）

1. 完全性葡萄胎 大体检查水疱状物形如葡萄，其间有纤细的纤维素相连。水疱状物占满整个宫腔，不能发现胎儿及其附属物或胎儿痕迹。镜下见绒毛体积增大，轮廓规则，滋养细胞增生，间质水肿和间质内胎源性血管消失（2008）。

2. 部分性葡萄胎 仅部分绒毛变为水疱，常合并胚胎或胎儿，胎儿多已死亡。镜下见绒毛大小不等，常呈扇形，轮廓不规则，有明显的滋养层基质内陷，部分间质水肿，滋养细胞增生程度较轻，间质内可见胎源性血管及其中的有核红细胞。

（三）临床表现（★★★）

1. 完全性葡萄胎

（1）停经后阴道流血为最常见的症状。常在停经8~12周出现。葡萄胎组织从蜕膜剥离可造成大出血、休克，甚至死亡。反复阴道流血可致贫血。

（2）子宫异常增大、变软，多数子宫大于停经月份，质软，伴有血清hCG水平异常升高。

（3）妊娠呕吐出现时间较正常妊娠早，症状严重且持续时间长，未及时纠正可致水电解质紊乱。

（4）子痫前期征象可在妊娠早期出现高血压、蛋白尿和水肿。

（5）卵巢黄素化囊肿常为双侧性，大小不等。囊肿表面光滑，活动度好，切面为多房，囊肿壁薄，囊液清亮或琥珀色。光镜下见囊壁为内衬2~3层黄素化卵泡膜细胞。一般无症状。

（6）腹痛为阵发性下腹痛，发生卵巢黄素化囊肿扭转或破裂可出现急性腹痛。

（7）甲状腺功能亢进征象心动过速、皮肤潮湿和震颤。

2. 部分性葡萄胎 阴道流血。子宫大小与停经月份多数相符或小于停经月份，妊娠呕吐较轻，多无子痫前期症状，常无腹痛，一般也不伴卵巢黄素化囊肿。需刮宫后经组织学甚至遗传学检查方能确诊。

【巧妙记忆】 完全性葡萄胎——停经后阴道流血，子宫大于停经月份，妊娠呕吐早且重，有子痫前期症状，卵巢黄素化囊肿；部分性葡萄胎——阴道流血，子宫大小与停经月份相符或较小，妊娠呕吐轻，无子痫前期症状，无卵巢黄素化囊肿。

（四）诊断与鉴别诊断（★★★）

1. 诊断（2004、2005、2015、2017、2018） 凡有停经后不规则阴道流血，妊娠呕吐严重且出现时间较早，妇科检查子宫大于停经月份、变软、不能触及胎体、不能听到胎心者，应怀疑葡萄胎。妊娠早期出现子痫前期症状，出现双侧卵巢囊肿及甲状腺功能亢进征象，均支持诊断。若在阴道排出物中见到葡萄样水疱组织，诊断基本成立。下列辅助检查能明确诊断。

（1）超声检查：是诊断葡萄胎的重要辅助检查方法。完全性葡萄胎的典型超声影像学表现为子宫明显大于相应孕周，无妊娠囊或胎心搏动，宫腔内充满不均质密集状或短条状回声，呈“落雪状”或“蜂窝状”（2019、2020）。彩色多普勒超声检查见子宫动脉血流丰富，但子宫肌层内无血流或仅为稀疏“星点状”血流信号。部分性葡萄胎宫腔内可见由水泡状胎块所引起的超声图像改变及胎儿或羊膜腔，胎儿常合并畸形。

（2）绒毛膜促性腺激素测定：葡萄胎时血hCG多在100000U/L以上，且持续不降。

（3）流式细胞仪测定：完全性葡萄胎的染色体核型为二倍体，部分性葡萄胎为三倍体。

（4）其他检查：包括胸部X线摄片、血常规、出凝血时间、血型及肝肾功能等。

2. 鉴别诊断

（1）流产：先兆流产有停经、阴道流血及腹痛等症状，妊娠试验阳性，B超见胎囊及胎心搏动。葡萄胎时多数子宫大于相应孕周，hCG水平持续高值，B超检查显示葡萄胎特点。

（2）双胎妊娠：无阴道流血，B超检查可以确诊。

（3）羊水过多：无阴道流血，hCG水平在正常范围，B超检查可以确诊。

（五）治疗及随访（★★★）

1. 处理

（1）清宫：一经确诊，应及时清宫。应在手术室输液、备血准备下进行（2014）通常选用吸刮术。每次刮宫的刮出物必须送组织学检查。

（2）卵巢黄素化囊肿的处理：一般不需处理。若发生急性扭转，可在B超或腹腔镜下做穿刺吸液，扭转时间较长发生坏死需做患侧附件切除术。

（3）预防性化疗：清宫前或清宫时。仅适用于有高危因素（2017）和随访困难的葡萄胎患者。一般选用甲氨蝶呤、氟尿嘧啶或放线菌素-D等单一药物。部分性葡萄胎一般不做预防性化疗。

（4）子宫切除术：适用于年龄较大、无生育要求者。

2. 随访　包括：①hCG定量测定，葡萄胎清宫后每周1次（2023），直至连续3次阴性，之后每月1次，共6个月，然后再每2个月1次，共6个月，自第1次阴性后共1年。②注意月经是否规则，有无异常阴道流血，有无咳嗽、咯血及其转移灶症状，并做妇科检查，选择一定间隔定期或必要时做B超、胸部X线摄片或CT检查。随访期间应避孕1年。首选避孕套（2002、2007）。

二、妊娠滋养细胞肿瘤

（一）病理（★★★）

1. 侵蚀性葡萄胎　大体检查见子宫肌壁内有大小不等、深浅不一的水泡状组织，宫腔内有原发病灶。侵蚀病灶接近子宫浆膜层时，子宫表面见紫蓝色结节。侵蚀较深时可穿透子宫浆膜层或阔韧带。镜下见侵入肌层的水泡状组织形态与葡萄胎相似，可见绒毛结构及滋养细胞增生和分化不良。

2. 绒毛膜癌　多原发于子宫，常位于子宫肌层内，单个或多个，与周围组织分界清，质地软而脆，海绵样，暗红色，伴出血坏死。镜下特点为细胞滋养细胞和合体滋养细胞不形成绒毛或水泡状结构，成片高度增生，排列紊乱，并广泛侵入子宫肌层（2014）。肿瘤中不含间质和自身血管。

（二）临床表现（2009）（★★★）

1. 无转移妊娠滋养细胞肿瘤

（1）不规则阴道流血：在葡萄胎排空、流产或足月产后，有持续不规则阴道流血，量多少不定。也可表现为一段时间的正常月经后再停经，然后又出现阴道流血。长期阴道流血者可继发贫血。

（2）子宫复旧不全或不均匀增大：多于葡萄胎排空后4~6周子宫未恢复到正常大小，质地偏软。

（3）卵巢黄素化囊肿：在葡萄胎排空、流产或足月产后，两侧或一侧卵巢黄素化囊肿可持续存在。

（4）腹痛：子宫病灶穿破浆膜层可引起急性腹痛及其他腹腔内出血症状。卵巢黄素化囊肿发生扭转或破裂时可出现急性腹痛。

（5）假孕症状：表现为乳房增大，乳头及乳晕着色，外阴、阴道、宫颈着色，生殖道质地变软。

2. 转移性妊娠滋养细胞肿瘤：大多为绒癌，主要经血行播散，最常见的转移部位是肺，其次是阴道、盆腔、肝（10%）和脑等，各转移部位症状的共同特点是局部出血。

（1）肺转移：表现为胸痛、咳嗽、咯血及呼吸困难。肺转移灶较小时也可无任何症状。

（2）阴道转移：常位于阴道前壁，呈紫蓝色结节，破溃时引起不规则阴道流血。

（3）肝转移：表现为上腹部或肝区疼痛。

（4）脑转移：为主要的致死原因。脑转移的形成分为3期，首先为瘤栓期，表现为一过性脑缺血症状；继而发展为脑瘤期，出现头痛、喷射样呕吐、偏瘫、抽搐直至昏迷，最后进入脑疝期，压迫生命中枢，最终死亡。

（5）其他转移：包括脾、肾、膀胱、消化道、骨等，症状视转移部位而异。

（三）诊断与鉴别诊断（★★）

1. 诊断（2001、2002、2007、2015、2018、2023）

（1）临床诊断：根据葡萄胎排空后或流产、足月分娩、异位妊娠后出现不规则阴道流血和/或转移灶及其相应症状和体征，应考虑为妊娠滋养细胞肿瘤（GTN），结合hCG测定等检查，妊娠滋养细胞肿瘤临床诊断可以确立。

1）血β-hCG测定：符合下列标准中的任何一项且排除妊娠物残留或妊娠，即可诊断为妊娠滋养细胞肿瘤：①血β-hCG测定4次呈平台状态（±10%），并持续3周或更长时间，即1、7、14、21日；②血β-hCG测定3次升高（>10%），并至少持续2周或更长时间，即1、7、14日；③血β-hCG水平持续异常达6个月或更长。非葡萄胎后妊娠滋养细胞肿瘤的诊断标准为足月产、流产和异位妊娠后4周以上，血β-hCG仍持续高水平或一度下降后又上升，已排除妊娠物残留或再次妊娠。

2）胸部X线摄片：典型表现为棉球状或团块状阴影，右侧肺及中下部较多见。

3）CT和磁共振成像：CT能肺部较小病灶和脑等部位的转移灶；磁共振成像主要用于脑、肝和盆腔病灶的诊断。

4）超声检查：声像图上，子宫肌层内可见高回声团块，边界清但无包膜；或肌层内有回声不均区域或团块，边界不清且无包膜。

（2）组织学诊断：在子宫肌层内或子宫外转移

灶中，见到绒毛结构或退化的绒毛阴影，诊断为侵蚀性葡萄胎；仅见成片滋养细胞浸润及坏死出血，未见绒毛结构，诊断为绒癌。原发灶和转移灶诊断不一致，只要在任一组织切片中见有绒毛结构，均诊断为侵蚀性葡萄胎。

【巧妙记忆】 妊娠滋养细胞疾病的异同见表4-5-14-1。

表 4-5-14-1 妊娠滋养细胞疾病的异同

项　目	葡萄胎	侵蚀性葡萄胎	绒毛膜癌
先行妊娠	无	葡萄胎	各种妊娠
绒毛	有	有	无
浸润深度	蜕膜层	肌层	肌层
组织坏死	无	有	有
转移	无	有	有
脑转移	无	少	多
hCG	阳性	阳性	阳性

2. 鉴别诊断

(1) 异位妊娠：异位妊娠未见存活的妊娠物，hCG又异常升高，需除外妊娠滋养细胞肿瘤。

(2) 不全流产：经刮宫处理后阴道出血可停止，hCG递降，清宫后3周基本降至正常。而GTN经多次刮宫后出血可能仍不止，hCG可能一度下降或恢复正常，但随后会再次升高，且呈上升趋势。

(3) 其他疾病：子宫动-静脉瘘畸形、子宫肌瘤或子宫肉瘤时hCG正常，应结合临床资料，必要时行腹腔镜或开腹手术来明确诊断。胎盘部位滋养细胞肿瘤，鉴别诊断主要依赖病理学检查。上皮样滋养细胞肿瘤主要依赖病理检查和免疫组织化学方法诊断。

(四) 治疗及随访 (★★★)

1. 治疗　以化疗为主（2011、2005、2013、2018）。

(1) 化疗常用的一线化疗药物有甲氨蝶呤(MTX)、氟尿嘧啶 (5-Fu)、放线菌素-D (Act-D) 或国产放线菌素D (KSM)、环磷酰胺 (CTX)、长春新碱 (VCR)、依托泊苷 (VP-16) 等。低危患者首选单一药物化疗，高危患者首选联合化疗。联合化疗首选EMA-CO方案和以5-FU为主的联合化疗方案。

1) 疗效评估：疗程结束至18天内，β-hCG下降至少1个对数为有效。

2) 毒副反应防治：主要为骨髓抑制，其次为消化道反应、肝功能损害、肾功能损害及脱发等。化疗前应先检查血、尿常规，肝功能，肾功能，了解骨髓及肝肾功能，用药期间严密观察。

3) 停药指征：低危患者的停药指征为β-hCG每周测定1次，连续3次阴性后至少给予1个疗程的化疗，而化疗过程中β-hCG下降缓慢和病变广泛者通常给予2~3个疗程的化疗。高危患者推荐化疗方案应持续到hCG阴性、症状体征消失及原发灶和转移灶消失，再巩固2~3个疗程方可停药。

(2) 手术

1) 子宫切除：无生育要求的低危无转移患者在初次治疗时首选全子宫切除术，并在术中开始给予单药化疗，直至血β-hCG水平正常。有生育要求的年轻妇女，血hCG水平不高，耐药病灶为单个及子宫外转移灶控制，可考虑行子宫病灶剜出术。

2) 肺叶切除：多次化疗未能吸收的孤立的肺转移耐药病灶，可行肺叶切除。

(3) 放射治疗主要用于肝、脑转移和肺部耐药病灶的治疗。

(4) 耐药复发病例的治疗策略：①治疗前准确临床分期，给予恰当化疗方案，减少耐药和复发；②采用有效的二线化疗药物组成联合化疗方案。

2. 随访　第1次随访在出院后3个月，以后每6个月1次直至3年，此后每年1次直至5年，以后可每2年1次。随访期间应严格避孕，应于化疗停止≥12个月方可妊娠。

【巧妙记忆】 化疗：单一或联合；疗程结束至18天内β-hCG下降至少1个对数有效；停药指证为β-hCG每周1次，连续3次阴性后至少1个疗程，β-hCG下降缓慢和病变广泛者2~3个疗程的化疗，高危者hCG阴性、症状体征、原发灶和转移灶消失，用2~3个疗程。

【经典习题】

1. 绒毛膜癌常见的转移部位依次是

A. 肺、盆腔、肝、脑、阴道

B. 肺、阴道、盆腔、肝、脑

C. 肺、脑、盆腔、肝、阴道

D. 阴道、肺、盆腔、肝、脑

E. 肺、肝、阴道、盆腔、脑

答案： B

考点： 绒毛膜癌转移部位

解析： 绒毛膜癌是一种高度恶性肿瘤，继发于葡萄胎、流产或足月分娩后。绒癌转移途径，主要是通过血行转移，滋养细胞播散至全身。常见的转移部位依次是肺、阴道、盆腔、肝、脑。故选 B。

2. 女，26 岁。阴道不规则流血 1 个月，尿液 hCG 检查阳性，胸部 X 线检查发现多个棉团状阴影，妇科超声检查显示子宫肌层内边界不清的不均质回声区域，血液丰富。2 年前曾患葡萄胎。最有可能的诊断是

A. 侵蚀性葡萄胎

B. 葡萄胎残留

C. 绒毛膜癌

D. 胎盘部分滋养细胞肿瘤

E. 上皮样滋养细胞肿瘤

答案： C

考点： 绒毛膜癌的诊断

解析： 根据该患者 2 年前曾患葡萄胎，阴道不规则流血 1 个月，尿 hCG（+），胸片见多个棉团状阴影，考虑为绒毛膜癌；侵蚀性葡萄胎虽也有转移灶表现，但多发生在葡萄胎清除 6 个月内。故选 C。

（3~4 题共用题干）

女，28 岁。葡萄胎清宫术后阴道持续少量流血 3 个月。妇科检查：子宫如妊娠 50 天大小，质软，双侧附件均可触及囊性肿物，大小约 5cm×4cm，活动好。尿 hCG 阳性。盆腔超声示子宫肌层有一大小 4cm×3cm 不均质回声，血流信号丰富，两侧附件区有囊性低回声包块。

3. 该患者最可能的诊断是

A. 子宫腺肌病合并卵巢囊肿

B. 不全流产

C. 早孕合并卵巢囊肿

D. 绒毛膜癌

E. 侵蚀性葡萄胎

答案： E

考点： 侵蚀性葡萄胎的诊断

解析： 葡萄胎清宫术后阴道持续少量流血 3 个月，子宫如妊娠 50 天大小，尿 hCG 阳性，血流信号丰富，提示侵蚀性葡萄胎。侵蚀性葡萄胎在葡萄胎清除后半年内出现典型的临床表现或转移灶症状。绒癌多在葡萄胎清宫术后 1 年以上发病。故选 E。

4. 首选的治疗是

A. 卵巢囊肿切除术

B. 放射治疗

C. 子宫病灶切除术

D. 清宫术

E. 化学治疗

答案： E

考点： 侵蚀性葡萄胎的治疗

解析： 侵蚀性葡萄胎治疗原则以化疗为主，手术为辅。可单药治疗或联合化疗。化疗需持续到症状、体征消失，hCG 每周测定一次，连续 3 次在正常范围，再巩固 2~3 个疗程即可。故选 E。

第十五节 生殖内分泌疾病

一、排卵障碍性子宫出血

（一）无排卵性异常子宫出血

1. 病因及病理生理（★★★） 各种原因引起的无排卵均可导致子宫内膜受单一雌激素刺激且无孕酮对抗而发生雌激素突破性出血或撤退性出血。雌激素撤退性出血是子宫内膜在单一雌激素的刺激下持续增生，雌激素水平突然急剧下降，内膜失去激素支持而剥脱出血。

无排卵性功血时，异常子宫出血还与子宫内膜出血自限机制缺陷有关。主要表现为：①组织脆性增加；②子宫内膜脱落不完全致修复困难；③血管结构与功能异常；④凝血与纤溶异常；⑤血管舒张因子异常。

2. 病理（★★）（2003、2007、2008、2012）

（1）子宫内膜增生症

1）单纯型增生：又称瑞士干酪样增生。镜下特点是腺体数量增加，腺腔囊性扩大，大小不一。腺上皮为单层或似复层，细胞呈高柱状，无异型性。间质也有增生，将腺体分开。

2）复杂型增生：腺体增生明显，结构复杂，腺体呈背靠背现象。腺上皮增生，向腺腔内呈乳头状或向间质出芽样生长。腺上皮细胞呈柱状，可见复层排列，但无细胞不典型。间质减少。

3）不典型增生：在单纯型或复杂型增生的基础上，腺上皮细胞增生，层次增多，细胞极性紊乱，体积增大，核质比例增加，核深染，见核分裂象。

（2）增殖期子宫内膜：子宫内膜所见与正常月经周期中的增生期内膜无区别，只是在月经周期后半期甚至月经期仍表现为增生期形态。

（3）萎缩型子宫内膜：子宫内膜菲薄萎缩，腺体少而小，腺管狭而直，腺上皮为单层立方形或低柱状细胞，间质少而致密，胶原纤维相对增多。

3. 临床表现（★★★） 临床上最常见的症状是子宫不规则出血，表现为月经周期紊乱，经期长短不一，经量不定或增多，甚至大量出血（2017、2022）。根据出血的特点，异常子宫出血包括：①月经过多：周期规则，经期延长（>7 天）或经量过多（>80ml）。②子宫不规则过多出血：周期不规则，经期延长，经量过多。③子宫不规则出血：周期不规则，经期延长而经量正常。④月经过频：月经频发，周期缩短，<21 天。

4. 诊断与鉴别诊断（★★★）

（1）诊断：应采用排除法。需要排除的情况或疾

病有：妊娠相关出血、生殖器官肿瘤、感染、血液系统及肝肾重要脏器疾病、甲状腺疾病、生殖系统发育畸形、外源性激素及异物引起的不规则出血等。主要依据病史、体格检查及辅助检查作出诊断。

1）病史：了解出血类型、发病时间、病程经过、出血前有无停经史及以往治疗经过。注意患者的年龄、月经史、婚育史、避孕措施、激素类药物使用史及全身与生殖系统有无相关疾病。

2）体格检查：包括妇科检查和全身检查，排除生殖器官及全身性器质性病变。

3）辅助检查包括：①子宫内膜取样，包括诊断性刮宫（目的是止血和明确子宫内膜病理诊断）和子宫内膜活组织检查；②超声检查；③宫腔镜检查；④基础体温测定，基础体温呈单相型，提示无排卵（2014、2017）；⑤激素测定，于月经周期黄体期合适时间（第21天）测定血孕酮值，若升高提示近期有排卵；⑥妊娠试验；⑦宫颈细胞学检查；⑧感染病原体检测；⑨血红细胞计数及血细胞比容；⑩血凝功能测定。

（2）鉴别诊断包括：①异常妊娠或妊娠并发症；②生殖器官肿瘤；③生殖器官感染；④激素类药物使用不当及宫内节育器或异物引起的子宫不规则出血；⑤全身性疾病如血液病、肝肾衰竭等。

5. 治疗（★★）

（1）一般性治疗：纠正贫血，预防感染，加强营养，充分休息。

（2）药物治疗：是功血的一线治疗。青春期及生育年龄无排卵性功血以止血、调整周期、促排卵为主；绝经过渡期功血以止血、调整周期、减少经量，防止子宫内膜病变为治疗原则。

1）止血：少量出血者，使用最低有效量激素；大量出血者，要求性激素治疗6～8小时内见效，24～48小时内出血基本停止。治疗方案：①性激素联合用药，口服避孕药；②雌激素，迅速促进子宫内膜生长，短期内修复创面止血（2013），适用于急性大量出血或间断性少量长期出血者雌激素水平常较低时；③孕激素，适用于体内已有一定雌激素水平者；④雄激素，适用于绝经过渡期功血；⑤其他止血药。

2）调整月经周期的常用方法：①雌、孕激素序贯法——人工周期。适用于青春期及生育年龄功血内源性雌激素水平较低者。②雌、孕激素联合法，适用于生育年龄功血内源性雌激素水平较高者或绝经过渡期功血。③后半周期疗法，适用于青春期或活组织检查为增殖期内膜功血（2015）。

3）促排卵：对有生育要求的无排卵不孕患者，可针对病因采取促排卵。

（3）手术治疗：包括刮宫术（禁用于无性生活青少年）（2003、2007）、子宫内膜切除术和子宫切除术。

【巧妙记忆】无排卵性功血治疗：青春期及育龄期以止血、调整周期和促排卵为主，绝经过渡期以止血、调整周期和减少经量为主。激素止血，雌、孕激素序贯法、联合法和后半周期疗法调整月经周期，必要时刮宫、子宫内膜切除和子宫切除。

（二）排卵性异常子宫出血

1. 黄体功能不足（LPD）

（1）临床表现和诊断：一般表现为月经周期缩短。根据月经周期缩短、不孕或早孕时流产，妇科检查无引起功血的生殖器官器质性病变；基础体温双相型，但高温相小于11天（2014）；子宫内膜活检显示分泌反应至少落后2天（2012），可作出诊断。

（2）治疗：卵泡期使用低剂量雌激素、氯米芬等促进卵泡发育；促进月经中期LH峰形成；黄体功能刺激疗法；黄体功能补充疗法；治疗黄体功能不足合并高催乳激素血症；口服避孕药。

2. 子宫内膜不规则脱落

（1）临床表现和诊断：表现为月经周期正常，但经期延长。根据临床表现，基础体温呈双相型，但下降缓慢，在月经第5～6天行诊断性刮宫，能见到呈分泌反应的子宫内膜，表现为分泌期内膜与增生期内膜共存（2003、2014、2016）。病理检查作为确诊依据。

（2）治疗：孕激素、绒促性素和复方短效口服避孕药。

二、闭经

闭经表现为无月经或月经停止，分为原发性闭经和继发性闭经两类。原发性闭经指年龄超过16岁、第二性征已发育、月经还未来潮，或年龄超过14岁、第二性征未发育者。继发性闭经指正常月经建立后月经停止6个月，或按自身原有月经周期计算停止3个周期以上者。

（一）病因与分类（★★）

1. 原发性闭经　多为遗传学原因或先天性发育缺陷引起。

（1）第二性征存在的原发性闭经包括：①米勒管发育不全综合征。②雄激素不敏感综合征。③对抗性卵巢综合征，特征为卵巢内多数为始基卵泡及初级卵泡；内源性促性腺激素，特别是FSH升高；卵巢对外源性促性腺激素不敏感；临床表现为原发性闭经，女性第二性征存在。④生殖道闭锁。⑤真两性畸形。

（2）第二性征缺乏的原发性闭经

1）低促性腺激素性腺功能减退，最常见为体质性青春发育延迟。

2）高促性腺激素性腺功能减退，如：①特纳综合征；②46，XX单纯型生殖腺发育不全；③46，XY单纯型生殖腺发育不全，又称Swyer综合征。

2. 继发性闭经

（1）下丘脑性闭经：最常见，以功能性原因为主。包括精神应激、体重下降和神经性厌食、运动性闭经、药物性闭经和颅咽管瘤。

（2）垂体性闭经：主要病变在垂体。①垂体梗死，常见的为希恩综合征（2012）；②垂体肿瘤（2018）；③空蝶鞍综合征。

（3）卵巢性闭经：闭经的原因在卵巢。①卵巢早衰，特征是高促性腺激素和低雌激素水平，特别是FSH>40V/L（2002、2007、2012、2014）；②卵巢功能性肿瘤；③多囊卵巢综合征。

（4）子宫性闭经：闭经原因在子宫。①Asherman综合征；②手术切除子宫或放疗破坏子宫内膜（2001、2006、2023）。

（5）其他：内分泌功能异常，如甲状腺、肾上腺、胰腺等功能紊乱，常见的疾病有甲状腺功能减退或亢进、肾上腺皮质功能亢进、肾上腺皮质肿瘤等。

（二）诊断及诊断步骤（★★★）

1. 病史　详细询问月经史，发病前有无导致闭经的诱因。已婚妇女询问生育史及产后并发症史。原发性闭经应询问第二性征发育情况，了解生长发育史，有无先天缺陷或其他疾病及家族史。

2. 体格检查　检查全身发育状况，观察精神状态、智力发育、营养和健康情况。妇科检查注意内、外生殖器发育，第二性征是否正常，乳房有无乳汁分泌等。

3. 辅助检查

（1）功能试验：①药物撤退试验。孕激素试验——停药后出现撤药性出血（阳性反应），提示子宫内膜受一定水平雌激素影响，为Ⅰ度闭经。停药后无撤药性出血（阴性反应），应进一步行雌孕激素序贯试验。雌孕激素序贯试验——停药后发生撤药性出血者为阳性，提示子宫内膜功能正常，可排除子宫性闭经，引起闭经的原因是患者体内雌激素水平低落，为Ⅱ度闭经，应进一步寻找原因。无撤药性出血者为阴性，应重复一次试验，若仍无出血，提示子宫内膜有缺陷或被破坏，可诊断为子宫性闭经。②垂体兴奋试验——又称GnRH刺激试验。方法为将促黄体激素释放激素（LHRH）100μg溶于0.9%氯化钠射液5ml中，30秒钟内静脉注射完毕。于注射前及注射后15、30、60、120分钟分别采血测定LH含量。注射后15~60分钟LH高峰值较注射前升高2~4倍，说明垂体功能正常，病变在下丘脑；经多次重复试验LH值无升高或升高不显著，说明垂体功能减退，如希恩综合征。

（2）激素测定：测定血甾体激素、催乳激素及垂体促性腺激素；肥胖、多毛、痤疮患者还需测定胰岛素、雄激素；Cushing综合征可通过测定24小时尿皮质醇或1mg地塞米松抑制试验排除。

（3）影像学检查：①盆腔B超检查；②子宫输卵管造影；③盆腔及头部CT或磁共振显像；④静脉肾盂造影：怀疑米勒管发育不全综合征时。

（4）其他检查：包括宫腔镜检查、腹腔镜检查、染色体检查、基础体温测定、子宫内膜取样等。

【巧妙记忆】　孕激素试验评估内源性雌激素水平，阳性者说明下丘脑-垂体-卵巢轴尚有功能，阴性者进一步做雌激素试验；雌激素试验阴性提示子宫内膜缺陷，诊断子宫性闭经，阳性提示子宫内膜正常，体内雌激素水平低，需做垂体兴奋试验；垂体兴奋试验LH升高说明垂体功能正常，病变在下丘脑，LH无升高，提示病变在垂体。

（三）处理（★★★）

1. 全身治疗　治疗全身性疾病，供给足够营养。运动性闭经者应适当减少运动量。对应激或精神因素所致闭经，应进行心理治疗。肿瘤、多囊卵巢综合征等引起的闭经，应进行特异性治疗。

2. 激素治疗

（1）性激素替代治疗（2002）的目的：维持女性全身健康及生殖健康；促进和维持第二性征和月经。

1）雌激素替代治疗：适用于无子宫者。

2）雌、孕激素人工周期疗法：适用于有子宫者。

3）孕激素疗法：适用于体内有一定内源性雌激素水平的Ⅰ度闭经患者。

（2）促排卵适用于有生育要求的患者。

1）氯米芬：是最常用的促排卵药物。适用于有一定内源性雌激素水平的无排卵者。给药方法为月经第5天开始，每日50~100mg，连用5天。

2）促性腺激素：适用于低促性腺激素闭经及氯米芬促排卵失败者。

3）促性腺激素释放激素（GnRH）：适用于下丘脑性闭经。

（3）溴隐亭：单纯高催乳素（PRL）血症患者，每日2.5~5mg。垂体催乳激素瘤患者，每日5~7.5mg。

（4）其他激素：肾上腺皮质激素适用于先天性

肾上腺皮质增生所致的闭经；甲状腺素适用于甲状腺功能减退引起的闭经。

3. 辅助生殖技术。

4. 手术治疗

（1）生殖器畸形：如处女膜闭锁、阴道横隔或阴道闭锁，均可通过手术切开或成形，使经血流畅。宫颈发育不良应行子宫切除术。

（2）Asherman 综合征：多采用宫腔镜直视下分离粘连，随后加用大剂量雌激素和放置宫腔内支撑的治疗方法。宫颈狭窄和粘连可通过宫颈扩张治疗。

（3）肿瘤：卵巢肿瘤一经确诊应予手术治疗。垂体肿瘤患者应根据肿瘤部位、大小及性质确定治疗方案。药物治疗无效或巨腺瘤产生压迫症状的催乳激素瘤手术治疗。其他中枢神经系统肿瘤多用手术和/或放疗。含 Y 染色体的高促性腺激素闭经者应行手术治疗。

三、多囊卵巢综合征

多囊卵巢综合征（PCOS）是一种生殖功能障碍与糖代谢异常并存的内分泌紊乱综合征。持续性无排卵、雄激素过多和胰岛素抵抗是其重要特征，是生育期妇女月经紊乱最常见的原因。

（一）病理生理与内分泌特征（★★★）

内分泌特征（2019）：①雄激素过多。②雌酮过多。③黄体生成激素/卵泡刺激素（LH/FSH）比值增大。④胰岛素过多。产生这些变化的可能机制如下。

1. 下丘脑-垂体-卵巢轴调节功能异常　垂体对促性腺激素释放激素敏感性增加，体内雄激素过量，抑制卵泡成熟，形成高雌酮血症。LH 持续高水平，无周期性，无排卵发生。对 FSH 分泌呈负反馈，使 LH/FSH 比例增大（LH/FSH≥2）。LH 水平升高又促进卵巢分泌雄激素，形成雄激素过多、持续无排卵的恶性循环。低水平 FSH 持续刺激（2016），使卵巢内小卵泡发育至一定时期，但无优势卵泡形成，导致卵巢多囊样改变。多数小卵泡形成却无排卵。

2. 胰岛素抵抗和高胰岛素血症。

3. 肾上腺内分泌功能异常　5-脱氢表雄酮及脱氢表雄酮硫酸盐升高。

（二）病理

1. 卵巢变化　大体检查见双侧卵巢均匀性增大，灰白色，包膜增厚、坚韧。切面见卵巢白膜均匀性增厚，白膜下可见大小不等、≥10 个囊性卵泡。镜下见皮质表层纤维化，白膜下见多个不成熟阶段呈囊性扩张的卵泡及闭锁卵泡，无成熟卵泡生成及排卵迹象。

2. 子宫内膜变化　呈现不同程度增殖性改变，如单纯型增生、复杂型增生，甚至呈不典型增生。

（三）临床表现（2017、2018）（★★）

PCOS 多起病于青春期，常见的临床表现如下。

1. 月经失调　为最主要症状。多表现为月经稀发或闭经（2015）。

2. 不孕　排卵障碍所致。

3. 多毛、痤疮　是高雄激素血症最常见表现。

4. 肥胖　常呈腹部肥胖型（腰围/臀围≥0.80）。

5. 黑棘皮症　阴唇、颈背部、腋下、乳房下和腹股沟等处皮肤皱褶部位出现灰褐色色素沉着，呈对称性，皮肤增厚，质地柔软。

【巧妙记忆】　多囊卵巢综合征临床表现：月经稀发或闭经，不孕，高雄激素血症所致多毛和痤疮，腹型肥胖，黑棘皮症。

（四）诊断与鉴别诊断（★★★）

1. 诊断　目前采用的标准：①稀发排卵或无排卵。②高雄激素的临床表现和/或高雄激素血症。③卵巢多囊改变：超声提示一侧或双侧卵巢直径 2~9mm 的卵泡≥12 个，和/或卵巢体积≥10ml。④3 项中符合 2 项并排除其他高雄激素病因，先天性肾上腺皮质增生、库欣综合征、分泌雄激素的肿瘤。血 LH 增高、LH/FSH 比值≥2~3 是非肥胖型多囊卵巢综合征的特征。对肥胖型多囊卵巢综合征，应检查有无胰岛素抵抗、糖耐量异常和异常脂质血症。

2. 鉴别诊断

（1）卵泡膜细胞增殖症：血睾酮高值，LH/FSH 比值正常。镜下见卵巢皮质黄素化的卵泡膜细胞群，皮质下无类似多囊卵巢综合征 PCOS 的多个小卵泡。

（2）肾上腺皮质增生或肿瘤：肾上腺皮质增生患者血 17α-羟孕酮明显增高，ACTH 兴奋试验反应亢进，地塞米松抑制试验抑制率≤0.70。肾上腺皮质肿瘤患者对上述两项试验均无反应。

（3）卵巢分泌雄激素肿瘤：卵巢睾丸母细胞瘤、卵巢门细胞瘤等均可产生大量雄激素。多为单侧、实性肿瘤。B 超、CT 或 MRI 可协助定位。

（4）其他：催乳激素水平升高明显，应排除垂体催乳激素瘤。

（五）治疗（★★★）

1. 一般治疗　肥胖型应控制饮食和增加运动降低体重和腰围。

2. 药物治疗

（1）调节月经周期：①雌孕激素联合周期疗法，常用口服短效避孕药，周期性服用，疗程一般为 3~6 个月。②孕激素后半周期疗法。

（2）降低血雄激素水平：①糖皮质激素，适用于多囊卵巢综合征的雄激素过多为肾上腺来源或肾上腺和卵巢混合来源者，常用地塞米松；②环丙孕酮，对降低高雄激素血症和治疗高雄激素体征有效；③螺内酯。

（3）改善胰岛素抵抗：常用胰岛素增敏剂二甲双胍。

（4）诱发排卵：如氯米芬诱发排卵时易发生卵巢过度刺激综合征，需严密监测（2018）。

3. 手术治疗　包括腹腔镜下卵巢打孔术和卵巢楔形切除术。

4. 辅助生殖技术。

四、绝经综合征

（一）概念

绝经综合征是指妇女绝经前后出现性激素波动或减少所致的一系列躯体及精神心理症状。

（二）内分泌变化（2022）（★★）

绝经前后最明显的变化是卵巢功能衰退，随后表现为下丘脑-垂体功能退化。

1. 雌激素　卵巢功能衰退的最早征象是卵泡对FSH敏感性降低，FSH水平升高。绝经后卵巢不再分泌雌激素，循环中雌酮（E_1）高于雌二醇（E_2）。

2. 孕酮　绝经后无孕酮分泌。

3. 雄激素　绝经后总体雄激素水平下降。

4. 促性腺激素　绝经后垂体释放FSH和LH增加，FSH/LH>1。卵泡闭锁导致雌激素和抑制素水平降低以及FSH水平升高，是绝经的主要信号。

5. 促性腺激素释放激素　绝经后GnRH分泌增加。

6. 抑制素　血抑制素水平下降，可能成为反映卵巢功能衰退更敏感的指标。

【巧妙记忆】　FSH、孕酮、雄激素和抑制素下降、FSH和LH增加、比值>1，GnRH增加。

（三）临床表现（★★）

1. 近期症状

（1）月经紊乱：是绝经过渡期的常见症状，表现为月经周期不规则、经期持续时间长及经量增多或减少。

（2）血管舒缩症状：主要表现为潮热，是雌激素降低的特征性症状（2013）。特点是反复出现短暂的面部和颈部及胸部皮肤阵阵发红，伴有轰热，继之出汗。一般持续1~3分钟。轻者每日发作数次，重者10余次或更多。

（3）自主神经失调症状：如心悸、眩晕、头痛、失眠、耳鸣等自主神经失调症状。

（4）精神神经症状：注意力不易集中、激动易怒、焦虑不安或情绪低落、抑郁、不能自我控制、记忆力减退等。

2. 远期症状

（1）泌尿生殖道症状：泌尿生殖道萎缩症状，出现阴道干燥、性交困难及反复阴道感染和尿路感染。

（2）骨质疏松：发生在绝经后5~10年内，最常发生在椎体。

（3）阿尔茨海默病：与绝经后内源性雌激素水平降低有关。

（4）心血管病变：动脉硬化、冠心病发病率增加。

（四）诊断（★★）

根据病史及临床表现不难诊断，实验室检查有助诊断。

1. 血清FSH值及E_2值测定　绝经过渡期血清FSH＞10U/L，提示卵巢储备功能下降。闭经、FSH>40U/L且E_2<10~20pg/ml，提示卵巢功能衰竭。

2. 抗米勒管激素（AMH）测定　AMH低至1.1ng/ml提示卵巢储备下降；若低于0.2ng/ml，提示即将绝经；绝经后AMH一般测不出。

（五）治疗（★★）

1. 一般治疗　心理治疗，必要时给予镇静药，坚持身体锻炼，增加日晒时间，摄入足量蛋白质及含钙丰富食物，预防骨质疏松。

2. 性激素治疗（HT）

（1）适应证：主要用于缓解绝经症状（血管舒缩症状及泌尿生殖道萎缩症状），也是预防骨质疏松的有效方法。

（2）禁忌证：①绝对禁忌证包括已有或可疑乳腺癌、子宫内膜癌、生殖道异常出血、6个月内活动性血栓病、重症肝脏疾病等，脑膜瘤禁用孕激素；②相对禁忌证有心脏病、偏头痛、肝胆疾病史、子宫内膜癌病史、血栓性疾病史、乳腺良性疾病和乳腺癌家族史等。

（3）制剂及剂量选择：主要药物为雌激素，可辅以孕激素。

1）雌激素制剂：常用雌激素如下。①戊酸雌二醇；②结合雌激素；③17β-雌二醇经皮贴膜；④尼尔雌醇。

2）组织选择性雌激素活性调节剂：替勃龙，每日口服1.25~2.50mg，还能预防和治疗骨质疏松。

3）选择性雌激素受体调节剂（SERM）：雷洛昔芬，每日口服60mg，用于预防和治疗骨质疏松。

4）孕激素制剂：常用醋酸甲羟孕酮（MPA），每日口服2~6mg。

（4）用药途径及方案

1）口服：方案如下。①雌激素+周期性孕激素，适用于年龄较轻的绝经早期妇女；②雌激素+连续性孕激素，适用于绝经多年妇女；③单用雌激素治疗，适用于子宫已切除妇女。

2）胃肠道外途径：①经阴道给药，E_3栓和E_3阴道环及结合雌激素霜，用于治疗下泌尿生殖道局部低雌激素症状；②经皮肤给药，包括皮肤贴膜及涂胶，主要药物为17β-雌二醇。

（5）用药时间选择：最小剂量且有效的短时间用药。在卵巢功能开始减退并出现相关绝经症状后即可开始应用，治疗期间以3~5年为宜。

（6）副作用及危险性

1）子宫出血：必要时行诊断性刮宫，排除子宫内膜病变。

2）性激素副作用：①雌激素，剂量过大可引起乳房胀、白带多、头痛、水肿、色素沉着等；②孕激素，抑郁、易怒、乳房痛和水肿；③雄激素，高血脂、动脉粥样硬化、血栓栓塞性疾病风险增加，可有体重增加、多毛及痤疮，口服时影响肝功能。

3）其他：子宫内膜癌和乳腺癌。

3. 非激素类药物

（1）选择性5-羟色胺再摄取抑制剂：盐酸帕罗西汀能改善血管舒缩症状及精神神经症状。

（2）钙剂：氨基酸螯合钙胶囊。

（3）维生素D：适用于围绝经期妇女缺少户外活动者，每日口服400~500U。

【经典习题】

1. 雌激素水平低下的最常见症状是
   A. 阴道干涩
   B. 潮热
   C. 情绪低落
   D. 失眠
   E. 月经稀少

答案：B

考点：雌激素水平低下

解析：绝经过渡期雌激素水平降低，最常见症状是潮热，在无任何诱因下，热感从胸部向面部和双上肢迅速蔓延，有时伴有心慌、出汗。有的病人以夜间潮热为主，常常是半夜醒来，浑身大汗，潮热和夜汗，发生的原因都是雌激素缺乏。症状严重时需要加用性激素治疗。故选B。

2. 36岁已婚妇女，闭经8个月。查子宫稍小。肌内注射黄体酮20mg，连用3天，未见撤药性流血，再给予己烯雌酚1mg连服20天，后3天加用甲羟孕酮10mg，出现撤药性流血。本例应诊断为
   A. 子宫性闭经
   B. 第一度闭经
   C. 第二度闭经
   D. 垂体性闭经
   E. 下丘脑性闭经

答案：C

考点：药物撤退试验

解析：肌注黄体酮20mg，连用3天，未见撤药性流血为孕激素试验阴性。再给予己烯雌酚1mg，连服20天，后3天加用甲羟孕酮10mg，出现撤药性流血。说明子宫内膜功能正常，可排除子宫性闭经，引起闭经的原因是患者体内雌激素水平低落，为二度闭经。故选C。

第十六节　子宫内膜异位症和子宫腺肌病

一、子宫内膜异位症

（一）概念与病因（★★）

1. 概念　具有活性的子宫内膜组织（腺体和间质）出现在子宫内膜以外部位时称为子宫内膜异位症，以卵巢及宫骶韧带最常见（2003、2004、2011）。

2. 病因

（1）子宫内膜种植学说：经期时子宫内膜腺上皮和间质细胞可随经血逆流，经输卵管进入盆腔，种植于卵巢和邻近的盆腔腹膜，并在该处继续生长、蔓延，形成盆腔内异症。

（2）淋巴及静脉播散学说：子宫内膜可通过淋巴和静脉向远处播散。

（3）体腔上皮化生学说：体腔上皮分化来的组织在受到持续卵巢激素或经血及慢性炎症的反复刺激后，能被激活转化为子宫内膜样组织。

（4）诱导学说：未分化的腹膜组织在内源性生物化学因素诱导下可发展成为子宫内膜组织。

（5）遗传学说：与谷胱甘肽转移酶、半乳糖转移酶和雌激素受体的基因多态性有关，该病可能通过多基因或多因素遗传。

（6）免疫调节学说：具有免疫监视和杀伤功能的细胞的细胞毒作用减弱，不能有效清除异位内膜，免疫活性细胞释放的细胞因子促进异位内膜存活、增殖并导致局部纤维增生、粘连，细胞黏附分子异常表达，协同参与异位内膜的移植、定位和黏附等。

（7）其他因素：血管生成参与了内异症的发生；异位内膜能削弱对17-β雌二醇的灭活作用，促进自身增殖；子宫内膜对凋亡的敏感性与疾病进程有关。

（二）病理（★★）

1. 大体病理

（1）卵巢最易被异位内膜侵犯。微小病灶型属

早期，位于卵巢浅表皮层的红色、紫蓝色或褐色斑点或数毫米大的小囊。随病变发展，异位内膜侵犯卵巢皮质并在其内生长、反复周期性出血，形成单个或多个囊肿型的典型病变，称为卵巢子宫内膜异位囊肿。囊肿大小不一，内含暗褐色、似巧克力样糊状陈旧血性液体，又称为卵巢巧克力囊肿（2004、2005）。囊肿在月经期易反复破裂，囊内容物刺激局部腹膜发生局部炎性反应和组织纤维化，导致卵巢与邻近的子宫、阔韧带、盆侧壁或乙状结肠等紧密粘连，致使卵巢固定在盆腔内，活动度差。这种粘连是卵巢子宫内膜异位囊肿的临床特征之一，可借此与其他出血性卵巢囊肿鉴别。

（2）宫骶韧带、直肠子宫陷凹和子宫后壁下段是内异症的好发部位。轻者局部有散在紫褐色出血点或颗粒状结节，宫骶韧带增粗或结节样改变。随病变发展，子宫后壁与直肠前壁粘连，直肠子宫陷凹变浅、消失，重者病灶向阴道直肠隔发展，在隔内形成肿块并向阴道后穹隆或直肠腔凸出。

（3）盆腔腹膜分为色素沉着型和无色素沉着型两种。腹腔镜下前者呈紫蓝色或黑色结节，为典型病灶；后者为无色素的早期病灶，并有红色火焰样、息肉样、白色透明变、卵巢周围粘连、黄棕色腹膜斑等类型。

（4）输卵管及宫颈少见。输卵管浆膜层可见紫蓝色斑点或结节，管腔多通畅。宫颈异位病灶呈暗红色或紫蓝色颗粒。深部病灶宫颈剖面呈紫蓝色小点或含陈旧血液的小囊腔。

（5）其他部位阑尾、膀胱、直肠异位病灶呈紫蓝色或红棕色点、片状病损。会阴及腹壁瘢痕处异位病灶呈圆形结节。

2. 镜下检查　可见子宫内膜上皮、腺体、内膜间质、纤维素及出血等成分。无色素型早期异位病灶一般可见到典型的内膜组织。镜下找到少量内膜间质细胞即可确诊本病。临床表现和术中所见很典型，即使镜下仅能在卵巢囊壁中发现红细胞或含铁血黄素细胞等出血证据，亦应视为内异症。肉眼正常的腹膜组织镜检时发现子宫内膜腺体及间质，称为镜下内异症。异位内膜组织可随卵巢周期变化而有增生和分泌改变，极少发生恶变。

【巧妙记忆】　内异症的基本病理变化是异位子宫内膜随卵巢激素变化而发生周期性出血，导致周围纤维组织增生和囊肿、粘连形成，在病变区出现紫褐色斑点或小疱，最终发展为大小不等的紫褐色实质性结节或包块。

（三）临床表现（★★★）

1. 症状

（1）下腹痛和痛经：继发性痛经、进行性加重是内异症的典型症状（2007、2013、2015）。疼痛多位于下腹、腰骶及盆腔中部，常于月经来潮时出现，并持续至整个经期。少数患者长期下腹痛，经期加剧。

（2）不孕：原因包括盆腔微环境改变影响精卵结合及运送，免疫功能异常导致抗子宫内膜抗体增加而破坏子宫内膜正常代谢及生理功能，卵巢功能异常导致排卵障碍和黄体形成不良等。

（3）月经异常：患者有经量增多（2023）、经期延长或月经淋漓不尽（2007）。

（4）性交不适：多见于直肠子宫陷凹有异位病灶或因局部粘连使子宫后倾固定者。一般表现为深部性交痛，月经来潮前性交痛最明显。

（5）其他特殊症状：肠道内异症可出现腹痛、腹泻、便秘或周期性少量便血；膀胱内异症常在经期出现尿痛和尿频；异位病灶侵犯和/或压迫输尿管时，引起输尿管狭窄、阻塞，出现腰痛和血尿；手术瘢痕异位症患者常在剖宫产或会阴侧切术后数月至数年出现周期性瘢痕处疼痛。卵巢子宫内膜异位囊肿破裂时，囊内容物流入盆腹腔引起突发性剧烈腹痛，伴恶心、呕吐和肛门坠胀。

2. 体征　囊肿较大者在妇科检查时可扪及与子宫粘连的肿块。囊肿破裂时腹膜刺激征阳性。典型盆腔内异症双合诊检查时可发现子宫后倾固定，直肠子宫陷凹、宫骶韧带或子宫后壁下方可扪及触痛性结节，一侧或双侧附件处触及囊实性包块，活动度差。病变累及直肠阴道间隙时可在阴道后穹隆触及，或直接看到局部隆起的小结节或紫蓝色斑点。

【巧妙记忆】　持续加重的盆腔粘连、痛经、不孕是内异症的主要临床表现。

（四）诊断与鉴别诊断（★★）

1. 诊断（2001、2007、2009、2012、2017、2018、2022）　育龄女性有继发性痛经进行性加重、不孕或慢性盆腔痛，盆腔检查扪及与子宫相连的囊性包块或盆腔内有触痛性结节，即可初步诊断为子宫内膜异位症。需借助下列辅助检查、腹腔镜检查和活组织检查确诊和确定分期。

（1）影像学检查：阴道或腹部B超检查可鉴别卵巢异位囊肿和阴道直肠隔内异症，确定异位囊肿位置、大小和形状。囊肿呈圆形或椭圆形，与周围特别是与子宫粘连，囊壁厚而粗糙，囊内有细小的絮状光点。必要时行盆腔CT及MRI检查。

（2）血清CA125值测定：可能增高，重症高于Ⅰ、Ⅱ期患者。临床上多用于重度内异症和疑有深部异位病灶者，也用于监测异位内膜病变活动情况，治疗有效时CA125降低，复发时又增高。

（3）腹腔镜检查：是目前诊断内异症的最佳方

法，并可进行临床分期（2005、2011）。在腹腔镜下见到大体病理所述典型病灶或对可疑病变进行活组织检查即可确诊。下列情况应首选腹腔镜检查：疑为内异症的不孕症患者，妇科检查及B超检查无阳性发现的慢性腹痛及痛经进行性加重者，有症状特别是血清CA125浓度升高者。

2. 鉴别诊断

（1）卵巢恶性肿瘤：早期无症状。除查有盆腔包块外，多伴有腹腔积液。B超图像显示包块为混合性或实性，血清CA125值多显著升高。腹腔镜检查或剖腹探查可鉴别。

（2）盆腔炎性包块：多有急性或反复发作的盆腔感染史，疼痛无周期性，平时亦有下腹部隐痛，可伴发热和白细胞增多等，抗生素治疗有效。

（3）子宫腺肌病：痛经症状与内异症相似，但多位于下腹正中且更剧烈，子宫多呈均匀性增大，质硬。经期检查时子宫触痛明显。此病常与内异症并存。

（五）处理（★★★）

根本目的是“缩减和去除病灶，减轻和控制疼痛，治疗和促进生育，预防和减少复发”。

1. 期待治疗　对患者定期随访，并对症处理病变引起的轻微经期腹痛，可给予前列腺素合成酶抑制剂。希望生育者应尽早行不孕的各项检查。妊娠后异位内膜病灶坏死萎缩，分娩后症状缓解并有望治愈。

2. 药物治疗（2007）　包括抑制疼痛的对症治疗和抑制雌激素合成使异位内膜萎缩、阻断下丘脑-垂体-卵巢轴的刺激和出血周期为目的的性激素抑制治疗，适用于有慢性盆腔痛、经期痛经症状明显、有生育要求及无卵巢囊肿形成患者。假孕或假绝经性激素的疗法是常用方法。

（1）口服避孕药：是最早用于治疗内异症的激素类药物，其目的是降低垂体促性腺激素水平，并直接作用于子宫内膜和异位内膜，导致内膜萎缩和经量减少。长期连续服用避孕药造成类似妊娠的人工闭经，称假孕疗法。目前常用低剂量高效孕激素和炔雌醇复合制剂，用法为每日1片，连续用6~9个月，此法适用于轻度内异症患者。

（2）孕激素：单用人工合成高效孕激素，通过抑制垂体促性腺激素分泌，造成无周期性的低雌激素状态，并与内源性雌激素共同作用，造成高孕激素性闭经和内膜蜕膜化，形成假孕。所用剂量为避孕剂量的3~4倍，连续应用6个月。

（3）孕激素受体水平拮抗剂：米非司酮，每日口服25~100mg，造成闭经使病灶萎缩。

（4）孕三烯酮：能增加游离睾酮含量，减少性激素结合球蛋白水平，抑制FSH、LH峰值并减少LH均值，使体内雌激素水平下降，异位内膜萎缩、吸收，也是一种假绝经疗法。

（5）达那唑：抑制FSH、LH峰；抑制卵巢甾体激素生成并增加雌、孕激素代谢；直接与子宫内膜雌、孕激素受体结合抑制内膜细胞增生，最终导致子宫内膜萎缩，出现闭经。适用于轻度及中度内异症痛经明显的患者。用法为月经第1天开始口服200mg，每日2~3次，持续用药6个月。停药后4~6周恢复月经及排卵。

（6）促性腺激素释放激素激动剂（GnRH-a）：能促进垂体LH和FSH释放，抑制垂体分泌促性腺激素，导致卵巢激素水平明显下降，出现暂时性闭经，又称药物性卵巢切除。常用亮丙瑞林3.75mg，月经第1天皮下注射后，每隔28天注射1次，共3~6次；戈舍瑞林3.6mg，用法同前。

3. 手术治疗　适用于药物治疗后症状不缓解、局部病变加剧或生育功能未恢复者；较大的卵巢内膜异位囊肿且迫切希望生育者（2012）。腹腔镜手术是本病的首选治疗方法（2023），以腹腔镜确诊、手术+药物为内异症的金标准治疗。

（1）保留生育功能手术：切净或破坏所有可见的异位内膜病灶，但保留子宫、一侧或双侧卵巢，至少保留部分卵巢组织。适用于药物治疗无效、年轻和有生育要求的患者。

（2）保留卵巢功能手术：切除盆腔内病灶及子宫，保留至少一侧或部分卵巢。适用于Ⅲ、Ⅳ期患者、症状明显且无生育要求的45岁以下患者。

（3）根治性手术：将子宫、双附件及盆腔内所有异位内膜病灶予以切除和清除，适用于45岁以上重症患者（2014）。

4. 手术与药物联合治疗　手术前给予3~6个月的药物治疗使异位病灶缩小、软化，有利于缩小手术范围和手术操作。对手术不彻底或术后疼痛不缓解者，术后给予6个月的药物治疗推迟复发。

5. 不孕的治疗　腹腔镜手术能提高术后妊娠率。希望妊娠者术后应行促排卵治疗。

【巧妙记忆】 症状轻或无症状的轻微病变选用期待治疗。有生育要求的轻度患者先行药物治疗，重者行保留生育功能手术；年轻无生育要求的重度患者可行保留卵巢功能手术，并辅以性激素治疗；症状及病变均严重的无生育要求者考虑行根治性手术。

二、子宫腺肌病

（一）概念与病因（★★）

1. 概念　当子宫内膜腺体及间质侵入子宫肌层

时，称为子宫腺肌病。

2. 病因 本病由基底层子宫内膜侵入肌层生长所致，多次妊娠及分娩、人工流产（2013）、慢性子宫内膜炎等造成子宫内膜基底层损伤，与本病的发病有关。高水平雌、孕激素刺激也可能是促进内膜向肌层生长的原因之一。

（二）病理（★★）

异位内膜在子宫肌层多呈弥漫性生长，累及后壁居多，子宫呈均匀性增大，呈球形。剖面见子宫肌壁显著增厚且硬，无旋涡状结构，于肌壁中见粗厚肌纤维带和微囊腔。少数病灶呈局限性生长形成结节或团块，称为子宫腺肌瘤，与周围肌层无明显界限，手术时难以剥出。镜检特征为肌层内有呈岛状分布的异位内膜腺体及间质。异位腺体常呈增生期改变。

（三）临床表现（★★★）（2001、2002、2006、2008、2009、2017、2019、2022）

主要症状是经量过多、经期延长和逐渐加重的进行性痛经，疼痛位于下腹正中，常于经前一周开始，直至月经结束。妇科检查子宫呈均匀增大或有局限性结节隆起，质硬且有压痛，经期压痛更甚。

（四）诊断

可依据典型的进行性痛经和月经过多史、妇科检查子宫均匀增大或局限性隆起、质硬且有压痛而作出初步临床诊断。影像学检查有一定帮助，确诊取决于组织病理学检查。

（五）治疗（★★）

症状较轻、有生育要求及近绝经期患者可试用达那唑、孕三烯酮或 GnRH-a 治疗，均可缓解症状；年轻或希望生育的子宫腺肌瘤患者可试行病灶挖除术；对症状严重、无生育要求或药物治疗无效者应行全子宫切除术。是否保留卵巢取决于卵巢有无病变和患者年龄（2001、2008、2014、2016）。

【经典习题】

1. 子宫内膜异位症痛经的特点是
A. 痛经发生于月经后
B. 继发性痛经，进行性加重
C. 痛经与月经周期无关
D. 痛经经期较轻微，经后加重
E. 多为原发性痛经

答案： B

考点： 子宫内膜异位症

解析： 疼痛是子宫内膜异位症的主要症状，典型症状为继发性痛经、进行性加重。疼痛多位于下腹、腰骶及盆腔中部，有时可放射至会阴部、肛门及大腿，常于月经来潮时出现，并持续至整个经期。疼痛严重程度与病灶大小不一定成正比。故选 B。

2. 女，39 岁。痛经进行性加重 5 年，月经量增多 2 年。妇科检查：子宫后位，球形增大，如妊娠 2 个月大小，活动欠佳，子宫触痛阳性，双附件区未触及异常。CA125 87U/ml。最可能的诊断是
A. 子宫肉瘤
B. 子宫腺肌病
C. 子宫内膜炎
D. 子宫内膜异位症
E. 子宫肌瘤

答案： B

考点： 子宫腺肌病表现

解析： 痛经进行性加重，月经量增多，子宫球形增大，触痛阳性，双附件区未触及异常，CA125 略升高，正常在 35U/ml 以下，符合子宫腺肌病症状。故选 B。

3. 女，30 岁。继发不孕伴痛经 2 年。妇科检查：宫颈光滑，子宫后位，正常大小，粘连固定，经阴道后穹隆扪及触痛结节。应诊断为
A. 卵巢癌
B. 子宫内膜异位症
C. 慢性盆腔炎
D. 子宫腺肌病
E. 盆腔淤血症

答案： B

考点： 子宫内膜异位症的鉴别诊断

解析： 凡育龄妇女有继发性痛经进行性加重和不孕史，盆腔检查扪及触痛性结节或子宫旁有活动的囊性包块，即可初步诊断为子宫内膜异位症。故选 B。

第十七节 盆底功能障碍性及生殖器官损伤疾病

一、盆腔器官脱垂

盆腔器官脱垂指盆腔器官脱出于阴道内或阴道外。盆腔器官脱垂包括阴道前壁脱垂、膀胱膨出、尿道膨出、直肠膨出、子宫脱垂、阴道穹窿脱垂等。临床多表现为子宫脱垂合并其他部位膨出或脱垂，故以下主要介绍子宫脱垂。

（一）概念与病因（★★）

1. 概念 子宫从正常位置沿阴道下降，宫颈外口达坐骨棘水平以下，甚至子宫全部脱出于阴道口以外，称为子宫脱垂，常伴有阴道前壁和后壁脱垂。

2. 病因

（1）分娩损伤：是子宫脱垂最主要的病因

(2016)。

(2) 长期腹压增加：长期慢性咳嗽、习惯性便秘、排便困难、经常超重负荷（肩挑、举重、蹲位、长期站立）、盆腹腔巨大肿瘤或大量腹腔积液等均可使腹腔内压力增加，迫使子宫向下移位。

(3) 盆底组织发育不良或退行性变：未婚女性多有先天性盆底组织发育不良。绝经后期妇女因雌激素水平下降盆底组织萎缩退化，也可发生。

(二) 临床分度（★★★）

我国以患者平卧用力向下屏气时，子宫下降最低点为分度标准，将子宫脱垂分为3度。

1. Ⅰ度　轻型：宫颈外口距处女膜缘<4cm，尚未达到处女膜缘；重型：宫颈外口已达处女膜缘，在阴道口能见到宫颈。

2. Ⅱ度　轻型：宫颈已脱出阴道口外，宫体仍在阴道内（2019）；重型：宫颈及部分宫体已脱出至阴道口外（2007、2008）。

3. Ⅲ度　宫颈及宫体全部脱出至阴道口外。

目前国际上多采用POP-Q分类法。

(三) 临床表现（★★★）

1. 症状　Ⅰ度患者多无自觉症状。Ⅱ、Ⅲ度患者常有程度不等的腰骶部疼痛或下坠感。Ⅱ度患者在行走、劳动、下蹲或排便等腹压增加时有块状物自阴道口脱出，开始时块状物在平卧休息时可变小或消失。严重者休息后块状物也不能自行回缩。长期摩擦可出现宫颈溃疡、出血。继发感染时有脓血分泌物渗出。Ⅲ度患者多伴有Ⅲ度阴道前壁脱垂，易出现尿潴留、压力性尿失禁。

2. 体征　Ⅱ、Ⅲ度子宫脱垂患者宫颈及阴道黏膜明显增厚，宫颈肥大，宫颈显著延长。

【巧妙记忆】　Ⅰ度多无症状。Ⅱ、Ⅲ度常腰骶部疼痛或下坠感。Ⅱ度在腹压增加时有块状物自阴道口脱出，平卧休息时可变小或消失，严重者不能自行回缩。Ⅲ度多伴有Ⅲ度阴道前壁脱垂。

(四) 诊断（★★）

根据病史和检查可明确诊断并进行分度，同时了解有无合并阴道前、后壁脱垂，会阴陈旧性裂伤程度及有无压力性尿失禁。

(五) 处理及预防（★★）

1. 处理　无症状者不需治疗。有症状者采用保守治疗或手术治疗，治疗方案应个体化。

(1) 支持疗法：加强营养，适当休息，避免重体力劳动，保持大便通畅；积极治疗长期腹压增加疾病。

(2) 非手术治疗

1) 子宫托：使子宫和阴道壁维持在阴道内不脱。有喇叭形、环形和球形3种，适用于各种子宫脱垂和阴道前后壁脱垂者。应教会患者自己能熟练使用子宫托。

2) 其他疗法：①盆底肌肉锻炼。对轻度或POP-Q分期Ⅰ度和Ⅱ度有改善，可减轻压力性尿失禁症状；②绝经后妇女适当补充雌激素，增加肌肉筋膜组织张力。

(3) 手术治疗：应根据患者年龄、脱垂分度、生育要求、全身健康情况选择手术方式。

1) 阴道前后壁修补术：适用于Ⅰ、Ⅱ度阴道前、后壁脱垂患者。

2) 阴道前后壁修补、主韧带缩短及宫颈部分切除术：又称Manchester手术（2002、2003、2007、2023），适用于年龄较轻、宫颈延长、希望保留子宫的Ⅱ、Ⅲ度子宫脱垂伴阴道前、后壁脱垂患者。

3) 经阴道子宫全切除及阴道前后壁修补术：适用于Ⅱ、Ⅲ度子宫脱垂伴阴道前、后壁脱垂、年龄较大、不需保留子宫的患者（2007、2012、2013、2014、2018）。

4) 阴道纵隔形成术：又称LeFort手术或阴道封闭术。适用于年老体弱不能耐受较大手术、不需保留性交功能者。

5) 阴道、子宫悬吊术：可采用手术缩短圆韧带，或利用生物材料制成各种吊带，达到悬吊子宫和阴道的目的。

2. 预防　提倡晚婚晚育，防止生育过多、过密；正确处理产程，避免产程延长；提高助产技术，保护好会阴，必要时行会阴后侧切开术；有产科指征者应及时行剖宫产终止妊娠；避免产后过早参加重体力劳动；积极治疗慢性咳嗽、习惯性便秘；提倡做产后保健操。

二、压力性尿失禁

(一) 概念

压力性尿失禁指腹压突然增加导致的尿液不自主流出，但不是由逼尿肌收缩压或膀胱壁对尿液的张力压所引起。

(二) 诊断

诊断需结合病史、体检及相关检查。①病史是压力性尿失禁的诊断主要依据。患者在腹压增高的情况下出现尿失禁，同时不伴有尿频、尿急和急迫性尿失禁的症状，即可怀疑为压力性尿失禁。②需行常规查体、妇科检查及相关的神经系统检查。③可行压力试验、指压试验、棉签试验和尿动力学检查等辅助检查，排除急迫性尿失禁、充盈性尿失禁及感染等情况。

（三）治疗

1. 非手术治疗　包括盆底肌肉锻炼、盆底电刺激、膀胱训练、α-受体激动药和阴道局部雌激素治疗。

2. 手术治疗　目前公认的“金标准”术式为耻骨后膀胱尿道悬吊术和阴道无张力尿道中段悬吊术。

【经典习题】

1. 导致子宫脱垂最常见的病因是
   A. 从事重体力劳动
   B. 长期便秘
   C. 盆底肌肉发育不良
   D. 盆底肌肉进行性变
   E. 分娩损伤

答案：E

考点：子宫脱垂的病因

解析：分娩损伤是子宫脱垂最主要的病因，盆底组织发育不良、退行性病变及长期腹压增加亦是其原因。故选 E。

2. 子宫脱垂患者，宫颈及部分宫体脱出阴道口，应属
   A. Ⅰ度轻
   B. Ⅰ度重
   C. Ⅱ度轻
   D. Ⅱ度重
   E. Ⅲ度

答案：D

考点：子宫脱垂分度

解析：子宫脱垂分为3度。①Ⅰ度，轻型：宫颈外口距处女膜缘<4cm，未达处女膜。重型：宫颈外口已达处女膜缘，在阴道口可见到宫颈。②Ⅱ度，轻型：宫颈已脱出阴道口外，宫体仍在阴道内。重型：宫颈及部分宫体已脱出于阴道口外。③Ⅲ度：宫颈及宫体全部脱出至阴道口外。故选 D。

3. 女，51岁。绝经2年，阴道脱出肿物1年。妇科检查：子宫体全部脱出阴道口外。适宜的处理方法为
   A. 密切观察，暂不处理
   B. Manchester 手术
   C. 阴道纵隔形成术
   D. 使用子宫托
   E. 经阴道子宫切除术

答案：E

考点：子宫脱垂的治疗

解析：子宫脱垂，是指子宫从正常位置沿阴道下降。宫颈下降，未达阴道口，为Ⅰ度轻；宫颈下降达阴道口，未脱出阴道口外，为Ⅰ度重。宫颈脱出于阴道口外，宫体仍在阴道内，为Ⅱ度轻；宫颈及部分宫体脱出于阴道口外，为Ⅱ度重。宫颈、宫体全部脱出于阴道口外，称Ⅲ度子宫脱垂。该患者为Ⅲ度子宫脱垂，且已绝经，首选经阴道子宫切除术。故选 E。

第十八节　不孕症与辅助生殖技术

一、不孕症的概念和分类（★★）

（一）概念

有正常性生活，未经避孕1年未妊娠者，称为不孕症。未避孕而从未妊娠者称为原发性不孕（2007、2011）；曾有过妊娠而后未避孕连续1年不孕者称为继发性不孕。

（二）分类

1. 原发不孕及继发不孕　前者指婚后从未妊娠过；后者指曾有过妊娠，但近2年没有再妊娠。

2. 绝对不孕及相对不孕　前者指夫妇一方有解剖上或功能上的缺陷，无法矫正而不能受孕；后者指夫妇一方受某种因素影响，经过适当治疗以后可能受孕。

3. 男性不育或女性不孕　根据不孕因素在男方或女方而区分。

4. 器质性不孕和功能性不孕　前者指生殖器的器质性病变引起的不孕；后者主要指内分泌异常引起的不孕。

二、不孕症病因（★★）

1. 女性不孕因素　以输卵管及排卵障碍因素为主（2012、2016、2021、2022）。

（1）排卵障碍的主要原因：①下丘脑-垂体-卵巢轴功能紊乱；②卵巢病变；③肾上腺及甲状腺功能异常。

（2）输卵管因素：输卵管阻塞或输卵管通而不畅、慢性输卵管炎、输卵管发育不全、盆腔炎性疾病后遗症、子宫内膜异位症等。

（3）子宫因素：子宫畸形、子宫黏膜下肌瘤、子宫内膜炎、子宫内膜结核、子宫内膜息肉、宫腔粘连等。

（4）宫颈因素：宫颈黏液分泌异常、宫颈炎症及宫颈黏液免疫环境异常，影响精子通过。

2. 男性不育因素

（1）精液异常：性功能正常，先天或后天原因所致精液异常，表现为无精、弱精、少精、精子发育停滞、畸精症或精液液化不全等。

（2）性功能异常：外生殖器发育不良或勃起障碍、早泄、不射精、逆行射精等使精子不能正常射入阴道内。

（3）免疫因素：在男性生殖道免疫屏障被破坏的条件下，精子、精浆在体内产生抗精子抗体，使射出的精子产生凝集而不能穿过宫颈黏液。

3. 男女双方因素　包括性生活不能或不正常，免疫因素和不明原因的不孕症。

【巧妙记忆】　不孕症原因：女性——主要是排卵障碍和输卵管因素；男性——主要是生精障碍与输精障碍。

三、不孕症检查与诊断（★★）

1. 男方检查　询问既往有无结核、腮腺炎等慢性疾病；了解性生活情况。检查外生殖器有无畸形、感染和病变。不孕夫妇初诊第一步检查是精液常规。正常精液量为2~6ml，平均3ml；pH 7.0~7.8；室温中放置30分钟内液化；精子密度为（20~200）×10^6/L；精子活率>50%；正常形态精子占66%~88%。

2. 女方检查

（1）询问病史：询问与不孕有关的病史。

（2）体格检查：注意检查第二性征及内外生殖器发育情况，有无畸形、炎症、包块、触痛及泌乳等。

（3）女性不孕特殊检查

1）卵巢功能检查：包括排卵监测和黄体功能检查。常用方法有B超监测卵泡发育及排卵；基础体温测定、宫颈黏液检查、黄体期子宫内膜活组织检查，女性激素如FSH、LH、E_2、PRL、睾酮、孕酮测定等。

2）输卵管通畅试验：常用方法有输卵管通液术、子宫输卵管造影及子宫输卵管超声造影。子宫输卵管造影是目前应用最广、诊断价值最高的方法。

3）宫腔镜检查：了解宫腔内情况。能发现宫腔粘连、黏膜下肌瘤、内膜息肉、子宫畸形等与不孕有关的病理情况。

4）腹腔镜检查：直接观察子宫、输卵管、卵巢有无病变或粘连，发现子宫内膜异位症病灶，并可行输卵管通亚甲蓝液，直视下确定输卵管是否通畅。

5）其他：①性交后试验，在性交后2~8小时内取阴道后穹隆液检查有无活动精子，验证性交是否成功，再取宫颈黏液观察，每高倍视野有20个活动精子为正常；②磁共振成像有助于发现女性生殖道形态和畸形导致的不孕。

四、不孕症治疗（★★）

1. 一般治疗　包括增强体质，纠正营养不良和贫血；改掉不良生活方式；掌握性知识，学会预测排卵期性交（排卵前2~3天至排卵后24小时内）。

2. 治疗生殖道器质性病变

（1）输卵管慢性炎症及阻塞的治疗

1）一般疗法：对卵巢功能良好、不孕年限不长、生育要求不迫切的年轻患者先试行保守治疗，口服活血化瘀中药，中药保留灌肠，同时配合超短波、离子透入等方法促进局部血液循环。

2）输卵管成形术：对输卵管不同部位阻塞或粘连可行造口术、整形术、吻合术及输卵管子宫移植术等。

3）输卵管内注药：用地塞米松磷酸钠注射液5mg，庆大霉素4万U，加于0.9%氯化钠注射液20ml中，在150mmHg压力下经宫腔缓慢注入，能减轻输卵管局部充血、水肿，溶解或软化粘连。应于月经干净2~3天后进行。

（2）卵巢肿瘤：有内分泌功能者可影响卵巢排卵；肿瘤较大可造成输卵管扭曲。性质不明的卵巢肿瘤倾向于手术探查，剔除或切除并明确性质后进行不孕治疗。

（3）子宫病变：子宫黏膜下肌瘤、内膜息肉、子宫纵隔、宫腔粘连等可行宫腔镜进行切除、粘连分离或矫形手术。较大的子宫肌瘤应予剔除。

（4）阴道炎：严重者应先针对病原菌进行治疗。

（5）子宫内膜异位症：首诊应进行腹腔镜诊断和治疗，对中、重度病例术后辅以抗雌激素药物治疗，重症和复发者应考虑辅助生殖技术帮助妊娠。

（6）生殖系统结核：活动期应行抗结核治疗，用药期间应严格避孕。盆腔结核者多需借助辅助生殖技术妊娠。

2. 诱发排卵（2014）

（1）氯米芬为诱发排卵首选药物。适用于体内有一定雌激素水平者和下丘脑-垂体轴反馈机制健全者。月经周期第5天起，每日口服50mg（最大剂量达150mg/d），连用5天，3个周期为一疗程。用药后行超声排卵监测，卵泡成熟后用绒促性素5000U肌注1次，36~40小时后自发排卵。排卵后加用黄体酮20~40mg/d或hCG 2000U，隔3天1次肌注，进行黄体功能支持。

（2）绒促性素：常在促排卵周期卵泡成熟后一次注射5000~10 000U，诱导卵母细胞减数分裂和排卵发生。

（3）尿促性素（HMG）：于周期第2~3天起，每日或隔日肌注HMG 75~150U，直至卵泡成熟。用药期间需B超和血雌激素水平监测卵泡发育情况，卵泡发育成熟后用hCG 5000~10 000U一次肌注，促进排卵及黄体形成。

（4）黄体生成激素释放激素（LHRH）：适用于下丘脑性无排卵。采用微泵脉冲式静脉注射，脉冲间隔90分钟，连续脉冲用药17~20天。

（5）溴隐亭：适用于高泌乳素血症导致排卵障碍者。从1.25mg/d开始，酌情加量到2.5mg/d，分2次口服，血催乳激素降至正常水平后继续用药1~2年。每3~6个月复查血清PRL水平。

3. 免疫性不孕的治疗　对抗磷脂综合征阳性的自身免疫性不育患者，应在明确诊断后，采用泼尼松每次10mg，每日3次，加阿司匹林80mg/d，孕前和孕中期长期口服。

4. 辅助生殖技术　包括人工授精、体外受精-胚胎移植（IVF-ET）及其衍生技术等。

五、辅助生殖技术概念、方法

（一）概念

辅助生殖技术是指在体外对配子和胚胎采用显微操作技术，帮助不孕夫妇受孕的一组方法。

（二）方法

1. 人工授精　是将精子通过非性交方式放入女性生殖道内使其受孕的一种技术。包括使用丈夫精液人工授精（AIH）和用供精者精液人工授精（AID）。

2. 体外受精与胚胎移植　指从妇女卵巢内取出卵子，在体外与精子受精并培养一阶段，再将发育到一定时期的胚胎移植到宫腔内，使其着床发育成胎儿的全过程，通常被称为“试管婴儿”。适应证为输卵管性不孕症（2015、2016、2017、2018）、原因不明的不孕症、子宫内膜异位症、男性因素不孕症、排卵异常、宫颈因素等。

3. 配子移植　①配子输卵管内移植不适用于女性输卵管异常者；②配子宫腔内移植适用于女性输卵管异常者（2015）。

4. 卵细胞浆内单精子注射　指将精子直接注射到卵细胞浆内，获得正常卵子受精和卵裂过程。主要用于治疗重度少、弱、畸形精子症的男性不育症患者及IVF-ET周期受精失败。

5. 胚胎植入前遗传学诊断　首先应用于X-性连锁疾病的胚胎性别选择。技术步骤是从体外受精第3天的胚胎或第5天的囊胚取1~2个卵裂球或部分细胞进行细胞和分子遗传学检测，检出带致病基因和异常核型胚胎，将正常基因和核型胚胎移植，得到健康下一代。主要解决有严重遗传性疾病风险和染色体异常夫妇的生育问题。

【经典习题】

1. 最常见的女性不孕因素是
   A. 宫体因素
   B. 精神因素
   C. 阴道因素
   D. 输卵管因素
   E. 宫颈因素

答案： D

考点： 女性不孕因素

解析： 输卵管性不孕是女性不孕症最常见的因素。输卵管性不孕的病因多以感染性病因为主。故选D。

2. 试管婴儿是
   A. 人工授精
   B. 配子输卵管内移植
   C. 宫腔配子移植
   D. 体外授精与胚胎移植
   E. 胚胎移植

答案： D

考点： 试管婴儿的含义

解析： 体外受精与胚胎移植（IVF-ET）即第一代“试管婴儿”技术，使配子在体外受精、培养，将所获得的胚胎移入宫腔使其着床发育成胎儿。故选D。

3. 女，32岁。婚后3年不孕，患者平素月经规律，妇科检查未发现异常。内分泌检查正常，造影示双侧输卵管堵塞。适宜的辅助生育是
   A. 配子输卵管内移植
   B. 胞质内单精子注射
   C. 植入前遗传学诊断技术
   D. 体外受精与胚胎移植
   E. 人工授精

答案： D

考点： 辅助生育技术

解析： 人工授精指将处理后的优选精子注入宫颈管内或宫腔内使女性受孕的技术，适用于至少一条输卵管通畅的不孕症。配子输卵管内移植是指将精子、卵子取出，移植入输卵管，使其在输卵管内完成受精和发育，不适用于输卵管异常者。配子宫腔内移植是指将精子、卵子直接植入子宫腔，使其受精和着床，适用于输卵管异常者。体外受精与胚胎移植是指使配子在体外受精，然后植入子宫腔内，适用于输卵管异常性不孕、子宫内膜异位症者、免疫性不孕、重度多囊卵巢综合征、男性不育等。胞质内单精子注射技术是指将单个精子注入卵母细胞内达到受精的目的，适用于男性少精、弱精、阻塞性无精者，和体外受精不能成功者。故选D。

第十九节 生育规划

一、宫内节育器（IUD）避孕

（一）种类（★★）

1. 惰性宫内节育器（第一代IUD） 由惰性材料如金属、硅胶、塑料等制成，已停止生产使用。

2. 活性宫内节育器（第二代IUD） 其内含有活性物质如铜离子、激素及药物等。分为两大类。

（1）含铜IUD：在我国应用最广泛。在宫内持续释放具有生物活性、有较强抗生育能力的铜离子。分为T形、V形、宫形等多种形态。根据含铜的表面积又分为不同类型。避孕效果与含铜表面积呈正比，临床不良反应主要表现为点滴出血。避孕有效率均在90%以上。

1）带铜T形宫内节育器（TCu-IUD）：呈T字形。以聚乙烯为支架，在纵臂或横臂上绕有铜丝或铜套。放置年限一般为5~7年，带有尾丝，便于检查及取出。

2）带铜V形宫内节育器（VCu-IUD）：呈V形状，横臂及斜臂绕有铜丝或铜套，由不锈钢做V支架，两横臂中间相套为中心扣，外套硅橡胶管。有尾丝。放置年限为5~7年。

3）母体乐（MLCu375）：以聚乙烯为支架，呈伞状，两弧形臂上各有5个小齿，具有可塑性。可放置5~8年。

4）宫铜IUD：形态更接近宫腔形状，不锈钢丝呈螺旋状内置铜丝，分大、中、小号，无尾丝。可放置20年左右。

5）含铜无支架IUD：为6个铜套串在一根尼龙线上，顶端有一个结固定于子宫肌层，使IUD不易脱落，悬挂在宫腔中，有尾丝。可放置10年。

（2）含药IUD：将药物储存在节育器内，通过每日微量释放药物提高避孕效果。

1）左炔诺孕酮IUD（LNG-IUD）：又称曼月乐。以聚乙烯作为T形支架，人工合成孕激素-左炔诺孕酮储存在纵管内，每日释放左炔诺孕酮20μg。主要不良反应为点滴出血及闭经。放置时间为5年。含有尾丝。

2）含吲哚美辛IUD：常用的产品有宫铜IUD、活性γ-IUD、吉妮致美IUD。通过每日释放吲哚美辛，减少放置IUD后引起的月经过多等不良反应。

（二）避孕机制（2018）（★★）

1. 杀精毒胚作用 ①压迫局部产生炎症反应，分泌的炎症细胞有毒害胚胎的作用，同时产生大量巨噬细胞覆盖于子宫内膜，影响受精卵着床（2008），并能吞噬精子及影响胚胎发育；②铜离子具有使精子头尾分离的毒性作用，使精子不能获能。

2. 干扰着床 ①长期异物刺激导致子宫内膜损伤及慢性炎症反应，产生前列腺素，改变输卵管蠕动，使受精卵运行速度与子宫内膜发育不同步，受精卵着床受阻；②子宫内膜受压缺血及吞噬细胞的作用，激活纤溶酶原，局部纤溶酶活性增强，致使囊胚溶解吸收；③铜离子进入细胞，影响锌酶系统，阻碍受精卵着床及胚胎发育，并影响糖原代谢、雌激素摄入及DNA合成，干扰内膜细胞代谢，影响受精卵着床及囊胚发育。

3. 左炔诺孕酮IUD的避孕作用 可使少部分妇女的排卵受到抑制，主要是孕激素对子宫内膜的局部作用：①使腺体萎缩，间质蜕膜化，间质炎症细胞浸润，不利于受精卵着床；②改变宫颈黏液性状，使宫颈黏液稠厚，不利于精子穿透。

【巧妙记忆】 IUD的抗生育作用主要是局部组织对异物的组织反应而影响受精卵着床。活性IUD的避孕机制与活性物质有关。

（三）放置与取出（★★）

1. 放置

（1）适应证：凡育龄妇女无禁忌证，要求放置IUD者。

（2）禁忌证包括：①妊娠或可疑妊娠。②生殖道急性炎症。③人工流产出血多，怀疑有妊娠组织物残留或有感染；中期妊娠引产、分娩或剖宫产胎盘娩出后子宫收缩不良，有出血或潜在感染可能。④生殖器官肿瘤。⑤生殖器官畸形。⑥宫颈内口过松、重度陈旧性宫颈裂伤或子宫脱垂。⑦严重的全身性疾患。⑧宫腔<5.5cm或>9.0cm（除外足月分娩后、大月份引产后或放置含铜无支架IUD）。⑨近3个月内有月经失调、阴道不规则流血。⑩有铜过敏史。

（3）放置时间应在：①月经干净3~7天无性交；②人工流产后立即放置；③产后42天恶露已净，会阴伤口已愈合，子宫恢复正常；④剖宫产后半年放置；⑤含孕激素IUD在月经第4~7天放置；⑥自然流产于转经后放置，药物流产2次正常月经后放置；⑦哺乳期放置应先排除早孕。性交后5日内放置为紧急避孕的方法之一。

（4）术后注意事项及随访：术后休息3天，1周内忌重体力劳动，2周内忌性交及盆浴，3个月内注意有无节育环脱落，保持外阴清洁。术后第1年1、3、6、12个月进行随访，以后每年随访1次直至停用

（2007、2011）。

2. 宫内节育器取出术

（1）适应证：生理情况包括：①计划再生育或不需避孕，如丧偶或离异等；②放置期限已满需更换（2008）；③绝经过渡期停经1年内；④拟改用其他避孕措施或绝育。病理情况包括：①有并发症及不良反应，经治疗无效；②带器妊娠，包括宫内和宫外妊娠。

（2）禁忌证：①并发生殖道炎症时先给予抗感染治疗，治愈后再取出IUD；②全身情况不良或在疾病的急性期，应待病情好转后再取出。

（3）取器时间应在：①月经干净后3～7天；②带器早期妊娠行人工流产同时取器；③带器异位妊娠术前行诊断性刮宫时，或在术后出院前取出；④因子宫不规则出血，随时可取出，同时需行诊断性刮宫。

（4）取器方法：常规消毒后，有尾丝者用血管钳夹住尾丝轻轻牵引取出。无尾丝者需在手术室进行，按进宫腔操作程序操作，用取环钩或取环钳将IUD取出。必要时在B超下或宫腔镜下取出。

（5）注意事项：①取器前B超检查或X线检查确定节育器位置和类型；②使用取环钩取IUD时不能盲目钩取，避免向宫壁钩取，以免损伤子宫壁；③取出后应落实其他避孕措施。

（四）副作用（★★）

不规则阴道流血是放置IUD常见的副作用，主要表现为经量增多、经期延长或少量点滴出血。少数患者可有白带增多或伴有下腹胀痛。

（五）并发症（★★）

1. 节育器异位　原因有：①子宫穿孔，操作不当将IUD放到宫腔外；②节育器过大、过硬或子宫壁薄而软，子宫收缩造成节育器逐渐移位达宫腔外。

2. 节育器嵌顿或断裂　放置时损伤子宫壁或带器时间过长所致，应及时取出。

3. 节育器下移或脱落　常见于放置IUD后1年之内。原因有：①操作不规范，IUD放置未达宫底部；②IUD与宫腔大小、形态不符；③月经过多；④宫颈内口过松及子宫过度敏感。

4. 带器妊娠　多见于IUD下移、脱落或异位。一经确诊，行人工流产同时取出IUD。

二、激素避孕

（一）避孕机制（★★★）（2001、2015）

1. 抑制排卵　雌、孕激素（2003、2005）负反馈抑制下丘脑释放GnRH，从而抑制垂体分泌FSH和LH，同时影响垂体对GnRH的反应，不出现排卵前LH峰，排卵受到抑制。

2. 改变宫颈黏液性状　孕激素使宫颈黏液量减少，黏稠度增加，拉丝度降低，不利于精子穿透。

3. 改变子宫内膜形态与功能　抑制子宫内膜增殖变化，使子宫内膜与胚胎发育不同步，不适于受精卵着床。

4. 改变输卵管的功能　在雌、孕激素作用下，输卵管上皮纤毛功能、肌肉节段运动和输卵管液体分泌均受到影响，改变受精卵在输卵管内正常运动，干扰受精卵着床。

【巧妙记忆】　甾体激素药物避孕机制为：抑制排卵、改变宫颈黏液性状、改变子宫内膜形态和功能、改变输卵管的功能。

（二）适应证与禁忌证（★★）

1. 适应证（2018）　适用于已婚、身体健康的育龄妇女，要求避孕者。

2. 禁忌证（2003、2005、2007、2009）　包括：①严重心血管疾病、血栓性疾病，如原发性高血压、冠心病、静脉栓塞等。②急、慢性肝炎或肾炎。③恶性肿瘤，癌前病变。④内分泌疾病：如糖尿病、甲状腺功能亢进症。⑤哺乳期不宜使用复方口服避孕药。⑥年龄大于35岁的吸烟妇女不宜长期服用，严重吸烟者不宜服用。⑦精神病长期服药者。⑧有严重偏头痛，反复发作者。

（三）常用类型及用法（★★）

1. 口服避孕药

（1）复方短效口服避孕药是雌、孕激素组成的复合制剂，主要作用为抑制排卵（2016）。使用方法：复方炔诺酮片、复方甲地孕酮片，于月经第5天开始服第1片，连服药22天，停药7天后服第2个周期。复方去氧孕烯片、复方孕二烯酮片和炔雌醇环丙孕酮片，于月经第1天服药，连服21天，停药7天后服第2个周期。若有漏服应及早补服。漏服2片，补服后要同时加用其他避孕措施。漏服3片应停药，待出血后开始服下一周期药。

（2）复方长效口服避孕药由长效雌激素和人工合成孕激素配伍制成，服药1次可避孕1个月。用药方法有两种：①月经来潮第5天服第1片，5天后加服1片，以后按第1次服药日期每月服1片；②月经来潮第5天服第1片，第25天服第2片，以后每隔28天服1片。

2. 长效避孕针　有单孕激素制剂和雌、孕激素复合制剂两种。尤其适用于对口服避孕药有明显胃肠道反应者。雌、孕激素复合制剂肌内注射1次可避孕1个月。首次于月经周期第5天和第12天各肌注

1支，以后在每次月经周期第10~12天肌注1支。一般于注射后12~16天月经来潮。单孕激素制剂：醋酸甲羟孕酮避孕针，每隔3个月注射1针；庚炔诺酮避孕针，每隔2个月肌注1次。

3. 探亲避孕药　除双炔失碳酯外，均为孕激素类制剂或雌、孕激素复合制剂。适用于短期探亲夫妇。服用方法于探亲前1天或当日中午起服用1片，此后每晚服1片，至少连服10~14天。

4. 缓释避孕药　是以具备缓慢释放性能的高分子化合物为载体，一次给药在体内通过持续、恒定、微量释放甾体激素，主要是孕激素。

（1）皮下埋置剂用法：月经周期头7天内均可放置，用10号套管针将硅胶棒在左上臂内侧呈扇形埋入皮下。放置后24小时发挥避孕作用。

（2）缓释阴道避孕环：以硅胶为载体含孕激素的阴道环，国产阴道环内含甲地孕酮2.0mg或250mg，每日释放100μg，一次放置，避孕1年，经期不需取出。

（3）微球和微囊避孕针：采用具有生物降解作用的高分子化合物与甾体避孕药混合或包裹制成的微球或微囊，将其注入皮下，每日释放恒定数量的避孕药发挥避孕作用。

（4）避孕贴片：避孕药放在特殊贴片内，粘贴在皮肤上，每日释放一定数量避孕药，通过皮肤吸收达到避孕目的。每周1片，连用3周，停用1周，每月共用3片。

（四）药品不良反应及处理（2002、2005、2007、2011）（★★）

1. 类早孕反应　表现为食欲缺乏、恶心、呕吐、乏力、头晕等类似妊娠早期的反应，一般不需特殊处理，服药数个周期后可自然消失。症状严重者可考虑更换制剂或停药，改用其他避孕措施。

2. 阴道不规则流血　多见于漏服避孕药后。轻者点滴出血，不用处理。流血偏多者每晚在服用避孕药的同时加服雌激素，直至停药（2003、2008）。若流血似月经量或流血时间已近月经期，则停止服药，作为一次月经来潮。于出血第5天再开始服下一周期的药，或更换避孕药。

3. 闭经　常发生于月经不规则妇女。原有月经不规则妇女应慎用。停药后月经不来潮需除外妊娠，停药7天后可继续服药，若连续停经3个月，需停药观察。

4. 体重变化　少数妇女服药后食欲亢进，体内合成代谢增加，体重增加，可更换含第三代孕激素的口服避孕药。

5. 皮肤问题　极少数面部出现淡褐色色素沉着，停药后多能恢复。第三代口服避孕药能改善原有的皮肤痤疮。

6. 其他　个别妇女服药后出现头痛、复视、乳房胀痛等，可对症处理，必要时停药做进一步检查。

【巧妙记忆】　甾体激素药品不良反应有类早孕反应、阴道不规则流血、闭经、体重增加、皮肤色素沉着等。

三、其他避孕方法

（一）紧急避孕（★★）

1. 定义　无保护性生活后或避孕失败后几小时或几日内，妇女为防止非意愿性妊娠的发生而采用的补救避孕法，称为紧急避孕。

2. 适应证　①避孕失败，包括阴茎套破裂、滑脱；未能做到体外排精；错误计算安全期；漏服短效避孕药；宫内节育器脱落。②性生活未使用任何避孕方法。③遭到性暴力。

3. 方法

（1）宫内节育器：带铜宫内节育器特别适合希望长期避孕而且符合放置节育器者及对激素应用有禁忌证者。在无保护性生活后5天（120小时）之内放入。

（2）紧急避孕药种类及用法

1）雌、孕激素复方制剂：复方左炔诺孕酮片，用法为在无保护性生活后72小时内即服4片，12小时再服4片。

2）单孕激素制剂：左炔诺孕酮片，无保护性生活72小时内服1片，12小时重复服1片。

3）米非司酮（2007）：在无保护性生活120小时之内服用1片即可。

4. 不良反应　可能出现恶心、呕吐、不规则阴道流血及月经紊乱，一般不需处理。月经延迟1周以上需除外妊娠。

（二）自然避孕（★★）

自然避孕又称安全期避孕。是根据女性生殖生理的知识推测排卵日期，判断周期中的易受孕期，在此期禁欲而达到避孕目的。包括日历表法、基础体温法、宫颈黏液观察法。此法并不十分可靠，不宜推广。

（三）其他避孕

目前正在研究黄体生成激素释放激素类似物避孕、免疫避孕法的导向药物避孕和抗生育疫苗等。

四、人工流产

（一）概念（★★）

人工流产术是指妊娠14周以内，因意外妊娠、优生或疾病等原因而采用药物或手术方法终止妊娠。

（二）药物流产（★★）

1. 适应证（2004） ①早期妊娠≤49 天，可门诊行药物流产；>49 日，应酌情考虑，必要时住院流产。②本人自愿，血或尿 hCG 阳性，B 超确诊为宫内妊娠；③人工流产术高危因素者，如瘢痕子宫、哺乳期、宫颈发育不良或严重骨盆畸形；④多次人工流产史，对手术流产有恐惧和顾虑心理者。

2. 禁忌证 ①有使用米非司酮禁忌证；②有使用前列腺素药物禁忌证；③其他：过敏体质，带器妊娠，宫外孕，妊娠剧吐，长期服用抗结核、抗癫痫、抗抑郁、抗前列腺素药等。

目前临床应用的药物为米非司酮（抗孕激素）（2008）配伍米索前列醇。服药后应严密观察，除了服药过程中可出现恶心、呕吐、腹痛、腹泻等胃肠道症状外，出血时间长、出血多是药物流产的主要不良反应，药物治疗效果较差。

（三）手术流产（★★★）

1. 负压吸引术

（1）适应证：妊娠 10 周内要求终止妊娠而无禁忌证者，患有某种严重疾病不宜继续妊娠者。

（2）禁忌证：生殖道炎症；各种疾病的急性期；全身情况不良，不能耐受手术；术前两次体温在 37.5℃以上。

（3）术前准备：①详细询问病史，全身及妇科检查；②尿 hCG 测定，超声检查确诊；③实验室检查，包括阴道分泌物常规、血常规及凝血方面检测；④术前测量体温、脉搏、血压；⑤解除患者思想顾虑；⑥排空膀胱。

（4）注意事项：①正确判别子宫大小及方向，动作轻柔，减少损伤；②扩宫颈管时用力均匀，以防宫颈内口撕裂；③严格遵守无菌操作常规；④静脉麻醉应有麻醉医师监护。

2. 钳刮术 适用于妊娠 10～14 周。通过机械或药物方法使宫颈松软，然后用卵圆钳钳夹胎儿及胎盘。

3. 并发症及处理

（1）出血：可在扩张宫颈后，宫颈注射缩宫素，并尽快取出胎盘及胎体。吸管过细、胶管过软或负压不足可引起出血，应及时更换，调整负压。

（2）子宫穿孔：是人工流产术的严重并发症。手术时突然有无宫底感觉（2005、2012、2014），或手术器械进入深度超过原来所测得深度，提示子宫穿孔，应立即停止手术。穿孔小，无脏器损伤或内出血，手术已完成，可注射子宫收缩剂保守治疗，并给予抗生素预防感染。注意观察血压、脉搏等生命体征。若宫内组织未吸净，应在 B 超引导下或腹腔镜下完成手术。破口大、有内出血或怀疑脏器损伤，应剖腹探查（2014）。

（3）人工流产综合反应（2023）：指手术时疼痛或局部刺激使受术者在术中或术毕出现心动过缓、心律不齐、面色苍白、头晕、胸闷、大汗淋漓，严重者甚至出现血压下降、昏厥、抽搐等（2001～2003、2005、2008、2018、2019）迷走神经兴奋症状。发现症状应立即停止手术，给予吸氧，严重者可加用阿托品 0.5～1mg 静脉注射（2001～2003、2008）。术中动作轻柔，吸宫时掌握适当负压，减少不必要的反复吸刮可降低人工流产综合反应的发生率。

（4）漏吸或空吸：漏吸常因子宫畸形、位置异常或操作不熟练引起。一旦发现应再次行负压吸引术。若吸刮出物肉眼未见绒毛，要重复尿妊娠试验及 B 超检查，宫内未见妊娠囊，诊断为空吸。必须将吸刮的组织全部送病理检查，警惕宫外孕。

（5）吸宫不全（2020、2023）：指人工流产术后部分妊娠组织物残留，是人工流产术常见的并发症。手术后阴道流血时间长，血量多或流血停止后再现多量流血（2002、2006），应考虑为吸宫不全，B 超检查有助于诊断。如无明显感染征象，应尽早行刮宫术，刮出物送病理检查。术后给予抗生素预防感染（2001）。若同时伴有感染，应控制感染后再行刮宫术。

（6）感染：可发生急性子宫内膜炎、盆腔炎等，术后应预防性应用抗生素，口服或静脉给药。

（7）羊水栓塞：少见，往往由于宫颈损伤、胎盘剥离使血窦开放，为羊水进入创造条件。

（8）远期并发症：宫颈粘连、宫腔粘连、慢性盆腔炎、月经失调、继发性不孕等。

【巧妙记忆】 人工流产术的并发症：子宫出血、子宫穿孔、人工流产综合反应、漏吸或空吸、吸宫不全、感染、羊水栓塞和宫颈粘连、慢性盆腔炎等远期并发症。

五、生育规划咨询

咨询是人际交流的一种形式，生育规划咨询有助于为个人和夫妻提供合理的生育信息和咨询服务。注意保障避孕方法知情选择，提供生育规划优质服务。不同阶段的避孕方法建议如下。

【经典习题】

1. 放置宫内节育器的注意事项不包括

A. 术后休息 3 日

B. 术后2周禁性交及盆浴
C. 术后月经来潮注意节育器有无脱落
D. 术后未见尾丝应行超声检查
E. 带铜节育器可放置5年

答案： E

考点： 宫内节育器应注意事项

解析： 放置宫内节育器注意事项：①术后休息3日，1周内忌重体力劳动。②术后2周禁性交及盆浴。③定期进行随访，3个月内每次月经期或排便时注意有无IUD脱落。带铜节育器可放置15年，故选E。

2. 女，27岁。妊娠7周行人工流产负压吸引术，术者突觉“无底”感，患者随即感觉下腹部剧烈疼痛，伴恶心。心率75次/分。首先应考虑的诊断是
A. 失血性休克
B. 流产不全
C. 羊水栓塞
D. 子宫穿孔
E. 人工流产综合反应

答案： D

考点： 子宫穿孔

解析： 手术流产的最主要并发症：①子宫穿孔，器械进入宫腔内突然出现“无底”感。②人工流产综合反应。③吸宫不全。④漏吸。⑤术中出血。⑥术后感染。⑦栓塞。⑧宫颈裂伤。⑨远期并发症：宫颈、宫腔粘连，慢性盆腔炎，月经异常，继发不孕等。故选D。

3. 女，27岁。停经40天，人工流产术中诉心悸、胸闷，面色苍白，测血压90/60mmHg，心率56次/分，考虑诊断为
A. 漏吸
B. 人工流产综合征
C. 吸宫不全
D. 子宫穿孔
E. 羊水栓塞

答案： B

考点： 人工流产术

解析： 人工流产综合征为受术者在人工流产术中或手术结束时出现心动过缓心律失常、血压下降、面色苍白、出汗、头晕、胸闷，甚至发生晕厥和抽搐。根据该妇女的症状，考虑可能出现人工流产综合征。故选B。

第二十节 妇女保健

各期保健内容（★★）

（一）青春期保健

重视健康与行为方面的问题，以加强一级预防为重点。包括自我保健、营养指导、体育锻炼、卫生指导和性教育。二级预防包括早期发现疾病和行为偏异以及减少危险因素两个方面，通过学校保健等普及对青少年的体格检查，及早筛查出健康和行为问题；三级预防包括对女青年疾病的治疗与康复。

（二）婚前保健

婚前保健是为即将婚配的男女双方在结婚登记前所提供的保健服务，包括婚前医学检查、婚前卫生指导和婚前卫生咨询。

1. 婚前医学检查　是通过医学检查手段发现有影响结婚和生育的疾病，给予及时治疗，并提出有利于健康和出生子代素质的医学意见。

2. 婚前卫生指导　促进服务对象掌握性保健、生育保健和新婚避孕知识，为个人达到生殖健康目的奠定良好基础。

3. 婚前卫生咨询　帮助服务对象改变不利于健康的行为，对促进健康、保障健康生育起到积极的保护作用。包括3类问题：①“暂缓结婚”，如精神病发病期间，指定传染病传染期间，重要脏器疾病伴功能不全，患有生殖器官发育障碍或畸形；②“不宜结婚”，双方为直系血亲或三代以内旁系血亲；③“不宜生育”，严重遗传性疾病患者。

（三）生育期保健

生育期保健可维护生殖功能的正常，保证母婴安全，降低孕产妇死亡率和围生儿死亡率。包括①一级预防：是保健的重点，普及孕产期保健和计划生育技术指导。②二级预防：使妇女在生育期因孕育或节育导致的各种疾病，能做到早发现、早防治，提高防治质量。③三级预防：提高对高危孕产妇的处理水平，降低孕产妇死亡率和围生儿死亡率。

（四）围生期保健

围生期保健是指一次妊娠从妊娠前、妊娠期、分娩期、产褥期、哺乳期为孕母和胎婴儿的健康所进行的一系列保健措施，从而保证母婴安全、降低孕产妇死亡率和围生儿死亡率。

1. 孕前期保健　选择最佳的受孕时机，保证妊娠前有健康的心理、社会环境。积极治疗病毒性肝炎、心脏病等对妊娠有影响的疾病。戒烟、酒，避免接触有毒物质和放射线。药物避孕需改为工具避孕一段时间再受孕。前次有不良孕产史者，此次受孕应向医师咨询，做好孕前准备。

2. 孕早期保健　孕早期是胚胎、胎儿分化发育阶段，易受外界因素及孕妇疾病的影响，导致胎儿畸形或发生流产，应注意防病、防致畸。应尽早确诊妊娠，确定基础血压、体重，进行高危妊娠初筛，了解有无不良孕产史、家族成员有无遗传病史，避免接触有害化学制剂和放射线，避免病毒感染、避免精神受

刺激。患病时遵医嘱服药，注意营养，保证睡眠，适当活动。

3. 孕中期保健 孕中期是胎儿生长发育较快的阶段。应仔细检查孕早期各种影响因素对胎儿是否有损伤，在孕中期进行产前诊断和产前治疗，预防妊娠晚期并发症。还应加强营养，适当补充铁剂和钙剂，监测胎儿生长发育指标，预防和及早发现胎儿发育异常，预防和治疗生殖道感染。

4. 孕晚期保健 孕晚期胎儿生长发育最快，体重明显增加。此时补充营养应注意热量、蛋白质、维生素、微量元素、矿物质等需要量。定期行产前检查，防止妊娠并发症，及早发现并矫正胎位异常。注意胎盘功能和胎儿宫内安危的监护，及时纠正胎儿缺氧。做好分娩前的心理准备，考虑对母儿合适的分娩方式。指导孕妇作好乳房准备，有利于产后哺乳。

5. 分娩期保健 指分娩与接产时的各种保健和处理，是保证母儿安全的关键。提倡住院分娩，高危孕妇应提前入院。主要为“五防、一加强”：防出血、防感染、防滞产、防产伤、防窒息，加强产时监护和产程处理。

6. 产褥期保健 产褥期保健均在初级保健单位进行，产后访视应在产后3天内、产后14天、产后28天进行。

7. 哺乳期保健 保护、促进和支持母乳喂养是该期的中心任务。母乳喂养的好处：①母乳是婴儿最理想的营养食品，营养丰富，适合婴儿消化、吸收；②省时省力，经济方便；③母乳含丰富抗体、活性细胞和其他免疫活性物质，能增加婴儿抵抗力，预防疾病；④通过母乳喂养，母婴皮肤接触频繁，增加母子感情。WHO提出“促进母乳喂养的十项措施”有：①向所有卫生保健人员常规传达母乳喂养政策；②培训所有保健人员，执行此方针；③向所有孕妇宣传母乳喂养优点；④协助产妇分娩后半小时内即开始喂奶；⑤指导母亲如何喂奶，及在必须与婴儿分开的情况下如何保持泌乳；⑥除医疗上需要外，只喂母乳，不给新生儿任何其他食品和饮料；⑦实行母婴同室；⑧按需哺乳；⑨不给婴儿吸橡皮奶嘴；⑩促进母乳喂养支持组织的建立，并将出院的母亲转给妇幼保健组织。

母乳不足的原因：①母乳喂养因素：表现在产后开奶延迟，开奶前使用过奶瓶和橡皮奶头，喂奶次数少，尤其夜间不喂，哺乳时间过短未吸空乳房。②母亲心理因素：信心不足，心情紧张、忧虑、疲劳，不愿哺乳。③母婴健康状况：产后母亲服用利尿药、避孕药，使乳量减少，婴儿生病或口腔畸形。④暂时性供需不足：生后2个月婴儿体重增长最快，需要营养相对增加，而乳汁分泌尚未随之增多。处理方法：①保健人员亲自观察母亲哺乳全过程，找出问题所在；②教会母亲判断婴儿是否获得足够奶量的方法；③提供有关母乳喂养知识和哺乳技巧。哺乳产妇用药应慎重，哺乳期最好采用工具避孕或产后3~6个月放置宫内节育器。

（五）围绝经期保健

围绝经期保健内容有：①合理安排生活，重视蛋白质、维生素及微量元素的摄入，保持心情舒畅，注意锻炼身体。②保持外阴部清洁，预防萎缩的生殖器发生感染；防治绝经过渡期月经失调，重视绝经后阴道流血。③体内支持组织及韧带松弛，容易发生子宫脱垂及压力性尿失禁，应行肛提肌锻炼，即用力做收缩肛门括约肌的动作，以加强盆底组织的支持力。④此期是妇科肿瘤的好发年龄，应每年定期体检。⑤采用激素替代治疗、补充钙剂等方法防治围绝经期综合征、骨质疏松、心血管疾病等发生。⑥避孕至月经停止12个月以后。

（六）老年期保健

65岁以上为老年期。该期妇女易患各种身心疾病，如萎缩性阴道炎、子宫脱垂和膀胱膨出、直肠膨出、妇科肿瘤、脂代谢混乱、老年性痴呆等。应定期体格检查、加强身体锻炼、合理应用激素类药物等。

【经典习题】

叶酸是体内重要的维生素，孕妇体内水平过低最严重的潜在危害是

A. 妊娠高血压综合征
B. 生出低体重儿
C. 孕期严重缺钙
D. 胎儿神经管畸形
E. 伴有严重锌缺乏

答案：D

考点：孕期营养

解析：叶酸需要在妊娠前3个月补充，孕早期缺乏叶酸，易发生胎儿神经管缺陷畸形。故选D。

第六章 血液系统

第一节 贫 血

一、概述

（一）概念

贫血是指人体外周血红细胞容量减少，低于正常范围下限的一种常见的临床症状。标准（海平面）：①成年男性：Hb<120g/L，RBC<4.3×10^{12}/L，HCT<0.47。②成年女性：Hb<110g/L，RB<4.0×10^{12}/L，HCT<0.37（2002）。③孕妇：Hb <100g/L，HCT<0.30。

（二）分类

1. 按贫血进展速度分类

（1）急性贫血：常见于失血性贫血。

（2）慢性贫血：缺铁性贫血、巨幼细胞贫血多表现为慢性贫血。

2. 按血红蛋白浓度分类　轻度贫血 90g/L<Hb<正常低限；中度贫血 60g/L≤Hb≤90g/L；重度贫血 30g/L≤Hb<60g/L；极重度贫血 Hb<30g/L。

3. 按红细胞形态分类（★★★）　见表 4-6-1-1。

表 4-6-1-1　贫血的细胞形态学分类（2018）

类　型	MCV (fl)	MCHC (%)	常见疾病
大细胞性贫血	>100	32~36	巨幼细胞贫血、溶血性贫血、肝病、甲低、骨髓增生异常综合征(MDS)
正常细胞性贫血	80~100	32~36	再生障碍性贫血、溶血性贫血、急性失血性贫血（2001、2005、2020）
小细胞低色素性贫血	<80	<32	缺铁性贫血、铁粒幼细胞贫血、珠蛋白生成障碍性贫血（2001、2007、2020）

4. 按骨髓红系增生程度分类

（1）增生不良性贫血：再生障碍性贫血。

（2）增生性贫血：除再生障碍性贫血外其他贫血。

5. 根据发病机制与病因分类

（1）红细胞生成减少造血干祖细胞异常：再生障碍性贫血、纯红再生障碍性贫血、造血系统恶性克隆性疾病（各类血液系统肿瘤性疾病、MDS）、先天性红细胞生成异常性贫血。造血调节异常：骨髓基质细胞受损（如骨髓纤维化、骨髓坏死、骨髓转移癌、骨髓炎等）、造血调节因子水平异常（肾功能不全、甲低、肝病等 EPO 生成不足；慢性疾病体内产生炎症因子等造血负调控因子）、淋巴细胞功能亢进（介导造血细胞凋亡或产生抗体破坏或抑制造血细胞）、造血细胞凋亡亢进［如阵发性睡眠性血红蛋白尿（PNH）］。造血原料不足或利用障碍：缺铁性贫血（铁相对或绝对缺乏或利用障碍）；巨幼细胞贫血（叶酸或维生素 B_{12}相对或绝对缺乏或利用障碍）。

（2）红细胞破坏过多

1）内源性：红细胞形态异常（遗传性球形细胞增多症、遗传性椭圆形细胞增多症）；红细胞酶异常（G6PD 缺乏症、丙酮酸激酶缺乏症）；血红蛋白异常（海洋性贫血、异常血红蛋白病）；抗红细胞膜抗体（自身免疫性溶血性贫血）。

2）外源性：机械性因素（微血管病性溶血性贫血，行军性血红蛋白尿）；生物因素（疟疾、溶血链球菌感染、梭状芽胞杆菌感染）；化学因素（苯、铅、砷中毒，磺胺类，伯氨喹林）；物理因素（大面积烧伤）；脾亢。

（3）失血性贫血：分为急性失血性贫血和慢性失血性贫血

1）出凝血性疾病：血友病、严重肝病、特发性血小板减少性紫癜等。

2）非出凝血性疾病：消化性溃疡、支气管扩张、肺癌、肺结核、痔疮、功血等。

（三）临床表现（★★★）

贫血的病因，血液携氧能力下降的程度，血容量下降的程度，发生贫血的速度和血液、循环、呼吸等系统的代偿和耐受能力均会影响贫血的临床表现。

1. 神经系统　头晕、耳鸣、头痛、失眠、多梦、记忆减退、注意力不集中等，乃是贫血缺氧导致神经组织损害所致常见的症状。小儿贫血时可哭闹不安、躁动，甚至影响智力发育。

2. 皮肤黏膜　苍白是贫血时皮肤、黏膜的主要表现。毛发角质粗糙，缺少光泽。

3. 呼吸循环系统　心悸、气短，活动后加剧。体查可能发现脉压增大及闻及心脏杂音。

4. 消化系统　食欲缺乏、腹胀、腹部不适、腹泻或便秘、舌质改变等。缺铁性贫血可有吞咽异物感。

5. 泌尿生殖系统　多尿、尿比重低、蛋白尿、肾小球滤过功能和肾小管分泌及回收功能障碍。含铁血黄素尿，性功能减退，女性患者月经紊乱或闭经。

6. 内分泌系统　内分泌功能紊乱，长期贫血影响睾酮的分泌，减弱男性特征；对女性，因影响女性激素的分泌而导致月经异常。

（四）诊断

1. 明确有无贫血、程度和类型；找出贫血的病因。

2. 详细询问病史　现病史、既往病史、家族史、饮食习惯、用药史、月经生育史、危险因素暴露史等。强调病史对明确病因的重要意义。

3. 全面体格检查。

4. 实验室检查　外周血。

5. 骨髓检查　必要时行血清造血营养物质水平测定、溶血性贫血相关检查及原发病检查。

（五）治疗原则（★★★）

1. 病因治疗　最重要，有原发病者治疗原发病。缺铁贫或巨幼贫者补充铁剂或叶酸、维生素 B_{12}；溶血性贫血予糖皮质激素治疗或行脾切除；遗传球行脾切除；再生障碍性贫血予造血正调控因子、抗胸腺细胞球蛋白、环孢素 A 等治疗；肾性贫血补充 EPO 等。

2. 对症治疗　目的是减轻重度血细胞减少对患者的致命影响，为对因治疗发挥作用赢得时间。包括输血、吸氧、防治感染、加强营养支持治疗等。

3. 骨髓移植。

【巧妙记忆】　缺铁补铁，巨幼补叶酸加维生素 B_{12}。

二、缺铁性贫血

（一）铁代谢

人体内铁，其一为功能状态铁，包括血红蛋白铁（占体内铁 67%）、肌红蛋白铁（占体内铁 15%）、转铁蛋白铁（3～4mg）及乳铁蛋白、酶和辅因子结合的铁；其二为贮存铁（男性 1000mg，女性 300～400mg），包括铁蛋白和含铁血黄素（2005）。铁总量在正常成年男性为 50～55mg/kg，女性为 35～40mg/kg。正常人每天造血需 20～25mg 铁，主要来自衰老破坏的红细胞。正常人维持体内铁平衡需每天从食物摄铁 1～1.5mg，孕、乳妇 2～4mg。主要来源于动物食品（2012），动物食品铁吸收率高（可达 20%），植物食品铁吸收率低（1%～7%）。铁吸收部位主要在十二指肠及空肠上段，吸收形式为 Fe^{2+}（2016）。食物铁状态（三价铁、二价铁）、胃肠功能（酸碱度等）、体内铁贮量、骨髓造血状态及某些药物（如维生素 C）均会影响铁吸收。吸收入血的二价铁经铜蓝蛋白氧化成三价铁，与转铁蛋白结合后转运到组织或通过幼红细胞膜转铁蛋白受体胞饮入细胞内，再与转铁蛋白分离并还原成二价铁，参与形成血红蛋白。多余的铁以铁蛋白和含铁血黄素形式贮存于肝、脾、骨髓等器官的单核巨噬细胞系统。人体每天排铁不超过 1mg，主要通过肠黏膜脱落细胞随粪便排出，少量通过尿、汗液，哺乳期妇女还通过乳汁排出。

（二）病因和发病机制

1. 病因

（1）损失过多、慢性失血占缺铁原因的首位（2003、2023）。

（2）需铁量增加而摄入量不足：生长期婴幼儿、青少年和月经期、妊娠期或哺乳期妇女需铁量增加，摄入量不足时可导致贫血。

（3）铁的吸收不良：游离铁主要在十二指肠及小肠上 1/4 段黏膜吸收，吸收不良可导致缺铁性贫血。

2. 发病机制　缺铁使血红素合成减少（2002、2008），引起低色素性贫血；由于含铁酶的活性降低，引起脂类、蛋白质及糖类在幼红细胞内合成障碍及成熟红细胞的内部缺陷，红细胞寿命缩短，易在脾内破坏；体内含铁酶类的缺乏，引起肌肉、脑、心、肝、肾脏等多脏器的活力降低，组织细胞内线粒体肿胀，临床上出现肌肉疲劳，神经、循环及消化系统等功能紊乱。

（三）临床表现（2019）

1. 一般表现　皮肤黏膜苍白，精神不振等。

2. 消化系统　异食癖（2005、2008、2015）。

3. 呼吸循环系统　呼吸、心率加快，可出现全心扩大、心脏杂音甚至心力衰竭。

4. 免疫功能降低　T 淋巴细胞功能减弱及粒细胞杀菌能力降低　易患各种感染。

5. 骨髓外造血反应　肝、脾、淋巴结肿大。

6. 黏膜损害　常见有口炎、舌炎，可有咽下困难或咽下时梗阻感。

7. 外胚叶组织营养缺乏表现　如皮肤干燥、毛发无泽、反甲（匙状甲）等。

（四）实验室检查

1. 血常规

（1）红细胞及血红蛋白均减少，血红蛋白减少尤甚。

（2）红细胞大小不均，以小的为主，中心淡染区扩大，可见嗜多色性或嗜碱性红细胞，偶见靶形红细胞。

(3) 平均红细胞体积 (MCV) <80fl, 平均红细胞血红蛋白量 (MCH) <27pg, 平均血红蛋白浓度 (MCHC) <32%, 呈小细胞低色素贫血象 (2003、2012、2014)。

(4) 网织红细胞减少或正常。

(5) 白细胞及血小板无明显改变。

2. 骨髓象　是诊断的可靠指标 (2001、2004)

(1) 红细胞系统增生活跃, 细胞核与细胞质发育不平衡, 表现为质幼核老。

(2) 粒系统和巨核系统无明显改变。

(3) 骨髓可染铁减少, 铁粒幼红细胞<0.5%, 或为0.5%~1%, 细胞外铁消失。

3. 血生化

(1) 血清铁蛋白 (SF): 在缺铁早期即可减少, SF<16μg/L (放免法), 或为16~20μg/L, 或<10μg/L (酶免法)。SF<12μg/L可作为缺铁的依据 (2001、2004、2011、2015、2023)。

(2) 红细胞内游离原卟啉 (FEP): 缺铁时, FEP不能与铁结合生成血红素, 未被利用的原卟啉在红细胞内聚积, 是红细胞内缺铁的生化证据, 如FEP>0.9μmol/L或>600μg/L, 表示合成蛋白减少 (2011、2012)。

(3) 血清铁 (SI), 总铁结合力 (TIBC) 测定: 血清铁降低 (<500μg/L或<8.95μmmol/L), 总铁结合力升高 (>3600μg/L或者>64.44μmmol/L), 转铁蛋白饱和度降低 (TS) (<15%) (2000、2008), 这些可作为缺铁性贫血的诊断指标之一。

(五) 诊断与鉴别诊断

1. 诊断 (★★★)　缺铁性贫血 (IDA) 诊断包括以下三方面:

(1) 贫血为小细胞低色素性: 男性Hb<120g/L, 女性Hb<110g/L, 孕妇Hb<100g/L; MCV<80fl, MCH<27pg, MCHC<32%。

(2) 有缺铁的依据: 符合贮铁耗尽 (ID) 或缺铁性红细胞生成 (IDE) 的诊断。

ID符合下列任一条即可诊断。①血清铁蛋白<12μg/L; ②骨髓铁染色显示骨髓小粒可染铁消失, 铁粒幼红细胞少于15%。

IDE: ①符合ID诊断标准; ②血清铁低于8.95μmol/L, 总铁结合力升高大于64.44μmol/L, 转铁蛋白饱和度<15%; ③FEP/Hb>4.5μg/gHb。

(3) 存在铁缺乏的病因, 铁剂治疗有效。

2. 鉴别诊断　应与下列小细胞性贫血鉴别。

(1) 铁粒幼细胞贫血: 遗传或不明原因导致的红细胞铁利用障碍性贫血。无缺铁的表现, 血清铁蛋白浓度增高, 骨髓小粒含铁血黄素颗粒增多, 铁粒幼细胞增多, 并出现环形铁粒幼细胞。血清铁和转铁蛋白饱和度增高, 总铁结合力不低。

(2) 地中海贫血: 有家族史, 有慢性溶血表现。血片中可见多量靶形红细胞, 并有珠蛋白肽链合成数量异常的证据, 如HbF和HbA_2增高, 出现血红蛋白H包涵体等。血清铁蛋白、骨髓可染铁、血清铁和转铁蛋白饱和度不低且常增高。

(3) 慢性病性贫血: 慢性炎症、感染或肿瘤等引起的铁代谢异常性贫血。血清铁蛋白和骨髓铁增多。血清铁、血清转铁蛋白饱和度、总铁结合力减低。

(4) 转铁蛋白缺乏症: 系常染色体隐性遗传所致或严重肝病、肿瘤继发。血清铁、总铁结合力、血清铁蛋白及骨髓含铁血黄素均明显降低。先天性者幼儿时发病, 伴发育不良和多脏器功能受累。获得性者有原发病的表现。

(六) 治疗

1. 病因治疗　是根本的治疗和能否根治的关键 (2014)。

2. 补铁

(1) 种类: 可用25%硫酸铁合剂等。

(2) 剂量: 应按所含铁元素计算, 每日4~6mg/kg, 分3次服。

(3) 同时可服维生素C。

(4) 避免茶和咖啡同时服用, 以免影响铁的吸收。

(5) 疗效判定: 有效者在服药2~3天后, 网织红细胞开始上升 (2007、2014、2020), 5~10天可达到高峰, 2~3周后下降至正常。血红蛋白2周后开始上升, 一般2个月左右恢复正常。

(6) 血红蛋白正常后, 再继续服铁剂4~6个月 (2003、2007)。以补足贮备铁。

(7) 对口服铁剂有严重消化道反应影响铁剂吸收或需迅速纠正贫血者, 可应用注射铁剂所需总量 (mg) = (需达到的血红蛋白浓度-患者血红蛋白浓度) ×体重 (kg) ×0.33, 分泌使用 (2003、2007)。

【巧妙记忆】　慢性失血出现缺铁贫, 化验血常规出现小细胞低色素贫血象, 骨髓象为质幼核老。

三、巨幼细胞贫血 (MA)

(一) 病因和发病机制

1. 叶酸代谢, 生理作用及缺乏的原因

(1) 叶酸代谢和生理作用: 叶酸主要在十二指肠及近端空肠被吸收。多聚谷氨酸型叶酸转变为单谷氨酸或双谷氨酸型叶酸后进入小肠黏膜上皮细胞, 再还原为二氢叶酸 (FH_2) 和四氢叶酸 (FH_4), 后者再转变为有生理活性的 N^5-甲基四氢叶酸（N^5-FH_4），经门静脉入肝。

（2）叶酸缺乏的原因：①摄入减少；②需要量增加；③吸收障碍；④利用障碍；⑤叶酸排出增加。

2. 维生素 B_{12}代谢，生理作用及缺乏的原因

（1）维生素 B_{12}代谢和生理作用：食物中的维生素 B_{12}与蛋白结合，经胃酸和胃蛋白酶消化，与蛋白分离，再与胃黏膜壁细胞合成的 R 蛋白结合成 R-维生素 B_{12}复合物。来自胃黏膜上皮细胞的内因子保护维生素 B_{12}不受胃肠道分泌液破坏，到达回肠末端与 IF-B_{12}受体结合并进入肠上皮细胞，继而经门静脉入肝。

（2）维生素 B_{12}缺乏的原因：①摄入减少；②吸收障碍见于内因子缺乏、胃酸和胃蛋白酶缺乏、胰蛋白酶缺乏、肠道疾病、先天性内因子缺乏或维生素 B_{12}吸收障碍、药物影响、肠道寄生虫或细菌大量繁殖可消耗维生素 B_{12}；③利用障碍。

3. 发病机制　叶酸的各种活性形式，包括 N^5-甲基 FH_4 和 N^5，N^{10}-甲烯基 FH_4 作为辅酶为 DNA 合成提供一碳基团。胸苷酸合成酶催化 dUMP 甲基化形成 dTMP，继而形成 dTTP。由于叶酸缺乏，dTTP 形成减少，DNA 合成障碍，DNA 复制延迟。因 RNA 合成所受影响不大，细胞内 RNA/DNA 比值增大，造成细胞体积增大，胞核发育滞后于胞质，形成巨幼变。

（二）临床表现

1. 血液系统表现　常有面色苍白、乏力、耐力下降、头晕、心悸等贫血症状。重者全血细胞减少，反复感染和出血。少数患者可出现轻度黄疸。

2. 消化系统表现　口腔黏膜、舌乳头萎缩，舌面呈“牛肉样舌”，可伴舌痛。胃肠道黏膜萎缩可引起食欲缺乏、恶心、腹胀、腹泻或便秘。

3. 神经系统表现和精神症状　出现对称性远端肢体麻木，深感觉障碍如振动感和运动感消失；共济失调或步态不稳；锥体束征阳性、肌张力增加、腱反射亢进；味觉、嗅觉降低、视力下降、黑矇征；重者可有大、小便失禁。叶酸缺乏者有易怒、妄想等精神症状。维生素 B_{12}缺乏者有抑郁、失眠、记忆力下降、谵妄、幻觉、妄想甚至精神错乱、人格变态等。

（三）实验室检查

1. 血常规　呈大细胞性贫血，MCV、MCH 均增高，MCHC 正常（2016）。

2. 骨髓象　增生活跃或明显活跃，骨髓铁染色常增多。造血细胞出现巨幼变。

3. 血清维生素 B_{12}、叶酸及红细胞叶酸含量测定　血清维生素 B_{12}缺乏，低于 74pmol/L（100ng/ml）。血清叶酸缺乏，低于 6.8nmol/L（3ng/ml），红细胞叶酸低于 227nmol/L（100ng/ml）。

4. 其他　①胃酸降低、恶性贫血时内因子抗体及 Schilling 试验阳性；②维生素 B_{12}缺乏时伴尿高半胱氨酸 24 小时排泄量增加；③血清间接胆红素可稍增高。

（四）诊断与鉴别诊断

1. 诊断（2018）　根据营养史或特殊用药史、贫血表现、消化道及神经系统症状、体征，结合特征性血常规和骨髓象，血清维生素 B_{12}及叶酸水平测定等可作出诊断。

2. 鉴别诊断

（1）造血系统肿瘤性疾病：急性非淋巴细胞白血病 M_4 型、红血病、骨髓增生异常综合征。

（2）有红细胞自身抗体的疾病：温抗体型自身免疫性溶血性贫血、EvaⅢ综合征等。

（3）合并高黏滞血症的贫血：多发性骨髓瘤。

（五）治疗

1. 原发病的治疗　有原发病（如胃肠道疾病、自身免疫病等）的 MA，应积极治疗原发病；用药后继发的 MA，应酌情停药。

2. 补充缺乏的营养物质

（1）叶酸缺乏：口服叶酸（2007、2015）。

（2）维生素 B_{12}缺乏：肌注维生素 B_{12}（2015）。

四、再生障碍性贫血（AA）

（一）病因和发病机制

1. 病因　原发性——找不到明确原因；继发性——药物、化学、物理、病毒感染等。

（1）药物引起

1）剂量有关：药物毒性引起，抗肿瘤药物。

2）剂量无关：过敏，持续不可逆，氯霉素。

（2）化学因素最常见（2000、2001）。苯，影响造血母细胞 DNA、RNA 合成，损害染色体。油漆、塑料、染料。

（3）物理因素：X 射线、Y 射线阻碍 DNA 的复制而抑制细胞的有丝分裂，使造血干细胞的数量减少。

（4）病毒感染：风疹病毒、EB 病毒、流感病毒及肝炎病毒（非甲非乙肝炎病毒）。

（5）其他：阵发性睡眠性血红蛋白尿（PNH）、系统性红斑狼疮（SLE）、胸腺瘤、慢性肾衰等。

2. 发病机制

（1）造血干细胞内在缺陷（种子学说）（2004、2007、2015）：造血干细胞自我复制和分化的能力减弱或消失，造血干细胞质和量异常。

（2）造血微环境异常（土壤学说）：骨髓“脂肪化”和局部结构组织的病理变化。

（3）免疫异常（免疫学说）（2009、2014）：T

淋巴细胞数量与功能异常（$CD8^+$细胞比例升高等），γ干扰素、IL-2及肿瘤坏死因子等造血负调节因子增高。

（二）临床表现

1. 重型再障　起病急，发展迅速，如果不经有效治疗多在1年内死亡。

临床表现：①出血。皮肤、黏膜、呼吸道、消化道、颅内、眼底等。②感染。口腔、呼吸道，易发展为败血症（2008），坏死性感染，不容易控制。③贫血。进行性加重，随病情进展，Hb可降至30g/L。

2. 非重型再障　起病缓慢，病程长。

临床表现：①以贫血为主要表现。②出血。轻，限制在皮肤黏膜。③感染。以呼吸道为主，易控制。④病情恶化，表现同急性型，预后凶险。

（三）实验室检查（★★★）

1. 血常规　全血细胞减少是再生障碍性贫血最主要的特点之一。重型再障贫血明显严重于非重型再障，贫血属正常红细胞、正常色素型，约半数患者初次就诊时血红蛋白低于60g/L，最低者可达30g/L以下。白细胞与中性粒细胞均减少。淋巴细胞比例相对增高。中性粒细胞碱性磷酸酶活性增高。网织红细胞绝对值减少。重型再障时网织红细胞绝对值<15×10^9/L。血小板显著减少。出血时间可延长，血块回缩不良，束臂试验阳性。凝血试验大多正常。

2. 骨髓象　有核细胞显著减少是最主要的发现。

重型再障：绝大多数患者进行多部位骨髓穿刺检查，发现骨髓增生不良，粒、红系细胞减少，非造血细胞（淋巴细胞、浆细胞、组织嗜碱细胞及网状细胞）增多。不易找到巨核细胞，脂肪组织增多。

非重型再障：胸骨和棘突大多增生活跃，髂骨多增生减低。增生活跃的部位，红细胞系增多，晚、幼红细胞的比例增多，巨核细胞明显减少；增生减低的部位，红系细胞减少，淋巴细胞比例增多，没有巨核细胞。骨髓小粒、造血细胞所占的面积比例少于50%，骨髓液中有较多的油滴。

（四）诊断与鉴别诊断

1. 诊断（2018）　再生障碍性贫血诊断标准一般为三低一高（即白细胞、红细胞、血小板低；淋巴细胞高）。再障又分重型再障（SAA）和非重型再障（NSAA）。

重型再障的标准：发病急、贫血、严重感染和内脏出血。血常规化验为血红蛋白（Hb）下降快，网织细胞<1%，血小板（PLT）<2万。骨髓象三系造血细胞明显减少，淋巴系统高。非造血细胞增多（淋巴细胞、浆细胞、网状细胞、肥大细胞）。

非重型再障标准：全血细胞减少，网织红细胞减少，形成三低一高。非造血细胞增多，巨核细胞减少。骨髓象是三系或两系减少，至少一个部位增生不良，非造血细胞增多，巨核细胞明显减少，晚幼红增多。

2. 鉴别诊断

（1）与其他类型的再障鉴别

1）遗传性AA，如Fanconi贫血（FA）、家族性增生低下性贫血及胰腺功能不全性AA等，家族史往往可以提供发生贫血的遗传背景。FA，又称先天性AA，表现为一系或两系或全血细胞减少，可伴发育异常：皮肤色素沉着、骨骼畸形、器官发育不全等。有可能发展为MDS、急性白血病及其他各类肿瘤性疾病。实验室检查可发现"Fanconi基因"，细胞染色体受丝裂霉素C作用后极易断裂。

2）继发性AA，有明确诱因。各种电离辐射、化学毒物和药物等暴露史对继发性再障诊断至关重要。长期接触X射线、γ射线及放射性核素等可影响DNA的复制，抑制细胞有丝分裂，干扰骨髓细胞生成，使造血干细胞数量减少。抗肿瘤化疗药物及苯等对骨髓的抑制与剂量相关，是引起继发性再障比较肯定的因素。一些严重疾病如肾衰竭，败血症和肿瘤浸润骨髓的晚期也可呈现AA。

（2）与其他全血细胞减少的疾病鉴别

1）阵发性睡眠性血红蛋白尿（PNH）（2001）：典型患者有血红蛋白尿发作，易鉴别。不典型者无血红蛋白尿发作，全血细胞减少，骨髓可增生减低，易误诊为AA。但对其随访检查，终能发现酸溶血试验（Ham试验）、蛇毒因子溶血试验（CoF试验）或微量补体溶血敏感试验（mCLST）阳性。流式细胞仪检测骨髓或外周血细胞膜上的CD55、CD59表达明显下降。

2）骨髓增生异常综合征（MDS）：MDS的某些亚型有全血细胞减少，网织红细胞有时不高甚至降低，骨髓也可低增生，这些易与AA混淆。但病态造血现象，早期髓系细胞相关抗原表达增多，造血祖细胞培养集簇增多集落减少，染色体核型异常等有助于与AA鉴别。

3）自身抗体介导的全血细胞减少：包括Evans综合征和免疫相关性全血细胞减少。前者可测及外周成熟血细胞的自身抗体；后者可测及骨髓未成熟血细胞的自身抗体。这两类患者可有全血细胞减少并骨髓增生减低，但外周血网织红细胞或中性粒细胞比例往往不低甚或偏高，骨髓红系细胞比例不低且易见"红系造血岛"，Th1：Th2降低（Th2细胞比例增高）、$CD5^+$B细胞比例增高，血清IL-4和IL-10水平增高，对糖皮质激素和大剂量静脉免疫球蛋白的治疗反应较好。

4）急性造血功能停滞：本病常在溶血性贫血或感染发热的患者中发生，全血细胞尤其是红细胞骤然下降，网织红细胞可降至零，骨髓三系减少，与重型再障（SAA）相似。但骨髓涂片尾部可见巨大原始红细胞，病程呈自限性，约1个月后可自然恢复。

5）急性白血病（AL）：白细胞减少和低增生性AL因早期肝、脾、淋巴结不肿大，外周两系或三系血细胞减少，易与AA混淆。仔细观察血象及多部位骨髓，可发现原始粒细胞、单核细胞或原始淋巴细胞明显增多，如能发现白血病的融合基因对鉴别帮助更大。

6）间变性大细胞淋巴瘤和恶性组织细胞病：常有全血细胞减少，但是高热为非感染性，肝、脾、淋巴结肿大，黄疸、出血较重。多部位骨髓检查可找到异常淋巴细胞或组织细胞。

（五）治疗

重型再障应尽早进行骨髓移植或抗淋巴细胞球蛋白等免疫抑制治疗，非重型再障则行以雄激素为主的综合性治疗。

1. 支持治疗

（1）保护措施：预防感染，注意饮食及环境卫生，SAA需要保护性隔离；避免出血，防止外伤及剧烈活动；不用对骨髓有损伤作用和抑制血小板功能的药物；必要的心理护理。

（2）对症治疗

1）纠正贫血：通常认为血红蛋白低于60g/L，且患者对贫血耐受较差时，可输注红细胞，但应防止输血过多。

2）控制出血：可用酚磺乙胺（止血敏），氨基己酸（泌尿生殖系统出血患者禁用）。女性子宫出血可肌注丙酸睾酮。输浓缩血小板对血小板减少引起的严重出血有效。当血小板输注无效时，可输HLA配型相配的血小板。肝脏疾病如有凝血因子缺乏时应予纠正。

3）控制感染：及时采用经验性广谱抗生素治疗，同时取感染部位的分泌物或尿、大便、血液等做细菌培养和药敏试验，药敏试验有结果后应换用敏感的抗生素。长期广谱抗生素治疗可诱发真菌感染和肠道菌群失调。真菌感染可用两性霉素B等抗真菌药物。

4）护肝治疗：AA常合并肝功能损害，应酌情选用护肝药物。

2. 针对发病机制的治疗

（1）免疫抑制治疗

1）抗淋巴/胸腺细胞球蛋白（ALG/ATG）：用于SAA。马ALG10～15mg/(kg·d）连用5天或兔ATG 3～5mg/(kg·d）连用5天；用药前需做过敏试验，静脉滴注ATG不宜过快，每日剂量应维持点滴12～16小时，用药过程中用糖皮质激素防治变态反应和血清病；可与环孢素（CsA）组成强化免疫抑制方案。

2）环孢素：3～5mg/(kg·d)，疗程一般长于1年。应参照患者的血药浓度、造血功能、T细胞免疫恢复情况、药品不良反应（如肝、肾功能损害、牙龈增生及消化道反应）等调整用药剂量和疗程。

3）其他：CD3单克隆抗体、麦考酚吗乙酯（MMF）、环磷酰胺、甲泼尼龙等治疗SAA。

（2）促造血治疗

1）雄激素：①司坦唑醇（康力龙）2mg，每日3次；②十一酸睾酮（安雄）40～80mg，每日3次；③达那唑0.2g，每日3次；④丙酸睾酮100mg/d肌注。应视药物的作用效果和不良反应，如男性化、肝功能损害等调整疗程及剂量。

2）造血生长因子：特别适用于SAA。重组人粒细胞集落刺激因子（G-CSF），剂量为5μg/(kg·d)；重组人红细胞生成素，常用50～100U/(kg·d)。一般在免疫抑制治疗SAA后使用，剂量可酌减，维持3个月以上为宜。

（3）造血干细胞移植：对40岁以下、无感染及其他并发症、有合适供体的SAA患者，可考虑造血干细胞移植。

【巧妙记忆】 再障三高一低要牢记，白细胞、红细胞、血小板低，淋巴细胞高。

五、溶血性贫血

（一）发病机制

1. 红细胞内异常引起的溶血性贫血

（1）红细胞膜异常，如遗传性球形细胞增多症（2015），系红细胞支架异常；阵发性睡眠性血红蛋白尿，系克隆性疾病，因红细胞膜蛋白结构异常，红细胞对补体敏感而溶破。

（2）红细胞酶的异常，如葡萄糖-6-磷酸脱氢酶（G6PD）缺陷症，系红细胞内戊糖磷酸旁路的遗传性酶缺陷，G6PD酶活性减低后，还原型辅酶Ⅱ（NADPH）减少，还原型谷胱甘肽缺乏，由于红细胞不能形成足够的还原物质，一旦遇有氧化剂等因素，易发生溶血（2022）。因进食蚕豆后引起急性溶血称蚕豆病，因药物诱发的溶血称伯氨喹型药物溶血性贫血，也可因感染诱发溶血或表现为新生儿黄疸。

（3）血红蛋白的异常为一组遗传性疾病。因珠蛋白肽链合成量的不正常引起的称海洋性贫血（又称地中海贫血），β链基因缺陷导致β链合成减少或缺乏，称β海洋性贫血；α链缺陷导致α链合成减少或缺乏，称α海洋性贫血。

2. 红细胞外异常引起的溶血性贫血

（1）免疫因素：自身免疫性溶血性贫血、血型不符的输血反应、新生儿同种免疫溶血病、药物免疫性溶血性贫血。

（2）感染因素：疟疾、传染性单核细胞增多症及支原体肺炎等。

（3）化学因素：苯肼、砷化氢、蛇毒、药物等。

（4）物理与机械因素：大面积烧伤、人造心脏瓣膜、微血管病性溶血性贫血、行军性血红蛋白尿等。

（5）其他：脾功能亢进等。

（二）临床表现（★★★）

1. 急性HA短期内在血管内大量溶血。起病急骤，临床表现为严重的腰背及四肢酸痛，

2. 伴头痛、呕吐、寒战，随后高热、面色苍白和血红蛋白尿、黄疸。严重者出现周围循环衰竭和急性肾衰竭。

慢性HA临床表现有贫血、黄疸、脾大。长期高胆红素血症可并发胆石症和肝功能损害。慢性重度HA时，长骨部分的黄髓可以变成红髓。儿童时期骨髓都是红髓，严重溶血时骨髓腔可以扩大，X线摄片示骨皮质变薄，骨骼变形。髓外造血可致肝、脾大。

（三）实验室检查（★★★）（2018）

1. 血管内溶血过程的实验室检查如下：

（1）血清游离血红蛋白：血管内溶血时大于40mg/L。

（2）血清结合珠蛋白：血管内溶血时低于0.5g/L。溶血停止3～4天后，结合珠蛋白才恢复原来水平。

（3）血红蛋白尿（2004）：尿常规示隐血阳性，尿蛋白阳性，红细胞阴性。

（4）含铁血黄素尿（Rous试验）：镜检经铁染色的尿沉渣，在脱落上皮细胞内发现含铁血黄素。主要见于慢性血管内溶血。

2. 血管外溶血的实验室检查如下：

（1）血清胆红素：溶血伴有的黄疸称溶血性黄疸，以血清游离胆红素增高为主，结合胆红素少于总胆红素的15%。黄疸的有无除取决于溶血程度外，还与肝处理胆红素的能力有关，因此HA不一定都有黄疸。慢性HA由于长期高胆红素血症导致肝功能损害，可合并肝细胞性黄疸。

（2）尿常规：尿胆原增多，呈强阳性，而胆红素阴性。

（3）24小时粪胆原和尿胆原：血管外溶血时粪胆原和尿胆原排出增多，前者每日排出量为40～280mg，或>280mg，数量受腹泻、便秘和抗生素等药物的影响。后者每日排出量大于4mg，但慢性溶血患者尿胆原的量并不增多，仅在肝功能减退不能处理从肠道重吸收的粪胆原时才会增加。

（四）诊断步骤

1. 诊断　临床表现（症状+体征）+实验室检查可确诊。

2. 鉴别诊断　确定溶血性贫血的原因，可参考以下几点：

（1）如有肯定的化学、物理因素的接触史或明确的感染史，一般病因诊断较易肯定。

（2）抗人球蛋白试验阳性者，应考虑免疫性溶血性贫血，并进一步确定原因。

（3）抗人球蛋白试验阴性，血中发现大量球形红细胞，患者很可能为遗传性球形细胞增多症，可进一步检查红细胞渗透性脆性试验及自体溶血试验。

（4）周围血片发现有特殊红细胞畸形者，如椭圆形细胞、大量红细胞碎片、靶形及低色素细胞，可相应考虑遗传性椭圆形细胞增多症、微血管病性溶血性贫血及海洋性贫血，并进行有关的各项检查以肯定之。

（5）患者无红细胞畸形而抗人球蛋白试验阴性，可进行血红蛋白电泳以除外血红蛋白病及高铁血红蛋白还原试验以除外红细胞葡萄糖-6-磷酸脱氢酶缺乏症。

（6）有血红蛋白尿者要做酸溶血试验等，排除阵发性睡眠性血红蛋白尿的可能。

（五）治疗原则

对溶血性贫血的治疗，原则上有去除病因及对症治疗。

（六）阵发性睡眠性血红蛋白尿的诊断及治疗

1. 诊断　有临床表现，有肯定的血管内溶血实验室根据；酸溶血（2004、2013）、蛇毒因子溶血或尿含铁血黄素试验中有两项以上阳性即可诊断。流式细胞术发现粒细胞的CD55和CD59阴性率增高（>10%）（2015），但有肯定血管内溶血的实验室检查依据即可诊断（2011）。外周血粒细胞和单核细胞的FLAER检测（阴性细胞>1%）的敏感性更高，且不受输血和溶血的影响（2023）。

2. 治疗　尽量避免感染、劳累等诱发因素，以免加重病情。

（1）支持疗法

1）输血：应输经生理盐水洗涤3次的红细胞。

2）雄激素：司坦唑醇等刺激红细胞生成，减少输血次数。

3）铁剂：采用小剂量治疗（常规量的1/10～1/3）。

（2）控制急性溶血

1）口服碳酸氢钠或静脉滴注5%碳酸氢钠。

2）糖皮质激素（2013）：泼尼松。

（3）血管栓塞的防治：口服华法林，注意过量使用有出血的危险。

（4）其他：Eculizumab、异基因骨髓移植。

（七）自身免疫性溶血性贫血的分型、诊断及治疗

1. 分型 分为温抗体型和冷抗体型两种。

2. 诊断

温抗体型自身免疫性溶血性贫血：

（1）临床表现：原发性自身免疫性溶血性贫血患者多为女性，年龄不限。临床表现除溶血性贫血外无特殊症状。半数有脾大，1/3患者有黄疸及肝大。继发性自身免疫性溶血性贫血常伴有原发性疾病的临床表现。

（2）实验室检查：贫血程度不一，有时很严重，可暴发急性溶血危象。

1）血片上可见大量球形红细胞及数量不等的幼红细胞及少量铁粒幼细胞（2011），偶见红细胞被吞噬现象。网织红细胞增多。

2）骨髓呈幼红细胞增生象，偶见红细胞系统轻度巨幼样变。

3）再生障碍性贫血危象时，网织红细胞极度减少，骨髓象呈再生障碍表现，血常规呈全血细胞减少。

4）抗人球蛋白试验（Coombs）（2011、2008）：直接试验阳性，主要为IgG和C_3型；间接试验可为阳性或阴性。

（3）诊断依据：近4个月内无输血或特殊药物服用史，如直接Coombs试验阳性，结合临床表现和实验室检查，可考虑为温抗体自身免疫性溶血性贫血；如Coombs试验阴性，但临床表现较符合，肾上腺皮质激素或切脾有效，除外其他溶血性贫血（特别是遗传性球形红细胞增多症），可诊断为Coombs阴性的自身免疫性溶血性贫血。

冷凝集素综合征：

（1）临床表现：以中老年患者为多，寒冷环境时耳郭、鼻尖、手指发绀，但一经加温即可消失。除贫血和黄疸外，其他体征很少。

（2）实验室检查

1）慢性轻至中度贫血，周围血中无红细胞畸形及大小不一，可有轻度高胆红素血症，反复发作有含铁血黄素尿。

2）冷凝集素试验阳性，4℃效价可高至1∶1000，甚至1∶16 000，在30℃时，白蛋白或生理盐水内，如凝集素效价仍然较高，有诊断意义。

3）抗人球蛋白试验阳性，几乎均为C3型。冷凝集素阳性效价较高。结合临床表现和其他实验室检查，可诊断为冷凝集素综合征。

阵发性冷性血红蛋白尿：

（1）临床表现：多数受寒后即有急性发作，表现为寒冷发热（体温可高达40℃），全身无力及腰背痛。随后即有血红蛋白尿，多数持续几小时，偶有持续几天者。

（2）实验室检查：贫血严重，进展迅速，周围血液有红细胞大小不一及畸形，并有球形细胞、红细胞碎片及嗜碱性点彩细胞及幼红细胞出现；反复发作有含铁血黄素尿；冷热溶血试验阳性；抗人球蛋白试验阳性，为C3型。

3. 治疗 病因治疗：积极寻找病因，治疗原发病最为重要。

（1）肾上腺皮质激素（简称激素）：为治疗温抗体型自身免疫性溶血性贫血的主要药物（2014）。开始剂量要用足，泼尼松1.0~1.5mg/(kg·d）分次口服。症状先好转，约1周后红细胞迅速上升。如治疗3周无效，需即时更换其他疗法。待溶血停止，红细胞数恢复正常后，再逐渐缓慢减少剂量。以泼尼松为例，每周减少日服量10~15mg；待每日量达30mg时，每周或每2周再减少日服量5mg；至每日量仅15mg时，每2周减少日服量2.5mg。小量激素（5~10mg/d）维持至少3~6个月。82%患者可获早期全部或部分缓解，但仅有13%~16%患者在撤除激素后能获长期缓解。如至少需15mg/d泼尼松才能维持血象，缓解者应考虑改换其他疗法。

（2）脾切除：脾是产生抗体器官，又是致敏红细胞的主要破坏场所。切脾后即使红细胞仍被致敏，但抗体对红细胞生命期的影响却减小。间接抗人球蛋白试验阴性，或抗体为IgG型者，切脾疗效可能好。^{51}Cr标记红细胞后测定脾区放射量能否判断切脾疗效，仍未肯定。术后复发病例再用激素治疗，仍可有效。

（3）免疫抑制剂：用药指征有以下3点。①激素和脾切除都不足以导致缓解者；②脾切除有禁忌；③激素量需>10mg/d才能维持缓解者。硫唑嘌呤、环磷酰胺、氨甲蝶呤及丙卡巴肼等均为常用免疫抑制剂。每日剂量硫唑嘌呤为2~2.5mg/kg，环磷酰胺为1.5~2mg/kg等。免疫抑制剂可与激素同用，待血象缓解后，可先将激素减量，以至停用。免疫抑制剂，如硫唑嘌呤可用25mg隔日1次或每周2次维持。总疗程约需半年。在减量过程中如疾病复发，可恢复至原来剂量；停用抑制剂后患者又复发，可重新用激素。任何一种免疫抑制剂试用4周如疗效不佳，可稍

加大剂量，每2周增加日用量25mg，或改用其他制剂。疗程中必须密切观察药物的不良反应。

（4）其他疗法：抗淋巴细胞球蛋白治疗自身免疫性溶血性贫血，尚在实践阶段，个别病例疗效较好。大剂量丙种球蛋白静脉注射或血浆置换术都可取得一定疗效，但作用不持久，有待进一步观察。

【经典习题】

1. 缺铁性贫血患者铁剂治疗5~10天，首先出现的治疗反应是
   A. 红细胞总数增高
   B. 血清铁增加
   C. 骨髓外铁增加
   D. 网织红细胞计数增多
   E. 红细胞平均直径恢复正常

答案： D

考点： 缺铁性贫血的治疗

解析： 缺铁性贫血患者口服铁剂有效的表现先是外周血网织红细胞增多，高峰在开始服药后5~10天，2周后血红蛋白浓度上升，一般2个月左右恢复正常。故选D。

2. 诊断成年女性（非妊娠）贫血的标准为血红蛋白浓度低于
   A. 140g/L
   B. 130g/L
   C. 120g/L
   D. 110g/L
   E. 100g/L

答案： D

考点： 贫血的诊断标准

解析： 依据我国标准，血红蛋白测定值：成年男性低于120g/L，成年女性（非妊娠）低于110g/L，孕妇低于100g/L，可诊断为贫血。故选D。

3. 慢性再生障碍性贫血的治疗首选
   A. 丙酸睾酮肌内注射
   B. 造血干细胞移植
   C. 维生素B_{12}肌内注射
   D. 抗胸腺球蛋白
   E. 肾上腺糖皮质激素口服

答案： A

考点： 非重型再生障碍性贫血的治疗

解析： 非重型再障以雄激素为主的综合治疗，常用雄激素：司坦唑醇（康力龙）2mg，每日3次；十一酸睾酮（安雄）40~80mg，每日3次；达那唑0.2g，每日3次；丙酸睾酮100mg/d肌内注射。故选A。

4. 男，45岁。便血、面色苍白3个月。血常规：Hb 60g/L，MCV 72fl，MCHC 27%，WBC 8.0×10^9/L，Plt 38×10^9/L，网织红细胞0.025。最可能出现的特有临床表现是
   A. 皮肤瘀斑
   B. 匙状甲
   C. 酱油色尿
   D. 巩膜黄染
   E. 肝脾大

答案： B

考点： 缺铁性贫血的临床表现

解析： 贫血貌，Hb低于正常值，MCV < 80fl，MCHC<32%为小细胞低色素贫血的特点，常见于缺铁性贫血，可出现匙状甲。故选B。

第二节 白血病

一、急性白血病

（一）分类（★★★）

1. FAB分型　急性白血病（AL）分为急性非淋巴细胞白血病（ANLL）和急性淋巴细胞白血病（ALL）。

（1）急性非淋巴细胞白血病又分为以下8种类型：M_0（急性髓细胞性白血病微分化型）、M_1（急性粒细胞白血病未分化型）、M_2（急性粒细胞白血病部分分化型）、M_3（急性早幼粒细胞白血病）（早幼粒细胞占骨髓非红系细胞的30%以上）（2002、2004、2007、2018）、M_4（急性粒-单核细胞白血病）（各阶段粒细胞占30%~80%，各阶段单核细胞>20%）（2005）、M_5（急性单核细胞白血病）、M_6（红白血病）、M_7（急性巨核细胞白血病）。

（2）急性淋巴细胞白血病又分为3型：L_1型（原始和幼淋巴细胞以小细胞为主）、L_2型（原始和幼淋巴细胞以大细胞为主）及L_3型（2017），即Burkitt型（原始和幼淋巴细胞以大细胞为主，大小较一致，细胞内有明显空泡，胞质嗜碱性，染色深）。

2. MICM分型　细胞形态学（M）、免疫学（I）、细胞遗传学（C）、分子遗传学（M）相结合的分型。

（1）M：即FAB分型。

（2）I：根据白血病细胞表面免疫学标志进行的分型。

（3）C：白血病常伴有染色体改变。

（4）M：染色体改变引起基因特异变化。

（二）临床表现（★★★）（2023）

起病急缓不一。儿童和青年起病多急骤，有高热，进行性贫血和严重出血倾向。部分成人和老年人可缓慢起病，常因低热、乏力、面色苍白、活动后气急、牙龈肿胀、皮肤紫癜和月经过多而就医。主要表

现如下。

1. 正常血细胞减少症状　指因白血病细胞增生，抑制了正常的白细胞、红细胞和血小板生长所引起的感染、贫血和出血等症状。

（1）感染：半数的患者以发热为早期表现

（2）出血：以出血为早期表现者近40%。出血的主要原因是血小板减少。出血可发生在身体各部。急性早幼粒细胞白血病易见弥散性血管内凝血（2003）及原发性纤维蛋白溶解而出现全身广泛性出血。急性白血病死于出血者占62.24%，其中87%为颅内出血。

（3）贫血：正常红细胞增生受抑所致（2003、2007）。半数患者就诊时已有重度贫血。

【巧妙记忆】 白血病主要表现是发热、出血

2. 白血病细胞增多症状　为异常增生的白血病细胞对器官和组织浸润所致的各种临床表现。

（1）淋巴结和肝脾肿大：淋巴结肿大一般无触痛和粘连，中等硬度，轻至中度肿大。淋巴结肿大以急性淋巴细胞白血病较多见（2007）。白血病患者可有轻至中度肝脾大，巨脾很罕见，除非慢性粒细胞白血病急性变。

（2）骨骼和关节：患者常有胸骨下端局部压痛（2002、2003），提示髓腔内白血病细胞过度增生。患者可出现关节、骨骼疼痛，尤以儿童多见。发生骨髓坏死时，可以引起骨骼剧痛。

（3）眼部：粒细胞白血病形成的粒细胞肉瘤或称绿色瘤，常累及骨膜，以眼眶部位最常见，可引起眼球突出、复视或失明。

（4）口腔和皮肤：急单和急性粒-单细胞性白血病时，白血病细胞浸润可使牙龈增生、肿胀；可出现蓝灰色斑丘疹或皮肤粒细胞肉瘤，局部皮肤隆起、变硬，呈紫蓝色皮肤结节。

（5）中枢神经系统：由于化疗药物难以通过血-脑脊液屏障，隐藏在中枢神经系统的白血病细胞不能被有效杀灭，因而引起中枢神经系统白血病（CNSL）。CNSL可发生在疾病的各个时期，但常发生在缓解期。以急性淋巴细胞白血病最常见（2004），儿童患者尤多见。临床上表现为头痛、恶心、呕吐、颈项强直，甚至抽搐、昏迷。脊髓浸润可发生截瘫。神经根浸润可产生各种麻痹症状。

（6）睾丸：睾丸受浸润，出现无痛性肿大，多为一侧性，另一侧虽不肿大，但活检时往往也受到白血病细胞浸润。睾丸白血病多见于急性淋巴细胞白血病化疗缓解后的男性幼儿或青年，是仅次于CNSL的白血病髓外复发的根源。

此外，白血病可浸润其他各器官，如肺、心、消化道、泌尿系统等均可受累，但不一定有临床表现。

（三）实验室检查

1. 血常规　大多数患者白细胞增多，超过$10\times10^9/L$以上者，称为白细胞增多性白血病。也有白细胞计数正常或减少，低者可$<1.0\times10^9/L$，称为白细胞不增多性白血病。血涂片分类检查可见数量不等的原始和幼稚细胞，但白细胞不增多型病例血片上很难找到原始细胞。患者常有不同程度的正常细胞性贫血，少数患者血片上红细胞大小不等，可找到幼红细胞。约50%的患者血小板低于$60\times10^9/L$（2002），晚期血小板往往极度减少。

2. 骨髓象（2023）　增生活跃至极度活跃，可伴骨髓纤维化或骨髓坏死。按增生细胞的系列不同，分为急性非淋巴细胞白血病（ANLL）及急性淋巴细胞白血病（ALL）。Auer小体不见于急性淋巴细胞白血病，可见于急性粒细胞白血病、急性单核细胞白血病和急性粒单核细胞白血病（2002、2004、2008、2016）。

3. 细胞化学染色

（1）过氧化物酶及苏丹黑染色：急淋细胞呈阴性（阳性<3%）；急粒细胞呈强阳性；急单细胞呈阳性或弱阳性。

（2）糖原染色（2020）：急淋细胞呈阳性（粗颗粒或粗块状，常集于胞质一侧）；急粒、急单细胞呈弱阳性（弥散性细颗粒状）；在红白血病幼红细胞呈强阳性。

（3）非特异性酯酶染色：急单细胞呈强阳性，能被氟化钠明显抑制（>50%）（2003、2006）；急粒细胞呈阳性或弱阳性，氟化钠轻度抑制（<50%）；急淋细胞一般呈阴性。

（4）中性粒细胞碱性磷酸酶染色：急淋白血病增高或正常；急粒白血病明显减低；急单白血病可增高或减低（2002）。

常见白血病的细胞化学反应见表4-6-2-1。

4. 免疫学检测　根据膜表面标志，将ALL分为T系ALL和B系ALL及其各自的亚型。

5. 染色体及分子生物学检验　大约90%的急淋有克隆性核型异常，其中66%为特异性染色体重排。染色体数目异常可有超二倍体、亚二倍体、假二倍体及正常二倍体。如M_3型t(15;17)（2008）。

6. 染色体和基因改变　白血病常伴有特异的染色体和基因改变。

7. 血液生化改变　血清尿酸浓度增高，尿酸排泄量增加，甚至出现尿酸结晶。出现CNSL时，脑脊液压力升高，白细胞数增加，蛋白质增多，而糖定量减少。涂片中可找到白血病细胞。

表4-6-2-1 细胞化学染色在鉴别白血病类型的意义（2019）

项 目	急淋白血病	急粒白血病	急单白血病
髓过氧化物酶（MPO）	(-)	分化差的原始细胞（-）~（+） 分化好的原始细胞（+）~（+++）	(-)~(+)
糖原PAS反应	（+）成块或颗粒状	（-）或（+），呈弥漫性淡红色	（-）或（+），呈弥散性淡红色或颗粒状
非特异性酯酶	(-)	（-）~（+），NaF抑制小于50%	（+），NaF抑制大于50%
中性粒细胞碱性磷酸酶（NAP）	增加	减少或（-）	正常或增加

（四）诊断与鉴别诊断

根据病史、症状、体征及血常规、骨髓象特点，可明确急性白血病诊断，任何患者如外周血或骨髓涂片中原始+幼稚细胞（幼稚淋巴细胞或幼稚单核细胞）≥30%（2004、2007、2014），或原始+早幼粒细胞≥50%，即可诊断为急性白血病。

1. 骨髓增生异常综合征（MDS） 此综合征共分5型，主要需与脊髓增生异常综合征原始细胞增多型（RAEB）、原始细胞增多转化型（RAEB-t）鉴别，二者可具备白血病的症状及体征，外周血和/或骨髓中可出现原始幼稚细胞，但原始细胞+幼稚细胞（幼稚淋巴细胞或幼稚单核细胞）比例小于30%。

2. 类白血病反应 某些病毒或细菌感染时白细胞总数增高，外周血中粒细胞核左移出现幼稚细胞（主要为中、晚幼粒细胞）及异形淋巴细胞，易误诊为白血病，但中性粒细胞碱性磷酸酶（NAP）活性常明显增高。原发病去除，血常规和骨髓象恢复正常。

3. 急性粒细胞缺乏症恢复期 病前有感染史及药物史。此时骨髓中原始和早幼粒细胞增多，但红系、巨核细胞、血小板等无特殊改变，染色体核型正常，无白血病细胞浸润症状，随访观察，定期复查骨髓，最终可排除白血病。

4. 巨幼细胞贫血 巨幼细胞贫血可有外周血三系减少，骨髓中红系增生明显至极度活跃伴巨幼样变，原始红细胞比例也相对增高时需与急性红白血病鉴别，但后者糖原染色强阳性，并可出现染色体异常。

（五）治疗

1. 治疗原则 总的治疗原则是消灭白血病细胞群体和控制白血病细胞的大量增生，解除因白血病细胞浸润而引起的各种临床表现。

2. 支持治疗

（1）注意休息：高热、严重贫血或有明显出血时，应卧床休息。进食高热量、高蛋白食物，维持水、电解质平衡。

（2）感染的防治：严重的感染是主要的死亡原因，因此防治感染甚为重要。

（3）纠正贫血。

（4）控制出血：对白血病采取化疗，使该病得到缓解是纠正出血最有效的方法。必要时可输注新鲜血或血浆。

（5）高尿酸血症的防治。

3. 化学治疗（2023） 化疗是治疗急性白血病的主要手段，可分为缓解诱导和维持治疗两个阶段。

（1）急性淋巴细胞白血病的治疗

1）诱导缓解治疗：治疗ALL常用的化疗方案是VP方案（2001、2002、2020）；成人常用VDP或VDLP方案（2001、2012、2015、2017）。以VP方案为基础再与柔红霉素（DRN），阿霉素（ADM），阿糖胞苷（Ara-C），L-ASP（左旋门冬酰胺酶）和巯嘌呤（6-MP）等药物组成许多有效的多药联用方案。儿童初治病例完全缓解（CR）率可达90%~95%；成人亦可达80%~90%。多药联用方案主要用于难治和复发病例的治疗。

2）维持治疗：凡用上述方案达到CR后，应继续用原方案巩固疗效。用VP和VDP方案者，应再继续2~3周；用POMP方案者可再用两个疗程。缓解期间用6-MP100mg/d，连续口服7天，继之给环磷酰胺（CTX）400mg静注；间歇7天再给甲氨蝶呤（MTX）15mg，静注或口服，第1、5、9天；间歇3天后依次重复上述治疗。

3）复发的治疗：可继续使用VP方案或Ara-C 5~10mg，每日1次静注，共4次，或DRN 1mg/(kg·d)，静注，共4天。

（2）急性非淋巴细胞性白血病的治疗：主要为诱导缓解治疗。①标准诱导缓解方案为DA（柔红霉素+阿糖胞苷）或IA（去甲氧柔红霉素+阿糖胞苷）（2002、2003、2014、2020），此外还有HA（高三尖杉酯碱+阿糖胞苷）；M_3型（APL）首选全反式维A酸（2004、2014、2017）和/或砷剂治疗。②并发DIC时可用肝素+补充凝血因子（2000、2003）。

4. 异基因造血干细胞移植 唯一治愈白血病的

方法（2002）。

二、慢性髓系白血病

（一）临床表现和分期（★★★）

1. 慢性期 ①临床表现：无症状或有低热、乏力、多汗、体重减轻、脾明显肿大（2001、2002）等症状。②血常规：白细胞数增高，主要为中性中、晚幼粒和杆状核，原始粒细胞（Ⅰ+Ⅱ型）<5%或为5%~10%，嗜酸及/或嗜碱性粒细胞增多，可有少量有核红细胞。③骨髓象：增生明显至极度活跃，以粒系增生为主，中性中、晚幼及杆状核粒细胞增多，原始粒细胞（Ⅰ+Ⅱ型）<10%。④细胞遗传学有Ph1染色体。⑤粒巨噬细胞集落形成（CFU-GM）集落或集簇较正常明显增加。

2. 加速期（或称增殖期） 具备下列中2项者可考虑本期：①不明原因发热、贫血、出血加重及/或骨骼疼痛。②脾进行性肿大。③非药物引起的血小板进行性减少或增高。④外周血和/或骨髓中原始细胞（Ⅰ+Ⅱ型）≥10%（2012）。⑤外周血嗜碱性粒细胞>20%。⑥骨髓中有显著胶原纤维增生。⑦出现Ph染色体以外的其他染色体异常。⑧传统的抗慢性粒细胞白血病药物无效。⑨CFU-GM增殖和分化缺陷，集簇增多，集簇/集落比值增高。有20%~25%的患者无明显加速期阶段而直接进入急变期。加速期可持续0.5~1.5年，最后进入急变期。

3. 急变期 具备下列之一者可诊断为本期：原始粒细胞在外周血或骨髓中>20%；或有髓外原始细胞浸润。此期临床症状、体征比加速期更恶化，CFU-GM培养呈小簇生长或不生长。

（二）实验室检查（2018）

1. 血常规 白细胞显著增多，常>20×10^9/L，白细胞极度增多时（>100×10^9/L）可发生“白细胞淤滞症”。分类粒细胞显著增多，可见各阶段粒细胞，以中性中晚幼和杆状粒细胞居多。原始粒细胞<10%，嗜酸性、嗜碱性粒细胞增多。

2. 骨髓象 骨髓增生明显至极度活跃，粒/红明显增高，以中性中晚幼和杆状粒细胞居多。（慢性期）原始粒细胞<10%，嗜酸性、嗜碱性粒细胞增多。

3. 中性粒细胞碱性磷酸酶（NAP）（慢性期）活性减低或呈阴性反应。

4. Ph染色体及分子生物学标志 90%以上患者白血病细胞中有Ph染色体，t(9;22)(q34;q11)，9号染色体长臂上*c-ABL*原癌基因易位到22号染色体长臂的断裂点集中区*BCR*，形成*BCR/ABL*融合基因（2004、2013）。其编码的蛋白为P210，在慢性粒细胞白血病发病中起重要作用。

（三）诊断与鉴别诊断

对于不明原因脾大，血及骨髓中粒系或中晚幼粒明显增多，伴嗜酸、嗜碱性粒细胞增多，外周血NAP（-），骨髓细胞Ph（+）或*BCR/ABL*融合基因阳性（+）可作出慢性髓性白血病（CML）的诊断。

1. 慢性粒细胞白血病与类白血病反应鉴别 类白血病反应常并发于严重感染、恶性肿瘤等疾病。脾大不如慢性粒细胞白血病显著。血WBC可达50×10^9/L，但嗜酸、嗜碱性粒细胞不增多，中性粒细胞胞质中可见中毒颗粒。红细胞、血小板大多正常。中性粒细胞碱性磷酸酶（NAP）反应增强。Ph染色体阴性。病因消除后，类白血病反应可消除。

2. 慢性粒细胞白血病与其他骨髓增殖性肿瘤的鉴别 真性红细胞增多症以红系增多为主，原发性血小板增多症以巨核细胞、血小板增多为主，原发性骨髓纤维化以髓外造血及纤维化为主。外周血WBC增多，但<50×10^9/L。嗜酸、嗜碱性粒细胞不增多。NAP升高。无Ph染色体。

（四）治疗

1. 化学治疗（2018） 羟基脲是周期特异性抑制DNA合成药物，起效快，但维持时间短，为当前慢性期获得血液学缓解有效的化疗药物（2000、2002、2004、2011、2014）。干扰素α（INF-α）：起效慢，部分患者Ph染色体阳性细胞减少，用于不适合TKI和异基因造血干细胞移植的患者。小剂量HA的联合化疗对加速期疗效较好，强烈化疗多用于加速期，可使患者达到CR。急变期依据转变类型进行化疗。近年广泛应用的第一代酪氨酸激酶抑制剂（TKI）甲磺酸伊马替尼可使患者获得长期细胞遗传学缓解，是目前治疗该病的首选药（2013）。第二代TKI如尼洛替尼、达沙替尼，也可用于慢性期治疗。

2. 造血干细胞移植 异基因造血干细胞移植是目前根治慢性粒细胞白血病最有效的方法。

【经典习题】

1. 不支持慢性髓细胞性白血病加速期的血常规检查结果是
   A. 外周血嗜碱性粒细胞>20%
   B. 血小板进行性减少
   C. 血小板增多
   D. 血红蛋白逐渐下降
   E. 外周血原始粒细胞<10%

答案：E

考点：慢性髓细胞性白血病的分期诊断

解析：慢性期：①白细胞增多，一般>50×10^9/L；②外周血嗜碱性粒细胞增多；③外周血及骨髓原始细胞<5%，可见大量中晚幼粒细胞。加速期：①外周血及骨髓原始细胞为10%~19%；②外周血嗜碱性粒细胞≥20%；③持续血小板减少；④出现白血病细胞克隆进化的细胞遗传学。故选E。

2. 脾大最显著的疾病是

A. 慢性淋巴细胞白血病

B. 急性淋巴细胞白血病

C. 急性单核细胞白血病

D. 慢性髓细胞性白血病

E. 急性粒细胞白血病

答案：D

考点：白血病的临床表现

解析：慢性髓细胞性白血病加速期表现为发热、体重下降，脾进行性肿大，可呈巨脾。故选D。

3. 急性非淋巴细胞白血病最佳诱导治疗缓解方案

A. VP

B. DA

C. AT-R

D. CHOP

E. MTX

答案：B

考点：急性非淋巴细胞白血病的治疗

解析：急性非淋巴细胞白血病标准诱导缓解方案为DA（柔红霉素+阿糖胞苷）。故选B。

4. 男，25岁。牙龈出血1周。骨髓细胞学检查：增生极度活跃，原始淋巴细胞占0.72。行VDLP方案化疗14天后体温37.4℃。复查血常规：Hb 75g/L，WBC 1.4×10^9/L，分类N 0.10，L 0.90，Plt 30×10^9/L。目前首选的治疗是

A. 输注悬浮红细胞

B. 应用抗生素控制感染

C. 输注新鲜血浆

D. 输入浓缩血小板

E. 皮下注射G-CSF

答案：E

考点：白血病化疗后的副作用

解析：根据患者有出血、骨髓细胞学检查结果及化疗方案，考虑为急性淋巴细胞白血病。化疗后出现粒细胞缺乏、发热，故首选治疗是给予粒细胞集落刺激因子（GCSF）。故选E。

第三节 骨髓增生异常综合征

（一）概念（2020）

骨髓增生异常综合征是一组异质性疾病，起源于造血干细胞，以病态造血，高风险向急性白血病转化为特征，表现为难治性一系或多系细胞减少的血液病。任何年龄男、女均可发病，约80%患者大于60岁。

（二）FAB分型和WHO分型及临床表现（★★★）

1. 根据血液学和骨髓形态学的特点，FAB协作组将MDS分成5种类型（2008），各型特点如下：

（1）难治性贫血（RA）：多发生在50岁以上的老年患者，临床以贫血为主，网织红细胞减少，外周血中中性粒细胞和血小板大多也是减少的。周围血中原始细胞极少见，不超过1%。骨髓细胞增生正常或亢进，红系增生多较明显，环形铁粒幼细胞少见，红细胞形态异常多见。粒系和巨核系细胞也有一定形态异常，但通常较轻。骨髓内原始造血干细胞异常细胞不超过5%。

（2）难治性贫血伴环形铁粒细胞（RAS）：这组病例与RA的主要区别是出现环形铁粒幼细胞，占骨髓有核红细胞的15%以上。外周血白细胞和血小板计数多数正常，血清铁蛋白浓度增高。

（3）难治性贫血伴原始细胞增多（RAEB）：患者年龄较大，多数在50岁以上。外周血中三系细胞大多数均有不同程度减少，少数病例只有两系细胞减少。三系细胞均有明显异常。外周血常有原始细胞出现，但最多不超过5%。骨髓中原始细胞在5%~20%之间。粒系和红系幼稚细胞数量增多，形态改变明显。

（4）慢性粒单核细胞白血病（CMML）：较多见于年长者。肝、脾大多见。有贫血及血小板减少。最主要的特点是血液和骨髓中有较多的单核细胞。外周血中单核细胞的绝对数超过1×10^9/L，常伴有中性粒细胞增多及形态异常。外周血中原始细胞少于5%。骨髓细胞增生显著增多，粒：红比率增高，原始细胞在5%~20%。三系细胞可有明显形态异常。

（5）难治性贫血伴原始细胞过多转变型（RAEB-T）：患者大多在50岁以上，但国内报道青中年也不少见。肝、脾不肿大。血液及骨髓除有RAEB的一些改变外，常有以下特点：①外周血中原始细胞>5%，但不超过20%；②骨髓中原始细胞超过20%，但小于30%；③原始细胞中可见Auer小体；④约50%以上患者演变为急性白血病，患者生存时间短，多数不超过1年。

2. WHO分型 2001年WHO对MDS的分型进行修改，首先将CMML列入骨髓增殖性疾病类，而不再归MDS。取消RAEB-T。MDS 2016年WHO修订分型见表4-6-3-1。

表 4-6-3-1　MDS 2016 年 WHO 修订分型

分　型	病态造血	细胞减少系列	环形铁粒幼细胞%	骨髓和外周血原始细胞	常规核型分析
MDS 伴单系病态造血（MDS-SLD）	1	1 或 2	<15%或<5%	骨髓<5%，外周血<1%	任何核型，但不符合伴孤立 del（5q）MDS 标准
MDS 伴多系病态造血（MDS-MLD）	2 或 3	1~3	<15%或<5%	骨髓<5%，外周血<1%	任何核型，但不符合伴孤立 del（5q）MDS 标准
MDS 伴环形铁粒幼细胞（MDS-RS）					
MDS-RS-SLD	1	1 或 2	≥15%或≥5%	骨髓<5%，外周血<1%	任何核型，但不符合伴孤立 del（5q）MDS 标准
MDS-RS-MLD	2 或 3	1~3	≥15%或≥5%	骨髓<5%，外周血<1%	任何核型，但不符合伴孤立 del（5q）MDS 标准
MDS 伴孤立 del（5q）	1~3	1 或 2	任何比例	骨髓<5%，外周血<1%	仅有 del（5q），可以伴有 1 个其他异常［-7 或 del（7q）除外］
MDS 伴原始细胞增多（MDS-EB）					
MDS-EB-1	0~3	1~3	任何比例	骨髓 5%~9% 或外周血 2%~4%	任何核型
MDS-EB-2	0~3	1~3	任何比例	骨髓 10%~19%或外周血 5%~19%或有 Auer 小体（2020）	任何核型
MDS-未分类（MDS-U）					
血中有 1%的原始细胞	1~3	1~3	任何比例	骨髓<5%，外周血=1%	任何核型
单系病态造血并全血细胞减少	1	3	任何比例	骨髓<5%，外周血<1%	任何核型
根据定义 MDS 的细胞遗传学异常	0	1~3	<15%	骨髓<5%，外周血<1%	有定义 MDS 的核型异常
儿童难治性血细胞减少症	1~3	1~3	无	骨髓<5%，外周血<2%	

（三）实验室检查（2007、2013、2018）

MDS 的诊断主要依靠血常规、骨髓象检查。

1. 血常规常为全血细胞减少，亦可为一个系列或两个系列血细胞减少。

2. 骨髓多增生活跃或明显活跃。

3. 血常规和骨髓象有病态造血表现。

病态造血：是 MDS 的核心，其含义即骨髓发育异常，指红系、粒系、巨核系细胞数量与形态的异常。主要与无效造血有关。

（1）红系病态造血：骨髓中红系多数过度增生（>60%）。出现环形铁粒幼细胞、幼红细胞核碎裂、核分叶、多核、巨幼样变、胞质多嗜性及点彩红细胞。血中出现有核红细胞、巨大红细胞。

（2）粒系病态造血：骨髓中原幼细胞比例增高，成熟细胞胞质嗜碱性、颗粒减少或无、过大或多，核分叶过多或过少（pelger-huët 细胞异常）或有环形核。血中类似骨髓表现，单核细胞增多。

（3）巨核系病态造血：骨髓中巨核细胞数量正常、增多或减少。出现淋巴样小巨核、单圆核小巨核、大单核或多个圆核的巨核细胞。血中可出现小巨核细胞及巨大血小板，血小板颗粒减少或出现空泡。

（四）诊断与鉴别诊断

诊断：主要根据患者的以贫血为主，常伴出血和感染的临床表现，外周血出现一系、两系或全血细胞减少，骨髓存在一系或多系病态造血，结合骨髓活检、染色体等检查异常而诊断 MDS。继发性 MDS 根据明确的用药史，及上述 MDS 的表现而诊断。

鉴别诊断：需要鉴别的血液病有以下几种。

1. 再生障碍性贫血（AA）　部分 AA 患者可出现局灶性的骨髓细胞增生而易诊断错误。AA 时中性粒细胞减少，淋巴细胞相对增多，巨核细胞减少或缺如，骨髓无粒系、红系及巨核系的形态异常，骨髓小粒中主要为非造血组织。MDS 骨髓中粒系、红系、巨核系增生，巨核细胞正常或增多，且有病态造血，骨髓小粒主要是造血组织。

2. 巨幼细胞贫血　血清维生素 B_{12} 和叶酸的测定及治疗有助于诊断。

3. 其他　急性白血病、原发性骨髓纤维化可出现全血细胞减少和病态造血应与MDS鉴别。

（五）治疗

1. 一般治疗　严重贫血、血小板减少者可输全血及成分血。出现感染用抗生素控制。雄激素、糖皮质激素及环孢素A对少数患者有效。

2. 化疗　主要用于EB-1、EB-2患者。对年老、体弱患者常采用小剂量阿糖胞苷。对<50岁、体质较好患者，可参照应用急性白血病的联合化疗方案。

3. 诱导分化剂　全反式维A酸（ATRA）20~40mg/d，α-D_3 0.25~0.5μg/d，对部分患者有效。

4. 细胞因子　可试用α-干扰素、EPO、G-CSF、GM-CSF。部分患者应用G-CSF、GM-CSF后骨髓原始细胞增多，应慎用。

5. 骨髓移植（BMT）　为目前唯一对MDS有肯定疗效的方法。对年轻、有染色体异常且骨髓原始细胞增多和/或血细胞数低者应考虑BMT。

【经典习题】

下列不属于骨髓增生异常综合征骨髓常见病态造血表现的是

A. 红系核质发育不平衡

B. 粒系核分叶过多

C. 粒系细胞颗粒过多

D. 粒系细胞颗粒过少

E. 见到幼巨核细胞

答案： C

考点： 骨髓增生异常综合征的表现

解析： 大多数患者骨髓增生明显或极度活跃，少数增生正常或减低。细胞形态异常反映了MDS的病态造血。红系：核碎裂，奇数核，巨幼样变，核质发育不平衡，红细胞体积大或呈卵圆形，有嗜碱点彩、核碎裂和Howell-Jolly小体。粒-单核系：核质发育不平衡，粒系细胞颗粒过少，核分叶过多或过少，出现幼稚粒细胞。巨核系：常见较多的巨核细胞，且多为小巨核细胞，可见单核、双核或多核。故选C。

第四节　淋　巴　瘤

一、概述

淋巴瘤是淋巴结和/或结外部位淋巴组织的免疫细胞肿瘤，组织学可见淋巴细胞或组织细胞的肿瘤性增生。根据组织病理学，可将淋巴瘤分为两大类，即霍奇金淋巴瘤（HL）和非霍奇金淋巴瘤（NHL）。

二、霍奇金淋巴瘤

HL是由于恶性细胞R-S细胞在反应性炎症细胞的基础上恶性增生的结果。HL分为两大类：一类为经典HL，约占HL的95%，包括富含淋巴细胞的经典HL和结节硬化型、混合细胞型、淋巴细胞消减型HL；另一类为结节性淋巴细胞为主型HL，约占HL的5%。

（一）病理

HL基本特征是恶性肿瘤细胞往往很少，而反应性细胞如淋巴细胞、组织细胞、浆细胞、嗜酸性粒细胞、成纤维细胞往往占优势。最近应用单细胞纤维技术结合免疫表型和基因型检测，证明R-S细胞来源于淋巴细胞，主要来源于B淋巴细胞，R-S细胞对HL诊断有重要意义。

（二）临床表现

1. 多见于青年，首发症状常见是无痛性颈部或锁骨上淋巴结进行性肿大（2013），其次为腋下淋巴结肿大。表浅的肿大淋巴结质韧而有弹性，早期互不粘连，此后可互相融合，并与深部组织粘连，失去其移动性；深部淋巴结肿大主要产生压迫症状，其表现与被压的器官和程度有关。

2. 患者可伴有发热（或不伴发热）、消瘦、盗汗、皮肤瘙痒等全身症状。HL早期可表现为周期性热型，称为Pel-Ebstein热，此为HL特征性症状之一。该患者一般年龄稍大，男性多见，发热原因可能与肿瘤细胞进入血液循环有关。

3. 随着病程进展，肿瘤可侵犯腹膜后淋巴结，以及肝、脾、骨、骨髓等结外组织并引起相应症状。

（三）临床分期

Ann Arbor临床分期主要用于HL，NHL也可参照。依照淋巴结和器官受累的情况，将淋巴瘤分为Ⅰ、Ⅱ、Ⅲ、Ⅳ期。

1. Ⅰ期　病变仅限于一个淋巴结区（Ⅰ）或淋巴结外单一器官局限受累（ⅠE）。

2. Ⅱ期（2012）　病变累及横膈同一侧两个或更多个淋巴结区（Ⅱ）或病变局限侵犯淋巴结以外器官及横膈同侧一个以上淋巴结区（ⅡE）。

3. Ⅲ期（2015）　横膈上下都已有淋巴结病变（ⅢE），可以同时伴有脾累及（ⅢS）或淋巴结以外某一器官局限受累，加上横膈两侧淋巴结受累（ⅢE）。

4. Ⅳ期　病变已侵犯多处淋巴结及淋巴结以外的部位，如广泛累及肺、肝及骨髓等。

各期按全身症状的有无，分为A、B两组。B组症状（有其中之一即为B组）包括：①发热38℃以上，连续3天以上，且无感染原因。②6个月内体重减轻10%以上。③盗汗。

三、非霍奇金淋巴瘤

NHL病理类型是决定其治疗与预后的主要因素。但长期以来，其命名和分类极不一致。

NHL的主要临床表现如下。

1. 可见于任何年龄组，男性多于女性。

2. 大多数也以无痛性颈部和锁骨上淋巴结肿大为首发，但其临床特点为结外受侵多，易累及骨髓，晚期发展为白血病，病程很不均一。结外NHL以胃肠道、骨髓、中枢神经系统为多见，还可侵犯韦氏咽环、骨、皮肤、睡液腺、甲状腺、睾丸等，分别表现为局部肿块、压迫、浸润或出血等症状。

3. 20%~30%的患者可出现发热、体重减轻、盗汗等全身症状。

四、辅助检查（2017）

淋巴瘤的确诊主要是依靠病理组织学检查（2017），而影像学检查（2016）及实验室检查是为了明确病变累及范围，以估计临床分期，制订合理的治疗方案。

1. 外周血　早期患者血象多正常，继发自身免疫性溶血或肿瘤累及骨髓可发生贫血、血小板减少及出血。9%~16%的患者可出现白血病转化，常见于弥漫型小淋巴细胞性淋巴瘤、滤泡型淋巴瘤、淋巴母细胞性淋巴瘤及弥漫型大细胞淋巴瘤等。

2. 生化检查　可有红细胞沉降率、血清乳酸脱氢酶（2005）、β_2-微球蛋白及碱性磷酸酶升高，单克隆或多克隆免疫球蛋白升高，以上改变常可作为肿瘤负荷及病情检测指标。

3. 免疫学表型检测。

4. 遗传学　90%的非霍奇金淋巴瘤存在非随机性染色体核型异常，常见为染色体易位、部分缺失和扩增等。

5. 病理检查　淋巴结活检为最重要的诊断手段（2007、2014）。恶性淋巴瘤一般说来应由病理检查证实，由于在显微镜下不但要观察细胞的形态，而且需要观察整个淋巴结的结构和间质细胞反应，所以最好取完整的淋巴结送检，尽可能不要取部分淋巴结。

6. X线检查。

7. 影像学检查　腹部CT为首选（2016）。对发现纵隔腹膜后及其他隐匿部位的病变有很大帮助。

五、诊断与鉴别诊断

（一）诊断

淋巴瘤的确诊主要依靠病理组织学检查结果。病理检查中R-S细胞（2005）是诊断HL的必要条件，但不是HL所特有的，它也可见于传染性单核细胞增多症、结缔组织病、转移性肿瘤、黑色素瘤及病毒性淋巴结炎等。NHL的特点是淋巴结正常结构消失，为肿瘤组织所取代，恶性增生的淋巴细胞形态呈异形性，无R-S细胞，淋巴包膜被侵犯。

（二）鉴别诊断

1. 慢性淋巴结炎　多有明显的感染灶，且常为局灶性淋巴结肿大，有疼痛及压痛，一般不超过2~3cm，抗感染治疗后可缩小。临床上易误诊为恶性淋巴瘤的是有些儿童反复扁桃体炎发作。

2. 巨大淋巴结增生　为一种原因不明的淋巴结肿大，主要侵犯胸腔，以纵隔最多，也可侵犯肺门与肺内。其他受侵的部位有颈部、腹膜后、盆腔、腋窝及软组织。患者常以肿块为其体征，位于胸腔者可出现压迫症状，但常偶被发现。

五、治疗

（一）以化疗为主的化放疗结合的综合治疗

1. 霍奇金淋巴瘤　HL从原发部位向邻近淋巴结依次转移，但少数病例肿大的淋巴结区间有跳跃。因此放疗区域除累及的淋巴结和组织以外，还应包括可能侵及的淋巴结和组织，实施扩大放射治疗。病变在膈上采用斗篷式，照射部位包括两侧从乳突端至锁骨上下、腋下、肺门、纵隔至横膈的淋巴结。要保护肱骨头、喉部及肺部免受照射。膈下倒“Y”字照射，包括从膈下淋巴结到腹主动脉旁、盆腔及腹股沟淋巴结，同时照射脾区。剂量为30~40Gy，3~4周为一疗程。现用扩大放射治疗HL的I_A或II_A期。ⅠB、ⅡB、Ⅲ、Ⅳ期应联合化疗加局部放射治疗，一般首选化疗，常应用ABVD方案（多柔比星、博来霉素、长春碱、达卡巴嗪），为目前临床首选化疗方案。

2. 非霍奇金淋巴瘤　NHL多中心发生的倾向使NHL临床分期的价值和扩大照射的治疗作用不如HL，决定了其治疗策略应以化疗为主，首选CHOP方案（2007、2008、2016）。治疗需根据下列因素来进行：患者的具体情况，年龄、行为状态，患淋巴瘤前的情况；病理分型；临床分期；IPI（国际预后指数）。

（1）惰性淋巴瘤：对病理大细胞所占比例较高，高肿瘤负荷、持续临床症状者应给予常规化疗，以COP方案（环磷酰胺、长春新碱、泼尼松）或CHOP方案（环磷酰胺、多柔比星、长春新碱、泼尼松）为主；凡CD20阳性的B细胞淋巴瘤患者，均可给予抗CD20单克隆抗体（利妥昔单抗）治疗，提高反应率和缓解率，部分患者可获得稳定的分子生物学缓解；对病情呈明显进展期的患者，经净化处理的HSCT可降低复发率，增加长期缓解率。近年来，人们又开展非清髓性异基因造血干细胞移植研究。

（2）侵袭性淋巴瘤：以化疗为主，必要时补充局部放射治疗。CHOP方案成为中高度恶性淋巴瘤的标准方案（2007、2008、2016）。利妥昔单抗+CHOP方案（R-CHOP）成为弥漫性大B细胞淋巴瘤的标准治疗方案。血管免疫母细胞T细胞淋巴瘤及伯基特淋巴瘤进展较快，应采用强烈的化疗方案。应用新型靶向治疗药物如西达本胺、来那度胺、伊布替尼等可改善预后。

（二）生物治疗

1. 单克隆抗体　NHL大部分为B细胞性，后者90%表达CD20。HL的淋巴细胞为主型也高密度表达CD20。凡CD20阳性的B细胞淋巴瘤，均可用CD20单抗（利妥昔单抗）治疗。方案前使用一次利妥昔单抗（$375mg/m^2$）的R-CHOP，R-EPOCH，R-HCVAD和R-ESHAP等方案均可明显提高惰性或侵袭性B细胞淋巴瘤的CR率并可延长无病生存时间。B细胞淋巴瘤在造血干细胞移植前用利妥昔单抗做体内净化，可以提高移植治疗的疗效。

2. 干扰素　对蕈样肉芽肿和滤泡性小裂细胞型有部分缓解作用。

3. 抗幽门螺杆菌的药物　胃MALT淋巴瘤经抗幽门螺杆菌治疗后部分患者症状改善，淋巴瘤消失。

（三）骨髓或造血干细胞移植

65岁以下、重要脏器功能正常，如属缓解期短、难治易复发的侵袭性淋巴瘤，且4个CHOP方案能使淋巴结缩小超过3/4者，可考虑全淋巴结放疗（即斗篷式合并倒“Y”字式扩大照射）及大剂量联合化疗后进行异基因或自身骨髓（或外周造血干细胞）移植，以期最大限度地杀灭肿瘤细胞，取得较长期缓解和无病存活。

自身干细胞移植治疗侵袭性淋巴瘤取得了令人鼓舞的结果，其中40%～50%获得肿瘤负荷缩小，18%～25%的复发病例被治愈，比常规化疗增加长期生存率30%以上。自体外周血干细胞移植用于淋巴瘤治疗时，移植物受淋巴瘤细胞污染的机会小，造血功能恢复快，并适用于骨髓受累或经过盆腔照射的患者。

血管免疫母细胞性T细胞淋巴瘤、套细胞淋巴瘤和Burkitt淋巴瘤，如不为化疗和放疗所缓解，则应行异基因造血干细胞移植。异基因移植可以诱导移植物抗淋巴瘤作用，有利于清除微小残留病灶（MRD），治愈的机会有所增加。

【经典习题】

1. 目前NHL的首选化疗方法是
   A. CHOP方案
   B. COP方案
   C. HA方案
   D. ABVD方案
   E. DVLP方案

答案：A

考点：非霍奇金淋巴瘤的治疗。

解析：NHL多中心发生的倾向使NHL临床分期的价值和扩大照射的治疗作用不如HL，决定了其治疗策略应以化疗为主，化疗方案有COP、CHOP，但CHOP与COP及其他化疗方案相比，疗效高而毒性较低。故选A。

2. 对于恶性淋巴瘤，最有意义的临床表现是
   A. 发热
   B. 恶病质
   C. 贫血
   D. 无痛性淋巴结肿大
   E. 肝、脾大

答案：D

考点：恶性淋巴瘤的临床表现

解析：淋巴瘤最常见的临床表现是慢性、进行性、无痛性淋巴结肿大。故选D。

3. 男，45岁。左颈部淋巴结进行性肿大3个月。淋巴结活检病理结果示弥漫性大B细胞淋巴瘤，最可能出现的细胞免疫表型是
   A. $CD10^+$
   B. $CD13^+$
   C. $CD20^+$
   D. $CD5^+$
   E. $CD34^+$

答案：C

考点：淋巴瘤的免疫血表型

解析：弥漫大B细胞淋巴瘤的免疫表型为CD19、CD20、CD79a。故选C。

4. 男，40岁。无痛性双侧颈部淋巴结进行性肿大伴发热半个月，发病以来体温最高37.5℃，无盗汗，体重无明显变化。查体：双侧颈部各触及一个2cm×2cm大小淋巴结，左腋窝一个2cm×2cm大小淋巴结，活动，无压痛。腹软，肝脾肋下未触及。血象：Hb 126g/L，WBC $5.3\times10^9/L$，Plt $155\times10^9/L$。胸部CT未见淋巴结肿大。右颈部淋巴结活检为弥漫性大B淋巴瘤。本例最可能的分期是
   A. Ⅰ期A
   B. Ⅰ期B
   C. Ⅲ期A
   D. Ⅱ期A
   E. Ⅱ期B

答案： D

考点： 淋巴瘤的分期

解析： 根据题干信息，考虑为淋巴瘤。发热温度<38℃，无盗汗，体重无明显变化，未达到B症状标准，受侵淋巴结位于纵隔一侧，属于ⅡA期，故选D。

第五节 多发性骨髓瘤

一、分类

根据血清中M成分的特点可把本病分为IgG（最常见）（2015）、IgA、IgD、IgE、IgM、轻链型、双克隆型和不分泌型8种类型。

国际分期系统（ISS）进行分期（表4-6-5-1）。

表4-6-5-1 国际分期系统（ISS）

分 期	分期的依据	中数生存时间
Ⅰ期	血清 β_2 微球蛋白<3.5mg/L，清蛋白≥35g/L	62个月
Ⅱ期	介于Ⅰ期和Ⅲ期之间	44个月
Ⅲ期	血清 β_2 微球蛋白≥5.5mg/L	29个月

二、临床表现（2018）

（一）骨髓瘤细胞对骨骼和其他组织器官的浸润与破坏

1. 骨骼破坏 骨质疏松及溶骨性破坏。

2. 髓外浸润 ①器官肿大：淋巴结、肾和肝、脾肿大。②神经系统损害：瘫痪、神经根受累、双侧对称性远端感觉和运动障碍、POEMS综合征。③髓外骨髓瘤：孤立性病变位于口腔及呼吸道等软组织中。④浆细胞白血病。

（二）骨髓瘤细胞分泌单克隆免疫球蛋白引起的全身紊乱

1. 感染 细菌性肺炎和尿路感染、败血症、带状疱疹。

2. 高黏滞综合征 症状有头昏、眩晕、视物模糊、耳鸣、手指麻木，冠状动脉供血不足、慢性心力衰竭等患者可发生意识障碍。

3. 出血倾向 鼻出血、牙龈出血和皮肤紫癜多见。

4. 淀粉样变性和雷诺现象 常见舌肥大、腮腺肿大、心脏扩大、腹泻与便秘、皮肤苔藓样变、外周神经病变以及肝肾功能损害等。M蛋白为冷球蛋白，则引起雷诺现象。

5. 高钙血症 广泛的溶骨性改变和肾功能不全所致。

（三）肾功能损害（2019）

临床表现有蛋白尿、管型尿和急、慢性肾衰竭。

三、辅助检查（2017、2018）

（一）血常规

血片中红细胞排列成钱串状，可伴有少数幼粒、幼红细胞，红细胞沉降率显著增快。

（二）骨髓

骨髓浆细胞异常增生，并伴有质的改变。核染色质疏松，骨髓瘤细胞免疫表型为 $CD38^+$、$CD56^+$，80%的骨髓瘤患者IgH基因重排阳性。

（三）血液生化检查

1. 单克隆免疫球蛋白血症的检查

（1）蛋白电泳：血清或尿液在蛋白电泳时可见一浓而密集的染色带，扫描呈现基底较窄单峰突起的M蛋白。

（2）固定免疫电泳：确定M蛋白的种类并对骨髓瘤进行分型。

（3）血清免疫球蛋白定量测定：显示M蛋白增多，正常免疫球蛋白减少。

2. 血钙、磷测定 高钙血症，血磷正常，血清碱性磷酸酶正常。

3. 血清 β_2 微球蛋白和血清白蛋白 用于评估肿瘤负荷及预后。

4. C反应蛋白和血清乳酸脱氢酶 可反映疾病的严重程度。

5. 尿和肾功能 90%患者有蛋白尿，血清尿素氮和肌酐可增高。约半数患者尿中出现本周蛋白（2015）。

（四）X线检查

骨病变X线表现：①典型为圆形、边缘清楚如凿孔样的多个大小不等的溶骨性损害，常见于颅骨、盆骨、脊柱、股骨、肱骨等处；②病理性骨折；③骨质疏松，多在脊柱、肋骨和盆骨。禁止对骨髓瘤患者进行X线静脉肾盂造影检查。

（五）染色体异常

染色体异常包括del(13)、del(17p)、t(4;14)、t(14;16)、t(11;14)及1q21扩增。

四、诊断与鉴别诊断

（一）诊断（2023）

有症状骨髓瘤（活动性骨髓瘤）的诊断标准需满足表4-6-5-2中的第1条及第2条，并加上第3条中任何一项。

表 4-6-5-2 活动性（有症状）多发性骨髓瘤诊断标准

诊断标准
1. 骨髓中单克隆浆细胞比例≥10%和/或组织活检证明有浆细胞瘤 2. 血清和/或尿中出现单克隆 M 蛋白 3. 骨髓瘤引起的相关表现 （1）靶器官损害表现（CRAB） 1）[C] 校正血清钙>2.75mmol/L 2）[R] 肾功能损害（肌酐清除率<40ml/min 或血肌酐>177μmol/L） 3）[A] 贫血（血红蛋白低于正常下限 20g/L 或 100g/L） 4）[B] 溶骨性破坏，通过影像学检查（X 线片、CT 或 PET-CT）显示 1 处或多处溶骨性破坏 （2）无靶器官损害表现，但出现以下 1 项或多项指标异常（SLiM） 1）[S] 骨髓单克隆浆细胞比例≥60% 2）[Li] 受累/非受累血清游离轻链比≥100 3）[M] MRI 检查出现>1 处 5mm 以上局灶性骨质破坏

（二）鉴别诊断

1. MM 以外的其他浆细胞病　①巨球蛋白血症；②意义未明的单克隆免疫球蛋白病；③继发性单克隆免疫球蛋白增多症；④重链病；⑤原发性淀粉样变性。

2. 反应性浆细胞增多症。

3. 引起骨痛和骨质破坏的疾病　骨转移癌、老年性骨质疏松症、肾小管性酸中毒及甲状旁腺功能亢进症等。

五、治疗

1. 化学治疗　初治或复发/难治病例可选用 MP 方案、M_2方案或 VAD 方案。

2. 免疫调节剂　常用沙利度胺，主要副作用包括便秘、乏力、嗜睡等。常与 MP 方案合用，称 MPT 方案。来那度胺联合地塞米松和硼替佐米（RVD 方案）等是治疗的重要选择。

3. 蛋白酶体抑制剂　目前应用的是硼替佐米，常与多柔比星、环磷酰胺、来那度胺、地塞米松合用，用于初治、复发/难治病例。

4. 造血干细胞移植　目前多采用自体造血干细胞移植，在有效诱导治疗的基础上进行移植会明显延长生存期。

5. 维持治疗　适用于绝大多数患者，常选择来那度胺、硼替佐米、沙利度胺、地塞米松等，维持期需达 2 年以上。

6. 其他治疗

（1）骨痛：除化疗外，可用帕米膦酸钠或唑来膦酸钠。局部疼痛剧烈者可采用局部放射治疗。

（2）高钙血症：除化疗外，可加用降钙素。

（3）高黏滞综合征：可采用血浆置换疗法。

（4）肾衰竭和感染：给予相应治疗。

【经典习题】

1. 男，70 岁。发现大量蛋白尿 2 周入院。入院后查本周蛋白尿阳性。为明确诊断，检查意义最大的是

A. 肾活检

B. 骨髓穿刺

C. 核素骨扫描

D. 全身 X 线骨摄片

E. 血清蛋白电泳

答案： B

考点： 多发性骨髓瘤的诊断

解析： 结合题干信息，考虑患者多发性骨髓瘤的可能性大。主要诊断指标：①骨髓中浆细胞>30%。②活组织检查证实为骨髓瘤。③血清中有 M 蛋白：IgG > 35g/L，IgA>20g/L 或尿中本周蛋白>1g/24h。骨髓穿刺对诊断本病的意义最大，故选 B。

2. 男，70 岁。乏力、腰痛半个月。既往体健。查体：轻度贫血貌，第 2～4 腰椎压痛。实验室检查：Hb 80g/L，WBC 5.6×10^9/L，Plt 156×10^9/L，血清总蛋白 108g/L，白蛋白 30g/L，血清肌酐 177μmol/L。骨髓细胞学检查示骨髓中异常细胞占 0.45。腰椎 X 线片示第二腰椎压缩性骨折。为进一步明确诊断，下一步需做的检查是

A. 血清 β_2 微球蛋白测定

B. 尿本周蛋白测定

C. 尿常规

D. 血清钙测定

E. 血、尿免疫球蛋白测定

答案： B

考点： 多发性骨髓瘤的诊断

解析： 患者可能为多发性骨髓瘤，本病是浆细胞恶性增殖性疾病。常见表现为骨痛、贫血、肾功能不全、感染、高钙血症等。诊断主要指标：①骨髓中浆细胞>30%。②活组织检查证实为骨髓瘤。③血清中有 M 蛋白：IgG>35g/L，IgA>20g/L 或尿本周蛋白>1g/24h。次要指标：①骨髓中浆细胞 10%～30%。②血清中有 M 蛋白，但未达上述标准。③出现溶骨性病变。④其他正常的免疫球蛋白低于正常值的 50%。至少有 1 个主要指标和 1 个次要指标即可诊断。故选 B。

第六节　白细胞减少和粒细胞缺乏症

一、病因（2017）

（一）中性粒细胞生成缺陷

1. 生成减少

（1）细胞毒性药物、化学毒物、电离辐射。

（2）影响造血干细胞功能的疾病，如再生障碍性贫血，骨髓造血组织被白血病、骨髓瘤及转移瘤细胞浸润等。

（3）异常免疫和感染。

2. 成熟障碍　维生素 B_{12}、叶酸缺乏或代谢障碍，急性白血病，骨髓增生异常综合征等由于粒细胞分化成熟障碍。

（二）中性粒细胞破坏或消耗过多

1. 免疫因素　自身免疫性粒细胞减少、各种自身免疫病（如系统性红斑狼疮、类风湿关节炎、Felty 综合征）及同种免疫性新生儿中性粒细胞减少。

2. 非免疫性因素　病毒感染、败血症、脾功能亢进。

（三）中性粒细胞分布异常

1. 中性粒细胞转移至边缘池　见于异体蛋白反应、内毒素血症。

2. 粒细胞滞留循环池其他部位　血液透析开始后 2～15 分钟滞留于肺血管内；脾肿大，滞留于脾脏。

二、临床表现

根据中性粒细胞减少的程度可分为轻度 $\geq 1.0\times10^9/L$、中度 $(0.5\sim1.0)\times10^9/L$ 和重度 $<0.5\times10^9/L$。重度减少者即为粒细胞缺乏症（2015、2021）。

1. 轻度减少的患者多表现为原发病症状。

2. 中度和重度减少者易发生感染和出现疲乏、无力、头晕、食欲缺乏等非特异性症状。常见的感染部位是呼吸道、消化道及泌尿生殖道，可出现高热、黏膜坏死性溃疡及严重的败血症、脓毒血症或感染性休克。

三、诊断

根据血常规检查的结果即可作出白细胞减少、中性粒细胞减少或粒细胞缺乏症的诊断。

四、治疗

1. 病因治疗　对可疑的药物或其他致病因素，应立即停止接触。继发性减少者应积极治疗原发病。脾功能亢进者可考虑脾切除。

2. 防治感染

（1）轻度减少者不需特别的预防措施。

（2）中度减少者减少出入公共场所，并注意保持皮肤和口腔卫生，去除慢性感染病灶。

（3）粒细胞缺乏者应急诊收入院治疗，采取无菌隔离措施，防止交叉感染。

3. 重组人粒细胞集落刺激因子和重组人粒细胞-巨噬细胞集落刺激因子。

4. 免疫抑制剂　自身免疫性粒细胞减少和免疫介导机制所致的粒细胞缺乏可用糖皮质激素等免疫抑制剂治疗。

【经典习题】

1. 周期性中性粒细胞减少症是由于粒细胞

A. 破坏过多

B. 释放障碍

C. 分布异常

D. 在脾滞留

E. 生成减少

答案： E

考点： 粒细胞缺乏症的病因

解析： 粒细胞缺乏症的病因：①生成减少：理化因素（如放疗、血液病、病毒感染）、其他（如周期性粒细胞减少症、家族性良性粒细胞减少症）。②破坏过多：免疫性、脾功能亢进。③分布异常。④释放障碍。故选 E。

2. 下列由于免疫因素引起中性粒细胞减少的是

A. Felty 综合征

B. 周期性中性粒细胞减少症

C. 假性粒细胞减少

D. 脾功能亢进所致中性粒细胞减少

E. 病毒感染或败血症时的粒细胞减少

答案： A

考点： Felty 综合征的临床表现

解析： Felty 综合征是指除有典型的类风湿关节炎临床表现外，伴有脾脏肿大和白细胞减少的一种严重型类风湿关节炎。白细胞减少的原因与脾功能亢进，或存在针对中性粒细胞的特异抗体而导致的免疫性破坏有关，骨髓抑制因子存在也可能是白细胞减少原因之一。故选 A。

第七节　出血性疾病

一、概述

（一）正常止血、凝血、抗凝和纤维蛋白溶解机制

生理性止血过程主要包括血管收缩、血小板血栓

形成和血液凝固三个过程。

1. 血管收缩　生理性止血首先表现为受损血管局部及附近的小血管收缩，使局部血流减少。若血管破损不大，可使血管破口封闭，从而制止出血。引起血管收缩的原因有三个：①损伤性刺激反射性使血管收缩；②血管壁的损伤引起局部血管肌源性收缩；③黏附于损伤处的血小板释放5-羟色胺（5-HT）、TXA_2等缩血管物质，引起血管收缩。

2. 血小板止血栓的形成　血管损伤后，由于内皮下胶原的暴露，1~2秒内即有少量的血小板附着于内皮下的胶原上，这是形成止血栓的第一步。通过血小板的黏附，可"识别"损伤部位，使止血栓能正确定位。局部受损红细胞释放的ADP及局部凝血过程中生成的凝血酶，均可使血小板活化而释放内源性ADP及TXA_2，进而促使血小板发生不可逆聚集，使血流中的血小板不断地聚集黏着在已黏附固定于内皮下胶原上的血小板上，形成血小板止血栓，从而将伤口堵塞，达到初步止血。此外，受损血管内皮的PGI_2生成减少，也有利于血小板的聚集。

3. 血液凝固　血管受损也可启动凝血系统，在局部迅速发生血液凝固，使血浆中可溶性的纤维蛋白原转变成不溶性的纤维蛋白，交织成网，以加固止血栓，称二期止血。最后，局部纤维组织增生，并长入血凝块，达到永久性止血。

纤维蛋白被分解液化的过程称为纤维蛋白溶解（简称纤溶）。纤溶系统主要包括纤维蛋白溶解酶原（简称纤溶酶原，又称血浆素原）、纤溶酶（又称血浆素）、纤溶酶原激活物与纤溶抑制物。纤溶可分为纤溶酶原的激活与纤维蛋白（或纤维蛋白原）的降解两个基本阶段。

（二）发病机制分类

1. 发病机制　出血性疾病是止血功能障碍所引起的自发性出血或损伤后难以止血的一类疾病。

2. 分类　出血性疾病按发病机制分为以下三类：

（1）血管壁功能异常

1）遗传性：遗传性毛细血管扩张症、家族性单纯性紫癜。

2）获得性：过敏性紫癜、感染、化学物质、药物、维生素C缺乏、单纯性紫癜、机械性紫癜、老年性紫癜。

（2）血小板异常

1）血小板减少：①血小板生成减少：再生障碍性贫血、白血病、放射线损伤、巨幼细胞贫血、感染、药物等。②血小板破坏过多：特发性血小板减少性紫癜、药物免疫性血小板减少性紫癜、血小板同种抗体破坏、系统性红斑狼疮、病毒感染等。③血小板消耗过多：血栓性血小板减少性紫癜、弥散性血管内凝血。④血小板分布异常：如脾肿大等。

2）血小板增多：①原发性：原发性血小板增多症。②继发性：继发于慢性粒细胞白血病、真性红细胞增多症、脾切除后、急性大失血或溶血后、感染、创伤、缺铁性贫血、癌症等。

3）血小板功能缺陷：①遗传性：血小板无力症、巨大血小板病。②继发性：继发于药物、尿毒症、肝病、异常球蛋白血症等。

（3）凝血异常

1）凝血因子缺陷：①遗传性：血友病及其他凝血因子缺乏症、血管性血友病等。②获得性：严重肝病、尿毒症、维生素K缺乏症（2018）、DIC等。

2）循环中抗凝物质增多：因子Ⅷ抗体、因子Ⅸ抗体、肝素样抗凝物质、抗凝药物治疗。

3）纤维蛋白溶解亢进：原发性纤溶及DIC所致的继发性纤溶。

（三）实验室检查

应根据筛选、确诊及特殊试验的顺序进行实验室检查。

1. 筛选试验

（1）血管异常：出血时间（BT），毛细血管脆性试验。

（2）血小板异常：血小板计数，血块收缩试验，毛细血管脆性试验及BT。

（3）凝血异常：凝血时间（CT），活化部分凝血活酶时间（APTT），凝血酶原时间（PT），凝血酶原消耗时间（PCT），凝血酶时间（TT）（延长见于纤维蛋白原降低）（2008）等。

2. 确诊试验

（1）血管异常：毛细血管镜，血vWF、内皮素-1（ET-1）及TM测定等。

（2）血小板异常：血小板数量、形态，平均体积，血小板黏附、聚集功能，PF_3有效性测定，网织血小板、血小板α颗粒膜蛋白（P选择素）、直接血小板抗原（GPⅡb/Ⅲa和Ⅰb/Ⅸ）单克隆抗体固相（MAIPA）检测及血栓烷B_2测定等。

（3）凝血异常：

1）凝血第一阶段：测定FⅫ、Ⅺ、Ⅹ、Ⅸ、Ⅷ、Ⅶ、Ⅴ及TF等抗原及活性。

2）凝血第二阶段：凝血酶原抗原及活性，凝血酶原碎片1+2（F_{1+2}）测定。

3）凝血第三阶段：纤维蛋白原、异常纤维蛋白原、纤维蛋白单体、血（尿）纤维蛋白肽A（FPA）、FⅫ抗原及活性测定等。

（4）抗凝异常：①AT抗原及活性或凝血酶-抗

凝血酶复合物（TAT）测定；②PC、PS及TM测定；③FⅧ：C抗体测定；④狼疮抗凝物或心磷脂类抗体测定。

（5）纤溶异常：①鱼精蛋白副凝（3P）试验；②血、尿FDP测定；③D-二聚体测定；④纤溶酶原测定；⑤t-PA、纤溶酶原激活物抑制物（PAI）及纤溶酶-抗纤溶酶复合物（PIC）等测定。

（四）诊断

为了明确出血原因必须详细询问病史，进行全面体格检查，根据所获得的线索首先选用简单的筛选试验，对血管异常、血小板异常及凝血功能障碍进行初步归类，然后选择必要的特殊实验室检查予以确诊。

1. 病史和体格检查病史中特别要注意发病年龄、出血诱因、出血部位、伴随症状及家族史等。在全面体格检查的基础上，注意出血部位及特点。对于各种脏器出血，必须排除局部病变的可能性。出血性疾病的鉴别见表4-6-7-1。

表4-6-7-1　出血性疾病的鉴别

项　目	血管或血小板因素所致出血性疾病	凝血障碍所致出血性疾病
皮肤黏膜出血	多见（小、分散）	少见（大、片状）
内脏出血	较少	较多见
肌肉出血	少见	多见
关节腔出血	罕见	多见（血友病）
出血诱因	自发性较多	外伤较多
性别	女性较多	男性较多（血友病）
家族史	少有	多有
疾病过程	病程较短，可反复发作	遗传性者常为终身性

2. 筛选试验常用的有出血时间（Ivy法）、血小板计数、束臂试验、血块退缩试验、凝血时间（试管法）、活化的部分凝血活酶时间（APTT）、一期法凝血酶原时间（PT）、凝血酶时间（TT）等。

根据筛选试验结果，结合临床可将出血性疾病大致归为两类：出血时间延长、血小板数正常或减少，凝血象正常者，归类为血管壁功能异常和/或血小板异常所致的出血性疾病；凝血时间、APTT、PT中一项或多项延长而其他结果正常者，归类为凝血异常所致的出血性疾病。

3. 特殊试验

（1）血管壁功能异常的特殊试验：毛细血管镜和内镜检查、病理学检查、vWF检测等。

（2）血小板异常的特殊试验：血小板形态、血小板功能（黏附、聚集、释放等）、血小板膜糖蛋白、血小板相关抗体检测等。

（3）凝血异常的特殊试验：凝血活酶生成试验及纠正试验、凝血酶原时间纠正试验、凝血酶时间甲苯胺蓝纠正试验、凝血因子含量及活性测定。

（五）治疗原则

1. 病因防治

（1）防治基础疾病：如控制感染，积极治疗肝、胆疾病、肾病，抑制异常免疫反应等。

（2）避免接触、使用可加重出血的物质及药物。

2. 止血治疗

（1）补充血小板和/或相关凝血因子。

（2）止血药物：收缩血管、增加毛细血管致密度、改善其通透性的药物有卡巴克络、曲克芦丁、垂体后叶素、维生素C、维生素P及糖皮质激素等；合成凝血相关成分所需的药物有维生素K_1、维生素K_3、维生素K_4等；抗纤溶药物有氨基己酸、氨甲苯酸、抑肽酶等；促进止血因子释放的药物有去氨加压素等；局部止血药物有凝血酶、巴曲酶及吸收性明胶海绵等。

（3）促血小板生成的药物：血小板生成素（TPO）、白介素-11等。

（4）局部处理：局部加压包扎、固定及手术结扎局部血管等。

3. 其他治疗　①基因疗法；②抗凝及抗血小板药物；③血浆置换；④手术治疗包括脾切除、血肿清除、关节成形及置换等；⑤中医中药治疗。

二、过敏性紫癜

（一）常见原因

1. 感染　常见于细菌、病毒和肠道寄生虫感染。细菌感染中以β溶血性链球菌所致上呼吸道感染最多见。

2. 食物　鱼、虾、蟹、蛋、乳等。

3. 药物　抗生素、磺胺药、解热镇痛药等。

4. 其他　寒冷、花粉、虫咬、疫苗接种等。

（二）发病机制

过敏性紫癜是由于机体对某种物质过敏导致全身小血管受损而引起的出血性疾病，皮肤、黏膜、关节腔或内脏器官都可发生出血，因出血的部位和程度不同而出现不同的症状，临床以皮肤紫癜为主要症状，还常有关节肿痛、腹痛、血便、血尿等症状，部分患儿有复发倾向。过敏性紫癜发病机制有以下两类情况：

1. 速发型变态反应　由致敏原与体内蛋白质结合，形成抗原。产生的IgE抗体吸附在肥大细胞上，释放出组胺及慢反应物质（SRS-A）。这类物质引起小动脉及毛细血管扩张，血管通透性增加。

2. 免疫反应　是由于抗原-抗体复合物的形成所致。这类可溶性、小分子的复合物可刺激嗜碱性粒细胞释放组胺及5-羟色胺，也可沉着于血管壁及肾小球的基底膜上激活补体，引起组织损伤。

（三）临床表现

1. 病前1~3周常有呼吸道感染史。

2. 皮肤紫癜最常见。紫癜的特点：双下肢及臀部多见，对称分布，大小不等，分批出现，常可高出皮肤表面，可伴有荨麻疹，可有轻微痒感。1~2周消退（2001、2002、2019）。

3. 常反复发作。

4. 可伴有关节痛、腹痛、腰痛、血尿、黑便等。有时上述症状可先于紫癜出现。根据病变累及的部位及临床表现可分为紫癜型、关节型（2005）、腹型（2017）、肾型（2002）、混合型等。

（四）实验室检查

1. 毛细血管脆性试验　半数以上阳性（2017、2019），毛细血管镜可见毛细血管扩张、扭曲及渗出性炎症反应。

2. 尿常规检查　肾型或混合型可有血尿、蛋白尿、管型尿（2002）。

3. 血小板计数、功能及凝血相关检查　除BT可能延长外，其他均正常。贫血与出血程度不一致（2007）。

4. 肾功能　肾型及合并肾型表现的混合型，可有程度不等的肾功能受损，如血尿素氮升高、内生肌酐清除率下降等。

（五）诊断与鉴别诊断

典型的临床表现，结合血小板计数和凝血试验正常，诊断并不困难。有时需与急腹症、关节炎、肾炎等鉴别。

（六）治疗（2017）

1. 去除致病因素。

2. 一般治疗　可给予抗组胺类药物，如异丙嗪、氯苯那敏等；为降低毛细血管通透性，可用维生素C、路丁等；腹痛等可用解痉剂。

3. 肾上腺皮质激素　可改善毛细血管通透性，减轻血管炎和组织水肿，改善腹痛及关节症状，但不能改善病程，也不能预防肾炎并发症的发生。

4. 免疫抑制剂　对上述治疗无效或有严重肾病者可用硫唑嘌呤、环磷酰胺等，或与肾上腺皮质激素合用。累及肾脏者，预后较差。

【巧妙记忆】 过敏性紫癜细菌感染中以β溶血性链球菌所致上呼吸道感染最多见

三、原发免疫性血小板减少症

（一）病因和发病机制

1. 免疫因素　急性型多发生于病毒感染的恢复期，其可能机制为：①病毒抗原与相应抗体形成免疫复合物，与血小板膜的Fc受体结合，促使血小板破坏；②病毒组分结合于血小板后改变了血小板结构，使其抗原性发生改变，导致自身抗体形成。

慢性型的可能机制为：①血小板结构抗原变化，导致自身抗体产生，与抗体或补体相结合的血小板易遭破坏，寿命缩短；②自身抗体导致巨核细胞生成血小板的功能受损。

2. 脾脏和肝脏的作用　脾脏是产生血小板抗体的主要器官，也是消除致敏血小板的重要场所。肝脏主要破坏受抗体作用较重的血小板，破坏也较急剧。

3. 其他因素　雌激素可抑制血小板生成，并增强单核巨噬细胞对抗体结合血小板的清除能力。这可能是慢性型ITP多见于女性，青春期及绝经期前易发病的原因之一。

（二）临床表现（★★★）

1. 急性型

（1）半数以上发生于儿童。80%以上在发病前1~2周有上呼吸道感染史，特别是病毒感染史。

（2）起病急骤，部分患者可有畏寒、寒战、发热。全身皮肤瘀点、紫癜、瘀斑，可有血疱及血肿形成。鼻出血、牙龈出血、口腔黏膜及舌出血常见，损伤及注射部位可渗血不止或形成大片瘀斑。

（3）当血小板低于20×10^9/L时，可有内脏出血，如呕血、黑便、咯血、血尿、阴道流血等。颅内出血可致意识障碍、瘫痪及抽搐，是致死的主要原因。出血量过大或范围过于广泛者，可出现程度不等的贫血，血压降低甚至失血性休克。

2. 慢性型

（1）主要见于40岁以下的青年女性。起病隐袭，一般无前驱症状。

（2）出血症状轻，但反复发作，每次发作持续数周数月，迁延数年。

（3）多为皮肤、黏膜出血，如瘀点、瘀斑及外伤后出血不止等，鼻出血、牙龈出血亦甚常见。

（4）严重内脏出血较少见，但月经过多甚常见，在部分患者可为唯一临床症状。部分患者病情可因感染等而骤然加重，出现广泛、严重内脏出血。长期月经过多者，可出现失血性贫血。

（5）部分病程超过半年者，可有轻度脾大。

（三）实验室检查

1. 血小板　①急性型血小板多在 20×10^9/L 以下，慢性型常在 30×10^9/L 左右；②血小板形态正常平均体积偏大，易见大型血小板；③出血时间延长，血块收缩不良；④血小板功能一般正常。

2. 骨髓象（2005、2011、2014）　①急性型骨髓巨核细胞数量轻度增加或正常，慢性型骨髓巨核细胞显著增加；②巨核细胞发育成熟障碍，急性型者尤甚；③有血小板形成的巨细胞显著减少（<30%）。

3. 血小板相关抗体（PAIg）和血小板自身抗体　80%以上 ITP 患者 PAIg 及 PAG 阳性（2013），主要抗体成分为 IgG，亦可为 IgM，偶有两种以上抗体同时出现。

4. 其他　90%以上患者血小板生存时间明显缩短。可有程度不等的正常红细胞或小细胞低色素性贫血（2000），贫血与出血程度一致（2007）。少数可发现溶血证据（Evans 综合征），Coombs 试验可呈阳性。

（四）诊断与鉴别诊断

若患者符合以下条件，可诊断为特发性血小板减少性紫癜：

1. 至少 2 次化验检查血小板计数减少。
2. 脾不增大或仅轻度增大（2005）。
3. 骨髓检查巨核细胞数增多或正常，有成熟障碍。
4. 以下五点中应具备任何一点　①泼尼松治疗有效；②切脾治疗有效；③PA IgG 增多；④PAC3 增多；⑤血小板寿命测定缩短。
5. 排除继发性血小板减少症。

（五）治疗

1. 肾上腺糖皮质激素　为首选药物（2005），其作用机制为：①减少血小板抗体的生成，抑制抗体与血小板的结合，阻滞单核巨噬细胞对结合抗体的血小板的清除作用，使血小板寿命延长；②降低毛细血管脆性，改善出血症状；③可能有刺激骨髓造血的作用。

一般选用泼尼松，初始剂量为 1mg/(kg·d)，口服。待血小板恢复正常或接近正常后逐渐减量。小剂量（5~10mg/d）维持治疗（2007、2008）。也可使用大剂量地塞米松，剂量为 40mg/d，连用 4 天，无效患者可在半个月后重复 1 次。

2. 脾切除　治疗本病的有效方法之一。其机制为减少了血小板抗体的产生和去除了血小板破坏的主要场所。

脾切除的指征为：①糖皮质激素治疗 6 个月无效者；②糖皮质激素治疗有效，但停药或减量后复发或需较大剂量才能维持者；③对糖皮质激素应用有禁忌者。

3. 免疫抑制剂治疗　一般不作首选治疗。其应用指征为：①对糖皮质激素或脾切除治疗效果不佳者；②不能应用糖皮质激素治疗或脾切除者；③初治后数月或数年复发者。

常用药物：①长春新碱，每次 1~2mg，每周 1 次静脉滴注，连续用 4 周；②环磷酰胺 1.5~3.0mg/(kg·d)，分 3 次口服；③硫唑嘌呤 1.5~3.5mg/(kg·d)，分 3 次口服。此类药物毒副作用较大且需用 4~6 周以上，应慎用。

4. 其他

（1）达那唑 0.4~0.8g/d，分次口服，疗程在 3 个月以上。

（2）大剂量丙种球蛋白，0.2~0.4/(kg·d)，静脉滴注，连用 5 天，适用于严重出血手术或分娩前，以快速提高血小板数。

（3）促血小板生成药物，如重组人血小板生成素、艾曲泊帕及罗米司亭等。

（4）严重出血危及生命或需进行各种手术者，可考虑输注血小板悬液。

应避免应用减少血小板数量和抑制血小板功能的药物。

四、血友病

血友病是一组因遗传性凝血活酶生成障碍引起的出血性疾病，血友病以阳性家族史、幼年发病、自发或轻度外伤后出血不止、血肿形成及关节出血为特征。

（一）分型

血友病包括血友病 A 和血友病 B，其中以血友病 A 较为常见。血友病 A 又称 FⅧ缺乏症，是临床上最常见的遗传性出血性疾病。血友病 B 又称遗传性 FⅨ缺乏症。

血友病按血浆 FⅧ：C 的活性分型：①重型，FⅧ：C 活性低于 1%；②中型，FⅧ：C 活性 1%~5%；③轻型，FⅧ：C 活性 6%~30%。

（二）病因

血友病 A、B 均属 X 连锁隐性遗传性疾病。血友病 A 为 FⅧ缺乏所致，血友病 B 为 FⅨ缺乏所致。

（三）临床表现

1. 出血　与血友病类型及相关因子缺乏程度有关。血友病A出血较重，血友病B则较轻。

血友病的出血多为自发性或轻度外伤、小手术后（如拔牙、扁桃体切除）出血不止，特征：①与生俱来，伴随终身；②常表现为软组织或深部肌肉内血肿；③负重关节，如膝、踝关节等反复出血甚为突出，最终可致关节肿胀、僵硬、畸形，可伴骨质疏松、关节骨化及相应肌萎缩（血友病关节）。

2. 血肿压迫症状及体征　血肿压迫周围神经可致局部疼痛、麻木及肌萎缩；压迫血管可致相应供血部位缺血性坏死或淤血、水肿；口腔底部、咽后壁、喉及颈部出血可致呼吸困难甚至窒息；压迫输尿管可致排尿障碍；腹膜后出血可引起麻痹性肠梗阻。

（四）辅助检查

1. 筛选试验　出血时间、凝血酶原时间、血小板计数及血小板聚集功能正常，APTT延长，但APTT不能鉴别血友病的类型。

2. 临床确诊试验　FⅧ活性测定辅以FⅧ：Ag测定和FⅨ活性测定辅以FⅨ：Ag测定可以确诊血友病A和血友病B，同时根据结果对血友病进行临床分型；同时应行vWF：Ag测定（血友病患者正常），可与血管性血友病鉴别。

3. 基因诊断试验　建议对患者进行基因检测，以便确定致病基因，为同一家族中的携带者检测和产前诊断提供依据。

（五）诊断

1. 血友病A　①男性患者，有或无家族史，有家族史者符合X连锁隐性遗传规律。②关节、肌肉、深部组织出血，可呈自发性，或发生于轻度损伤、小型手术后，易引起血肿及关节畸形。③出血时间、血小板计数及PT正常；APTT延长；FⅧ：C水平明显低下；vWF：Ag正常。

2. 血友病B　①临床表现基本同血友病A，但程度较轻。②出血时间、血小板计数及PT正常；APTT重型延长，轻型可正常；FⅨ抗原及活性减低或缺乏。

（六）治疗与预防

1. 治疗　治疗原则是以替代治疗为主的综合治疗：①加强自我保护，预防损伤出血极为重要；②尽早有效地处理患者出血，避免并发症的发生和发展；③禁用阿司匹林、非甾体抗炎药及其他可能干扰血小板聚集的药物；④家庭治疗及综合性血友病诊治中心的定期随访；⑤出血严重患者提倡预防治疗。

2. 预防　替代疗法即补充缺失的凝血因子，是防治血友病出血最重要的措施。主要制剂有基因重组的纯化FⅧ、FⅧ浓缩制剂、新鲜冷冻血浆、冷沉淀物（FⅧ浓度较血浆高5~10倍），以及凝血酶原复合物等。

五、弥散性血管内凝血

（一）病因和发病机制

1. 病因　诱发DIC的病因甚多，其中以感染性疾病最多见，其次是恶性肿瘤，严重创伤及病理产科。

（1）感染：以细菌感染最常见，尤其是革兰阴性细菌感染（2003）。病毒、立克次体、原虫、螺旋体及真菌感染等也可引起DIC。

（2）恶性肿瘤：各种实体肿瘤（尤其是可产生黏蛋白者）及急性早幼粒细胞白血病等。

（3）病理产科：如羊水栓塞、胎盘早剥、妊娠毒血症、死胎滞留、感染性流产等。

（4）手术及外伤：胃、肺、胰腺、前列腺、子宫、心脏、胆道等手术、大面积烧伤、挤压伤、骨折、毒蛇咬伤、脑组织外伤、肾移植排异反应等。

（5）其他：恶性高血压、急性坏死性胰腺炎、急性重型肝炎、系统性红斑狼疮、急性肾小管坏死、中暑、糖尿病酮症酸中毒等。

2. 发病机制（2020）　各种疾病促发DIC的机制不尽相同，如肿瘤、创伤、病理产科等可释放类似组织因子的物质进入血循环。革兰阴性细菌内毒素可激活内源性凝血系统，除直接激活因子Ⅻ外，并可导致单核细胞及内皮细胞的组织因子活性表达，在这些细胞表面加速凝血反应。急性早幼粒细胞白血病大量白细胞溶酶体颗粒中释放促凝物质。DIC在大多数情况下往往是综合因素所致。

DIC的发展过程可分为高凝血期、消耗性低凝血期和继发性纤溶亢进期。各期往往交叉进行。

（二）临床表现

1. 出血　是DIC最突出的症状，往往是突然发生的广泛、自发性出血，仅少数隐匿出现而出血不明显。出血程度不一，常为皮肤黏膜出血。伤口及注射部位渗血可呈大片瘀斑。严重者可有胃肠道、肺及泌尿道等内脏出血甚至颅内出血。分娩或产后流出的血液可完全不凝或凝成很小的凝块。

2. 栓塞　微循环有广泛血小板和/或纤维蛋白血栓形成，导致受累器官缺血、缺氧、功能障碍，甚至组织坏死。栓塞症状依栓塞部位、程度、持续时间而定。内脏栓塞最常见于肺、脑、肝、肾和胃肠道等，引起相应器官有关的症状和体征，如肺栓塞可有胸痛、呼吸困难、发绀及咯血；脑栓塞引起头痛、偏瘫、瞳孔异常变化及意识障碍等；肾广泛栓塞可致肾功能损害出现腰痛、少尿、蛋白尿或无尿；胃肠道黏膜缺血、坏死可有呕血、黑便；皮肤栓塞可出现指、趾、鼻、颊及耳部发绀甚至灶性坏死。

3. 微循环障碍　主要见于急性型。由于血管闭塞，回心血量减少，心输出量减少，患者可在短期内出现低血压或休克。皮肤黏膜出现发绀，并有少尿、尿闭、呼吸及循环衰竭等症状。DIC患者发生休克后因组织缺氧、酸中毒、血液淤滞等又可加重DIC的发展，形成恶性循环，甚至导致不可逆性休克。

4. 微血管病性溶血　血管内凝血使微血管腔变窄，腔内的纤维蛋白条索可使红细胞在通过时引起机械损伤和碎裂，甚至溶血。溶血一般较轻，早期常不易察觉。大量溶血时可出现黄疸。此时红细胞大量破坏，游离出红细胞素，后者具促凝作用又可加重DIC。

（三）诊断与鉴别诊断

1. 诊断

（1）临床表现

1）存在易引起DIC的基础疾病

2）有下列两项以上表现：①多发性出血倾向；②不易用原发病解释的微循环衰竭或休克；③多发性微血管栓塞的症状、体征，如皮肤、皮下、黏膜栓塞坏死及早期出现的肾、肺、脑等脏器功能不全。

（2）实验室检查（2007、2008）

同时有下列3项以上异常。

1）血小板数低于 $100\times10^9/L$ 或呈进行性下降（肝病、白血病DIC时血小板数低于 $50\times10^9/L$）。

2）血浆纤维蛋白原含量<1.5g/L或呈进行性下降或>4g/L（白血病及其他恶性肿瘤<1.8g/L肝病DIC时<1g/L以下）。

3）3P试验阳性或血浆FDP>20mg/L（白血病、肝病者FDP>60mg/L或D-二聚体水平升高或阳性）。

4）凝血酶原时间缩短或延长3秒以上，或呈动态变化（肝病、白血病延长5秒以上）；或APTT缩短或延长10秒以上。

2. 鉴别诊断（表4-6-7-2～表4-6-7-4）

表 4-6-7-2　DIC 与重型肝炎的鉴别要点

鉴别要点	DIC	重型肝炎
黄疸	轻、少见	重、极常见
微循环衰竭、肾功能损伤	早、多见	晚、少见
红细胞破坏	多见	罕见
FⅧ：C	降低	正常
D-二聚体	增加	正常或轻度增加

表 4-6-7-3　DIC 与血栓性血小板减少性紫癜（TTP）的鉴别要点

鉴别要点	DIC	TTP
起病	多数急骤	可急可缓
病程	短	长
微循环衰竭	多见	少见
黄疸	轻、少见	较重，极常见
FⅧ：C	降低	正常
vWF 裂解酶	多正常	多显著降低
血栓性质	纤维蛋白血栓为主	血小板血栓为主

表 4-6-7-4 DIC与原发性纤维蛋白溶解亢进症的鉴别要点

鉴别要点	DIC	原发性纤维蛋白溶解亢进症
病因	种类繁多	多为手术、产科意外
微循环衰竭	多见	少见
微血管栓塞、微血管病性溶血	多见	罕见
血小板计数	减少	正常
血小板活化产物	增多	正常
红细胞形态	破碎或畸形	正常
D-二聚体	增高或阳性	正常或阴性

（四）治疗

1. 消除诱因，治疗原发病为终止DIC的根本措施。在治疗原发病的同时，应注意防治休克，补充血容量，改善缺氧，纠正酸中毒及电解质紊乱等。

2. 肝素的应用指征 ①DIC高凝期；②病因不能及时去除，DIC过程未终止者；③围手术期为防止促凝物质进入血循环而加重DIC；④在补充凝血因子或用纤溶抑制剂时酌情合用。

3. 抗血小板药物。

4. 补充凝血因子和血小板。

5. 抗纤溶治疗。

【经典习题】

1. 下列情况中，血浆D-二聚体测定结果正常的是
   A. 原发性纤溶亢进症
   B. 急性肺梗死
   C. 下肢深静脉血栓形成
   D. 急性心肌梗死
   E. 弥散性血管内凝血

答案：A

考点：D-二聚体的临床意义

解析：D-二聚体只有在血栓形成后才会在血浆中增高。D-二聚体增高见于深静脉血栓形成、肺梗死、心肌梗死、脑梗死等血栓性疾病。DIC时D-二聚体显著增高，原发性纤溶亢进时正常。故选A。

2. 慢性特发性血小板减少性紫癜合并贫血最适宜的检查是
   A. 血清铁蛋白测定
   B. 血清叶酸测定
   C. 血红蛋白电泳
   D. 酸溶血试验
   E. 红细胞渗透脆性试验

答案：A

考点：慢性特发性血小板减少性紫癜引起的贫血

解析：慢性特发性血小板减少性紫癜合并贫血者，一般是女性长期月经过多，可出现失血性贫血而导致缺铁性贫血的可能性比较大。测血清铁蛋白可明确贫血的类型和程度。故选A。

3. 特发性血小板减少性紫癜较少出现
   A. 肌肉血肿
   B. 鼻出血
   C. 月经过多
   D. 口腔黏膜出血
   E. 皮肤瘀点

答案：A

考点：特发性血小板减少性紫癜的临床表现

解析：特发性血小板减少性紫癜急性型表现为全身皮肤瘀点、紫癜、瘀斑。鼻出血、牙龈出血、口腔黏膜及舌出血常见。慢性型多为皮肤、黏膜出血，月经过多常见。肌肉出血于凝血障碍的致出血性疾病时多见，故选A。

第八节 输 血

一、常见血液成分的特性和临床应用（★★★）

（一）全血

指将人体一定量的血液采集入含有抗凝保存液的血袋中，不做任何加工的一种血液制品。有效成分主要为红细胞、稳定的凝血因子和血浆蛋白等，输注后起到补充红细胞、稳定的凝血因子和扩容的作用。主要用于急性大量血液丢失可能出现低血容量性休克的烧（创）伤急救患者。

（二）红细胞

制品的种类较多，有悬浮红细胞、浓缩红细胞、洗涤红细胞、冰冻解冻去甘油红细胞等。大部分红细胞制品是由全血去除部分血浆制备而成。主要目的是

为了补充红细胞，改善缺氧状态。红细胞输注是成分输血的主要组成部分。

1. 适应证（★★★）（2017、2022）

（1）急性失血：对于急性失血的患者，应把止血和恢复血容量放在首位，在此基础上合理输血，主要是输注红细胞。

1）根据循环失血量判断红细胞的输血需求：①血容量减少 15%（成人约为 750ml），一般无须输血。②血容量减少 15%～30%（成人为 750～1500ml），需要输注晶体液或人造胶体溶液。③血容量减少 30%～40%（成人为 1500～2000ml），应用晶体液和人造胶体液快速扩容。④血容量减少 40%以上（成人>2000ml），应输注晶体液和人造胶体液快速扩容，需要输注红细胞和其他血液成分。

2）根据 Hb 浓度及患者病情决定红细胞输血需求：①用 Hb>100g/L 时，无须输红细胞。②Hb<70g/L 时，需要输注红细胞。③Hb 介于 70～100g/L 之间时，是否需要输注红细胞应根据患者的贫血症状、心肺代偿功能、有无代谢率增高以及年龄等因素决定。④对于贫血耐受力较差的患者，如年龄 65 岁以上、患有心血管或呼吸系统疾病，需要输注红细胞的 Hb 阈值应适当提高。

（2）慢性贫血：只要可以采用其他替代治疗手段，就不应轻易输注红细胞。红细胞输注主要是为了消除或减轻贫血的症状，是一种替代治疗，仅适用于用其他治疗措施无效的患者。在决定给慢性贫血患者输注红细胞前，首先要考虑患者是否已能耐受 Hb 的降低。一般认为，Hb<60g/L 并伴有明显的贫血症状时需要输注红细胞。

2. 各种红细胞制品的临床应用特点（★★★）

（1）悬浮红细胞：又名红细胞悬液，应用最广泛的红细胞制品。适用于临床大多数需要补充红细胞、提高血液携氧能力的患者。

（2）浓缩红细胞：主要用于不能耐受添加剂的新生儿输血，如新生儿换血。临床上已较少使用。

（3）洗涤红细胞（2003、2018）：主要适用于对血浆蛋白过敏而又需要输血的患者，也可用于自身免疫性溶血性贫血、高钾血症及肝、肾功能障碍需要输血者，由于反复输血产生非溶血性发热性输血反应者，新生儿溶血病需要输血者以及需要宫内输血的患者。

（4）冰冻解冻去甘油红细胞：主要用于稀有血型患者输血和自身红细胞的长期保存。

（三）血小板（2014）

输注血小板的目的是预防或治疗因血小板减少或功能障碍引起的出血。

1. 治疗性血小板输注　当血小板生成障碍，如各种原因引起的骨髓抑制或骨髓衰竭，使血小板生成减少，当血小板计数低于（5～20）×10^9/L 时，常有自发性出血；库存全血或红细胞中无有功能的血小板，大量输血时会引起稀释性血小板减少，当有出血倾向或伴有出血时需要输注血小板；血小板功能障碍等。

2. 预防性血小板输注　血小板计数<20×10^9/L，并伴有导致血小板消耗或破坏增加的因素；病情稳定，无发热、出血、血管异常，血小板计数<10×10^9/L 者；血小板计数<5×10^9/L。

血小板一般不适用于血栓性血小板减少性紫癜、原发免疫性血小板减少症，药物诱发的血小板减少和脾功能亢进引起的血小板减少患者，只有在有危及生命的出血时才考虑输注。

（四）血浆

新鲜冰冻血浆（2006、2008、2013）主要用于：①血栓性血小板减少性紫癜。②单个凝血因子缺乏（仅适用于无浓缩或重组凝血因子制剂可用时）。③多种凝血因子缺乏。④大量失血或输血引起的凝血功能障碍。⑤口服抗凝剂过量引起的出血。⑥抗凝血酶Ⅲ缺乏。⑦DIC 等。

（五）冷沉淀

冷沉淀适用于儿童、轻型成人血友病 A 及其他原因引起的因子Ⅷ缺乏症患者，还可用于血管性血友病、纤维蛋白原缺乏症和获得性纤维结合蛋白缺乏症患者。也可在局部外用，以促进创口、溃疡组织的修复。

（六）去除白细胞的血液成分

多次妊娠或反复输血的患者，如再障（2018）；②非溶血性发热输血反应患者。

（七）辐照血液成分

血液经过γ射线或 X 射线照射后，淋巴细胞被灭活，而其他血液成分仍保留活性。用于预防输血相关性移植物抗宿主病（TA-GVHD）（2016）。

二、输血基本程序（★★★）

1. 输血申请。
2. 受血者血样采集与送检。
3. 交叉配血。
4. 发血。
5. 输血。

三、自身输血

包括储存式自身输血、稀释式自身输血和回收式自身输血 3 种。

四、输血不良反应和输血传播疾病

（一）常见输血不良反应（★★★）

1. 发热反应（2021、2023） 是最常见的输血不良反应。主要是指非溶血性发热性输血反应。在输血期间或输血后1~2小时内，患者体温升高1℃以上，并以寒战、发热为主要临床表现，用其他原因不能解释的发热反应。血压多无变化。

处理：对于非溶血性发热性输血反应者，只需给予对症处理；但溶血性输血反应和细菌污染性输血反应早期或症状轻微时也可以表现为发热反应，故应注意鉴别和严密观察。

2. 变态反应（2017、2022） 表现为皮肤瘙痒、红斑、荨麻疹、血管神经性水肿（面部居多），少数患者表现为支气管痉挛、喉头水肿，甚至过敏性休克。

处理：对于单纯麻疹患者，应减慢输血速度，保持静脉通道通畅，严密观察。口服或肌内注射抗组胺药物。重度者，立即停止输血，保持静脉通道通畅。支气管痉挛者，皮下注射肾上腺素。严重或持续者，静脉注射或静脉滴注糖皮质激素、氨茶碱等；有喉头水肿时，应立即气管插管或气管切开，以免窒息；有过敏性休克者，应积极进行抗休克治疗。

3. 溶血性输血反应（2018） 畏寒、发热、黄疸、尿酱油样或浓茶样，可导致患者昏迷、休克、DIC、心肾衰竭。在全麻状态可只表现为伤口渗血不止和低血压。处理：应立即停止输血，保留静脉输液通路，严密观察血压、尿色、尿量和出血倾向等。立即采集患者血液标本，连同所输的剩余血送输血科进行复查。溶血反应引起死亡的原因主要是休克、DIC和急性肾衰竭。

4. 细菌污染性输血反应 主要表现有寒战、高热、烦躁不安、呼吸困难、发绀、低血压、疼痛、面色潮红和皮肤干燥等，严重者可发生休克。急性肾衰竭和DIC。

处理：①立即停止输血并将血袋内的血液离心，取血浆底层及细胞层分别行涂片染色细菌检查及细菌培养检查；②采用有效的抗感染和抗休克治疗。

5. 输血相关移植物抗宿主病 是最严重的输血并发症，病死率高。多见于有免疫功能抑制的患者，临床症状不典型。常于输血后10天左右发病。表现有发热、皮疹、肝炎、腹泻、骨髓抑制和感染，发展恶化可致死亡。

6. 输血相关性急性肺损伤 在输血过程中或输血后6小时内发生的急性呼吸窘迫综合征，主要表现为发绀、呼吸困难、发热、寒战、低血压、低氧血症和双侧肺水肿，其诊断应首先排除心源性呼吸困难。

（二）输血传播疾病

输血传播疾病包括病毒，如肝炎病毒、人类免疫缺陷病毒（HIV）、人类嗜T淋巴细胞病毒、巨细胞病毒等；细菌，如金黄色葡萄球菌、链球菌和梅毒螺旋体等；寄生虫，如锥虫、巴贝西虫等。

【经典习题】

1. 女，40岁。因患再生障碍性贫血入院治疗。既往曾多次输血。此时应考虑输注
   A. 浓缩红细胞
   B. 去除白细胞的红细胞
   C. 全血
   D. 悬浮红细胞
   E. 辐照红细胞

   答案： B

   考点： 输血成分的选择

   解析： 去除白细胞的红细胞适应证：多次妊娠或反复输血已产生白细胞抗体引起发热的患者；需长期反复输血的患者。故选B。

2. 男，35岁。因胃癌入院手术，输注红细胞2单位、新鲜冰冻血浆，在输血开始后4小时，患者突然气急、呼吸困难，迅速出现呼吸衰竭。查体：T 37℃，P 98次/分，R 28次/分，BP 120/70mmHg。该患者出现的输血反应最可能的是
   A. 循环超负荷
   B. 细菌性反应
   C. 急性溶血反应
   D. 变态反应
   E. 输血相关急性肺损伤

   答案： E

   考点： 输血不良反应

   解析： 输血相关急性肺损伤是与输注血制品相关的非心源性肺水肿。常见症状是呼吸困难、心动过速、咳嗽、发热、高血压或低血压，血压与反应的严重程度相关。气管插管的患者可见大量泡沫状痰液。故选E。

第七章 代谢与内分泌系统

第一节 内分泌及代谢疾病概述

一、内分泌系统概述

（一）概念

内分泌是人体的一种特殊分泌方式。具有内分泌功能的腺体或组织细胞将其分泌的物质（激素）直接释放进入血液循环或体液中，对远处或局部激素敏感的器官组织，发挥生理效应，调节机体的物质代谢和体液平衡，以维持机体内环境的稳定。

【巧妙记忆】 分泌产物（激素）→释放入血→到达靶器官→发挥生理效应。

（二）内分泌系统、器官和组织

1. 内分泌系统　由内分泌腺、分布于其他器官的内分泌组织和细胞组成。

2. 内分泌腺　垂体、甲状腺、甲状旁腺、肾上腺、性腺和胰岛。

3. 内分泌细胞可见于　心血管、胃肠、肾、脂肪组织、脑。

（三）内分泌器官的生理功能（★★）

1. 垂体　由腺垂体和神经垂体组成。

（1）腺垂体合成和分泌的肽类和蛋白质激素共7种。促甲状腺激素（TSH）、促肾上腺皮质激素（ACTH）、卵泡刺激素（FSH）和促黄体激素（LH）有明确的靶腺，分别为甲状腺、肾上腺和性腺（睾丸和卵巢）。它们促进靶腺的生长和靶腺激素的合成与分泌。另外3种激素作用于外周组织：生长激素（GH）广泛作用于全身、促进生长和促进物质代谢；泌乳素（PRL）（2000）促进乳腺发育及合成并分泌乳汁；黑色素细胞刺激素（MSH）使皮肤色素加深。

（2）神经垂体是血管升压素和缩宫素的贮藏和释放处。

2. 甲状腺

（1）甲状腺滤泡上皮细胞合成和分泌甲状腺激素（甲状腺素T_4和三碘甲腺原氨酸T_3），对保证产热和正常物质代谢、生长发育、神经系统等各器官系统功能有重要作用。

（2）甲状腺滤泡旁细胞（C细胞）分泌降钙素（2020）。

3. 甲状旁腺　分泌甲状旁腺激素。其作用为升高血钙，降低血磷。

4. 肾上腺

（1）皮质分泌3种类固醇激素

1）醛固酮：潴钠排钾，参与水和电解质平衡的调节。

2）皮质醇：升高血糖、抗炎、抗过敏。

3）性激素：主要为雄激素，引起女性男性化。

（2）髓质释放儿茶酚胺，包括肾上腺素、去甲肾上腺素、多巴胺。作用为：心肌收缩力加强，心率加快，使小动脉和小静脉收缩，血压升高。

5. 性腺

（1）男性睾丸

1）生精小管：产生精子。

2）间质细胞：分泌睾酮，促进男性性腺发育、维持男性第二性征和性功能、促进蛋白质合成。

（2）女性卵巢分泌雌激素和孕激素。

1）雌激素：促进女性性腺、性器官的发育、维持女性第二性征和子宫内膜的增厚。

2）孕激素：使子宫内膜继续增厚和分泌、促进乳腺腺泡生长并升高基础体温。

6. 胰岛

（1）胰岛B（β）细胞分泌胰岛素，促进糖原、脂肪和蛋白质的合成，抑制糖异生和脂肪分解，增加周围组织对糖的利用，使血糖降低。

（2）胰岛A（α）细胞分泌胰高血糖素，促进糖原和蛋白质分解，减少糖的利用，使血糖升高。

（3）胰岛D（δ）细胞分泌生长激素抑制激素（SS）（抑制胰岛素、胰高血糖素及生长激素分泌）和少量促胃液素（促进胃液分泌）。

二、内分泌及代谢疾病

（一）内分泌及代谢疾病常见临床表现

闭经，月经过少，性欲和性功能改变，毛发改变，生长障碍或过度，体重减轻或增加，头痛，视力减退，精神兴奋，抑郁，软弱无力，皮肤色素改变，紫纹，多饮多尿，多血质，贫血，消化道症状。

（二）内分泌疾病的功能状态

可表现为功能亢进、功能减退或功能正常。

（三）内分泌疾病病因诊断、功能诊断和定位诊断

1. 病因诊断

（1）自身抗体检测：甲状腺球蛋白抗体（TGAb）、甲状腺过氧化物酶抗体（TPOAb）又称甲状腺微粒体抗体（TMAb）、促甲状腺激素受体抗体

(TRAb)、胰岛素抗体、胰岛细胞抗体（ICA）、谷氨酸脱羧酶抗体（GADAb）、抗肾上腺抗体等。有助于明确内分泌疾病的性质及自身免疫病的发病机制，甚至可作为早期诊断和长期随访的依据。

（2）白细胞染色体检查：有无畸变、缺失、增多等。

（3）HLA 鉴定。

2. 功能诊断

（1）激素分泌情况：空腹或基础水平激素的测定（2008）。

（2）激素的动态功能试验：疑诊激素分泌缺乏时行兴奋试验；疑诊激素分泌过多时行抑制试验。

3. 定位诊断

（1）影像学检查：蝶鞍 X 线平片、分层摄影、CT、MRI、B 超。

（2）放射性核素检查：甲状腺扫描（^{131}I）。

（3）细胞学检查：细针穿刺细胞病理活检，免疫细胞化学技术，精液检查，激素受体检测。

（4）静脉导管检查。

（四）内分泌及代谢疾病的治疗

1. 病因治疗

2. 功能亢进者

（1）手术切除。

（2）放射治疗。

（3）药物治疗。

3. 功能减退者

（1）激素替代治疗或补充治疗。

（2）内分泌腺组织移植。

【巧妙记忆】 治疗原则中最理想的是病因治疗，另外对症治疗。

【经典习题】

1. 内分泌疾病定位诊断的方法不包括

A. B 型超声检查

B. 静脉导管分段取血

C. 磁共振成像

D. 放射性核素显像

E. 血清靶器官激素水平测定

答案： E

考点： 内分泌疾病的定位诊断

解析： 内分泌疾病的定位诊断方法包括：①影像学检查：蝶鞍 X 线平片、分层摄影、CT、MRI、B 超。②放射性核素检查：甲状腺扫描（^{131}I）。③细胞学检查：细针穿刺细胞病理活检，免疫细胞化学技术，精液检查，激素受体检测。④静脉导管检查。故选 E。

2. 检查甲状腺功能选用

A. MRI

B. B 超

C. 抗甲状腺抗体

D. 甲状腺吸^{131}I 率

E. 放射性核素扫描

答案： D

考点： 甲状腺功能的辅助检查

解析： 检查甲状腺功能选用放射性核素功能检查，如甲状腺^{131}I 摄取率的测定。故选 D。

第二节 下丘脑-垂体病

一、垂体腺瘤

垂体腺瘤中微腺瘤多见，大多数微腺瘤不发展成大腺瘤，良性肿瘤占绝大多数，无激素分泌的腺瘤较激素分泌性腺瘤多。垂体腺瘤的常用分类方法如下。

1. 按腺瘤大小分 ①大腺瘤（直径>10mm）。②微腺瘤（≤10mm）。

2. 按腺瘤部位分 ①鞍内肿瘤。②鞍内肿瘤鞍外发展。

3. 按生长方式分 ①浸润性肿瘤。②非浸润性肿瘤。

4. 按腺瘤的激素分泌功能分 ①功能性垂体腺瘤：是腺瘤激素分泌过多致血中激素水平升高，有激素分泌过多的临床表现。②无功能性垂体腺瘤：是指无激素分泌或激素分泌量不足以致血中激素水平升高或分泌的激素无生物活性（如垂体糖蛋白激素 α 亚单位分泌腺瘤），无激素分泌过多的临床表现。

5. 解剖学分类 神经外科从手术治疗方案选择和手术疗效出发，采用肿瘤大小结合肿瘤生长方式的解剖学分类。

二、催乳素瘤

1. 临床表现 是最常见的功能性垂体腺瘤（2001）。男性表现为性欲减退和阳痿。可压迫正常垂体组织而有甲状腺、肾上腺、性腺功能减退。高催乳素血症可以引起不孕，甚至有的以原发性闭经为表现。高催乳素血症可有雌激素减少和骨量减少（2017）。男性高催乳素血症使阴茎不能勃起。催乳素瘤尤其是大腺瘤可以压迫邻近组织而有视力减退、视野缺损、眼外肌麻痹等，甚至有颅内高压、头痛、呕吐等。

2. 诊断 催乳素瘤患者血清催乳素（PRL）一般>200μg/L（2012、2013），若>300μg/L 则可肯定，

100~200μg/L 时，应当怀疑 PRL 瘤，并检查有无药物（吩噻嗪、三环类抗抑郁剂、甲氧氯普胺、α 甲基多巴、雌激素等）的作用、原发性甲状腺功能减退症、慢性肾衰竭和下丘脑病变等。应用 CT、MRI 扫描下丘脑-垂体区有助于发现微小病变。

3. 治疗　无临床症状的随访，无须治疗。有症状时需及早治疗（2006）。药物治疗首选多巴胺激动剂，如溴隐亭（2002、2005、2017）。溴隐亭可减少催乳素分泌；培高利特作用较溴隐亭强 100 倍，开始药物治疗时应限制运动。

三、生长激素分泌瘤

（一）临床表现

1. 可引起头痛、视物模糊、视野缺损、眼外肌麻痹、复视。

2. 引起骨、软骨和软组织生长过度。

3. 表现胰岛素抵抗，糖耐量减低，糖尿病，胰岛素分泌增多引起高胰岛素血症。

4. 可有皮肤色素沉着、黑棘皮病和多毛。

5. 肩、髋、膝关节、腰骶椎，关节活动障碍，关节僵硬，脊柱后突并有桶状胸，换气功能障碍，可促使肺部疾病的发生。

（二）诊断

诊断主要根据身高、典型面貌、肢端肥大、内脏增大、内分泌代谢紊乱证据和影像学检查异常。

（三）治疗

治疗生长激素分泌瘤，一是解决占位性病变所引起的体征和症状，如头痛、视力改变；二是将 GH 分泌和 IGF-1 水平转为正常，尽可能保存腺垂体功能。

1. 手术治疗　应作为首选，经蝶显微外科操作下，将肿瘤完全切除（2015、2017）。

2. 放射疗法　作为术后残余肿瘤的辅助治疗。

3. 药物治疗　①溴隐亭；②奥曲肽；③GH 受体拮抗剂培维索孟。

四、腺垂体功能减退症

（一）病因

1. 先天遗传性。

2. 垂体腺瘤　为成人最常见原因（2003）。

3. 下丘脑病变　肿瘤、炎症、浸润性病变（如淋巴瘤、白血病）、肉芽肿（如结节病）等。

4. 垂体缺血性坏死　希恩（Sheehan）综合征。

5. 蝶鞍区手术、放疗和创伤。

6. 感染和炎症　巨细胞病毒、艾滋病、结核杆菌、真菌等感染。

7. 糖皮质激素长期治疗。

8. 垂体卒中　垂体腺瘤内突然出血，瘤体突然增大。

9. 其他　自身免疫性垂体炎，空泡蝶鞍，海绵窦处颈内动脉瘤。

（二）临床表现（2016）

1. 性腺（卵巢、睾丸）功能减退

（1）女性有产后大出血、休克、昏迷病史，产后无乳、月经不再来潮、性欲减退、不育、阴道分泌物减少、外阴子宫和阴道萎缩、阴道炎、性交痛、毛发脱落，尤以阴毛、腋毛为甚。

（2）男性成年男子性欲减退、阳痿、睾丸松软缩小，胡须稀少，无男性气质、肌力减弱、皮脂分泌减少，骨质疏松。

2. 甲状腺功能减退　全身性低代谢综合征，黏液性水肿。

3. 肾上腺功能减退　皮肤色素减退，面色苍白，乳晕色素浅淡。乏力，淡漠，疲劳，食欲缺乏，消化不良，血压降低，心脏缩小，心音低钝，低血糖，低血钠，女性阴毛、腋毛减少或脱落，月经失调或闭经，抵抗力减弱。

4. 垂体危象（2020）　诱因：各种应激，如感染、败血症、腹泻、呕吐、失水、饥饿、寒冷、急性心肌梗死、脑血管意外、手术、外伤、麻醉及使用镇静药、催眠药、降糖药等

（1）高热型（>40℃）。

（2）低温型（<30℃）。

（3）低血糖型。

（4）低血压、循环虚脱型。

（5）水中毒型。

（6）混合型。

（三）诊断

根据病史、症状、体检，结合实验室资料和影像学发现进行全面的分析，排除其他影响因素和疾病后才能明确。

【巧妙记忆】　各靶腺功能减退，性腺，甲状腺，肾上腺。

（四）治疗

1. 病因治疗。

2. 靶腺激素替代治疗

（1）治疗过程中应先补给糖皮质激素，然后再补充甲状腺激素，以防肾上腺危象的发生。

（2）对于老年人、冠心病、骨密度低的患者，甲状腺激素宜从小剂量开始，并缓慢递增剂量为原则。

3. 垂体危象处理（2018）

（1）首先给予静脉推注 50% 葡萄糖液 40~60ml 以抢救低血糖，继而补充 10% 葡萄糖盐水，每

500~1000ml 中加入氢化可的松 50~100mg 静脉滴注，以解除急性肾上腺功能减退危象。

（2）有循环衰竭者按休克原则治疗。

（3）有感染败血症者应积极抗感染治疗。

（4）有水中毒者主要应加强利尿，可给予泼尼松或氢化可的松。

（5）低温与甲状腺功能减退有关，可给予小剂量甲状腺激素，并用保暖毯逐渐加温。

（6）禁用或慎用麻醉剂、镇静药、催眠药或降糖药等。

五、中枢性尿崩症

（一）病因

1. 继发性尿崩症

（1）下丘脑神经垂体部位的肿瘤（约占 50%）颅咽管瘤、松果体瘤、第三脑室肿瘤、转移性肿瘤、白血病等。

（2）头部创伤所致严重脑外伤、垂体下丘脑部位的手术。

（3）脑部感染性疾病（脑膜炎、结核、梅毒）、Langerhans 组织细胞增生症或其他肉芽肿病变、血管病变等影响该部位时。

2. 特发性尿崩症。

3. 遗传性尿崩症呈常染色体显性遗传。

（二）临床表现（2023）

1. 青少年为多见。男性多于女性。

2. 多尿、烦渴与多饮，起病常较急。

3. 继发性尿崩症除上述表现外，尚有原发病的症状与体征。

（三）诊断

1. 尿量多，一般为 4~10L/d。

2. 低渗尿，尿渗透压<血浆渗透压，一般低于 200mOsm/L，尿比重多在 1.005 以下。

3. 禁水试验不能使尿渗透压和尿比重增加，而注射加压素后尿量减少、尿比重增加、尿渗透压较注射前增加 9%以上。

4. 加压素（AVP）或去氨加压素（DDAVP）治疗有明显效果。

5. 病因诊断，蝶鞍摄片、视野检查，CT 或 MRI。

【巧妙记忆】 尿量多，低比重尿，禁水实验无效，加压素显效。

（四）治疗

1. 激素替代疗法（2000、2003、2007、2011）

（1）去氨加压素为首选药物（2023）。

（2）鞣酸加压素注射液。

（3）垂体后叶素水剂长期应用不便。主要用于脑损伤或手术时出现的尿崩症。

2. 非激素类抗利尿药物

（1）氢氯噻嗪长期使用可能引起低钾、高尿酸血症。

（2）卡马西平：通过刺激 AVP 释放产生抗利尿作用，成人每日 0.6g，分 3 次服。注意肝功能、血象。

（3）氯磺丙脲可引起严重低血糖，水中毒。

3. 病因治疗。

【巧妙记忆】 泌乳生长溴隐亭，尿崩去氨加压素。

【经典习题】

1. 女，40 岁。闭经、溢乳半年，磁共振发现垂体 1.5cm×1.0cm 占位病变，需做激素检查。下列无助于诊断的检查是
   A. 泌乳素
   B. 生长激素
   C. 促肾上腺皮质激素
   D. 血管升压素
   E. 促甲状腺激素

答案： D

考点： 腺垂体分泌的激素种类

解析： 腺垂体分泌的 7 种激素分别为生长激素、催乳素、促黑素、促甲状腺激素、促肾上腺激素、卵泡刺激素、黄体生成素。前 3 种激素作用于靶组织或细胞。后 4 种激素作用于相应的腺体。做激素检查需要做与垂体有关的激素的检查，D 项是下丘脑分泌储存在神经垂体内的，与垂体病变的判断无关。故选 D。

2. 女，31 岁。2 年前分娩时发生出血性休克，至今无月经。目光呆滞、畏寒、嗜睡、性欲低下。妇科检查提示子宫明显小于正常。引起该患者闭经的病变部位在
   A. 甲状腺
   B. 子宫
   C. 卵巢
   D. 垂体
   E. 下丘脑

答案： D

考点： 腺垂体功能减退症的诊断

解析： 产后大出血休克，可使垂体缺血坏死，发生垂体功能减退，表现为女性有产后大出血、休克、昏迷病史，产后无乳、月经不再来潮、性欲减退、不育、阴道分泌物减少、外阴子宫和阴道萎缩、阴道炎、性交痛、毛发脱落，尤以阴毛、腋毛为甚。与题干所给症状相符，故选 D。

3. 男，30 岁。烦渴、多饮、多尿 2 个月。尿量每天 8000ml，禁饮水 7 小时血渗透压 305mOsm/(kg · H_2O)，尿量 110ml/h，尿渗透压 250mOsm/(kg · H_2O)，尿比重

1.006，皮下注射垂体后叶素 3mg 后，第 2 小时尿量 25ml，尿渗透压 480mOsm/（kg·H_2O），尿比重 1.012，诊为完全性中枢性尿崩症。首选的处理是

A. 嘱限制饮水量

B. 去氨加压素治疗

C. 鞍区 MRI 检查

D. 垂体功能检查

E. 测定血电解质水平

答案：B

考点：完全性中枢性尿崩症的治疗

解析：中枢性尿崩症的治疗是用激素替代疗法，去氨加压素为首选药物。故选 B。

第三节　甲状腺疾病

一、甲状腺的解剖和生理

（一）甲状腺的解剖

1. 部位　甲状软骨下方气管两旁，中间以峡部连接。

2. 血液供应　两侧的甲状腺上动脉和甲状腺下动脉。

3. 淋巴流向　主要是流入沿颈内静脉排列的颈深淋巴结。

4. 神经支配　喉上及喉返神经，均来自迷走神经。

（二）甲状腺生理

1. 合成、贮存和分泌甲状腺激素。

2. 甲状腺激素对能量代谢和物质代谢都有显著影响。不但加速一切细胞的氧化率、全面增高人体的代谢，且同时促进蛋白质、碳水化合物和脂肪的分解，并且严重影响体内水的代谢。

二、甲状腺功能亢进症（★★★）

（一）病因

1. 弥漫性毒性甲状腺肿（Graves 病）　最常见（2008）。

2. 多结节性毒性甲状腺肿（2017）。

3. 甲状腺自主高功能腺瘤（Plummer 病）。

（二）临床表现

1. 女性显著高发［女∶男=（4~6）∶1］，高发年龄为 20~50 岁。

2. 甲状腺毒症表现

（1）高代谢综合征：疲乏无力、怕热多汗、皮肤潮湿、多食善饥、体重显著下降等。

（2）精神神经系统：多言好动、紧张焦虑、焦躁易怒、失眠不安、思想不集中、记忆力减退，手和眼睑震颤。

（3）心血管系统：心悸气短、心动过速、第一心音亢进。收缩压升高、舒张压降低，脉压增大。

（4）消化系统：稀便、排便次数增加。重者可以有肝大、肝功能异常，偶有黄疸。

（5）肌肉骨骼系统：周期性瘫痪（TPP）（2017），甲亢性肌病。

（6）造血系统：淋巴细胞比例增加，单核细胞增多，白细胞总数减少。

（7）生殖系统：女性月经减少或闭经。男性阳痿，偶有乳腺增生（男性乳腺发育）。

3. 甲状腺肿　弥漫性、对称性，质地不等，无压痛。甲状腺上下极可触及震颤，闻及血管杂音。对甲亢诊断最具意义（2000、2002、2005）。

4. 眼征

（1）单纯性突眼（2018）

1）轻度突眼：突眼度 19~20mm。

2）Stellwag 征：瞬目减少，炯炯发亮。

3）上睑挛缩，睑裂增宽。

4）Von-Graefe 征：双眼向下看时，上眼睑不能随眼球下落，显现白色巩膜。

5）Joffroy 征：眼球向上看时，前额皮肤不能皱起。

6）Mobius 征：双眼看近物时，眼球辐辏不良。

（2）浸润性眼征：眼内异物感、胀痛、畏光、流泪、复视、斜视、视力下降；突眼，眼睑肿胀，结膜充血水肿，眼球活动受限，严重者眼球固定，眼睑闭合不全、角膜外露而发生角膜溃疡、全眼炎，甚至失明。

5. 特殊的临床表现和类型

（1）甲状腺危象

1）诱因：感染、手术、创伤、精神刺激。

2）表现：高热、大汗、心动过速（140 次/分以上）、烦躁、焦虑不安、谵妄、恶心、呕吐、腹泻，严重患者可有心衰，休克及昏迷等。

（2）甲状腺毒症性心脏病：心力衰竭。

（3）淡漠型甲亢：多见于老年患者，明显消瘦，心房颤动。

（4）T_3型甲状腺毒症。

（5）亚临床甲亢：血清 TSH 水平低，而 T_3、T_4正常。

（6）妊娠期甲状腺功能亢进症。

（7）胫前黏液性水肿。

【巧妙记忆】　弥漫甲肿甲亢症，高代 T34 过多生。神心消血内生动，甲状腺肿突眼征。甲心指粗黏

液肿，34危象淡漠型。

（三）诊断与鉴别诊断

1. 诊断（2015、2023）

（1）高代谢症状和体征。

（2）甲状腺肿大。

（3）血清 TT_3、FT_4 增高，TSH 降低（2003、2005、2006）。

（4）特殊类型的临床表现。

2. 鉴别诊断

（1）与亚急性甲状腺炎、无症状性甲状腺炎等引起的破坏性甲状腺毒症鉴别：根据病史、甲状腺体征和 ^{131}I 摄取率鉴别。

（2）病因鉴别

1）弥漫性毒性甲状腺肿（Graves 病）：浸润性眼征、促甲状腺激素受体抗体（TRAb）和/或甲状腺刺激抗体（TSAb）阳性、胫前黏液性水肿。放射性核素扫描可见核素均质性地分布增强。

2）多结节性毒性甲状腺肿：核素分布不均，增强和减弱区呈灶状分布。

3）甲状腺自主性功能性腺瘤：仅在肿瘤区有核素浓聚，其他区域的核素分布稀疏。

（四）甲亢性心脏病的诊断和治疗

1. 诊断　①确诊为甲亢；②甲亢伴有1项或1项以上的心脏异常；（包括心律失常、心脏扩大、心力衰竭、二尖瓣脱垂伴心脏病理性杂音）；③排除其他原因引起的心脏病；④正规抗甲亢治疗后，心血管症状和体征基本消失。

2. 治疗（2020）　抗甲状腺药物，^{131}I 治疗，β受体阻断药（普萘洛尔），洋地黄。

（五）甲亢合并周期性瘫痪的诊断和治疗

1. 诊断

（1）四肢麻痹，有甲亢病史或甲亢临床表现。

（2）体格检查可见近端肌肉肌力减弱或消失。可有甲亢体征。

（3）实验室检查可见 FT_3、FT_4 增高，TSH 下降（2023）。

（4）低钾血症是最常见的电解质异常。

（5）心电图出现 U 波，可有 S-T 下移和 T 波低平。

（6）肌电图显示为低振幅混合肌肉动作电位。

2. 治疗　补钾。

（六）甲状腺危象的诊断

甲亢危象的诊断主要靠临床表现综合判断。临床表现有：高热、大汗、心动过速（心率140次/分以上）、烦躁、焦虑不安、谵妄、恶心、呕吐、腹泻，严重患者可有心衰，休克及昏迷等。

（七）抗甲状腺药物治疗

1. 常用药物

（1）硫脲类：丙硫氧嘧啶（PTU）和甲硫氧嘧啶等。

（2）咪唑类：甲巯咪唑（MMI）和卡比马唑等。

2. 适应证

（1）病情轻、中度患者。

（2）甲状腺轻、中度肿大。

（3）中至重度活动的 Graves 眼病患者。

（4）孕妇、高龄或由于其他严重疾病不适宜手术者。

（5）手术前和 ^{131}I 治疗前的准备。

（6）手术后复发且不适宜 ^{131}I 治疗者。

3. 剂量与疗程　以丙硫氧嘧啶（PTU）为例。

（1）初治期：300～450mg/d，分3次口服，持续6～8周。临床症状缓解后开始减药。

（2）减量期：每2～4周减量一次，每次减量50～100mg/d，3～4个月减至维持量。

（3）维持期：50～100mg/d，维持治疗1～1.5年。

4. 不良反应

（1）粒细胞减少。

（2）皮疹。

（3）中毒性肝病。

5. 停药指标　主要依据临床症状和体征。维持治疗18～24个月。甲状腺肿明显缩小和 TSAb（或TRAb）转为阴性预示甲亢可能治愈。

（八）放射性碘治疗——^{131}I 治疗

1. 治疗效果和副作用的评价

（1）安全简便，费用低廉，效益高。

（2）没有增加患者甲状腺癌和白血病等癌症的发病率。

（3）没有影响患者的生育能力和遗传缺陷的发生率。

（4）^{131}I 在体内主要蓄积在甲状腺内，对甲状腺以外的脏器不造成急性辐射损伤，可以比较安全地用于治疗患有这些脏器并发症的重度甲亢患者。

2. 适应证

（1）中等或小的自主高功能性甲状腺腺瘤。

（2）药物或手术治疗复发者。

（3）30岁以上中度以下的 Graves 病。

（4）不宜手术或又需要根除甲亢。

（5）白细胞低，不能长期药物治疗者。

（6）甲亢合并周期性瘫痪者。

3. 相对适应证

（1）青少年和儿童甲亢，用 ATD 治疗失败、拒绝手术或有手术禁忌证。

（2）甲亢合并肝、肾等脏器功能损害。

（3）Graves 眼病，对轻度和稳定期的中、重度病例可单用^{131}I 治疗甲亢，对病情处于进展期患者，可在^{131}I 治疗前后加用泼尼松。

4. 禁忌证　妊娠和哺乳期妇女。

5. 并发症　甲状腺功能减退。

（九）手术治疗及术前准备

1. 手术治疗　采用甲状腺次全切除术。

（1）适应证（2003、2004、2011、2018）

1）中、重度甲亢，长期服药无效，或停药复发，或不能坚持服药者。

2）甲状腺肿大显著，有压迫症状。

3）胸骨后甲状腺肿。

4）结节性甲状腺肿伴甲亢。

5）高功能腺瘤。

6）妊娠中期的甲亢患者有上述指征者。

7）甲状腺癌或怀疑恶变者。

（2）禁忌证

1）甲亢症状较轻者。

2）合并较重心脏、肝、肾疾病，不能耐受手术。

3）妊娠 T1 期（1~3 个月）和 T3 期（7~9 个月）。

4）青少年（2014）。

（3）并发症

1）术后呼吸困难和窒息：多发生在术后 48 小时内，是术后最危急的并发症。常见原因为切口内出血压迫气管、喉头水肿、气管塌陷、双侧喉返神经损伤、黏痰阻塞气道。临床表现为进行性呼吸困难、喘鸣、烦躁、发绀，甚至发生急性呼吸道梗阻、窒息。创口出血者还有颈部肿胀。发现上述情况时，必须立即行床旁抢救，及时剪开缝线，敞开切口，迅速除去血肿（2018）；如此时患者呼吸仍无改善，则应立即施行气管插管或气管切开供氧。

2）喉返神经损伤：一侧喉返神经损伤，大都引起声嘶；双侧喉返神经损伤，可导致失声或严重的呼吸困难，甚至窒息，需立即做气管切开。

3）喉上神经损伤（2019）：若损伤外支会使环甲肌瘫痪，引起声带松弛、音调降低。内支损伤，则喉部黏膜感觉丧失、饮水呛咳等。

4）手足抽搐：因双侧甲状腺手术时误切甲状旁腺或其血液供给受破坏所致，表现为神经肌肉的应激性显著增高，面部、唇部或手足部的针刺样麻木感或抽搐。

5）甲状腺危象：发生与术前准备不够、甲亢症状未能很好控制及手术应激有关。

2. 术前准备

（1）一般准备

1）精神过度紧张或失眠者：镇静和安眠药。

2）心率过快者：普萘洛尔。

3）发生心力衰竭者：洋地黄制剂。

（2）术前检查

1）全面体格检查和必要的化验检查。

2）颈部摄片：排除胸骨后甲状腺，了解有无气管受压或移位。

3）详细检查心脏有无扩大、杂音或心律不齐等，并做心电图检查。

4）喉镜检查：确定声带功能。

5）测定 T_3、T_4、TSH：了解甲亢程度，选择手术时机。

（3）药物准备：是术前用于降低基础代谢率和控制症状的重要环节。

1）抗甲状腺药+碘剂法：先用硫脲类药物，待甲亢症状得到基本控制后，加服 1~2 周碘剂。

2）普萘洛尔法：对于常规应用硫氧嘧啶类药物不能耐受或无效者、碘剂过敏者，可单用普萘洛尔做术前准备。

（4）术前准备要求达到标准：情绪稳定，睡眠良好，心率接近正常，甲状腺体变小变硬，基本上听不到血管杂音，各种主要脏器基本上能承受手术的干扰，基础代谢率至少降至 20% 以下（2000、2006、2008、2011、2014、2016、2020）。

三、甲状腺功能减退症（★★）

（一）病因

1. 自身免疫损伤　最常见的是自身免疫性甲状腺炎，包括桥本甲状腺炎、萎缩性甲状腺炎、产后甲状腺炎等。

2. 甲状腺破坏　包括手术和^{131}I 治疗。

3. 碘过量。

4. 抗甲状腺药物　锂盐、硫脲类、咪唑类等。

（二）临床表现

1. 一般表现（2020）　易疲劳、怕冷、体重增加、记忆力减退、反应迟钝、嗜睡、精神抑郁、便秘、月经不调、肌肉痉挛等。体检可见表情淡漠，面色苍白，皮肤干燥发凉、粗糙脱屑，颜面、眼睑和手皮肤水肿，声音嘶哑，毛发稀疏、眉毛外 1/3 脱落。由于高胡萝卜素血症，手脚掌色黄。

【巧妙记忆】畏冷乏力肌肤冷，脱发落眉不出汗。

2. 肌肉与关节　肌肉乏力，暂时性肌强直、痉挛、疼痛，嚼肌、胸锁乳突肌、股四头肌和手部肌肉可有进行性肌萎缩。腱反射的弛缓期特征性延长，超过 350 毫秒（正常为240~320 毫秒），跟腱反射的半弛缓时间明显延长。

3. 心血管系统　心肌黏液性水肿导致心肌收缩力损伤、心动过缓、心输出量下降。ECG 显示低电压。由于心肌间质水肿、非特异性心肌纤维肿胀、左心室扩张和心包积液导致心脏增大。

4. 血液系统　由于下述4种原因发生贫血：①甲状腺激素缺乏引起血红蛋白合成障碍；②肠道吸收铁障碍引起铁缺乏；③肠道吸收叶酸障碍引起叶酸缺乏；④恶性贫血是与自身免疫性甲状腺炎伴发的器官特异性自身免疫病。

5. 消化系统　食欲缺乏、腹胀、便秘，严重者出现麻痹性肠梗阻或黏液水肿性巨结肠。

6. 内分泌系统　女性常有月经过多或闭经。长期严重的病例可导致垂体增生、蝶鞍增大。部分患者PRL 水平增高，发生溢乳。

7. 黏液性水肿昏迷　见于病情严重的患者，多在冬季寒冷时发病。诱因为严重的全身性疾病、甲状腺激素替代治疗中断、寒冷、手术、麻醉和使用镇静药等。临床表现为嗜睡、低体温（<35℃）、呼吸徐缓、心动过缓、血压下降、四肢肌肉松弛、反射减弱或消失，甚至昏迷、休克、肾功能不全危及生命。

（三）诊断与鉴别诊断

1. 诊断

（1）甲减的症状和体征。

（2）实验室检查血清 TSH 增高，FT_4减低。

（3）实验室检查血清 TSH 减低或者正常，TT_4、FT_4减低，考虑中枢性甲减。做 TRH 刺激试验证实。进一步寻找垂体和下丘脑的病变。

2. 鉴别诊断

（1）贫血：应与其他原因的贫血鉴别。

（2）蝶鞍增大：应与垂体腺瘤鉴别。

（3）心包积液：需与其他原因的心包积液鉴别。

（4）水肿：主要与特发性水肿鉴别。

（5）低 T_3 综合征。

（四）治疗

1. 左甲状腺素（L-T_4）治疗（2016、2018）

（1）治疗的目标：将血清 TSH 和甲状腺激素水平恢复到正常范围内，需要终生服药。

（2）治疗的剂量：取决于患者的病情、年龄、体重和个体差异。

2. 亚临床甲减的处理　高胆固醇血症，血清TSH>10mU/L 时需要进行 L-T_4治疗。

3. 黏液水肿性昏迷的治疗

（1）补充甲状腺激素。首选 L-T_4静脉注射，清醒后改为口服。如在 24 小时无改善，可给予 T_3。

（2）保温、供氧、保持呼吸道通畅，必要时行气管切开、机械通气等。

（3）氢化可的松 200～300mg/d 持续静滴，患者清醒后逐渐减量。

（4）根据需要补液，但是入液量不宜过多。

（5）控制感染，治疗原发疾病。

【巧妙记忆】　甲腺功能减退症，呆小幼年成年型。甲垂丘脑三发性，畏寒食欲缺乏增体重。

懒呆贫血黏液肿，记忆智力精神病。心大酸少骨肌病，性肾生长相并生。

三素兴奋部位定，L-T_4加对症。

四、亚急性甲状腺炎

（一）临床表现

1. 30～40 岁女性最为多见。

2. 起病前 1～3 周常有病毒性咽炎、腮腺炎、麻疹或其他病毒感染的症状。

3. 甲状腺区明显疼痛，可放射至耳部，吞咽时疼痛加重。可有全身不适、食欲缺乏、肌肉疼痛、发热、心动过速、多汗等。

4. 甲状腺轻至中度肿大，有时单侧肿大明显，甲状腺质地较硬，显著触痛，少数患者有颈部淋巴结肿大。

【巧妙记忆】　上感之后亚甲炎，四十五十最常见。发热食欲缺乏又畏寒，甲腺肿瘤结节变。

（二）诊断与鉴别诊断

1. 诊断（2018、2023）

（1）急性炎症的全身症状。

（2）甲状腺轻、中度肿大，中等硬度，触痛显著。

（3）实验室检查：红细胞沉降率增快（2015），血清 T_3、T_4增高，而甲状腺摄碘率降低。

2. 鉴别诊断　①急性化脓性甲状腺炎；②结节性甲状腺肿出血；③桥本甲状腺炎；④无痛性甲状腺炎；⑤甲状腺功能亢进症。

（三）治疗

1. 轻型患者　非甾体抗炎药（阿司匹林、布洛芬、吲哚美辛等）。

2. 中、重型患者　泼尼松。

3. 甲状腺毒症表现　普萘洛尔。

4. 一过性甲减者　左甲状腺素替代。

【巧妙记忆】　轻症非甾来抗炎，重症激素是首选。

五、单纯性甲状腺肿

（一）病因

1. 地方性甲状腺肿　最常见原因是碘缺乏病

（IDD）（2012、2019）。多见于山区和远离海洋的地区。

2. 散发性甲状腺肿

（1）外源性因素包括食物中的碘化物、致甲状腺肿物质和药物等。

（2）内源性因素包括儿童先天性甲状腺激素合成障碍，如甲状腺内的碘转运障碍、过氧化物酶活性缺乏、碘化酪氨酸偶联障碍、异常甲状腺球蛋白形成、甲状腺球蛋白水解障碍、脱碘酶缺乏等。

（二）病理

甲状腺呈弥漫性或结节性肿大，重量60～1000g，切面可见结节、纤维化、出血和钙化。

（三）临床表现（2020）

1. 一般无明显症状。

2. 轻、中度肿大，表面平滑，质地较软。

3. 重度肿大　压迫症状（咳嗽、气促、吞咽困难或声音嘶哑等）。

4. 胸骨后甲状腺肿　头部、颈部和上肢静脉回流受阻。

（四）诊断与鉴别诊断

1. 诊断　甲状腺肿可以分为三度：外观没有肿大，但是触诊能及者为Ⅰ度；既能看到，又能触及，但是肿大没有超过胸锁乳突肌外缘者为Ⅱ度；肿大超过胸锁乳突肌外缘者为Ⅲ度。B超是确定甲状腺肿的主要检查方法（2012）。

2. 鉴别诊断　甲亢、亚急性甲状腺炎、甲状腺癌、桥本甲状腺炎。

（五）治疗与预防

1. 地方性甲状腺肿的预防　立法推行普遍食盐碘化（USI）防治碘缺乏病。

2. 甲状腺肿的治疗

（1）一般不需要治疗。

（2）甲状腺肿大明显者：试用L-T_4。

（3）甲状腺肿明显、有压迫症状者：手术治疗。

【巧妙记忆】　肿大无毒缺碘，早期弥漫后期结节，治疗甲状腺素片。

六、甲状腺癌

（一）甲状腺癌的病理类型及临床病理联系

乳头状癌和滤泡状腺癌统称为分化型甲状腺癌，约占成人甲状腺癌的90%以上。

1. 乳头状癌（2011、2014）　是成人甲状腺癌的最主要类型和儿童甲状腺癌的全部。多见于30～45岁女性。分化好，恶性程度较低，发展缓慢，肿瘤可为多中心性，可累及双侧甲状腺。较早出现颈淋巴结转移，预后较好。

2. 滤泡状腺癌　常见于50岁左右中年人，肿瘤生长较快，属中度恶性，且有侵犯血管倾向，可经血运转移到肺、肝、骨及中枢神经系统，颈淋巴结侵犯仅占10%，因此预后不如乳头状癌。

3. 未分化癌　多见于老年人。发展迅速，且约50%早期有颈淋巴结转移，高度恶性。除侵犯气管和/或喉返神经或食管外，还能经血运向肺、骨远处转移。预后很差，存活期短。

4. 髓样癌　来源于滤泡旁细胞（C细胞），分泌降钙素，细胞排列呈巢状或囊状，无乳头或滤泡结构，呈未分化状，间质内有淀粉样物沉积。可兼有颈淋巴结侵犯和血行转移。预后不如乳头状癌，但较未分化癌好。

（二）临床表现（2022）

1. 甲状腺内发现单个结节，质地硬、无痛、表面不平是各型癌的共同表现。未分化癌可在短期内出现上述症状，除肿块增长明显外，还伴有侵犯周围组织的特性。晚期可发生声音嘶哑，呼吸、吞咽困难和交感神经受压引起Horner综合征（2020），侵犯颈丛出现耳、枕、肩等处疼痛，局部淋巴结及远处器官转移等表现。

2. 有的患者甲状腺肿块不明显，因发现颈部淋巴结转移灶而就医。

3. 髓样癌除有颈部肿块外，因其能产生降钙素、前列腺素、5-羟色胺等，患者可有腹泻、面部潮红和多汗等类癌综合征或其他内分泌失调的表现。

（三）治疗

除未分化癌以外，手术是各型甲状腺癌的基本治疗方法，并辅助应用放射性核素、TSH抑制及外放射等治疗。

1. 手术治疗　手术是治疗甲状腺癌的重要手段之一。根据肿瘤的病理类型和侵犯范围的不同，其方法也不同。

（1）甲状腺癌的手术治疗包括甲状腺本身的切除，以及颈淋巴结清扫（2023）。原发灶治疗方法因患者年龄、肿瘤病理、分期、低危、高危而异。

（2）颈淋巴结转移灶的手术，按其分期，可依转移而定。术式有多种。一般对低危组患者，手术时未触及肿大淋巴结。无转移者可不做颈淋巴结清扫。

（3）未分化癌治疗以外放疗与化疗为主，若可能或有压迫症状也应手术切除。

2. 放射性核素治疗　对分化型甲状腺癌患者，术后有残留甲状腺组织存在、其吸^{131}I率>1%，甲状腺组织显像甲状腺床有残留甲状腺组织显影者，均应进行^{131}I治疗。^{131}I治疗包括清除甲状腺癌术后残留甲状腺组织和治疗甲状腺癌转移病灶。

3. TSH抑制治疗　甲状腺癌做近全或全切除者应终身服用甲状腺素片，以治疗甲状腺功能减退。乳头状腺癌和滤泡状腺癌均有TSH受体，TSH通过其受体能影响甲状腺癌的生长，故应予优甲乐抑制治疗。一般剂量掌握在50~150μg保持TSH低水平，低危组TSH在0.5~0.1mIU/L，高危组TSH应<0.1mIU/L，但不引起甲亢，同时应补钙剂和维生素D，并定期测定血浆FT_3、FT_4和TSH，以此调整用药剂量，应维持在10年以上。

4. 放射性核素治疗　对乳头状癌、滤泡状腺癌有转移者术后应用^{131}I治疗。

5. 放射外照射　主要用于确诊的甲状腺未分化癌，或无法切除的残留灶。

【经典习题】

1. Graves病甲状腺的特点是
   A. 症状越严重甲状腺越大
   B. 甲状腺质地较硬且有触痛
   C. 用碘剂可使甲状腺变软
   D. 甲状腺呈弥漫性对称性肿大
   E. 大多为结节性甲状腺肿

   答案： D

   考点： Graves病的特点

   解析： Graves病的特点：腺体肿大为弥漫性，两侧对称，常伴有眼球突出。故选D。

2. 女，25岁，妊娠26周。颈部增粗伴憋气1个月。查体：P 100次/分，BP 100/70mmHg。甲状腺Ⅲ度肿大，气管左偏。实验室检查：T_3、T_4高于正常。首选的治疗方法是
   A. 口服甲状腺素片
   B. 同位素^{131}I治疗
   C. 外放射治疗
   D. 口服丙硫氧嘧啶
   E. 手术治疗

   答案： E

   考点： 妊娠合并甲状腺功能亢进症的治疗

   解析： 妊娠第14~27周末称为中期妊娠。根据题干信息，患者考虑为妊娠中期合并甲状腺功能亢进症。甲状腺功能亢进症的手术适应证：①结节性甲状腺肿伴甲亢；②高功能腺瘤；③中度以上的Graves病；④腺体较大伴有压迫症状，或胸骨后甲状腺肿等类型甲亢；⑤抗甲状腺药物或^{131}I治疗后复发者或坚持长期用药有困难者；⑥因甲亢对妊娠可造成不良影响，故妊娠早、中期的甲亢患者凡具有上述指征者，仍应考虑手术治疗。故选E。

3. 女，40岁。健康体检发现甲状腺肿大就诊。查体：甲状腺对称性Ⅱ度肿大，表面不平，中等硬度，无触痛，无血管杂音，心率80次/分。拟诊慢性淋巴细胞性甲状腺炎。有助于确诊的首选检查是
   A. TSH、FT_3、FT_4
   B. 甲状腺CT
   C. 甲状腺B型超声
   D. 甲状腺摄^{131}I率
   E. 抗甲状腺抗体

   答案： E

   考点： 桥本甲状腺炎的诊断

   解析： 慢性淋巴性甲状腺炎又称桥本甲状腺炎，本病的特征是存在高效价的TPOAb和TgAb。甲状腺功能正常时，TPOAb和TgAb效价显著增高，是最有意义的诊断指标。故选E。

第四节　甲状旁腺疾病

一、甲状旁腺的解剖和生理

甲状旁腺为卵圆形或扁平形，外观呈黄、红或棕红色，形状及大小似黄豆，平均重量每枚35~40mg。上甲状旁腺在甲状腺侧叶后缘上、中1/3交界处；下甲状旁腺多在甲状腺侧叶后缘近下端的甲状腺下动脉处。甲状旁腺的功能是调节钙、磷代谢（2004），维持血钙水平。

二、甲状旁腺功能亢进症

（一）病因

原发性甲旁亢是由于甲状旁腺腺瘤、增生或腺癌引起PTH分泌过多所致。

（二）临床表现

1. 高钙血症　①中枢神经系统可出现记忆力减退，情绪不稳定，轻度个性改变，抑郁，嗜睡。②神经肌肉系统可出现倦怠，四肢无力，可出现肌萎缩，常伴有肌电图异常。③消化系统可表现为食欲减退、腹胀、消化不良、便秘、恶心、呕吐；约5%的患者有急性或慢性胰腺炎发作；也可引起顽固性消化性溃疡。④软组织钙化影响肌腱、软骨等处可引起非特异性关节痛。⑤皮肤钙盐沉积可引起皮肤瘙痒。

2. 骨骼系统　早期可出现骨痛，其主要表现为纤维囊性骨炎，可出现骨骼畸形与病理性骨折。

3. 泌尿系统　多尿、夜尿、口渴、肾结石与肾实质钙化，反复发作的肾绞痛与血尿。最后可引起肾功能不全。

4. 其他　可与垂体腺瘤及胰岛细胞瘤同时存在，也可与嗜铬细胞瘤及甲状腺髓样癌同时存在。

5. 高钙危象　严重病例可出现重度高钙血症，

伴明显脱水，威胁生命，应紧急处理。

（三）诊断

1. 甲旁亢的定性诊断　患者有反复发作尿路结石、骨痛，骨骼X线摄片有骨膜下皮质吸收、囊肿样变化、多发性骨折或畸形等；实验室检查有高血钙、低血磷、血清碱性磷酸酶增高、尿钙增高，诊断基本上可以确定。为确定本病诊断尚须做血清PTH测定，并结合血清钙测定。

2. 甲旁亢的定位诊断　颈部超声检查、放射性核素检查、颈部和纵隔CT扫描等定位诊断（2023）。

（四）治疗

1. 手术探查和治疗　术后低钙血症者只需给予高钙饮食或口服钙剂。

2. 无症状性甲旁亢者治疗　有下列情况则需手术治疗：①有骨吸收病变的X线表现或骨密度降低；②活动性尿路结石或肾功能减退；③血清钙水平≥3mmol/L；④iPTH（血清免疫活性PTH）较正常增高2倍以上；⑤严重的精神病、溃疡病、胰腺炎等。

3. 西咪替丁　适用于有手术禁忌的患者、手术前准备及急性原发性甲状旁腺危象。

4. 处理高钙危象　①大量滴注生理盐水；②二膦酸盐，如帕米膦酸钠60mg，静脉滴注1次；③呋塞米40~60mg静脉注射；④降钙素2~8U（kg·d）皮下或肌内注射；⑤血液透析或腹膜透析降低血钙；⑥糖皮质激素（氢化可的松或地塞米松）静脉滴注或静脉注射。

【经典习题】

1. 原发性甲状旁腺功能亢进症的最常见病因是

A. 增生

B. 腺瘤

C. 炎症

D. 腺癌

E. 家族性多发性内分泌腺瘤病

答案：B

考点：原发性甲状旁腺功能亢进症的病因

解析：原发性甲状旁腺功能亢进症是甲状旁腺瘤、增生及腺癌分泌过多的甲状旁腺激素（PTH）所致。腺瘤占总数的75%~80%，10%~20%的病例为甲状旁腺增生，甲状旁腺癌较少见。故选B。

2. 慢性肾功能不全继发性甲状旁腺功能亢进最主要的原因是

A. 血肌酐增高

B. 血钾升高

C. 血磷升高

D. 维生素D减少

E. 酸中毒

答案：C

考点：继发性甲状旁腺功能亢进的病因

解析：继发性甲旁亢是由于各种疾病引起低血钙而导致甲状旁腺继发性的PTH分泌增多。慢性肾脏疾病由于1,25-(OH)$_2$ D$_3$合成障碍致肠钙吸收降低、肾排磷障碍所致的血磷酸盐潴留等原因导致低血钙。最终引起继发性甲旁亢。故选C。

第五节　骨质疏松症

一、概述

骨质疏松症（OP）按病因可分为原发性和继发性。Ⅰ型原发性OP即绝经后骨质疏松症（PMOP），发生于绝经后女性。Ⅱ型原发性OP即老年性OP，见于老年人。本节主要介绍原发性OP中的PMOP。

二、病因

1. 骨吸收因素

（1）性激素缺乏：雌激素缺乏是PMOP的主要病因，雄激素缺乏在老年性OP发病起重要作用。

（2）活性维生素D缺乏和甲状旁腺素（PTH）增高。

（3）细胞因子表达紊乱：骨组织的白介素（IL）-1、IL-6和肿瘤坏死因子（TNF）增高，护骨素减少，导致破骨细胞活性增强和骨吸收增加。

2. 骨形成因素

（1）峰值骨量降低：峰值骨量（PBM）主要由遗传因素决定，并与种族、骨折家族史，瘦高身材，以及发育、营养和生活方式等相关联。性成熟障碍致PBM降低，成年后发生OP的可能性增加，发病年龄提前。PBM后，OP的发生主要取决于骨丢失的量和速度。

（2）骨重建功能衰退：可能是老年性OP的重要发病原因。成骨细胞的功能与活性缺陷导致骨形成不足和骨丢失。

3. 骨质量下降　骨质量主要与遗传因素有关。

三、危险因素

不良的生活方式和生活环境为OP发病的危险因素。如高龄、吸烟、制动、体力活动过少、酗酒、跌倒、长期卧床、长期服用糖皮质激素、光照减少、钙和维生素D摄入不足、蛋白质摄入不足、营养不良和肌肉功能减退等。

四、临床表现

1. 骨痛和肌无力　轻者无症状，仅在X线检查或骨密度（BMD）测量时被发现。较重患者常诉腰背疼痛、乏力或全身骨痛。骨痛通常为弥漫性，无固定部位，检查不能发现压痛区（点）。乏力常于劳累或活动后加重，负重能力下降或不能负重。四肢骨折或髋部骨折时肢体活动明显受限，局部疼痛加重，有畸形或骨折阳性体征。

2. 骨折　常因轻微活动、创伤、弯腰、负重，挤压或摔倒后发生骨折。多发部位为脊柱、髋部和前臂。第一次骨折后，患者发生再次或反复骨折的概率明显增加。

（1）脊柱压缩性骨折：多见于PMOP患者，可单发或多发，有或无诱因，其突出表现为身材缩短；有时出现突发性腰痛，卧床而取被动体位。

（2）髋部骨折：多在股骨颈部（股骨颈骨折），以老年性OP患者多见，通常于摔倒或挤压后发生。

3. 并发症　驼背和胸廓畸形者常伴胸闷、气短、呼吸困难，甚至发绀等。肺活量、肺最大换气量和心输出量下降，极易并发上呼吸道和肺部感染。髋部骨折者常因感染、心血管病或慢性衰竭而死亡；幸存者生活自理能力下降或丧失，长期卧床加重骨丢失，使骨折极难愈合。

五、诊断

1. 诊断线索　①绝经后或双侧卵巢切除后女性；②不明原因的慢性腰背疼痛；③身材变矮或脊椎畸形；④有脆性骨折史或脆性骨折家族史；⑤存在多种OP危险因素，如高龄、吸烟、制动，低体重，长期卧床，服用糖皮质激素等。

2. 诊断标准　详细的病史和体检是临床诊断的基本依据，但确诊有赖于X线检查或BMD测定，并确定是低骨量［低于同性别峰值骨量的1个标准差（SD）以上但小于2.5个SD］，OP（低于峰值骨量的2.5个SD以上）或严重OP（OP伴一处或多处骨折）。

（1）OP性骨折的诊断主要根据年龄、外伤骨折史，临床表现以及影像学检查确立。

（2）正、侧位X线片（必要时可加特殊位置片）确定骨折的部位、类型、移位方向和程度。

（3）CT和MRI对椎体骨折和微细骨折有较大诊断价值；CT三维成像能清晰显示关节内或关节周围骨折；MRI对鉴别新鲜和陈旧性椎体骨折有较大意义。

六、治疗

1. 一般治疗　改善营养状况、补充钙剂和维生素D、加强运动、纠正不良生活方式和行为偏差、避免使用致OP药物（如抗癫痫药、苯巴比妥、拉莫三嗪、乙琥胺等）、对症治疗。

2. 特殊治疗

（1）性激素补充治疗：①雌激素补充治疗，主要用于PMOP的预防。②雄激素补充治疗，用于男性OP的治疗。

（2）选择性雌激素受体调节剂和选择性雄激素受体调节剂。

（3）二膦酸盐：常用依替膦酸二钠、帕米膦酸钠、阿仑膦酸钠。

（4）降钙素：主要适用于以下情况。①高转换型OP；②OP伴或不伴骨折；③变形性骨炎；④急性高钙血症或高钙血症危象。主要制剂为鲑鱼降钙素、鳗鱼降钙素、降钙素鼻喷剂。

（5）PTH。

（6）其他药物：小剂量氟化钠、生长激素（GH）和胰岛素样生长因子-1（IGF-1）等。

3. OP性骨折的治疗　包括复位、固定、功能锻炼和抗OP治疗。

第六节　肾上腺疾病

一、肾上腺的解剖和生理

肾上腺是人体重要的内分泌腺，左右各一，左肾上腺近似半月形，右肾上腺呈三角形，分别位于左右肾的上内方。肾上腺的前面有不太明显的肾上腺门，是血管、神经和淋巴管进出之处。肾上腺实质分为皮质和髓质。

肾上腺皮质可分泌调节体内水盐代谢的盐皮质激素、调节碳水化合物代谢的糖皮质激素、影响性行为和副性特征的性激素。髓质可分泌肾上腺素和去甲肾上腺素，能使心跳加快，心收缩力加强，小动脉收缩以维持血压和调节内脏平滑肌的活动等。

二、库欣综合征（★★★）

（一）病因

1. 依赖ACTH的库欣综合征

（1）库欣病：指垂体ACTH分泌过多，伴肾上腺皮质增生。垂体多有微腺瘤（2000、2004），少数为大腺瘤，也有未能发现肿瘤者。

（2）异位ACTH综合征：系垂体以外肿瘤分泌大

量 ACTH，伴肾上腺皮质增生。

2. 不依赖 ACTH 的库欣综合征

（1）肾上腺皮质腺瘤。

（2）肾上腺皮质癌。

（3）不依赖 ACTH 的双侧肾上腺小结节性增生，可伴或不伴 Carney 综合征。

（4）不依赖 ACTH 的双侧肾上腺大结节性增生。

（二）临床表现

1. 向心性肥胖、满月脸（2019）、多血质外貌。

2. 全身肌肉及神经系统　肌无力，不同程度的精神、情绪变化。

3. 皮肤表现　皮肤薄，微血管脆性增加，下腹两侧、大腿外侧等处出现紫纹，手、脚、指（趾）甲、肛周常出现真菌感染。

4. 心血管表现　高血压常见，常伴有动脉硬化和肾小球动脉硬化。

5. 对感染抵抗力减弱。

6. 性功能障碍。

（1）女性患者出现月经减少、不规则或停经；痤疮常见；明显男性化（乳房萎缩、多毛、喉结增大、阴蒂肥大）者少见，如出现，要警惕肾上腺皮质癌（2007）。

（2）男性患者性欲降低，阴茎缩小，睾丸变软。

7. 代谢障碍（2003、2013、2014、2016）　大量皮质醇促进肝糖异生，并有拮抗胰岛素的作用，减少外周组织对葡萄糖的利用，肝葡萄糖输出增加，引起糖耐量减低，部分患者出现类固醇性糖尿病。明显的低血钾性碱中毒（2023）主要见于肾上腺皮质癌和异位 ACTH 综合征。部分患者因潴钠而有水肿。病程较久者出现骨质疏松，脊椎可发生压缩畸形，身材变矮，有时呈佝偻、骨折。儿童患者生长发育受抑制。

（三）诊断

1. 临床表现　有典型症状体征者，从外观即可作出诊断。

2. 各种库欣综合征共有的糖皮质激素分泌异常　皮质醇分泌增多，失去昼夜分泌节律，且不能被小剂量地塞米松抑制。

3. 病因诊断　甚为重要。肾上腺皮质肿瘤引起（继发性）库欣综合征与垂体性库欣病鉴别，用大剂量地塞米松抑制试验。垂体性多数能被抑制。

血 ACTH 水平在肾上腺肿瘤时降低，库欣病时升高，异位 ACTH 综合征时更高。CRH 兴奋试验及静脉导管分段取血测定 ACTH 在诊断有困难的病例有帮助。MRI、CT、B 超以及核素标记的奥曲肽显像等影像学检查对病因鉴别诊断和肿瘤定位是必不可少的。

【巧妙记忆】　小剂量地塞米松抑制试验：鉴别皮质醇增多症还是正常人或单纯型肥胖。

大剂量地塞米松抑制试验：鉴别垂体腺瘤还是肾上腺瘤（癌）或异位 ACTH 综合征。

（四）治疗

1. 库欣病

（1）经蝶窦切除垂体微腺瘤首选。大部分患者可治愈，少数患者可复发。手术创伤小，并发症较少，术后可发生暂时性垂体肾上腺皮质功能减退，需补充糖皮质激素，直至垂体肾上腺功能恢复正常。

（2）如经蝶窦手术未能发现并摘除垂体微腺瘤或某种原因不能做垂体手术。

1）病情严重者，宜做一侧肾上腺全切；另一侧肾上腺大部分或全切除术，术后行激素替代治疗。术后应做垂体放疗，最好用直线加速器治疗。

2）病情较轻者以及儿童病例，可做垂体放疗，在放疗奏效之前用药物治疗，控制肾上腺皮质激素分泌过度。

（3）对垂体大腺瘤患者，需做开颅手术治疗，尽可能切除肿瘤，但往往不能完全切除，为避免复发，可在术后辅以放射治疗。

（4）影响神经递质的药物可作辅助治疗，对于催乳素升高者，可试用溴隐亭治疗。

（5）经上述治疗仍未满意奏效者可用阻滞肾上腺皮质激素合成的药物，必要时行双侧肾上腺切除术，术后激素替代治疗。

2. 肾上腺腺瘤　手术切除可获根治。术后需较长期使用氢化可的松（每日 20～30mg）或可的松（每日 25.0～37.5mg）做替代治疗，大多数患者于 6 个月至 1 年或更久可逐渐停用替代治疗。

3. 肾上腺腺癌　应尽可能早期做手术治疗。未能根治或已有转移者用肾上腺皮质激素合成阻滞药物治疗，减少肾上腺皮质激素的产生量。

4. 不依赖 ACTH 的小结节性或大结节性双侧肾上腺增生　行双侧肾上腺切除术，术后激素替代治疗。

5. 异位 ACTH 综合征　应治疗原发性恶性肿瘤，视具体病情予手术、放疗和化疗。如能根治，库欣综合征可以缓解；如不能根治，则需要用肾上腺皮质激素合成阻滞药。

6. 阻滞肾上腺皮质激素合成的药物

（1）米托坦：可使肾上腺皮质束状带及网状带萎缩、出血、细胞坏死，主要用于肾上腺癌。用药期间为避免肾上腺皮质功能减退，需适当补充糖皮质激素。不良反应有食欲减退、恶心、嗜睡、眩晕、头痛、乏力等。

（2）美替拉酮：能抑制肾上腺皮质 11β-羟化酶，

从而抑制皮质醇的生物合成。不良反应可有食欲减退、恶心、呕吐等。

（3）氨鲁米特：能抑制胆固醇转变为孕烯醇酮，故皮质激素的合成受阻，对肾上腺癌不能根治的病例有一定疗效。

（4）酮康唑：可使皮质醇类固醇产生量减少，开始时每日1000～1200mg，维持量每日600～800mg。治疗过程中需观察肝功能，少数患者可出现严重肝功能损害。

7. 库欣综合征患者进行垂体或肾上腺手术前后的处理　麻醉前静脉注射氢化可的松100mg，以后每6小时1次，一次100mg，次日起剂量渐减，5～7天可视病情改为口服生理维持剂量。剂量和疗程应根据疾病的病因、手术后临床状况及肾上腺皮质功能检查而定。

三、原发性醛固酮增多症

（一）病因

1. 醛固酮瘤　多见，大多为一侧腺瘤，直径为1～2cm。

2. 特发性醛固酮增多症（简称特醛症）　亦多见。双侧肾上腺球状带增生，有时伴结节。

3. 糖皮质激素可治性醛固酮增多症（GRA）　多于青少年期起病，可为家族性，以常染色体显性方式遗传，也可为散发性，肾上腺呈大、小结节性增生，其血浆醛固酮浓度与ACTH的昼夜节律平行，用生理替代性的糖皮质激素数周后可使醛固酮分泌量、血压、血钾恢复正常。

4. 醛固酮癌　少见，为分泌大量醛固酮的肾上腺皮质癌，往往还分泌糖皮质激素、雄激素。肿瘤体积大，直径多在5cm以上，切面常显示出血，坏死。

5. 异位醛固酮分泌性腺瘤或腺癌　少见，可发生于肾内的肾上腺残余或卵巢、睾丸肿瘤。

（二）临床表现

1. 高血压　为最常出现的症状，随着病情进展，血压渐高，对常用降血压药效果不及一般原发性高血压，部分患者可呈难治性高血压，出现心血管病变、脑卒中。

2. 神经肌肉功能障碍

（1）肌无力及周期性瘫痪（2003）：血钾越低，肌肉受累越重。常见诱因为劳累，或服用氢氯噻嗪、呋塞米等促进排钾的利尿药。麻痹多累及下肢，严重时累及四肢，甚而出现呼吸、吞咽困难。

（2）肢端麻木，手足搐搦：在低钾严重时，由于神经肌肉应激性降低，手足搐搦可较轻或不出现，而在补钾后，手足搐搦变得明显。

3. 肾脏表现

（1）慢性失钾致肾小管上皮细胞呈空泡变性，浓缩功能减退，伴多尿，尤其夜尿多，继发口渴、多饮。

（2）常易并发尿路感染。

（3）尿蛋白增多，少数发生肾功能减退。

4. 心脏表现

（1）心电图呈低血钾图形：QT间期延长，T波增宽、降低或倒置，U波明显，T、U波相连成驼峰状。

（2）心律失常：较常见者为阵发性室上性心动过速，最严重时可发生心室颤动。

5. 其他表现　儿童患者有生长发育障碍，与长期缺钾等代谢紊乱有关。缺钾时胰岛素的释放减少，作用减弱，可出现糖耐量减低。

（三）诊断（2002、2004、2007、2015）

1. 高血压及低血钾的患者，血浆及尿醛固酮高，而血浆肾素、血管紧张素Ⅱ活性降低，螺内酯能纠正电解质代谢紊乱并降低高血压，则诊断可成立。

2. 进一步明确病因　主要鉴别醛固酮瘤及特发性原醛症，也需考虑少见的病因。醛固酮瘤一般较特醛症者为重，低血钾、碱中毒更为明显，血、尿醛固酮更高。

3. 动态试验（主要用于鉴别醛固酮瘤与特醛症）　特醛症患者在上午8～12时取立位时血浆醛固酮上升明显，并超过正常人；醛固酮瘤患者在此条件下，血浆醛固酮不上升，反而下降。

4. 影像学检查　可协助鉴别肾上腺腺瘤与增生，并可确定腺瘤的部位。肿瘤体积特大，直径达5cm或更大者，提示肾上腺癌。

5. 肾上腺静脉血激素测定　如上述方法皆不能确定病因，可行肾上腺静脉导管术，采双侧肾上腺静脉血测定醛固酮/皮质醇比值，此法有助于确定单侧或双侧肾上腺醛固酮分泌过多。

（四）治疗

1. 手术治疗　为根治方法，切除醛固酮腺瘤。术前低盐饮食+螺内酯，纠正低血钾+高血压。术中静滴氢化可的松100～300mg。术后逐步递减，约1周后停药。

2. 药物治疗　对于不能手术的肿瘤患者及特发性增生型患者，用螺内酯治疗（2007、2015）。

3. 醛固酮癌预后不良，发现时往往已失去手术根治机会，化疗药物如米托坦、氨鲁米特、酮康唑等可暂时减轻醛固酮分泌过多所致的临床症状。

【巧妙记忆】　高血压，低血钾，低肾素，低血管紧张素，高醛固酮，螺内酯治疗。（两高三低

一螺）

四、原发性慢性肾上腺皮质功能减退

（一）病因

1. 感染 肾上腺结核为常见病因，肾上腺真菌感染，艾滋病后期，巨细胞病毒感染引起坏死性肾上腺炎，严重脑膜炎球菌感染，严重败血症。

2. 自身免疫性肾上腺炎。

3. 其他较少见病因 恶性肿瘤转移，淋巴瘤，白血病浸润，淀粉样变性，双侧肾上腺切除，放射治疗破坏，肾上腺酶系抑制药如美替拉酮、氨鲁米特、酮康唑或细胞毒药物如米托坦（o, p′-DDD）的长期应用，血管栓塞等。

（二）临床表现

1. 最具特征性者为全身皮肤色素加深，暴露处、摩擦处、乳晕、瘢痕等处尤为明显，黏膜色素沉着见于齿龈、舌部、颊黏膜等处（2004、2014、2017），系垂体ACTH、黑素细胞刺激素（MSH）分泌增多所致。

2. 其他症状

（1）神经、精神系统：乏力，淡漠，疲劳，重者嗜睡、意识模糊，可出现精神失常。

（2）胃肠道：食欲减退，嗜咸食，胃酸过少，消化不良；有恶心，呕吐，腹泻者，提示病情加重。

（3）心血管系统：血压降低，心脏缩小，心音低钝；可有头昏、视物模糊、直立性昏厥。

（4）代谢障碍：糖异生作用减弱，肝糖原耗损，可发生低血糖症状。

（5）肾排泄水负荷的能力减弱，在大量饮水后可出现稀释性低钠血症；糖皮质激素缺乏及血容量不足时，抗利尿激素的释放增多，也是造成低血钠的原因。

（6）生殖系统：女性阴毛、腋毛减少或脱落、稀疏，月经失调或闭经，但病情轻者仍可生育；男性常有性功能减退。

（7）对感染、外伤等各种应激的抵抗力减弱，在发生这些情况时，可出现肾上腺危象。

（8）如病因为结核且病灶活跃或伴有其他脏器活动性结核者，常有低热、盗汗等症状，体质虚弱，消瘦更严重。本病与其他自身免疫病并存时，则伴有相应疾病的临床表现。

（三）诊断

出现乏力、食欲缺乏、消瘦、低血压、皮肤黏膜色素沉着者要考虑本病（2018、2021）。血浆ACTH明显增高。血皮质醇和醛固酮降低。ACTH兴奋试验皮质醇无明显增加，最具诊断价值。

（四）治疗

1. 基础治疗

（1）糖皮质激素替代治疗（2023）：终身使用。根据身高、体重、性别、年龄、体力劳动强度等，确定一合适的基础量。在增加工作量和活动量，感染、创伤、手术应激等时适当加量（2001、2007、2008）。

（2）食盐及盐皮质激素食盐的摄入量：应充分，每日至少8～10g，如有大量出汗、腹泻时应酌情加食盐摄入量，大部分患者在服用氢化可的松和充分摄盐下即可获满意效果。有的患者仍感头晕、乏力、血压偏低，则需加用盐皮质激素，如有水肿、高血压、低血钾则减量。

2. 病因治疗。

3. 外科手术或其他应激时治疗 在发生严重应激时，应每天给予氢化可的松总量约300mg。大多数外科手术应激为时短暂，故可在数日内逐步减量，直到维持量。较轻的短暂应激，每日给予氢化可的松100mg即可，以后按情况递减。

【巧妙记忆】 结核、免疫病，皮肤黑，皮、醛降，糖皮质激素终身使用。

（五）肾上腺危象治疗

1. 补充液体 初治的第1、2天内应迅速补充生理盐水，每日2000～3000ml。对于以糖皮质激素缺乏为主、脱水不甚严重者补盐水量适当减少。补充葡萄糖液以避免低血糖。

2. 糖皮质激素 立即静注氢化可的松或琥珀酸氢化可的松100mg，使血皮质醇浓度达到正常人在发生严重应激时的水平。以后每6小时加入补液中静滴100mg，第2、3天可减至每日300mg，分次静滴。如病情好转，继续减至每日200mg，继而100mg。呕吐停止，可进食者，可改为口服。

3. 积极治疗感染及其他诱因。

五、嗜铬细胞瘤

（一）临床表现（2018）

1. 多见于20～50岁，男女发病率无明显差异。

2. 心血管系统表现

（1）高血压为最主要症状。

1）阵发性高血压型：为特征性表现（2008）。发作时血压骤升，伴剧烈头痛，面色苍白，大汗淋漓，心动过速（以释放肾上腺素为主者更明显），心前区及上腹部紧迫感，可有心前区疼痛、心律失常、焦虑、恐惧感、恶心、呕吐、视物模糊、复视。特别严重者可并发急性左心衰竭或脑血管意外。发作终止后，可出现面颊部及皮肤潮红、全身发热、流涎、瞳孔缩小等迷走神经兴奋症状，并可有尿量增多。

2）持续性高血压型：对常用降压药效果不佳，但对α受体阻断药、钙通道阻滞药有效；伴交感神经过度兴奋（多汗、心动过速）、高代谢（低热、体重降低）、头痛、焦虑、烦躁，伴直立性低血压或血压波动大。

（2）低血压、休克；或出现高血压和低血压相交替的表现。这种患者还可发生急性腹痛、心前区痛、高热等。

（3）心脏表现：心律失常，心肌退行性变、坏死、炎性改变。

3. 代谢紊乱

（1）基础代谢增高：发热、消瘦。

（2）糖代谢紊乱：血糖过高，糖耐量减低。

（3）脂代谢紊乱：血游离脂肪酸增高。

（4）电解质代谢紊乱：低钾血症，高钙血症。

4. 其他临床表现

（1）消化系统：便秘，肠扩张；肠坏死、出血、穿孔；胆石症。

（2）腹部肿块。

（3）泌尿系统：肾功能减退，膀胱扩张，无痛性肉眼血尿。

（4）血液系统：血容量减少，血细胞重新分布。

（5）伴发其他疾病：2型多发性内分泌腺瘤病，1型多发性神经纤维瘤，斑痣性错构瘤病。

（二）诊断

1. 临床表现　持续性或阵发性高血压和多个器官功能及代谢紊乱。

2. 血、尿儿茶酚胺及其代谢物测定。

3. 药理试验　对于持续性高血压患者，尿儿茶酚胺及代谢物明显增高，不必做药理试验。对于阵发性者，如果一直等不到发作，可考虑做胰高血糖素试验。

4. 影像学检查　应在用α受体阻断药控制高血压后进行。

（1）B超：对直径1cm以上的肾上腺肿瘤，阳性率较高。

（2）CT扫描：如未事先用α受体阻断药控制高血压，静注对比剂有可能引起高血压发作。

（3）MRI：不需注射对比剂，患者不暴露于放射线，可显示肿瘤与周围组织的关系及某些组织学特征，有助于鉴别嗜铬细胞瘤和肾上腺皮质肿瘤，可用于孕妇。

（4）放射性核素标记的间碘苄胍（MIBG）：适用于转移性、复发性或肾上腺外肿瘤，并可显示其他的神经内分泌瘤。

（5）放射性核素标记的生长抑素类似物奥曲肽做闪烁显像，有助于定位诊断。

（6）如上述方法皆未能确定肿瘤位置，可做静脉导管术，在不同部位采血测儿茶酚胺的浓度，根据其浓度差别，可大致确定肿瘤的部位。

（三）治疗

1. 手术前

（1）用α受体阻断药使血压下降，减轻心脏的负担，并使原来缩减的血管容量扩大。常用酚苄明，阿夫唑嗪，多沙唑嗪也可。一般不得少于2周，并进正常或含盐较多的饮食（心衰者除外）。β受体阻断药不必常规应用，如患者有心动过速或心律失常则需采用。

（2）当患者骤发高血压危象时，应积极抢救。立即静脉缓慢推注酚妥拉明1～5mg。同时密切观察血压，当血压下降至160/100mmHg左右时即停止推注，继之以10～15mg酚妥拉明溶于5%葡萄糖生理盐水500ml中缓慢静脉滴注。也可舌下含服钙拮抗药硝苯地平10mg。

2. 手术　有一定危险性。对血压骤增者，以酚妥拉明静脉推注，继之以酚妥拉明或用硝普钠静滴。对心律失常者，可用β受体阻断药或其他抗心律失常药。瘤被切除后，血压一般降至90/60mmHg。如血压低，周围循环不良，表示血容量不足，应补充适量全血或血浆，必要时也可静脉滴注适量去甲肾上腺素，但不可用缩血管药来代替补充血容量。

3. 手术后　血压多能恢复正常，但在手术后第1周，血压仍可偏高，同时尿、血儿茶酚胺也可偏高。在手术后1个月左右，根据血压状态和血、尿儿茶酚胺，方能更准确地判断治疗效果。小部分患者手术后仍有高血压，由于嗜铬细胞瘤有可能为多发性或复发性，故术后应随访观察。

4. 恶性嗜铬细胞瘤的治疗　较困难，一般对放疗和化疗不敏感，可用抗肾上腺素药做对症治疗。

【经典习题】

1. 男，46岁。消瘦、乏力、头晕、食欲减退3年，近5个月早晨有时出现精神症状，进食后缓解。查体：BP 80/60mmHg，皮肤色素沉着，心率60次/分。血糖2.7mmol/L，血钠124mmol/L，血钾5.2mmol/L。最可能的病因是

A. 原发性慢性肾上腺皮质功能减退症（Addison病）

B. 胰岛素瘤

C. 营养不良

D. 2型糖尿病

E. 自主神经功能紊乱

答案：A

考点：原发性慢性肾上腺皮质功能减退症的诊断

解析：Addison 病最具特征的表现为全身皮肤色素沉着，并有多系统症状。神经系统表现为精神萎靡、乏力、淡漠。消化系统表现为食欲减退，消化不良。心血管系统表现为血压低，心脏缩小，心音低钝，可有头晕、视物模糊、直立性低血压。代谢障碍：容易出现低血糖。本例患者符合 Addison 病的临床表现，故选 A。

2. 女，26 岁。肥胖、头痛伴闭经 1 年半。查体：BP 180/110mmHg，向心性肥胖，满月脸，皮肤薄，有痤疮，腹壁有宽大紫纹，下肢胫前可凹性水肿。为明确库欣综合征，拟检查

A. 血浆皮质醇

B. 尿游离皮质醇

C. 血皮质醇昼夜节律

D. 小剂量地塞米松抑制试验

E. 大剂量地塞米松抑制试验

答案：B

考点：库欣综合征的诊断

解析：为明确库欣综合征，应首先查尿游离皮质醇，尿游离皮质醇多在 304nmol/24h 以上，正常成人尿排泄量为 130～304nmol/24h，均值为（207±44）nmol/24h，且少受其他色素干扰，同时 24 小时尿游离皮质醇不受昼夜节律影响，并可反映游离皮质醇水平，更为敏感可靠。故选 B。

3. 男，40 岁。发现血压高半年，最高达 150/100mmHg，伴乏力，肌痛，口渴。吸烟 20 年。查体：血压170/100mmHg，肥胖，心脏不大，心律整齐，心率 76 次/分，双下肢不肿。尿常规：尿蛋白（+），比重 1.018，血钾 3.1mmoL。最可能的诊断是

A. 原发性醛固酮增多症

B. 原发性高血压

C. 肾性高血压

D. 肾血管性高血压

E. 嗜铬细胞瘤

答案：A

考点：原发性醛固酮增多症的诊断。

解析：原发性醛固酮增多症的临床特点是①高血压；②神经肌肉功能障碍，表现为肌无力及周期性瘫痪，肢端麻木，手足搐搦；③肾脏表现为多尿，尤其夜尿多，继发口渴、多饮，尿蛋白增多，少数发生肾功能减退。实验室检查：低血钾，一般在 2～3mmol/L；尿比重在 1.010～1.018，少数患者呈低渗尿，有蛋白尿。故选 A。

第七节 糖尿病与低血糖症

一、胰岛的解剖与生理

胰岛是胰的内分泌部，为许多大小不等、形状不一的细胞团，散在于胰腺实质内，胰尾最多。胰岛分泌胰岛素与胰高血糖素，调节血糖浓度。

二、糖尿病（★★★）

（一）定义（2020）

糖尿病是一组多病因引起以慢性血葡萄糖（简称血糖）为特征的代谢性疾病，是由于胰岛素分泌和/或作用缺陷所引起。长期碳水化合物及脂肪、蛋白质代谢紊乱可引起多系统损害，导致眼、肾、神经、心脏、血管等组织器官的慢性进行性病变、功能减退及衰竭。

（二）临床表现

1. 基本临床表现

（1）代谢紊乱症状群：多尿、多饮、多食和体重减轻（2003、2005、2007）。

（2）并发症和/或伴发病：见下文。

【巧妙记忆】 多吃多喝又多尿，体重减轻两腿乏。视物模糊视力差，瘙痒多汗四肢麻。

2. 常见类型糖尿病的临床特点

（1）1 型糖尿病

1）免疫介导性 1 型糖尿病（1A 型）：诊断时临床表现变化很大，可以是轻度非特异性症状、典型三多一少症状或昏迷，取决于病情发展阶段。

2）特发性 1 型糖尿病（1B 型）：表现为糖尿病酮症甚至酸中毒。

（2）2 型糖尿病：一般认为，95%糖尿病患者为 T2DM。多见于 40 岁以后，多数发病缓慢，症状相对较轻，半数以上无任何症状；常有家族史（2003）。

（3）某些特殊类型糖尿病

1）青年人中的成年发病型糖尿病（MODY）：①有三代或以上家族发病史，且符合常染色体显性遗传规律；②发病年龄小于 25 岁；③无酮症倾向，至少 5 年内不需用胰岛素治疗。

2）线粒体基因突变糖尿病：①母系遗传；②发病早，β 细胞功能逐渐减退，自身抗体阴性；③身材多消瘦（BMI<24）；④常伴神经性耳聋或其他神经肌肉表现。

（4）妊娠期糖尿病：妊娠过程中初次发现的任何程度的糖耐量异常。

（三）诊断和分型

1. 诊断线索

（1）三多一少症状。

（2）以糖尿病的并发症或伴发病首诊的患者原因不明的酸中毒、失水、昏迷、休克；反复发作的皮肤疖或痈、真菌性阴道炎、结核病等；血脂异常、高

血压、冠心病、脑卒中、肾病、视网膜病、周围神经炎、下肢坏疽及代谢综合征等。

(3) 高危人群：葡萄糖调节受损（IGR）、年龄超过45岁、肥胖或超重、巨大胎儿史、糖尿病或肥胖家族史。

2. 诊断标准

(1) 糖尿病症状加任意时间血浆葡萄糖≥11.1mmol/L，或空腹血糖（FPG）≥7.0mmol/L或OGTT中2小时血糖值（2hPG）≥11.1mmol/L。重复一次确认（2001）。

(2) 葡萄糖氧化酶法测定静脉血浆葡萄糖，不主张测定血清葡萄糖。

(3) 无糖尿病症状、仅一次血糖值达到诊断标准者，必须在另一天复查核实而确定诊断。如复查结果未达到糖尿病诊断标准，应定期复查。空腹血糖调节受损（IFG）或糖耐量减低（IGT）的诊断应根据3个月内的两次OGTT结果，用其平均值来判断。在急性感染、创伤或各种应激情况下可出现血糖暂时升高，不能以此诊断为糖尿病，应追踪随访。

(4) 儿童糖尿病诊断标准与成人相同。

3. 分型　最重要的是鉴别T1DM和T2DM，主要根据临床特点和发展过程，从发病年龄、起病急缓、症状轻重、体重、酮症酸中毒倾向、是否依赖胰岛素维持生命等方面，结合胰岛β细胞自身抗体和β细胞功能检查结果而进行临床综合分析判断。二者的区别都是相对的。

（四）糖尿病急性并发症

1. 糖尿病酮症酸中毒（DKA）（2017）为最常见的糖尿病急症。1型糖尿病易发生（2008）。

(1) 诱因：T1DM患者有自发DKA倾向。T2DM患者常见诱因有感染、胰岛素治疗中断或不适当减量、饮食不当、各种应激如创伤、手术、妊娠和分娩等。

(2) 临床表现（2002、2003）

1）早期三多一少症状加重。

2）酸中毒失代偿后，病情迅速恶化，疲乏，食欲减退，恶心，呕吐，多尿，口干，头痛，嗜睡，呼吸深快，呼气中有烂苹果味（丙酮）（2020）。

3）后期严重失水，尿量减少、眼眶下陷、皮肤黏膜干燥，血压下降、心率加快，四肢厥冷。

4）晚期不同程度意识障碍，反射迟钝、消失，昏迷。

(3) 实验室检查：尿糖强阳性、尿酮阳性；血糖增高（16.7～33.3mmol/L），血酮体升高；酸中毒，血钠、血氯降低。

(4) 治疗（2012、2017）：原则为：尽快补液以恢复血容量、纠正失水状态，降低血糖，纠正电解质及酸碱平衡失调，同时积极寻找和消除诱因，防治并发症，降低病死率。

1）补液：是治疗的关键环节。只有在有效组织灌注改善、恢复后，胰岛素的生物效应才能充分发挥。通常使用生理盐水。

2）胰岛素治疗：小剂量（短效）胰岛素治疗方案，通常将短效胰岛素加入生理盐水中持续静脉滴注（应另建输液途径），亦可间歇静脉注射。当血糖降至13.9mmol/L时开始输入5%葡萄糖溶液，并按比例加入胰岛素，病情稳定后过渡到胰岛素常规皮下注射。

3）纠正电解质及酸碱平衡失调：血pH<7.1，HCO_3^-<5mmol/L，补碱，用等渗碳酸氢钠。治疗前血钾低于正常，立即开始补钾；血钾正常、尿量>40ml/h，也立即开始补钾；血钾高于正常，暂缓补钾。

4）处理诱发病和防治并发症：脑水肿和肾衰竭。

2. 高渗高血糖状态（2016、2017）

(1) 以严重高血糖、高血浆渗透压、脱水为特点，无明显酮症酸中毒，深大呼吸（2003、2007）。患者常有不同程度的意识障碍或昏迷。

(2) 实验室检查：突出表现为血糖明显增高，常在33.3mmol/L以上；血钠升高，可达155mmol/L以上；血尿素氮及肌酐升高；血浆渗透压显著增高，一般在350mmol/L以上。尿糖强阳性，但无酮症或较轻。

(3) 治疗原则同DKA。胰岛素治疗及补液等（2001、2003、2007、2016）本症失水更严重。胰岛素用量较小。补钾要更及时，一般不补碱。

3. 感染。

（五）糖尿病慢性并发症（★★）

1. 大血管病变（主要是T2DM）　动脉粥样硬化，引起冠心病、缺血性或出血性脑血管病、肾动脉硬化、肢体动脉硬化等（2004）。

2. 微血管病变　是糖尿病的特异性并发症，其典型改变是微循环障碍和微血管基底膜增厚。主要累及视网膜及肾（2004、2013、2016）。

(1) 糖尿病肾病常见于病史超过10年的患者。是T1DM患者的主要死亡原因。

1）病理分型：①结节性肾小球硬化型，有高度特异性；②弥漫性肾小球硬化型，最常见，对肾功能影响最大，但特异性较低；③渗出性病变，特异性不高，也可见于慢性。

2）临床分期（2016）：①Ⅰ期为糖尿病初期，肾体积增大，肾小球入球小动脉扩张，肾血浆流量增加，肾小球内压增加，肾小球滤过率（GFR）明显升高；②Ⅱ期肾小球毛细血管基底膜增厚，尿白蛋白排泄率（UAER）多数正常，可间歇性增高（如运动后、应激状态），GFR轻度增高；③Ⅲ期早期肾病，出现微量白蛋白尿，GFR仍高于正常或正常，血压轻度升高（2011）；④Ⅳ期临床肾病，尿蛋白逐渐增多，GFR下降，可伴有水肿和高血压（2013、2014）；⑤Ⅴ期尿毒症，多数肾单位闭锁，UAER降低，血肌酐升高，血压升高。

（2）糖尿病性视网膜病变（2004、2008）：是失明的主要原因之一。

1）背景性视网膜病变：包括Ⅰ期——微血管瘤、小出血点；Ⅱ期——出现硬性渗出；Ⅲ期——出现棉絮状软性渗出（2023）。

2）增殖性视网膜病变（PDR）：包括Ⅳ期——新生血管形成、玻璃体积血；Ⅴ期——纤维血管增殖、玻璃体机化；Ⅵ期——牵拉性视网膜脱离、失明。

（3）其他：糖尿病心肌病。

3. 神经系统并发症

（1）中枢神经系统并发症

1）伴随严重DKA、高血糖高渗状态或低血糖症出现的神志改变。

2）缺血性脑卒中。

3）脑老化加速及老年性痴呆危险性增高。

（2）周围神经病变：最为常见，通常为对称性，下肢较上肢严重。先出现肢端感觉异常，可伴痛觉过敏、疼痛；后期可有运动神经受累，出现肌力减弱甚至肌萎缩和瘫痪。腱反射早期亢进、后期减弱或消失，音叉震动感减弱或消失。

（3）自主神经病变：瞳孔改变（缩小且不规则、光反射消失、调节反射存在），排汗异常（无汗、少汗或多汗），胃排空延迟（胃轻瘫）、腹泻（饭后或午夜）、便秘等，直立性低血压、持续心动过速、心搏间距延长等，及残尿量增加、尿失禁、尿潴留、阳痿等（2001、2002）。

4. 糖尿病足　是截肢、致残主要原因。

（1）轻者足部畸形、皮肤干燥和发凉、胼胝（高危足）。

（2）重者足部溃疡、坏疽。

5. 其他　视网膜黄斑病（水肿）、白内障、青光眼、屈光改变、虹膜睫状体病变等。

【巧妙记忆】　急性病症有四种，酮症高渗低血糖；乳酸中毒不多见，一旦得了太危险；糖尿肾病真可怕，蛋白丢失全身肿；眼部疾病较常见，角膜结膜虹膜炎；血管病变皮肤损，菲薄疤瘢毛脱落。周围神经有了病，麻木疼痛真可恨。

（六）综合防治原则（2017）

1. 治疗原则　早期和长期、积极而理性及治疗措施个体化。

2. 治疗目标　纠正代谢紊乱，消除症状、防止或延缓并发症的发生，维持良好健康和学习、劳动能力，保障儿童生长发育，延长寿命，降低病死率，提高患者生活质量。

3. 防治策略　全面治疗心血管危险因素，积极控制高血糖，纠正脂代谢紊乱、控制血压、抗血小板治疗、控制体重和戒烟等。

4. 糖尿病健康教育　是重要的基础治疗措施之一。包括糖尿病防治专业人员的培训，医务人员的继续医学教育，患者及其家属和公众的卫生保健教育。

5. 医学营养治疗　是另一项重要的基础治疗措施，应长期严格执行。饮食治疗为治疗基础（2003、2005、2007）。

（1）计算总热量：根据理想体重和工作性质，参照原来生活习惯等。

（2）营养物质分配：糖类占饮食总热量的50%~60%；蛋白质一般不超过15%，至少有1/3来自动物蛋白质；脂肪约占30%。

（3）合理分配。

（4）随访。

6. 体育锻炼　有规律的合适运动。T1DM患者宜在餐后进行，量不宜过大，时间不宜过长。

7. 病情监测　定期监测血糖，每3~6个月复查，每年1~2次全面复查。

（七）降血糖药物治疗（2023）

1. 促胰岛素分泌剂

（1）磺酰脲类（SUs）

1）机制：刺激胰岛β细胞分泌胰岛素（2008）。

2）适应证：新诊断的T2DM非肥胖患者、饮食和运动治疗不理想时。年龄>40岁、病程<5年、空腹血糖<10mmol/L时效果较好。

3）禁忌证：T1DM，有严重并发症或晚期β细胞功能很差的T2DM，儿童糖尿病，孕妇、哺乳期妇女，大手术围手术期，全胰腺切除术后，对SUs过敏或有严重不良反应者等。

4）不良反应：①低血糖反应：最常见而重要，常见于老年患者（60岁以上）、肝肾功能不全或营养不良者，药物剂量过大、体力活动过度、进食不规则、进食减少、饮含酒精饮料等为常见诱因。严重低血糖可诱发心绞痛、心肌梗死或脑血管意外；反复或持续低血糖可导致神经系统不可逆损伤、甚至昏迷死亡，应予避免。②体重增加：可能与刺激胰岛素分泌增多有关。③皮肤变态反应：皮疹、皮肤瘙痒等。④消化系统：上腹不适、食欲减退等，偶见肝功能损害、胆汁淤滞性黄疸。⑤心血管系统：某些磺酰脲类可能对心血管系统带来的不利影响有待于以心血管事件为终点的随机对照临床试验证实。

5）临床应用：基本上是第二代（格列本脲、格列吡嗪、格列齐特、格列喹酮和格列苯脲）。

（2）格列奈类：降血糖作用快而短，较适合于T2DM早期餐后高血糖阶段或以餐后高血糖为主的老年患者。

2. 双胍类（二甲双胍）

（1）机制：抑制肝葡萄糖输出，也可改善外周组织对胰岛素的敏感性、增加对葡萄糖的摄取和利用而降低血糖（2008）。

（2）适应证

1）T2DM：尤其是肥胖的患者（2007、2012、2013、2015、2017、2018、2020），及伴血脂异常、高血压或高胰岛素血症的患者，作为一线用药，可单用或联合应用其他药物。

2）T1DM：与胰岛素联合应有可能减少胰岛素用量和血糖波动。

（3）禁忌证

1）肾、肝、心、肺功能减退及高热患者，慢性胃肠病、慢性营养不良、消瘦者。

2）T1DM不宜单独使用本药。

3）T2DM合并急性严重代谢紊乱、严重感染、外伤、大手术、孕妇和哺乳期妇女等。

4）对药物过敏或有严重不良反应者。

5）酗酒者。肌酐清除率<60ml/min时不宜应用本药。

（4）不良反应

1）消化道反应：进餐时服药、从小剂量开始、逐渐增加剂量，可减少消化道不良反应。

2）皮肤变态反应。

3）乳酸性酸中毒：为最严重的不良作用，苯乙双胍用量较大或老年患者，肝、肾、心、肺功能不全及缺氧等时易发生。

（5）临床应用

1）儿童不宜服用本药，除非明确为肥胖的T2DM及存在胰岛素抵抗。

2）年老患者慎用，药量酌减，并监测肾功能。

3）准备做静脉注射碘对比剂检查的患者应事先暂停服用。

3. 噻唑烷二酮类（TZDs，格列酮类）

（1）机制：胰岛素增敏剂，明显减轻胰岛素抵抗（2008），主要刺激外周组织的葡萄糖代谢，降低血糖。

（2）单独或与其他降糖药物合用治疗T2DM患者，尤其是肥胖、胰岛素抵抗明显者。

（3）不宜用于T1DM、孕妇、哺乳期妇女和儿童。

（4）主要不良反应为水肿、体重增加，有心脏病、心力衰竭倾向或肝病者不用或慎用。

（5）常用药物为罗格列酮，吡格列酮。

4. α-葡萄糖苷酶抑制剂（AGI）

（1）机制：延迟小肠黏膜对碳水化合物的吸收，降低餐后高血糖（2008、2016）。

（2）适用于空腹血糖正常（或不太高）而餐后血糖明显升高者（2017、2020）。

（3）常见不良反应为胃肠反应（2004），如腹胀、排气增多或腹泻。

（4）肝、肾功能不全者慎用，不宜用于有胃肠功能紊乱者、孕妇、哺乳期妇女和儿童。

（5）常用药物为阿卡波糖，伏格列波糖。

（八）胰岛素治疗和胰岛素类似物

1. 适应证（2017、2018、2020）

（1）T1DM。

（2）DKA、高血糖高渗状态和乳酸性酸中毒伴高血糖。

（3）各种严重的糖尿病急性或慢性并发症。

（4）手术、妊娠和分娩。

（5）T2DM β细胞功能明显减退者。

（6）某些特殊类型糖尿病。

2. 胰岛素制剂

（1）速效制剂有普通（正规）胰岛素（RI），皮下注射后发生作用快，但持续时间短，是唯一可经静脉注射的胰岛素，可用于抢救DKA。主要控制一餐饭后高血糖。

（2）中效制剂有低精蛋白胰岛素、中性精蛋白胰岛素和慢胰岛素锌混悬液。主要控制两餐饭后高血糖，以第二餐饭为主。

（3）长效制剂有精蛋白锌胰岛素注射液和特慢胰岛素锌混悬液。主要提供基础水平胰岛素。

3. 治疗原则和方法　胰岛素治疗应在综合治疗基础上进行。胰岛素剂量决定于血糖水平、β细胞功能缺陷程度、胰岛素抵抗程度、饮食和运动状况等，一般从小剂量开始，根据血糖水平逐渐调整。

（1）1型糖尿病强化胰岛素治疗方案：餐前多次注射速效胰岛素加睡前注射中效或长效胰岛素。一部分T1DM患者在胰岛素治疗后一段时间内病情部分或完全缓解，胰岛素剂量减少或可以完全停用，称为“糖尿病蜜月期”，通常持续数周至数月。

（2）2 型糖尿病

1）胰岛素作为补充治疗：用于经合理的饮食和口服降糖药治疗仍未达到良好控制目标的患者，通常白天继续服用口服降糖药，睡前注射中效胰岛素（早晨可加或不加小剂量）或每天注射 1～2 次长效胰岛素。

2）胰岛素作为替代治疗：每天注射 2 次中效胰岛素或预混制剂；β 细胞功能极差的患者应按与 T1DM 类似的方案长期采用强化胰岛素治疗。适应证：①T2DM 诊断时血糖水平较高，特别是体重明显减轻的患者；②口服降糖药治疗反应差伴体重减轻或持续性高血糖的患者；③难以分型的消瘦的糖尿病患者；④在 T2DM 患者胰岛素补充治疗过程中，当每日胰岛素剂量已经接近 50U 时，可停用胰岛素促分泌剂而改成替代治疗。

（3）采用强化胰岛素治疗方案后，有时空腹血糖仍然较高，可能的原因为（2004、2020）：

1）夜间胰岛素作用不足。

2）“黎明现象”：即夜间血糖控制良好，也无低血糖发生，仅于黎明短时间内出现高血糖，可能由于清晨皮质醇、生长激素等胰岛素拮抗激素分泌增多所致（2011）。

3）Somogyi 效应：即在夜间曾有低血糖，在睡眠中未被察觉，但导致体内胰岛素拮抗素激素分泌增加，继而发生低血糖后的反跳性高血糖（2011）。

（4）不良反应：低血糖反应（2003），轻度水肿，视物模糊（2005）。

（九）糖尿病筛查及预防

1. 重点筛查高危人群，筛查方法为 OGTT。

2. 三级预防

（1）一级预防是避免糖尿病发病。

（2）二级预防是及早检出并有效治疗糖尿病。

（3）三级预防是延缓和/或防治糖尿病并发症。

三、低血糖症

（一）病因

1. 空腹低血糖症　主要病因是不适当的高胰岛素血症，反复提示有器质性疾病（2017）。

2. 餐后低血糖症　胰岛素反应性释放过多，多见于功能性疾病。

（二）临床表现（2014）

1. 自主（交感）神经过度兴奋表现　出汗、颤抖、心悸、紧张、焦虑、饥饿、流涎、软弱无力、面色苍白、心率加快、四肢冰凉、收缩压轻度升高等。

2. 脑功能障碍的表现　初期表现为精神不集中，思维和语言迟钝，头晕、嗜睡、视物不清、步态不稳，可有幻觉、躁动、易怒、行为怪异等精神症状；皮质下受抑制时可出现躁动不安，甚而强直性惊厥、锥体束征阳性；波及延髓时进入昏迷状态，各种反射消失，如果低血糖持续得不到纠正，常不易逆转甚至死亡。

（三）诊断与鉴别诊断

1. 诊断

（1）低血糖症的确立：根据低血糖典型表现（Whipple 三联征）可确定。①低血糖症状；②发作时血糖低于 2.8mmol/L（2018）；③供糖后低血糖症状迅速缓解。

（2）评价低血糖症的实验室检查：血浆胰岛素测定、胰岛素释放指数、血浆胰岛素原和 C 肽测定、48～72 小时饥饿试验、延长（5 小时）口服葡萄糖耐量试验。

2. 鉴别诊断　主要应与精神病、神经疾患（癫痫、短暂脑缺血发作）或脑血管意外等做鉴别诊断。

（四）治疗

1. 低血糖发作的处理　轻者口服糖水、含糖饮料，或进食糖果、饼干、面包、馒头等即可缓解。重者和疑似低血糖昏迷的患者，应及时测定毛细血管血糖，甚至无须血糖结果，及时给予 50% 葡萄糖液 60～100ml 静脉注射，继以 5%～10% 葡萄糖液静脉滴注，必要时可加用氢化可的松 100mg 和/或胰高血糖素 0.5～1mg 肌内或静脉注射。神志不清者，切忌喂食以避免呼吸道窒息。

2. 纠正导致低血糖症的各种潜在原因。

四、胰岛素瘤

胰岛素瘤是最常见的胰腺分泌胰岛素的功能性神经内分泌瘤。胰岛素瘤可以发生在任何年龄，约 90% 为良性肿瘤，90% 为孤立性，90% 发生在胰腺内，约 90% 的肿瘤直径<2cm。

（一）临床表现

胰岛素瘤的常见临床表现是空腹低血糖，可表现为：①自主神经症状，包括心悸、出汗以及发抖。②神经元低血糖症状，如认知障碍、遗忘、精神症状、痫性发作，部分患者可以出现体重增加。在某些患者中，餐后低血糖可能是低血糖的一个特征，甚至是唯一表现。

（二）诊断与鉴别诊断

证实在自发性或诱发性低血糖发作时（例如对空腹低血糖患者禁食 72 小时），血清胰岛素浓度异常的高，结合定位检查即可确立胰岛素瘤的诊断。

伴有高胰岛素血症的低血糖症且定位不明确时，需要与家族性高胰岛素血症、非胰岛素瘤胰源性低血糖综合征、胰岛素自身免疫性低血糖症等相鉴别。

（三）治疗

1. 手术治疗　手术切除胰岛素瘤是首选治疗。对不适合或拒绝进行手术的患者、或有手术无法切除的转移性病变的患者，应考虑内科治疗。

2. 预防症状性低血糖的治疗　①二氮嗪：可抑制胰岛素分泌，用于控制低血糖。②生长抑素类似物：如奥曲肽、兰瑞肽，通过抑制胰岛素的分泌控制低血糖，但也抑制生长激素、促甲状腺素和胰高血糖素的分泌。二氮嗪难治性的持续性低血糖患者，可选用奥曲肽。

【经典习题】

1. 碳酸氢钠处理糖尿病酮症酸中毒的指征为

A. 治疗酸中毒的起初 2 小时

B. 出现血钾过高

C. 出现心律紊乱

D. 血 pH<7.1

E. 血 pH<7.3

答案： D

考点： 糖尿病酮症酸中毒的治疗

解析： 糖尿病酮症酸中毒一般不必补碱。但严重酸中毒影响心血管、呼吸和神经系统功能，应给予相应治疗，但补碱不宜过多、过快。补碱指征为血 pH<7.1，HCO_3^-<5mmol/L。故选 D。

2. 有关糖尿病的诊断，正确的是

A. 空腹血糖升高是重要的诊断指标

B. 空腹血糖正常可排除糖尿病

C. 两次 OGTT 仍不能诊断时应做第 3 次

D. 糖耐量减低是糖尿病的一个亚型

E. 尿糖阴性可排除糖尿病

答案： A

考点： 糖尿病的诊断标准

解析： 空腹血糖值升高是诊断糖尿病的指标，A 正确。糖尿病的诊断标准为空腹血糖或餐后血糖升高，故空腹血糖正常可排除糖尿病的说法错误，B 错误。两次 OGTT 已经能确诊，C 错误。糖耐量减低并没有达到定义为糖尿病的标准，故不是糖尿病，D 错误。尿糖阴性只是说明血糖没有达到阈值，并不能说明和糖尿病关系，E 错误。故选 A。

（3~4 题共用题干）

男，62 岁。2 型糖尿病病史 10 年，口服二甲双胍 0.5g，每日 3 次，格列苯脲 4mg，每日 1 次，空腹血糖 7~9mmol/L，餐后血糖未监测。2 周前感冒后自行停药，逐渐出现疲乏无力、烦躁不安、胡言乱语等症状。1 天来食欲减退、恶心，无呕吐，未进食。查体：BP 140/90mmHg，体型偏胖，谵妄状态，心率 100 次/分，双肺呼吸音粗糙。尿糖（++++），酮体（+），血钠 150mmol/L。

3. 该患者的状态首先应考虑为

A. 糖尿病酮症酸中毒昏迷

B. 低血糖昏迷

C. 糖尿病高渗高血糖状态

D. 重症肺炎

E. 脑卒中

答案： C

考点： 高渗高血糖状态的诊断

解析： 根据糖尿病病史，感冒后自行停药，出现神经精神症状，尿糖明显阳性，血钠升高，无明显酮症，首先考虑为糖尿病高渗高血糖状态。故选 C。

4. 该患者处理的重点是

A. 补充碳酸氢钠

B. 恢复原降糖治疗

C. 补充电解质

D. 静脉输注生理盐水

E. 静脉输注葡萄糖

答案： D

考点： 高渗高血糖状态的治疗

解析： 治疗应根据血糖、尿糖调整胰岛素剂量，给予输液。本症失水更严重，故应注意补液，可先静脉输生理盐水 1000~2000ml 后再根据血钠和渗透压结果决定输入溶液的性质。故选 D。

第八节　水、电解质代谢紊乱和酸碱平衡失调

一、治疗与预防

（一）外科患者生理需要量、防治原则

1. 外科患者生理需要量　按成人 50kg 体重计算每日的需要量为：

（1）液体需要量为 2000~2500ml。

（2）晶体需要量为氯化钠 4.5g，氯化钾 3~4g，即每日可补给 5%~10%葡萄糖溶液 1500ml；5%葡萄糖盐溶液 500ml；10%氯化钾溶液 30~40ml。

2. 防治原则

（1）积极治疗原发病。

（2）尽量减少手术时间，减少手术过程中液体的丢失。

（3）除补充生理需要量外，还要计算补充体液额外丢失量。

（4）注意酸碱平衡。

（二）平衡失调时的纠正方法

1. 首先要治疗原发病，以控制体液继续丧失。

2. 若患者有明显血容量不足时，应首先补充血容量。

3. 要明确水电解质和酸碱平衡失调的性质及程度，采用估计或计算的方法确定补液量。

【巧妙记忆】 去除病因，补充血容量，缺什么补什么。

4. 补液总量

（1）生理需要量：禁食患者要补充当日需要量。

（2）前一日额外丧失量。

（3）已往丧失量：包括患者入院时已经存在的各种脱水、缺钾、酸碱平衡失调等。

二、水、钠的代谢紊乱

（一）等渗性脱水

等渗性脱水又称急性脱水或混合性脱水，是外科患者最易发生的水和钠代谢紊乱（2001）。水和钠成比例的丧失，血清钠仍在正常的范围，细胞外液渗透压也保持正常。

1. 病因

（1）消化液的急性丧失（2014）：如肠外瘘、大量呕吐等。

（2）体液丧失：在感染区或软组织内，如腹腔内或腹膜后感染、肠梗阻、烧伤等。

2. 临床表现

（1）有恶心、食欲缺乏、乏力、少尿等，但不口渴。舌干燥，眼窝凹陷，皮肤干燥、松弛。

（2）若在短期内体液丧失量达到体重的5%（相当于细胞外液的25%），患者则会出现脉搏细速、肢端湿冷、血压不稳定或下降等血容量不足之表现。

（3）当体液继续丧失达体重的6%～7%时，则有更严重的休克表现，常伴发代谢性酸中毒。如果丧失的体液主要为胃液，则可伴发代碱。

3. 诊断

（1）依据消化液或其他体液的大量丧失史和血容量不足的表现。每日的失液量越大，失液持续时间越长，症状就越明显。

（2）实验室检查：血液浓缩现象（红细胞计数、血红蛋白量和血细胞比容均明显增高）。血清 Na^+、Cl^-浓度无明显降低。尿比重增高（2001）。做动脉血血气分析可判断是否有酸（碱）中毒存在。

4. 治疗

（1）积极治疗原发病，消除病因。

（2）静脉滴注平衡盐溶液（首选）（2005、2007、2011）或等渗盐水，可使血容量得到尽快补充。临床有血容量不足症状时，快速滴注3 000ml 液体（按体重60kg 计算），血容量不足表现不明显者，可给上述用量的1/2～2/3。此外，还应补给日需要水量2 000ml 和氯化钠4.5g。

（3）目前常用平衡盐溶液有两种：乳酸钠和复方氯化钠溶液（1.86%乳酸钠和复方氯化钠之比为1∶2）与碳酸氢钠和等渗盐水溶液（1.25%碳酸氢钠和等渗盐水之比为1∶2）。

（4）单用等渗盐水，易引起高氯性酸中毒。尿量达40ml/h 后，方可补钾。

（二）低渗性脱水

低渗性脱水又称慢性脱水或继发性脱水。此时水和钠同时缺失，但失钠多于脱水，故血清钠低于正常范围，细胞外液呈低渗状态。

1. 病因（2011、2012）

（1）胃肠道消化液持续丢失，例如反复呕吐、长期胃肠减压或慢性肠梗阻。

（2）大创面的慢性渗液。

（3）应用排钠利尿药（氯噻酮、依他尼酸）时，未注意补给适量的钠盐。

（4）等渗性脱水治疗时补水过多。

【巧妙记忆】 消化液急性丧失是等渗，持续丧失是低渗。

2. 临床表现（2018）　一般无口渴感，常见症状有恶心、呕吐、头晕、视物模糊、软弱无力、起立时容易晕倒等。甚至出现神志淡漠、肌痉挛性疼痛、腱反射减弱和昏迷等。

（1）轻度缺钠：血钠浓度在130～135mmol/L，患者感疲乏、头晕、手足麻木。尿中 Na^+减少。

（2）中度缺钠：血钠浓度在120～130mmol/L，患者上述症状+恶心、呕吐、脉搏细速，血压不稳定或下降，脉压变小，浅静脉萎陷，视物模糊，站立性晕倒；尿少，尿中几乎不含钠和氯。

（3）重度缺钠：血钠浓度在120mmol/L 以下，患者神志不清，肌痉挛性抽痛，腱反射减弱或消失；出现木僵，甚至昏迷。易发生休克。

3. 诊断

（1）体液丢失病史和临床表现。

（2）尿比重在1.010 以下，尿 Na^+和 Cl^-明显减少。

（3）血钠低于135mmol/L。

（4）红细胞计数、血红蛋白量、血细胞比容及血尿素氮值均有增高。

4. 治疗

（1）积极处理病因。

（2）静脉输注含盐溶液或高渗盐水。速度应先快后慢，总输入量应分次完成。定时检测，随时调整输液计划。

（3）对重度缺钠出现休克者，应先补足血容量。补充血容量和钠盐后，酸中毒仍未完全纠正，可静脉滴注 5% 碳酸氢钠溶液 100 ~ 200ml 或平衡盐溶液 200ml。

（4）尿量达到 40ml/h 后，补充钾盐。

（三）高渗性脱水

高渗性脱水又称原发性脱水。脱水多于缺钠，血清钠高于正常范围，细胞外液渗透压升高。

1. 病因

（1）摄入水分不足（2007）：食管癌致吞咽困难，重危患者的给水不足，经鼻胃管或空肠造口管给予高浓度肠内营养溶液等。

（2）水分丧失过多（2015）：高热大量出汗、大面积烧伤暴露疗法、糖尿病昏迷等。

2. 临床表现

（1）轻度脱水：除口渴外，无其他症状，脱水量为体重的 2% ~4%。

（2）中度脱水：极度口渴，乏力、尿少和尿比重增高。唇舌干燥，皮肤失去弹性，眼窝下陷。常有烦躁不安，缺水量为体重的 4% ~6%。

（3）重度脱水：除上述症状外，出现躁狂、幻觉、谵妄，甚至昏迷。脱水量超过体重的 6%（2007、2011、2012、2014）。

【巧妙记忆】 只要是重度的都会有休克的表现，否则都是中度，不明显的代偿的都是轻度的。只有高渗才会有口渴。

3. 诊断

（1）病史、临床表现和实验室检查。

（2）尿比重高。

（3）红细胞计数、血红蛋白量、血细胞比容轻度升高。

（4）血钠在 150mmol/L 以上。

4. 治疗

（1）治疗原发病，解除病因。

（2）无法口服的患者，可静脉滴注 5% 葡萄糖溶液或低渗的 0.45% 氯化钠溶液。每丧失体重的 1% 补液 400~500ml，一般可分在 2 天内补给，另补充每天正常需要量 2000ml。

（3）补水也要补钠，尿量超过 40ml/h 后补钾，如有酸中毒，用碳酸氢钠。

（四）水中毒

又称稀释性低血钠。机体的摄入水总量超过了排出水量，使水分在体内潴留，引起血浆渗透压下降和循环血量增多。

1. 病因

（1）各种原因所致的抗利尿激素分泌过多。

（2）肾功能不全，排尿能力下降。

（3）机体摄入水分过多或接受过多的静脉输液。

2. 临床表现

（1）急性水中毒：脑细胞肿胀可造成颅内压增高，头痛、嗜睡、躁动、精神紊乱、定向能力失常、谵妄，甚至昏迷。若发生脑疝则出现相应的神经定位体征。

（2）慢性水中毒：可有软弱无力、恶心、呕吐、嗜睡等。体重明显增加，皮肤苍白而湿润。

3. 诊断　红细胞计数、血红蛋白量、血细胞比容和血浆蛋白量均降低，血浆渗透压降低。

4. 治疗

（1）预防重于治疗。

（2）水中毒-经诊断，应立即停止水摄入。

（3）程度严重者，除禁水外，用利尿药，一般可用渗透性利尿药（20% 甘露醇或 25% 山梨醇 200ml）静脉快速滴注，也可静脉注射袢利尿药（呋塞米和依他尼酸）。

【巧妙记忆】 水和钠的代谢紊乱治疗：解除病因，纠正失常，酸碱平衡，见尿补钾。

三、低钾血症

血钾低于 3.5mmol/L（2007）称为低钾血症。

（一）病因

1. 长期进食不足。

2. 应用呋塞米、依他尼酸等利尿药，肾小管性酸中毒，急性肾衰竭多尿期，以及盐皮质激素（醛固酮）过多等，使钾从肾排出过多。

3. 补液患者长期接受不含钾盐的液体，或静脉营养液中钾盐补充不足。

4. 呕吐、持续胃肠减压、肠瘘等，钾从肾外途径丧失（2000、2001、2012、2013）。

5. 钾向组织内转移，见于大量输注葡萄糖和胰岛素，或代谢性、呼吸性碱中毒时。

（二）临床表现

1. 最早的临床表现是肌无力（2000、2001），四肢软弱无力，可延及躯干和呼吸肌（呼吸困难或窒息），软瘫、腱反射减退或消失。

2. 肠麻痹表现食欲缺乏、恶心、呕吐和腹胀、肠蠕动消失等（2000、2001、2021）。

3. 心脏受累表现传导阻滞和节律异常。

4. 典型的心电图改变早期出现 T 波降低、变平或倒置，随后出现 ST 段降低、QT 间期延长和 U 波。

5. 可出现低钾性碱中毒，但尿呈酸性［反常性酸性尿（2000）］。

【巧妙记忆】 低钾临表和骨骼肌、平滑肌和心肌失去收缩功能有关。

（三）治疗（2023）

1. 积极处理低血钾的病因。

2. 分次补钾，边治疗边观察。无法口服者，静脉补给。

3. 静脉补充钾有浓度及速度的限制，每升输液中含钾量不宜超过 40mmol（相当于氯化钾 3g）；应缓慢滴注，输入钾量应控制在 20mmol/h 以下。输入量 40~80mmol/d（3~6g/d）（2003、2005）。

4. 如伴有休克，应先输给晶体液及胶体液，尽快恢复其血容量。待尿量超过 40ml/h 后，再静脉补钾。

四、高钾血症

（一）病因

1. 进入体内或血液内的钾多［口服或静脉输入氯化钾，使用含钾药物，大量输入库存血（2004）］。

2. 肾排钾功能减退（急性及慢性肾衰竭，应用保钾利尿药螺内酯、氨苯蝶啶）；盐皮质激素不足等。

3. 细胞内钾的移出（溶血、组织损伤、酸中毒）（2018）。

（二）诊断

1. 有引起高钾血症的原因，出现无法用原发病解释的临床表现（心动过缓、心律不齐等）（2013）。

2. 血钾超过 5. 5mmol/L 可确诊。

3. 心电图早期改变为 T 波高而尖，P 波波幅下降，随后出现 QRS 增宽。

（三）治疗

1. 首先立即停用一切含钾的药物或溶液（2002）。

2. 降低血钾

（1）促使 K^+暂时转入细胞内

1）输注碳酸氢钠溶液：先静脉注射 5%碳酸氢钠溶液 60 ~ 100ml，再继续静脉滴注碳酸氢钠溶液 100~200ml。

2）输注葡萄糖溶液及胰岛素：25%的葡萄糖溶液 100~200ml，按每 5g 糖加入胰岛素 1U，静脉滴注，可使 K^+转入细胞内，从而暂时降低血钾浓度。必要时，可每 3~4 小时重复用药。

3）对于肾功能不全、不能输液过多者，可用 10%葡萄糖酸钙 100ml、11. 2%乳酸钠溶液 50ml、25%葡萄糖溶液 40ml，加入胰岛素 20U，24 小时缓慢静脉滴入。

（2）阳离子交换树脂：口服，每次 15g，每日 4 次，可使 K^+从消化道排出。为防止便秘、粪块堵塞，可同时口服山梨醇或甘露醇以导泻。

（3）透析疗法：有腹膜透析和血液透析两种。适用于上述治疗仍无法降低血钾浓度者。

3. 拮抗钾的心脏毒性　钙与钾有对抗作用，故静脉注射 10%葡萄糖酸钙溶液 20ml，可对抗 K^+对心肌的毒性作用。也可将 10%葡萄糖酸钙溶液 30~40ml 加入静脉补液内滴注。

五、代谢性酸中毒

代谢性酸中毒是临床最常见的酸碱失调。酸性物质的积聚或产生过多，或 HCO_3^-丢失过多。

（一）病因

1. 碱性物质丢失过多　腹泻、肠瘘、胆瘘和胰瘘等，经粪便、消化液大量丢失 HCO_3^-。应用碳酸酐酶抑制剂（乙酰唑胺）可使肾小管排 H^+及重吸收 HCO_3^-减少。

2. 酸性物质过多　失血性及感染性休克致急性循环衰竭、组织缺血缺氧，可使丙酮酸及乳酸大量产生，发生乳酸性酸中毒，这在外科很常见。糖尿病或长期不能进食，体内脂肪分解过多，可形成大量酮体，引起酮体酸中毒（2018）。

3. 肾功能不全　由于肾小管功能障碍，内生性 H^+不能排出体外，或 HCO_3^- 吸收减少，均可致酸中毒。

（二）临床表现（2006、2007）

轻度代酸可无明显症状。重症患者可有疲乏、眩晕、嗜睡、感觉迟钝或烦躁。最明显的表现是呼吸变得又深又快，呼吸肌收缩明显。呼吸频率有时可高达每分钟 40~50 次。呼出气带有酮味。患者面颊潮红，心率加快，血压常偏低。可出现腱反射减弱或消失、神志不清或昏迷。患者常可伴有脱水的症状。代酸可降低心肌收缩力和周围血管对儿茶酚胺的敏感性，患者容易发生心律不齐、急性肾功能不全和休克。

（三）诊断

1. 患者严重腹泻、肠瘘或休克等的病史，又有深而快的呼吸——怀疑。

2. 血气分析——明确诊断，并可了解代偿情况和酸中毒的严重程度。pH 降低、HCO_3^- 浓度降低（2003、2012、2016、2022）。

（四）治疗

1. 病因治疗（首要）（2011）+补充液体，轻症的代谢性酸中毒可自行纠正，不必应用碱性药物。

2. 血浆 HCO_3^-低于 15mmol/L 和 pH<7. 2 的重症酸中毒患者，输液同时用酌量碱剂（碳酸氢钠溶液）治疗（2002、2003），边治疗边观察，逐步纠正酸中毒。

3. 酸中毒纠正后，注意防治低钙血症、低钾血症。

六、代谢性碱中毒

体内 H^+丢失或 HCO_3^-增多。

（一）病因

1. 胃液丧失过多　外科代碱最常见原因。

2. 碱性物质摄入过多　长期服用碱性药物，大量输注库存血。

3. 缺钾（2003、2004、2006、2013、2014）　低钾时，3个K^+从细胞内释出，即有2个Na^+和1个H^+进入细胞，引起细胞内酸中毒和细胞外碱中毒，而远曲小管向尿中排出H^+，尿液呈酸性，即反常性酸性尿。

4. 利尿药的作用　呋塞米、依他尼酸。抑制近曲小管对Na^+和Cl^-的再吸收，但不影响远曲肾小管内Na^+-H^+的交换，排Cl^-大于排Na^+，Na^+和HCO_3^-回入血液的量增加，发生低氯性碱中毒。

（二）临床表现

1. 轻者无明显症状。

2. 重者有呼吸变浅变慢，或神经精神方面的异常，如谵妄、精神错乱或嗜睡等。

3. 严重时还可有低血钙表现。

（三）诊断

1. 病史及临床表现。

2. 血气分析　失代偿时，血液pH和HCO_3^-浓度明显增高（2016），$PaCO_2$正常；部分代偿时，血液pH、HCO_3^-浓度及$PaCO_2$浓度有一定程度增高。

（四）治疗

1. 积极处理原发病。

2. 对丧失胃液所致的代谢性碱中毒，可输注等渗盐水或葡萄糖盐水；因碱中毒几乎都伴有低钾血症，故应及时补充氯化钾，但应在患者尿量超过40ml/h后进行。

3. 治疗严重代谢性碱中毒时，可应用盐酸的稀释液。

七、钙代谢紊乱

（一）低钙血症

1. 病因　可发生在急性重症胰腺炎、坏死性筋膜炎、肾衰竭、消化道瘘和甲状旁腺功能受损的患者。

2. 临床表现（2019、2022）　有口周和指（趾）尖麻木及针刺感、手足抽搐、腱反射亢进以及Chvostek征阳性等。

3. 诊断　主要根据病史、临床表现、实验室检查（血钙低于2.25mmol/L）等综合诊断。

4. 治疗　①纠治原发病。②对症补钙：用10%葡萄糖酸钙10~20ml或5%氯化钙10ml静脉注射，必要时8~12小时后再重复注射。③长期低血钙者，可逐渐以口服钙剂及活性维生素D_3替代。

（二）高钙血症

1. 病因　多见于甲状旁腺功能亢进症，其次是骨转移性癌。

2. 临床表现　早期症状无特异性，血钙浓度进一步增高时可出现严重头痛、背和四肢疼痛等。在甲状旁腺功能亢进症的病程后期，可致全身性骨质脱钙，发生多发性病理性骨折。

3. 诊断　结合病史、临床表现、实验室检查（血钙浓度高于2.75mmol/L）等综合诊断。

4. 治疗　①治疗原发病，如甲状旁腺功能亢进者应接受手术治疗。②对骨转移性癌患者，治疗肿瘤，可给予低钙饮食，补充水分以利于钙的排泄；可使用双膦酸盐。

【经典习题】

1. 高钾血症常见的临床表现是

A. 心动过缓

B. 肠蠕动消失

C. 四肢肌张力增强

D. 恶心、呕吐

E. 腹胀

答案：A

考点：高钾血症的临床表现

解析：血钾浓度高于5.5mmol/L称为高钾血症，>7.0 mmol/L则为严重高钾血症。高钾血症的临床表现无特异性。可有神志模糊、感觉异常和肢体软弱无力等。严重高钾血症者有微循环障碍的临床表现，如皮肤苍白、发冷、青紫、低血压等。常有心动过缓或心律不齐。最危险的是高血钾可致心脏骤停。高钾血症，特别是血钾浓度超过7mmol/L，都会有心电图的异常变化，早期改变为T波高而尖，P波波幅下降，随后出现QRS增宽。故选A。

2. 男，56岁。因吞咽、饮水困难2周，现有乏力、尿少、极度口渴来诊。查体：血压正常，唇干，眼窝凹陷，烦躁不安。出现躁狂、幻觉，有时昏迷。该患者应考虑为

A. 中度低渗性脱水

B. 中度等渗性脱水

C. 重度等渗性脱水

D. 中度高渗性脱水

E. 重度高渗性脱水

答案：E

考点：高渗性脱水的诊断及分度

解析：高渗性脱水分为三度：轻度脱水者除口渴外无其他症状；中度脱水者有极度口渴，乏力、尿少、尿比重增高、唇舌干燥、皮肤失去弹性、眼窝下陷，常有烦躁不安；重度脱水者除上述症状外，出现躁狂、幻觉、谵妄甚至昏迷。根据患者的临床表现考虑诊断为重度高渗性脱水，故选E。

第八章 精神、神经系统

第一节 神经病学概论

一、运动系统

（一）上运动神经元瘫痪解剖、生理、临床表现、定位诊断（★★★）

1. 解剖 是由皮质运动投射区和上运动神经元径路（皮质脊髓束和皮质脑干束）损害而引起。

2. 生理 上运动神经元的功能是发放和传递随意运动冲动至下运动神经元，并控制和支配其活动。上运动神经元损伤后可产生中枢性（痉挛性）瘫痪。

3. 临床表现 表现为不同类型的瘫痪，共同特点为：瘫痪肌肉张力增高、腱反射亢进（2005）、浅反射消失，出现所谓连带（联合）运动和病理反射，瘫痪肌肉不萎缩，电测验无变性反应（2013、2014、2017）。

【巧妙记忆】 上运动神经元瘫痪由皮质运动投射区和上运动神经元径路损害引起，表现为瘫痪、肌张力增高、腱反射亢进、浅反射消失，出现连带运动和病理反射，无肌肉萎缩，电测验无变性反应。

4. 定位诊断（2017）

（1）皮质运动区呈长带状，故局限性病变时可以出现一个肢体的中枢性瘫痪。

（2）内囊为感觉、运动和视觉传导束的集中地。

（3）出现交叉性瘫痪即病变侧脑神经麻痹及对侧肢体中枢性瘫痪。

（二）下运动神经元瘫痪解剖、生理、临床表现、定位诊断（★★★）

1. 解剖 下运动神经元包括脊髓前角细胞、脑神经运动核及其发出的神经轴突，因传导通路的某一环节发生病变可引起瘫痪。

2. 生理 引起肌肉的收缩。下运动神经元损伤后可产生周围性（弛缓性）瘫痪。

3. 临床表现 特点为肌张力减低、腱反射减弱或消失、肌肉萎缩及肌电图显示神经传导异常和失神经电位，无病理反射。

4. 定位诊断

（1）脊髓前角病变：局限于前角细胞的病变引起弛缓性瘫痪，没有感觉障碍，瘫痪分布呈节段性。

（2）前根病变：瘫痪分布亦呈节段型，常有根性疼痛和节段性感觉障碍。

（3）神经丛病变：一个肢体的多数周围神经的瘫痪和感觉障碍。

（4）周围神经病变：瘫痪及感觉障碍的分布与周围神经支配关系一致。

【巧妙记忆】 下运动神经元瘫痪由脊髓前角细胞、脑神经运动核及其发出的神经轴突病变引起，特点为肌张力减低、腱反射减弱或消失、肌肉萎缩、神经传导异常，无病理反射。

（三）锥体外系损害的临床表现（★★）

主要为肌张力变化和不自主运动：苍白球和黑质病变多表现为运动减少和肌张力增高；尾状核和壳核病变多表现为运动增多和肌张力减低；丘脑底核病变可发生偏侧投掷运动。

（四）小脑损害的临床表现（2016、2017、2019）（★★）

主要为共济失调和平衡障碍。如站立不稳，摇晃跌倒（Romberg 征阳性）（2005）。指鼻试验阳性，轮替动作，跟-膝-胫试验阳性（2003）。

二、感觉系统

（一）浅感觉解剖、生理、障碍后临床表现及定位诊断（★★）

1. 躯干、四肢的痛、温、触觉传导通路 第一级感觉神经元位于脊神经节内，其轴突形成脊神经后根。后根在脊髓灰质后角更换神经元（第二级神经元）（2001、2013）。其纤维斜越到对边，上行至丘脑。在丘脑外侧核的腹后部再次更换神经元（第三级神经元），发出纤维参与组成丘脑皮质束，上行经内囊，投射至大脑皮质中央后回的上 2/3 躯干和下肢的感觉区。

2. 头面部痛、温、触觉传导通路 经三叉神经传入，第一级感觉神经元位于半月节内，其树突构成感觉纤维，分布至头面部皮肤感觉；轴突经三叉神经根进入脑桥后，传导触觉的纤维止于三叉神经感觉主核，传导痛、温觉的纤维止于三叉神经脊束核，为第二级神经元，换元后的纤维交叉至对边上行，组成三叉丘系，经脑干各部止于丘脑外侧核的腹后部（第三级神经元），更换神经元后的纤维参与组成丘脑皮质束经内囊投射至中央后回下 1/3 的感觉区。

（二）深感觉解剖、生理、临床表现、定位诊断（★★）

肌肉、肌腱或者关节感受器经脊神经至脊神经节（Ⅰ级神经元），再经后根入脊髓组成后索到薄束核、楔束核（Ⅱ级神经元）（2001、2011），通过内侧丘系交叉到丘脑腹后外侧核（Ⅲ级神经元）组成后脑皮质束，经内囊后肢到大脑皮质中央后回。

（三）感觉障碍的临床表现

临床表现包括抑制性症状（感觉缺失或感觉减退）和刺激性症状（感觉过敏、感觉倒错、感觉过度、感觉异常及疼痛）。

（四）感觉障碍的定位诊断

1. 周围神经　受损时，出现对称性四肢远端的各种感觉减退，呈手套或袜形；周围神经某一神经干受损时，出现其支配区域的条、块状各种感觉障碍。

2. 后根　受损后，其支配区内皮肤出现节段性带状分布的各种感觉缺失或减退。但也有相应后根的放射性疼痛，称根性疼痛。

3. 脊髓　脊髓后角损害时可产生节段性分布的痛觉、温度觉障碍，但深感觉和触觉存在（分离性感觉障碍）。脊髓半切损伤时，受损节段平面以下同侧深感觉障碍，对侧痛温觉障碍，称脊髓半切综合征。脊髓横贯性病变，产生病变平面以下的全部感觉丧失，同时有截瘫或四肢瘫、大小便功能障碍。

4. 脑干　延髓外侧和脑桥下部病变时，由于损害脊髓丘脑束和三叉神经脊束、脊束核，可引起对侧半身分离性感觉障碍（痛、温觉缺失而触觉存在）或同侧面部痛、温度觉缺失，为交叉性感觉障碍；一侧脑桥上部和中脑的内侧丘系病变引起对侧偏身和面部的感觉障碍。

5. 丘脑（2020）　丘脑病变引起对侧偏身感觉减退或缺失，还可伴有自发性疼痛和感觉过度。

6. 内囊　受损引起对侧偏身感觉减退或缺失，常伴有偏瘫或偏盲，此称为三偏征。

7. 皮质　因皮质感觉区范围广，病变只损害其中一部分，故常表现为对侧的一个上肢或下肢分布的感觉减退或消失，其特点为复合性感觉障碍。皮质感觉中枢的刺激性病灶可引起感觉型癫痫发作。

三、脑神经

（一）第Ⅱ对（视神经）（★★★）

1. 解剖　视网膜（视杆、视锥细胞）→视网膜两极细胞（第一级）→视网膜节细胞（第二级）→视神经，发自视网膜鼻侧一半的纤维经视交叉后与对侧眼球视网膜颞侧一半的纤维结合形成视束→外侧膝状体→视放射→背束（经顶叶）终止于枕叶楔回，距状裂/腹束→经颞叶→枕叶楔回，距状裂。

2. 生理　为特殊的躯体感觉神经，是由视网膜神经节细胞的轴突聚集而成，主要传导视觉冲动。

3. 临床表现　①一侧完全损坏出现一眼全盲，瞳孔直接对光反射消失，间接对光反射存在；部分损坏出现暗点或者视野缩小。②视交叉病变。③视束或外侧膝状体病变。④视放射病变。⑤枕叶病变。

（二）第Ⅲ对（动眼神经）（★★）

1. 解剖　动眼神经从腹侧穿过内侧纵束、红核、黑质→从动脑脚内侧出脑干→经眶上裂→眼外肌和眼内肌。

2. 生理　为支配眼肌的主要运动神经，还支配瞳孔括约肌和睫状肌。分布于上睑提肌、上直肌、下直肌、内直肌、下斜肌（2002）。

3. 临床表现　①完全性动眼神经麻痹（2017、2018）：眼球外斜位、上睑下垂、瞳孔散大，直接和间接对光反射消失，调节反射消失。②部分性动眼神经或核性麻痹：受累部位核团和视神经部位而异。

（三）第Ⅴ对（三叉神经）（★★★）

1. 解剖　中枢支进入脑桥后，触觉纤维终止于感觉主核，痛温觉纤维终止于三叉神经脊束核，咀嚼肌的本体感觉纤维止于三叉神经中脑核，不同的核团再发出纤维交叉至对侧形成三叉丘系→丘脑腹后内侧核→皮质感觉中枢；三叉神经运动根出颅后与感觉纤维合并成为下颌神经支配咀嚼肌。

2. 生理　为混合性神经，含有一般躯体感觉和特殊内脏运动两种神经纤维。感觉神经司面部、口腔及头顶部的感觉，运动神经支配咀嚼肌的运动。

3. 临床表现　①三叉神经痛。②损毁病变：同侧面部的感觉障碍，角膜反射消失，咀嚼肌瘫痪，张口时下颌向病侧偏斜（2003）。

（四）第Ⅵ对（展神经）

1. 解剖　经脑桥延髓沟出脑干→经岩骨尖→海绵窦外侧壁→眶上裂→外直肌。

2. 生理　支配外直肌。

3. 临床表现　①外直肌麻痹：眼球内偏。②展神经麻痹。

（五）第Ⅶ对（面神经）（★★★）

1. 解剖　为混合性神经，传导舌前2/3（2001、2002）的味觉及外耳道骨室，软腭及扁桃体的一般躯体感觉→膝状神经节→孤束核→丘脑→颞叶（味觉）；中央后回（一般躯体感觉）；面神经运动支分为：①脑桥的面神经核发出纤维→出颅支配面部肌肉及耳部肌、枕肌、颈阔肌、镫骨肌等；②支配面上部肌肉的神经元接受双侧皮质脑干束的控制，支配面下部肌肉的神经元只接受对侧皮质脑干束的控制。

2. 生理　为混合性神经，其主要成分是运动神经，司面部的表情运动；次要成分为中间神经，含有内脏运动纤维、特殊内脏感觉纤维和躯体感觉纤维，司味觉和腺体（泪腺及唾液腺）的分泌，及内耳、外耳道等处的皮肤感觉。

3. 临床表现　临床表现为患侧鼻唇沟变浅、额纹消失、睑裂变大、口角偏向健侧，不能完成皱额、皱眉、闭目、鼓腮、噘嘴、吹哨动作。

（六）第Ⅸ、Ⅹ对（舌咽神经和迷走神经）

1. 解剖

（1）舌咽神经和迷走神经（感觉）

1）咽部一般感觉→舌咽神经→上神经节→三叉神经脊束核→丘脑腹后内侧核→中央后回。

2）味觉→舌咽神经→岩神经节→孤束核→丘脑→岛叶。

3）颅后窝一般感觉→迷走神经→颈静脉神经节→三叉神经脊束核→丘脑腹后内侧核→中央后回。

（2）舌咽神经和迷走神经（运动）起自延髓的疑核→经颈静脉孔出路支配咽部肌肉；起自迷走神经背核经迷走神经支配内脏运动。

2. 生理　舌咽神经传导味觉，与呼吸、血压和脉搏的调节有关，接受耳部皮肤的一般感觉。提高咽穹隆，与迷走神经共同完成吞咽动作。司腮腺分泌。

迷走神经支配软腭、咽及喉部的横纹肌，控制平滑肌、心肌和腺体的活动。一般躯体感觉纤维周围突分布于外耳道、耳郭凹面的一部分皮肤（耳支）及硬脑膜。一般内脏感觉纤维周围突分布于咽、喉、食管、气管及胸、腹腔内脏器。

3. 临床表现　受损时引起声音嘶哑或鼻音、吞咽困难、饮水呛咳、病侧软腭弓低，悬雍垂偏向健侧、咽反射消失。

（七）第Ⅻ对（舌下神经）

1. 解剖　舌下神经核位于延髓第四脑室底舌下神经三角深处，经舌下神经管出颅，分布于同侧舌肌。

2. 生理　支配舌肌运动，舌向外伸出主要是颏舌肌向前牵拉的作用，舌向内缩回主要是舌骨舌肌的作用。

3. 临床表现　①舌下神经核上性病变：一侧病变伸舌伸向瘫痪侧。②舌下神经及核性病变：一侧病变患侧舌肌瘫痪，伸舌时舌尖偏向患侧，两侧病变时伸舌受限，伴有舌肌萎缩。

四、皮质与脑功能

中央沟和大脑外侧裂将大脑分为额叶、顶叶、颞叶和枕叶。损害表现如下。

（一）额叶

1. 语言和书写功能区　运动性语言区（Broca区）：位于优势半球的外侧裂上方和额下回后部，该区病变出现表达性失语（也称为运动性失语）。书写区位于上肢代表区和额中回后部，该区病变出现写字和绘画困难，产生失写症。

2. 躯体运动功能相关区　①第Ⅰ躯体运动区，该区破坏性病灶引起对侧躯体的单瘫或中枢性面瘫，刺激性病灶则引起局灶性癫痫。②第Ⅱ躯体运动区，与对侧肢体运动有关。③运动辅助区。④头眼运动区，破坏后两眼同时凝视病灶侧。刺激性病变时，两眼凝视病灶对侧且伴有头和肢体转向对侧，见于癫痫发作。

3. 眼球凝视中枢　该区刺激使双眼提示凝视病灶对侧（如癫痫发作），该区破坏时双眼同时凝视病灶侧。

4. 额前区　病变时出现精神退缩、记忆丧失、行为幼稚、情感淡漠和强握、摸索等精神行为障碍。

（二）顶叶

1. 躯体感觉功能区　①第Ⅰ感觉区位于中央后回和旁中央小叶的后部，为对侧躯体的痛、温、触、压和位置觉代表区。该区的刺激性病变产生对侧躯体的局灶性感觉性发作，破坏性病变产生对侧半身的躯体感觉障碍，并出现许多临床症状或综合征。如位置觉缺失、实体辨别觉缺失、皮肤辨别觉缺失或减退。②第Ⅱ躯体感觉区位于岛叶，主要功能为痛觉代表区。③味觉代表区。

2. 语言、文字、信号等功能区　损害后可产生失语、失用和体象障碍。顶叶角回的病变产生命名性失语；角回和缘上回同时受累时则可出现失语，同时伴书写和理解困难。缘状回损害则引起体象障碍。

（三）颞叶

1. 听区　也称为Wernicke区。位于颞中回后部与颞横回处，该区破坏后可引起感觉性失语（听觉性失语）。优势半球颞中回后部损害，可出现命名性失语。

2. 嗅区　位于颞叶内侧海马钩部。该区刺激性病灶可出现幻嗅、幻味，做舔舌、咀嚼动作，称为钩回发作。

3. 颞叶内侧面、海马　属于边缘系统，与精神、行为和内脏功能有关。

4. 颞叶深部　此处的视辐射纤维和视束损害，可出现视野改变，表现为两眼对侧视野的同时向上象限盲。

（四）枕叶

枕叶位于顶枕裂和枕前切迹连线的后方。一侧枕叶完全损害引起病变对侧同向偏盲，两侧枕叶完全损害，引起完全性皮质盲（视觉丧失，但瞳孔对光反射正常）；两侧距状裂上方皮质病变，引起双眼下方视野缺损；两侧距状裂下方皮质病变，引起双眼上方视野缺损。

五、脑室系统与脑脊液

（一）解剖生理

1. 脑室系统　由两个侧脑室、1个第三脑室和1个第四脑室组成。侧脑室可分为前角、中央部、后角和下角。每个脑室均有脉络丛，侧脑室脉络丛最大。

2. 脑脊液　为脉络丛产生的透明水样液体，细胞成分很少（0～5个/毫升），蛋白质含量极微（0.15～0.45g/L），还有少量的葡萄糖及离子成分。脑脊液充满于脑与脊髓的生理腔隙中，对脑和脊髓有保护、支持和营养作用。成人脑脊液总量平均为130～140ml，每昼夜产生400～500ml。正常脑脊液的压力与检测部位和检测时的体位有关，成人卧位时腰部的脑脊液压力为80～180mmH_2O。生理条件下，脑脊液的产生、循环和吸收，使颅内压保持相当的恒定，稳定中枢神经系统的理化环境。

（二）临床表现

1. 钙化　脑室内脉络丛球的间质是退行性变的好发部位，可以在X线片或平扫上看到对称性钙化，任何对称性的改变均有诊断价值。

2. 脑脊液通路受阻　引起梗阻性脑积水或交通性脑积水，常伴颅内压增高的表现。婴幼儿因颅缝开放，头颅可以长到巨大的程度。脑积水患者可以出现复视、视力下降、视野缺损、行走困难、尿失禁等，查体可见视盘水肿。

3. 脑脊液检查　可出现压力、外观异常，蛋白质、糖含量和氯化物改变。如颅内压增高常见于颅内占位性病变、颅内感染等，颅内压降低见于严重脱水、脊髓压迫症等；脑脊液呈现黄色或淡黄色，常见于脑出血或蛛网膜下腔出血；褐色或黑色常见于中枢神经系统黑色素瘤侵犯脑膜；交通性脑积水可引起脑脊液蛋白总量减低等。

六、脑血管

1. 脑的动脉系统　①颈内动脉系统（前循环）：主要分支是眼动脉、脉络膜前动脉、后交通动脉、大脑前动脉、大脑中动脉。为眼和大脑前3/5的结构提供血供。②椎-基底动脉系统（后循环）：椎动脉在汇集为基底动脉前发出小脑后下动脉。基底动脉发出小脑前下动脉、小脑上动脉及脑桥支，远端则分为2根大脑后动脉。椎-基底动脉系统支配脑干、小脑、丘脑和大脑半球后2/5。

2. 脑的静脉系统　由脑（深、浅）静脉和静脉窦（上矢状窦、下矢状窦、海绵窦、直窦、横窦和乙状窦）组成。

【经典习题】

1. 双侧四肢远端出现手套袜子样麻木，病变的定位多在
A. 神经丛
B. 神经末梢
C. 脊髓后角
D. 神经干
E. 脊髓后角

答案： B

考点： 浅感觉障碍的定位诊断

解析： 周围神经末梢受损时，出现对称性四肢远端的各种感觉减退，呈手套或袜型；周围神经某一神经干受损时，出现其支配区域的条、块状各种感觉障碍。故选B。

2. 感觉过度是指
A. 轻微的刺激引起强烈的感觉
B. 刺激后经一潜伏期感到自发的异常感觉
C. 刺激后经一潜伏期感到对刺激的认识倒错
D. 刺激后经一潜伏期感到的定位不明确、强烈的不适感觉
E. 轻微的刺激引起强烈的疼痛

答案： D

考点： 感觉障碍的临床表现

解析： 感觉过度是指由于刺激阈增高与反应时间延长，在刺激后，需经一潜伏期才能感到强烈的、定位不明确的不适感觉，并感到刺激向周围扩散，持续一段时间。故选D。

3. 符合中枢性瘫痪的临床特征是
A. 肌群瘫痪为主
B. 有肌萎缩
C. 肌张力增高
D. 腱反射消失
E. 无病理反射

答案： C

考点： 中枢性瘫痪的临床特征

解析： 大脑皮质运动区或锥体束受损引起对侧肢体单瘫和偏瘫（A错误），称为中枢性瘫痪。其主要特点为瘫痪肌肉张力增高（C正确），腱反射亢进（D错误），浅反射消失，出现病理反射（E错误），瘫痪肌肉不萎缩（B错误），肌电图显示神经传导正常，无失神经电位。故选C。

第二节　周围神经病

一、贝尔麻痹（★★★）

贝尔麻痹又称特发性面神经麻痹、面神经麻痹（2013、2023），是因茎乳孔内面神经非特异性炎症所致的周围性面瘫。

（一）病因及病理

面神经麻痹病因未明。由于骨性面神经管只能容纳面神经通过，所以面神经一旦缺血、水肿必然导致神经受压。病毒感染是重要原因。

（二）临床表现

任何年龄均可发病，男性多于女性。通常急性起病，面神经麻痹于数小时或1~3天内达高峰。部分患者麻痹前1~2天有病侧耳后持续性疼痛和乳突部压痛。主要表现为患者面部表情肌瘫痪，额纹消失，不能皱额蹙眉，眼裂不能闭合或者闭合不全。闭眼时双眼球向外上方转动，露出白色巩膜，称为贝尔征；鼻唇沟变浅，口角下垂，露齿时口角歪向健侧；由于口轮匝肌瘫痪，鼓气、吹口哨漏气（2013）；颊肌瘫痪，食物易滞留病侧齿龈；面瘫多见单侧，若为双侧则需考虑是否为吉兰-巴雷综合征（GBS）。此外，面神经麻痹还可因面神经受损部位不同而出现其他一些临床表现，如鼓索以上面神经病变可出现同侧舌前2/3味觉消失；出现镫骨肌神经以上部位受损则同时有舌前2/3味觉消失及听觉过敏；膝状神经节受累时，除有周围性面瘫，舌前2/3味觉消失及听觉过敏外，还有患者乳突部疼痛，耳郭、外耳道感觉减退和外耳道、鼓膜疱疹，称为Ramsay-Hunt综合征。

（三）诊断及鉴别诊断

根据急性起病、临床表现主要为周围性面瘫，诊断本病并不困难，需注意与以下疾病鉴别：

1. 吉兰-巴雷综合征　多为双侧周围性面瘫，伴对称性四肢弛缓性瘫和感觉障碍，脑脊液检查有特征性的蛋白-细胞分离。

2. 耳源性面神经麻痹　中耳炎、迷路炎、乳突炎常并发耳源性面神经麻痹，也可见于腮腺炎、肿瘤和化脓性下颌淋巴结炎等，常有明确的原发病史及特殊症状。

3. 后颅窝肿瘤或脑膜炎　周围性面瘫起病缓慢，常伴有其他脑神经受损症状及各种原发病的特殊表现。

4. 神经莱姆病　为单侧或双侧面神经麻痹，常伴发热、皮肤游走性红斑，常可累及其他脑神经。

（四）治疗

治疗原则为改善局部血液循环，减轻面神经水肿，缓解神经受压，促进神经功能恢复。

1. 药物治疗

（1）皮质类固醇：急性期尽早使用皮质类固醇，如地塞米松10~20mg/d，7~10天为一个疗程。口服泼尼松30mg/d，顿服或分2次口服，连续5天之后在7~10天内逐渐减量。

（2）B族维生素：维生素B_1 100mg/d，维生素B_{12} 250~500μg/d，肌内注射，促神经髓鞘恢复。

（3）阿昔洛韦：Ramsay-Hunt综合征患者可口服0.2g，每日5次，连服7~10天。

2. 理疗　急性期可在茎乳口附近行超短波透热疗法、红外线照射或局部热敷等，有利于改善局部血液循环，减轻神经水肿。

3. 护眼　患者由于长期不能闭眼、瞬目使角膜暴露、干燥，易致感染，可戴眼罩防护，或用左氧氟沙星眼药水及贝复舒眼剂预防感染，保护角膜。

4. 康复治疗　恢复期可行碘离子透入疗法、针刺或电针治疗等。

二、三叉神经痛（★★★）

表现为三叉神经分布区内短暂的、反复发作性的剧痛。

（一）病因

周围学说认为病变位于半月神经节到脑桥间部分，是由于多种原因引起的压迫所致；中枢学说认为三叉神经痛为一种感觉性癫痫样发作，异常放电部位可能在三叉神经脊束核或脑干。

（二）临床表现

40岁以上患者占70%~80%，女性多于男性。三叉神经痛常局限于三叉神经一或两支分布区，以上颌支、下颌支多见。发作时表现为以面颊上下颌及舌部明显的剧烈电击样、针刺样、刀割样或撕裂样疼痛，持续数秒或1~2分钟，突发突止，间歇期完全正常。患者口角、鼻翼、颊部或舌部为敏感区，轻触可诱发，称为扳机点（2001）。严重病例可因疼痛出现面肌反射性抽搐，口角牵向患侧即痛性抽搐。病程呈周期性，发作可为数日、数周或数月不等，缓解期如常人。随着病程迁延发作次数将逐渐增多，发作时间延长，间歇期缩短，甚至为持续性发作，很少自愈。神经系统检查一般无阳性体征，患者主要表现为因恐惧疼痛不敢洗脸、刷牙、进食，面部口腔卫生差、面色憔悴、情绪低落。

（三）诊断（2017）及鉴别诊断

1. 继发性三叉神经痛　面部感觉减退、角膜反射迟钝并持续性疼痛（2003、2005）等。

2. 牙痛。

3. 鼻窦炎。

4. 颞下颌关节紊乱综合征。

（四）治疗

治疗首选药物治疗，无效或失效时选用其他疗法。

1. 药物治疗　首选卡马西平，70%~80%有效（2005、2015）。首次剂量为0.1g，每日2次，每日增加0.1g，最大剂量不超过1.0g/d。疼痛停止后可考虑逐渐减量，有效维持量一般为0.6~0.8g/d。不良反应可见头晕、嗜睡、口干、恶心、消化不良等，多可消失。出现皮疹、共济失调、再生障碍性贫血、昏迷、肝功能受损、心绞痛、精神症状时需立即停药。如卡马西平无效可考虑改用苯妥英钠，0.1g口服，每日3次。上述两药无效时可试用氯硝西泮，6~8mg/d口服。40%~50%病例可有效控制发作，25%疼痛明显缓解。不良反应有嗜睡和步态不稳，老年患者偶见短暂性精神错乱，停药后消失。可同时辅用大剂量维生素 B_{12} 1000~2000μg，肌内注射，每周2~3次，4~8周为一疗程，部分患者可缓解疼痛。偶有一过性头晕、全身瘙痒、复视等不良反应。

2. 封闭治疗　服药无效者可试行无水酒精或甘油封闭三叉神经分支或半月神经节，破坏感觉神经细胞，可达镇痛效果。不良反应为注射区面部感觉缺失。

3. 经皮半月神经节射频电凝疗法　X线监视或CT导向下将射频针经皮刺入三叉神经节处，射频发生器加热使针头温度达65~75℃，维持1分钟。选择性破坏半月神经节后无髓鞘Aδ及C纤维（传导痛、温觉），保留有髓鞘Aα及β粗纤维（传导触觉），疗效达90%以上。适用于年老体衰有系统疾病、不能耐受手术者。约20%应用此疗法的患者出现面部感觉异常、角膜炎、咀嚼肌无力、复视、带状疱疹等并发症。长期随访复发率为21%~28%，重复应用有效。

4. 手术治疗　可选用三叉神经感觉根部分切断术、三叉神经微血管减压术（2005）等。

三、急性炎性脱髓鞘性多发性神经病（又称吉兰-巴雷综合征，GBS）（★★★）

（一）病因

病因未明。临床及流行病学资料显示发病可能与空肠弯曲菌（CJ）感染有关。以腹泻为前驱症状的GBS患者CJ感染率高达85%，常引起急性运动轴索型神经病。CJ是革兰阴性微需氧弯曲菌，有多种血清型，患者常在腹泻停止后发病。此外，GBS还可能与巨细胞病毒、EB病毒、肺炎支原体、乙型肝炎病毒、HIV感染相关。

（二）临床表现（2017、2020）

1. 急性或亚急性起病，病前1~3周常有呼吸道或胃肠道感染症状或疫苗接种史。

2. 首发症状多为肢体对称性无力（2004、2007），自远端渐向近端发展或自近端向远端加重，常由双下肢开始逐渐累及躯干肌、脑神经。多于数日至2周达高峰。严重病例可累及肋间肌和膈肌致呼吸麻痹。弛缓性瘫痪，四肢腱反射常减低（2008、2014）。

3. 发病时患者多有肢体感觉异常如烧灼感、麻木、刺痛和不适感等，可先于或与运动症状同时出现。感觉缺失相对轻，呈手套-袜子样分布（2004、2008）。少数患者肌肉可有压痛，尤其腓肠肌压痛较常见，偶有出现Kernig征和Lasegue征等神经根刺激症状。

4. 脑神经受累以双侧面神经麻痹最常见（2013），其次为舌咽、迷走神经，动眼、展、舌下、三叉神经瘫痪较少见。腓肠肌可有压痛。

5. 自主神经功能紊乱症状较明显，表现为皮肤潮红、出汗增多、心动过速、心律失常、直立性低血压、手足肿胀及营养障碍、尿便障碍等。

6. GBS多为单相病程，病程中可有短暂波动。

除上述典型临床病例外，尚有一些表现不典型的GBS变异型。

1. Miller-Fisher综合征（MFS）或称为Fisher综合征　表现为眼外肌麻痹、共济失调及腱反射消失三联征，伴脑脊液蛋白细胞分离。几乎所有Fisher患者均可检出抗GQ1b抗体。MFS呈良性病程，预后较好，病后2~3周或数月内可完全恢复。

2. 急性运动轴索性神经病（AMAN）　病前常有腹泻史，血清学检查可发现CJ感染证据。急性起病，24~48小时内迅速出现四肢瘫，多累及呼吸肌，肌肉萎缩出现早，病残率高，预后差。一般无感觉症状，病理及电生理表现主要为运动神经轴索损害。

3. 脑神经型　少见，主要累及脑运动神经。双侧面神经最多见，其次为舌咽、迷走神经，动眼、滑车、展神经，舌下神经也可受累，可为单侧或双侧。脑脊液示蛋白-细胞分离，电生理检查可见运动神经传导速度减慢。

（三）诊断和鉴别诊断

根据患者急性或亚急性起病，病前1~4周有感染史，四肢对称性弛缓性瘫痪，末梢性感觉障碍伴脑神经受损，脑脊液示蛋白-细胞分离（2011、2018），肌电图早期F波或H反射延迟，诊断不难。应与以下疾病鉴别：

1. 脊髓灰质炎　起病时多有发热，出现肢体瘫痪，肢体瘫痪常局限于一侧下肢，无感觉障碍。

2. 急性横贯性脊髓炎　发病前1~2周有发热病史，起病急，1~2天出现截瘫，受损平面以下运动障碍伴传导束性感觉障碍。早期出现尿便障碍，脑神经不受累。

3. 低钾性周期性瘫痪　迅速出现的四肢弛缓性瘫，无感觉障碍，呼吸肌、脑神经一般不受累，脑脊液检查正常，血清 K^+ 低，可有反复发作史。补钾治疗有效。

4. 重症肌无力（MG）　Fisher综合征注意与眼肌型MG，GBS与急性重症全身型MG鉴别。MG受累骨骼肌病态疲劳、症状波动、晨轻暮重，新斯的明试验可协助鉴别。

（四）治疗

1. 血浆交换（PE）　直接去除血浆中致病因子如抗体，每次交换以40ml/(kg·d）或者1~1.5倍血浆容量计算。病情较轻患者每周做2次即可，中至重度患者每周可考虑做4次。禁忌证包括严重感染、心律失常、心功能不全和凝血功能障碍等。

2. 静脉注射免疫球蛋白（IVIg）　临床表明治疗AIDP有效。成人剂量0.4g/(kg·d)，连用5天。免疫球蛋白过敏或先天性IgA缺乏患者禁用。发热、面红为常见的不良反应，减慢输液速度可减轻。偶有无菌性脑膜炎、肾衰、脑梗死报道，可能与血液黏度增高有关。

3. 皮质激素　近20年临床研究认为应用皮质激素治疗GBS无效，且产生很多不良反应。但无条件行IVIg和PE治疗的患者可试用甲泼尼龙500mg/d，静脉滴注，连用5天或地塞米松10mg/d，静脉滴注，7~10天为1个疗程。

4. 抗生素　考虑有胃肠道CJ感染者，可用大环内酯类抗生素治疗。

5. 辅助呼吸　重症患者可累及呼吸肌致呼吸衰竭，应置于监护室，密切观察呼吸情况，定时做血气分析。当肺活量下降至正常的25%~30%，血氧饱和度降低，血气分析动脉氧分压值低于70mmHg时，先行气管插管，一天以上不改善转行气管切开，呼吸机辅助呼吸。加强气管切开后的护理，定时翻身、拍背，及时抽吸呼吸道分泌物，保持呼吸道通畅，预防感染。

6. 对症治疗及预防并发症　重症患者连续心电监护，窦性心动过速常见，无须治疗；严重心脏阻滞及窦性停搏少见，发生时可立即植入临时性心内起搏器。高血压用小剂量的β受体阻断药治疗，低血压可补充胶体液或调整患者体位；尿潴留可加压按摩下腹部，无效时导尿，便秘可给予缓泻剂和润肠剂。抗生素预防和控制坠积性肺炎、尿路感染。勤翻身，防压疮形成，早期行肢体被动活动，防关节挛缩。康复治疗应及早开始，被动或主动运动、理疗、针灸及按摩等。

【经典习题】

1. 男孩，15岁。突起四肢无力2天。查体：四肢肌力2级，肌张力低，腱反射消失，病理征未引出，无明显感觉障碍，双侧腓肠肌握痛。最可能的诊断是
A. 重症肌无力
B. 周期性瘫痪
C. 吉兰-巴雷综合征
D. 多发性肌炎
E. 急性脊髓炎

答案： C

考点： 吉兰-巴雷综合征的诊断

解析： 吉兰-巴雷综合征急性或亚急性起病，首发症状为肢体对称性无力，自远端逐渐向近端发展或自近端向远端加重，四肢腱反射减弱或消失，出现肌肉压痛，尤其是腓肠肌压痛明显。重症肌无力为受累肌肉于活动后出现疲劳无力，经休息或胆碱酯酶抑制剂治疗可以缓解，肌无力表现为“朝轻暮重”，无腓肠肌握痛。周期性瘫痪，主要为一组反复发作的骨骼肌迟缓型瘫痪为特征的肌病。多发性肌炎表现为肌肉变性、坏死及淋巴细胞浸润，血清肌酶增高，红细胞沉降率快。急性脊髓炎表现为下肢瘫痪，传导束性感觉障碍和尿便障碍。故选C。

2. 急性炎性脱髓鞘性多发性神经病的诊断标准之一是
A. 腱反射正常
B. 病后有腹泻
C. 起病即出现脑脊液中蛋白-细胞分离现象
D. 四肢下运动神经元瘫
E. 双侧腓肠肌按痛

答案： D

考点： 急性炎性脱髓鞘性多发性神经病的诊断标准

解析： 急性炎症性脱髓鞘性多发性神经病的诊断标准是发病前1~4周有感染史，急性或亚急性起病、四肢对称性下运动神经元瘫痪，末梢性感觉障碍伴脑神经受损，脑脊液示蛋白-细胞分离，肌电图早期F波或H反射延迟。故选D。

3. 面颊部有短暂的反复发作的剧痛，检查时除“扳机点”外无阳性体征，常见于
A. 特发性面瘫
B. 三叉神经痛
C. 症状性癫痫
D. 面肌抽搐
E. 典型偏头痛

答案： B

考点： 三叉神经痛的临床表现

解析： 三叉神经痛发作时表现为以面颊上下颌及舌部明显的剧烈电击样、针刺样、刀割样或撕裂样疼痛，持续数秒或1~2分钟，突发突止，间歇期完全正常。神经系统检查一般无阳性体征。故选B。

第三节　脊髓病变

一、脊髓压迫症

脊髓压迫症是一组椎管内或椎骨占位性病变所引起的脊髓受压综合征，随病变进程出现脊髓半切综合征和横贯性损害及椎管梗阻，脊神经根和血管可不同

程度受累。

（一）常见病因（★★）

1. 肿瘤 常见（2003、2023），多数起源于脊髓组织及邻近结构。

2. 炎症 脊髓非特异性炎症、结核性脑脊髓膜炎、严重椎管狭窄、结核和寄生虫等引起的慢性肉芽肿、蛛网膜炎和蛛网膜囊肿等。

3. 脊柱外伤 如骨折、脱位及椎管内血肿形成。

4. 脊柱退行性病变 如椎间盘突出、后纵韧带钙化和黄韧带肥厚等。

5. 先天性疾病 如颅底凹陷症、寰椎枕化、颈椎融合畸形、脊髓血管畸形等。

6. 血液疾病 血小板减少症等。

急性脊髓压迫症多源于脊柱旁或硬膜外病变，慢性脊髓压迫症多源于髓内或硬膜下病变。

（二）临床表现（★★★）

1. 急性脊髓压迫症 多数表现为脊髓横贯性损害，常伴有脊髓休克。

2. 慢性脊髓压迫症 症状是进行性的，通常可分三期。

（1）刺激期：病变较小，主要表现为相应节段结构的刺激症状，此期最常见的症状是神经根痛，沿神经根分布区扩展，在肢体呈线状分布，在躯干呈带状分布，随着牵张或压迫的加重，疼痛可逐渐加剧。当咳嗽、用力、屏气、大便等腹压增高时加重。疼痛区域固定，部分患者可出现“夜间痛”或“平卧痛”，此为椎管内病变尤其是肿瘤特征性表现之一。

（2）脊髓部分受压期：随着病变或肿瘤生长，体积增大，脊髓受到挤压而逐渐出现脊髓传导束受压的症状。典型体征为脊髓半切综合征，表现为病变节段以下，同侧上运动神经元性瘫痪及触觉、深感觉减退，对侧病变平面2~3个节段以下的痛、温觉丧失。腰髓以下一侧病变不引起该综合征。

（3）脊髓瘫痪期：脊髓半切综合征或不完全性瘫痪逐渐加重，最终致完全性瘫痪。在病变平面以下深浅感觉丧失，肢体完全瘫痪，自主神经功能障碍如括约肌功能障碍，并可出现血管舒缩障碍、（汗）腺体分泌障碍及皮肤营养不良征象。

（三）诊断与鉴别诊断（★★★）

根据病史、根痛、感觉平面、肢体瘫痪的类型、反射改变、脊椎X线平片、脊柱脊髓CT或MRI及椎管造影所见，脊髓压迫症的诊断并不困难。

1. 判断是否脊髓压迫症 脊髓压迫症的特点为起病多隐袭，病程逐渐进展，出现脊髓一侧或横贯性损害的症状，有椎管阻塞及脑脊液蛋白质不同程度升高。髓外病变或肿瘤常有神经根痛。脊髓压迫症所出现的神经根痛注意与胆结石、心绞痛、胸膜炎、肾结石等相鉴别。

2. 定位诊断

（1）纵向定位：根据神经根刺激和感觉障碍的水平、肌肉萎缩、反射改变及棘突压痛或叩击痛等体征推断病变的节段。为准确定位，手术前及手术中需经过各种辅助检查加以证实。

（2）横向定位：根据临床表现确定病变在横断面上系位于髓内、髓外硬脊膜内或硬脊膜外。鉴别要点见表4-8-3-1。

表4-8-3-1 脊髓压迫症横向定位鉴别要点

鉴别要点	髓 外	髓 内
起病与病程	缓慢，病程长	较快，病程较短
症状波动	常有	少见
神经根痛	早期常有	少见，晚期可偶有
肌萎缩	少见	多见
运动、感觉障碍的顺序	多自远端开始向心发展，常有脊髓半切综合征表现	多自压迫水平向远端发展，可有感觉分离现象
棘突压痛	常有	无
括约肌功能障碍	较晚出现	较早
椎管阻塞	较早出现	较晚出现，程度轻
脑脊液蛋白质	浓度明显升高	浓度升高程度较轻
脊髓碘剂造影	阻塞面光滑呈杯口状脊髓明显移位	脊髓呈梭形膨大阻塞不完全
MRI	髓外肿块，脊髓移位	脊髓呈梭形膨大

（四）治疗

脊髓压迫症以尽快手术治疗为主。除切除椎板减压外，根据病变性质及部位还要尽量去除压迫物。

二、视神经脊髓炎

视神经脊髓炎又称Devic病，主要是体内产生抗水通道蛋白4的抗体（AQP4-Ig），介导了一系列的自身免疫反应（2020）。

（一）临床表现

本病好发于青中年和女性，急性或亚急性起病，多为单相病程，在数天内出现脊髓和视神经损害的表现。结局不良，多后遗截瘫或严重视力损害，死亡的主要原因是高位颈髓病变导致呼吸衰竭。

1. 视觉障碍 球后疼痛，转眼时明显，之后视物模糊、视力下降，体检可见视力下降和中心视野缺损，眼球运动正常。眼底检查示急性期视神经炎性改变，后期视神经萎缩。

2. 脊髓功能障碍 典型表现为急性发生的双下肢瘫痪、双侧感觉障碍和尿潴留，在1~3天内达高峰。胸段脊髓损害最多见，可在起病时出现由下向上的感觉异常或胸腹部束带感。体检示：肢体肌张力低、肌力下降、腱反射减弱（脊髓休克的表现），数周后则表现为肌张力高、腱反射亢进和病理征阳性，若病变累及颈髓可表现为四肢瘫。病变平面以下的深、浅感觉消失或明显减退，可在平面上缘出现感觉过敏带。尿潴留，便秘，下肢皮温、出汗异常等。

3. 其他部位损害 部分患者出现下丘脑及脑室周围的病损：反复恶心呕吐、频繁呃逆、嗜睡、肥胖、贪食、缄默、记忆减退、低钠血症等。

（二）诊断与鉴别诊断

1. 诊断 根据典型表现（视神经炎、脊髓炎），出现AQP4-Ig，脊髓MRI发现大病灶等综合诊断。

2. 鉴别诊断

（1）多发性硬化：脊髓病变病灶通常较小（MRI显示病灶不超过1.5个脊椎节段），临床多为不完全的脊髓炎，而非横贯性脊髓炎表现。影像学容易发现脑内多发病灶，脑脊液中寡克隆带阳性或Ig指数升高。

（2）其他脊髓疾病：脊髓血管病，常表现为突然起病的背痛伴肢体瘫痪和感觉异常，可借助脑脊液、AQP4-Ig及脊髓MRI检查予以鉴别。急性硬脊膜外脓肿，临床表现、脑脊液及MRI有助于诊断。

（三）治疗

1. 急性期 药物治疗以大剂量甲泼尼龙冲击治疗为主，之后根据患者情况减量，不主张长期小剂量维持。皮质激素治疗效果差者，可应用血浆置换疗法或静脉滴注免疫球蛋白。注意防治感染、发热、疼痛、尿潴留、压疮及坠积性肺炎等。

2. 恢复期 鼓励尽早开展康复训练。可用巴氯芬减少肢体痉挛。

【经典习题】

脊髓压迫症中，脊髓外硬脊膜内和神经根处最常见病变为

A. 神经纤维瘤

B. 脓肿

C. 结核

D. 转移瘤

E. 血管瘤

答案：A

考点：脊髓压迫症的病因

解析：脊髓压迫症是一组椎管内或椎骨占位性病变所引起的脊髓受压综合征；常见病因：①脊柱病变，常见是外伤和结核病变，其次是椎间盘突出和脊柱本身的肿瘤，包括脊索瘤、血管瘤等；②硬脊膜病变，脊膜瘤、硬脊膜血管畸形、硬脊膜外或硬脊膜下血肿等；③脊髓和神经根病变，最常见是神经纤维瘤、脊髓胶质瘤等。故选A。

第四节 颅脑损伤

一、头皮损伤（★★）

（一）解剖

头皮是覆盖于颅骨之外的软组织，在解剖学上可分为5层：皮肤层、皮下组织层、帽状腱膜层、腱膜下层和骨膜层。

（二）分类

头皮损伤分为头皮血肿、头皮裂伤、头皮撕脱伤。

（三）诊断

1. 头皮血肿 多因钝器伤所致，按血肿出现于头皮内的具体层次，可分为皮下血肿、帽状腱膜下血肿和骨膜下血肿3种。

2. 头皮裂伤 多由锐器或钝器致伤。裂口大小、深度不一，创缘整齐或不整齐，有时伴有皮肤挫伤或缺损，由于头皮血管丰富，血管破裂后不易自行闭合。

3. 头皮撕脱伤 多因发辫受机械力牵扯，使大块头皮自帽状腱膜下层或连同颅骨骨膜被撕脱所致。它可导致失血性或疼痛性休克。

（四）治疗

1. 头皮血肿 较小的头皮血肿在1~2周可自行吸收，较大的血肿可能需4~6周才吸收。采用局部适当加压包扎，有利于血肿尽快吸收。若血肿较大，则应在严格皮肤准备和消毒下穿刺抽吸，然后再加压包扎（2001、2004）。处理头皮血肿时，要着重于考虑到颅骨损伤甚至脑损伤的可能。对有较大头皮血肿的婴幼儿应监测血压及血红蛋白，并注意凝血机制检查。

2. 头皮裂伤 着重检查有无颅骨和脑损伤，对头皮裂伤除按照压迫止血、清创缝合，还应注意：①需检查创口及创腔的底部有无骨折或碎骨片，如果发现有脑脊液或脑组织外溢，需按开放性脑损伤处理；②头皮血供丰富，其一期缝合的时限允许放宽至24小时（2002、2012）。

3. 头皮撕脱伤（2011） 应在压迫止血、防治休

克、清创、抗感染的前提下，行中厚皮片植皮术。对骨膜已撕脱者，需在颅骨外板上多处钻孔至板障，待肉芽组织生长后植皮。条件允许时，应采用显微外科技术行小血管吻合、头皮原位缝合。

二、颅骨骨折

（一）分类

1. 颅骨骨折按骨折部位分为颅盖骨折与颅底骨折。

2. 按骨折形态分为线形骨折与凹陷性骨折。

3. 按骨折与外界是否相通，分为开放性骨折与闭合性骨折。

（二）诊断

颅盖部的线形骨折发生率最高，主要靠颅骨X线摄片确诊（2007A、2023）。颅底骨折的诊断及定位，主要依靠临床表现（2018）来确定，通常依靠脑脊液漏（2012）。

（三）治疗

1. 颅底骨折的治疗（2020）　本身无须特殊治疗，着重于观察有无脑损伤及处理脑脊液漏、脑神经损伤等并发症。合并脑脊液鼻、耳漏时，须预防颅内感染，不可堵塞或冲洗，不做腰穿，取头高位卧床休息，避免用力咳嗽、打喷嚏和擤涕。多数漏口在伤后1~2周内自行愈合。如超过1个月仍未停止漏液，可考虑行手术修补硬脑膜。对伤后视力减退，疑为碎骨片挫伤或血肿压迫视神经者，应争取在12小时内行视神经探查减压术。

2. 凹陷骨折手术指征（★★）　①合并脑损伤或大面积的骨折片陷入颅腔致颅内压增高，CT示中线结构移位，有脑疝可能者，应行急诊开颅去骨瓣减压术。②骨折片压迫脑重要部位引起神经功能障碍，如偏瘫、癫痫等，应行骨折片复位或取除手术。③在非功能部位的小面积凹陷骨折，无颅内压增高，深度超过1cm者（2013），为相对适应证，可考虑择期手术。④位于大静脉窦处的凹陷性骨折，如未引起神经体征或颅内压增高，不宜手术；必须手术时，术前和术中都需做好处理大出血的准备。⑤开放性骨折的碎骨片须全部取除；硬脑膜如果破裂应予缝合或修补。

三、脑震荡

（一）临床表现（2020、2022）

受伤当时立即出现短暂的意识障碍，可为神志不清或完全昏迷，一般不超过半小时。清醒后为逆行性遗忘。较重者在意识障碍期间可有皮肤苍白、出汗、血压下降、心动徐缓、呼吸浅慢、肌张力降低、各生理反射迟钝或消失等表现。

（二）诊断

主要症状是受伤当时立即出现短暂的意识障碍，常为数秒或数分钟。清醒后不能回忆受伤当时乃至伤前一段时间内的情况，称为逆行性遗忘。可能有头痛、头昏、恶心、呕吐等症状。神经系统检查无阳性体征，脑脊液检查无红细胞，CT检查颅内无异常发现。

（三）治疗

留诊24小时；卧床休息1周；对症治疗；颅骨X线和头颅CT检查；观察意识、瞳孔、生命体征及神经系统体征变化以发现继发性颅内血肿；告知患者病情有可能进展、恶化，如迟发性颅内血肿形成。

四、脑挫裂伤

（一）临床表现（2014、2017）

1. 意识障碍　受伤当时立即出现。常为数分钟到数小时、数天、数月以上。

2. 局灶症状与体征　受伤当时立即出现与受损病区相应的神经功能障碍或体征，如运动区损伤出现锥体束征、肢体抽搐或偏瘫，语言中枢损伤出现失语等。

3. 头痛与恶心、呕吐　可能与颅内压增高、自主神经功能紊乱或外伤性蛛网膜下腔出血等有关。

4. 颅内压增高与脑疝　早期的意识障碍或瘫痪程度加重，或意识好转、清醒后又变为模糊，同时有血压升高、心率减慢、瞳孔不等大及锥体束征等表现。

5. CT检查　伤灶表现为低密度区内有散在的点、片状高密度出血灶影，周围脑水肿有低密度影。

（二）诊断

根据临床表现与CT扫描，脑挫裂伤诊断并不困难。

（三）治疗

1. 轻症脑损伤可按脑震荡处理。

2. 保持呼吸道通畅。

3. 防治脑水肿。

4. 伤情严重者选择手术减压治疗。

5. 对症支持治疗。

6. 神经营养性药物治疗。

7. 加强护理、预防并发症治疗。

五、脑干损伤

（一）临床表现

症状与体征在受伤当时即已出现，不伴有颅内压增高表现，常与弥散性脑损伤并存。主要表现为受伤当时立即昏迷，昏迷程度较深，持续时间较长，与脑干网状结构受损、上行激动系统功能障碍有关。瞳孔不等大、极度缩小或大小多变，对光反应无常；眼球位置不正或同向凝视；出现病理反射、肌张力增高、中枢性瘫痪等锥体束征以及去大脑强直等。累及延髓时，则出现严重的呼吸循环功能紊乱。

（二）诊断

原发性脑干损伤往往与脑挫裂伤或颅内出血同时发生，很难区别是原发性还是继发性。原发性脑干损伤与继发性脑干损伤的区别在于症状、体征出现的早晚。颅内压持续监护亦可鉴别：原发性颅内压不高，而继发性则明显升高。MRI 检查有助于明确诊断，了解伤灶具体部位和范围。

（三）治疗

1. 保护中枢神经系统，酌情采用冬眠疗法，降低脑代谢；积极抗脑水肿；使用激素及神经营养药物。

2. 全身支持疗法，维持营养，预防和纠正水、电解质紊乱。

3. 积极预防和处理并发症，最常见的是肺部感染、尿路感染和压疮。对于意识障碍严重、呼吸功能紊乱的患者，早期实施气管切开，但气管切开后应加强护理，减少感染机会。

4. 对于继发性脑干损伤应尽早明确诊断，及时去除病因。若拖延过久，则疗效不佳。

5. 恢复期应着重于脑干功能的改善，可用苏醒药物，高压氧舱治疗，增强机体抵抗力和防治并发症。

六、颅内血肿

（一）硬脑膜外血肿的形成机制（★★）

与颅骨损伤直接受力有密切关系，骨折或颅骨的短暂变形（2015）撕破位于骨沟内的硬脑膜动脉或静脉引起出血，或骨折的板障出血，血液积聚于颅骨与硬脑膜之间。硬脑膜外血肿一般多见于颅盖部。引起颅内压增高与脑疝所需的出血量，可因出血速度、代偿功能、原发性脑损伤的轻重等而异，一般成人幕上达 20ml 以上，幕下达 10ml 时，即有可能引起，绝大多数属急性型。出血来源以脑膜中动脉最常见（2001），可在短时间内出现症状；静脉窦或板障出血形成的血肿出现症状可较迟。血肿最常发生于颞区，多数为单个血肿，位于一侧或两侧大脑半球，或位于小脑幕上下。

（二）临床表现（★★★）（2003、2023）

1. 硬脑膜外血肿的临床表现

（1）外伤史：局部有伤痕或头皮血肿，颅骨 X 线摄片发现骨折线跨过脑膜中动脉沟；或后枕部受伤，有软组织肿胀、皮下淤血，颅骨 X 线摄片发现骨折线跨过横窦。

（2）意识障碍：①当原发性脑损伤很轻、最初昏迷时间短、血肿形成不太迅速时，则在最初的昏迷与脑疝的昏迷间有一段意识清楚时间，称“中间清醒期”（2002~2004、2006、2014、2015、2021）；②如果原发性脑损伤较重，或血肿形成迅速，则无“中间清醒期”，可有“意识好转期”，未及清醒却又加重，也可表现为持续进行性加重的意识障碍；③无原发性脑损伤或脑挫裂伤甚为局限的血肿，脑疝时才出现意识障碍。脑疝昏迷前已先有头痛、呕吐、烦躁不安或淡漠、嗜睡、定向不准、遗尿等表现。

（3）瞳孔改变：小脑幕切迹疝患侧瞳孔可先缩小，对光反应迟钝；随后瞳孔旋即表现进行性扩大、对光反应消失、上睑下垂以及对侧瞳孔亦随之扩大（2001、2004、2014）。

（4）锥体束征：早期出现的一侧肢体肌力减退，如无进行性加重表现，可能是脑挫裂伤的局灶体征；如稍晚出现或早期出现而进行性加重，应考虑为血肿引起脑疝或血肿压迫运动区所致。去大脑强直为脑疝晚期表现。

（5）生命体征：常为进行性的血压升高、心率减慢和体温升高。严重的呼吸循环障碍常在经过一段时间的意识障碍和瞳孔改变后发生；额区或枕区的血肿可直接发生枕骨大孔疝，表现为意识障碍、瞳孔变化和呼吸骤停几乎同时发生。

（6）CT 检查：颅骨内板与脑表面之间有双凸镜形或弓形密度增高影。

2. 硬脑膜下血肿临床表现（★★★）

（1）急性硬脑膜下血肿：病情一般较重。如脑挫裂伤较重或血肿形成速度较快，则脑挫裂伤的昏迷和血肿所致脑疝的昏迷相重叠，表现为意识障碍进行性加深，无中间清醒期或意识好转期表现（2015、2016、2018）。颅内压增高与脑疝的其他征象也多在 1~3 天内进行性加重。如脑挫裂伤相对较轻，血肿形成速度较慢，则可有意识好转期存在，其颅内压增高与脑疝的征象可在受伤 72 小时以后出现，属于亚急性型。少数不伴有脑挫裂伤的单纯性硬脑膜下血肿有中间清醒期，时间可较长。

（2）慢性硬脑膜下血肿（2016）：①慢性颅内压增高症状如头痛、恶心、呕吐和视盘水肿等；②血肿压迫所致的局灶症状和体征如轻偏瘫、失语和部分性癫痫发作等；③脑萎缩、脑供血不全症状如智力障碍、精神失常和记忆力减退等。

【巧妙记忆】　硬脑膜外血肿——脑挫裂伤轻，

在冲击部位，原发性意识障碍轻，中间意识好转多，常完全清醒，蛛网膜下腔出血少；硬脑膜下血肿——脑挫裂伤重，在对冲部位，原发性意识障碍重，中间意识好转少，不易完全清醒，蛛网膜下腔出血范围广。

（三）影像学检查（2017）（★★★）

CT或MRI检查可显示血肿部位和范围（2016）硬脑膜外血肿CT检查见颅骨内板与脑表面之间出现高密度、等密度或混合密度的新月形或半月形影；急性硬脑膜下血肿CT检查见颅骨内板与脑表面之间出现高密度、等密度或混合密度的新月形或半月形影；慢性硬脑膜下血肿CT检查见颅骨内板下低密度的新月形、半月形或双凸镜形影像。

（四）诊断（★★★）

临床表现结合CT检查作出诊断。

（五）手术适应证（★★）

手术适应证为：①意识障碍程度逐渐加深（2001）；②颅内压的监测压力在2.7kPa（270mmH_2O）以上，并呈进行性升高表现；③有局灶性脑损害体征；④虽无明显意识障碍或颅内压增高症状，但CT检查血肿较大（幕上者>30ml，幕下者>10ml），或血肿虽不大但中线结构移位明显（移位>10mm）、脑室或脑池受压明显者（2017）；⑤在非手术治疗过程中病情恶化者。颞叶血肿因易导致小脑幕切迹疝，手术指征应放宽；硬脑膜外血肿因不易吸收，也应放宽手术指征。

【经典习题】

1. 脑部受伤后出现中间清醒期常见于
   A. 硬脑膜下血肿
   B. 脑内血肿
   C. 脑挫裂伤
   D. 硬脑膜外血肿
   E. 脑干损伤

答案： D

考点： 硬脑膜外血肿的临床表现

解析： 硬脑膜外血肿发生意识障碍的典型临床表现是有中间清醒期，伤后有一过性的意识障碍后清醒，过一段时间后又进入昏迷。故选D。

（2~4题共用题干）

女，30岁。4小时前跌伤后昏迷5分钟，清醒后步行回家。1小时前因剧烈头痛，呕吐3次来诊。查体：昏迷，P 64次/分，BP 180/90mmHg，R 18次/分，左瞳孔直径3mm，右瞳孔直径2mm，右侧下肢肌力3级。

2. 诊断应考虑
   A. 脑震荡
   B. 脑挫伤
   C. 急性硬脑膜外血肿
   D. 急性硬脑膜下血肿
   E. 急性脑内血肿

答案： C

考点： 急性硬脑膜下血肿的诊断

解析： 剧烈头痛、呕吐，瞳孔不等大，右侧肌力下降等为颅内压增高、小脑幕切迹疝的表现，引起脑疝的原因可以是颅内血肿，有典型的“中间清醒期”的临床表现可诊断为急性硬脑膜外血肿。故选C。

3. 应立即采取的检查方法是
   A. 脑电图
   B. 脑血管造影
   C. 头颅CT
   D. 眼底检查
   E. 心电图

答案： C

考点： 颅内血肿的检查方法

解析： 急性硬脑膜外血肿可行头颅CT检查确诊，同时还可明确定位，计算出血量，了解脑室受压及中线结构移位以及脑挫裂伤、脑水肿、多个或多种血肿并存等情况。故选C。

4. 应立即采取的急救措施是
   A. 应用促苏醒剂
   B. 应用降血压药
   C. 亚低温治疗
   D. 严密观察病情变化
   E. 静滴甘露醇，同时做开颅准备

答案： E

考点： 脑疝的治疗

解析： 患者目前存在脑疝，应快速降低颅内压，以缓解病情，并尽快手术。故选E。

第五节　脑血管疾病

脑血管疾病是发生在脑部血管，因颅内血液循环障碍而造成的脑组织损害及脑功能障碍的一组疾病。常见的脑血管疾病包括缺血性卒中、短暂性脑缺血发作、脑出血和蛛网膜下腔出血。其中，缺血性卒中习惯上称为脑梗死，依据局部脑组织发生缺血坏死的机制可将脑梗死分为三种主要病理生理学类型：脑血栓形成、脑栓塞和血流动力学机制所致的脑梗死。

一、脑血栓形成

脑血栓形成是脑梗死最常见的类型，是在各种原因引起的血管壁病变基础上，脑动脉主干或分支动脉管腔狭窄、闭塞或血栓形成，引起脑局部血流减少或供血中断，使脑组织缺血、缺氧性坏死，出现局灶性神经系统症状和体征。

（一）常见病因（★★★）

常见病因如下。①动脉硬化：是本病根本病因（2018），可见于颈内动脉和椎-基底动脉系统任何部位，以动脉分叉处多见。②动脉炎：如细菌、病毒、螺旋体感染引起的动脉炎症，使管腔狭窄或闭塞。③其他：如药源性、血液系统疾病、蛋白C和蛋白S异常、脑淀粉样血管病、烟雾病、肌纤维发育不良和颅内外夹层动脉瘤等。

（二）临床表现（★★★）

1. 一般特点　动脉粥样硬化性脑梗死多见于中老年，动脉炎性脑梗死以中青年多见。常在安静或睡眠中发病，局灶性体征多在发病后10余小时或1~2日达到高峰。患者一般意识清楚；当基底动脉血栓或大面积脑梗死时可出现意识障碍。

2. 不同脑血管闭塞的临床特点

（1）颈内动脉闭塞：常发生在颈内动脉分叉后，部分患者可无症状。颈内动脉缺血可出现一过性黑矇。远端大脑中动脉血液供应不良，可以出现对侧偏瘫、偏身感觉障碍和/或同向性偏盲等，优势半球受累可伴失语症，非优势半球受累可有体象障碍。体检可闻及颈动脉搏动减弱或闻及血管杂音。

（2）大脑中动脉闭塞（2000、2023）

1）主干闭塞：少见，导致三偏征，即病灶对侧偏瘫、偏身感觉障碍及偏盲（2000），伴头、眼向病灶侧凝视。优势半球受累出现完全性失语症（2015），非优势半球受累出现体象障碍，可有意识障碍。

2）皮质支闭塞：①上部分支闭塞可导致病灶对侧面部、上下肢瘫痪和感觉缺失，下肢瘫痪较上肢轻，足部不受累，头、眼向病灶侧凝视程度轻，伴Broca失语（优势半球）和体象障碍（非优势半球），通常不伴意识障碍；②下部分支闭塞可导致对侧同向性上1/4视野缺损，伴Wernicke失语（优势半球）和急性意识模糊状态（非优势半球），无偏瘫。

3）深穿支闭塞：最常见的是纹状体内囊梗死，表现为对侧中枢性均等性轻偏瘫、对侧偏身感觉障碍，可伴对侧同向性偏盲。优势半球病变出现皮质下失语，常为底节性失语。

（3）大脑前动脉闭塞的表现

1）分出前交通动脉前主干闭塞：对侧动脉侧支循环代偿可不出现症状。当双侧动脉起源于同一大脑前动脉主干时，造成双侧大脑半球的前、内侧梗死，导致截瘫、二便失禁、意志缺失、运动性失语综合征和额叶人格改变等。

2）分出前交通动脉后大脑前动脉远端闭塞：导致对侧的足和下肢的感觉运动障碍，上肢和肩部的瘫痪轻，面部和手部不受累。感觉丧失主要是辨别觉丧失。可有尿失禁、淡漠、反应迟钝、欣快和缄默等，对侧出现强握及吸吮反射和痉挛性强直。

3）皮质支闭塞：导致对侧中枢性下肢瘫，可伴感觉障碍；对侧肢体短暂性共济失调、强握反射及精神症状。

4）深穿支闭塞：导致对侧中枢性面舌瘫、上肢近端轻瘫。

（4）大脑后动脉闭塞的表现

1）单侧皮质支闭塞：引起对侧同向性偏盲，上部视野较下部视野受累常见，黄斑区视力不受累。优势半球受累可出现失读、命名性失语、失认等。

2）双侧皮质支闭塞：可导致完全型皮质盲可伴不成形的视幻觉、记忆受损、不能识别熟悉面孔等。

3）大脑后动脉起始段的脚间支闭塞：可引起中脑中央和下丘脑综合征，包括垂直性凝视麻痹、昏睡甚至昏迷；旁正中动脉综合征，主要表现是同侧动眼神经麻痹和对侧偏瘫，即Weber综合征（病变位于中脑基底部，动眼神经和皮质脊髓束受累）（2020）；同侧动眼神经麻痹和对侧共济失调、震颤，即Claude综合征（病变位于中脑被盖部，动眼神经和结合臂）；同侧动眼神经麻痹和对侧不自主运动和震颤，即Benedikt综合征（病变位于中脑被盖部，动眼神经、红核和结合臂）。

4）大脑后动脉深穿支闭塞：丘脑穿通动脉闭塞产生红核丘脑综合征，表现为病灶侧舞蹈样不自主运动、意向性震颤、小脑性共济失调和对侧偏身感觉障碍；丘脑膝状体动脉闭塞产生丘脑综合征，表现为对侧深感觉障碍、自发性疼痛、感觉过度、轻偏瘫、共济失调、手部痉挛和舞蹈-手足徐动症等。

（5）椎-基底动脉闭塞血栓性闭塞：多发生于基底动脉中部，栓塞性通常发生在基底动脉尖。基底动脉或双侧椎动脉闭塞可引起脑干梗死，出现眩晕、呕吐、四肢瘫痪、共济失调、肺水肿、消化道出血、昏迷和高热等（2000、2011）。脑桥病变出现针尖样瞳孔。包括：

1）闭锁综合征：基底动脉的脑桥支闭塞致双侧脑桥基底部梗死。

2）脑桥腹外侧综合征：基底动脉短旋支闭塞，表现为同侧面神经、展神经麻痹和对侧偏瘫。

3）脑桥腹内侧综合征：基底动脉的旁中央支闭塞，同侧周围性面瘫、对侧偏瘫和双眼向病变同侧同向运动不能。

4）基底动脉尖综合征：基底动脉尖端闭塞后导致眼球运动障碍及瞳孔异常、觉醒和行为障碍，可伴有记忆力丧失、对侧偏盲或皮质盲。中老年卒中，突发意识障碍并较快恢复，出现瞳孔改变、动眼神经麻痹、垂直凝视麻痹，无明显运动和感觉障碍，应想到该综合征的可能，如有皮质盲或偏盲、严重记忆障碍更支持。CT及MRI显示双侧丘脑、枕叶、颞叶和中脑多发病灶可确诊。

5）延髓背外侧综合征：由小脑后下动脉或椎动脉供应延髓外侧的分支动脉闭塞所致。

3. 特殊类型的脑梗死

（1）大面积脑梗死：由颈内动脉主干、大脑中动脉主干闭塞或皮质支完全性卒中所致，表现为病灶对侧完全性偏瘫、偏身感觉障碍及向病灶对侧凝视麻痹。病程呈进行性加重，易出现明显的脑水肿和颅内压增高征象，甚至发生脑疝死亡。

（2）分水岭脑梗死（CWSI）：由相邻血管供血区交界处或分水岭区局部缺血导致，也称边缘带脑梗死。典型病例发生于颈内动脉严重狭窄或闭塞伴全身血压降低时。分为皮质前型、皮质后型和皮质下型。

（3）出血性脑梗死：脑梗死灶内动脉自身滋养血管同时缺血，导致动脉血管壁损伤、坏死，在此基础上如果血管腔内血栓溶解或其侧支循环开放等使已损伤血管血流得到恢复，则血液会从破损的血管壁漏出，引发该病，常见于大面积脑梗死后。

（4）多发性脑梗死：指两个或两个以上不同供血系统脑血管闭塞引起的梗死。

【巧妙记忆】 好发于中年以后，有动脉硬化、高血压、糖尿病、冠心病等病史，病前常有TIA史，休息或睡眠时发病，症状数小时至数天达高峰。大脑中动脉血栓："三偏"征；椎-基底动脉血栓：交叉性瘫痪或感觉障碍、眼球震颤、眩晕、共济失调等。

（三）诊断与鉴别诊断（★★★）

1. 诊断 中年以上的高血压及动脉硬化患者，静息状态下或睡眠中急性起病，一至数日内出现局灶性脑损害的症状和体征，并能用某一动脉供血区功能损伤来解释，临床应考虑急性脑梗死可能。CT或MRI检查发现梗死灶可明确诊断。

2. 鉴别诊断

（1）脑出血：活动中起病、病情进展快、发病时血压明显升高，CT检查发现出血灶可明确诊断。

（2）脑栓塞：起病急骤，常有栓子来源的基础疾病。

（3）颅内占位病变：颅内肿瘤、硬脑膜下血肿和脑脓肿可呈卒中样发病，出现偏瘫等局灶性体征，CT或MRI检查有助确诊。

（四）急性期治疗与预防（★★★）

1. 一般治疗

（1）急性脑梗死血压的调控应遵循个体化、慎重、适度原则。对卒中后低血压和低血容量，应积极寻找和处理原因，必要时采用扩容升压措施。

（2）吸氧和通气支持：脑干卒中和大面积梗死等病情危重患者或有气道受累者，需要气道支持和辅助通气。

（3）血糖：应常规检查，超过10mmol/L时应立即予以胰岛素治疗，将血糖控制在7.7~10mmol/L之间。

（4）脑水肿：治疗目标是降低颅内压、维持足够脑灌注和预防脑疝发生。可应用20%甘露醇每次125~250ml静点；对心、肾功能不全患者可用呋塞米20~40mg静脉注射。

（5）感染：患者采用适当体位，经常翻身叩背及防止误吸，预防肺炎。治疗主要包括呼吸支持（如氧疗）和抗生素治疗；尿路感染一旦发生，应及时根据细菌培养和药敏试验应用敏感抗生素。

（6）上消化道出血：常规应用静脉抗溃疡药；对已发生消化道出血者，应进行冰盐水洗胃、局部应用止血药；必要时需要输注新鲜全血或红细胞成分输血。

（7）发热：中枢性发热患者，以物理降温为主（冰帽、冰毯或酒精擦浴），必要时予以人工亚冬眠。

（8）深静脉血栓形成（DVT）：鼓励患者尽早活动，下肢抬高，避免下肢静脉输液。预防性药物治疗，首选低分子肝素4000IU皮下注射，每日1次；抗凝治疗症状无缓解者应溶栓治疗。

（9）水电解质平衡紊乱：应对患者常规进行水电解质监测并及时加以纠正。

（10）心脏损伤：密切观察心脏情况，必要时进行动态心电监测和心肌酶谱检查。措施包括减轻心脏负荷，慎用增加心脏负担的药物，注意输液速度及输液量，对高龄患者或原有心脏病患者甘露醇用量减半或改用其他脱水剂，积极处理心肌缺血、心肌梗死、心律失常或心功能衰竭等心脏损伤。

（11）癫痫：有癫痫发作或癫痫持续状态时可给予相应处理。

2. 特殊治疗 包括超早期溶栓治疗、抗血小板治疗、抗凝治疗、血管内治疗、细胞保护治疗和外科治疗等。

（1）静脉溶栓常用药物

1）尿激酶（UK）：常用100万~150万IU加入0.9%生理盐水100~200ml，持续静点30分钟。

2）重组组织型纤溶酶原激活物（rt-PA）（2008、2011）：一次用量0.9mg/kg，最大剂量<90mg，先予10%的剂量在最初1分钟内静脉推注，其余剂量在约60分钟内持续静脉滴注。

（2）动脉溶栓：大动脉闭塞引起的严重卒中患者，如发病时间在6小时内可选择动脉溶栓治疗。常用药物为UK和rt-PA，剂量比静脉溶栓减少。

（3）抗血小板聚集治疗：常用阿司匹林和氯吡格雷。

（4）抗凝治疗：主要包括肝素、低分子肝素和华法林。

（5）脑保护治疗：脑保护剂包括自由基清除剂、阿片受体阻断药、电压门控性钙通道阻滞药、兴奋性氨基酸受体阻断药和镁离子等。

（6）血管内治疗：包括经皮腔内血管成形术和血管内支架置入术等。

（7）外科治疗：对于有或无症状、单侧重度颈动脉狭窄>70%，或经药物治疗无效者可以考虑进行颈动脉内膜切除术。

（8）其他药物治疗：包括降纤治疗、中药制剂等。

【巧妙记忆】 改善脑循环，防治脑水肿，早期溶栓、抗血小板、抗凝治疗，保护脑细胞，必要时行颈动脉内膜切除术。

3. 预防

（1）注意控制血压，将血压控制在一定的水平上。

（2）积极治疗糖尿病、高血脂等可能导致脑血栓形成的各种疾病。

（3）注意饮食，适当选用预防血栓形成的食物。

（4）保证足量饮水，适当的体育锻炼，保持情绪稳定。

（5）从疾病根源入手，使机体能量代谢达到平衡，保证人体新陈代谢的正常，净化体内血液，降低血黏度，恢复血管的弹性，大大促进血管通畅和血氧供应。

二、脑栓塞

脑栓塞是指各种栓子随血流进入颅内动脉使血管腔急性闭塞，引起相应供血区脑组织缺血坏死及功能障碍。

（一）病因（★★）

1. 心源性脑栓塞　栓子在心内膜和瓣膜产生，脱落入脑后致病。主要见于心房颤动（2023）、心脏瓣膜病、心肌梗死、心房黏液瘤、二尖瓣脱垂等。

2. 非心源性脑栓塞　源于心脏以外的栓子随血流进入脑内致病。常见原因有动脉粥样硬化斑块脱落性栓塞、脂肪栓塞、空气栓塞、癌栓塞，感染性脓栓、寄生虫栓和异物栓等少见。

3. 来源不明脑栓塞。

（二）临床表现（2004、2008）（★★）

1. 一般特点　以青壮年多见。多在活动中急骤发病，无前驱症状，局灶性神经体征在数秒至数分钟达到高峰，多表现为完全性卒中。多数患者伴有风湿性心脏病、冠心病和严重心律失常等，或存在心脏手术、长骨骨折、血管内介入治疗等栓子来源病史。意识障碍有无取决于栓塞血管的大小和梗死的面积。

2. 血管栓塞的临床表现　不同部位血管栓塞会造成相应的血管闭塞综合征，详见脑血栓形成部分。与脑血栓形成相比，脑栓塞易导致多发性梗死，易复发和出血。

（三）治疗（★★）

1. 脑栓塞治疗　主要是改善循环、减轻脑水肿、防止出血、减小梗死范围。合并出血梗死时，应停用溶栓、抗凝和抗血小板药。

2. 原发病治疗　感染性栓塞应使用抗生素，禁用溶栓和抗凝治疗；脂肪栓塞可采用肝素、5%碳酸氢钠及脂溶剂；心律失常者予以纠正；空气栓塞者可进行高压氧治疗。

3. 抗凝治疗　房颤或有再栓塞风险的心源性疾病、动脉夹层或高度狭窄的患者可用肝素预防再栓塞或栓塞继发血栓形成。抗凝药物用法见前述，抗血小板聚集药阿司匹林也可试用。溶栓治疗应严格掌握适应证。

三、短暂性脑缺血发作

（一）病因（★★）

动脉粥样硬化、动脉狭窄、心脏病、血液成分改变及血流动力学变化等多种病因。

（二）临床表现（★★★）

1. 一般特点　好发于中老年人，多伴有脑血管病危险因素。发病突然，历时短暂，每次发作持续5~20分钟，多在1小时内缓解，最迟不超过24小时（2000、2001、2002、2014、2015、2022）。局灶性脑或视网膜功能障碍，恢复完全，不留后遗症状，影像学检查未见明确的责任灶，反复发作，每次表现基本相似。

2. 颈内动脉（2002）系统TIA　大脑中动脉供血区可出现缺血对侧肢体的单瘫、轻偏瘫、面瘫和舌瘫。可伴有偏身感觉障碍和对侧同向偏盲，优势半球受损常出现失语和失用，非优势半球受损可出现空间定向障碍。大脑前动脉供血区缺血可出现人格和情感障碍、对侧下肢无力等。颈内动脉主干TIA主要表现为眼动脉交叉瘫［病侧单眼一过性黑矇、失明和/或对侧偏瘫及感觉障碍］，Horner交叉瘫（病侧Horner征、对侧偏瘫）。

3. 椎-基底动脉系统TIA　最常见表现是眩晕、平衡障碍、眼球运动异常和复视。可有单侧或双侧面部、口周麻木，单独出现或伴有对侧肢体瘫痪、感觉障碍，呈现典型或不典型的脑干缺血综合征。还可出现下列几种特殊表现的临床综合征：

（1）跌倒发作：表现为患者转头或仰头时，下肢突然失去张力而跌倒，无意识丧失，常可很快自行站起，系下部脑干网状结构缺血所致。

（2）短暂性全面遗忘症（TGA）：发作时出现短时间记忆丧失，患者有自知力，发作时对时间、地点定向障碍，但谈话、书写和计算能力正常，是大脑后动脉颞支缺血累及边缘系统的颞叶海马、海马旁回和穹隆所致。

（3）双眼视力障碍发作：双侧大脑后动脉距状支缺血导致枕叶视皮质受累，引起暂时性皮质盲。

（三）诊断与鉴别诊断（★★★）

1. 诊断　就诊时临床症状已消失，故诊断主要依靠病史。中老年患者突然出现局灶性脑功能损害症状，符合颈内动脉或椎-基底动脉系统及其分支缺血表现，并在短时间内症状完全恢复（多不超过1小时），应高度怀疑为TIA。MRI的弥散及灌注加权成像（PWI/DWI）、CT灌注成像（CTP）和单电子发射计算机断层成像术（SPECT）有助TIA的诊断。

2. 鉴别诊断

（1）部分性癫痫发作：常表现为持续数秒至数分钟的肢体抽搐或麻木针刺感，从躯体的一处开始，并向周围扩展，可有脑电图异常，CT/MRI检查可能发现脑内局灶性病变。

（2）梅尼埃病：持续20分钟至12小时，伴有耳鸣、耳阻塞感，反复发作后听力减退等症状，除眼球震颤外，无其他神经系统定位体征。

（3）心脏疾病：阿-斯综合征、严重心律失常可出现头昏、晕倒和意识丧失，但无神经系统局灶性症状和体征，动态心电图监测、超声心动图检查常有异常发现。

（4）其他：颅内肿瘤、脓肿、慢性硬脑膜下血肿、脑内寄生虫、原发或继发性自主神经功能不全、基底动脉型偏头痛等。

【巧妙记忆】　颈动脉系统TIA——突发意识障碍，癫痫发作，肢体麻木，单瘫、偏瘫，同向偏盲、交叉性黑矇偏瘫；椎-基底动脉系统TIA——眩晕，平衡障碍，眼球运动异常和复视。

（四）治疗（★★）

1. 病因治疗　有效控制高血压、糖尿病、高脂血症、血液系统疾病、心律失常等。颈动脉有明显动脉粥样硬化斑、狭窄（>70%）或血栓形成，影响脑内供血并有反复TIA者，可行颈动脉内膜剥离术、颅内外动脉吻合术或血管内介入治疗等。

2. 预防性药物治疗

（1）抗血小板聚集剂包括：①阿司匹林（2002、2003、2016）；②氯吡格雷。

（2）抗凝药物：主要有肝素、低分子肝素和华法林（2005）。可用于心源性栓塞性TIA伴发房颤和冠心病的患者，频繁发作的TIA或椎-基底动脉系统TIA患者、对瓣膜置换术后的TIA患者。

（3）其他：高纤维蛋白原血症的TIA患者，可选用降纤酶治疗，老年TIA并有抗血小板聚集剂禁忌证或抵抗性者可选择活血化瘀性中药制剂治疗。

3. 外科治疗　对有颈动脉或椎-基底动脉严重狭窄（>70%）的TIA患者，经抗血小板聚集治疗和/或抗凝治疗效果不佳或病情有恶化趋势者，可酌情选择血管内介入治疗、动脉内膜切除术或动脉搭桥术治疗。

四、脑出血

脑出血（ICH）是指原发性非外伤性脑实质内出血。

（一）常见病因（★★）

多因高血压合并小动脉硬化所致，也可由动脉瘤或动-静脉血管畸形破裂所致，其他病因包括脑动脉粥样硬化、血液病、脑淀粉样血管病变、抗凝或溶栓治疗等。

（二）临床表现（★★★）

1. 一般表现　好发于50~70岁，冬春两季发病较多，多有病史。多在情绪激动或活动中突然发病，病情常于数分钟至数小时内达到高峰。发病后多有血压明显升高，常伴头痛、呕吐和不同程度的意识障碍。

2. 局限性定位表现

（1）基底核区出血：最常见（2002、2005、2006、2007B、2014）。

1）壳核-外囊出血：最常见。常有病灶对侧偏瘫、偏身感觉缺失和同向性偏盲，还可出现双眼球向病灶对侧同向凝视不能（2008），优势半球受累可有失语。

2）丘脑-内囊出血：常有对侧偏瘫（2014）、偏身感觉障碍，通常感觉障碍重于运动障碍。深浅感觉均受累，深感觉障碍更明显。可有特征性眼征，如上视不能或凝视鼻尖、眼球偏斜或分离性斜视、眼球会聚障碍和无反应性小瞳孔等。小量丘脑出血致丘脑中间腹侧核受累可出现运动性震颤和帕金森综合征样表现；累及丘脑底核或纹状体可呈偏身舞蹈-投掷样运动；优势侧丘脑出血可出现丘脑性失语、精神障碍、认知障碍和人格改变等。

3）尾状核头出血：少见，常有头痛、呕吐、颈强直、精神症状，神经系统功能缺损症状少见。

（2）脑叶出血：顶叶最常见，其次为颞叶、枕叶、额叶。额叶出血可有偏瘫、尿便障碍、Broca 失语、摸索和强握反射等；颞叶出血可有 Wernicke 失语、精神症状、对侧上象限盲、癫痫；枕叶出血可有视野缺损；顶叶出血可有偏身感觉障碍、轻偏瘫、对侧下象限盲，非优势半球受累可有构象障碍。

（3）脑干出血

1）脑桥出血：大量出血者迅即出现昏迷、双侧针尖样瞳孔、呕吐咖啡样胃内容物、中枢性高热、中枢性呼吸障碍、眼球浮动、四肢瘫痪和去大脑强直发作等。小量出血可无意识障碍，表现为交叉性瘫痪和共济失调性偏瘫。

2）中脑出血：少见，常有头痛、呕吐和意识障碍，轻症表现为一侧或双侧动眼神经不全麻痹、眼球不同轴、同侧肢体共济失调，也可表现为 Weber 或 Benedikt 综合征；重症表现为深昏迷，四肢弛缓性瘫痪，可迅速死亡。

3）延髓出血：更少见，临床表现为突然意识障碍，影响生命体征，继而死亡。轻者表现不典型的 Wallenberg 综合征。

（4）小脑出血：常有头痛、呕吐，眩晕和共济失调明显（2008、2018、2023），起病突然。出血量较少者主要表现为小脑受损症状；出血量较多者病情迅速进展，出现昏迷及脑干受压征象，双侧瞳孔缩小至针尖样、呼吸不规则等。暴发型常突然昏迷，数小时内死亡。

（5）脑室出血：原发性脑室出血多由脉络丛血管或室管膜下动脉破裂出血所致，继发性脑室出血是指脑实质出血破入脑室。常有头痛、呕吐，严重者意识障碍如深昏迷、脑膜刺激征、针尖样瞳孔、眼球分离斜视或浮动、四肢弛缓性瘫痪及去脑强直发作、高热、呼吸不规则、脉搏和血压不稳定等症状。

【巧妙记忆】　壳核-外囊出血——最常见，“三偏征”，优势半球失语；丘脑-内囊出血——偏身感觉障碍，压迫内囊致“三偏征”，出血破入脑室或压迫脑干致昏迷或死亡；桥脑出血——突发昏迷，瞳孔针尖样，四肢瘫痪，生命征改变，易死亡；小脑出血——突发严重头痛、眩晕、呕吐，共济失调，水平眼颤，轻偏瘫，枕骨大孔疝很快死亡。

（三）诊断与鉴别诊断（★★★）

1. 诊断（2017、2018）　中老年患者在活动中或情绪激动时突然发病，迅速出现局灶性神经功能缺损症状以及头痛、呕吐等颅高压症状应考虑脑出血的可能，结合头颅 CT 检查，可明确诊断。

2. 鉴别诊断　首先应与其他类型的脑血管疾病如急性脑梗死、蛛网膜下腔出血鉴别；对发病突然、迅速昏迷且局灶体征不明显者，应注意与引起昏迷的全身性疾病如中毒（酒精中毒、镇静催眠药物中毒、一氧化碳中毒）及代谢性疾病（低血糖、肝性脑病、肺性脑病和尿毒症等）鉴别；对有头部外伤史者应与外伤性颅内血肿相鉴别。

（四）急性期治疗（★★★）

1. 内科治疗

（1）一般处理：卧床休息 2~4 周，严密观生命体征；保持呼吸道通畅，吸氧，必要时行气管插管或切开术；有意识障碍、消化道出血者禁食；维持水、电解质平衡和营养，调整血糖；明显头痛、过度烦躁不安者，可酌情适当给予镇静镇痛剂。

（2）降低颅内压控制脑水肿：降低颅内压是治疗的重要环节。可选药物如下。①甘露醇：通常 125~250ml，每 6~8 小时 1 次，疗程 7~10 天。②利尿药：呋塞米，每次 20~40mg，每日 2~4 次静脉注射。③甘油果糖：500ml 静点，每日 1~2 次，3~6 小时滴完。④10% 人血白蛋白：50~100ml 静点，每日 1 次。不建议应用激素治疗减轻脑水肿。

（3）调整脑压降低血压：应首先以进行脱水降颅压治疗为基础。调控血压时应考虑患者的年龄、有无高血压史、有无颅内高压、出血原因及发病时间等因素。

（4）止血治疗：凝血功能障碍者可针对性给予止血药物治疗。

（5）亚低温治疗：是脑出血的辅助治疗方法。

（6）并发症的防治。①感染：可予预防性抗生素治疗。②应激性溃疡：预防应用 H_2 受体阻断药；一旦出血应按上消化道出血处理。③抗利尿激素分泌异常综合征：应限制水摄入量，缓慢纠正低钠血症。④脑耗盐综合征：应输液补钠。⑤痫性发作：可使用地西泮或苯妥英钠控制发作。⑥中枢性高热：物理降温为主。⑦下肢深静脉血栓形成或肺栓塞：给予普通肝素或低分子肝素。

2. 高血压颅内血肿的手术治疗

（1）目的：清除血肿，降低颅内压，使受压而未破坏的神经元恢复功能，从而提高患者生存质量。

（2）手术适应证：一般认为年龄不太大，生命体征稳定，心肾功能无明显障碍，血压小于 200/120mmHg，且符合下列情况者可考虑手术治疗。（2011、2014、2016）

1）小脑出血血肿≥10ml 者，可考虑手术治疗；血肿>20ml 或有脑干受压征应紧急手术清除血肿，否则随时可发生脑疝而死亡。

2）壳核出血血肿≥30ml，或颅内压明显增高有可能形成脑疝者。

3）对重症原发性脑室出血或丘脑内侧出血血液大量破入脑室者，可行颅骨钻孔，脑室外引流。

五、蛛网膜下腔出血

蛛网膜下腔出血（SAH）通常为脑底部或脑表面的病变血管破裂，血液直接流入蛛网膜下腔引起的一种临床综合征。

（一）病因（2015）（★★）

病因如下。①颅内动脉瘤，是最常见的病因；②血管畸形，多位于幕上，常见于大脑中动脉分布区；③其他，如moyamoya病、颅内肿瘤、垂体卒中、血液系统疾病、颅内静脉系统血栓和抗凝治疗并发症等。

（二）临床表现（2016、2018、2022）（★★）

1. 一般症状

（1）头痛：动脉瘤性SAH的典型表现是突发异常剧烈全头痛，多伴发一过性意识障碍和恶心、呕吐。头痛可持续数日，2周后逐渐减轻。动静脉畸形破裂所致SAH头痛常不严理。

（2）脑膜刺激征（2013、2015、2020）：患者出现颈强、Kernig征和Brudzinski征等脑膜刺激征，以颈强直最多见。

（3）眼部症状：眼球活动障碍，可提示动脉瘤所在的位置。

（4）精神症状：如欣快、谵妄和幻觉等。

（5）其他症状：部分患者可有脑心综合征、消化道出血、急性肺水肿和局限性神经功能缺损症状等。

2. 动脉瘤的定位症状

（1）颈内动脉海绵窦段动脉瘤：患者有前额和眼部疼痛，血管杂音，突眼及Ⅲ、Ⅳ、Ⅵ和V_1脑神经损害所致的眼动障碍，其破裂可引起颈内动脉海绵窦瘘。

（2）颈内动脉-后交通动脉瘤：患者有动眼神经受压表现（2003、2013）。

（3）大脑中动脉瘤：偏瘫、失语和抽搐等，多提示动脉瘤位于大脑中动脉的第一分支处。

（4）大脑前动脉-前交通动脉瘤：患者有精神症状、单侧或双侧下肢瘫痪和意识障碍等症状。

（5）大脑后动脉瘤：患者出现同向偏盲、Weber综合征和第Ⅲ脑神经麻痹的表现。

（6）椎-基底动脉瘤：患者出现枕部和面部疼痛、面肌痉挛、面瘫及脑干受压等症状。

3. 血管畸形的定位症状　包括痫性发作、轻偏瘫、失语或视野缺损等。

4. 常见并发症　再出血、脑血管痉挛、急性或亚急性脑积水，少数可有癫痫发作和低钠血症。

（三）诊断与鉴别诊断（★★）

1. 诊断　突发剧烈头痛、呕吐、脑膜刺激征阳性，伴或不伴意识障碍，检查无局灶性神经系统体征，应高度怀疑蛛网膜下腔出血。同时CT（2003）证实脑池和蛛网膜下腔高密度征象或腰穿检查示压力增高和血性脑脊液等可临床确诊。

2. 鉴别诊断

（1）与高血压性脑出血鉴别要点见表4-8-5-1。

表4-8-5-1　脑梗死和脑出血的鉴别

项　目	脑梗死	脑出血
发病年龄	粟粒样动脉瘤多发于40~60岁，动静脉畸形青少年多见，常在10~40岁发病	50~65岁多见
常见病因	粟粒样动脉瘤、动静脉畸形	高血压、脑动脉粥样硬化
起病速度	急骤，数分钟达到高峰	数十分钟至数小时达到高峰
血压	正常或增高	通常显著增高
头痛	极常见，剧烈	常见，较剧烈
昏迷	常为一过性昏迷	重症患者持续性昏迷
灶性体征	颈强、Kernig征等脑膜刺激征阳性，常无局灶性体征	偏瘫、偏身感觉障碍及失语等局灶性体征
眼底	可见玻璃体膜下片状出血	脑实质内高密度病灶
头部CT	脑池、脑室及蛛网膜下腔高密度出血征	脑实质内高密度病灶
脑脊液	均匀一致血性	洗肉水样

（2）颅内感染：细菌性、真菌性、结核性和病毒性脑膜炎等。

（3）脑肿瘤：根据详细的病史、CSF检出瘤/癌细胞及头部CT可以鉴别。

（4）其他：某些老年患者以突然出现的精神障碍为主要症状，应予注意。

（四）治疗（★★）

1. 内科治疗

（1）一般处理：绝对卧床休息，床头抬高15°~20°。避免引起血压及颅压增高的诱因。慎用影响凝血功能和呼吸功能的药物。高血压者适当使用短效降压药。伴抽搐者予以抗痫治疗。适量给予生理盐水保证正常血容量和足够脑灌注。纠正低钠血症。心电监护，营养支持，防止并发症等。

（2）SAH引起颅内压升高常用20%甘露醇、呋塞米和白蛋白等脱水降颅压治疗，有脑疝形成趋势者，可行脑室引流。

（3）预防再出血：包括6-氨基己酸、氨甲苯酸、注射用血凝酶等。动脉瘤性SAH可早期手术夹闭动脉瘤或介入栓塞治疗。

（4）预防血管痉挛：钙通道拮抗剂可降低动脉瘤性SAH后不良转归和缺血性神经功能缺损者的比例，还可用3H疗法，即扩血容量、血液稀释和升高血压。

（5）放脑脊液疗法：用于SAH后脑室积血扩张或形成铸型出现急性脑积水、经内科保守治疗症状加剧、伴有意识障碍，或老年患者伴有严重心、肺、肾等器官功能障碍而不能耐受开颅手术者。每次释放CSF 10~20ml，每周2次。

2. 手术治疗

（1）动脉瘤：动脉瘤的消除是防止动脉瘤性SAH再出血的最佳办法。常采用动脉瘤颈夹闭术、动脉瘤切除术和动脉瘤栓塞术等。

（2）动静脉畸形：可采用动静脉畸形（AVM）整块切除术、供血动脉结扎术、血管内介入栓塞或γ刀治疗等。

【巧妙记忆】 绝对卧床休息，严格控制血压，降低颅内压，用止血药物，预防脑血管痉挛，腰穿放脑脊液疗法，对症处理头痛和烦躁不安，高热物理降温，防治感染，脑动脉瘤和动静脉畸形所致者应手术治疗。

【经典习题】

1. 目前颅内动脉瘤主要的确诊检查是
   A. 头颅CT
   B. 脑血管造影
   C. 腰椎穿刺示血性脑脊液
   D. 蛛网膜下腔出血
   E. 头痛反复发作史

   答案： B

   考点： 颅内动脉瘤的诊断

   解析： 脑血管造影能及时明确动脉瘤大小、部位、单发或多发，有无血管痉挛；是目前颅内动脉瘤主要的确诊检查。故选B。

2. 男，65岁。平时有高血压、糖尿病多年。一天前发现左侧上、下肢活动受限，吐词不清，神志清楚。无明显头痛、呕吐，检查发现左侧上下肢肌力3级，左半身痛觉减退。临床上考虑可能性最大的疾病是
   A. 脑出血
   B. 脑栓塞
   C. 短暂性脑缺血发作
   D. 蛛网膜下腔出血
   E. 脑血栓形成

   答案： E

   考点： 脑血栓形成的临床表现

   解析： 中年以上高血压患者突然发病，一直数日出现脑局灶性损害症状体征，无明显头痛、呕吐，符合典型的脑血栓形成的临床表现。故选E。

3. 男，78岁。晨起四肢乏力。2小时前行走中跌倒，不能起立。查体：意识清楚，只能以眼球上下运动示意。双侧周围性面瘫，张口伸舌和吞咽不能，留置鼻饲。四肢肌力0级，腱反射亢进，双侧Babinski征阳性。感觉无异常。脑梗死部位在
   A. 中脑
   B. 脑桥基底部
   C. 内囊后肢
   D. 丘脑底部
   E. 基底核区

   答案： B

   考点： 脑梗死的诊断

   解析： 脑梗死部位在脑桥基底部时，梗死可出现闭锁综合征，患者意识清楚，四肢瘫痪，双侧面瘫、延髓麻痹等，不能言语和进食，不能做动作，只能以眼球上下运动示意。故选B。

第六节 中枢神经系统脱髓鞘疾病

多发性硬化

（一）概述

多发性硬化（MS）是一种免疫介导的中枢神经系统慢性炎性脱髓鞘性疾病。本病最常累及的部位为脑室周围、近皮质、视神经、脊髓、脑干和小脑。主要临床特点为病灶的空间多发性（DIS）和时间多发性（DIT）。

病因及发病机制迄今不明，可能与病毒感染与自身免疫反应、遗传因素和环境因素有关。

（二）临床表现

1. 一般情况 起病年龄多在20~40岁，10岁以下和50岁以上患者少见，男女患病之比约为1∶2。以急性/亚急性起病多见。

2. 临床症状和体征

（1）肢体无力：最多见，约半数患者首发症状包括一个或多个肢体无力。运动障碍一般下肢比上肢明显，可为偏瘫、截瘫或四肢瘫，其中以不对称瘫痪最常见。腱反射早期正常，以后可发展为亢进；腹壁反射消失，病理反射阳性。

(2) 感觉异常：浅感觉障碍，疼痛感可能与脊髓神经根部的脱髓鞘病灶有关，具有显著特征性。亦可有深感觉障碍。

(3) 眼部症状：常为急性视神经炎或球后视神经炎，多为急性起病的单眼视力下降，有时双眼同时受累。部分病例有眼肌麻痹及复视。可有眼球震颤、核间性眼肌麻痹等。

(4) 共济失调：Charcot 三主征（眼震、意向性震颤和吟诗样语言）仅见于部分晚期多发性硬化患者。

(5) 发作性症状：强直痉挛、感觉异常、构音障碍、共济失调、癫痫和疼痛不适较常见。

(6) 精神症状：在多发性硬化患者中较常见，可出现记忆力减退、注意力损害。

(7) 其他症状：膀胱功能障碍，男性患者还可出现原发性或继发性性功能障碍。尚可伴有周围神经损害和多种其他自身免疫病的表现。

(三) 辅助检查

1. 脑脊液（CSF）检查　①CSF 单个核细胞数轻度增高或正常，通常不超过 50×10^6/L。部分病例蛋白轻度增高。②IgG 鞘内合成检测。CSF-IgG 指数是 IgG 鞘内合成的定量指标，多数患者增高，测定这组指标也可计算 CNS 24 小时 IgG 合成率；CSF-IgG 寡克隆区带（OB）是 IgG 鞘内合成的定性指标，OB 阳性率可达 95%以上。

2. 诱发电位　可有一项或多项异常。

3. 磁共振成像　分辨率高，可识别无临床症状的病灶，使 MS 诊断不再只依赖临床标准。

二、诊断

根据病史和神经系统检查，表明中枢神经系统白质内同时存在着两处以上的病灶。起病年龄在 10～50 岁。有缓解与复发交替的病史，每次发作持续 24 小时以上；或呈缓慢进展方式而病程至少 1 年以上。可排除其他病因。

(四) 治疗

1. 急性发作期治疗　大剂量甲泼尼龙冲击治疗是 MS 急性发作期的首选治疗方案。对激素治疗无效者和处于妊娠或产后阶段的患者，可选择静脉注射大剂量免疫球蛋白（IVIg）或血浆置换治疗，但疗效尚不明确。

2. 疾病免疫修饰治疗

(1) 复发型：一线药物包括 β-干扰素和醋酸格拉默。二线药物包括那他珠单抗和米托蒽醌。芬戈莫德和特立氟胺是目前被美国 FDA 批准的两种口服药物。其他药物包括硫唑嘌呤和 IVIg。

(2) 继发进展型：可用米托蒽醌，能延缓残疾进展。

(3) 原发进展型：主要是对症治疗和康复治疗。环孢素 A、甲氨蝶呤、环磷酰胺可能有效。

(4) 对症治疗。

第七节　颅内肿瘤

一、临床表现（2023）

主要包括颅内压增高及局灶性症状和体征两大部分。

(一) 颅内压增高的症状和体征

颅内压增高主要表现为头痛、呕吐和视盘水肿，称之为颅内压增高的三主征（2008、2011）。

(1) 头痛：颅后窝肿瘤可致枕颈部疼痛并向眼眶放射。头痛程度随病情进展逐渐加剧。幼儿因颅缝未闭或颅缝分离可无明显头痛。老年人因脑萎缩、反应迟钝等原因头痛症状出现较晚。

(2) 视盘水肿：是颅内压增高重要的客观体征，中线部位及幕下的肿瘤视盘水肿出现早，幕上良性肿瘤出现较晚，部分病人可无视盘水肿。

(3) 呕吐：呕吐呈喷射性，多伴有恶心。幕下肿瘤由于呕吐中枢、前庭、迷走神经受到刺激，故呕吐出现较早而且严重。

除上述三主征外，还可出现视力减退、黑矇、复视、头晕、猝倒、淡漠、意识障碍、大小便失禁、脉搏徐缓及血压增高等征象。症状常呈进行性加重。当脑肿瘤囊性变或瘤内卒中时，可出现急性颅内压增高症状。

(二) 局灶性症状和体征

局灶症状是指脑瘤引起的局部神经功能紊乱。有以下两种类型。

1. 刺激性症状，如癫痫、疼痛、肌肉抽搐等。

2. 正常神经组织受到挤压和破坏而导致的功能丧失，即麻痹性症状，如偏瘫、失语、感觉障碍等。

最早出现的局灶性症状具有定位意义，因为首发症状或体征表明了脑组织首先受到肿瘤损害的部位。不同部位的脑肿瘤具有许多局灶性的特异性症状和体征。

(1) 大脑半球肿瘤临床表现

1) 精神症状：常见于额叶肿瘤（2017），表现为痴呆和个性改变。

2) 癫痫发作：额叶肿瘤较易出现，其次为颞叶、顶叶肿瘤多见。可为全身阵挛性大发作或局限性发作。

3）进行性感觉障碍：为顶叶的常见症状。表现为偏身感觉障碍、深感觉及辨别觉的障碍。

4）运动障碍：表现为肿瘤对侧肢体肌力减弱或呈上运动神经元完全性瘫痪。

5）失语症：见于优势大脑半球肿瘤，可分为运动性失语、感觉性失语、混合性失语和命名性失语等。

6）视野损害：枕叶及颞叶深部肿瘤因累及视辐射，从而引起对侧同象限性视野缺损或对侧同向性偏盲。

（2）鞍区肿瘤的临床表现

1）视力和视野改变：视力减退和视野缺损。

2）眼底检查：可显示原发性视神经萎缩。

3）内分泌功能紊乱：女性以停经、泌乳和不孕为主要表现。男性则出现性功能减退。生长激素（GH）分泌过高，在成人表现为肢端肥大症，在儿童表现为巨人症。

（3）松果体区肿瘤的临床表现：颅内压增高出现早，肿瘤向周围扩张出现相应局灶性体征，如眼球上视困难等。松果体肿瘤发生在儿童期可出现性早熟现象。

（4）颅后窝肿瘤的临床表现（2018）

1）小脑半球肿瘤：患侧肢体协调动作障碍，爆破性语言，眼球震颤，同侧肌张力减低，腱反射迟钝，易向患侧倾倒等。

2）小脑蚓部肿瘤：步态不稳，行走不能、站立时向后倾倒。早期即出现脑积水及颅内压增高表现。

3）脑桥小脑角肿瘤：眩晕、患侧耳鸣及进行性听力减退。患侧第Ⅴ、Ⅶ脑神经麻痹症状及眼球震颤等小脑体征。晚期有Ⅸ、Ⅹ、Ⅺ等后组脑神经麻痹及颅内压增高症状。

二、诊断与鉴别诊断

（一）诊断（2017、2023）

首先要详细询问病史，全面和有重点地进行全身和神经系统查体，得出初步印象。并进一步确定有无颅内肿瘤，肿瘤的部位和肿瘤的性质。如发生在额部的肿瘤，会出现语言、肢体感觉运动障碍，发生在脑桥小脑角区的肿瘤出现听力障碍及面神经麻痹。依据初步印象可选择头颅 CT、MRI、神经系统的 X 线检查、脑电图及脑电地形图检查、脑电诱发电位记录、正电子发射断层扫描等一种或几种辅助性检查方法，以明确诊断。

（二）鉴别诊断

1. 脑脓肿　体内常有各种原发感染灶，起病时发热，并有脑膜刺激征阳性。

2. 脑结核瘤　肺或身体其他部位的结核病灶有助于诊断。CT 显示为高密度圆形或卵圆形病变，中心为低密度，有时与脑肿瘤鉴别诊断十分困难。

3. 脑寄生虫病　猪囊虫病如为脑室型与脑室肿瘤相似，鉴别主要依据疫区生活史，病史及检查证实有寄生虫感染，嗜酸性粒细胞增多，脑脊液补体结合试验阳性等。

4. 慢性硬脑膜下血肿　临床表现以亚急性或慢性颅内压增高为主要特征，诊断需结合年龄、头外伤史及头颅 CT 扫描确定。

5. 脑血管病　鉴别诊断主要依靠高血压病史，起病前无神经系统症状，发病常有明显诱因。CT 扫描可鉴别肿瘤卒中与高血压脑出血。

6. 良性颅内压增高　有颅内压增高、视盘水肿，但神经系统无其他阳性体征。

三、治疗

（一）降低颅内压

1. 脱水治疗（2023）　分为渗透性脱水药及利尿性脱水药。

2. 脑脊液体外引流

（1）侧脑室穿刺：通常穿刺右侧脑室额角，排放脑脊液后颅内压下降。

（2）脑脊液持续外引流：多用于开颅手术前、后暂时解除颅内压增高症状及监视颅内压变化。

3. 综合防治措施

（1）低温冬眠或亚低温：多用于严重颅脑损伤、高热、躁动并有去脑强直发作的患者。

（2）激素的治疗：肾上腺皮质激素可用于防治脑水肿。应用激素时应注意防治感染，预防水、电解质紊乱。

（3）限制水钠输入量：应根据生理需要来补充，维持内环境稳定，防止水电解质紊乱和酸碱平衡失调。

（4）保持呼吸道通畅：昏迷患者应及时吸痰。必要时，可行气管插管或气管切开。

（5）合理的体位：避免胸腹部受压及颈部扭曲，条件允许时可将床头抬高 15°~30°。

（二）手术治疗（2023）

1. 肿瘤切除手术　根据肿瘤切除的范围可分为肿瘤全切除或肿瘤部分切除术。肿瘤切除的程度又可分为次全（90%以上）切除、大部（60%以上）切除、部分切除和活检。

2. 内减压手术　当肿瘤不能完全切除时，可将肿瘤周围的非功能区脑组织大块切除。

3. 外减压手术　常用于大脑深部肿瘤，常用术式有颞肌下减压术、枕肌下减压术和去大骨瓣减压术。

4. 脑脊液分流术　为解除脑脊液梗阻而采用侧脑室-枕大池分流术，终板造瘘术及三脑室底部造瘘术，侧脑室-腹腔分流术。

（三）放射治疗及放射外科

1. 内照射法　将放射性同位素植入肿瘤组织内放疗，可减少对正常脑组织的损伤。

2. 外照射法

（1）普通放射治疗：常用X线机、钴-90和加速器。已很少单独应用，但有时用于术后辅助治疗。

（2）伽马刀放射治疗：适用于脑深部小型肿瘤（直径2cm或3cm以内）如听神经瘤、脑膜瘤、垂体微腺瘤、转移瘤；范围较局限的脑动静脉畸形；及脑内神经核团或神经通路的定向毁损。

（3）等中心直线加速器治疗：适应证类似于γ刀，照射精度不如γ刀。

（四）化学治疗

1. 选择药物原则　①选用能通过血脑屏障、对中枢神经无毒性、在血液及脑脊液中能维持长时间高浓度的药物；②选择脂溶性高、分子量小、非离子化的药物；③对脑转移癌患者，可参考原发肿瘤的病理类型选择药物。临床上常用的药物包括：卡莫司汀、洛莫司汀、司莫司汀、丙卡巴肼、博来霉素、多柔比星（阿霉素）、长春碱、替尼泊苷等。

2. 副作用及注意事项　可出现颅内压升高，在化疗时应辅以降颅内压药物；肿瘤可能出现坏死出血，可能需手术治疗；对骨髓造血功能有抑制作用，应在用药后定期复查周围血象变化。

【经典习题】

与大脑半球肿瘤临床表现不符的是

A. 多尿

B. 进行性感觉障碍

C. 癫痫发作

D. 精神症状

E. 视野缺损

答案： A

考点： 大脑半球肿瘤临床表现

解析： 大脑半球的肿瘤早期出现局部刺激症状，晚期则出现破坏症状。症状包括：精神症状，癫痫发作，运动障碍，失语症，视野损害。不会出现多尿。故选A。

第八节　颅内压增高

颅内压增高是神经外科临床上最常见的重要问题，是颅脑损伤、脑肿瘤、脑出血、脑积水和颅内炎症等所共有征象，由于上述疾病使颅腔内容物体积增加，导致颅内压持续在2.0kPa（200mmHg）以上，从而引起的相应的综合征，称为颅内压增高。

一、病因（2013、2014、2015）

（一）引起颅内压增高的原因

可分为三大类：

1. 颅腔内容物的体积增大　如脑组织体积增大（脑水肿）、脑脊液增多（脑积水）、颅内静脉回流受阻或过度灌注，脑血流量增加，使颅内血容量增多。

2. 颅内占位性病变　使颅内空间相对变小，如颅内血肿、脑肿瘤、脑脓肿等。

3. 先天性畸形　使颅腔的容积变小，如狭颅症、颅底凹陷症等。

（二）能引起颅内压增高的常见的中枢神经系统疾病

1. 颅脑损伤　由于颅内血管损伤而发生的颅内血肿，脑挫裂伤伴有的脑水肿是外伤性颅内压增高的常见原因。外伤性蛛网膜下腔出血，血块沉积在颅底脑池而引起的脑脊液循环障碍，以及红细胞阻塞蛛网膜颗粒所引起的脑脊液吸收障碍等，也是颅内压增高的常见原因。

2. 颅内肿瘤　颅内肿瘤出现颅内压增高者约占80%以上。一般肿瘤体积越大，颅内压增高越明显。但肿瘤大小并不是影响颅内压增高程度的唯一因素，肿瘤的部位、性质和生长速度也有重要影响。例如位于脑室或中线部位的肿瘤，虽然体积不大，但由于堵塞室间孔、中脑导水管或第四脑室脑脊液循环通路，易产生梗阻性脑积水，因而颅内压增高症状可早期出现而且显著。位于颅前窝和颅中窝底部或位于大脑半球凸面的肿瘤，有时瘤体较大但颅内压增高症状出现较晚；而一些恶性胶质瘤或脑转移癌，由于肿瘤生长迅速，且肿瘤周围伴有严重的脑水肿，故多在短期内即出现较明显的颅内压增高。

3. 颅内感染　患者多数有明显的颅内压增高。化脓性脑膜炎亦多引起颅内压增高，并随着炎症的好转，颅内压力亦逐渐恢复正常。结核性脑膜炎晚期，因脑底部炎症性物质沉积，使脑脊液循环通路受阻，往往出现严重的脑积水和颅内压增高。

4. 脑血管疾病　由多种原因引起的脑出血都可造成明显的颅内压增高。颅内动脉瘤和脑动静脉畸形发生蛛网膜下腔出血后，由于脑脊液循环和吸收障碍形成脑积水，而发生颅内压增高。颈内动脉血栓形成和脑血栓，脑软化区周围水肿，也可引起颅内压增高。如软化灶内出血，则可引起急剧的颅内压增高，甚至可危及患者生命。

5. 脑寄生虫病　脑囊虫病引起的颅内压增高的原因有：①脑内多发性囊虫结节可引起弥散性脑水肿；②单个或数个囊虫在脑室系统内阻塞导水管或第四脑室，产生梗阻性脑积水；③葡萄状囊虫体分布在颅底脑池时引起粘连性蛛网膜炎，使脑脊液循环受阻。脑包虫病或脑血吸虫性肉芽肿，均在颅内占有一定体积，由于病变较大，因而产生颅内压增高。

6. 颅脑先天性疾病　婴幼儿先天性脑积水多由于导水管的发育畸形，形成梗阻性脑积水；颅底凹陷和先天性小脑扁桃体下疝畸形，脑脊液循环通路可在第四脑室正中孔或枕大孔区受阻；狭颅症，由于颅缝过早闭合，颅腔狭小，限制脑的正常发育，从而引起颅内压增高。

7. 良性颅内压增高　又称假脑瘤综合征，以脑蛛网膜炎比较多见，其中发生于颅后窝者颅内压增高最为显著。颅内静脉窦（上矢状窦或横窦）血栓形成，由于静脉回流障碍引起颅内压增高。其他为代谢性疾病、维生素 A 摄入过多、药物过敏和病毒感染所引起的中毒性脑病等均可引起颅内压增高。但多数颅内压增高症状可随原发疾病好转而逐渐恢复正常。

8. 脑缺氧　心搏骤停或昏迷患者呼吸道梗阻，在麻醉过程中出现喉痉挛或呼吸停止等均可发生严重脑缺氧。另外，癫痫持续状态和喘息状态（肺性脑病）亦可导致严重脑缺氧和继发性脑水肿，从而出现颅内压增高。

二、临床表现（★★★）

1. 头痛　这是颅内压增高最常见的症状之一，程度不同，以早晨或晚间较重，部位多在额部及颞部，可从颈枕部向前方放射至眼眶。头痛程度随颅内压的增高而进行性加重。当做用力、咳嗽、弯腰等增加腹压的动作或低头活动时，常头痛加重。头痛性质以胀痛和撕裂痛为多见。

2. 呕吐　当头痛剧烈时，可伴有恶心和呕吐。呕吐呈喷射性，易发生于饭后，有时频繁呕吐可导致水、电解质紊乱和体重减轻。

3. 视盘水肿　颅内压增高的重要客观体征之一。表现为视盘充血，边缘模糊不清，中央凹陷消失，视盘隆起，静脉怒张。若视盘水肿长期存在，则视盘颜色苍白，视力减退，视野向心缩小，称为视神经继发性萎缩。此时如果颅内压增高得以解除，往往视力的恢复也并不理想，甚至继续恶化和失明。

以上三者是颅内压增高的典型表现，称之为颅内压增高"三主征"（2000、2007、2018、2022）。颅内压增高的三主征各自出现的时间并不一致，可以其中一项为首发症状。颅内压增高还可引起一侧或双侧展神经麻痹，导致复视。

4. 意识障碍及生命体征变化　疾病初期可出现嗜睡，反应迟钝。严重病例，可出现昏睡、昏迷、伴有瞳孔散大、对光反应消失、脑疝、去脑强直。生命体征变化为血压升高、脉搏徐缓、呼吸不规则、体温升高等（2002、2012）呼吸、循环衰竭而死亡。

5. 其他症状和体征　头晕、头皮静脉怒张等。在小儿患者可有头颅增大、颅缝增宽或分裂、前囟饱满隆起。头颅叩诊时呈破罐声及头皮和额眶部浅静脉扩张。

【巧妙记忆】　颅内压增高"三主征"：头痛、呕吐、视盘水肿。

三、治疗

1. 一般处理　凡有颅内压增高的患者，应留院观察。密切观察患者意识、瞳孔、血压、呼吸、脉搏及体温的变化，以掌握病情发展的动态。有条件时可做颅内压监护，根据监护中所获得的颅内压来指导治疗。频繁呕吐者应暂禁食，以防吸入性肺炎。不能进食的患者应予补液，补液量应以维持出入液量的平衡为度，补液过多可促使颅内压增高恶化。注意补充电解质并调整酸碱平衡。用轻泻剂来疏通大便，避免让患者用力排便，不可做高位灌肠，以免颅内压骤然增高（2016）。对意识不清的患者及咳痰困难者要考虑行气管切开术，以保持呼吸道通畅，防止因呼吸不畅而使颅内压更加增高。高流量吸氧有助于降低颅内压。病情稳定者需尽早查明病因，以明确诊断，尽快施行去除病因的治疗。

2. 降颅内压治疗　适用于颅内压增高但暂时尚未查明原因或虽已查明原因但仍需要非手术治疗的病例。高渗利尿药选择应用的原则是：意识清楚，颅内压增高程度较轻的病例，先选用口服药物。有意识障碍或颅内压增高症状较重的病例，则宜选用静脉注射药物。

常用的口服药物：①氢氯噻嗪 25～50mg，每日 3 次；②乙酰唑胺 250mg，每日 3 次；③50% 甘油盐水溶液 60ml，每日 2～4 次。

常用的可供注射的制剂有：①20% 甘露醇（首选药）250ml，快速静脉滴注（2001、2005、2008、2016），每日 2～4 次；②20% 尿素转化糖或尿素山梨醇溶液 200ml，静脉滴注，每日 2～4 次；③呋塞米 20～40mg，每日 1～2 次。此外，也可采用 20% 人血清清蛋白20~40ml静脉注射，减轻脑水肿、降低颅内压。

【经典习题】

1. 颅内压增高的常见原因不包括
   A. 硬脑膜外血肿
   B. 脑水肿
   C. 梗阻性脑积水
   D. 颅骨缺损
   E. 脑肿瘤

答案：D

考点：颅内压增高的病因

解析：颅内压增高的原因：颅腔内容物的体积增大；颅内占位性病变使颅内空间相对变小；先天性畸形，如狭颅症、颅底凹陷。颅骨缺损不会导致颅内压增高。其他项都可以使颅内压增高。故选D。

2. 颅内压增高的三主征是
   A. 头痛、呕吐、抽搐
   B. 头痛、视盘水肿、抽搐
   C. 头痛、呕吐、视盘水肿
   D. 头痛、呕吐、视野萎缩
   E. 呕吐、抽搐、视盘水肿

答案：C

考点：颅内压增高的典型表现

解析：头痛、呕吐、视盘水肿是颅内压增高的典型表现，称之为颅内压增高“三主征”。颅内压增高的三主征各自出现的时间并不一致，可以其中一项为首发症状。故选C。

第九节 脑 疝

一、概述

（一）分类

根据移位的脑组织及其通过的硬脑膜间隙和孔道，可将脑疝分为以下常见的3类。

1. 小脑幕切迹疝　又称颞叶疝。为颞叶的海马回、钩回通过小脑幕切迹被推移至幕下形成。

2. 枕骨大孔疝　又称小脑扁桃体疝。为小脑扁桃体及延髓经枕骨大孔推挤向椎管内。

3. 大脑镰下疝　又称扣带回疝。为一侧半球的扣带回经镰下孔被挤入对侧分腔形成。

（二）常见病因（★★）

颅内任何部位占位性病变发展到严重程度均可导致颅内各分腔压力不均而引起脑疝。常见病因有：

1. 外伤所致各种颅内血肿，如硬脑膜外血肿、硬脑膜下血肿及脑内血肿。

2. 颅内脓肿。

3. 颅内肿瘤尤其是颅后窝、中线部位及大脑半球的肿瘤。

4. 颅内寄生虫病及各种肉芽肿性病变。

5. 医源性因素，对颅内压增高的患者进行不适当的操作，如腰椎穿刺，放出脑脊液过多、过快，使各分腔间的压力差增大，则可促使脑疝形成。

（三）临床表现

不同类型的脑疝各有其临床特点。

（四）诊断与鉴别诊断

1. 诊断　注意询问是否有颅压增高征的病史或由慢性脑疝转为急性脑疝的诱因。颅压增高征患者神志突然昏迷或出现瞳孔不等大，应考虑为脑疝。

2. 鉴别诊断　根据临床症状、体征及辅助检查可明确与其他疾病相鉴别。

（五）处理原则

在作出脑疝诊断的同时应按颅内压增高的处理原则快速静脉输注高渗降颅内压药物，以缓解病情，争取时间。当确诊后，根据病情迅速完成开颅术前准备，尽快手术去除病因，如清除颅内血肿或切除脑肿瘤等。如难以确诊或虽确诊而病因无法去除时，可选用姑息性手术侧脑室体外引流术、脑脊液分流术、减压术，以降低颅内高压。

二、小脑幕切迹疝

（一）解剖

中脑在小脑幕切迹裂孔中通过，其外侧面与颞叶的钩回、海马回相邻。发自大脑脚内侧的动眼神经越过小脑幕切迹走行在海绵窦的外侧壁直至眶上裂。

（二）临床表现（2016、2017）

1. 颅内压增高的症状　剧烈头痛，与进食无关的频繁的喷射性呕吐。

2. 瞳孔改变　患侧瞳孔逐渐散大，直接和间接对光反射均消失，并有患侧上睑下垂、眼球外斜（2000、2001、2003）。

3. 肢体运动障碍　病变对侧肢体的肌力减弱或麻痹，病理征阳性。

4. 意识改变　可出现嗜睡、浅昏迷至深昏迷。

5. 生命体征紊乱　表现为心率减慢或不规则，血压忽高忽低，呼吸不规则、大汗淋漓或汗闭，面色潮红或苍白。体温可高达41℃以上或体温不升。最终因呼吸、循环衰竭而致呼吸停止，血压下降，心脏停搏。

三、枕骨大孔疝

（一）解剖（2016）

颅腔与脊髓腔相连处的出口称为枕骨大孔。延髓下端通过此孔与脊髓相连。小脑蚓锥体下部两侧的小脑扁桃体位于延髓下端的背面，其下缘与枕骨大孔后缘相对。

（二）临床表现（2006、2018）

剧烈头痛，频繁呕吐，颈项强直，强迫头位。生命体征紊乱出现较早，意识障碍出现较晚。瞳孔可忽大忽小。患者早期可突发呼吸骤停而死亡。

【经典习题】

1. 急性颅内压增高，有脑疝征象时应立即使用下列哪种药物最佳

A. 25%山梨醇

B. 20%甘露醇

C. 50%葡萄糖

D. 50%甘油

E. 激素

答案：B

考点：脑疝的处理原则

解析：20%甘露醇为急性颅内压增高中脱水降颅压的首选药物，甘露醇为渗透性利尿药，起效迅速，一般在30分钟内起效，但作用时间较短。故选B。

2. 下列不属于枕骨大孔疝的常见症状是

A. 剧烈头痛、呕吐

B. 颈项强直

C. 早期出现一侧瞳孔散大

D. 意识障碍

E. 呼吸骤停发生早

答案：C

考点：枕骨大孔疝的临床表现

解析：枕骨大孔疝表现为剧烈头痛，频繁呕吐，颈项强直和疼痛。晚期可出现意识障碍。瞳孔可忽大忽小。由于小脑扁桃体向下嵌入到枕骨大孔和椎管内，压迫前方的延髓呼吸中枢，造成呼吸骤停。故选C。

第十节 中枢神经系统感染性疾病

单纯疱疹病毒性脑炎

（一）临床表现

单纯疱疹病毒性脑炎是由单纯疱疹病毒（HSV）感染中枢神经系统所致，也称为急性坏死性脑炎。

1. 发病　一年均可发病，无明显性别差异。发病高峰为年长儿童及中年人。

2. 表现　可暴发性起病，发病后数小时内可发生意识改变、言语异常、活动无力。典型表现是亚急性起病，前驱期可有发热、头痛和烦躁不安，常可见到局灶性或弥漫性神经系统体征。90%以上患者可有高热。对精神状态发生改变的患者，即使无发热，也要考虑到本病的可能。最常见的症状是严重头痛、局部或全身抽搐、意识和行为异常。可发生定向障碍、失语、偏瘫。少数情况下，患者因谵妄、激惹、人格改变、定向障碍、失语而首先就诊于精神科。AIDS患者常以无法解释的伴有局灶性神经系统体征的脑膜炎为特征。

（二）诊断

根据患者的临床表现及特征性的影像学发现，结合CSF改变和HSV的PCR检查结果常可作出单纯疱疹病毒性脑炎的诊断。必要时行脑活检。

（三）鉴别诊断

CSF检查对发现其他感染所致的脑膜炎或确诊单纯疱疹性脑炎最重要。影像学检查有助于与脑脓肿的鉴别。脑肿瘤多缓慢进展，不伴发热。

（四）治疗

1. 抗病毒药物治疗　诊断一旦拟定，应立即进行抗病毒治疗。常用阿昔洛韦、更昔洛韦。抗病毒药物有轻度肾功能损害和血小板减少的不良反应。用药中应当监测肝、肾功能和全血改变。

2. 脱水治疗　弥漫性脑肿胀和脑水肿者可应用地塞米松或甲泼尼龙，同时应用20%甘露醇，严重者可用人白蛋白。

3. 人血丙种球蛋白治疗

4. 中医中药治疗

第十一节 癫　痫

一、病因（★★）

1. 症状性癫痫　由各种明确的中枢神经系统结构损伤或功能异常所致，如脑外伤、脑血管病、脑肿瘤、中枢神经系统感染、寄生虫、遗传代谢性疾病、皮质发育障碍、神经系统变性疾病、药物和毒物等。

2. 特发性癫痫　病因不明，未发现脑部结构性损伤或功能异常，与遗传因素密切相关。

3. 隐源性癫痫　临床表现提示为症状性癫痫，但目前的检查手段不能发现明确的病因。

二、临床表现（★★★）

（一）全面性发作

1. 全面强直-阵挛发作（2001、2011、2018）

强直阵挛发作以意识丧失和全身抽搐为特征。发作可分三期：①强直期：所有的骨骼持续性收缩。②阵挛期：待至震颤幅度增大并延及全身，成为间歇的痉

挛，即进入阵挛期。③惊厥后期：阵挛期以后，尚有短暂的强直痉挛，造成牙关紧闭，大、小便失禁。自发作开始至意识恢复历时5~10分钟。

2. 失神发作　儿童期起病，青春期前停止发作。特征性表现是突然短暂的（5~10秒）意识丧失和正在进行的动作中断，双眼茫然凝视，呼之不应，可伴简单自动性动作，如擦鼻、咀嚼、吞咽等，或伴失张力如手中持物坠落或轻微阵挛，一般不会跌倒，事后对发作全无记忆，每日可发作数次至数百次。发作后立即清醒，无明显不适，可继续先前活动。醒后不能回忆。发作时EEG呈双侧对称3Hz棘-慢综合波。

（二）部分性发作

1. 单纯部分性发作

（1）部分运动性发作：指局部肢体的抽动，多见于一侧口角、眼睑、指和趾，也可涉及整个一侧面部或一个肢体的远端，有时表现为言语中断。自一侧拇指沿手指、腕部、肘部、肩部扩展，称为杰克逊（Jackson）癫痫（2023），病灶在对侧中央前回运动区。

（2）特殊感觉或躯体感觉发作：①闪光等视幻觉，病灶在枕叶。②焦臭味等嗅幻觉，病灶在钩回前部。③眩晕发作，病灶在颞叶部。④发作性口角、指或趾等区麻或刺感，病灶在对侧中央后回感觉区。

（3）精神性发作：主要表现包括各种类型的遗忘症、情感异常、错觉、复杂幻觉等。

2. 复杂部分性发作　特点为发作起始出现各种精神症状或特殊感觉症状，随后出现意识障碍或自动症和遗忘症，有时发作一开始即为意识障碍。病灶多在颞叶，故又称颞叶癫痫。

3. 部分性发作继发全面性发作　单纯部分性发作可发展为复杂部分性发作，单纯或复杂部分性发作可泛化为全面强直-阵挛发作。

三、诊断与鉴别诊断（★★★）

（一）诊断

1. 病史和体检　是诊断的主要依据（2002）。病史包括起病年龄、发作的详细过程、病情发展过程、发作诱因、是否有先兆、发作频率和治疗经过；既往史包括母亲妊娠是否异常及妊娠用药史，围生期是否有异常，过去是否患过什么重要疾病；家族史应包括各级亲属中是否有癫痫发作或与之相关的疾病。详尽全身及神经系统查体。

2. 辅助检查

（1）EEG：是诊断癫痫最重要的辅助检查方法（2001），但不能单纯依据脑电活动的异常或正常来确定是否为癫痫。

（2）神经影像学检查：包括CT和MRI，可确定脑结构异常或病变，有助于癫痫及癫痫综合征诊断和分类。应做神经影像学检查：①任何年龄、病史或脑电图说明为部分性发作；②在1岁以内或成人未能分型的发作或明显的全面性发作；③神经或神经心理证明有局限性损害；④一线抗癫痫药物无法控制发作；⑤抗癫痫药不能控制发作或发作类型有变化以及可能有进行性病变者。

（二）鉴别诊断

1. 晕厥　多有明显的诱因。常有恶心、头晕、无力、震颤、腹部沉重感或眼前发黑等先兆。与癫痫发作比较，跌倒时较缓慢，表现为面色苍白、出汗。出现四肢强直-阵挛性抽搐多发作于意识丧失10秒以后，且持续时间短，强度较弱。

2. 假性癫痫发作（2003、2014）　是由心理障碍而非脑电紊乱引起的脑部功能异常。发作时脑电图上无相应的痫性放电，抗癫痫治疗无效。

3. 发作性睡病　根据突然发作的不可抑制的睡眠、睡眠瘫痪、入睡前幻觉及猝倒四联征可鉴别。

4. 基底动脉型偏头痛　发生缓慢，程度较轻，意识丧失前常有梦样感觉；偏头痛为双侧，多伴有眩晕、共济失调、双眼视物模糊或眼球运动障碍，脑电图可有枕区棘波。

5. 短暂性脑缺血发作（TIA）　多见于老年人，常有动脉硬化、冠心病、高血压、糖尿病等病史，临床症状多为缺失症状、肢体抽动不规则，症状常持续15分钟到数小时，脑电图无明显痫性放电。

6. 低血糖症　血糖低于2mmol/L时可产生局部癫痫样抽动或四肢强直发作，伴意识丧失，常见于胰岛β细胞瘤或长期服降糖药的2型糖尿病患者，病史有助于诊断。

四、治疗（★★★）

（一）治疗原则（2008）

尽可能单药治疗。有下列情况考虑联合治疗：①有多种类型的发作；②针对药物的不良反应；③针对患者的特殊情况；④对部分单药治疗无效。联合用药应注意：①不宜合用化学结构相同的药物；②尽量避开副作用相同的药物合用；③药物的相互作用。增减药物、停药及换药原则：①增药可适当地快，减药一定要慢，必须逐一增减；②抗癫痫药物（AED）控制发作后必须坚持长期服用，宜随意减量或停药；③一种一线药物已达到最大可耐受剂量仍然不能控制发作，可加用另一种一线或二线药物，至发作控制或达到最大可耐受剂量后逐渐减掉原有的药物，转换为单药，换药期间应有5~7天的过渡期。

（二）常用的抗癫痫药

1. 传统AED

（1）苯妥英钠：对全面强直-痉挛发作（GTCS）和部分性发作有效。婴幼儿和儿童不宜服用，成人剂量200mg/d。

（2）卡马西平：是部分性发作的首选药物，对复杂部分性发作疗效优于其他AED，对继发性GTCS亦有较好的疗效。常规治疗剂量为10~20mg/(kg·d)，起始剂量应为2~3mg/(kg·d)，1周后渐增加至治疗剂量。治疗3~4周后需增加剂量维持疗效。

（3）丙戊酸：是GTCS和典型失神发作的首选药（2001、2017），也用于部分性发作。常规剂量成人600~1800mg/d，儿童10~40mg/(kg·d)。

（4）苯巴比妥：常作为小儿癫痫的首选药物，可用于急性脑损害合并癫痫或癫痫持续状态。常规剂量：成人60~90mg/d，小儿2~5mg/(kg·d)。

（5）扑痫酮：用于GTCS及单纯和复杂部分性发作。

（6）乙琥胺：仅用于单纯失神发作。

（7）氯硝西泮：作为辅助用药，成人试用1mg/d，小儿试用0.5mg/d。

2. 新型AEDs

（1）托吡酯：对难治性部分性发作、继发GTCS、Lennox-Gastaut综合征和婴儿痉挛症等均有效。常规剂量：成人75~200mg/d，儿童3~6mg/(kg·d)，应从小剂量开始，在3~4周内逐渐增至治疗剂量。

（2）拉莫三嗪：对部分性发作、GTCS、Lennox-Gastaut综合征、失神发作和肌阵挛发作有效。

（3）加巴喷丁（GBP）：可作为部分性发作和GTCS的辅助治疗。

（4）非尔氨酯：对部分性发作和Lennox-Gastaut综合征有效。

（5）奥卡西平：适应证同卡马西平。

（6）氨己烯酸：用于部分性发作、继发性GTCS和Lennox-Gastaut综合征，对婴儿痉挛症有效。

（7）替加宾：作为难治性复杂部分性发作的辅助治疗。

（8）唑尼沙胺：对GTCS和部分性发作有效。

（9）左乙拉西坦：对部分性发作和GTCS、肌阵挛发作都有效。

（10）普瑞巴林：主要用于癫痫部分性发作的辅助治疗。

【巧妙记忆】 苯妥英钠——GTCS和部分性发作；卡马西平——部分性发作首选；丙戊酸——GTCS合并典型失神发作首选；苯巴比妥——小儿癫痫首选；乙琥胺——单纯失神发作。

（三）手术治疗

患者经过长时间正规单药治疗，或先后用两种AEDs达到最大耐受剂量，及经过一次正规的、联合治疗仍不见效，可考虑手术治疗。

（四）癫痫持续状态的治疗

癫痫持续状态是癫痫连续发作之间意识尚未完全恢复又频繁再发，或癫痫发作持续30分钟以上未自行停止。最常见的原因是不恰当地停用AEDs或因急性脑病、脑卒中、脑炎、外伤、肿瘤和药物中毒等引起。治疗关键是从速控制发作，保持24小时不复发（2003）。

1. 一般措施

（1）对症处理：保持呼吸道通畅，吸氧，必要时做气管插管或切开，密切监测；查找诱发癫痫状态的原因并治疗。

（2）建立静脉通道：静脉注射生理盐水维持。

（3）积极防治并发症：脑水肿可用20%甘露醇125~250ml快速静滴；预防性应用抗生素，控制感染；高热可给予物理降温；纠正代谢紊乱和酸中毒，并给予营养支持治疗。

2. 药物选择

（1）地西泮：首先用地西泮10~20mg静脉注射（2013、2017），每分钟不超过2mg，如有效，再将60~100mg地西泮溶于5%葡萄糖生理盐水中，于12小时内缓慢静脉滴注。

（2）地西泮加苯妥英钠：首先用地西泮10~20mg静脉注射取得疗效后，再用苯妥英钠0.3~0.6g加入生理盐水500ml中静脉滴注。

（3）苯妥英钠：部分患者可单用苯妥英钠，剂量和方法同上。

（4）10%水合氯醛：适合肝功能不全或不宜使用苯巴比妥类药物者。

（5）副醛：8~10ml（儿童0.3ml/kg）植物油稀释后保留灌肠。

3. 难治性癫痫持续状态 指持续的癫痫发作，对初期的一线药物无效，连续发作1小时以上者。治疗的首要任务是迅速终止发作，可选取用下列药物。

（1）异戊巴比妥：是治疗难治性癫痫持续状态的标准疗法。成人每次0.25~0.5g，1~4岁的儿童每次0.1g，大于4岁的儿童每次0.2g，用注射用水稀释后缓慢静注。

（2）咪达唑仑：常用剂量为首剂静注0.15~0.2mg/kg，然后按0.06~0.6mg/(kg·h)静滴维持。

（3）丙泊酚：建议剂量1~2mg/kg静注，继之以

2~10mg/(kg·h) 持续静滴维持。控制发作所需的血药浓度为2.5μg/ml。

(4) 利多卡因：对苯巴比妥治疗无效的新生儿癫痫状态有效，终止发作的首次负荷剂量为1~3mg/kg。

(5) 其他：氯氨酮、硫喷妥钠等。

【经典习题】

1. 全身强直-阵挛性发作和失神发作合并发生时，药物治疗首选
   A. 地西泮（安定）
   B. 乙琥胺
   C. 苯妥英钠
   D. 苯巴比妥
   E. 丙戊酸钠

   答案： E

   考点： 抗癫痫药物的首选

   解析： 丙戊酸是GTCS合并典型失神发作的首选药，也用于部分性发作。常规剂量为成人600~1800mg/d，儿童10~40mg/(kg·d)。故选E。

2. 临床上癫痫发作与假性癫痫发作主要鉴别为发作时有
   A. 全身抽搐
   B. 突然跌倒
   C. 呼吸急促，喉中发出叫声
   D. 双手紧握，下肢僵直
   E. 伴瞳孔散大，对光反应消失

   答案： E

   考点： 癫痫的鉴别诊断

   解析： 癫痫发作时瞳孔散大，对光反射消失，而假性癫痫发作瞳孔正常，对光反射存在。故选E。

3. 男，25岁。发作性意识丧失伴四肢抽搐8年。2天前自行调整治疗药物，次日出现频繁发作，意识不清。应立即采取的处理措施是
   A. 鼻饲苯妥英钠
   B. 口服丙戊酸钠
   C. 静脉注射地西泮
   D. 肌注苯巴比妥
   E. 气管切开

   答案： C

   考点： 癫痫持续状态的治疗

   解析： 该患者发作性四肢抽搐，意识丧失8年，考虑诊断为癫痫，后自行调整用药而导致癫痫发作，转为频繁发作伴意识不清，考虑为癫痫持续状态，其治疗首选地西泮10~20mg静脉注射，控制症状。故选C。

第十二节 神经-肌肉接头和肌肉疾病

重症肌无力（MG）

（一）病因

MG主要由于神经-肌肉接头突触后膜上乙酰胆碱受体（AChR）受损引起（2018、2019）。

（二）临床表现（2014）

发病年龄有两个高峰：20~40岁发病者女性多于男性；40~60岁发病者男性多见。常见诱因有感染、手术、精神创伤、全身性疾病、过度疲劳、妊娠、分娩等。

1. 受累骨骼肌病态疲劳　肌肉连续收缩后出现严重无力甚至瘫痪，休息后症状可减轻。肌无力于下午或傍晚劳累后加重，晨起或休息后减轻，称为“晨轻暮重”。

2. 受累肌的分布和表现　全身骨骼肌均可受累，多以脑神经支配的肌肉最先受累。肌无力常从一组肌群开始，范围逐步扩大。首发症状常为一侧或双侧眼外肌麻痹（2020），表现为上睑下垂、斜视和复视双侧瞳孔缩小，瞳孔反射存在（2007、2021）。面部肌肉和口咽肌受累时出现表情淡漠、苦笑面容，连续咀嚼无力、饮水呛咳、吞咽困难。累及胸锁乳突肌和斜方肌时表现为颈软、抬头困难，转颈、耸肩无力（2022）。四肢肌肉受累以近端无力为重，表现为抬臂、梳头、上楼梯困难。

3. 重症肌无力危象　指呼吸肌受累时出现咳嗽无力甚至呼吸困难，需用呼吸机辅助通气，是致死的主要原因。

4. 胆碱酯酶抑制剂治疗有效　是重症肌无力一个重要的临床特征。

5. 病程特点　起病隐匿，整个病程有波动，缓解与复发交替。

（三）诊断

MG临床特点为受累肌肉在活动后出现疲劳无力，经休息或胆碱酯酶抑制剂治疗可以缓解，肌无力表现为“晨轻暮重”的波动现象。结合药物试验、肌电图及免疫学等检查的典型表现可以作出诊断（2019）。下述试验有助于MG的诊断：

1. 疲劳试验　嘱患者持续上视出现上睑下垂或两臂持续平举后出现上臂下垂，休息后恢复则为阳性。

2. 抗胆碱酯酶药物试验

(1) 新斯的明试验：新斯的明0.5~1.0mg肌内

注射，20 分钟后肌无力症状明显减轻者为阳性。

（2）依酚氯铵试验：依酚氯铵 10mg 用注射用水稀释至 1ml，静脉注射 2mg，观察 20 秒，如无出汗、唾液增多等不良反应，再给予 8mg，1 分钟内症状好转为阳性，持续 10 分钟后又恢复原状。

（3）重复电刺激：凡低频刺激后电位衰减 10%以上者有诊断价值。低频刺激衰减，而在高频刺激时电位幅度增加 200%为类重症肌无力。

（4）单纤维肌电图：绝大多数患者受累肌肉表现为 Jitter 增宽，严重时出现阻滞。

（5）AChR 抗体滴度测定：对诊断具有特征性意义。80%以上患者测定升高，眼肌型者不升高。

（6）对 AChR 抗体阴性的患者可检测肌肉特异性酪氨酸激酶抗体。

【巧妙记忆】　神经-肌肉接头突触后膜上乙酰胆碱受体（AChR）受损引起；表现为受累骨骼肌病态疲劳，“晨轻暮重”，脑神经支配的肌肉最先受累，肌无力从一组肌群开始，范围逐步扩大；呼吸机受累有重症肌无力危象；胆碱酯酶抑制剂治疗有效；缓解与复发交替；疲劳试验、新斯的明试验和依酚氯铵试验有助诊断。

（四）治疗

1. 胸腺治疗

（1）胸腺切除适用于伴有胸腺肥大和高 AChR 抗体效价者；伴胸腺瘤的各型重症肌无力患者；年轻女性全身型 MG 患者；对抗胆碱酯酶药治疗反应不满意者。

（2）胸腺放射治疗对不适于做胸腺切除者可行胸腺深部 ^{60}Co 放射治疗。

2. 药物治疗

（1）胆碱酯酶抑制剂包括：①溴吡斯的明，成人每次口服 60~120mg，每日 3~4 次；②溴新斯的明，成人每次口服 15~30mg，每日 3~4 次。

（2）肾上腺皮质激素：适用于各种类型的 MG。长期应用激素者应注意激素的不良反应，如胃溃疡出血、血糖升高、库欣综合征、股骨头坏死、骨质疏松等。

1）冲击疗法：适用于住院危重病例、已用气管插管或呼吸机者。甲泼尼龙 1000mg 静脉滴注，每日 1 次，连用 3~5 天，随后地塞米松 10~20mg 静脉滴注，每日 1 次，连用 7~10 天。临床症状稳定改善后，停用地塞米松，改为泼尼松 60~100mg 隔日顿服。当症状基本消失后，逐渐减量至 5~15mg 长期维持，至少 1 年以上。

2）小剂量递增法：从小剂量开始，隔日每晨顿服泼尼松 20mg，每周递增 10mg，直至隔日每晨顿服 60~80mg，待症状稳定改善 4~5 天后，逐渐减量至隔日 5~15mg 维持数年。

（3）免疫抑制剂：适用于对肾上腺糖皮质激素疗效不佳或不能耐受，或因有高血压、糖尿病、溃疡病而不能用肾上腺糖皮质激素者。包括：①环磷酰胺；②硫唑嘌呤；③环孢素 A。

（4）禁用和慎用药物（2018、2022）：氨基糖苷类抗生素、新霉素、多黏菌素、巴龙霉素等可加重神经-肌肉接头传递障碍；奎宁、奎尼丁等药物可以降低肌膜兴奋性；吗啡、地西泮、苯巴比妥、苯妥英钠、普萘洛尔等药物也应禁用或慎用。

3. 血浆置换　每次交换量为 2000ml 左右，每周 1~3 次，连用 3~8 次。

4. 大剂量静脉注射免疫球蛋白　IgG 0.4g/(kg·d) 静脉滴注，5 天为一疗程，作为辅助治疗缓解病情。

5. 危象的处理

（1）肌无力危象：为最常见的危象，多由于抗胆碱酯酶药量不足。如注射依酚氯铵或新斯的明后症状减轻则可诊断。

（2）胆碱能危象：由抗胆碱酯酶药物过量引起（2012、2014、2015、2017），患者肌无力加重，并出现明显胆碱酯酶抑制剂的不良反应。可静脉注射依酚氯铵 2mg，如症状加重则应立即停用抗胆碱酯酶药物，待药物排除后可重新调整剂量。

（3）反拗危象：由于对抗胆碱酯酶药物不敏感而出现严重的呼吸困难，依酚氯铵试验无反应，应停止抗胆碱酯酶药，气管插管或切开的患者可采用大剂量类固醇激素治疗，待运动终板功能恢复后再重新调整抗胆碱酯酶药物剂量。

【巧妙记忆】　肌无力危象——注射依酚氯铵或新斯的明；胆碱能危象——停用抗胆碱酯酶药物；反拗危象——停止抗胆碱酯酶药，大剂量类固醇激素治疗。

【经典习题】

1. 重症肌无力的病变部位在

A. 周围神经

B. 横纹肌

C. 脊髓前角细胞

D. 神经-肌肉接头处

E. 大脑皮质运动区

答案：D

考点：重症肌无力

解析：重症肌无力是一种神经-肌肉接头传递功能障碍的获得性自身免疫病。主要由于神经-肌肉接头突触后膜上乙酰胆碱受体（AChR）受损引起。故选 D。

2. 重症肌无力患者出现反拗危象时的正确治疗原则是
A. 肌内注射新斯的明和人工辅助呼吸
B. 鼻饲大剂量溴吡斯的明和人工辅助呼吸
C. 静脉注射依酚氯铵（依酚氯铵）和人工辅助呼吸
D. 静脉注射洛贝林和人工辅助呼吸
E. 人工辅助呼吸

答案： E

考点： 重症肌无力反拗危象处理

解析： 重症肌无力患者出现反拗危象时，由于对抗胆碱酯酶药物不敏感而出现严重的呼吸困难，依酚氯铵试验无反应，应停止抗胆碱酯酶药，气管插管或切开的患者可采用大剂量类固醇激素治疗，待运动终板功能恢复后再重新调整抗胆碱酯酶药物剂量。洛贝林主要用于中枢性呼吸抑制，不用于重症肌无力。故选 E。

3. 女，26 岁。患重症肌无力 5 年，因感冒后肌无力加重，大量服用溴吡斯的明后出现流口水、大量出汗、肌束颤动、腹痛。此种表现是由于
A. ACh 毒蕈碱样作用亢进
B. 中枢 ACh 神经元传递减慢
C. 神经肌肉接头处 ACh 兴奋传递加速
D. 乙酰胆碱（ACh）神经元的后发放
E. ACh 烟碱样作用亢进

答案： D

考点： 胆碱能危象的诊断

解析： 溴吡斯的明为胆碱酯酶抑制剂，与新斯的明相似，其有效剂量为后者的 4 倍，维持时间较持久，而副作用较少，主要用于重症肌无力、手术后腹胀与尿潴留。大剂量使用后导致乙酰胆碱神经元后发放增强，故出现胆碱样表现。故选 D。

第十三节　偏　头　痛

偏头痛是临床常见的原发性头痛，是一种常见的慢性神经血管性疾患。

一、临床表现（★★）

多起病于儿童和青春期，中青年期达发病高峰，常有遗传背景。有以下几种类型。

（一）无先兆偏头痛

无先兆偏头痛是最常见的类型。表现为反复发作的一侧或双侧额颞部疼痛，呈搏动性。常恶心、呕吐、畏光、畏声、头皮触痛等。与有先兆偏头痛相比，发作频率更高，常需频繁应用镇痛药。

（二）有先兆偏头痛

发作前数小时至数日前可有倦怠、注意力不集中和打哈欠等前驱症状。头痛前或头痛发生时，常以可逆的局灶性神经系统症状为先兆。最常见为视觉先兆（暗点、亮点亮线或视野缺损）（2004、2016、2018），其次为感觉先兆。先兆症状一般在 5～20 分钟内逐渐形成，头痛在先兆同时或先兆后 60 分钟内发生，表现为一侧或双侧额颞部或眶后搏动性头痛，常伴有恶心、呕吐、畏光或畏声、苍白或出汗、多尿、易激惹、气味恐怖及疲劳感等。活动能使头痛加重，睡眠后可缓解头痛。

1. 伴典型先兆的偏头痛性头痛　为最常见的有先兆偏头痛类型，先兆表现为完全可逆的视觉、感觉或言语症状。与先兆同时或先兆后 60 分钟内出现符合偏头痛特征的头痛，即为伴典型先兆的偏头痛性头痛。若与先兆同时或先兆后 60 分钟内发生的头痛表现不符合偏头痛特征，则称为伴典型先兆的非偏头痛性头痛；当先兆后 60 分钟内不出现头痛，则称为典型先兆不伴头痛。

2. 偏瘫性偏头痛　先兆除必须有运动无力症状外，还应包括视觉、感觉和言语三种先兆之一，先兆症状持续 5 分钟至 24 小时，在先兆同时或先兆 60 分钟内出现符合偏头痛特征的头痛。

3. 基底型偏头痛　先兆症状明显源自脑干和/或两侧大脑半球，临床可见构音障碍、眩晕、耳鸣、听力减退、复视、双眼鼻侧及颞侧视野同时出现视觉症状、共济失调、意识障碍、双侧同时出现感觉异常，无运动无力症状。在先兆同时或先兆 60 分钟内出现符合偏头痛特征的头痛，常伴恶心、呕吐。

（三）视网膜性偏头痛

视网膜性偏头痛为反复发生的完全可逆的单眼视觉障碍并伴偏头痛发作，仅局限于单眼，发作间期眼科检查正常。

（四）常为偏头痛前驱的儿童周期性综合征

可见周期性呕吐、反复发作的腹部疼痛伴恶心、呕吐即腹型偏头痛、良性儿童期发作性眩晕。发作时不伴有头痛，随着时间的推移可发生偏头痛。

（五）偏头痛并发症

1. 慢性偏头痛　每月头痛发作超过 15 天，连续 3 个月或 3 个月以上，并排除药物过量引起的头痛。

2. 偏头痛持续状态　发作持续时间 ≥72 小时，疼痛程度较严重，可有因睡眠或药物应用获得的短暂缓解期。

3. 无梗死的持续先兆　指有先兆偏头痛患者在一次发作中出现一种先兆或多种先兆症状持续 1 周以上，多为双侧性。

4. 偏头痛性梗死　在偏头痛先兆症状后出现颅内相应供血区域的缺血性梗死，此先兆症状常持续 60 分钟以上，而且缺血性梗死病灶为神经影像学所证实。

5. 偏头痛诱发的痫样发作 偏头痛先兆症状触发痫性发作，且痫性发作发生在先兆症状中或后 1 小时以内。

（六）眼肌麻痹性偏头痛

眼肌麻痹性偏头痛表现为反复发作的偏头痛样头痛，头痛发作同时或 4 天内出现头痛侧眼肌麻痹，动眼神经最常受累，常有上睑下垂、瞳孔扩大。患者头痛常持续 1 周或 l 周以上，头痛至出现眼肌麻痹的潜伏期可长达 4 天，MRI 增强扫描提示受累动眼神经有反复发作的脱髓鞘改变。

【巧妙记忆】 偏头痛的特征：发作性、多为偏侧、中重度、搏动样头痛，一般持续 4~72 小时，可伴有恶心、呕吐，光、声刺激或日常活动均可加重头痛，安静环境、休息可缓解头痛。

二、诊断与鉴别诊断（★★）

1. 诊断 根据偏头痛发作类型、家族史和神经系统检查，通常可作出临床诊断。头颅 CT、CTA、MRI 检查可以排除脑血管疾病、颅内动脉瘤和占位性病变等颅内器质性疾病。

2. 鉴别诊断

（1）丛集性头痛：本病具有反复密集发作的特点，但始终为单侧头痛，并常伴有同侧结膜充血、流泪、流涕、前额和面部出汗和 Horner 征等。

（2）紧张型头痛：常为持续性，部分病例也可表现为阵发性、搏动性头痛。

（3）症状性偏头痛：继发性头痛在临床上也可表现为类似偏头痛性质的头痛，可伴有恶心、呕吐，但无典型偏头痛发作过程，大部分病例有局灶性神经功能缺失或刺激症状，颅脑影像学检查可显示病灶。

（4）药物过量使用性头痛：临床常见每月规则服用麦角胺、曲普坦、阿片类≥10 天或单纯镇痛药≥15天，连续 3 个月以上。

三、治疗（★★）

1. 发作期治疗 应在症状起始时立即服药。治疗药物包括非特异性镇痛药如非甾体类抗炎药（NSAID）和阿片类药物，特异性药物如麦角类制剂和曲普坦类药物。

（1）轻-中度头痛：单用 NSAID，如对乙酰氨基酚、萘普生、布洛芬等可有效，无效再用偏头痛特异性治疗药物。阿片类制剂如哌替啶可用于有麦角类制剂或曲普坦类应用禁忌的病例，如合并有心脏病、周围血管病或妊娠期偏头痛。

（2）中-重度头痛：可直接选用偏头痛特异性治疗药物，以往发作对 NSAID 反应良好者仍可选用 NSAID。特异性治疗药物包括：①麦角类制剂，麦角胺和双氢麦角碱（DHE），能终止偏头痛的急性发作；②曲普坦类，如舒马曲普坦、那拉曲普坦、利扎曲普坦、佐米曲普坦、阿莫曲普坦。以上两类药物严重高血压、心脏病和孕妇患者均为禁忌。

（3）伴随症状：恶心、呕吐是偏头痛突出的伴随症状，可合用止吐剂（如甲氧氯普胺 10mg 肌内注射），严重呕吐者可给予小剂量奋乃静、氯丙嗪。烦躁者给予苯二氮䓬类药物。

2. 预防性治疗 适用于：①频繁发作，尤其是每月发作 2 次以上严重影响日常生活和工作的患者；②急性期治疗无效，或因副作用和禁忌证无法进行急性期治疗者；③可能导致永久性神经功能缺损的特殊变异型偏头痛。偏头痛预防药物包括：①β 受体阻断药，如普萘洛尔（2017）、美托洛尔；②钙离子拮抗剂，如氟桂利嗪、维拉帕米；③抗癫痫药，如丙戊酸、托吡酯、加巴喷丁；④抗抑郁药，如阿米特林、丙米嗪；⑤5-HT 受体拮抗剂，如苯噻啶（2001）。普萘洛尔、阿米替林和丙戊酸，是预防性治疗的支柱，一种药物无效可选用另一种药物。

【经典习题】

1. 偏头痛的预防治疗药物是
   A. 麦角胺咖啡因
   B. 吲哚美辛
   C. 苯噻啶
   D. 小剂量阿司匹林
   E. 舒马普坦

答案： C

考点： 偏头痛的治疗

解析： 偏头痛预防药物包括：①肾上腺素受体阻断药，如普萘洛尔、美托洛尔；②钙离子拮抗剂，如氟桂利嗪、维拉帕米；③抗癫痫药，如丙戊酸、托吡酯、加巴喷丁；④抗抑郁药，如阿米特林、丙米嗪；⑤5-HT 受体拮抗剂，如苯噻啶。故选 C。

2. 有先兆偏头痛的先兆特点是
   A. 持续时间为 5~60 分钟
   B. 感觉先兆最常见
   C. 多表现为偏侧运动障碍
   D. 视觉先兆多为偏盲
   E. 必定在头痛前发生

答案： A

考点： 偏头痛的临床表现

解析： 有先兆偏头痛的先兆症状以视觉先兆最常见，其次为感觉先兆。视觉先兆常表现为暗点、亮点亮线或视野缺损。先兆持续5~60分钟。先兆可在头痛之前或与头痛同时发生。故选A。

3. 偏头痛发病的特点不包括

A. 男性多见

B. 发病多始于青春期

C. 大多数有偏头痛的家族史

D. 头痛呈搏动性

E. 伴恶心、呕吐

答案：A

考点：偏头痛的主要特点

解析：偏头痛是一组常见的头痛类型，为发作性神经-血管功能障碍，以反复发生的偏侧或双侧头痛为特征。女性多于男性（A错误）。多在青春期发病。月经期易发作。某些食物可诱发（奶酪、巧克力、葡萄酒等）。有家族史。故选A。

第十四节　帕金森病

一、发病机制（★★）

1. 遗传因素　α-突触核蛋白（α-synuclein）和*LRRK2*基因突变呈常染色体显性遗传，*Parkin*、*PINK1*、*DJ-1*基因突变呈常染色体隐性遗传。

2. 环境因素　1-甲基-4-苯基-1,2,3,6-四氢吡啶（MPTP）在脑内经B型单胺氧化酶（MAO-B）作用转变为强毒性的1-甲基-4-苯基-吡啶离子（MPP^+），后者被多巴胺转运体（DAT）选择性地摄入黑质多巴胺能神经元内，抑制线粒体呼吸链复合物Ⅰ活性，使ATP生成减少，并促进自由基生成和氧化应激反应，导致多巴胺能神经元变性、丢失。

3. 神经系统老化　衰老只是帕金森病的促发因素。

4. 生化变化　黑质-纹状体系统多巴胺能通路损害（2003、2006、2012、2013、2015、2016、2020）酪氨酸羟化酶下降致锥体外系功能失调（2006、2013）。

二、临床表现（★★★）

多于60岁以后发病，隐匿起病，缓慢进展。症状常始及一侧上肢，逐渐波及同侧下肢，再波及对侧上肢及下肢。

1. 静止性震颤（2000）　常为首发症状，多始于一侧上肢远端，静止位时出现或明显，随意运动时减轻或停止，紧张时加剧，入睡后消失。典型表现是拇指与屈曲的示指间呈"搓丸样"动作。令患者一侧肢体运动可使另一侧肢体震颤更明显。

2. 肌强直　特点为被动运动关节时阻力大小始终一致，阻力大小基本不受被动运动的速度和力量的影响，称"铅管样强直"；在有静止性震颤的患者中可感到在均匀的阻力中出现断续停顿，称为"齿轮样强直"。患者出现特殊的屈肌体姿，表现为头部前倾，躯干俯屈，上肢肘关节屈曲，腕关节伸直，前臂内收，下肢髋及膝关节均略弯曲。

3. 运动迟缓　随意动作减少，动作缓慢、笨拙。早期表现为手指精细动作缓慢，逐渐发展成全面性随意运动减少、缓慢，晚期致起床、翻身均有困难。体检可见面容呆板，双眼凝视，瞬目减少，呈现"面具脸"（2002）；口、咽、腭肌运动障碍，语速变慢，语音低调；书写时字越写越小，呈现"写字过小征"；做快速重复性动作可表现运动速度和幅度进行性降低。

4. 姿势步态障碍　指平衡功能减退、姿势反射消失引起的姿势步态不稳、易跌跤，是病情进展的重要标志。早期表现为走路时患侧下肢拖曳，上肢摆臂幅度减小或消失。以后步伐逐渐变小变慢。有时行走中全身僵住，不能动弹，称为"冻结"现象。有时有前冲步态或慌张步态（2015）。

5. 其他　自主神经症状常见。吞咽活动减少可导致口水过多、流涎。可伴有抑郁和/或睡眠障碍。

【巧妙记忆】　帕金森病临床表现：静止性震颤常首发，有"搓丸样"动作；肌强直有"铅管样强直""齿轮样强直"和特殊屈肌体姿；运动迟缓，"面具脸""写字过小征"；姿势步态障碍，有"冻结"现象、前冲步态或慌张步态；自主神经症状常见。

三、诊断与鉴别诊断（★★）

（一）诊断（2018、2022、2023）

依据中老年发病，缓慢进展性病程，必备运动迟缓及至少具备静止性震颤、肌强直或姿势步态障碍中的一项，结合对左旋多巴治疗敏感即可作出临床诊断。

（二）鉴别诊断

主要需与其他原因引起的帕金森综合征鉴别。

1. 继发性帕金森综合征　相关病史是鉴别诊断的关键。药物性帕金森综合征一般可逆；头部外伤可致帕金森综合征；老年人基底节区多发性腔隙性梗死也可引起。

2. 伴发于其他神经变性疾病的帕金森综合征　除程度不一的帕金森症状外，还有其他症状，如不自主运动、垂直性眼球凝视障碍、直立性低血压、小脑性共济失调等。所伴发的帕金森症状，常以强直、少动为主，静止性震颤很少见，对左旋多巴治疗不敏感。

3. 其他 早期患者需与特发性震颤、抑郁症、脑血管病鉴别。

四、治疗（★★）

（一）药物治疗

1. 保护性治疗 常用药物为 MAO-B 抑制剂（2008）。

2. 症状性治疗

（1）早期帕金森病治疗

1）用药时机：疾病影响患者的日常生活和工作能力时应开始治疗。

2）选药原则：老年前（<65 岁）患者，且不伴智能减退，可选：①多巴胺受体激动剂。②司来吉兰（2017），或加用维生素 E。③复方左旋多巴合用儿茶酚-氧位-甲基转移酶（COMT）抑制剂。④金刚烷胺和/或抗胆碱能药。⑤复方左旋多巴：一般在①、②、④方案治疗效果不佳时加用。老年期（≥65 岁）患者或伴智能减退，首选复方左旋多巴，必要时可加用多巴胺受体激动剂、MAO-B 抑制剂或儿茶酚-氧位-甲基转移酶（COMT）抑制剂。

3）治疗药物：①抗胆碱能药主要适用于震颤明显且年轻患者。主要有苯海索，用法为1~2mg，每日 3 次。②金刚烷胺对少动、强直、震颤有改善作用，对异动症有一定的治疗作用。③复方左旋多巴是治疗本病最基本、最有效的药物。初始用量 62.5~125mg，2~3 次，根据病情而渐增剂量至疗效满意和不出现不良反应为止，餐前 1 小时或餐后 1.5 小时服药。④目前推崇多巴胺受体激动剂为首选药物，尤其对于早期的年轻患者。有两种类型，一是麦角类药物，如溴隐亭、培高利特、α-二氢麦角隐亭、卡麦角林和麦角乙脲；二是非麦角类药物，如普拉克索、罗匹尼罗、吡贝地尔、罗替戈汀和阿扑吗啡。⑤MAO-B 抑制剂，司来吉兰与复方左旋多巴合用可增强疗效，改善症状波动。⑥COMT 抑制剂，如恩他卡朋和托卡朋。

（2）中期帕金森病治疗：患者早期如首选多巴胺受体激动剂、司来吉兰、金刚烷胺或抗胆碱能药治疗，应添加复方左旋多巴治疗；若早期阶段首选低剂量复方左旋多巴治疗应适当增加剂量或添加多巴胺受体激动剂、司来吉兰、金刚烷胺、COMT 抑制剂。

（3）晚期帕金森病治疗

1）运动并发症的治疗：运动并发症（症状波动和异动症）是晚期患者在治疗中最棘手的情况，治疗包括药物剂量、用法等治疗方案调整和手术治疗（主要是脑深部电刺激术）。

症状波动的治疗：疗效减退或剂末恶化可增加每日服药次数或增加每次服药剂量，或改用缓释剂；“开-关”现象可试用多巴胺受体激动剂。

异动症的治疗：剂峰异动症可减少复方左旋多巴单次剂量，晚期患者需同时加用多巴胺受体激动剂；双相异动症可尝试增加复方左旋多巴每次用药剂量及服药次数，或加用多巴胺受体激动剂；肌张力障碍可在睡前服用复方左旋多巴控释剂或长效多巴胺受体激动剂，或在起床前服用弥散型多巴丝肼或标准片。

2）非运动症状的治疗

a. 精神障碍：首先考虑依次逐渐减少或停用如下抗帕金森病药物——抗胆碱能药、金刚烷胺、司来吉兰、多巴胺受体激动剂。如症状仍存在，则将复方左旋多巴逐步减量。必要时加用抗精神病药，认知障碍和痴呆可应用胆碱酯酶抑制剂。

b. 自主神经功能障碍：最常见的自主神经功能障碍包括便秘、泌尿障碍和直立性低血压等。便秘者增加饮水量和高纤维含量的食物，停用抗胆碱能药，必要时应用助便药。泌尿障碍者减少晚餐后的摄水量，试用外周抗胆碱药。直立性低血压患者增加盐和水的摄入，睡眠时抬高头位，米多君治疗有效。

c. 睡眠障碍：若与夜间帕金森病运动症状相关，睡前需加用复方左旋多巴控释片；若伴有不安腿综合征（RLS），睡前加用多巴胺受体激动剂。

（二）手术及干细胞治疗

早期药物治疗显效，而长期治疗疗效明显减退，同时出现异动症者可考虑手术治疗。手术方法主要有神经核毁损术和脑深部电刺激术（DBS）。手术靶点包括苍白球内侧部、丘脑腹中间核和丘脑底核。

（三）中医、康复及心理治疗

中药、针灸和康复治疗作为辅助手段。对患者进行语言、进食、走路及各种日常生活训练和指导，可改善生活质量。还应进行教育与心理疏导。

【经典习题】

1. 帕金森病的主要发病机制是
   A. 丘脑底核受损
   B. 纹状体受损
   C. 大脑皮质运动区受损
   D. 大脑皮质-纹状体通路受损
   E. 黑质-纹状体多巴胺通路受损

答案：E

考点：帕金森病的发病机制

解析：帕金森病又称震颤麻痹，其主要症状是全身肌紧张度增高，肌肉强直，随意运动减少，动作缓慢，面部表情呆板。主要原因是双侧黑质病变，多巴胺能神经元变性受损，脑内的多巴胺含量下降，对乙酰胆碱能系统的抑制作用减弱，纹状体产生的乙酰胆碱增加，机体出现乙酰胆碱递质亢进的症状。故选E。

2. 老年帕金森患者最适当的治疗药物是
A. 苯海索
B. 复方左旋多巴
C. 司来吉兰
D. 溴隐亭
E. 维生素E

答案： B

考点： 帕金森患者的治疗药物

解析： 左旋多巴目前治疗帕金森病最为有效的药物，对于老年帕金森患者的治疗最适当。故选B。

3. 帕金森病患者的典型震颤是
A. 静止性震颤
B. 意向性震颤
C. 姿态性震颤
D. 扑翼样震颤
E. 动作性震颤

答案： A

考点： 帕金森病的临床表现

解析： 震颤是常为帕金森病患者典型首发症状，多始于一侧上肢远端，静止位时出现或明显，随意运动时减轻或停止，紧张时加剧，入睡后消失。典型表现是拇指与屈曲的示指间呈"搓丸样"动作。令患者一侧肢体运动可使另一侧肢体震颤更明显。故选A。

4. 男，70岁。服用氟桂利嗪3个月后出现动作徐缓、僵硬，手部震颤，跌倒1次。多巴丝肼治疗无效。查体：智能正常，面具脸，四肢肌力正常。最可能的诊断是
A. 血管性帕金森综合征
B. 帕金森叠加综合征
C. 药物源性帕金森综合征
D. 外伤性帕金森综合征
E. 原发性帕金森病

答案： C

考点： 帕金森综合征的病因

解析： 由题可知该患者应为药物源性帕金森综合征。氟桂利嗪是一种钙通道阻滞药，能防止因缺血等原因导致的细胞内病理性钙超载而造成的细胞损害。氟桂利嗪中枢神经系统不良反应中的锥体外系症状，表现为不自主运动、下颌运动障碍、强直等。多巴丝肼的适应证为帕金森病、症状性帕金森综合征（脑炎后、动脉硬化性或中毒性），但不包括药物引起的帕金森综合征。故选C。

第十五节　精神障碍

一、概述

（一）精神障碍和精神病的概念

1. 精神障碍　是指由于各种生物、心理、社会环境的不良因素导致大脑功能障碍，出现感知、思维、情感、意志、行为和智力等精神活动功能减退或紊乱为临床表现的疾病。

2. 精神病　是指患者的认知、情感、意志和行为等心理功能出现明显的异常，他们大都对自身异常的精神状况缺乏认识能力，也无求治心。患者的劳动能力受到损害，严重病例甚至对社会和群体造成影响。

（二）精神障碍的病因学

1. 精神障碍的生物学因素　影响精神健康或精神疾病的主要生物学因素大致可以分为遗传、神经发育、环境、感染、躯体疾病、创伤、营养不良、毒物等。

2. 精神障碍的心理、社会因素　应激性生活事件、情绪状态、人格特征、性别、父母的养育方式、社会阶层、社会经济状况、种族、文化宗教背景、人际关系等均可构成影响疾病的心理、社会因素。

（三）精神障碍的分类

国际疾病分类ICD-10、ICD-11，我国临床上主要应用ICD-10（2008、2011）。

精神与行为障碍类别分为：器质性，包括症状性，精神障碍；使用精神活性物质所致的精神和行为障碍；精神分裂症、分裂型障碍和妄想性障碍；心境（情感）障碍；神经症性、应激相关的及躯体形式障碍；伴有生理紊乱及躯体因素的行为综合征；成人人格与行为障碍；精神发育迟滞；心理发育障碍；通常起病于童年与少年期的行为与情绪障碍。

（四）精神障碍的诊断原则

诊断标准包括内涵标准和排除标准两个主要部分。内涵标准又包括症状学、病情严重程度、功能损害、病期、特定亚型、病因学等指标。

二、症状学（★★★）

异常的精神活动通过人的外显行为如言谈、书写、表情、动作行为等表现出来，称之为精神症状。

（一）认知障碍

1. 感知障碍，如感觉过敏、感觉迟钝、内感不适、感觉变质、感觉剥夺、病理性错觉、幻觉、感知综合障碍。

2. 记忆障碍，如记忆过强、记忆缺损、记忆错误。

3. 思维障碍，如抽象概括过程障碍、联想过程障碍、思维逻辑障碍、妄想等。

（二）情感障碍

在精神疾病中，情感障碍通常表现为三种形式，即情感性质的改变、情感波动性的改变及情感协调性的改变。

1. 情感性质的改变　可表现为躁狂、抑郁、焦虑和恐惧等。正常人在一定的处境下也可表现上述情感反应，因此只有当此种反应不能依其处境及心境来解释时方可作为精神症状。

（1）情感高涨：情感活动明显增强，表现为不同程度的病态喜悦，自我感觉良好，有与环境不相符的过分的愉快、欢乐。常见于躁狂症。

（2）情感低落：患者表情忧愁、唉声叹气、心境苦闷，觉得自己前途灰暗，严重时悲观绝望而出现自杀观念及企图。情感低落是抑郁症的主要症状。

（3）焦虑：是指在缺乏相应的客观因素情况下，患者表现为顾虑重重、紧张恐惧，以至搓手顿足似有大祸临头，惶惶不可终日，伴有心悸、出汗、手抖、尿频等自主神经功能紊乱症状。多见于焦虑症、恐惧症及围绝经期精神障碍。

（4）恐惧：是指面临不利的或危险处境时出现的情绪反应。恐惧亦可见于儿童情绪障碍及其他精神疾病。

2. 情感波动性的改变

（1）情感不稳：表现为情感反应（喜、怒、哀、乐等）极易变化，从一个极端波动至另一极端，显得喜怒无常，变幻莫测。与外界环境有关的轻度的情感不稳可以是一种性格的表现；与外界环境无相应关系的情感不稳则是精神疾病的表现，常见于脑器质性精神障碍。

（2）情感淡漠（2022）：指对外界刺激缺乏相应的情感反应，即使对自身有密切利害关系的事情也如此。患者对周围发生的事物漠不关心，面部表情呆板，内心体验贫乏。可见于单纯型及慢性精神分裂症。

（3）易激惹性：表现为极易因小事而引起较强烈的情感反应，持续时间一般较短暂。常见于疲劳状态、人格障碍、神经症或偏执型精神病患者。

3. 情感协调性的改变

（1）情感倒错：指情感表现与其内心体验或处境不相协调。多见于精神分裂症。

（2）情感幼稚：指成人的情感反应如同小孩，变得幼稚，缺乏理性控制，反应迅速而强烈，没有节制和遮掩。见于癔症或痴呆患者。

（三）意志行为障碍

1. 常见的意志障碍

（1）意志增强：指意志活动增多。

（2）意志减弱：指意志活动的减少。常见于抑郁症及慢性精神分裂症。

（3）意志缺乏：指意志活动缺乏。多见于精神分裂症晚期精神衰退及痴呆。

（4）犹豫不决：表现为遇事缺乏果断，常常反复考虑，不知如何是好。多见于精神分裂症。

2. 常见的动作行为障碍

（1）精神运动性兴奋：指动作和行为增加。可分为协调性和不协调性精神运动性兴奋两类：

1）协调性精神运动性兴奋：动作和行为的增加与思维、情感活动协调一致时称作协调性精神运动性兴奋状态，并和环境密切配合。患者的行为是有目的的，可理解的，整个精神活动是协调的，多见于躁狂症。

2）不协调性精神运动兴奋：主要是指患者的言语动作增多与思维及情感不相协调。患者动作单调杂乱，无动机及目的性，使人难以理解，所以精神活动是不协调的，与外界环境也是不配合的。如紧张型精神分裂症的兴奋、青春型精神分裂症的愚蠢淘气的行为和装相、鬼脸等。谵妄时也可出现明显的不协调性行为。

（2）精神运动性抑制：指行为动作和言语活动的减少。临床上包括木僵、蜡样屈曲、缄默症和违拗症。

1）木僵：指动作行为和言语活动的完全抑制或减少，并经常保持一种固定姿势。严重的木僵称为僵住，患者不言、不动、不食、面部表情固定，大小便潴留，对刺激缺乏反应，如不予治疗，可维持很长时间。轻度木僵称作亚木僵状态，表现为问之不答、唤之不动、表情呆滞，但在无人时能自动进食，能解大小便。严重的木僵见于精神分裂症，称为紧张性木僵。较轻的木僵可见于严重抑郁症、反应性精神障碍及脑器质性精神障碍。

2）蜡样屈曲：是在木僵的基础上出现的，患者的肢体任人摆布，即使是不舒服的姿势，也较长时间似蜡塑一样维持不动。如将患者头部抬高似枕着枕头的姿势，患者也不动，可维持很长时间，称之为“空气枕头”，此时患者意识清楚，病愈后能回忆。见于精神分裂症紧张型。

3）缄默症：患者缄默不语，也不回答问题，有时可以手示意。见于癔症及精神分裂症紧张型。

4）违拗症：患者对于要求他做的动作，不但不执行，而且表现抗拒及相反的行为。若患者的行为反应与医生的要求完全相反时称作主动违拗，例如要求患者张开口时他反而紧闭口。若患者对医生的要求都加以拒绝而不作出行为反应，称作被动违拗。多见于精神分裂症紧张型。

(3) 刻板动作：指患者机械刻板地反复重复某一单调的动作，常与刻板言语同时出现。多见于精神分裂症紧张型。

(4) 模仿动作：指患者无目的地模仿别人的动作，常与模仿言语同时存在，见于精神分裂症紧张型。

(5) 作态：指患者做出古怪的、愚蠢的、幼稚、做作的动作、姿势、步态与表情，如做怪相、扮鬼脸等。多见于精神分裂症青春型。

（四）智能障碍

智能障碍可分为精神发育迟滞及痴呆两大类型。

1. 精神发育迟滞　是指先天或围生期或在生长发育成熟以前（18岁以前），由于各种致病因素，如遗传、感染、中毒、头部外伤、内分泌异常或缺氧等因素，使大脑发育不良或受阻，智能发育停留在一定的阶段。随着年龄增长其智能明显低于正常的同龄人。

2. 痴呆　是一种综合征，是后天获得的智能、记忆和人格的全面受损。但没有意识障碍。其发生具有脑器质性病变基础。根据大脑病理变化的性质和所涉及的范围大小的不同，可分为全面性痴呆及部分性痴呆。

(1) 全面性痴呆：大脑的病变主要表现为弥散性器质性损害，智能活动的各个方面均受到损害，从而影响患者全部精神活动，常出现人格的改变。定向力障碍及自知力缺乏。可见于阿尔茨海默病和麻痹性痴呆等。

(2) 部分性痴呆：大脑的病变只侵犯脑的局部，如侵犯大脑血管的周围组织，患者只产生记忆力减退，理解力削弱，分析综合困难等，但其人格仍保持良好，定向力完整，有一定的自知力，可见于脑外伤后以及血管性痴呆的早期。但当痴呆严重时，临床上很难区分是全面性或部分性痴呆。

临床上在强烈的精神创伤后可产生一种类似痴呆的表现，而大脑组织结构无任何器质性损害，称之为假性痴呆。预后较好，可见于分离（转换）性障碍及反应性精神障碍。主要表现如下。

1) 刚塞综合征：又称心因性假性痴呆，即对简单问题给予近似而错误的回答，给人以故意做作或开玩笑的感觉。

2) 童样痴呆：以行为幼稚、模拟幼儿的言行为特征。

3) 抑郁性假性痴呆：指严重的抑郁症患者在精神运动性抑制的情况下，出现认知能力的降低，表现为痴呆早期的症状，如计算能力、记忆力、理解判断能力下降、缺乏主动性。但患者有抑郁的体验可予鉴别。抑郁消失后智能完全恢复。

（五）自知力（2023）

自知力又称领悟力或内省力，是指患者对自己精神疾病认识和判断能力。在临床上一般以精神症状消失，并认识自己的精神症状是病态的，即为自知力恢复。

神经症患者有自知力，主动就医诉说病情。但精神病患者一般均有不同程度的自知力缺失，他们不认为有病，更不承认有精神病，因而拒绝治疗。临床上将有无自知力及自知力恢复的程度作为判定病情轻重和疾病好转程度的重要指标。自知力完整是精神病病情痊愈的重要指标之一。

自知力缺乏是精神病特有的表现。

【巧妙记忆】　精神症状的特点：①症状的出现不受意识控制（故意就不是精神症状）；②症状一旦出现，难以通过转移令其消失；③症状内容与周围客观环境不相称；④症状会给患者带来不同程度的社会功能损害。

（六）常见的综合征

1. 幻觉症。

2. 幻觉妄想综合征　以幻觉为主，多为幻听、幻嗅等。

3. 精神自动症综合征。

4. 疑病综合征。

5. Cotard综合征　患者感到自己已不复存在，或是一个没有五脏六腑的空虚躯壳，并认为其他的人，甚至整个世界包括房子、树木都不存在了。

6. Othello综合征　以怀疑配偶不贞的嫉妒妄想为核心症状。

7. 遗忘综合征　又名柯萨可夫综合征或遗忘-虚构综合征。临床特点是记忆能力障碍，时间定向力障碍，虚构症和顺行性或逆行性遗忘症。

8. 紧张综合征　最突出的症状是患者全身肌张力增高，包括紧张性木僵和紧张性兴奋两种状态。

9. Capgras综合征　又称双重错觉综合征、易人综合征、替身错觉、双重人身症、冒充者综合征。

10. 神经衰弱综合征。

【经典习题】

1. 关于自知力的描述，正确的是
   A. 自知力可用于判断精神病的严重程度
   B. 重度精神病患者都没有自知力
   C. 自知力是对自己行为的控制能力
   D. 分离（转换）性障碍患者都有自知力

E. 精神病性症状完全缓解后自知力就会完全恢复

答案：A

考点：自知力的概念

解析：自知力是指患者对其自身精神状态的认识能力，即能否判断自己有病和精神状态是否正常，能否正确分析和识辨，并指出自己既往和现在的表现与体验中，哪些属于病态。自知力可以判断精神病的严重程度，A 正确。重度精神病患者也可有自知力缺损，不是都没有，B 错误。自知力是对自己精神状态的认识能力，要和自制力区分，C 错误。分离转换性障碍患者不是都有自知力，D 错误。精神病性症状完全缓解后自知力不会完全恢复，E 错误。故选 A。

2. 对精神障碍的木僵临床表现，叙述不正确的是

A. 是一种精神活动的全面抑制

B. 表现为不吃、不喝、呼之不应、推之不动

C. 可出现蜡样屈曲

D. 可见于精神分裂症、抑郁症及反应性精神障碍

E. 有意识障碍

答案：E

考点：木僵的临床表现

解析：木僵是指动作行为和言语活动的完全抑制或减少，并经常保持一种固定姿势。严重的木僵称为僵住，患者不言、不动、不食、面部表情固定，大小便潴留，对刺激缺乏反应。轻度木僵称作亚木僵状态，表现为问之不答、唤之不动、表情呆滞，但在无人时能自动进食，能解大小便。严重的木僵见于精神分裂症，称为紧张性木僵。较轻的木僵可见于严重抑郁症、反应性精神障碍及脑器质性精神障碍。在木僵的基础上可出现蜡样屈曲。木僵时患者没有意识障碍。故选 E。

3. 患者体验到思维活跃，脑内概念不断涌现，一个意念接着一个意念。该症状为

A. 联想散漫

B. 思维插入

C. 思维奔逸

D. 强制性思维

E. 强迫性思维

答案：C

考点：思维奔逸的定义

解析：思维奔逸是指患者联想速度明显加快，思维内容丰富多变。语量大、语速快，联想丰富，严重时可出现“音联”和“意联”。讲话时眉飞色舞或手舞足蹈，所谈内容常随周围环境变化而频繁转移，呈现随境转移现象。故选 C。

第十六节　神经认知障碍

一、阿尔兹海默病

（一）病因和发病机制

1. 病因　阿尔茨海默病（AD），分为家族性 AD 和散发性 AD。家族性 AD 呈常染色体显性遗传，已知的致病基因包括致病基因包括淀粉样前体蛋白（APP）基因、早老素 1（PS1）基因及早老素 2（PS2）基因。对于散发性 AD，载脂蛋白 E（ApoE）ε4 是危险基因。

2. 发病机制　有多种学说。β-淀粉样（Aβ）蛋白瀑布理论，影响较广，认为 Aβ 的生成与清除失衡是导致神经元变性和痴呆发生的起始事件。tau 蛋白学说，认为过度磷酸化的 tau 蛋白影响了神经元骨架微管蛋白的稳定性，导致神经原纤维缠结形成，进而破坏了神经元及突触的正常功能。神经血管假说提出，脑血管功能的失常导致神经元细胞功能障碍，并且 Aβ 清除能力下降，导致认知功能损害。

（二）临床表现（2020）

AD 常隐匿起病，持续进行性发展，以认知功能减退和非认知性神经精神症状为主要表现。

1. 痴呆前阶段　主要为轻度认知功能障碍期。表现为记忆力轻度受损，学习和保存新知识的能力下降等，其他认知域也可出现轻度受损，客观神经认知功能检查可发现存在一定程度的损害，但不影响基本日常生活能力，达不到痴呆的程度。

2. 痴呆阶段　患者认知功能损害导致了日常生活能力下降。

（1）轻度：主要是记忆障碍。突出表现为近事记忆减退，常将日常所做的事和常用物品遗忘。部分出现视空间障碍，外出后找不到回家的路。面对生疏和复杂的事物易出现疲乏、焦虑和消极情绪，人格方面的障碍，如不爱清洁等。

（2）中度：记忆障碍继续加重，其他各种认知功能全面广泛地损害，特别是原已掌握的知识和技巧出现明显的衰退，出现逻辑思维、综合分析能力减退，言语重复，计算力下降，明显的视空间障碍，还可出现失语、失用、失认等，有些患者还可出现癫痫、强直-少动综合征。常有较明显的行为和精神异常、人格改变，如性格内向的患者变得易激惹、兴奋欣快、言语增多等。

（3）重度：上述各项症状逐渐加重，出现情感淡漠、哭笑无常、言语能力丧失、不能完成日常简单的生活事项，如穿衣、进食。终日无语而卧床，与外界逐渐丧失接触能力，四肢出现强直或屈曲瘫痪，括约肌功能障碍。常可并发全身系统疾病的症状，如肺部及尿路感染、压疮及全身性衰竭等症状，最终因并发症而死亡。

（三）辅助检查

1. 血常规、尿常规、血生化检查　均正常。

2. CSF检查　可发现Aβ42水平降低，总tau蛋白和磷酸化tau蛋白增高。

3. 脑电图检查　AD脑电图改变主要是波幅降低和α节律减慢，重者为较广泛的θ波活动，以额、顶叶明显。晚期则表现为弥漫性慢波。

4. CT、MRI　无特异性，主要用于排除其他疾病。头颅MRI检查显示双侧颞叶、海马萎缩。SPECT灌注成像和氟脱氧葡萄糖PET成像可见顶叶、颞叶和额叶，尤其是双侧颞叶的海马区血流和代谢降低。使用各种配体的PET成像技术可见脑内的Aβ沉积，为特异性诊断方式。

（四）AD痴呆阶段的临床诊断标准

1. 很可能的AD痴呆

（1）核心临床标准：①符合痴呆诊断标准。②起病隐袭，症状在数月至数年中逐渐出现。③有明确的认知损害病史。④表现为遗忘综合征（学习和近记忆下降，伴1个或1个以上其他认知域损害）或者非遗忘综合征（语言、视空间或执行功能三者之一损害，伴1个或1个以上其他认知域损害）。

（2）排除标准：①伴有与认知障碍发生或恶化相关的卒中史，或存在多发或广泛脑梗死，或存在严重的白质病变。②有路易体痴呆的核心症状。③有额颞叶痴呆的显著特征。④有原发性进行性失语的显著性特征。⑤有其他引起进行性记忆和认知功能损害的神经系统疾病，或非神经系统疾病，或药物过量或滥用证据。

（3）支持标准：①在以知情人提供和正规神经心理测验得到的信息为基础的评估中，发现进行性认知下降的证据。②找到致病基因（APP，PS1或PS2）突变的证据。

2. 可能的AD痴呆　有以下任一情况时，即可诊断。

（1）非典型过程：符合很可能的AD痴呆诊断标准中的第1条和第4条，但认知障碍突然发生，或病史不详，或认知进行性下降的客观证据不足。

（2）满足AD痴呆的所有核心临床标准，但具有以下证据：①伴有与认知障碍发生或恶化相关的卒中史，或存在多发或广泛脑梗死，或存在严重的白质病变。②有其他疾病引起的痴呆特征，或痴呆症状可用其他疾病和原因解释。

（五）鉴别诊断

结合病史、体检及影响学检查，需排除导致痴呆的其他系统或神经系统疾病，包括血管性痴呆、肿瘤、颅内感染和炎症等，还需排除额颞叶变性等。脑脊液和影像学生物标志检查是重要手段。

（六）治疗

1. 生活护理和非药物治疗　后者主要包括认知康复训练和体能锻炼。

2. 药物治疗　①改善认知功能，包括胆碱能制剂，如多哌奈齐；NMDA受体拮抗剂，如美金刚，可调节谷氨酸活性，用于中晚期AD的治疗。②控制精神症状，根据症状选择抗抑郁药物（选择性5-HT再摄取抑制剂，如氟西汀）和抗精神病药物（如利培酮、奥氮平）。注意这些药物应从低剂量开始，缓慢增量，避免长期使用。

3. 支持治疗　注意避免营养不良、肺部感染、压疮等并发症。

二、血管性认知功能损害

（一）概述

血管性认知障碍（VCI）是指脑血管病危险因素（如高血压、糖尿病和高脂血症等）、明显（如脑梗死和脑出血等）或不明显的脑血管病（如白质疏松和慢性脑缺血）引起的，从轻度认知障碍到痴呆的一大类综合征，涵盖了血管源性认知功能损害从轻到重的整个发病过程。

（二）临床表现

1. 非痴呆型血管性认知障碍　多有脑血管病危险因素，如高血压和糖尿病等，或有明显或不明显的脑血管病史。表现为认知功能轻度损害，但未达到痴呆的诊断标准。认知功能损害可以突然出现，也可隐袭起病，表现为记忆力下降，抽象思维、判断力损害，伴个性改变，但日常生活能力基本正常。

2. 血管性痴呆　多在60岁以后发病，有卒中史，呈阶梯式进展，波动病程，表现为认知功能显著受损达到痴呆标准，伴有局灶性神经系统受损的症状、体征。但部分皮质下小血管病导致的痴呆可以缓慢起病，持续进展，临床缺乏明确的卒中病史。患者的认知障碍表现为执行功能受损显著，如制订目标、计划性、主动性、组织性和抽象思维以及解决冲突的能力下降；常有近记忆力和计算力的减低。可伴有表情淡漠、少语、焦虑、抑郁或欣快等精神症状。依据病灶特点和病理机制的不同，临床上分为多种类型。

（三）诊断

需具备以下3个核心要素。

1. 认知功能损害　主诉或知情者报告有认知功能损害，而且客观检查也有认知功能损害的证据；和/或客观检查证实认知功能较以往减退。

2. 血管因素　包括血管危险因素、卒中病史、神经系统局灶体征、影像学显示的脑血管病证据，以上各项不一定同时具备。

3. 认知障碍与血管因素有因果关系　通过询问病史、体格检查、实验室和影像学检查确定认知障碍与血管因素有因果关系，并能除外其他导致认知障碍的原因。

（四）治疗

1. 病因治疗　预防和治疗脑血管病及其危险因素是最根本的方法。包括抗血小板聚集、降脂，防治高血压、糖尿病等。

2. 认知功能损害症状的治疗　多奈哌齐和美金刚对血管性痴呆患者的认知功能可能有改善作用。维生素 E、维生素 C、银杏叶制剂、吡拉西坦、尼麦角林等可能有一定的辅助治疗作用。

3. 对症治疗　抑郁症状可选用选择性 5-羟色胺再摄取抑制剂（SSRIs）；出现幻觉、妄想、激越和冲动攻击行为等，可短期使用奥氮平、利培酮等。

第十七节　物质使用所致精神障碍

一、概述（★★★）

（一）精神活性物质的概念和主要种类

精神活性物质指能够影响人类情绪、行为、改变意识状态，并有致依赖作用的一类化学物质，人们使用这些物质的目的在于取得或保持某些特殊的心理、生理状态。

精神活性物质又称物质或成瘾物质、药物。毒品是社会学概念，指具有很强成瘾性并在社会上禁止使用的化学物质，我国的毒品主要指阿片类、可卡因、大麻、苯丙胺类兴奋剂等药物。

（二）依赖的概念

依赖是一组认知、行为和生理症状群，使用者尽管明白使用成瘾物质会带来问题，但还在继续使用。自我用药导致了耐受性增加、戒断症状和强制性觅药行为。所谓强制性觅药行为是指使用者冲动性使用药物，不顾一切后果，是自我失去控制的表现，不一定是人们常常理解的意志薄弱、道德败坏的问题。

传统上将依赖分为躯体依赖和心理依赖（*2001*）。躯体依赖也称生理依赖，它是由于反复用药所造成的一种病理性适应状态，主要表现为耐受性增加和戒断症状。心理依赖又称精神依赖，它使吸食者产生一种愉快满足的或欣快的感觉，驱使使用者为寻求这种感觉而反复使用药物，表现所谓的渴求状态。

（三）耐受性的概念

耐受性是指药物使用者必须增加使用剂量方能获得所需的效果，或使用原来的剂量则达不到使用者所追求的效果（2008）。

（四）戒断状态的共同表现

戒断状态指停止使用药物或减少使用剂量或使用拮抗剂占据受体后所出现的特殊心理生理症状群，其机制是由于长期用药后，突然停药引起的适应性的反跳。不同药物所致的戒断症状因其药理特性不同而不同，一般表现为与所使用药物的药理作用相反的症状。例如酒精（中枢神经系统抑制剂）戒断后出现的兴奋、不眠，甚至癫痫样发作等症状群。

【巧妙记忆】　精神活性物质所致精神障碍特征：依赖、耐受性、戒断状态。

二、药物使用所致障碍

（一）分类

使用部分药物可导致药物依赖。依赖性可分为躯体依赖性和精神依赖性。

根据精神活性物质的药理特性，主要分为以下种类：

1. 中枢神经系统抑制剂　能抑制中枢神经系统，如巴比妥类、苯二氮䓬类、酒精等。

2. 中枢神经系统兴奋剂　能兴奋中枢神经系统，如咖啡因、苯丙胺类药物、可卡因等。

3. 大麻　适量吸入或食用可使人欣快，增加剂量可使人进入梦幻，陷入深沉而爽快的睡眠之中，主要成分为 9-四氢大麻酚。

4. 致幻剂　能改变意识状态或感知觉，如麦角酸二乙酰胺、仙人掌毒素、苯环己哌啶、氯胺酮等。

5. 阿片类　包括天然、人工合成或部分合成的阿片类物质，如海洛因、吗啡、鸦片、美沙酮、二氢埃托啡、哌替啶、丁丙诺啡等。

6. 挥发性溶剂　如丙酮、汽油、稀料、甲苯、嗅胶等。

7. 烟草。

（二）临床表现

由于所使用阿片类物质的剂量、对中枢神经系统作用的程度、使用时间的长短、使用途径、停药的速度等不同，戒断症状强烈程度也不一致。短效药物，如吗啡、海洛因一般在停药后 8～12 小时出现，极期在 48～72 小时，持续 7～10 天。长效药物，如美沙酮戒断症状出现在 1～3 天，性质与短效药物相似，极期在 3～8 天，症状持续数周。

典型的戒断症状可分为两大类：客观体征，如血压升高、脉搏增加、体温升高、鸡皮疙瘩、瞳孔扩大、流涕、震颤、腹泻、呕吐、失眠等；主观症状，如恶心、肌肉疼痛、骨头疼痛、腹痛、不安、食欲缺乏、无力、疲乏、喷嚏、发冷、发热、渴求药物等。

（三）治疗原则

治疗一般分两步走，即急性期的脱毒治疗和脱毒后防止复吸及社会心理康复治疗。

入院前要详细询问病史，特别是吸毒史及与吸毒有关的问题（如肝炎、结核、精神障碍、人格障碍等）和心理社会史等。在躯体检查中要注意一般情况、注射痕迹、瘢痕、皮肤的各种感染、立毛肌竖起、瞳孔扩大、流泪、流涕等。在试验室检查方面，除完成常规检查外，应注意性病检查、HIV试验、肝炎病毒检测等。

1. 脱毒治疗　脱毒指通过躯体治疗减轻戒断症状，预防由于突然停药可能引起的躯体健康问题的过程。由于吸毒者的特殊性，阿片类的脱毒治疗一般在封闭的环境中进行。

（1）替代治疗：替代治疗的理论基础是利用与毒品有相似作用的药物来替代毒品，以减轻戒断症状的严重程度，使病人能较好地耐受。然后在一定的时间（如14~21天）内将替代药物逐渐减少，最后停用。目前常用的替代药物有美沙酮和丁丙诺啡，使用剂量视患者的情况而定，美沙酮首日剂量为30~60mg，丁丙诺啡为0.9~2.1mg，然后根据患者的躯体反应逐渐减量，原则是只减不加，先快后慢、限时减完。

（2）非替代治疗：①可乐定，为α_2受体激动药，开始剂量为0.1~0.3mg，每天3次，副作用为低血压、口干和嗜睡，剂量必须个体化。可乐定对于渴求、肌肉疼痛等效果较差，主要用于脱毒治疗的辅助治疗。②中草药、针灸，与替代治疗相比，中药在缓解戒药后的前三天的戒断症状方面较差，但能有效促进机体的康复、促进食欲，重要的是不存在撤药困难问题。针灸治疗也有一定的疗效。③其他如镇静催眠药、莨菪碱类。

2. 防止复吸、社会心理干预

（1）阿片类阻滞剂：理论上，通过阻滞阿片类的欣快作用，条件反射就会消退。此类药物主要为纳洛酮和纳曲酮，后者口服有效。由于这些药物是μ受体阻断药，能阻滞阿片类的效应，而且毒性较低，自从1960年以来，被广泛应用于临床，但仅有30%的戒毒者能坚持使用此类药物。

（2）社会心理治疗：多数研究表明，心理社会干预能针对某些问题如复发等起到良好的治疗效果。

1）认知行为治疗：主要目的在于：①改变导致适应不良行为的认知方式；②改变导致吸毒的行为方式；③帮助患者应付急性或慢性渴求；④促进患者社会技能、强化患者不吸毒行为。

2）复吸预防：基于认知行为治疗方法，帮助患者增加自控能力以避免复吸。基本的方法有讨论对吸毒、戒毒的矛盾心理；找出诱发渴求、复吸的情绪及环境因素；找出应付内外不良刺激的方法、打破重新吸毒的恶性循环。

3）群体治疗：群体治疗使患者有机会发现他们之间共同的问题、制定出切实可行的治疗方案；能促进他们相互理解，让他们学会如何正确表达自己的情感、意愿，使他们有机会共同交流戒毒成功的经验和失败的教训；也可以在治疗期间相互监督、相互支持，促进他们与医师保持接触，有助于预防复吸、促进康复。

4）家庭治疗：家庭治疗强调人际间、家庭成员间的不良关系是导致吸毒成瘾、治疗后复吸的主要原因。有效的家庭治疗技术能打破否认，打破对治疗的阻抗，促进家庭成员间的感情交流。

（3）美沙酮维持治疗：虽然经过上述治疗，但并非所有的吸毒者均能顺利戒毒。吸毒过程必然因吸毒问题来扰乱社会、家庭，引起各种传染病（如HIV）的传播。基于减少危害的考虑，美沙酮维持治疗应运而生。

美沙酮维持治疗是使用美沙酮补充海洛因依赖者体内内源性阿片肽量的不足，使海洛因依赖者恢复其正常的生理及心理功能，像正常人一样的生活。它不同于“脱毒治疗”，也不是通常所说的“戒毒”，而是一种治疗方法，如同高血压和糖尿病等的治疗需要长期或终生使用药物控制症状和维持治疗一样。

三、酒精使用所致障碍

（一）临床表现

1. 急性酒精中毒的主要临床表现　分为单纯性醉酒、病理性醉酒。有大量饮酒史，醉酒的严重程度与血液酒精浓度关系密切，主要表现为冲动性行为、易激惹、判断力及社交功能受损，并有诸如口齿不清、共济失调、步态不稳、眼球震颤、面色发红、呕吐等表现。如果中毒较深，可致呼吸、心跳抑制，甚至生命危险。

2. 慢性酒精中毒的临床表现　长年累月大量饮酒，引起各脏器的损害，表现在中枢及周围神经系统、肌肉、心脏、肝脏、胰腺、消化道等。

（1）戒酒综合征（2017、2018）：发生于停酒或突然减少酒用量的6~28小时内，其症状表现为轻、中、重三度。①轻度：主要是情绪障碍（焦虑、烦躁、易激惹等）和睡眠障碍（患者可出现失眠、睡眠节律改变等），还可出现舌震颤和四肢肌肉的震颤。②中度：除轻度症状的表现外，还可出现幻觉和妄想，幻觉以听幻觉为主，最常见的妄想为被害妄想、关系妄想。③重度：意识障碍为主，表现为震颤谵妄，一般发生于停酒后的48~96小时（2023），表现为在意识清晰度改变的情况下，出现手、面、舌的粗大震颤，定向障碍，幻觉和妄想，可出现癫痫发作和合并躯体症状。

（2）精神障碍表现：长期饮酒后出现一种或数种精神障碍综合征，常见有遗忘综合征（与酒精相关的遗忘综合征称为柯萨可夫综合征（2023），表现为近记忆障碍、虚构、定向障碍）、Wernicke 脑病、酒精性痴呆、酒精性幻觉症、酒精性妄想综合征和酒精性人格改变。

（二）治疗原则

首先要克服来自患者的“否认”，取得患者的合作。其次，要积极治疗原发病和并发症，如人格障碍、焦虑障碍、抑郁障碍、分裂症样症状等。还要注意加强患者营养，补充机体所需的蛋白质、维生素、矿物质、脂肪酸等物质。

1. 戒断症状的处理

（1）单纯戒断症状：由于酒精与苯二氮䓬类药理作用相似，在临床上常用此类药物来缓解酒精的戒断症状。首次要足量，不要缓慢加药，这样不仅可抑制戒断症状，而且还能预防可能发生的震颤性谵妄、戒断性癫痫发作。以地西泮为例，剂量一般为10毫克/次，每日3次，首次剂量可更大些，口服即可，2~3天后逐渐减量，不必加用抗精神病药物。由于酒依赖者有依赖素质，所以应特别注意用药时间不宜太长，以免发生对苯二氮䓬类的依赖。如果在戒断后期有焦虑、睡眠障碍，可试用三环类抗抑郁药物。

（2）震颤谵妄：在断酒后48小时后出现，72~96小时达到极期，为全身肌肉粗大震颤（2002、2022），其他如脑、代谢、内分泌问题也可出现谵妄，应予鉴别。

（3）酒精性幻觉症、妄想症：大部分的戒断性幻觉、妄想症状持续时间不长，用抗精神病药物治疗有效，可选用氟哌啶醇或奋乃静口服或注射，也可以使用新型抗精神病药物，如利培酮、喹硫平等，剂量不宜太大，在幻觉、妄想控制后可考虑逐渐减药，不需像治疗精神分裂症那样长期维持用药。

（4）酒精性癫痫：不常见，可选用丙戊酸类或苯巴比妥类药物，原有癫痫史的患者，在戒断初期就应使用大剂量的苯二氮䓬类或预防性使用抗癫痫药物。

2. 酒精性震颤谵妄的处理（2018）

（1）一般注意事项：发生谵妄者，多有兴奋不安，需要有安静的环境，光线不宜太强。如有明显的意识障碍、行为紊乱、恐怖性幻觉、错觉，需要有人看护，以免发生意外。如有大汗淋漓、震颤，可能有体温调节问题，应注意保温。同时，由于机体处于应激状态、免疫功能受损，易致感染，应注意预防各种感染、特别是肺部感染。

（2）镇静：苯二氮䓬类应为首选（2008），地西泮一次10mg，每日2~3次，如果口服困难应选择注射途径。根据患者的兴奋、自主神经症状调整剂量，必要时可静脉滴注，一般持续1周，直到谵妄消失为止。

控制精神症状：可选用氟哌啶醇，每次5mg，每日1~3次，肌内注射，根据患者的反应增减剂量。

（3）其他：包括纠正水、电解质和酸碱平衡紊乱、补充大剂量维生素等。

【经典习题】

1. 药物依赖是指个体对药物产生
   A. 精神依赖
   B. 躯体依赖
   C. 耐受性增加
   D. 精神和躯体依赖
   E. 耐受性降低

答案： D

考点： 药物依赖

解析： 药物依赖是一组认知、行为和生理症状群，使用者尽管明白使用某种药物或物质会带来问题，但还在继续使用。药物依赖包括精神依赖和躯体依赖。故选D。

2. 男，40岁，公司经理。15年前开始在社交应酬时饮酒，开始饮约合白酒每次100~150g。12年前饮酒量明显增加，每次饮50度白酒>300g才能喝醉。11年前出现渴望喝酒，常寻找饮酒机会，不喝酒则感心悸。9年前减少或停止饮酒，除感心悸外，还出现全身不适、疼痛、双手发抖，饮酒后症状就消失。2年前曾因急性阑尾炎手术而停止饮酒，2天后出现心悸、烦躁不安、大汗、双手震颤，晚上还说看见床上到处都是虫子，还不停拍打床单。该患者开始出现酒依赖是在
   A. 15年前
   B. 12年前
   C. 11年前
   D. 9年前
   E. 2年前

答案： C

考点： 酒依赖的特征

解析： 15年前开始饮酒。12年前饮酒量增加，说明对酒精的耐受性增加；11年前出现渴望喝酒，不喝酒会感心悸，说明对酒精开始产生依赖；9年前减少或停止饮酒开始出现全身不适等症状等单纯性戒断反应；2年前停止饮酒会出现震颤性谵妄。故选C。

3. 男，25岁。有一天饮1两白酒后出现意识不清，怀疑同

饮酒者欲加害于他，言语行为狂暴，将同饮者打伤，数分钟后进入酣睡，醒后完全不能回忆，幼年受过脑外伤。该患者最可能的诊断是

A. 病理性醉酒
B. 遗忘综合征
C. 妄想
D. 脑外伤所致精神障碍
E. 单纯性醉酒

答案：A

考点：酒精所致精神障碍

解析：遗忘综合征为主要由于大脑缺乏维生素 B_1 引起，与慢性酒精中毒和/或严重营养不良相关。临床特点是记忆能力障碍，时间定向力障碍，虚构症和顺行性或逆行性遗忘症。病理性醉酒特点为少量饮酒后，出现不成比例的极度兴奋，带有攻击性和暴力的特征，并可有被害观念，可持续数小时，以入睡告终，一般对发作有完全遗忘。故选A。

第十八节　精神分裂症

一、病因和发病机制

（一）遗传

国内外大量有关精神分裂症的家系调查、双生子及寄养子研究均发现遗传因素（多基因遗传）（2008）在本病的发生中起重要作用。目前最可能成为精神分裂症致病候选基因的是：α-7-烟碱受体，DISC1，GRM3，儿茶酚胺氧位甲基转移酶（COMT）基因，NRG1，RGS4及DAOA（G72/G30）。

（二）神经发育

由于遗传因素（易患性）和某些神经发育危险因素的相互作用，在胚胎期大脑发育过程就出现了某种神经病理改变，主要是新皮质形成期神经细胞从大脑深部向皮质迁移过程中出现了紊乱，导致心理整合功能异常。

（三）神经生化

1. 多巴胺假说　中枢DA功能亢进，或由于DA受体增加导致对DA的敏感性增加所致。

2. 5-羟色胺（5-HT）假说　5-HT激动剂麦角胺二乙酰胺（LSD）能导致幻觉。

3. 谷氨酸假说　中枢谷氨酸功能不足可能是精神分裂症的病因之一。

（四）心理社会因素

心理、社会因素可以诱发精神分裂症，但最终的病程演变常不受先前的心理因素所左右。

二、临床表现

复杂多样，可有很大差异。但均具有感知、思维、情感、意志及行为的不协调和脱离现实环境的特点。

（一）前驱期症状

最常见的前驱期症状包括：①情绪改变：抑郁、焦虑、情绪波动、易激惹等。②认知改变：出现一些古怪或异常观念、多疑敏感。③对自我和外界的感知改变。④行为改变：如社会活动退缩或丧失兴趣、社会功能水平下降等。⑤躯体改变，睡眠和食欲改变等。

（二）疾病充分发展期

1. 感知觉障碍（2020、2022）　包括幻听、幻视、幻嗅、幻味、幻触。一般在意识清晰状态下出现评论性幻听、争论性幻听或命令性幻听（2023）常指向精神分裂症。

2. 思维内容障碍　最主要的表现是妄想，且妄想的荒谬性显而易见。临床上以被害、关系、夸大、嫉妒、钟情、非血统、宗教或躯体妄想等多见。在意识清晰情况下出现的原发性妄想、妄想心境、妄想知觉、妄想回忆以及某些离奇古怪的妄想常提示为精神分裂症。

3. 思维形式与思维过程障碍（2023）　包括思维散漫离题、思维破裂、思维不连贯、词的杂拌、语词新作、模仿语、重复语言、刻板言语、内向性思维、缄默症、思维中断（插入）、思维云集、思维被夺走、持续语言、思维贫乏、逻辑倒错性思维、病理性象征性思维等。

4. 情感障碍　情感迟钝淡漠、情感反应与思维内容及外界刺激不相符是精神分裂症的重要特征。

5. 意志行为障碍　多数患者意志减退甚至缺乏，少数患者表现意向倒错，有的患者可表现违拗、被动服从或紧张性抑制及紧张性兴奋交替出现。

6. 定向、记忆、智能　精神分裂症患者意识清晰，对时间、空间和人物一般能进行正确的定向。一般的记忆和智能没有明显障碍。目前研究认为，精神分裂症患者在注意、记忆、智能、概念的形成与抽象等认知功能存在或轻或重的损害。

7. 自知力缺乏　患者常对自身疾病的性质和严重程度缺乏自知。

三、诊断与鉴别诊断

（一）诊断要点

精神分裂症的诊断应结合病史、临床症状、病程及体格检查和实验室检查的结果来作出，典型病例诊断一般不难。

1. 症状学标准　确实存在属于下述（1）～（4）

中至少1个（如不甚明确常需两个或多个症状）或（5）~（8）中来自至少两组症状群中的十分明确的症状。

（1）思维鸣响、思维插入或思维被撤走及思维广播。

（2）明确涉及躯体或四肢运动，或特殊思维、行动或感觉的被影响、被控制或被动妄想；妄想性知觉。

（3）对患者的行为进行跟踪性评论，或彼此对患者加以讨论的幻听，或来源于身体一部分的其他类型的听幻觉。

（4）与文化不相称且根本不可能的其他类型的持续性妄想，如具有某种宗教或政治身份，或超人的力量和能力（例如能控制天气，或与另一世界的外来者进行交流）。

（5）伴有转瞬即逝的或未充分形成的无明显情感内容的妄想，或伴有持久的超价观念，或连续数周或数月每日均出现的任何感官的幻觉。

（6）思潮断裂或无关的插入语，导致言语不连贯，或不中肯或词语新作。

（7）紧张性行为，如兴奋、摆姿势，或蜡样屈曲、违拗、缄默及木僵。

（8）“阴性”症状，如显著的情感淡漠、意志减退、快感缺失（2005）言语贫乏、情感反应迟钝或不协调，常导致社会退缩及社会功能的下降，但必须澄清这些症状并非由抑郁症或神经阻滞剂治疗所致。

（9）个人行为的某些方面发生显著而持久的总体性质的改变，表现为丧失兴趣、缺乏目的、懒散、自我专注及社会退缩。

2. 严重程度标准　在自知力丧失或不完整的情况下，有以下情况之一：①社会功能明显受损；②现实检验能力受损；③无法与患者进行有效的交谈。

3. 病程标准　符合上述症状学和严重程度标准，精神障碍的病期至少持续1个月。

4. 排除标准　排除脑器质性精神障碍、躯体疾病所致精神障碍、精神活性物质所致精神障碍等情况。

符合上述诊断标准但病程不足1个月的情况（无论是否经过治疗）应首先诊断为精神分裂症样障碍。

（二）精神分裂症亚型标准

1. 单纯型　多以青少年起病，病情进展缓慢，以症状学标准中第9条症状为主，极少有幻觉、妄想或仅出现一过性幻觉妄想。病期在1年以上。

2. 青春型　青年急性或亚急性起病，以思维、情感和行为的不协调或解体为主要临床表现。

3. 紧张型　主要以紧张综合征为主要临床表现，紧张性木僵和紧张性兴奋交替出现，或单独出现，以木僵多见。

4. 偏执型　较常见，以相对稳定、系统的妄想为主要临床表现，往往伴有幻觉。多中年起病，发展缓慢。

5. 未分化型　主要表现以阳性症状为主，又不符合偏执型、青春型和紧张型的患者。

6. 残留型　指经治疗病情在2年内未完全缓解，残留个别阳性或阴性症状的患者。

7. 精神分裂症后抑郁　是指精神分裂症经过治疗病情缓解而未痊愈时出现持续2周以上的抑郁情绪的类型。

在DSM-5、ICD-11分类中不再使用这样的亚型分类。

（三）鉴别诊断

1. 躯体疾病、脑器质性疾病所致精神障碍。

2. 精神活性物质所致精神障碍。

3. 神经症性障碍。

4. 心境障碍。

5. 妄想性精神障碍。

6. 人格障碍。

四、治疗

（一）药物治疗（2008、2023）

1. 一般原则　药物治疗应系统而规范，强调早期、足量、足疗程、一般为单一用药、个体化用药的原则。

2. 选药原则　药物的选择应根据患者对药物的依从性、个体对药物的反应、副作用大小、长期治疗计划、年龄、性别及经济状况等而定。

（1）第一代抗精神病药：包括以下几类。①吩噻嗪类：如氯丙嗪、奋乃静等。②丁酰苯类：如氟哌啶醇。③苯甲酚胺类：如舒必利。④硫杂蒽类：如氯普噻吨、氯哌噻吨。

控制急性发病、兴奋躁动宜选用氯丙嗪、奋乃静、氟哌啶醇；慢性期、起病缓慢、以阴性症状为主的宜用三氟拉嗪；伴有情绪抑郁的宜选用舒必利。用药原则为：在治疗开始时小剂量给药，以后逐渐增加剂量。

（2）第二代抗精神病药：又称新型抗精神病药。在阻断多巴胺D_2受体基础上，还通过阻断脑内5-羟色胺受体以增强抗精神病作用。包括以下几类。①利培酮（2017、2020、2021）：副作用有月经紊乱、体重增加、困倦等，最突出的锥体外系副作用为静坐不能，可用苯海索对抗（2023）。②奥氮平。③其他：氯氮平（2018）、喹硫平、阿立哌唑、齐拉西酮。

3. 药物治疗程序与时间　治疗程序包括急性治疗期（至少6周）、巩固治疗期（3~6个月）和维持治疗期（1年以上）。如患者为首次发作，且在1年的维持治疗期间无阳性症状及复发迹象，可试行停药观察方案；对目前症状控制良好已1年，但既往有1次或多次发作的患者，应长期维持治疗，除非有不可耐受的副作用及某些禁忌证的出现。

4. 合并用药。

5. 安全原则　在开始抗精神病药物治疗前均应常规检查血象，肝、肾、心功能和血糖，并在服药期间要定期复查对比，发现问题及时分析处理。

（二）心理与社会干预

1. 行为治疗（社会技能训练）。

2. 家庭干预

（1）心理教育：向家庭成员讲解疾病的性质、特征，精神疾病和药物治疗的基本知识，并以正确的态度对待患者，说明如何为患者提供某些支持（如督促服药），如何分析与解决家庭矛盾与冲突等。

（2）家庭危机干预：①能接受患者精神症状的存在；②能确认可能诱发精神病的应激源；③能预防可能导致下次急性发作的应激源；④能提供避免或降低疾病发作的对策，包括复发先兆症状的识别等。

（3）家庭为基础的行为治疗：指导家庭成员如何同患者相处，如何解决日常生活中所遇到的问题，如何强化与保持患者所取得的进步等。

3. 社区服务。

【巧妙记忆】　抗精神病药物的应用原则：早期、足量、足疗程、个体化用药，一般单一用药，辅以合并用药，监测安全性。

【经典习题】

1. 对精神分裂症最具诊断价值的症状是
   A. 心音性幻听
   B. 命令性幻听
   C. 反射性幻听
   D. 假性幻听
   E. 功能性幻听

答案：B

考点：精神分裂症的诊断

解析：幻听可见于多种精神病，最常见于精神分裂症，其中评论性幻听、议论性幻听、命令性幻听为诊断精神分裂症的重要症状，故选B。

2. 男，18岁。近1年来对家人亲友变得冷淡，不去上学，不洗澡，不主动更换衣服，对与自己有关的各种事情表现得无动于衷。最可能的诊断是
   A. 人格障碍
   B. 精神分裂症
   C. 抑郁症
   D. 恐惧症
   E. 创伤后应激障碍

答案：B

考点：精神分裂症

解析：精神分裂症的早期，常见前驱期症状可以概括为以下几方面。①情绪改变：抑郁，焦虑，情绪波动，易激惹等。②认知改变：零星出现一些古怪或异常观念，学习或工作能力下降等。③对自我和外界的感知改变。④行为改变：如社会活动退缩或丧失兴趣，多疑敏感，社会功能水平下降等。⑤躯体改变：睡眠和食欲改变，乏力，活动和动机下降等。故选B。

第十九节　心境障碍

一、概述（★★）（2018、2020）

心境障碍又称情感性精神障碍，是指由各种原因引起的、以显著而持久的心境或情感改变为主要特征的一组疾病。临床特征是以情感高涨或低落为主要的、基本的或原发的症状，常伴有相应的认知和行为改变；轻者无精神病性症状，对社会功能影响较轻，重者有明显的精神病性症状，对社会功能影响较重；多为间歇性病程，具有反复发作的倾向。间歇期精神活动基本正常。

二、抑郁障碍

（一）临床表现（★★★）（2019）

核心症状包括情绪低落（2012）、兴趣缺乏和快感缺失，可伴有躯体症状、自杀观念和行为等。发作应至少持续2周，并且不同程度地损害社会功能，或给本人造成痛苦或不良后果。

1. 情绪低落　患者自觉情绪低沉、兴趣索然、愁眉苦脸、唉声叹气。常有无望感、无助感和无用感。典型病例常有晨重晚轻节律改变的特点，即情绪低落在早晨较为严重，而傍晚时可有所减轻。

2. 兴趣缺乏　对以前喜爱的活动兴趣显著减退甚至丧失。

3. 快感缺失　丧失了体验快乐的能力，不能从平日从事的活动中获得乐趣。

4. 思维迟缓　思维联想速度缓慢，反应迟钝，思路闭塞，自觉愚笨，思考问题困难。表现为主动言语减少，语速慢，语音低，应答及交流困难。

5. 运动性迟滞或激越活动减少　动作缓慢（2023），严重者可表现为木僵或亚木僵状态。激越患

者表现为紧张，烦躁不安，难以控制自己，甚至出现攻击行为。

6. 焦虑 表现为莫名其妙地紧张、担心、坐立不安、甚至恐惧，常伴发不同程度的焦虑。

7. 自责 患者对自己既往的一切轻微过失或错误痛加责备，严重者达到罪恶妄想。

8. 自杀观念和行为（2002、2004、2008、2011、2013、2014、2019、2021） 患者有自杀计划和行动，反复寻求自杀，是严重抑郁的标志。

9. 精神病性症状 一般抑郁存在一段时期后可出现幻觉和妄想。内容可与抑郁心境相协调，如罪恶妄想，伴嘲弄性或谴责性的幻听；也可与抑郁心境不协调，如被害妄想，没有情感色彩的幻听等。

10. 躯体症状 主要有睡眠障碍、食欲减退、性欲减退、体重下降、便秘、躯体疼痛不适、乏力、自主神经功能失调症状等。睡眠障碍表现为早醒（2013、2014、2020），醒后不能再入睡。

【巧妙记忆】 抑郁症主要情感低落、思维迟缓、意志活动减退等“三低”症状，还有兴趣缺乏、快感缺失、焦虑、自责自杀观念和行为、躯体和精神病性症状。

（二）诊断与鉴别诊断（★★★）

1. 诊断（2017、2023）

（1）情绪低落为基本症状。

（2）应有下列症状中的至少4项：①对日常生活的兴趣下降或缺乏；②精力明显减退，无明显原因的持续的疲乏感；③精神运动型迟滞或激越；④自我评价过低，或自责，或有内疚感，甚至出现罪恶妄想；⑤思维困难，或自觉思考能力显著下降；⑥反复出现死亡的念头，或有自杀行为；⑦失眠，或早醒，或睡眠过多；⑧食欲缺乏，或体重明显减轻；⑨性欲明显减退。

（3）严重程度标准（至少有以下情况之一）：①社会功能受损；②给本人造成痛苦或不良后果。

（4）病程标准：症状至少持续2周（2022）。

（5）排除标准：①应排除由脑器质性疾病、躯体疾病和精神活性物质所导致的抑郁；②抑郁症患者可出现幻觉、妄想等症状，但应注意与精神分裂症相鉴别。

2. 鉴别诊断（★★）

（1）焦虑障碍：焦虑症状较为突出。

（2）恶性心境：持续性并常有起伏的心境障碍，但发作时达不到轻躁狂或轻抑郁症状标准。

（3）躯体疾病：癌症、心脏病、卒中和震颤麻痹等慢性疾病或康复的拖延都能促发抑郁障碍，但多数严重疾病患者体验悲伤和痛苦，并不都发展成抑郁障碍。

（4）痴呆：抑郁症和老年痴呆（阿尔茨海默病）的共病、症状重叠的比例很高，鉴别诊断困难。假性痴呆是一种暂时性的认知缺损，由于潜在的抑郁障碍或躯体疾病及其治疗所致。

（三）治疗（★★★）

1. 药物治疗 以抗抑郁药物为主。

（1）常用的抗抑郁药物包括：①选择性5-HT再摄取抑制剂：氟西汀（2001、2014）、帕罗西汀、舍曲林、氟伏沙明、西酞普兰、艾司西酞普兰（2008）。②5-HT和NE再摄取抑制剂：文拉法辛。③NE和特异性5-HT能抗抑郁药：米氮平。④三环类及四环类抗抑郁药：丙米嗪、氯米帕明、阿米替林及多塞平、马普替林等。⑤单胺氧化酶抑制剂：吗氯贝胺。⑥其他：安非他酮、瑞波西汀、曲唑酮、萘法唑酮、噻奈普汀等。

（2）抗抑郁药物治疗原则包括：①个体化合理用药；②剂量逐步递增，尽可能使用最低有效量，减少不良反应，提高服药依从性；停药时逐渐减量；③小剂量疗效不佳时，根据不良反应和耐受情况逐渐增至足量和足疗程；④如仍无效，可考虑换用同类另一种药或作用机制不同的另一类药；⑤尽可能单一用药，足量、足疗程治疗，换药无效时可考虑两种抗抑郁药联合使用；⑥嘱患者按时按量服药，治疗期间密切观察病情变化和不良反应并及时处理；⑦倡导全程治疗；⑧治疗中应密切关注诱发躁狂或快速循环的可能。

（3）抗抑郁药物的选择主要取决于抑郁症状特点、既往用药史、药理学特征、药物间相互作用、患者躯体状况和耐受性、治疗获益及药物价格。

（4）全程治疗（2004）①急性期治疗：至少6周。控制症状，尽量达到临床痊愈。②巩固期治疗：急性期治疗症状缓解后，应继续治疗4~6个月。③维持期治疗：防止复发。

2. 电抽搐治疗或改良电抽搐治疗 对有严重消极自杀言行或抑郁性木僵的患者是首选治疗（2008、2014、2015、2018、2019）；对使用抗抑郁药治疗无效的患者也可采用。电抽搐治疗后仍需用药物维持治疗。

3. 心理治疗 特别适用于有明显心理社会因素作用的抑郁发作患者及轻度抑郁或恢复期患者。采用支持性心理治疗。认知疗法、行为治疗、人际心理治疗、婚姻及家庭治疗等能帮助患者识别和改变认知歪曲，矫正不良行为，改善人际交往和心理适应功能，提高患者家庭和婚姻生活的满意度，预防复发。其中，最重要的是评估自杀风险（2015）。

【巧妙记忆】 以抗抑郁药治疗为主，个体化用药，剂量逐步递增和递减，尽可能单一用药、足量、足疗程和全程治疗（急性期、巩固期和维持期），严重消极自杀言行或抑郁性木僵患者首选电抽搐治疗，之后仍需药物维持治疗。

三、双相障碍

（一）临床表现

双相障碍临床特点是反复（至少两次）出现心境和活动水平的明显改变，有时表现为心境高涨、精力充沛和活动增加，有时表现为心境低落、精力减退和活动减少（2020）。发作间期通常完全缓解。最典型的形式是躁狂和抑郁交替发作（2021、2022）。

（二）诊断与鉴别诊断

1. 诊断 主要应根据病史、临床症状、病程及体格检查和实验室检查，典型病例诊断一般不困难。密切的临床观察，把握疾病横断面的主要症状及纵向病程的特点，进行科学的分析是临床诊断的可靠基础。

2. 鉴别诊断

（1）继发性心境障碍：脑器质性疾病、躯体疾病、某些药物和精神活性物质等均可引起继发性心境障碍。

（2）精神分裂症伴有不协调精神运动性兴奋或精神病症状的急性躁狂发作需与精神分裂症青春型鉴别，伴有精神病性症状的抑郁发作或抑郁性木僵需与精神分裂症或其紧张型鉴别。

（三）治疗

1. 药物治疗原则 ①长期治疗原则；②心境稳定剂基础性使用原则；③联合用药治疗原则；④定期检测血药浓度原则。

2. 治疗药物的选用 可根据目前发作类型、病程特点及躯体状况，选用心境稳定剂、抗精神病药物、抗抑郁药物、苯二氮䓬类药物或联合上述药物使用。

四、恶劣心境

（一）临床表现（★★★）

典型临床症状是情感高涨、思维奔逸、活动增多等“三高”，发作应至少持续1周，并有不同程度的社会功能损害，或给别人造成危险或不良后果。

1. 情感高涨 是躁狂发作的基本症状。典型表现为患者自我感觉良好，心境轻松、愉快，生活快乐、幸福；整日兴高采烈，得意扬扬。部分患者可表现为易激惹、愤怒、敌意，甚至出现破坏及攻击行为，但持续时间较短，易转怒为喜或赔礼道歉。

2. 思维奔逸 患者联想速度明显加快，思维内容丰富多变。语量大、语速快，联想丰富，严重时可出现“音联”和“意联”。讲话时眉飞色舞或手舞足蹈，所谈内容常随周围环境变化而频繁转移，呈现随境转移现象。

3. 活动增多 患者自觉精力旺盛，能力强，活动明显增多，但有始无终。部分患者表现为爱管闲事，爱打抱不平；注重打扮，行为轻率或鲁莽，自控能力差。患者无疲倦感，严重者可出现攻击和破坏行为。

4. 夸大观念及夸大妄想 在心境高涨的背景上，常出现夸大观念，自我评价过高，严重时可发展为夸大妄想，但内容多与现实接近。

5. 睡眠 睡眠明显减少但无困倦感，是躁狂发作特征之一。

6. 其他 可有食欲增加、性欲亢进、交感神经兴奋症状等。

（二）治疗（★★★）

1. 药物治疗 以心境稳定剂为主。主要包括锂盐（碳酸锂）和卡马西平、丙戊酸盐，可分为急性治疗期、巩固治疗期和维持治疗期。

（1）锂盐：是治疗躁狂发作的首选药物。临床上常用碳酸锂，可用于躁狂的急性发作，也可用于缓解期的维持治疗。急性躁狂发作剂量为每日1000～2000mg，从小剂量开始，3～5天内逐渐增加至治疗剂量，分2～3次饭后服用。维持治疗剂量每日500～1500mg。急性治疗期血锂浓度应维持在0.6～1.2mmol/L，维持治疗期为0.4～0.8mmol/L，不宜超过1.4mmol/L。

（2）抗癫痫药：碳酸锂治疗效果不佳或不能耐受时选用，主要为丙戊酸盐和卡马西平。

（3）抗精神病药物：用于严重兴奋、激惹、攻击或伴有精神病性症状的患者。氯丙嗪、氟哌啶醇、奥氮平、利培酮、氯氮平等。

（4）苯二氮䓬类药物：发作治疗早期常联合使用，对不能耐受抗精神病药者可代替抗精神病药物与心境稳定剂合用。心境稳定剂疗效产生后即可停止使用。

2. 电抽搐或改良电抽搐治疗 适用于急性重症躁狂发作、极度兴奋躁动、对锂盐治疗无效或不能耐受的患者，可单独应用或合并药物治疗。

【经典习题】

1. 诊断抑郁症的首要症状是

A. 精力明显减退、疲乏

B. 思维困难、联想缓慢

C. 情绪低落、兴趣下降

D. 自卑、自责、自杀观念

E. 失眠、早醒、体重减轻

答案： C

考点： 抑郁症的临床表现

解析： 抑郁症的临床表现的核心症状包括情绪低落、兴趣缺乏和快感缺失，可伴有躯体症状、自杀观念和行为等。发作应至少持续 2 周，并且不同程度地损害社会功能，或给本人造成痛苦或不良后果。故选 C。

（2~3 题共用题干）

女，20 岁。1 个月前因工作差错被领导批评后出现心情烦躁，经常哭泣，认为自己没有能力，什么事都干不好，周围人的眼神不怀好意，看她笑话，失眠、早醒。近 1 周病情加重，觉得生不如死，在家中拒食等死。

2. 该患者最可能的诊断是

A. 广泛性焦虑障碍

B. 急性应激障碍

C. 分裂情感性精神障碍

D. 抑郁发作

E. 精神分裂症

答案： D

考点： 抑郁症的诊断

解析： 抑郁症状标准，以心境低落为主要特征且持续至少 2 周，在此期间至少有下述症状中的四项：①对日常活动丧失兴趣，无愉快感；②精力明显减退，无原因的持续疲乏感；③精神运动性迟滞或激越；④自我评价过低，或自责，或有内疚感，可达妄想程度；⑤联想困难，或自觉思考能力显著下降；⑥反复出现想死的念头，或有自杀行为；⑦失眠，或早醒，或睡眠过多；⑧食欲缺乏，或体重明显减轻；⑨性欲明显减退。故选 D。

3. 入院治疗 1 个月后，情绪好转，在病室中经常哼哼小曲，好管闲事，喜欢指责他人，精力旺盛，睡眠减少。该患者当前最可能的情况是

A. 躁狂发作

B. 病情加重

C. 环性人格

D. 病情复燃

E. 病情缓解

答案： A

考点： 躁狂发作的表现

解析： 躁狂发作以情绪高涨或易激惹为主，并至少有下列 3 项（若仅为易激惹，至少需 4 项）：①注意力不集中或随境转移；②语量增多；③思维奔逸（语速增快、言语急促等）、联想加快或意念飘忽的体验，④自我评价过高或夸大；⑤精力充沛、不感疲乏、活动增多、难以安静或不断改变计划和行动；⑥鲁莽行为（如挥霍、不负责任或不计后果的行为等）；⑦睡眠需要减少；⑧性欲亢进。故选 A。

第二十节　焦虑及恐惧相关障碍

一、概述（★）

焦虑与恐惧相关障碍的特征包括过度的焦虑和恐惧以及相关行为紊乱导致患者个人、家庭、社会、教育、职业或其他重要领域的苦恼和/或损害。

二、广泛性焦虑障碍（2004、2022）

广泛性焦虑障碍又称慢性焦虑症（2004）。

（一）诊断

诊断要点如下。

1. 符合神经症性障碍的共同特点。

2. 以持续的原发性焦虑症状为主，并符合下列 2 项　①经常或持续的无明确对象和固定内容的恐惧或提心吊胆；②伴自主神经症状或运动性不安。

3. 患者社会功能受损，因难以忍受又无法解脱而感到痛苦。

4. 上述临床症状至少已 6 个月。

5. 排除躯体疾病、兴奋药物过量、催眠镇静药或抗焦虑药的戒断反应、其他精神障碍伴发的焦虑。

（二）治疗

1. 药物治疗　①苯二氮䓬类多选用中、长半衰期的药物，从小剂量开始，逐渐加大到最佳治疗量，2~6 周后逐渐停药。②抗抑郁药选用 SSRI 和 SNRI 或三环类抗抑郁剂如丙米嗪、阿米替林等。临床上多在早期将苯二氮䓬类与 SSRIs/SNRIs 或三环类药物合用，然后逐渐停用苯二氮䓬药物。③β 受体阻断药能减轻自主神经功能亢进所致的躯体症状。④丁螺环酮、坦度螺酮。

2. 心理治疗　对患者进行健康教育，指导患者应付焦虑的方法，改变不良生活方式等；认知疗法帮助患者改变不良认知或进行认知重建；行为治疗包括呼吸训练、放松训练、分散注意技术等。

三、惊恐障碍

惊恐障碍又称急性焦虑发作、惊恐发作（2011、2020）。

（一）诊断

诊断要点（2001、2003、2011、2014、2015、2017、2023）如下。

1. 符合神经症性障碍的共同特点。

2. 惊恐发作须符合以下 4 项　①发作无明显诱因、无相关的特定情境，发作不可预测。②在发作间歇除害怕再发作外，无明显症状。③发作时表现强烈

的恐惧、焦虑，及明显的自主神经症状；并常有人格解体、现实解体、濒死恐惧，或失控感等痛苦体验。④发作突然开始，迅速达到高峰。发作时意识清晰，事后能回忆。

3. 患者因难以忍受又无法解脱而感到痛苦。

4. 1个月内至少有过3次惊恐发作，或者首次发作后因害怕再次发作而产生的焦虑持续1个月。

5. 排除其他精神障碍和躯体疾病，如二尖瓣脱垂、低血糖症、嗜铬细胞瘤、甲状腺功能亢进时继发的惊恐发作。

（二）治疗

1. 药物治疗　苯二氮䓬类药物（BZD）治疗惊恐起效快，可选用阿普唑仑或氯硝西泮（2003、2014）。5-羟色胺再摄取抑制剂（SSRIs）和5-羟色胺与去甲肾上腺素再摄取抑制剂（SNRIs）治疗惊恐障碍有效。

2. 认知行为治疗　第一是让患者了解惊恐发作和发作的间歇性及回避过程。第二是内感受性暴露。第三是认知重组。

四、恐惧症（2003、2011）

（一）诊断

诊断要点如下。

1. 符合神经症性障碍的共同特点［恐惧的共同特征是怕无法迅速离开（2002）］。

2. 以恐惧为主，同时符合以下4项症状。

（1）对某些客体或处境有强烈的恐惧，恐惧的程度与实际危险不相称。

（2）发作时有焦虑和自主神经紊乱的症状。

（3）出现反复或持续的回避行为。

（4）明知恐惧是过分的、不合理的、不必要的，但仍无法控制。

3. 对恐惧的情景和事物的回避行为必须是或曾经是突出症状。

4. 病程持续1个月以上。

5. 导致个人痛苦及社会功能损害。

6. 排除广泛性焦虑障碍、疑病症、抑郁障碍、精神分裂症。排除躯体疾病，如内分泌疾病。

（二）治疗

1. 行为疗法　是治疗恐惧症的首选方法。系统脱敏疗法（2003）、暴露冲击疗法对恐惧症效果良好。基本原则一是消除恐惧对象与焦虑恐惧反应的条件性联系；二是对抗回避反应。

2. 药物治疗　药物对单纯恐惧一般没有效果，但可用苯二氮䓬药物来暂时缓解单纯恐惧。选择性血清素再吸收抑制剂（SSRIs）类如帕罗西汀、舍曲林等治疗社交焦虑障碍有效，三环类抗抑郁药如丙米嗪和氯米帕明、单胺氧化酶抑制剂如吗氯贝胺对恐惧症也有疗效，但药物的不良反应限制了其应用。

第二十一节　强迫及相关障碍

一、概述

强迫及相关障碍具有相同的临床特征，具有类似的持续性、闯入性、非己所欲的强迫性思维、先占观念和反复的强迫行为，以及相似的病理生理基础和治疗手段，如SSRIs是这些疾病的一线治疗药物。

二、强迫症

（一）诊断（2018、2019）

包括：①应符合神经症性障碍的诊断标准；②至少应具有强迫思想或强迫行为症状中的一项症状，或具有强迫思想和强迫行为症状同时存在的混合情况；③社会功能受损；④强迫症状连续存在2周以上（DSM-5要求强迫症状每天消耗超过1小时）；⑤排除其他精神障碍或器质性疾病。

强迫思维包括强迫性怀疑、强迫性回忆、强迫性穷思竭虑、强迫性对立观念；强迫动作和行为包括强迫性洗涤、强迫性检查、强迫性计数、强迫性仪式动作。

（二）治疗

1. 药物治疗　抗强迫作用的药物有氯米帕明（最常用）（2016）和SSRIs（氟西汀、氟伏沙明、帕罗西汀、舍曲林）。

2. 行为治疗　包括暴露疗法和反应预防。暴露疗法使患者面对引起焦虑的物品和环境；反应预防要求患者推迟、减少甚至放弃能减轻焦虑的行为，尽可能抑制强迫行为。预测行为治疗失败的因素有：不遵医嘱，抑郁症状严重，纯强迫观念，伴有分裂型人格障碍等。

三、疑病症

疑病症的临床特点是：①疑病症状虽被认为是某种疾病的表现但描述模糊不清不符合解剖分布或生理规律。②症状常由应激性生活事件促发。③症状的严重程度与日常躯体功能不一致。④患者具有高度的暗示性。⑤患者具有一种固定的症状模式。

【经典习题】

1. 男，35岁。近3个月来经常感到不明原因的紧张、害怕，对生活中的琐事思虑多，自己不能控制，为此感到苦恼，坐立不安，主动就诊。患者存在的主要症状是
   A. 恐惧症状
   B. 惊恐发作
   C. 强迫
   D. 焦虑症状
   E. 强制思维

答案：D

考点：广泛性焦虑障碍的表现

解析：焦虑症状为在没有明显诱因的情况下，患者经常出现与现实情境不符的过分担心、紧张害怕，这种紧张害怕常常没有明确的对象和内容。患者感觉自己一直处于一种紧张不安、提心吊胆、恐惧、害怕、忧虑的内心体验中。此例患者为典型的焦虑症状，故选D。

2. 女，19岁，学生。近1年来经常脑内反复思考问题，如做数学题时，反复核对答案，明知不对，但又无法控制。最可能的诊断是
   A. 神经衰弱
   B. 广泛性焦虑障碍
   C. 分离（转换）障碍
   D. 强迫障碍
   E. 精神分裂症

答案：D

考点：强迫症的诊断

解析：强迫症是以强迫症状为主要临床表现，强迫状态是以意识中的强迫与行为强迫同时存在的情况，患者对这种矛盾的情况认识清楚，并感到非常痛苦，但无法摆脱。故选D。

3. 女，25岁。半年前离婚，某日下班后回到家中突然出现强烈的恐惧感，有如大祸临头，同时心悸，胸闷，呼吸困难，有窒息感，全身多汗，脸红，手脚发麻，四肢颤抖，5~6分钟后逐渐平静。最可能的诊断是
   A. 恐惧性焦虑障碍
   B. 精神分裂症
   C. 慢性焦虑症
   D. 心理生理障碍
   E. 惊恐发作

答案：E

考点：惊恐发作的诊断

解析：惊恐发作又称急性焦虑障碍，患者常在无特殊的恐惧处境时，突然感到一种突如其来的惊恐体验，伴濒死感或失控感以及严重的自主神经功能紊乱症状。患者好像觉得死亡将至，伴胸闷、心动过速、心跳不规则、呼吸困难或过度换气、头痛、头晕、四肢麻木和感觉异常、出汗、肉跳、全身发抖或无力等自主神经症状。惊恐发作通常起病急骤，终止也迅速，一般历时5~20分钟。故选E。

第二十二节　应激特定相关障碍

一、概述

应激相关障碍是指由于强烈或持久的心理社会因素直接作用而引起的一组功能性精神障碍。特点是：①心理社会因素是直接原因；②临床表现与精神刺激因素密切相关（2017）；③病因消除或改变环境后，精神症状应相继消失；④预后良好。

二、创伤后应激障碍（PTSD）

（一）诊断

诊断要点如下（2015、2017、2022）。

1. 遭受异乎寻常的创伤性事件或处境（如天灾人祸）。

2. 反复重现创伤性体验（病理性重现），可表现为不由自主地回想受打击的经历，反复出现有创伤性内容的噩梦，反复发生错觉、幻觉，反复出现触景生情的精神痛苦。

3. 持续的警觉性增高，可出现入睡困难或睡眠不深、易激惹、注意力集中困难、过分地担惊受怕。

4. 对与刺激相似或有关的情景的回避，表现为极力不想有关创伤性经历的人与事，避免参加能引起痛苦回忆的活动，或避免到会引起痛苦回忆的地方，不愿与人交往，对亲人变得冷淡，兴趣爱好范围变窄，但对与创伤性经历无关的某些活动仍有兴趣。对与创伤经历相关的人和事选择性遗忘，对未来失去希望和信心。

5. 在遭受创伤后数日至数月后，罕见延迟半年以上才发生。

（二）治疗（★★）

1. 心理治疗　PTSD初期主要采用危机干预的原则和技术，帮助患者提高心理应对技能，表达和宣泄相关的情感。慢性和迟发性PTSD除特殊的心理治疗外，还应为患者争取最大的社会和心理支持。心理治疗分为3类：①处理焦虑：如放松训练、呼吸训练、正性思维、自信训练、想法终止等。②认知疗法：帮助患者通过改变各种不合理的假设、信念来改善情绪和功能。③暴露疗法：让患者面对与创伤有关的特定的情境、人、物体、记忆或情绪，使其认识到害怕和回避的场所已经不再危险。

2. 药物治疗　是最常见的选择。根据患者症状特点，选用的药物包括抗抑郁药、抗焦虑药、抗惊厥药物、锂盐等。

三、适应障碍

（一）诊断（★★）

诊断要点如下。

1. 有明显的生活事件为诱因，尤其是生活环境或社会地位的改变（如移民、出国、入伍、退休等）。

2. 有理由推断易感个性、生活事件和人格基础对导致精神障碍均起着重要作用。生活事件发生前患者精神状态正常，很多其他人都能顺利处理此类事件而无任何异常，可患者却有社会适应能力差的证据。

3. 以抑郁、焦虑、害怕等情感症状为主，表现为适应不良的行为障碍，如退缩、不注意卫生、生活无规律等；生理功能障碍，如睡眠不好、食欲缺乏等。

4. 存在见于情感性精神障碍（不包括妄想和幻觉）、神经症、应激障碍、躯体形式障碍、品行障碍的各种症状，但不符合上述障碍的诊断标准。

5. 社会功能受损。

6. 精神障碍开始于心理社会刺激（但不是灾难性的或异乎寻常的）发生后1个月内，符合诊断标准至少1个月。应激因素消除后，症状持续一般不超过6个月。

（二）治疗（★★）

治疗的根本目的要放帮助患者提高处理应激境遇的能力，防止病程恶化或慢性化。以心理治疗为主，主要采取个别指导、家庭治疗和社会支持等方式，支持性心理疗法、短程动力疗法、认知行为疗法等可酌情选用。治疗要抓住3个环节：消除或减少应激源；提高患者的应对能力；消除或缓解症状。药物治疗用于情绪异常明显的患者，根据情况采用抗焦虑或抗抑郁药物等，以低剂量、短疗程为宜。

【经典习题】

女，35岁。2个月前驾车发生重大交通事故致丈夫身亡，自己轻伤。近1个月频频噩梦，梦境中反复呈现车祸惨象，时常感到心悸不安，不敢看交通事故的新闻，不敢再驾车，情感麻木，郁郁寡欢。该患者的诊断是

A. 抑郁症

B. 焦虑症

C. 创伤后应激障碍

D. 急性应激障碍

E. 适应障碍

答案： C

考点： 创伤后应激障碍的诊断

解析： 创伤后应激障碍是个体经历，目睹或遭遇到一个或多个涉及自己或者他人的实际死亡或受到死亡威胁或严重的受伤或躯体完整性受到威胁后所导致的个体延迟出现或持续存在的精神障碍。故选C。

第二十三节　分离障碍

一、临床特征

1. 起病　多起病于青少年期，常常急性起病，症状复杂多样；但就同一患者而言，症状相对单一，反复发作的患者主要症状基本相同。

2. 诱因　起病与明显的心理社会因素相关，可由直接的压力、刺激、他人暗示或自我暗示诱发，反复发作者可通过回忆、联想、面临相似处境等方式所诱发。

3. 人格　部分患者具有表演型人格特征或可诊断表演型人格障碍。

4. 自知力　患者对疾病常常缺乏自知力，不主动求治，对症状“泰然漠视”，更关注他人对其疾病的态度，常有继发获益的可能。

5. 共病现象突出　常常与边缘型人格障碍、表演型人格障碍、抑郁症、焦虑障碍、双相情感障碍、酒精依赖等共病。

二、治疗原则

（一）心理治疗

1. 暗示疗法　是治疗分离性障碍的经典方法，特别适用于那些急性发作而暗示性又较高的患者。

2. 个别心理治疗　几乎适用于全部的分离性障碍患者。

3. 系统脱敏疗法　近期效果与暗示疗法相似，但远期疗效优于暗示疗法。

4. 分析性心理治疗　医师可采用精神分析技术或领悟疗法，探寻患者的无意识动机，引导患者认识到无意识动机对自身健康的影响，并加以消除。

5. 家庭疗法　用以改善患者的治疗环境，取得家庭的支持。

（二）药物治疗

目前尚无治疗分离性障碍的特效药物，主要采用对症治疗。

第二十四节　躯体痛苦或体验障碍

躯体痛苦或体验障碍包括躯体痛苦障碍、躯体完整性烦躁不安、其他特定的躯体痛苦或体验和未指明的躯体痛苦或体验。

1. 躯体痛苦障碍　特征是存在令个体痛苦的身体症状，且对这些症状投入了过度的注意，这可能表现为反复接触医疗保健提供者。

2. 躯体完整性烦躁不安　表现为具有强烈、持久的欲望，希望拥有明显的身体残疾（如截肢、截瘫、失明），青春期早期发作，伴有持续不适，或对当前非残疾身体具有强烈不适感。

第二十五节　喂养和进食障碍

一、概述

喂养和进食障碍一般是在心理因素、社会因素及特定的文化因素的交互作用下导致的喂养和进食行为异常。

二、神经性厌食

1. 定义（★★）　是指有意节制饮食，导致体重明显低于正常标准的一种进食障碍。

2. 诊断（★★）　神经性厌食症的诊断标准要考虑以下情况：

（1）体重：保持在至少低于期望值15%以上的水平。

（2）体重减轻是自己造成的，涉及下列手段：自我引吐；自行导泻；运动过度；服用食欲抑制剂和/或利尿药。

（3）有特异的精神病理形式的体象扭曲：患者强加给自己一个较低的体重限度。

（4）内分泌障碍：在女性表现为闭经；在男性表现为性欲减退及阳痿。

（5）青春期前发病：青春期发育会放慢甚至停滞。

3. 治疗（★★）　治疗原则是首先纠正营养不良，增加体重，同时或稍后开展心理治疗及辅助的药物治疗。

（1）纠正营养不良和水电解质平衡：体重明显下降者，应立即静脉补充营养、止吐等方式尽快恢复体重。

（2）心理治疗：认知疗法是改变不良认知，消除过分怕胖的观念。行为治疗常采用系统脱敏、标记奖励等方法，矫正不良进食行为。家庭治疗主要是调整家庭成员的相互关系，改变不良的家庭动力模式。

（3）药物治疗：针对某些患者存在抑郁、焦虑情绪对症治疗。抗抑郁药常用5-羟色胺再摄取抑制剂及三环类抗抑郁药物。

三、神经性贪食

1. 定义（★★）　是指具有反复发作的不可抗拒的摄食欲望，及多食或暴食行为，进食后又因担心发胖而采用各种方法以减轻体重，使得体重变化并不一定明显的一种疾病。

2. 诊断（★★）（2013、2018、2023）　对神经性贪食的诊断标准要注意以下情况：

（1）对食物有种不可抗拒的欲望；难以克制的发作性暴食。

（2）患者试图抵消食物的“发胖”作用。自我引吐、滥用泻药、间断禁食、使用某些药物如食欲抑制剂、甲状腺素制剂或利尿药。

（3）患者对肥胖的病态恐惧，多有神经性厌食发作的既往史。

3. 治疗（2018）（★★）　基本过程是纠正营养状况，控制暴食行为，打破恶性循环，建立正常的进食行为。心理治疗可采用认知疗法、行为疗法及生物反馈疗法等，必要时进行家庭治疗。药物治疗可采用各类抗抑郁药物，如5-羟色胺再摄取抑制剂、三环类抗抑郁药等。躯体支持治疗可针对不同并发症进行对症处理。

第二十六节　睡眠-觉醒障碍

一、概述

睡眠质量对健康的影响较睡眠时间更为重要。睡眠障碍通常分为4大类：睡眠的启动与维持困难（失眠）、白天过度睡眠（嗜睡）、24小时睡眠-觉醒周期紊乱（睡眠-觉醒节律障碍）、睡眠中异常活动和行为（睡行症、夜惊、梦魇）（2014）。

在临床实践中，失眠可能是除疼痛以外最常见的临床症状，在女性和老年人中较为多见。

二、失眠障碍

1. 临床表现　主要表现为入睡困难、睡眠不深、易醒和早醒、醒后再次入睡困难，还有些表现为睡眠感的缺失。以入睡困难最多见，常并发焦虑情绪。对失眠的恐惧和对失眠所致后果的过分担心又加重失眠。长期失眠可导致情绪不稳、个性改变。长期以饮酒或使用镇静催眠药物来改善睡眠者还可引起酒精和/或药物依赖。

2. 诊断与鉴别诊断

（1）诊断：对非器质性失眠障碍的诊断需要考虑以下问题。

1）主诉是入睡困难，难以维持睡眠或睡眠质量差。

2）这种睡眠紊乱每周至少发生3次并持续1个月以上（2015）。

3）日夜专注于失眠，过分担心失眠的后果。

4）睡眠量和/或质的不满意引起了明显的苦恼或影响了社会及职业功能。

（2）鉴别诊断：需排除其他躯体疾病，如周围神经炎、脊髓病、风湿性关节炎或恶性肿瘤；也要排除精神障碍症状导致的继发性失眠，如焦虑症常见的入睡困难，抑郁症常见的早醒。

3. 治疗　主要包括消除病因、正确理解失眠、坚持执行治疗计划。

（1）认知疗法：提高患者对睡眠的正确认识及减少睡眠前焦虑。

（2）行为治疗：帮助患者建立规律睡眠节律、克服睡前焦虑，包括放松训练、刺激控制训练、自由想象训练等。

（3）药物治疗：主要使用苯二氮䓬类药物，如氯硝西泮（2016）。用药原则是足剂量、短疗程（2015）。

【经典习题】

1. 明显与心理因素相关的躯体疾病是
   A. 分离（转换）障碍
   B. 反应性精神病
   C. 疑病性神经症
   D. 疼痛
   E. 心身疾病

答案： E

考点： 心身疾病

解析： 心身疾病是心理社会因素在发病、发展过程中起重要作用的躯体器质性疾病。心身疾病的发病与心理因素相关。故选E。

2. 女，19岁。近3个月至少每周2次因情绪波动而暴饮暴食，每次摄入常人4~5倍的量，无法自控。过后又担心发胖采用催吐的方法将食物全部吐出。暴食后出现内疚自责，甚至自杀观念。体重无明显下降，该患者的诊断是
   A. 躁狂发作
   B. 神经性贪食
   C. 神经性呕吐
   D. 神经性厌食
   E. 抑郁发作

答案： B

考点： 神经性贪食的诊断

解析： 神经性贪食是一种进食障碍，特征为反复发作和不可抗拒的摄食欲望及暴食行为，患者又有担心发胖的恐惧心理，常采取引吐导泻、禁食等方法以消除暴食引起发胖的极端措施。可与神经性厌食交替出现，两者都具有相似的病理生理机制及性别、年龄分布，多数患者是神经性厌食的延续，本征不是神经系统器质性病变所致的暴食也不是癫痫精神分裂症等精神障碍继发的暴食。故选B。

第九章　运动系统

第一节　骨折概论

一、成因与分类

（一）成因

1. 直接暴力　直接暴力：暴力直接作用于受伤部位造成骨折，常伴有不同程度的软组织损伤。

2. 间接暴力　暴力通过传导、杠杆、旋转和肌收缩使肢体远端发生骨折。

3. 积累性劳损（疲劳性骨折）　长期、反复、轻微的直接或间接损伤可致使肢体某一特定部位骨折，如远距离行军易致第2、3跖骨及腓骨下1/3骨干骨折，称为疲劳性骨折，也称为应力性骨折。

4. 病理因素　骨骼疾病，如骨髓炎、骨肿瘤导致骨质破坏，受轻微外力即发生骨折，成为病理性骨折。

（二）分类

1. 根据骨折处皮肤、黏膜的完整性分类

（1）闭合性骨折：骨折处皮肤或黏膜完整，骨折端不与外界相通。

（2）开放性骨折：骨折处皮肤或黏膜破裂，骨折端与外界相通。

2. 根据骨折的程度和形态分类　①横形骨折。②斜形骨折。③螺旋形骨折。④粉碎性骨折：骨质碎裂成3块以上。⑤嵌插骨折：骨折片相互嵌插，多见于股骨颈骨折。⑥压缩性骨折。⑦青枝骨折：发生于儿童长骨，骨干变弯但无明显断裂和移位。⑧骨骺损伤。

3. 根据骨折端稳定程度分类

（1）稳定性骨折：骨折端不易移位或复位后不易再发生移位者，如裂缝骨折、青枝骨折、横形骨折、压缩性骨折、嵌插骨折等。

（2）不稳定性骨折：骨折端易移位或复位后易

再移位者，如斜形骨折、螺旋形骨折、粉碎性骨折等。

二、临床表现

（一）全身表现

1. 休克　骨折所致的休克主要原因是出血，特别是骨盆骨折、股骨骨折和多发性骨折，其出血量大者可达 2000ml 以上（2002）。严重的开放性骨折或并发重要内脏器官损伤时亦可导致休克甚至死亡。

2. 发热　骨折后一般体温正常，出血量较大的骨折，如股骨骨折、骨盆骨折，血肿吸收时可出现低热，但一般不超过 38℃。

（二）局部表现（★★）

1. 骨折的一般表现　为局部疼痛、肿胀和功能障碍。骨折时，骨髓、骨膜及周围组织血管破裂出血，在骨折处形成血肿，及软组织损伤所致水肿，使患肢严重肿胀，甚至出现张力性水疱和皮下瘀斑，由于血红蛋白的分解，可呈紫色、青色或黄色。骨折局部出现剧烈疼痛，特别是移动患肢时加剧，伴明显压痛。局部肿胀和疼痛使患肢活动受限，如为完全性骨折，可使受伤肢体活动功能完全丧失。

2. 骨折的特有体征（2005、2007、2012、2018）

（1）畸形：骨折端移位可使患肢外形发生改变，主要表现为缩短、成角或旋转畸形。

（2）异常活动（2015）：正常情况下肢体不能活动的部位，骨折后出现不正常的活动。

（3）骨擦音或骨擦感：骨折后，两骨折端相互摩擦时，可产生骨擦音或骨擦感。

【巧妙记忆】　骨折的特有体征可记为"动感英雄"，即异常活动、骨擦感或骨擦音、畸形。

三、影像学检查

骨折的 X 线检查：X 线检查对骨折的诊断和治疗具有重要价值。凡疑为骨折者应首选且常规进行 X 线平片检查。

骨折的 X 线检查一般应拍摄包括邻近一个关节在内的正、侧位片（2002、2003、2008），必要时应拍摄特殊位置的 X 线片。值得注意的是，有些轻微的裂缝骨折，急诊拍片未见明显骨折线，如临床症状较明显者，应于伤后 2 周拍片复查。此时，骨折断端的吸收可出现骨折线。有些部位需拍特殊位置 X 线片，如掌骨和跖骨应拍正位及斜位片，跟骨拍侧位和轴位片。

四、骨折的并发症（★★★）

（一）早期并发症（2016）

1. 休克　严重创伤、骨折引起大出血或重要器官损伤所致。

2. 脂肪栓塞综合征（2004、2012、2020）　发生于成人，是由于骨折处髓腔内血肿张力过大，骨髓被破坏，脂肪滴进入破裂的静脉窦内，可引起肺、脑脂肪栓塞。临床上出现呼吸功能不全、发绀，胸部 X 线片有广泛性肺实变，典型者呈"暴风雪"样改变。动脉低血氧可致烦躁不安、嗜睡，甚至昏迷和死亡（2014）。

3. 重要内脏器官损伤

（1）肝、脾破裂：严重的下胸壁损伤，除可致肋骨骨折外，还可能引起左侧的脾和右侧的肝破裂出血，导致休克。

（2）肺损伤：肋骨骨折时，骨折端可使肋间血管及肺组织损伤，而出现气胸、血胸或血气胸，引起严重的呼吸困难。

（3）膀胱和尿道损伤：由骨盆骨折所致。引起尿外渗所致的下腹部、会阴疼痛、肿胀及血尿、排尿困难。

（4）直肠损伤：可由骶尾骨骨折所致，而出现下腹部疼痛和直肠内出血。

4. 重要周围组织损伤

（1）重要血管损伤：常见的有股骨髁上骨折，远侧骨折端可致腘动脉损伤；胫骨上段骨折的胫前或胫后动脉损伤；伸直型肱骨髁上骨折，近侧骨折端易造成肱动脉损伤。

（2）周围神经损伤：特别是在神经与其骨紧密相邻的部位，如肱骨中、下 1/3 交界处骨折极易损伤紧贴肱骨行走的桡神经（2016）；腓骨颈骨折易致腓总神经损伤。

（3）脊髓损伤：为脊柱骨折和脱位的严重并发症，多见于脊柱颈段和胸腰段，出现损伤平面以下的截瘫。

（4）骨筋膜室综合征（2002）：由骨、骨间膜、肌间隔和深筋膜形成的骨筋膜室内肌肉和神经因急性缺血而产生的一系列早期症候群。最多见于前臂掌侧和小腿，可导致缺血性肌挛缩与坏疽（2007、2012、2023）。常由创伤骨折的血肿和组织水肿使其室内内容物体积增加或外包扎过紧（2017）、局部压迫使骨筋膜室容积减小而导致骨筋膜室内压力增高所致。

可根据以下 4 个体征确定诊断：①病肢感觉异常；②被动牵拉受累肌肉出现疼痛（肌肉被动牵拉试验阳性）；③肌肉在主动屈曲时出现疼痛；④筋膜室即肌腹处有压痛。

骨筋膜室综合征常并发肌红蛋白尿，治疗时应予以足量补液促进排尿。如果筋膜室压力大于 30mmHg，应及时行筋膜室切开减压手术。

（二）晚期并发症

1. 坠积性肺炎（2006） 主要发生于因骨折长期卧床不起的患者，特别是老年、体弱和伴有慢性病的患者，有时可因此而危及患者生命。应鼓励患者积极进行功能锻炼，及早下床活动。

2. 压疮 严重创伤骨折，长期卧床不起，身体骨突起处受压，局部血循环障碍，易形成压疮。常见部位有骶骨部、髋部、足跟部。特别是截瘫患者，由于失神经支配，缺乏感觉和局部血循环更差，不仅更易发生压疮，而且发生后难以治愈，常成为全身感染的来源。

3. 下肢深静脉血栓形成 多见于骨盆骨折或下肢骨折，下肢长时间制动，静脉血回流缓慢，加之创伤所致血液高凝状态，易发生血栓形成。应加强活动锻炼，预防其发生。

4. 感染 开放性骨折，特别是污染较重或伴有较严重的软组织损伤者，若清创不彻底，坏死组织残留或软组织覆盖不佳，可能发生感染。处理不当可致化脓性骨髓炎。

5. 损伤性骨化 又称骨化性肌炎。由于关节扭伤、脱位或关节附近骨折，骨膜剥离形成骨膜下血肿，处理不当使血肿扩大，血肿机化并在关节附近软组织内广泛骨化，造成严重关节活动功能障碍多见于肘关节（2013、2014）。

6. 创伤性关节炎（2017） 关节内骨折，关节面遭到破坏，又未解剖复位，骨愈合后使关节面不平整，长期磨损易引起创伤性关节炎，致使关节活动时出现疼痛。

7. 关节僵硬 指患肢长时间固定，静脉和淋巴回流不畅，关节周围组织中浆液纤维性渗出和纤维蛋白沉积，发生纤维粘连，并伴有关节囊和周围肌挛缩，致使关节活动障碍。这是骨折和关节损伤最为常见的并发症，最多见于肘关节（2007）。及时拆除固定和积极进行功能锻炼是预防和治疗关节僵硬的有效方法。

8. 急性骨萎缩（2013） 损伤所致关节附近的疼痛性骨质疏松，亦称反射性交感神经性骨营养不良。好发于手、足骨折后，典型症状是疼痛和血管舒缩紊乱。

9. 缺血性骨坏死 骨折使某一骨折端的血液供应被破坏，而发生该骨折端缺血性坏死。常见的有腕舟状骨骨折后近侧骨折端缺血性坏死，股骨颈骨折后股骨头缺血性坏死。

10. 缺血性肌挛缩 是骨折最严重的并发症（2007），是骨筋膜室综合征处理不当的严重后果。它可由骨折和软组织损伤直接所致，更常见的是骨折处理不当所造成，特别是外固定过紧。提高对骨筋膜室综合征的认识并及时予以正确处理是防止缺血性肌挛缩发生的关键。典型的畸形是爪形手或爪形足。

【巧妙记忆】 骨折晚期并发症可简单记为：肺炎关节炎静脉栓塞，骨化骨萎骨坏死，感染压疮肌挛缩。

五、骨折愈合的分期及临床愈合标准

（一）分期（2004、2007、2008、2013）

骨折愈合是一个复杂而连续的过程，临床上愈合过程多为二期愈合，是膜内化骨与软骨内化骨两种成骨方式的结合，有骨痂形成。从组织学和细胞学的变化，通常将其分为三个阶段，但三者之间又不可截然分开，而是相互交织逐渐演进的。

1. 血肿炎症机化期 骨折导致骨髓腔、骨膜下和周围组织血管破裂出血，在骨折断端及其周围形成血肿。伤后6~8小时，由于内、外凝血系统的激活，骨折断端的血肿凝结成血块。而且严重的损伤和血管断裂使骨折端缺血，可致其部分软组织和骨组织坏死，在骨折处引起无菌性炎症反应。需2周完成。

2. 原始骨痂形成期 骨内、外膜增生，新生血管长入，成骨细胞大量增生，使骨折端附近内、外形成的骨样组织逐渐骨化，形成新骨-骨痂（又分为内骨痂和外骨痂）。填充于骨折断端间和髓腔内的纤维组织逐渐转化为软骨组织，软骨细胞发生变性而凋亡，软骨基质经钙化而成软骨内成骨，形成环状骨痂和髓腔内骨痂。连接骨痂与内、外骨痂相连，形成桥梁骨痂，标志着原始骨痂形成。这些骨痂不断钙化加强，当其达到足以抵抗肌收缩及剪力和旋转力时，则骨折达到临床愈合，在成人一般需3~6个月。

3. 骨板形成塑形期 原始骨痂中新生骨小梁逐渐增粗，排列逐渐规则和致密。骨折端的坏死骨经破骨和成骨细胞的侵入，完成死骨清除和新骨形成的爬行替代过程。原始骨痂被板层骨所替代，使骨折部位形成坚强的骨性连接，这一过程需1~2年。

（二）临床愈合标准

①局部无压痛及纵向叩击痛；②局部无异常活动；③X线片显示骨折处有连续性骨痂，骨折线已模糊。

【巧妙记忆】 骨折的愈合过程可记为：炎症、骨痂、骨板形成。

六、影响骨折愈合的因素

骨折愈合是受多种因素影响的复杂过程，其中有有利因素，也有不利因素。对其应有充分的认识，以便利用和发挥有利因素，避免和克服其不利因素，促进骨折愈合，缩短治疗时间。

1. 全身因素

（1）年龄（2005）：不同年龄骨折愈合差异很大。如新生儿股骨骨折2周可达临床愈合，成人股骨骨折一般需3个月左右。儿童骨折愈合较快，老年人则所需时间更长。

（2）健康状况：健康状况欠佳，特别是患有慢性消耗性疾病者，如糖尿病、营养不良、恶性肿瘤及钙、磷代谢紊乱，骨折愈合时间明显延长。

2. 局部因素

（1）骨折的类型：螺旋形和斜形骨折，骨折断面接触面大，愈合较快。横形骨折断面接触面小，愈合较慢。多发性骨折或一骨多段骨折，愈合较慢。

（2）骨折部位的血液供应（2006、2012、2015）：这是影响骨折愈合的重要因素，骨折的部位不同，骨折段的血液供应状况也不同，一般有以下4种情况：

1）两骨折端血液供应均良好，多见于干骺端骨折。许多小血管从关节囊、韧带和肌腱附着处进入骨内，血液供应丰富，骨折愈合快，如胫骨髁骨折、桡骨远端骨折等。

2）一骨折段血液供应较差，如胫骨干中、下1/3骨折，由于胫骨干主要靠从其中、上1/3交界处后侧面进入髓腔内的滋养动脉自上而下来的血液供应。骨折后，滋养动脉断裂，远侧骨折段仅靠骨膜下小血管维持，血液供应明显减少，骨折愈合较慢。

3）两骨折端血液供应均差，如胫骨中、上端和中、下端两处同时发生骨折，上段骨折仅一骨折段血液供应较差，下段骨折处则两骨折段血液供应均差，因此上段骨折较下段骨折愈合快。

4）骨折端完全丧失血液供应。如股骨颈囊内骨折，股骨头血液供应几乎完全中断，容易发生缺血性坏死。

（3）软组织损伤程度：严重的软组织损伤，特别是开放性损伤，可直接损伤骨折端附近的肌肉、血管和骨膜，破坏从其而来的血液供应，影响骨折的愈合。

（4）软组织嵌入：若有肌、肌腱等组织嵌入两骨折端之间，不仅影响骨折的复位，而且阻碍两骨折端的对合及接触，骨折难以愈合甚至不愈合。

（5）感染：开放性骨折，局部感染可导致化脓性骨髓炎，出现软组织坏死和死骨形成，严重影响骨折愈合。

（6）不当治疗方法的影响：①反复多次手法复位。②切开复位时软组织和骨膜剥离或多。③开放性骨折清创时过多摘除碎骨片导致骨缺损。④持续性骨牵引，牵引力过大导致骨折端分离。⑤骨折固定不牢固。⑥过早和不恰当的功能锻炼。

七、治疗原则

骨折的治疗有三大原则，即复位、固定和康复治疗（2004、2005、2008）。

（一）复位

1. 复位标准（2017）

（1）解剖复位：骨折端通过复位，恢复了正常的解剖关系，对位（两骨折端的接触面）和对线（两骨折段在纵轴上的关系）完全良好时，称解剖复位。

（2）功能复位：经复位后，两骨折端虽未恢复至正常的解剖关系，但在骨折愈合后对肢体功能无明显影响者，称功能复位。每个部位功能复位的要求均不一样，一般认为功能复位的标准如下。

1）骨折部位的旋转移位、分离移位必须完全矫正。

2）缩短移位：在成人下肢骨折不超过1cm；儿童若无骨骺损伤，下肢缩短在2cm以内，在生长发育过程中可自行矫正（2009、2014）。

3）成角移位：必须完全矫正。否则易引起创伤性关节炎。肱骨干稍有畸形对功能影响不大。

4）长骨干横形骨折：骨折端对位至少达1/3，干骺端骨折至少应对位3/4（2006、2007、2009）。

2. 复位方法　手法复位（又称闭合复位）和切开复位。

（1）手法复位的步骤：①解除疼痛；②肌松弛位；③对准方向；④拔伸牵引。

（2）切开复位（2011）的指征：①骨折端之间有肌或肌腱等软组织嵌入，手法复位失败者；②关节内骨折，手法复位后对位不良，将可能影响关节功能者；③手法复位未能达到功能复位的标准，将严重影响患肢功能者；④骨折并发主要血管、神经损伤，修复血管、神经的同时，宜行骨折切开复位；⑤多处骨折，为便于护理和治疗，防止并发症，可选择适当的部位行切开复位。

（二）固定

骨折的固定方法有两类，即外固定——用于身体外部的固定和内固定——用于身体内部的固定。

（1）外固定：外固定主要用于骨折经手法复位后的患者，也有些骨折经切开复位内固定术后，需加用外固定者。目前常用的外固定方法有小夹板、石膏绷带、外固定支具、外展架、持续牵引和外固定器等。

1）小夹板固定：利用具有一定弹性的柳木板、竹板或塑料板制成的长、宽合适的小夹板，在适当部位加固定垫，绑在骨折部肢体的外面，以固定骨折。

2）石膏绷带固定：用熟石膏（无水硫酸钙）的细粉末撒布在特制的稀孔纱布绷带上，做成石膏绷带，用温水浸泡后，包在患者需要固定的肢体上，5~10分钟即可硬结成形，并逐渐干燥坚固，对患肢起有效的固定作用。

3）外展架固定：将用铅丝夹板、铝板或木板制成固定或可调节的外展架用石膏绷带或黏胶带固定于患者胸廓侧方，可将肩、肘、腕关节固定于功能位。患肢处于抬高位，有利于消肿、镇痛，且可避免肢体重量的牵拉，产生骨折分离移位，如肱骨骨折。

4）持续牵引：牵引既有复位作用，也是外固定。持续牵引分为皮肤牵引和骨牵引。皮肤牵引是将宽胶布条或乳胶海绵条粘贴在皮肤上或利用四肢尼龙泡沫套进行牵引。骨牵引是用骨圆钉或不锈钢针贯穿骨端松质骨，通过螺旋或滑车装置予以牵引。

5）外固定器：即将骨圆钉穿过远离骨折处的骨骼，利用夹头和钢管组装成的外固定器固定。利用夹头在钢管上的移动和旋转矫正骨折移位。

（2）内固定：内固定主要用于切开复位后，采用金属内固定物，如接骨板、螺丝钉、可吸收螺丝钉、髓内钉或带锁髓内钉和加压钢板等，将骨折段于解剖复位的位置予以固定。

（三）康复治疗

1. 早期阶段　功能锻炼应以患肢肌肉主动舒缩活动为主。

2. 中期阶段　应开始进行骨折上、下关节活动，根据骨折的稳定程度，其活动强度和范围逐渐缓慢增加，并在医务人员指导和健肢的帮助下进行。

3. 晚期阶段　此时是康复治疗的关键时期，并辅以物理治疗和外用药物熏洗，促进关节活动范围和肌力的恢复。

八、急救处理

1. 骨折急救的目的　是用最简单而有效的方法抢救生命、保护患肢、迅速转送，以便尽快得到妥善处理。具体包括抢救休克、包扎伤口、妥善固定、迅速转运。

2. 骨折急救固定的目的（2019）　避免骨折端在搬运过程中对周围重要组织，如血管、神经、内脏等的损伤；减少骨折端的活动，减轻患者疼痛；便于运送。

九、开放性骨折的处理

开放性骨折的最大危险是由于创口被污染，大量细菌侵入。并在局部迅速繁殖，导致骨感染。严重者可致肢体功能障碍、残疾，甚至引起生命危险。

1. 清创　清创即将污染的创口，经过清洗、消毒，然后切除创缘、清除异物，切除坏死和失去活力的组织，使之变成清洁的创口。一般在伤后6~8小时内清创。手术可在臂丛麻醉或硬膜外麻醉下进行。为了减少出血，特别是伴有血管损伤时，可在使用止血带下手术。由于止血带下不易确定组织的血液供应状况，初步清创止血后，放开止血带，应再一次清创切除无血液供应的组织。

2. 组织修复

（1）骨折固定清创后，应在直视下将骨折复位，并根据骨折的类型选择适当的内固定方法将骨折固定。固定方法应以最简单、最快捷为宜，必要时术后可适当加用外固定。

（2）肌腱、神经、血管等重要组织损伤，应争取在清创时采用合适的方法予以修复，以便早日恢复肢体功能。

（3）创口引流用硅胶管，置于创口内最深处，从正常皮肤处穿出体外，并接以负压引流瓶，于24~48小时后拔除。必要时，在创口闭合前可将抗生素或抗生素缓释剂置入创口内。

3. 闭合创口　完全闭合创口，争取一期愈合，是达到将开放性骨折转化为闭合性骨折的关键，也是清创术争取达到的主要目的。对于第一、二度开放性骨折，清创后，大多数创口能一期闭合。第三度开放性骨折，亦应争取在彻底清创后，采用各种不同的方法，尽可能地一期闭合创口。清创过程完成后，根据伤情选择适当的固定方法固定患肢。应使用抗生素预防感染，并应用破伤风抗毒素。

【经典习题】

1. 下列最不稳定的骨折是
   A. 嵌插骨折
   B. 螺旋形骨折
   C. 横形骨折
   D. 青枝骨折
   E. 裂缝骨折

答案： B

考点： 骨折分类

解析： 稳定性骨折是骨折端不易发生移位的骨折，如裂缝骨折、青枝骨折、横形骨折、压缩性骨折、嵌插骨折等。不稳定性骨折是骨折端易发生移位的骨折，如斜形骨折、螺旋形骨折、粉碎性骨折等。故选B。

2. 骨折急救处理中不正确的是

A. 妥善的外固定
B. 包扎创口
C. 迅速运往医院
D. 外露的骨折端立即复位
E. 首先抢救生命

答案： D

考点： 骨折的急救处理

解析： 骨折的急救包括：抢救休克，包扎伤口（若骨折端已经戳出伤口，不能将折断复位，以免污染深部伤口），妥善固定，迅速转运，故选D。

3. 骨折的特有体征是
A. 疼痛与压痛
B. 功能障碍
C. 肿胀与瘀斑
D. 骨擦音和骨擦感
E. 患肢循环障碍

答案： D

考点： 骨折的局部表现

解析： 骨折的特有体征包括畸形、异常活动、骨擦音或骨擦感。故选D。

第二节 上肢骨折

一、锁骨骨折

（一）临床表现（2003、2014）

锁骨位于皮下，位置表浅，骨折后，出现肿胀、瘀斑，肩关节活动使疼痛加重。患者常用健手托住肘部，减少肩部活动引起的骨折端移动而导致的疼痛，头部向患侧偏斜，以减轻因胸锁乳突肌牵拉骨折近端活动而导致疼痛。检查时，可扪及骨折端，有局限性压痛，有骨摩擦感。

（二）诊断

根据物理检查和症状，可对锁骨骨折作出正确诊断。在无移位或儿童的青枝骨折时，单靠物理检查有时难以作出正确诊断，上胸部的正位X线拍片是不可缺少的检查方法。

（三）治疗

1. 儿童的青枝骨折及成人的无移位骨折可不做特殊治疗。仅用三角巾悬吊患肢3~6周即可开始活动（2005、2008）。

2. 80%~90%的中段骨折可采用非手术治疗。采用手法复位，横形“8”字绷带固定。

3. 在以下情况时，可考虑行切开复位内固定：①患者不能忍受“8”字绷带固定的痛苦；②复位后再移位，影响外观；③合并神经、血管损伤；④开放性骨折；⑤陈旧骨折不愈合；⑥锁骨外端骨折，合并喙锁韧带断裂。

【巧妙记忆】 锁骨骨折治疗可记为338，即三角巾悬吊3周，有移位的复位后8字固定。

二、肱骨近端骨折

（一）解剖概要

肱骨近端包肱骨大结节、小结节和肱骨外科颈。肱骨外科颈为肱骨大结节、小结节移行为肱骨干的交界部位，是松质骨和密质骨的交接处，易骨折（2002、2003、2007）；位于解剖颈下2~3cm，有臂丛神经、腋血管在内侧经过，因此骨折可合并神经血管损伤。

（二）诊断

根据骨折多因间接暴力所致的病史、X线和CT检查（包括CT三维重建），可做出明确诊断。X线检查除了正位（或后前位）外，应进行穿胸位X线拍片。肱骨近端骨折临床可分为：①一部分骨折；②两部分骨折；③三部分骨折；④四部分骨折（2023）。

（三）治疗

1. 非手术治疗（2023） 对于无移位的肱骨近端骨折，包括大结节骨折、肱骨外科颈骨折，可用上肢三角巾悬吊3~4周（2015），复查X线平片示有骨折愈合迹象后，可逐步行肩部功能锻炼。对于有轻度移位的二部分骨折，患者功能要求不高者也可使用三角巾悬吊3~4周，复查X线片示有骨折愈合迹象后可逐步行肩部功能锻炼。

2. 手术治疗 多数移位的肱骨近端骨折的特点是两部分以上的骨折，应及时行切开复位钢板内固定，大部分患者可获得良好的功能恢复。对于三部分、四部分骨折，也可行切开复位钢板内固定术，但对于特别复杂的老年人四部分骨折也可选择人工肱骨头置换术。

三、肱骨干骨折

（一）临床表现

1. 上臂出现疼痛、肿胀、畸形，皮下瘀斑，上肢活动障碍。

2. 发现假关节活动，骨摩擦感，骨传导音减弱或消失。

3. 合并桡神经损伤时，出现垂腕，伸拇、伸掌指关节功能丧失。

（二）诊断

1. 有直接或间接外力打击伤。

2. 有上述临床表现。

3. X线拍片可确定骨折的类型、移位方向。

（三）并发症

合并桡神经损伤，可出现垂腕，各手指掌指关节不能背伸，拇指不能伸，前臂旋后障碍，手背桡侧皮肤感觉减退或消失（2000、2006、2007、2008）。

（四）治疗

大多数肱骨干横形或短斜形骨折可采用非手术方法治疗。

1. 手法复位，外固定

（1）麻醉：局部麻醉或臂丛神经阻滞麻醉。

（2）体位：在骨科牵引床上仰卧位。

（3）牵引：助手握住前臂，在屈肘90°位，沿肱骨干纵轴牵引，在同侧腋窝施力做反牵引。经过持续牵引，纠正重叠、成角畸形。若骨折位于三角肌止点以上、胸大肌止点以下，在内收位牵引；若骨折线在三角肌止点以下，应在外展位牵引。

（4）复位：在充分持续牵引、肌放松的情况下，术者用双手握住骨折端，按骨折移位的相反方向，矫正成角及侧方移位。若肌松弛不够，断端间有少许重叠，可采用折顶反折手法使其复位。畸形矫正，骨传导音恢复即证明复位成功。凡有条件者均应行X线拍片，确认骨折的对位对线情况。

（5）外固定：复位成功后，减小牵引力，维持复位，可选择小夹板或石膏固定。

2. 切开复位，内固定　在直视下尽可能达到解剖对位。用外固定支架或加压钢板螺钉内固定，也可用带锁髓内针固定。术后不用外固定，可早期进行功能锻炼。肱骨干下1/3骨折对骨的血循环破坏较重，若再加上手术操作，易导致骨折不愈合。

3. 康复治疗　无论是手法复位外固定，还是切开复位内固定，术后均应早期进行康复治疗。复位术后抬高患肢，主动练习手指屈伸活动。2~3周后，开始主动的腕、肘关节屈伸活动和肩关节的外展、内收活动，但活动量不宜过大，逐渐增加活动量和活动频率。6~8周后加大活动量，并做肩关节旋转活动。在锻炼过程中，要随时检查骨折对位、对线及愈合情况。骨折完全愈合后去除外固定。

四、肱骨髁上骨折

（一）解剖

指肱骨干与肱骨髁的交界处发生的骨折。肱骨干轴线与肱骨髁轴线之间有30°~50°的前倾角。在肱骨髁内、前方有肱动脉、正中神经经过。该处骨折易发生神经血管损伤（2000）。在神经血管束的浅面有坚韧的肱二头肌腱膜，后方为肱骨。在肱骨髁的内侧有尺神经，外侧有桡神经。

（二）临床表现

1. 伸直型肱骨髁上骨折　占97%，好发于10岁以下儿童（2002、2005、2023），儿童有手着地受伤史，肘部出现疼痛、肿胀、皮下瘀斑，肘部向后突出并处于半屈位，应想到肱骨髁上骨折的可能。检查局部明显压痛，有骨摩擦音及假关节活动，肘前方可扪到骨折断端，肘后三角关系正常（2005、2007）。

2. 屈曲型肱骨髁上骨折　受伤后，局部肿胀、疼痛，肘后凸起，皮下瘀斑。检查可发现肘上方压痛，后方可扪到骨折端。

【巧妙记忆】　肱骨髁上骨折的肘后三角关系正常，而肘关节脱位时肘后三点关系被破坏，肘后空虚。

（三）诊断

1. 有外伤史。

2. 有上述临床表现。

3. 肘部正、侧位X线拍片能准确判断骨折的存在及移位情况。

（四）治疗

1. 伸直型肱骨髁上骨折

（1）手法复位外固定：在屈肘约50°位、前臂中立位，沿前臂纵轴牵引。在持续牵引情况下，术者双手2~5指顶住骨折远断端，拇指在近折端用力推挤，同时缓慢使肘关节屈曲90°或100°。

（2）手术治疗

在以下情况可选择手术治疗：①手法复位失败；②开放性骨折；③有神经、血管损伤。

（3）康复治疗：抬高患肢，早期进行手指及腕关节屈伸活动，有利于减轻水肿。

2. 屈曲型肱骨髁上骨折　治疗的基本原则与伸直型肱骨髁上骨折相同，但手法复位的方向相反。在肘关节屈曲40°左右行外固定，4~6周后开始主动练习肘关节屈伸活动。

五、前臂双骨折

（一）临床表现

前臂出现疼痛、肿胀、畸形及功能障碍。检查可发现骨摩擦音及假关节活动。骨传导音减弱或消失。X线拍片检查应包括肘关节或腕关节，可发现骨折的准确部位、骨折类型及移位方向，及是否合并有桡骨头脱位或尺骨小头脱位。

（二）诊断

结合外伤史、临床表现及X线检查诊断。

（三）治疗

1. 手法复位外固定　牵拉，桡骨远端多处于旋前位，应在略旋后位牵引。经过充分持续牵引，取消旋转、短缩及成角移位后，术者用双手拇指与其余手指在尺、桡骨间用力挤压，使骨间膜分开，紧张的骨间膜牵动骨折端复位。在双骨折中，先复位稳定的骨折。尺、桡骨骨折均为不稳定型，发生在上1/3的骨折，先复位尺骨；发生在下1/3的骨折先复位桡骨。发生在中段的骨折，一般先复位尺骨。手法复位成功后可采用小夹板固定，也可采用石膏固定。

2. 切开复位内固定

(1) 手术指征：①手法复位失败；②开放性骨折；③合并神经、血管、肌腱损伤；④同侧肢体有多发性损伤；⑤陈旧骨折畸形愈合。

(2) 手术方法：麻醉后，仰卧，患肢外展80°置于手术桌上。根据骨折的部位选择切口，一般均应在尺、桡骨上分别做切口，沿肌间隙暴露骨折端。在直视下准确对位。用加压钢板螺钉固定，也可用髓内钉固定。

3. 康复治疗　术后均应抬高患肢。术后2周即开始练习手指屈伸活动和腕关节活动。4周以后开始练习肘、肩关节活动。8~10周后拍片证实骨折已愈合，才可进行前臂旋转活动。

六、桡骨远端骨折（★★）

(一) 分型

根据受伤的机制不同，可发生伸直型骨折、屈曲型骨折、关节面骨折伴腕关节脱位。

(二) 临床表现（2023）

1. 伸直型骨折　伸直型骨折（Colles骨折）（2012、2014）多为腕关节处于背伸位、手掌着地、前臂旋前时受伤。临床表现伤后局部疼痛、肿胀、可出现典型畸形姿势，即侧面看呈“银叉样”畸形（2001），正面看呈“枪刺样”畸形（2002）。检查局部压痛明显，腕关节活动障碍。X线拍片可见骨折远端向桡、背侧移位（2007），近端向掌侧移位（2000），因此表现出典型的畸形体征。可同时伴有下尺、桡关节脱位及尺骨茎突骨折。

2. 屈曲型骨折　屈曲型骨折（Smith骨折）常由于跌倒时，腕关节屈曲、手背着地受伤引起。也可由腕背部受到直接暴力打击发生。较伸直型骨折少见。临床表现为受伤后，腕部下垂，局部肿胀，腕背侧皮下瘀斑，腕部活动受限。检查局部有明显压痛。X线拍片可发现典型移位，近折端向背侧移位，远折端向掌侧、桡侧移位。可合并尺、桡关节损伤、尺骨茎突骨折和三角纤维软骨损伤。与伸直型骨折移位方向相反，称为反Colles骨折或Smith骨折。

3. 桡骨远端关节面骨折伴腕关节脱位　桡骨远端关节面骨折伴腕关节脱位（Barton骨折）是桡骨远端骨折的一种特殊类型。在腕背伸、前臂旋前位跌倒，手掌着地，暴力通过腕骨传导，撞击桡骨关节背侧发生骨折，腕关节也随之而向背侧移位。临床上表现为与Colles骨折相似的“银叉”畸形及相应的体征。X线拍片可发现典型的移位。

【巧妙记忆】　伸直型骨折可记为孟尺桡，即伸直型骨折又名孟氏骨折，为尺骨干上1/3骨折合并桡骨小送脱位，而屈曲型骨折正好相反。

(三) 诊断

结合外伤史、临床表现及X线检查诊断。

(四) 治疗

1. 伸直型骨折治疗　以手法复位外固定治疗为主（2016、2020），部分需要手术治疗。

(1) 手法复位外固定：麻醉后仰卧位，肩外展90°，助手一手握住拇指；另一手握住其余手指，沿前臂纵轴，向远端牵引，另一助手握住肘上方做反牵引。经充分牵引后，术者双手握住腕部，拇指压住骨折远端向远侧推挤，2~5指顶住骨折近端，加大屈腕角度，纠正成角，然后向尺侧挤压，缓慢放松牵引，在屈腕、尺偏位检查骨折对位线情况及稳定情况。

(2) 切开复位内固定：经腕背桡侧切口暴露骨折端，在直视下复位，松质骨螺钉、T形钢板或钢针固定。若骨折块碎裂、塌陷，有骨缺损，经牵引复位后，分别于桡骨及第2掌骨穿针，用外固定支架维持复位，取髂骨植骨，充填缺损，用螺钉或钢针固定。6~8周后可取消外固定支架。

(3) 康复治疗：无论手法复位或切开复位，术后均应早期进行手指屈伸活动。4~6周后可去除外固定，逐渐开始腕关节活动。骨折愈合后，桡骨下端因骨痂生长，或由于骨折对位不良，使桡骨背侧面变得不平滑，拇长伸肌腱在不平滑的骨面反复摩擦，导致慢性损伤，可发生自发性肌腱断裂。可做肌腱转移术修复。

2. 屈曲型骨折治疗　主要采用手法复位，夹板或石膏固定。复位手法与伸直型骨折相反，基本原则相同。复位后若极不稳定，外固定不能维持复位者，行切开复位，钢板或钢针内固定。

3. 桡骨远端关节面骨折伴腕关节脱位　无论是掌侧或背侧桡骨远端关节面骨折，均首先采用手法复位、夹板或石膏外固定方法治疗。复位后很不稳定者，可切开复位、钢针内固定。

【经典习题】

1. “餐叉”畸形见于

A. 肱骨髁上骨折

B. 桡骨上端骨折

C. 桡骨远端骨折
D. 尺骨下端骨折
E. 尺骨上端骨折

答案：C

考点：桡骨远端骨折的典型体征

解析：桡骨远端骨折分为伸直型和屈曲型，伸直型表现为局部疼痛、肿胀，可出现典型畸形姿势，即侧面看呈“银叉”畸形，正面看呈“枪刺样”畸形。故选C。

2. 女，58岁。摔倒后左手掌部着地，左腕部肿胀、疼痛。X线片显示桡骨远端向掌侧、桡侧移位。最可能的诊断是
A. Chance骨折
B. Jefferson骨折
C. Smith骨折
D. Barton骨折
E. Colles骨折

答案：C

考点：桡骨下段骨折

解析：Smith骨折又称屈曲型桡骨远端骨折，常由于跌倒时，腕关节屈曲、手背着地受伤引起。伤后腕部下垂，局部肿胀，腕背侧皮下瘀斑，腕部活动受限。X线片可发现近端向背侧移位，远端向掌侧、桡侧移位。根据患者症状体征及影像学表现，可诊断为Smith骨折，故选C。

3. 男性儿童，左肘摔伤来急诊就诊，小夹板外固定后，前臂高度肿胀，手部青白发凉，麻木无力，经拍X线片，诊断为左肱骨髁上骨折。若不及时处理，其最可能的后果是
A. 感染
B. 缺血性骨坏死
C. 骨化性肌炎
D. 关节僵硬
E. 缺血性肌挛缩

答案：E

考点：肱骨髁上骨折的并发症

解析：前臂掌侧骨折容易发生骨筋膜室综合征，骨折处理不当尤其是固定过紧会发生更为严重的缺血性肌痉挛。本题患儿手部青白发凉，麻木无力，说明组织缺血，前臂高度肿胀，要高度提防发生缺血性肌痉挛的可能。故选E。

第三节　下肢骨折

一、股骨颈骨折

（一）解剖

股骨头、颈与髋臼共同构成髋关节，是躯干与下肢的重要连接装置及承重结构。股骨颈的长轴线与股骨干纵轴线之间形成颈干角，为110°～140°，平均127°。

成人股骨头的血液供应有多种来源：

1. 股骨头圆韧带内的小凹动脉，提供股骨头凹部的血液循环。

2. 股骨干滋养动脉升支，沿股骨颈进入股骨头。

3. 旋股内、外侧动脉的分支，是股骨头、颈的重要营养动脉　旋股内侧动脉发自股深动脉，在股骨颈基底部关节囊滑膜反折处，分为骺外侧动脉，干骺端上侧动脉和干骺端下侧动脉进入股骨头。骺外侧动脉供应股骨头（2/3）～（4/5）区域的血液循环，是股骨头最主要的供血来源。旋股内侧动脉损伤是导致股骨头缺血坏死的主要原因。旋股外侧动脉也发自股深动脉，其分支供应股骨头小部分血循环。旋股内、外侧动脉的分支互相吻合，在股骨颈基底部形成动脉环，并发支营养股骨颈（2001）。

（二）分类

1. 按骨折线部位分类

（1）股骨头下骨折：骨折线位于股骨头下，主要损伤旋股内侧动脉（2012、2016）。股骨头仅有小凹动脉很少量的供血，致使股骨头严重缺血，故发生股骨头缺血坏死的机会很大（2000、2003、2005）。

（2）经股骨颈骨折：骨折线位于股骨颈中部，股骨头亦有明显供血不足，易发生股骨头缺血坏死，或骨折不愈合。

（3）股骨颈基底骨折：骨折线位于股骨颈与大、小转子间连线处。由于有旋股内、外侧动脉分支吻合成的动脉环提供血循环，对骨折部血液供应的干扰较小，骨折容易愈合。

2. 按X线表现分类

（1）内收骨折：远端骨折线与两侧髂嵴连线的夹角（Pauwells角）大于50°，为内收骨折。由于骨折面接触较少，容易再移位，故属于不稳定性骨折（2015）。

（2）外展骨折：远端骨折线与两侧髂嵴连线的夹角小于30°，为外展骨折。由于骨折面接触多，不容易再移位，故属于稳定性骨折（2004）。

3. 按移位程度分类

（1）不完全骨折（Ⅰ型）：骨完整性仅有部分中段，股骨颈的一部分出现裂纹，类似于颅骨的裂纹骨折。

（2）完全骨折：骨折线贯穿股骨颈，骨结构完全破坏。又可分为：①无位移的完全骨折（Ⅱ型）；②部分位移的完全骨折（Ⅲ型）；③完全位移的完全骨折（Ⅳ型）。

（三）临床表现（2023）

中、老年人有摔倒受伤史，伤后感髋部疼痛，下肢活动受限，不能站立和行走，应怀疑患者有股骨颈

骨折。有时伤后并不立即出现活动障碍，仍能行走，但数天后，髋部疼痛加重，逐渐出现活动后疼痛更加重，甚至完全不能行走，常说明受伤时可能为稳定骨折，以后发展为不稳定骨折而出现功能障碍。检查时可发现患肢出现外旋畸形，一般在45°~60°（2002）。若外旋畸形达到90°，应怀疑有转子间骨折。伤后少有出现髋部肿胀及瘀斑，可出现局部压痛及轴向叩击痛。

【巧妙记忆】 *股骨颈骨折患肢外旋45°~60°，而股骨转子间骨折患肢外旋90°。*

肢体测量可发现患肢短缩。在平卧位，由髂前上棘向水平画垂线，再由大转子与髂前上棘的垂线画水平线，构成Bryant三角，股骨颈骨折时，此三角底边较健侧缩短。在平卧位，由髂前上棘与坐骨结节之间画线，为Nélaton线，正常情况下，大转子在此线上，若大转子超过此线之上，表明大转子有向上移位。

（四）诊断

1. 有摔伤史。

2. 有上述临床表现。

3. X线拍片检查可明确骨折的部位、类型、移位情况，是选择治疗方法的重要依据。

（五）治疗

1. 非手术治疗　年龄过大，全身状况差或合并有严重心、肺、肾、肝等功能障碍，不能耐受手术者，要尽早预防和治疗全身并发症，全身情况允许后尽早尽快手术治疗。24小时内不能完成手术的骨折，可予下肢皮牵引或胫骨结节骨牵引治疗，同时嘱患者进行股四头肌及踝骨活动，预防静脉血栓。

2. 手术治疗　股骨颈骨折以手术治疗为主，手术方法主要如下。

（1）闭合复位内固定术：是首选的手术方法。

（2）切开复位内固定术：适于手法复位失败或固定不可靠，或青壮年陈旧骨折不愈合者。

（3）人工关节置换术：对于全身状况尚好，Garden Ⅲ、Ⅳ型股骨颈骨折的老年患者，选择全髋关节置换术；对于全身状况差、并发症多、预期寿命短者，选择半髋关节置换术。

二、股骨转子间骨折

（一）分型

Ⅰ型：顺转子间骨折，骨折无移位，为稳定性骨折，占股骨转子间骨折的11.1%。

Ⅱ型：小转子骨折轻微，可获得稳定的复位，为稳定性骨折，占股骨转子间骨折的17.4%。

Ⅲ型：小转子粉碎性骨折，不能获得稳定的复位，为不稳定性骨折，占股骨转子间骨折的45.1%。

Ⅳ型：不稳定性骨折，为Ⅲ型骨折加大转子骨折，占股骨转子间骨折的20.1%。

Ⅴ型：逆转子间骨折，由于内收肌的牵引存在移位倾向，为不稳定性骨折，占股骨转子间骨折的6.3%。

（二）临床表现与诊断

受伤后，转子区出现疼痛、肿胀、瘀斑，下肢不能活动。检查发现转子间压痛，下肢外旋畸形明显，可达90°，有轴向叩击痛。测量可发现下肢短缩。X线摄片可明确骨折的类型及移位情况。

股骨颈骨折与股骨转子间骨折相似，好发于中老年骨质疏松患者。两者的鉴别要点：①前者髋部出现肿胀及瘀斑，有压痛；后者转子区出现疼痛、肿胀、瘀斑。②前者患肢出现外旋畸形，一般在45°~60°；后者下肢外旋畸形明显，可达90°。③前者Bryant三角底边较健侧缩短，股骨大转子上移至Nélaton线以上。

（三）治疗

1. 非手术治疗　对有手术禁忌证者，采用胫骨结节或股骨髁上外展位骨牵引，10~12周后逐渐扶拐下地活动。非手术疗法常需较长时间卧床，并发症多，死亡率高，近几年多主张早期手术治疗。

2. 手术治疗　手术目的是尽可能达到解剖复位，恢复股骨矩的连续性，矫正髋内翻畸形，坚强内固定，早期活动，避免并发症。内固定可采用Gamma钉、动力髋螺钉等方法。

三、股骨干骨折

（一）临床表现

1. 伤后患肢疼痛，活动受限、失血量较多，可能出现休克前期临床表现。

2. 患肢肿胀、畸形、压痛，或有异常活动，或听到骨擦音。

（二）诊断

根据受伤后出现的骨折的特有表现，即可作出临床诊断。X线正、侧位拍片，可明确骨折的准确部位、类型和移位情况。

（三）治疗

1. 非手术疗法　对存在手术禁忌证者，可采用非手术疗法。

（1）3岁以上儿童及成人：可采用胫骨结节或股骨髁上持续骨牵引，一般需要牵引8~10周。

（2）3岁以下儿童：采用垂直悬吊皮肤牵引（2000、2012、2019）。

2. 手术疗法　成人及3岁以上儿童股骨干骨折近年来多采用手术治疗。

（1）切开复位，钢板螺钉内固定。
（2）切开复位，带锁髓内钉内固定。
（3）弹性钉内固定（多用于儿童）。
（4）外固定架外固定。

四、髌骨骨折

（一）病因与分类

暴力直接作用于髌骨，常致髌骨粉碎性骨折；肌肉的强力牵拉，常致髌骨横形骨折。

（二）临床表现与诊断

伤后膝前肿胀，有时可扪及骨折分离出现的凹陷。膝关节正、侧位X线检查可明确骨折的部位、类型及移位程度，是选择治疗方法的重要依据。行MRI及膝关节镜检查，发现髌骨骨折合并交叉韧带、侧副韧带、半月板损伤发病率较高。应重视髌骨骨折的合并伤。

（三）治疗

1. 无移位的髌骨骨折　采用非手术方法治疗。保持膝关节伸直位，用石膏托或下肢支具固定。在固定过程中，若关节内血肿张力大，可在严格无菌条件下抽出积血，加压包扎。

2. 有移位的横形骨折　移位在0.5cm以内，可用非手术方法治疗。在治疗过程中，应随时观察骨折端移位情况。移位超过0.5cm的分离，应手术治疗。若为髌骨的上极或下极骨折，骨折块较大，仍可用上述方法治疗。若骨折块太小，可予以切除，用钢丝缝合重建髌韧带，术后伸直位固定。

3. 髌骨粉碎性骨折　如关节软骨面不平整，均应行手术治疗。对严重粉碎性骨折，无法恢复髌骨软骨面完整性时，可摘除髌骨，修补韧带，术后注意功能锻炼。

五、胫骨平台骨折

（一）临床表现

胫骨平台骨折时，患者出现疼痛，膝关节肿胀和下肢不能负重等症状。膝关节主动、被动活动受限，胫骨近端和膝关节局部触痛。检查时应注意骨折部位软组织覆盖情况和神经、血管情况。尽早发现腘动脉的合并损伤极为重要。对于高能量所致的胫骨平台骨折，应仔细检查患肢有否出现静息痛、被动牵拉相关肌肉诱发剧痛、小腿骨筋膜室紧张及足部感觉减弱等体征，预防或及时发现骨筋膜室综合征。

（二）治疗

胫骨平台骨折以恢复关节面的平整、平台宽度、韧带的完整性及膝关节活动范围为目的。

1. 单纯劈裂骨折若无明显移位，采用下肢石膏托固定4~6周。

2. 不稳定骨折，应切开复位内固定。坚持解剖复位、坚强固定，有骨缺损时应植骨填充。

3. 胫骨平台骨折术后遵循早锻炼，晚负重的原则，防止后期遗留骨关节炎或关节不稳。

六、胫腓骨骨折

（一）解剖

胫骨和股骨一样，是承重的重要骨骼。位于皮下，前方的胫骨嵴是进行骨折后手法复位的重要标志。胫骨干横切面呈三棱形，在中、下1/3交界处，变成四边形。在三棱形和四边形交界处是骨折的好发部位（2002、2003、2005、2007）。

胫骨的营养血管从胫骨干上、中1/3交界处进入骨内，在中、下1/3的骨折使营养动脉损伤，供应下1/3段胫骨的血循环显著减少；同时下1/3段胫骨几乎无肌附着，由胫骨远端获得的血循环很少，因此下1/3段骨折愈合较慢，容易发生延迟愈合或不愈合。

在腓骨颈，有腓总神经由腘窝后、外侧斜向下外方，经腓骨颈进入腓骨长、短肌及小腿前方肌群，腓骨颈有移位的骨折可引起腓总神经损伤。

（二）并发症

1. 筋膜间隙综合征（2001、2018）　小腿部骨折或肌肉等软组织损伤，发生血肿，反应性水肿，使筋膜间隙内压力增高时，可以造成血循环障碍，形成筋膜间隙综合征，其中以胫前间隙综合征的发生率最高。

【巧妙记忆】　小腿的肌筋膜与胫骨、腓骨和胫腓骨间膜一起构成四个筋膜室。骨折后因髓腔出血、肌肉损伤出血或者血管损伤出血，均可导致骨筋膜室高压。

2. 感染　胫骨开放骨折，清创后行钢板内固定者，感染率最高，其原因是开放骨折，软组织已有损伤，再行钢板固定，剥离骨膜软组织太多，又破坏了供养胫骨骨折处的血供，因而感染率高。

3. 延迟愈合，不愈合或畸形愈合（2020）　构成胫骨延迟愈合与不愈合的原因很多，大致可分为骨折本身因素和处理不当所致两大类，但不论哪种原因，多半不是单一因素引起，常有几种原因同时存在，处理时必须针对不同原因，采取相应措施，才能达到治疗目的。

（三）治疗

治疗目的是矫正成角、旋转畸形，恢复胫骨上、下关节面的平行关系，恢复肢体长度。

1. 无移位的胫腓骨干骨折采用石膏固定。有移位的横形或短斜形骨折采用手法复位石膏固定。

2. 不稳定的胫腓骨干双骨折可采用微创或切开复位，钢板或髓内针固定。

3. 软组织损伤严重的开放性胫腓骨干双骨折，在进行彻底清创术后，选用髓内针或外固定架固定，同时可做局部皮瓣移植术。

4. 单纯胫骨干骨折由于有腓骨支撑，多不发生明显移位，石膏固定10~12周可下地活动。

5. 单纯腓骨干骨折，若不伴有上、下胫腓联合分离，不需特殊治疗，可用石膏固定3~4周。

七、踝部骨折

（一）解剖概要

跖屈时踝关节相对不稳定，容易发生损伤（2022）。踝关节是人体负重的主要关节之一，容易受伤、发生退变性关节炎。正常情况下，以足外缘与小腿垂直为中立位0°，踝关节有背屈20°~30°，屈45°~50°的活动度。距下关节可内翻30°，外翻30°~35°。

（二）临床表现与诊断

踝部肿胀明显，瘀斑，内翻或外翻畸形，活动障碍。骨折处可扪到局限性压痛。踝关节正位、侧位X线平片可明确骨折的部位、类型、移位方向。

（三）治疗

1. 无移位的和无下胫腓联合分离的单纯内踝或外踝骨折，在踝关节内翻（内踝骨折时）或外翻（外踝骨折时）位石膏固定6~8周，固定期间可进行邻近关节功能锻炼，预防肌肉萎缩和深静脉血栓形成。

2. 有移位的内踝或外踝单纯骨折，切开复位、松质骨螺钉内固定。

3. 下胫腓联合分离常在内、外踝损伤时出现，应首先复位、固定骨折，才能使下胫腓联合复位。在固定骨折、进行韧带修复的同时，用螺钉固定或高强度线进行下胫腓联合的仿生固定，石膏固定4~6周。螺钉应于术后10~12周下地部分负重前取出。

八、踝部扭伤

（一）解剖概要

踝关节的内侧副韧带最坚强（2020），可防止踝关节外翻，损伤后出现踝关节侧方不稳定。外侧副韧带最薄弱，损伤后出现踝关节各方向不稳定（2023）；下胫腓韧带又称胫腓横韧带，加深踝穴的前、后方，稳定踝关节。

（二）临床表现与诊断

踝部扭伤后出现疼痛、肿胀、皮下瘀斑，活动踝关节疼痛加重。伤处有局限性压痛点，踝关节跖屈位加压，使足内翻或外翻时疼痛加重，即诊断为踝部韧带损伤。对韧带部分损伤、松弛或完全断裂的诊断有时比较困难。踝关节正、侧位摄片可发现撕脱骨折。

（三）治疗（2023）

1. 急性扭伤应立即冷敷，48小时后可局部理疗。韧带部分损伤或松弛者，在踝关节背屈90°位，极度内翻位（内侧副韧带损伤时）或外翻位（外侧副韧带损伤时）石膏固定，或用宽胶布、绷带固定2~3周。韧带完全断裂合并踝关节不稳定者，或有小的撕脱骨折片，可采用石膏固定4~6周。骨折片进入关节，可切开复位，固定骨折片，或直接修复断裂的韧带。术后石膏固定3~4周。

2. 对反复损伤致韧带松弛、踝关节不稳定者，宜采用自体肌腱转移或异体肌腱移植修复重建踝稳定性，以保护踝关节。后期由于慢性不稳定，可致踝关节脱位，关节软骨退变致骨关节炎，保守治疗无效可行手术治疗，如关节融合术或关节置换术治疗。

【经典习题】

1. 胫骨中、下1/3骨折最常见的并发症是
   A. 血管损伤
   B. 骨折延迟愈合
   C. 损伤性骨化
   D. 骨筋膜室综合征
   E. 神经损伤

答案： B

考点： 胫骨骨折的并发症

解析： 胫骨的营养血管从胫骨干上、中1/3交界处进入骨内，在中、下1/3的骨折使营养动脉损伤，供应下1/3段胫骨的血循环显著减少；同时下1/3段胫骨几乎无肌肉附着，由胫骨远端获得的血循环很少，因此下1/3段骨折愈合很慢，容易发生延迟愈合或不愈合。故选B。

2. 女，70岁。跌倒后感右髋部疼痛1小时来诊。X线片检查示右股骨颈头下型骨折，Pauwells角为60°。最适宜的治疗方法是
   A. 手术治疗
   B. 右下肢皮牵引
   C. 石膏固定
   D. 休息制动
   E. 手法复位

答案： A

考点： 股骨颈骨折的治疗

解析： 股骨颈骨折表现为中、老年人有摔倒受伤史，伤后感髋部疼痛，下肢活动受限，不能站立和行走。X线片检查右股骨颈头下型骨折，Pauwells角为60°，可诊断为股骨颈骨折（头下型、内收骨折），该型骨折最容易出现

骨折不愈合及股骨头坏死，对于年轻患者可以尝试性保守治疗。65岁以上老年人的股骨颈头下型骨折，多采用人工关节置换术治疗。故选A。

3. 男孩，16岁。左胫腓骨闭合性骨折，管形石膏外固定，3小时后左小腿出现胀痛，并持续加重，足趾麻木，被动牵引拉痛，对其首要的处理是
A. 给予镇痛药物，继续观察
B. 立即拆除石膏
C. 给予脱水药，继续观察
D. 给予抗生素治疗
E. 不需处理，继续观察

答案：B

考点：胫腓骨骨折的治疗

解析：前臂及小腿最容易发生骨筋膜室综合征，尤其是骨折后行管形石膏外固定时更容易发生骨筋膜室综合征；根据患者症状：胀痛并持续加重，足趾麻木，被动牵引拉痛，高度怀疑患者为骨筋膜室综合征，故必须立即拆除石膏，必要时行切开减压治疗，故选B。

第四节　脊柱、脊髓损伤和骨盆骨折

一、脊柱骨折

（一）分类

1. 颈椎骨折　分为四类。①屈曲型损伤：常见有压缩型骨折、骨折-脱位。②垂直压缩型损伤：Jefferson骨折（即寰椎的前、后弓双侧骨折）、爆裂骨折（为C_3~C_7椎体粉碎性骨折）。③过伸损伤：无骨折-脱位的过伸损伤（常造成脊髓受压）；枢椎椎弓骨折。④齿状突骨折。

2. 胸腰椎骨折

（1）依据骨折稳定性分：①稳定性骨折，轻中度的压缩骨折，脊柱的后柱完整。单纯横突、棘突和椎板的骨折也属于稳定性骨折。②不稳定性骨折。

（2）依据形态分：压缩骨折、爆裂骨折、Chance骨折（经椎体、椎弓及棘突的横向骨折，也可以是前后纵韧带-椎间盘-后柱韧带部分的损伤）、骨折-脱位。

（二）临床表现（★★）

1. 有严重外伤病史，如高空坠落，重物撞击腰背部，塌方事件被泥土、矿石掩埋等。

2. 胸腰椎损伤后，主要症状为局部疼痛，站立及翻身困难。腹膜后血肿刺激了腹腔神经节，使肠蠕动减慢，常出现腹痛、腹胀甚至出现肠麻痹症状（2005）。

3. 检查时要详细询问病史，受伤方式，受伤时姿势，伤后有无感觉及运动障碍。

4. 多发伤病例往往合并有颅脑、胸、腹脏器的损伤。要先处理紧急情况，抢救生命。

5. 检查脊柱时暴露面应足够，必须用手指从上至下逐个按压棘突，如发现位于中线部位的局部肿胀和明显的局部压痛，提示后柱已有损伤；胸腰段脊柱骨折常可摸到后凸畸形。

（三）影像学检查

影像学检查有助于明确诊断，确定损伤部位、类型和移位情况。X线平片是首选的检查方法（2002、2015）。老年人感觉迟钝，胸腰段脊柱骨折往往主诉为下腰痛，单纯腰椎摄片会遗漏下胸椎骨折，因此必须注明摄片部位应包括下胸椎（T_{10}~T_{12}）在内。通常要拍摄正侧位两张片子，必要时加摄斜位片。在斜位片上则可以看到有无椎弓峡部骨折。

X线检查有其局限性，它不能显示出椎管内受压情况。CT检查可以显示出椎体的骨折情况，还可显示出有无碎骨片突出于椎管内，并可计算出椎管的前后径与横径损失了多少。CT片不能显示出脊髓受损情况，为此必要时应做MRI检查。在MRI上可以看到椎体骨折出血所致的信号改变和前方的血肿，还可以看到因脊髓损伤所表现出的异常高信号（2005、2015）。

（四）诊断

结合临床表现与辅助检查做出诊断。

（五）急救搬运

脊柱骨折者正确的搬运方法：采用担架、木板或门板运送，先使伤员双下肢伸直，担架放在伤员一侧，搬运人员用手将伤员平托至担架上；或采用滚动法，使伤员保持平直状态，成一整体滚动至担架上。无论采用何种搬运方法，都应该注意保持伤员颈部固定，以免加重颈髓损伤。

（六）治疗（★★★）

1. 有严重多发伤者，应优先抢救生命。

2. 有骨折及脱位的应尽快复位固定，以恢复脊柱的正常解剖结构和稳定性。

3. 有脊髓压迫者，应及早手术解除压迫，把保证脊髓功能恢复作为首要问题。

4. 积极防治并发症。

二、脊髓损伤

（一）病理生理

1. 脊髓震荡（2023）　脊髓受到强烈震荡后发生超限抑制，脊髓功能处于生理停滞状态。脊髓神经细胞结构正常，无形态学改变。

2. 不完全性脊髓损伤　伤后3小时灰质内出血较少，白质无改变；伤后6~10小时，出血灶扩大，神经

组织肿，24~48 小时以后逐渐消退。由于不完全脊髓损伤程度有轻、重差别，轻者仅有中心小坏死灶，保留大部分神经纤维；重者脊髓中心可出现坏死软化灶，并由胶质或瘢痕代替，只保留小部分神经纤维。

3. 完全性脊髓损伤　脊髓内的病变呈进行性加重，从中心出血至全脊髓出血水肿，从坏死到大范围脊髓坏死，可长达 2~3cm。

（二）临床表现

1. 不完全性脊髓损伤　包括以下 4 种类型。

（1）前脊髓综合征：颈髓前方受压严重，有时可引起脊髓前中央动脉闭塞，出现四肢瘫痪，下肢瘫痪重于上肢瘫痪，但下肢和会阴部仍保持位置觉和深感觉，有时甚至还保留有浅感觉。此型损伤的预后为不完全性损伤中最差者。

（2）后脊髓综合征：脊髓受损平面以下运动功能和痛温觉、触觉存在，但深感觉全部或部分消失。

（3）脊髓中央管周围综合征：多数发生于颈椎过伸性损伤。表现为损伤平面以下的四肢瘫痪，上肢重于下肢，没有感觉分离。

（4）脊髓半切综合征：损伤平面以下同侧肢体的运动及深感觉消失，对侧肢体痛觉和温度觉消失。

2. 完全性脊髓损伤　在脊髓休克期间表现为受伤平面以下出现弛缓性瘫痪，运动、反射及括约肌功能丧失，有感觉丧失平面及大小便不能控制。2~4 周后逐渐演变成痉挛性瘫痪，表现为肌张力增高，腱反射亢进，并出现病理性锥体束征。胸段脊髓损伤表现为截瘫，颈段脊髓损伤则表现为四肢瘫。上颈椎损伤的四肢瘫均为痉挛性瘫痪，下颈椎损伤的四肢瘫痪由于脊髓颈膨大部位和神经根的毁损，上肢表现为弛缓性瘫痪，下肢仍为痉挛性瘫痪。

3. 脊髓圆锥损伤　正常人脊髓终止于第 1 腰椎椎体的下缘，因此第 1 腰椎骨折可发生脊髓圆锥损伤，表现为会阴部皮肤鞍状感觉缺失，括约肌功能丧失致大小便不能控制和性功能障碍，两下肢的感觉和运动仍保留正常。

4. 马尾神经损伤　马尾神经起自第 2 腰椎的骶脊髓，一般终止于第 1 骶椎下缘。马尾神经损伤很少为完全性的。表现为损伤平面以下弛缓性瘫痪，有感觉及运动功能障碍及括约肌功能丧失，肌张力降低，腱反射消失，没有病理性锥体束征。

5. 脊髓损伤后各种功能丧失的程度可以用截瘫指数来表示。“0”代表功能完全正常或接近正常；“1”代表功能部分丧失；“2”代表功能完全丧失或接近完全丧失。一般记录肢体自主运动、感觉及两便的功能情况，相加后即为该患者的截瘫指数，如某患者自主运动完全丧失，而其他两项为部分丧失，则该患者的截瘫指数为 2+1+1=4。三种功能完全正常的截瘫指数为 0；三种功能完全丧失则截瘫指数为 6。从截瘫指数可以大致反映脊髓损伤的程度、发展情况，便于记录，还可比较治疗效果。

（三）诊断

结合上述临床表现作出诊断。首选检查为 MRI（2016）。

（四）并发症

1. 呼吸衰竭与呼吸道感染　一般认为下列患者应做气管切开：①上颈椎损伤；②出现呼吸衰竭者；③呼吸道感染痰液不易咳出者；④已有窒息者。

2. 泌尿生殖道的感染和结石。

3. 压疮　可分成四度：①第一度，皮肤发红，周围水肿；②第二度，皮肤出现水疱，色泽紫黑，有浅层皮肤坏死，因此有浅二度与深二度之分；③第三度，皮肤全层坏死；④第四度，坏死范围深达韧带与骨骼。

4. 体温失调　处理方法是：①将患者安置在设有空调的室内；②物理降温，如冰敷，冰水灌肠，酒精擦浴；③药物疗法，输液和冬眠药物。

（五）治疗

1. 合适的固定，防止因损伤部位的移位而产生脊髓的再损伤。一般先采用颌枕带牵引或持续的颅骨牵引。

2. 减轻脊髓水肿和继发性的损害。

（1）甲泼尼龙冲击疗法，30mg/kg 剂量一次给药，15 分钟静脉注射完毕，休息 45 分钟，在以后 23 小时内以 5.4mg/(kg·h) 剂量持续静脉滴注，适用于受伤后 8 小时以内者。

（2）高压氧治疗，据动物实验，伤后 2 小时内进行高压氧治疗效果最好，这显然不适合于临床病例。根据实践经验，一般伤后 4~6 小时内应用也可收到良好的效果。

（3）其他：自由基清除剂、改善微循环药物、兴奋性氨基酸受体阻断药等。

3. 手术治疗　手术只能解除对脊髓的压迫和恢复脊柱的稳定性，目前还无法使损伤的脊髓恢复功能。手术的途径和方式视骨折的类型和致压物的部位而定。手术的指征是：

（1）脊柱骨折-脱位有关节突交锁者。

（2）脊柱骨折复位不满意，或仍有脊柱不稳定因素存在者。

（3）影像学显示有碎骨片凸出至椎管内压迫脊髓者。

（4）截瘫平面不断上升，提示椎管内有活动性出血者。

三、骨盆骨折

（一）临床表现

一种严重多发伤，低血压和休克常见；如为开放性损伤，病情更为严重。骨盆分离试验与挤压试验阳性，两侧肢体不等长，会阴部的瘀斑是耻骨和坐骨骨折的特有体征（2000、2006）。

（二）诊断急救处理

骨盆骨折诊断步骤如下：

1. 监测血压和脉搏，脉搏变化比血压变化更敏感、更快。

2. 休克早期表现、有典型体征，在上肢或颈部建立输液、输血途径（2018）。

3. 视病情情况及早完成X线和CT检查，并检查有无其他合并损伤。CT可明确骨折类型及发现不明显骨折（2016）。

4. 嘱患者排尿　如尿液清澈，表示泌尿道无伤；排出血尿者表示有肾或膀胱损伤。如患者不能自动排尿，应导尿。

5. 诊断性腹腔穿刺　有腹痛、腹胀及腹肌紧张等腹膜刺激症状者可进行诊断性腹腔穿刺。如抽吸出不凝的血液，提示有腹腔内脏器破裂的可能。阴性结果不能否定有腹腔内脏器损伤可能，必要时可重复进行。

（三）常见的并发症

骨盆骨折常伴有严重并发症，而且常较骨折本身更为严重，应引起重视。常见的有：

1. 腹膜后血肿（2013）　骨盆各骨主要为松质骨，邻近又有许多动脉、静脉丛，血液供应丰富。骨折可引起广泛出血，巨大血肿可沿腹膜后疏松结缔组织间隙蔓延至肠系膜根部、肾区与膈下，还可向前至侧腹壁。如为腹膜后主要大动、静脉断裂，患者可以迅速致死。

2. 腹腔内脏损伤　分实质性脏器损伤与空腔脏器损伤。实质脏器损伤为肝、肾与脾破裂，表现为腹痛与失血性休克；空腔脏器损伤指充气的肠曲在暴力与脊柱的夹击下可以爆破穿孔或断裂，表现为急性弥漫性腹膜炎。

3. 膀胱或后尿道损伤　尿道的损伤远比膀胱损伤多见，坐骨支骨折容易并发后尿道损伤。

4. 直肠损伤　较少见，是会阴部撕裂的后果，女性伤员常伴有阴道壁的撕裂。直肠破裂如发生在腹膜反折以上可引起弥漫性腹膜炎；如在反折以下，则可发生直肠周围感染。

5. 神经损伤　主要是腰骶神经丛与坐骨神经损伤。腰骶神经丛损伤大都为节前性撕脱，预后差；骶骨Ⅱ区与Ⅲ区的骨折则容易发生骶1及骶2神经根损伤。骶神经损伤会发生括约肌功能障碍。

6. 脂肪栓塞与静脉栓塞　发生率可高达35%～50%，有症状性肺栓塞的发生率为2%～10%。

（四）治疗

1. 应根据全身情况决定治疗步骤，有腹内脏器损伤及泌尿道损伤者应与相关科室协同处理。在进行腹腔手术时，应注意切勿打开腹膜后血肿。重度骨盆骨折送入外科监护室治疗。

2. 骨折本身的处理　骨盆边缘性骨折，无移位者不必特殊处理。骶尾骨骨折骶骨有明显移位者需手术治疗；无移位者可采用非手术治疗，以卧床休息为主，骶部垫气圈或软垫。单纯性耻骨联合分离且较轻者，可用骨盆兜悬吊固定。对于耻骨联合分离>2.5cm者，目前大都主张手术治疗。骨盆环双处骨折伴骨盆环断裂：大都主张手术复位及内固定，必要时辅以外固定支架固定。

【经典习题】

1. 耻骨骨折不易出现
   A. 会阴部瘀斑
   B. 骨盆挤压试验阳性
   C. 血尿
   D. 坐骨神经损伤
   E. 骨盆分离试验阳性

答案：D

考点：骨盆骨折的表现

解析：骨盆是由两侧的髋骨、耻骨、坐骨经Y形软骨融合而成的两块髋骨和一块骶骨，经前方耻骨联合和后方的骶髂关节构成的坚固骨环。骨盆骨折的体征：会阴部瘀斑是耻骨骨折和坐骨骨折的特有体征，骨盆挤压试验与骨盆分离试验阳性。耻骨支骨折移位容易引起尿道损伤出现血尿。坐骨神经穿坐骨大孔出骨盆，耻骨骨折一般不会伤及。故选D。

2. 脊柱骨折搬运时禁用的方法是
   A. 平托将伤员移至木板
   B. 平托将伤员移至担架
   C. 多人用手同时平托搬运
   D. 将患者躯干成一整体滚动
   E. 一人抬头一人抬足搬运

答案：E

考点：脊柱骨折的急救搬运方法

解析：脊柱骨折急救搬运正确方法是采用担架、木板或者门板运送，先使伤员双下肢伸直，木板放在伤员一侧，三人用手将伤员平托至门板上，或二三人采用滚动法，使伤员保持平直状态，成一整体滚动至木板上，一人抬头，一人抬脚或用搂抱的搬运方法十分危险，故选 E。

3. 某建筑工人，从高处坠落，腰背挫伤，双下肢弛缓瘫痪，来院急诊。检查见腰部不能活动，双侧腹股沟以下感觉、运动及反射消失。X 线显示胸 12 椎体压缩性骨折。入院后 2 小时其双下肢功能逐渐恢复。该患者的脊髓伤可能是

A. 脊髓震荡
B. 脊髓出血
C. 脊髓水肿
D. 脊髓受压
E. 马尾损伤

答案：A

考点：脊髓损伤的诊断

解析：脊髓震荡与脑震荡类似，脊髓震荡是最轻微的脊髓损伤，脊髓遭受强烈震荡后立即发生弛缓性指令，损伤平面以下感觉、运动、反射及括约肌功能全部丧失，但只是短暂性功能抑制，在数分钟或数小时内即可完全恢复，结合本题患者情况，判断为脊髓震荡。故选 A。

第五节　关节脱位与损伤

一、肩关节脱位（★★）

（一）临床表现

有上肢外展外旋或后伸着地受伤历史，肩部疼痛、肿胀、肩关节活动障碍，患者有以健手托住患侧前臂、头向患侧倾斜的特殊姿势即应考虑有肩关节脱位的可能。检查可发现患肩呈方肩畸形，原肩胛盂处有空虚感，上肢有弹性固定，Dugas 征阳性（2002、2006、2007、2014、2018）；X 线正、侧位片及全胸部 X 线片可确定肩关节脱位的类型、移位方向及有无撕脱骨折。必要时行 CT 扫描。

【巧妙记忆】　Dugas 征阳性即将患侧肘部紧贴胸壁时，手掌搭不到健侧肩部，或手掌搭在健侧肩部时，肘部无法贴近胸壁。

（二）诊断

结合临床表现与辅助检查做出诊断。

（三）治疗

首先采用手法复位、外固定方式治疗。

1. 手法复位　一般采用局部浸润麻醉，最常用 Hippocrates 法复位（2015、2017、2023），肱骨头经前方关节囊的破口滑入肩胛盂内，可感到有弹跳及听到响声，提示复位成功，再做 Dugas 征检查，应由阳性转为阴性。

2. 固定方法　单纯性肩关节脱位复位后可用三角巾悬吊上肢（2019、2020），肘关节屈曲 90°，腋窝处垫棉垫固定 3 周，合并大结节骨折者应延长 1~2 周。

3. 康复治疗　固定期间须活动腕部与手指，解除固定后，鼓励患者主动锻炼肩关节各个方向活动。配合做理疗按摩。

二、桡骨头半脱位

（一）临床表现

多见于 5 岁以下的小儿（2007），腕、手有被向上牵拉的受伤史，患儿感肘部疼痛，活动受限，前臂处于半屈位及旋前位（2003、2004）。检查肘部外侧有压痛，即应诊断为桡骨头半脱位。X 线摄片常不能发现桡骨头有脱位改变（2015）。

（二）诊断

结合临床表现与 X 线摄片做出诊断。

（三）治疗

不用麻醉即可进行手法复位（2018）。术者一手握住小儿腕部，另一手托住肘部，以拇指压在桡骨头部位，肘关节屈曲至 90°，做轻柔的前臂旋后、旋前活动，反复数次，并用拇指轻轻推压桡骨头即可复位。复位成功的标志是可有轻微的弹响声，肘关节旋转、屈伸活动正常。复位后不必固定（2008、2011）。

三、髋关节脱位（★★）

（一）分类

按股骨头脱位后的方向可分为前、后和中心脱位，以后脱位最为常见。

（二）髋关节后脱位临床表现

1. 明显外伤史，通常暴力很大。例如车祸或高处坠落。

2. 有明显的疼痛，髋关节不能主动活动。

3. 患肢缩短，髋关节呈屈曲、内收、内旋畸形（2001、2005、2014、2016、2018）。

4. 可以在臀部摸到脱出的股骨头，大转子上移明显。

5. 部分病例可合并坐骨神经损伤（2003、2013、2018），多表现为腓总神经损伤的体征：足下垂、趾背伸无力和足背感觉障碍等。大都为挫伤，大多数患者伤后可逐渐恢复。经 2~3 个月仍无恢复迹象者，再考虑手术探查。

6. 影像学检查 X 线检查可了解脱位情况及有无骨折，必要时行 CT 检查了解骨折移位情况。

（三）后脱位的诊断

结合临床表现与辅助检查作出诊断。

（四）后脱位的治疗

1. 第 1 型的治疗

（1）复位：髋关节脱位复位时需肌松弛，必须

在全身麻醉或椎管内麻醉下行手法复位。常用的复位方法为Allis法，即提拉法（2017、2023）。复位后畸形消失，髋关节活动亦恢复。本法简便、安全，最为常用。

【巧妙记忆】 髋关节前脱位和后脱位的治疗方法都是Allis法，即提拉法。

（2）固定、功能锻炼：复位后用绷带将双踝暂时捆在一起，于髋关节伸直位下将患者搬运至床上，患肢做皮肤牵引或穿丁字鞋2~3周，不必做石膏固定。卧床期间作股四头肌收缩动作。2~3周后开始活动关节。4周后扶双拐下地活动。3个月后可完全承重。

2. 第2~5型的治疗　对这些复杂性后脱位病例，目前在治疗方面还有争论，但考虑到合并有关节内骨折，日后产生创伤性骨关节炎的机会明显增多，因此主张早期切开复位与内固定。

四、膝关节韧带损伤

（一）临床表现

有外伤病史。受伤时有时可听到韧带断裂的响声，很快有剧烈疼痛，膝关节处出现肿胀、压痛与积液（血），膝部肌痉挛，患者不敢活动膝部，膝关节处于强迫体位，或伸直，或屈曲。膝关节侧副韧带的断裂处有明显的压痛点，有时还会摸到蜷缩的韧带断端。

（二）诊断

1. 有上述临床表现。

2. 侧方应力试验　在膝关节完全伸直位与屈曲20°~30°位置下做被动膝内翻与膝外翻动作，并与对侧作比较。

3. 抽屉试验　前移增加表示前交叉韧带断裂；后移增加表示后交叉韧带断裂。

4. 轴移试验　患者侧卧，检查者站在一侧，一手握住踝部，屈曲膝关节到90°，另一手在膝外侧施力，使膝处于外翻位置，然后缓慢伸直膝关节，至屈曲20°~30°位时觉疼痛与弹跳，是为阳性结果。

5. Lachman试验　与抽屉试验作用相近，多用于判定前、后交叉韧带损伤。

6. 在X线片上比较内、外侧间隙张开情况　一般认为两侧间隙相差4mm以下为轻度扭伤，4~12mm为部分断裂，12mm以上为完全性断裂；MRI检查可以清晰地显示出前、后交叉韧带的情况，还可以发现意料不到的韧带结构损伤与隐匿的骨折线。

7. 关节镜检查　对诊断交叉韧带损伤十分重要。

五、膝关节半月板损伤

（一）临床表现

运动员与体力劳动者多见，男性多于女性。可有外伤史，慢性损伤病例无明确外伤史。

1. 急性期　受伤后膝关节剧痛，不能伸直，并迅速出现肿胀，可有关节内积血。

2. 慢性阶段　急性期过后转入此阶段。肿胀已不明显，关节功能恢复，但感到关节疼痛，活动时有弹响。有时在活动时可出现关节交锁。频繁发生交锁影响日常生活与运动。常见体征：关节间隙压痛；前角的水平撕裂在屈伸膝关节时可看到“膝眼”处在弹跳；膝关节屈曲挛缩，提示撕裂的半月板嵌于股骨髁下长期难以解锁；股内侧肌的萎缩，提示膝关节内部结构紊乱。

（二）诊断

结合病史、临床症状、压痛点及各种阳性结果试验、辅助检查等综合诊断。

【经典习题】

1. 女，38岁。右肩部外伤后疼痛、活动受限2小时。查体：右侧肩胛盂处有空虚感，Dugas征阳性。X线检查未见骨折，首选的治疗方法是

A. 外展支具固定

B. 肩部绷带固定

C. 三角巾悬吊固定

D. 切开复位

E. 麻醉下Hippocrates法复位

答案：E

考点：肩关节脱位的表现

解析：根据患者疼痛部位及出现“右侧肩胛盂处有空虚感，Dugas征阳性”并未出现骨折，可明确诊断为右肩关节脱位，对于肩关节脱位患者一般用麻醉下Hippocrates法复位即可，故选E。

2. 男孩，4岁。妈妈在给他穿衣服时牵拉其左腕，患儿突然大哭，左肘功能障碍，左手不肯拿取玩物。检查：肘关节略屈曲，桡骨头外有压痛。其可能的诊断是

A. 左肘关节脱位

B. 左肱骨髁上骨折

C. 左肱骨内髁撕脱骨折

D. 左肱骨外髁撕脱骨折

E. 左桡骨头半脱位

答案：E

考点：桡骨头半脱位的诊断

解析：桡骨头半脱位多见于5岁以下小儿，通常有上

肢被牵拉病史，比如强制手段为小儿套上羊毛衫，小儿诉肘部疼痛，不肯用该手取物和活动肘部，拒绝别人触碰。与本患儿情况相符，故选 E。

第六节　手外伤及断肢（指）再植

一、手外伤

（一）现场急救

急救处理包括止血、创口包扎、局部固定和迅速转移。

1. 止血　局部加压包扎是手部创伤最简便而有效的止血方法。

2. 创口包扎　用无菌敷料或清洁布类包扎伤口。

3. 局部固定　固定器材可就地取材，因地制宜，采用木板、竹片、硬纸板等。固定范围应达腕关节以上。

4. 迅速转运　赢得最佳处理时机。

（二）治疗原则

最终目的是恢复手部功能（2015）。

1. 早期彻底清创　清创的目的是清除异物，彻底切除被污染和遭严重破坏失去活力的组织，使污染创口变成清洁创口，避免感染，达到一期愈合。清创越早，感染机会越少，疗效越好。一般应争取在伤后 6~8 小时内进行，时间较长的创口应根据污染程度而定，不迟于 12 小时（2003）。

2. 正确处理深部组织损伤　清创时应尽可能地修复深部组织，恢复重要组织如肌腱、神经、骨关节的连续性，以便尽早恢复功能。创口污染严重，组织损伤广泛，伤后时间超过 12 小时，或者缺乏必要的条件，可仅做清创后闭合创口，待创口愈合后，再行二期修复。但骨折和脱位在任何情况下，均必须立即复位固定（2005、2013），为软组织修复和功能恢复创造有利条件。影响手部血循环的血管损伤亦应立即修复。

3. 一期闭合创口　创口整齐，无明显皮肤缺损者采用直接缝合，但创口纵行越过关节、与指蹼边缘平行或与皮纹垂直者，应采用“Z”字成形术的原则，改变创口方向，避免日后瘢痕挛缩，影响手部功能。皮肤缺损而伴有重要深部组织不适于游离植皮，可根据情况选择局部转移皮瓣。少数污染严重，受伤时间长，感染性大的创口，可在清除异物和明显坏死组织后用生理盐水纱布湿敷或负压引流或冲洗，观察 3~5 天，再次清创，延期缝合。

4. 正确的术后处理　包扎伤口时用柔软敷料垫于指蹼间，以免汗液浸泡皮肤而发生糜烂，游离植皮处应适当加压。用石膏托将患肢固定，以利修复组织的愈合。一般应于腕关节功能位、掌指关节屈曲位、指间关节微屈位固定（2008）。神经、肌腱和血管修复后固定的位置应以修复的组织无张力为原则。术后 10~14 天拆除伤口缝线（2000、2007）。需二期修复的深部组织，根据创口愈合和局部情况，在 1~3 个月内进行修复。

【巧妙记忆】　骨手外伤的固定时间可简单记忆为 2 条血管 3 个机关 4 根神骨，即血管吻合后固定 2周，肌腱缝合后固定 3~4 周，关节脱位为 3 周，神经修复后根据有无张力固定 4 ~6 周，骨折 4~6 周。

二、断肢（指）再植

断肢（指）的急救处理方法（★★）如下。

现场急救包括止血、包扎、保存断肢和迅速转送。完全性断肢近端的处理同手外伤的急救处理，不完全性断肢应注意将肢体用木板固定。

离断肢体的保存视运送距离而定，如受伤地点距医院较近，可将离断的肢体用无菌敷料或清洁布类包好，无须做任何处理，连同患者一起迅速送往医院即可。如需远距离运送，则应采用干燥冷藏法保存（2004）。

到达医院后，立即检查断肢，用无菌敷料包好，放在无菌盘上，置入 4℃ 冰箱内。若为多个手指，应分别予以标记，按手术程序逐个取出，以缩短热缺血时间。但不能放入冷冻层内，以免冻坏肢体。

【经典习题】

1. 保存断肢最好的方法是
   A. 浸泡于生理盐水中
   B. 浸泡于抗生素溶液中
   C. 浸泡于苯扎溴铵溶液中
   D. 置于冰块内
   E. 包装于口袋内干燥冷藏

答案： E

考点： 断肢的急救处理

解析： 断肢应采用干燥冷藏法保存，即将断肢用无菌或清洁敷料包好，放入塑料袋中再放在加盖的容器中，外周加冰块保存。但不能让断肢与冰块直接接触，以防冻伤，也不能用任何液体浸泡。故选 E。

2. 男，35 岁。机器碾压致腕部、手部受伤，手掌部皮肤严重缺损，肌腱外露，手指均不能屈曲，感觉消失，第 2~3 掌骨骨折。不正确的处理是
   A. 在止血带下清创
   B. 行皮瓣移植术

C. 肌腱、神经损伤必须同时行一期修复
D. 影响血供的血管损伤应立即修复
E. 骨折必须复位固定

答案：C

考点：手外伤的治疗

解析：根据患者的症状、体征可诊断患者开放性骨折合并神经血管损伤及软组织缺失，此类疾病需急诊在止血带下行清创缝合，因血管损伤如不修复会导致局部组织坏死，故必须一期修复，因患者有严重的皮肤缺损，故必须行植皮，肌腱、神经损伤时如果损伤较为严重或污染较为严重时，可以行二期修复，故选C。

第七节 周围神经损伤

一、上肢神经损伤

（一）正中神经损伤表现

正中神经于腕部和肘部位置表浅，易受损伤，特别是腕部切割伤较多见。正中神经在肘上无分支，其损伤可分为高位损伤（肘上）和低位损伤（腕部）。腕部损伤时所支配的鱼际肌和蚓状肌麻痹及所支配的手部感觉障碍，临床表现主要是拇指对掌功能障碍和手的桡侧半感觉障碍，特别是示指、中指远节感觉消失。而肘上损伤则所支配的前臂肌亦麻痹，除上述表现外，另有拇指和示指、中指屈曲功能障碍。

（二）尺神经损伤表现（2020）

尺神经易在腕部和肘部损伤，腕部损伤主要表现为骨间肌、蚓状肌、拇收肌麻痹所致环、小指爪形手畸形及手指内收、外展障碍和Froment征（2006），以及手部尺侧半和尺侧一个半手指感觉障碍，特别是小指感觉消失（2013、2015、2017）。肘上损伤除以上表现外另有环、小指末节屈曲功能障碍，一般仅表现为屈曲无力。

【巧妙记忆】 记住上肢三条神经的支配区域，在做题时可以排除许多错误答案，如正中神经的绝对支配区为示、中指远节，尺神经支配小指。

（三）桡神经损伤表现

桡神经在肱骨中、下1/3交界处紧贴肱骨，该处骨折所致的桡神经损伤最为常见，主要表现为伸腕、伸拇、伸指、前臂旋后障碍及手背桡侧和桡侧3个半手指背面皮肤，主要是手背虎口处皮肤麻木区（2023）。典型的畸形是垂腕（2016）。如为桡骨小头脱位或前臂背侧近端所致骨间背侧神经损伤，则桡侧腕长伸肌功能完好，伸腕功能基本正常，而仅有伸拇、伸指障碍，而无手部感觉障碍（2015、2016）。

【巧妙记忆】 尺神经损伤时为爪形手，可简单从尺和爪的字形上来记忆，两个字外形相似，从而不易出错。

二、下肢神经损伤

（一）坐骨神经损伤表现

坐骨神经损伤后表现依损伤平面而定。髋关节后脱位、臀部刀伤、臀肌挛缩手术伤及臀部肌内注射药物均可致其高位损伤，引起股后部肌肉及小腿和足部所有肌肉全部瘫痪，导致膝关节不能屈、踝关节与足趾运动功能完全丧失，呈足下垂。小腿后外侧和足部感觉丧失，足部出现神经营养性改变。由于股四头肌健全，膝关节呈伸直状态，行走时呈跨越步态。

【巧妙记忆】 坐骨神经损伤时臀部高位膝关节不能屈曲，而股中、下部伤时膝关节功能正常。

（二）腓总神经损伤表现

腓总神经易在腘部及腓骨小头处损伤（2014），导致小腿前外侧伸肌麻痹，出现踝背伸、外翻功能障碍（2018），呈足内翻下垂畸形。及伸趾功能丧失，呈屈曲状态和小腿前外侧和足背前、内侧感觉障碍。该处损伤位置表浅，神经均可触及，应尽早手术探查。功能不恢复者，晚期行肌腱移位或踝关节融合矫正足下垂畸形。

【经典习题】

1. 尺神经损伤的典型体征是
   A. Froment征阳性
   B. 拇指对掌功能障碍
   C. 拇指感觉异常
   D. 垂腕
   E. Finkelstein实验阳性

答案：A

考点：尺神经损伤的表现

解析：尺神经损伤主要表现为：骨间肌、蚓状肌、拇收肌麻痹所致环、小指爪形手畸形及手指内收、外展障碍和Froment征以及手部尺侧半和尺侧一个半手指感觉障碍，故选A。垂腕是桡神经损伤的典型畸形，拇指对掌功能障碍、拇指感觉异常是正中神经损伤的表现，Finkelstein试验用于检查桡骨茎突狭窄性腱鞘炎。

2. 男，24岁。左腕部切割伤12小时，伤及桡神经，其临床表现是
   A. 拇、示、中指不能屈曲
   B. 不能屈腕
   C. 手部内在肌萎缩
   D. 手背虎口区域麻木
   E. 手掌桡侧感觉减弱

答案：D

考点：桡神经损伤表现

解析：桡神经损伤后主要表现为：伸腕、伸拇、伸指、前臂旋后障碍及手背桡侧和桡侧3个半手指背面皮肤，主要是手背虎口区皮肤麻木，典型畸形是垂腕，故选D。

第八节　运动系统慢性损伤

一、概论

（一）慢性损伤的病因

主要包括：①全身疾病所致局部组织异常紧张、痉挛。②环境温度变化引起局部血管痉挛，局部代谢产物积聚。③长期、反复、持续地重复同一个姿势进行学习、工作等，超越了局部的代偿能力。④操作技术不熟练、注意力不集中、姿势不正确，使局部产生异常应力。⑤身体生理结构或姿态性异常，应力分布不均。⑥急性损伤后未得到正确康复，转为慢性损伤。

（二）慢性损伤的临床特点

①局部长期慢性疼痛，但无明确外伤史。②特定部位有一压痛点或肿块，常伴某种特殊的体征。③局部无明显急性炎症表现。④近期有与疼痛部位相关的过度活动史。⑤部分患者有过可导致运动系统慢性损伤的姿势、工作习惯或职业史。

（三）治疗原则

防治结合，祛除病因，以防为主。

1. 减少损伤性因素　限制致伤动作、纠正不良姿势、增强肌力、维持关节的非负重活动和适时改变姿势使应力分散。

2. 理疗、按摩等物理治疗　局部可使用膏药，还可涂抹外用非甾体抗炎药或中药制剂。

3. 合理应用非甾体抗炎药　短期用药；可选用COX-2抑制剂等减少胃肠道损害；对肾功能不全者应尽量选择对肾功能影响较小的药物，吲哚美辛和阿司匹林等影响肝功能，使用时应注意；不宜多种药物合用。

4. 合理、正确使用肾上腺糖皮质激素　局部注射有助于抑制损伤性炎症，减轻粘连，多在表浅部位进行。

5. 适时采用手术治疗　如狭窄性腱鞘炎、神经卡压综合征等可行手术治疗。

二、粘连性肩关节囊炎

（一）临床表现

一般6～24个月可自愈（2006）。发病率2%～5%，年龄40～70岁，女性多于男性。

1. 肩部疼痛　起初时肩部呈阵发性疼痛，多数为慢性发作，以后疼痛逐渐加剧或钝痛，或刀割样痛，且呈持续性，气候变化或劳累后，常使疼痛加重，疼痛可向颈项及上肢（特别是肘部）扩散，当肩部偶然受到碰撞或牵拉时，常可引起撕裂样剧痛，肩痛昼轻夜重为本病一大特点，多数患者常诉说后半夜痛醒，不能成寐，尤其不能向患侧侧卧。

2. 肩关节活动受限　肩关节向各方向活动均可受限，以外展、后伸、内外旋更为明显（2002、2003、2004、2005、2007），随着病情进展，由于长期失用引起关节囊及肩周软组织的粘连，肌力逐渐下降，加上喙肱韧带固定于缩短的内旋位等因素，使肩关节各方向的主动和被动活动均受限，严重时肘关节功能也可受影响，屈肘时手不能摸到同侧肩部，尤其在手臂后伸时不能完成屈肘动作。

3. 压痛　多数患者在肩关节周围可触到明显的压痛点，压痛点多在肱二头肌长腱、肩袖间隙区。肩峰下滑囊、喙突、冈上肌附着点等处。

4. X线片见肩关节结构正常，可有不同程度的骨质疏松；肩关节腔造影容量<10ml，多数<5ml（正常容量15～18ml）；MRI见关节囊增厚，当厚度>4mm对诊断本病的特异性达95%。

（二）诊断与鉴别诊断

1. 诊断　根据发病年龄、疼痛特点、查体结果做出诊断。

2. 鉴别诊断

（1）肩袖损伤：①60岁以上老人，肩颈痛，肩关节无力；②被动活动范围基本正常；③疼痛弧；④落臂征；⑤B超、MRI有特征性表现。

（2）肩峰撞击综合征：①肩外侧痛（夜间痛）；②外展、上举障碍；③X线片、骨关节位置异常；④B超、MRI排除肩袖损伤。

（3）肩关节不稳：①外伤史（骨折脱位）；②肩周痛、无力；③影像检查可见肱骨头或关节盂部分缺失；④关节镜可见骨或关节囊损伤征。

（4）颈椎病：①有神经根刺激症状；②被动活动大致正常；③X线片，斜位相应椎间孔狭窄；④电生理阳性发现。

（5）其他：①永久起搏器后肩周痛；②肩胛背神经卡压综合征；③锁骨外端骨折，锁骨沟钢板使用后；④胸腔内炎症、肿瘤。

（三）治疗

1. 早期给予理疗、针灸、适度的推拿按摩，可改善症状。

2. 痛点局限时，可局部注射醋酸泼尼松龙或复方倍他米松，能明显缓解疼痛。

3. 疼痛持续、夜间难以入睡时，可短期服用非甾体抗炎药，并加以适量口服肌松弛剂。

4. 无论病程长、短，症状轻、重，均应每日进行肩关节的主动活动，活动以不引起剧痛为限（2004）。

5. 对症状持续且重者，以上治疗无效时，在麻醉下采用手法或关节镜松解粘连，然后再注入类固醇或透明质酸钠，可取得满意疗效。

6. 肩外因素所致粘连性肩关节囊炎除局部治疗外，还需对原发病进行治疗。

三、肱骨外上髁炎

（一）临床表现

凡从事网球、羽毛球、乒乓球运动员，钳工、厨师、家庭妇女、平时不做文体活动的中、老年文职人员、出差提较重的行李箱、协助搬运大量图书、家具等职业、工种等。逐渐出现肘关节外侧痛，在用力握拳、伸腕时加重以致不能持物。严重者扭毛巾、扫地等细小的生活动作均感困难。检查时，仅在肱骨外上髁、桡骨头及二者之间有局限性、极敏锐的压痛。皮肤无炎症，肘关节活动不受影响。伸肌腱牵拉试验（Mills征）：伸肘，握拳，屈腕，然后前臂旋前，此时肘外侧出现疼痛为阳性（2003、2004、2006）。有时疼痛可牵涉前臂伸肌中上部。

（二）诊断

根据临床表现及伸肌腱牵拉试验阳性可作出诊断。

（三）治疗

1. 限制腕关节的活动，尤其是限制用力握拳伸腕动作是治疗和预防复发的关键（2015、2016）。

2. 封闭疗法　压痛点注射醋酸泼尼松龙或复方倍他米松1ml和2%利多卡因1～2ml的混合液，只要注射准确，均能取得极佳的近期效果。疗效是否巩固，与能否适当限制腕关节活动关系很大。

3. 对不能间断训练的运动员，应适当减少运动量，并避免反手击球，同时在桡骨头下方伸肌上捆扎弹性保护带，以减少腱起点处的牵张应力。

4. 非手术治疗对绝大多数患者有效，故少有需手术治疗者。对非手术治疗效果不佳、病程长、症状顽固者，施行伸肌总腱起点剥离松解术或卡压神经血管束切除结扎术。

四、狭窄性腱鞘炎

（一）临床表现（2017）

1. 弹响指和弹响拇指（2013）　起病缓慢。初时，晨起患指发僵、疼痛，缓慢活动后即消失。随病程延长逐渐出现弹响伴明显疼痛，严重者患指屈曲，不敢活动。各手指发病的频度依次为中、环指最多，示、拇指次之，小指最少。患者述痛常在近侧指间关节，而不在掌指关节。

2. 桡骨茎突狭窄性腱鞘炎　腕关节桡侧疼痛，逐渐加重，无力提物。检查时皮肤无炎症，在桡骨茎突表面或其远侧有局限性压痛，有时可扪及痛性结节。

【巧妙记忆】　握拳尺偏腕关节时，桡骨茎突处出现疼痛，称为Finkelstein试验阳性。

（二）诊断（2017、2023）

据上述的症状及手指伸屈的弹响声，诊断并不困难。X线拍片检查常常无异常发现。

（三）治疗

1. 通常在初始治疗中采用保守治疗，包括局部制动或/和短期使用NSAIDs。如治疗无效，可行局部糖皮质激素注射封闭治疗。

2. 如非手术治疗无效，可考虑行狭窄的腱鞘切除术。

3. 小儿先天性狭窄性腱鞘炎保守治疗通常无效，应行手术治疗。

五、股骨头坏死

（一）病因

1. 创伤性因素　股骨颈骨折（2014）、髋关节外伤性脱位及股骨头骨折。

2. 非创伤性因素　①肾上腺糖皮质激素。②酒精中毒。③减压病。④镰状细胞贫血。⑤特发性股骨头坏死。⑥其他：系统性红斑狼疮、抗磷脂综合征、戈谢病、易栓症等。

（二）临床表现

股骨头缺血性坏死早期可以没有临床症状，而最先出现的症状为髋关节或者膝关节疼痛。疼痛可呈持续性或者间歇性，可有跛行，行走困难。体格检查早期髋关节活动可无明显受限，随着疾病的发展可有内收肌压痛，髋关节活动受限，其中以内旋、屈曲、外旋活动受限最为明显。

（三）影像学检查（★★）

1. 普通X线片用于了解骨坏死的病情进展。一旦在X线片上出现骨坏死的表现，说明至少已经进展到Ⅱ期。

2. CT检查多用于了解骨坏死的病情进展，根据其影像表现帮助选择合适的治疗方法。

3. MRI是当前诊断早期股骨头坏死的最好办法。出现“线样征”及“滴水征”时，可确立骨坏死的诊断（2012、2013）。

4. 骨扫描早期发现骨坏死高度敏感，但对骨坏死的诊断仍缺乏特异性。

5. 组织学检查，有创检查，但可信度高。

（四）诊断

根据病史、临床表现结合必要的辅助检查可诊断（2018）。常用的影像学检查如下。

1. X线检查　普通X线片为常规检查手段。股骨头血供中断后12小时骨细胞即坏死，但在X线片上看到股骨头密度改变，至少需2个月或更长时间。根据X线片表现，将股骨头缺血坏死分为四期：Ⅰ期（软骨下溶解期）、Ⅱ期（股骨头修复期）、Ⅲ期（股骨头塌陷期）、Ⅳ期（股骨头脱位期）。

2. CT　CT较X线平片显示股骨头坏死更为敏感，但不如核素扫描及MRI敏感。CT三维重建图像可以更好地评价股骨头的变形和塌陷程度。

3. MRI　MRI是一种有效的非创伤性的早期诊断方法。大多表现为股骨头前上部异常信号：T_1WI为条带状低信号：T_2WI为低信号或内高外低两条并行信号影，即双线征。双线征中外侧低信号带为增生硬化骨质，内侧高信号带为肉芽纤维组织修复所致。邻近的头颈部可见骨髓水肿，关节囊内可有积液。

4. 放射性核素扫描　对于股骨头缺血性坏死的早期诊断具有很大价值。放射性核素扫描与X线摄片检查相比，常可提前预报股骨头缺血性坏死。

5. 组织学检查　为创伤性操作，但为可靠的诊断手段。

（五）治疗

1. 非手术疗法　包括保护性负重、药物治疗、物理治疗及健康锻炼等，适用于非负重面坏死且病灶范围小，头外形基本正常且广泛硬化的病例。病变侧应严格避免持重，可扶拐等行走。中药和理疗也有一定疗效。对非甾体抗炎药、抗凝药、血管扩张药、双膦酸盐可能有一定疗效。

2. 手术疗法

（1）髓芯减压术：可降低骨内压，减轻疼痛，改善静脉回流，有助于血管长入。

（2）带血管蒂骨移植：常用带血管蒂髂骨移植，结合显微手术操作。适用于股骨头无塌陷或轻度塌陷者。

（3）截骨术：常见的术式为经转子间旋转截骨术及其改良术式。

（4）髋关节融合术：临床上目前已较少使用。

（5）人工关节置换术；对于髋臼和股骨头均受累、出现骨关节炎的表现、明显影响患者生活质量者，可考虑行全髋关节置换术。

六、颈椎病（★★★）

（一）分型

分为神经根型颈椎病、脊髓型颈椎病、交感型颈椎病、椎动脉型颈椎病4型。

（二）临床表现

1. 神经根型颈椎病　颈椎病中神经根型发病率最高（50%～60%）（2015）开始多为颈肩痛，短期内加重，并向上肢放射。放射痛范围根据受压神经根不同而表现在相应皮节。皮肤可有麻木、过敏等感觉异常。同时可有上肢肌力下降、手指动作不灵活。当头部或上肢姿势不当，或突然牵拉患肢即可发生剧烈的闪电样锐痛（2000、2004、2013、2014、2017）。

2. 脊髓型颈椎病　由于颈椎退变结构压迫脊髓或压迫供应脊髓的血管而出现一系列症状，为颈椎病最严重的类型。由于下颈段椎管相对较小（脊髓颈膨大处），且活动度大，故退变亦发生较早、较重，脊髓受压也易发生在下颈段。

患者出现上肢或下肢麻木无力、僵硬，双足踩棉花感，束带感，双手精细动作障碍（2001）。后期可出现大小便功能障碍。检查时可有感觉障碍平面，肌力减退，四肢腱反射活跃或亢进，浅反射减弱或消失。Hoffmann征、Babinski征等病理征可呈阳性。

3. 交感型颈椎病　颈椎各种结构病变的刺激发生一系列交感神经症状。

（1）交感神经兴奋症状：如头痛或偏头痛，头晕特别在头转动时加重，有时伴恶心、呕吐；视物模糊、视力下降，瞳孔扩大或缩小，眼后部胀痛；心跳加速、心律不齐，心前区痛和血压升高；头颈及上肢出汗异常及耳鸣、听力下降，发音障碍等。

（2）交感神经抑制症状：主要表现为头昏、视物模糊、流泪、鼻塞、心动过缓、血压下降及胃肠胀气等。

4. 椎动脉型颈椎病临床表现（2007）

（1）眩晕：为本型的主要症状，可表现为旋转性、浮动性或摇晃性眩晕。头部活动时可诱发或加重。

（2）头痛：由椎-基底动脉供血不足而侧支循环血管代偿性扩张引起。主要表现为枕部、顶枕部痛，也可放射到颞部。多为发作性胀痛，常伴自主神经功能紊乱症状。

（3）视觉障碍：为突发性弱视或失明、复视，短期内自动恢复。是大脑后动脉及脑干内3、4、6脑神经核缺血所致。

（4）猝倒：是椎动脉受到刺激突然痉挛引起。多在头部突然旋转或屈伸时发生，倒地后再站起即可继续正常活动。

（5）心脏症状：心悸、心律失常。

（6）其他：还可有不同程度的运动及感觉障碍，及精神症状。

（三）诊断与鉴别诊断

1. 诊断　中年以上患者，根据病史、体检，特别是神经系统检查，及X线摄片（正位、侧位、斜位、过伸及过屈位）一般能作出诊断，必要时可辅以椎动脉造影、CT、MRI及核医学等特殊检查。

2. 鉴别诊断

（1）神经根型颈椎病的鉴别诊断

1）粘连性肩关节囊炎：50岁左右多发，疼痛主要在肩部，没有麻木，肌力无减退。

2）胸廓出口综合征、肘管尺管综合征等：这些综合征的发生均有局部骨性和纤维性嵌压神经的因素，凭借仔细的体检和影像学分析及肌电图可以确定。

（2）脊髓型颈椎病的鉴别诊断

1）肌萎缩型侧索硬化症：是一种原因不明的运动神经元疾病。表现为进行性肌萎缩，从手向近端发展，最后可侵及舌肌和咽部。与颈椎病不同点为：①对称性发病。②感觉正常，感觉神经传导速度亦正常。③无神经根性疼痛。④肌电图（EMG）示胸锁乳突肌和舌肌出现自发电位。

2）脊髓空洞症：多见于青壮年，患者常有感觉分离现象。痛、温觉消失，触觉及深感觉存在。因关节神经营养障碍，无疼痛感觉，出现关节骨质破坏，称为"Charcot关节"（神经、创伤性关节炎）。MRI示脊髓内有与脑脊液相同之异常信号。

（3）椎动脉型和交感型颈椎病的鉴别诊断

1）椎动脉型颈椎病：需要与前庭疾病、脑血管病、眼肌疾病等相鉴别，应排除梅尼埃病。颈椎动力位片示颈椎不稳，椎动脉造影或磁共振成像椎动脉显影（MRA）显示椎动脉狭窄、迂曲或不通等，可作为此型颈椎病诊断的参考。

2）交感型颈椎病：应排除心脑血管疾病，并与引起眩晕的疾病相鉴别，如脑源性、耳源性、眼源性、外伤性及神经官能性眩晕等。

（四）治疗

1. 非手术治疗

（1）颈椎牵引（2018、2020）：适用于脊髓型以外的各型颈椎病。可解除肌痉挛、增大椎间隙、减少椎间盘压力，从而减轻对神经根的压力和对椎动脉的刺激，并使嵌顿于小关节内的滑膜皱襞复位。

【巧妙记忆】　脊髓型颈椎病禁用颌枕带牵引和推拿按摩。

（2）颈部制动：可用颈托或围领颈部制动、牵张及缓解肌痉挛。

（3）理疗：有加速炎性水肿消退和松弛肌肉的作用。

（4）自我保健疗法：在工作中定时改变姿势，做颈部轻柔活动及上肢运动，有利于颈、肩肌肉弛张的调节和改善血循环。在睡眠时，枕头高度适当，不让头部过伸或过屈。

（5）药物治疗：目前尚无颈椎病的特效药物，所用非甾体抗炎药、肌肉松弛药及神经营养药均属对症治疗。颈椎病系慢性疾病，如长期使用上述药物，可产生一定副作用，故宜在症状剧烈、严重影响生活及睡眠时才短期、交替使用。

2. 手术治疗

（1）手术适应证：神经根性疼痛剧烈，保守治疗无效；脊髓或神经根明显受压，伴有神经功能障碍；症状虽然不甚严重但保守治疗半年无效，或影响正常生活和工作者，应采取手术治疗。

（2）颈椎病常用的手术方式

1）颈椎前路减压融合术：最常用的术式是颈椎前路椎间盘切除或椎体次全切、神经减压、椎间植骨融合术。必要时还可以切除钩椎关节行椎间孔扩大减压。

2）后路减压术：是通过脊髓后移而完成"间接减压"。现在常用的术式是椎板单（双）开门椎管扩大成形术。

【巧妙记忆】　脊髓型需手术治疗，而其他3种类型采用非手术治疗，在无效时则手术治疗。

七、腰椎间盘突出症（★★★）

（一）临床表现

以$L_{4\sim5}$及$L_5\sim S_1$最为常见（2012、2023）。

1. 症状

（1）腰痛（2005）：是大多数本症患者最先出现的症状，发生率约为90%以上。由于纤维环外层及后纵韧带受到突出髓核刺激，经窦椎神经而产生的下腰部感应痛，有时亦影响到臀部。

（2）坐骨神经痛（2005）：绝大多数患者是腰$_{4\sim5}$、腰$_5$～骶$_1$间隙突出，故坐骨神经痛最为多见，发生率达95%左右。约60%患者在喷嚏或咳嗽时由于增加腹压而使疼痛加剧。早期为痛觉过敏，病情较重者出现感觉迟钝或麻木。少数患者可有双侧坐骨神经痛。

【巧妙记忆】　典型坐骨神经痛为下腰部→臀部→大腿后方→小腿外侧→足部的放射痛。

（3）马尾神经受压：向正后方突出的髓核或脱垂、游离椎间盘组织可压迫马尾神经，出现大、小便障碍，鞍区感觉异常。

【巧妙记忆】 腰椎间盘突出症好发部位为腰$_{4\sim5}$，腰$_{5}$～骶$_{1}$的间隙。

2. 体征

（1）腰椎侧凸：是一种为减轻疼痛的姿势性代偿畸形，具有辅助诊断价值。如髓核突出在神经根外侧，上身向健侧弯曲，腰椎凸向患侧可松弛受压的神经根；当突出的髓核在神经根内侧时，上身向患侧弯曲，腰椎凸向健侧可缓解疼痛。如神经根与脱出的髓核已有粘连，则无论腰椎凸向何侧均不能缓解疼痛。

（2）腰部活动受限：几乎全部患者都有不同程度的腰部活动受限。其中以前屈受限最明显，是由于前屈位时进一步促使髓核向后移位并增加对受压神经根的牵张之故。

（3）压痛及骶棘肌痉挛：89%患者在病变间隙的棘突间有压痛，其旁侧1cm处压之有沿坐骨神经的放射痛。约1/3患者有腰部骶棘肌痉挛，使腰部固定于强迫体位。

（4）直腿抬高试验及加强试验：阳性率约为90%。患者仰卧，伸膝，被动抬高患肢。正常人神经根有4mm滑动度，下肢抬高到60°～70°始感腘窝不适。本症患者神经根受压或粘连使滑动度减少或消失，抬高在60°以内即可出现坐骨神经痛，称为直腿抬高试验阳性。在直腿抬高试验阳性时，缓慢降低患肢高度，待放射痛消失，这时再被动背屈患肢踝关节以牵拉坐骨神经，如又出现放射痛称为加强试验阳性（2002、2006、2007）。

（5）神经系统表现

1）感觉异常：80%患者有感觉异常。腰$_{5}$神经根受累者，小腿前外侧和足内侧的痛、触觉减退；骶$_{1}$神经根受压时，外踝附近及足外侧痛、触觉减退。检查需注意，有较大髓核突出者，可压迫下一节段神经根，而出现双节段神经根损害征象。

2）肌力下降：70%～75%患者肌力下降。腰$_{5}$神经根受累时，踝及趾背伸力下降；骶$_{1}$神经根受累者，趾及足跖屈力减弱（2004、2006、2016）。

3）反射异常：约71%患者出现反射异常。踝反射减弱或消失表示骶、神经根受压；如马尾神经受压，则为肛门括约肌张力下降及肛门反射减弱或消失。

【巧妙记忆】 腰$_{3\sim4}$突出时小腿前内侧感觉异常，膝无力，膝反射减弱；腰$_{4\sim5}$突出时小腿前外侧感觉异常，踝及趾背伸无力，无反射改变；腰$_{5}$～骶$_{1}$突出时小腿后外侧感觉异常，趾屈无力，踝反射减弱。

（二）诊断与鉴别诊断

1. 诊断标准　诊断典型腰椎间盘突出症患者，根据病史、症状、体征，及X线平片上相应神经节段有椎间盘退行性表现者即可作出初步诊断。结合X线、CT、MRI等方法，能准确地作出病变间隙、突出方向、突出物大小、神经受压情况及主要引起症状部位的诊断。如仅有CT、MRI表现而无临床表现，不应诊断本病。

2. 鉴别诊断

（1）与腰痛为主要表现疾病的鉴别

1）腰肌劳损和棘上、棘间韧带损伤：这是一类最常见的腰痛原因。

【巧妙记忆】 急性腰扭伤时直腿抬高试验阳性，但加强试验阴性。

2）第3腰椎横突综合征：本症疼痛主要在腰部，少数可沿骶棘肌向下放射。检查可见骶棘肌痉挛，第3腰椎横突尖压痛，无坐骨神经损害征象。局部封闭治疗有很好的近期效果。

3）椎弓根峡部不连与脊椎滑脱症：腰骶部X线斜位片可证实椎弓根骨折；侧位片可了解有无椎体向前滑脱及其程度。

4）腰椎结核或肿瘤腰椎骨、关节结核和肿瘤：对可疑的腰痛患者应常规行X线摄片，必要时做核素骨显像，以协助诊断。

（2）与腰痛伴坐骨神经痛的疾病的鉴别

1）神经根及马尾肿瘤：神经根鞘膜瘤与椎间盘侧后方突出、马尾肿瘤与椎间盘正后方突出的临床表现相似，脊髓造影、MRI及脑脊液检查是主要鉴别诊断依据。

2）椎管狭窄症：两者主要鉴别需用X线摄片、CT、MRI来确立。

（3）与坐骨神经痛为主要表现的疾病鉴别

1）梨状肌综合征：梨状肌因外伤、先天异常或炎症而增生、肥大、粘连，均可在肌收缩过程中刺激或压迫坐骨神经而出现症状。患者以臀部和下肢痛为主要表现，症状出现或加重常与活动有关，休息即明显缓解。体检时可见臀肌萎缩，臀部深压痛及直腿抬高试验阳性，但神经的定位体征多不太明确。

2）盆腔疾病：早期盆腔后壁的炎症、肿瘤等，当其本身症状尚未充分表现出时，即可因刺激腰、骶神经根而出现骶部痛，或伴单侧或双侧下肢痛，这时鉴别较为困难。故对不典型之腰腿痛患者，应想到盆腔疾病的可能，常规进行直肠、阴道检查及骨盆平片、B超检查。即使未发现异常，仍应严密随访，直到确诊为某一疾病为止。

（三）治疗

1. 非手术治疗

（1）适应证：①初次发病，病程较短的患者；②休息以后症状可以自行缓解者；③由于全身疾病或有局部皮肤疾病，不能施行手术者；④不同意手术者。

（2）治疗方法：①卧床休息，一般严格卧床3周，戴腰围逐步下地活动；②非甾体抗炎药；③牵引疗法，以骨盆牵引最常用；④理疗。

2. 手术治疗

（1）适应证：①腰腿痛症状严重，反复发作，经半年以上非手术治疗无效，且病情逐渐加重，影响工作和生活者；②中央型突出有马尾神经综合征（2016）、括约肌功能障碍者，应按急诊进行手术；③有明显的神经受累表现者。

（2）手术方法：①传统开放手术，包括全椎板切除髓核摘除术、半椎板切除髓核摘除术和椎板开窗髓核摘除术。②显微外科腰椎间盘摘除术，适合单纯腰椎间盘突出。椎间盘突出合并椎管狭窄及后纵韧带骨化者都不适合此项手术。③微创椎间盘切除术，适用于单纯腰椎间盘突出。④人工椎间盘置换术。

【经典习题】

1. 肱骨外上髁炎正确的治疗方法是
   A. 限制腕关节活动
   B. 限制肘关节活动
   C. 增加肌腱起点处的压迫应力
   D. 立即施行伸肌总腱起点剥离松解术
   E. 立即行卡压神经血管束切除结扎术

   答案： A

   考点： 肱骨外上髁炎的治疗

   解析： 肱骨外上髁炎是由于前臂伸肌重复用力引起的慢性撕拉伤造成的，限制腕关节活动，尤其限制握拳伸腕动作是治疗和预防该病复发的基本原则。故选A。

2. 女，48岁。晨起左中指发僵、疼痛，缓慢活动后可消失，屈伸中指时有弹响。最可能的诊断是
   A. 类风湿关节炎
   B. 狭窄性腱鞘炎
   C. 腱鞘囊肿
   D. 滑囊炎
   E. 创伤性关节炎

   答案： B

   考点： 狭窄性腱鞘炎的诊断

   解析： 手及腕部狭窄性腱鞘炎是最常见的腱鞘炎，好发于长期、迅速、用力使用手指和腕部的中年妇女、轻工业工人和管弦乐器演奏家等。临床表现弹响指和弹响拇指。起病缓慢，初时，晨起患指发僵、疼痛，缓慢活动后即消失，随病程延长逐渐出现弹响伴明显疼痛，严重者患指屈曲，不敢活动。故选B。

3. 男，40岁。外伤后腰痛伴右下肢麻木2周。查体：腰部活动受限，右小腿外侧感觉减退，疑有腰椎间盘突出症，最有诊断价值的检查方法是
   A. X线片
   B. 透视
   C. 肌电图
   D. 放射性核素骨扫描
   E. CT

   答案： E

   考点： 腰椎间盘突出症的诊断

   解析： 腰椎间盘突出症特殊检查包括X线、X线造影、B超、CT、MRI等。单纯X线不能直接反映是否存在椎间盘突出，CT对本病有较大诊断价值，故选E。

（4~5题共用备选答案）
A. 椎动脉型颈椎病
B. 脊髓型颈椎病
C. 交感型颈椎病
D. 神经根型颈椎病
E. 复合型颈椎病

4. 手指麻木伴上肢放射痛，压头试验阳性，最可能的颈椎病类型是

   答案： D

5. 手足无力、括约肌功能障碍、脚踩棉花感，最可能的颈椎病类型是

   答案： B

   考点： 颈椎病的临床表现

   解析： 患者有上肢神经支配区症状，并有压头试验阳性，故考虑为神经根型颈椎病，故4题选D。根据题意，患者出现四肢症状明显，并伴有肌功能障碍，尤其有脚踩棉花感的特征表现，故为脊髓型颈椎病，故5题选B。

第九节　非化脓性关节炎

骨关节炎

（一）临床表现

主要症状是疼痛，初期为轻微钝痛，以后逐步加剧。活动多时疼痛加剧，休息后好转。有的患者在静止或晨起时感到疼痛，稍微活动后减轻，称之为“休息痛”（2004、2005）。但活动过量时，因关节面摩擦也可产生疼痛。疼痛可与天气变化、潮湿受凉等因素有关。晚期患者多伴有明显滑膜炎症，表现为疼痛加重、关节肿胀、关节积液、活动受限。

【巧妙记忆】 骨关节炎以关节软骨退行性变和继发性骨质增生为主。

（二）诊断

体格检查时关节肿胀，有积液时膝关节可出现浮髌试验阳性；髋关节内旋角度增大时，疼痛加重；关节周围肌肉萎缩，主动或被动活动时，关节可有响声，有不同程度的活动受限；严重者出现关节畸形。X线检查可见软组织肿胀，关节间隙不同程度变窄，

关节边缘有骨赘形成（2017、2021）。晚期骨端变形，关节表面不平整，边缘骨质增生明显，软骨下骨有硬化和囊腔形成，伴滑膜炎时髌下脂肪垫模糊或消失时可资诊断与鉴别诊断。

【巧妙记忆】 骨关节炎早期X线表现为关节间隙减小，而晚期主要是关节面不平。

（三）治疗

治疗骨关节炎发生后，随着年龄的增长，其病理学改变不可逆转。治疗的目的是缓解或解除症状，延缓关节退变，最大限度地保持和恢复患者的日常生活。

1. 非药物治疗　对于初次就诊且症状不重的骨关节炎患者，非药物治疗是首选的治疗方式。

（1）患者教育：减少不合理的运动，使膝关节在非负重位下屈伸活动，以保持关节最大活动度，同时要进行肌力训练。

（2）物理治疗：主要增加局部血液循环、减轻炎症反应，包括热疗、水疗、超声波、针灸、按摩、牵引、经皮神经电刺激（TENS）等。

（3）行动支持：主要减少受累关节负重，可采用手杖、拐杖、助行器等。

（4）改变负重力线：根据骨关节炎所伴发的内翻或外翻畸形情况，采用相应的矫形支具或矫形鞋以平衡各关节面的负荷。

2. 药物治疗　如非药物治疗无效，可根据关节疼痛情况选择药物治疗。

（1）局部药物治疗：首先可选择非甾体抗炎药（NSAID）的乳胶剂、膏剂、贴剂和非甾体抗炎药擦剂等局部外用药，可以有效缓解关节轻中度疼痛，且不良反应轻微。

（2）全身镇痛药物：非甾体抗炎药物可以缓解疼痛，软骨保护剂在一定程度上可延缓病程、改善患者症状。

（3）关节腔药物注射：①注射透明质酸钠可起到润滑关节、保护关节软骨和缓解疼痛的作用。②糖皮质激素，对非甾体药物治疗4~6周无效的严重骨关节炎或不能耐受非甾体药物治疗、持续疼痛、炎症明显者，可行关节腔内注射糖皮质激素。不主张随意选用关节腔内注射糖皮质激素，更反对多次反复使用，一般每年最多不超过3~4次。

3. 手术疗法　外科治疗的方法主要有：①游离体摘除术。②关节镜下关节清理术。③截骨术。④关节融合术和关节成形术。⑤骨关节炎晚期可行人工关节置换术。

【经典习题】

骨关节炎的主要病变是

A. 关节内化脓性感染

B. 关节特异性炎症

C. 关节软骨退变和继发性骨质增生

D. 关节骨质疏松

E. 骨与关节慢性疼痛

答案： C

考点： 骨关节炎的病理改变

解析： 骨关节炎为一种以退行性病变和继发性骨质增生为特征的慢性关节疾病，由于增龄、肥胖、劳损、创伤、关节畸形等诸多因素引起的关节软骨退化损伤、关节边缘和软骨下骨反应性增生，故选C。

第十节　骨与关节化脓性感染

一、急性血源性骨髓炎（★★★）

（一）病因、病理

金黄色葡萄球菌是最常见的致病菌，乙型溶血性链球菌占第二位（2000、2002、2005）。本病的病理变化为骨质破坏与死骨形成，后期有新生骨，成为骨性包壳。

（二）临床表现

好发于儿童，以胫骨上段和股骨下段最多见（2007）。起病急骤。有寒战，继而高热至39℃以上，有明显的毒血症症状。儿童可有烦躁，不宁，呕吐与惊厥。重者有昏迷与感染性休克。早期只有患区剧痛，肢体半屈曲状，周围肌痉挛，因疼痛抗拒作主动与被动运动。局部皮温增高，有局限性压痛，肿胀并不明显。数天后局部出现水肿，压痛更为明显，说明该处已形成骨膜下脓肿。脓肿穿破后成为软组织深部脓肿，此时疼痛反可减轻，但局部红、肿、热、压痛都更为明显。

（三）诊断与鉴别诊断

1. 诊断（2018）　急性骨髓炎的诊断为综合性诊断，凡有下列表现均应想到有急性骨髓炎的可能：

（1）急骤的高热与毒血症表现。

（2）长骨干骺端疼痛剧烈而不愿活动肢体。

（3）该部位有一个明显的压痛区。

（4）白细胞计数和中性粒细胞增多，红细胞沉降率快，C反应蛋白升高；X线片征象，两周以后方有变化；MRI检查具有早期诊断价值。

病因诊断在于获得致病菌。血培养与分层穿刺液培养具有很大的价值，涂片中发现大量脓细胞或细菌即可明确诊断（2001、2017、2023）。为了提高阳性率，需反复做血培养。

2. 鉴别诊断　①蜂窝织炎和深部脓肿；②风湿病与化脓性关节炎；③骨肉瘤和尤因（Ewing）肉瘤，部分恶性骨肿瘤。

（四）治疗

治疗的目的应该是中断骨髓炎由急性期向慢性阶段的演变，早期诊断与治疗是主要的关键。

1. 抗生素治疗（2017）　对疑有骨髓炎的病例应立即开始足量抗生素治疗，在发病5天内使用往往可以控制炎症，而在5天后使用或细菌对所用抗生素不敏感时，都会影响疗效。由于致病菌大都为溶血性金黄色葡萄球菌，要联合应用抗生素，选用的抗生素一种针对革兰阳性球菌，而另一种则为广谱抗生素，待检出致病菌后再予以调整。

2. 手术治疗的目的

（1）引流脓液，减少毒血症症状。

（2）阻止急性骨髓炎转变为慢性骨髓炎。

手术治疗宜早，最好在抗生素治疗后48～72小时仍不能控制局部症状时进行手术，也有主张提前为36小时的。手术有钻孔引流或开窗减压两种。

3. 全身辅助治疗　高热时降温、补液、补充热量。化脓性感染时往往会有贫血，可隔1～2天输给少量新鲜血，以增加患者的抵抗力。也可用些清热解毒的中药。

4. 局部辅助治疗　肢体可做皮肤牵引或石膏托固定。

二、化脓性关节炎（★★）

（一）病因

最常见的致病菌为金黄色葡萄球菌，可占85%左右；其次为白色葡萄球菌。淋病双球菌、肺炎链球菌和肠道杆菌等。

（二）临床表现

多见于儿童，好发于髋膝关节。一般有外伤诱发病史（2004、2014）。有寒战、高热等症状，体温可达39℃以上（2004）。甚至出现谵妄与昏迷，小儿惊厥多见。病变关节迅速出现疼痛与功能障碍，关节往往处于屈曲、外旋、外展位。关节腔内积液在膝部最为明显，可见髌上囊明显隆起，浮髌试验可为阳性。

（三）诊断（2023）与鉴别诊断

根据全身与局部症状和体征，一般诊断不难。X线表现出现较迟，不能作为诊断依据。关节穿刺和关节液检查对早期诊断很有价值（2004），应做细胞计数，分类，涂片革兰染色找病原菌，抽出物应做细菌培养和药物敏感试验。需与关节结核、风湿性关节炎、创伤性关节炎等鉴别。

（四）治疗

1. 早期足量全身性使用抗生素　原则同急性血源性骨髓炎。

2. 关节腔内注射抗生素　每天做一次关节穿刺，抽出关节液后，注入抗生素。如果抽出液逐渐变清，而局部症状和体征缓解，说明治疗有效，可以继续使用，直至关节积液消失，体温正常。如果抽出液性质转劣而变得更为混浊甚至成为脓性，说明治疗无效，应改为灌洗或切开引流。

3. 关节镜下关节清理　在关节镜直视下反复冲洗关节腔，清除脓性渗液、脓苔与组织碎屑，灌洗清楚后在关节腔内留置敏感的抗生素，可望减轻症状。

4. 关节腔持续性灌洗　适用于表浅的大关节。

5. 关节切开引流　适用于较深的大关节，穿刺插管难以成功的部位用。

6. 为防止关节内粘连尽可能保留关节功能　可做持续性关节被动活动。

7. 后期病例如关节强直于非功能位或有陈旧性病理性脱位者，须行矫形手术，以关节融合术或截骨术最常采用。为防止感染复发，术前、术中和术后都须使用抗生素。此类患者做人工全膝关节置换术感染率高，须慎重考虑。

第十一节　骨与关节结核

一、概述

骨与关节结核一度是非常多见的感染性疾病，它与生活贫困有着直接的关系。骨与关节结核的好发部位是脊柱，约占50%，其次是膝关节、髋关节与肘关节。常见表现如下：

1. 起病缓慢，有低热、乏力、盗汗、消瘦、食欲缺乏及贫血等症状；也有起病急骤，有高热及毒血症状，一般多见于儿童患者。

2. 病变部位大多为单发性，少数为多发性，但对称性罕见。30%～50%的患者起病前往往有关节外伤病史。

3. 病变部位有疼痛，初起不甚严重，每于活动后加剧。儿童患者常有"夜啼"。部分患者因病灶内脓液突然破向关节腔而产生急性症状，此时疼痛剧烈。髋关节与膝关节的关节神经支配有重叠现象，髋关节结核患者可以主诉膝关节疼痛。单纯骨结核者髓腔内压力高，脓液积聚过多，疼痛也很剧烈。

4. 浅表关节可以查出有肿胀与积液，并有压痛，关节常处于半屈状态以缓解疼痛；至后期，肌萎缩，关节呈梭形肿胀。

5. 结核进一步发展导致病灶部位积聚了多量脓液、结核性肉芽组织、死骨和干酪样坏死物质。

二、脊柱结核（★★★）

（一）临床表现

边缘型椎体结核多见于成人，好发于腰椎（2013）。中心型椎体结核多见于儿童，好发于胸椎（2006）。起病缓慢。有低热、疲倦、消瘦、盗汗、食欲缺乏及贫血等全身症状。儿童常有夜啼，呆滞或性情急躁等。

【巧妙记忆】　脊柱椎体结核中心型多见于儿童，而边缘型多见于成人。

疼痛是最先出现的症状。通常为轻微疼痛，休息后症状减轻，劳累后则加重。早期疼痛不会影响睡眠；病程长者夜间也会疼痛。颈椎结核除有颈部疼痛外，还有上肢麻等神经根受刺激的表现，咳嗽、喷嚏时会使疼痛与麻木加重。神经根受压时则疼痛剧烈。如果疼痛明显，患者常用双手撑住下颌，头前倾，颈部缩短，姿势十分典型。有咽后壁脓肿者妨碍呼吸与吞咽，睡眠时有鼾声。后期时可在颈侧摸到冷脓肿所致的颈部肿块。可有拾物试验阳性（2007、2015）。

【巧妙记忆】　最常见的骨关节结核是脊柱结核，最常见的关节结核和滑膜结核为膝关节结核，脊柱结核和化脓性脊柱炎好发于腰椎。

（二）影像学检查

X 线片表现以骨质破坏和椎间隙狭窄为主（2014、2016、2017）。中心型的骨质破坏集中在椎体中央，在侧位片比较清楚。很快出现椎体压缩成楔状，前窄后宽。也可以侵犯至椎间盘，累及邻近椎体。边缘型的骨质破坏集中在椎体的上缘或下缘，很快侵犯至椎间盘，表现为椎体终板的破坏和进行性椎间隙狭窄，并累及邻近两个椎体。边缘型的骨质破坏与楔形压缩不及中心型明显，故脊柱后凸不重。

CT 检查可以清晰地显示病灶部位，有无空洞和死骨形成。即使是小型的椎旁脓肿，在 CT 检查时也可发现。CT 检查对腰大肌脓肿有独特的价值。

MRI 具有早期诊断价值，在炎性浸润阶段即可显示异常信号，用于观察椎体、椎间盘破坏，椎旁脓肿及脊髓神经有无受压和变性。

（三）诊断与鉴别诊断

1. 诊断　根据症状、体征与影像学表现，典型病例诊断不难。

2. 鉴别诊断

（1）强直性脊柱炎：多数有骶髂关节炎，症状以后背疼痛为主。X 线检查无骨破坏与死骨，脊柱呈“竹节”样改变，胸椎受累后会出现胸廓扩张受限等临床表现。

（2）化脓性脊柱炎：发病急，有高热及明显疼痛，早期血培养可检出致病菌。其特征性 X 线表现可作鉴别。

（3）腰椎间盘突出症：无全身症状，有下肢神经根受压症状，红细胞沉降率不快。X 线片上无骨质破坏，CT 检查可发现突出的髓核。

（4）脊柱肿瘤：多见于老人，疼痛逐日加重，X 线片可见骨破坏累及椎弓根，椎间隙高度正常，一般没有椎旁软组织块影。

（5）嗜酸性肉芽肿：多见于胸椎，患者年龄通常不满 12 岁，整个椎体均匀性压扁成线条状，上下椎间隙完全正常。没有发热等全身症状。

（6）退行性脊椎骨关节病：为老年性疾病，普遍性椎间隙变窄，邻近椎体上、下缘硬化发白，有骨桥形成，没有骨质破坏与全身症状。

（四）治疗

一般采用全身治疗，局部固定用石膏背心或支架（胸椎及上腰椎结核）及石膏腰围带一腿（下腰椎结核），固定期为 3 个月，固定期间应多卧床休息。全身情况不好不能耐受固定的，可以睡特制的石膏床 3 个月。

手术治疗前 4~6 周规范抗结核化疗（2012）。手术有 3 种类型：

1. 切开排脓　寒性脓肿广泛流注出现了继发性感染，全身中毒症状明显，不能耐受病灶清除术时可做切开排脓挽救生命。

2. 病灶清除术　有前路和后路手术两种。后路手术通常用于胸椎结核，即切除病变脊椎的一侧肋横突，推开胸膜，进入病灶，做彻底的清创术，可以清除脓液、结核性肉芽组织、干酪样坏死物质和死骨。前路手术途径则视病灶部位而定。前路和后路手术都可以做彻底的病灶清除术。

3. 矫形手术　纠正脊柱后凸畸形。手术治疗适应证：①诊断不明确需行组织学检查；②结核病灶压迫脊髓出现神经损伤需行减压；③脓肿和窦道形成；④需要矫形的晚期结核引起的脊柱畸形。

三、髋关节结核

（一）临床表现

儿童多见（2007）。起病缓慢，有低热、乏力、倦怠、食欲缺乏、消瘦及贫血等全身症状。多为单发性，早期症状为疼痛。初起时疼痛不剧烈，休息后会好转。在小儿则表现为夜啼。儿童患者常诉膝部疼痛，如不加注意，会延误诊断。随着疼痛的加剧，出现跛行。至后期，会在腹股沟内侧与臀部出现寒性脓肿。破溃后成为慢性窦道。股骨头破坏明显时会形成病理性脱位，通常为后脱位。愈合后会遗留各种畸形，以髋关节屈曲内收内旋畸形、髋关节强直与下肢不等长最为常见。“4”字试验、髋关节过伸试验、Thoma征阳性（2005、2007、2008、2017）。

【巧妙记忆】 髋关节结核时Thomas征阳性，及4字试验可出现阳性，做题时可利用其排除部分错误答案。

（二）影像学检查

X线摄片检查对诊断髋关节结核十分重要，必须两髋关节同时摄片以做比较。早期病变只有局限性骨质疏松，质量好的X线片可显示出肿胀的关节囊。进行性关节间隙变窄与边缘性骨破坏病灶为早期X线征象。随着破坏的加剧，出现空洞和死骨；严重者股骨头部几乎消失。

CT与MRI检查可获得早期诊断。能清楚显示髋关节内积液的量，能揭示普通X线片不能显示的微小骨破坏病灶。MRI还能显示骨内的炎性浸润。

（三）治疗

全身治疗和局部治疗同样重要。按疗程抗结核药物治疗。有髋部剧烈疼痛及肌肉痉挛、屈曲畸形者应做皮肤牵引或骨牵引。畸形矫正后上髋人形石膏3个月。一般都能控制病情不主张早期外科干预。单纯滑膜结核可以关节腔内注射抗结核药物；如果髋关节内液体较多，为保全股骨头，有指征做髋关节滑膜切除术。一般手术中的发现远重于X线表现即临床估计，有必要在滑膜切除时做局限性病灶清除，即对骨性病灶做彻底刮除。有寒性脓肿形成时宜做彻底的病灶清除术。术后髋“人形”石膏固定3周，以利病灶愈合，然后开始髋关节功能锻炼。髋关节明显畸形者可采用转子下截骨术。

【经典习题】

1. 与脊柱结核有关的试验是
   A. 抽屉试验
   B. 直腿抬高试验
   C. “4”字试验
   D. 拾物试验
   E. 研磨试验

   答案：D

   考点：脊柱结核的临床表现

   解析：抽屉试验是用以检查膝关节的交叉韧带损伤情况，故排除A；直腿抬高试验是用以检查是否存在神经根压迫症状，故排除B；“4”字试验是用以检查髋关节的病变，故排除C；研磨试验是用以检查膝关节半月板损伤情况，故排除E；拾物试验是用以检查患者脊柱病变，如脊柱结核、骨折等病变，故选D。

2. 儿童化脓性骨髓炎的脓肿不易进入关节腔的原因是
   A. 关节囊对关节腔具有保护作用
   B. 儿童关节对细菌的抵抗力强
   C. 骺板起屏障作用
   D. 脓液容易局限和吸收
   E. 脓肿容易经由软组织溃破

   答案：C

   考点：化脓性骨髓炎的感染途径

   解析：化脓性骨髓炎多为溶血性金黄色葡萄球菌及乙型链球菌等感染引起，小儿骨骺板对感染抵抗力较强具有屏障作用，故脓肿不易进入关节腔内，故选C。

3. 急性化脓性骨髓炎最常见的致病菌是
   A. 乙型链球菌
   B. 铜绿假单胞菌
   C. 金黄色葡萄球菌
   D. 肺炎链球菌
   E. 大肠埃希菌

   答案：C

   考点：化脓性骨髓炎的致病菌

   解析：化脓性骨髓炎是一种常见病，病因为化脓性细菌感染，感染途径有：血源性、创伤性和邻近组织扩散。溶血性金黄色葡萄球菌是急性化脓性骨髓炎最常见的致病菌。故选C。

4. 女孩，9岁。5天前突然右髋疼痛，并有高热。体温39.5℃，脉搏110次/分，白细胞22×10^9/L，中性98%，红细胞沉降率30mm/h。右髋关节肿胀，不敢活动。考虑为
   A. 急性化脓性髋关节炎
   B. 急性风湿性髋关节炎
   C. 类风湿髋关节炎
   D. 髋周软组织炎
   E. 髋关节结核

   答案：A

   考点：急性血源性骨髓炎的诊断

   解析：急性血源性骨髓炎以儿童多见，起病急骤，高热，患区剧痛，肢体半屈曲状，因疼痛拒绝主动或被动运动，白细胞计数增多，一般都在10×10^9/L以上，中性粒细胞可占90%以上。本患儿可考虑为急性化脓性髋关节炎。故选A。

第十二节 骨 肿 瘤

一、骨肿瘤概论

（一）良性骨肿瘤的临床特点

1. 疼痛与压痛 疼痛是生长迅速的肿瘤最显著

的症状。良性肿瘤多无疼痛，但有些良性肿瘤，如骨样骨瘤可因反应骨的生长而产生剧痛。

2. 局部肿块和肿胀　良性肿瘤常表现为质硬而无压痛，生长缓慢，通常被偶然发现。

3. 功能障碍和压迫症状　邻近关节的肿瘤，由于疼痛和肿胀可使关节活动功能障碍。脊髓肿瘤不论是良、恶性都可能引起压迫症状，甚至出现截瘫。若肿瘤血运丰富，可出现局部皮温增高，浅静脉怒张。位于骨盆的肿瘤可引起消化道和泌尿道机械性梗阻症状。

4. X 线检查　良性骨肿瘤具有界限清楚、密度均匀的特点。多为膨胀性病损或者外生性生长。病灶骨质破坏呈单房性或多房性，内有点状、环状、片状骨化影，周围可有硬化反应骨，通常无骨膜反应。

（二）恶性骨肿瘤的临床特点

1. 疼痛与压痛　恶性肿瘤几乎均有局部疼痛，开始时为间歇性、轻度疼痛，以后发展为持续性剧痛、夜间痛，并可有压痛。

2. 局部肿块和肿胀　局部肿胀和肿块发展迅速多见于恶性肿瘤。局部血管怒张反映肿瘤的血运丰富，多属恶性。

3. 功能障碍和压迫症状　脊髓肿瘤不论是良、恶性都可能引起压迫症状。

4. 全身情况　伴有发热、食欲减退、消瘦等。

5. 病理性骨折　轻微外伤引起病理性骨折是某些骨肿瘤的首发症状，也是恶性骨肿瘤和骨转移癌的常见并发症。

6. X 线检查　恶性骨肿瘤的病灶多不规则，呈虫蛀样或筛孔样，密度不均，界限不清，若骨膜被肿瘤顶起，骨膜下产生新骨，呈现出三角形的骨膜反应阴影称 Codman 三角，多见于骨肉瘤。若骨膜的掀起为阶段性，可形成同心圆或板层状排列的骨沉积，X 线片表现为“葱皮”现象，多见于尤因肉瘤。若恶性肿瘤生长迅速，超出骨皮质范围，同时血管随之长入，肿瘤骨与反应骨沿放射状血管方向沉积，表现为“日光射线”形态。某些生长迅速的恶性肿瘤很少有反应骨，X 线片表现为溶骨性缺损，骨质破坏。而有些肿瘤如前列腺癌骨转移，可激发骨的成骨反应。

7. 病理组织学检查　是最后确定诊断的唯一可靠检查。

8. 转移　常可形成转移瘤病灶。

（三）诊断

骨肿瘤的诊断必须临床、影像学和病理学三结合；生化测定也是必要的辅助检查。

（四）治疗原则

1. 良性骨肿瘤　①刮除植骨术，适用于良性骨肿瘤及瘤样病变。②外生性骨肿瘤的切除，关键是完整切除肿瘤骨质、软骨帽及软骨外膜，防止复发。

2. 恶性骨肿瘤　①保肢治疗，采用合理外科边界完整切除肿瘤，截骨平面在肿瘤边缘 3~5cm，软组织切除范围为反应区外 1~5cm。②截肢术，应严格掌握手术适应证。

3. 化学治疗　对于骨肉瘤等恶性肿瘤，围手术期的新辅助化疗已经是标准的治疗程式。病检时评估术前化疗疗效，可指导术后化疗和判断预后。

4. 放射治疗　可强有力地影响恶性肿瘤细胞的繁殖能力。尤因肉瘤对放疗敏感，能有效控制局部病灶，可在化疗后或与化疗同时进行。骨肉瘤对放疗不敏感。

5. 其他治疗　包括血管栓塞治疗、温热-化学疗法、免疫治疗等。

二、骨软骨瘤（★★）

（一）临床表现（2018）

可长期无症状，多因无意中发现骨性包块而就诊。若肿瘤压迫周围组织或其表面的滑囊发生炎症，则可产生疼痛。体格检查所见肿块较 X 线片显示的大。

X 线表现（2018）为单发或多发，在干骺端可见从皮质突向软组织的骨性突起（2003、2020），其皮质和松质骨以窄小或宽广的蒂与正常骨相连，彼此髓腔相通，皮质相连续，突起表面为软骨帽，不显影，厚薄不一，有时可呈不规则钙化影（2001、2007、2008）。

（二）诊断

骨软骨瘤发生恶性变时可出现疼痛、肿胀、软组织包块等症状；X 线片可见原来稳定的骨软骨瘤再度生长，骨质破坏，钙化不规则等表现。

（三）治疗

一般不需治疗（2018）。

切除术的适应证：

1. 肿瘤生长过快，有疼痛或影响关节活动功能者。
2. 影响邻骨或发生关节畸形者。
3. 压迫神经、血管及肿瘤自身发生骨折时。
4. 肿瘤表面滑囊反复感染者。
5. 病变活跃有恶变可能者。

三、骨囊肿

（一）临床表现

常见于儿童和青少年；好发于长管状骨的干骺端，依次为肱骨上段、股骨上段、胫骨上端和桡骨下端。多数无明显症状，有时局部有隐痛或肢体局部肿胀。绝大多数患者在发生病理性骨折后就诊。

（二）诊断

X线表现为干骺端圆形或椭圆形界限清楚的溶骨性病灶，骨皮质有不同程度的膨胀变薄（2002、2016），无硬化性边缘，单房或多房性。

（三）治疗

治疗骨囊肿可以自愈，特别在骨折后，囊肿可被新骨填塞。用甲基泼尼松龙注入囊腔有一定的疗效，多数可恢复正常骨结构。对于保守治疗无效者，可行刮除植骨术。易复发。

四、骨巨细胞瘤

（一）临床表现

主要症状为疼痛和肿胀，与病情发展相关。局部包块压之有乒乓球样感觉和压痛，病变的关节活动受限。典型X线特征为骨端偏心位、溶骨性、囊性破坏而无骨膜反应，病灶膨胀生长、骨皮质变薄，呈肥皂泡样改变。侵袭性强的肿瘤可穿破骨皮质致病理骨折（2006、2007）。血管造影显示肿瘤血管丰富，并有动-静脉瘘形成。

【巧妙记忆】 骨软骨瘤和血源性骨髓性好于发长骨干骺端，骨巨细胞瘤好发于股骨下端和胫骨上端，骨肉瘤好发于干骺端。

（二）诊断

结合临床表现、影像学检查和病理检查作出诊断。

（三）治疗

属$G_0T_0M_{0\sim1}$者，以手术治疗为主。采用切除术加灭活处理，再植入自体或异体骨或骨水泥，但易复发。对于复发者，应做切除或节段截除术或假体植入术。属$G_{1\sim2}T_{1\sim2}M_0$者，采用广泛或根治切除，化疗无效。对发生于手术困难部位如脊椎者可采用放疗，但放疗后易肉瘤变，应高度重视。目前靶向药物用于治疗难治性骨巨细胞瘤，可控制疾病进展和复发。

五、骨肉瘤

（一）临床表现

主要症状为局部疼痛，多为持续性，逐渐加剧，夜间尤重。可伴有局部肿块，附近关节活动受限。局部表面皮温增高，静脉怒张。可以伴有全身恶病质表现。溶骨性骨肉瘤因侵蚀皮质骨而导致病理性骨折。核素骨显像可以确定肿瘤的大小及发现转移病灶。化验检查可用来检测病变的状态。

（二）诊断

X线表现发现有不同形态，密质骨和髓腔有成骨性、溶骨性或混合性骨质破坏，骨膜反应明显，呈侵袭性发展，可见Codman三角或呈“日光射线”形态（2007、2014、2015、2016、2017）。

【巧妙记忆】 骨肿瘤中答题特异性的知识点有Codman三角为骨肉瘤，肥皂泡样改变为骨巨细胞瘤，“葱皮”现象多见于尤因肉瘤。

（三）治疗

属$G_2T_{1\sim2}M_0$者，采取综合治疗。术前大剂量化疗，然后根据肿瘤浸润范围做根治性切除瘤段、灭活再植或置入假体的保肢手术或截肢术，术后继续大剂量化疗。骨肉瘤肺转移的发生率极高，属$G_2T_{1\sim2}M_1$者，除上述治疗外，还可行手术切除转移灶。近年来由于早期诊断和化疗迅速发展，骨肉瘤的5年存活率提高至50%以上。

六、转移性骨肿瘤

（一）临床表现

主要症状是疼痛、肿胀、病理性骨折和脊髓压迫，以疼痛最为常见。X线可表现为溶骨性（如甲状腺癌和肾癌）、成骨性（如前列腺癌）和混合性的骨质破坏，以溶骨性为多见，病理骨折多见。骨扫描是检测转移性骨肿瘤敏感的方法（2016、2017）。

（二）诊断

实验室检查溶骨性骨转移时，血钙升高；成骨性骨转移时血清碱性磷酸酶升高；前列腺癌骨转移时酸性磷酸酶升高。

（三）治疗

治疗转移性骨肿瘤通常宣布不能治愈，且治疗是姑息性的。应采取积极态度，以延长寿命、解除症状、改善生活质量为目的。治疗时需针对原发癌和转移瘤进行治疗，采用化疗、放疗和内分泌治疗。其结果取决于原发部位和疾病的范围。

【经典习题】

1. 男孩，10岁。左上臂疼痛1周，有摔倒病史。查体：左上臂近段肿胀，压痛。X线片显示肱骨近侧干骺端圆形境界清楚透亮区，骨皮质膨胀变薄，无骨膜反应。首先考虑的诊断是

A. 骨囊肿

B. 骨结核

C. 骨肉瘤

D. 骨软骨瘤

E. 骨巨细胞瘤

答案：A

考点：骨囊肿的诊断

解析：骨囊肿是一种骨的囊肿样局限性瘤样病损，并非真正的囊肿，常见于儿童和青少年；好发于长管

状骨干骺端，依次为肱骨近段、股骨近段、胫骨近端和桡骨远端。多数无明显症状，有时局限有隐痛或肢体局部肿胀。干骺端有圆形或椭圆形界限清楚的透亮区，骨皮质有不同程度的膨胀变薄，与本题患儿情况相符合，故选 A。

（2~3 题共用备选答案）

A. 葱皮样骨膜反应

B. 骨质破坏，死骨形成

C. 日光放射状骨膜反应

D. 肥皂泡样骨质反应

E. 干骺端圆形边界清楚的溶骨性病灶

2. 骨巨细胞瘤的典型 X 线表现是

答案：D

3. 骨肉瘤的典型 X 线表现是

答案：C

考点：骨肉瘤与骨巨细胞瘤的 X 线表现

解析：骨巨细胞瘤 X 线表现：骨端偏心位，溶骨性、囊性破坏而无骨膜反应，病灶膨胀性生长，骨皮质变薄，呈肥皂泡样改变，故 2 题选 D。干骺端圆形边界清楚的溶骨性病灶为骨囊肿的 X 线表现；骨质破坏，死骨形成为骨结核的 X 线表现；葱皮样骨膜反应为尤因肉瘤的 X 线表现。骨肉瘤 X 线表现：骨密致和髓腔有成骨性、溶骨性及混合性骨质破坏，骨膜反应明显，呈侵袭性发展，可见 Codman 三角或呈“日光射线”形态，故 3 题选 C。

第十章 风湿免疫性疾病

第一节 总 论

一、概念

风湿性疾病是泛指影响骨、关节及其周围软组织，如肌肉、滑囊、肌腱、筋膜、神经等的一组疾病（2012）。其病因可以是自身免疫性、感染性、代谢性、内分泌性、退行性、地理环境性、遗传性、肿瘤性等。它可以是周身性或系统性的，也可以是器官特异性的。包括各种关节炎在内的弥漫性结缔组织病，是风湿病的重要组成部分，但风湿病不只限于弥漫性结缔组织病。

二、分类

风湿性疾病根据其发病机制、病理及临床特点被分为十大类近 200 种疾病，是对这一分类的简单归纳（表 4-10-1-1）。

表 4-10-1-1 风湿性疾病的分类

分 类	疾 病
弥漫性结缔组织病（2003、2004）	类风湿关节炎（RA）、（系统性）红斑狼疮、硬皮病、炎性肌病、系统性血管炎综合征等
脊柱关节病	强直性脊柱炎、Reiter 综合征、银屑病关节炎、未分化脊柱关节病等
退行性变	（原发性，继发性）骨关节炎
与遗传、代谢和内分泌相关的风湿病	痛风、假性痛风、马方综合征、免疫缺陷病等
感染相关风湿病	反应性关节炎、风湿热等
肿瘤相关风湿病	原发性（滑膜瘤、滑膜肉瘤等）、继发性（多发性骨髓瘤、转移癌等）
神经血管疾病	神经性关节病、压迫性神经病变（周围神经受压、神经根受压等）等
骨与软骨病变	骨质疏松、骨软化、肥大性骨关节病、弥漫性原发性骨肥厚、骨炎等
非关节性风湿病	关节周围病变、椎间盘病变、特发性腰痛、其他疼痛综合征（如纤维肌痛综合征）等
其他有关节症状的疾病	风湿性多肌痛、间歇性关节积液、药物相关风湿综合征、慢性肝炎等

三、病理特点

风湿病的病理改变有炎症性反应及非炎症性病变，不同的疾病其病变出现在不同靶组织（受损最突出的部位），由此而构成其特异的临床症状。炎症性反应除痛风等晶体性关节炎是因尿酸盐结晶所导致外，其余的大部分因免疫反应引起，后者表现为局部组织出现大量淋巴细胞、巨噬细胞、浆细胞浸润和聚集。血管病变是风湿病另一常见的共同病理改变，亦以血管壁的炎症为主，造成血管壁的增厚、管腔狭窄使局部组织器官缺血，弥漫性结缔组织病的广泛损害和临床表现与此有关。

常见风湿性疾病的主要病理特点如下：类风湿关节炎为滑膜炎；强直性脊柱炎为附着点炎；系统性红斑狼疮为小血管炎；干燥综合征为外分泌腺体炎症；多发性肌炎/皮肌炎为肌炎、间质性肺炎；骨关节炎为关节软骨变性。

四、辅助检查

（一）一般性检查

对风湿病的确诊很有帮助。血常规，尿液，肝、肾功能检查是必需的，它有助于病情分析，如溶血性贫血、血小板减少、白细胞数量变化、蛋白尿都可能与结缔组织病（CTD）有关。而肝、肾功能又可为用药后可能出现的损害和比较打下基础。

（二）特异性检查

特异性检查包括关节液、血清自身抗体和补体水平。

1. 关节镜和关节液的检查　关节镜是通过直视来观察关节腔表层结构的变化，目前多应用于膝关节。本检查对关节病的诊治和研究均有一定作用，在某些情况下，直视下可以鉴别关节病的性质，活检的组织标本病理检查对疾病的诊断也有重要作用。

2. 自身抗体的检测　对风湿病的诊断和鉴别诊断，尤其是CTD的早期诊断至为重要。现在应用于风湿病学临床的主要自身抗体如下。

（1）抗核抗体（ANAs）：是抗细胞核内成分的抗体。因为细胞核包含多种成分，所以ANAs其实是抗核内多种物质的抗体谱。

（2）类风湿因子（RF）（2008）：见于RA、原发性干燥综合征（PSS）、SLE等多种CTD，但亦见于急性病毒性感染如单核细胞增多症、肝炎、流行性感冒等，寄生虫感染如疟疾、血吸虫病等，慢性感染如结核病、亚急性感染性心内膜炎等，某些肿瘤以及约5%的正常人群。

【巧妙记忆】 RF的特异性较差，对RA诊断有局限性，但在诊断明确的RA中，RF效价可判断其活动性。

（3）抗中性粒细胞胞质抗体（ANCA）：对系统性小血管炎病尤其是Wegener肉芽肿的诊断和活动性判定有帮助。中性粒细胞胞质内含有多种抗原成分，其中以丝氨酸蛋白酶-3（PR3）和髓过氧化物酶（MPO）抗原成分与血管炎病相关密切。

（4）抗磷脂抗体：目前临床检测的抗磷脂抗体包括抗心磷脂抗体、狼疮抗凝物等。

【巧妙记忆】 抗磷脂抗体与血小板减少、动静脉血栓、复发性自发性流产有关（2002）。

（5）抗角蛋白抗体谱：是一组不同于RF而对RA有较高特异性的自身抗体。敏感性为66%，特异性为95%。

（6）补体：测定血清总补体（CH_{50}）、C3和C4有助于对SLE和血管炎的诊断、活动性和治疗后疗效反应的判定。

3. 病理　活组织检查所见病理对诊断有决定性意义，并有指导治疗的作用。如唇腺炎对干燥综合征（SS）、肾组织对狼疮肾炎、血管炎不同病理表现对应各种血管炎病等。

4. 影像学　在风湿病学中是一个重要的辅助检测手段，有助于各种关节脊柱病的诊断、鉴别诊断、疾病严重性分期、药物疗效的判断等。

五、治疗

风湿病一旦诊断明确应早期开始相应治疗。治疗措施包括教育、物理治疗、矫形、锻炼、药物、手术等。药物治疗主要包括非甾体抗炎药、糖皮质激素、改善病情抗风湿药。

1. 非甾体抗炎药　临床应用广泛，用作改善风湿病的各类关节肿痛的对症药物，它不能控制原发病的病情进展。

【巧妙记忆】 各类NSAID的镇痛抗炎机制相同，即抑制组织细胞产生环氧化酶（COX），减少COX介导产生的炎症介质——前列腺素。

2. 糖皮质激素　是治疗多种CTD的一线药物，但非根治药物。它有很强而快速的抗炎作用，通过受体发挥作用，其受体一个是位于中枢神经，以调节本激素的昼夜活性规律，另一是位于体内各种细胞，具有抗炎和调节代谢的作用。激素虽是一个强劲的抗炎药，在CTD中应用广泛，但有较多的不良反应，尤其对长期服用者。

3. 改善病情抗风湿药　是指可以防止和延缓RA关节骨结构破坏的药物，是一组有不同化学结构的药物或生物制剂，其特点是起效慢，停药后作用的消失亦慢，故曾被称为慢作用抗风湿药。

4. 辅助性治疗　静脉免疫球蛋白、血浆置换、血浆免疫吸附等，有一定疗效。因价格昂贵又不能脱离上述3种主要药物，故可用于有一定指征的风湿病患者。

【经典习题】

1. 关于风湿性疾病的概念，说法正确的是
   A. 风湿性疾病就是自身免疫病
   B. 风湿性疾病是指风湿性关节炎和类风湿关节炎
   C. 结缔组织病是风湿性疾病的一部分
   D. 风湿性疾病是结缔组织病的一部分
   E. 风湿性疾病就是结缔组织病

答案： C

考点： 风湿性疾病的概念

解析： 结缔组织病是泛指结缔组织受累的疾病，包括

红斑狼疮、类风湿关节炎、硬皮病、皮肌炎、结节性多动脉炎、韦格纳肉芽肿、巨细胞动脉炎及干燥综合征等，是风湿性疾病的一大类。风湿性疾病是以关节痛、畏风寒为主症的一组极其常见的临床症候群。风湿性疾病泛指影响骨、关节、肌肉及其周围软组织，如滑囊、肌腱、筋膜、血管、神经等一大组疾病。故选 C。

2. 不属于弥漫性结缔组织病的疾病是
   A. 系统性红斑狼疮
   B. 干燥综合征
   C. 多肌炎和皮肌炎
   D. 类风湿关节炎
   E. Reiter 综合征

答案： E

考点： 弥漫性结缔组织病

解析： 弥漫性结缔组织病包括系统性红斑狼疮、类风湿关节炎、硬皮病、干燥综合征、多发性肌炎/皮肌炎和血管炎等。Reiter 综合征不属于弥漫性结缔组织病，是脊柱关节病。该征又称为尿道-眼-滑膜综合征，可伴有皮肤、黏膜、心血管和胃肠道症状。故选 E。

3. 女，50 岁。反复低热 1 年，伴四肢大小关节肿痛。WBC 8×10^9/L，Hb 100g/L，ANA（-），RF（+）。经多种抗生素正规治疗无效，可能的诊断是
   A. 风湿性关节炎
   B. 系统性红斑狼疮
   C. 骨关节炎
   D. 类风湿关节炎
   E. 结核菌感染引起的关节炎

答案： D

考点： 类风湿关节炎的临床表现

解析： 多数类风湿关节炎患者可变现为关节肿痛，实验室检查有轻至中度正细胞性贫血，白细胞数大多正常，有时可见嗜酸性粒细胞和血小板增多，多数患者有高水平类风湿因子（RF），本题患者病史 1 年，已经累及四肢的大小关节，RF（+），由此可以诊断为类风湿关节炎。故选 D。

第二节　系统性红斑狼疮

一、病因和发病机制

（一）病因

发病与遗传、环境因素及雌激素有关，女性患者明显多于男性，在更年期前阶段为 9∶1，儿童及老人为 3∶1。

（二）发病机制

外来抗原（如病原体、药物等）引起人体 B 细胞活化。易感者因免疫耐受性减弱，B 细胞通过交叉反应与模拟外来抗原的自身抗原相结合，并将抗原提呈给 T 细胞，使之活化，在 T 细胞活化刺激下，B 细胞得以产生大量不同类型的自身抗体并激活补体，造成大量组织损伤。

【巧妙记忆】 系统性红斑狼疮的基本病理变化为炎症反应和血管异常。

二、临床表现（2017、2023）

1. 全身症状　活动期患者大多数有全身症状。约 90% 的患者在病程中出现各种热型的发热（2004、2011、2012），尤以低、中度热为常见，发热应除外感染因素，尤其是在免疫抑制剂治疗中出现的发热。此外尚可有疲倦、乏力、体重下降等。

【巧妙记忆】 临床表现中疲劳最常见，但也最易忽视，故需要重点注意。

2. 皮肤与黏膜　80% 患者在病程中出现皮疹，包括颊部呈蝶形分布的红斑、盘状红斑、指掌部和甲周红斑、指端缺血、面部及躯干皮疹，其中以颊部蝶形红斑最具特征性。光过敏、口腔溃疡、脱发也是常见表现。

3. 浆膜炎　半数以上患者在急性发作期出现多发性浆膜炎，包括双侧中小量胸腔积液，中小量心包积液（2004、2011、2020）。

4. 肌肉关节　关节痛是常见的症状之一（2004、2011、2012），出现在指、腕、膝关节，伴红肿者少见。常出现对称性多关节疼痛、肿。10% 的患者因关节周围肌腱受损而出现 Jaccoud 关节病，其特点为可复的非侵蚀性关节半脱位，可以维持正常关节功能，关节 X 线片多无关节骨破坏。可以出现肌痛和肌无力，5%～10% 出现肌炎。

5. 肾脏　几乎所有患者肾组织均有病理变化，约 60% 有临床表现。主要表现为蛋白尿、血尿、管型尿、水肿、高血压乃至肾衰竭。狼疮肾炎病理表现多样，目前分为 6 型。

6. 心血管　患者常出现心包炎，可为纤维蛋白性心包炎或渗出性心包炎，但心脏压塞少见。约 10% 患者有心肌损害，可有气促、心前区不适、心律失常，严重者可发生心力衰竭而导致死亡。SLE 可出现疣状心内膜炎，病理表现为瓣膜赘生物，与感染性心内膜炎不同，其常见于二尖瓣后叶的心室侧，且并不引起心脏杂音性质的改变。通常疣状心内膜炎不引起临床症状，但可以脱落引起栓塞，或并发感染性心内膜炎。SLE 可以有冠状动脉受累，表现为心绞痛和心电图 ST-T 改变，甚至出现急性心肌梗死。除冠状动脉炎可能参与了发病外，长期使用糖皮质激素加速了动脉粥样硬化，抗磷脂抗体导致动脉血栓形成。

7. 肺 约35%的患者有胸腔积液，多为中小量、双侧性。除因浆膜炎所致外，部分是因低蛋白血症引起的漏出液。患者可发生狼疮肺炎，表现为发热、干咳、气促，肺X线可见片状浸润阴影，多见于双下肺，有时与肺部继发感染很难鉴别。SLE所引起的肺间质性病变主要是急性和亚急性期的磨玻璃样改变和慢性期的纤维化，表现为活动后气促、干咳、低氧血症，肺功能检查常显示弥散功能下降。

8. 神经系统 又称神经-精神狼疮（NP-SLE）。轻者仅有偏头痛、性格改变、记忆力减退或轻度认知障碍；重者可表现为脑血管意外、昏迷、癫痫持续状态等。存在上述表现，并除外感染、药物等继发因素的情况下，结合影像学、脑脊液、脑电图等检查可诊断NP-SLE。

9. 消化系统 约30%患者有食欲减退、腹痛、呕吐、腹泻或腹腔积液等，其中部分患者以上述症状为首发，若不警惕，易于误诊。部分患者有转氨酶异常，肝不一定肿大，一般不出现黄疸。少数可并发急腹症，如胰腺炎、肠坏死、肠梗阻，这些往往与SLE活动性相关。

10. 血液系统 活动性SLE中贫血、白细胞和/或血小板减少常见。其中10%属于Coombs试验阳性的溶血性贫血。血小板减少与血清中存在抗血小板抗体、抗磷脂抗体及骨髓巨核细胞成熟障碍有关。约20%患者有无痛性轻或中度淋巴结肿大，以颈部和腋下为多见。

11. 抗磷脂综合征（APS） 可以出现在SLE的活动期，其临床表现为动脉和/或静脉血栓形成，习惯性自发性流产，血小板减少，患者血清不止一次出现抗磷脂抗体。SLE患者血清可以出现抗磷脂抗体不一定是APS，APS出现在SLE为继发性APS。

12. 干燥综合征 有约30%的SLE有继发性干燥综合征并存，有唾液腺和泪腺功能不全。

13. 眼 约15%患者有眼底变化，如出血、视盘水肿、视网膜渗出物等。其原因是视网膜血管炎。另外血管炎可累及视神经，两者均影响视力，重者可数日内致盲。早期治疗，多数可逆转。

三、免疫学检查

1. 自身抗体 患者血清中可以查到多种自身抗体，它们的临床意义是SLE诊断的标志、疾病活动性的指标及可能出现的临床亚型。常见而且有用的自身抗体依次为抗核抗体谱、抗磷脂抗体和抗组织细胞抗体。

2. 补体 目前常用的有总补体（CH50）、C3和C4的检测。补体低下，尤其是C3低下常提示有SLE活动。C4低下除表示SLE活动性外，尚可能是SLE易感性（C4缺乏）的表现。

【巧妙记忆】 实验室检查中敏感性最高的为抗核抗体ANA，特异性最高的为抗Sm抗体，其次为抗ds-DNA抗体（与疾病活动性密切相关）。

四、诊断与鉴别诊断

目前普遍采用美国风湿病学会1997年推荐的SLE分类标准（表4-10-2-1）。该分类标准的11项中，符合4项或4项以上者，在除外感染、肿瘤和其他结缔组织病后，可诊断SLE。其敏感性和特异性分别为95%和85%。需强调指出的是，患者病情的初始或许不具备分类标准中的4条，随着病情的进展方出现其他项目的表现。11条分类标准中，免疫学异常和高效价抗核抗体更具有诊断意义。一旦患者免疫学异常，即使临床诊断不够条件，也应密切随访，以便尽早作出诊断和及时治疗。

表4-10-2-1 美国风湿病学会1997年推荐的SLE分类标准

项目	表现
颊部红斑	固定红斑，扁平或高起，在两颧突出部位
盘状红斑	片状高起于皮肤的红斑，黏附有角质脱屑和毛囊栓；陈旧病变可发生萎缩性瘢痕
光过敏	对日光有明显的反应，引起皮疹，从病史中得知或医生观察到
口腔溃疡	经医生观察到的口腔或鼻咽部溃疡，一般为无痛性
关节炎	非侵蚀性关节炎，累及2个或更多的外周关节，有压痛、肿或积液
浆膜炎	胸膜炎或心包炎
肾脏病变	尿蛋白>0.5g/24h或（+++），或出现管型（红细胞、血红蛋白、颗粒或混合管型）尿
神经病变	癫痫发作或精神病，除外药物或已知的代谢紊乱
血液学疾病	溶血性贫血，或白细胞减少，或淋巴细胞减少，或血小板减少
免疫学异常	抗ds-DNA抗体阳性，或抗Sm抗体阳性，或抗磷脂抗体阳性（包括抗心磷脂抗体、狼疮抗凝物、至少持续6个月的梅毒血清试验假阳性三者中具备一项阳性）
抗核抗体	在任何时候和未用药物诱发“药物性狼疮”的情况下，抗核抗体滴度异常

SLE应与下述疾病鉴别：RA、各种皮炎、癫痫病、精神病、原发免疫性血小板减少症和原发性肾小球肾炎等，也需和其他结缔组织病做鉴别。有些药物如肼屈嗪等，如长期服用，可引起类似SLE表现

（药物性狼疮），但极少有神经系统表现和肾炎，抗ds-DNA抗体、抗Sm抗体阴性，血清补体常正常，可资鉴别。

五、治疗

SLE目前虽不能根治，但合理治疗后可以缓解，尤其是早期患者。治疗原则是活动且病情重者，予强有力的药物控制，病情缓解后，则接受维持性治疗。现将用于本病的药物叙述如下。

（一）一般治疗

非药物性一般治疗殊为重要，必须：①进行心理治疗使患者对疾病树立乐观情绪；②急性活动期要卧床休息，病情稳定的慢性患者可适当工作，但注意勿过劳；③及早发现和治疗感染；④避免使用可能诱发狼疮的药物，如避孕药等；⑤避免强阳光暴晒和紫外线照射；⑥缓解期才可做防疫注射，但尽可能不用活疫苗。

（二）糖皮质激素（简称激素）

一般选用泼尼松或甲泼尼龙（2001、2003），只有鞘内注射时用地塞米松。对不甚严重病例，可先试用泼尼松0.5～1mg/（kg·d），晨起顿服，通常服药3～4周病情缓解，开始以每1～2周减10%的速度缓慢减量，减至小于0.5mg/（kg·d）后，减药速度按病情适当调慢；如果病情允许，维持治疗的激素剂量尽量小于泼尼松每日7.5mg。

（三）免疫抑制剂

活动程度较严重的SLE，应同时给予大剂量激素和免疫抑制剂，后者常用的是环磷酰胺（CTX）（2003、2004、2014）或硫唑嘌呤、抗疟药，抗疟药已成为SLE治疗的基础用药。加用免疫抑制剂有利于更好地控制SLE活动，减少SLE暴发，及减少激素的需要量。狼疮肾炎用激素联合CTX治疗，会显著减少肾衰竭的发生（2018）。

（四）静脉注射大剂量免疫球蛋白（IVIg）

适用于某些病情严重或/和并发全身性严重感染者，对重症血小板减少性紫癜有效，一般每日0.4g/kg，静脉滴注，连续3～5天为一个疗程。

（五）控制并发症及对症治疗

根据病情选择治疗方案。

1. 轻型　以皮损和/或关节痛为主，则可选用羟氯喹（或氯喹），辅以非甾体抗炎药。治疗无效应早服激素，每日量为泼尼松0.5mg/kg。

2. 一般型　有发热、皮损、关节痛及浆膜炎，并有轻度蛋白尿，宜用泼尼松，每日量为0.5～1mg/kg。

3. NP-SLE　甲泼尼龙冲击疗法和泼尼松每日1mg/kg，同时CTX冲击治疗，也可选用鞘内注射地塞米松10mg及甲氨蝶呤10mg，每周一次。有抽搐者同时给抗癫痫药、降颅压等支持对症治疗。

4. 溶血性贫血/血小板减少　予甲泼尼龙冲击和泼尼松每日1mg/kg，根据病情加用IVIg。

5. 抗磷脂综合征　予抗血小板药及华法林。

6. 缓解期　病情控制后，尚需接受长期维持治疗。应使用不良反应最少的药物和用量最小有效剂量，以达到抑制疾病复发的目的，例如可每日晨服泼尼松5～10mg。

（六）血浆置换

通过清除血浆中循环免疫复合物、游离的抗体、免疫球蛋白及补体成分，使血浆中抗体效价减低，并改善网状内皮系统的吞噬功能，对于危重患者或经多种治疗无效的患者有迅速缓解病情的功效。

（七）人造血干细胞移植

人造血干细胞移植是通过异体或自体的造血干细胞植入受体内而获得造血和免疫功能重建的医疗手段。

（八）生物制剂

生物制剂是治疗SLE的新型药物，目前用于临床治疗SLE的生物制剂主要有利妥昔单抗，为抗CD20单克隆抗体。它可以直接清除外周血中的B淋巴细胞，减少抗体的产生。针对B细胞活化因子（BAFF）的贝利尤单抗及针对BAFF和增殖诱导配体（APRIL）的泰它西普可以阻止B细胞的活化，用于轻中度SLE患者的治疗，有利于减少复发。

【经典习题】

1. 确诊系统性红斑狼疮（SLE）最有价值的自身抗体是

A. ANA

B. 抗SSB抗体

C. 抗RNP抗体

D. 抗SSA抗体

E. 抗双链DNA抗体

答案： E

考点： 有助于诊断SLE的自身抗体

解析： 有助于诊断SLE的自身抗体：①抗Sm抗体：是SLE的标志性抗体，特异性高、敏感性低。②抗双链DNA抗体：是诊断系统性红斑狼疮的重要抗体，与疾病活动性密切相关。③抗核抗体（ANA）：阳性率高，但特异性不高。④抗RNP抗体：阳性常与雷诺现象有关。⑤抗SSA抗体：常与皮肤病变有关。故选E。

2. 女，27岁。发热1个月，伴关节肿痛、脱发和口腔溃疡。实验室检查：尿蛋白（+++），红细胞20～30/HP，血ANA（+）。最可能的诊断是

A. 系统性红斑狼疮

B. 类风湿关节炎
C. 干燥综合征
D. 风湿热
E. 成人斯蒂尔病

答案： A

考点： 系统性红斑狼疮的诊断

解析： 系统性红斑狼疮是一个多系统疾病。系统性红斑狼疮发病年龄以20~40岁最多见，患者出现疲乏无力、发热和体重下降。皮肤黏膜特异性皮损有蝶形红斑、亚急性皮肤红斑狼疮、盘状红斑和新生儿狼疮，非特异性皮损有光过敏、脱发、口腔溃疡等。骨骼肌肉、心脏、呼吸系统、肾脏、神经系统、血液系统均会受累。抗核抗体（ANA）见于几乎所有的SLE患者，由于它特异性低，它的阳性不能作为SLE与其他结缔组织病的鉴别。结合题干可知选A。

3. 女，35岁。确诊系统性红斑狼疮，经泼尼松50mg/d治疗后1个月病情稳定，随后激素逐渐减量，至泼尼松25mg/d时出现发热，体温38.4℃。对鉴别发热原因意义不大的检查是
A. 红细胞沉降率
B. 补体
C. 抗双链DNA抗体
D. 血培养
E. 血常规

答案： D

考点： 系统性红斑狼疮实验室检查

解析： 系统性红斑狼疮患者出现发热，可能为疾病活动期，可表现为红细胞沉降率增高、血小板减少、溶血性贫血、抗双链DNA抗体滴度增高、补体C3下降，故检查A、B、C、E项，有助于发热原因的鉴别。系统性红斑狼疮是自身免疫病，不是细菌感染所致，故血细菌培养对鉴别发热原因意义不大，血培养主要用于诊断亚急性感染性心内膜炎。故选D。

4. 女，38岁。四肢无力，双下肢水肿及皮疹2个月，查尿蛋白（++），红细胞（++），ANA（+），有光过敏，最大的可能诊断是
A. 多发性肌炎
B. 慢性肾小球肾炎
C. 急性肾小球肾炎
D. 系统性红斑狼疮
E. 过敏性紫癜

答案： D

考点： 系统性红斑狼疮的诊断

解析： SLE分类标准：蝶形红斑、盘状红斑、光过敏、口腔溃疡、非侵蚀性关节炎、浆膜炎（胸膜炎、心包炎）、肾脏病变（蛋白尿或管型尿）、神经病变（癫痫发作或精神症状）、血液学疾病（白细胞$<4\times10^9$/L或粒细胞$<1.5\times10^9$/L，血小板$<100\times10^9$/L，溶血性贫血）、免疫学异常，狼疮细胞阳性或者抗双链DNA抗体阳性或抗Sm抗体阳性或者梅毒血清试验假阳性以及抗核抗体阳性。以上11项中≥4项可诊断为SLE。根据患者临床表现及实验室检查可以判定其患有系统性红斑狼疮。故选D。

第三节 抗磷脂综合征

一、概述

抗磷脂综合征（APS）是一种以反复动静脉血栓形成、习惯性流产、血小板减少以及抗磷脂抗体（APL）持续中高效价阳性为主要特征的非炎症性自身免疫病。多见于年轻人，女性多见，女性发病中位年龄为30岁。

二、病因

病因尚不明确，可能与遗传、感染等因素有关，部分患者继发于其他弥漫性结缔组织病。自身抗体的产生和存在是本病发生发展的主要基础。

三、临床表现

1. 病态妊娠 以自发性流产和死胎最常见。习惯性流产和宫内死胎是APS的主要特征之一。可发生于妊娠的任何阶段，以妊娠4~9月最多。高效价IgG型抗磷脂抗体（特别是IgG₂亚型）对妊娠危险性最大。

2. 血栓形成 血管内血栓形成可发生于所有大、中、小动脉和静脉；血栓可反复发生，既可单一发生也可泛发；受累血管病理表现为血栓形成，但无炎症现象。本病血栓性病变多种多样，少数患者可能同时或在1周之内出现多部位（>3个部位）血栓形成，累及脑、肾、肝或心脏等重要脏器，出现多器官功能衰竭而死亡，形成灾难性血管闭塞，称之为恶性APS。

四、辅助检查

1. 常规检查 可见血小板减少、中性粒细胞减少、溶血性贫血、Fisher-Evans综合征。

2. 特异性检查

（1）抗心磷脂抗体：是目前最常检测的指标，ELISA检测的抗心磷脂抗体常作为筛选试验。英国血液学会建议将筛查范围扩大至下列情况：系统性红斑狼疮、低龄（<50岁）卒中或外周动脉栓塞患者、连续≥3次习惯性流产者、无明显原因静脉血栓患者或者存在其他危险因素但静脉血栓反复发作者、只有过2次流产史或≥3次不连续流产史患者、孕中/晚期内正常胎儿不明原因死亡者、怀疑APS的早期、严重子痫前期或严重胎盘功能不全者。

2. 狼疮抗凝物　对诊断本病有较高的特异性。

3. 抗 $β_2$GPI 抗体　与血栓相关性强，假阳性低，是临床更可靠的实验室诊断依据。

4. 其他　①部分患者可见抗核抗体、抗 dsDNA 抗体、抗 ENA 抗体阳性。②血浆同型半胱氨酸升高与血栓形成有关；③有血栓形成者应检测蛋白 C、蛋白 S、抗凝血酶Ⅲ和因子Ⅴ Leiden 突变等。④病理学检查对确认非炎症性血管闭塞有帮助。

五、诊断

抗磷脂综合征的诊断同时需要依靠临床表现和实验室检查。APS 患者血中检出抗磷脂抗体是诊断 APS 的必要条件。临床上最常用的抗磷脂抗体包括抗心磷脂抗体、狼疮抗凝物、抗 $β_2$GPI 抗体及梅毒血清假阳性。

六、治疗

1. 治疗目的和原则　治疗目的主要包括预防血栓形成和避免妊娠失败。治疗应个体化，可采用抗凝、糖皮质激素、免疫抑制剂及对症支持治疗。充分抗凝是治疗 APS 的关键。一般情况下激素和免疫抑制剂在 APS 患者无需使用，但当合并严重血小板减少、溶血性贫血或发生灾难性 APS 或有严重神经系统损害，尤其是继发 SLE 等其他弥漫性结缔组织病时可以使用。

2. 预防血栓形成　主要应用抗凝和抗血小板药物预防 APS 病人的血栓形成。华法林是长期抗凝治疗时最广泛应用的药物，是治疗 APL 导致血栓形成的基础用药。阿司匹林通过抑制血小板聚集阻止血栓形成，但小剂量阿司匹林不能有效预防血栓再发。

（1）血清 APL 持续阳性但未发生血栓事件的 APS 患者，应避免导致高凝的因素，如口服避孕药等。可考虑口服小剂量阿司匹林。

（2）无症状的 APL 阳性 SLE 患者，除小剂量阿司匹林外，可加用羟氯喹预防血栓形成。

（3）已发生血栓的患者应给予正规抗凝治疗，并预防再次血栓形成。由于 APS 血栓复发率高，因此需要终身抗凝。

3. 妊娠处理　根据具体情况选用小剂量阿司匹林、普通肝素或者低分子量肝素，或者阿司匹林联合肝素治疗，上述方案治疗失败者，再次妊娠时可加用 IVIg。所有患者在产后 6 周内均需继续使用阿司匹林和低分子量肝素，有血栓病史者产后需重新恢复华法林抗凝治疗。

4. 恶性 APS　主张抗凝并同时使用大剂量糖皮质激素，必要时联合血浆置换、免疫吸附和 IVIg，也有使用抗 CD20 单抗治疗的报道。

第四节　类风湿关节炎

一、病因和发病机制

病因尚不清，可能与下列因素有关：

1. 自身免疫反应　与本病有关的人类白细胞相关抗原 HLA-DR4 与本病有不同程度的相关性，在某些环境因素作用下与短链多肽结合，激活 T 细胞，可产生自身免疫反应，导致滑膜增殖（2020）、血管翳形成、炎症细胞聚集和软骨退变。

2. 感染　本病发展过程的一些特征与病毒感染相符，多数人认为甲型链球菌感染为本病的诱因。

3. 遗传因素　类风湿关节炎有明显的遗传特点，发病率在类风湿关节炎病人家族中明显增高。

【巧妙记忆】类风湿关节炎从滑膜病变开始，以破坏软骨和骨为主。

二、临床表现（2018）

1. 关节疼痛、肿胀　初起关节酸痛、肿胀，随病变发展，疼痛日益明显，反复发作后受累关节附近肌肉萎缩，关节呈梭形肿胀。

2. 晨僵　晨起关节僵硬或全身发紧现象，活动一段时间后症状可缓解。

3. 多关节受累　受累关节多为双侧性、对称性，掌指关节或近侧指间关节常见，其次是手、腕、膝等关节。

4. 关节活动受限或畸形　病变持续发展，关节活动受限；晚期关节出现不同程度畸形，如手指的鹅颈畸形，掌指关节尺偏畸形，膝关节内、外翻畸形等。

5. 关节外表现

（1）全身症状：表现为低热、乏力，全身肌肉酸痛，食欲缺乏等。

（2）类风湿结节：常见于尺骨鹰嘴附近、手背、跟腱等。

（3）眼部病变：如干性结膜角膜炎、巩膜炎等。

（4）血管炎：如手指小动脉炎等。

（5）肺部病变：如胸膜炎、肺炎等。

三、影像学检查

1. 实验室检查　血红蛋白减少，白细胞计数正常或减少，淋巴细胞计数增多。70%～80% 的病例类风湿因子阳性，但其他结缔组织疾病也可为阳性。红细胞沉降率加快，C 反应蛋白增高，血清 IgG、IgA、IgM 增高。关节液混浊，黏稠度降低，黏蛋白凝固力差，糖含量降低，细菌培养阴性。

2. X线检查　早期关节周围软组织肿大，关节间隙增宽，关节周围骨质疏松。晚期关节间隙消失，最终出现骨性强直。

四、诊断与鉴别诊断

1. 诊断（2023）　目前国际上通用的仍是1987年美国风湿病协会修订的诊断标准。

（1）晨起关节僵硬至少1小时（≥6周）。

（2）3个或3个以上关节肿胀（≥6周）。

（3）腕、掌指关节或近侧指间关节肿胀（≥6周）。

（4）对称性关节肿胀（≥6周）。

（5）皮下结节。

（6）手、腕关节X线片有明确的骨质疏松或骨侵蚀。

（7）类风湿因子阳性（效价>1∶32）。

确诊本病需具备4条或4条以上标准。

2. 鉴别诊断　应与"风湿"痛、风湿性关节炎、骨关节炎、结核等作鉴别。

【巧妙记忆】　类风湿关节炎诊断标准可记为：晨僵结节关节肿（对称性、累及腕掌指关节、三个以上）和RFX（RF阳性，X线表现为骨质疏松）。

五、治疗（2023）

治疗类风湿关节炎目前尚无特效疗法。治疗目的在于减轻症状、根除炎症、延缓病情进展、保持关节功能和防止畸形。应强调根据不同患者、不同病情制定综合治疗方案。

1. 非药物治疗　加强营养、注意休息，对于关节肿痛明显者可行牵引或间断固定，鼓励患者系统地康复锻炼，预防关节僵硬和畸形。

2. 药物治疗（2018）　治疗药物主要分为三类：非甾体抗炎药、糖皮质激素、改善病情抗风湿药（DMARDs）。①DMARDs可联合使用，也可与激素或NSAID联合使用。一般首选甲氨蝶呤，并作为联合治疗的基本药物（2017）。除此之外，近年来生物制剂及小分子靶向合成DMARDs应用广泛，肿瘤坏死因子（TNF-α）拮抗剂、CD20单克隆抗体成为重要药物。②糖皮质激素主要用于活动性RA患者在DMARDs起效前的"桥接治疗"以及伴有间质性病变、皮肤血管炎等重要并发症的患者。关节腔内注射激素适用于单关节炎症突出或寡关节受累者。③非甾体抗炎药不能控制病情，须与DMARDs合用。

3. 手术治疗　早期可做受累关节滑膜切除术，以减少关节液渗出，防止血管翳形成，保护软骨和软骨下骨组织，改善关节功能；也可在关节镜下行关节清理、滑膜切除术；晚期，可根据病情行关节成形术或人工关节置换术。

【经典习题】

1. 类风湿关节炎不常累及的关节是

A. 腕关节

B. 远端指间关节

C. 肘关节

D. 近端指间关节

E. 掌指关节

答案： B

考点： 类风湿关节炎的临床表现

解析： 类风湿关节炎（RA）是一种慢性、全身性自身免疫病，最常受累的部位为腕、掌指、近端指间等关节，其次是足趾、膝、踝、肘、肩关节。多呈对称性、持续性，时轻时重。故选B。

2. 用于类风湿关节炎治疗的改善病情抗风湿药联合治疗方案是

A. 甲氨蝶呤+来氟米特

B. 双氯芬酸钠+来氟米特

C. 甲氨蝶呤+硫酸氨基葡萄糖

D. 对乙酰氨基酚+硫酸氨基葡萄糖

E. 双氯芬酸钠+泼尼松

答案： A

考点： 类风湿关节炎的治疗

解析： 改善病情抗风湿药（DMARDs）又被称为二线药物或慢作用抗风湿药物。常用的有甲氨蝶呤、柳氮磺吡啶、羟氯喹、来氟米特、环孢素、金诺芬、白芍总苷等。故选A。

3. 女，35岁。双手第2、3、5近端指间关节、双腕和双肘关节肿痛1年，伴晨僵1小时。查体：上述关节肿胀、压痛。实验室检查：ESR 48mm/h，CRP升高。双手X线片：双手骨质疏松，第2近端指间关节可见骨质破坏。对诊断最有意义的实验室检查是

A. 血尿酸

B. 类风湿因子

C. 抗核抗体

D. 抗链"O"

E. 抗环瓜氨酸肽抗体

答案： E

考点： 类风湿关节炎的实验室检查

解析： 根据近端指间关节肿痛伴晨僵以及双手X线片可考虑本例为类风湿关节炎，抗环瓜氨酸肽抗体（抗CCP）对类风湿关节炎的诊断敏感性和特异性高。故选E。

第五节　脊柱关节炎

一、总论

脊柱关节炎是一组以脊柱、关节和韧带炎症为主要特征的疾病的总称，主要包括强直性脊柱炎、银屑病关节炎、反应性关节炎、炎性肠病关节炎、孤立性急性前葡萄膜炎及未分化脊柱关节炎。共同特点：与HLA-B27相关、类风湿因子阴性、骶髂关节炎和脊柱炎、寡关节炎、附着点炎、家族聚集性、有关节外表现（2016）。本节对强直性脊柱炎（AS）进行详细介绍。

二、发病机制

尚不完全明确。HLA-B27基因与本病发病高度相关，约90%的AS患者HLA-B27阳性（2013、2014、2015），另外，某些肠道病原菌，如沙门菌、志贺菌及泌尿生殖道沙眼衣原体感染也与本病发病有关。推测这些病原体激发了机体的炎症应答和免疫应答，造成组织损伤而引起疾病。

三、临床表现（2017）

起病大多缓慢而隐匿。男性多见，且一般较女性严重。

（一）症状

1. 早期症状常为腰骶痛或不适、晨僵等。也可表现为臀部、腹股沟酸痛，少数患者可以颈、胸痛为首发表现。疼痛特点为静止痛、休息痛，活动后减轻。

2. 约半数患者以下肢大关节如髋、膝、踝关节炎症为首发症状（2013）。

3. 肌腱、韧带、关节囊附着于骨的部位发生炎症也可以引起疼痛，表现为胸肋连接、脊椎骨突、髂嵴、大转子、坐骨结节及足跟、足掌等部位疼痛。

4. 典型表现为腰背痛、晨僵、腰椎各方向活动受限和胸廓活动度减少。腰椎和胸廓活动度降低，随后整个脊柱可自下而上发生强直。先是腰椎前凸消失，进而呈驼背畸形、颈椎活动受限。胸肋连接融合，胸廓硬变。

5. 关节外症状包括眼葡萄膜炎、结膜炎、肺上叶纤维化、升主动脉根和主动脉瓣病变及心传导系统失常等。

6. 晚期病例常伴有骨折发生。

（二）体征（2013、2014）

常见体征为骶髂关节压痛，脊柱前屈、后伸、侧弯和转动受限，胸廓活动度减低（<2.5cm），枕墙距异常（>0cm），Schober试验阳性（<4cm）等。“4”字试验阳性，提示骶髂关节炎症。

四、影像学检查

影像学骶髂关节炎是诊断的关键（2011、2015、2016），因此提高其敏感性和可靠性均甚重要。

1. 常规X线片　经济简便，应用最广。临床常规照骨盆正位像，除观察骶髂关节外，还便于了解髋关节、坐骨、耻骨联合等部位病变，腰椎是脊柱最早受累部位，除观察有无韧带钙化、脊柱“竹节样”变（2011）、椎体方形变及椎小关节和脊柱生理曲度改变等外，尚可除外其他疾患。

2. 骶髂关节CT检查　CT分辨力高，层面无干扰，能发现骶髂关节轻微的变化，有利于早期诊断。对常规X线片难以确诊的病例，有利于明确诊断。

3. 骶髂关节MRI检查　MRI检查能显示软骨变化，能比CT更早期发现骶髂关节炎。借助对比剂进行动态检查，还可以估计其活动程度，有利于疗效评价和预后判定。

五、诊断与鉴别诊断

（一）诊断

1984年修订纽约分类标准如下。

1. 临床标准（2016、2018、2022）　①腰痛、晨僵3个月以上，活动改善，休息无改善；②腰椎额状面和矢状面活动受限；③胸廓活动度低于相应年龄、性别正常人。

2. 放射学标准（骶髂关节炎分级同纽约标准）　双侧≥Ⅱ级或单侧Ⅲ~Ⅳ级骶髂关节炎（2016）。

3. 诊断　①肯定AS：符合放射学标准和1项（及以上）临床标准者。②可能AS：符合3项临床标准，或符合放射学标准而不伴任何临床标准者。

（二）鉴别诊断

应注意与外伤、腰椎间盘突出症、脊柱侧凸、骨折、感染、骨质疏松、肿瘤等鉴别。

六、治疗

主要为缓解症状，减轻炎症、保持良好姿势、减缓病情进展和预防骨结构损伤及新骨形成。治疗原则应视病情严重程度、预后指征和患者的期望值而定。

（一）非药物治疗

对患者宣教是成功治疗的关键。鼓励患者坚持脊柱、胸廓、髋关节活动等医疗体育锻炼；注意立、坐、卧正确姿势；睡硬板床、低枕，避免过度负重和剧烈运动。

（二）药物治疗

1. 非甾体抗炎药（NSAID） 为治疗关节疼痛和晨僵以及减轻炎症的一线药物（2018），对此类药物反应良好是本病的特点，用法可参照类风湿关节炎。应注意胃肠道和心血管不良反应。

2. 传统合成改善病情抗风湿药（DMARDs） 常使用的药物包括甲氨蝶呤、柳氮磺吡啶（2013）、来氟米特、沙利度胺等。

3. 生物制剂 肿瘤坏死因子拮抗剂和白介素-17a拮抗剂是治疗强直性脊柱炎的有效药物，在疾病早期使用疗效更佳。前推荐在至少经2种非甾体抗炎药足量治疗2~4周疗效不佳的患者中使用。

4. 糖皮质激素 急性葡萄膜炎、肌肉骨骼炎症可局部使用。

（三）外科治疗

外科治疗主要用于髋关节僵直和脊柱严重畸形的晚期患者的矫形。

【经典习题】

（1~2题共用题干）

男，38岁。右膝关节、右踝关节持续性肿痛2个月。既往腰痛14年，伴晨僵，活动后改善。查体：右膝及右踝关节肿胀，有压痛，右膝关节积液，枕墙距2cm，双侧“4”字试验（+）。实验室检查：WBC 13.2×10^9/L，Plt 383×10^9/L；ESR 78mm/h；RF（-）；HLA-B27（+）。

1. 最可能的诊断是
   A. 化脓性关节炎
   B. 强直性脊柱炎
   C. 骨关节炎
   D. 类风湿关节炎
   E. 痛风性关节炎

答案：B

考点：强直性脊柱炎的诊断

解析：HLA-B27阳性是强直性脊柱炎的典型特点。强直性脊柱炎的诊断标准为：①下背疼痛、僵硬3个月以上，休息无法改善；②腰椎的前弯、后仰、侧弯等三方向的活动范围受限；③胸部扩张受限，最大呼气与吸气相差小于2.5cm；④X线片见骶髂关节炎，双侧二级或单侧三级以上。如有第四项加上1~3项之一，可以确定诊断强直性脊柱炎。以这个诊断标准，常会因为在疾病的早期，X线片还没有出现骶髂关节炎，而延迟了诊断，因此对于有强直性脊柱炎家族史的患者，只要有45岁以前发生的炎症性下背痛、反复无法解释的胸痛或僵硬、葡萄膜炎、接骨点病变或外围关节炎，都应该怀疑有强直性脊柱炎的可能性。故选B。

2. 首选的治疗药物是
   A. 羟基氯喹
   B. 青霉胺
   C. 硫酸氨基葡萄糖
   D. 秋水仙碱
   E. 柳氮磺吡啶

答案：E

考点：强直性脊柱炎的治疗

解析：柳氮磺吡啶一般认为对轻型病例尤其外周关节受累为主者有效。故选E。

第六节 骨关节炎

具体内容参见第四部分第九章第九节非化脓性关节炎。

第七节 高尿酸血症和痛风

一、临床表现

（一）无症状期

无症状期仅有波动性或持续性高尿酸血症。

（二）急性关节炎期

1. 数小时内出现受累关节的红、肿、热、痛和功能障碍，单侧第1跖趾关节最常见。

2. 秋水仙碱治疗后，关节炎症状可以迅速缓解。

3. 发热。

4. 受累关节局部皮肤出现脱屑和瘙痒，为本病特有的表现。

5. 可伴高尿酸血症。

6. 关节腔滑囊液偏振光显微镜检查可见双折光的针形尿酸盐结晶是确诊本病的依据。

（三）痛风石及慢性关节炎期

痛风石是痛风的特征性临床表现，表现为关节肿胀、僵硬、畸形及周围组织的纤维化和变性，严重时患处皮肤发亮、菲薄，破溃则有豆渣样的白色物质排出。

（四）肾脏病变

1. 痛风性肾病 早期仅有间歇性蛋白尿，晚期可发生肾功能不全，表现为水肿、高血压、血尿素氮和肌酐升高。

2. 尿酸性肾结石 10%~25%的痛风患者肾有尿酸结石，常无症状，结石较大者可发生肾绞痛、血尿。当结石引起梗阻时导致肾积水、肾盂肾炎、肾积脓或肾周围炎。

二、诊断与鉴别诊断

（一）诊断

血尿酸>420μmol/L可诊断为高尿酸血症（2013、2020）。

中老年男性如出现特征性关节炎表现、尿路结石或肾绞痛发作，伴有高尿酸血症应考虑痛风。关节液穿刺或痛风石活检证实为尿酸盐结晶可做CT。

X线检查、CT或MRI扫描对明确诊断具有一定的价值。

急性关节炎期诊断有困难者，秋水仙碱试验性治疗有诊断意义。

（二）鉴别诊断

1. 继发性高尿酸血症或痛风。

2. 关节炎　①类风湿关节炎；②化脓性关节炎与创伤性关节炎；③假性痛风。

3. 肾结石。

三、治疗与预防

原发性高尿酸血症与痛风的防治目的：①控制高尿酸血症预防尿酸盐沉积；②迅速终止急性关节炎的发作；③防止尿酸结石形成和肾功能损害。

（一）一般治疗

控制饮食总热量；限制饮酒和高嘌呤食物；减少富含果糖的饮料摄入，每天饮水2000ml以上；慎用抑制尿酸排泄的药物如噻嗪类利尿药等；避免剧烈运动、受凉等诱发因素和积极治疗相关疾病等。

（二）高尿酸血症的治疗

1. 促尿酸排泄药　常用药物：①苯溴马隆；②丙磺舒（羧苯磺胺）。

2. 抑制尿酸生成药物　包括别嘌醇和非布司他。别嘌醇适用于尿酸生成过多或不适合使用排尿酸药物者（2018）。不良反应包括胃肠道不适、过敏性皮疹、肝损害、骨髓抑制等。亚裔人群在用药前可行HLA-B＊5801检查。非布司他不完全依赖肾脏排泄，可用于轻至中度肾损害患者。从20～40mg/d开始，逐渐调整剂量，至血尿酸水平达标。不良反应主要有肝功能异常和腹泻。

3. 碱性药物　碳酸氢钠。

（三）急性痛风性关节炎期的治疗

急性期须绝对卧床，抬高患肢，避免负重，迅速给秋水仙碱。

1. 秋水仙碱　治疗急性痛风性关节炎的特效药物。小剂量秋水仙碱（1.5mg/d）有效且不良反应少。

2. 非甾体抗炎药　常用药物：①吲哚美辛；②双氯芬酸；③布洛芬；④罗非昔布。

3. 糖皮质激素　上述药物治疗无效或不能使用秋水仙碱和非甾体抗炎药时，可考虑使用糖皮质激素或ACTH短程治疗。

（四）发作间歇期和慢性期的处理

较大痛风石或经皮溃破者可手术剔除。

（五）其他

痛风常与代谢综合征伴发，应积极行降压、降脂、减重及改善胰岛素抵抗等综合治疗。

【经典习题】

1. 急性痛风性关节炎的重要临床特点不包括
   A. 秋水仙碱治疗可迅速缓解关节炎症状
   B. 常伴高尿酸血症
   C. 单侧第一掌指关节肿痛最为常见
   D. 在偏振光显微镜下，关节液内发现呈双折光的针形尿酸盐结晶
   E. 疼痛剧烈，初次发作常呈自限性

答案：C

考点：痛风的临床表现

解析：急性痛风性关节炎的特点：常于夜间或清晨突然发作，疼痛剧烈，数小时内出现受累关节红肿热痛，单侧第一跖趾关节最常见。C项表述错误，故选C。

2. 痛风患者的饮食应为
   A. 低蛋白
   B. 低盐
   C. 高脂肪
   D. 低嘌呤
   E. 高嘌呤

答案：D

考点：痛风的治疗

解析：痛风是嘌呤代谢障碍引起的代谢性疾病，故限制饮酒和高嘌呤食物（如心、肝、肾等）的大量摄入。故选D。

第十一章 儿科疾病

第一节 绪 论

年龄分期（2015）及各期特点

1. 胎儿期 从受精卵形成到胎儿出生为止，约40周。胎儿的周龄即为胎龄，或称为妊娠龄。母亲妊娠期间如受外界不利因素影响，都可能影响胎儿的正常生长发育，导致流产、畸形或宫内发育不良等。

2. 新生儿期 自胎儿娩出脐带结扎至28天之内，按年龄划分，此期实际包含在婴儿期内。发病率高，死亡率也高（2007、2008、2020、2023），此外，分娩过程中的损伤、感染延续存在，先天性畸形也常在此期表现。

3. 婴儿期 自出生到1周岁之前为婴儿期（2009）。此期是生长发育极其迅速的阶段（2002、2003、2006、2022），因此对营养的需求量相对较高。容易发生营养和消化紊乱。同时，婴儿体内来自母体的抗体逐渐减少，自身的免疫功能尚未成熟，抗感染能力较弱，易发生各种感染和传染性疾病。

4. 幼儿期 自1岁至满3周岁之前为幼儿期（2007、2011）。体格生长发育速度较前稍减慢，而智能发育迅速。此期小儿对危险的识别和自我保护能力都有限，因此意外伤害发生率非常高，应格外注意防护。

5. 学龄前期 自3周岁至6~7岁入小学前为学龄前期。此时体格生长发育速度已经减慢，处于稳步增长状态；而智能发育更加迅速。

6. 学龄期 自入小学始（6~7岁）至青春期前为学龄期。此期儿童的体格生长速度相对缓慢，除生殖系统外，各系统器官外形均已接近成人。智能发育更加成熟。

7. 青春期 青春期年龄范围女孩一般从11~12岁开始到17~18岁，男孩从13~14岁开始到19~20岁，生长发育再次加速，出现第二次高峰（2002、2003），同时生殖系统的发育也加速并渐趋成熟。

【经典习题】

新生儿期是指从新生儿脐带结扎时开始至出生

A. 7天
B. 18天
C. 28天
D. 30天
E. 40天

答案：C

考点：新生儿期的特点

解析：新生儿期是从新生儿脐带结扎时开始至出生28天之内。该期是从子宫内到出母体的适应过程，经历心、肺、脑等全身各器官巨大变化。故选C。

第二节 生长发育

生长发育，不论在总的速度上或各器官、系统的发育顺序，都遵循的一定规律。认识总的规律性有助于儿科医生对儿童生长发育状况的正确评价与指导。

一、小儿生长发育的规律

1. 生长发育是连续的、有阶段性的过程 不同年龄阶段生长速度不同。尤其前3个月增加很快，第1年为生后的第一个生长高峰；第2年以后生长速度逐渐减慢，至青春期生长速度又加快，出现第二个生长高峰。

2. 各系统器官生长发育不平衡 人体各器官系统的发育顺序遵循一定规律。人体各器官系统的发育顺序遵循一定规律。如神经系统发育较早（2016），脑在生后2年发育较快；淋巴系统在儿童期迅速生长，于青春期前达高峰，以后逐渐下降（2007）；生殖系统发育较晚。其他系统如心、肝、肾、肌肉的发育基本与体格生长相平行。这种各系统发育速度的不同与其在不同年龄的生理功能有关。

3. 生长发育的个体差异 儿童生长发育虽按一定总规律发展，但在一定范围内受遗传、环境的影响，存在着相当大的个体差异。

4. 生长发育的一般规律 生长发育遵循由上到下、由近到远、由粗到细、由低级到高级、由简单到复杂的规律（2006、2018、2023）。如出生后运动发育的规律是：先抬头、后抬胸，再会坐、立、行（从上到下）；从臂到手，从腿到脚的活动（近到远）；从全掌抓握到手指拾取（从粗到细）线后画圈、图形（简单到复杂）；先会看、听、感觉事物，认识事物，发展到有记忆、思维、分析、判断（低级到高级）。

二、体格生长常用指标（★★★）

衡量体格生长的常用指标为以下几项指标 体重、身高（长）、坐高（顶臀长）、头围、胸围、上臂围、皮下脂肪等。

1. 体重（2023） 体重易于准确测量，是最易获得的反映儿童生长与营养状况的指标（2016）。正常小儿体重身材见表 4-11-2-1。

表 4-11-2-1 正常小儿体重表

年 龄	体重（kg）
出生	3.25
3~12 月龄	[年龄（月）+9]/2（2020）
1~6 岁	年龄（岁）×2+8
7~12 岁	[年龄（岁）×7-5]/2

2. 身高（长） 身高指头部、脊柱与下肢长度的总和。身高（长）的增长规律与体重相似。年龄越小增长越快，也出现婴儿期和青春期两个生长高峰。出生时身长平均为 50cm，生后第 1 年身长增长最快，约为 25cm；前 3 个月身长增长 11~12cm，约等于后 9 个月的增长值，1 岁时身长约 75cm；第 2 年身长增长速度减慢，为 10~12cm，即 2 岁时身长约 87cm；2 岁以后身高每年增长 6~7cm。2 岁以后每年身高增长低于 5cm，生长速度下降。2~6 岁身高（cm）= 年龄（岁）×7+75，7~10 岁身高（cm）= 年龄（岁）×6+80。

3. 头围（2023）的增长 胎儿期脑生长居全身各系统的领先地位，故出生时头围相对大，平均 34cm；第 1 年前 3 个月头围的增长（6cm）约等于后 9 个月头围的增长值（6cm），即 1 岁时头围约为 46cm；生后第 2 年头围增长减慢，约为 2cm；2 岁时头围约 48cm。

4. 胸围的增长 出生时胸围 32cm，1 岁至青春前期胸围应大于头围（约为头围+年龄-1cm）。1 岁左右头围与胸围相等。

三、骨骼发育和牙齿发育

（一）骨骼发育

1. 头颅骨 除头围外，还可根据骨缝闭合、前囟大小及前后囟闭合时间来评价颅骨的生长及发育情况。婴儿娩出生时经过产道，故出生时颅骨缝稍有重叠，不久重叠现象消失。出生时后囟很小或已闭合，最迟 6~8 周龄闭合。前囟出生时为 1~2cm，以后随颅骨生长而增大，6 月龄左右逐渐骨化而变小，最迟于 2 岁闭合（2002、2005、2006）。前囟大小以两个对边中点连线的长短表示（2015）。前囟检查在儿科临床很重要，如脑发育不良时头围小、前囟小或关闭早；甲状腺功能低下时前囟闭合延迟；颅内压增高时前囟饱满；脱水时前囟凹陷。

2. 脊柱 脊柱的增长反映脊椎骨的生长。生后第 1 年脊柱生长快于四肢，以后四肢生长快于脊柱。出生时脊柱无弯曲，仅呈轻微后凸。3 个月左右抬头动作的出现使颈椎前凸；6 个月后能坐，出现胸椎后凸（2020）；1 岁左右开始行走，出现腰椎前凸。这样的脊椎自然弯曲至6~7 岁才为韧带所固定。注意小儿坐、立、走姿势，选择适宜的桌椅，对保证儿童脊柱正常形态很重要。

【巧妙记忆】 3 抬 4 翻 6 会坐 7 滚 8 爬周会走。

3. 长骨骨化中心 用 X 线检查测定不同年龄儿童长骨干骺端骨化中心出现的时间、数目、形态的变化，并将其标准化，即为骨龄。常用左手腕、掌、指骨正位 X 线片来了解骨龄，婴儿早期可用膝部 X 线片来了解。腕部于出生时无骨化中心，其出生后的出现次序为：头状骨，钩骨（3 个月左右），下桡骨骺（约 1 岁），三角骨（2~2.5 岁），月骨（3 岁左右），大、小多角骨（3.5~5 岁），舟骨（5~6 岁），下尺骨骺（6~7 岁），豆状骨（9~10 岁）。10 岁时出全，共 10 个，1~9 岁腕部骨化中心的数目大约为其年龄加 1（2022）。但是注意骨化中心不作为判断小儿年龄的标准。

（二）牙齿发育

人一生有牙齿发育乳牙（共 20 个）和恒牙（28~32 个）两副牙齿。生后 4~10 个月乳牙开始萌出，13 个月后未萌出为乳牙萌出延迟。6 岁左右萌出第一颗恒牙，12 岁萌出第二恒磨牙；约在 18 岁以后萌出第三恒磨牙（智齿）。

四、运动和语言发育（★★★）（2023）

（一）运动发育

1. 平衡与大运动

（1）抬头：新生儿俯卧时能抬头 1~2 秒；3 个月

时抬头较稳；4个月时抬头很稳。

（2）坐：6个月时能双手向前撑住独坐（2004）；8个月时能坐稳。

（3）翻身：7个月是能有意识地从仰卧位翻身至俯卧位、然后从俯卧位翻至仰卧位。

（4）爬：应从3~4个月时开始训练，8~9月可用双上肢向前爬。

（5）站、走、跳：11个月时可独自站立片刻；15个月可独自走稳；24个月时可双足并跳；30个月时会独足跳。

2. 细动作 3~4个月握持反射消失之后手指可以活动；6~7个月时出现换手与捏、敲等探索性动作；9~10个月时可用拇、示指拾物（2018），喜撕纸；12~15个月时学会用匙，乱涂画；18个月时能叠2~3块方积木；2岁时可叠6~7块方积木，会翻书。

【巧妙记忆】 前面所述记忆太复杂，记住大体框架：3抬4翻6会坐7滚8爬周会走。细节部分最好也看一下，这部分题目会出得比较细。

（二）语言的发育

语言的发育与大脑、咽喉部肌肉的正常发育及听觉的完善有关。要经过发音、理解和表达3个阶段。新生儿已会哭叫，3~4个月咿呀发音；6月龄时能听懂自己的名字；7~8个月能无意识发出复音，如“爸爸”“妈妈”；12月龄时能说简单的单词，如“再见”“没了”。18月龄时能用15~20个字，指认并说出家庭主要成员的称谓；24月龄时能指出简单的人、物名和图片，2岁用简单的语言表达自己的需要，对人、事有喜乐之分而到3岁时几乎能指认许多物品名，并说有2~3个字组成的短句；4岁时会唱歌。

【经典习题】

1. 小儿生长发育的一般规律，不正确的是
   A. 由下到上
   B. 由近到远
   C. 由粗到细
   D. 由低级到高级
   E. 由简单到复杂

答案：A

考点：小儿生长发育的一般规律

解析：小儿生长发育遵循由上到下、由近到远、由粗到细、由低级到高级、由简单到复杂的规律。故选A。

2. 小儿，体重8kg，身长68cm，会抬头、会独坐、会爬，不会站立，萌牙2枚。为判断骨骼发育年龄，最有临床意义的X线拍片部位是
   A. 膝部
   B. 左手指
   C. 左手掌
   D. 踝部
   E. 左手腕

答案：A

考点：骨龄的测定

解析：根据题干的描述，该小儿会抬头、会独坐、会爬，不会站立。婴儿运动系统的发育为：二抬四翻六会坐，七滚八爬周会走。故可以推测出该小儿年龄小于1岁。判断长骨的生长，婴儿早期应摄膝部X线骨片，年长儿摄左手及腕部X线骨片。故选A。

3. 一小儿体重9kg，身高75cm，头围46cm，此小儿的年龄是
   A. 9个月
   B. 1岁
   C. 2岁
   D. 2岁半
   E. 3岁

答案：B

考点：小儿体格发育特点

解析：体重出生时平均值3kg，1岁时约为出生时的3倍（9kg）；身高（长）出生时平均值为50cm，出生后第一年身长增长最快，约为25cm，1岁时为75cm；头围出生时相对较大，为33~34cm，1岁时为46cm，由此可以推断出题干中小儿的年龄应为1岁。故选B。

第三节 儿童保健

一、计划免疫种类（★★★）

计划免疫是根据儿童的免疫特点和传染病发生的情况制定的免疫程序，通过有计划地使用生物制品进行预防接种，以提高人群的免疫水平、达到控制和消灭传染病的目的。按照我国国家卫生健康委的规定，婴儿必须在1岁内完成卡介苗、脊髓灰质炎疫苗、百日咳疫苗、麻腮风疫苗及乙肝疫苗接种的基础免疫（2002、2003、2004、2006、2012、2020）（表4-11-3-1）。根据流行地区和季节，或根据家长自己的意愿，有时也进行乙型脑炎疫苗、流行性脑脊髓膜炎疫苗、风疹疫苗、流感疫苗、腮腺炎疫苗、甲型肝炎病毒疫苗、水痘疫苗、流感杆菌疫苗、肺炎疫苗、轮状病毒肠炎疫苗等的接种。

二、预防接种实施程序

预防接种实施程序见表4-11-3-1。

表 4-11-3-1　我国国家卫生健康委规定的部分儿童计划免疫程序（2001、2003、2008、2012、2014、2015、2016、2017、2018、2022、2023）

年龄	接种疫苗
出生	卡介苗，乙肝疫苗
1 个月	乙肝疫苗
2 个月	脊灰灭活疫苗
3 个月	脊灰灭活疫苗、百白破疫苗
4 个月	脊灰减毒活疫苗、百白破疫苗
5 个月	百白破疫苗
6 个月	乙肝疫苗（2020）
8 个月	麻腮风疫苗
1.5 岁	百白破疫苗、麻腮风疫苗复种
4 岁	脊灰减毒活疫苗复种
6 岁	白破疫苗

【经典习题】

婴儿接种百白破疫苗的基础免疫时间是产后

A. 第 3、4、5 个月

B. 第 4、5、6 个月

C. 第 5、6、7 个月

D. 第 2、3、4 个月

E. 第 1、2、3 个月

答案： A

考点： 百白破疫苗的基础免疫时间

解析： 婴幼儿接种疫苗的口诀：出生乙肝卡介苗，二月脊灰炎正好，三四五月百白破，八月麻疹岁乙脑。故选 A。

第四节　营养和营养障碍疾病

一、儿童营养基础（★★）

平均需要量是某一特定性别、年龄及生理状况群体中对某营养素需要量的平均值，摄入量达到平均需要量（EAR）水平时可以满足群体中50%个体对该营养素的需要；对个体可以满足自身50%需要，缺乏的可能性为50%。推荐摄入量（RNI）可以满足某一特定性别、年龄及生理状况群体中绝大多数（97%～98%）人体的需要；适宜摄入量（AI）是通过观察或实验获得的健康人群某种营养素的摄入量，可能高于RNI，不如RNI精确；可耐受最高摄入量（UL）是平均每日可以摄入该营养素的最高量。当摄入量超过UL时，发生毒副作用的危险性增加。

【巧妙记忆】　以上几个定义不要死记硬背，要理解记忆。平均需要量强调平均二字，推荐摄入量强调绝大多数，适宜摄入量强调健康人群摄入量，可耐受最高摄入量强调超过该量时会产生毒副作用。记关键字眼！

（一）能量代谢

人体能量代谢的最佳状态是达到能量消耗与能量的摄入的平衡，能量缺乏和过剩都对身体健康不利。儿童总能量消耗量包括基础代谢率、食物的热力作用、生长、活动和排泄 5 个方面（2001、2004）。能量单位是千卡（kcal），或以千焦耳（kJ）为单位，1kcal = 4.184kJ，或 1kJ = 0.239kcal。

1. 基础代谢率（BMR）　小儿基础代谢的能量需要量较成人高，随年龄增长逐渐减少。如婴儿的BMR 约为 55kcal（230.12kJ）/(kg · d)，7 岁时 BMR 为 44kcal（184.10kJ）/(kg · d)，12 岁时每日约需30kcal（125.52kJ）/(kg · d)，成人时为 25kcal（104.6kJ）～30kcal（125.52KJ）/(kg · d)（2001、2003、2006、2007）。

2. 食物热力作用（TEF）　是指由于进餐后几小时内发生的超过 BMR 的能量消耗，主要用于体内营养素的代谢。与食物成分有关：糖类食物的食物热力作用为本身产生能量的 6%，脂肪为 4%，蛋白质为30%。婴儿食物含蛋白质多，食物热力作用占总能量的 7%～8%，年长儿的膳食为混合食物，其食物热力作用为 5%。

3. 活动消耗　儿童活动所需能量与身体大小、活动强度、活动持续时间、活动类型有关。故活动所需能量个体波动较大，并随年龄增加而增加。当能量摄入不足时，儿童首先表现为活动减少。

4. 排泄消耗　正常情况下未经消化吸收的食物的损失约占总能量的 10%，腹泻时增加。

5. 生长所需　组织生长合成消耗能量为儿童特有（2002、2007），生长所需能量与儿童生长的速度成正比，即随年龄增长逐渐减少。

一般认为基础代谢占能量的 50%（2002、2004、2009），排泄消耗占能量的 10%，生长和运动所需能量占 32%～35%，食物的 TEF 占 7%～8%。婴儿能量RNI 为 95kcal（397.48kJ）/(kg · d)，1 岁后以每岁计算。

（二）营养素（宏量与微量营养素）的需要

小儿营养物质的需要为蛋白质、脂类、碳水化合物、微量营养素及其他膳食成分。蛋白质主要由20 种基本氨基酸组成，蛋白质供能占总能量的8%～15%。脂类是人体重要的营养素之一。脂肪提供的能量占婴儿总能量的 45%。随年龄的增长，脂肪占总能量的比例下降，年长儿为25%~30%。碳水化合物为供能的主要来源，所产的能量占总能量的50%~60%。小儿生长发育需要微量营养素，包括矿物质、常量元素、微量元素和维生素；还需膳食纤维素。

（三）水的需要

混合膳食约100kcal（418.40 kJ）产生水12g。婴儿新陈代谢旺盛，水的需要量相对较多，为150ml/(kg·d)（2011），以后每3岁减少约25ml/(kg·d)（2001）。12岁后及成人约为50ml/(kg·d)。

二、婴儿喂养（★★★）

（一）母乳喂养（2007、2017、2023）

哺乳不仅供给婴儿营养，同时还提供一些可供婴儿利用的现成物质，如脂肪酶、SIgA等，直到婴儿体内可自己合成。

1. 营养丰富　人乳营养生物效价高，易被婴儿利用。人乳含必需氨基酸比例适宜；人乳所含酪蛋白的为β-酪蛋白，含磷少，凝块小；人乳所含白蛋白为乳清蛋白，促乳糖蛋白形成；人乳中酪蛋白与乳清蛋白的比例为1∶4，与牛乳有明显差别，易被消化吸收。人乳含不饱和脂肪酸较多，初乳中更高，有利于脑发育。人乳的脂肪酶使脂肪颗粒易于消化吸收。乙型乳糖丰富，有利于脑发育；有利于促进乳酸杆菌、双歧杆菌生长，产生B族维生素。人乳中维生素D含量较低，母乳喂养的婴儿应补充维生素D，并鼓励家长让婴儿生后尽早户外活动，促进维生素D皮肤的光照合成；人乳中维生素K含量亦较低，除鼓励乳母合理膳食多吃蔬菜、水果以外，乳母应适当补充维生素K，以提高乳汁中维生素K的含量。

2. 缓冲力小　人乳对酸碱的缓冲力小，不影响胃液酸度（胃酸pH0.9~1.6），利于酶发挥作用。

3. 含不可替代的免疫成分　初乳含丰富的SIgA，人乳中的SIgA阻止病原体吸附于肠道表面，使其繁殖受抑制，保护消化道黏膜，抗多种病毒、细菌。人乳含较多乳铁蛋白，对铁有强大的螯合能力，抑制细菌的生长。

人乳中的溶菌酶能水解革兰阳性细菌胞壁中的乙酰基多糖，使之破坏并增强抗体的杀菌效能。人乳的补体及双歧因子含量也远远多于牛乳。双歧因子促乳酸杆菌生长，使肠道pH达4~5，抑制大肠杆菌、痢疾杆菌、酵母菌等生长。

4. 生长调节因子。

5. 其他　母乳喂养还有经济（仅1/5人工喂养费用）、方便、温度适宜、有利于婴儿心理健康的优点。

（二）人工喂养（★★）

1. 兽乳的特点［以牛乳为例（2007）］

（1）乳糖含量低：牛乳的乳糖含量低于人乳，主要为甲型乳糖，有利大肠杆菌的生长。

（2）宏量营养素比例不当：牛乳蛋白质含量较人乳为高，且以酪蛋白为主，酪蛋白易在胃中形成较大的凝块；而且缺乏脂肪酶，较难消化；牛乳含磷高，磷易与酪蛋白结合，影响钙的吸收。

（3）肾负荷重。

（4）缺乏免疫因子：牛乳缺乏各种免疫因子是与人乳的最大区别，故牛乳喂养的婴儿患感染性疾病的机会较多。

2. 牛乳的改造（★★★）　由于种类的差异，兽乳所含的营养素不适合人类的婴儿。故一般人工喂养和婴儿断离母乳时应首选配方奶（2007）。

奶量摄入的估计（6个月以内）：

全牛奶摄入量估计：100ml全牛奶67kcal（280.33kJ），8%糖牛乳100ml供能约100kcal（418.4kJ）（2001、2002、2006、2007、2008、2011），婴儿的能量需要量为100kcal/(kg·d)［(418.4kJ)/(kg·d)］（2014），婴儿需8%糖牛乳100ml/(kg·d)。全牛奶喂养时，因蛋白质与矿物质浓度较高，应两次喂哺之间加水，使奶与水量（总液量）达150ml/(kg·d)。婴儿能量需要量约为100kcal/(kg·d)［418.4kJ/(kg·d)］。

（三）过渡期食物辅食添加（2019）

过渡期辅食添加见表4-11-4-1。

表4-11-4-1　过渡期食物辅食添加（2018）

月　龄	食物形状	种　类	餐数		进食技能
			主　餐	辅　餐	
4~6个月	泥状	菜泥、水果泥、含铁配方米粉、配方奶	6次奶	逐次加至1次	用勺喂
7~9个月	末状	软饭、肉末、菜末、蛋、鱼泥、豆腐、配方米粉、水果	4次奶	1餐饭，1次水果	学用杯
10~12个月	碎食物	软饭、碎菜、碎肉、豆制品、蛋白、水果	3次奶	2餐饭，1次水果	抓食断奶瓶，自用勺

三、维生素D缺乏性佝偻病（★★★）

维生素D缺乏性佝偻病是由于儿童体内维生素D不足以使钙、磷代谢紊乱，产生的一种以骨骼病变为特征的全身慢性营养性疾病。典型的表现是生长着的长骨干骺端和骨组织矿化不全，维生素D不足以使成熟骨矿化不全，表现为骨质软化症。

（一）病因和发病机制

1. 病因

（1）围生期维生素D不足：母亲妊娠期，特别是妊娠后期维生素D营养不足。

（2）日照不足：紫外线不能通过玻璃窗，婴幼儿被长期过多的留在室内活动，使内源性维生素D生成不足。

（3）生长速度快：婴儿早期生长速度较快，也易发生佝偻病。

（4）维生素摄入不足

（5）食物中钙、磷含量过低或比例不当。

（6）疾病影响：胃肠道或肝胆疾病影响维生素D吸收，如婴儿肝炎综合征、慢性腹泻等，肝、肾严重损害可致维生素D羟化障碍，$1,25\text{-}(OH)_2D_3$生成不足而引起佝偻病。

2. 发病机制　维生素D缺乏性佝偻病可以看成是机体为维持血钙水平而对骨骼造成的损害。长期严重维生素D缺乏造成肠道吸收钙、磷减少和低血钙症，以致甲状旁腺功能代偿性亢进，PTH分泌增加以动员骨钙释出，使血清钙浓度维持在正常或接近正常的水平；但PTH同时也抑制肾小管重吸收磷，继发机体严重钙、磷代谢失调，特别是严重低血磷的结果。细胞外液钙、磷浓度不足破坏了软骨细胞正常增殖、分化和凋亡的程序；钙化管排列紊乱，使长骨钙化带消失、骺板失去正常的形态，参差不齐；骨基质不能正常矿化，成骨细胞代偿增生，碱性磷酸酶分泌增加，骨样组织堆积于干骺端，骺端增厚，向两侧膨出形成“串珠”“手足镯”。骨膜下骨矿化不全，成骨异常，骨皮质被骨样组织替代，骨膜增厚，骨皮质变薄，骨质疏松；负重出现弯曲；颅骨骨化障碍而颅骨软化，颅骨骨样组织堆积出现“方颅”。临床即出现一系列佝偻病症状和血生化改变。

（二）临床表现（★★★）

多见于婴幼儿，特别是小婴儿。主要表现为生长最快部位的骨骼改变，并可影响肌肉发育及神经兴奋性的改变。因年龄不同，临床表现不同。

1. 初期（早期）　多见6个月以内，特别是3个月以内的小婴儿。多为神经兴奋性增高的表现，如易激惹、烦闹、汗多、刺激头皮而摇头等（2011）。此期常无骨骼病变，骨骼X线片可正常，或钙化带稍模糊；血清$25\text{-}(OH)D_3$下降，PTH升高，血钙下降，血磷降低，碱性磷酸酶正常或稍高。

2. 活动期（激期）　早期维生素D缺乏的婴儿未经治疗，继续加重，出现PTH功能亢进和钙、磷代谢失常的典型骨骼改变。6月龄以内婴儿的佝偻病以颅骨改变为主，指尖稍用力压迫枕骨或顶骨的后部，可有压乒乓球样的感觉（2001、2005、2006、2007、2008、2015、2023）。6月龄以后，颅骨软化消失。至7~8个月时，变成“方盒样”头型，即方头（2003、2016）。骨骺端因骨样组织堆积而膨大，沿肋骨方向于肋骨与肋软骨交界处可扪及圆形隆起，从上至下如串珠样突起，以第7~10肋骨最明显，称佝偻病串珠。手腕、足踝部亦可形成钝圆形环状隆起，称手、足镯。1岁左右的小儿可见到胸骨和邻近的软骨向前突起，形成“鸡胸样”畸形；严重佝偻病小儿胸廓的下缘形成一水平凹陷，即肋膈沟或郝氏沟（2004、2007）。

检查血钙稍降低，血磷明显降低，钙、磷乘积常低于30，碱性磷酸酶明显增高。X线检查见干骺端临时钙化带模糊或消失，呈毛刷样，并有杯口状改变；骺软骨明显增宽，骨骺与干骺端距离加大；骨质普遍稀疏，密度减低，可有骨干弯曲或骨折。

3. 恢复期　临床症状和体征逐渐减轻或消失。血钙、磷逐渐恢复正常，碱性磷酸酶需1~2月降至正常水平。

4. 后遗症期　多见于3岁以后的儿童。因婴幼儿期严重佝偻病，残留不同程度的骨骼畸形（2014）。无任何临床症状，血生化正常，X线检查骨骼干骺端病变消失。

（三）诊断与鉴别诊断

1. 诊断（2017）　正确的诊断必须依据维生素D缺乏的病因、临床表现、血生化及骨骼X线检查。应注意早期骨骼改变不明显，神经兴奋性增高的症状又无特异性，如多汗、烦闹等，仅据临床表现的诊断准确率较低。骨骼的改变可靠；血清$25\text{-}(OH)D_3$和$1,25\text{-}(OH)_2D_3$水平为最可靠的诊断标准（2007、2018、2022），但很多单位不能检测。血生化与骨骼X线的检查为诊断的“金标准”。

2. 鉴别诊断

（1）与佝偻病的体征的鉴别

1）黏多糖病：此病除临床表现外，主要依据骨骼的X线变化及尿中黏多糖的测定作出诊断。

2）软骨营养不良：根据特殊的体态（短肢型矮小）及骨骼X线检查作出诊断。

3）脑积水：头围与前囟进行性增大。因颅内压增高，可见前囟饱满紧张，骨缝分离，严重时两眼向下呈落日状。头颅B超、CT检查可作出诊断。

（2）与佝偻病体征相同而病因不同的鉴别

1）低血磷抗维生素D佝偻病：本病多为性连锁遗传，亦可为常染色体显性或隐性遗传，为肾小管重吸收磷及肠道吸收磷的原发性缺陷所致。血钙多正常，血磷明显降低，尿磷增加。对用一般治疗剂量维生素D治疗佝偻病无效时应与本病鉴别。

2）远端肾小管性酸中毒：为远曲小管泌氢不足，从尿中丢失大量钠、钾、钙，继发甲状旁腺功能亢进，骨质脱钙，出现佝偻病体征。

3）维生素D依赖性佝偻病：为常染色体隐性遗传，可分两型：Ⅰ型为肾脏1-羟化酶缺陷，使25-(OH)D_3转变为1,25-(OH)$_2D_3$发生障碍，血中25-(OH)D_3浓度正常；Ⅱ型为靶器官1,25-(OH)$_2D_3$受体缺陷，血中1,25-(OH)$_2D_3$浓度增高。Ⅰ型患儿可有高氨基酸尿症；Ⅱ型患儿的一个重要特征为脱发。

4）肾性佝偻病：由于先天或后天原因所致的慢性肾功能障碍，导致钙、磷代谢紊乱，血钙低，血磷高，甲状旁腺继发性功能亢进，骨质普遍脱钙，骨骼呈佝偻病改变。

5）肝性佝偻病：肝功能不良可能使25-(OH)D_3生成障碍。出现低血钙、抽搐和佝偻病的体征。

（四）治疗和预防

1. 治疗　目的在于控制活动期，防止骨骼畸形。治疗的原则应以口服为主，一般剂量为每日50~100μg（2000~4000IU），1个月后改预防量每日400IU/d。当重症佝偻病有并发症或无法口服者可大剂量肌内注射维生素D 20万~30万IU一次，1个月后改预防量。治疗1个月后应复查，如临床表现、血生化与骨骼X线改变无恢复征象，应与抗维生素D佝偻病鉴别。

2. 预防（2017、2018）　营养性维生素D缺乏性佝偻病是自限性疾病，一旦婴幼儿有足够时间户外活动，可以自愈。有研究证实日光照射和生理剂量的维生素D（400IU）可治疗佝偻病。因此，现认为确保儿童每日获得维生素D400IU是预防和治疗的关键（2012）。

（1）围生期孕母应多户外活动，食用富含钙、磷、维生素D及其他营养素的食物。

（2）婴幼儿期预防的关键在日光浴与适量维生素D的补充。出生1个月后可让婴儿逐渐坚持户外活动，冬季也要注意保证每日1~2小时户外活动时间。足月儿生后数天开始补充维生素D 400IU/d，均补充至2岁。（2018）

四、维生素D缺乏性手足搐搦症

（一）病因

维生素D缺乏时，血钙下降而甲状旁腺不能代偿性分泌物增加；血钙继续降低，当总血钙低于1.75~1.80mmol/L（<7~7.5mg/dl），或离子钙低于1.0mmol/L（4mg/dl）时可引起神经肌肉兴奋性增高，出现抽搐（2002、2007）。维生素D缺乏的早期甲状旁腺急剧代偿分泌增加，以维持血钙正常；当维生素D继续缺乏，甲状旁腺功能反应过度而疲惫，以致出现血钙降低。因此维生素D缺乏性手足搐搦症的患儿，同时存在甲状旁腺功能亢进所产生的佝偻病的表现和甲状旁腺功能低下的低血钙所致的临床表现。

（二）临床表现（★★★）

主要为惊厥、喉痉挛和手足搐搦，并有程度不等的活动期佝偻病的表现。

1. 隐匿型　血清钙多在1.75~1.88mmol/L，没有典型发作的症状，但可通过刺激神经肌肉而引出下列体征。

（1）面神经征（2019）。

（2）腓反射。

（3）陶瑟征。

2. 典型发作（2008、2011）　血清钙低于1.75mmol/L时可出现惊厥、喉痉挛和手足搐搦。

（1）惊厥。

（2）手足搐搦。

（3）喉痉挛。

（三）诊断与鉴别诊断

突发无热惊厥，且反复发作，发作后神志清醒无神经系统体征，同时有佝偻病存在，总血钙低于1.75mmol/L（2018、2022），离子钙低于1.0mmol/L。应与下列疾病鉴别：

1. 其他无热惊厥性疾病

（1）低血糖症：常发生于清晨空腹时，有进食不足或腹泻史，一般口服或静脉滴注葡萄糖液后立即恢复，血糖常低于2.2mmol/L。

（2）低镁血症：常见于新生儿或年幼婴儿，常有触觉、听觉过敏，引起肌肉颤动，甚至惊厥、手足搐搦，血镁常低于0.58mmol/L（1.4mg/dl）。

（3）婴儿痉挛症：为癫痫的一种表现。脑电图有特征性的高幅异常节律波出现。

（4）原发性甲状旁腺功能减退：表现为间歇性惊厥或手足搐搦，间隔几天或数周发作1次，血磷升高>3.2mmol/L（10mg/d），血钙降至1.75mmol/L（7mg/dl）以下，碱性磷酸酶正常或稍低，颅骨X线片可见基底核钙化灶。

2. 中枢神经系统感染　脑膜炎、脑炎、脑脓肿等大多伴有发热和感染中毒症状，有颅内压增高体征及脑脊液改变。

3. 急性喉炎　大多伴有上呼吸道感染症状，也可突然发作，声音嘶哑伴犬吠样咳嗽及吸气困难，无低血钙症状，钙剂治疗无效。

（四）治疗

1. 急救处理

（1）氧气吸入：惊厥期应立即吸氧，喉痉挛者须立即将舌头拉出口外，并进行口对口呼吸或加压给氧，必要时可做气管插管以保证呼吸道通畅。

（2）迅速控制惊厥或喉痉挛：可用10%水合氯醛，每次40～50mg/kg，保留灌肠；或地西泮每次0.1～0.3mg/kg肌内或静脉注射（2014）。

2. 钙剂治疗　尽快给予10%葡萄糖酸钙5～10ml（2011）加入10%葡萄糖液5～20ml，缓慢静脉注射或滴注，迅速提高血钙浓度，惊厥停止后口服钙剂，

3. 维生素D治疗　急诊情况控制后，按维生素D缺乏性佝偻病补充维生素D治疗。

五、蛋白质-能量营养不良

蛋白质-能量营养不良是由于缺乏能量和/或蛋白质所致的一种营养缺乏症，主要见于3岁以下婴幼儿。临床上以体重明显减轻、皮下脂肪减少和皮下水肿为特征，常伴有各器官系统的功能紊乱。急性发病者常伴有水、电解质紊乱，慢性者常有多种营养素缺乏。临床常见3种类型：能量供应不足为主的消瘦型；以蛋白质供应不足为主的水肿型及介于两者之间的消瘦-水肿型。

（一）病因

1. 摄入不足　小儿处于生长发育的阶段，对营养素尤其是蛋白质的需要相对较多，喂养不当是导致营养不良的重要原因。

2. 消化吸收不良　消化吸收障碍，如消化系统解剖或功能上的异常（包括唇裂、腭裂、幽门梗阻等）、迁延性腹泻、过敏性肠炎、肠吸收不良综合征等均可影响食物的消化和吸收。

3. 需要量增加　急、慢性传染病（如麻疹、伤寒、肝炎、结核）的恢复期、生长发育快速阶段等均可因需要量增多而造成营养相对缺乏；糖尿病、大量蛋白尿、发热性疾病、甲状腺功能亢进、恶性肿瘤等均可使营养素的消耗量增多而导致营养不足。先天不足和生理功能低下如早产、双胎因追赶生长而需要量增加可引起营养不良。

（二）临床表现（2002）（★★★）

体重不增是营养不良的早期表现（2002、2006、2007、2014、2018）。皮下脂肪层消耗的顺序首先是腹部，其次为躯干、臀部、四肢、最后为面颊（2003、2005、2009）。皮下脂肪层厚度是判断营养不良程度的重要指标之一。

（三）诊断

根据小儿年龄及喂养史，有体重下降、皮下脂肪减少、全身各系统功能紊乱及其他营养素。

缺乏的临床症状和体征，典型病例的诊断并不困难。5岁以下营养不良的体格测量指标的分型和分度如下。

1. 体重低下　体重低于同年龄、同性别参照人群值的均值减2标准差（SD）以下。

2. 生长迟缓　其身长低于同年龄、同性别参照人群值的均值减2SD。

3. 消瘦　体重低于同性别、同身高参照人群值的均值减2SD。

符合一项即可进行营养不良的诊断。

（四）并发症（2008）

常见的并发症有营养性贫血，以小细胞低色素性贫血最为常见，贫血与缺乏铁、叶酸、维生素B_{12}、蛋白质等造血原料有关。营养不良约有3/4的患儿伴有锌缺乏，由于免疫功能低下，故易患各种感染。自发性低血糖可突然发生，表现为面色灰白、神志不清、脉搏减慢、呼吸暂停、体温不升，但一般无抽搐，若未及时诊治，可因呼吸麻痹而死亡。

（五）治疗

1. 处理危及生命的并发症　严重营养不良常发生危及生命的并发症，如腹泻时的严重脱水和电解质紊乱、酸中毒、休克、肾衰竭、自发性低血糖、继发感染及维生素A缺乏所致的眼部损害等。

2. 祛除病因　在查明病因的基础上，积极治疗原发病，如纠正消化道畸形、控制感染性疾病、根治各种消耗性疾病、改进喂养方法等。

3. 调整饮食。

4. 促进消化其目的是改善消化功能。

（1）药物：可给予B族维生素和胃蛋白酶、胰酶等以助消化。如苯丙酸诺龙能促进蛋白质合成，并能增加食欲。对食欲差的患儿可给予胰岛素注射，降低血糖，增加饥饿感以提高食欲；锌制剂可提高味觉敏感度，有增加食欲的作用。

（2）中医治疗。

5. 其他　病情严重、伴明显低蛋白血症或严重贫血者，可考虑成分输血。静脉点滴高能量脂肪乳剂、多种氨基酸、葡萄糖等也可酌情选用。

六、单纯性肥胖症

（一）病因

1. 能量摄入过多　摄入的营养超过机体代谢需要，多余的能量便转化为脂肪贮存体内、导致肥胖。

2. 活动量过少　活动过少和缺乏适当的体育锻

炼是发生肥胖症的重要因素，即使摄食不多，也可引起肥胖。

3. 遗传因素　肥胖有高度的遗传性，目前认为肥胖的家族性与多基因遗传有关。

4. 其他　如进食过快，或饱食中枢和饥饿中枢调节失衡以致多食；精神创伤（如亲人病故或学习成绩低下）及心理异常等因素亦可致儿童过量进食。

（二）临床表现

明显肥胖儿童常有疲劳感，用力时气短或腿痛。严重肥胖者出现肥胖-换氧不良综合征。

体格检查可见患儿皮下脂肪丰满，腹部膨隆下垂，严重肥胖者胸腹、臀部及大腿皮肤出现皮纹；两下肢负荷过重可致膝外翻和扁平足。女孩胸部脂肪堆积应与乳房发育相鉴别，后者可触到乳腺组织硬结。男性肥胖儿阴茎可隐匿在阴阜脂肪垫中而被误诊为阴茎发育不良。

肥胖小儿性发育常较早，最终身高常略低于正常小儿。常有心理上的障碍，如自卑、胆怯、孤独等。

（三）诊断与鉴别诊断

1. 诊断　小儿体重为同性别、同身高参照人群均值10%~19%者为超重；超过20%者便可诊断为肥胖症；20%~29%者为轻度肥胖；30%~49%者为中度肥胖；超过50%者为重度肥胖。确诊时须与可引起继发性肥胖的疾病鉴别。

2. 鉴别诊断

（1）伴肥胖的遗传性疾病

1）Prader-Willi综合征：呈周围型肥胖体态、身材矮小、智力低下、手脚小、肌张力低、外生殖器发育不良。

2）Laurence-Moon-Biedl综合征：周围型肥胖，智能轻度低下，视网膜色素沉着，多指、趾，性功能减低。

3）Alstrom综合征：中央型肥胖、视网膜色素变性、失明、神经性耳聋、糖尿病。

（2）伴肥胖的内分泌疾病

1）肥胖生殖无能症（Fröhlich syndrome）：本症继发于下丘脑及垂体病变，其体脂主要分布在颈、颏下、乳房、下肢、会阴及臀部。

2）其他内分泌疾病：如肾上腺皮质增生症、甲状腺功能减退症、生长激素缺乏症。

（四）治疗与预防

1. 治疗（2016）　肥胖症的治疗原则是减少产热能性食物的摄入和增加机体对热能的消耗。饮食疗法和运动疗法是两项最主要的措施。

（1）饮食疗法：小儿多推荐低脂肪、低糖类和高蛋白食谱。鼓励多吃体积大而热能低的蔬菜类食品。良好的饮食习惯对减肥具有重要作用，如避免晚餐过饱，不吃夜宵，不吃零食，少食多餐，减慢进食速度、细嚼慢咽等。

（2）运动疗法：鼓励和选择患儿喜欢和有效易于坚持的运动，如晨间跑步、散步、做操等，每天坚持至少运动30分钟，活动量以运动后轻松愉快、不感到疲劳为原则。

（3）药物治疗：苯丙胺类和马吲哚类等食欲抑制剂对儿童均应慎用。

2. 预防　孕妇在妊娠后期要适当减少摄入脂肪类食物，防止胎儿体重增加过重；要宣传肥胖儿不是健康儿的观点，使家长摒弃“越胖越健康”的陈旧观念；父母肥胖者更应定期监测小儿体重，以免小儿发生肥胖症。

【经典习题】

1. 1岁以内婴儿的基础代谢率，每日每千克体重约需

A. 80kcal

B. 66kcal

C. 55kcal

D. 44kcal

E. 30kcal

答案： C

考点： 小儿能量代谢

解析： 小儿需要足够的能量支持生长发育，故对于基础代谢的能量要求较成人高。1岁以内的婴儿基础代谢率为55kcal/(kg·d)，7岁时为44kcal/(kg·d)，12岁时与成人基本相等，约为30 kcal/(kg·d)。故选C。

2. 重度营养不良患儿的营养调整饮食，每日开始供给的热量是

A. 40~60kcal/kg

B. 60~80kcal/kg

C. 80~100kcal/kg

D. 120~150kcal/kg

E. 150~180kcal/kg

答案： A

考点： 蛋白质-能量营养不良的治疗

解析： 营养不良的患儿根据实际消化能力和病情，应逐步调整饮食，不能操之过急，摄食量增加过快易引起消化不良、腹泻。轻度应从80~100 kcal/(kg·d)开始，中度应从60~80 kcal/(kg·d)开始，重度营养不良患儿每日开始供给的热量为40~60kcal/kg。故选A。

3. 女婴，11个月。多汗、烦躁、睡眠不安，可见肋膈沟，下肢轻度“O”形腿，血清钙稍低，血磷降低，碱性磷酸酶增高，其佝偻病应处于

A. 前驱期

B. 初期

C. 激期
D. 恢复期
E. 后遗症期

答案： C

考点： 维生素D缺乏性佝偻病的临床表现

解析： 维生素D缺乏性佝偻病的临床分期：①初期：多为神经兴奋性增高的表现，如易激惹、烦闹、多汗、刺激头皮而摇头等，此期常无骨骼病变。②激期：出现骨骼病变，如"O"形腿、肋骨串珠、鸡胸或漏斗胸等，并出现碱性磷酸酶升高。③恢复期：无明显临床表现和体征。④后遗症期：无临床表现，主要是遗留骨骼畸形。故选C。

4. 5个月小儿，平时多汗、易惊，近2日低热、咳嗽，突然出现惊厥，一日数次，发作过后照常玩耍。此患儿最可能的诊断为

A. 化脓性脑膜炎
B. 病毒性脑炎
C. 高热惊厥
D. 维生素D缺乏性手足搐搦症
E. 低血糖症

答案： D

考点： 维生素D缺乏性手足搐搦症的临床表现

解析： 患儿平时多汗、易惊，与佝偻病的临床表现相符合。该患儿突然出现惊厥，但是惊厥后可照常玩耍，符合维生素D缺乏性手足搐搦症的临床表现。而化脓性脑膜炎和病毒性脑膜炎的患儿在惊厥后会有精神神经症状，故不选A、B。低血糖症患儿抽搐后也不能正常玩耍，故不选E。该患儿近两日出现低热，而不是高热，不属于高热惊厥，C选项不符合。故选D。

第五节 新生儿与新生儿疾病

一、概述

新生儿的分类方法 新生儿分类有不同的方法，分别根据胎龄、出生体重、出生体重和胎龄的关系及出生后周龄等进行分类。

1. 根据胎龄分类（2017） 胎龄（GA）是从最后1次正常月经第1天起至分娩时为止，通常以周表示。①足月儿：37周≤GA<42周（259~293天）的新生儿。②早产儿：GA<37周（<259天）的新生儿（2004、2007、2011、2016）。③过期产儿：GA≥42周（≥294天）的新生儿。

2. 根据出生体重分类（2017） 出生体重指出生1小时内的体重。①低出生体重（LBW）儿：BW<2500g的新生儿，其中BW<1500g称极低出生体重（VLBW）儿，BW<1000g称超低出生体重（ELBW）儿（2018）。LBW儿中大多是早产儿，也有足月或过期小于胎龄儿。②正常出生体重儿：BW≥2500g并≤4000g的新生儿。③巨大儿：BW>4000g的新生儿。

3. 根据出生后周龄分类

（1）早期新生儿：生后1周以内的新生儿（2011），也属于围生儿。其发病率和死亡率在整个新生儿期最高，需要加强监护和护理。

（2）晚期新生儿：出生后第2周至第4周末的新生儿。

（3）高危儿

1）母亲疾病史。

2）母孕史。

3）分娩史：难产、手术产、急产、产程延长、分娩过程中使用镇静和镇痛药物史等。

4）新生儿：窒息、多胎儿、早产儿、小于胎龄儿、巨大儿、宫内感染和先天畸形等。

二、新生儿特点及护理

（一）正常足月儿和早产儿的特点（外观特点和生理特点）

1. 正常足月儿和早产儿外观特点 见表4-11-5-1。可根据初生婴儿的体格特征和神经发育成熟度来评定其胎龄。目前国际上有数种评分方法，最常用的是Ballard评分法。

表4-11-5-1 正常足月儿和早产儿外观特点

项 目	早产儿	足月儿
皮肤（2005）	绛红、水肿和毳毛多	红润、皮下脂肪丰满和毳毛少（2004、2005）
头	头更大（占全身比例1/3）	头大（占全身比例1/4）
头发	细而乱	分条清楚
耳郭	软、缺乏软骨、耳舟不清楚	软骨发育好、耳舟成形、直挺
乳腺	无结节或结节<4mm	结节>4mm，平均7mm
外生殖器		
男婴	睾丸未降或未全降	睾丸已降至阴囊
女婴	大阴唇不能遮盖小阴唇	大阴唇遮盖小阴唇及阴蒂
指、趾甲	未达指、趾端（2003）	达到或超过指（趾）端
跖纹	足底纹理少	足纹遍及整个足底

2. 正常足月儿和早产儿生理特点

（1）呼吸系统　胎儿肺内充满液体，分娩时儿茶酚胺释放使肺液分泌减少，足月儿肺液30~60ml/kg，出生时经产道挤压，约1/3肺液由口鼻排出，其余在建立呼吸后由肺间质内毛细血管和淋巴管吸收（2003），呼吸主要靠膈肌的升降，呈腹式呼吸。呼吸道管腔狭窄，黏膜柔嫩，血管丰富，纤毛运动差，易致气道阻塞、感染、呼吸困难及拒乳。

早产儿由于：①呼吸中枢及呼吸器官发育不成熟（2015）；②红细胞内缺乏碳酸酐酶，碳酸分解为二氧化碳的数量减少，因而不能有效地刺激呼吸中枢；③肺泡数量少，呼吸道黏膜上皮细胞呈扁平立方形，毛细血管与肺泡间距离较大，气体交换率低；④呼吸肌发育不全，咳嗽反射弱。因此，早产儿呼吸浅快不规则，易出现周期性呼吸及呼吸暂停或青紫。

（2）循环系统

1）胎盘-脐血循环终止。

2）肺循环阻力下降，肺血流增加。

3）回流至左心房血量明显增多，体循环压力上升。

4）卵圆孔、动脉导管功能上关闭。

早产儿心率偏快，血压较低，部分可伴有动脉导管开放。

（3）消化系统：足月儿出生时吞咽功能已经完善，但食管下部括约肌松弛，胃呈水平位，幽门括约肌较发达，易溢乳甚至呕吐。足月儿在生后24小时内排胎便，2~3天排完。若生后24小时仍不排胎便，应排除肛门闭锁或其他消化道畸形。

（4）泌尿系统：足月儿出生时肾结构发育已完成，但功能仍不成熟。肾稀释功能虽与成人相似，但其肾小球滤过率低，浓缩功能差，故不能迅速有效地处理过多的水和溶质，易发生水肿或脱水。

（5）血液系统：足月儿出生时血红蛋白为170g/L（140~200g/L），生后1周内静脉血血红蛋白<140g/L或毛细管血红蛋白高于20%定义为新生儿贫血。

大多数早产儿第3周末嗜酸性粒细胞增多，并持续2周左右。由于早产儿红细胞生成素水平低下、先天性铁储备少、血容量迅速增加，“生理性贫血”出现早，而且胎龄越小，贫血持续时间越长，程度越严重。

（6）神经系统

1）觅食反射：用左手托婴儿呈半卧位，右手示指触其一侧面颊，婴儿反射性地转头向该侧。

2）吸吮反射：将乳头或奶嘴放入婴儿口内，会出现有力的吸吮动作。

3）握持反射：将物品或手指置入婴儿手心中，婴儿立即将其握紧。

4）拥抱反射：新生儿仰卧位，从背部托起婴儿，一手托住婴儿颈及背部，另一手托着枕部，然后托住枕部的手突然下移数厘米（不是放手）使婴儿头及颈部“后倾”数厘米。正常可见两上肢外展并伸直，手指张开，然后上肢屈曲回缩。早产儿往往出现不安全的反应，即上肢不屈曲回缩。

正常情况下，上述反射生后数月自然消失。新生儿期如这些反射减弱或消失，或数月后仍不消失，常提示有神经系统疾病。此外，正常足月儿也可出现年长儿的病理性反射如克氏征、巴宾斯基征和佛斯特征等，腹壁和提睾反射不稳定，偶可出现阵发性踝阵挛。

早产儿神经系统成熟度与胎龄有关，胎龄越小，原始反射越难引出或反射不完全。

（7）免疫系统：新生儿非特异性和特异性免疫功能均不成熟。皮肤黏膜薄嫩易损伤；脐残端未完全闭合，离血管近，细菌易进入血液；呼吸道纤毛运动差，胃酸、胆酸少，杀菌力差，同时分泌型IgA缺乏，易发生呼吸道和消化道感染。血-脑脊液屏障发育未完善，易患细菌性脑膜炎。血浆中补体水平低，调理素活性低，中性粒细胞产生及储备均少，且趋化性及吞噬能力低下，早产儿尤甚。免疫球蛋白IgG虽可通过胎盘，但与胎龄相关，胎龄越小，IgG含量越低；IgA和IgM不能通过胎盘，因此易患细菌感染，尤其是革兰阴性杆菌感染。抗体免疫应答低下或迟缓，尤其是对多糖类疫苗和荚膜类细菌。T细胞免疫功能低下是新生儿免疫应答无能的主要原因，早产儿更差。随着生后不断接触抗原，T细胞渐趋成熟。

3. 常见的几种特殊生理状态（2023）

（1）生理性黄疸。

（2）“马牙”和“螳螂嘴”：两者均属正常现象，不可挑破，以免发生感染。

（3）乳腺肿大和假月经。

（4）新生儿红斑及粟粒疹。

（二）新生儿护理

1. 保暖　早产儿，尤其出生体重<2000g或低体温者，应置于温箱中，并根据体重、日龄选择中性环境温度。

2. 喂养　正常足月儿生后半小时即可抱至母亲处哺乳，以促进乳汁分泌，提倡按需哺乳。无母乳者可给配方乳。

3. 呼吸管理　保持呼吸道通畅。

4. 预防感染　婴儿室工作人员应严格遵守消毒隔离制度。接触新生儿前应严格洗手；护理和操作时应注意无菌；工作人员或新生儿如患感染性疾病应立即隔离，防止交叉感染；避免过分拥挤，防止空气污染和杜绝乳制品污染。

5. 皮肤黏膜护理 执业医师不要求。

6. 预防接种

（1）卡介苗：生后3天接种，早产儿、有皮肤病变或发热等其他疾病者应暂缓接种；对疑有先天性免疫缺陷的新生儿，应绝对禁忌接种卡介苗，以免发生全身感染而危及生命。

（2）乙肝疫苗：生后第1天、1个月、6个月时应各注射重组乙肝病毒疫苗1次，如母亲为乙肝病毒携带者或乙肝患者，婴儿出生后应立即肌注高价乙肝免疫球蛋白（HBIG）0.5ml，同时换部位注射重组乙肝病毒疫苗。

7. 新生儿筛查 应开展先天性甲状腺功能低下症及苯丙酮尿症等先天性代谢缺陷病的筛查。

三、新生儿窒息（★★）

新生儿窒息是指婴儿出生后无自主呼吸或呼吸抑制而导致低氧血症和混合性酸中毒，是引起新生儿死亡和儿童伤残的重要原因之一。

（一）临床表现（★★★）

1. 胎儿宫内窒息 早期有胎动增加，胎心率≥160次/分；晚期则胎动减少，甚至消失，胎心率<100次/分；羊水胎粪污染。

2. 新生儿窒息 Apgar评分系统内容包括皮肤颜色、心率、对刺激的反应、肌张力和呼吸5项指标；每项0~2分，总共10分（表4-11-5-2）。分别于生后1分钟、5分钟和10分钟进行，如婴儿需复苏，15分钟、20分钟仍需评分。以往把Apgar评分作为判断窒息的标准，即8~10分为正常，4~7分为轻度窒息，0~3分为重度窒息（2019）。但近年来，国内外许多学者认为，单独的Apgar评分不应作为评估低氧或产时窒息以及神经系统预后的唯一指标，尤其是早产儿或存在其他严重疾病时。

表4-11-5-2 新生儿Apgar评分标准（2007、2015、2017、2020）

体 征	评分标准			总 分	
	0	1	2	1分钟	5分钟
皮肤颜色	青紫或苍白	身体红，四肢青紫	全身红		
心率	无	<100次/分	≥100次/分		
弹足底或插鼻管反应	无反应	有些动作，如皱眉	哭，喷嚏		
肌张力	松弛	四肢略屈曲	四肢屈曲，活动		
呼吸	无	浅慢，不规则	正常，哭声响		

3. 多脏器受损症状 缺氧缺血可造成多器官受损，但不同组织细胞对缺氧的易感性各异，其中脑细胞最敏感，其次为心肌、肝和肾上腺；而纤维、上皮及骨骼肌细胞耐受性较高。

（二）诊断

美国儿科学会（AAP）和妇产科学会（ACOG）1996年共同制定了以下窒息诊断标准：

1. 脐动脉血显示严重代谢性或混合性酸中毒，pH<7。

2. Apgar评分0~3分，并且持续时间>5分钟。

3. 有神经系统表现，如惊厥、昏迷或肌张力低。

4. 多脏器受损。

（三）治疗

1. ABCDE复苏方案。

A（airway）清理呼吸道（2019）；

B（breathing）建立呼吸（2006、2023）；

C（circulation）维持正常循环；

D（drugs）药物治疗；

E（evaluation）评估。

前3项最重要，其中A是根本，B是关键，评估贯穿于整个复苏过程中。呼吸、心率和皮肤颜色（2018）是窒息复苏评估的三大指标。

2. 复苏步骤和程序

（1）最初评估出生后立即用数秒钟快速评估4项指标

1）是否是足月儿。

2）羊水是否清。

3）是否有呼吸或哭声。

4）肌张力如何。

如以上任何1项为“否”，则进行以下初步复苏。

（2）初步复苏步骤

1）保暖：新生儿娩出后立即置于预热的开放式抢救台上。

2）摆好体位：置新生儿头轻微仰伸位。

3）清理呼吸道（2008）。

（3）气囊面罩正压人工呼吸。

（4）胸外心脏按压。

（5）药物治疗。

3. 复苏后监护与转运　复苏后仍需监测体温、呼吸、心率、血压、尿量、肤色及窒息引起的多器官损伤。如并发症严重，需转运到新生儿监护病房（NICU）治疗，转运中需注意保温、监护生命指标和予以必要的治疗。

四、新生儿缺氧缺血性脑病（HIE）（★★★）

（一）临床表现（2011、2014）

根据意识、肌张力、原始反射改变、有无惊厥、病程及预后等，临床上分为轻、中、重三度（表4-11-5-3）。

表 4-11-5-3　新生儿缺氧缺血性脑病临床分度

临床表现	分度		
	轻度	中度	重度（2003）
意识	兴奋	嗜睡	昏迷
肌张力	正常	减低	松软
原始反射			
拥抱反射	活跃	不完全	消失
吸吮反射	正常	减弱	消失
惊厥	可有肌阵挛	常有	多见，频繁发作
中枢性呼吸衰竭	无	有	严重
瞳孔改变	扩大	常缩小	不等大、对光反射迟钝
EEG	正常	低电压，可有痫样放电	暴发抑制，等电位
病程及预后	症状在 72 小时内消失，预后好	症状在 14 天内消失，可能有后遗症	症状可持续数周，病死率高，存活者多有后遗症

（二）诊断（2014、2015、2023）

由中华医学会儿科学会新生儿学组制定的足月儿 HIE 诊断标准如下：①有明确的可导致胎儿宫内窘迫的异常产科病史，以及严重的胎儿宫内窘迫表现（胎心率<100 次/分，持续 5 分钟以上和/或羊水Ⅲ度污染），或在分娩过程中有明显窒息史；②出生时有重度窒息，指 Apgar 评分 1 分钟≤3 分，并延续至 5 分钟时仍≤5 分；或出生时脐动脉血气 pH≤7；③出生后不久出现神经系统症状，并持续 24 小时以上；④排除电解质紊乱、颅内出血和产伤等原因引起的抽搐，及宫内感染、遗传代谢性疾病和其他先天性疾病所引起的脑损伤。同时具备以上 4 条者可确诊，第 4 条暂时不能确定者可作为拟诊病例。

（三）治疗

1. 支持疗法

（1）维持良好的通气功能是支持疗法的核心。严重者可用机械通气、NO 吸入，但应避免 PaO_2过高或 $PaCO_2$过低。

（2）维持脑和全身良好的血液灌注是支持疗法的关键措施，避免脑灌注过低或过高。低血压可用多巴胺，也可同时加用多巴酚丁胺。

（3）维持血糖在正常范围（2.6~7.5mmol/L），以提供神经细胞代谢所需能源。

2. 控制惊厥　首选苯巴比妥钠。

3. 适当限制入液量，预防脑水肿　不建议常规使用甘露醇或激素预防脑水肿，预防液体负荷过重，应维持尿量>1ml/（kg·h）。

4. 亚低温疗法　较公认的有效方法，可降低严重 HIE 的伤残率和死亡率。

5. 新生儿期后治疗　病情稳定后尽早行智能和体能的康复训练，有利于促进脑功能恢复，减少后遗症。

五、新生儿呼吸窘迫综合征（RDS）

（一）病因和发病机制

肺泡表面活性物质（PS）由Ⅱ型肺泡上皮产生，妊娠 28 周时出现于羊水内，但量较少，直至 35 周时迅速增加，作用为降低肺泡表面张力，使肺泡不易萎陷，有利于肺泡内保存气体。本病因 PS 不足导致进行性肺不张所致，大多为早产儿，胎龄越小发病率越高。

糖尿病母亲所娩的婴儿由于其血中高浓度胰岛素能拮抗肾上腺皮质激素对 PS 合成的促进作用，发生率比正常增加 5~6 倍。PS 的合成还受体液 pH、体温和肺血流量的影响，因此，围生期窒息、低体温、前置胎盘、胎盘早剥和母亲低血压等所致的胎儿血容量减少，均可诱发 RDS。

（二）临床表现

生后 6 小时内出现呼吸窘迫，主要表现为：呼吸急促、鼻扇、吸气性三凹征、青紫。呼吸窘迫呈进行性加重是本病特点（2018）。严重时表现为呼吸浅表，呼吸节律不整、呼吸暂停及四肢松弛。

（三）辅助检查

1. 实验室检查

（1）泡沫试验：出现泡沫可除外 RDS，无泡沫可考虑 RDS。

（2）用肺成熟度的判定：测定羊水或患儿气管吸引物中 L/S，若≥2 提示“肺成熟”，1.5~2 为可疑、<1.5 提示“肺未成熟”。

（3）血气分析：pH 和 PaO_2降低，$PaCO_2$增高。

2. X 线检查　是目前诊断 RDS 的最佳手段。

（1）毛玻璃样改变：两肺呈普遍性的透过度降低，可见弥漫性均匀一致的细颗粒网状影。

（2）支气管充气征：在弥漫性不张肺泡（白色）的背景下，可见清晰充气的树枝状支气管（黑色）影。

（3）白肺：严重时双肺野均呈白色，肺肝界及肺心界均消失。

3. 超声检查　彩色多普勒超声有助于动脉导管未闭确定和新生儿持续肺动脉高压（PPHN）的诊断。

（四）诊断与鉴别诊断

1. 诊断　结合病史、临床表现和辅助检查作出诊断。

2. 鉴别诊断

（1）湿肺：X 线胸片显示肺气肿、肺门纹理增粗和斑点状云雾影，常见毛发线。

（2）B 组链球菌肺炎：母亲妊娠晚期多有感染、胎膜早破或羊水有臭味史；母血或宫颈拭子培养有 B 组链球菌生长；机械通气时所需参数较低；病程与 RDS 不同。

（3）膈疝：腹部凹陷，患侧胸部呼吸音减弱甚至消失，可闻及肠鸣音；X 线胸片可见患侧胸部有充气的肠曲或胃泡影及肺不张，纵隔向对侧移位。

（五）治疗与预防

1. 治疗　目的是保证通换气功能正常，待自身 PS 产生增加，RDS 得以恢复。机械通气和 PS 是治疗的重要手段。

（1）一般治疗

1）保温：保持皮肤温度在 36.5℃。

2）监测：体温、呼吸、心率、血压和血气。

3）保证液体和营养供应。

4）抗生素：在败血症被排除前，建议常规使用抗生素。

（2）氧疗和辅助通气

1）吸氧：轻症可选用鼻导管、面罩、头罩或鼻塞吸氧。

2）持续气道正压通气（CPAP）：①方法——可经鼻塞、面罩或鼻咽管进行；②参数——压力 3~8cmH_2O，气体流量最低为患儿每分通气量的 3 倍或 5L/min。

对于所有存在 RDS 高危因素的早产儿，生后早期应用 CPAP，可减少 PS 应用及气管插管。对已确诊的 RDS，使用 CPAP 联合 PS，是 RDS 治疗的最佳选择。

3）常频机械通气：①指征——当 FiO_2 = 0.6，PaO_2<50mmHg 或 $TcSO_2$<85%（发绀型先心病除外）；PaO_2>60~70 mmHg，伴 pH<7.25；严重或药物治疗无效的呼吸暂停。具备上述一项者即可行机械通气。②初始参数——吸气峰压（PIP）20~25cmH_2O；呼气末正压（PEEP）4~6cmH_2O；呼吸频率（RR）20~40bpm；吸气时间（TI）0.3~0.4 秒；FiO_2 依据目标 $TcSO_2$ 调整。15~30 分钟后检测动脉血气，依据其结果决定是否需调整参数。

（3）PS 替代疗法：可明显降低 RDS 病死率及气胸发生率，同时可改善肺顺应性和通换气功能，降低呼吸机参数。

1）应用指征：已确诊的 RDS 或产房内防止 RDS 的预防性应用。

2）临床常用的 PS：天然型、改进的天然型、合成、重组 PS。

3）使用方法：经气管插管注入肺内。

4）注意事项：①给药时机。提倡早期 PS 治疗。新生儿出生后如出现呻吟、呼吸困难，先使用无创通气，如存在 RDS 证据，给 PS 治疗。②给药次数。对轻症病例一般给 1 次即可，对重症病例需要多次给药，现主张按需给药。

（4）关闭动脉导管：如出现动脉导管开放表现，应采取以下措施。

1）保证足够的肺氧合，限制入液量，并适当给予利尿药等。

2）吲哚美辛：为前列腺素合成酶抑制剂。

3）布洛芬：为非选择性环氧化酶抑制剂。

4）手术治疗。

2. 预防

（1）早产儿 RDS 产前预防：RDS 预防应从出生前开始，推荐对胎龄<34 周、可能发生早产的产妇静脉或肌内注射倍他米松或地塞米松。产前激素治疗的最佳时间是分娩前 24 小时至 7 天给药。

（2）剖宫产新生儿 RDS 的预防：尽可能避免胎龄<39 周择期剖宫产，对胎龄 35～38 周必须择期剖宫产者，产前给产妇 1 个疗程激素治疗，可以降低新生儿 RDS 发生率。

六、新生儿黄疸（★★★）

因胆红素在体内积聚引起的皮肤或其他器官黄染。若新生儿血中胆红素超过 85～120μmol/L（成人超过 34μmol/L），即可出现肉眼可见的黄疸。

（一）新生儿胆红素代谢特点

1. 胆红素生成过多　新生儿胆红素是血红素的分解产物，约 80%来源于血红蛋白，约 20%来源于肝脏和其他组织中的血红素及骨髓中红细胞前体。

2. 血浆白蛋白联结胆红素的能力差　单核-吞噬细胞系统的胆红素进入血循环，与血浆中白蛋白联结后，运送到肝脏进行代谢。与白蛋白联结的胆红素不能透过细胞膜或血-脑脊液屏障，故不引起细胞和脑组织损伤。刚娩出的新生儿常有不同程度的酸中毒，可减少胆红素与白蛋白联结；早产儿胎龄越小，白蛋白含量越低，其联结胆红素的量也越少。

3. 肝细胞处理胆红素能力差　未结合胆红素进入肝细胞后，与 Y、Z 蛋白结合，在滑面内质网，主要通过尿苷二磷酸葡萄糖醛酸基转移酶（UDPGT）的催化，形成水溶性、不能透过半透膜的结合胆红素，经胆汁排泄至肠道。新生儿出生时肝细胞内 Y 蛋白含量极微（生后 5～10 天达正常），UDPGT 含量低（生后 1 周接近正常）且活性不足（仅为正常的 0～30%），故生成结合胆红素的量较少（即未结合胆红素水平高）；出生时肝细胞将结合胆红素排泄到肠道的能力暂时低下，早产儿更为明显，可出现暂时性肝内胆汁淤积（即结合胆红素水平高）。

4. 肠肝循环增加　在成人，肠道内的结合胆红素被细菌还原成尿胆原及其氧化产物，其中大部分随粪便排除，小部分被结肠吸收后，极少量由肾脏排泄，余下的经门静脉至肝脏重新转变为结合胆红素，再经胆道排泄，即胆红素的“肠肝循环”。

当患儿饥饿或伴有缺氧、脱水、酸中毒、头颅血肿及颅内出血时，则更易发生黄疸或使原有黄疸加重。

（二）新生儿生理性黄疸与病理性黄疸的区别（★★★）

1. 生理性黄疸其特点为（2008、2011）

（1）新生儿一般情况良好。

（2）足月儿生后 2～3 天出现黄疸，4～5 天达高峰，5～7 天消退，但最迟不超过 2 周；早产儿黄疸多于生后 3～5 天出现，5～7 天达高峰，7～9 天消退，最长可延迟到 3～4 周。

（3）每日血清胆红素升高<85μmol/L（5mg/dl）。以往规定足月儿血清胆红素的上限值为 204μmol/L（12mg/dl）。

（4）血清总胆红素值尚未超过小时胆红素曲线的第 95 百分位数，或未达到相应日龄、胎龄及相应危险因素下的光疗干预标准。

2. 病理性黄疸（2017、2019）

（1）生后 24 小时内出现黄疸。

（2）血清胆红素每日上升>85μmol/L（5mg/dl）。

（3）黄疸持续时间足月儿>2 周，早产儿>4 周。

（4）黄疸退而复现。

（5）血清结合胆红素>34μmol/L（2mg/dl）。若具备上述任何一项者均可诊断为病理性黄疸。

（三）新生儿病理性黄疸发病原因与疾病举例

病理性黄疸根据其发病原因分为如下三类。

1. 胆红素生成过多　因过多红细胞的破坏及肠肝循环增加，使血清未结合胆红素升高。

（1）红细胞增多症。

（2）血管外溶血。

（3）同族免疫性溶血。

（4）感染（2012）。

（5）肝肠循环增加。

（6）红细胞酶缺陷。

（7）红细胞形态异常。

（8）血红蛋白病。

（9）其他：维生素 E 缺乏和低锌血症等，使红细胞膜结构改变导致溶血。

2. 肝脏胆红素代谢障碍　由于肝细胞摄取和结合胆红素的功能低下，使血清未结合胆红素升高。

（1）缺氧和感染。

（2）Crigler-Najjar 综合征：即先天性 UDPGT 缺乏。

（3）Gilbert 综合征：即先天性非溶血性未结合胆红素增高症，属常染色体显性遗传，是由于肝细胞摄取胆红素功能障碍，黄疸较轻。也可同时伴有 UDPGT 活性降低，此时黄疸较重，酶诱导剂治疗有效。预后良好。

（4）Lucey-Driscoll 综合征：即家族性暂时性新生儿

黄疸，由于妊娠后期孕妇血清中存在一种孕激素，抑制UDPGT活性所致。本病有家族史。

（5）药物：某些药物如磺胺、水杨酸盐、维生素K_3、吲哚美辛、毛花苷C等，可与胆红素竞争Y、Z蛋白的结合位点。

（6）其他：先天性甲状腺功能低下、垂体功能低下和唐氏综合征等常伴有血胆红素升高或黄疸消退延迟。

3. 胆汁排泄障碍　肝细胞排泄结合胆红素障碍或胆管受阻，可致高结合胆红素血症，但如同时伴有肝细胞功能受损，也可有未结合胆红素增高。

（1）新生儿肝炎。

（2）先天性代谢缺陷病：α_1-抗胰蛋白酶缺乏症、半乳糖血症、果糖不耐受症、酪氨酸血症、糖原贮积病Ⅳ型及脂质贮积病（尼曼匹克病、戈谢病）等可有肝细胞损害。

（3）Dubin-Johnson综合征：即先天性非溶血性结合胆红素增高症，是由肝细胞分泌和排泄结合胆红素障碍所致。

（4）胆管阻塞。

【巧妙记忆】　理解记忆，既然是增多，要么生成的多，要么代谢少，要么排不出去了。根据这三个原因，理解记忆下列的各种疾病。如生成过多——红细胞增多症，排出障碍——胆管阻塞，以此类推。

七、新生儿溶血病（★★★）

新生儿溶血病（HDN）系指母、子血型不合引起的同族免疫性溶血。在已发现的人类26个血型系统中，以ABO血型不合最常见，其次为Rh血型不合（2002、2006、2014）。

（一）发病机制

由父亲遗传而母亲所不具有的显性胎儿红细胞血型抗原，通过胎盘进入母体，刺激母体产生相应的血型抗体，当不完全抗体（IgG）进入胎儿血循环后，与红细胞的相应抗原结合（致敏红细胞），在单核-吞噬细胞系统内被破坏，引起溶血。

（二）临床表现（2017、2018）

症状轻重与溶血程度基本一致。多数ABO溶血病患儿除黄疸外，无其他明显异常（2015）。Rh溶血病症状较重，严重者甚至死胎。

1. 黄疸。Rh溶血病约77%以上在24小时内出现，ABO溶血病者多在第2~3天出现黄疸。

2. 贫血。部分患儿发生晚发性贫血，系血型抗体持久存在继续溶血所致。

3. 肝脾肿大。

4. 胎儿水肿。

5. 胆红素脑病（核黄疸）　为新生儿溶血病的最严重并发症。

（三）实验室检查（2023）

1. 检查母子血型（2014）。

2. 血液涂片检查。

3. 致敏红细胞和血型抗体测定

（1）改良直接抗人球蛋白试验：即改良Coombs试验，该项为该新生儿溶血病的确诊试验（2016）。

（2）抗体释放试验：Rh和ABO溶血病一般均为阳性。该项是检测致敏红细胞的敏感试验，故也为新生儿溶血病的确诊实验（2013）。

（3）游离抗体试验：该项试验有助于估计是否继续溶血或换血后的效果评价。

（四）诊断与鉴别诊断

1. 诊断

（1）产前诊断：凡既往有不明原因的死胎、流产、新生儿重度黄疸史的孕妇及其丈夫均应进行ABO、Rh血型检查，不合者进行孕妇血清中抗体检测。

（2）生后诊断：新生儿娩出后黄疸出现早，且进行性加重，有母子血型不合，改良Coombs或抗体释放试验中有一项阳性者即可确诊。

2. 鉴别诊断

（1）先天性肾病：有全身水肿、低蛋白血症和蛋白尿，但无病理性黄疸和肝脾大。

（2）新生儿贫血：双胞胎的胎-胎间输血，或胎-母间输血可引起新生儿贫血，但无重度黄疸、血型不合及溶血三项试验阳性。

（3）生理性黄疸：ABO溶血病可仅表现为黄疸，易与生理性黄疸混淆，血型不合及溶血三项试验可资鉴别。

（五）治疗和预防

1. 产前治疗

（1）提前分娩：既往有输血、死胎、流产和分娩史的Rh阴性孕妇，本次妊娠Rh抗体效价逐渐升至1∶32或1∶64以上，用分光光度计测定羊水胆红素增高，且羊水卵磷脂/鞘磷脂比值（L/S）>2者，提示胎肺已发育成熟，应考虑提前分娩。

（2）血浆置换：对血Rh抗体效价明显增高，但又不宜提前分娩的孕妇，进行血浆置换，以换出抗体，减少胎儿溶血。

（3）宫内输血。

（4）苯巴比妥：孕妇分娩前1~2周口服苯巴比妥，可诱导胎儿UDPGT产生增加，以减轻新生儿黄疸（2014、2020）。

2. 新生儿治疗

（1）光照疗法（2014、2021）：简称光疗，是降低血清未结合胆红素简单而有效的方法。光照疗法指征为①血清总胆红素>205μmol/L；②已诊断新生儿溶血病，若生后血清胆红素>85μmol/L便可光疗；③ELBW的血清胆红素>85μmol/L，VLBW的血清胆红素>103μmol/L（因小早产儿易发生胆红素脑病）。

（2）药物治疗

1）供给白蛋白。

2）纠正代谢性酸中毒。

3）肝酶诱导剂。

4）静脉用免疫球蛋白。

（3）换血疗法

1）作用：①换出部分血中游离抗体和致敏红细胞，减轻溶血；②换出血中大量胆红素，防止发生胆红素脑病；③纠正贫血，改善携氧，防止心力衰竭。

2）指征：大部分Rh溶血病和个别严重ABO溶血病。符合下列条件之一者即应换血：①产前已明确诊断，出生时脐血总胆红素>68μmol/L，血红蛋白低于120g/L，伴水肿，肝、脾大和心力衰竭者；②生后12小时内胆红素每小时上升>12μmol/L者；③总胆红素已达到342μmol/L者（2001、2008、2011）；④不论血清胆红素水平高低，已有胆红素脑病的早期表现者；⑤小早产儿、合并缺氧、酸中毒者或上一胎溶血严重者，应适当放宽指征。

3. 预防　Rh阴性妇女在流产或分娩Rh阳性胎儿后，应尽早注射相应的抗Rh免疫球蛋白，以中和进入母血的Rh抗原。目前临床常用的预防方法，是对RhD阴性妇女在流产或分娩RhD阳性胎儿后，72小时内肌注抗D球蛋白300μg，并起到了较满意的预防效果。

八、新生儿败血症（★★★）

新生儿败血症是指病原体侵入新生儿血液循环，并在其中生长、繁殖、产生毒素并发生全身炎症性反应综合征。常见的病原体为细菌，也可为真菌、病毒或原虫等。

（一）病因

病原菌　我国多年来一直以葡萄球菌最多见，其次为大肠杆菌等G^-杆菌。B组溶血性链球菌（GBS）和李斯特菌虽然为欧美等发达国家新生儿感染常见的致病菌，但我国及发展中国家少见。

（二）临床表现（2008、2009、2021）

1. 根据发病时间分早发型和晚发型

（1）早发型：生后7天内起病；感染发生在出生前或出生时，与围生因素有关，常由母亲垂直传播引起，病原菌以大肠杆菌等G^-杆菌为主；常呈暴发性多器官受累，尤以呼吸系统的症状最明显，病死率高。

（2）晚发型

1）出生7天后起病。

2）感染发生在出生时或出生后，由水平传播引起，病原菌以葡萄球菌、机会致病菌为主。

3）常有脐炎、肺炎或脑膜炎等局灶性感染，病死率较早发型低。

2. 早期症状、体征常不典型（2011、2019），一般表现为反应差、嗜睡、发热或体温不升、不吃、不哭、体重不增等症状。出现以下表现时应高度怀疑败血症：

（1）黄疸（2007）。

（2）肝、脾大。

（3）出血倾向。

（4）休克倾向。

（5）其他：呕吐、腹胀、中毒性肠麻痹、呼吸窘迫或暂停、青紫。

（6）可合并肺炎、脑膜炎、坏死性小肠结肠炎、化脓性关节炎和骨髓炎等。

（三）辅助检查

1. 外周血常规　白细胞总数$<5\times10^9/L$或$>20\times10^9/L$、中性粒细胞杆状核细胞所占比例≥20%、出现中毒颗粒或空泡、血小板计数$<100\times10^9/L$有诊断价值。

2. 病原学检查

（1）细菌培养：①血培养（2002、2014）；②脑脊液（2014）、尿培养，尿培养阳性有助于诊断；③其他可酌情行胃液、外耳道分泌物、咽拭子、皮肤拭子、脐残端、肺泡灌洗液（气管插管患儿）等细菌培养，阳性仅证实有细菌定植但不能确立败血症的诊断。

（2）病原抗原检测：①采用对流免疫电泳、酶联免疫吸附试验、乳胶颗粒凝集等方法用于血、脑脊液和尿中致病菌抗原检测。②质粒分析、限制性内切酶分析、核酸杂交、聚合酶链反应等基因诊断方法可用于鉴别病原菌的生物型和血清型。

3. 急相蛋白　C反应蛋白、触珠蛋白、α_1-酸性糖蛋白、α_1-抗胰蛋白酶等在急性感染早期即可增加。

4. 鲎试验　用于检测血和体液中细菌内毒素，阳性提示有革兰阴性细菌感染。

（四）诊断与鉴别诊断

1. 诊断（2014、2016、2017、2018、2022）　根据病史中有高危因素，临床症状、体征，周围血象改变，CRP增高等可考虑本病诊断，确诊有赖于病原菌或病原菌抗原的检出。

2. 鉴别诊断

（1）颅内出血、窒息。

（2）呼吸道疾病：气胸、肺炎、未成熟儿原发性呼吸窘迫综合征、肺膨胀不全等。

（3）消化道疾病。

（4）血液病：新生儿溶血、特发性血小板减少性紫癜、先天性白血病。

（5）新生儿肝炎。

（6）其他感染：单纯疱疹病毒、巨细胞病毒、柯萨奇病毒感染等。

（五）治疗

1. 抗生素治疗用药原则

（1）早用药。

（2）静脉、联合给药。

（3）疗程足，一般1～2周，重症2～3周。

（4）注意药物毒副作用，新生儿期禁用氨基糖苷类抗生素。

2. 严重并发症

（1）休克时输注新鲜血浆或全血，每次10ml/kg；多巴胺或多巴酚丁胺5～15μg/（kg·min），静滴。

（2）纠正酸中毒。

（3）纠正低氧血症。

（4）减轻脑水肿。

3. 清除感染灶。

4. 支持疗法　注意保温，供给足够热量和液体，维持血糖和血电解质在正常水平。

5. 免疫疗法

（1）静注免疫球蛋白，300～500mg/（kg·d），连用3～5天。

（2）重症患儿可行换血疗法，换血量100～150ml/kg。

（3）中性粒细胞明显减少者可给予粒细胞集落刺激因子5～10μg/kg。

（4）血小板减低者可输注血小板1～2U/5kg。

九、新生儿坏死性小肠结肠炎

（一）病因

早产和低出生体重是本病的主要危险因素。遗传易感性、肠道菌群紊乱、感染、不适当的肠道喂养、药物（静脉输注大剂量丙种球蛋白等）、窒息缺氧、输血等与本病发生有关，败血症是本病发生的危险因素。

（二）临床表现

本病以早产儿多见。

1. 全身症状　表现为反应差、神萎、拒食，严重病例面色苍白或青灰、四肢厥冷、休克、酸中毒、黄疸加重，早产儿易发生反复呼吸暂停、心率减慢。体温正常或低热或体温不升。

2. 腹胀和肠鸣音减弱　较早出现。常见有胃排空延迟、胃潴留，随后出现腹胀。早产儿腹胀不典型。对高危患儿要随时观察腹胀和肠鸣音次数的变化。

3. 腹泻和血便　开始时为水样便，每天5～6次至10余次不等，1～2天后为血样便，可为鲜血、果酱样或黑便。早产儿临床表现不明显，或仅有粪便隐血阳性。

4. 呕吐　呕吐物可呈咖啡样或带胆汁。早产儿常无呕吐。

5. 并发症　可出现败血症、多脏器功能不全、DIC、肠穿孔和腹膜炎，出现腹膜炎和腹水时腹壁外观发红、发亮、水肿，然后发紫。早产儿肠穿孔发生率较高。

（三）治疗

1. 禁食、密切监护　对有可能发生或一旦怀疑本病的患儿，可先禁食1～2天，观察病情发展。确诊患儿轻者禁食3～5天，重症者禁食7～10天，并给予胃肠减压。腹胀、呕吐消失，肠鸣音恢复、食欲恢复，才可开始喂奶，以新鲜母乳为宜。密切监测生命体征和腹部情况，检测血常规、生化、血气分析等，动态随访腹部X线平片。血小板明显下降和CRP明显升高是病情加重的主要指标。

2. 改善循环状况　根据患儿情况，给予扩容，使用血管活性药物。早产儿扩容时避免过量。

3. 加强抗感染治疗和支持治疗　注意抗感染，改善全身状况。

4. 外科治疗　肠穿孔是手术的绝对指征。相对指征为肠袢固定、腹壁红肿、腹壁触到肿块、门静脉积气、内科治疗无效等。

【经典习题】

1. 有助于确定新生儿缺氧缺血性脑病损害严重程度和判断预后的检查首选

A. 脑氢质子磁共振波谱

B. 头颅CT

C. 头颅CRI

D. 脑电图

E. 颅脑超声检查

答案： D

考点： 新生儿缺氧缺血性脑病的诊断

解析： A、B、C、E在筛查脑实质病变时较为常用，对于大脑功能性的检查不敏感。脑电图应在生后1周内检查，可客观反映新生儿缺氧缺血性脑病脑损害的严重程度，判断预后，故为首选的检查手段。故选D。

（2~3 题共用题干）

足月婴，生后 1 天内出现黄疸，拒哺。查体：嗜睡，面色苍白。Hb 90g/L，血清未结合胆红素 342μmol/L。

2. 此患婴的可能诊断是

A. 新生儿肝炎

B. 新生儿胆管发育不佳

C. 新生儿溶血病

D. 新生儿败血症

E. 新生儿硬肿症

答案：C

考点：新生儿溶血病的诊断

解析：该患儿生后 1 天内出现黄疸。血常规示：血清未结合胆红素 342μmol/L，未结合胆红素浓度高，大于 204μmol/L，为病理性黄疸。该患儿 Hb 90g/L，证明存在贫血。病理性黄疸，并且发生贫血，可疑为新生儿溶血病的发生，原因为母婴血型不合所致的红细胞大量被破坏。故选 C。

3. 首选的治疗是

A. 输注葡萄糖液

B. 应用抗生素

C. 应用利巴韦林

D. 换血疗法

E. 光照疗法

答案：D

考点：新生儿溶血病的治疗

解析：新生儿溶血病时，患儿符合下列条件之一者即应换血：①产前已明确诊断，出生时脐血总胆红素 > 68μmol/L（4mg/dl），血红蛋白低于 120g/L，伴水肿、肝脾大和心力衰竭者；②生后 12 小时内胆红素每小时上升 > 12μmol/L（0.7mg/dl）者；③总胆红素已达到 342μmol/L（20mg/dl）者；④不论血清胆红素水平高低，已有胆红素脑病的早期表现者；⑤小早产儿、合并缺氧、酸中毒者或上一胎溶血严重者，应适当放宽指征。故选 D。

第六节　遗传性疾病

一、唐氏综合征（21-三体综合征）（★★★）

（一）临床表现

本病主要特征为智力落后、特殊面容和生长发育迟缓，并可伴有多种畸形（2001、2002、2016）。

1. 智力落后　绝大部分患儿都有不同程度的智力发育障碍，随年龄的增长日益明显。嵌合体型患儿若正常细胞比例较大则智力障碍较轻。

2. 生长发育迟缓　患儿出生的身长和体重均较正常儿低，生后体格发育、动作发育均迟缓，身材矮小，骨龄落后于实际年龄，出牙迟且顺序异常；四肢短，韧带松弛，关节可过度弯曲；肌张力低下，腹膨隆，可伴有脐疝；手指粗短，小指尤短，中间指骨短宽且向内弯曲。

3. 特殊面容　出生时即有明显的特殊面容，表情呆滞。眼裂小，眼距宽，双眼外眦上斜，可有内眦赘皮；鼻背低平，外耳小；硬腭窄小，常张口伸舌，流涎多；头小而圆，前囟大且关闭延迟；颈短而宽。

4. 皮纹特点　可有通贯手和特殊皮纹。

5. 伴发畸形　约 50% 患儿伴有先天性心脏病（2008），其次是消化道畸形。先天性甲状腺功能减低症和急性淋巴细胞性白血病的发生率明显高于正常人群。免疫功能低下，易患感染性疾病。

（二）细胞遗传学检查

1. 细胞遗传学检查根据核型分析可分为三型：

（1）标准型（2020）：约占患儿总数 95%，患儿体细胞染色体为 47 条，有一条额外的 21 号染色体，核型为 47，XY（或 XY），+21（2001）。

（2）易位型：占 2.5% ~ 5%，染色体总数为 46 条，其中一条是额外的 21 号染色体的长臂与一条近端着丝粒染色体长臂形成的易位染色体，即发生于近着丝粒染色体的相互易位，称罗伯逊易位，亦称着丝粒融合。以 14 号染色体为主，少数为 15 号或 13 号染色体，最常见核型为 46，XY（或 XX），-14，+t（14q21q）（2005、2007）。

（3）嵌合体型（2020）：此型占 2% ~ 4%，由于受精卵在早期分裂过程中发生了 21 号染色体不分离，患儿体内存在两种细胞系，一种为正常细胞；另一种为 21-三体细胞，形成嵌合体，其核型为 46，XY（或 XX）/47，XY（或 XX），+21。此型患儿临床表现的严重程度与异常细胞所占百分比有关。

2. 荧光原位杂交　以 21 号染色体的相应片段序列做探针，与外周血中的淋巴细胞或羊水细胞进行原位杂交，可快速、准确进行诊断。在本病患者的细胞中呈现 3 个 21 号染色体的荧光信号。

（三）诊断与鉴别诊断

典型病例根据特殊面容、智能与生长发育落后、皮纹特点等不难作出临床诊断，但应做染色体核型分析以确诊（2005、2009、2015、2017、2018、2022）。新生儿或症状不典型者更需核型分析确诊。

本病应与先天性甲状腺功能减低症鉴别，后者有颜面黏液性水肿、头发干燥、皮肤粗糙、喂养困难、便秘、腹胀等症状，可测血清 TSH、T_4 和染色体核型分析进行鉴别。

二、苯丙酮尿症（★★★）

苯丙酮尿症（PKU）是一种常染色体隐性遗传疾

病（2002），是先天性氨基酸代谢障碍中较为常见的一种，因患儿尿液中排出大量苯丙酮酸代谢产物而得名。

（一）发病机制

苯丙氨酸（Phe）是人体必需的氨基酸之一，食入体内的 Phe 一部分用于蛋白质的合成；另一部分通过苯丙氨酸羟化酶（PAH）作用转变为酪氨酸，仅有少量的 Phe 经过次要代谢途径在转氨酶的作用下转变成苯丙酮酸，PKU 是由于患儿肝脏缺乏苯丙氨酸羟化酶活性，不能将苯丙氨酸转化为酪氨酸，导致苯丙氨酸在血液、脑脊液、各种组织中的浓度极度增高（2015），通过旁路代谢产生大量苯丙酮酸、苯乙酸、苯乳酸和对羟基苯乙酸。高浓度的 Phe 及其代谢产物能导致脑组织损伤。

苯丙氨酸的代谢，除了需要有苯丙氨酸羟化酶的作用外，还必须要有辅酶四氢生物蝶呤（BH_4）参与，BH_4是苯丙氨酸、酪氨酸和色氨酸等芳香氨基酸在催化过程中所必需的共同的辅酶，缺乏时不仅苯丙氨酸不能氧化成酪氨酸，而且造成多巴胺、5-羟色胺等重要神经递质的合成受阻，加重了神经系统的功能损害。

（二）临床表现（2001、2002、2003、2006）

患儿出生时一般没有临床表现，通常在 3～6 个月时始出现症状，1 岁时症状明显，表现为：

1. 神经系统　智力发育落后最为突出（2012、2018），智商常低于正常。有行为异常，如兴奋不安、忧郁、多动、孤僻等。可有癫痫小发作，少数呈现肌张力增高和腱反射亢进。

2. 皮肤　患儿在出生数月后因黑色素合成不足，头发由黑变黄，皮肤白皙。

3. 体味　由于尿和汗液中排出较多苯乙酸，可有明显鼠尿臭味。

（三）诊断与鉴别诊断

根据智力落后、头发由黑变黄、特殊体味和血苯丙氨酸升高可以确诊。本病应力求早期诊断与治疗，以避免神经系统的损伤。

PKU 需与以下疾病鉴别：

1. 暂时性高苯丙氨酸血症　见于新生儿或早产儿，可能为苯丙氨酸羟化酶成熟延迟所致。生后数月苯丙氨酸可逐渐恢复正常。

2. 四氢生物蝶呤缺乏症　又称非经典型 PKU，由于 PAH 辅助因子 BH_4缺乏所致（2005、2007）。患儿除了有典型 PKU 表现外，神经系统表现较为突出，如肌张力异常、不自主运动、震颤、阵发性角弓反张、惊厥发作等。诊断主要依靠高压液相层析（HPLC）测定尿蝶呤谱（2023）。

（四）治疗

1. 疾病一旦确诊，应立即治疗。开始治疗的年龄越小，预后越好。

2. 患儿主要采用低苯丙氨酸配方奶治疗（2006、2017），待血浓度降到理想浓度时，可逐渐少量添加天然饮食，其中首选母乳，因母乳中苯丙氨酸含量仅为牛奶的 1/3（表 4-11-6-1）。较大婴儿及儿童可加入牛奶、粥、面、蛋等，添加食品应以低蛋白、低苯丙氨酸食物为原则，其量和次数随血苯丙氨酸浓度而定。Phe 浓度过高或者过低都将影响生长发育。

表 4-11-6-1　不同年龄血苯丙氨酸理想控制范围

年　龄	血苯丙氨酸浓度（μmol/L）
0～3 岁	120～240
3～9 岁	180～360
9～12 岁	180～480
12～16 岁	180～600
>16 岁	180～900

3. 由于每个患儿对苯丙氨酸的耐受量不同，故在饮食治疗中，仍需定期测定血苯丙氨酸，根据患儿具体情况调整食谱。低苯丙氨酸饮食治疗至少持续到青春期，终生治疗对患者更有益。

4. 成年女性患者在怀孕前应重新开始饮食控制，血苯丙氨酸应控制在 120～360μmol/L，直至分娩，以免高苯丙氨酸血症影响胎儿。

5. 对有本病家族史的夫妇及先证者可进行 DNA 分析，对其胎儿进行产前诊断。

6. 对诊断 BH_4缺乏症患者，需补充 BH_4、5-羟色胺和左旋多巴（L-DOPA）。

【巧妙记忆】　唐氏综合征，三种核型要记牢，记忆技巧，标准型最常见，长度最短。异位型分 D/G 异位和 G/G 异位型，看核型里有 D 有 G 就是 D/G 异位，有 GG 就是 G/G 异位，嵌合体型长度最长。

苯丙酮尿症：智力低下，皮肤好，可震颤，鼠尿味。典型的缺苯丙氨酸羟化酶，非典型的缺四氢生物蝶呤。

【经典习题】

1. 苯丙酮尿症主要的神经系统危害是

A. 智力发育落后

B. 肌痉挛

C. 癫痫小发作
D. 行为异常
E. 多动

答案：A

考点：苯丙酮尿症的临床表现

解析：苯丙酮尿症是一种常染色体隐性遗传病，因特定的酶活性降低导致苯丙氨酸及其代谢产物在体内蓄积导致的疾病。临床表现以神经系统的症状最为多见，突出表现为智力发育落后。故选A。

2. 21-三体综合征（唐氏综合征）患儿染色体核型标准型为
A. 46，XX，−14，+t（14q21q）
B. 47，XX，+21
C. 45，XX，−14，−21，+t（14q21q）
D. 47，XXX
E. 46，XX，−21，+t（21q21q）

答案：B

考点：21-三体综合征的诊断

解析：21-三体综合征是染色体结构畸变所致的疾病，形成的直接原因是卵子在减数分裂时21号染色体不分离，形成异常卵子，导致患者的核型为47，XX（XY），+21。故选B。

3. 女孩，2岁。生长发育迟缓及智力发育落后。查体：眼裂小、眼外眦上斜、眼距宽、外耳小、鼻背低平，皮肤细腻。为明确诊断首选的检查是
A. 尿三氯化铁试验
B. 尿蝶呤分析
C. 血T_3、T_4、TSH
D. 骨龄测定
E. 染色体核型分析

答案：E

考点：唐氏综合征的诊断

解析：该患儿生长发育迟缓，并伴有智力发育落后。查体可见特殊面容：如眼裂小、眼距宽、鼻背低平等，怀疑唐氏综合征。因唐氏综合征为染色体异常所致的遗传性疾病，首选染色体核型分析。故选E。

第七节 免疫性疾病

一、小儿免疫系统特点（★★★）

出生时免疫器官和免疫细胞均已相当成熟，免疫功能低下可能为未接触抗原，尚未建立免疫记忆之故。

（一）免疫器官的发育特点

免疫器官分为中枢神经免疫器官和外周免疫器官。中枢免疫器官包括胸腺和骨髓，在胚胎发育中出现较早。

（二）小儿特异性细胞免疫特点

1. 胸腺 胸腺是淋巴样干细胞分化发育为成熟T细胞的场所，出生时重7~15g，可在X线胸片前上纵隔部位显影，直到3~4岁时胸腺影在X线胸片上消失，到青春期后胸腺开始萎缩。

2. T淋巴细胞

（1）成熟T细胞：占外周血淋巴细胞的80%，因此外周血淋巴细胞计数可反映T细胞数量。出生时淋巴细胞数目较少，6~7个月时超过中性粒细胞的百分率；6~7岁时两者相当；此后随年龄增长，逐渐降至老年的低水平。

（2）T细胞表型和功能：绝大多数脐血T细胞（97%）为$CD45RA^+$“初始”T细胞（成人外周血为50%），而$CD45RO^+$记忆性T细胞极少。新生儿T细胞表达CD25和CD40配体较成人弱，辅助B细胞合成和转换Ig、促进吞噬细胞和CTL的能力差。

（3）Th亚群：新生儿Th2细胞功能较Th1细胞占优势，有利于避免母子免疫排斥反应。

（4）足月新生儿外周血中T细胞绝对计数已达到成人水平，其中CD4细胞数较多，CD4/CD8的比值高达3~4，以后逐渐下降，2岁时达到2，为成人水平。小于胎龄儿及早产儿的T细胞数量较少，对有丝分裂原的转化率较低。早产儿的T细胞数约在1月龄时上升至足月儿水平，但小于胎龄儿的T细胞数在1月龄时仍低于足月儿。

3. 细胞因子 新生儿T细胞产生TNF和GM-CSF仅为成人的50%，IFN-γ、IL-10和IL-4为10%~20%。随抗原反复刺激，各种细胞因子水平逐渐升高。如IFN-γ约在3岁以后即达到成人水平。

（三）小儿特异性体液免疫特点

1. B细胞表型和功能：胎儿和新生儿有产生IgM的B细胞，但无产生IgG和IgA的B细胞。分泌IgG的B细胞于2岁时，分泌IgA的B细胞于5岁时达成人水平。由于Th细胞功能不足，B细胞不能产生荚膜多糖细菌抗体。

2. IgG：是唯一能通过胎盘的Ig类别（2018），其转运过程为主动性。大量IgG通过胎盘发生在妊娠后期。胎龄小于32周的胎儿或未成熟儿的血清IgG浓度低于400mg/dl，而足月新生儿血清IgG高于其母体5%~10%。新生儿自身合成的IgG比IgM慢，生后3个月血清IgG降至最低点，至10~12个月时体内IgG均为自身产生，8~10岁时达成人水平。IgG亚类随年龄增长而逐渐上升，IgG2代表细菌多糖的抗体，其上升速度在2岁内很慢，在此年龄阶段易患荚膜细菌感染。

3. IgM：胎儿期已能产生IgM（2002），出生后更快，男孩于3岁时，女孩于6岁时达到成人血清水平。脐血IgM水平增高，提示宫内感染。

4. IgA：发育最迟，至青春后期或成人期才达成人水平。分泌型IgA于新生儿期不能测出，2个月时

唾液中可测到，2~4岁时达成人水平。

（四）小儿非特异性免疫特点

1. 补体 新生儿补体经典途径（CH50、C3、C4和C5）活性是其母亲的50%~60%，生后3~6个月达到成人水平。旁路途径的各种成分发育更为落后，B因子和备解素仅分别为成人的35%~60%和35%~70%。未成熟儿补体经典和旁路途径均低于成熟儿。

2. 吞噬作用 大单核细胞和中性粒细胞是循环中的主要吞噬细胞，大单核细胞可分化为定植于组织中的巨噬细胞。胎龄34周时，中性粒细胞的趋化、吞噬和杀菌功能已趋成熟，但新生儿因分娩过程中缺氧、缺乏血清补体等因素，新生儿时期各种吞噬细胞功能呈现暂时性低下。

二、原发性免疫缺陷病概述

1. 免疫缺陷病可为遗传性。由不同基因缺陷导致免疫系统功能损害的疾病，称为原发性免疫缺陷病（PID）。

2. 基因确诊的PID主要集中于以下疾病：X-连锁无丙种球蛋白血症，X-连锁高免疫球蛋白M血症，湿疹、血小板减少伴免疫缺陷综合征，X连锁慢性肉芽肿病和X连锁严重联合免疫缺陷病。

3. PID共同表现为反复感染、易患肿瘤和自身免疫病。近年来新发现的许多PID，其主要临床表现为免疫失调所致的自身免疫反应、变态反应和失控的炎症反应，仅伴有轻度感染甚或没有感染表现。

4. 治疗主要包括一般治疗、替代治疗、免疫重建和基因治疗。

三、川崎病（KD）（★★）

川崎病曾称为黏膜皮肤淋巴结综合征（MCLS），15%~20%未经治疗的患儿发生冠状动脉损害。

（一）临床表现（2020）

1. 主要表现

（1）发热：呈稽留或弛张热型，抗生素治疗无效。

（2）球结膜充血。

（3）唇及口腔表现：唇充血皲裂，口腔黏膜弥漫充血，舌乳头突起、充血呈草莓舌。

（4）手足症状：急性期手足硬性水肿和掌跖红斑，恢复期指、趾端甲下和皮肤交界处出现膜状脱皮，指、趾甲有横沟，重者指、趾甲亦可脱落。

（5）皮肤表现：多形性皮斑和猩红热样皮疹。

（6）颈淋巴结肿大：单侧或双侧，坚硬有触痛，但表面不红，无化脓。病初出现，热退时消散。

2. 心脏表现 于疾病1~6周可出现心包炎、心肌炎、心内膜炎、心律失常。发生冠状动脉瘤或狭窄者，可无临床表现，少数可有心肌梗死的症状。冠状动脉损害多发生于病程2~4周，但也可于疾病恢复期。心肌梗死和冠状动脉瘤破裂可致心源性休克甚至猝死（2012）。

3. 其他 可有间质性肺炎、无菌性脑膜炎、消化系统症状（腹痛、呕吐、腹泻、麻痹性肠梗阻、肝大、黄疸等）、关节痛和关节炎。

（二）辅助检查

1. 血液检查 周围血白细胞增多，以中性粒细胞为主，伴核左移。轻度贫血，血小板早期正常，第2~3周时增多。红细胞沉降率增快，C反应蛋白等急相蛋白、血浆纤维蛋白原和血浆黏度增高，血清转氨酶升高。

2. 免疫学检查 血清IgG、IgM、IgA、IgE和血循环免疫复合物升高；Th2类细胞因子如IL-6明显增高，总补体和C3正常或增高。

3. 心电图 早期示非特异性ST-T变化；心包炎时可有广泛ST段抬高和低电压；心肌梗死时ST段明显抬高、T波倒置及异常Q波。

4. 胸部平片 可示肺部纹理增多、模糊或有片状阴影，心影可扩大。

5. 超声心动图（2011、2022） 急性期可见心包积液，左心室内径增大，二尖瓣、主动脉瓣或三尖瓣反流；可有冠状动脉异常，如冠状动脉扩张（直径>3mm，≤4mm为轻度；4~7mm为中度）、冠状动脉瘤（≥8mm）、冠状动脉狭窄。

6. 冠状动脉造影 超声检查有多发性冠状动脉瘤，或心电图有心肌缺血表现者，应进行冠状动脉造影，以观察冠状动脉病变程度，指导治疗。

（三）诊断与鉴别诊断

1. 诊断（2014、2015、2016、2018、2022） 发热5天以上，伴下列5项临床表现中4项者，排除其他疾病后，即可诊断为川崎病。

（1）手足变化：急性期掌跖红斑，手足硬性水肿（2017）；恢复期指趾端膜状脱皮。

（2）多形性红斑。

（3）眼结膜充血，非化脓性。

（4）唇充血皲裂，口腔黏膜弥漫充血，舌乳头突起、充血呈草莓舌。

（5）颈部淋巴结肿大。

如5项临床表现中不足4项，但超声心动图有冠状动脉损害，亦可确诊为川崎病。

2. 鉴别诊断 本病需与渗出性多形红斑、幼年特发性关节炎全身型、败血症和猩红热相鉴别。

（四）治疗

1. 阿司匹林。热退后3天逐渐减量。

2. 静脉用丙种球蛋白（IVIg） （2020、2022、

2023)。宜早用，应同时应用阿司匹林。

3. 糖皮质激素。一般不用，也不宜单独应用。

4. 其他治疗

(1) 抗血小板聚集：除阿司匹林外可加用双嘧达莫。

(2) 对症治疗。

(3) 心脏手术。

5. IVIg非敏感型KD的治疗

(1) 继续IVIg治疗：首剂IVIg后仍发热者，应尽早再次应用IVIg，可有效预防CAL，若治疗过晚，则不能预防冠状动脉损伤。建议再次使用剂量为2g/kg一次性输注。

(2) 糖皮质激素联用阿司匹林治疗：有学者建议IVIg非敏感型KD可以在IVIg使用基础上联合使用糖皮质激素加阿司匹林。

(五) 预后与随访

川崎病为自限性疾病，多数预后良好。无冠状动脉病变患儿于出院后1、3、6个月及1~2年进行一次全面检查（包括体检、心电图和超声心动图等）。未经有效治疗的患儿，15%~25%发生冠状动脉瘤，更应长期密切随访，每6~12个月一次。冠状动脉瘤多于病后2年内自行消失，但常遗留管壁增厚和弹性减弱等功能异常。大的动脉瘤常不易完全消失，常致血栓形成或管腔狭窄。

【巧妙记忆】 川崎病多有发热，多形性红斑，颈部淋巴结肿大。

【经典习题】

2岁小儿，高热5天，眼球结膜炎，颈淋巴结肿大，杨梅舌，一过性皮疹及关节炎。确诊的检查为

A. PPD试验

B. ASO检测

C. 类风湿因子

D. 超声心动图

E. 骨髓细胞学检查

答案： D

考点： 川崎病的诊断

解析： 该患儿表现为发热、皮疹、眼结膜炎、颈部淋巴结肿大和杨梅舌，高度怀疑患有川崎病。川崎病是一种急性全身性中、小动脉炎，好发于冠状动脉。为了明确诊断，应行超声心动图检查以明确冠状动脉损害情况。故选D。

第八节　感染性疾病

一、常见发疹性疾病（麻疹、风疹、幼儿急诊、水痘、手足口病、猩红热）（★★★）

(一) 病因

由病毒所致儿童常见的急性呼吸道发疹性传染病有以下几种：麻疹、风疹、幼儿急疹和水痘。猩红热是由A族β溶血性链球菌引起的呼吸道发疹性传染病。这些疾病的传染源主要为患者和带菌者，主要通过呼吸道飞沫传播，有一定的潜伏期，开始发病常表现为上呼吸道感染。手足口病是由肠道病毒引起的传染病，以柯萨奇病毒A16型（Cox A16）和肠道病毒71型（EV 71）最为常见（2016）。

(二) 各种皮疹特点和出疹规律

各种皮疹的特点和出疹规律见表4-11-8-1。

表4-11-8-1　各种皮疹特点和出疹规律

疾　病	病　原	全身症状及其他特征	皮疹特点	发热与皮疹关系
麻疹	麻疹病毒	呼吸道卡他性炎症，结膜炎，发热第2~3天口腔麻疹黏膜斑	红色斑丘疹，自头面部→颈→躯干→四肢，退疹后有色素沉着及细小脱屑（2009、2012、2015）	发热3~4天后出疹，出疹期为发热的高峰期（2014）
风疹	风疹病毒	全身症状轻，耳后、枕部淋巴结肿大并触痛	面部→躯干→四肢（2016），斑丘疹，疹间有正常皮肤，退后无色素沉着及脱屑	发热半天至1天后出疹
幼儿急疹	人疱疹病毒6型（2012）	一般情况好，高热时可有惊厥，耳后枕部淋巴结亦可肿大，常伴有轻度腹泻	红色细小密集斑丘疹，头面颈及躯干部多见，四肢较少，一天出齐，次日开始消退（2020、2022、2023）	高热3~5天，热退疹出（2008、2012、2017、2018）
猩红热	乙型溶血性链球菌	高热，中毒症状重，咽峡炎，杨梅舌，环口苍白圈，扁桃体炎（2014、2018、2019、2022）	皮肤弥漫充血，上有密集针尖大小丘疹（2009、2017、2019），持续2~3天退疹，疹退后伴大片状脱皮	发热1~2天出疹，出疹时高热

续　表

疾　病	病　原	全身症状及其他特征	皮疹特点	发热与皮疹关系
水痘	水痘-带状疱疹病毒	全身症状轻微，瘙痒严重	皮肤黏膜相继出现和同时存在瘙痒性斑疹、丘疹、水疱疹和结痂等各类皮疹（2022）	皮疹呈向心性，开始为头皮、面部、躯干和腰部，四肢远端较少。有痒感
手足口病	肠道病毒	轻症手、足、臀部皮疹或疱疹性咽峡炎，重症精神差、嗜睡、易惊、头痛、呕吐，呼吸急促、咳白色、粉红色或血性泡沫样痰液、面色苍灰	引起手、足、口腔等部位的疱疹，不像蚊虫咬、不像药物疹、不像口唇牙龈疱疹、不像水痘，不痛、不痒、不结痂、不结疤	发热第1~2天开始出现皮疹

（三）常见并发症

1. 麻疹并发症

（1）肺炎：是麻疹最常见的并发症（2015、2020），占麻疹患儿死因的90%以上。多见于5岁以下小儿。由麻疹病毒本身引起的间质性肺炎多不严重，常在出疹及体温下降后消退。继发性肺炎病原体多为细菌性，常见金黄色葡萄球菌、肺炎链球菌、流感嗜血杆菌等，易并发脓胸和脓气胸。部分为病毒性，多见腺病毒。也可为多种病原体混合感染。主要见于重度营养不良或免疫功能低下的小儿，临床症状较重、体征明显，预后较差。

（2）喉炎：由于麻疹病毒本身可导致整个呼吸道炎症，故麻疹患儿常有轻度喉炎表现。如并发细菌感染时喉部组织明显水肿，分泌物增多，临床出现声音嘶哑、犬吠样咳嗽、吸气性呼吸困难及三凹征，严重者因喉梗阻而窒息死亡。

（3）心肌炎：常见于营养不良和并发肺炎的小儿。轻者仅有心音低钝、心率增快和一过性心电图改变，重者可出现心力衰竭、心源性休克。

（4）神经系统

1）麻疹脑炎：发病率为1‰~2‰，患儿常在出疹后的2~6天再次发热，临床表现和脑脊液改变与病毒性脑炎相似。脑炎的轻重与麻疹轻重无关。病死率约为15%，存活者中智能障碍、瘫痪、癫痫等后遗症的发生率可达20%以上。

2）亚急性硬化性全脑炎：是少见的麻疹远期并发症，发病率为（1/100万）~（4/100万）。病理变化主要为脑组织慢性退行性病变。大多在患麻疹2~17年后发病，开始时症状隐匿，可仅为行为和情绪的改变，以后出现进行性智能减退，病情逐渐恶化，出现共济失调，视、听障碍，肌阵挛等表现。晚期因昏迷、强直性瘫痪而死亡。患者血清或脑脊液中麻疹病毒IgG抗体持续强阳性。

（5）结核病恶化：麻疹患儿因免疫反应受到暂时抑制，可使体内原有潜伏的结核病灶重趋活动恶化，甚至播散而致粟粒性肺结核或结核性脑膜炎。

（6）营养不良与维生素A缺乏症：由于麻疹病程中持续高热、食欲不振或护理不当，可致营养不良和维生素缺乏，常见维生素A缺乏（2012），可引起干眼，重者出现视力障碍，甚至角膜穿孔、失明。

2. 水痘并发症

（1）继发皮肤细菌感染：最为常见（2018）。

（2）水痘脑炎：可发生在出疹前，多发生在出疹后3~8天。发生率在1‰以下。临床症状与一般脑炎相似。

（3）水痘肺炎：多见于免疫缺陷和新生儿患水痘时，发生在患病后1~5天。

（4）其他：可发生周围神经炎、肾炎、肝炎、心肌炎、关节炎等。

3. 猩红热并发症　少数患者病后2~5周可发生急性肾小球肾炎或风湿热（2015）。

（四）治疗与预防

1. 治疗

（1）麻疹的治疗

1）一般治疗：注意休息，加强护理。给予易消化富于营养的食物，补充足够的水分。

2）对症治疗：高热时可用小剂量的退热剂，切忌退热过猛（脱水，水电解质平衡紊乱）；烦躁可给予苯巴比妥等镇静。剧咳时用祛痰镇咳剂。治疗各种并发症。继发细菌感染可用抗生素。麻疹时应给予维生素A，有干眼症者，1~4周后应重复给予维生素A制剂。

3）并发症的治疗：有并发症者给予相应治疗。

（2）风疹的治疗：主要为对症治疗与支持治疗。

（3）幼儿急疹的治疗：治疗无特殊治疗，主要是对症治疗。高热时退热、伴有惊厥者镇静止痉，给予充足的水分。

（4）水痘的治疗：水痘是自限性疾病，无并发症时以一般治疗和对症处理为主。加强护理，如勤换内衣、剪短患儿指甲、戴手套以防抓伤和减少继发感染等。保持空气流通，供给足够水分和易消化食物。皮肤瘙痒可局部使用炉甘石洗剂，必要时可给少量镇静剂。抗病毒药物首选阿昔洛韦，应尽早使用，一般应在皮疹出现的48小时内开始。口服每次20mg/kg，每日4次；重症患者需静脉给药，每次10~20mg/kg，每8小时1次。此外，早期使用α-干扰素能较快抑制皮疹发展，加速病情恢复。继发细菌感染时给抗生素治疗。皮质激素对水痘病程有不利影响，可导致病毒，一般不宜用。

（5）猩红热的治疗

1）抗生素治疗：首选青霉素（2008），肌注或静滴，共7~10天。对青霉素过敏或耐药者，可用红霉素或头孢菌素类抗生素治疗。

2）一般治疗：呼吸道隔离，卧床休息，供给充足水分和营养，防止继发感染。

2. 预防

（1）麻疹的预防：提高人群免疫力，减少麻疹易感人群是消除麻疹的关键。其他国家的经验表明，要实现消灭麻疹的目标，人群麻疹免疫力要达到并保持在95%的水平。

1）主动免疫：采用麻疹减毒活疫苗预防接种。我国儿童计划免疫程序规定出生8个月为麻疹疫苗的初种年龄，18~24月龄儿童要完成第2次接种。此外，根据麻疹流行病学情况，在一定范围、短时间内对高发人群开展强化免疫接种。

2）被动免疫：接触麻疹患者后5天内立即给予免疫血清球蛋白0.25ml/kg可预防发病。如果是使用量不足或接触麻疹5天以后使用，仅可减轻症状。被动免疫只能维持3~8周，以后应采取主动免疫。

3）控制传染源：对麻疹患者要做到早发现、早报告、早隔离、早治疗。一般隔离至出疹后5天，合并肺炎者延长至出疹后10天。对接触麻疹的易感儿应隔离检疫3周（2008、2013、2020），并给予被动免疫。

4）切断传播途径：流行期间易感儿童避免到人群密集的场所去。患者停留过的房间应通风并用紫外线照射消毒，患者衣物应在阳光下暴晒。无并发症的轻症患儿可在家中隔离，以减少传播和继发医院内感染。

5）加强麻疹的监测管理：麻疹监测的目的是了解麻疹的流行病学特征、评价免疫等预防控制措施的效果、为制定有效的麻疹控制策略提供依据。对麻疹疑似病例要注意进行流行病学调查和必要的实验室检查，及时报告并采取针对性措施进行隔离观察，预防和控制疫情的发生和蔓延。

（2）风疹的预防

1）隔离患者至出疹后5天（2019）。孕妇（尤其早孕）避免与风疹患者接触。

2）保护易感者：①风疹疫苗接种后，95%产生抗体，无副作用。适用年龄为15个月至青春发育期。②高效免疫球蛋白用于体弱、妊娠早期接触风疹者，可起预防作用。

（3）猩红热的预防

1）隔离传染源：隔离患者至痊愈及咽拭子培养阴性。

2）切断传染源：消毒处理患者的分泌物及污染物，戴口罩检查患者。

3）保护易感者：对曾密切接触患者的易感儿，可口服复方磺胺甲噁唑3~5天，也可肌注一次长效青霉素60万~120万U。

（4）水痘的预防

1）隔离患者：隔离患者至全部皮疹结痂为止。对接触的易感者检疫3周。

2）保护易感者：水痘减毒活疫苗，可注射进行预防。

二、传染性单核细胞增多症

（一）病因

本病是由EB病毒引起的单核巨噬细胞系统的增生病。

（二）临床表现

典型特点为发热、咽峡炎和颈淋巴结肿大“三联征”，可合并肝脾大、外周血异型淋巴细胞增多。本病为良性自限性疾病。

1. 发热　约1周，重者2周或更久，幼儿可不明显。

2. 咽峡炎　扁桃体表面可见灰白色渗出物。

3. 淋巴结肿大　浅表淋巴结肿大，以颈部最为常见。

4. 肝脾大。

5. 眼睑水肿、皮疹　皮疹表现多样，可为丘疹、斑丘疹、荨麻疹、红斑等。

（三）并发症

神经系统并发症可发生脑炎、脑膜炎、吉兰-巴雷综合征等，为本病死亡的首要原因。血液系统并发症可发生自身免疫性溶血、轻度血小板减少等。脾破裂罕见，但后果严重。还可发生间质性肺炎、肾炎、肾病综合征等。

（四）诊断与鉴别诊断

临床诊断需满足临床指标中的3项及实验室指标第4项。实验室确诊需满足临床指标3项及实验室指标中第1~3项中的1项。

1. 临床指标　①发热。②咽扁桃体炎。③颈淋巴结肿大。④脾大。⑤肝大。⑥眼睑水肿。⑦皮疹。

2. 实验室指标　①抗EBV-CA-IgM和抗EBV-CA-IgG抗体阳性，且抗EBV-NA-IgG阴性。②抗EBV-CA-IgM阴性，但抗EBV-CA-IgG抗体阳性，且为低亲和力抗体。③双份血清抗EBV-CA-IgG抗体滴度4倍以上升高。④外周血异型淋巴细胞比例≥10%和/或淋巴细胞增多≥5.0×10^9/L。

3. 鉴别诊断　与巨细胞病毒、腺病毒、肝炎病毒、风疹病毒等引起的类传染性单核细胞增多症，以及链球菌引起的咽扁桃体炎鉴别。

（五）治疗

以对症治疗为主。脾大者于2~3周内应避免与腹部接触的运动。继发细菌感染时应用抗菌药物。抗病毒治疗的确切疗效尚存争议。静脉注射丙种球蛋白可缩短病程，早期给药效果更好。α-干扰素亦有一定治疗作用。重型患者短疗程应用肾上腺皮质激素可明显减轻症状。发生脾破裂时，应立即输血，并行手术治疗。

1. 一般治疗　急性期应注意休息，如肝功能损害明显应卧床休息，并按病毒性肝炎治疗。

2. 药物治疗　①抗病毒治疗：不能减轻病情严重程度、缩短病程和降低并发症的发生率。病程早期可以使用阿昔洛韦、伐昔洛韦或更昔洛韦。②抗生素：合并细菌感染可用。忌用氨苄西林和阿莫西林，以免引起变态反应，加重病情。③糖皮质激素：发生咽喉严重病变或水肿、有神经系统并发症、心肌炎、溶血性贫血、血小板减少性紫癜等重症患者，短疗程（3~7天）应用可明显减轻症状。

3. 防治脾破裂　避免任何可能挤压或撞击脾脏的动作。注意处理便秘，尽量少用阿司匹林（可诱发脾破裂及血小板减少）。在症状改善2~3个月甚至6个月才能剧烈运动。

【经典习题】

1. 典型麻疹的出疹顺序是
   A. 先耳后、发际，延及额面颈部，而后躯干、四肢
   B. 先前胸，后背部，延及四肢、手心、脚底
   C. 先额部，面部，后躯干、四肢
   D. 先躯干，后四肢，最后头面部
   E. 先耳后，四肢，后躯干、手掌、脚心

答案：A

考点：麻疹的临床表现

解析：麻疹的出疹顺序：耳后-发际-额面-颈部-躯干-四肢（包括手足心）。故选A。

2. 女婴，8个月。高热4天，今日热退，但躯干部出现红色斑丘疹，皮疹间有正常皮肤，最可能的诊断是
   A. 麻疹
   B. 风疹
   C. 幼儿急疹
   D. 水痘
   E. 猩红热

答案：C

考点：幼儿急疹的诊断

解析：幼儿急疹临床特征是持续高热3~5天，热退疹出。该患儿高热4日，热退后出疹，符合幼儿急疹的表现。幼儿急疹的皮疹呈红色斑疹、斑丘疹，很少融合，主要见于躯干部、颈部、上肢。皮疹于1~3天消退，无色素沉着，疹间皮肤正常。故选C。

第九节　结　核　病

一、概述（★★★）

（一）病因

结核分枝杆菌为分枝杆菌属，具抗酸性，为需氧菌，革兰染色阳性。4型：人型、牛型、鸟型和鼠型，人型是人类结核病的主要病原体。呼吸道为主要传染途径。

（二）结核菌素试验临床意义

1. 阳性反应见于（2014、2016、2018）

（1）接种卡介苗后。

（2）年长儿无明显临床症状仅呈一般阳性反应，表示曾感染过结核杆菌。

（3）婴幼儿尤其是未接种卡介苗者，阳性反应多表示体内有新的结核病灶。年龄越小，活动性结核可能性越大。

（4）强阳性反应者，表示体内有活动性结核病。

（5）由阴性反应转为阳性反应，或反应强度由原来小于10mm增至大于10mm，且增幅超过6mm时，表示新近有感染。

2. 阴性反应见于

（1）未感染过结核。

（2）结核迟发型变态反应前期（初次感染后4~8周内）。

（3）假阴性反应，由于机体免疫功能低下或受抑制所致（2014），如部分危重结核病；急性传染病如麻疹、水痘、风疹、百日咳等；体质极度衰弱者如重度营养不良、重度脱水、重度水肿等；应用糖皮质激素或其他免疫抑制剂治疗时；原发或继发免疫缺

陷病。

(4) 技术误差或结核菌素失效。

(三) 治疗与预防

1. 治疗

(1) 一般治疗：注意营养，选用富含蛋白质和维生素的食物。有明显结核中毒症状及高度衰弱者应卧床休息。居住环境应阳光充足，空气流通。避免传染麻疹、百日咳等疾病。

(2) 抗结核药物：目的为①杀灭病灶中的结核菌；②防止血行播散。治疗原则为①早期治疗；②适宜剂量；③联合用药；④规律用药；⑤坚持全程；⑥分段治疗。

1) 目前常用的抗结核药物可分为两类：杀菌药物包括①全杀菌药有异烟肼和利福平；②半杀菌药有链霉素和吡嗪酰胺。抑菌药物常用乙胺丁醇及乙硫异烟胺。

2) 针对耐药菌株的几种新型抗结核药：①老药的复合剂型——rifamate；②老药的衍生物——rifapentine；③新的化学制剂——力排肺疾。

(3) 化疗方案

1) 标准疗法：一般用于无明显自觉症状的原发型肺结核。每日服用 INH，RFP 和/或 EMB，疗程9~12个月。

2) 两阶段疗法：用于活动性原发性肺结核、急性粟粒性结核病及结核性脑膜炎。①强化治疗阶段：联用3~4种杀菌药物。在长程化疗时，此阶段一般需3~4个月；短程疗法时一般为2个月。②巩固治疗阶段：联用2种抗结核药物，在长程疗法时，此阶段可长达12~18个月；短程疗法时，一般为4个月。

3) 短程疗法：可选用以下几种6~9个月短程化疗方案：①2HRZ/4HR（数字为月数，以下同）；②2SHRZ/4HR；③2EHRZ/4HR。若无PZA则将疗程延长至9个月。

2. 预防

(1) 控制传染源：是预防小儿结核病的根本措施。

(2) 普及卡介菌接种：卡介苗接种是预防小儿结核病的有效措施。下列情况禁止接种卡介苗。①先天性胸腺发育不全症或严重联合免疫缺陷病患者；②急性传染病恢复期；③注射局部有湿疹或患全身性皮肤病；④结核菌素试验阳性。

(3) 预防性化疗

1) 目的：①预防儿童活动性肺结核；②预防肺外结核病发生；③预防青春期结核病复燃。

2) 适应证（2015）：①密切接触家庭内开放性肺结核者；②3岁以下婴幼儿未接种卡介苗而结核菌素试验阳性者；③结核菌素试验新近由阴性转为阳性者；④结核菌素试验阳性伴结核中毒症状者；⑤结核菌素试验阳性，新患麻疹或百日咳小儿；⑥结核菌素试验阳性小儿需较长期使用糖皮质激素或其他免疫抑制剂者。

3) 方法：INH每日10 mg/kg（≤300 mg/d），疗程6~9个月；或INH每日10 mg/kg（≤300 mg/d）联合RFP每日10 mg/kg（≤300 mg/d），疗程3个月。

二、原发性肺结核（★★★）

(一) 病理

肺部原发病灶多位于右侧，肺上叶底部和下叶的上部，近胸膜处。基本病变为渗出、增殖、坏死（2012）。渗出性病变以炎症细胞、单核细胞及纤维蛋白为主要成分；增殖性改变以结核结节及结核性肉芽肿为主；坏死的特征性改变为干酪样改变，常出现于渗出性病变中。结核性炎症的主要特征是上皮样细胞结节及郎格汉斯细胞。

典型的原发复合征呈"双极"病变，即一端为原发病灶，一端为肿大的肺门淋巴结、纵隔淋巴结。由于小儿机体处于高度过敏状态，使病灶周围炎症甚广泛，原发病灶范围扩大到一个肺段甚至一个肺叶。小儿年龄越小，此种大片性病变越明显。引流淋巴结肿大多为单侧，但亦有对侧淋巴结受累者。

(二) 临床表现

症状轻重不一。轻者可无症状，一般起病缓慢，可有低热、食欲缺乏、疲乏、盗汗等结核中毒症状，多见于年龄较大儿童。婴幼儿及症状较重者可急性起病，高热可达39~40℃，但一般情况尚好，与发热不相称，持续2~3周后转为低热，并伴结核中毒症状，干咳和轻度呼吸困难是最常见的症状。婴儿可表现为体重不增或生长发育障碍。部分高度过敏状态小儿可出现眼疱疹性结膜炎，皮肤结节性红斑及/或多发性一过性关节炎。当胸内淋巴结高度肿大时，可产生一系列压迫症状：压迫气管分叉处可出现类似百日咳样痉挛性咳嗽；压迫支气管使其部分阻塞时可引起喘鸣；压迫喉返神经可致声嘶；压迫静脉可致胸部一侧或双侧静脉怒张。体格检查可见周围淋巴结不同程度肿大。肺部体征可不明显，与肺内病变不一致。胸片呈中到重度肺结核病变者，50%以上可无体征。如原发病灶较大，叩诊呈浊音，听诊呼吸音减低或有少许干、湿啰音。婴儿可伴肝脏肿大。

(三) 诊断（2012、2020）与鉴别诊断

应结合病史、临床表现、实验室检查及肺部影像学进行综合分析。

1. 实验室检查

(1) 结核菌检查：痰、晨起空腹胃液、支气管洗

涤液涂片或培养，寻找结核杆菌。但阴性不能排除诊断。找到结核杆菌是重要的确诊手段。

（2）抗结核抗体检测：可检测血清抗结核抗体。

（3）红细胞沉降率：增快时提示有活动性病变，但须注意有明显症状者有时亦可正常。

2. 胸部X线检查　是诊断小儿肺结核的重要方法之一。最好同时做正、侧位胸片检查，对发现肿大淋巴结或靠近肺门部位的原发性病灶，侧位片有不可忽视的作用。

（1）原发复合征：肺内原发灶大小不一。局部炎性淋巴结相对较大而肺部的初染灶相对较小是原发性肺结核的特征。婴幼儿病灶范围较广，可占据一肺段甚至一肺叶；年长儿病灶周围炎症较轻，阴影范围不大，多呈小圆形或小片状影。部分病例可见局部胸膜病变。小儿原发性肺结核在X线胸片上呈现典型哑铃状双极影者已少见。

（2）支气管淋巴结结核：是小儿原发性肺结核X线胸片最为常见者。分3种类型：①炎症型：呈现从肺门向外扩展的密度增高阴影，边缘模糊，此为肺门部肿大淋巴结阴影。②结节型：表现为肺门区域圆形或卵圆形致密阴影，边缘清楚，突向肺野。③微小型：其特点是肺纹理紊乱，肺门形态异常，肺门周围呈小结节状及小点片状模糊阴影。

3. CT扫描　在显示小的原发灶、淋巴结肿大、胸膜改变和空洞方面优于X线检查。对疑诊原发复合征但胸部平片正常的病例有助于诊断。也可发现由于肿大淋巴结压迫或淋巴结-支气管瘘引起的气管或支气管狭窄、扭曲、肺不张。增强扫描后淋巴结周围有环型强化，中心因干酪性坏死呈低密度。

4. 纤维支气管镜检查　结核病变蔓延至支气管内造成支气管结核，纤维支气管镜检查可见到以下病变：

（1）肿大淋巴结压迫支气管致管腔狭窄，或与支气管壁粘连固定，以致活动受限。

（2）黏膜充血、水肿、溃疡或肉芽肿。

（3）在淋巴结穿孔前期，可见突入支气管腔的肿块。

（4）淋巴结穿孔形成淋巴结-支气管瘘，穿孔口呈火山样突起，色泽红而有干酪样物质排出。

本病应与上呼吸道感染、支气管炎、百日咳、风湿热、伤寒、各种肺炎、支气管异物、支气管扩张、纵隔良恶性肿瘤相鉴别。

（四）治疗

一般治疗及治疗原则见概述。抗结核药物的应用如下。

1. 杀菌药物　INH、RFP、SM（链霉素）、PZA（吡嗪酰胺）。

2. 抑菌药物　EMB（乙胺丁醇）、ETH（乙硫异烟胺）。

3. 标准疗法　无症状原发性肺结核，INH+RFP（+）EMB，一般疗程9~12个月。

4. 两阶段疗法　活动性原发性肺结核、急性粟粒性肺结核、结脑等。

5. 掌握短程疗法　2（S或E）HR（Z）（强化治疗阶段）/4HR（巩固治疗阶段），少了Z，疗程延长至9个月。

6. 无明显症状的原发性肺结核　选用标准疗法，每日服用INH、RFP和/或EMB，疗程9~12个月。

7. 活动性原发性肺结核　宜采用直接督导下短程化疗（DOTS）。强化治疗阶段宜用3~4种杀菌药：INH、RFP、PZA或SM，2~3个月后以INH、RFP或EMB巩固维持治疗。常用方案为2HRZ/4HR。

【巧妙记忆】　结核病，原则记，药物全，要牢记。杀菌药，抑菌药，不良反应，要记忆。

三、结核性脑膜炎（★★★）

结核性脑膜炎是小儿结核病中最严重的类型。

（一）病理

1. 脑膜病变　软脑膜弥漫充血、水肿、炎性渗出，并形成许多结核结节（2007、2016）。蛛网膜下腔大量炎性渗出物积聚，因重力关系、脑底池腔大、脑底血管神经周围的毛细血管吸附作用等，使炎性渗出物易在脑底诸池聚集。渗出物中可见上皮样细胞、郎格汉斯细胞及干酪坏死。

2. 脑神经损害　浆液纤维蛋白渗出物波及脑神经鞘，包围挤压脑神经引起脑神经损害，常见面神经、舌下神经、动眼神经、展神经障碍的临床症状。

3. 脑部血管病变　在早期主要为急性动脉炎，病程较长者，增生性结核病变较明显，可见栓塞性动脉内膜炎，严重者可引起脑组织梗死、缺血、软化而致偏瘫。

4. 脑实质病变　炎症可蔓延至脑实质，或脑实质原已有结核病变，可致结核性脑膜脑炎。少数病例脑实质内有结核瘤。

5. 脑积水及室管炎　室管膜及脉络丛受累，出现脑室管膜炎。如室管膜或脉络丛结核病变使一侧或双侧室间孔粘连狭窄，可出现一侧或双侧脑室扩张。脑底部渗出物机化、粘连、堵塞使脑脊液循环受阻可导致脑积水。

6. 脊髓病变　有时炎症蔓延至脊膜、脊髓及脊神经根，脊膜肿胀、充血、水肿和粘连，蛛网膜下腔完全闭塞。

（二）临床表现

1. 早期（前驱期） 为1~2周，主要症状为小儿性格改变（2001、2002、2014），如少言、懒动、易倦、烦躁、易怒等。可有发热、食欲缺乏、盗汗、消瘦、呕吐、便秘（婴儿可为腹泻）等。年长儿可自诉头痛，多轻微或非持续性；婴儿则表现为蹙眉皱额，或凝视、嗜睡，或发育迟滞等。

2. 中期（脑膜刺激期） 为1~2周，因颅内压增高致剧烈头痛、喷射性呕吐、嗜睡或烦躁不安、惊厥等。出现明显脑膜刺激征。婴幼儿则表现为前囟膨隆、颅缝裂开。此期可出现脑神经障碍，最常见者为面神经瘫痪，其次为动眼神经和展神经瘫痪。部分患儿出现脑炎体征，如定向、运动及/或语言障碍。眼底检查可见视盘水肿、视神经炎或脉络膜粟粒状结核结节。

3. 晚期（昏迷期） 为1~3周，以上症状逐渐加重，由意识模糊，半昏迷继而昏迷。阵挛性或强直性惊厥频繁发作（2008、2013、2017）。患儿极度消瘦，呈舟状腹。常出现水、电解质代谢紊乱。最终因颅内压急剧增高导致脑疝致使呼吸及心血管运动中枢麻痹而死亡。

4. 不典型结脑表现

（1）婴幼儿起病急，进展较快，有时仅以惊厥为主诉。

（2）早期出现脑实质损害者，可表现为舞蹈症或精神障碍。

（3）早期出现脑血管损害者，可表现为肢体瘫痪。

（4）合并脑结核瘤者可似颅内肿瘤表现。

（5）当颅外结核病变极端严重时，可将脑膜炎表现掩盖而不易识别。

（6）在抗结核治疗过程中发生脑膜炎时，常表现为顿挫型。

（三）诊断（2015、2017）与鉴别诊断

早期诊断主要依靠详细的病史询问，周密的临床观察及对本病高度的警惕性，综合资料全面分析，最可靠的诊断依据是脑脊液中查见结核杆菌。注意与化脓性脑膜炎、病毒性脑膜炎相鉴别。

1. 病史

（1）结核接触史：大多数结脑患儿有结核接触史，特别是家庭内开放性肺结核患者接触史，对小婴儿的诊断尤有意义。

（2）卡介苗接种史：大多数患儿未接种过卡介苗。

（3）既往结核病史：尤其是1年内发现结核病又未经治疗者，对诊断颇有帮助。

（4）近期急性传染病史：如麻疹、百日咳等常为结核病恶化的诱因。

2. 临床表现 凡有上述病史的患儿出现性格改变、头痛、不明原因的呕吐、嗜睡或烦躁不安相交替及顽固性便秘时，即应考虑本病的可能。眼底检查发现有脉络膜粟粒结节对诊断有帮助。

3. 脑脊液检查对本病的诊断极为重要（2005、2007）。常规检查：脑脊液压力增高，外观无色透明或呈毛玻璃样，蛛网膜下腔阻塞时，可呈黄色，静置12~24小时后，脑脊液中可有蜘蛛网状薄膜形成，取之涂片做抗酸染色，结核杆菌检出率较高。白细胞数多为（50~500）$\times10^6$/L，分类以淋巴细胞为主，但急性进展期，脑膜新病灶或结核瘤破溃时，白细胞数可>1000$\times10^6$/L，其中1/3病例分类以中性粒细胞为主。糖和氯化物均降低为结脑的典型改变。蛋白量增高，一般多为0.4~3.0g/L，椎管阻塞时可高达40~50g/L。对脑脊液改变不典型者，需重复化验，动态观察变化。脑脊液（5~10ml）沉淀物涂片抗酸染色镜检阳性率可达30%。

4. 其他检查

（1）结核菌抗原检测：以ELISA法检测脑脊液结核菌抗原，是敏感、快速诊断结脑的辅助方法。

（2）抗结核抗体测定：以ELISA法检测结脑患儿脑脊液PPD-IgM抗体和PPD-IgG抗体，其水平常高于血清中的水平。PPD-IgM抗体于病后2~4天开始出现，2周达高峰，至8周时基本降至正常，为早期诊断依据之一；而PPD-IgG抗体于病后2周起逐渐上升，至6周达高峰，约在12周时降至正常。

（3）腺苷脱氨酶（ADA）活性测定：ADA主要存在于T细胞中，有63%~100%结脑患者脑脊液ADA增高（>9U/L），ADA在结脑发病1个月内明显增高，治疗3个月后明显降低，为一简单可靠的早期诊断方法。

（4）结核菌素试验：阳性对诊断有帮助，但高达50%的患儿可呈阴性反应。

（5）脑脊液结核菌培养：是诊断结脑可靠的依据。

（6）聚合酶链反应（PCR）：应用PCR技术在结脑患儿脑脊液中扩增出结核菌所特有的DNA片段，能使脑脊液中极微量结核菌体DNA被准确地检测。

5. X线检查、CT、MRI 约85%结核性脑膜炎患儿的胸片有结核病改变，其中90%为活动性病变，呈粟粒型肺结核者占48%。胸片证明有血行播散性结核病对确诊结脑很有意义。脑CT在疾病早期可正常，随着病情进展可出现基底节阴影增强，脑池密度增高、模糊、钙化、脑室扩大、脑水肿或早期局灶性梗

死症。

（四）治疗

治疗原则为抗结核、降低颅内压。

1. 一般治疗　卧床休息，加强护理，做好眼睛、口腔、皮肤的清洁维护；对昏迷患者可予鼻饲或全静脉营养。

2. 抗结核治疗（2018）　两阶段疗法强化阶段用HR2S，巩固阶段用INH、RFP（或）EMR。主要掌握短程疗法：3HRZS/6HR。

3. 降低颅内压　脱水剂：常用20%甘露醇，脑疝时加量。利尿药：脱水起效后开始用，之后停脱水剂。

4. 侧脑室穿刺引流。

5. 腰椎穿刺减压及鞘内注药（万不得已的办法）。

6. 脑外科治疗　侧脑室小脑延髓池分流术。

7. 糖皮质激素　早期使用，泼尼松。

8. 对症治疗

（1）稀释性低钠血症（水出不去）：治疗宜用3%氯化钠液静滴，每次6～12ml/kg，可提高血钠5～10mmol/L，同时控制入水量。

（2）脑性失盐综合征（醛固酮调节中枢失灵）、低钾血症：治疗惊厥，可用2∶1等张含钠液补充部分失去的体液后，酌情补以3%氯化钠液以提高血钠浓度。

（3）低钾血症：宜用含0.2%氯化钾的等张溶液静滴，或口服补钾。

【巧妙记忆】　结核脑，最严重，脑脊液，金标准，想治疗，抗结核，降颅压，靠对症！

【经典习题】

1. 提示结核性脑膜炎进入晚期的临床表现是
   A. 昏迷、频繁惊厥
   B. 脑膜刺激征
   C. 脑神经障碍
   D. 性格改变
   E. 肢体瘫痪或偏瘫

答案： A

考点： 结核性脑膜炎的临床表现

解析： 结核性脑膜炎病程大致分为三期：前驱期、脑膜刺激期和昏迷期。前驱期主要表现为小儿性格改变。脑膜刺激期出现脑膜刺激征和脑神经受损的表现。昏迷期的表现是频繁惊厥、昏迷。故昏迷、频繁惊厥提示结核性脑膜炎进入晚期，即昏迷期。故选A。

2. 1岁以内小儿未接种过卡介苗，结核菌素试验呈阳性反应多表示
   A. 对结核有免疫力
   B. 假阳性反应
   C. 近4周内初次感染结核
   D. 体内有新的感染病灶
   E. 曾经有结核感染

答案： D

考点： 结核菌素试验

解析： 对于3岁以下，特别是1岁以下尚未接种过卡介苗的小儿，如果结核菌素试验呈阳性反应，则表示体内有新的结核病灶，年龄越小，患活动性结核的可能性越大。故选D。

3. 女婴，1岁。低热10余日，喜哭易怒，嗜睡，有时便秘。查体：前囟膨隆，心肺正常，肝肋下1.5cm，颈软，克氏征阴性，腹壁反射减弱。脑脊液外观呈毛玻璃样，蛋白（++），白细胞数200×10^6/L，糖2.4mmol/L，氯化物107mmol/L，诊断为
   A. 结核性脑膜炎
   B. 化脓性脑膜炎
   C. 中毒性脑病
   D. 新型隐球菌脑膜炎
   E. 病毒性脑膜炎

答案： A

考点： 结核性脑膜炎的诊断

解析： 该患儿前囟膨隆，证明颅内压增高。脑脊液检查：外观呈毛玻璃样，蛋白升高，白细胞数明显增多，糖降低，氯化物降低。另外，该患儿低热10余日。以上均符合结核性脑膜炎的诊断。故选A。

第十节　消化系统疾病

一、解剖生理特点（★★）

（一）口腔

口腔是消化道的起端，具有吸吮、吞咽、咀嚼、消化、味觉、感觉和语言等功能。足月新生儿出生时已具有较好的吸吮及吞咽功能。新生儿及婴幼儿口腔黏膜薄嫩，血管丰富，唾液腺不够发达，口腔黏膜干燥，因此易受损伤和局部感染；3～4个月时唾液分泌开始增加。婴儿口底浅，尚不能及时吞咽所分泌的全部唾液，因此常发生生理性流涎。

（二）食管

食管长度在新生儿为8～10cm，1岁时为12cm，5岁时为16cm，学龄儿童为20～25cm，成人为25～30cm。食管横径婴儿为0.6～0.8cm，幼儿为1cm，学龄儿童为1.2～1.5cm。食管pH值通常在5.0～6.8。新生儿和婴儿的食管呈漏斗状，黏膜纤

弱、腺体缺乏、弹力组织及肌层尚不发达，食管下段括约肌发育不成熟，控制能力差，常发生胃食管反流。婴儿吸奶时常吞咽过多空气，易发生溢奶。

（三）胃

胃容量在新生儿为30～60ml，1～3个月时为90～150ml，1岁时为250～300ml，5岁时为700～850ml，成人约为2000ml，故年龄越小每天喂养的次数越多。哺乳后不久幽门即开放，胃内容物陆续进入十二指肠，故实际胃容量不受上述容量限制。婴儿胃略呈水平位，当开始行走时其位置变为垂直。胃平滑肌发育尚未完善，在充满液体食物后易使胃扩张。由于贲门和胃底部肌张力低，幽门括约肌发育较好，故易发生幽门痉挛而出现呕吐。胃排空时间随食物种类不同而异，稠厚含凝乳块的乳汁排空慢；水的排空时间为1.5～2小时；母乳2～3小时；牛乳3～4小时；早产儿胃排空更慢，易发生胃潴留。

（四）肠

儿童肠管相对比成人长，一般为身长的5～7倍，或为坐高的10倍。小肠的主要功能包括运动（蠕动、摆动、分节运动）、消化、吸收及免疫保护。大肠的主要功能是贮存食物残渣、进一步吸收水分以及形成粪便。婴幼儿肠黏膜肌层发育差，肠系膜柔软而长，结肠无明显结肠带与脂肪垂，升结肠与后壁固定差，易发生肠扭转和肠套叠。肠壁薄、通透性高，屏障功能差，加之口服耐受机制尚不完善，肠内毒素、消化不全产物和变应原等可经肠黏膜进入体内，引起全身感染和变态反应性疾病。由于婴幼儿大脑皮质功能发育不完善，进食时常引起胃-结肠反射，产生便意，所以大便次数多于成人。

（五）肝

年龄越小，肝脏相对越大。婴儿肝脏结缔组织发育较差，肝细胞再生能力强，不易发生肝硬化，但易受各种不利因素的影响，如缺氧、感染、药物中毒等均可使肝细胞发生肿胀、脂肪浸润、变性、坏死、纤维增生而肿大，影响其正常功能。婴儿时期胆汁分泌较少，故对脂肪的消化，吸收功能较差。

（六）胰腺

出生后3～4个月时胰腺发育较快，胰液分泌量也随之增多。出生后1年，胰腺外分泌部生长迅速，为出生时的3倍。胰液分泌量随年龄生长而增加，至成人每日可分泌1～2L。酶类出现的顺序为：胰蛋白酶最先，而后是糜蛋白酶、羧基肽酶、脂肪酶，最后是淀粉酶。新生儿胰液所含脂肪酶活性不高，直到2～3岁时才接近成人水平。婴幼儿时期胰液及其消化酶的分泌易受炎热天气和各种疾病的影响而被抑制，容易发生消化不良。

（七）肠道细菌（2013）

在母体内，胎儿肠道是无菌的，生后数小时细菌即侵入肠道，主要分布在结肠和直肠。肠道菌群受食物成分影响，单纯母乳喂养儿以双歧杆菌占绝对优势，人工喂养和混合喂养儿肠内的大肠埃希菌、嗜酸杆菌、双歧杆菌及肠球菌所占比例几乎相等。正常肠道常驻菌群对侵入肠道的致病菌有一定的拮抗作用。婴幼儿肠道正常菌群脆弱，易受许多内外界因素影响而致菌群失调，引起消化功能紊乱。

（八）健康儿童粪便

食物进入消化道至粪便排出时间因年龄而异：母乳喂养的婴儿平均为13小时，人工喂养者平均为15小时，成人平均为18～24小时。

1. 母乳喂养儿粪便　为黄色或金黄色，多为均匀膏状或带少许黄色粪便颗粒，或较稀薄，绿色、不臭，呈酸性反应（pH 4.7～5.1）。平均每日排便2～4次，一般在添加辅食后次数即减少。

2. 人工喂养儿粪便　人工喂养的婴儿粪便为淡黄色或灰黄色，较干稠，呈中性或碱性反应（pH6～8）。因牛乳含蛋白质较多，粪便有明显的蛋白质分解产物的臭味，有时可混有白色酪蛋白凝块。大便1～2次/日，易发生便秘。

3. 混合喂养儿粪便　喂食母乳加牛乳的婴儿粪便与喂牛乳者相似，但较软、黄色，添加淀粉类食物可使大便增多，稠度稍减，稍呈暗褐色，臭味加重。添加各类蔬菜、水果等辅食时大便外观与成人粪便相似，初加菜泥时，常有小量绿色便排出。便次每日1次左右。

二、先天肥厚性幽门狭窄（★★★）

先天性肥厚性幽门狭窄是由于幽门环肌增生肥厚，使幽门管腔狭窄而引起的上消化道不完全梗阻性疾病。发病率为（1/3000）～（1/1000）。第一胎多见，男性多见，男女发病率之比约为5∶1，患儿多为足月儿，未成熟儿较少见。

（一）临床表现

典型症状和体征为无胆汁的喷射性呕吐，胃蠕动波和右上腹肿块。

1. 呕吐　为本病主要症状（2016、2017、2020），一般在出生后2～4周，少数于生后1周发病，也有迟至生后2～3个月发病。开始为溢乳，逐日加重呈喷射性呕吐，几乎每次吃奶后均吐，多于喂奶后不到半小时即吐，自口鼻涌出。吐出物为带凝块的奶汁，不含胆汁，少数患儿因呕吐频繁使胃黏膜毛细血管破裂出血，吐出物可含咖啡样物或血。患儿食欲旺盛，呕吐后即饥饿欲食。呕吐严重时，大部食物被吐出，致使大便次数减少和少尿。

2. 胃蠕动波 常见，但非特有体征。蠕动波从左季肋下向右上腹部移动，到幽门即消失。在喂奶时或呕吐前容易见到，轻拍上腹部常可引出。

3. 右上腹肿块 为本病特有体征，具有诊断意义（2014、2016），临床检出率可达60%～80%。用指端在右季肋下腹直肌外缘处轻轻向深部按扪，可触到橄榄形、光滑、质较硬的肿块，可以移动。

4. 黄疸 2%～8%患儿伴有黄疸，间接胆红素增高，致使个别患儿呕吐物亦可能黄染，手术后数日即消失。可能与饥饿和肝功能不成熟，葡萄糖醛酸基转移酶活性不足，及大便排出少，胆红素肝肠循环增加有关。

5. 消瘦、脱水及电解质紊乱 因反复呕吐，营养物质及水摄入不足，并有胃液 H^+ 和 Cl^- 的大量丢失，患儿体重不增或下降，逐渐出现营养不良、脱水、低氯性碱中毒等，晚期脱水加重导致组织缺氧，产生乳酸血症、低钾血症。肾功能损害时，可合并代谢性酸中毒。

（二）辅助检查

1. 腹部B超检查 可发现幽门肥厚肌层为一环形低回声区，相应的黏膜层为高密度回声，并可测量肥厚肌层的厚度、幽门直径和幽门管长度，如果幽门肌厚度≥4mm、幽门前后径≥13mm、幽门管长≥17mm，即可诊断为本病。

2. X线钡剂造影检查 透视下可见胃扩张，钡剂通过幽门排出时间延长。仔细观察可见幽门管延长，向头侧弯曲，幽门胃窦呈鸟嘴状改变，管腔狭窄如线状等为诊断本病特有的X线征象。

（三）诊断与鉴别诊断

凡具有典型的呕吐病史者，应疑及本病。若于右上腹部扪及橄榄状肿块，辅以影像学检查，即可确诊（2012、2018、2022）。对疑似病例应与下列疾病鉴别：

1. 喂养不当 由于喂奶过多、过急，或人工喂养时将奶瓶内气体吸入胃内，或喂奶后体位放置不当等，均为新生儿呕吐的常见原因。如系喂养不当引起的呕吐，应防止喂奶过多、过急，食后抱起小儿，轻拍后背使积存在胃内的气体排出，呕吐即可停止。

2. 幽门痉挛 与本病临床症状相似，但多在生后即出现间歇性不规则呕吐，非喷射性，量不多，无进行性加重，偶见胃蠕动波，但右上腹摸不到肿块。一般状况较好，无明显脱水、营养不良，B超检查无幽门肌层肥厚，用阿托品、氯丙嗪等解痉镇静剂治疗，效果良好。

3. 胃食管反流 呕吐为非喷射性，上腹无蠕动波，无右上腹橄榄样肿块。采用体位疗法和稠厚食物喂养治疗可减轻呕吐。X线钡剂造影检查、食管24小时pH监测等可协助确诊。

4. 胃扭转 生后数周内出现呕吐，移动体位时呕吐加剧。X线钡剂造影检查可见：①食管与胃黏膜有交叉现象；②胃大弯位于小弯之上；③幽门窦的位置高于十二指肠球部；④双胃泡、双气液平面；⑤食管腹段延长，且开口于胃下方。胃镜检查亦可达到诊断和治疗（胃镜下整复）的目的。

5. 其他先天性消化道畸形 如肠旋转不良、环状胰腺及肠梗阻型胎粪性腹膜炎等。根据畸形所造成的肠梗阻程度不同，症状出现早晚不一。一般于生后不久出现胆汁性呕吐，同时排便减少或消失。腹部平片显示胃及十二指肠不同程度扩张，表现为“双气泡”或“三气泡”等十二指肠梗阻的影像；环状胰腺时十二指肠降段呈现内陷、线形狭窄或节段性缩窄。肠旋转不良时钡剂灌肠可显示出结肠框及回盲部充满钡剂位于右上腹部或上腹中部。肠梗阻型胎粪性腹膜炎可见腹腔钙化斑。

（四）治疗

确诊后应及早进行幽门环肌切开术，手术方法简便，效果良好。

三、肠套叠

肠套叠是指部分肠管及其肠系膜套入邻近肠腔所致的一种肠梗阻，是婴幼儿时期常见的急腹症之一。男孩发病率高于女孩，发病季节与胃肠道病毒感染流行相一致，以春季多见。常伴发于胃肠炎和上呼吸道感染。

（一）病因

原发性肠套叠多见于婴幼儿，婴儿回盲部系膜尚未完全固定、活动度较大是易发生肠套叠的结构性因素。继发性病例多见于年长儿，多有器质性原因，如梅克尔憩室、肠息肉、肠肿瘤、肠重复畸形、腹型紫癜等可牵引肠壁发生肠套叠。另外，饮食改变、病毒感染及腹泻等可诱发肠套叠，病毒感染也可引起肠套叠。

（二）分型

肠套叠一般是顺行的，即多为近端肠管套入远端肠腔内，极少数是逆行的。依据其套入部位不同，肠套叠可分为回盲型、回结型、回回结型、小肠型、结肠型和多发型。

（三）临床表现

1. 急性肠套叠

(1) 腹痛：既往健康肥胖的婴儿突然发作剧烈的、有规律的、阵发性绞痛，患儿哭闹不安、屈膝缩腹、面色苍白，持续10~20分钟后腹痛缓解，安静或入睡，间歇一段时间后又反复发作。

（2）呕吐：初为反射性，含乳块和食物残渣，后可含胆汁，晚期可吐粪便样液体。

（3）血便：多数病例在发病后6~12小时排出果酱样黏液血便，或肛门指诊时发现血便。

（4）腹部包块：多数病例在右上腹季肋下可触及有轻微触痛的套叠肿块，呈腊肠样，光滑、不太软，稍可移动。晚期发生肠坏死或腹膜炎时，可出现腹胀、腹水、腹肌紧张和压痛，不易扪及肿块，有时腹部扪诊和直肠指检、双合检查可触及肿块。

（5）全身情况：早期一般情况尚好。随病程延长，病情加重，并发肠坏死或腹膜炎时，全身情况恶化，常有严重脱水、高热、嗜睡、昏迷及休克等。

2. 慢性肠套叠　年龄越大，发病过程越缓慢。主要表现为阵发性腹痛，腹痛时上腹或脐周可触及肿块，不痛时腹部平坦、柔软、无包块，病程有时长达十余日。年长儿肠腔较宽阔，可无梗阻现象，肠管不易坏死。呕吐少见，血便发生较晚。

（四）辅助检查

1. B超检查　在套叠部位横断扫描可见“同心圆”或“靶环状”肿块图像，纵断扫描可见“套筒征”。

2. B超监视下水压灌肠　可见靶环状块影退至回盲部，“半岛征”由大到小，最后消失。B超下可见“同心圆”或“套筒征”消失，回盲瓣呈“蟹爪样”运动，小肠进水，呈“蜂窝状”扩张，诊断、治疗同时完成。

3. 空气灌肠　由肛门注入气体，在X线透视下可见杯口阴影，能清楚看见套叠头的块影，并可同时进行复位治疗。

4. 钡剂灌肠　可见套叠部位充盈缺损和钡剂前端的杯口影，以及钡剂进入鞘部与套入部之间呈现的线条状或弹簧状阴影。只用于慢性肠套叠疑难病例。

（五）诊断和鉴别诊断

凡健康婴幼儿突然发生阵发性腹痛或阵发性规律性哭闹、呕吐、便血和腹部扪及腊肠样肿块时可确诊。肠套叠早期在未排出血便前应做直肠指检。应与细菌性痢疾、梅克尔憩室出血、过敏性紫癜等疾病鉴别。

（六）治疗

一旦确诊需立即进行复位。

1. 灌肠疗法

（1）适应证：肠套叠在48小时内，全身情况良好，腹部不胀，无明显脱水及电解质紊乱。

（2）禁忌证：①病程已超过48小时，全身情况差，如有脱水、精神萎靡、高热、休克等症状者，对3个月以下婴儿尤应注意；②高度腹胀、腹膜刺激征，腹部平片可见多数液平面者；③套叠头部已达脾曲，肿物硬而且张力大者；④多次复发疑有器质性病变者；⑤小肠型肠套叠。

（3）复位成功的表现：①拔出肛管后，排出大量带臭味的黏液血便和黄色粪水；②患儿很快入睡，不再哭闹及呕吐；③腹部平软，触不到原有的包块；④灌肠复位后给予0.5~1g活性炭口服，6~8小时后应有炭末排出，表示复位成功。

2. 手术治疗　肠套叠超过48~72小时，或虽时间不长但病情严重疑有肠坏死或穿孔者，以及小肠型肠套叠均需手术治疗。灌肠复位比手术复位的复发率高。

四、先天性巨结肠（★★★）

先天性巨结肠又称先天性无神经节细胞症或赫什朋病，是由于直肠或结肠远端的肠管持续痉挛，粪便淤滞在近端结肠，使该肠管肥厚、扩张。

（一）临床表现（2015、2020）

1. 胎便排出延迟、顽固性便秘和腹胀　生后48小时内多无胎便或仅有少量胎便排出，可于生后2~3天出现低位肠梗阻症状。以后即有顽固性便秘，3~7天以至于1~2周排便一次。严重者发展成不灌肠不排便。痉挛段越长，出现便秘时间越早、越严重。腹胀逐渐加重，腹壁紧张发亮，有静脉扩张，可见肠型及蠕动波，肠鸣音增强，膈肌上升引起呼吸困难。

2. 呕吐、营养不良和发育迟缓　由于功能性肠梗阻，可出现呕吐，量不多，呕吐物含少量胆汁，严重者可见粪样液，加上长期腹胀、便秘使患儿食欲下降，影响营养物质吸收致发育迟缓、消瘦、贫血或有低蛋白血症伴水肿。

3. 直肠指检　直肠壶腹部空虚，拔指后由于近端肠管内积存多量粪便，可排出恶臭气体及大便。

（二）辅助检查

1. X线检查

（1）腹部立位平片（2023）：多显示低位结肠梗阻，近端结肠扩张，盆腔无气体。

（2）钡剂灌肠检查：其诊断率在90%左右，可显示痉挛段及其上方的扩张肠管，排钡功能差。若黏膜皱襞变粗（锯齿状变化），提示伴有小肠结肠炎。

2. 直肠、肛门测压检查　测定直肠、肛门括约肌的反射性压力变化，患儿压力升高。2周内新生儿可出现假阴性，故不适用。

3. 直肠黏膜活检　HE 染色判断神经节细胞的有无。

4. 直肠肌层活体组织检查　从直肠壁取肌层组织做活体组织检查，计数神经节细胞数量。患儿缺乏神经节细胞，而无髓鞘的神经纤维增殖。

5. 肌电图检查　患儿直肠和乙状结肠远端的肌电图波形低矮，频率低，不规则，峰波消失。

（三）诊断与鉴别诊断

凡新生儿生后胎粪排出延迟或不排胎粪，伴有腹胀、呕吐应考虑本病。婴幼儿有长期便秘史和腹胀等体征者即应进行特殊检查。本病应与以下疾病鉴别：

1. 新生儿期

（1）胎粪栓综合征（胎粪便秘）：由于胎粪浓缩稠厚可出现一过性低位肠梗阻症状，经灌肠排出胎粪后，即正常排便且不再复发。

（2）先天性肠闭锁：新生儿回肠或结肠闭锁，表现为低位肠梗阻症状，直肠指检仅见少量灰白色胶冻样便，用盐水灌肠亦不能排便。腹部直立位平片可见整个下腹部无气，钡剂灌肠 X 线造影可明确诊断。

（3）新生儿坏死性小肠结肠炎：与先天性巨结肠伴发小肠结肠炎者很难鉴别。本病多为早产儿，围产期多有窒息、缺氧、感染、休克的病史，且有便血。X 线平片示肠壁有气囊肿和/或门静脉积气。

2. 婴儿和儿童期

（1）继发性巨结肠：肛门、直肠末端有器质性病变，如先天性肛门狭窄、术后瘢痕狭窄或直肠外肿瘤压迫等使排便不畅，粪便滞留，结肠继发扩张。经肛诊检查可以确诊。

（2）特发性巨结肠：该症与排便训练不当有关，特点是患儿直、结肠有正常的神经节细胞。表现为无新生儿期便秘史，2~3 岁出现症状，慢性便秘常伴肛门污便，便前常有腹痛。肛诊感觉除直肠扩张积便外，括约肌处于紧张状态，直肠肛门测压有正常反射。

3. 功能性便秘　是一种原因不明的慢性便秘，分为慢传输型、出口梗阻型及混合型。表现为排便次数少、排便费力、粪质较硬或呈球状、排便不尽感，有时需借助人工方式（手抠）来协助排便。诊断需钡剂灌肠或肠镜检查排除器质性疾病。

（四）治疗

应进行根治手术切除无神经节细胞肠段和部分扩张结肠。

1. 保守治疗

（1）口服缓泻剂、润滑剂，帮助排便。

（2）使用开塞露、扩肛等刺激括约肌，诱发排便。

（3）灌肠。

2. 手术治疗　包括结肠造瘘术和根治术。凡合并小肠、结肠炎不能控制者；合并有营养不良、高热、贫血、腹胀、不能耐受根治术者；或保守治疗无效、腹胀明显影响呼吸者，均应及时行结肠造瘘术。现多主张早期进行根治手术。

五、小儿腹泻病（★★★）

小儿腹泻是一组由多病原、多因素引起的以大便次数增多和大便性状改变为特点的消化道综合征（2003）。是我国婴幼儿最常见的疾病之一。6 个月~2 岁婴幼儿发病率高（2004），1 岁以内约占半数，是造成小儿营养不良、生长发育障碍的主要原因之一。

（一）病因

引起儿童腹泻病的病因分为感染性及非感染性两种。

1. 感染因素　肠道内感染可由病毒、细菌、真菌、寄生虫引起，以前两者多见，尤其是病毒。

（1）病毒感染：寒冷季节的婴幼儿腹泻 80% 由病毒感染引起。病毒性肠炎主要病原为轮状病毒（2002）。

（2）细菌感染

1）致腹泻大肠埃希菌（2020）：根据引起腹泻的大肠埃希菌不同致病毒性和发病机制，已知菌株可分为 5 大组。①致病性大肠埃希菌；②产毒性大肠埃希菌；③侵袭性大肠埃希菌；④出血性大肠埃希菌。

2）空肠弯曲菌。

3）耶尔森菌：除侵袭小肠、结肠黏膜外，还可产生肠毒素，引起侵袭性和分泌性腹泻。

4）其他。

（3）真菌：致腹泻的真菌有念珠菌、曲菌、毛霉菌，婴儿以白念珠菌多见。

（4）寄生虫：肠道外感染时长期、大量地使用广谱抗生素可引起肠道菌群紊乱，肠道正常菌群减少，引起药物较难控制的肠炎，称为抗生素相关性腹泻。肠道外感染有时亦可产生腹泻症状。

2. 非感染因素

（1）饮食因素

1）喂养不当可引起腹泻。

2）过敏性腹泻。

3）原发性或继发性双糖酶（主要为乳糖酶）缺乏或活性降低，肠道对糖的消化吸收不良而引起腹泻。

（2）气候因素。

（二）临床表现

不同病因引起的腹泻常各具临床特点和不同临床过程。故在临床诊断中常包括病程、严重程度及估计可能的病原。连续病程在2周以内的腹泻为急性腹泻，病程2周至2个月为迁延性腹泻，慢性腹泻的病程为2个月以上。国外学者亦有将病程持续2周以上的腹泻统称为慢性腹泻或难治性腹泻。

1. 急性腹泻

（1）腹泻的共同临床表现

1）轻型：常由饮食因素及肠道外感染引起。起病可急可缓，以胃肠道症状为主，食欲缺乏，偶有溢乳或呕吐，大便次数增多，但每次大便量不多，稀薄或带水，呈黄色或黄绿色，有酸味，常见白色或黄白色奶瓣和泡沫。无脱水及全身中毒症状，多在数日内痊愈。

2）重型：多由肠道内感染引起。常急性起病，也可由轻型逐渐加重、转变而来，除有较重的胃肠道症状外，还有较明显的脱水、电解质紊乱和全身感染中毒症状，如发热、精神烦躁或萎靡、嗜睡，甚至昏迷、休克。

a. 胃肠道症状：食欲低下，常有呕吐，严重者可吐咖啡色液体；腹泻频繁，大便每日10余次至数10次，多为黄色水样或蛋花样便，含有少量黏液，少数患儿也可有少量血便。

b. 水、电解质及酸碱平衡紊乱：由于吐泻丢失体液和摄入量不足，使体液总量尤其是细胞外液量减少，导致不同程度（轻、中、重）脱水。由于腹泻患儿丧失的水和电解质的比例不尽相同，可造成等渗、低渗或高渗性脱水，以前两者多见。出现眼窝、囟门凹陷（2020），尿少泪少，皮肤黏膜干燥、弹性下降，甚至血容量不足引起的末梢循环的改变。

代谢性酸中毒发生原因有：①腹泻丢失大量碱性物质；②进食少，肠吸收不良，热能不足使机体得不到正常能量供应导致脂肪分解增加，产生大量酮体；③脱水时血容量减少，血液浓缩使血流缓慢，组织缺氧导致无氧酵解增多而使乳酸堆积；④脱水使肾血流量亦不足，其排酸、保钠功能低下使酸性代谢产物滞留体内。患儿可出现精神不振、口唇樱红、呼吸深大、呼出气体有丙酮味等症状，但小婴儿症状可以很不典型。

c. 低钾血症：胃肠液中含钾较多，呕吐和腹泻丢失大量钾盐；进食少，钾的摄入量不足；肾脏保钾功能比保钠差，缺钾时仍有一定量钾继续排出，所以腹泻病时常有体内缺钾。但在脱水未纠正前，由于血液浓缩，酸中毒时钾由细胞内向细胞外转移，尿少而致钾排出量减少等原因，体内钾总量虽然减少，但血清钾多数正常。随着脱水、酸中毒被纠正、排尿后钾排出增加、大便继续失钾及输入葡萄糖合成糖原时使钾从细胞外进入细胞内等因素使血钾迅速下降，出现不同程度的缺钾症状，如精神不振、无力、腹胀、心律失常、碱中毒等。

d. 低钙血症和低镁血症：腹泻患儿进食少，吸收不良，从大便丢失钙、镁，可使体内钙、镁减少，活动性佝偻病和营养不良患儿中更多见。但是脱水、酸中毒时由于血液浓缩、离子钙增多等原因，不出现低血钙的症状，待脱水、酸中毒纠正后则出现低钙症状（手足搐搦和惊厥）。极少数久泻和营养不良患儿输液后出现震颤、抽搐，用钙治疗无效时应考虑有低镁血症可能。

（2）几种常见类型肠炎的临床特点（2017、2023）

1）轮状病毒肠炎（2001、2007、2008、2011、2013、2018、2022）：是秋、冬季婴幼儿腹泻最常见的病原，故曾被称为秋季腹泻。呈散发或小流行，经粪-口传播，也可通过气溶胶形式经呼吸道感染而致病。潜伏期1~3天，多发生在6~24个月婴幼儿，4岁以上者少见。起病急，常伴发热和上呼吸道感染症状，无明显感染中毒症状（2013、2015）。病初1~2天常发生呕吐，随后出现腹泻。大便次数多、量多、水分多，黄色水样或蛋花样便带少量黏液，无腥臭味。常并发脱水、酸中毒及电解质紊乱（2013、2015）。本病为自限性疾病，数日后呕吐渐停，腹泻减轻，不喂乳类的患儿恢复更快，自然病程为3~8天，少数较长。大便显微镜检查偶有少量白细胞，感染后1~3天即有大量病毒自大便中排出，最长可达6天。血清抗体一般在感染后3周上升。病毒较难分离，有条件可直接用电镜检测病毒，或用ELISA法检测病毒抗原和抗体，或PCR及核酸探针技术检测病毒抗原。

2）诺如病毒性肠炎：主要发病季节为11月~次年2月，多见于年长儿和成人。潜伏期12~36小时，起病急慢不一。可有发热、呼吸道症状。腹泻和呕吐轻重不等，大便量中等，为稀便或水样便，伴有腹痛。病情重者体温较高，伴有乏力、头痛、肌肉痛等。本病为自限性疾病，症状持续12~72小时。粪便及周围血象检查一般无特殊发现。

3）产毒性细菌引起的肠炎：多发生在夏季。潜伏期1~2天，起病较急。轻症仅大便次数稍增，性状轻微改变。重症腹泻频繁，量多，呈水样或蛋花样混有黏液，镜检无白细胞。伴呕吐，常发生脱水、电解质和酸碱平衡紊乱。自限性疾病，自然病程3~

7天，亦可较长。

4）侵袭性细菌（包括侵袭性大肠杆菌、空肠弯曲菌、耶尔森菌、鼠伤寒杆菌等）引起的肠炎：全年均可发病，多见于夏季。潜伏期长短不等。常引起志贺杆菌性痢疾样病变。起病急，高热甚至可以发生热惊厥。腹泻频繁，大便呈黏液状，带脓血，有腥臭味。常伴恶心、呕吐、腹痛和里急后重，可出现严重的中毒症状如高热、意识改变，甚至感染性休克。大便显微镜检查有大量白细胞及数量不等的红细胞。粪便细菌培养可找到相应的致病菌。其中空肠弯曲菌常侵犯空肠和回肠，且有脓血便，腹痛甚剧烈，易误诊为阑尾炎，亦可并发严重的小肠、结肠炎，败血症，肺炎，脑膜炎，心内膜炎和心包炎等。另有研究表明吉兰-巴雷综合征与空肠弯曲菌感染有关。耶尔森菌小肠、结肠炎，多发生在冬季和早春，可引起淋巴结肿大，亦可产生肠系膜淋巴结炎，症状可与阑尾炎相似，也可引起咽痛和颈淋巴结炎。鼠伤寒沙门菌小肠、结肠炎，有胃肠炎型和败血症型，新生儿和<1岁婴儿尤易感染，新生儿多为败血症型，常引起暴发流行，可排深绿色黏液脓便或白色胶冻样便。

5）出血性大肠杆菌肠炎：大便次数增多，开始为黄色水样便，后转为血水便，有特殊臭味。大便显微镜检查有大量红细胞，常无白细胞。伴腹痛，个别病例可伴发溶血尿毒综合征和血小板减少性紫癜。

6）抗生素诱发的肠炎：①金黄色葡萄球菌肠炎（2014）。多继发于使用大量抗生素后，病程与症状常与菌群失调的程度有关，有时继发于慢性疾病的基础上。表现为发热、呕吐、腹泻、不同程度中毒症状、脱水和电解质紊乱，甚至发生休克。典型大便为暗绿色，量多带黏液，少数为血便。大便显微镜检查有大量脓细胞和成簇的革兰阳性球菌，培养有葡萄球菌生长，凝固酶阳性。②假膜性小肠结肠炎。由难辨梭状芽胞杆菌引起。除万古霉素和胃肠道外用的氨基糖苷类抗生素外，几乎各种抗生素均可诱发本病。可在用药1周内或迟至停药后4~6周发病。亦见于外科手术后或患有肠梗阻、肠套叠、巨结肠等病的体弱患者。此菌大量繁殖，产生毒素A（肠毒素）和毒素B（细胞毒素）致病。表现为腹泻，轻症大便每日数次，停用抗生素后很快痊愈。重症频泻，黄绿色水样便，可有假膜排出，为坏死毒素致肠黏膜坏死所形成的假膜。黏膜下出血可引起大便带血，可出现脱水、电解质紊乱和酸中毒。伴有腹痛、腹胀和全身中毒症状，甚至发生休克。对可疑病例可行结肠镜检查。大便厌氧菌培养、组织培养法检测细胞毒素可协助确诊。③真菌性肠炎。多为白念珠菌所致，2岁以下婴儿多见。常并发于其他感染，或肠道菌群失调时。病程迁延，常伴鹅口疮。大便次数增多，黄色稀便，泡沫较多带黏液，有时可见豆腐渣样细块（菌落）。大便显微镜检查有真菌孢子和菌丝，如孢子数量不多，应进一步作真菌培养确诊。

2. 迁延性和慢性腹泻　病因复杂，感染、物质过敏、酶缺陷、免疫缺陷、药物因素、先天性畸形等均可引起。以急性腹泻未彻底治疗或治疗不当、迁延不愈最为常见。人工喂养、营养不良婴幼儿患病率高。

（三）诊断与鉴别诊断

对于迁延性、慢性腹泻的病因诊断，必须详细询问病史，全面体格检查，正确选用有效的辅助检查，如①粪便常规、肠道菌群分析、大便酸度、还原糖和细菌培养；②十二指肠液检查，分析pH、胰蛋白酶、糜蛋白酶、肠激酶及血清胰蛋白酶原以判断蛋白质的消化吸收能力，测定十二指肠液的脂酶、胆盐浓度以了解脂肪的消化吸收状况，还可进行寄生虫抗原和寄生虫卵的检测；③小肠黏膜活体组织检查是了解慢性腹泻病理生理变化的最可靠方法。必要时还可做蛋白质、糖类和脂肪的吸收功能试验、X线、结肠镜等检查综合分析判断。

根据发病季节、病史（包括喂养史和流行病学资料）、临床表现和大便性状可以作出临床诊断。

1. 大便无或偶见少量白细胞者为侵袭性细菌以外的病因引起的腹泻，多为水泻，有时伴脱水症状，应与下列疾病鉴别：

（1）生理性腹泻：除大便次数增多外，无其他症状，食欲好，不影响生长发育（2007、2012、2023）。

（2）导致小肠消化吸收功能障碍的各种疾病。可根据各病特点进行粪便酸度、还原糖试验、食物变应原（特异性免疫球蛋白）等检查方法加以鉴别。

2. 大便有较多的白细胞者表明结肠和回肠末端有侵袭性炎症病变，常由各种侵袭性细菌感染所致，仅凭临床表现难以区别，必要时应进行大便细菌培养。尚需与下列疾病鉴别。

（1）细菌性痢疾：大便显微镜检查有较多脓细胞、红细胞和吞噬细胞，大便细菌培养有痢疾杆菌生长可确诊。

（2）坏死性肠炎。

（四）治疗与预防

治疗原则：调整饮食；预防和纠正脱水（2014）；合理用药（注意诊断准确，避免医源性感染）；加强护理，预防并发症。

1. 急性腹泻的治疗

（1）饮食疗法：腹泻时进食和吸收减少，而肠黏膜损伤的恢复，发热时代谢旺盛，侵袭性肠炎丢失蛋白等因素使得营养需要量增加，如限制饮食过严或禁食过久常造成营养不良，并发酸中毒，以致病情迁延不愈影响生长发育。故应强调继续饮食，满足生理需要，补充疾病消耗，以缩短腹泻后的康复时间。有严重呕吐者可暂时禁食4~6小时（不禁水），好转后继续喂食，由少到多，由稀到稠。病毒性肠炎多有继发性双糖酶（主要是乳糖酶）缺乏，对疑似病例可暂停乳类喂养，改为豆类、淀粉代乳品，或发酵奶，或去乳糖配方奶粉以减轻腹泻，缩短病程。腹泻停止后逐渐恢复营养丰富的饮食，并每日加餐一次，共2周。

（2）纠正水、电解质紊乱及酸碱失衡

1）口服补液：口服补液盐（ORS）可用于腹泻时预防脱水及纠正轻、中度脱水。轻度脱水口服液量为50~80ml/kg，中度脱水为80~100ml/kg，于8~12小时内将累积损失量补足。脱水纠正后，可将ORS用等量水稀释按病情需要随意口服。新生儿和有明显呕吐、腹胀、休克、心肾功能不全或其他严重并发症的患儿不宜采用口服补液。

2）静脉补液：适用于中度以上脱水、吐泻严重或腹胀的患儿。输用溶液的成分、量和滴注持续时间必须根据不同的脱水程度和性质决定，同时要注意个体化，结合年龄、营养状况、自身调节功能而灵活掌握。

a. 第1天补液

总量：包括补充累积损失量、继续损失量和生理需要量。一般轻度脱水为90~120ml/kg、中度脱水为120~150ml/kg、重度脱水为150~180ml/kg，对少数合并营养不良，肺炎，心、肾功能不全的患儿尚应根据具体病情分别做较详细的计算。

溶液种类：溶液中电解质溶液与非电解质溶液的比例应根据脱水性质（等渗性、低渗性、高渗性）分别选用，一般等渗性脱水用1/2张含钠液、低渗性脱水用2/3张含钠液、高渗性脱水用1/3张含钠液。若临床判断脱水性质有困难时，可先按等渗性脱水处理。

脱水性质判断（2018）：①等渗性脱水，血清钠130~150mmol/L；②低渗性脱水，血清钠<130mmol/L；③高渗性脱水，血清钠>150 mmol/L。

输液速度：主要取决于脱水程度和继续损失的量和速度，对重度脱水有明显周围循环障碍者应先快速扩容，20ml/kg等渗含钠液，30~60分钟内快速输入。累积损失量（扣除扩容液量）一般在8~12小时内补完，每小时8~10ml/kg。脱水纠正后，补充继续损失量和生理需要量时速度宜减慢，于12~16小时内补完，约每小时5ml/kg。若吐泻缓解，可酌情减少补液量或改为口服补液。

纠正酸中毒：因输入的混合溶液中已含有一部分碱性溶液，输液后循环和肾功能改善，酸中毒即可纠正。也可根据临床症状结合血气测定结果，另加碱性液纠正。对重度酸中毒可用1.4%碳酸氢钠扩容，兼有扩充血容量及纠正酸中毒的作用。

纠正低血钾：有尿或来院前6小时内有尿即应及时补钾；浓度不应超过0.3%；每日静脉补钾时间，不应少于8小时；切忌将钾盐静脉推入，否则导致高钾血症，危及生命。细胞内的钾浓度恢复正常要有一个过程，因此纠正低钾血症需要有一定时间，一般静脉补钾要持续4~6天。能口服时可改为口服补充。

纠正低血钙（2018）、低血镁：出现低钙症状时可用10%葡萄糖酸钙（每次1~2ml/kg，最大量≤10ml）加葡萄糖稀释后静注。低血镁者用25%硫酸镁按每次0.1~0.2mg/kg深部肌内注射，每6小时1次，每日2~3次，症状缓解后停用。

b. 第2天及以后的补液：经第1天补液后，脱水和电解质紊乱已基本纠正，第2天及以后主要是补充继续损失量（防止发生新的累积损失）和生理需要量，继续补钾，供给热量。一般可改为口服补液。若腹泻仍频繁或口服量不足者，仍需静脉补液。补液量需根据吐泻和进食情况估算，并供给足够的生理需要量，用1/5~1/3张含钠液补充。继续损失量是按“丢多少补多少”“随时丢随时补”的原则，用1/3~1/2张含钠溶液补充。将这两部分相加于12~24小时内均匀静滴。仍要注意继续补钾和纠正酸中毒的问题。

（3）药物治疗

1）控制感染：A. 水样便腹泻患者（约占70%）多为病毒及非侵袭性细菌所致，一般不用抗生素，合理使用液体疗法，选用微生态制剂和黏膜保护剂。如伴有明显中毒症状不能用脱水解释者，尤其是对重症患儿、新生儿、小婴儿和衰弱患儿（免疫功能低下）应选用抗生素治疗。B. 黏液、脓血便患者（约占30%）多为侵袭性细菌感染，应根据临床特点，针对病原经验性选用抗菌药物，再根据大便细菌培养和药敏试验结果进行调整。大肠杆菌、空肠弯曲菌、耶尔森菌、鼠伤寒沙门菌所致感染常选用抗G^-杆菌抗生素及大环内酯类抗生素。金黄色葡萄球菌肠炎、假膜性肠炎、真菌性肠炎应立即停用原使用的抗生素，根据症状可选用新青霉素、万古霉素、利福平、甲硝唑或抗真菌药物治疗。

2）肠道微生态疗法：有助于恢复肠道正常菌群的生态平衡，抑制病原菌定植和侵袭，控制腹泻。常用双歧杆菌、嗜酸乳杆菌、粪链球菌、需氧芽胞杆菌、蜡样芽胞杆菌等制剂。

3）肠黏膜保护剂：能吸附病原体和毒素，维持肠细胞的吸收和分泌功能，与肠道黏液糖蛋白相互作用可增强其屏障功能，阻止病原微生物的攻击，如蒙脱石粉。

4）避免用止泻剂（2014、2015）：如洛哌丁醇，因为它有抑制胃肠动力的作用，增加细菌繁殖和毒素的吸收，对于感染性腹泻有时是很危险的。

5）补锌治疗：世界卫生组织/联合国儿童基金会最近建议，对于急性腹泻患儿，应每日给予元素锌20mg（>6个月），疗程10~14天，6个月以下婴儿每日10mg，疗程10~14天。

2. 迁延性和慢性腹泻治疗　因迁延性和慢性腹泻常伴有营养不良和其他并发症，病情较为复杂，必须采取综合治疗措施。积极寻找引起病程迁延的原因，针对病因进行治疗，切忌滥用抗生素，避免顽固的肠道菌群失调。预防和治疗脱水，纠正电解质及酸碱平衡紊乱。营养治疗，继续喂养对促进疾病恢复，如肠黏膜损伤的修复、胰腺功能的恢复、微绒毛上皮细胞双糖酶的产生等是必要的治疗措施。

3. 预防

（1）合理喂养，提倡母乳喂养，及时添加辅助食品，每次限一种，逐步增加，适时断奶。

（2）对于生理性腹泻的婴儿应避免不适当的药物治疗、不要由于婴儿便次多而怀疑其消化能力，而不按时添加辅食。

（3）养成良好的卫生习惯，注意乳品的保存和奶具、食具、便器、玩具和设备的定期消毒。

（4）感染性腹泻患儿，应积极治疗患者，做好消毒隔离工作，防止交叉感染。

（5）避免长期滥用广谱抗生素，感染必须使用抗生素，特别是广谱抗生素时，亦应加用微生态制剂。

（6）轮状病毒疫苗接种为预防轮状病毒肠炎的理想方法，口服疫苗已见诸报道，保护率在80%以上，但持久性尚待研究。

（五）液体疗法

见治疗部分。

【巧妙记忆】　小儿补液计算时，先判断脱水性质，然后根据性质套用公式计算。记住不要漏掉生理需要量。

【经典习题】

1. 男婴，1个月。出生体重3.5kg，呕吐1周。生后3周左右开始溢乳，逐日加重呈喷射性呕吐，奶汁带凝块，不含胆汁。查体：体重3.5kg，皮肤轻度黄染，前囟稍凹，心肺无异常，上腹部蠕动波，右季肋下肿块，质较硬，光滑，移动。最可能的原因是

A. 喂养不当

B. 胃食管反流

C. 幽门痉挛

D. 先天性肥厚性幽门狭窄

E. 胃扭转

答案：D

考点：先天性肥厚性幽门狭窄的诊断

解析：先天性肥厚性幽门狭窄典型的症状和体征为喷射性呕吐，呕吐物不含胆汁，有胃蠕动波和右上腹肿块。题干中该患儿表现符合先天性肥厚性幽门狭窄的症状和体征。故选D。

2. 男孩，2岁。秋季发病。低热伴腹泻2天，为蛋花汤样，10次/天，无腥臭味。粪便常规偶见白细胞。最可能的病原体是

A. 冠状病毒

B. 肠道腺病毒

C. 柯萨奇病毒

D. 诺沃克病毒

E. 轮状病毒

答案：E

考点：轮状病毒肠炎的诊断

解析：轮状病毒肠炎的特点为：①好发于秋冬季；②常伴发热和上感；③大便次数多，量多，水分多，为黄色水样或蛋花样，带少量黏液，无腥臭味；④大便镜检偶见少量白细胞。该患儿的症状完全符合轮状病毒肠炎，故选E。

3. 小儿，1岁。因发热、咳嗽5天，腹泻3天，无尿1天入院。查体：呼吸深快，唇红，前囟眼窝明显凹陷，皮肤弹性极差，四肢凉，脉细弱，双肺有中小水泡音。CO_2CP 为8.0mmol/L，血清钠125mmol/L。以下处理哪项不正确

A. 应予纠正酸中毒

B. 第1天补液总量为120~140ml/kg

C. 第1天补2/3张含钠液

D. 累积损失量于12小时内补完

E. 忌扩容，以防脑水肿

答案：E

考点：小儿腹泻治疗的液体疗法

解析：题干中该患儿出现无尿症状。体征：前囟眼窝明显凹陷，皮肤弹性极差，四肢凉，脉细弱。血清钠

125mmol/L。诊断为重度低渗性脱水、休克。重度脱水伴休克者应迅速扩容，恢复血容量。A、B、C、D 均为补液的正确做法。故选 E。

第十一节 呼吸系统疾病

一、解剖生理特点（★★★）

小儿呼吸系统的解剖、生理、免疫特点与小儿时期易患呼吸道疾病密切相关。

（一）解剖特点

呼吸系统以环状软骨下缘为界，分为上、下呼吸道。上呼吸道包括鼻、鼻窦、咽、咽鼓管、会厌及喉；下呼吸道包括气管、支气管、毛细支气管、呼吸性细支气管、肺泡管及肺泡。

（二）生理特点

小儿呼吸频率快，年龄越小，频率越快。新生儿 40~44 次/分，0~1 岁 30 次/分，1~3 岁 24 次/分，3~7 岁 22 次/分，7~14 岁 20 次/分，14~18 岁 16~18 次/分。新生儿及生后数月的婴儿，呼吸极不稳定，可出现深、浅呼吸交替，或呼吸节律不整、间歇、暂停等现象。

婴幼儿呼吸时肺主要向膈方向扩张而呈腹膈式呼吸。随年龄增长，逐渐转化为胸腹式呼吸。7 岁以后以混合式呼吸为主。

【巧妙记忆】 小儿生理特点：鼻腔相对短小，鼻道狭窄。咽鼓管较宽，且直而短，呈水平位，故鼻咽炎时易致中耳炎。咽腭扁桃体的发育时间。鼻小窄，咽短宽，中耳炎！

二、急性上呼吸道感染（★★★）

急性上呼吸道感染（AURI）系由各种病原引起的上呼吸道的急性感染（简称上感），俗称“感冒”，是小儿最常见的疾病。该病主要侵犯鼻、鼻咽和咽部，根据主要感染部位的不同可诊断为急性鼻炎、急性咽炎、急性扁桃体炎等。

（一）病因

各种病毒和细菌均可引起急性上呼吸道感染，但 90%以上为病毒，主要有鼻病毒（RV）、呼吸道合胞病毒（RSV）、流感病毒、副流感病毒、腺病毒（ADV）、冠状病毒等（2001）。

病毒感染后可继发细菌感染，最常见为溶血性链球菌，其次为肺炎链球菌、流感嗜血杆菌等。肺炎支原体不仅可引起肺炎，也可引起上呼吸道感染。

婴幼儿时期由于上呼吸道的解剖和免疫特点而易患本病。营养障碍性疾病，如维生素 D 缺乏性佝偻病，亚临床维生素 A、锌或铁缺乏症等，或免疫缺陷病、被动吸烟、护理不当、气候改变和环境不良等因素，则易发生反复上呼吸道感染或使病程迁延。

（二）临床表现

由于年龄大小、体质强弱及病变部位的不同，病情的缓急、轻重程度也不同。年长儿症状较轻，婴幼儿则较重。

1. 一般类型急性上呼吸道感染

（1）症状（2008）

1）局部症状：鼻塞、流涕、喷嚏、干咳、咽部不适和咽痛等，多于 3~4 天内自然痊愈。

2）全身症状：发热、烦躁不安、头痛、全身不适、乏力等。部分患儿有食欲缺乏、呕吐、腹泻、腹痛等消化道症状。腹痛多为脐周阵发性疼痛，无压痛，可能为肠痉挛所致；如腹痛持续存在，多为并发急性肠系膜淋巴结炎。

婴幼儿起病急，以全身症状为主，常有消化道症状，局部症状较轻。多有发热，体温可高达 39~40℃，热程 2~3 天至 1 周左右，起病 1~2 天可因高热引起惊厥。

（2）体征：体格检查可见咽部充血，扁桃体肿大。有时可见下颌和颈淋巴结肿大。肺部听诊一般正常。肠道病毒感染者可见不同形态的皮疹。

2. 两种特殊类型急性上呼吸道感染

（1）疱疹性咽峡炎（2008、2015、2018）：病原体为柯萨奇 A 组病毒（2004、2006、2008、2012、2013、2023）。好发于夏、秋季。起病急骤，临床表现为高热、咽痛、流涎、食欲缺乏、呕吐等。体格检查可发现咽部充血，在咽腭弓、软腭、悬雍垂的黏膜上可见数个至 10 数个 2~4mm 大小灰白色的疱疹，周围有红晕，1~2 天后破溃形成小溃疡，疱疹也可发生于口腔的其他部位。病程为 1 周左右。

（2）咽-结膜热（2013）：病原体为腺病毒 3、腺病毒 7 型（2003、2004、2007、2012）。以发热、咽炎、结膜炎为特征。好发于春、夏季，散发或发生小流行。临床表现为高热、咽痛、眼部刺痛，有时伴消化道症状。体检发现咽部充血、可见白色点块状分泌物，周边无红晕，易于剥离；一侧或双侧滤泡性眼结膜炎，可伴球结膜出血；颈及耳后淋巴结增大。病程 1~2 周。

（三）诊断与鉴别诊断

根据临床表现一般不难诊断，但需与以下疾病鉴别（2013）。

1. 流行性感冒 简称流感，由流感病毒、副流感病毒引起。有明显的流行病史，局部症状较轻，全身症状较重。常有高热、头痛、四肢肌肉酸痛等，病程较长。

2. 急性传染病早期 上感常为各种传染病的前驱症状，如麻疹、流行性脑脊髓膜炎、百日咳、猩红热等，应结合流行病史、临床表现及实验室资料等综合分析，并观察病情演变加以鉴别。

3. 急性阑尾炎 伴腹痛者应注意与急性阑尾炎鉴别。本病腹痛常先于发热，腹痛部位以右下腹为主，呈持续性，有固定压痛点、反跳痛及腹肌紧张、腰大肌试验阳性等体征，白细胞及中性粒细胞增多。

4. 过敏性鼻炎 某些学龄前或学龄儿童“感冒”症状如流涕、打喷嚏持续超过2周或反复发作，而全身症状较轻，则应考虑过敏性鼻炎的可能，鼻拭子涂片嗜酸性粒细胞增多有助于诊断。在排除上述疾病后，尚应对上呼吸道感染的病因进行鉴别，以便指导治疗。

（四）并发症

以婴幼儿多见，病变若向邻近器官组织蔓延可引起中耳炎、鼻窦炎、咽后壁脓肿、扁桃体周围脓肿、颈淋巴结炎、喉炎、支气管炎及肺炎等。年长儿若患A组溶血性链球菌咽峡炎，以后可引起急性肾小球肾炎和风湿热，其他病原体也可引起类风湿病等结缔组织病。

（五）治疗（2011）

1. 一般治疗 病毒性上呼吸道感染者，应告诉患儿家长该病的自限性和治疗的目的，防止交叉感染及并发症。注意休息、保持良好的周围环境、多饮水和补充大量维生素C等。

2. 抗感染治疗

（1）抗病毒药物：大多数上呼吸道感染由病毒引起，可试用利巴韦林，剂量为10~15mg/(kg·d)，口服或静脉点滴，或2mg含服，每2小时一次，每日6次，3~5天为一疗程。若为流感病毒感染，可用磷酸奥司他韦口服。合并结膜炎者，可用0.1%阿昔洛韦滴眼液滴眼。

（2）抗菌药物：细菌性上呼吸道感染或病毒性上呼吸道感染继发细菌感染者可选用抗生素治疗，常选用青霉素类、头孢菌素类、复方新诺明及大环内酯类抗生素。咽拭子培养阳性结果有助于指导抗菌治疗。若证实为链球菌感染，或既往有风湿热、肾炎病史者，青霉素疗程应为10~14天。

3. 对症治疗

（1）高热可口服对乙酰氨基酚或布洛芬，亦可用冷敷、温湿敷或酒精浴降温。

（2）发生高热惊厥者可予以镇静、止惊等处理。

（3）咽痛可含服咽喉片。

（4）中成药亦有较好的效果。

【巧妙记忆】 两种特殊类型上感，疱疹性咽峡炎，咽结膜热，疱疹——柯萨奇A，咽结合——腺病毒。

三、急性感染性喉炎

（一）概述

急性感染性喉炎是指发生于喉部黏膜的急性弥漫性炎症。以犬吠样咳嗽、声嘶、喉鸣、吸气性呼吸困难为临床特征。冬春季节多发，且多见于婴幼儿。

（二）病因

由病毒或细菌感染引起，亦可并发于麻疹、百日咳和流感等急性传染病。常见的病毒为副流感病毒、流感病毒和腺病毒，常见的细菌为金黄色葡萄球菌、链球菌和肺炎链球菌。由于小儿喉部解剖特点，炎症时易充血、水肿而出现喉梗阻。

（三）临床表现

起病急、症状重。可有发热、犬吠样咳嗽、声嘶、吸气性喉鸣和三凹征。严重时可出现发绀、烦躁不安、面色苍白、心率加快。还可见咽部充血，间接喉镜检查可见喉部、声带有不同程度的充血、水肿。一般白天症状轻，夜间入睡后加重，喉梗阻者若不及时抢救，可窒息死亡。

（四）诊断和鉴别诊断

根据临床表现不难诊断，但应与白喉、急性会厌炎、喉痉挛、喉或气管异物、喉先天性畸形等所致的喉梗阻鉴别。

（五）治疗

1. 一般治疗 保持呼吸道通畅，防止缺氧加重，缺氧者给予吸氧。

2. 糖皮质激素 有抗炎和抑制变态反应等作用，能及时减轻喉头水肿，缓解喉梗阻。

3. 控制感染 包括抗病毒药物和抗菌药物。

4. 对症治疗 烦躁不安者要及时镇静；痰多者可选用祛痰药；不宜使用氯丙嗪和吗啡。

5. 气管插管 经上述处理仍有严重缺氧征象或有亚度以上喉梗阻者，须进行气管插管，呼吸机辅助通气治疗，必要时行气管切开。

四、毛细支气管炎

（一）概述

毛细支气管炎是一种婴幼儿较常见的下呼吸道感染，多见于2~6个月的小婴儿，以喘息、三凹征和气促为主要临床特点。临床上较难发现未累及肺泡与肺泡间壁的纯粹毛细支气管炎，故国内认为毛细支气管炎是一种特殊类型的肺炎，称为喘憋性肺炎。

（二）病因

毛细支气管炎主要由呼吸道合胞病毒引起，副流感病毒、腺病毒、鼻病毒、人类偏肺病毒、博卡病毒、肺炎支原体等也可引起本病。

（三）临床表现

1. 本病常发生于2岁以下小儿，多数在6个月以内，常为首次发作。

2. 喘息和肺部哮鸣音为其突出表现。主要表现为下呼吸道梗阻症状，出现呼气性呼吸困难、呼气相延长伴喘息。呼吸困难可呈阵发性，间歇期喘息消失。严重发作者，可见面色苍白、烦躁不安，口周和口唇发绀。全身中毒症状较轻，高热少见。

3. 体格检查可见呼吸浅快，伴鼻翼扇动和三凹征，心率加快。肺部体征主要为呼气相哮鸣音，亦可闻及中细湿啰音，叩诊可呈过清音。可触及肝和脾。重度喘憋者可有 PaO_2 降低，$PaCO_2$ 升高。

4. 胸部X线检查可见不同程度的肺充气过度或斑片状浸润影，局部肺不张，也可以见到支气管周围炎及肺纹理增粗。

（四）治疗

毛细支气管炎的治疗主要为氧疗、控制喘息（糖皮质激素、支气管扩张药）、病原治疗等。

五、支气管哮喘（★★★）

（一）临床表现

1. 咳嗽和喘息呈阵发性发作，以夜间和清晨为重。

2. 发作前可有流涕、打喷嚏和胸闷，发作时呼吸困难，呼气相延长伴有喘鸣声。严重病例呈端坐呼吸，恐惧不安，大汗淋漓，面色青灰。

3. 体格检查可见桶状胸、三凹征，肺部满布哮鸣音，严重者气道广泛堵塞，哮鸣音反可消失。

4. 哮喘危重状态表现为哮喘急性发作，出现咳嗽、喘息、呼吸困难、大汗淋漓和烦躁不安，甚至表现出端坐呼吸、语言不连贯、严重发绀、意识障碍及心肺功能不全的征象。

（二）诊断标准与分期

1. 诊断

（1）儿童哮喘诊断标准

1）反复发作的喘息、气促、胸闷和咳嗽（2005），多与接触变应原、冷空气、物理或化学性刺激、病毒性上/下呼吸道感染、运动等有关，常在夜间和/或清晨发作或加剧。

2）发作时双肺可闻及散在或弥漫性的、以呼气相为主的哮鸣音，呼气相延长。

3）上述症状和体征经抗哮喘治疗有效或自行缓解。

4）除外其他疾病引起的喘息、气促、胸闷和咳嗽。

5）临床表现不典型者（如无明显喘息或哮鸣音），应至少具备以下1项：①支气管激发试验或运动激发试验阳性。②证实存在可逆性气道受限：a. 支气管舒张试验阳性：吸入速效 β_2 受体激动药后15分钟，FEV_1 增加≥12%。b. 抗哮喘治疗有效：使用支气管舒张剂和口服（或吸入）糖皮质激素治疗1~2周后，FEV_1 增加≥12%。③PEF每日变异率（连续监测1~2周）≥20%。

符合第1~4条或第4、5条者，可以诊断为哮喘。

（2）咳嗽变异性哮喘诊断标准（2008、2013、2014、2017）

1）咳嗽持续>4周，常在夜间和/或清晨发作或加剧，以干咳为主。

2）临床上无感染征象，或经较长时间抗生素治疗无效。

3）抗哮喘药物诊断治疗有效。

4）排除其他病因引起的咳嗽。

5）支气管激发试验阳性或PEF每日变异率（连续监测1~2周）≥20%。

6）个人或一级、二级亲属有特应性病史，或变应原测试阳性。

以上1~4项为诊断的基本条件。

2. 哮喘的分期与病情的评价　哮喘可分为急性发作期、慢性持续期和临床缓解期。急性发作期指患者出现以喘息为主的各种症状，其发作持续的时间和程度不尽相同，哮喘急性发作时严重程度评估见表4-11-11-1。慢性持续期指许多患者即使没有急性发作，但在相当长的时间内总是不同频度和/或不同程度地出现症状（喘息、咳嗽和胸闷）根据病情严重程度分级或控制水平分级（表4-11-11-2）。临床缓解期指经过治疗或未经治疗症状和体征消失，肺功能（FEV_1 或PEF）≥80%预计值，并维持3个月以上。

3. 鉴别诊断

（1）以喘息为主要症状的儿童哮喘应注意与毛细支气管炎、肺结核、气道异物、先天性气管支气管畸形和先天性心血管疾病相鉴别。

（2）咳嗽变异性哮喘（CVA）应注意与支气管炎、鼻窦炎、胃食管反流和嗜酸性粒细胞支气管炎等疾病相鉴别。

表 4-11-11-1　哮喘急性发作期病情严重程度的分级

临床特点	轻　度	中　度	重　度	急性呼吸暂停
呼吸急促	走路时	稍事活动时	休息时	
体位	可平卧	喜坐位	前弓位	
讲话能力	能成句	成短句	说单字	难以说话
精神意识	可有焦虑、烦躁	时有焦虑、烦躁	焦虑、烦躁	嗜睡、意识模糊
呼吸频率	轻度增加	增加	明显增加	减缓或暂停
辅助呼吸肌活动及三凹征	一般没有	可有	通常有	胸腹矛盾运动
哮鸣音	散在，呼吸末期出现	响亮、弥漫	响亮、弥漫、双相	减弱乃至消失
脉率（次/分）(>8 岁)	略增加	增加	明显增加	减慢，不规则
奇脉（kPa）	不存在，<1.33	可有，1.33~3.33	通常有，2.67~5.33	不存在（呼吸肌疲劳）
吸入速效 β_2 激动剂后 PEF 占正常预计值或本人最佳值百分比（%）	>80	60~80	≤60 或 β_2激动剂作用持续时间<2 小时	<33
PaO_2（吸空气，kPa）	正常	>8.0	<8.0 可能有发绀	呼吸衰竭
$PaCO_2$（吸空气,%）	>95	92~95	92~95	<90
$PaCO_2$（kPa）	<6.0	<6.0	≥6.0，短时上升	呼吸衰竭

注：多个参数可同时出现，但不一定全部均有；1kPa=7.5mmHg。

表 4-11-11-2　儿童哮喘控制水平分级

控制程度	日间症状	夜间症状/憋醒	应急缓解药的使用	活动受限	肺功能（≥5 岁者适用）	定级标准	急性发作（需使用全身激素治疗）
控制	无（或每周≤2 天）	无	无（或每周≤2 次）	无	≥正常预计值或本人最佳值的 80%	满足前述所有条件	每年 0~1 次
部分控制	每周>2 天或每周≤2 天但多次出现	有	每周>2 次	有	<正常预计值或本人最佳值的 80%	在任何 1 周内出现前述 1 项特征	每年 2~3 次
未控制	—	—	—	—	—	在任何 1 周内出现≥3 项“部分控制”中的特征	每年>3 次

注：①评估过去 2~4 周日间症状、夜间症状/憋醒、应急缓解药使用和活动受限情况；②出现任何一次急性发作都应复核维持治疗方案是否需要调整。

（三）治疗与预防

1. 治疗　哮喘的治疗目标：①有效控制急性发作症状，并维持最轻的症状，甚至无症状；②防止症状加重或反复；③尽可能将肺功能维持在正常或接近正常水平；④防止发生不可逆的气流受限；⑤保持正常活动（包括运动）能力；⑥避免药物的不良反应；⑦防止因哮喘死亡。

治疗原则为长期、持续、规范和个体化治疗。急性发作期治疗重点为抗炎、平喘，以便快速缓解症状；慢性缓解期应坚持长期抗炎，降低气道反应性，防止气道重塑，避免危险因素和自我保健。

（1）去除诱因：避免接触变应原，积极治疗和清除感染灶，去除各种诱发因素。疑伴有呼吸道细菌感染（特别是合并肺炎者），需要同时给予适当的抗生素。

（2）控制发作：治疗哮喘的药物包括缓解药物和控制药物。缓解药物能快速缓解支气管收缩及其他伴随的急性症状，用于哮喘急性发作期，包括①吸入

型速效 β_2受体激动药；②全身性糖皮质激素；③抗胆碱药物；④口服短效 β_2受体激动药；⑤短效茶碱等。控制药物是抑制气道炎症需长期使用的药物，用于哮喘慢性持续期，包括①吸入型糖皮质激素；②白三烯调节剂；③缓释茶碱；④长效 β_2受体激动剂；⑤肥大细胞膜稳定剂；⑥全身性糖皮质激素等。

1）哮喘急性发作期治疗：①β_2受体激动药。β_2受体激动药是目前临床应用最广的支气管舒张剂。根据起作用的快慢分为速效和缓慢起效两大类，根据维持时间的长短分为短效和长效两大类。吸入型速效 β_2受体激动药疗效可维持4~6小时，是缓解哮喘急性症状的首选药物（2004、2018），严重哮喘发作时第1小时可每20分钟吸入1次，以后每2~4小时可重复吸入。药物剂量为每次沙丁胺醇2.5~5.0mg或特布他林2.5~5.0mg。急性发作病情相对较轻时也可选择短期口服短效 β_2受体激动药如沙丁胺醇片和特布他林片等。②全身性糖皮质激素。病情较重的急性病例应给予口服泼尼松短程治疗（1~7天），每日1~2mg/kg，分2~3次。一般不主张长期使用口服糖皮质激素治疗儿童哮喘。严重哮喘发作时应静脉给予甲泼尼龙，每日2~6mg/kg，分2~3次输注，或琥珀酸氢化可的松或氢化可的松，每次5~10mg/kg。必要时可加大剂量。一般静脉糖皮质激素使用1~7天，症状缓解后即停止静脉用药，若需持续使用糖皮质激素者，可改为口服泼尼松。③抗胆碱药物。吸入型抗胆碱药物如溴化异丙托品舒张支气管的作用比 β_2受体激动药弱，起效也较慢，但长期使用不易产生耐药，不良反应少。④短效茶碱。短效茶碱可作为缓解药物用于哮喘急性发作的治疗，主张将其作为哮喘综合治疗方案中的一部分，而不单独应用治疗哮喘。需注意其不良反应，长时间使用者，最好监测茶碱的血药浓度。

2）哮喘慢性持续期治疗：①吸入型糖皮质激素。吸入型糖皮质激素（ICS）是哮喘长期控制的首选药物（2009、2016），也是目前最有效的抗炎药物，优点是通过吸入，药物直接作用于气道黏膜，局部抗炎作用强，全身不良反应少。通常需要长期、规范吸入1~3年才能起预防作用。目前临床上常用的吸入型糖皮质激素有布地奈德、丙酸氟替卡松和丙酸倍氯米松。每3个月应评估病情，以决定升级治疗、维持目前治疗或降级治疗。②白三烯调节剂。分为白三烯合成酶抑制剂和白三烯受体拮抗剂，该药耐受性好，副作用少，服用方便。白三烯受体拮抗剂包括孟鲁司特和扎鲁司特。③缓释茶碱。缓释茶碱用于长期控制时，主要协助ICS抗炎，每日分1~2次服用，以维持昼夜的稳定血药浓度。④长效 β_2受体激动药。药物包括福莫特罗、沙美特罗、班布特罗及丙卡特罗等。⑤肥大细胞膜稳定剂。肥大细胞膜稳定剂色甘酸钠，常用于预防运动及其他刺激诱发的哮喘，治疗儿童哮喘效果较好，副作用小。⑥全身性糖皮质激素。在哮喘慢性持续期控制哮喘发作过程中，全身性糖皮质激素仅短期在慢性持续期分级为重度持续患儿，长期使用高剂量ICS加吸入型长效 β_2受体激动药及其他控制药物疗效欠佳的情况下使用。⑦联合治疗。对病情严重度分级为重度持续和单用ICS病情控制不佳的中度持续的哮喘提倡长期联合治疗，如ICS联合吸入型长效 β_2受体激动药、ICS联合白三烯调节剂和ICS联合缓释茶碱。

3）哮喘持续状态的处理（2015）：①氧疗。所有危重哮喘患儿均存在低氧血症，需用密闭面罩或双鼻导管提供高浓度湿化氧气，初始吸氧浓度以40%为宜，流量4~5L/min。②补液、纠正酸中毒。注意维持水、电解质平衡，纠正酸碱紊乱。③糖皮质激素。全身应用糖皮质激素作为儿童危重哮喘治疗的一线药物，应尽早使用（2003）。病情严重时不能以吸入治疗替代全身糖皮质激素治疗，以免延误病情。④支气管扩张剂的使用。可用吸入型速效 β_2受体激动药；氨茶碱静脉滴注；抗胆碱药物；肾上腺素皮下注射，药物剂量为每次皮下注射1∶1000肾上腺素0.01ml/kg，儿童最大不超过0.3ml。必要时可每20分钟使用1次，不能超过3次。⑤镇静剂。可用水合氯醛灌肠，慎用或禁用其他镇静剂；在插管条件下，亦可用地西泮镇静，剂量为每次0.3~0.5mg/kg。⑥酌情使用抗生素。儿童哮喘发作主要由病毒引发，抗生素不作为常规应用，如同时发生下呼吸道细菌感染则选用病原体敏感的抗菌药物。⑦辅助机械通气指征。a. 持续严重的呼吸困难；b. 呼吸音减低（2004）或几乎听不到哮鸣音及呼吸音；c. 因过度通气和呼吸肌疲劳而使胸廓运动受限；d. 意识障碍、烦躁或抑制，甚至昏迷；e. 吸氧状态下发绀进行性加重；f. $PaCO_2 \geq 65mmHg$。

2. 预防

（1）避免危险因素。

（2）特异性免疫治疗。

（3）哮喘的教育与管理。

【巧妙记忆】 哮喘治疗方式的选择，速效 β_2受体激动药，茶碱，糖皮质激素，分别用于轻、中、重三种哮喘，特别注意如为哮喘症状重，则应静脉滴注糖皮质激素，这个知识点是往年的重要考点。

六、肺炎（★★★）

肺炎是指不同病原体或其他因素（如吸入羊水、

油类或变态反应）等所引起的肺部炎症。主要临床表现为发热、咳嗽、气促、呼吸困难和肺部固定性中、细湿啰音。重症患者可累及循环、神经及消化系统而出现相应的临床症状，如心力衰竭、中毒性脑病及中毒性肠麻痹等。

肺炎为婴儿时期重要的常见病，是我国住院小儿死亡的第一位原因。

（一）肺炎的分类

1. 病理分类　大叶性肺炎、支气管肺炎和间质性肺炎。

2. 病因分类（2013）

（1）病毒性肺炎：呼吸道合胞病毒（RSV）占首位，其次为腺病毒（ADV）3、腺病毒7、腺病毒11、腺病毒21型，流感病毒、副流感病毒1、副流感病毒2、副流感病毒3型，巨细胞病毒和肠道病毒等。

（2）细菌性肺炎：肺炎链球菌、金黄色葡萄球菌、肺炎杆菌、流感嗜血杆菌、大肠埃希菌、军团菌等。

（3）支原体肺炎：由肺炎支原体所致。

（4）衣原体肺炎：由沙眼衣原体（CT）、肺炎衣原体（CP）和鹦鹉热衣原体引起，以CT和CP多见。

（5）真菌性肺炎：由白念珠菌、肺曲菌、组织胞浆菌、毛霉菌、球孢子菌、肺孢子菌等引起的肺炎，多见于免疫缺陷病及长期使用抗生素者。

（6）非感染病因引起的肺炎：如吸入性肺炎、坠积性肺炎、嗜酸性粒细胞性肺炎（过敏性肺炎）等。

3. 病程分类

（1）急性肺炎：病程<1个月。

（2）迁延性肺炎：病程1~3个月。

（3）慢性肺炎：病程>3个月。

4. 病情分类

（1）轻症：除呼吸系统外，其他系统仅轻微受累，无全身中毒症状。

（2）重症：除呼吸系统外，其他系统亦受累，出现其他系统表现，全身中毒症状明显，甚至危及生命。

5. 临床表现典型与否分类

（1）典型性肺炎：肺炎链球菌、金黄色葡萄球菌（金葡菌）、肺炎杆菌、流感嗜血杆菌、大肠埃希菌等引起的肺炎。

（2）非典型性肺炎：肺炎支原体、衣原体、军团菌、病毒性肺炎等。为新型冠状病毒引起，以肺间质病变为主，传染性强，病死率较高；儿童患者临床表现较成人轻，病死率亦较低。还有近年来发生的禽流感病毒所致的肺炎。

6. 发生肺炎的地区进行分类

（1）社区获得性肺炎：指无明显免疫抑制的患儿在院外或住院48小时内发生的肺炎。

（2）院内获得性肺炎：指住院48小时后发生的肺炎。

临床上如果病原体明确，则按病因分类，有助于指导治疗，否则按病理或其他方法分类。

（二）临床表现

支气管肺炎是累及支气管壁和肺泡的炎症，为小儿时期最常见的肺炎。以2岁以下的婴幼儿多见，起病多数较急，发病前数日多先有上呼吸道感染，主要临床表现为发热、咳嗽、气促、肺部固定性的中、细湿啰音（2002、2005、2007、2014、2022）。

1. 主要症状

（1）发热：热型不定，多为不规则发热，亦可为弛张热或稽留热。值得注意的是新生儿、重度营养不良患儿体温可不升或低于正常。

（2）咳嗽：较频繁，在早期为刺激性干咳，极期咳嗽反而减轻，恢复期咳嗽有痰。

（3）气促：多在发热、咳嗽后出现。

（4）全身症状：精神不振、食欲减退、烦躁不安，轻度腹泻或呕吐。

2. 体征

（1）呼吸加快：40~80次/分，并可见鼻翼扇动和三凹征。WHO急性呼吸道防治规划特别强调，呼吸增快是儿童肺炎的重要表现。呼吸急促：婴幼儿<2月龄，呼吸频率≥60次/分；2~12月龄，呼吸频率≥50次/分；1~5岁，呼吸频率≥40次/分。

（2）发绀：口周、鼻唇沟和指趾端发绀，轻症病儿可无发绀。

（3）肺部啰音：早期不明显，可有呼吸音粗糙、减低，以后可闻及较固定的中、细湿啰音，以背部两侧下方及脊柱两旁较多，于深吸气末更为明显。肺部叩诊多正常，病灶融合时，可出现实变体征。

3. 重症肺炎的表现　重症肺炎由于严重的缺氧及脓毒血症，除呼吸系统改变外，可发生循环、神经和消化等系统功能障碍。

（1）循环系统：可发生心肌炎、心力衰竭。肺炎合并心力衰竭时有以下表现（2011、2012）。

1）安静状态下呼吸突然加快>60次/分。

2）安静状态下心率突然>180次/分。

3）极度烦躁不安，明显发绀，面色苍白或发灰，指（趾）甲微血管再充盈时间延长。以上三项不能用发热、肺炎本身和其他并发症解释者。

4）心音低钝、奔马律，颈静脉怒张。

5）肝脏迅速增大。

6）尿少或无尿，眼睑或双下肢水肿。

具备前5项即可诊断为肺炎合并心力衰竭。

（2）神经系统：肺炎并发中毒性脑病至今尚无可靠的诊断方法，在确认肺炎后出现下列症状与体征者，可考虑为缺氧中毒性脑病。

1）烦躁、嗜睡，眼球上视、凝视。

2）球结膜水肿，前囟隆起。

3）昏睡、昏迷、惊厥。

4）瞳孔改变：对光反应迟钝或消失。

5）呼吸节律不整，呼吸、心跳分离（有心跳，无呼吸）。

6）脑脊液检查除压力增高外，其他均正常。

在肺炎的基础上，除外高热惊厥、低血糖、低血钙及中枢神经系统感染（脑炎、脑膜炎），如有1）~2）项提示脑水肿，伴其他一项以上者可确诊。

（3）消化系统：一般为食欲减退、呕吐和腹泻。发生中毒性肠麻痹时表现为严重腹胀，膈肌升高，加重了呼吸困难，听诊肠鸣音消失（2012）。重症患儿还可呕吐咖啡样物，粪便隐血阳性或柏油样便。

（4）抗利尿激素异常分泌综合征（SIADH）：①血钠≤130mmol/L，血渗透压<270mmol/L；②肾脏排钠增加，尿钠≥20mmol/L；③临床上无血容量不足，皮肤弹性正常；④尿渗透克分子浓度高于血渗透克分子浓度；⑤肾功能正常；⑥肾上腺皮质功能正常；⑦ADH升高。若ADH不升高，则可能为稀释性低钠血症。SIAHD与中毒性脑病有时表现类似，但治疗却完全不同。

（5）DIC（2011）：可表现为血压下降，四肢凉，脉速而弱，皮肤、黏膜及胃肠道出血。

（三）诊断与鉴别诊断

1. 诊断　一般有发热、咳嗽、呼吸急促的症状，肺部听到中、细湿啰音或X线片有肺炎的改变均可诊断为支气管肺炎。

2. 鉴别诊断

（1）急性支气管炎：一般无发热或低热，以咳嗽为主要症状，肺部可闻及干、湿啰音，X线片示肺纹理增多、排列紊乱。

（2）支气管异物：有异物吸入史，突然出现呛咳，可有肺不张和肺气肿，可资鉴别。

（3）支气管哮喘：儿童哮喘可无明显喘息发作，主要表现为持续性咳嗽，X线片示肺纹理增多、排列紊乱和肺气肿。

（4）肺结核：一般有结核接触史，结核菌素试验阳性，X线片示肺部有结核病灶可资鉴别。

（四）并发症

早期合理治疗者并发症少见。若延误诊断或病原体致病力强者可引起并发症，如脓胸、脓气胸、肺大疱等。

1. 脓胸　高热不退；呼吸困难加重；患侧呼吸运动受限；语颤减弱；叩诊呈浊音；听诊呼吸音减弱，其上方有时可听到管性呼吸音。当积脓较多时，患侧肋间隙饱满，纵隔和气管向健侧移位。胸部X线片（立位）示患侧肋膈角变钝，或呈反抛物线阴影。胸腔穿刺可抽出脓液。

2. 脓气胸（2016）　肺边缘的脓肿破裂与肺泡或小支气管相通即造成脓气胸。表现为突然呼吸困难加剧（2015），剧烈咳嗽，烦躁不安，面色发绀。胸部叩诊积液上方呈鼓音，听诊呼吸音减弱或消失。若破裂处形成活瓣，气体只进不出，形成张力性气胸，可危及生命，必须积极抢救。立位X线检查可见气液平面。

3. 肺大疱　由于细支气管形成活瓣性部分阻塞，气体进得多、出得少或只进不出，肺泡扩大，破裂而形成肺大疱，可一个亦可多个。体积小者无症状，体积大者可引起呼吸困难。X线片可见薄壁空洞。

以上三种并发症多见于金黄色葡萄球菌肺炎和某些革兰阴性杆菌肺炎。

（五）治疗

采用综合治疗，原则为控制炎症、改善通气功能、对症治疗、防止和治疗并发症。

1. 一般治疗及护理　室内空气要流通，以温度18~20℃、湿度60%为宜。给予营养丰富的饮食，重症患儿进食困难者，可给予肠道外营养。经常变换体位，以减少肺部淤血，促进炎症吸收。注意隔离，以防交叉感染。

注意水和电解质的补充，纠正酸中毒和电解质紊乱，适当的液体补充还有助于气道的湿化。但要注意输液速度，过快可加重心脏负担。

2. 抗感染治疗

抗生素治疗：明确为细菌感染或病毒感染继发细菌感染者应使用抗生素。

（1）原则：①根据病原菌选用敏感药物。在使用抗菌药物前应采集合适的呼吸道分泌物进行细菌培养和药物敏感试验，以便指导治疗；在未获培养结果前，可根据经验选择敏感的药物。②选用的药物在肺组织中应有较高的浓度。③轻症患者口服抗生素，重症或口服困难者，可胃肠道外用药。④早期用药，适宜剂量，合适疗程。重者患儿宜静脉联合用药。

（2）根据不同病原选择抗生素：①肺炎链球菌：青霉素敏感者首选青霉素或阿莫西林；青霉素低度耐药者仍可首选青霉素，但剂量要加大，青霉素过敏者选用大环内酯类抗生素如红霉素等。②金黄色葡萄球菌：甲氧西林敏感者首选苯唑西林钠或氯唑西林钠，耐药者选用万古霉素或联用利福平。③流感嗜血杆菌：首选阿莫西林加克拉维酸（或加舒巴坦）。④大肠埃希菌和肺炎杆菌：首选头孢曲松或头孢噻肟，铜绿假单胞菌首选替卡西林加克拉维酸。⑤卡他莫拉菌：首选阿莫西林加克拉维酸。⑥肺炎支原体和衣原体：首选大环内酯类抗生素如红霉素、罗红霉素及阿奇霉素（2001、2008、2023）。

（3）用药时间：一般应持续至体温正常后5～7天，症状、体征消失后3天停药（2002）。支原体肺炎至少使用抗菌药物2～3周（2004）。葡萄球菌肺炎在体温正常后2～3周可停药，一般总疗程≥6周。

3. 对症治疗

（1）氧疗：有缺氧表现，如烦躁、口周发绀时需吸氧，多用鼻前庭导管给氧，经湿化的氧气的流量为0.5～1L/min，氧浓度不超过40%。新生儿或婴幼儿可用面罩、氧帐、鼻塞给氧，面罩给氧流量为2～4L/min，氧浓度为50%～60%。

（2）气道管理：及时清除鼻痂、鼻腔分泌物和吸痰，以保持呼吸道通畅，改善通气功能。气道的湿化非常重要，有利于痰液的排出。雾化吸入有助于解除支气管痉挛和水肿。分泌物堆积于下呼吸道，经湿化和雾化仍不能排除，使呼吸衰竭加重时，应行气管插管以利于清除痰液。严重病例宜短期使用机械通气（人工呼吸机）。接受机械通气者尤应注意气道湿化、变换体位和拍背，保持气道湿度和通畅。

（3）腹胀的治疗：低钾血症者，应补充钾盐。中毒性肠麻痹时，应禁食和胃肠减压，亦可使用酚妥拉明每次0.3～0.5mg/kg加5%葡萄糖20ml静脉滴注，最大量每次≤10mg。

（4）其他：高热患儿可用物理降温，如35%酒精擦浴；冷敷，冰袋放在腋窝、腹股沟及头部；口服对乙酰氨基酚或布洛芬等。若伴烦躁不安可给予氯丙嗪、异丙嗪每次各0.5～1.0mg/kg肌注，或苯巴比妥每次5mg/kg肌注。

4. 糖皮质激素　糖皮质激素可减少炎症渗出，解除支气管痉挛，改善血管通透性和微循环，降低颅内压。

5. 并发症及并存症的治疗

（1）肺炎合并心力衰竭的治疗：吸氧、镇静、利尿、强心、血管活性药物。

1）利尿：可用呋塞米、依他尼酸，剂量为每次1mg/kg，稀释成2mg/ml，静注或加滴壶中静点；亦可口服呋塞米、依他尼酸或氢氯噻嗪等。

2）强心药：可使用地高辛或毛花苷C静脉注射。

3）血管活性药物：常用酚妥拉明每次0.5～1.0mg/kg，最大剂量不超过每次10mg，肌注或静注，必要时隔1～4小时重复使用；亦可用卡托普利和硝普钠。

（2）肺炎合并中毒性脑病的治疗：脱水疗法、改善通气、扩血管、镇静、糖皮质激素、促进脑细胞恢复。

1）脱水疗法：主要使用甘露醇，根据病情轻重，每次0.25～1.0g/kg，每6小时1次。

2）改善通气：必要时应予人工辅助通气、间歇正压通气，疗效明显且稳定后应及时改为正常通气。

3）扩血管药物：可缓解脑血管痉挛、改善脑微循环，从而减轻脑水肿，常用酚妥拉明、山莨菪碱。酚妥拉明每次0.5～1.0mg/kg，新生儿每次≤3mg，婴幼儿每次≤10mg，静脉快速滴注，每2～4小时1次，也可静脉滴注维持。

4）镇静：一般选用地西泮每次0.2～0.3mg/kg，静脉注射，1～2小时可重复1次；也可采用人工冬眠疗法。

5）糖皮质激素的使用：可非特异性抗炎、减少血管与血-脑脊液屏障的通透性，故可用于治疗脑水肿。常用地塞米松每次0.25mg/kg，静脉滴注，每6小时1次，2～3天后逐渐减量或停药。

6）促进脑细胞恢复的药物：常用的有三磷腺苷（ATP）、胞磷胆碱、维生素B_1和维生素B_6等。

（3）SIADH的治疗：与肺炎合并稀释性低钠血症治疗是相同的。原则为限制水入量，补充高渗盐水。当血钠为120～130mmol/L，无明显症状时，主要措施是限制水的摄入量，以缓解低渗状态。如血钠<120mmol/L，有明显低钠血症症状时，按3%氯化钠12ml/kg，可提高血钠10mmol/L计算，先给予1/2量，在2～4小时内静脉点滴，必要时4小时后可重复一次。

（4）脓胸和脓气胸的治疗：应及时进行穿刺引流（2015、2016），若脓液黏稠，经反复穿刺抽脓不畅或发生张力性气胸时，宜考虑胸腔闭式引流。

（5）对并存佝偻病、贫血、营养不良者，应给予相应治疗。

（6）生物制剂：血浆和静脉注射用丙种球蛋白（IVIg）含有特异性抗体，如RSV-IgG抗体，可用于重症患儿，IVIg 400mg/（kg·d），3～5天为一疗程。

（六）几种不同病原体所致肺炎的特点

1. 病毒性肺炎（2001、2008、2014、2017）

（1）呼吸道合胞病毒肺炎（2017、2021、2023）：只有一个血清型，但有A、B两个亚型，我国以A亚型为主。一般认为发病机制是合胞病毒对肺的直接侵害，引起间质性炎症。临床上轻症患者发热、呼吸困难等症状不重；中、重症者有较明显的呼吸困难、喘憋、口唇发绀、鼻扇及三凹征。发热可为低、中度热和高热。肺部听诊多有中、细湿啰音。X线片表现为两肺可见小点片状、斑片状阴影。

（2）腺病毒肺炎（2001、2005、2007、2021、2022）：腺病毒有42个血清型，引起小儿肺炎最常见的为3、7型。冬春季节多发。临床特点为起病急骤、高热持续时间长、中毒症状重、啰音出现较晚、X线改变较肺部体征出现早，易合并心肌炎和多器官衰竭。

1）症状表现：①发热。可达39℃以上，呈稽留高热或弛张热。②中毒症状重。面色苍白或发灰，精神不振，嗜睡与烦躁交替。③呼吸道症状。咳嗽频繁，呈阵发性喘憋，轻重不等的呼吸困难和发绀。④消化系统症状。腹泻、呕吐和消化道出血。⑤可因脑水肿而致嗜睡、昏迷或惊厥发作。

2）体格检查：①肺部啰音出现较迟。②肝、脾增大。③麻疹样皮疹。④出现心率加速、心音低钝等心肌炎表现。

3）X线片特点（2018）：①肺部X线改变较肺部啰音出现早。②大小不等的片状阴影或融合成大病灶。③病灶吸收较慢，需数周或数月。

2. 细菌性肺炎

（1）金黄色葡萄球菌肺炎（2001、2015、2016、2018）：病原为金黄色葡萄球菌。病理改变以肺组织广泛出血性坏死和多发性小脓肿形成为特点。易形成肺脓肿、脓胸、脓气胸、肺大疱、皮下气肿、纵隔气肿。可引起败血症及化脓性心包炎、脑膜炎、肝脓肿、皮肤脓肿、骨髓炎和关节炎。

起病急，发热多呈弛张热型，面色苍白、烦躁不安、咳嗽、呻吟、呼吸浅快和发绀；重症者可发生休克；消化系统症状有呕吐、腹泻和腹胀。两肺有散在中、细湿啰音。可有各种类型皮疹，如荨麻疹或猩红热样皮疹等。

X线检查：胸部X线片可有小片状影，病变发展迅速，甚至数小时内可出现小脓肿、肺大疱或胸腔积液。

（2）革兰阴性杆菌肺炎：病原菌以流感嗜血杆菌和肺炎杆菌为多。表现为发热、精神萎靡、嗜睡、咳嗽、呼吸困难、面色苍白、口唇发绀，病重者甚至休克。肺部听诊可听到湿啰音。

肺部X线改变多样：肺炎杆菌肺炎可为肺段或大叶性致密实变阴影；铜绿假单胞菌肺炎显示结节状浸润阴影及细小脓肿；流感嗜血杆菌肺炎可呈粟粒状阴影。

3. 其他微生物所致肺炎

（1）肺炎支原体肺炎（2017）：病原体为肺炎支原体。起病慢，病初有全身不适、乏力、头痛。2~3天后出现发热，体温常达39℃左右，可伴有咽痛和肌肉酸痛。

咳嗽为本病突出的症状，初为干咳，后转为顽固性剧咳。体征与剧咳及发热等临床表现不一致，为本病特点之一。婴幼儿起病急，表现为呼吸困难、喘憋、喘鸣音较为突出；肺部啰音比年长儿多。部分患儿可有溶血性贫血、脑膜炎、心肌炎、肾炎、吉兰-巴雷综合征等肺外表现。

X线检查：是重点诊断依据。①支气管肺炎；②间质性肺炎；③均匀一致的片状阴影似大叶性肺炎改变；④肺门阴影增浓。

（2）衣原体肺炎：是由衣原体引起的肺炎，衣原体有沙眼衣原体、肺炎衣原体、鹦鹉热衣原体和家畜衣原体。

1）沙眼衣原体肺炎：主要通过母婴垂直传播感染。①主要见于婴儿，多为1~3个月婴儿；②起病缓慢，多不发热或仅有低热，一般状态良好；③开始可有鼻塞、流涕等上呼吸道感染症状，1/2患儿有结膜炎；④呼吸系统主要表现为呼吸增快和具有特征性的明显的阵发性不连贯的咳嗽，阵咳可引起发绀和呕吐，亦可有呼吸暂停；⑤肺部偶闻及干、湿啰音，甚至捻发音和哮鸣音；⑥X线片可显示双侧间质性或小片状浸润，双肺过度充气。

2）肺炎衣原体肺炎：①多见于学龄儿童；②大部分为轻症，发病常隐匿；③无特异性临床表现，早期多为上呼吸道感染的症状，咽痛、声音嘶哑；④呼吸系统最多见的症状是咳嗽，1~2周后上呼吸道感染症状逐渐消退而咳嗽逐渐加重，并出现下呼吸道感染征象；⑤肺部偶闻及干、湿啰音或哮鸣音；⑥X线片可见到肺炎病灶，多为单侧下叶浸润。

【经典习题】

1. 肺炎的病因分类中，不包括
   A. 病毒性肺炎
   B. 细菌性肺炎
   C. 衣原体肺炎
   D. 嗜酸性粒细胞性肺炎
   E. 间质性肺炎

答案： E

考点： 肺炎的病因分类

解析： 肺炎的病因分类：①病毒性肺炎；②细菌性肺炎；③支原体肺炎；④衣原体肺炎；⑤真菌性肺炎；⑥非感染病因引起的肺炎，如吸入性肺炎、坠积性肺炎、嗜酸性粒细胞性肺炎（过敏性肺炎）等。间质性肺炎属于病理分类。故选E。

2. 男孩，5 岁。咳嗽 40 天，多为夜间、清晨和运动后咳嗽，无痰，无发热。曾用阿奇霉素、头孢克洛等治疗效果不佳。PPD 试验（-），胸片未见异常。其母有过敏性鼻炎。最可能的诊断是

A. 过敏性鼻炎

B. 咳嗽变异性哮喘

C. 支气管炎

D. 支气管肺炎

E. 原发性肺结核

答案： B

考点： 咳嗽变异性哮喘的诊断

解析： 咳嗽变异性哮喘的诊断标准：①咳嗽持续>4 周，常在夜间和/或清晨发作或加剧，以干咳为主；②临床无感染征象，或经较长时间抗生素治疗无效；③抗哮喘药物诊断性治疗有效；④排除外其他原因引起的慢性咳嗽；⑤支气管激发试验阳性和/或 PEF 每日变异率（连续监测 1~2 周）≥20%；⑥个人或一级、二级亲属有特应性疾病史，或变应原测试阳性。以上①~④项为诊断的基本条件。患儿基本符合上述特征，故选 B。

3. 男孩，1 岁。高热 6 天，精神差，频繁咳嗽，阵发性喘憋。体检：鼻翼扇动，吸气性凹陷，两下肺叩诊稍浊，呼吸音减低，双肺闻及少量中湿啰音。白细胞计数 $9.0\times10^9/L$。胸部 X 线摄片示双肺片状密度较淡阴影。最可能的诊断为

A. 金黄色葡萄球菌性肺炎

B. 呼吸道合胞病毒肺炎

C. 腺病毒肺炎

D. 肺炎支原体肺炎

E. 肺炎链球菌肺炎

答案： C

考点： 腺病毒肺炎的临床表现

解析： 腺病毒肺炎为腺病毒所致。多见于6~24 个月小儿，骤起高热，咳嗽剧烈，频咳或阵咳，可出现喘憋、呼吸困难、发绀等。发热 4~5 天肺部开始出现湿啰音，此后因肺部病变融合而出现肺实变体征。X 线片可出现大小不等的片状阴影或融合成大病灶。符合题干中患儿症状表现。故选 C。

4. 患儿，2 岁。发热、咳嗽 5 天，喘憋 12 小时入院。查体：呼吸急促，60 次/分，面色发灰，口唇发绀，双肺闻及多量细湿啰音，心率 180 次/分，心音低钝，肝肋下 3cm。最可能的诊断为

A. 支气管炎

B. 大叶性肺炎

C. 支气管肺炎合并心力衰竭

D. 支气管肺炎伴败血症

E. 呼吸衰竭

答案： C

考点： 肺炎合并心力衰竭的诊断

解析： 肺炎可合并心衰，诊断标准为：①呼吸突然加快，>60 次/分。②心率突然加快，>180 次/分。③突然极度烦躁不安，明显发绀，面色苍白或发灰，指（趾）甲微血管再充盈时间延长。以上三项不能用发热、肺炎本身和其他并发症解释者。④心音低钝、奔马律，颈静脉怒张。⑤肝脏迅速增大。⑥少尿或无尿，眼睑或双下肢水肿。符合前五项即可诊断。故选 C。

第十二节 心血管系统疾病

一、心血管系统生理特点（★★）

（一）胎儿、新生儿循环转换

1. 正常胎儿血液循环 胎儿时期的营养和气体代谢是通过脐血管和胎盘与母体之间以弥散方式而进行交换的。由胎盘来的动脉血经脐静脉进入胎儿体内，至肝脏下缘，约 50% 血流入肝与门静脉血流汇合，另一部分经静脉导管入下腔静脉，与来自下半身的静脉血混合，共同流入右心房。由于下腔静脉瓣的阻隔，使来自下腔静脉的混合血（以动脉血为主）入右心房后，约 1/3 经卵圆孔入左心房，再经左心室流入升主动脉，主要供应心脏、脑及上肢；其余的流入右心室。从上腔静脉回流的、来自上半身的静脉血，入右心房后绝大部分流入右心室，与来自下腔静脉的血一起进入肺动脉。由于胎儿肺处于压缩状态，故肺动脉的血只有少量流入肺经肺静脉回到左心房，而约 80% 的血液经动脉导管与来自升主动脉的血汇合后，进入降主动脉（以静脉血为主），供应腹腔器官及下肢，同时经过脐动脉回至胎盘，换取营养及氧气。故胎儿期供应脑、心、肝及上肢的血氧量远远较下半身为高。右心室在胎儿期不仅要克服体循环的阻力，同时承担着远较左心室多的容量负荷。

2. 出生后血液循环的改变 出生后脐血管被阻断，呼吸建立，肺泡扩张，肺小动脉管壁肌层逐渐退化，管壁变薄并扩张，肺循环压力下降。从右心经肺动脉流入肺的血液增多，使肺静脉回流至左心房的血量也增多，左心房压力因而增高。当左心房压力超过右心房时，卵圆孔瓣膜先在功能上关闭，到出生后 5~7 月，解剖上大多闭合（2013）。自主呼吸使血氧增高，动脉导管壁平滑肌受到刺激后收缩，同时，低阻力的胎盘循环由于脐带结扎而终止，体循环阻力增高，动脉导管处逆转为左向右分流，高的动脉氧分压加上出生后体内前列腺素的减少，使导管逐渐收缩、闭塞，最后血流停止，成为动脉韧带。足月儿约 80% 在生后 10~15 小时形成功能性关闭（2013）。约 80% 婴儿于生后 3 个月、95% 婴儿于生后 1 年内形成解剖上关闭。若动脉导管持续未闭，可认为有畸形存在。脐血管则在血流停止后 6~8 周完全闭锁，形成韧带。

（二）小儿心率、血压的特点

1. 心率　小儿心脏神经以交感神经占优势，迷走神经兴奋性低，且心输出量有限，为满足生长发育及旺盛的新陈代谢，只有增加心率来提高排出量，故小儿心率快，随着年龄的增长心率逐渐减慢。新生儿每分钟 120~140 次，1 岁以内每分钟 110~130 次，2~3 岁每分钟 100~120 次，4~7 岁每分钟 80~100 次，8~14 岁每分钟 70~90 次。

2. 血压

（1）动脉血压：动脉血压的高低取决于心输出量及外周血管的阻力，婴幼儿心输出量较少，外周血管口径相对较粗，动脉壁柔软，动脉血压较低，以后随着年龄的增长而升高。推算公式；收缩压 =（年龄×2）+80mmHg，舒张压 = 收缩压×2/3。收缩压高于或低于此标准 20mmHg 可考虑为高血压或低血压。

（2）静脉血压：静脉压的高低与心排出能力、血管的功能及循环血量有关。学龄前儿童静脉压为 $40mmH_2O$ 左右，学龄儿童约为 $60mmH_2O$。

二、先天性心脏病概述（★★★）

先天性心脏病是胎儿期心脏及大血管发育异常而致的先天畸形，是小儿最常见的心脏病。据国内外资料统计，新生儿期死亡的病例以大动脉转位为最多，其次是左心发育不良综合征。各类先天性心脏病的发病情况以室间隔缺损最多，其次为房间隔缺损、动脉导管未闭和肺动脉瓣狭窄。法洛四联症则是存活的发绀型先天性心脏病中最常见者。

（一）先天性心脏病的分类

1. 左向右分流型（潜伏青紫型）　正常情况下由于体循环压力高于肺循环，故平时血液从左向右分流而不出现青紫。当剧哭、屏气或任何病理情况下致使肺动脉或右心室压力增高并超过左心压力时，则可使血液自右向左分流而出现暂时性青紫，如室间隔缺损、动脉导管未闭和房间隔缺损等（2001）。

2. 右向左分流型（青紫型）　某些原因（如右心室流出道狭窄）致使右心压力增高并超过左心，使血流经常从右向左分流时，或因大动脉起源异常，使大量静脉血流入体循环，均可出现持续性青紫，如法洛四联症和大动脉转位等（2006）。

3. 无分流型（无青紫型）　即心脏左、右两侧或动、静脉之间无异常通路或分流，如肺动脉狭窄和主动脉缩窄等。

【巧妙记忆】　先心病诊断首选胸片。

（二）几种常见先天性心脏病的临床表现、诊断及鉴别诊断（表 4-11-12-1）

表 4-11-12-1　先天性心脏病诊断及鉴别诊断

项目		房间隔缺损（2001、2002、2020）	室间隔缺损（2016）	动脉导管未闭（2016）	法洛四联症
分类		左向右分流	左向右分流	左向右分流（2023）	右向左分流（2015）
症状		多数缺损小，儿童期症状不明显。但大型缺损也有乏力、多汗、活动后气促、生长发育受限等	一般发育落后、乏力、活动后心悸气短，咳嗽，出现肺动脉高压时有青紫	同左	发育落后，乏力，青紫（吃奶及哭闹时重），蹲踞（2015），可有阵发性晕厥
心脏体征	杂音部位	第 2、3 肋间	第 3、4 肋间	第 2 肋	第 2、4 肋间
	杂音的性质和响度	2~3 级收缩期吹风样杂音，传导范围较小	2~5 级粗糙的全收缩期杂音，传导范围广（2005、2009、2015）	2~4 级连续性机器样音，向颈部传导（2005、2011、2015）	2~4 级喷射性收缩期杂音，传导范围较广（2014）
	P_2	亢进，分裂固定（2014）	亢进（2015）	亢进	减低
	震颤	无	有	有	可有
X 线检查	房室增大	右心房右心室大（2006、2016）	左右心室大，左心房可大（2013、2016）	左右心室大，左心房可大	右心室大，心尖上翘，呈靴形（2023）
	肺动脉段	凸出	凸出（2011）	凸出（2011）	凹陷（2014）
	肺野	充血	充血（2011）	充血（2011）	清晰（2014）
	肺门舞蹈	有	有	有	无（2009）

（三）先天性心脏病的检查方法

1. 病史询问和体格检查 ①全身检查。②心脏检查：视诊、触诊、叩诊、听诊。③周围血管征。

2. 特殊检查方法

（1）心脏普通X线检查：包括透视和摄片，透视可动态地观察心脏和大血管的搏动、位置、形态及肺血管的粗细、分布，摄片可观察细微病变。

（2）心电图：心电图对心脏病的诊断有一定的帮助，特别对各种心律失常，心电图是确诊的手段。对心室肥厚、心房扩大、心脏位置及心肌病变有重要参考价值。

（3）超声心动图（2020）：是一种无创检查技术，不仅可以提供详细的心脏解剖结构信息，还能提供心脏功能及部分血流动力学信息，包括M型超声心动图、二维超声心动图、多普勒超声、三维超声心动图。

（4）心导管检查：是先天性心脏病进一步明确诊断和决定手术前的一项重要检查方法之一，根据检查部位不同分为右心导管、左心导管检查两种。

（5）心血管造影：经上述检查仍不能明确诊断而需做手术者，可做此检查。造影术分静脉、选择性和逆行三种方法。对复杂性先天性心脏病及血管畸形，心血管造影仍是主要检查手段。可以明确心血管的解剖畸形。

（6）放射性核素心血管造影：常用的放射性核素为^{99m}锝（^{99m}Tc），常用的心脏造影有初次循环心脏造影及平衡心脏血池造影。主要用于左向右分流及心功能检查。

（7）磁共振成像：具有无电离辐射损伤、多剖面成像能力等特点，包括自旋回波技术（SE）、电影MRI、磁共振血管造影（MRA）及磁共振三维成像技术等。常用于诊断主动脉弓等流出道畸形的诊断。

（8）计算机断层扫描：电子束计算机断层扫描（EBCT）和螺旋型CT已应用于心血管领域。对大血管及其分支的病变，心脏瓣膜、心包和血管壁钙化，心腔内血栓和肿块，心包缩窄、心肌病等有较高的诊断价值。

三、房间隔缺损（★★★）

房间隔缺损（简称房缺）是小儿时期常见的先天性心脏病，该病的发病率约为活产婴儿的1/1500，占先天性心脏病发病总数的5%～10%。是房间隔在胚胎发育过程中发育不良所致。女性较多见，男女性别比例为1∶2。

（一）病理生理

出生后左心房压高于右心房，房间隔缺损时则出现左向右分流，分流量与缺损大小、两侧心房压力差及心室的顺应性有关。生后初期左、右心室壁厚度相似，顺应性也相近故分流量不多。随年龄增长，肺血管阻力及右心室压力下降，右心室壁较左心室壁薄，右心室充盈阻力也较左心室低，故分流量增加。由于右心血流量增加，舒张期负荷加重，故右心房、右心室增大（2011）。肺循环血量增加，压力增高，晚期可导致肺小动脉肌层及内膜增厚，管腔狭窄，引起肺动脉高压，使左向右分流减少，甚至出现右向左分流，临床出现发绀。

（二）临床表现

房间隔缺损的症状随缺损大小而有所不同。缺损小的可无症状，仅在体格检查时发现胸骨左缘2、3肋间有2～3级收缩期杂音。缺损较大时分流量也大，导致肺充血，体循环血流量不足表现为体形瘦长、面色苍白、乏力、多汗、活动后气促和生长发育迟缓。由于肺循环血流增多而易反复呼吸道感染，严重者早期发生心力衰竭。多数患儿在婴幼儿期无明显体征，2～3岁后心脏增大，前胸隆起，触诊心前区有抬举冲动感，一般无震颤，少数大缺损分流量大者可出现震颤。听诊有以下4个特点：

1. 第一心音亢进，肺动脉第二心音增强。

2. 由于右心室容量增加，收缩时喷射血流时间延长，肺动脉瓣关闭更落后于主动脉瓣，出现不受呼吸影响的第二心音固定分裂。

3. 由于右心室增大，大量的血流通过正常肺动脉瓣时（形成相对狭窄）在左第二肋间近胸骨旁可闻及2～3级喷射性收缩期杂音（2014）。

4. 当肺循环血流量超过体循环达1倍以上时，则在胸骨左下第4、5肋间隙处可出现三尖瓣相对狭窄的短促与低频的舒张早、中期杂音，吸气时更响，呼气时减弱。随着肺动脉高压的进展，左向右分流逐渐减少，第二心音增强，固定性分裂消失，收缩期杂音缩短，舒张期杂音消失，但可出现肺动脉瓣及三尖瓣关闭不全的杂音。

（三）诊断

1. X线片表现 对分流较大的房间隔缺损具有诊断价值。心脏外形轻至中度增大，以右心房及右心室为主，心胸比大于0.5。肺动脉段突出，肺叶充血明显，主动脉影缩小。透视下可见肺动脉总干及分支随心脏搏动而一明一暗的"肺门舞蹈"征，心影略呈梨形（2023）。原发孔型房缺伴二尖瓣裂缺者，左心房及左心室增大。

2. 心电图 电轴右偏，平均额面电轴在+95°～+170°之间。右心房和右心室肥大。P-R间期延长，V_1及V_{3R}导联呈rSr′或rsR′等不完全性右束支传导阻滞的图形（2014）。分流量较大患者R波可出现切迹。原发孔型房缺的病例常见电轴左偏及左心室肥大。一般为窦性心律，年龄较大者可出现交界性心律或室上性心律失常。

3. 超声心动图 M型超声心动图可以显示右心房、右心室增大及室间隔的矛盾运动。二维超声可以显示房间隔缺损的位置及大小，结合彩色多普勒超声可以提高诊断的可靠性并能判断分流的方向，应用多普勒超声可以估测分流量的大小，估测右心室收缩压及肺动脉压力。年龄较大的肥胖患者经胸超声透声较差者，可选用经食管超声心动图进行诊断。而动态三维超声心动图可以从左心房侧或右心房侧直接观察到缺损的整体形态，观察缺损与毗邻结构的立体关系及其随心动周期的动态变化，有助于提高诊断的正确率。

4. 磁共振 年龄较大患者，剑突下超声透声窗受限，图像不够清晰。磁共振可以清晰地显示缺损的位置、大小及其肺静脉回流情况而建立诊断。

5. 心导管检查 一般不需要做心导管检查，当合并肺动脉高压、肺动脉瓣狭窄或肺静脉异位引流时可行右心导管检查。右心导管检查时导管易通过缺损由右心房进入左心房，右心房血氧含量高于腔静脉血氧含量，右心室和肺动脉压力正常或轻度增高，并按所得数据可计算出肺动脉阻力和分流量大小。合并肺静脉异位引流者应探查异位引流的肺静脉。

6. 心血管造影。

（四）并发症

常见肺炎，至青中年期可合并心律失常（期前收缩，心房扑动、心房颤动等），心力衰竭和肺动脉高压等。

（五）治疗

小于6mm的房间隔缺损多在2岁内自然闭合，大于8mm的房间隔缺损一般不会自然闭合。房缺分流量较大时一般可在3～5岁时选择体外循环下手术治疗。反复呼吸道感染、发生心力衰竭或合并肺动脉高压者应尽早手术治疗。房间隔缺损也可通过介入性心导管术，应用双面蘑菇伞（Amplatzer装置）关闭缺损。年龄>2岁，缺损边缘至上下腔静脉，冠状静脉窦右上肺静脉之间≥5mm，至房室瓣距离≥7mm，可以选择介入治疗。

四、室间隔缺损（★★★）

室间隔缺损（简称室缺）由胚胎期室间隔发育不全所致，是最常见的先天性心脏病。室缺分类的种类很多，但趋向于与外科手术切口结合起来，更具实用性及直观性。最多见为膜周型缺损。

（一）病理生理

正常人右心室的收缩压仅及左心室的1/6～1/4，肺循环阻力为体循环的1/10左右，若存在室缺，左心房血液进入左心室后，一部分从正常途径即左心室到主动脉至体循环，为有效循环；另一部分则自左心室经室缺分流入右心室到肺动脉至肺循环，为无效循环。此时两个循环量不再相等，肺循环血流量大于体循环血流量，从肺动脉瓣或二尖瓣血流量中减去主动脉瓣或三尖瓣血流量即分流量。分流量多少取决于缺损面积、心室间压差及肺小动脉阻力，缺损大致可分为3种类型：

1. 小型室缺（2007） 缺损直径<5mm或缺损面积<0.5cm²/m²体表面积。缺损小，心室水平左向右分流量少，血流动力学变化不大，可无症状。

2. 中型室缺 缺损直径5～10mm或缺损面积0.5～1.0cm²/m²体表面积。缺损较大，分流量较多，肺循环血流量可达体循环的1.5～3.0倍以上，但因肺血管床有很丰富的后备容受量，肺动脉收缩压和肺血管阻力可在较长时期不增高。

3. 大型室缺 直径>10mm或缺损面积>1.0cm²/m²体表面积。缺损巨大，缺损口本身对左向右分流量不构成阻力，血液在两心室自由交通，即非限制性室缺。大量左向右分流量使肺循环血流量增加，当超过肺血管床的容量限度时，出现容量性肺动脉高压，肺小动脉痉挛，肺小动脉中层和内膜层渐增厚，管腔变小、梗阻。随着肺血管病变进行性发展则渐变为不可逆的阻力性肺动脉高压。当右心室收缩压超过左心室收缩压时，左向右分流逆转为双向分流或右向左分流，出现发绀，即艾森门格综合征（2003、2008、2011、2013）。

（二）临床表现（2017、2018）

临床表现决定于缺损大小和心室间压差，小型缺损可无症状，一般活动不受限制，生长发育不受影响。仅体格检查时听到胸骨左缘第3、4肋间响亮的全收缩期杂音，常伴震颤，肺动脉第二音正常或稍增强。缺损较大时左向右分流量多，体循环血流量相应减少，患儿多生长迟缓，体重不增，有消瘦、喂养困难、活动后乏力、气短、多汗、易患反复呼吸道感染，易导致充血性心力衰竭等。有时因扩张的肺动脉压迫喉返神经，引起声音嘶哑。体格检查发现心界扩大，搏动活跃，胸骨左缘第3、4肋间可闻及3～4粗糙的全收缩期杂音，向四周广泛传导，可扪及收缩期震颤。分流量大时在心尖区可闻及二尖瓣相对狭窄的较柔和舒张中期杂音。大型缺损伴有明显肺动脉高压时（多见于儿童或青少年期），右心室压力显著升高，逆转为右向左分流，出现青紫，并逐渐加重，此时心脏杂音较轻而肺动脉第二音显著亢进。继发漏斗部肥厚时，则肺动脉第二音降低。

室间隔缺损易并发支气管炎、充血性心力衰竭、肺水肿及感染性心内膜炎（2008、2011）。20%～50%的膜周部和肌部小梁部缺损在5岁以内有自然闭合的可能，但大多发生于1岁内。肺动脉下或双动脉下的漏斗隔缺损很少能闭合，且易发生主动脉脱垂致主动脉瓣关闭不全时，应早期处理。

（三）诊断

1. X线检查　小型室间隔缺损心肺X线检查无明显改变，或肺动脉段延长或轻微突出，肺野轻度充血。中型缺损心影轻度到中度增大，左、右心室增大，以左心室增大为主，主动脉弓影较小，肺动脉段扩张，肺野充血。大型缺损心影中度以上增大，呈二尖瓣型，左、右心室增大，多以右心室增大为主，肺动脉段明显突出，肺野明显充血。当肺动脉高压转为双向或右向左分流时，出现艾森门格综合征，主要特点为肺动脉主支增粗，而肺外周血管影很少，宛如枯萎的秃枝，心影可基本正常或轻度增大。

2. 心电图　小型缺损心电图可正常或表现为轻度左心室肥大；中型缺损主要为左心室舒张期负荷增加表现，$R_{V_5-V_6}$升高伴深Q波，T波直立高尖对称，以左心室肥厚为主；大型缺损为双心室肥厚或右心室肥厚。症状严重、出现心力衰竭时，可伴有心肌劳损。

3. 超声心动图　可解剖定位和测量大小，但<2mm的缺损可能不被发现。二维超声可从多个切面显示缺损直接征象——回声中断的部位、时相、数目与大小等。彩色多普勒超声可显示分流束的起源、部位、数目、大小及方向。频谱多普勒超声可测量分流速度，计算跨隔压差和右心室收缩压，估测肺动脉压。还可通过测定肺动脉瓣口和二尖瓣口血流量计算肺循环血流量（Qp）；测定主动脉瓣口和三尖瓣口血流量计算体循环血流量（Qs），正常时Qp/Qs≈1，此值增高≥1.5提示为中等量左向右分流，≥2.0为大量左向右分流。

4. 心导管检查　进一步证实诊断及进行血流动力学检查，评价肺动脉高压程度、计算肺血管阻力及体肺分流量等。造影可示心腔形态、大小及心室水平分流束的起源、部位、时相、数目与大小，除外其他并发畸形等。

（四）并发症

与房间隔缺损并发症相同。

（五）治疗

室间隔缺损有自然闭合可能，中、小型缺损可先在门诊随访至学龄前期，有临床症状如反复呼吸道感染和充血性心力衰竭时进行抗感染、强心、利尿、扩血管等内科处理。大、中型缺损有难以控制的充血性心力衰竭者，肺动脉压力持续升高超过体循环压的1/2或肺循环/体循环量之比大于2∶1时，应及时处理。室间隔缺损治疗过去只能依靠外科体外循环下直视手术修补，随着介入医学的发展，应用可自动张开和自动置入的Amplatzer等装置经心导管堵塞进行非开胸的介入治疗，初步应用表明该方法对关闭肌部、部分膜部室缺是安全有效的，但远期疗效有待进一步的临床实践和研究证实。

五、动脉导管未闭（★★★）

动脉导管未闭为小儿先天性心脏病常见类型之一，占先天性心脏病发病总数的10%。胎儿期动脉导管被动开放是血液循环的重要通道，出生后，大约10～15小时内即发生功能性关闭，2～3个月解剖性关闭。到出生后1年，在解剖学上应完全关闭。若3个月以后持续开放，并产生病理、生理改变，即称动脉导管未闭。

（一）病理生理

1. 病理分型　未闭的动脉导管的大小、长短和形态不一，一般分为三型：

（1）管型：导管长度多在1cm左右，直径粗细不等。

（2）漏斗型：长度与管型相似，但其近主动脉端粗大，向肺动脉端逐渐变窄。

（3）窗型：肺动脉与主动脉紧贴，两者之间为一孔道，直径往往较大。

2. 血流动力学　出生后动脉导管关闭的机制包括多种因素。在组织结构方面，动脉导管的肌层丰富，含有大量凹凸不平的螺旋状弹性纤维组织，易于收缩闭塞。而出生后体循环中氧分压的增高，强烈刺激动脉导管平滑肌收缩。此外自主神经系统的化学介质（如激肽类）的释放也能使动脉导管收缩。

未成熟儿动脉导管平滑肌发育不良，更由于其平滑肌对氧分压的反应低于成熟儿，故早产儿动脉导管未闭发病率高，占早产儿的20%，且伴呼吸窘迫综合征发病率很高。

动脉导管未闭引起的病理生理学改变主要是通过导管引起的分流。分流量的大小与导管的粗细及主、肺动脉的压差有关。由于主动脉在收缩期和舒张期的压力均超过肺动脉，因而通过未闭动脉导管的左向右分流的血液连续不断，使肺循环及左心房、左心室、升主动脉的血流量明显增加，左心负荷加重，其排血量达正常时的2～4倍，部分患者左心室搏出量的70%可通过大型动脉导管进入肺动脉，导致左心房扩大，左心室肥厚扩大，甚至发生充血性心力衰竭。长期大量血流向肺循环的冲击，肺小动脉可有反应性痉挛，形成动力性肺动脉高压；继之管壁增厚硬化导致梗阻性肺动脉高压，此时右心室收缩期负荷过重，右心室肥厚甚至衰竭。当肺动脉压力超过主动脉压时，左向右分流明显减少或停止，产生肺动脉血流逆向分流入主动脉，患儿呈现差异性发绀，下半身青紫，左上肢有轻度青紫，右上肢正常（2007）。

（二）临床表现（2018、2022）

1. 动脉导管未闭症状　动脉导管细小者临床上可无症状。导管粗大者可有咳嗽、气急、喂养困难及生长发育落后等。

2. 体征　胸骨左缘上方有一连续性“机器”样杂音，占整个收缩期与舒张期，于收缩末期最响，杂音向左锁骨下、颈部和背部传导，当肺血管阻力增高时，杂音的舒张期成分可能减弱或消失。分流量大者因相对性二尖瓣狭窄而在心尖部可闻及较短的舒张期杂音。肺动脉瓣区第二音增强，婴幼儿期因肺动脉压力较高，主、肺动脉压力差在舒张期不显著，因而往往仅听到收缩期杂音，当合并肺动脉高压或心力衰竭时，多仅有收缩期杂音。由于舒张压降低，脉压增宽，并可出现周围血管体征，如水冲脉、指甲床毛细血管搏动等（2015）。

早产儿动脉导管未闭时，出现周围动脉搏动宏大，锁骨下或肩胛间闻及收缩期杂音（偶闻及连续性杂音），心前区搏动明显，肝脏增大，气促，并易发生呼吸衰竭而依赖机械辅助通气。

（三）诊断

1. 心电图　分流量大者可有不同程度的左心室肥大，偶有左心房肥大，肺动脉压力显著增高者，左、右心室肥厚，严重者甚至仅见右心室肥厚。

2. X线检查　动脉导管细者心血管影可正常。大分流量者心胸比率增大，左心室增大，心尖向下扩张，左心房亦轻度增大。肺血增多，肺动脉段突出，肺门血管影增粗。当婴儿有心力衰竭时，可见肺淤血表现，透视下左心室和主动脉搏动增强。肺动脉高压时，肺门处肺动脉总干及其分支扩大，而远端肺野肺小动脉狭小，左心室有扩大肥厚征象。主动脉结正常或凸出。

3. 超声心动图　对诊断极有帮助。二维超声心动图可以直接探查到未闭合的动脉导管，常选用胸骨旁肺动脉长轴观或胸骨上主动脉长轴观。脉冲多普勒在动脉导管开口处可探测到典型的收缩期与舒张期连续性湍流频谱。叠加彩色多普勒可见红色流柱出自降主动脉，通过未闭导管沿肺动脉外侧壁流动；在重度肺动脉高压时，当肺动脉压超过主动脉时，可见蓝色流注自肺动脉经未闭导管进入降主动脉。

4. 心导管检查　当肺血管阻力增加或疑有其他合并畸形时有必要施行心导管检查，它可发现肺动脉血氧含量较右心室为高。有时心导管可以从肺动脉通过未闭导管插入降主动脉。

5. 心血管造影　逆行性主动脉造影对复杂病例的诊断有重要价值，在主动脉根部注入对比剂可见主动脉与肺动脉同时显影，未闭动脉导管也能显影。

（四）并发症

充血性心力衰竭、心内膜炎等是常见的并发症（2015）。少见的并发症有肺动脉和动脉导管瘤样扩张、动脉导管钙化及血栓形成。

（五）治疗

为防止心内膜炎，有效治疗和控制心功能不全和肺动脉高压，不同年龄、不同大小的动脉导管均应手术或经介入方法予以关闭。

六、法洛四联症（★★★）

法洛四联症（TOF）是婴儿期后最常见的青紫型先天性心脏病，约占所有先天性心脏病的10%。

（一）病理生理

法洛四联症由4种畸形组成。

1. 右心室流出道狭窄。

2. 室间隔缺损。

3. 主动脉骑跨。

4. 右心室肥厚　属继发性病变。

由于室间隔缺损为非限制性，左右心室压力基本相等。右心室流出道狭窄程度的不同，心室水平可出现左向右、双向甚至右向左分流。肺动脉狭窄较轻至中度者，可有左向右分流，此时患者可无明显的青紫；肺动脉狭窄严重时，出现明显的右向左分流，临床出现明显的青紫（青紫型法洛四联症）（2012、2017）。临床上的杂音由右心室流出道梗阻所致而非室间隔缺损。右心室流出道的梗阻使右心室后负荷加重，引起右心室的代偿性肥厚。

由于主动脉骑跨于两心室之上，主动脉除接受左心室的血液外，还直接接受一部分来自右心室的静脉血，输送到全身各部，因而出现青紫；同时因肺动脉狭窄，肺循环进行气体交换的血流减少，更加重了青紫的程度。此外，由于进入肺动脉的血流减少，增粗的支气管动脉与肺血管之间形成侧支循环。

在动脉导管关闭前，肺循环血流量减少程度较轻，青紫可不明显，随着动脉导管的关闭和漏斗部狭窄的逐渐加重，青紫日益明显，并出现杵状指（趾）。由于缺氧，刺激骨髓代偿性产生过多的红细胞，血液黏稠度高，血流缓慢，可引起脑血栓，若为细菌性血栓，则易形成脑脓肿。

（二）临床表现（2016、2018）

1. 青紫　为其主要表现，其程度和出现的早晚与肺动脉狭窄程度有关（2003、2006、2007）。多见于毛细血管丰富的浅表部位，如唇、指（趾）甲床、球结合膜等。因血氧含量下降，活动耐力差，稍一活动如啼哭、情绪激动、体力劳动、寒冷等，即可出现气急及青紫加重。

2. 蹲踞症状（2022）　患儿多有蹲踞症状，每于行走、游戏时，常主动下蹲片刻。蹲踞时下肢屈曲，使静脉回心血量减少，减轻了心脏负荷，同时下肢动脉受压，体循环阻力增加，使右向左分流量减少，从而缺氧症状暂时得以缓解。不会行走的小婴儿，常喜欢大人抱起，双下肢屈曲状。

3. 杵状指（趾）　患儿长期处于缺氧环境中，可使指、趾端毛细血管扩张增生，局部软组织和骨组织也增生肥大，表现为指（趾）端膨大如鼓槌状。

4. 阵发性缺氧发作（2004、2005、2015）　多见于婴儿，发生的诱因为吃奶、哭闹、情绪激动、贫血、感染等。表现为阵发性呼吸困难，严重者可引起突然晕厥、抽搐，甚至死亡。其原因是在肺动脉漏斗部狭窄的基础上，突然发生该处肌部痉挛，引起一时性肺动脉梗阻，使脑缺氧加重所致。年长儿常诉头痛、头昏。

体格检查时，患儿生长发育一般均较迟缓，智能发育亦可能稍落后于正常儿。心前区略隆起，胸骨左缘第2~4肋间可闻及2~3级粗糙喷射性收缩期杂音，此为肺动脉狭窄所致，一般无收缩期震颤。肺动脉第二音减弱。部分患儿可听到亢进的第二心音，乃由右跨之主动脉传来。狭窄极严重者或在阵发性呼吸困难发作时，可听不到杂音。有时可听到侧支循环的连续性杂音。发绀持续6个月以上，出现杵状指（趾）。

（三）诊断

1. 血液检查　周围血红细胞计数和血红蛋白浓度明显增加，红细胞可达（5.0~8.0）$\times 10^{12}$/L，血红蛋白170~200g/L，血细胞比容也增高，为53%~80%。血小板减少，凝血酶原时间延长。

2. X线检查　心脏大小一般正常或稍增大，典型者前后位心影呈“靴状”，即心尖圆钝上翘，肺动脉段凹陷，上纵隔较宽，肺门血管影缩小，两侧肺纹理减少，透亮度增加，年长儿可因侧支循环形成，肺野呈网状纹理，25%的患儿可见到右位主动脉弓阴影。

3. 心电图　典型病例示电轴右偏，右心室肥大（2018），狭窄严重者往往出现心肌劳损，可见右心房肥大。

4. 超声心动图　二维超声左心室长轴切面可见到主动脉内径增宽，骑跨于室间隔之上，室间隔中断，并可判断主动脉骑跨的程度；大动脉短轴切面可见到右心室流出道及肺动脉狭窄。此外，右心室、右心房内径增大，左心室内径缩小，彩色多普勒血流显像可见右心室直接将血液注入骑跨的主动脉内。

5. 心导管检查　右心室压力明显增高，可与体循环压力相等，而肺动脉压力明显降低，心导管从肺动脉向右心室退出时的连续曲线显示明显的压力阶差。可根据连续曲线的形态来判断狭窄的类型，心导管较容易从右心室进入主动脉或左心室，说明主动脉右跨与室间隔缺损的存在。导管不易进入肺动脉，说明肺动脉狭窄较重。股动脉血氧饱和度降低，常小于89%，说明右向左分流的存在。

6. 心血管造影　典型表现是对比剂注入右心室后可见到主动脉与肺动脉几乎同时显影。通过对比剂能见到室间隔缺损的位置，增粗的主动脉阴影，且位置偏前、稍偏右。了解肺动脉狭窄的部位和程度以及肺动脉分支的形态。选择性左心室及主动脉造影可进一步了解左心室发育的情况及冠状动脉的走向。此外，通过造影可发现伴随的畸形，这对制定手术方案和估测预后至关重要。

（四）并发症

常见的并发症为脑血栓、脑脓肿及感染性心内膜炎（2002）。

（五）治疗

1. 内科治疗

（1）一般护理：平时应经常饮水，预防感染，及时补液，防治脱水和并发症。婴幼儿则需特别注意护理，以免引起阵发性缺氧发作。

（2）缺氧发作的治疗（2018）：发作轻者使其取胸膝位即可缓解，重者应立即吸氧，给予去氧肾上腺素每次0.05mg/kg静注，或普萘洛尔（2008）每次0.1mg/kg。必要时也可皮下注射吗啡每次0.1~0.2mg/kg，纠正酸中毒，给予5%碳酸氢钠1.5~5.0ml/kg静注。以往有缺氧发作者，可口服普萘洛尔1~3mg/(kg·d)。平时应去除引起缺氧发作的诱因如贫血、感染，尽量保持患儿安静，经上述处理后仍不能有效控制发作者，应考虑急症外科手术修补。

2. 外科治疗　近年来外科手术不断的进展，本病根治术的死亡率在不断下降。轻症患者可考虑于5~9岁行一期根治手术，但临床症状明显者应在生后6~12个月行根治术。对重症患儿也可先行姑息手术，待一般情况改善，肺血管发育好转后，再做根治术。

目前常用的姑息手术有：锁骨下动脉-肺动脉吻合术，上腔静脉-右肺动脉吻合术等。

【巧妙记忆】 左心房左心室大——动脉导管——持续性杂音；左心室右心室大——室缺——3、4肋间收缩杂音；右心房右心室大——房缺——固定分裂；法洛四联症——靴型心、肺动脉段凹陷。

【经典习题】

1. 采用吲哚美辛治疗动脉导管未闭的最佳年龄段是
   A. 新生儿期
   B. 学龄期
   C. 青春期
   D. 幼儿期
   E. 学龄前期

   答案：A

   考点：动脉导管未闭的治疗

   解析：大多数先心病均不能药物治愈，但动脉导管未闭的新生儿于出生1周以内使用吲哚美辛治疗，可使90%的患儿治愈，仅10%仍需手术治疗。故采用吲哚美辛治疗动脉导管未闭的最佳年龄段是出生1周以内，即新生儿期。故选A。

2. 法洛四联症患者青紫的程度主要取决于
   A. 肺动脉狭窄的程度
   B. 室间隔缺损的大小
   C. 室间隔缺损的部位
   D. 主动脉骑跨的程度
   E. 右心室肥厚的程度

   答案：A

   考点：法洛四联症的临床表现

   解析：法洛四联症的患者临床主要表现为青紫，其程度和出现的早晚与肺动脉狭窄程度有关。故选A。

3. 男婴，6个月。患法洛四联症。近2天反复于哭闹时突然四肢抽搐，青紫加重，神志不清，呼吸急促，持续时间2~3分钟。主要原因是
   A. 脑栓塞
   B. 肺动脉梗阻
   C. 心力衰竭
   D. 脑炎
   E. 心包炎

   答案：B

   考点：法洛四联症的临床表现

   解析：法洛四联症包括四种心脏畸形：①肺动脉狭窄（右心室流出道狭窄）；②室间隔缺损；③主动脉骑跨；④右心室肥厚。法洛四联症患儿活动耐力差，哭闹、情绪激动、体力劳动时易引发肺动脉痉挛，右心室压力大于左心室，出现由右向左的分流，导致青紫加重。故选B。

4. 女孩，2岁。体检发现胸骨左缘第2、3肋间2~3级收缩期杂音，肺动脉瓣区第二音亢进，伴固定性分裂。该患儿的诊断是
   A. 动脉导管未闭
   B. 房间隔缺损
   C. 室间隔缺损
   D. 法洛四联症
   E. 肺动脉瓣狭窄

   答案：B

   考点：各种先天性心脏病的听诊特点

   解析：动脉导管未闭时听诊为连续粗糙的机器样杂音，于收缩晚期最响，与题中患儿表现不符，A错误；室间隔缺损杂音特点为胸骨左缘3~4肋间Ⅲ级收缩期杂音，当出现右向左分流时，心脏杂音较轻而肺动脉第二音亢进，故C错误；法洛四联症听诊特点是肺动脉第二心音分明减弱，甚至消失及右心室流出道狭窄所致的收缩期杂音。胸骨左缘第2、3肋间2~3级收缩期杂音，肺动脉瓣区第2音亢进和固定性分裂，此为房间隔缺损的表现。故选B。

第十三节　泌尿系统疾病

一、泌尿系统解剖生理特点（★★）

（一）解剖特点

1. 肾脏　儿童年龄越小，肾脏相对越重，新生儿两肾重量约为体重的1/125，而成人两肾重量约为体重的1/220。婴儿肾脏位置较低，其下极可低至髂嵴以下第4腰椎水平，2岁以后始达髂嵴以上。右肾位置稍低于左肾。2岁以内健康儿童腹部触诊时容易扪及肾脏。婴儿肾脏表面呈分叶状，至2~4岁时，分叶完全消失。

2. 输尿管　婴幼儿输尿管长而弯曲，管壁肌肉和弹力纤维发育不良，容易受压及扭曲而导致梗阻，易发生尿潴留而诱发感染。

3. 膀胱　婴儿膀胱位置比年长儿高，尿液充盈时，膀胱顶部常在耻骨联合之上，顶入腹腔而容易触到，随年龄增长逐渐下降至盆腔内。

4. 尿道　新生女婴尿道长仅1cm（性成熟期3~5cm），且外口暴露而又接近肛门，易受细菌污染。男婴尿道虽较长，但常有包茎，尿垢积聚时也易引起上行性细菌感染。

（二）生理特点

儿童肾脏虽具备大部分成人肾的功能，但其发育是由未成熟逐渐趋向成熟。在胎龄36周时肾单位数量（每肾85万~100万）已达成人水平，肾脏有许多重要功能：①排泄体内代谢终末产物如尿素、有机酸等；②调节机体水、电解质、酸碱平衡，维持内环境相对稳定；③内分泌功能，产生激素和生物活性物质如促红细胞生成素、肾素、前列腺素等。肾脏完成其

生理活动，主要通过肾小球滤过和肾小管重吸收、分泌及排泄。小儿肾脏调节能力较弱，贮备能力差，一般至1~2岁时接近成人水平。

1. 胎儿肾功能　胎儿于12周末，由于近曲小管刷状缘的分化及小管上皮细胞开始运转，已能形成尿液。但此时主要通过胎盘来完成机体的排泄和调节内环境稳定，故无肾的胎儿仍可存活和发育。

2. 肾小球滤过率（GFR）　新生儿出生时肾小球滤过率比较低，为成人的1/4，早产儿更低，3~6个月为成人的1/2，6~12个月时为成人的3/4，2岁时达成人水平，故不能有效地排出过多的水分和溶质。血肌酐作为反映肾小球滤过功能的常用指标，由于身高和肌肉发育等影响，不同年龄有不同的正常参考值。

3. 肾小管重吸收及排泄功能　新生儿期在葡萄糖肾阈、排钠能力、醛固酮分泌等方面都有其特点。

4. 浓缩和稀释功能　新生儿及幼婴由于髓袢短，尿素形成量少（婴儿蛋白合成代谢旺盛）以及抗利尿激素分泌不足，使浓缩尿液功能不足，在应激状态下保留水分的能力低于年长儿和成人。婴儿每由尿中排出1mmol溶质时需水分1.4~2.4ml，成人仅需0.7ml。脱水时幼婴尿渗透压最高不超过700mmol/L，而成人可达1400mmol/L，故入量不足时易发生脱水甚至诱发急性肾功能不全。新生儿及幼婴尿稀释功能接近成人，可将尿稀释至40mmol/L，但因GFR较低，大量水负荷或输液过快时易出现水肿。

5. 酸碱平衡　新生儿及婴幼儿易发生酸中毒，主要原因有：

（1）肾保留HCO_3^-的能力差，碳酸氢盐的肾阈低，仅为19~22mmol/L。

（2）泌NH_3和泌H^+的能力低。

（3）尿中排磷酸盐量少，故排出可滴定酸的能力受限。

6. 肾脏的内分泌功能　新生儿的肾脏已具有内分泌功能，其血浆肾素、血管紧张素和醛固酮均等于或高于成人，生后数周内逐渐降低。新生儿肾血流量低，因而前列腺素合成速率较低。由于胎儿血氧分压较低，故胚肾合成促红细胞生成素较多（2013），生后随着血氧分压的增高，促红细胞生成素合成减少。婴儿血清1,25-$(OH)_2D_3$水平高于年长儿。

（三）小儿排尿及尿液特点

1. 排尿次数　93%新生儿在生后24小时内，99%在48小时内排尿。生后头几天内，因摄入量少，每日排尿仅4~5次；1周后因新陈代谢旺盛，进水量较多而膀胱容量小，排尿突增至每日20~25次；1岁时每日排尿15~16次，至学龄前和学龄期每日6~7次。

2. 排尿控制　正常排尿机制在婴儿期由脊髓反射完成，以后建立脑干-大脑皮质控制，至3岁已能控制排尿。在1.5~3岁之间，儿童主要通过控制尿道外括约肌和会阴肌控制排尿，若3岁后仍保持这种排尿机制，不能控制膀胱逼尿肌收缩，则出现不稳定膀胱，表现为白天尿频、尿急，偶然尿失禁和夜间遗尿。

3. 每日尿量　若新生儿尿量每小时<1.0ml/kg为少尿，每小时<0.5ml/kg为无尿。学龄儿童每日排尿量少于400ml，学龄前儿童少于300ml，婴幼儿少于200ml时为少尿；每日尿量少于50ml为无尿（2020）。

4. 尿的性质

（1）尿色：生后头2~3天尿色深，稍混浊，放置后有红褐色沉淀，此为尿酸盐结晶。数日后尿色变淡。正常婴幼儿尿液淡黄透明，但在寒冷季节放置后可有盐类结晶析出而变混，尿酸盐加热后，磷酸盐加酸后可溶解，尿液变清，可与脓尿或乳糜尿鉴别。

（2）酸碱度：生后头几天因尿内含尿酸盐多而呈强酸性，以后接近中性或弱酸性，pH多为5~7。

（3）尿渗透压和尿比重：新生儿尿渗透压平均为240mmol/L，尿比重为1.006~1.008，随年龄增长逐渐增高；婴儿尿渗透压为50~600mmol/L，1岁后接近成人水平；儿童通常为500~800mmol/L，尿比重范围为1.003~1.030，通常为1.011~1.025。

（4）尿蛋白：正常小儿尿中仅含微量蛋白，通常≤100mg/(m^2·24h)，定性为阴性，一次随意尿的尿蛋白（mg/dl）/尿肌酐（mg/dl）≤0.2。若尿蛋白含量>150mg/d或>4mg/(m^2·h)，或>100mg/L，定性检查阳性为异常。尿蛋白主要来自血浆蛋白，2/3为白蛋白，1/3为Tamm-Horsfall蛋白和球蛋白。

（5）尿细胞和管型：正常新鲜尿液离心后沉渣显微镜检查，红细胞<3个/HP，白细胞<5个/HP，偶见透明管型。12小时尿细胞计数：红细胞<50万个、白细胞<100万个、管型<5000个为正常。

二、急性肾小球肾炎（★★★）

急性肾小球肾炎（简称急性肾炎），是指一组病因不一，临床表现为急性起病，多有前驱感染，以血尿为主，伴不同程度蛋白尿，可有水肿、高血压，或肾功能不全等特点的肾小球疾患。急性肾炎可分为急性链球菌感染后肾小球肾炎和非链球菌感染后肾小球肾炎，本节急性肾炎主要是指前者。

（一）病因

尽管本病有多种病因，但绝大多数的病例属A组β溶血性链球菌急性感染后引起的免疫复合性肾小球肾炎。我国各地区均以上呼吸道感染或扁桃体炎最常见，占51%，脓皮病或皮肤感染次之，占25.8%。

除A组β溶血性链球菌之外，其他细菌如绿色链球菌、肺炎链球菌、金黄色葡萄球菌、伤寒杆菌、流感杆菌等，病毒如柯萨基病毒B_4型、ECHO病毒9型、麻疹病毒、腮腺炎病毒、乙型肝炎病毒、巨细胞病毒、EB病毒、流感病毒等，还有疟原虫、肺炎支原体、白念珠菌、丝虫、钩虫、血吸虫、弓形虫、梅毒螺旋体、钩端螺旋体等也可导致急性肾炎。

（二）临床表现与分型

急性肾炎临床表现轻重悬殊，轻者全无临床症状，仅发现镜下血尿；重者可呈急进性过程，短期内出现肾功能不全。

1. 前驱感染　90%病例有链球菌的前驱感染（2003），以上呼吸道感染及皮肤感染最常见。在前驱感染后经1~3周无症状的间歇期而急性起病。咽炎为诱因者病前6~12天（平均10天）多有发热、颈淋巴结大及咽部渗出。皮肤感染见于病前14~28天（平均20天）。

2. 典型表现（2009）　急性期常有全身不适、乏力、食欲缺乏、发热、头痛、头晕、咳嗽、气急、恶心、呕吐、腹痛及鼻出血等。

（1）水肿：70%的病例有水肿，一般仅累及眼睑及颜面部，重者2~3天遍及全身，呈非凹陷性。

（2）血尿：50%~70%患者有肉眼血尿，持续1~2周即转显微镜下血尿。

（3）蛋白尿：程度不等。有20%可达肾病水平。蛋白尿患者病理上常呈严重系膜增生。

（4）高血压：70%病例有血压增高。

（5）尿量减少：肉眼血尿严重者可伴有排尿困难。

3. 严重表现　少数患儿在疾病早期（2周之内）可出现下列严重症状（2002）：

（1）严重循环充血（2004、2007）：常发生在起病1周内，由于水、钠潴留，血浆容量增加而出现循环充血。当肾炎患儿出现呼吸急促和肺部有湿啰音时，应警惕循环充血的可能性，严重者可出现呼吸困难、端坐呼吸、颈静脉怒张、频咳、咳粉红色泡沫痰、两肺满布湿啰音、心脏扩大，甚至出现奔马律、肝大而硬、水肿加剧。少数可突然发生，病情急剧恶化。

（2）高血压脑病（2003、2005、2008、2012）：由于脑血管痉挛，导致缺血、缺氧、血管渗透性增高而发生脑水肿。也有人认为是由脑血管扩张所致。常发生在疾病早期，血压突然上升之后，血压往往在(150~160)/(100~110) mmHg以上。年长儿会主诉剧烈头痛、呕吐、复视或一过性失明，严重者突然出现惊厥、昏迷。

（3）急性肾功能不全（2006、2009）：常发生于疾病初期，出现尿少、尿闭等症状，引起暂时性氮质血症、电解质紊乱和代谢性酸中毒，一般持续3~5天，不超过10天。

4. 非典型表现

（1）无症状性急性肾炎：为亚临床病例，患儿仅有显微镜下血尿或仅有血C3降低而无其他临床表现。

（2）肾外症状性急性肾炎：有的患儿水肿、高血压明显，甚至有严重循环充血及高血压脑病，此时尿改变轻微或尿常规检查正常，但有链球菌前驱感染和血C3水平明显降低。

（3）以肾病综合征表现的急性肾炎：少数患儿以急性肾炎起病，但水肿和蛋白尿突出，伴轻度高胆固醇血症和低白蛋白血症，临床表现似肾病综合征。

（三）辅助检查

尿蛋白可在+~+++之间，且与血尿的程度相平行（2011），尿显微镜下检查除多少不等的红细胞外，可有透明、颗粒或红细胞管型，疾病早期可见较多的白细胞和上皮细胞，并非感染。外周血白细胞一般轻度增加或正常，红细胞沉降率加快。前驱期为咽炎病例抗链球菌溶血素O（ASO）往往增加，10~14天开始升高，3~5周时达高峰，3~6个月后恢复正常。另外咽炎后APSGN者抗双磷酸吡啶核苷酸酶（ADP-Nase）效价升高。皮肤感染后APSGN者ASO升高者不多，抗脱氧核糖核酸酶B（ADNase-B）和抗透明质酸酶（HAase）效价升高。80%~90%的患者血清C3下降，至第8周94%的病例恢复正常（2012）。明显少尿时血尿素氮和肌酐可升高。肾小管功能正常。持续少尿、无尿者，血肌酐升高，内生肌酐清除率降低，尿浓缩功能也受损。

（四）诊断（2001、2002、2003、2004、2006、2007）与鉴别诊断

往往有前期链球菌感染史，急性起病，具备血尿、蛋白尿和管型尿、水肿及高血压等特点，急性期血清ASO效价升高，C3浓度降低，均可临床诊断急性肾炎。作出APSGN等诊断多不困难，肾穿刺活体组织检查只在考虑有急进性肾炎或临床、化验不典型或病情迁延者才进行以确定诊断。急性肾炎必须注意和以下疾病鉴别：

1. 其他病原体感染的肾小球肾炎　多种病原体可引起急性肾炎，可从原发感染灶及各自临床特点相

区别。

2. IgA 肾病（2008） 以血尿为主要症状，表现为反复发作性肉眼血尿，多在上呼吸道感染后24~48小时出现血尿，多无水肿、高血压、血清C3正常。确诊靠肾活体组织检查免疫病理诊断。

3. 慢性肾炎急性发作 既往肾炎史不详，无明显前期感染，除有肾炎症状外，常有贫血，肾功能异常，低比重尿或固定低比重尿，尿改变以蛋白增多为主。B超检查有时可见两肾体积偏小。

4. 原发性肾病综合征 具有肾病综合征表现的急性肾炎需与原发性肾病综合征鉴别。若患儿呈急性起病，有明确的链球菌感染的证据，血清C3降低，肾活体组织检查病理为毛细血管内增生性肾炎者有助于急性肾炎的诊断（2004、2007）。

5. 其他 还应与急进性肾炎或其他系统性疾病引起的肾炎如紫癜性肾炎、狼疮肾炎等相鉴别。

（五）治疗

本病无特异治疗。

1. 休息 急性期需卧床2~3周，直到肉眼血尿消失，水肿减退，血压正常，即可下床做轻微活动。红细胞沉降率正常可上学（2011），但应避免重体力活动。尿沉渣细胞绝对计数正常后方可恢复体力活动。

2. 饮食 对有水肿、高血压者应限食盐及水。食盐以60mg/(kg·d）为宜。水分一般以不显性失水加尿量计算。有氮质血症者应限蛋白，可给优质动物蛋白0.5g/(kg·d)。

3. 抗感染 有感染灶时用青霉素10~14天。

4. 对症治疗

（1）利尿（2008、2014、2017）：经控制水、盐入量仍水肿、少尿者可用氢氯噻嗪1~2mg/(kg·d)，分2~3次口服。无效时需用呋塞米，口服剂量2~5mg/(kg·d)，注射剂量每次1~2mg/kg，每日1~2次，静脉注射剂量过大时可有一过性耳聋。

（2）降血压（2008、2012、2013）：凡经休息，控制水、盐摄入，利尿而血压仍高者均应给予降压药。硝苯地平：系钙通道阻滞药，常用。

5. 严重循环充血的治疗

（1）纠正水、钠潴留，恢复正常血容量，可使用呋塞米注射（2018）。

（2）表现有肺水肿者除一般对症治疗外可加用硝普钠，5~20mg加入5%葡萄糖液100ml中，以1μg/(kg·min）速度静滴，用药时严密监测血压，随时调节药液滴速，每分钟不宜超过8μg/kg，以防发生低血压。滴注时针筒、输液管等须用黑纸覆盖，以免药物遇光分解。

（3）对难治病例可采用腹膜透析或血液滤过治疗（2006）。

6. 高血压脑病的治疗 原则为选用降血压效力强而迅速的药物。首选硝普钠（2008），用法同上。有惊厥者应及时止痉。

7. 急性肾功能不全的治疗 严格限制水钠摄入，保持体液平衡，控制氮质血症，无效时进行透析治疗。

【巧妙记忆】 治疗，血尿消失水肿消退——下床。红细胞沉降率正常——上学。Addis计数正常——参加体育活动。治疗以休息为主。急性肾小球肾炎千万不要用激素。

三、肾病综合征（★★★）

肾病综合征是一组由多种原因引起的肾小球基底膜通透性增加，导致血浆内大量蛋白质从尿中丢失的临床综合征。临床有以下四大特点：①大量蛋白尿；②低白蛋白血症；③高脂血症；④明显水肿。以上第①、②两项为必备条件。

（一）分类方法

1. 病因分类 肾病综合征按病因可分原发性、继发性和先天性三种类型。

2. 原发性肾病综合征 可见于各种病理类型。根据国际儿童肾脏病研究组（1979）对521例儿童原发性肾病综合征的病理观察有以下类型：微小病变（76.4%）（2015、2019），局灶性节段性肾小球硬化（6.9%），膜性增生性肾小球肾炎（7.5%），单纯系膜增生（2.3%），增生性肾小球肾炎（2.3%），局灶性球性硬化（1.7%），膜性肾病（1.5%）（2015），其他（1.4%）。儿童肾病综合征最主要的病理变化是微小病变型。

（二）临床表现

水肿最常见，开始见于眼睑，以后逐渐遍及全身，呈凹陷，严重者可有腹腔积液或胸腔积液。一般起病隐匿，常无明显诱因。大约30%有病毒感染或细菌感染发病史，70%肾病复发与病毒感染有关。常伴有尿量减少，颜色变深，无并发症的患者无肉眼血尿，而短暂的镜下血尿可见于大约15%的患者。大多数血压正常，但轻度高血压也见于约15%的患者，严重的高血压通常不支持微小病变型肾病综合征的诊断。约30%病例因血容量减少而出现短暂肌酐清除率下降，一般肾功能正常，急性肾衰竭少见。部分病例晚期可有肾小管功能障碍，出现低血磷性佝偻病、肾性糖尿、氨基酸尿和酸中毒等。

（三）辅助检查

1. 尿液分析

（1）常规检查：尿蛋白定性多在+++~++++，约

15%有短暂显微镜下血尿，大多可见透明管型、颗粒管型和卵圆脂肪小体。

（2）蛋白定量：24小时尿蛋白定量检查≥50mg/(kg·d)为肾病范围的蛋白尿。尿蛋白/尿肌酐（mg/mg），正常儿童上限为0.2，肾病常≥3.0。

2. 血清蛋白、胆固醇和肾功能测定　血清白蛋白浓度为30g/L（或更少）可诊断为肾病综合征的低白蛋白血症。由于肝脏合成增加，α_2、β球蛋白浓度增高，IgG减低，IgM、IgE可增加。胆固醇>5.7mmol/L和甘油三酯升高，LDL和VLDL增高，HDL多正常。BUN、Cr在肾炎性肾病综合征可升高，晚期可有肾小管功能损害。

3. 血清补体测定　微小病变型肾病综合征或单纯性肾病综合征患儿血清补体水平正常，肾炎性肾病综合征患儿补体可下降。

4. 系统性疾病的血清学检查　对新诊断的肾病患者需检测抗核抗体（ANA），抗-dsDNA抗体，Smith抗体等。对具有血尿、补体减少并有临床表现的患者尤其重要。

5. 高凝状态和血栓形成的检查　多数原发性肾病患儿都存在不同程度的高凝状态，血小板增多，血小板聚集率增加，血浆纤维蛋白原增加，尿纤维蛋白裂解产物（FDP）增高。对高凝及血栓形成者可行彩色多普勒B超检查以明确诊断，有条件者可行数字减影血管造影（DSA）。

6. 经皮肾穿刺组织病理学检查　多数儿童肾病综合征不需要进行诊断性肾活体组织检查。肾病综合征肾活体组织检查指征：①对糖皮质激素治疗耐药或频繁复发者；②对临床或实验室证据支持肾炎型肾病或继发性肾病综合征者。

（四）诊断与鉴别诊断

1. 诊断　诊断标准：①大量蛋白尿：尿蛋白定性+++～++++，持续2周以上；尿蛋白定量≥50mg/(kg·d)，2周内3次测定。②低白蛋白血症：血浆白蛋白<30g/L（或≤25g/L）。③高胆固醇血症：血浆总胆固醇>5.7mmol/L。④不同程度水肿：多程凹陷性水肿，程度可轻可重。①、②条为必备诊断条件。将原发性肾病综合征分为单纯型和肾炎型肾病综合征。

（1）单纯型肾病（2018）：仅具有典型的"三高一低"临床表现者。病理类型多为微小病变型肾病，多呈选择性蛋白尿，初次激素治疗效果好，常对皮质激素敏感。

（2）肾炎型肾病：典型"三高一低"临床表现，加上4项肾炎表现中的一项或多项（2017）：①2周内分别3次以上离心尿检，RBC≥10/HP，并证实为肾小球源性血尿者；②反复或持续高血压，学龄前儿童血压≥120/80 mmHg，学龄儿童血压≥130/90mmHg，并除外糖皮质激素等所致者；③肾功能不全，并除外由于血容量不足等所致者；④血补体（C3）反复或持续降低者。肾炎型肾病对应的病理类型多为非微小病变型肾病，多呈非选择性蛋白尿，常对皮质激素耐药或呈部分效应。

2. 鉴别诊断　原发性肾病综合征还需与继发于全身性疾病的肾病综合征鉴别。部分非典型链球菌感染后肾炎、系统性红斑狼疮肾炎、过敏性紫癜性肾炎、乙型肝炎病毒相关性肾炎及药源性肾炎等均可有肾病综合征样表现。临床上须排除继发性肾病综合征后方可诊断原发性肾病综合征。

（五）并发症

1. 感染　肾病患儿极易罹患各种感染。常见为呼吸道、皮肤、泌尿道感染和原发性腹膜炎等，其中尤以上呼吸道感染最多见（2012、2018），占50%以上。呼吸道感染中病毒感染常见。细菌感染中以肺炎链球菌为主，结核杆菌感染亦应引起重视。另外肾病患儿的医院内感染不容忽视，以呼吸道感染和泌尿道感染最多见，致病菌以条件致病菌为主。

2. 电解质紊乱和低血容量　常见的电解质紊乱有低钠、低钾、低钙血症（2014）。患儿不恰当长期禁用食盐或长期食用不含钠的食盐代用品、过多使用利尿药以及感染、呕吐、腹泻等因素均可致低钠血症。其临床表现可有食欲缺乏、乏力、懒言、嗜睡、血压下降甚至出现休克、抽搐等。另外由于低蛋白血症、血浆胶体渗透压下降、显著水肿而常有血容量不足，尤在各种诱因引起低钠血症时易出现低血容量性休克（2015）。

3. 血栓形成　肾病综合征高凝状态易致各种动、静脉血栓形成，以肾静脉血栓形成常见（2013、2014），表现为突发腰痛、出现血尿或血尿加重，少尿甚至发生肾衰竭。但临床以不同部位血管血栓形成的亚临床型则更多见。

4. 急性肾衰竭（2017）　5%微小病变型肾病可并发急性肾衰竭。

5. 肾小管功能障碍　除原有肾小球的基础病可引起肾小管功能损害外，由于大量尿蛋白的重吸收，可导致肾小管（主要是近曲小管）功能损害。可出现肾性糖尿或氨基酸尿，严重者呈Fanconi综合征。

（六）治疗

1. 一般治疗

（1）休息：除水肿显著或并发感染，或严重高血压外，一般不需卧床休息。病情缓解后逐渐增加活动量。

（2）饮食：显著水肿和严重高血压时应短期限制水钠摄入，病情缓解后不必继续限盐（2015）。活动期病例供盐1~2g/d。蛋白质摄入1.5~2g/(kg·d)，以高生物价的动物蛋白（乳、鱼、蛋、禽、牛肉等）为宜。在应用糖皮质激素过程中每日应给予维生素D 400U及适量钙剂。

（3）防治感染（2018）。

（4）利尿：对糖皮质激素耐药或未使用糖皮质激素，而水肿较重伴尿少者可配合使用利尿药，但需密切观察出入水量、体重变化及电解质紊乱。

（5）对家属的教育。

2. 糖皮质激素（2023）

（1）初治病例诊断确定后应尽早选用泼尼松治疗（2015）。

1）短程疗法：泼尼松2mg/(kg·d)（按身高标准体重，以下同），最大量60mg/d，分次服用，共4周。4周后不管效应如何，均改为泼尼松1.5mg/kg，隔日晨顿服，共4周，全疗程共8周，然后骤然停药。短程疗法易于复发，国内少用。

2）中、长期疗法：可用于各种类型的肾病综合征。先以泼尼松2mg/(kg·d)，最大量60mg/d，分次服用。若4周内尿蛋白转阴，则自转阴后至少巩固2周方始减量，以后改为隔日2mg/kg，早餐后顿服，继用4周，以后每2~4周减总量2.5~5mg，直至停药。疗程必须达6个月（中程疗法）（2013）。开始治疗后4周尿蛋白未转阴者可继服至尿蛋白阴转后2周，一般不超过8周。以后再改为隔日2mg/kg，早餐后顿服，继用4周，以后每2~4周减量1次，直至停药，疗程9个月（长程疗法）。

（2）复发和糖皮质激素依赖性肾病的其他激素治疗。

1）调整糖皮质激素的剂量和疗程：糖皮质激素治疗后或在减量过程中复发者，原则上再次恢复到初始疗效剂量或上一个疗效剂量。或改隔日疗法为每日疗法，或将激素减量的速度放慢，延长疗程。同时注意查找患儿有无感染或影响糖皮质激素疗效的其他因素存在。

2）更换糖皮质激素制剂：对泼尼松疗效较差的病例，可换用其他糖皮质激素制剂，如：阿赛松（曲安西龙）、康宁克通A等。

3）甲基泼尼松龙冲击治疗：慎用，宜在肾脏病理基础上，选择适应证。

（3）激素治疗的副反应：长期超生理剂量使用糖皮质激素可见以下副反应：

1）代谢紊乱，可出现明显库欣貌、肌肉萎缩无力、伤口愈合不良、蛋白质营养不良、高血糖、尿糖、水钠潴留、高血压、尿中失钾、高尿钙和骨质疏松。

2）消化性溃疡和精神欣快感、兴奋、失眠甚至呈精神病、癫痫发作等；还可发生白内障、无菌性股骨头坏死、高凝状态、生长停滞等。

3）易发生感染或诱发结核灶的活动。

4）急性肾上腺皮质功能不全、戒断综合征。

3. 免疫抑制剂　主要用于肾病综合征频繁复发，糖皮质激素依赖、耐药或出现严重副反应者。在小剂量糖皮质激素隔日使用的同时可选用下列免疫抑制剂。

（1）环磷酰胺：一般剂量2.0~2.5mg/(kg·d)，分3次口服，疗程8~12周，总量不超过200mg/kg。或用环磷酰胺冲击治疗，剂量10~12mg/(kg·d)，加入5%葡萄糖盐水100~200ml内静滴1~2小时，连续2天为一疗程。用药日嘱多饮水，每2周重复一疗程，累积量<150~200mg/kg。不良反应有：白细胞减少、秃发、肝功能损害、出血性膀胱炎等，少数可发生肺纤维化。注意远期性腺损害。病情需要者可小剂量、短疗程、间断用药，避免青春期前和青春期用药。

（2）其他免疫抑制剂：可根据病例需要选用苯丁酸氮芥、环孢素A、硫唑嘌呤、霉酚酸酯及雷公藤多苷片等。

4. 抗凝及促纤溶疗法　由于肾病往往存在高凝状态和纤溶障碍，易并发血栓形成，需加用抗凝和溶栓治疗。

（1）肝素1mg/(kg·d)，加入10%葡萄糖液50~100ml中静脉点滴，每日1次，2~4周为一疗程。亦可选用低分子肝素。病情好转后改口服抗凝药维持治疗。

（2）尿激酶：有直接激活纤溶酶溶解血栓的作用。一般剂量3万~6万U/d，加入10%葡萄糖液100~200ml中静脉滴注，1~2周为一疗程。

（3）口服抗凝药：双嘧达莫5~10mg/(kg·d)，分3次饭后服，6个月为一疗程。

5. 免疫调节剂　一般作为糖皮质激素辅助治疗，适用于常伴感染、频繁复发或糖皮质激素依赖者。左旋咪唑2.5mg/kg，隔日用药，疗程6个月。副反应可有胃肠不适、流感样症状、皮疹、周围血液中性粒细胞下降，停药即可恢复。

6. 血管紧张素转换酶抑制药（ACEI）　对改善肾小球局部血流动力学，减少尿蛋白，延缓肾小球硬化有良好作用。尤其适用于伴有高血压的肾病综合征。常用制剂有卡托普利、依那普利、福辛普利等。

7. 中医药治疗　肾病综合征属中医“水肿”“阴

水”“虚劳”的范畴。可根据辨证施治原则进行治疗。

【巧妙记忆】 肾病综合征电解质检查全是降低的。不管K、Na、Cl。并发症感染最常见。与急性肾小球肾炎相比较记忆。

【经典习题】

1. 急性链球菌感染后肾炎的严重病例常发生在
A. 起病1~2周内
B. 起病2~3周内
C. 起病3~4周内
D. 起病4~5周内
E. 起病5~6周内

答案：A

考点：急性链球菌感染后肾炎的临床表现

解析：β溶血性链球菌急性感染后可引发急性肾小球肾炎。绝大多数在前驱感染后的1~3周急性发病。少数患儿在疾病早期，在2周以内可出现严重症状，如严重的循环衰竭、高血压脑病和急性肾衰竭等。故选A。

2. 婴儿少尿的标准是每日尿量少于
A. 50ml
B. 100ml
C. 150ml
D. 200ml
E. 250ml

答案：D

考点：小儿尿液的特点

解析：婴儿每日尿量少于200ml时，即为少尿。故选D。

3. 女孩，6岁。诊断为单纯型肾病综合征，病程中患儿出现腰痛、尿呈洗肉水样。此时最可能是发生了
A. 泌尿系感染
B. 肾结石
C. 肾衰竭
D. 电解质紊乱
E. 肾静脉血栓形成

答案：E

考点：肾病综合征的并发症

解析：肾病综合征的患儿，会出现高脂血症。血液呈高凝状态，易引起各种动静脉血栓的形成，以肾静脉血栓的形成最为常见。如患儿病程中突然出现腰痛、尿呈洗肉水样或血尿、少尿甚至肾衰竭，高度怀疑肾静脉血栓的形成。故选E。

4. 女孩，10岁。水肿，尿少3天。尿量每天约400ml，伴头昏、头痛、视物模糊、恶心、频繁呕吐，无心悸、胸闷、气促。查体：BP 150/100mmHg，双肺未见异常。尿常规示：红细胞（++++），白细胞（++），蛋白（+++）。血肌酐68μmol/L，血尿素氮7.8mmol/L，ASO阳性，C3 0.27g/L。最可能的诊断是
A. 急性肾小球肾炎合并急性肾功能不全
B. 急性肾小球肾炎合并高血压脑病
C. 急性肾小球肾炎合并严重循环充血
D. 急进性肾小球肾炎
E. 急性肾小球肾炎

答案：B

考点：急性肾小球肾炎的临床表现

解析：患者水肿、少尿、血尿、蛋白尿、高血压的临床表现符合急性肾小球肾炎的症状，头昏、头痛、恶心呕吐是高血压脑病的症状。由此可以推断该患者患有急性肾小球肾炎合并高血压脑病。故选B。

第十四节 血液系统疾病

一、小儿造血和血象特点（★★）

（一）造血特点

1. 胚胎期造血 根据造血组织发育和造血部位发生的先后，可将此期分为三个不同的阶段。

（1）中胚叶造血期：在胚胎第3周开始出现卵黄囊造血，之后在中胚叶组织中出现广泛的原始造血成分，其中主要是原始的有核红细胞。在胚胎第6周后，中胚叶造血开始减退。

（2）肝脾造血期：在胚胎第6~8周时，肝脏出现活动的造血组织，并成为胎儿中期的主要造血部位。胎儿期4~5个月时达高峰，6个月后逐渐减退。约于胚胎第8周脾脏开始造血，以生成红细胞占优势，稍后粒系造血也相当活跃，至12周时出现淋巴细胞和单核细胞。胎儿5个月之后，脾脏造红细胞和粒细胞的功能逐渐减退，至出生时成为终生造血淋巴器官。

（3）骨髓造血期：胚胎第6周开始出现骨髓，但至胎儿4个月时才开始造血活动，并迅速成为主要的造血器官，直至出生2~5周后成为唯一的造血场所。

2. 生后造血

（1）骨髓造血：出生后主要是骨髓造血。婴幼儿期所有骨髓均为红骨髓。小儿在出生后头几年缺少黄髓，故造血代偿潜力小，如果造血需要增加，就会出现髓外造血。

（2）骨髓外造血：当发生感染性贫血或溶血性贫血等造血需要增加时，肝、脾和淋巴结可随时适应需要，恢复到胎儿时的造血状态（2003、2005），出现肝、脾、淋巴结肿大。同时外周血中可出现有核红细胞或/和幼稚中性粒细胞。这是小儿造血器官的一

种特殊反应，称为“骨髓外造血”，感染及贫血纠正后即恢复正常。

（二）血象特点

不同年龄小儿的血常规有所不同。

1. 红细胞数和血红蛋白量　由于胎儿期处于相对缺氧状态，红细胞生成素合成增加，故红细胞数和血红蛋白量较高，出生时红细胞数为（5.0~7.0）×10^{12}/L，血红蛋白量为150~220g/L。未成熟儿与足月儿基本相等，少数可稍低。生后6~12小时因进食较少和不显性失水，其红细胞数和血红蛋白量往往比出生时高些。生后随着自主呼吸的建立，血氧含量增加，促红细胞生成素减少，骨髓造血功能暂时性降低，网织红细胞减少；胎儿红细胞寿命较短，且破坏较多（生理性溶血）；婴儿生长发育迅速，循环血量迅速增加等因素，红细胞数和血红蛋白量逐渐减少，至2~3个月时（早产儿较早）红细胞数降至3.0×10^{12}/L、血红蛋白量降至100g/L左右，出现轻度贫血，称为“生理性贫血”（2018）。“生理性贫血”呈自限性，3个月以后，红细胞数和血红蛋白量又缓慢增加，于12岁时达成人水平。此外，初生时外周血中可见到少量有核红细胞，生后1周内消失。

网织红细胞数在初生3天内为0.04~0.06，于生后第7天迅速下降至0.02以下，并维持在较低水平，约0.003，以后随生理性贫血恢复而短暂上升，婴儿期以后约与成人相同。

2. 白细胞数与分类　初生时白细胞总数（15~20）×10^9/L，生后6~12小时达（21~28）×10^9/L，然后逐渐下降，1周时平均为12×10^9/L，婴儿期白细胞数维持在10×10^9/L左右，8岁以后接近成人水平。白细胞分类主要是中性粒细胞与淋巴细胞比例的变化。出生时中性粒细胞约占0.65，淋巴细胞约占0.30。随着白细胞总数的下降，中性粒细胞比例也相应下降，生后4~6天时两者比例约相等（2001、2013、2015、2020）；至1~2岁时淋巴细胞约占0.60，中性粒细胞约占0.35，之后中性粒细胞比例逐渐上升，至4~6岁时两者比例又相等；以后白细胞分类与成人相似。此外，初生儿外周血中也可出现少量幼稚中性粒细胞，但在数天内即消失。

3. 血小板数与分类　血小板数与成人相似，为（150~300）×10^9/L。

4. 血红蛋白种类　血红蛋白分子由两对多肽链组成，构成血红蛋白分子的多肽链共有6种，分别称为α、β、γ、δ、ε和ζ链，不同的血红蛋白分子是由不同的多肽链组成。正常情况下可有6种不同的血红蛋白分子：胚胎期的血红蛋白为Gower1（$\zeta_2\varepsilon_2$）、Gower2（$\alpha_2\varepsilon_2$）和Portland（$\zeta_2\gamma_2$）；胎儿期的胎儿血红蛋白（HbF，$\alpha_2\gamma_2$）；成人血红蛋白分为HbA（$\alpha_2\beta_2$）和HbA_2（$\alpha_2\delta_2$）两种。血红蛋白Gower1、Gower2和Portland在胚胎12周时消失，并为HbF所代替。胎儿6个月时HbF占0.90，而HbA仅占0.05~0.10；以后HbA合成逐渐增加，至出生时HbF占0.70，HbA约占0.30，HbA_2<0.01。出生后HbF迅速为HbA所代替，1岁时HbF不超过0.05，2岁时HbF不超过0.02。成人的HbA约占0.95，HbA_2占0.02~0.03，HbF不超过0.02。

5. 血容量　小儿血容量相对较成人多，新生儿血容量占体重的10%，平均300ml；儿童占体重的8%~10%；成人血容量占体重的6%~8%。

二、小儿贫血概述（★★★）

（一）贫血概念

贫血是指外周血中单位容积内的红细胞数、血红蛋白量或血细胞比容低于正常。婴儿和儿童的红细胞数和血红蛋白量随年龄不同而有差异，根据WHO的资料，血红蛋白的低限值在6个月~59个月者为110g/L，5~11岁为115g/L，12~14岁为120g/L，海拔每升高1000米，血红蛋白上升4%；低于此值者为贫血。6个月以下的婴儿由于生理性贫血等因素，血红蛋白值变化较大，目前尚无统一标准。我国小儿血液研究学术会议（1989年）暂定：血红蛋白在新生儿期<145g/L，1~4月时<90g/L，4~6个月时<100g/L者为贫血（2007、2008）。

（二）贫血分类

1. 贫血程度分类　根据外周血血红蛋白含量或红细胞数可分为四度：

（1）血红蛋白（Hb）110~90g/L者为轻度。

（2）90~60g/L者为中度。

（3）60~30g/L者为重度。

（4）<30g/L者为极重度。

新生儿Hb为120~144g/L者为轻度，120~90g/L者为中度，90~60g/L者为重度，<60g/L者为极重度（2004、2006、2008、2012）。

2. 病因分类

（1）红细胞和血红蛋白生成不足

1）造血物质缺乏：如铁缺乏（缺铁性贫血）、维生素B_{12}和叶酸缺乏（营养性巨幼细胞贫血）、维生素B_6缺乏、维生素A缺乏、维生素C缺乏、蛋白质缺乏等。

2）骨髓造血功能障碍：如再生障碍性贫血、单纯红细胞再生障碍性贫血。

3）其他：感染性及炎症性贫血、慢性肾病所致贫血、铅中毒、癌症性贫血等。

（2）溶血性贫血可由红细胞内在异常或红细胞外在因素引起。

1）红细胞内在异常：①红细胞膜结构缺陷。如遗传性球形红细胞增多症、遗传性椭圆形红细胞增多症、棘状红细胞增多、阵发性睡眠性血红蛋白尿等。②红细胞酶缺乏。如葡萄糖-6-磷酸脱氢酶（G6PD）缺乏、丙酮酸激酶（PK）缺乏症等。③血红蛋白合成或结构异常。如地中海贫血、血红蛋白病等。

2）红细胞外在因素：①免疫因素。体内存在破坏红细胞的抗体，如新生儿溶血症、自身免疫性溶血性贫血、药物所致的免疫性溶血性贫血等。②非免疫因素。如感染、物理化学因素、脾功能亢进、弥散性血管内凝血等。

（3）失血性贫血：包括急性失血和慢性失血引起的贫血。

3. 形态分类　根据红细胞数、血红蛋白量和血细胞比容计算红细胞平均体积（MCV）、红细胞平均血红蛋白（MCH）和红细胞平均血红蛋白浓度（MCHC）的结果而将贫血分为四类（表4-11-14-1）。

表4-11-14-1　贫血的细胞形态分类

项　目	MCV/fl	MCH/pg	MCHC（%）
正常值	80~94	28~32	32~38
正细胞性	80~94	28~32	32~38
大细胞性	>94	>32	32~38
单纯小细胞性	<80	<28	32~38
小细胞低色素性	<80	<28	<32

（三）治疗原则

1. 去除病因　治疗贫血的关键。

2. 一般治疗　加强护理，预防感染，改善饮食质量和搭配等。

3. 药物治疗　铁剂治疗缺铁性贫血，维生素B_{12}和叶酸治疗巨幼红细胞性贫血，“强化”免疫抑制（抗胸腺球蛋白、环孢素A等）治疗再生障碍性贫血等。

4. 输红细胞　当贫血引起心功能不全时，输红细胞是抢救措施。

5. 造血干细胞移植　是目前根治严重遗传性溶血性贫血和再生障碍性贫血的有效方法。

6. 并发症治疗　婴幼儿贫血易合并急、慢性感染，营养不良，消化功能紊乱等，应予积极治疗。

三、缺铁性贫血（★★★）

（一）病因（2012、2023）

1. 先天储铁不足。

2. 铁摄入量不足

3. 生长发育因素。

4. 铁的吸收障碍。

5. 铁的丢失过多。

（二）临床表现（2016）

任何年龄均可发病，以6个月至2岁最多见。

1. 一般表现　皮肤、黏膜逐渐苍白，以唇、口腔黏膜及甲床较明显。易疲乏，不爱活动。年长儿可诉头晕、眼前发黑、耳鸣等。

2. 髓外造血表现　由于髓外造血，肝、脾可轻度肿大；年龄越小、病程越久、贫血越重，肝脾肿大越明显。

3. 非造血系统症状

（1）消化系统症状：食欲减退，少数有异食癖（如嗜食泥土、墙皮、煤渣等）。

（2）神经系统症状：表现为烦躁不安或萎靡不振，精神不集中、记忆力减退，智力多数低于同龄儿。

（3）心血管系统症状：明显贫血时心率增快，严重者心脏扩大甚至发生心力衰竭。

（4）其他：因细胞免疫功能降低，常合并感染。可因上皮组织异常而出现反甲。

（三）辅助检查

1. 外周血常规　血红蛋白降低比红细胞数减少明显，呈小细胞低色素性贫血（2018）。外周血涂片可见红细胞大小不等，以小细胞为多，中央淡染区扩大。红细胞平均体积（MCV）<80fl，平均红细胞血红蛋白量（MCH）<26pg，平均红细胞血红蛋白浓度（MCHC）<0.31。网织红细胞数正常或轻度减少。白细胞、血小板一般无改变。

2. 骨髓象　呈增生活跃，以中、晚幼红细胞增生为主。各期红细胞均较小，胞质少，染色偏蓝，显示胞质成熟程度落后于胞核。粒细胞和巨核细胞系一般无明显异常。

3. 有关铁代谢的检查

（1）血清铁蛋白（SF）：可较敏感地反映体内贮存铁情况，因而是诊断缺铁贮铁缺乏（ID）期的敏感指标（2001、2002）。其放射免疫法测定的正常值：<3个月婴儿为194~238μg/L，3个月后为18~91μg/L；低于12μg/L，提示缺铁。由于感染、肿瘤、肝脏和心脏疾病时SF明显升高，故当缺铁合并这些疾病时其SF值可不降低，此时测定红细胞内

碱性铁蛋白有助诊断。

（2）红细胞游离原卟啉（FEP）：红细胞内缺铁时FEP不能完全与铁结合成血红素，血红素减少又反馈性地使FEP合成增多，未被利用的FEP在红细胞内堆积，导致FEP值增高，当FEP>0.9μmol/L（500μg/dl）即提示细胞内缺铁。如SF值降低、FEP升高而未出现贫血，这是缺铁性红细胞生成（IDE）期的典型表现。FEP增高还见于铅中毒、慢性炎症和先天性原卟啉增多症。

（3）血清铁（SI）、总铁结合力（TIBC）和转铁蛋白饱和度（TS）：这三项检查是反映血浆中铁含量，通常在缺铁性贫血（IDA）期才出现异常：即SI和TS降低，TIBC升高。SI正常值为12.8~31.3μmol/L（75~175μg/dl），<9.0~10.7μmol/L（50~60μg/dl）有意义，但其生理变异大，并且在感染、恶性肿瘤、类风湿关节炎等疾病时也可降低。TIBC>62.7μmol/L（350μg/dl）有意义；其生理变异较小，在病毒性肝炎时可增高。TS<15%有诊断意义。

4. 骨髓可染铁　骨髓涂片用普鲁士蓝染色显微镜检查，缺铁时细胞外铁减少。<15%提示储存铁减少。

（四）诊断与鉴别诊断

1. 诊断　根据病史，特别是喂养史、临床表现和血象特点，一般可作出初步诊断。进一步做有关铁代谢的生化检查有确诊意义。必要时可做骨髓检查。用铁剂治疗有效可证实诊断（2012、2015）。

2. 鉴别诊断　地中海贫血、异常血红蛋白病、维生素B_6缺乏性贫血、铁粒幼红细胞贫血等。

（五）治疗与预防

1. 治疗　主要原则为去除病因和补充铁剂。

（1）一般治疗：加强护理，保证充足睡眠；避免感染，如伴有感染者应积极控制感染；重度贫血者注意保护心脏功能。根据患儿消化能力，适当增加含铁质丰富的食物，注意饮食的合理搭配，以增加铁的吸收。

（2）去除病因：对饮食不当者应纠正不合理的饮食习惯和食物组成，有偏食习惯者应予纠正。如有慢性失血性疾病，如钩虫病、肠道畸形等，应予及时治疗。

（3）铁剂治疗

1）口服铁剂：铁剂是治疗缺铁性贫血的特效药，若无特殊原因，应采用口服法给药；二价铁盐容易吸收，故临床均选用二价铁盐制剂。常用的口服铁剂有硫酸亚铁（2008）（含元素铁20%）、富马酸亚铁（含元素铁33%）、葡萄糖酸亚铁（含元素铁12%）、琥珀酸亚铁（含元素铁35%）等。口服铁剂的剂量为元素铁每日4~6mg/kg，分3次口服，一次量不应超过元素铁1.5~2mg/kg；以两餐之间口服为宜，为减少胃肠副反应，可从小剂量开始，如无不良反应，可在1~2天内加至足量。同时服用维生素C，可增加铁的吸收（2008）。牛奶、茶、咖啡及抗酸药等与铁剂同服均可影响铁的吸收。

2）注射铁剂：其适应证如下。①诊断肯定但口服铁剂后无治疗反应者；②口服后胃肠反应严重，虽改变制剂种类、剂量及给药时间仍无改善者；③由于胃肠疾病胃肠手术后不能应用口服铁剂或口服铁剂吸收不良者。常用注射铁剂：山梨醇枸橼酸铁复合物，专供肌内注射用；右旋糖酐铁复合物，为氢氧化铁与右旋糖酐铁复合物，可供肌内注射或静脉注射；葡萄糖氧化铁，供静脉注射用。

补充铁剂12~24小时后，细胞内含铁酶开始恢复（2012），烦躁等精神症状减轻，食欲增加。网织红细胞于服药2~3天后开始上升，5~7天达高峰，2~3周后下降至正常（2017、2020）。治疗1~2周后血红蛋白逐渐上升，通常于治疗3~4周达到正常。如3周内血红蛋白上升不足20g/L，注意寻找原因。如治疗反应满意，血红蛋白恢复正常后再继续服用铁剂6~8周，以增加铁储存（2012）。

（4）输红细胞：一般不必输红细胞，输注红细胞的适应证如下。①贫血严重，尤其是发生心力衰竭者；②合并感染者；③急需外科手术者。贫血越严重，每次输注量应越少。Hb在30g/L以下者，应采用等量换血方法；Hb在30~60g/L者，每次可输注浓缩红细胞4~6ml/kg；Hb在60g/L以上者，不必输红细胞。

2. 预防

（1）提倡母乳喂养。

（2）做好喂养指导，无论是母乳或人工喂养的婴儿，均应及时添加含铁丰富且铁吸收率高的辅助食品，如精肉、血、内脏、鱼等，并注意膳食合理搭配，婴儿如以鲜牛乳喂养，必须加热处理以减少牛奶过敏所致肠道失血。

（3）婴幼儿食品应加入适量铁剂加以强化。

（4）对早产儿，尤其是非常低体重的早产儿宜自2个月左右给予铁剂预防（2004）。

四、营养性巨幼细胞贫血（★★★）

营养性巨幼细胞贫血是由于维生素B_{12}或/和叶酸缺乏（2005、2023）所致的一种大细胞性贫血。主要临床特点是贫血、神经精神症状、红细胞的胞体变大、骨髓中出现巨幼细胞、用维生素B_{12}或/和叶酸治疗有效。

（一）病因

1. 摄入量不足。

2. 需要量增加。

3. 吸收和运输障碍。

4. 药物作用。

5. 代谢障碍。

（二）临床表现（2001、2002、2005、2007、2017、2018、2020）

以6个月至2岁多见，起病缓慢。

1. 一般表现　多呈虚胖或颜面轻度水肿，毛发纤细稀疏、黄色，严重者皮肤有出血点或瘀斑。

2. 贫血表现　皮肤常呈现蜡黄色，睑结膜、口唇、指甲等处苍白，偶有轻度黄疸；疲乏无力，常伴有肝、脾肿大。

3. 精神、神经症状　可出现烦躁不安、易怒等症状。维生素 B_{12} 缺乏者表现为表情呆滞、目光发呆、对周围反应迟钝，嗜睡、不认亲人，少哭不笑，智力、动作发育落后甚至退步（2016）。重症病例可出现不规则性震颤，手足无意识运动（2008），甚至抽搐、感觉异常、共济失调、踝阵挛和Babinski征阳性（2013）等。叶酸缺乏不发生神经系统症状，但可导致神经精神异常。

4. 消化系统症状　常出现较早，如食欲缺乏、恶心、呕吐、腹泻和舌炎等。

（三）辅助检查

1. 外周血常规　呈大细胞性贫血，MCV>94fl，MCH>32pg（2013、2016）。血涂片可见红细胞大小不等，以大细胞为多，易见嗜多色性和嗜碱点彩红细胞，可见巨幼变的有核红细胞，中性粒细胞呈分叶过多现象。网织红细胞、白细胞、血小板计数常减少。

2. 骨髓象　增生明显活跃，以红系增生为主，粒、红系统均出现巨幼变，表现为胞体变大、核染色质粗而松、副染色质明显。中性粒细胞的胞质空泡形成，核分叶过多。巨核细胞的核有过度分叶现象，巨大血小板。

3. 血清维生素 B_{12} 和叶酸测定（2002、2007）　血清维生素 B_{12} 正常值为200～800ng/L，<100ng/L为缺乏。血清叶酸水平正常值为5～6μg/L，<3μg/L为缺乏。

（四）诊断与鉴别诊断

1. 诊断（2023）

根据临床表现、血常规和骨髓象可诊断为巨幼红细胞性贫血。在此基础上，如精神神经症状明显，则考虑为维生素 B_{12} 缺乏所致。有条件时测定血清维生素 B_{12} 或叶酸水平可进一步协助确诊。

2. 鉴别诊断

（1）全血细胞减少：再生障碍性贫血、骨髓增生异常综合征、阵发性睡眠性血红蛋白尿、脾功能亢进等。

（2）病态造血：骨髓增生异常综合征、红白血病（M6）等。

（3）神经系统疾病：婴儿期应与脑发育不全及其他有神经系统表现的遗传代谢病鉴别。较大儿童应与神经脱髓鞘疾病相鉴别。

（五）治疗与预防

1. 治疗

（1）一般治疗：注意营养，及时添加辅食；加强护理，防止感染。

（2）去除病因：对引起维生素 B_{12} 和叶酸缺乏的原因应予去除。

（3）维生素 B_{12} 和叶酸治疗：有精神神经症状者，应以维生素 B_{12} 治疗为主，如单用叶酸反而有加重症状的可能。维生素 B_{12} 500～1000μg一次肌注；或每次肌注100μg，每周2～3次，连用数周，直至临床症状好转、血常规恢复正常为止（2002、2007、2008、2022）。当有神经系统受累表现时，可予每日1mg，连续肌注2周以上；由于维生素 B_{12} 吸收缺陷所致的患者，每月肌注1mg，长期应用。用维生素 B_{12} 治疗后6～7小时骨髓内巨幼红细胞可转为正常幼红细胞；一般精神症状2～4天后好转；网织红细胞2～4天开始增加，6～7天达高峰，2周后降至正常；精神神经症状恢复较慢。

叶酸口服剂量为每次5mg，每日3次，连续数周至临床症状好、转血常规恢复正常为止（2007）。同时口服维生素C有助叶酸的吸收。服叶酸1～2天后食欲好转，骨髓中巨幼红细胞转为正常；2～4天网织红细胞增多，4～7天达高峰；2～6周红细胞和血红蛋白恢复正常。因使用抗叶酸代谢药物而致病者，可用亚叶酸钙治疗。先天性叶酸吸收障碍者，口服叶酸剂量应增至每日15～50mg才有效。

2. 预防　改善哺乳母亲的营养，婴儿应及时添加辅食，注意饮食均衡，及时治疗肠道疾病，注意合理应用抗叶酸代谢药物。

【巧妙记忆】巨幼细胞性贫血临床表现为：毛发稀疏、发黄，肝、脾大，震颤，舌炎，很少发生头围增大，其中震颤、手足颤抖是关键词。

【经典习题】

1. 小儿出生后正常情况下造血器官主要是

A. 卵黄囊

B. 中胚叶
C. 肝脏
D. 骨髓
E. 脾脏

答案： D

考点： 小儿造血特点

解析： 小儿胚胎期造血首先在卵黄囊出现，然后在肝脏，最后在骨髓，出生后主要是骨髓造血，婴儿期所有骨髓都是红骨髓，全部参与造血，以满足生长发育的需要。故选 D。

2. 小儿末梢血中性粒细胞和淋巴细胞的比例相等的时间分别是
A. 1~3 天和 1~3 岁
B. 4~6 天和 4~6 岁
C. 7~9 天和 7~9 岁
D. 10~12 天和 10~12 岁
E. 13~15 天和 13~15 岁

答案： B

考点： 小儿血常规特点

解析： 出生时中性粒细胞约占 0.65，淋巴细胞约占 0.30。随着白细胞总数下降，中性粒细胞比例也相应下降，出生后 4~6 天时两者比例约相等；以后淋巴细胞约占 0.60，中性粒细胞约占 0.35，至 4~6 岁时两者又相等；7 岁后白细胞分类与成人相似。故选 B。

3. 男婴，20 天。面色苍白 7 天就诊。血常规：Hb 50g/L。该患儿属于
A. 中度贫血
B. 极重度贫血
C. 重度贫血
D. 正常
E. 轻度贫血

答案： B

考点： 小儿贫血分度

解析： 新生儿贫血可分为 4 度。①轻度贫血：血红蛋白 120~144g/L。②中度贫血：血红蛋白 90~120g/L。③重度贫血：血红蛋白 60~90g/L。④极重度贫血：血红蛋白<60g/L。该患儿 Hb 50g/L，符合极重度贫血的诊断。故选 B。

4. 男婴，10 个月。近 2 个月出现面色黄，少笑不哭，智力发育倒退。查体发现四肢及头部颤抖，腱反射亢进，踝阵挛阳性。不符合该患儿诊断的指标是
A. 平均红细胞血红蛋白浓度 34%
B. 幼红细胞胞质发育落后于胞核
C. 网织红细胞减少
D. 平均红细胞血红蛋白量 34pg
E. 平均红细胞容积 106fl

答案： B

考点： 营养性巨幼细胞贫血的临床表现

解析： 该患儿面色黄，并且出现了精神神经症状，诊断为营养性巨幼细胞贫血。呈大细胞性贫血：平均红细胞容积>94fl，平均红细胞血红蛋白量>32pg，平均红细胞血红蛋白浓度 32%~38%。网织红细胞、血小板、白细胞常减少。故不选 A、C、D、E。骨髓幼红细胞胞核发育落后于胞质。故选 B。

第十五节　神经系统疾病

一、小儿神经系统发育特点（★★★）

（一）脑的发育

1. 时间　胎儿时期神经系统发育最早，尤其是脑的发育最为迅速。

2. 脑重　出生时脑重约为 370g，占体重的 1/9~1/8；6 个月时 700g 左右，2 岁时达 1000g，7 岁时已与成人接近。成人脑重约为 1500g，仅占体重的 1/40。

3. 大脑外观　出生时大脑已有主要的沟回，但较浅；灰质层也较薄，而中脑、脑桥、延髓、脊髓发育较好，可保证生命中枢的功能。

4. 神经细胞的发育　出生后脑重的增加主要由于神经细胞体积增大和树突的增多、成长，以及神经髓鞘的形成和发育。3 岁时神经细胞已大致分化完成，8 岁时已接近成人。

5. 神经纤维发育　出生时发育不完善，4 岁时才完成髓鞘化。故婴幼儿对外来刺激的反应较慢且易于泛化的原因（2012）。

6. 神经调节　出生时皮质下中枢如丘脑、下丘脑，苍白球功能上比较成熟，但大脑皮质及新纹状体发育尚未成熟，故出生时的活动主要由皮质下系统调节。

7. 耗氧量　在基础代谢状态下，小儿脑的耗氧量为全身耗氧量的 50%，而成人则为 20%。

（二）脊髓的发育

1. 时间　脊髓在出生时具备功能，脊髓的成长和运动功能的发育是平行的，随年龄而加长、增重。

2. 位置　脊髓下端在胎儿时位于第 2 腰椎下缘，4 岁时上移至第 1 腰椎（2013）。

3. 重量　出生时重 2~6g，成人时可增至 4~5 倍。

4. 髓鞘发育　脊髓的髓鞘按由上向下的顺序逐渐形成，为其成熟的重要标志。约于 3 岁时完成髓鞘化。

（三）神经反射

1. 先天性反射（2018）　小儿出生时即具有觅食、吸吮、吞咽、握持、拥抱等反射以及对寒冷、疼

痛及强光的反应。足月儿一般于3~4个月消失(2006)。

2. 浅反射和深反射　新生儿和婴儿肌腱反射较弱，腹壁反射和提睾反射不易引出，至1岁时才稳定(2016)。

3. 病理反射　小儿出生后3~4个月肌张力较高，可使克氏征（Kernig征）呈阳性，2岁以下小儿巴氏征（Babinski征）阳性属生理现象。

4. 条件反射　出生后2周左右形成第一个条件反射，即抱起喂奶时出现吸吮动作。生后2个月开始逐渐形成视觉、触觉、味觉、听觉、嗅觉等条件反射；3~4个月开始出现兴奋性和抑制性条件反射。

二、热性惊厥（★★★）

热性惊厥的发作均与发热性疾病中体温骤然升高有关。热性惊厥是小儿时期最常见的惊厥性疾病，儿童期患病率为2%~5%，首次发作年龄多于生后6个月至5岁间，平均18~22个月。男孩稍多于女孩。绝大多数5岁后不再发作。患儿常有热性惊厥家族史，对若干大的家系连锁分析提示常染色体显性遗传伴不同外显率的可能性，基因位点在19p和8q 13~21。

（一）临床表现

热性惊厥发生在热性疾病初期体温骤然升高（大多39℃）时，70%以上与上呼吸道感染有关，其他伴发于出疹性疾病、中耳炎、下呼吸道感染等疾病，但绝不包括颅内感染和各种颅脑病变引起的急性惊厥。

一般热性惊厥具有以下特点（2023）：①多见于6个月至5岁小儿，6岁后罕见；②患儿发作前后一般情况良好；③惊厥多发生在病初体温骤升时，常见于上感；④惊厥多为全身强直或阵挛性发作，少数为局灶性或一侧性发作，发作次数少，持续时间短，恢复快速，无任何神经系统异常表现，一般预后好；⑤发作期脑电图可见慢波活动增多或轻度不对称；⑥30%~50%患儿以后发热时亦易发生惊厥，一般到学龄期不再发作。

1. 单纯型热性惊厥（又称典型热性惊厥）(2018) 多数呈全身性强直-阵挛性发作，少数也可有其他发作形式，如肌阵挛、失神等。持续数秒至15分钟，可伴有发作后短暂嗜睡。发作后患儿除原发疾病表现外，一切恢复如常，不留任何神经系统体征。在一次发热疾病过程中，仅有1次发作。约50%的患儿会在今后发热时再次或多次热性惊厥发作，大多数（3/4）的再次发作发生在首次发作后1年内。

2. 少数热性惊厥呈不典型经过，称复杂型热性惊厥。其主要特征包括：

（1）一次惊厥发作持续15分钟以上。

（2）24小时内或同一热性病程中反复发作≥2次。

（3）局灶性发作。

单纯型热性惊厥与复杂型热性惊厥的主要区别见表4-11-15-1。

表4-11-15-1　单纯型与复杂型热性惊厥的鉴别要点

鉴别点	单纯型热性惊厥	复杂型热性惊厥
发病率	在热性惊厥中约占70%	在热性惊厥中约占30%
惊厥发作形式	全身性发作	局限性或不对称
惊厥持续时间	短暂发作，大多数<15分钟	长时间发作，≥15分钟
惊厥发作次数	一次热程中仅有1次发作	24小时内反复多次发作
神经系统异常	阴性	可阳性
惊厥持续状态	少有	较常见

（二）诊断与鉴别诊断

1. 诊断　诊断热性惊厥要慎重，并非所有伴有发热的惊厥都是热性惊厥。根据患儿发病年龄，疾病史，临床表现特点及必要的辅助检查可进行诊断。

2. 鉴别诊断

（1）感染性疾病伴发热时

1）颅内感染：细菌、病毒、真菌、寄生虫等直接引起的脑膜炎、脑炎、脑膜脑炎、脑脓肿等。

2）颅外感染：主要是感染中毒性脑病。多见于败血症、重症肺炎、细菌性痢疾、伤寒、百日咳等严重细菌感染的极期，与感染和细菌毒素导致急性脑水肿有关。

（2）非感染性疾病伴发热时

1）颅内疾病：癫痫、颅内占位性病变、颅脑损伤和出血、先天性脑发育畸形等。

2）颅外疾病：蒙被综合征、低钙血症、低镁血症等。

（三）治疗和预防

热性惊厥的防治对单纯型热性惊厥，仅针对原发病处理，包括用退热药物和其他物理降温措施即可。但对有复发倾向者，可于发热病开始即使用地西泮（安定）(2008、2022)，每次0.3mg/kg，8小时1次，口服。对复杂型热性惊厥或总发作次数已达5次以上者，若以地西泮临时口服未能阻止新的发作，可长期口服丙戊酸钠或苯巴比妥，疗程1~2年，个别需适当延长。其他传统抗癫痫药对热性惊厥发作的预防作用较差。

三、急性细菌性脑膜炎

急性细菌性脑膜炎，又称为化脓性脑膜炎，临床上简称化脑，是各种化脓性细菌引起的脑膜炎症，部分患者病变累及脑实质。临床上以急性发热、反复惊厥、意识障碍、颅内压增高和脑膜刺激征阳性及脑脊液脓性改变为特征。

（一）病因

导致本病的病原菌随发病年龄不同而异。

1. 新生儿和<2个月婴儿及免疫缺陷病患者 常见致病菌以大肠埃希菌最多见，其次为变形杆菌、铜绿假单胞菌或产气杆菌、金黄色葡萄球菌。

2. 2个月婴儿至12岁儿童 以脑膜炎球菌、肺炎链球菌、流感嗜血杆菌等为主。

3. >12岁儿童 以肺炎链球菌和脑膜炎球菌多见。

4. 其他 由脑膜炎球菌引起的脑膜炎，多发生于15岁以下儿童，常呈流行性，又称流行性脑脊髓膜炎。主要经呼吸道分泌物或飞沫传播。

（二）临床表现

90%的化脑为5岁以下儿童，1岁以下是患病高峰年龄，流感嗜血杆菌引起的化脑多集中在2个月至2岁儿童。一年四季均有化脑发生，但肺炎链球菌冬、春季多见，而脑膜炎球菌和流感嗜血杆菌引起的化脑分别以春、秋季发病多。大多急性起病。部分患儿病前有数日上呼吸道或胃肠道感染病史。

典型临床表现（2018、2021、2022）可简单概括为三个方面：

1. 感染中毒及急性脑功能障碍症状 包括发热、烦躁不安和进行性加重的意识障碍。随病情加重，患儿逐渐从精神萎靡、嗜睡、昏睡、昏迷到深度昏迷。30%以上患儿有反复的全身或局限性惊厥发作。脑膜炎双球菌感染易有瘀点、瘀斑和休克。

2. 颅内压增高表现 包括头痛、呕吐，婴儿则有前囟饱满与张力增高、头围增大等（2015）。合并脑疝时，则有呼吸不规则、突然意识障碍加重及瞳孔不等大等体征。

3. 脑膜刺激征 以颈项强直最常见，其他如Kernig征和Brudzinski征阳性。年龄小于3个月的幼婴和新生儿化脑表现多不典型，主要差异在：

（1）体温可高、可低或不发热，甚至体温不升。

（2）颅内压增高表现可不明显。幼婴不会诉头痛，可能仅有吐奶、尖叫或颅缝开裂。

（3）惊厥可不典型，如仅见面部、肢体局灶或多灶性抽动，局部或全身性肌阵挛，或呈眨眼、呼吸不规则、屏气等各种不显性发作。

（4）脑膜刺激征不明显，与婴儿肌肉不发达，肌力弱和反应低下有关。

（三）辅助检查

1. 脑脊液检查 脑脊液检查是确诊本病的重要依据（2007、2018、2019、2021）。典型病例表现为压力增高，外观混浊似米汤样。白细胞总数显著增多，$\geq 1000\times10^6/L$，但有20%的病例可能在$250\times10^6/L$以下，分类中性粒细胞为主。糖含量常有明显降低，蛋白显著增高（2012）。

2. 其他

（1）血培养：对所有疑似化脑的病例均应做血培养，以帮助寻找致病菌。

（2）皮肤瘀点、瘀斑找菌：是发现脑膜炎双球菌重要而简便的方法。

（3）外周血象：白细胞总数大多明显增高，中性粒细胞为主。但在感染严重或不规则治疗者，又可能出现白细胞总数的减少。

（4）血清降钙素原：可能是鉴别无菌性和细菌性脑膜炎的特异和敏感的指标之一，>0.5ng/ml提示细菌感染。

（四）并发症与后遗症（2004、2005、2007、2009、2016）

1. 硬脑膜下积液（2004、2005、2007、2009、2016、2018、2020） 30%~60%的化脑并发硬脑膜下积液，若加上无症状者，其发生率可高达80%。本症主要发生在1岁以下婴儿。凡经化脑有效治疗48~72小时后脑脊液有好转，但体温不退或体温下降后再升高；或一般症状好转后又出现意识障碍、惊厥、前囟隆起或颅压增高等症状，首先应怀疑本病的可能性。头颅透光检查和CT扫描可协助诊断（2005），但最后确诊仍有赖硬膜下穿刺放出积液，同时也达到治疗目的（2007）。积液应送常规和细菌学检查。正常婴儿硬脑膜下积液量不超过2ml，蛋白定量小于0.4g/L。

发生硬脑膜下积液的机制尚不完全明确，推测原因：

（1）脑膜炎症时，血管通透性增加，血浆成分渗出，进入硬脑膜下腔。

（2）脑膜及脑的表层小静脉，尤其穿过硬膜下腔的桥静脉发生炎性栓塞，导致渗出和出血，局部渗透压增高，水分进入硬膜下腔形成硬膜下积液。

2. 脑室管膜炎 主要发生在治疗被延误的婴儿。患儿在有效抗生素治疗下发热不退，惊厥，意识障碍不改善，颈项强直进行性加重甚至角弓反张，脑脊液始终无法正常化，以及CT见脑室扩大时，需考虑本症，确诊依赖侧脑室穿刺，取脑室内脑脊液显示异常（2007）。治疗大多困难，病死率和致残率高。

3. 抗利尿激素异常分泌综合征　炎症刺激神经垂体致抗利尿激素过量分泌，引起低钠血症和血浆低渗透压，可能加剧脑水肿，致惊厥和意识障碍加重，或直接因低钠血症引起惊厥发作。

4. 脑积水　炎症渗出物粘连堵塞脑室内脑脊液流出通道，如导水管、第Ⅳ脑室侧孔或正中孔等狭窄处，引起非交通性脑积水；也可因炎症破坏蛛网膜颗粒，或颅内静脉窦栓塞致脑脊液重吸收障碍，造成交通性脑积水。发生脑积水后，患儿出现烦躁不安、嗜睡、呕吐、惊厥发作，头颅进行性增大，骨缝分离，前囟扩大饱满、头颅破壶音和头皮静脉扩张。至疾病晚期，持续的颅内高压使大脑皮质退行性萎缩，患儿出现进行性智力减退和其他神经功能倒退。

5. 各种神经功能障碍　由于炎症波及耳蜗迷路，10%~30%的患儿并发神经性耳聋。其他如智力低下、癫痫、视力障碍和行为异常等。

（五）诊断与鉴别诊断

1. 诊断　早期诊断是保证患儿获得早期治疗的前提。凡急性发热起病，并伴有反复惊厥、意识障碍或颅内压增高表现的婴幼儿，均应注意本病可能性，应进一步依靠脑脊液检测确立诊断。然而，对有明显颅压增高者，应先适当降低颅内压后再行腰椎穿刺，以防腰椎穿刺后发生脑疝。

婴幼儿和不规则治疗者临床表现常不典型，后者的脑脊液改变也可不明显，病原学检查往往阴性，诊断时应仔细询问病史和详细进行体格检查，结合脑脊液中病原的特异性免疫学检查及治疗后病情转变，综合分析后确立诊断。

2. 鉴别诊断　除化脓菌外，结核杆菌、病毒、真菌等皆可引起脑膜炎，并出现与化脑相似的临床表现而需注意鉴别。脑脊液检查，尤其病原学检查是鉴别诊断的关键。

（1）结核性脑膜炎：需与不规则治疗的化脑鉴别。结核性脑膜炎呈亚急性起病，不规则发热1~2周才出现脑膜刺激征、惊厥或意识障碍等表现，或于昏迷前先有脑神经或肢体麻痹。具有结核接触史、PPD阳转或肺部等其他部位结核病灶者支持结核诊断。脑脊液外观呈毛玻璃样，白细胞数多<500×10^6/L，分类以淋巴细胞为主，薄膜涂片抗酸染色和结核菌培养可帮助诊断确立。

（2）病毒性脑膜炎：临床表现与化脑相似，感染中毒症状比化脑轻，病程自限，大多不超过2周。脑脊液清亮，白细胞数为0至数百×10^6/L，分类以淋巴细胞为主，糖含量正常。脑脊液中特异性抗体和病毒分离有助诊断。

（3）隐球菌性脑膜炎：临床和脑脊液改变与结核性脑膜炎相似，但病情进展可能更缓慢，头痛等颅压增高表现更持续和严重。诊断有赖脑脊液涂片墨汁染色找到致病真菌。

（六）治疗

1. 抗生素治疗

（1）用药原则：化脑预后严重，应力求用药24小时内杀灭脑脊液中致病菌，故应选择对病原菌敏感，且能较高浓度透过血脑屏障的药物。急性期要静脉用药，做到用药早、剂量足和疗程够。

（2）病原菌明确前的抗生素选择：包括诊断初步确立但致病菌尚未明确，或院外不规则治疗者。应选用对肺炎链球菌、脑膜炎球菌和流感嗜血杆菌三种常见致病菌皆有效的抗生素。目前主要选择能快速在患者脑脊液中达到有效灭菌浓度的第三代头孢菌素（2008、2012），包括头孢噻肟200mg/（kg·d），或头孢曲松100mg/（kg·d），疗效不理想时可联合使用万古霉素20~40mg/（kg·d）。对β内酰胺类药物过敏的患儿，可改用氯霉素50~100mg/（kg·d）。

（3）病原菌明确后的抗生素选择

1）肺炎链球菌：由于当前半数以上的肺炎链球菌对青霉素耐药，故应继续按上述病原菌未明确方案选药。仅当药敏试验提示致病菌对青霉素敏感，可改用青霉素20万~40万U/（kg·d）。

2）脑膜炎球菌：与肺炎链球菌不同，目前该菌大多数对青霉素依然敏感，故首先选用，剂量同前。少数耐青霉素者需选用上述第三代头孢菌素。

3）流感嗜血杆菌：对敏感菌株可换用氨苄西林200mg/（kg·d）。耐药者使用上述第三代头孢菌素或氯霉素。

4）其他：致病菌为金黄色葡萄球菌者应参照药敏试验选用萘夫西林、万古霉素或利福平等。革兰阴性杆菌者除考虑上述第三代头孢菌素外，可加用氨苄西林或氯霉素。

（4）抗生素疗程：对肺炎链球菌和流感嗜血杆菌脑膜炎，其抗生素疗程应是静脉滴注有效抗生素10~14天，脑膜炎球菌者7天，金黄色葡萄球菌和革兰阴性杆菌脑膜炎应21天以上。若有并发症，还应适当延长。

2. 肾上腺皮质激素的应用　肾上腺皮质激素不仅可抑制多种炎症因子的产生，还可降低血管通透性，减轻脑水肿和颅内高压。常用地塞米松0.6mg/（kg·d），分3~4次静脉注射。一般连续用2~3天。

3. 并发症的治疗

（1）硬膜下积液：少量积液无须处理。如积液量较大引起颅压增高症状时，应做硬膜下穿刺放出积液，放液量每次、每侧不超过15ml（2012）。有的患儿需反复多次穿刺，大多数患儿积液逐渐减少而治愈。个别迁延不愈者，需外科手术引流。

（2）脑室管膜炎：进行侧脑室穿刺引流，以缓解症状。同时，针对病原菌并结合用药安全性，选择适宜抗生素脑室内注入。

（3）脑积水：主要依赖手术治疗，包括正中孔粘连松解、导水管扩张和脑脊液分流术。

4. 对症和支持治疗

（1）急性期严密监测生命体征，定期观察患儿意识、瞳孔和呼吸节律改变，并及时处理颅内高压，预防脑疝发生。

（2）及时控制惊厥发作，并防止再发。

（3）监测并维持体内水、电解质、血浆渗透压和酸碱平衡。对有抗利尿激素异常分泌综合征表现者，积极控制脑膜炎同时，适当限制液体入量，对低钠症状严重者酌情补充钠盐。

【巧妙记忆】热性惊厥通常见于5岁以下儿童，与手足搐搦症区别，后者为无热惊厥，治疗首选苯巴比妥钠（小儿）。化脓性脑膜炎新生儿——大肠杆菌；2个月至12岁——脑膜炎球菌；再大一点——肺炎链球菌。

【经典习题】

1. 婴幼儿时期，外界刺激不易在大脑皮质形成明确兴奋灶的原因是

A. 树突、轴突少

B. 神经髓鞘形成和发育不完善

C. 神经元少

D. 神经元体积小

E. 树突、轴突短

答案： B

考点： 小儿神经发育特点

解析： 出生时神经髓鞘的形成和发育并不完善，脊髓神经、锥体束及皮质的髓鞘化在3岁时才基本完成。因此，婴幼儿时期，由于髓鞘形成不完善，当外界刺激作用于神经纤维传入大脑时，因没有髓鞘的隔离，兴奋可弥漫至邻近的神经纤维，不易在大脑皮质形成明确的兴奋灶。故选B。

2. 新生儿化脓性脑膜炎的临床表现不包括

A. 苦笑面容

B. 面色青灰、发绀

C. 吐奶

D. 拒食、少动

E. 黄疸

答案： A

考点： 新生儿化脓性脑膜炎临床表现

解析： 新生儿化脓性脑膜炎一般表现包括面色苍白、反应欠佳、吮乳减少、呕吐、发热、少哭、少动、拒乳或体温不升、腹胀、黄疸、肝大、休克等。苦笑面容不是新生儿化脓性脑膜炎的表现。故选A。

3. 女孩，1岁。高热3小时，体温39℃，惊厥1次，为全身性发作。为控制惊厥首选的药物及用药方法是

A. 肌内注射苯巴比妥

B. 肌内注射地西泮

C. 静脉注射苯妥英钠

D. 静脉注射副醛

E. 静脉注射地西泮

答案： E

考点： 热性惊厥的治疗

解析： 该患儿应诊断为热性惊厥。热性惊厥治疗应首选地西泮治疗，故选E。

第十六节　内分泌系统疾病

先天性甲状腺功能减退症（★★★）

先天性甲状腺功能减退症，是由于甲状腺激素合成不足所造成的一种疾病。根据病因的不同可分为两类：

1. 散发性　系先天性甲状腺发育不良、异位或甲状腺激素合成途径中酶缺陷所造成（2012），发生率约为1/2050。

2. 地方性　多见于甲状腺肿流行的山区，是由于该地区水、土和食物中碘缺乏所致（2007）。

（一）病因

1. 散发性先天性甲低

（1）甲状腺不发育、发育不全或异位：是造成先天性甲低最主要的原因（2003、2006、2019），约占90%。多见于女童，女：男为2：1。造成甲状腺发育异常的原因尚未阐明，可能与遗传素质与免疫介导机制有关。

（2）甲状腺激素合成障碍：是导致先天性甲状腺功能低下的第2位常见原因。多见于甲状腺激素合成和分泌过程中酶（过氧化物酶、偶联酶、脱碘酶及甲状腺球蛋白合成酶等）的缺陷，造成甲状腺素不足。

（3）TSH、TRH缺乏：亦称下丘脑-垂体性甲低或中枢性甲低。是因垂体分泌TSH障碍而引起的，常见于特发性垂体功能低下或下丘脑、垂体发育缺陷，其中因下丘脑TRH不足所致者较多见。TSH单一缺乏者甚为少见，常与GH、催乳素（PRL）、黄体生成素（LH）等其他垂体激素缺乏并存，是由于位

于3p11的Pit-1基因突变所引起，临床上称为多垂体激素缺乏综合征（MPHD）。

（4）甲状腺或靶器官反应低下：前者是由于甲状腺细胞质膜上的GSα蛋白缺陷，使cAMP生成障碍，而对TSH无反应；后者是末梢组织β-甲状腺受体缺陷，从而对T_3、T_4不反应。均为罕见病。

（5）母亲因素：母亲服用抗甲状腺药物或母亲患自身免疫病，存在抗TSH受体抗体，均可通过胎盘而影响胎儿，造成甲低，亦称暂时性甲低，通常在3个月后好转。

2. 地方性先天性甲低　多因孕妇饮食缺碘，致使胎儿在胚胎期即因碘缺乏而导致甲状腺功能减退。

（二）临床表现

甲状腺功能减低症的症状出现的早晚及轻重程度与残留甲状腺组织的多少及甲状腺功能低下的程度有关。先天性无甲状腺或酶缺陷患儿在婴儿早期即可出现症状，甲状腺发育不良者常在生后3~6个月时出现症状，亦偶有数年之后才出现症状者。患儿的主要临床特征包括智能落后、生长发育迟缓和生理功能低下（2016）。

1. 新生儿期　患儿常为过期产，出生体重常大于第90百分位，身长和头围可正常，前、后囟大；胎便排出延迟，生后常有腹胀、便秘、脐疝，易被误诊为先天性巨结肠；生理性黄疸期延长；患儿常处于睡眠状态，对外界反应低下，肌张力低，吮奶差，呼吸慢，哭声低且少，体温低（常<35℃），四肢冷，末梢循环差，皮肤出现斑纹或有硬肿现象等。以上症状和体征均无特异性，极易误诊为其他疾病。

2. 典型症状（2008、2013、2017、2018、2021、2022）　多数先天性甲状腺功能减低症患儿常在出生半年后出现典型症状。

（1）特殊面容和体态：头大，颈短，皮肤粗糙、面色苍黄，毛发稀疏、无光泽，面部黏液水肿，眼睑水肿，眼距宽，鼻背低平，唇厚，舌大而宽厚、常伸出口外。患儿身材矮小，躯干长而四肢短小，上部量/下部量>1.5，腹部膨隆，常有脐疝。

（2）神经系统症状：智能发育低下（2007），表情呆板、淡漠，神经反射迟钝；运动发育障碍，如翻身、坐、立、走的时间都延迟。

（3）生理功能低下：精神差，安静少动，对周围事物反应少，嗜睡，食欲缺乏，声音低哑，体温低而怕冷，脉搏、呼吸缓慢，心音低钝，肌张力低，肠蠕动慢，腹胀，便秘。可伴心包积液，心电图呈低电压、P-R间期延长、T波平坦等改变。

3. 地方性甲状腺功能减低症　因在胎儿期碘缺乏而不能合成足量甲状腺激素，影响中枢神经系统发育。临床表现为两种不同的类型，但可相互交叉重叠。

（1）神经性综合征：主要表现为共济失调、痉挛性瘫痪、聋哑、智力低下，但身材正常，甲状腺功能正常或轻度减低。

（2）黏液水肿性综合征：临床上有显著的生长发育和性发育落后、智力低下、黏液性水肿等。血清T_4降低、TSH增高。约25%患儿有甲状腺肿大。

4. TSH和TRH分泌不足　患儿常保留部分甲状腺激素分泌功能，因此临床症状较轻，但常有其他垂体激素缺乏的症状如低血糖（ACTH缺乏）、小阴茎（Gn缺乏）、尿崩症（AVP缺乏）等。

（三）辅助检查

由于先天性甲低发病率高，在生命早期对神经系统功能损害严重，且其治疗容易、疗效佳，因此早期诊断、早期治疗至为重要。

1. 新生儿筛查　我国1995年6月施行的《中华人民共和国母婴保健法》已将本病列入筛查的疾病之一。目前多采用出生后2~3天的新生儿干血滴纸片检测TSH浓度作为初筛（2005、2008），结果大于15~20mU/L［须根据所筛查实验室阳性切割值决定（2008）］时，再检测血清T_4、TSH以确诊。该法采集标本简便，假阳性和假阴性率较低，故为患儿早期确诊、避免神经精神发育严重缺陷、减轻家庭和社会负担的重要防治措施。

2. 血清T_4、T_3、TSH测定（2003、2006、2007、2013、2014）　任何新生儿筛查结果可疑或临床可疑的小儿都应检测血清T_4、TSH浓度，如T_4降低、TSH明显升高即可确诊（2001、2002、2006）。血清T_3浓度可降低或正常。

3. TRH刺激试验　若血清T_4、TSH均低，则疑TRH、TSH分泌不足，应进一步做TRH刺激试验：静注TRH 7μg/kg，正常者在注射20~30分钟内出现TSH峰值，90分钟后回至基础值。若未出现高峰，应考虑垂体病变；若TSH峰值甚高或出现时间延长，则提示下丘脑病变。随着超敏感的第三代增强化学发光法TSH检测技术的应用，一般不需再进行TRH刺激试验。

4. X线检查　患儿骨龄常明显落后于实际年龄。

5. 核素检查　采用静脉注射^{99m}Tc后以单光子发射计算机体层摄影术（SPECT）检测患儿甲状腺发育情况及甲状腺的大小、形状和位置。

（四）诊断与鉴别诊断

根据典型的临床症状和甲状腺功能测定，诊断不甚困难。但在新生儿期不易确诊，应对新生儿进行群体筛查。年长儿应与下列疾病鉴别：

1. 先天性巨结肠　患儿出生后即开始便秘、腹胀，并常有脐疝，但其面容、精神反应及哭声等均正常，钡灌肠可见结肠痉挛段与扩张段。

2. 唐氏综合征　患儿智能及动作发育落后，但有特殊面容：眼距宽、外眼眦上斜、鼻背低、舌伸出口外，皮肤及毛发正常，无黏液性水肿，常伴有其他先天畸形。染色体核型分析可鉴别。

3. 佝偻病　患儿有动作发育迟缓、生长落后等表现。但智能正常，皮肤正常，有佝偻病的体征，血生化和X线片可鉴别。

4. 骨骼发育障碍的疾病　如骨软骨发育不良、黏多糖病等都有生长迟缓症状，骨骼X线片和尿中代谢物检查可资鉴别。

（五）治疗

本病应早期确诊，尽早治疗。一旦诊断确立，应终身服用甲状腺制剂。

常用甲状腺制剂有两种：①L-甲状腺素钠（2003、2013）：每片100μg，或每片50μg，含T_4，半衰期为1周，因T_4浓度每日仅有小量变动，血清浓度较稳定，故每日服1次即可。一般起始剂量：小剂量为每日5~8μg/kg，大剂量为每日10~15μg/kg。替代治疗参考剂量见表4-11-16-1。②干甲状腺片：每片40mg，是从动物甲状腺组织中提取，含T_3、T_4，若长期服用，可使T_3升高，该制剂临床上已基本不用。

表4-11-16-1　甲状腺片治疗甲低的参考剂量

年　龄	μg/d	μg/(kg·d)
0~6个月	25~50	8~10
6~12个月	50~100	5~8
1~5岁	75~100	5~6
6~12岁	100~150	4~5
12岁到成人	100~200	2~3

用药量可根据甲状腺功能及临床表现进行适当调整，应使①TSH浓度正常，血T_4正常或偏高值，以备部分T_4转变成T_3。新生儿甲状腺功能减退症应在开始治疗2~4周内使血清T_4水平上升至正常高限，6~9周内使血清TSH水平降至正常范围。②临床表现：大便次数及性状正常，食欲好转，腹胀消失，心率维持在正常范围，智能及体格发育改善。药物过量可出现烦躁、多汗、消瘦、腹痛、腹泻、发热等。因此，在治疗过程中应注意随访，治疗开始时每2周随访1次；血清TSH和T_4正常后，每3个月1次；服药1~2年后，每6个月1次。在随访过程中根据血清T_4、TSH水平，及时调整剂量，并注意监测智能和体格发育情况。

【巧妙记忆】　先天性甲减——皮肤粗糙。因为甲状腺不发育或者发育不全。临床表现为淡漠、嗜睡、不活动、腹胀、便秘、肠蠕动减低。

【经典习题】

1. 新生儿先天性甲状腺功能减退症的典型实验室检查结果是

A. T_4↓，TSH正常

B. T_4↑，TSH正常

C. T_4↓，TSH↑

D. T_4↑，TSH↓

E. T_4↑，TSH↑

答案： C

考点： 先天性甲状腺功能减退症（甲减）的辅助检查

解析： 先天性甲状腺功能减退症时检测血清T_4、TSH浓度，如T_4降低、TSH明显升高即可确诊。血清T_3浓度可降低或正常。故选C。

2. 造成先天性甲状腺功能减退症的最主要的原因是

A. 碘缺乏

B. 甲状腺不发育或发育不全

C. 甲状腺合成过程中酶的缺乏

D. 促甲状腺激素缺乏

E. 甲状腺或靶器官反应性低下

答案： B

考点： 先天性甲状腺功能减退症

解析： 先天性甲状腺功能低下的主要原因是甲状腺不发育或发育不全，其次为甲状腺素合成途径中酶缺陷，促甲状腺激素缺陷与甲状腺或靶器官反应低下所致者少见。故选B。

3. 患儿，20天。系第一胎第一产，为过期产，出生体重4300g，生后即有腹胀、便秘，常处于睡眠状态，喂养困难，声音嘶哑，末梢循环差，至今仍有黄疸，化验检查血象正常，血培养阴性，血TSH 50mU/L。最可能的诊断是

A. 新生儿败血症

B. 先天性甲状腺功能减退症

C. 巨结肠病

D. 黏多糖病

E. 苯丙酮尿症

答案： B

考点： 先天性甲状腺功能减退症的诊断

解析： 新生儿先天性甲状腺功能减退症常为过期产儿，表现为腹部膨隆、伴有脐疝。智力发育低下、反应迟钝、运动发育障碍、生理性黄疸期延长等表现。题干中患儿的表现符合甲减。另外患儿血TSH 50mU/L，促甲状腺激素明显升高，证实先天性甲状腺功能减低症的诊断。故选B。

第十二章 传染病与性传播疾病

第一节 传染病总论

一、感染过程（★★★）

1. 病原体被清除 病原体进入人体后，被机体皮肤、黏膜阻挡，或进入体内被胃酸清除，或通过其他非特异性免疫机制如溶菌酶及单核巨噬细胞吞噬等被清除，也可受到机体内已经存在的抗体的中和而被清除。此过程不引起任何病理生理反应。

2. 隐性感染（2001、2011） 又称亚临床感染，是指病原体侵入人体后，仅诱导机体产生特异性免疫应答，而不引起或只引起轻微的组织损伤，无任何临床症状、体征及生化改变，只能通过免疫学检查才能发现，是最常见的表现。隐性感染过程结束以后，大多数人获得不同程度的特异性免疫，病原体被清除。

3. 显性感染 又称临床感染，是指病原体侵入人体后，不但诱导机体发生免疫应答，而且通过病原体本身的作用或机体的变态反应，导致组织损伤，引起病理改变和临床表现。显性感染过程结束后，病原体被清除，感染者可获得较为稳固的免疫力。

4. 病原携带状态（2008） 病原体在机体内与机体的免疫功能呈平衡状态，即病原体未能引起明显的组织损伤和生化异常，但机体免疫功能也不能将病原体自体内清除。按病原体种类不同而分为带病毒携带、细菌携带、原虫携带等。按其发生和持续时间的长短可分为潜伏期携带者、恢复期携带者或慢性携带者。携带病原体的持续时间短于3个月，称为急性携带者；若长于3个月，则称为慢性携带者。

5. 潜伏性感染（2012） 病原体感染人体后，机体免疫功能可将病原体局限到某些组织或部位，但又不能将病原体清除，病原体长期潜伏在组织中，待机体免疫功能下降时，则可引起显性感染（2016）。潜伏性感染期间，病原体一般不排出体外。

二、感染过程中病原体作用（2013）（★★）

1. 侵袭力 是指病原体侵入机体并在机体内生长、繁殖的能力（2016）。

2. 毒力 毒力包括毒素和其他毒力因子。毒素包括外毒素与内毒素。外毒素通过与靶细胞受体结合，进入细胞内起作用。内毒素通过激活单核巨噬细胞、释放细胞因子起作用。细菌还能分泌抑制其他细菌生长的细菌素。

3. 数量 在同一种传染病中，入侵病原体的数量一般与致病能力成正比。

4. 变异性 病原体可因环境、药物或遗传等因素而发生变异。在人工培养多次传代的环境下，病原体的致病力减弱；宿主之间反复传播可使致病力增强；病原体抗原变异可逃逸机体的特异性免疫作用而继续引起疾病或使疾病慢性化。

三、感染过程中免疫应答作用（★★）

1. 非特异性免疫 是机体对侵入病原体的一种清除机制。不是针对某种特殊病原体或其成分。

（1）天然屏障：外部屏障如皮肤、黏膜及其分泌物等；内部屏障，如血-脑脊液屏障和胎盘屏障等。

（2）吞噬作用：单核巨噬细胞系统具有非特异性吞噬功能，可清除机体内的病原体。

（3）体液因子：包括存在于体液中的补体、溶菌酶、纤连蛋白和各种细胞因子等，能直接或通过免疫调节作用而清除病原体。

2. 特异性免疫（2013） 是指由于对抗原特异性识别而产生的免疫。特异性免疫通常只针对一种病原体。

（1）细胞免疫：致敏T细胞与相应抗原再次相遇时，通过细胞毒性淋巴因子来杀伤病原体及其所寄生的细胞。对细胞内寄生病原体的清除作用，细胞免疫起重要作用。T细胞还具有调节体液免疫的功能。

（2）体液免疫：致敏B细胞受抗原刺激后，即转化为浆细胞，并产生能与相应抗原结合的抗体，即免疫球蛋白。抗体主要作用于细胞外的微生物。感染过程中IgM首先出现，是近期感染的标志。IgG随后出现，并持续较长时期。IgA主要是呼吸道和消化道黏膜上的局部抗体。IgE则主要作用于入侵的原虫和蠕虫。

四、流行的基本条件（2003、2016）（★★★）

1. 传染源 是指病原体已在体内生长、繁殖并能将其排出体外的人和动物。包括患者、隐性感染者、病原携带者和受感染动物。

2. 传播途径 病原体离开传染源到达另一个易感者的途径称为传播途径。

（1）呼吸道途径：从感染者鼻咽部喷出的含有病原体的飞沫，通过空气中的飞沫或气溶胶，进入易感者的呼吸道而感染。

（2）消化道途径：病原体污染食物、水源或食具，易感者于进食时获得感染。

（3）接触途径：易感者与被病原体污染的水或土壤接触时获得感染。

（4）虫媒途径：被病原体感染的吸血节肢动物于叮咬时把病原体传给易感者。

（5）血液、体液途径：病原体存在于携带者或患者的血液或体液中，通过应用血制品、分娩或性交等传播。

（6）母婴途径：母亲妊娠期间，病原体通过胎盘感染胎儿，引起宫内感染，或生产过程中通过产道时以及出生后与母亲密切接触过程中使新生儿受到感染。

3. 人群易感性　对某种传染病缺乏特异性免疫力的人称为易感者。易感性在人群中所占的比例决定着该人群的易感性。

五、影响流行过程因素

1. 自然因素　自然因素包括地理、气象和生态等。传染病的地区性和季节性与自然因素有关。自然因素可直接影响病原体在外环境中的生存能力，通过降低机体的非特异性免疫力而促进流行过程的发展。某些自然生态环境为传染病在野生动物之间的传播创造条件。

2. 社会因素　包括社会制度、经济状况、生活条件和文化水平等，都直接或间接影响着人的健康及免疫状态。

六、基本特征（2012、2015）（★★）

1. 有病原体　每种传染病都是由特异病原体引起。

2. 有传染性　每种传染病都有一定的传染性，每种传染病传染性的大小和强弱不同，传染性通过一定的传播途径而实现。

3. 有流行病学特征

（1）流行性：当某传染病在某地的发病率仍处于常年水平时称为散发性发病；若某传染病的发病率显著高于近年来的一般水平时称为流行；若某传染病的流行范围甚广，超出国界或洲界时称为大流行。传染病病例发病时间的分布高度集中于一个短时间之内者称为暴发流行。

（2）季节性：有些传染病好发于某些特定的季节。

（3）地方性：有些传染病好发于某些特定地区。

4. 有感染后免疫　免疫功能正常的人体经显性或隐性感染某种病原体后，都能产生针对该病原体及其产物（如毒素）的特异性免疫。通过血清中特异性抗体的检测可知其是否具有免疫力。

【巧妙记忆】 传染病感染过程的表现有5种：病原体被清除、隐性感染、显性感染、潜伏性感染和病原携带状态。传染病流行的3个基本条件：传染源、传播途径和人群易感性。传染病的4个基本特征：有病原体、有传染性、有流行病学特征和有感染后免疫。

七、诊断的主要方法（★★）

1. 临床资料　应详细地采集病史，了解起病方式、发病速度、发热类型、皮疹有无以及伴随的表现。应进行仔细全面的体格检查。

2. 流行病学资料　包括患者的发病年龄、性别、职业、居住状况、饮食习惯、输血史、手术外伤史、预防接种史、既往病史、接触史、旅行史、发病季节、发病地区等。

3. 实验室及其他检查资料

（1）一般实验室检查：包括血液、大便、尿常规检查和生化检查。血液常规检查中以白细胞计数和分类的用途最广。尿常规检查有助于钩端螺旋体病和肾综合征出血热的诊断。大便常规检查有助于肠道细菌与原虫感染的诊断。血液生化检查有助于病毒性肝炎、肾综合征出血热等的诊断。

（2）病原学检查（2011、2015）

1）直接检查：病原体通过显微镜或肉眼检出病原体而明确诊断。

2）分离培养：病原体细菌、螺旋体和真菌通常可用人工培养基分离培养。立克次体需经动物接种或细胞培养，病毒分离一般需用细胞培养。用以分离病原体的检材可采用血液、尿、粪、脑脊液、痰、骨髓和皮疹吸出液等。

3）检测特异性抗原：常用于检测血清或体液中特异性抗原的免疫学检查方法有凝集试验、酶联免疫吸附试验、酶免疫测定、荧光抗体技术、放射免疫测定和流式细胞检测等。

4）检测特异性核酸：可用分子生物学检测方法，必要时可做原位聚合酶链反应和基因芯片技术等。

（3）特异性抗体检测：在急性期及恢复期双份血清检测其抗体由阴性转为阳性或效价升高4倍以上时有重要诊断意义。特异性IgM型抗体的检出有助于现存或近期感染的诊断。

（4）其他检查：包括支气管镜检查、胃镜检查和结肠镜检查等内镜检查，超声检查、磁共振成像、计算机断层扫描和数字减影血管造影等影像学检查，以及活体组织检查等

八、治疗与主要预防方法（★★）

1. 治疗

（1）治疗原则：不仅要促进患者康复，还要控制传染源，防止进一步传播。要坚持综合治疗的原则，即治疗与护理、隔离与消毒并重，一般治疗、对症治疗与病原治疗并重的原则。

（2）治疗方法

1）一般治疗和支持疗法：一般治疗包括隔离、消毒、护理和心理治疗。支持治疗包括根据各种传染病的不同阶段而采取的合理饮食，补充营养，维持患者水、电解质和酸碱平衡，增强患者体质和免疫功能的各项措施。

2）病原治疗：称特异性治疗，对病原体有杀灭或抑制作用的治疗，包括抗细菌、抗病毒、抗真菌和抗寄生虫治疗。

3）对症治疗：针对机体的各种表现，采取相应的各种治疗措施，降低机体消耗、保护重要器官、使损伤降至最低的目的。

4）免疫治疗：提高机体免疫力以及应用免疫抑制剂。

5）康复治疗：某些传染病，如脊髓灰质炎、脑炎和脑膜炎等可引起某些后遗症，需要采取针灸治疗、理疗、高压氧等康复治疗措施，以促进机体恢复。

6）中医治疗：中医的辨证论治对调整患者各系统的功能起着相当重要的作用。

2. 主要预防方法（★★）

（1）管理传染源：根据《中华人民共和国传染病防治法》，将法定传染病分为甲类、乙类和丙类。

甲类包括：鼠疫、霍乱。要求发现后2小时内通过传染病疫情监测信息系统上报（2004、2005、2007、2008）。

乙类包括（2008、2013）：传染性非典型肺炎（严重急性呼吸综合征）、艾滋病、病毒性肝炎、脊髓灰质炎、人感染高致病性禽流感、麻疹、人感染H7N9禽流感、流行性出血热、狂犬病、流行性乙型脑炎、登革热、炭疽、细菌性和阿米巴痢疾、肺结核、伤寒和副伤寒、流行性脑脊髓膜炎、百日咳、白喉、新生儿破伤风、猩红热、布鲁氏菌病、淋病、梅毒、钩端螺旋体病、血吸虫病、疟疾、新型冠状病毒感染、猴痘。要求发现后24小时内上报。传染性非典型肺炎、炭疽中的肺炭疽，必须采取甲类传染病的报告、控制措施（2012）。

丙类包括：流行性感冒（甲型H1N1流感）、流行性腮腺炎、风疹、急性出血性结膜炎、麻风病、流行性和地方性斑疹伤寒、黑热病、棘球蚴病、丝虫病、手足口病、除霍乱、痢疾、伤寒和副伤寒以外的感染性腹泻病。为监测、管理传染病，要求发现后24小时内上报。

（2）切断传播途径：对于各种传染病，尤其是消化道传染病、虫媒传染病和寄生虫病，切断传播途径通常是起主导作用的预防措施。其主要措施包括隔离和消毒。

1）隔离：是指将患者或病原携带者妥善地安排在指定的隔离单位，暂时与人群隔离，积极进行治疗、护理，并对具有传染性的分泌物、排泄物、用具等进行必要的消毒处理，防止病原体向外扩散的医疗措施。隔离的种类包括严密隔离、呼吸道隔离、消化道隔离、血液-体液隔离、接触隔离、昆虫隔离和保护性隔离等。

2）消毒：是切断传播途径的重要措施，指用物理或化学方法消灭停留在不同的传播媒介上的病原体。

（3）保护易感人群：提高特异性和非特异性免疫力，同时要进行健康教育，进行个体防护。

在传染病流行区及流行季节，对当地人群或外来人口，除预防接种外，对某些传染病可服药预防。

【经典习题】

1. 潜伏性感染的临床特征不包括

A. 并不是每种传染病中都存在

B. 常见病原体有单纯疱疹病毒等

C. 其病原体易排出体外

D. 一般不引起显性感染

E. 在人体免疫功能下降时可引起显性感染

答案： C

考点： 潜伏性感染的临床特征

解析： 病原体感染人体后，寄生在机体中某些部位，由于机体免疫功能足以将病原体局限化而不引起显性感染，但又不足以将病原体清除，病原体便可长期潜伏下来，待机体免疫功能下降时，则可引起显性感染。故选C。

2. 传染病的基本特征不包括

A. 感染后免疫

B. 病原体

C. 流行病学特征

D. 传染性

E. 遗传性

答案： E

考点： 传染病的基本特征

解析： 传染病基本特征：病原体、传染性、流行病学特征、感染后免疫。故选E。

3. 下列因素与传染病的病原体变异无关的是
A. 抗病毒药物的使用
B. 宿主的遗传因素
C. 机体免疫力
D. 抗生素的大量应用
E. 病原体数量

答案：E

考点：传染病的病原体变异

解析：病原体变异是指病原体可因环境条件或遗传因素的变化而发生变异。病原体变异对传染病的流行、预防和治疗具有重要意义。A、D 属于环境条件，B、C 主要为遗传因素，而病原体的变异与数量无关。故选 E。

第二节　常见传染病

一、病毒性肝炎

病毒性肝炎是由多种肝炎病毒感染引起的，以肝脏损害为主的一组全身性传染病。按病原学明确分类的有甲型、乙型、丙型、丁型、戊型五型肝炎病毒。

（一）病原学（★★）

1. 甲型肝炎病毒（HAV）　属微/小 RNA 病毒科，嗜肝 RNA 病毒属。HAV 呈球形，直径 27nm，无包膜，由 32 个亚单位结构（称为壳粒）组成 20 面对称体颗粒。电镜下实心颗粒为完整的 HAV，有传染性；空心颗粒为未成熟的不含 RNA 的颗粒，有抗原性，无传染性。HAV 基因组为单股线状 RNA，全基因约含 7478 个核苷酸。HAV 分为 7 个基因型，1 个血清型。灵长类动物，如黑猩猩、狨猴、狒狒、恒河猴等均对 HAV 易感。

2. 乙型肝炎病毒（HBV）　HBV 是嗜肝 DNA 病毒科正嗜肝 DNA 病毒属的一员（2014）。电镜下，HBV 感染者血清中存在三种形式的颗粒：①大球形颗粒，为完整的 HBV 颗粒，又名 Dane 颗粒，是病毒复制的主体；②小球形颗粒；③管形颗粒。后两种颗粒由 HBsAg 组成，为空心包膜，不含核酸，无感染性。HBV 抵抗力很强，对热、低温、干燥、紫外线及一般浓度的消毒剂均能耐受。对 0.2% 苯扎溴铵及 0.5% 过氧乙酸敏感。

HBV 基因组由不完全的环状双链 DNA 组成，负链约 3200bp，有 4 个 ORF，分别是 S 区、C 区、P 区和 X 区。S 区又分为前 S1、前 S2 及 S 三个编码区，分别编码前 S1 蛋白（preS1），前 S2 蛋白（preS2）及 HBsAg。C 区由前 C 基因和 C 基因组成，编码 HBeAg 和 HBcAg。P 区编码具有逆转录酶活性的 DNA 聚合酶、RNA 酶 H 等。X 基因编码 HBxAg。

HBV 抗原抗体系统包括：① HBsAg 与抗-HBs：HBsAg 只有抗原性，无传染性。抗-HBs 是保护性抗体，见于乙型肝炎恢复期、过去感染及乙肝疫苗接种后。②PreS1 与抗 PreS1：PreS1 阳性是 HBV 存在和复制的标志，持续阳性提示感染慢性化。抗 PreS1 是保护性抗体。③PreS2与抗 PreS2：PreS2 可作为判断 HBV 复制的一项指标，抗 PreS2 是保护性抗体，亦可作为乙肝疫苗免疫效果的观察指标。④HBcAg 与抗-HBc：HBcAg 有很强的免疫原性，抗-HBc IgM 阳性提示急性期或慢性肝炎急性发作。抗-HBc IgG 出现较迟，但可保持多年甚至终身。⑤HBeAg 与抗-HBe：HBeAg 持续存在预示趋向慢性。HBeAg 消失而抗-HBe 产生称为血清转换。抗-HBe 阳转后，病毒复制多处于静止状态。

HBV 分子生物学标志包括：①HBV DNA：是病毒复制和传染性的直接标志。②HBV DNA 多聚酶（HBV DNAP）：血清中 HBV DNAP 活力是判断病毒复制、传染性高低的指标之一。

3. 丙型肝炎病毒（HCV）（HCV）呈球形颗粒，直径 30～60nm，外有脂质外壳、囊膜和棘突结构，内有由核心蛋白和核酸组成的核衣壳。黑猩猩对 HCV 易感。HCV 对有机溶剂敏感，煮沸、紫外线等亦可灭活。HCV 基因组为单股正链 RNA，全长约 9.4kb。基因组两侧分别为 5′和 3′非编码区，中间为 ORF，编码区从 5′端依次为核心蛋白区（C），包膜蛋白区（E_1，E_2/NS_1），非结构蛋白区（NS_2，NS_3，NS_4，NS_5）。根据基因序列的差异，将 HCV 分为 6 个不同的基因型，同一基因型可再分为不同亚型。HCV 抗原抗体系统包括 HCVAg 与抗-HCV，血清中 HCVAg 含量低，不易检出；抗-HCV 不是保护性抗体，是 HCV 感染的标志，分为 IgM 型和 IgG 型。在发病后即可检测到抗-HCV IgM，如持续阳性，提示病毒持续复制，易转为慢性。HCV RNA 阳性是病毒感染和复制的直接标志。

4. 丁型肝炎病毒（HDV）　HDV 呈球形，直径 35～37nm，是一种缺陷病毒，外膜为 HBV 表面抗原，内含 HDV 抗原和基因组。HDV 基因组为单股环状闭合负链 RNA，内含 1683 个核苷酸。黑猩猩和美洲土拨鼠为易感动物。HDV 可与 HBV 同时感染人体，但大部分情况下是在 HBV 感染的基础上引起重叠感染。HDVAg 是 HDV 唯一的抗原成分，仅有一个血清型。HDVAg 最早出现，然后分别是抗-HDV IgM 和抗-HDV IgG，抗-HDV 不是保护性抗体。血清或肝组织中 HDV RNA 是诊断 HDV 感染最直接的依据。

5. 戊型肝炎病毒（HEV）　HEV 为二十面对称体圆球形颗粒，无包膜，直径 32～34nm。HEV 基因组为单股正链RNA，全长7.2~7.6kb，含3个ORF，分别编码非结构蛋白、核壳蛋白和部分核壳蛋白，至少分为两个基因型。HEV在碱性环境下较稳定，对高热、氯仿、氯化铯敏感。抗-HEV IgM阳性是近期HEV感染的标志。戊型肝炎患者发病早期，大便和血液中可检测到HEV RNA，但持续时间不长。

6. 其他相关病毒　包括庚型肝炎病毒（HGV/GBV-C）、输血传播病毒（TTV）、Sen病毒等。

（二）流行病学（★★）

1. 甲型肝炎

（1）传染源：急性期患者和隐性感染者（2018）。

（2）传播途径：主要由粪-口途径传播（2008），日常生活接触多为散发性发病。

（3）人群易感性：未受染者及未接种甲肝疫苗者均易感。感染后可获得持久免疫力。

（4）流行特征：世界各地均有发病，主要流行于发展中国家，常呈秋、冬和春季高峰。如水源、食物污染可呈暴发流行。

2. 乙型肝炎

（1）传染源：主要是急、慢性乙型肝炎患者和病毒携带者，慢性患者和病毒携带者作为传染源的意义最大。

（2）传播途径主要有下列几种：①母婴传播。包括宫内感染、围生期传播、分娩后传播。②医源性传播。输入HBsAg阳性血液、使用HBV污染的医疗器械可造成感染，医务人员通过意外针刺和医疗损伤受染。③性接触和密切接触受染。

（3）人群易感性：凡未感染过HBV也未进行乙肝疫苗接种者均易感。

（4）流行特征：呈世界性流行，低度流行区为北美、西欧、澳大利亚，中度流行区为东欧、地中海、日本、俄罗斯，高度流行区为热带非洲、东南亚和中国；男性高于女性；无明显季节性；散发为主；有家庭聚集现象；婴幼儿感染多见。

3. 丙型肝炎

（1）传染源：急、慢性患者和无症状病毒携带者。

（2）传播途径包括：①输血及血制品。曾是最主要的传播途径，随着筛查方法改善，此传播方式已得到明显控制。②经破损的皮肤和黏膜暴露。是目前最主要的传播方式，如静脉注射毒品、使用非一次性注射器和针头等。③性传播。多个性伴侣及同性恋者属高危人群。④母婴传播。

（3）人群易感性：普遍易感。长期血液透析和其他血液暴露者，静脉吸毒、不洁性行为者高危。

（4）流行特征：呈世界分布，但有地区差异。

4. 丁型肝炎

（1）传染源：丁型肝炎患者和HDV携带者。

（2）传播途径：主要为输血和应用血制品，日常接触也有可能，围生期传播少见。

（3）人群易感性：HBsAg阳性者。

5. 戊型肝炎

（1）传染源：患者及隐形携带者。

（2）传播途径：主要为粪-口传播，其中水型传播最重要。

（3）人群易感性：普遍易感。感染后免疫力不持久。

（4）流行特征：主要流行于亚非一些发展中国家，多见于青壮年。暴发流行均由于粪便污染水源所致；隐性感染多见；原有慢性HBV感染者或晚期孕妇感染HEV后病死率高；有春冬季高峰；抗-HEV多在短期内消失。

【巧妙记忆】　HAV、HEV经粪-口途径传播，只引起急性肝炎，不引起慢性肝炎；HBV以母婴传播为主；HCV主要经破损皮肤和黏膜暴露传播；HDV为缺陷病毒；HBsAg阳性者感染，后三者均可引起急性和慢性肝炎。

（三）临床分型及表现（★★★）

潜伏期：甲型肝炎2~6周（平均4周）；乙型肝炎1~6个月（平均3个月）；丙型肝炎2周至6个月（平均40天）；丁型肝炎同乙型；戊型肝炎2~9周（平均6周）。

1. 急性肝炎　包括急性黄疸型肝炎和急性无黄疸型肝炎。

（1）黄疸型肝炎临床经过分为三期

1）黄疸前期：主要为乏力及消化道症状。如食欲减退、呕吐、厌油、腹胀、肝区痛、尿色加深等，肝功能改变主要为ALT升高，本期持续5~7天。

2）黄疸期：自觉症状好转，发热消退，尿黄加深，巩膜和皮肤出现黄疸，1~3周内黄疸达高峰。可有一过性粪色变浅、皮肤瘙痒等梗阻性黄疸表现。肝大，有压痛及叩痛。也可由有脾大。ALT和胆红素升高，尿胆红素阳性，本期持续2~6周。

3）恢复期：症状、体征、化验均逐渐恢复正常。本期持续约1个月。

（2）急性无黄疸性肝炎：除无黄疸外，其他临床表现与黄疸型相似。甲型、戊型引起者黄疸型较多，戊型黄疸更重，持续时间更长，发生淤胆较多；乙型、丙型无黄疸较多。甲型儿童高发，戊型青壮年为主；孕妇罹患戊型时病死率高。

2. 慢性肝炎（2016）　急性肝炎病程超过半年，

或原有乙型、丙型、丁型、戊型肝炎或有 HBsAg 携带史而因同一病原再次出现肝炎症状、体征及肝功能异常者。依据病情轻重可分为轻、中、重三度。①轻度：病情轻，反复出现乏力、头晕、食欲减退、厌油、尿黄、肝区不适、睡眠欠佳、肝稍大有轻触痛，可有轻度脾大，症状、体征可缺如，肝功能指标仅1项或2项轻度异常。②中度：症状、体征、实验室检查居于轻度和重度之间。③重度：有明显或持续的肝炎症状，如乏力、食欲缺乏、腹胀、尿黄、便溏等，伴肝病面容、肝掌、蜘蛛痣、脾大，ALT 和/或 AST 反复或持续升高，白蛋白降低、丙种球蛋白明显升高。

3. 重型肝炎（肝衰竭）

（1）急性肝衰竭（2007、2012、2014）：又称暴发型肝炎，特征是起病急，发病2周内出现极度乏力，并有严重消化道症状和/或腹水；短期内黄疸进行性加深，出血倾向明显，PTA<40%（2016），不同程度肝性脑病；肝脏进行性缩小，甚至脑水肿、脑疝和肝肾综合征。

（2）亚急性肝衰竭：又称亚急性重型肝炎。起病较急，在出现黄疸15天至26周内出现急性肝衰竭表现。

（3）慢加急性肝衰竭：又称慢加急性（亚急性）重型肝炎。在慢性肝病基础上，短期内发生急性肝功能失代偿。

（4）慢性肝衰竭：又称慢性重型肝炎。在肝硬化基础上，肝功能进行性减退和失代偿，出现腹水或其他门脉高压表现、肝性脑病、血清总胆红素升高、白蛋白<30g/L，凝血功能障碍，PTA<40%。

4. 淤胆型肝炎

（1）急性淤胆型病毒性肝炎：表现为较长期（超过3周）的肝内梗阻性黄疸，血清胆红素>170μmol/L，而自觉症状相对较轻。转氨酶轻至中度增高。

（2）慢性淤胆型病毒性肝炎：在慢性肝炎基础上出现明显胆汁淤积，表现为完全梗阻性黄疸。

（3）纤维淤胆型肝炎（FCH）：使用强效免疫抑制剂或全身免疫抑制时，出现进行性加重的黄疸伴肝大；ALP 和 γ-GT 显著升高；但 ALT 和 AST 轻至中度升高，病毒载量显著升高，迅速发生肝功能衰竭伴凝血障碍和肝性脑病。

【巧妙记忆】　病毒性肝炎分为急性病毒性、慢性病毒性肝炎、重型肝炎（肝衰竭）、淤胆型肝炎和肝炎后肝硬化。急性又分为黄疸型和无黄疸型；慢性分为轻、中、重度；肝衰竭分为急性、亚急性、慢加急性和慢性；淤胆型分为急性、慢性和 FCH。

（四）诊断（2018）（★★★）

1. 流行病学资料

（1）甲型肝炎：病前到过甲肝流行区，有进食未煮熟海产品如毛蚶、蛤蜊及饮用污染水。多见于儿童。

（2）乙型肝炎：输血、不洁注射史，与 HBV 感染者接触史，家庭成员有 HBV 感染，婴儿母亲 HBsAg 阳性。

（3）丙型肝炎：有输血及血制品、静脉吸毒、血液透析、多个性伴侣、母亲为 HCV 感染等。

（4）丁型肝炎：同乙型肝炎。

（5）戊型肝炎：基本同甲型肝炎，暴发以水传播为多见，多见于成人。

2. 临床诊断

（1）急性肝炎（2014）：起病较急，常有畏寒、发热、乏力、食欲缺乏、恶心、呕吐等急性感染症状。肝大质偏软，ALT 显著升高。黄疸型肝炎血清胆红素≥17.1μmol/L，尿胆红素阳性。黄疸型肝炎可有三期经过，病程不超过6个月。

（2）慢性肝炎：病程超过半年或发病日期不明确而有慢性肝炎症状、体征、实验室检查改变者。常有乏力、厌油、肝区不适等症状，可有肝病面容、肝掌、蜘蛛痣、胸前毛细血管扩张，肝大质偏硬，脾大等体征。根据病情轻重，实验室指标改变等综合评定轻、中、重三度。

（3）重型肝炎（肝衰竭）：急性黄疸型肝炎病情迅速恶化，2周内出现Ⅱ度以上肝性脑病或其他重型肝炎表现者，为急性肝衰竭；15天~26周出现上述表现者为亚急性肝衰竭；在慢性肝病基础上出现的急性肝功能失代偿为慢加急性（亚急性）肝衰竭。在慢性肝炎或肝硬化基础上出现的重型肝炎为慢性肝衰竭。

（4）淤胆型肝炎：起病类似急性黄疸型肝炎，黄疸持续时间长，症状轻，有肝内梗阻的表现。

（5）肝炎肝硬化：多有慢性肝炎病史。有乏力，腹胀，尿少，肝掌，蜘蛛痣，脾大，腹水，脚肿，胃底、食管下段静脉曲张，白蛋白下降，A/G 倒置等肝功能受损和门脉高压表现。

3. 病原学诊断

（1）甲型肝炎：抗-HAV IgM 阳性；抗-HAV IgG 急性期阴性，恢复期阳性；粪便中检出 HAV 颗粒或抗原或 HAV RNA。

（2）乙型肝炎慢性 HBV 感染可分为：

1）慢性乙型肝炎（2018）：①HBeAg 阳性慢性乙型肝炎。血清 HBsAg、HBV DNA 和 HBeAg 阳性，抗-HBe 阴性，血清 ALT 持续或反复升高，或肝组织学检查有肝炎病变。②HBeAg 阴性慢性乙型肝炎。血清 HBsAg 和 HBV DNA 阳性，HBeAg 持续阴性，抗-HBe 阳性或阴性，血清 ALT 持续或反复异常，或肝组织学检查有肝炎病变。

2）HBV 携带者：①慢性 HBV 携带者。血清 HBsAg 和 HBV DNA 阳性，HBeAg 或抗-HBe 阳性，但 1 年内连续随访 3 次以上，血清 ALT 和 AST 均在正常范围，肝组织学检查无明显异常。②非活动性 HBsAg 携带者。血清 HBsAg 阳性、HBeAg 阴性、抗-HBe 阳性或阴性，HBV DNA 检测不到或低于最低检测限，1 年内连续随访 3 次以上，ALT 均正常，肝组织学检查显示活动指数（HAI）<4 或病变轻微。③隐匿性慢性乙型肝炎。血清 HBsAg 阴性，但血清和/或肝组织中 HBV DNA 阳性，并有慢性乙型肝炎的临床表现，伴有血清抗-HBs、抗-HBe 和/或抗-HBc 阳性，部分患者仅 HBV DNA 阳性。

（3）丙型肝炎：抗-HCV IgM 和/或 IgG 阳性，HCV RNA 阳性可诊断。无任何症状和体征，肝功能和肝组织学正常者为无症状 HCV 携带者。

（4）丁型肝炎：有 HBV 感染，同时血清 HDVAg 或抗-HDV IgM 或高效价抗-HDV IgG 或 HDV RNA 阳性，或肝内 HDVAg 或 HDV RNA 阳性可诊断。不具备临床表现，仅血清 HBsAg 和 HDV 血清标志物阳性时，可诊断为无症状 HDV 携带者。

（5）戊型肝炎：急性肝炎患者抗-HEV IgG 高效价，或由阴性转为阳性，或由低效价到高效价，或由高效价到低效价甚至阴转，或血 HEV RNA 阳性，或粪便 HEV RNA 阳性或检出 HEV 颗粒，均可诊断。抗-HEV IgM 阳性可作为诊断参考，但须排除假阳性。

（五）慢性肝炎和重型肝炎的治疗（★★★）

1. 慢性肝炎

（1）一般治疗：症状明显或病情较重者应卧床休息，轻者以活动后不觉疲乏为度；适当高蛋白、高热量、高维生素饮食，避免饮酒；适当的心理辅导。

（2）药物治疗

1）改善和恢复肝功能：①非特异性护肝药。维生素类，还原型谷胱甘肽，葡醛内酯（肝泰乐）等。②降酶药。五味子类（联苯双酯等），山豆根类（苦参碱等），甘草提取物（甘草酸、甘草苷等）等。③退黄药物。丹参、茵栀黄、门冬氨酸钾镁、低分子右旋糖酐、苯巴比妥、山莨菪碱、皮质激素等。

2）免疫调节：如胸腺肽或胸腺素、转移因子、特异性免疫核糖核酸等。

3）抗肝纤维化：主要有丹参、冬虫夏草、γ 干扰素等。

4）抗病毒治疗（2007、2012）：适应证包括：HBV/HCV 在活动复制中；肝炎处于活动期；肝活检示慢性肝炎或肝功能代偿良好的乙型肝炎肝硬化患者。目前主要抗病毒药物有以下几种：①干扰素（IFN）。可用于慢性乙型肝炎和丙型肝炎。不良反应：类流感综合征，可给予解热镇痛药，不必停药；骨髓抑制，当白细胞计数<3.0×10^9/L，或中性粒细胞<1.5×10^9/L，或血小板<40×10^9/L 时，应停药；神经精神症状，出现抑郁及精神症状应停药；失眠、轻度皮疹、脱发，根据情况可不停药；出现癫痫、肾病综合征、间质性肺炎和心律失常等，应停药观察；诱发自身免疫病，应停药。②核苷（酸）类似物（2017）。仅用于慢性乙型肝炎的抗病毒治疗，可分为两类，即核苷类似物（拉米夫定、恩替卡韦）（2018）和核苷酸类似物（阿德福韦、特诺福韦）。③直接抗病毒药物。常用于丙型肝炎。

2. 重型肝炎

（1）一般和支持疗法：卧床休息，调节饮食。营养支持治疗。注意补液和出入量平衡。

（2）促进肝细胞再生：包括胰高血糖素-胰岛素（G-I）疗法、肝细胞生长因子（HGF）和前列腺素 E_1（PGE_1）。

（3）并发症的防治

1）肝性脑病：低蛋白饮食；保持大便通畅，口服乳果糖、诺氟沙星等抑制肠道细菌，采用乳果糖或弱酸溶液保留灌肠；合理应用抗生素，应用微生态制剂调节肠道微环境，静脉用乙酰谷酰胺、谷氨酸钠、精氨酸、门冬氨酸钾镁降血氨；左旋多巴纠正假性神经递质，维持支链/芳香氨基酸平衡；脑水肿可用 20%甘露醇和呋塞米，积极消除诱因。

2）上消化道出血：预防出血可用组胺 H_2受体拮抗剂，有消化道溃疡者可用奥美拉唑；补充维生素 K、维生素 C；输注凝血酶原复合物、新鲜血液或血浆、浓缩血小板、纤维蛋白原等；降低门静脉压力，如普萘洛尔等。出血时可口服凝血酶或去甲肾上腺素或云南白药，应用垂体后叶素、生长抑素等。必要时内镜下直接止血或手术治疗。

3）继发感染：加强护理，严格消毒隔离。及早应用抗菌药物。胆系及腹膜感染可选用头孢菌素类，或喹诺酮类；腹膜感染可试用腹腔内注射抗生素；肺部感染可选用去甲万古霉素；厌氧菌可用甲硝唑；严重感染可选用强效广谱抗生素如头孢他啶、亚胺培南等，或联合用药；真菌感染时可选用氟康唑。

4）肝肾综合征：避免应用肾损药物，避免引起血容量降低的各种因素。可应用前列腺素 E 或多巴胺静滴并配合使用利尿药。难治性腹水应尽早争取肝脏移植。

（4）抗病毒治疗：应尽早治疗。药物选择以核苷类药物为主。

（5）人工肝支持系统适应证：①各种原因引起

的肝衰竭早、中期，PTA 在 20%～40%之间和血小板>50×10^9/L 为宜；晚期肝衰竭患者慎用；未达肝衰竭诊断标准，但有肝衰竭倾向者，也可早期干预。②晚期肝衰竭肝移植术前等待供体、肝移植术后排异反应、移植肝无功能期。

(6) 肝移植：适用于各种原因所致的中晚期肝衰竭，经积极内科和人工肝治疗疗效欠佳；各种类型的终末期肝硬化。

(7) 肝细胞及肝干细胞或干细胞移植：需进一步的临床实践和深入研究。

3. 淤胆型肝炎　早期治疗同急性黄疸型肝炎，黄疸持续不退时，可加用泼尼松 40～60mg/d 口服或静脉滴注地塞米松 10～20mg/d，2 周后如血清胆红素显著下降，则逐步减量。

4. 慢性乙型和丙型肝炎病毒携带者　可照常工作，但应定期检查，随访观察，可进行肝穿刺活检，以便进一步确诊和治疗。

(六) 预防（★★）

1. 控制传染源　急性患者应隔离治疗至病毒消失。慢性患者和携带者可根据病毒复制指标评估传染性大小。符合抗病毒治疗条件的尽可能给予抗病毒治疗。现症感染者不能从事食品加工，饮食服务，托幼保育等工作。对献血员进行严格筛选。

2. 切断传播途径　甲型和戊型肝炎搞好环境卫生和个人卫生，加强粪便、水源管理，做好食品卫生、食具消毒等工作。乙、丙、丁型肝炎加强托幼保育单位及其他服务行业的监督管理；理发、美容、洗浴等用具应按规定进行消毒处理；养成良好的个人卫生习惯；提倡使用一次性注射用具，各种医疗器械及用具实行一用一消毒措施。对带血及体液污染物应严格消毒处理；加强血制品管理；采取主动和被动免疫阻断母婴传播。

3. 保护易感人群

(1) 甲型肝炎：国内使用的甲肝疫苗有甲肝纯化灭活疫苗和减毒活疫苗两种类型。接种对象为抗-HAV IgG 阴性者。对近期有与甲型肝炎患者密切接触的易感者，可用人丙种球蛋白进行被动免疫预防注射。

(2) 乙型肝炎

1) 乙型肝炎疫苗：是我国预防和控制乙型肝炎流行的最关键措施。易感者均可接种。采用 0、1、6 个月的接种程序，每次注射 10～20μg（基因工程疫苗）。HBV 慢性感染母亲的新生儿出生后立即注射 HBIG 100～200IU，3 天后接种乙肝疫苗 10μg，出生后 1 个月重复注射一次，6 个月时再注射乙肝疫苗（2007）。

2) HBIG：属于被动免疫，主要用于 HBV 感染母亲的新生儿及暴露于 HBV 的易感者。

(3) 丙、丁、戊型肝炎尚缺乏特异性免疫预防措施。

二、肾综合征出血热（流行性出血热）

又称流行性出血热，是由汉坦病毒感染人引起的，以鼠类为主要传染源的一种自然疫源性疾病。

(一) 病原学（★★）

汉坦病毒属于布尼亚病毒科，为负性单链 RNA 病毒，呈圆形或卵圆形，直径 78～210nm，有双层包膜，外膜上有纤突。其基因 RNA 可分为大、中、小三个片段，即 L、M 和 S，其中 S 基因编码核衣壳蛋白，M 基因编码膜蛋白，可分为 G_1 和 G_2，L 基因编码聚合酶。汉坦病毒的核蛋白有较强的免疫原性和稳定的抗原决定簇，宿主感染后核蛋白抗体出现最早，有助于早期诊断。膜蛋白中含中和抗原和血凝抗原，能诱导宿主产生具有保护作用的中和抗体。汉坦病毒至少有 20 个以上血清型。我国主要流行Ⅰ型和Ⅱ型。汉坦病毒不耐热、不耐酸，对乙醚、氯仿、紫外线、乙醇和碘酒等均敏感。

(二) 流行病学（2017）（★★）

1. 传染源　在我国，主要宿主动物是啮齿类，以黑线姬鼠、褐家鼠为主要宿主动物和传染源。林区则以大林姬鼠为主。患者不是主要传染源。

2. 传播途径

(1) 呼吸道传播：鼠类携带病毒的排泄物，如尿、粪、唾液等污染尘埃后形成气溶胶能通过呼吸道感染人体。

(2) 消化道传播：进食被鼠类携带病毒的排泄物所污染的食物可经口腔或胃肠道黏膜感染。

(3) 接触传播：被鼠咬伤或破损伤口接触带病毒的鼠类排泄物或血液后可感染。

(4) 垂直传播：孕妇感染后病毒可经胎盘感染胎儿。

(5) 虫媒传播：传播作用有待证实。

3. 易感性　人普遍易感。

4. 流行特征

(1) 地区性：主要分布在亚洲，其次为欧洲和非洲，美洲病例较少，我国疫情最重。

(2) 季节性和周期性：姬鼠传播者以 11～1 月份为高峰，5～7 月份为小高峰。家鼠传播者以 3～5 月份为高峰。林区姬鼠传播者以夏季为流行高峰。以姬鼠为主要传染源的疫区，一般相隔数年有一次较大流行。

(3) 人群分布：以男性青壮年农民和工人发病

较高。

（三）临床表现（★★★）

潜伏期一般为4~60天，平均7~21天。典型病例有如下五期经过，非典型和轻型病例可出现越期现象，而重症患者可有二期或三期重合。

1. 发热期　主要表现为发热、全身中毒症状（2013），毛细血管损伤（2002、2011、2015）和肾损害亦同时出现。

（1）发热及中毒症状：起病急，发热常在39~40℃之间，稽留热和弛张热多见。热程多数为3~7天。伴全身疼痛，尤以头痛、腰痛和眼眶痛（三痛征）最著。可有食欲减退、恶心、呕吐、腹痛及腹泻等胃肠中毒症状，重型患者可有嗜睡、烦躁、谵妄或抽搐等神经精神症状。

（2）血管病变：有充血、出血和渗出性水肿。皮肤黏膜充血多在面、颈及上胸部而呈"酒醉貌"。皮肤出血多见于腋下及胸背部，常呈搔抓样、条索点状瘀点。黏膜出血常见于软腭，呈针尖样出血点，眼结膜呈片状出血。少数患者有鼻出血、咯血、黑便或血尿。水肿多为皮下水肿、球结膜水肿或腹水、胸腔积液。

（3）肾损害：蛋白尿和镜检可见管型等。

2. 低血压休克期　常见于第4~6病日，多在发热末期或热退同时出现血压下降。轻型可越过此期。血压开始下降时四肢尚温暖。随病情发展出现脸色苍白、四肢厥冷、脉搏细弱或不能触及，尿量减少等。大脑供血不足可出现烦躁、谵妄、神志恍惚。此期持续1~3天，可出现各种并发症。

3. 少尿期　多发生于第5~8病日，一般持续2~5天。

（1）少尿或无尿：一般认为24小时尿量少于400ml为少尿，少于100ml为无尿。有水潴留，严重者出现高血容量综合征、肺水肿、高血压和脉搏洪大、心力衰竭及脑水肿。

（2）尿毒症、酸中毒及电解质紊乱：患者有食欲缺乏、恶心、呕吐、腹胀和腹泻等，因高血钾或低血钠出现乏力及心律失常，低血钙可引起手足搐搦，酸中毒有呼吸加快或深长。

4. 多尿期　多在病程第9~14天，此时新生的肾小管重吸收功能尚未完善，尿素氮等潴留物质导致高渗性利尿，引起多尿。分以下三期。

（1）移行期：每日尿量由400ml增至2000ml，血尿素氮和肌酐等浓度反而升高，症状加重。

（2）多尿早期：每日尿量超过2000ml，氮质血症未见改善，症状仍重。

（3）多尿后期：尿量每日超过3000ml，氮质血症逐步改善，临床症状逐渐好转。此期若水和电解质补充不足或继发感染，可发生继发性休克，亦可发生低血钠、低血钾等症状。

5. 恢复期　临床症状、尿量及化验指标逐渐恢复正常，一般需1~3个月。少数患者可遗留高血压、肾功能障碍、心肌劳损和垂体功能减退等症状。

6. 临床分型　根据发热高低、中毒症状轻重和出血、休克、肾功能损害严重程度分为五型。①轻型：体温39℃以下，中毒症状轻，除出血点外无其他出血现象，肾损害轻，无休克和少尿。②中型：最多见，体温39~40℃，中毒症状较重，并有水肿、出血、休克、少尿和尿蛋白（+++）。③重型：体温>40℃，严重中毒症状、水肿、出血、休克、可有精神症状、腔道出血，少尿持续5天以内或无尿2天以内。④危重型：在重型基础上出现以下情况之一者——难治性休克；有重要脏器出血；少尿超出5天或无尿2天以上，BUN超出42.84mmol/L（120mg/dl）；出现心衰、肺水肿；出现脑水肿、脑出血或脑疝等中枢神经系统并发症；严重继发感染。⑤非典型：发热38℃以下，皮肤黏膜可有散在出血点，尿蛋白（±），血、尿特异性抗原或抗体阳性者。

（四）诊断（2016、2018、2019）（★★★）

1. 流行病学资料　包括发病季节，病前两个月内进入疫区并有与鼠类或其他宿主动物接触史。

2. 临床特征　包括早期三种主要表现和病程的五期经过，前者为发热中毒症状，充血、出血、外渗征和肾损害。患者热退后症状反而加重。典型病例有发热期、低血压休克期、少尿期、多尿期和恢复期。不典型者可越期或前三期之间重叠。

3. 实验室检查　血白细胞总数增加、血小板减少及出现异性淋巴细胞；尿中带膜状物，尿蛋白（+++）~（++++），镜检有管型、红细胞或白细胞。血清、血细胞和尿中检出肾综合征出血热病毒抗原和血清中检出特异性IgM抗体可以明确诊断。特异性IgG抗体需双份血清效价升高4倍以上者才有诊断意义（2003、2006、2007、2008、2012、2013、2015）。RT-PCR检测汉坦病毒的RNA有助于早期和非典型患者的诊断。

（五）各期治疗要点与主要预防措施（★★★）

1. 各期治疗要点　本治疗原则是"三早一就"（早发现、早期休息、早期治疗和就近治疗）及综合治疗。关键治疗室防治休克、肾衰竭和出血。

（1）发热期

1）早期：卧床休息，做好护理和病情监护。

2）抗病毒：成人可用利巴韦林800~1200mg/d加入200~500ml液体中静滴，持续3~5天。

3）减轻外渗：可给予芦丁、维生素C等降低血管通透性，每日输注平衡盐溶液或葡萄糖盐水1000ml左右。

4）改善中毒症状：高热以物理降温为主，忌用强烈发汗退热药，中毒症状重者可给予地塞米松5~10mg静滴。

5）预防DIC：适当给予低分子右旋糖酐或丹参注射液静脉滴。高热、中毒症状和渗出严重者，应定期检查凝血时间，处于高凝状态时可给予小剂量肝素抗凝。

（2）低血压休克期

1）补充血容量（2001、2003、2006、2015）：宜早期、快速和适量，争取4小时内血压稳定。液体应晶体和胶体相结合，以平衡盐为主，切忌单纯输入葡萄糖液。10%低分子右旋糖酐每日输入500ml，提高血容量及胶体渗透压。本期因存在血液浓缩，不宜输全血。

2）纠正酸中毒：主要用5%碳酸氢钠溶液每日5ml/kg，分3~4次，可根据二氧化碳结合力（CO_2-CP）分次补充或每次60~100ml，根据病情每日给予1~4次。

3）血管活性药和肾上腺糖皮质激素的应用：经补液、纠正酸中毒后，血压仍不稳定者可应用血管活性药物调节血管舒缩功能及提高血压，常用多巴胺或山莨菪碱。也可同时用地塞米松10~20mg静脉滴注。

（3）少尿期

1）稳定内环境：保持水、电解质和酸碱平衡。少尿早期需与肾前性少尿相鉴别，若尿比重>1.20，尿钠<40mmol/L，尿BUN与血BUN之比>10：1，应考虑肾前性少尿。可静脉输注液体补充血容量，并观察尿量，如仍少尿则为肾性少尿，应严格控制输入量。每日补液量为前一日尿量和呕吐量再加400~600ml。给予高碳水化合物、高维生素和低蛋白饮食，减轻氮质血症。

2）促进利尿：常用利尿药为呋塞米（速尿），可从小量开始，逐步加大剂量。亦可用血管扩张剂如酚妥拉明10mg或山莨菪碱10~20mg静脉滴注，每日2~3次。少尿初期可用20%甘露醇125ml静脉注射，以减轻肾间质水肿。

3）导泻：常用甘露醇25g，亦可用50%硫酸镁40ml或大黄10~30g煎水，每日2~3次口服。

4）透析：可应用血液透析或腹膜透析。透析疗法的适应证包括少尿持续4天以上或无尿24小时以上，或出现下列情况者：①明显氮质血症，血BUN>28.56mmol/L，有严重尿毒症表现者；②高分解状态，每日BUN升高>7.14mmol/L；③血钾>6mmol/L，ECG有高耸T波的高钾表现；④高血容量综合征。

（4）多尿期：严密监测病情，积极纠正水、电解质和酸碱平衡失调，防治继发感染等并发症。

（5）恢复期：补充营养，出院后应休息1~2个月，定期复查肾功能，血压和垂体功能，如有异常应及时治疗。

（6）并发症治疗

1）消化道出血：如为DIC消耗性低凝血期，宜补充凝血因子和血小板。如为DIC纤溶亢进期，可应用氨基己酸或对羧基苄胺静脉滴注。肝素类物质增高所致出血，则用鱼精蛋白或甲苯胺蓝静脉注射。

2）中枢神经系统并发症：出现抽搐时应用地西泮或戊巴比妥钠静脉注射，脑水肿或颅内出血所致颅内高压应用甘露醇静脉注射。

3）ARDS：大剂量肾上腺皮质激素地塞米松20~30mg，每8小时1次静脉注射，还应限制入量和进行高频通气，或用呼吸机进行人工终末正压呼吸。

4）心衰、肺水肿：控制输液或停止输液，并用强心药毛花苷C、镇静药地西泮及扩张血管和利尿药物，还可进行导泻或透析治疗。

5）自发性肾破裂进行手术缝合。

【巧妙记忆】　发热期——抗病毒、减轻外渗、改善中毒症状和预防DIC。低血压休克期——积极补充血容量、注意纠正酸中毒和改善微循环。少尿期——“稳、促、导、透”，即稳定机体内环境、促进利尿、导泻和透析治疗。多尿期——移行期和多尿早期治疗同少尿期，多尿后期主要是维持水和电解质平衡，防治继发感染。恢复期——继续监测和保护肾功能。

2. 主要预防措施（★★）

（1）管理传染源：应用药物、机械等方法防鼠灭鼠。

（2）切断传播途径：注意个人、饮食及环境卫生。

（3）提高人群特异性免疫力：高危人群注射疫苗。

（4）疫情监测：由于新疫区不断扩大，因此应做好鼠密度、鼠带病毒率、易感人群监测工作。

三、流行性乙型脑炎

流行性乙型脑炎简称乙脑，又称日本脑炎，是由乙型脑炎病毒感染人引起的以脑实质炎症为主要病变的中枢神经系统感染性疾病。

（一）病原学（★★）

乙型脑炎病毒属虫媒病毒乙组的黄病毒科，直径

40~50nm，呈球形，有包膜，其中镶嵌有糖基化蛋白（E蛋白）和非糖基化蛋白（M蛋白），E蛋白是病毒的主要抗原成分。基因组为含10976碱基对的单股正链RNA。对外界抵抗力弱，100℃ 2分钟或56℃ 30分钟即可灭活，但耐低温干燥。对乙醚、酸类消毒剂敏感。

（二）流行病学（★★）

1. 传染源　乙脑是人兽共患的自然疫源性疾病，人与许多动物（如猪、牛、马、羊、鸡、鸭、鹅等）都可成为传染源。人感染后病毒血症短暂，不是本病的主要传染源。动物中猪是本病的主要传染源（2006、2007、2017）。蝙蝠可作为本病的传染源和长期储存宿主。

2. 传播途径　主要通过蚊虫叮咬而传播。库蚊、伊蚊和按蚊的某些种都能传播本病，而三带喙库蚊是主要传播媒介。

3. 人群易感性　人对乙脑病毒普遍易感，多数呈隐性感染，感染后可获得较持久的免疫力。病例主要集中在10岁以下儿童，以2~6岁组发病率最高。近年来由于儿童和青少年广泛接种疫苗，成人和老年人的发病率相对增加。

4. 流行特征

（1）流行地区：主要发生在东南亚和西太平洋地区，我国除东北、青海、新疆及西藏外均有本病流行。

（2）流行季节：热带地区全年均可发生，在亚热带和温带地区有严格的季节性，主要集中在7、8、9三个月。

（三）临床表现（★★★）（2014）

潜伏期一般为10~14天（4~21天）。

1. 临床分期

（1）初期：病程第1~3天。起病急，高热多为39~40℃，伴有头痛、精神倦怠、恶心、呕吐和嗜睡，易误认为上呼吸道感染。

（2）极期：病程第4~10天，上述症状加重外，脑实质受损症状突出。

1）高热：体温常高达40℃，一般持续7~10天。

2）意识障碍：表现为嗜睡、谵妄、昏迷、定向力障碍等。神志不清最早可见于病程第1~2天，通常持续1周左右。

3）惊厥或抽搐：主要由高热、脑实质炎症及脑水肿所致。表现为先出现面部、眼肌、口唇的小抽搐，随后肢体抽搐、强直性痉挛，可发生于单肢、双肢或四肢，重型可有全身强直性抽搐，均伴有意识障碍。可引起发绀、脑缺氧和脑水肿，甚至呼吸暂停。

4）呼吸衰竭：主要为中枢性，多见于重型患者。表现为呼吸节律不规则及幅度不均，脊髓病变导致呼吸肌瘫痪可发生周围性呼吸衰竭。脑疝是引起呼吸衰竭最重要的原因，常见天幕裂孔疝（海马沟回疝），表现为疝侧瞳孔散大，对光反射小时，上睑下垂及眼球外展，对侧肢体瘫痪，迅速出现呼吸衰竭及呼吸停止。枕骨大孔疝（小脑扁桃体疝）的生命体征紊乱出现较早，意识障碍出现较晚，瞳孔可忽大忽小，患者早期可突发呼吸骤停而死亡。高热、抽搐和呼吸衰竭是乙脑极期的严重表现，三者互相影响，呼吸衰竭是最常见的死亡原因。

5）其他神经系统症状和体征：常有浅反射消失或减弱，深反射先亢进后消失，病理征阳性。还可出现脑膜刺激征，婴幼儿多无脑膜刺激征而有前囟隆起。深昏迷者可有大小便失禁或尿潴留。昏迷患者可有肢体强直性瘫痪，伴有肌张力增高。

6）循环衰竭：少见，表现为血压下降、脉搏细速、休克和胃肠道出血。

（3）恢复期：体温逐渐下降，神经系统症状和体征日趋好转，一般于2周左右可完全恢复。重型患者需1~3个月才能逐渐恢复。

（4）后遗症期：如半年后上述症状仍不能恢复，称为后遗症。主要有失语、肢体瘫痪、意识障碍、精神失常、痴呆及癫痫等。

2. 临床分型

（1）轻型：体温在38~39℃，神志清楚，可有轻度嗜睡，无抽搐，头痛及呕吐不严重，脑膜刺激征不明显。约1周可恢复。

（2）普通型：体温在39~40℃之间，有意识障碍如昏睡或浅昏迷，头痛、呕吐、脑膜刺激征明显，偶有抽搐，病理征可阳性。病程7~10天，无后遗症。

（3）重型：体温持续在40℃以上，昏迷，反复或持续抽搐，瞳孔缩小，浅反射消失，深反射先亢进后消失，病理征阳性，常有神经系统定位症状和体征，可有肢体瘫痪和呼吸衰竭。病程多在2周以上，部分患者留有不同程度后遗症。

（4）极重型：体温于1~2天内升至40℃以上，反复或持续性强烈抽搐，伴深度昏迷，迅速出现中枢性呼吸衰竭及脑疝，病死率高，幸存者常留有严重后遗症。

（四）诊断、确诊依据与鉴别诊断（★★★）

1. 诊断、确诊依据（2002、2003、2005、2011、2013、2023）

（1）流行病学资料：严格的季节性（夏秋季），所在地为疫区或近1个月内去过疫区，有蚊叮咬史。

（2）临床特点：起病急，高热、剧烈头痛、呕吐、意识障碍、抽搐、病理反射及脑膜刺激征阳性等，严重者有脑疝、呼吸和循环衰竭。

(3) 实验室检查（2018）：血白细胞轻度增加；脑脊液检查呈无菌性脑膜炎改变；恢复期血清中抗乙脑病毒 IgG 抗体或中和抗体效价比急性期有大于4倍升高者，或急性期乙脑特异性 IgM 抗体阳性，或检测到乙脑病毒抗原、特异性核酸者均可明确诊断（2012、2017）。

2. 鉴别诊断（★★）

(1) 中毒型菌痢（脑型）：起病更急，常于发病1~2天内出现高热、抽搐、昏迷和感染性休克，一般无脑膜刺激征，脑脊液多正常。做肛拭或生理盐水灌肠镜检粪便，可见大量脓、白细胞。

(2) 化脓性脑膜炎：常见于冬春季。多以脑膜炎的表现为主，脑实质病变的表现不突出，脑脊液呈细菌性脑膜炎改变，涂片和培养可找到脑膜炎奈瑟菌。

(3) 结核性脑膜炎：常有结核病史，起病缓，病程长，脑膜刺激征较明显，脑实质病变表现较轻。脑脊液蛋白明显增高，氯化物明显下降，糖降低，其薄膜涂片或培养可检出结核杆菌。

(4) 其他病毒性脑炎：可由单纯疱疹病毒、肠道病毒、腮腺炎病毒等引起，临床表现相似，确诊有赖于血清学检查和病毒分离。

（五）治疗原则与预防（★★）

1. 治疗原则　原则是早期治疗及综合治疗，积极防治高热、抽搐、呼吸衰竭及继发感染是降低病死率的关键。

(1) 一般治疗：应隔离于有防蚊和降温设施的病房。维持水、电解质、酸碱平衡，补充液体及营养。昏迷患者应定时翻身、侧卧、拍背、吸痰，以防止肺部感染和压疮。

(2) 对症治疗

1）高热：物理降温为主，药物降温为辅。物理降温包括冰敷额部、枕部和体表大血管部位，用30%~50%乙醇或温水擦浴，冷盐水灌肠等。药物降温可用50%安乃近滴鼻。亚冬眠疗法适用于持续高热伴反复抽搐者，具有降温、镇静、止痉作用。

2）抽搐：去除病因及镇静解痉。高热所致者降温；因脑水肿所致者可用20%甘露醇脱水治疗（2003、2006、2017）；脑实质病变者可用地西泮等镇静剂。

3）呼吸衰竭包括：①氧疗；②脑水肿所致者脱水治疗；③呼吸道分泌物阻塞者定时吸痰、翻身拍背，中枢性呼吸衰竭可用呼吸兴奋剂，首选洛贝林；必要时气管切开，或使用人工呼吸支持治疗，抗生素防治继发感染；④使用血管扩张剂如东莨菪碱、阿托品、酚妥拉明等，改善脑微循环、减轻脑水肿、解除脑血管痉挛和兴奋呼吸中枢。

4）循环衰竭：补充血容量，应用升压药物、强心剂、利尿药等。

5）肾上腺皮质激素：可根据具体情况在重型患者的抢救中酌情使用。

(3) 恢复期及后遗症治疗：加强支持疗法，积极补充热量，改善营养。防止压疮和继发感染；进行语言、智力、吞咽和肢体的功能锻炼，还可结合理疗、针灸、推拿按摩、高压氧、中药等治疗。

2. 预防（★★）　乙脑的预防应采取以防蚊、灭蚊及预防接种为主的综合措施。

(1) 控制传染源：主要是猪，尤其是幼猪的管理，搞好饲养场所的环境卫生，疫区在流行季节前应用疫苗免疫幼猪。

(2) 切断传播途径：防蚊和灭蚊是预防乙脑病毒传播的重要措施。消灭蚊虫滋生地，流行季节使用蚊帐及驱蚊剂，防止蚊虫叮咬。

(3) 保护易感人群：目前我国使用的是地鼠肾细胞灭活和减毒活疫苗，接种对象为10岁以下儿童及来自非流行区的成人，每年流行前1个月注射，皮下接种2次，间隔7~10天，不能与伤寒三联菌苗同时注射。

四、钩端螺旋体病

钩端螺旋体病简称钩体病，是由多种不同型的致病性钩端螺旋体感染人引起的急性自然疫源性传染病（2013），属于人兽共患疾病。

（一）病原学（★★）

钩端螺旋体长6~20μm，为由12~18个螺旋规则而紧密盘绕的密螺旋体，一端或两端弯曲成钩状。按抗原结构不同，全世界已确定有24群和269个血清型，国内主要菌群是黄疸出血群、波摩那群、犬群、流感伤寒群和七日热群。对干燥、理化因素和一般消毒剂均敏感。

（二）流行病学（★★）

1. 传染源　多种动物可感染带菌，以啮齿动物野鼠类的黑线姬鼠及家畜中的猪最重要（2023）。患者不是主要传染源。

2. 传播途径　主要是接触传播，接触疫水是传播及流行的重要环节（2020）。亦可通过消化道、呼吸道黏膜受染。母婴传播少见。

3. 人群易感性　普遍易感，隐性感染率高，感染后及病后仅获得同型免疫力。

4. 流行特征

(1) 流行地区：遍及全世界，以热带及亚热带地区多见，我国以长江流域及其以南、东南沿海及西南地区严重。

（2）发病季节：多在雨季、夏秋季，6~10月为高峰，青壮年、农民、渔民及下水道工人等高发。

（3）流行类型：有稻田型、雨水型、洪水型（2015）。

（三）临床表现（★★★）（2016、2018）

潜伏期2~20天，分为三期和五型。

1. 早期（感染中毒期） 起病后1~3天，表现为发热及全身毒血症症状。

（1）发热：急起发热，体温39℃左右，多为稽留热，伴寒战、乏力。

（2）疼痛：头痛及全身肌肉酸痛，以腓肠肌最著（2001），局部触痛明显、拒按。

（3）结膜充血：眼结膜充血，无明显畏光、流泪、分泌物及疼痛，持续时间长。

（4）淋巴结肿大：发病次日即可出现，主要为引流上下肢的腹股沟及腋窝处淋巴结肿大，质软有触痛。

（5）其他：可有咽痛、咳嗽、恶心、肝脾大、皮疹等，重型患者可41℃以上高热，伴烦躁、昏迷或抽搐。皮肤、黏膜及脏器出血，呼吸、心率加快，很快发生休克，称暴发性。

2. 中期（脏器损伤期） 起病第3~10天后，分为四型：

（1）单纯型：又称流感伤寒型，无明显脏器损害，表现为发热及毒血症症状，国内此型最多见。

（2）肺出血型：轻者咳嗽及痰中带血，重者弥漫性肺大出血，发热及毒血症均严重，剧烈咳嗽、呼吸困难、发绀、血痰增多、咯血。两肺布满湿啰音，心率加快。伴烦躁、神志恍惚甚至昏迷。本型多见于免疫功能低下人群。

（3）黄疸出血型：又称外耳病，有乏力、食欲缺乏、恶心、厌油及呕吐等肝炎症状，有黄疸，肝、脾肿大及肝功能异常。重型黄疸者有明显出血及肝性脑病，可发展为肝、肾衰竭或死亡。

（4）肾衰竭型：各型均不同程度的肾损害，黄疸出血型肾损害最突出，单纯型少见。

（5）脑膜炎型或脑膜脑炎型（2007）：表现为剧烈头痛、呕吐、颈抵抗及布氏征阳性等，严重者嗜睡、昏迷、抽搐及瘫痪等。

3. 后期 患者病情逐渐恢复而痊愈，少数有如下后发症：

（1）后发热：退热3~4天后再次发热，血中嗜酸性粒细胞可增高，无须治疗，2~3天可自行消退。

（2）眼后发症：多见于波摩纳群感染后，体温正常后1周~1个月出现眼部病变，以葡萄膜炎及虹膜睫状体炎常见。

（3）反应性脑膜炎或闭塞性脑动脉炎：前者可发生在后发热同时，有头痛、呕吐及颈抵抗等，脑脊液正常，预后良好。后者在病后2~6个月后出现反复发作的瘫痪、失语或脑神经损害，或由癫痫发作或智力低下，多见于儿童及青壮年，预后差，易留有后遗症。

【巧妙记忆】 钩端螺旋体的三大症状：寒热、身痛、乏力；三大体征：结膜充血、淋巴结肿大及腓肠肌压痛。

五、伤寒

伤寒是由伤寒沙门菌经消化道入侵而引起的急性传染病。

（一）病原学（★★）

伤寒沙门菌为沙门菌属中的D群，革兰染色阴性，无荚膜，不形成芽胞，有鞭毛，在有胆盐的培养基生长良好，菌体裂解可释放内毒素，本菌有菌体抗原“O”、鞭毛抗原“H”和表面抗原“Vi”。在自然环境中生活力较强，不能耐受干燥和热，对一般消毒剂均敏感。

（二）流行病学（★★）

1. 传染源 伤寒患者和带菌者。

2. 传播途径 经消化道传播（2013），水源污染引起暴发流行，与带菌者和患者密切接触可有散发病例。

3. 人群易感性 普遍易感，病后获得持久免疫力。

4. 流行特征 终年可见，以夏、秋季多，患者多为儿童和青少年。

（三）临床表现（★★★）

潜伏期3~60天（10~14天）。典型临床经过有4期。

1. 初期 病程第1周，发热为首发症状，伴全身不适、食欲减退、轻度咳嗽等。体温阶梯式上升，5~7天可达39~40℃，可伴畏寒，无寒战。

2. 极期 病程第2~3周。

（1）发热：持续在39~40℃，以稽留热多见（2001）。

（2）消化道症状：食欲缺乏更明显，腹胀、便秘或腹泻，右下腹可有压痛。

（3）神经系统症状：表情淡漠呈无欲状，精神恍惚，呆滞，反应迟钝，听力减退，重者谵妄或昏迷。

（4）循环系统症状：相对缓脉（2001）或重脉，小儿可并发心肌炎。

（5）肝、脾大（2001）：侧位肋下可及，柔软有触痛，肝脏肿大可有叩痛，重者有中毒性肝炎。

（6）皮疹：淡红色充血性小丘疹，即玫瑰疹（2007、2008、2015），多见于胸腹部，2~4天消退。

3. 缓解期　病程第3~4周，体温呈弛张热型，逐步下降。食欲好转，腹胀减轻或消失。脾回缩。肠溃疡易并发出血及穿孔（2003、2004、2012）。

4. 恢复期　病程第4~5周，体温恢复正常，精神、体力在其后1个月内逐渐恢复。伤寒热退后1~3周，有出现发热、食欲减退等症状，比初发时轻，病程短，称复发。部分患者在病程第2~3周体温开始下降，但未恢复正常时，体温再度上升，持续1周左右下降，称再燃。

5. 临床类型

（1）轻型：多见于儿童，或者发病初期使用有效抗菌药物，以及曾经接受过伤寒菌苗预防者。全身毒血症状轻，病程短，1~2周可恢复健康。

（2）暴发型：急性起病，毒血症状严重，高热或体温不升，常并发中毒性脑病、心肌炎、肠麻痹、中毒性肝炎或休克等。

（3）迁延型：常见于既往有慢性乙型肝炎、胆道结石或慢性血吸虫病等消化系统基础病者。起病初期的表现与典型伤寒相似，但发热可持续5周以上至数月之久，呈弛张热或间歇热，肝、脾肿大明显。

（4）逍遥型：起病初期症状不明显，患者能照常生活，甚至工作，部分患者直至发生肠出血或肠穿孔才被诊断。

（四）诊断及确诊依据（★★★）

1. 流行病学资料　夏、秋季，不洁饮食史，当地有本病流行，与伤寒患者接触等。

2. 临床表现（2014、2019、2023）　凡发热持续1周以上，伴食欲减退、腹胀、精神不振，体检脾肿大应考虑伤寒。皮肤可有玫瑰疹。

3. 实验室检查（2003、2004、2005、2006、2007、2008、2015、2019）　血白细胞<5×10^9/L，嗜酸性粒细胞减少或消失，肥达反应阳性有助诊断。血或骨髓培养出伤寒沙门菌，或抗体效价“O”≥1∶180，“H”≥1∶160，恢复期抗体效价4倍以上升高者可确诊。

（1）血常规：白细胞多为（3~5）×10^9/L，中性粒细胞减少伴核左移。嗜酸性粒细胞减少或消失。

（2）细菌培养

1）血培养：病程1~2周阳性率高（2014、2016、2020）。

2）尿培养：病程3~4周可阳性。

3）粪便培养：病程3~4周阳性率高

4）骨髓培养：骨髓中有大量吞噬伤寒沙门菌的巨噬细胞，阳性率高（2014），持续时间长。

5）玫瑰疹吸取物培养：可阳性。

（3）肥达反应（2020）：抗体效价“O”≥1∶180，“H”≥1∶160时有诊断价值，尤其是双份血清抗体效价有4倍以上升高者确诊意义更大。“H”可鉴别伤寒和副伤寒。若“O”和“H”效价的增高不平行，“O”效价增高而“H”效价不高，可能为早期感染或者为其他沙门菌交叉感染，“H”效价增高而“O”效价不高，可能是预防接种或者非特异性回忆反应。

（五）病原治疗（★★★）

1. 喹诺酮类　临床常用口服左氧氟沙星每次0.4g，每日1次；环丙沙星每次0.4g，每日1次静脉滴注。疗程10~14天。

2. 氯霉素　成人用量1.5~2g/d，分3~4次口服，热退后药量减半，继续服用10~14天。

3. 头孢菌素类　三代头孢菌素如头孢噻肟、头孢曲松、头孢哌酮、头孢他啶等，成人每日2~4g，小儿100mg/kg，分2次静脉注射，持续10~14天。

4. 复方磺胺甲噁唑（SMZ-TMP）　用于敏感菌株治疗。2片/次，口服，每日2次，疗程14天。

六、细菌性痢疾

细菌性痢疾是痢疾杆菌感染人引起的常见肠道传染病。潜伏期1~2天。

（一）病原学（★★）

痢疾杆菌属肠杆菌科志贺菌属，革兰染色阴性，无鞭毛、荚膜和芽胞，兼性厌氧菌。均居菌体抗原分为A、B、C和D四个群和47个血清型。A群为痢疾志贺菌，B群为福氏志贺菌，C群为鲍氏志贺菌，D群为宋氏志贺菌。我国主要流行B群和D群（2005）。痢疾杆菌能产生内毒素。在粪便中可存活11天，对日光照射、煮沸等抵抗力差，对抗菌药敏感，但易耐药。

（二）流行病学（★★）

1. 传染源　患者和带菌者是唯一传染源（2020）。

2. 传播途径　为粪-口传播。

3. 人群易感性　普遍易感，感染后可获得血清型特异性免疫，各血清型间无交叉免疫。

4. 流行特征　主要集中发生在发展中国家，尤其是医疗条件差且水源不安全的地区。终年散发，有明显的季节性，8~9月达高峰。

（三）临床表现（★★★）

1. 急性细菌性痢疾

（1）普通型（典型）（2003、2017）：起病急，有畏寒、发热，体温可达39℃，伴头痛、乏力、食欲减退，并出现腹痛、腹泻，多先为稀水样便，1~2天后转为黏液脓血便，每日10余次至数十次，便量少，里急后重明显。常伴肠鸣音亢进，左下腹压痛。自然病程为1~2周，多数可自行恢复，少数转为慢性（2014）。

（2）轻型（非典型）：全身毒血症状轻，无发热或低热。表现为急性腹泻，每日10次以内，稀便有黏液无脓血。轻微腹痛及左下腹压痛，里急后重较轻或缺如。大便培养有志贺菌生长则可确诊。几天至1周后可自愈，少数也可转为慢性。

（3）重型：多见于老年、体弱、营养不良患者，急起发热，腹泻每天30次以上，为稀水脓血便，腹痛、里急后重明显。后期严重腹胀及中毒性肠麻痹，常伴呕吐，严重失水可引起外周循环衰竭。部分病例表现为中毒性休克或出现心、肾功能不全。

（4）中毒型：以2~7岁儿童为多见。起病急骤，突起畏寒、高热，全身中毒症状严重，可有嗜睡、昏迷及抽搐，迅速发生循环和呼吸衰竭。临床以严重毒血症状、休克和/或中毒性脑病为主，而肠道症状很轻或缺如。开始时可无腹痛及腹泻症状，但发病24小时内可出现痢疾样大便。按临床表现可分为以下三型：

1）休克型（循环衰竭型）：以感染性休克为主要表现，面色苍白、四肢厥冷、皮肤出现花斑、发绀、心率加快、脉细速甚至不能触及，血压下降，并可出现心、肾功能不全及意识障碍等症状。

2）脑型（脑循环衰竭型或脑病型）：中枢神经系统症状为主要表现。脑血管痉挛引起脑缺血、缺氧，导致脑水肿、颅内压增高，甚至脑疝。可有剧烈头痛、频繁呕吐、烦躁、惊厥、昏迷、瞳孔不等大、对光反射消失等，严重者可出现中枢性呼吸衰竭等临床表现。此型病死率高。

3）混合型：此型兼有上两型的表现，病情最为凶险。

2. 慢性细菌性痢疾

（1）慢性迁延型：最为多见，急性期治疗不当，病情迁延不愈，持续2个月以上者。

（2）急性发作型：急性菌痢症状消失，间隔一段时间在一定诱因下又急性发作。或每年发病1~2次。

（3）慢性隐匿型：急性菌痢症状消失，但粪培养持续阳性，结肠镜检可发现黏膜炎症或溃疡等病变。

【巧妙记忆】 中毒型菌痢特点：儿童为多见。起病急骤，全身中毒症状重而局部肠道症状轻或缺如，表现为休克或脑衰竭，发病24小时内可出现痢疾样大便。

（四）诊断及确诊依据（★★★）（2014、2019）

综合诊断：①1周内与急性菌痢患者有接触史；②发热及痢疾三联征（脓血便、腹痛及里急后重）；③粪便有黏液、黏液血或肉眼看不到黏液，但镜下有较多白细胞（≥15个/HP）和红细胞者可做临床诊断；④粪培养阳性；⑤全身中毒症状重，局部肠道症状轻或缺如，粪检有黏液和较多白细胞应考虑中毒型菌痢，很快出现循环衰竭或脑病表现者可诊断中毒型菌痢。

（五）病原治疗（★★★）

（1）喹诺酮类药物：作为首选药物。环丙沙星每次0.4g，每日2次口服或静脉滴注；氧氟沙星每次0.4g，每日1次口服或静脉滴注。

（2）其他：匹美西林和头孢曲松可应用于任何年龄组，阿奇霉素可用于成人患者。二线用药只有在志贺菌菌株对环丙沙星耐药时才考虑应用。

七、霍乱

霍乱是由产生霍乱毒素的霍乱弧菌感染人引起的急性肠道传染病（2004）。

（一）病原学（★★）

霍乱弧菌为革兰阴性杆菌，无芽胞，菌体一端有很长的鞭毛，借此能运动。暗视野悬滴镜检可见穿梭状运动，粪便直接涂片可见弧菌纵列呈“鱼群”样。菌体表有特殊菌毛，能与霍乱毒素协同表达。增菌培养常用pH 8.4~8.6的1%碱性蛋白胨水。霍乱弧菌对热、干燥、酸及消毒剂均敏感。有耐热的菌体（O）抗原和不耐热的鞭毛（H）抗原，O抗原特异性高是霍乱弧菌分群和分型的基础。

（二）流行病学（★★）

1. 传染源　患者及带菌者是主要传染源。

2. 传播途径　为粪-口传播。可通过水、食物、生活接触和苍蝇等途径传播（2014）。患者及带菌者的粪便或排泄物污染水源或食物后可引起暴发流行。

3. 人群易感性　普遍易感，隐性感染多。病后可获一定免疫力。

4. 流行季节与地区　我国流行季节为夏秋季，以7~10月为多。流行地区主要是沿海一带如广东、广西、浙江、江苏、上海等省市为多。

5. O_{139}霍乱的流行特征　病例无家庭聚集性，发病以成人为主，男性多于女性。主要经水和食物传播，O_{139}是首次发现的新流行株，人群普遍易感。现有霍乱菌苗对O_{139}霍乱无保护作用。

（三）病理生理

1. 水和电解质紊乱　由于剧烈呕吐与腹泻，患者体内水和电解质大量丧失，导致脱水和电解质紊乱（2016）。严重者循环衰竭，进一步引起急性肾衰竭。补液治疗时，在有尿的情况下应及时补钾，否则严重低血钾可导致心律失常；亦能引起肾小管上皮细胞变性，进一步加重肾衰竭。

2. 代谢性酸中毒 主要由于腹泻丢失大量碳酸氢根。此外周围循环衰竭，组织缺氧产生乳酸过多、急性肾衰竭等也是引起酸中毒的原因。

（四）临床表现（★★★）（2020）

潜伏期1~3天（数小时~7天）。典型病例病程可分三期：

1. 泻吐期（2001、2002、2008、2017）

（1）腹泻：是首发症状，特点为无发热，无里急后重感，便后自觉轻快感。起初大便含粪质，后为黄色水样便或"米泔水"样便（2017、2020）。大便量多次频，每日可达数十次。O_{139}血清型霍乱的特征是发热、腹痛常见，可并发菌血症等肠道外感染。

（2）呕吐：多在腹泻后，为喷射状。呕吐物初为胃内食物，后为水样，严重者可呕吐"米泔水"样液体。

2. 脱水期 患者迅速出现脱水、电解质紊乱和代谢性酸中毒，严重者循环衰竭。此期一般为数小时至2~3天。

（1）脱水：不同程度脱水症状，分为轻度、中度和重度。

（2）肌肉痉挛：低钠引起腓肠肌和腹直肌痉挛，表现为痉挛部位的疼痛和肌肉呈强直状态。

（3）低血钾：表现为肌张力减弱，腱反射减弱或消失，鼓肠，甚至心律失常。

（4）尿毒症、酸中毒：表现为呼吸增快，严重者除Kussmaul大呼吸外，可有意识障碍，如嗜睡、感觉迟钝，甚至昏迷。

（5）循环衰竭：表现为严重失水所致的低血容量休克。脑缺氧可致意识障碍，烦躁不安、嗜睡、昏迷等。

3. 恢复期或反应期 腹泻停止，脱水纠正后，症状逐渐消失，体温、脉搏、血压恢复正常。少数患者可有反应性低热，一般持续1~3天后自行消退。

（五）诊断及确诊依据（★★★）

1. 确定诊断（2006、2007、2008、2011、2012、2013、2016、2018、2020） 有下列之一者，可诊断为霍乱：①有腹泻症状，粪便培养霍乱弧菌阳性；②在疫区、流行期间有典型的腹泻和呕吐症状，迅速出现严重脱水、循环衰竭和肌肉痉挛，虽然粪便培养阴性，但双份血清凝集素试验效价4倍或4倍以上者；③疫源检索中发现粪便培养阳性前5天内有腹泻症状者，可诊断为轻型霍乱。

2. 疑似诊断 具有以下之一者：①具有典型症状的首发病例，病原学检查尚未肯定前；②流行期间有明确接触史，并发生泻吐症状，而无其他原因可查者。

（六）补液疗法及病原治疗（★★★）

1. 补液疗法

（1）静脉输液：原则是早期、迅速、足量，先盐后糖，先快后慢，纠酸补钙，见尿补钾（2001、2007、2008）。可用于重度脱水及不能口服的中度脱水及少数轻度脱水患者。

1）液体选择：国内应用541液，即每升溶液中含氯化钠5g，碳酸氢钠4g，氯化钾1g，另加50%葡萄糖20ml。幼儿比例调整为每升液体含氯化钠2.65g，碳酸氢钠3.75g，氯化钾1g，葡萄糖10g。

2）补液量和速度：最初24小时，轻型脱水者3000~4000ml，儿童120~150ml/kg，含钠液量60~80ml/kg；中型脱水者4000~8000ml，儿童150~200ml/kg，含钠液量80~100ml/kg；重型脱水者8000~12000ml，儿童200~250ml/kg，含钠液量100~120ml/kg。最初1~2小时宜快速滴入，中型者每分钟5~10ml，重型者开始按每分钟40~80ml，以后每分钟20~30ml。脱水纠正且有排尿时，注意补钾。

（2）口服补液：不仅适用于轻、中度脱水患者，而且适用于重度脱水患者。WHO推荐口服补液盐（ORS）配方为葡萄糖20g，氯化钠3.5g，碳酸氢钠2.5g，氯化钾1.5g，溶于1000ml可饮用水内。ORS用量在最初6小时，成人每小时750ml，儿童（<20kg）每小时250ml，以后的用量约为腹泻量的1.5倍。

2. 病原治疗 环丙沙星0.4g，每日1次或左氧氟沙星0.4g，每日1次，或多西环素每次100mg，每日2次。

【巧妙记忆】 霍乱治疗以补液疗法为主，轻者口服补液（ORS），重者静脉补液，应早期、迅速、足量，先盐后糖，先快后慢，纠酸补钙，见尿补钾。

八、流行性脑脊髓膜炎

流行性脑脊髓膜炎简称为流脑，是由脑膜炎奈瑟菌感染人引起的急性化脓性脑膜炎（2014）。

（一）病原学及分型（★★）（2018）

脑膜炎奈瑟菌（又称脑膜炎球菌）属奈瑟菌属，革兰染色阴性（2019），呈肾形双球菌。有荚膜，无芽胞，为专性需氧菌，在巧克力或血培养基上生长良好。按照表面特异性多糖抗原的不同分为A、B、C、D、X、Y、Z、29E、W135、H、I、K、L13个亚群，其中A、B、C3个亚群对人的致病性最强。对干燥、湿热、寒冷、阳光、紫外线及一般消毒剂均极敏感。

（二）流行病学（★★）

1. 传染源　病原菌仅存在于人体，带菌者和流脑患者是传染源，隐形感染率高。

2. 传播途径　主要经咳嗽、打喷嚏借飞沫由呼吸道直接传播。密切接触对2岁以下婴幼儿的发病有重要意义。

3. 人群易感性　普遍易感，6个月至2岁的婴幼儿的发生率最高。感染后产生持久免疫力；各群间有交叉免疫，但不持久。

4. 流行特征　遍布全球，在温带地区可出现地方性流行，冬春季节为发病高峰。

（三）临床分型及表现（★★★）

潜伏期1~7天，平均为2~3天，按病情可分为以下各型。

1. 普通型　最常见（2016），有以下各期：

（1）前驱期（上呼吸道感染期）：有低热、鼻塞、咽痛等上呼吸道感染症状，持续1~2天，多数患者无此期表现。

（2）败血症期：急起高热，体温高达40℃以上，寒战伴头痛、全身不适及精神萎靡等全身中毒症状。重要体征是多数患者有皮肤黏膜的瘀点或瘀斑（2001、2006、2007、2008），初呈鲜红色，后为暗红色，严重者瘀斑迅速扩大。本期持续1~2天后进入脑膜炎期。

（3）脑膜脑炎期：除上述表现外，主要是中枢神经系统症状。剧烈头痛、喷射性呕吐、烦躁不安以及颈项强直、克氏征和布氏征阳性等脑膜刺激征，重者谵妄、抽搐及意识障碍。本期经治疗多于2~5天内进入恢复期。

（4）恢复期：经治疗体温逐渐恢复正常，意识及精神状态改善，皮肤瘀点、瘀斑吸收或结痂愈合。神经系统检查均恢复正常。少数患者可出现口周疱疹。患者一般在1~3周内痊愈。

2. 暴发型　起病更急剧，病情变化迅速，病势严重，不及时治疗可于24小时内危及生命，儿童多见，可分为以下三型：

（1）休克型：严重中毒症状，急起寒战、高热，伴头痛、呕吐，瘀点、瘀斑迅速增多融合成片。随后出现面色苍白、唇周与肢端发绀，皮肤发花、四肢厥冷、脉搏细速、呼吸急促。病情急速恶化可致周围循环衰竭症状加重。

（2）脑膜脑炎型：主要表现为脑膜及脑实质损伤，常于1~2天内出现严重的神经系统症状，患者高热、头痛、呕吐（2011），意识障碍加深，迅速出现昏迷。颅内压增高，脑膜刺激征阳性，可有惊厥，锥体束征阳性，严重者可发生脑疝。

（3）混合型：可先后或同时出现休克型和脑膜脑炎型的症状。

3. 轻型　多见于流脑流行后期，病变轻微，有低热，轻微头痛及咽痛等上呼吸道症状，皮肤黏膜可见少数出血点。脑脊液多无明显变化，咽拭子培养可有本病病原菌。

4. 慢性型　罕见，多见于成人，病程可迁延数周甚至数月。常表现为间歇性发冷、发热，每次发热历时12小时后缓解，相隔1~4天再次发作。每次发作后常成批出现皮疹。常伴关节痛、脾大、血白细胞增多，血培养可为阳性。

（四）诊断（★★★）

1. 流行病学资料　本病主要见于儿童，多发生于冬春季；当地有流脑发生或流行。

2. 临床表现　急性起病，高热、头痛、呕吐、皮肤黏膜瘀点，脑膜刺激征阳性等。

3. 实验室检查　外周血白细胞总数增多，一般在（15~40）$\times 10^9$/L，分类以中性粒细胞为主；脑脊液呈化脓性改变，但在病程早期，脑脊液仅有压力增高，外观正常，后期呈混浊，细胞数增多，可大于1000$\times 10^6$/L，分类以多核细胞为主，蛋白明显增高，糖和氯化物减低。皮肤瘀点或脑脊液涂片发现革兰阴性球菌，脑脊液或血培养阳性可确诊。

（五）病原治疗及暴发型流脑的治疗（2018）（★★★）

1. 病原治疗

（1）青霉素G：为治疗本病的首选药物。

（2）三代头孢菌素：头孢噻肟、头孢曲松为常用药。

（3）氯霉素：因其骨髓毒副作用大，不宜长时间使用。

2. 暴发型流脑的治疗

（1）休克型治疗

1）尽早应用抗菌药物：可联合用药，用法同前。

2）迅速纠正休克：①扩充血容量及纠正酸中毒，原则为“先盐后糖、先快后慢”；②血管活性药物，首选山莨菪碱（654-2），每次0.3~0.5mg/kg，每10~15分钟静注1次，面色转红、四肢温暖、血压上升后减少剂量，延长给药时间而逐渐停药。

3）DIC治疗：尽早应用肝素，高凝状态纠正后输入新鲜血液、血浆及应用维生素K。

4）肾上腺皮质激素：毒血症症状明显者可用地塞米松，成人每日10~20mg，儿童0.2~0.5mg/kg，分1~2次静脉滴注。疗程一般不超过3天。

5）保护重要脏器功能：注意脑、心、肝、肾、肺功能，必要时对症治疗。

（2）脑膜脑炎型的治疗：包括应用抗生素；防治脑水肿、脑疝；防治呼吸衰竭。

（3）混合型的治疗：积极抗感染治疗的同时治疗休克和脑水肿。

（六）预防（★★）

1. 管理传染源　早期隔离彻底治疗患者。隔离至症状消失后3天。密切观察接触者，应医学观察7天，并服药预防。磺胺甲噁唑，成人2g/d，儿童50~100mg/(kg·d)，分2次服用，连用3天。

2. 切断传播途径　搞好环境卫生，保持室内通风。流行期间加强卫生宣教，应避免大型集会或集体活动，不要携带婴儿到公共场所，外出应戴口罩。

3. 保护易感人群　儿童及其他易感人群均应注射脑膜炎球菌A群多糖菌苗。

九、疟疾

疟疾是由人类疟原虫感染引起的寄生虫病。

（一）病原学种类（★★）

病原体为疟原虫。可感染人类的疟原虫共有4种，即间日疟原虫、卵形疟原虫、三日疟原虫和恶性疟原虫。

（二）流行病学（★★）

1. 传染源　患者和带疟原虫者。

2. 传播途径　主要由蚊媒传播，血液传播或母婴传播少见。我国最重要的疟疾传播媒介是中华按蚊(2006)。

3. 人群易感性　普遍易感。感染后免疫力不持久，各型疟疾间无交叉免疫性。

4. 流行特征　主要流行于热带和亚热带，其次为温带。我国主要以间日疟流行为主。发病以夏秋季较多。

（三）典型间日疟的临床表现（★★★）（2003、2012）

潜伏期为13~15天，临床发作可分为3个阶段。

1. 发冷期（寒战期）　患者感觉发冷，全身肌肉颤抖，嘴唇及指甲发绀，皮肤苍白并毛发竖立，此期历时约10分钟至1小时，随即进入发热期。

2. 发热期　患者感觉发热，颜面潮红，皮肤发烫，头痛，全身酸痛，常有恶心、呕吐，体温上升至40℃以上，此期历时2~6小时。

3. 出汗期　此时大汗淋漓，体温迅速下降，甚至降至正常水平以下，常感无力，昏昏欲睡，此期历时约2~3小时。间日疟每隔1天发作1次，发作间歇期无任何自觉症状，体温正常。

（四）诊断及确诊依据（★★★）（2016）

主要依据是：患者来自疟疾流行区或曾去过流行区；具有发冷、发热等疟疾症状；脾轻度肿大；确诊需在患者血涂片中找到疟原虫。

（五）治疗与预防（★★★）

1. 抗疟原虫治疗

（1）杀灭红细胞内裂体增殖疟原虫的药物

1）氯喹：用于对氯喹敏感的疟原虫感染治疗。一般成人首次口服磷酸氯喹1g（0.6g基质），6~8小时后再服0.5g（基质0.3g）。第2、第3天再各服磷酸氯喹0.5g。3天总剂量为2.5g。

2）青蒿素及其衍生物：青蒿素片，成人首次口服1.0g，6~8小时后服0.5g，第2、第3天各服0.5g，3天。总剂量为2.5g。或使用青蒿素的衍生物，如双氢青蒿素片、蒿甲醚注射剂、青蒿琥酯等。

3）磷酸咯萘啶：成人第一天每次服0.2g（基质），每日服2次，第2、第3天各0.4g顿服，总剂量为1.2g。

4）哌喹：每片含基质0.3g，磷酸哌喹每片0.25g（基质0.15g），口服首剂基质0.6g，8~12小时后再服0.3g（恶性疟0.6g）。

5）盐酸氨酚喹啉：每片0.25g（基质0.2g），第1天3片，第2、第3天各2片。

6）盐酸甲氟喹：成人顿服750mg即可。

7）其他：如奎宁、卤泛群（盐酸氯氟菲烷）、奎宁麦克斯、本芴醇、柏鲁捷特、阿替夫林（常山素）、阿托伐醌、磷酸萘酚喹等。

（2）杀灭红细胞内疟原虫配子体和迟发型子孢子的药物

1）磷酸伯氨喹（2002、2005、2007、2008、2011、2015、2018）：成人每次口服磷酸伯氨喹13.2mg（7.5mg基质），每日服3次，连服8天。

2）他非诺喹（特芬喹）：成人每天口服300mg，连服7天，预防疟疾复发效果良好。

（3）对脑型疟疾的病原治疗：目前较常应用的杀灭红细胞内裂体增殖疟原虫的药物有青蒿琥酯、氯喹、奎宁、磷酸咯萘啶。

2. 对症及支持治疗　脑型疟常出现脑水肿与昏迷，应及时给予脱水治疗。监测血糖，以及时发现和纠正低血糖。应用低分子右旋糖酐，对改善微血管堵塞有一定帮助。对超高热患者可应用肾上腺皮质激素。用抗疟药加对乙酰氨基酚、布洛芬等解热镇痛药治疗可加快退热速度。加用血管扩张剂己酮可可碱治疗，可提高脑型疟疾患者的疗效。

3. 预防

（1）管理传染源：健全疫情报告，根治疟疾现症患者及带疟原虫者。

（2）切断传播途径：主要是消灭按蚊，防止被按蚊叮咬。

(3) 保护易感人群的措施(★★):目前常用药物预防。对高疟区的健康人群及外来人群可酌情选用。成人常用氯喹,口服0.5g,每周1次。在耐氯喹疟疾流行区,可用甲氟喹0.25g,每周1次。可选用乙胺嘧啶(2001)25mg,或多西环素0.2g,每周1次。孕妇、儿童宜服用氯喹做预防。疟疾疫苗目前尚在研制中。

十、日本血吸虫病

日本血吸虫病(简称血吸虫病)是日本血吸虫寄生于门静脉系统所引起的疾病。

(一) 病原学(★★)

日本血吸虫雌雄异体,寄生在人或其他哺乳类动物的门静脉系统。成虫在血管内产卵,大部分虫卵滞留于宿主肝及肠壁,部分虫卵从肠壁穿破血管,随粪便排出。粪便的虫卵入水后,孵出毛蚴,侵入中间宿主钉螺体内,经过母胞蚴和子胞蚴二代发育繁殖为尾蚴,从螺体逸出入水。当人、畜接触疫水时,尾蚴侵入皮肤或黏膜,随血液循环流经肺而终达肝脏,发育为成虫,逆血流移行至肠系膜下静脉中产卵。人是日本血吸虫终末宿主;钉螺是必需的唯一中间宿主。

(二) 流行病学(★★)

1. 传染源　患者和保虫宿主是传染源。

2. 传播途径　人接触疫水感染,皮肤是血吸虫尾蚴侵入人体的部位。钉螺是日本血吸虫的中间宿主。

3. 易感人群　普遍易感,以男性青壮年农民和渔民感染率最高,夏秋季感染机会最多。感染后有部分免疫力。

(三) 临床表现(★★★)(2018)

1. 急性血吸虫病　常为初次重度感染。主要症状为发热,热型以间歇型、弛张型为多见。多伴有食欲减退,腹部不适,腹痛、腹泻、呕吐等。热退后腹泻次数减少。可有皮炎、荨麻疹、血管神经性水肿、淋巴结肿大、出血性紫癜、支气管哮喘等。多数患者肝大伴压痛,可有轻度脾大。可有咳嗽、气喘等呼吸系统症状。血中嗜酸性粒细胞显著增多。

2. 慢性血吸虫病　病程经过半年以上称慢性血吸虫病。轻度感染者多无症状,有症状者主要表现为血吸虫性肉芽肿肝病和结肠炎。最常见症状为慢性腹泻,脓血黏液便。病程长者可有肠梗阻,贫血,消瘦,体力下降等。体检肝脏质硬、表面不平,有结节,脾脏逐渐增大。

3. 晚期血吸虫病

(1) 巨脾型:最常见(2002)。脾进行性增大,下缘可达盆腔,表面光滑,质坚硬,可有压痛,常伴有脾功能亢进征。肝缩小。可发生上消化道出血和腹水。

(2) 腹水型:是严重肝硬化的重要标志。多数为进行性加剧,下肢高度水肿,呼吸困难,腹壁静脉怒张,脐疝和巨脾。

(3) 结肠肉芽肿型:结肠病变突出,常腹痛、腹泻、便秘,或腹泻与便秘交替出现。左下腹可触及肿块,有压痛。纤维结肠镜下可见黏膜苍白,增厚,充血水肿,溃疡或息肉,肠狭窄。

(4) 侏儒型:极少见。以腺垂体和性腺功能不全最常见。患者除有慢性或晚期血吸虫病的其他表现外,尚有身材矮小,面容苍老,生长发育低于同龄人,性器官与第二性征发育不良。

4. 异位血吸虫病

(1) 肺型血吸虫病:呼吸道症状轻微,表现为轻度咳嗽与胸部隐痛。肺部体征也不明显。肺部有广泛病变时,胸部X线可见肺部有弥漫云雾状、点片状、粟粒样浸润阴影,边缘模糊,中、下肺尤为多。

(2) 脑型血吸虫病:分为急性与慢性两型,以青壮年患者多见。急性酷似脑膜脑炎,出现意识障碍、脑膜刺激征、瘫痪、抽搐、腱反射亢进和锥体束征等。脑脊液嗜酸性粒细胞可增多。慢性型主要症状为癫痫发作,尤以部分性癫痫发作为多见。

(3) 其他:如胃、胆囊、肾、睾丸、子宫、心包、甲状腺、皮肤等也可发生血吸虫病。

【巧妙记忆】　急性血吸虫病——感染较重,以发热为主,伴腹痛、腹泻、皮炎、淋巴结肿大、咳嗽、气喘等,肝、脾轻度增大;慢性血吸虫病——血吸虫性肉芽肿肝病和结肠炎,常见慢性腹泻,肝质硬有结节,脾增大;晚期血吸虫病——可见巨脾、腹水、结肠肉芽肿,垂体和性腺功能不全者生长发育迟缓;异位血吸虫病——常累及肺和脑。

(四) 诊断(2019)及确诊依据(★★★)

主要依据:①在流行区有血吸虫疫水接触史;②具有前述的血吸虫病的临床特征,特别是肝左叶明显增大;③血吸虫皮内试验阳性且血清ELISA或环卵沉淀试验(COPT)阳性。如粪便检出活卵或孵出毛蚴即可确诊。

(五) 病原治疗与预防(★★)

1. 病原治疗　目前治疗血吸虫病的首选药物为吡喹酮。(2007、2016、2018)

(1) 急性血吸虫病:总量按120mg/kg(2002),6天分次服完,其中50%必须在前两天服完,体重超过60kg者仍按60kg计。

(2) 慢性血吸虫病:成人总量按60mg/kg,2天内分4次服完，儿童体重在30kg以内者总量可按70mg/kg计，30kg以上者与成人相同剂量。

（3）晚期血吸虫病：一般情况较好，肝功能代偿尚佳者总量按40～60mg/kg，2天分次服完，每天量分2～3次服。年老、体弱、有其他并发症者可按总量60mg/kg，3天内分次服完。感染严重者可按总量90mg/kg，分6天内服完。

（4）不良反应：少数患者出现心脏期前收缩，偶有室上性心动过速、房颤等，心电图可见短暂的T波改变，ST段压低等。神经肌肉反应以头昏、头痛、乏力较常见。可有轻度腹痛与恶心，偶有食欲减退、呕吐等。少数患者可见胸闷、心悸、黄疸。

2. 预防（★★）

（1）控制传染源：在流行区每年对患者、病畜进行普查普治。

（2）切断传播途径：消灭钉螺是预防本病的关键，改变钉螺滋生环境，采用氯硝柳胺等药物杀灭钉螺。粪便须经无害处理后方可使用。保护水源，改善用水。

（3）保护易感人群：严禁在疫水中游泳、戏水。接触疫水时应穿着防护衣裤和使用防尾蚴剂等。

十一、囊尾蚴病

囊尾蚴病，又称囊虫病，是猪带绦虫幼虫（即囊尾蚴）寄生于人体各组织器官所致的疾病。

（一）病原学（★★）

猪带绦虫卵经口感染后在胃和小肠通过消化液作用后，六钩蚴脱囊孵出，钻入肠壁，随淋巴液或血液散布于全身各处组织和器官，小部分存活者形成囊尾蚴。人既是猪带绦虫的终宿主，又是其中间宿主。

（二）流行病学（★★）

1. 传染源　猪带绦虫病患者是囊尾蚴病的唯一传染源（2007）。

2. 传播途径　吞食猪带绦虫卵经口感染为主要传播途径。感染方式有以下3种：

（1）外源性异体感染：因进食被猪带绦虫卵污染的食物而感染。

（2）外源性自身感染：因猪带绦虫病患者手指污染自身粪便中的虫卵而经口感染。

（3）内源性自身感染：猪带绦虫病患者因呕吐引起胃肠道逆蠕动，使虫卵或妊娠节片反流入胃或十二指肠而感染。

3. 人群易感性　普遍易感，以21～40岁青壮年男性为主。

4. 流行情况　本呈世界性分布，特别是在有吃生猪肉习惯的地区或民族中流行。

（三）临床表现（★★）

潜伏期约为3个月至数年。根据寄生部分不同可分为脑囊尾蚴病、眼囊尾蚴病及皮下组织和肌肉囊尾蚴病。

1. 脑囊尾蚴病　以癫痫发作最为常见可分为以下5型：

（1）癫痫型：最常见，以反复发作各种类型的癫痫为特征（2001、2002、2005、2015）。

（2）颅内压增高型：较常见，以急性起病或进行性加重的颅内压增高为特征，患者有明显头痛、头晕，常伴恶心、呕吐、视盘水肿或继发性视神经萎缩、听力下降，严重者可突发脑疝。

（3）脑膜炎型：以急性或亚急性脑膜刺激征为特点，常伴有发热、头痛以及眩晕、听力减退、耳鸣、共济失调、面神经麻痹等。脑脊液检查呈炎性改变。

（4）痴呆型：脑实质内常有密集的囊尾蚴包囊，临床表现多为进行性加剧的精神异常及痴呆。

（5）脊髓型：较少见，临床表现为截瘫、感觉障碍、大小便潴留等。

2. 眼囊尾蚴病　囊尾蚴常寄生在玻璃体及视网膜下，常为单侧，症状轻者可有视力下降、视野改变、结膜损害、虹膜炎、角膜炎等，重者可致失明，裂隙灯或B超检查可见视网膜下或玻璃体内的囊尾蚴蠕动。虫体死亡引起视网膜炎、脉络膜炎、化脓性全眼炎等。

3. 皮下组织和肌肉囊尾蚴病（2013）　皮下囊尾蚴结节，多呈圆形或卵圆形，质地较硬有弹性，数目多少不一，以头颈和躯干较多。结节与周围组织不粘连，无压痛，无色素沉着及炎症反应。少数可有肌肉酸痛、发胀，和假性肌肥大。

（四）确诊依据（★★★）

对来自本病流行区的人或猪带绦虫患者出现以上囊尾蚴的临床表现者均应怀疑该病，如皮内试验阳性及血清和/或脑脊液免疫学试验阳性并排出可能的交叉反应，即可确诊为本病。皮下或肌肉结节活检确定为囊尾蚴也可确诊。头颅CT或MRI检查有利于脑囊尾蚴病的确诊（2014）。

（五）治疗与预防（★★★）

1. 治疗

（1）病原治疗

1）阿苯达唑：是治疗重型脑囊尾蚴病的首选药物。剂量按每天15～20mg/kg，分2次口服，疗程10天，每隔2～3周重复1个疗程，一般需服2～3个疗程。

2）吡喹酮治疗：皮下-肌肉型总剂量为

120mg/kg，每天量分3次口服，连用3~5天为一疗程。治疗脑型总剂量为200mg/kg，每天量分3次口服，连用10天为一疗程。

（2）对症治疗：对颅内压增高者，可先给予20%甘露醇250ml静脉滴注，加用地塞米松5~10mg，连用3天后再行病原治疗，治疗期间常规使用地塞米松和降颅内压药物。过敏性休克时可用0.1%肾上腺素1mg皮下注射。癫痫发作频繁者可使用地西泮、异戊巴比妥钠及苯妥英钠等。

（3）手术治疗：颅内压过高（超过400mmH_2O）或有脑室通道梗阻时，药物治疗前应行颅脑开窗减压术或脑室分流术。眼囊尾蚴病患者应予手术摘除眼内囊尾蚴。皮下组织和肌肉囊尾蚴病发生部位表浅且数量不多时，也可采用手术摘除。

2. 预防（★★）

（1）控制传染源：在流行区开展普查普治，彻底治疗猪带绦虫病患者，并对感染绦虫病的猪进行驱虫治疗。

（2）切断传播途径：开展健康教育，改变不良卫生习惯，不吃生的或未熟透的猪肉，加强屠宰场的管理及卫生检疫制度，加强粪便的无害化处理、改善生猪的饲养方法。

（3）提高人群免疫力：囊尾蚴病疫苗可以使免疫动物获得很高的保护力，疫苗包括天然蛋白疫苗、重组蛋白疫苗、合成肽疫苗及核酸疫苗。

十二、艾滋病

艾滋病即获得性免疫缺陷综合征（AIDS），是由人类免疫缺陷病毒（HIV）感染人引起的慢性、进行性、致死性传染病（2011）。

（一）病原学（★★）

HIV属于逆转录病毒科，慢病毒属中的人类慢病毒组。HIV直径为90~140nm，呈球形，由包膜和核心组成。类脂包膜中嵌有gp120（外膜糖蛋白）和gp41（跨膜糖蛋白），与HIV感染进入宿主细胞相关。基因组长约9.7kb，有9个基因片段。3个结构基因：*gag*、*env*和*pol*。3个调节基因：*tat*、*rev*和*nef*。3个与病毒成熟和释放有关的基因：*vif*、*vpu*和*vpr*。根据基因差异，分为HIV-1型和HIV-2型。HIV变异很强，以*env*基因变异率最高，根据*env*基因核酸序列差异性，HIV-1分为3个亚型组13个亚型。其中M亚型组包括A、B、C、D、E、F、G、H、I、J和K共11个亚型，N亚型组只有N亚型，O亚型组只有O亚型。HIV-2至少有A、B、C、D、E、F、G 7个亚型，还有不同的流行重组型。HIV对外界抵抗力低。对热敏感，100℃ 20分钟可完全灭活。能被75%乙醇、0.2%次氯酸钠及漂白粉灭活。

（二）流行病学（★★）

1. 传染源　患者和无症状病毒携带者是本病唯一的传染源。

2. 传播途径（2005、2007、2012）

（1）性接触传播：HIV主要存在于血液、精液和阴道分泌物中，性接触传播是主要的传播途径（包括同性、异性和双性性接触）。

（2）经血液和血制品传播：共用针具静脉吸毒，输入被HIV污染的血液或血制品以及介入性医疗操作等均可受感染。

（3）母婴传播：感染HIV的孕妇可经胎盘将病毒传给胎儿，也可经产道及产后血性分泌物、哺乳等传给婴儿。

（4）其他：接受HIV感染者的器官移植、污染的针头刺伤或破损皮肤受污染也可受染。

3. 易感人群　人群普遍易感，高危人群为男性同性恋、静脉药物依赖者、性乱者、血友病、多次接受输血或血制品者。

（三）临床分期及各期主要临床表现（★★★）（2012）

潜伏期平均9年，根据我国有关艾滋病的诊疗标准和指南，将艾滋病分为急性期、无症状期和艾滋病期。

1. 急性期　通常在初次感染HIV的2~4周，多数患者临床症状轻微，持续1~3周后缓解。临床表现以发热最为常见，可伴有全身不适、头痛、恶心、呕吐、腹泻、咽痛、关节痛、皮疹、淋巴结肿大以及神经系统症状，可有轻度白细胞和/或血小板减少或肝功能异常。$CD4^+$T淋巴细胞计数一过性减少，同时CD4/CD8比例倒置。此期血清可检出HIV RNA及P24抗原，HIV抗体常阴性，称窗口期。

2. 无症状期　可从急性期进入此期，或无明显的急性期症状而直接进入此期。临床无任何症状，持续性全身淋巴结肿大综合征归为此期，特点为除腹股沟以外有两个或两个以上部位的淋巴结肿大；淋巴结直径≥1cm，无压痛，无粘连；持续时间3个月以上。血中能检出HIV RNA和HIV抗体。此期一般持续6~8年。

3. 艾滋病期　为感染HIV后的最终阶段。病人$CD4^+$T淋巴细胞计数明显减少（2006、2011），多少于$0.2×10^9$/L，HIV血浆病毒载量明显升高。主要表现有：

（1）HIV相关综合征（ARC）：发热、乏力、全身不适、盗汗、慢性腹泻、体重减轻10%以上、全身淋巴结肿大、肝脾肿大等。

（2）机会性感染：包括肺孢子菌（2004、2013、2016）、巨细胞病毒（CMV）、结核分枝杆菌、非结核分枝杆菌（MAC）、EB病毒、弓形虫、隐球菌及念珠菌等感染。

（3）神经系统症状：头晕、头痛、恶心、呕吐，也可表现为反复发作的癫痫、进行性痴呆及瘫痪等。

（4）因免疫缺陷而继发肿瘤：最常见为卡波西肉瘤（KS）、非霍奇金淋巴瘤等。KS侵犯下肢皮肤和口腔黏膜，可出现紫红色或深蓝色浸润斑或结节，融合成片，表面溃疡并向四周扩散（2020）。

（四）诊断（★★★）

1. 急性期　有流行病学史和临床表现，通过HIV抗体或病毒检查确诊。

2. 无症状期　有流行病学史，HIV抗体阳性；或仅HIV抗体阳性。

3. 艾滋病期　有流行病学史，HIV抗体阳性，加以下各项中的任何一项，或HIV抗体阳性，$CD4^{+}T$淋巴细胞<200/μl。①原因不明的38℃以上持续不规则发热>1个月（2019）；②慢性腹泻>1个月（2019）；③6个月内体重下降10%以上；④反复发作的口腔真菌感染；⑤反复发作的单纯疱疹病毒感染或带状疱疹感染；⑥肺孢子菌肺炎；⑦反复发生的细菌性肺炎；⑧活动性结核或非结核分枝杆菌病；⑨深部真菌感染；⑩中枢神经系统占位性病变；⑪中青年人出现痴呆；⑫活动性巨细胞病毒感染；⑬弓形虫脑病；⑭马尔尼菲篮状菌病；⑮反复发生的败血症；⑯皮肤黏膜或内脏的卡波西肉瘤、淋巴瘤。

（五）抗病毒治疗与预防（★★★）

1. 抗病毒治疗　目前国际有6大类抗逆转录病毒治疗（ART）药物，分为核苷类逆转录酶抑制剂（NRTI）、非核苷类逆转录酶抑制剂（NNRTI）、蛋白酶抑制剂（PI）、整合酶抑制剂、融合抑制剂（FI）及CCR6抑制剂。国内的ARV药物有四类（主要是NRTI、NNRTI、PI和整合酶抑制剂）。

（1）NRTI：选择性抑制HIV逆转录酶，掺入正在延长的DNA链中，抑制HIV复制。常用下列几种。

1）齐多夫定（AZT）：成人每次300mg，2次/天。儿童160mg/m^2体表面积，3次/天。新生儿和婴幼儿2mg/kg，4次/天。

2）去羟肌苷（ddI）：成人体重≥60kg者，每次200mg，2次/天；体重<60kg，每次125mg，可诱发周围神经炎、腹泻、口腔炎或胰腺炎等。

3）拉米夫定（3TC）：成人150mg，2次/天，与AZT合用有协同作用。

4）司坦夫定（d4T）：成人30mg，2次/天。

5）阿巴卡韦（ABC）：300mg/次，2次/天，可引起过敏等不良反应。

6）齐多拉米双夫定：是3TC（150mg）和AZT（300mg）的复合制剂。

（2）NNRTIs：主要作用于HIV逆转录酶某位点使其失去活性。常用药物有奈韦拉平（NVP），依非韦伦（EFV）。与其他抗-HIV药物联合使用。

（3）PI：抑制蛋白酶，阻断HIV复制和成熟过程中必需的蛋白质合成。主要药物有利托那韦（RTV），茚地那韦（IDV）、洛匹那韦/利托那韦（含有洛匹那韦和利托那韦复合制剂）、替拉那韦（ATV）等。

（4）整合酶抑制剂：拉替拉韦每次400mg。成人及青少年初治患者推荐方案为2种NRTI+1种NNRTI或2种NRTI+1种加强型PI（含利托那韦）。

2. 其他　免疫调节药α干扰素、IL-2、中药香菇多糖等也可应用，并应加强全身支持，注意营养，治疗机会性感染及恶性肿瘤。

3. 孕产妇治疗　所有感染HIV的孕妇，不论其$CD4^{+}T$细胞计数多少或临床分期如何，均应接受HAART抗病毒治疗。

4. 预防（★★）

（1）管理传染源：患者及HIV携带者血、排泄物和分泌物进行消毒，AIDS进展期患者注意隔离。

（2）切断传播途径：杜绝不洁注射，严禁吸毒，不共用针头、注射器，如被HIV感染者用过的针头或器械刺伤应在2小时内服用AZT，时间不少于1周。加强血制品管理，加强与HIV及AIDS有关的性知识、性行为教育。切断母婴传播，女性HIV感染者尽量避免妊娠，哺乳期应人工喂养。

（3）保护易感人群：在进行手术及有创性检查前检测HIV抗体。加强对高危人群的HIV感染监测。接触患者的血液、体液时应戴手套、穿隔离衣。

十三、流感

流行性感冒是由流感病毒引起的急性呼吸道传染病。简称流感。一般通过飞沫或接触传播。根据导致流感的病毒不同，可分为甲型流感、乙型流感和丙型流感。甲型流感常引起大流行，病情较重；乙型和丙型流感可引起流行和散发，病情相对较轻。

（一）病原学（★★）

流感病毒属正黏病毒科，为RNA病毒。病毒表面有一层脂质包膜，膜上有糖蛋白突起，由血凝素和神经氨酸酶构成。根据内部抗原核蛋白抗原性不同，可将流感病毒分为甲、乙、丙三型，再根据外部抗原血凝素和神经氨酸酶抗原性的差异，将甲型流感病毒分为不同亚型。抗原变异是流感病毒独特的、最显著的特征。甲型流感病毒极易发生变异，主要是血凝素H和神经氨酸酶N的变异。

（二）临床表现

流感可分为单纯型、胃肠型、肺炎型和中毒型，有明显的流行和暴发。急性起病，可出现畏寒、高热、头痛、头晕、全身酸痛、乏力等中毒症状。鼻咽部症状较轻，可有食欲减退。胃肠型者，可伴有腹痛、腹胀、呕吐和腹泻等消化道症状，儿童多于成人；肺炎型者，表现为肺炎，甚至可出现呼吸衰竭；中毒型者，可有全身毒血症表现，严重者可致休克、弥散性血管内凝血、循环衰竭，甚至死亡。

（三）治疗

1. 隔离　应对疑似和确诊患者进行隔离。

2. 对症治疗　可应用解热镇痛药，缓解鼻黏膜充血药，以及镇咳祛痰药等。

3. 抗病毒治疗　可应用神经氨酸酶抑制剂进行抗病毒治疗，但应在发病48小时内使用。神经氨酸酶抑制剂能抑制流感病毒复制，降低流感病毒致病性，减轻症状，缩短病程，减少并发症。神经氨酸酶抑制剂药物毒性低，较少出现耐药且耐受性好，是目前治疗流感最好的药物。常用药物为奥司他韦、帕拉米韦。

4. 支持治疗和预防并发症。

十四、登革热

（一）概述

登革热是由登革病毒引起，由伊蚊传播的急性传染病。临床特点为突起发热，全身肌肉、骨、关节痛，极度疲乏，可见皮疹、淋巴结肿大及白细胞计数减少。重症登革热是登革热的一种严重类型。起病类似典型登革热，发热2~5天后病情突然加重，可出现多器官大量出血和休克，血液浓缩、血小板减少、白细胞增多，以及肝大。多见于儿童，病死率高。

（二）病原学

登革病毒属于黄病毒科中的黄病毒属。基因组为单股正链RNA，基因组与核心蛋白一起装配成20面对称体的核衣壳。根据抗原性的差异，登革病毒可分为4个血清型。各型之间及与乙型脑炎病毒之间有部分交叉免疫反应。4个血清型的登革病毒均可引起重症登革热，而以2型最常见。

登革病毒不耐热，但耐低温，对酸、洗涤剂、乙醚、紫外线、0.65%甲醛溶液（福尔马林）敏感。

（三）流行病学

1. 传染源　登革热患者和登革病毒隐性感染者是主要传染源。尚未发现慢性患者和病毒携带者。

2. 传播途径　埃及伊蚊和白纹伊蚊是主要传播媒介。在东南亚和我国海南省，以埃及伊蚊为主；在太平洋岛屿和我国广东、广西，以白纹伊蚊为主。在非流行期间，伊蚊可能是病毒的储存宿主。

3. 人群易感性　在新流行区，人群普遍易感，但发病以成人为主。在地方性流行区，发病以儿童为主。感染恢复后对同型病毒有巩固免疫力，对异型病毒有部分免疫力；对其他黄病毒属成员有一定的交叉免疫力。

4. 流行特征

（1）地理分布：登革热主要在北纬25°到南纬25°的热带和亚热带地区流行，尤其是在东南亚、太平洋岛屿和加勒比海地区。在我国，主要发生在海南省、台湾省、广东省、广西壮族自治区等。

（2）季节性：登革热流行与伊蚊孳生有关，主要发生于夏秋雨季。在广东省为5~11月，海南省为3~12月。

（3）周期性：在地方性流行区有隔年发病率升高的趋势，但近年来流行周期常不规则。

（四）临床表现

潜伏期3~14天（平均7天）。典型的登革热病程分为急性发热期、极期和恢复期。重症登革热病死率高。

1. 典型登革热

（1）急性发热期：一般持续2~7天。成人病例通常起病急骤，畏寒、高热，24小时内体温可达40℃，持续5~7天后骤退至正常。部分病例发热3~5天后体温降至正常，1天后再度上升，称为双峰或马鞍热。

1）伴随症状：头痛，眼球后痛，骨、肌肉及关节痛，极度乏力，可有恶心、呕吐、腹痛、腹泻或便秘等。

2）体征：①脉搏，早期加速，后期可有相对缓脉。②早期有颜面潮红，结膜充血及浅表淋巴结肿大。恢复期常因显著衰弱需数周后才能恢复健康。儿童病例起病较慢，体温较低，毒血症状较轻，恢复较快。③病程第3~6天在颜面、四肢出现皮疹。典型皮疹为见于四肢的针尖样出血点及“皮岛”样表现等。可有皮下出血，注射部位瘀点、瘀斑，以及牙龈出血、鼻出血和束臂试验阳性等出血现象。皮疹分布于全身、四肢、躯干或头面部，多有痒感，大部分不脱屑，持续3~4天消退。

（2）极期：通常在疾病的第3~8天。有腹部剧痛、持续呕吐等重症预警指征，往往提示极期的开始。在血浆渗漏发生前，患者常表现为进行性白细胞减少以及血小板计数迅速降低。血浆渗漏发生时，可表现为球结膜水肿、心包积液、胸腔积液和腹水等。

血细胞比容升高的幅度常反映血浆渗漏的严重程度。严重患者可发生休克，出现代谢性酸中毒、多器官功能障碍和弥散性血管内凝血。少数患者没有明显血浆渗漏表现，但仍可有严重出血；还可出现脑炎或脑病表现，以及 ARDS、急性心肌炎、急性肝衰竭、急性肾衰竭等。

（3）恢复期：极期后的 2~3 天，患者病情好转，胃肠道症状减轻。部分患者可见针尖样出血点，下肢多见，皮肤瘙痒。白细胞、血小板计数逐渐恢复。

2. 重症登革热　①有典型登革热临床表现；②多器官较大量出血；③肝大。具备其中 2~3 项，同时血小板在 100×10^9/L 以下，血细胞比容增加 20% 以上者，为重症登革热。同时伴有休克者，为登革休克综合征。

（五）辅助检查

1. 血常规　白细胞总数减少，多数病例早期开始下降，第 4~5 天降至最低点，白细胞分类计数以中性粒细胞下降为主。多数病例有血小板减少，最低可降至 10×10^9/L 以下。

2. 尿常规　可见少量蛋白、红细胞等，可有管型出现。

3. 血生化检查　可有乳酸脱氢酶、心肌酶、尿素氮和肌酐、丙氨酸转氨酶（ALT）和天冬氨酸转氨酶（AST）、总胆红素升高，血清清蛋白降低。部分出现低钾血症等电解质紊乱。凝血功能检查可见纤维蛋白原减少，凝血酶原时间和部分凝血活酶时间延长，重症病例的 FⅡ、FⅤ、FⅦ、FⅨ和 FⅩ减少。

4. 血清学检测　初次感染者，发病后 3~5 天可检出 IgM 抗体；发病 1 周后可检出 IgG 抗体；发病 1 周内，血清中检出高水平特异性 1gG 抗体提示二次感染，也可结合捕获法检测的 IgM/IgG 抗体比值进行综合判断。

5. 病原学检测　急性期可应用登革病毒核酸检测早期诊断，有条件的可行病毒分离。

6. 影像学检查　CT 或胸部 X 线片可发现胸腔积液，部分患者可有间质性肺炎表现。B 超可见肝脾大，重症患者还可见胆囊壁一过性增厚，心包、腹腔和盆腔积液表现。CT 和磁共振可发现脑水肿、颅内出血、皮下组织渗出等。

（六）治疗

目前尚无特效的抗病毒治疗药物，主要采取支持及对症治疗措施。治疗原则是早发现、早治疗、早防蚊隔离。

1. 典型登革热治疗

（1）一般治疗：①急性期卧床休息，进流质或半流质饮食，防蚊隔离至完全退热。②做好监测。重型病例应加强护理。

（2）对症治疗：①物理降温，慎用止痛退热药物，必要时短期使用小剂量肾上腺皮质激素。②口服补液，非必要时不滥用静脉补液。③可给予地西泮、颅痛定等镇静止痛

2. 重症登革热治疗

（1）补液原则：维持良好的组织器官灌注。可给予平衡盐等晶体液，渗出严重者补充白蛋白等胶体液。根据患者血细胞比容、血小板、电解质情况，随时调整补液的种类和数量，在尿量达约 0.5ml/(kg·h）的前提下，尽量减少静脉补液量。

（2）抗休克治疗：尽快行液体复苏治疗，积极纠正酸碱失衡。无法维持血压时，应用血管活性药物；严重出血引起的休克，可输注红细胞或全血等。有条件者可行血流动力学监测并指导治疗。

（3）出血的治疗：严重鼻出血者给予局部止血。胃肠道出血者给予抑酸药。尽量避免插胃管、尿管等侵入性诊断及治疗。严重出血者，应及时输注红细胞；伴血小板显著减少者应输注血小板。

（4）其他治疗：重视其他器官功能状态的监测及治疗；预防并及时治疗各种并发症。

十五、布鲁菌病

布鲁菌病又称波状热，是布鲁菌引起的自然疫源性疾病。临床上以长期发热、多汗、乏力、肌肉和关节疼痛、肝脾大及淋巴结肿大为主要特点。

（一）病原学

布鲁菌是一组革兰阴性短小杆菌，兼性细胞内寄生。没有鞭毛，不形成芽孢或荚膜。布鲁菌含 20 余种蛋白抗原和脂多糖，其中脂多糖在致病中起重要作用。该菌在自然环境中生存力较强，对常用的物理消毒方法和化学消毒剂敏感。

（二）流行病学

1. 传染源　与人类有关的传染源主要是羊、牛及猪。布鲁菌病首先在染菌动物间传播，造成动物带菌或发病，然后波及人类。

2. 传播途径　①经皮肤及黏膜接触传染，如直接接触病畜或其排泄物、阴道分泌物、娩出物；在饲养、挤奶、剪毛、屠宰以及加工皮、毛、肉等过程中，可经受损的皮肤或眼结膜感染；也可间接接触病畜污染的环境及物品而感染。②经消化道传染。③经呼吸道传染。④其他，如苍蝇携带，蜱叮咬也可传播本病。人与人之间罕有传播。

3. 人群易感性　人群普遍易感，病后可获较强免疫力。不同种布鲁菌之间存在交叉免疫，再次感染者很少。疫区居民可因隐性感染而获免疫。

4. 流行特征　该病为全球性疾病。每年发病高峰在春夏之间，与动物产仔季节有关。我国以牛种菌和羊种菌为主要的病原体。

（三）临床表现

潜伏期一般为1~3周，平均2周，也可长至数月甚至1年以上。临床上病程6个月以内为急性感染，超过6个月为慢性感染。

1. 急性感染　多缓慢起病。①发热多为不规则热，部分出现典型波状热。波状热热型特点：发热2~3周后，间歇数天至2周，发热再起，反复多次。②常于夜间或凌晨热退时大汗淋漓。③几乎全部病例有乏力症状。④肌肉和关节痛常较剧烈，为全身肌肉和多发性、游走性大关节疼痛，也可表现为滑膜炎、腱鞘炎、关节周围炎。部分患者脊柱受累，腰椎为主，主要表现为腰痛。⑥可累及泌尿生殖系统，男性表现为睾丸炎及附睾炎，女性可为卵巢炎。睾丸肿痛具特征性，多为单侧。⑦肝、脾、淋巴结肿大常见。尚可有头痛、神经痛、皮疹等。

2. 慢性感染　可由急性期发展而来，也可无急性期病史而直接表现为慢性。

慢性感染的临床表现基本上分为以下两类。①全身性非特异性症状：类似神经症和慢性疲劳综合征；②器质性损害：其中以骨骼-肌肉系统最常见，如大关节损害、肌腱挛缩等。神经、泌尿生殖系统病变可见到。此外，布鲁菌病可以局限在几乎所有的器官，最常局限在骨、关节、中枢神经系统，并出现相应表现。

（四）辅助检查

1. 外周血象　白细胞计数正常或偏低。淋巴细胞相对或绝对增加，可出现少数异型淋巴细胞。红细胞沉降率在急性期加快，慢性期则正常或偏高，持续增高提示有活动性。

2. 病原学检查　取血液、骨髓、组织、脑脊液等做细菌培养，急性期培养阳性率高。

3. 免疫学检查　如平板凝集试验、试管凝集试验、补体结合试验、布鲁菌病抗-人免疫球蛋白试验和酶联免疫吸附试验（灵敏性和特异性均较好）。

4. 其他　根据病情选择X线、CT、MRI、心电图、心肌酶、肝功能、脑脊液及脑电图检查，必要时可做淋巴结活检。

（五）诊断

根据流行病学接触史、临床症状和体征以及实验室检查，一般即可诊断。①流行病学接触史：有传染源密切接触史或疫区生活接触史；②具有该病临床症状和体征并排除其他疑似疾病；③实验室检查：病原分离、试管凝集试验、ELISA等检查阳性。具备①、②项和第③项中的任何一项检查阳性即可确诊为布鲁菌病。慢性感染者和局灶性感染者，获得细菌培养结果最为可靠。

（六）治疗

1. 急性感染

（1）一般和对症治疗

1）一般治疗：休息，补充营养。

2）对症治疗：发热者可采用物理降温，高热持续不退者可用退热药；合并睾丸炎者，可短期加用小剂量糖皮质激素；合并脑膜炎者需给予脱水治疗。

（2）病原治疗：选择能进入细胞内的抗菌药物，早期、联合、规律、适量、全程应用，必要时延长疗程。

1）成人及8岁以上儿童：WHO建议首选多西环素（又称强力霉素）+利福平，或多西环素+链霉素。如不能使用上述药物或效果不佳，可用多西环素+复方新诺明，或利福平+氟喹诺酮类药物。

2）8岁以下儿童：可用利福平+复方新诺明，也可用利福平+氨基糖苷类药物。

3）孕妇：可用利福平+复方新诺明。妊娠12周内，可选用三代头孢菌素类药物+复方新诺明。药物治疗应权衡利弊使用。

4）并发症：有并发者，一般可考虑应用三联或三联以上抗菌药物治疗，可适当延长疗程。

2. 慢性感染　包括病原治疗、脱敏治疗及对症治疗。

【经典习题】

1. 确诊流行性乙型脑炎常检查的抗体是
   A. 特异性IgM抗体
   B. 血凝抑制抗体
   C. 血凝素抗体
   D. 中和抗体
   E. 补体结合抗体

答案：A

考点：流行性乙型脑炎实验室检查

解析：乙脑血象白细胞及中性粒细胞增多；脑脊液检查呈无菌性脑膜炎改变；对其诊断主要依据血清或脑脊液中的抗体检测，病原分离等。发病4~7天就可进行血清学检测，特异性IgM抗体阳性可助确诊。故选A。

2. 伤寒最严重的并发症是
   A. 肠穿孔
   B. 心肌炎
   C. 中毒性肝炎
   D. 肺炎
   E. 肠出血

答案：A

考点： 伤寒并发症

解析： 病程第3~4周，人体对伤寒杆菌的抵抗力逐渐增强，体温出现波动并开始下降，食欲逐渐好转，腹胀逐渐消失，脾肿开始回缩。但本期内有发生肠出血或肠穿孔的危险，需特别提高警惕，其中最严重的是肠穿孔。故选A。

3. 可经肠道感染的传染病是
   A. 丁型肝炎
   B. 钩端螺旋体病
   C. 血吸虫病
   D. 伤寒
   E. 斑疹伤寒

答案： D

考点： 经肠道感染的传染病

解析： 可经肠道感染的传染病有以下几种。①细菌性传染病：霍乱、伤寒、副伤寒、细菌性痢疾、致病性大肠埃希菌感染、金黄色葡萄球菌肠炎、细菌性食物中毒、幽门螺旋杆菌感染等。②病毒性传染病：甲型肝炎、戊型肝炎、脊髓灰质炎、手足口病、病毒性胃肠炎、胃肠感冒等。③其他：阿米巴痢疾、蛔虫病、蛲虫病、线虫病等。故选D。

4. 女，38岁。发热、腹泻2天。每日排便5~8次。查体：T 37.8℃，腹软，左下腹压痛（+）。实验室检查：血WBC 11×10^9/L，中性粒细胞0.72；粪便镜检示WBC 20/HP，RBC 10/HP，潜血（+）。最可能的诊断是
   A. 急性肠炎
   B. 霍乱
   C. 食物中毒
   D. 消化道出血
   E. 急性细菌性痢疾

答案： E

考点： 急性细菌性痢疾的诊断

解析： 细菌性痢疾的诊断标准：有不洁饮食或与菌痢患者接触史，出现腹泻、胀痛、里急后重、发热、脓血便等症状。粪便常规检查白细胞或脓细胞≥15/HP，可见红细胞，并除外其他原因引起的腹泻。根据患者低热、白细胞增多、粪便镜检有脓血，考虑细菌性痢疾的可能性很大。故选E。

5. 7岁儿童。发热、头痛、恶心、呕吐2天，嗜睡1天。查体：T 39.5℃，浅昏迷，瞳孔等大，对光反应良好，颈强（+），克氏征（+），胸、腹部多个出血点。实验室检查：白细胞19×10^9/L，中性粒细胞占85%。最可能的诊断为
   A. 结核性脑膜炎
   B. 流行性脑脊髓膜炎
   C. 流行性乙型脑炎
   D. 肾综合征出血热
   E. 中毒性细菌性痢疾

答案： B

考点： 流行性脑脊髓膜炎诊断

解析： 流行性脑脊髓膜炎主要临床表现为突发高热、剧烈头痛、频繁呕吐、皮肤黏膜瘀点、瘀斑及脑膜刺激征，严重者可出现败血症休克和脑实质损害。血常规检查白细胞增多，多在20×10^9/L左右，中性粒细胞明显增多，结合本病例患儿情况最可能是流行性脑脊髓膜炎。故选B。患儿没有结核接触史，排除A。流行性乙型脑炎无皮肤瘀斑，排除C。肾综合征出血热会发生急性肾衰竭，不选D。中毒型细菌性痢疾不表现为脑膜刺激征（+），不选E。

第三节　性传播疾病

性传播疾病（STD）是指主要通过性接触、类似性行为及间接接触传播的一组传染病。我国2013年修订的《性病防治管理办法》规定的STD主要包括淋病、梅毒、艾滋病、生殖道衣原体感染、尖锐湿疣和生殖器疱疹6种疾病。

一、淋病

（一）病原体及特点（★★）

淋病是由淋病奈瑟菌（简称淋球菌）（2021）引起的以泌尿生殖系统化脓性感染为主要表现的性传播疾病。淋球菌对单层柱状上皮及移行上皮有亲和力，常隐匿于女性泌尿生殖道引起感染。

（二）传播途径（★★）

淋病绝大多数是通过性接触传播（2001），淋病患者是其传染源。间接传播比例很小，主要通过接触含菌衣物、毛巾、床单、浴盆等物品及消毒不彻底的检查器械等传播。新生儿经过患淋病母亲的产道时，眼部被感染可引起新生儿淋球菌性眼炎；妊娠期女性患者感染可累及羊膜腔，导致胎儿感染。

（三）临床表现（★★★）

1. 男性淋病　早期有尿频、尿急、尿痛、尿道口红肿，24小时后病情加重，分泌物变为黄色脓性、量多。有时伴腹股沟淋巴结炎。后尿道受累可出现终末血尿、血精、会阴部轻度坠胀等，夜间常有阴茎痛性勃起。10~14天后症状减轻，1个月后基本消失，但可继续向后尿道或上生殖道扩散，引起后尿道炎、精囊炎、附睾炎等。

2. 女性淋病　淋球菌感染最初引起宫颈管黏膜炎、尿道炎、尿道旁腺炎、前庭大腺炎，成为无并发症淋病。宫颈管黏膜炎表现为阴道脓性分泌物增多、外阴痒，检查宫颈有充血、水肿、触痛；尿道炎表现为尿频、尿急、尿痛、尿道口灼热感，检查尿道口有红肿、触痛；尿道旁腺炎表现为挤压尿道旁腺有脓性分泌物流出；前庭大腺炎表现为腺体开口处红肿、触痛、溢脓，腺管阻塞形成脓肿。淋球菌上行感染盆腔脏器，引起子宫内膜炎、输卵管炎、输卵管积脓、盆

腔腹膜炎，甚至形成输卵管卵巢脓肿。

3. 播散性淋病　是指淋球菌经血液循环引菌血症，临床表现有发热、寒战、全身不适。常在四肢、关节附近出现皮损，表现为瘀斑基础上的脓疱、血疱和坏死。还可发生关节炎、腱鞘炎、心内膜炎、心包炎、肝周炎等。

4. 其他　可引起淋球菌性肛门直肠炎、咽炎、结膜炎等。

（四）诊断（★★）

根据不洁的性接触史、临床表现及实验室检查可作出诊断。

1. 分泌物涂片检查　取宫颈管或尿道口脓性分泌物涂片行革兰染色，见中性粒细胞内有多个革兰阴性双球菌，可作为筛查手段。

2. 淋球菌培养　取分泌物、穿刺液、血液做淋球菌培养，为诊断淋病的"金标准"方法（2015、2016）。

3. 核酸扩增试验。

（五）治疗

遵循及时、足量、规范用药的原则（2022）。

1. 首选第三代头孢菌素（2018）。头孢曲松钠为首选，轻症患者250~1000g单次给药；重症患者应连续每日给药，保证足够的治疗时间以彻底治愈。

2. 20%~40%的淋病合并沙眼衣原体感染，同时应用阿奇霉素1g顿服。

3. 孕期首选头孢曲松钠（2015）250mg单次肌注，加阿奇霉素1g顿服；播散性淋病用头孢曲松钠1g，1次/天，肌内注射或静脉注射，加阿奇霉素1g顿服，症状改善后1~2日，再据药敏试验结果选择口服药物，至少连用7日。禁用喹诺酮类及四环素类药物。

4. 性伴侣应同时治疗。

5. 淋病产妇分娩的新生儿应尽快使用0.5%红霉素眼膏，预防淋球菌性眼炎。同时预防使用头孢曲松钠（25~50mg/kg，单剂不超过125mg）治疗。

（六）预防措施

在淋病高发地区，孕妇应于产前常规筛查淋球菌，最好在妊娠早、中、晚期各做一次分泌物涂片镜检或淋球菌培养，以便及早确诊并得到彻底治疗。

（七）判愈标准

治疗结束后症状和体征全部消失，1周后病原学检测阴性，判为治愈。

二、梅毒

（一）病原体及特点（★★）

梅毒是由梅毒螺旋体（2016、2018）或称苍白密螺旋体（TP）引起的慢性全身性传染病。TP系厌氧微生物，离开人体不易存活，但耐寒力强。TP有旋转、蛇形、伸缩3种运动方式。本病危害极大，可侵犯全身各组织器官或能通过胎盘传播引起流产、早产、死产或胎传梅毒。

（二）传播途径（★★）

梅毒的唯一传染源是梅毒患者，患者的皮损、血液、精液、乳汁和唾液中均有TP存在。

1. 性接触传播　为主要传播途径，占95%。未经治疗的患者在感染后1~2年内具有强传染性。随病期延长，传染性逐渐减弱，病期超过4年基本无传染性。

2. 垂直传播　患梅毒孕妇即使病期超过4年，其螺旋体仍可通过胎盘感染胎儿，引起胎传梅毒（先天梅毒）。新生儿也可在分娩通过软产道时感染。

3. 其他途径　少数患者通过输入有传染性梅毒患者的血液感染。也可经医源性途径、接吻、握手、哺乳或接触污染衣物、用具而感染。

（三）分期（★★）

1. 获得性梅毒（后天梅毒）

（1）早期梅毒：病程在2年以内，传染性强。

（2）晚期梅毒：病程在2年以上。

（3）早期梅毒包括：①一期梅毒；②二期梅毒；③早期潜伏梅毒，病程在2年以内。晚期梅毒包括：①三期梅毒；②晚期潜伏梅毒，病程在2年以上。

2. 胎传梅毒（先天梅毒）　早期胎传梅毒2岁以内发病；晚期胎传梅毒2岁以后发病。

（四）临床表现（★★★）

1. 获得性梅毒

（1）一期梅毒（2020）：主要表现为硬下疳和硬化性淋巴结炎。典型的硬下疳为单个或多个直径1~2cm、圆形或椭圆形无痛性溃疡，边界清楚，基底肉红色，触之有软骨样硬度，表面有浆液性分泌物，内含大量TP，传染性极强。

（2）二期梅毒（2020）：有皮肤黏膜损害、骨关节损害、眼损害、神经损害、多发性硬化性淋巴结炎和内脏梅毒。

（3）三期梅毒：有皮肤黏膜损害（主要为结节性梅毒疹和梅毒性树胶肿）、骨梅毒（最常见为长骨骨膜炎）、眼梅毒、心血管梅毒和神经梅毒等。

2. 先天梅毒　特点为不发生硬下疳，早期病变较获得性梅毒重，骨骼及感觉器官受累多。

（1）早期先天梅毒：主要有皮肤黏膜损害、梅毒性鼻炎（严重者可形成鞍鼻）和骨梅毒。

（2）晚期先天梅毒：多出现在2岁以后，主要有皮肤黏膜梅毒、眼梅毒、骨梅毒和神经梅毒。其标志性损害为哈钦森牙、桑葚齿、胸锁关节增厚、基质性角膜炎和神经性耳聋。哈钦森牙、基质性角膜炎和神经性耳聋合称为哈钦森三联征。

3. 潜伏梅毒　凡有梅毒感染史、无临床症状或临床症状已消失、除梅毒血清学阳性外无任何阳性体征，并且脑脊液检查正常者为潜伏梅毒，其发生与机体免疫力较强或治疗暂时抑制 TP 有关。病程在 2 年以内的为早期潜伏梅毒，病程大于 2 年的为晚期潜伏梅毒。

（五）诊断

根据不洁的性接触史、临床表现及实验室检查可做出诊断。

1. 病原体检查　取皮损处分泌物涂片，用暗视野显微镜或直接荧光抗体检查 TP 确诊，适合于硬下疳或扁平湿疣者。

2. 梅毒血清学检查　分为非特异性试验（包括 RPR、VDRL、USR 等）和特异性试验（包括 TPHA、TPA、FTA-ABS 等）。

（1）非梅毒螺旋体抗原血清试验：是常规筛查梅毒的方法，包括性病研究实验室试验（VDRL）、甲苯胺红不加热血清试验（TRUST）、快速血浆反应素环状卡片试验（RPR）。此类检查主要是检查患者有无抗脂质抗体（反应素）存在，操作简便，滴度可反映疾病进展，用于梅毒的筛选诊断和疗效判断，敏感性高，特异性低。

（2）梅毒螺旋体抗原血清试验：若 VDRL、TRUST 及 RPR 阳性，应做梅毒螺旋体抗原血清试验，确定血清特异性抗体。常用方法有荧光螺旋体抗体吸收试验（FTA-ABS）、梅毒螺旋体血凝试验（TPHA）和梅毒螺旋体颗粒凝集试验（TPPA）。该类抗体长期或终身阳性，故不能用于疗效观察、鉴别复发或再感染。

3. 脑脊液检查　主要用于诊断神经梅毒，包括脑脊液白细胞计数（>5000 个/毫升）、蛋白定量（>500mg/L）和 VDRL。脑脊液 VDRL 阳性是诊断神经梅毒可靠的诊断依据。

4. 若脐血或新生儿血中 RPR 或 TRUST 高于母血 4 倍，可诊断新生儿受染。胎传梅毒新生儿应做腰穿取脑脊液查 RPR 或 VDRL、白细胞计数与蛋白定量。近年来已开展用 PCR 技术检测羊水中螺旋体的表达，用于诊断胎传梅毒。

（六）治疗（2012、2018）（★★）

治疗原则是早期确诊、及时治疗、用药足量、疗程规范。治疗期间应避免性生活，同时性伴侣也应接受检查和治疗。青霉素类为首选药物，头孢曲松钠可作为青霉素过敏者优先选择的替代治疗药物，四环素类和大环内酯类疗效较青霉素差，可作为青霉素敏者的替代治疗药物。

1. 早期梅毒　苄星青霉素或普鲁卡因青霉素。青霉素过敏者，可选择替代治疗药物。四环素类禁用于孕妇。红霉素和阿奇霉素无法通过胎盘，因此新生儿出生后应尽快开始抗 TP 治疗。

2. 晚期或分期不明的梅毒　苄星青霉素或普鲁卡因青霉素。注意事项同早期梅毒。

3. 神经梅毒　首选水剂青霉素 G，或普鲁卡因青霉素加丙磺舒。替代方案可选头孢曲松钠、多西环素、四环素。

4. 胎传梅毒　首选水剂青霉素 G；或普鲁卡因青霉素。青霉素过敏者，可选红霉素治疗，<8 岁儿童禁用四环素。

（七）预防（★★）

所有孕妇均应在首次产前检查时（妊娠前 3 个月内）筛查梅毒，梅毒螺旋体试验阳性孕妇应行非病毒螺旋体试验，以评价疗效。在梅毒高发区或高危孕妇，妊娠晚期和临产前再次筛查。妊娠 20 周后出现死胎者均须筛查病毒。

三、生殖道沙眼衣原体感染

（一）病原体及特点（★★）

病原体为沙眼衣原体（CT），血清型 D~K 与泌尿生殖道感染有关，尤其是 D、E、F 型最常见，主要感染柱状上皮及移行上皮而不向深层侵犯。

（二）传播途径（★★）

主要经性接触传播，间接传播少见。孕妇患病，胎儿或新生儿可通过宫内、产道及出生后感染，经产道感染是最主要的感染途径，垂直传播率为 30%~50%。

（三）临床表现（★★）

1. 男性尿道炎　临床表现与淋病类似，但程度较轻。常见症状为尿道刺痒、刺痛或烧灼感。体检见尿道口轻度红肿，少量浆液性分泌物（2022）。未经治疗的尿道炎经常上行感染引起附睾炎、前列腺炎，还可引起 Reiter 综合征，表现为尿道炎、结膜炎和关节炎三联征。

2. 女性黏液性宫颈炎　半数以上患者无症状或症状轻微。表现为白带增多，体检可见宫颈充血、水肿等。仅 25%的女性患者出现尿道炎，严重者可有输卵管炎和盆腔炎性疾病。

3. 新生儿感染　新生儿经母亲产道分娩时可感染，引起结膜炎或肺炎。

【巧妙记忆】沙眼衣原体感染后，男性有尿道刺痒、刺痛或烧灼感，少量浆液性分泌物；女性表现为白带增多，宫颈充血、水肿。

（四）诊断（★★）

1. 细胞学检查　宫颈管分泌物涂片 Giemsa 染色，显微镜下在上皮细胞内找到包涵体，敏感性及特异性低。

2. 沙眼衣原体培养　是诊断沙眼衣原体感染的“金标准”。

3. 沙眼衣原体抗原检测　包括直接免疫荧光法和酶联免疫吸附试验。

4. 补体结合试验、ELSA 或免疫荧光法检测血清特异性抗体。

5. 核酸扩增试验　敏感性和特异性高，但应防止污染的假阳性。

（五）治疗

应选用对细胞穿透性好的抗生素。原则上早期、足量、规则用药，治疗方案个体化。

1. 推荐方案　阿奇霉素 1.0g，1 次顿服；或多西环素 100mg，每日 2 次，连服 7~10 日。

2. 替代方案　可选药物有米诺环素、四环素、罗红霉素、克拉霉素、左氧氟沙星、司巴沙星。

3. 孕妇禁用喹诺酮类和四环素类。妊娠期感染首选阿奇霉素，1.0g 顿服，不推荐使用红霉素。

4. 应同时治疗性伴侣。

5. 对可能感染的新生儿，应及时治疗。红霉素 50mg/(kg·d)，分 4 次口服，连用 10~14 日；或阿奇霉素混悬剂 20mg/(kg·d)，口服，每日 1 次，共 3 日，可预防 CT 肺炎的发生。若有 CT 结膜炎，可用 1%硝酸银液滴眼。0.5%红霉素眼膏或 1%四环素眼膏出生后立即滴眼对 CT 感染有一定预防作用。

（六）判愈标准

治疗结束后症状和体征全部消失，3~4 周后病原学检测阴性，判为治愈。

四、生殖器疱疹

生殖器疱疹是由单纯疱疹病毒（HSV）感染泌尿生殖器及肛周皮肤引起的一种慢性复发性难治愈性的 STD。生殖器疱疹主要为 HSV-2（70%~90%）感染。

（一）传播途径

主要由性接触传播。妊娠期生殖器疱疹致新生儿受累者，85%为感染的产道引起，10%为产后感染，5%为宫内感染。

（二）临床表现

1. 原发性生殖器疱疹　首次出现临床表现者，表现为生殖器及肛门皮肤散在或簇集小水疱，破溃后形成糜烂或溃疡，自觉疼痛，常伴腹股沟淋巴结肿大、发热、头痛、乏力等全身症状。

2. 复发性生殖器疱疹　原发性生殖器疱疹在半年内复发，一般于原部位出现，但病情较轻，无明显全身症状。

3. 亚临床型生殖器疱疹　缺乏典型临床表现，是生殖器疱疹的主要传染源。不典型皮损可表现为生殖器部位的微小裂隙、溃疡等。

（三）诊断

除根据典型病史和临床表现外，诊断单纯疱疹病毒感染的实验室检查依据有：

1. 病毒培养　取皮损处标本行病毒培养、分型和药物敏感试验。

2. 抗原检测　用直接免疫荧光或酶联免疫试验检测皮损中 HSV 抗原，是临床常用的快速诊断方法。

3. 核酸扩增试验　检测皮损标本、血液、脑脊液和子宫分泌物中 HSV DNA，可提高诊断敏感性，并可分型。

4. 血清学检测　酶联免疫吸附法检测孕妇血清及新生儿脐血特异性 HSV IgG、IgM，以判断孕妇感染状态；脐血特异性 IgM 阳性，提示宫内感染。

（四）治疗

治疗原则是减轻症状，缩短病程，减少 HSV 排放，控制其传染性。系统药物治疗：原发性生殖器病毒感染可选用阿昔洛韦、伐昔洛韦或泛昔洛韦。妊娠早期应用阿昔洛韦，除短暂中性粒细胞减少症外，未发现对胎儿或新生儿的其他副作用。妊娠 36 周起使用阿普洛韦成泛昔洛韦抑制病毒复制，可降低分娩期 HSV 大量排放及剖宫产率。

五、尖锐湿疣

（一）病因（★★）

尖锐湿疣是由人乳头瘤病毒（HPV）感染引起的（2014、2016、2017）鳞状上皮疣状增生性病变，主要与低危型 HPV6、HPV11 感染有关；高危型与生殖道恶性肿瘤有关。发病高危因素有过早性交和多个性伴，免疫力低下，吸烟和高性激素水平。

（二）传播途径（★★）

1. 主经性交直接传播，患者性伴侣中的 60%发生 HPV 感染。

2. 偶有通过污染衣物、器械间接传播。

3. 胎儿分娩时经产道吞咽含 HPV 的羊水，血或分泌物而感染。

（三）临床表现（2017）（★★）

1. 皮损瘙痒、灼痛或性交后疼痛不适。

2. 皮损多发生在性交时易受损的外阴部位。

（1）初期为散在或呈簇状增生的粉色或白色小乳头状疣，柔软，有细的指样突起。

（2）病灶增大后互相融合，呈鸡冠状，菜花状或桑葚状。

（四）诊断

根据病史，典型的临床表现可诊断本病。如果皮损不典型，可结合醋酸白试验及病理组织学检查（见挖空细胞）以明确诊断。

（五）治疗（2002、2018）（★★）

治疗原则以局部去除疣体为主，尽可能消除疣体周围亚临床感染和潜伏感染，减少复发。

1. 物理治疗　如激光、冷冻、电灼、微波等，可酌情选用，巨大疣体可手术切除。妊娠患者接受物理治疗时可能诱发流产。

2. 光动力治疗　适合疣体较小者、尿道口尖锐湿疣以及采用物理治疗或外用药物去除疣体后预防复发治疗。

3. 外用药物　可选择5%咪喹莫特乳膏、0.5%鬼臼毒素酊、5%氟尿嘧啶乳膏，注意局部不良反应及其处理。

4. 抗病毒和提高免疫功能药物　可选用转移因子、胸腺素或局部外用α干扰素凝胶等。

5. 产后部分尖锐湿疣可迅速缩小甚至自然消失，因此妊娠期常不必切除病灶。治疗主要目的是缓解症状。外阴较小的病灶，用80%～90%三氯醋酸涂擦局部，每周1次。若病灶大且有蒂，可行激光、微波、冷冻、电灼等物理治疗。巨大尖锐湿疣可直接手术切除疣体，待愈合后再行局部药物治疗。妊娠期禁用鬼臼毒素，氟尿嘧啶、咪喹莫特和干扰素，目前尚不清楚剖宫产能否预防婴幼儿呼吸道乳头状瘤的发生，因此妊娠合并尖锐湿疣不是剖宫产指征。

（六）预防（★★）

接种四价或九价HPV疫苗可预防HPV感染和尖锐湿疣发生，孕妇不推荐使用HPV疫苗，哺乳期可注射HPV疫苗。

【经典习题】

1. 沿生殖道黏膜上行蔓延传播的是
   A. 梅毒
   B. 盆腔结核
   C. 淋病
   D. 滴虫阴道炎
   E. 外阴阴道假丝酵母菌病

答案：C

考点：淋病的传播方式

解析：梅毒、淋病、滴虫阴道炎均是以性接触直接传播为主要传播途径，淋球菌在上皮细胞内大量繁殖引起细胞损伤崩解并逸至黏膜下层，沿生殖道黏膜上行蔓延，可引起子宫内膜炎、输卵管黏膜炎、盆腔腹膜炎。故选C。

2. 我国重点监测的性传播疾病不包括
   A. 淋病
   B. 生殖器疱疹
   C. 梅毒
   D. 外阴阴道假丝酵母菌病
   E. 尖锐湿疣

答案：D

考点：重点监测的性传播疾病

解析：我国规定性病检测病种包括：淋病、梅毒、尖锐湿疣、生殖道衣原体感染、生殖器疱疹、软下疳、艾滋病。故选D。

3. 孕妇感染梅毒的治疗，首选
   A. 甲硝唑
   B. 第三代头孢菌素
   C. 青霉素
   D. 红霉素
   E. 阿奇霉素

答案：C

考点：梅毒的治疗

解析：梅毒患者首选青霉素治疗。妊娠梅毒患者根据孕妇梅毒的分期不同，采用相应的方案进行治疗，用法及用量与同期其他梅毒患者相同，但妊娠初3个月及妊娠末3个月各进行1个疗程的治疗。故选C。

4. 女，27岁。有不洁性交史。查体：外阴有一硬结节状物。荧光密螺旋体抗体吸收试验阳性，应选择的治疗措施是
   A. 静脉滴注甲硝唑
   B. 肌注青霉素
   C. 口服多西环素
   D. 口服阿莫西林
   E. 口服红霉素

答案：B

考点：梅毒的治疗

解析：患者有不洁性交史，外阴可见结节状物，荧光密螺旋体抗体吸收试验阳性，考虑诊出为梅毒，应选青霉素治疗。故选B。

第十三章 其 他

第一节 无 菌 术

一、手术器械、物品的灭菌、消毒法

1. 高压蒸气灭菌法 目前应用最普遍，效果很可靠。高压蒸气灭菌器可分为下排气式和预真空式两类。

2. 化学气体灭菌法 适用于不耐高温、湿热的医疗材料的灭菌。

3. 煮沸法 适用于金属器械、玻璃制品及橡胶类物品。在水中煮沸至100℃并持续15~20分钟，一般细菌即可被杀灭，但带芽胞的细菌至少需煮沸1小时才能被杀灭。

4. 药液浸泡法 锐利手术器械、内镜等可用化学药液浸泡达到消毒目的。目前临床上大多采用2%中性戊二醛作为浸泡液，30分钟达到消毒效果，灭菌时间为10小时。

5. 干热灭菌法 适用于耐热、不耐湿，蒸气或气体不能穿透物品的灭菌。

6. 电离辐射法 主要应用于无菌医疗耗材和某些药品。

二、手术人员和患者手术区域的准备

1. 手术人员的术前准备 主要包括一般准备、外科手消毒、穿无菌手术衣和戴手套。

2. 患者手术区域的准备

（1）除局部麻醉外，手术前皮肤消毒应在麻醉后进行，传统的皮肤消毒法是用2.5%~3%碘酊涂擦手术区，待其干燥后以70%酒精涂擦两遍，脱去碘酊。

（2）涂擦消毒剂时，应由手术区中心部向四周涂擦。如为感染部位手术，或为肛门区手术，则应从手术区外周涂向感染处或会阴、肛门处。已经接触污染部位的药液纱布，不应再返擦清洁处。

（3）手术区皮肤消毒范围要包括手术切口周围15cm的区域。如切口有延长的可能，应相应扩大皮肤消毒范围。

（4）手术区消毒后，需铺设无菌布单。除手术切开部位外，手术切口周围必须覆盖四层或四层以上无菌巾。铺巾原则：先铺相对不洁区（如下腹部、会阴部），最后铺靠近操作者的一侧，并用布巾钳将交角夹住，以防移动。无菌巾铺设完成，不可随便移动，如位置不准确，只能由手术区向外移，不能由外向内移动。

三、手术进行中的无菌原则

1. 手术人员穿无菌手术衣和戴无菌手套后，个人的无菌空间为肩部以下、腰部以上的身前区（至腋中线）、双侧手臂。

2. 不可在手术人员的背后传递手术器械或物品。坠落到无菌巾或手术台以外的器械物品，按污染处理。

3. 手术中如手套破损或接触到有菌部位，应更换无菌手套。如前臂或肘部触碰到有菌部位，应更换无菌手术衣或加套无菌袖套。如无菌巾、布单等已被浸湿，其无菌隔离作用已不再完整，应加盖干的无菌布单。

4. 手术开始前要清点器械、敷料。手术结束时，检查胸、腹等体腔，待核对器械、敷料数无误后，才能关闭切口，以免异物遗留腔内，造成严重后果。

5. 切口边缘应以无菌大纱布垫遮盖。

6. 手术过程中，同侧手术人员如需调换位置，一人应先退一步，背对背地转身到达另一位置，以防触及对方背部非无菌区。

四、手术室的管理

手术室需有严格的管理制度以保证其环境洁净。相关制度包括消毒、卫生制度，灭菌消毒物品的保存和监测，以及特殊感染患者所用器械物品的处理等。

1. 一天内同一手术间有多个手术，安排时遵循先做无菌手术后做污染手术的原则。乙型肝炎、梅毒、艾滋病等特殊传染病患者手术时应安排在无传染病患者之后。

2. 手术室的工作区域，每24小时清洁消毒一次。连台手术之间，当天手术全部完毕后，应对手术间及时进行清洁消毒处理。每周对手术间进行彻底清扫一次。

3. 气性坏疽、铜绿假单胞菌感染者术后，用40%甲醛+高锰酸钾熏蒸。

第二节 围手术期处理

一、术前准备

（一）手术限时分类

按照手术的时限性，外科手术可分为3种。

1. 急症手术　例如外伤性肠破裂，在最短时间内进行必要的准备后立即手术。在胸腹腔内大血管破裂等病情十分急迫的情况下，必须争分夺秒地进行紧急手术。

2. 限期手术　例如各种恶性肿瘤根治术（2016），手术时间虽可选择，但不宜延迟过久，应在尽可能短的时间内做好术前准备。

3. 择期手术　例如一般的良性肿瘤切除术及腹股沟疝修补术等，可在充分的术前准备后选择合适时机进行手术，如良性肿瘤切除术及腹股沟疝修补术等。

（二）一般准备

1. 心理方面准备（含医务人员）

（1）增进与患者及家属的交流，对患者的病情、诊断、手术方法、手术的必要性、手术的效果以及可能发生的并发症及预防措施、手术的危险性、手术后的恢复过程及预后，向患者及家属交代清楚，以取得信任和配合，使患者愉快地接受手术。

（2）充分尊重患者自主权的选择，应在患者"知情同意"的前提下采取诊断治疗措施，在患者没有知情同意前，不宜做任何手术或有损伤的治疗。

2. 生理方面准备　患者维持良好的生理状态，以安全度过手术和手术后的过程。

（1）术前训练：床上大、小便，咳嗽和咳痰方法，术前两周开始停止吸烟（2013）。

（2）备血和补液：纠正水、电解质酸碱平衡失调及贫血；血型鉴定及交叉配血试验，备好一定量的全血。

（3）预防感染：不与有感染的患者接触；杜绝有上呼吸道感染的人员进入手术室；预防性使用抗菌药物：①涉及感染病灶或切口接近感染区的手术；②胃肠道手术；③操作时间长的大手术；④污染的创伤、清创时间较长或难以彻底清创者；⑤癌肿手术；⑥血管手术；⑦人工制品植入术；⑧脏器移植术。

（4）胃肠道准备：①非胃肠手术患者，术前12小时禁食，术前4小时禁水，为防止麻醉或手术中呕吐（2004、2013、2017）。②胃肠道（尤其是结肠）手术，术前1~2天进流质饮食，如果行左半结肠或直肠手术，则应行清洁灌肠，并于术前2~3天开始服用肠道制菌药物，减少术后感染机会（2016）。

（5）热量、蛋白质和维生素补充：术前1周左右，根据不同状态，经口或经静脉提供充分的热量、蛋白质和维生素。一般的择期手术患者的静息能量消耗值（REE）约增加10%。

（6）其他：术前1天或术日早晨检查患者，如有发热（超过38.5℃）或女患者月经来潮，应延迟手术；术前夜给镇静剂，保证患者的充分睡眠；进手术室前排空尿液，必要时留置尿管；手术前取下活动牙齿。

（三）特殊准备

除要做好上述一般的术前准备外，还需根据患者的具体情况，做好多方面的特殊准备。

1. 营养不良　营养不良的患者常伴有低蛋白血症，往往与贫血、血容量减少同时存在，使其耐受失血、低血容量的能力降低。低蛋白状况可引起组织水肿，影响愈合。因此，术前应尽可能予以纠正。如果血浆白蛋白测定值低于30g/L或转铁蛋白<0.15g/L，则需术前行肠内或肠外营养支持。

2. 脑血管病　围手术期脑卒中不常见（一般为<1%，心脏手术为2%~5%）。80%都发生在术后，多因低血压、心房纤颤的心源性栓塞所致。危险因素包括老年、高血压、冠状动脉疾病、糖尿病和吸烟等。对无症状的颈动脉杂音，近期有短暂脑缺血发作的患者，应进一步检查与治疗。近期有脑卒中史者，择期手术应至少推迟2周，最好6周（2016）。

3. 心血管病　高血压者应继续服用降压药物，血压在160/100mmHg以下，可不必做特殊准备。血压过高者（>180/100mmHg），术前应选用合适的降血压药物，使血压平稳在一定水平，但不要求降至正常后才做手术（2003、2004、2006、2013、2022）。对原有高血压病史，进入手术室血压急骤升高者，应与麻醉师共同处理，根据病情和手术性质，抉择实施或延期手术。

对伴有心脏疾病的患者，施行手术的死亡率明显高于非心脏病者。常用Goldman指数量化心源性死亡的危险性和危及生命的并发症。对年龄≥40岁，接受非心脏手术的患者，心源性死亡的危险性和危及生命的心脏并发症随总得分的增加而上升：0~5分，<1%；6~12分，7%；13~25分，13%（2%的死亡率）；>26分，78%（56%的死亡率）。Goldman指数的优点是半数以上的积分是可以控制的，例如充血性心力衰竭得到纠正可减11分，心肌梗死延期手术减10分等。

4. 肺功能障碍　有肺病史或预期行肺切除术、食管或纵隔肿瘤切除术者，术前尤应对肺功能进行评估。危险因素包括慢性阻塞性肺疾病、吸烟、年老、肥胖、急性呼吸系统感染。无效咳嗽和呼吸道反射减弱，会造成术后分泌物的潴留，增加细菌侵入和肺炎的易感性。胸部X线检查可以鉴别肺实质病变或胸膜腔异常；红细胞增多症可能提示慢性低氧血症；PaO_2 < 8.0kPa（60mmHg）和 $PaCO_2$ > 6.0kPa（45mmHg），围手术期肺并发症可能增加。对高危患者，术前肺功能检查具有重要意义，第1秒钟最大呼气量（FEV_1）<2L时可能发生呼吸困难，FEV_1<50%提示肺重度功能不全，可能需要术后机械通气和特殊监护。

呼吸功能不全的患者术前准备：戒烟2周，术前鼓励患者做深呼吸和咳嗽，急性呼吸系统感染者，择期手术应推迟至治愈后1～2周；如系急症手术，需加用抗生素，尽可能避免吸入麻醉。阻塞性呼吸道疾病者，围手术期应用支气管扩张药；喘息正在发作者，择期手术应推迟。

5. 肾脏疾病　麻醉、手术创伤会加重肾脏的负担。血钠、钾、钙、磷、血尿素氮、肌酐等检查对评价肾功能有帮助。术前准备应最大限度地改善肾功能，若要透析，应在计划手术24小时内进行。

6. 糖尿病（2011、2014、2016）　糖尿病患者在整个围手术期都处于应激状态，其并发症发生率和死亡率较无糖尿病者上升50%。糖尿病影响伤口愈合，感染并发症增多，常伴发无症状的冠状动脉疾患。对糖尿病患者的术前评估包括糖尿病慢性并发症（如心血管、肾疾病）和血糖控制情况，并做相应处理：①仅以饮食控制病情者，术前不需特殊准备。②口服降糖药的患者，应继续服用至手术的前1天晚上；如果服长效降糖药如氯磺丙脲，应在术前2～3天停服。禁食患者需静脉输注葡萄糖加胰岛素维持血糖轻度升高状态（5.6～11.2mmol/L）较为适宜（2001、2014）。③平时用胰岛素者，术前应以葡萄糖和胰岛素维持正常糖代谢。在手术日晨停用胰岛素（2001、2003）。④伴有酮症酸中毒的患者，如需接受急诊手术，应当尽可能纠正酸中毒、血容量不足、电解质失衡（特别是低血钾）。对糖尿病患者在术中应根据血糖监测结果，静脉滴注胰岛素控制血糖。严重的、未被认识的低血糖危险性更大。

7. 凝血障碍　常规凝血试验阳性的发现率低，靠凝血酶原时间（PT）、活化部分凝血活酶时间（APTT）及血小板计数，识别严重凝血异常的也仅占0.2%。所以仔细询问病史和体格检查显得尤为重要。病史中询问患者及家族成员有无出血和血栓栓塞史、是否曾输血、有无出血倾向的表现，如手术和月经有无严重出血，是否易发生皮下瘀斑、鼻出血或牙龈出血等；是否同时存在肝、肾疾病；有无营养不良，过量饮酒，服用阿司匹林、非甾体抗炎药物或降血脂药（可能导致维生素K缺乏），抗凝治疗（如心房纤颤、静脉血栓栓塞、机械心瓣膜时服华法林）等。查体时应注意皮肤、黏膜出血点（紫癜），脾肿大或其他全身疾病征象。术前7天停用阿司匹林，术前2～3天停用非甾醇类抗炎药，术前10天停用抗血小板药噻氯匹定和氯吡格雷。如果临床确定有凝血障碍，择期手术前应作相应的治疗处理。当血小板<5×10^9/L，建议输血小板；大手术或涉及血管部位的手术，应保持血小板达7.5×10^9/L；神经系统手术，血小板临界点不小于10×10^9/L。脾肿大和免疫引起的血小板破坏，输血小板难以奏效，不建议常规预防性输血小板。紧急情况下，药物引起的血小板功能障碍，可给去氨加压素（DDAVP，1-脱氨-8右旋-精氨酸加压素），输血小板。冷沉淀物能促成血小板聚集和黏附，可减少尿毒症患者的失血。对于需要抗凝治疗的患者，术前处理较为复杂，这涉及权衡术中出血和术后血栓形成的利与弊。血友病患者的围手术期相关处理，常需请血液病医生协助。

8. 下肢深静脉血栓形成的预防　由于静脉血栓形成有一定的并发症发生率和死亡率，所以凡是大手术时应预防这一并发症的发生。围手术期发生静脉血栓形成的危险因素包括年龄>40岁，肥胖，有血栓形成病史，静脉曲张，吸烟，大手术，长时间全身麻醉和血液学异常，如抗凝血酶Ⅲ缺乏、血纤维蛋白原异常、C蛋白缺乏、血小板增多症和超高黏度综合征。血栓形成常发生在下肢深静脉，一旦血栓脱落可发生致命的肺动脉栓塞。为此，有静脉血栓危险因素者，应预防性使用低分子肝素，间断气袋加压下肢（近期曾接受神经外科手术或有胃肠道出血的患者慎用）。对于高危患者，可联合应用多种方法如抗凝，使用间断加压气袋等，对预防静脉血栓形成有积极意义。

二、术后处理

（一）术后常规处理与监测

1. 术后医嘱　这一医疗文件的书写包括诊断、施行的手术、监测方法和治疗措施。

2. 监测　常规监测生命体征，包括体温、脉率、血压、呼吸频率、每小时（或数小时）尿量，记录出入水量。有心、肺疾患或有心肌梗死危险的患者应予无创或有创监测中心静脉压，肺动脉楔压及心电监护，采用经皮氧饱和度监测仪动态观察动脉血氧饱和度。

3. 静脉输液　术后输液的用量、成分和输注速度，取决于手术的大小、患者器官功能状态和疾病严重程度。

4. 引流管　引流的种类、吸引的压力、灌洗液及次数、引出的部位及护理也应写进医嘱。要经常检查放置的引流物有无阻塞、扭曲等情况，换药时要注意引流物的妥善固定，以防落入体内或脱出，并应记录、观察引流物的量和性状。

（二）术后不适与处理（★★★）

1. 疼痛　手术后最常见的症状。麻醉消失后，即有切口疼痛，24 小时内最剧烈，2~3 天后疼痛明显减轻。小手术后，口服止痛片或可待因片；大手术后 1~2 天内，常需用哌替啶肌内或皮下注射镇痛（婴儿禁用），必要时，间隔 4~6 小时重复。

2. 恶心、呕吐　常为麻醉反应所致，麻醉作用消失后即可停止。其他原因可有颅内压增高、糖尿病酸中毒、低钾、低钠及尿毒症等。腹部手术后反复呕吐，有可能是急性胃扩张或肠梗阻。如一时原因不明，可以给阿托品、奋乃静或氯丙嗪等治疗。

3. 腹胀　胃肠道功能受抑制、肠腔内积气过多所致。胃肠道功能恢复后可自行缓解。术后数日仍有腹胀不排气、无肠鸣音或减弱，可能是肠麻痹所致；如腹胀伴有阵发性绞痛、肠鸣音亢进，或闻及气过水声，多是肠粘连或其他原因所致的机械性肠梗阻。处理：持续性胃肠减压、肛管排气、高渗盐水灌肠等。有时需手术治疗。如为非胃肠道手术者，可以给新斯的明肌内注射。

4. 呃逆　多是暂时性的，有时可为顽固性的，因神经中枢或膈肌受刺激引起。处理：术后早期发生者，可压迫眶上缘、短时间吸入二氧化碳、抽吸胃内积气及积液、给以安眠镇静药物或解痉药。如为上腹部手术后出现顽固性呃逆，应警惕膈下感染的可能。

5. 尿潴留　较多见。麻醉后排尿反射受抑制、切口疼痛引起膀胱和后尿道括约肌反射性痉挛以及患者不习惯床上排尿所致。处理：安定患者情绪，协助患者坐于床沿或立起排尿；下腹部热敷、用镇痛药解除切口疼痛等，使患者自行排尿。必要时可行导尿术，如导出的尿液量 500ml 以上，应留导尿管 1~2 天，有利于膀胱功能的恢复。

（三）卧位

1. 全身麻醉尚未清醒的患者应平卧，头转向一侧，使口腔内分泌物或呕吐物易于流出，避免吸入气管。

2. 蛛网膜下腔阻滞的患者，应平卧或头低卧位 12 小时。施行颅脑手术后，如无休克或昏迷，可取 15°~30°头高脚低斜坡卧位。

3. 施行颈、胸手术后，多采用高半坐位卧式，以便于呼吸及有效引流。

4. 腹部手术后，多取低半坐位卧式或斜坡卧位（2023），以减少腹壁张力；腹腔内有污染的患者，在病情许可情况下，尽早改为半坐位或头高脚低位。

5. 脊柱或臀部手术后，可采用俯卧或仰卧位。

6. 休克患者，应取下肢抬高 15°~20°、头部和躯干抬高 20°~30°的特殊体位。肥胖患者可取侧卧位，有利于呼吸和静脉回流。

（四）活动

早期活动有利于增加肺活量、减少肺部并发症、改善全身血液循环、促进切口愈合、降低深静脉血栓形成的发生率；还可减少腹胀和尿潴留的发生。休克、心力衰竭及有制动要求的手术患者，则不宜早期活动。

（五）缝线拆除（2018）

一般头、面、颈部在术后 4~5 日拆线，下腹部、会阴部在术后 6~7 日拆线，胸部、上腹部、背部、臀部手术 7~9 日拆线，四肢手术 10~12 日拆线，减张缝线 14 日拆线。

根据切口愈合情况，切口分为清洁切口（Ⅰ类切口，如甲状腺大部切除术）、可能污染切口（Ⅱ类切口，如胃大部切除术）、污染切口（Ⅲ类切口，如肠梗阻坏死的手术）。切口愈合分为甲级愈合（用“甲”代表，指愈合优良）、乙级愈合（用“乙”代表，指愈合处有炎症反应，但未化脓）、丙级愈合（用“丙”代表，指切口化脓，需切开引流等）。

三、术后主要并发症（★★★）

（一）发热

1. 术后 24 小时内的发热，常为代谢性或内分泌异常、低血压、肺不张和输血反应。

2. 术后 3~6 天的发热，要警惕感染的可能，静脉炎、尿路感染、切口感染和肺部感染是常见的原因。胃肠道手术后出现的发热常见于革兰染色阴性杆菌感染。

3. 如果发热持续不退或体温恢复正常后又升高者，则要注意更严重的并发症的发生，如腹腔内手术后的残余脓肿等。

（二）手术后出血（2006）

1. 原因　止血不完善，痉挛的小动脉断端舒张和渗血未完全控制。

2. 临床表现

（1）术后早期出现失血性休克征象，中心静脉压（CVP）低于 5cmH_2O，每小时的尿量少于 25ml，特别是在输给足够的血液后，休克不好转或加重，或好转后又复发。

（2）胸腔手术后，每小时引流出血液超过 100ml，提示有内出血。

（3）腹部手术后，腹腔内出血局部特征不一定十分明显，特别是没有放置腹腔引流者，只有严密观察或必要时进行腹腔穿刺，才能明确诊断。

3. 预防及处理　术中严密止血，术后探查止血。

（三）切口感染

1. 临床表现　Ⅰ类和Ⅱ类切口术后3~4天，切口疼痛加重、体温升高、脉搏快、白细胞计数增多，表示伤口有感染。检查可见伤口处有红、肿、热、痛。

2. 处理　应用有效的抗生素和理疗，如有脓肿切开引流。

（四）切口裂开——腹部手术

1. 表现　切口裂开常发生于术后1周之内。往往在患者一次腹部突然用力时，自觉切口疼痛和突然松开，有淡红色液体自切口溢出。

2. 主要原因　①营养不良，组织愈合能力差；②切口缝合技术有缺陷，如缝线打结不紧，组织对合不全等；③腹腔内压力突然增高，如剧烈咳嗽或严重腹胀。切口裂开常发生于术后1周之内。裂开分完全和部分裂开两种。

3. 预防　①减张缝合；②积极处理腹胀；③帮助患者咳嗽；④加压包扎，如应用腹带。

4. 处理　在无菌条件下重新缝合，多采取减张缝合。

【巧妙记忆】　术后并发出血、切口感染和裂开。

（五）尿路感染

1. 尿潴留是发生尿路感染的基本病因。

2. 防止和及时处理尿潴留是预防的根本措施。

3. 如尿潴留超过500ml，应该留置导尿。

4. 治疗　应使用有效的抗生素，维持充分的尿量以及保持排尿通畅。

（六）肺不张

保持顺畅的呼吸活动是主要的预防措施。术后并发肺不张，要鼓励患者深呼吸，帮助患者多翻身，解除支气管阻塞，使不张的部分肺重新膨胀。可口服痰液稀释剂、使用超声雾化器等使痰液易于咳出，必要时可用支气管镜吸痰或做气管切开术，同时给予抗生素治疗。

【经典习题】

1. 提示胸腔手术后内出血的指征是引流管中每小时引流出血液量持续超过

A. 250ml

B. 200ml

C. 150ml

D. 100ml

E. 50ml

答案： D

考点： 胸腔手术后内出血

解析： 术后出血可发生在手术切口、空腔脏器及体腔内。胸腔手术后，若胸腔引流量持续超过100ml/h，就提示有内出血。故选D。

2. 手术患者从术前12小时禁食，4小时禁水是为了

A. 减少术后感染

B. 防止术后腹胀

C. 防止吻合口瘘

D. 防止术后伤口裂开

E. 防止麻醉或术中呕吐

答案： E

考点： 麻醉前准备

解析： 患者在术前12小时应禁食，术前4小时要禁水，以防止麻醉或手术过程呕吐或并发吸入性肺炎，胃肠道内较多食物积存也将影响手术的顺利进行。故选E。

3. 男，70岁。发现右腹股沟区可复性肿物15年。查体：P 84次/分，R 20次/分，BP 160/110mmHg。糖尿病病史7年，口服降糖药治疗，空腹血糖近1个月来维持在6.2~9.0mmol/L。吸烟20余年，20~30支/日。欲行右腹股沟无张力疝修补术，围手术期处理错误的是

A. 术前戒烟2周

B. 练习床上排便

C. 术前应用胰岛素降低血糖

D. 术前禁食12小时

E. 口服降压药控制血压

答案： C

考点： 围手术期处理

解析： 本例行腹股沟无张力疝修补术，属于清洁手术。常规术前戒烟2周，术后需严格卧床，术前需要练习床上解大、小便，术前常规禁食12小时。对于糖尿病患者，围手术期维持在5.6~11.2mmol/L即可。其中仅以饮食控制者，术前不需特殊准备；口服降糖药的患者应继续服用至手术的前一天晚上；禁食患者需静脉注射葡萄糖加胰岛素维持血糖轻度升高状态，患者血糖维持在6.2~9.0mmol/L，故不必应用胰岛素降低血糖，故选C。血压在160/100mmHg以下可不必做特殊准备，血压过高者术前应选用合适的降压药物，使血压平稳在一定水平。

4. 女，74岁。行胃癌根治术后7天，咳嗽后腹正中伤口内有多量淡红色液体流出。最可能出现的情况是

A. 切口下异物

B. 切口皮下积液

C. 切口裂开

D. 切口感染

E. 切口内血肿

答案： C

考点： 术后切口裂开

解析： 该患者咳嗽后腹正中伤口内有多量淡红色液体流出，因咳嗽可使腹压增大，致切口裂开，伤口渗血，故选C。

第三节 外科患者的代谢及营养治疗

一、外科患者的代谢变化和营养状况评定

（一）人体的基本营养代谢

1. 蛋白质及氨基酸代谢 氨基酸是蛋白质的基本单位，可分为必需氨基酸（EAA）和非必需氨基酸（NEAA）两类。谷氨酰胺（Gln）在组织中含量丰富，它是小肠黏膜、淋巴细胞及胰腺腺泡细胞的主要能源物质，为合成代谢提供底物，促进细胞增殖。精氨酸可刺激胰岛素和生长激素的释放，从而促进蛋白质合成。正常机体的蛋白质（氨基酸）需要量为0.8~1.0 g/(kg·d)。

2. 人体基本的能量储备与需要 正常成人一般每日约需能量1800kcal（2004），若以千克体重计算，每天的基本需要量为25kcal（2008、2012、2013、2017）。人体内可供作能量贮备的物质包括糖原、蛋白质及脂肪。糖原的含量有限，仅能提供900kcal能量，占每日正常需求量的一半。蛋白质是以多种器官、组织组成成分的形式存在的，并没有单独作为能量的蛋白质；脂肪是体内最大的能源仓库，贮存量约15kg。每日人体所需要的能量，由食物供给。禁食时，机体的代谢虽有降低，但仍需消耗能量。禁食2小时后，肝糖原即被耗尽，而肌糖原仅能被肌肉本身所利用，于是体内葡萄糖的来源转由体内蛋白质的糖异生所供给，每日约耗损75g蛋白质，脂肪虽是机体最大的能量储备，但机体需要一个过程才能利用脂肪供能。在禁食早期，如果每日从静脉给予葡萄糖100g，虽然供给的热量很有限，仅375kcal，但能够明显地减少蛋白质的糖异生，起到节省蛋白质的作用。

（二）创伤与感染后的代谢变化（2011、2018）与营养需求

机体对创伤、手术或感染的代谢反应表现为高代谢和分解代谢，其程度与创伤和感染的严重程度成正比。此时，机体能量消耗增加，胰岛素反应不足，处理葡萄糖的能力降低，机体对糖的利用率下降，容易发生高血糖、糖尿。蛋白质分解加速，尿氮排出增加，出现负氮平衡。糖异生活跃，脂肪分解加快，体重减轻。

交感神经所致的高代谢状态，使机体的静息能量消耗（REE）增加，正常成人的REE约为25kcal/(kg·d)，创伤、感染时视其严重程度REE可增加20%~30%不等，只有大面积烧伤的REE才会增加50%~100%。

（三）营养状况评估（2015）

1. 人体测量 体重变化可反映营养状态，但应排除脱水或水肿等影响因素。体重低于标准体重的15%，提示存在营养不良。三头肌皮皱厚度是测定体脂贮备的指标，上臂周径测定可反映全身肌及脂肪的状况。上述测定值若低于标准值的10%，则提示存在营养不良。

2. 血浆蛋白测定 包括血清白蛋白、转铁蛋白及前白蛋白浓度测定。是营养评定的重要指标。营养不良时该测定值均有不同程度下降。

3. 淋巴细胞计数 周围血淋巴细胞计数可反映机体免疫状态。计数<1.5×10^9/L常提示营养不良。

4. 氮平衡试验 测定尿中尿素氮含量（注意要精确收集24小时尿液并计量），加常数2~3 g（表示以非尿素氮形式排出的含氮物质和经粪便、皮肤排出的氮）即为出氮量。入氮量则是静脉输入氨基酸液的含氮量（6.25 g氨基酸=1 g氮）。由此，可测得患者是处于正氮或负氮平衡状态，指导营养支持治疗。

二、肠外营养

（一）概念

是从静脉内供给营养作为手术前后及危重患者的营养支持。

（二）制剂

肠外营养制剂（2006）

（1）葡萄糖：葡萄糖是肠外营养的主要能源物质。

（2）脂肪乳剂：脂肪乳剂安全无毒，但需注意使用方法，输注太快可致胸闷、心悸或发热等反应。

（3）复方氨基酸溶液：按合理模式（人乳或鸡蛋白）配制的结晶、左旋氨基酸溶液。其配方符合人体合成代谢的需要，是肠外营养的唯一氮源。复方氨基酸有平衡型及特殊型两类。

（4）电解质：肠外营养时需补充钾、钠、氯、钙、镁及磷。

（5）维生素：用于肠外营养的维生素制剂有水溶性及脂溶性两种。

（6）微量元素：每支复方注射液含锌、铜、锰、铁、铬、碘等微量元素的每天需要量。

（三）全营养混合液

种类较多，肠外营养液中均应补充复方水溶性维生素注射液。在基本溶液中，根据病情及血生化检查，酌情添加各种电解质溶液。

（四）输入途径（2001、2004、2012）

经周围静脉输注，适宜于用量小、肠外营养（PN）支持不超过2周者。对于需长期PN支持者，

则以经中心静脉导管输入为宜。

（五）适应证（2002）

1. 不能正常进食，如高位肠瘘、食管和胃肠道先天性畸形、小肠过短及癌肿患者手术前后、放疗期间胃肠道反应过重。

2. 严重烧伤和严重感染。

3. 胃肠道需要休息或消化不良，如溃疡性结肠炎、局限性肠炎、长期腹泻等。

4. 特殊病情，如坏死性胰腺炎、急性肾衰、肝衰、短肠综合征等。

（六）并发症

1. 技术性并发症　气胸、血胸、臂丛神经损伤、出血、空气栓塞、导管扭曲或折断等。以空气栓塞最严重，可导致死亡（2018、2020）。

2. 代谢性并发症

（1）补充不足：包括电解质紊乱、微量元素缺乏和必需脂肪酸缺乏（2017）等。

（2）糖代谢异常：包括胰岛素用量不当引起的高血糖和低血糖和葡萄糖用量过多引起的肝损害（脂肪肝）（2001）。

（3）肠外营养本身的并发症：如胆汁淤积、胆泥及胆石形成、肝酶谱升高和肠屏障功能减退及继发性肠道细菌和内毒素移位和肠源性感染。

3. 感染性并发症　主要是导管性脓毒症（2012）。

（七）监测

1. 全身情况　有无脱水、水肿，有无发热、黄疸等。

2. 血清电解质、血糖及血气分析　每天测定，3天后，视稳定情况每周测1~2次。

3. 肝、肾功能测定　每1~2周1次。

4. 营养指标　包括体重、淋巴细胞计数、血清白蛋白、转铁蛋白、前白蛋白测定，每1~2周1次。有条件时测氮平衡。

三、肠内营养

（一）概念

是经胃肠道提供代谢需要的营养物质及其他各种营养素的营养支持方式。

（二）制剂

包括碳水化合物、蛋白质、脂肪或其分解产物，也含有生理需要量的电解质、维生素和微量元素等。

1. 以整蛋白为主的制剂　其蛋白质源为酪蛋白或大豆蛋白，碳水化合物源为麦芽糖、糊精，脂肪源为玉米油或大豆油。不含乳糖。溶液的渗透量（压）较低（约32mmol/L）。适用于胃肠道功能正常者。

2. 以蛋白水解产物（或氨基酸）为主的制剂（2015）　其蛋白质源为乳清蛋白水解产物、肽类或结晶氨基酸，碳水化合物源为低聚糖、糊精，脂肪源为大豆油及中链甘油三酯。也不含乳糖。渗透压较高（470~850 mmol/L）。适用于胃肠道消化、吸收功能不良者。

3. 有些制剂中还含有谷氨酰胺、膳食纤维等。

（三）适应证（2012）

（1）胃肠功能正常但营养物摄入不足或不能摄入者（昏迷、烧伤、大手术后危重患者）。

（2）胃肠道部分功能不良者，如消化道瘘、短肠综合征（大量小肠切除术后）等。

（3）胃肠功能基本正常但合并其他脏器功能不良者如糖尿病或肝、肾衰竭者。

需进行营养支持时，凡胃肠道功能正常或存在部分功能者，应当首选肠内营养或与肠外营养配合，部分应用肠内营养。

（四）并发症

1. 误吸（2008）　年老体弱、昏迷或存在胃潴留的患者，当通过鼻胃管输入营养液时，可因呃逆误吸而导致吸入性肺炎。这是较严重的并发症。

2. 腹胀、腹泻　发生率3%~5%。与输入速度及溶液浓度有关，与溶液的渗透压也有关。输注太快是引起症状的主要原因，故应强调缓慢输入（2004、2015、2021）。

【经典习题】

1. 一般不首选肠外营养治疗的是
   A. 严重脓毒症患者
   B. 不宜经口进食超过7天者
   C. 脑外伤昏迷者
   D. 小肠仅剩50cm者
   E. 急性重症胰腺炎患者

答案：C

考点：肠外营养治疗禁忌证

解析：肠外营养治疗禁忌证：①胃肠功能正常、适应肠内营养或5天内可恢复胃肠功能者；②不可治愈、无存活希望、临终或不可逆昏迷患者；③需急诊手术、术前不可能实施营养支持者；④心血管功能或严重代谢紊乱需要控制者。故选C。

2. 经胃管肠内营养时，判断胃潴留发生的标准是：在每次输营养液30分钟后，回抽量应至少大于
   A. 100ml
   B. 200ml
   C. 150ml
   D. 50ml

E. 250ml

答案：C

考点：胃潴留的判断标准

解析：肠内营养的并发症包括误吸、腹胀、腹泻等。由于患者年老体弱，昏迷或存在胃潴留，当通过鼻胃管输入营养液时，可因呃逆后误吸而导致吸入性肺炎。这是较严重的并发症。预防措施是患者取30°半卧位，输入营养液后停输30分钟，若回抽液量>150ml，则考虑有胃潴留存在，应暂停鼻胃管灌注，可改用鼻腔肠管输入。故选C。

3. 女，60岁。身高170cm，体重65kg，每天所需要基本热量约为

A. 1235kcal

B. 1035kcal

C. 1625kcal

D. 755kcal

E. 2560kcal

答案：C

考点：人体需要的基本热量计算

解析：老年人的需热量可为每天25kcal/kg。故其每天所需的基本热量为65×25=1625kcal，故选C。

第四节 外科感染

一、概论

（一）分类

1. 按病菌种类和病变性质归类

（1）非特异性感染：常见有疖、痈、丹毒、急性淋巴结炎、急性乳腺炎、急性阑尾炎、急性腹膜炎等。致病菌有金黄色葡萄球菌、溶血性链球菌、大肠杆菌、变形杆菌、铜绿假单胞菌等。

（2）特异性感染：结核、破伤风、气性坏疽、炭疽、念珠菌病等属特异性感染（2004、2008、2016），引起感染的致病菌如结核杆菌、破伤风梭菌、产气荚膜梭菌、炭疽杆菌、白念珠菌等的致病作用不同于一般性感染的病菌，可以引起较为独特的病变。

2. 按病程区分 可分为急性、亚急性与慢性感染三种。

3. 按发生条件归类 感染可按病原体的来源以及入侵时间区分。有原发性感染与继发性感染、外源性感染与内源性感染。感染也可按照发生条件归类，如条件性（机会性）感染、二重感染（菌群交替症）、医院内感染等。

（二）病因

1. 病菌的致病因素

（1）病菌黏附因子、荚膜或微荚膜而侵入组织内生存繁殖。

（2）病菌的胞外酶、外毒素、内毒素等分解组织，使感染扩散，造成全身性反应。

（3）侵入人体组织内病菌的数量也是致病条件之一。

2. 人体易受感染因素（2004、2012）

（1）局部因素：如皮肤黏膜的疾病与损害；空腔脏器与某些管道的阻塞而使内容物淤积；局部组织的缺血等因素，使病菌增殖，造成侵入门户而又丧失抗菌与修复的能力。

（2）全身性抗感染能力降低：常见于严重损伤或休克、糖尿病、尿毒症、肝功能不全、严重营养不良的患者；艾滋病患者、白血病或白细胞过少者以及大量使用肾上腺皮质激素、抗癌化疗药和放射化疗的患者。

（三）病理

1. 非特异性感染 病理改变：炎症介质、细胞因子释放；血管通透性增加；血浆成分渗出、转归。

（1）局限化、吸收或形成脓肿：人体抵抗力占优。

（2）转为慢性感染：人体抵抗力和病原菌毒力相持。

（3）扩散：病原菌毒力超过人体抵抗力。

2. 特异性感染

（1）结核病的局部病变可表现为浸润、结节、肉芽肿、干酪样坏死、冷脓肿等。

（2）破伤风与气性坏疽可释出毒素，引起强烈的全身中毒症状。

（3）真菌侵入黏膜或深部组织，发生局部炎症，形成肉芽肿含巨细胞和菌丝，也可出现溃疡、脓肿或空洞。

（4）梭状芽胞杆菌。

（四）诊断与鉴别诊断

1. 局部症状 红、肿、热、痛和功能障碍是化脓性感染的典型症状，轻重不同。

2. 全身症状 发热、头痛、全身不适、乏力、食欲减退。白细胞计数增多与核左移。病程长者可出现贫血、水肿、营养不良等。严重者可发生感染性休克。

3. 波动征 表示存在脓肿。

4. 局部压痛 是深部化脓性感染，特别是软组织深部化脓性感染的重要体征之一。必要时可在压痛最剧烈处做诊断性穿刺。

5. 辅助检查 化验、X线、超声波、CT、MRI，疑有全身感染者应做血液细菌培养。

（五）治疗（2002）与预防

治疗原则消除感染的病因（2017），清除脓液、

坏死组织，增加患者的抗感染与修复能力，是治疗外科感染的原则。

1. 局部治疗

（1）患部制动与休息：有利于炎症局限化和消肿，减轻疼痛。

（2）外敷药物：消肿、镇痛。

（3）热敷、理疗或放射疗法：消肿、镇痛、杀菌、消炎。

（4）外科疗法：包括脓肿的切开引流和发炎脏器的切除。

2. 全身治疗　用于感染较重，特别是全身性感染者，目的在于改善患者的一般情况增强其抵抗力，促使感染好转和消失。包括支持疗法和抗菌药物治疗。

（1）抗菌药物治疗（2023）：正确处理局部感染灶的前提下正确应用有效抗生素。如能做细菌培养与敏感试验，则可更合理选择药物。2~3天后疗效不显著时，应更换药物。

（2）支持疗法

1）保证患者充分休息，缓解疼痛、发热等症状。

2）供给高热量、富含维生素的饮食。不能进食者经静脉输液和营养。

3）贫血、低蛋白血症时应予输血，败血症时宜多次适量输入新鲜血。

4）严重感染者可给予胎盘球蛋白与丙种球蛋白肌内注射。

5）抢救危重感染患者，可在使用有效抗菌药物时适量应用肾上腺皮质激素。

3. 预防

（1）防止病原微生物侵入

1）加强卫生宣教，注意个人清洁和公共卫生，减少体表、体内病原微生物滞留。

2）严格规范的无菌手术操作，及时地正确处理伤口清创，清除污染的细菌和异物，去除血块与无活力组织，减少组织创伤，正确使用引流。

（2）增强机体的抗感染能力

1）改善患者的营养状态，纠正贫血与低蛋白血症等。

2）积极治疗糖尿病、尿毒症等病症，增强机体抗感染的能力。

3）及时使用有效的特异性免疫疗法。

4）有明确指征时合理使用抗菌药物预防感染。

（3）切断病原菌传播环节：认真实施医院卫生管理，包括环境卫生、房舍和空间清洁、污物处理、饮食和用水卫生以及人员安全防护等。在诊疗工作中，严格贯彻无菌原则。

二、浅部组织及手部细菌性感染

（一）疖的病因、临床特点和治疗

1. 病因　疖是金黄色葡萄球菌自毛囊或汗腺侵入所引起的单个毛囊及其所属皮脂腺的急性化脓性感染，炎症常扩展到皮下组织。与皮肤不洁、擦伤、环境温度较高或机体抗感染能力降低有关。

2. 临床特点　最初为毛囊口脓疱或局部圆锥形隆起的炎性硬块，有红、肿、痛。2~3天内，炎症继续发展，硬结增大，疼痛加剧。随着炎症中央的组织坏死、溶解和形成脓肿，硬结逐渐变软、疼痛减轻，中央出现黄白色脓头。脓头大多能自行破溃，破溃或经切开引流后，脓腔塌陷，逐渐为肉芽组织所填满，最后形成瘢痕而愈合。有时感染扩散，可引起淋巴管炎、淋巴结炎。面部，特别是上唇和鼻部周围的疖，处理不当可引起颅内感染（2011、2012）。

3. 治疗　以局部治疗为主，但有时（若有发热、头痛、全身不适等全身症状）也需全身应用抗菌药物。而疖病一般均需辅以抗菌药物。疖在早期未溃时切忌挤压。可做热敷，或外敷药膏。已有脓头尚未破溃者或有波动感时应及时切开引流，但面部疖应尽量避免切开。

（二）痈的病因、临床特点和治疗

1. 病因　痈是金黄色葡萄球菌所引起的多个相邻的毛囊和皮脂腺或汗腺的急性化脓性感染（2006）。好发于皮肤韧厚的项背部，有时也见于上唇和腹壁。常见于身体比较衰弱或糖尿病患者（2014）。感染常从一个毛囊底部开始，因皮肤厚而沿皮下脂肪层蔓延，侵入附近的毛囊群。

2. 临床特点（2017）　痈早期呈大片酱红色炎症浸润区，高出体表约1cm，坚硬、水肿，与正常组织界限不清。接着中央区皮肤坏死，形成粟粒状脓栓，脱落很慢；中心部塌陷，状似蜂窝，溢出脓血样分泌物。患处剧痛。患者常有轻度寒战、发热、全身不适、恶心。唇痈也有导致海绵窦血栓形成的危险（2013）。

3. 治疗

（1）充分休息、加强营养，使用镇静剂，合理选用敏感的抗菌药物。

（2）局部早期可用金黄膏、50%硫酸镁或70%乙醇湿敷。

（3）较小的痈在早期经上述处理后，坏死组织脱落，伤口可逐渐愈合外，大部分痈都因病变范围较大，引流不畅，中央部坏死组织多，全身症状重者，感染不易控制而需做切开引流术。

切开一般用“+”“++”或“川”形切口。切口应超出炎症范围少许，深达筋膜，尽量剪除坏死组织（不止是只切开至皮肤全层）。唇痈不宜切开。

【巧妙记忆】 疖为单，痈为多。

（三）急性蜂窝织炎的病因、临床特点和治疗

1. 病因　急性蜂窝织炎是皮下、筋膜下、肌间隙或深部蜂窝组织的急性弥漫性化脓性感染（2005、2012）。致病菌主要是溶血性链球菌，其次为金黄色葡萄球菌或大肠杆菌，也可为厌氧性细菌（2014）。

2. 临床特点　表浅的急性蜂窝织炎，局部明显红肿、剧痛，与正常区无明显分界，扩展快，中央部可因缺血而坏死。深在的急性蜂窝织炎，局部红肿不明显，常有局部水肿和深部压痛；但病情重，可有高热、寒战、头痛、全身无力、白细胞计数增多等全身症状。口底、颌下和颈部的急性蜂窝织炎可侵及喉、气管与纵隔，造成呼吸困难。厌氧性链球菌、类杆菌和多种肠道杆菌引起的蜂窝织炎局部可检出捻发音，伴有皮肤、筋膜、蜂窝组织的进行性坏死，脓液恶臭，全身症状重。

3. 治疗

（1）可局部用热敷或金黄膏外敷局部。也可做紫外线或超短波治疗。

（2）一般需同时应用磺胺药或抗生素。

（3）一旦形成脓肿，应行切开引流（2011）。

（四）丹毒的病因、临床特点和治疗

1. 病因　丹毒是皮肤淋巴管网的急性炎症感染，为乙型溶血性链球菌侵袭所致。

2. 临床表现（2016、2017、2022）　好发于下肢和面部。蔓延很快，一般不化脓，很少有组织坏死。起病急，常有头痛、畏寒与发热，局部表现为片状红疹，颜色鲜红，中间较淡，边缘清楚且略隆起。有时发生水疱，呈烧灼样痛，所属淋巴结肿大、疼痛。很少化脓。足癣或血丝虫感染可引起下肢丹毒的反复发作。

3. 治疗　休息，抬高患肢。局部用50%硫酸镁湿热敷或用抗菌药物软膏外敷。全身应用抗菌药物，首选青霉素（2016）。

（五）甲沟炎的病因、临床特点和治疗

1. 病因　多因微小刺伤、挫伤、倒刺（逆剥）或剪指甲过深等引起的甲沟或其周围组织的感染，致病菌多为金黄色葡萄球菌（2014）。

2. 临床特点　初为指甲一侧的软组织红、肿、热、痛，有的迅速化脓。脓液蔓延到甲根部的皮下及对侧甲沟，形成半环形脓肿，甚至指甲下积脓。还可转变为慢性甲沟炎或慢性指骨骨髓炎。

3. 治疗　早期可用热敷、理疗、外敷鱼石脂或三黄软膏，给予磺胺药或抗生素。已有脓液者，可在甲沟处做纵向切开引流。必要时两侧甲沟切开引流或拔去指甲。

（六）脓性指头炎的病因、临床特点和治疗

1. 病因　多因刺伤后金黄色葡萄球菌等致病菌侵入，造成手指末节掌面的皮下组织化脓性感染。

2. 临床特点　初起，指尖有针刺样疼痛，软组织肿胀。因指头皮肤与指骨骨膜有纵行纤维索形成许多密闭小腔，其压力增高，迅速出现越来越剧烈的疼痛。呈波动性跳痛，下垂时加重。虽指头红肿不明显，多半有全身症状，晚期大部组织坏死，形成慢性指骨骨髓炎。

3. 治疗　肿胀不明显的初期指头炎可用热盐水浸泡多次，每次约30分钟；亦可用药外敷，酌情用抗菌药物。一旦出现跳痛，指头的张力明显增高，即应做切开引流，在患指侧面做纵形切口或两侧对口引流（2011、2015、2022）。切口尽可能长些，但不可超过末节和中节交界处，以免伤及腱鞘。如脓腔较大时，宜做对口引流，但不应做鱼口形切口。

三、脓毒症

脓毒症是细菌等病原微生物侵入机体引起的全身炎症反应综合征。可表现为寒战、高热、呼吸急促、心动过速等。革兰阴性杆菌所致脓毒症比较严重，常有低温、低白细胞、低血压的“三低”现象。革兰阳性菌所致的脓毒症多见高热，多有局部脓肿。重症或治疗不及时者，可发展为感染性休克、弥散性血管内凝血和多器官功能衰竭。

（一）典型表现

1. 骤起寒战，继以高热，可达40～41℃。早期多为稽留热，后期多为弛张热，或低温；起病急，病情重，发展迅速。

2. 可有头痛、头晕、恶心、呕吐，腹胀，面色苍白或潮红，出冷汗，神志淡漠或烦躁、谵妄和昏迷。

3. 可有心率加快、脉搏细速，少尿，呼吸急促或困难。

4. 肝大，严重者出现黄疸或皮下出血、瘀斑等。

5. 在体内形成转移性脓肿，厌氧菌感染的脓液有恶臭。

6. 如病情发展，感染未控制，可引起重要器官血流灌注不足，出现感染性休克休克，甚至急剧发展为多器官功能障碍乃至多器官功能衰竭。

（二）实验室检查

1. 白细胞计数明显增高或降低，核左移、幼稚白细胞增多，出现中毒颗粒。

2. 可有酸中毒、血乳酸浓度升高、氮质血症、溶血，尿中可出现蛋白、红细胞、酮体等。

3. 寒战、发热时抽血行细菌培养，较易发现致病菌。

（三）治疗

1. 原发感染灶的处理　首要是明确感染的原发灶，并及时、彻底处理原发灶，包括清除坏死组织和异物、消灭死腔、脓肿引流等，还要解除相关的病因。

2. 抗菌药物的应用　可先及早联合应用预计有效的两种抗生素，并足量应用。根据细菌培养及药敏结果调整用药。对真菌性脓毒症，应尽量停用广谱抗生素，或改用必需的窄谱抗生素，并全身应用抗真菌药物。

3. 支持疗法　补充血容量、输注新鲜血、纠正低蛋白血症等。

4. 对症治疗　如控制高热、纠正电解质紊乱和维持酸碱平衡，处理重要脏器功能不全。如伴有感染性休克，可适当应用糖皮质激素治疗。

四、有芽胞厌氧菌感染

（一）破伤风梭状杆菌的诊断与治疗

1. 诊断　实验室检查很难诊断破伤风，因脑脊液检查可以正常，伤口厌氧菌培养也难发现该菌。但破伤风的症状比较典型，诊断主要根据临床表现。凡有外伤史，不论伤口大小、深浅，如果伤后出现肌紧张、扯痛，张口困难、颈部发硬、反射亢进等，均应考虑此病的可能性。上述发作可因轻微的刺激，如光、声、接触、饮水等而诱发。持续的呼吸肌和膈肌痉挛，可造成呼吸骤停。患者死亡原因多为窒息、心力衰竭或肺部并发症。

2. 治疗

（1）伤口处理：伤口内存留坏死组织、引流不畅者，应在控制痉挛下进行伤口处理、充分引流，局部可用3%氧化氢溶液冲洗。

（2）抗毒素应用（2017、2018）：目的是中和游离的毒素，只在早期有效。一般用量TAT 1万~6万U，稀释于5%葡萄糖液中，缓慢静脉滴入。用药前应做皮内过敏试验。破伤风人体免疫球蛋白在早期应用有效，剂量为3000~6000U，一般只用1次。

（3）防治痉挛：①患者住隔离病室，避免光、声等刺激。②避免骚扰患者。③据病情可交替使用镇静、解痉药物。病情轻者用地西泮5mg口服或10mg静脉滴注。病情较重者，可用冬眠1号合剂静脉缓慢滴入，但低血容量时忌用。④痉挛发作频繁不易控制者，可用2.5%硫喷妥钠缓慢静注，但要警惕发生喉头痉挛和呼吸抑制。⑤痰多、抽搐频繁，用强力镇静药者应做气管切开，比较安全。

（4）防治并发症：①主要并发症在呼吸道，如窒息、肺不张、肺部感染；还可见发作时掉下床、骨折、咬伤舌等。②对抽搐频繁、药物又不易控制的严重患者，尽早行气管切开（2018、2021），必要时行人工辅助呼吸。还可利用高压氧舱辅助治疗。③气管切开患者注意做好呼吸道管理，要定时翻身、拍背，以利排痰，并预防压疮。必要时专人护理，防止意外；严格无菌技术，防止交叉感染。④并发肺部感染者，根据菌种选用抗生素。

（5）补充水与电解质平衡。必要时可采用中心静脉肠外营养。使用青霉素抗感染。

【巧妙记忆】破伤风苦笑面容最典型。注射类毒素防破伤风。

（二）气性坏疽的诊断与治疗

1. 诊断（2013）

（1）早期诊断和及时治疗是保存伤肢和挽救生命的关键。

（2）出现上述临床表现，即应做伤口分泌物涂片，诊断气性坏疽的三项重要依据：

1）发现大量革兰阳性粗大杆菌。

2）白细胞计数很少。

3）X线检查伤口肌群间有气体（2005）。

（3）厌氧细菌培养和病理活检。

2. 治疗（2018）

（1）彻底清创是预防创伤后发生气性坏疽的最可靠方法（2007、2013、2015）。

（2）清创应在伤后6小时内进行，即使超过6小时，在大量使用抗生素的条件下，也可以实行彻底清创。

（3）战伤伤口一般敞开引流，不缝合，更不能包扎太紧。

（4）对疑有气性坏疽的伤口应用3%过氧化氢或1∶1000高锰酸钾等溶液冲洗。青霉素和四环素族有较好的预防作用。

（5）本病患者用过的衣物、敷料、器材要单独处理，以防交叉感染。

五、外科应用抗菌药的原则

（一）掌握应用的适应证

化脓性感染中，有应用指征的是较严重的急性病变，如急性蜂窝织炎、丹毒、急性手部感染、急性骨髓炎、急性腹膜炎、急性胆道感染等。对多种特异性感染如破伤风、气性坏疽等，则应选用有效抗菌药。

（二）药物的选择和使用

1. 结合感染部位分析　临床医生应熟悉身体不同部位和其邻近组织的常驻菌，例如皮肤、皮下组织的感染，常驻菌以革兰阳性球菌居多，如链球菌、葡萄球菌等；腹腔、会阴、大腿根部感染时，常见肠道菌群，包括厌氧菌。

2. 局部情况也可供参考　链球菌感染，炎症反应较明显，炎症扩散快，易形成创周蜂窝织炎、淋巴管炎等；葡萄球菌感染，化脓性反应较明显；脓液稠厚，易有灶性破坏；铜绿假单胞菌感染，敷料易见绿染，与坏死组织共存时有霉腥味；厌氧菌感染时因蛋白分解、发酵，常有硫化氢、氨等特殊粪臭味，有些厌氧菌有产气作用而致出现表皮下气肿。

3. 结合病情分析　病情急剧，较快发展为低温，低白细胞、低血压、休克者以革兰阴性杆菌感染居多。病情发展相对较缓，以高热为主、有转移性脓肿者，以金黄色葡萄球菌为多；病程迁延，持续发热，口腔黏膜出现霉斑，对一般抗生素治疗反应差时，应考虑真菌感染。

应强调根据细菌学检查与药物敏感试验选择合适的抗菌药物。除选用敏感抗生素外，还应根据药物在组织的分布能力进行选择。抗菌药物的剂量一般按体重计算，还要结合年龄和肾功能、感染部位而综合考虑。对危重、暴发的全身性感染，给药途径应选静脉。外科感染常为多数菌感染，危重情况下可联合用药。抗菌药物一经使用，就应注意其毒副作用。

【经典习题】

1. 全身感染时，可导致低体温、低白细胞、低血压的致病菌是
   A. 肺炎链球菌
   B. 金黄色葡萄糖球菌
   C. 变形杆菌
   D. 溶血性链球菌
   E. 破伤风梭菌

答案： C

考点： 变形杆菌感染

解析： 变形杆菌败血症临床表现同一般革兰阴性杆菌败血症，如发热、白细胞数增高、肝脾大、肝肾功能损害等。严重者可发生感染性休克，如四肢发冷、皮肤发花、尿量减少、血压下降等或出现弥散性血管内凝血。故选 C。

2. 为提高脓毒症血培养的阳性率，抽血的最佳时间是
   A. 每天晚间
   B. 寒战发热后
   C. 寒战发热时
   D. 寒战发热前
   E. 每天早晨

答案： C

考点： 脓毒症血培养

解析： 为了提高阳性率，血培养宜在抗菌药物应用前、寒战高热时采血，多次送检，每次采血量为 5～10ml。故选 C。

3. 关于外科感染的特点，错误的是
   A. 多为混合性感染
   B. 有明显的局部症状
   C. 常需外科处理感染
   D. 伴器质性病变
   E. 不会引起严重的全身性感染

答案： E

考点： 外科感染

解析： 外科感染一般是指需要手术治疗的感染性疾病和发生在创伤或手术后的感染，在外科领域中最常见，约占所有外科疾病的 1/3～1/2。外科感染会引起严重的菌血症、脓毒症，故选 E。

4. 上唇部疖或痈的主要危险是导致
   A. 颈部蜂窝织炎
   B. 大脑脓肿
   C. 眼球感染
   D. 上颌骨骨髓炎
   E. 海绵窦静脉炎

答案： E

考点： 面部危险三角区感染

解析： 痈是多个相邻的毛囊及其所属的皮脂腺或汗腺的急性化脓性感染，由多个疖融合而成，其病变波及皮肤深层毛囊间组织时，可顺筋膜浅面扩散波及皮下脂肪层，造成较大范围的炎性浸润或组织坏死。痈好发于上唇部（唇痈）、项部（对口疮）及背部（搭背）。鼻唇部又称面部危险三角区，因为此处血运丰富，且面部静脉缺少瓣膜，感染可以逆流而上，通过内眦静脉进入颅内，容易引起化脓性血栓性海绵窦炎以及脓毒症，危及生命。同时也易引起败血症、中毒性休克等，危险性很大。故选 E。

5. 气性坏疽最关键的治疗措施是
   A. 大剂量青霉素
   B. 高压氧疗法
   C. 输血、输液
   D. 紧急手术处理
   E. 补充足够的营养

答案： D

考点： 外科感染

解析： 气性坏疽是厌氧菌感染的一种，即梭状芽胞杆菌所致的肌坏死或肌炎。该病发展急剧，预后差，一经诊断，需立即积极治疗，最关键的措施是紧急手术清创。故选 D。

第五节 创　　伤

一、概论

1. 按致伤原因分类　锐器→刺伤、切割伤，钝性暴力→挫伤、挤压伤，子弹、弹片→火器伤，高压高速气浪→冲击伤、擦伤、撕裂伤、烧伤、冻伤、挤压伤等。

2. 按受伤部位、组织器官分类

（1）按大部位分为颅脑伤、颌面颈部伤、脊柱脊髓伤、胸（背）伤、腹（腰）伤、骨盆（会阴、臀部）伤、上肢伤和下肢伤。

（2）进一步按受伤的组织器官分，如软组织损伤、骨折、脱位、内脏破裂等。

3. 按伤后皮肤是否完整分类　闭合伤（挫扭压震）（2002、2004）、开放伤。

4. 按伤道的形态分类　切线伤、反跳伤、盲管伤、贯通伤。

5. 按是否穿透体腔分类　穿透伤和非穿透伤。

二、创伤的诊断

诊断创伤主要是明确损伤的部位、性质、全身变化及并发症，特别是原发损伤部位相邻或远处内脏器官是否损伤及其程度。

1. 病史询问

（1）受伤情况：首先是了解致伤的原因，可明确创伤类型、性质和程度。

（2）伤后表现及其演变过程：不同部位创伤，伤后表现不尽相同。此外，还应了解伤后的处理情况，包括现场急救，所用药物及采取的措施等，如使用止血带者，应计算使用时间。

（3）伤前情况：注意伤员是否饮酒，这对判断意识情况有重要意义。了解有无其他相关疾病。对药物过敏史也应了解。

2. 体格检查　首先应从整体上观察伤员的状态，判断伤员的一般情况，区分伤情轻重。对生命体征平稳者，可做进一步仔细检查；伤情较重者，可先着手急救，在抢救中逐步检查。

（1）全身情况的检查。

（2）根绝受伤史或某处突出的体征，详细检查。

（3）对于开放性损伤，必须仔细观察伤口或创面，注意伤口形状、大小、边缘、深度及污染情况、出血的性状、外露组织、异物存留及伤道位置等。

三、创伤的治疗

（一）急救

1. 首要的是抢救生命。

2. 优先抢救的急症　心脏骤停（2013）、窒息、大出血、开放性和张力性气胸、休克、腹部内脏脱出等。

3. 常用的急救技术　主要有复苏、通气、止血、包扎和固定等。常用的止血方法有指压法、加压包扎法、填塞法和止血带法等，以加压包扎法最为常用（2017）。止血带法一般用于四肢伤大出血，加压包扎止血无效的情况，应每隔1小时放松1~2分钟，且使用时间一般不应超过4小时（2018）。

4. 急救注意事项

（1）积极稳定的情绪，紧张有序的工作。

（2）不可忽视沉默的伤员。

（3）防止抢救中的再损伤。

（4）防止医源性损害。

（二）创伤处理

目的是既要达到组织恢复，又要恢复生理功能。

1. 一般处理

（1）体位和局部制动。

（2）预防和治疗感染。

（3）维持体液平衡和营养代谢。

（4）镇痛、镇静和心理治疗。

2. 闭合伤的处理

（1）软组织挫伤：早期局部冷敷，中后期温敷和理疗。

（2）骨折和脱位：复位、固定。复位分手法复位和手术复位。

（3）胸腔和腹腔内脏器伤：血气胸可先行穿刺或引流。较轻的腹腔脏器伤，无明显腹膜炎者，可暂予支持疗法，并密切观察。

（4）头部伤：头皮血肿先行加压包扎，血肿液化后可穿刺抽吸并继续加压包扎。脑震荡和脑挫伤，需用脱水剂治疗。如有意识障碍可行头部降温。颅内血肿和颅内压增高脱水无效时，则需紧急开颅手术处理。

3. 开放伤的处理

（1）清洁伤口：清洁伤口（清洁伤口通常是指“无菌手术”的切口）和污染程度轻的伤口经处理，使其成为清洁伤口，可以当即缝合。

（2）污染伤口：指粘有细菌但尚未感染的伤口，一般认为伤后8小时以内的伤口属此类。经过清创处理使其转变成接近于清洁伤口，当即缝合或延期缝合，争取达到一期愈合。

（3）感染伤口：包括延迟处理的开放性创伤，脓肿切开，手术感染等，有渗液、脓液、坏死组织等。

伤口需经过换药，逐渐达到二期愈合。

（4）存留异物：原则上取出，某些深部的异物，或数量多而分散者，如不伤及重要组织器官，可以保留和观察。应用抗生素和破伤风抗毒血清。

【巧妙记忆】 三种伤口的区别是不同清理方案的基础，主要看是不是可能污染。

4. 清创术　目的是将污染伤口变成清洁伤口。时间越早越好，伤后6~8小时内清创可达一期愈合。如果伤口污染较多或处理时间已超过伤后8~12小时，但尚未发生明显的感染，或在头面部、颈部虽有轻度感染，仍可一期缝合，伤口内留置盐水纱条引流。可能感染者延期缝合。

不同部位创伤的清创时间不同：一般而言，伤口应在伤后8小时内行清创术，如手部创口清创。有些伤口，神经血管不宜长期暴露，故受伤时间稍长．也应行清创缝合术，非重要血管可结扎；清创完成后应根据情况缝合伤口；超过12小时，应按感染伤口处理，即清创换药，不予一期缝合，可行延期缝合；若伤口污染严重，即使在早期，也应按感染伤口处理；面颈部血运丰富，神经血管不宜长期暴露，故受伤时间稍长，即使伤后24小时，清创效果仍多满意，也应行清创缝合术（2018）；战地伤口污染严重，须按感染伤口处理。

5. 影响伤口愈合的因素　伤口愈合有两种基本方式，即临床所称的一期愈合与二期愈合。

（1）局部因素中主要是伤口感染、创伤范围，局部血液循环障碍和处理失当。

（2）全身因素中主要是营养不良、大量使用细胞增生抑制剂、免疫功能低下和全身并发症等。

【巧妙记忆】 清创时间从6延长到8再到12小时甚至更长，事实上，有的清创术在伤后24小时实施，伤口愈合仍较顺利。

四、战伤救治原则

战伤救治原则为强调火线急救，挽救生命，包括保持呼吸道通畅、止血、包扎、固定和搬运、后送等。在检伤分类的基础上，积极抗休克，维持呼吸、循环稳定。伤口的处理原则是尽早清创，除头、面、手和外阴部外，一般禁止初期缝合。此外，还应注意镇痛、抗感染及后送途中伤员的治疗等问题。

【经典习题】

1. 严重胸腹联合损伤后，必须首先处理的是
   A. 呼吸骤停
   B. 闭合性液气胸
   C. 急性弥漫性腹膜炎
   D. 粉碎性胸腰椎骨折
   E. 轻度血压下降

答案： A

考点： 胸腹联合伤的治疗原则

解析： 胸腹联合伤的治疗原则：①吸氧，必要时给予呼吸机辅助呼吸；②禁食、胃肠减压；③补充血容量；④胸腔闭式引流；⑤防治感染；⑥手术治疗。严重胸腹联合伤会导致呼吸困难甚至骤停，因此首先必须处理的是呼吸骤停，给予吸氧或者呼吸机辅助呼吸。故选A。

2. 软组织挫伤早期正确的处理是
   A. 应用镇痛药
   B. 热敷
   C. 冷敷
   D. 局部抗生素
   E. 理疗

答案： C

考点： 软组织挫伤早期处理

解析： 软组织挫伤24小时内冷敷可以使毛细血管收缩，组织水肿消退，起到止血消肿镇痛的作用。故选C。

3. 男，20岁。右前臂被炸伤4小时，最大伤口长5cm，出血多，伤及肌肉，X线检查无骨折，未见金属异物，其伤口最佳处理是
   A. 清创后二期缝合
   B. 加压包扎止血、观察
   C. 清洗伤口后包扎
   D. 包扎，石膏固定患肢
   E. 清创后一期缝合

答案： A

考点： 开放性火器伤清创原则

解析： 开放性火器伤清创原则：绝大多数火器伤应做清创术，清创后伤口一般不做一期缝合，而是做二期缝合。伤后清创越早越好，严格无菌原则，切口要够大，清创要彻底。故选A。

第六节　烧　伤

一、热力烧伤

1. 面积计算与深度判定（★★★）

（1）烧伤面积的估算（2002、2003、2004、2008、2012、2014、2018、2022）为便于记忆，按体表面积划分为11个9%的等份，另加1%，构成100%的体表面积，即头颈部=1×9%；躯干=3×9%；两上肢=2×9%；双下肢=5×9%+1%，共为11×9%+1%。儿童头大，下肢小，可按下法计算：头颈部面积=[9+(12－年龄)]%，双下肢面积=[46-(12－年龄)]%。此外，不论

性别、年龄，患者并指的掌面约占体表面积1%，如医者的手掌大小与患者相近，可用医者手掌估算，此法可辅助九分法，测算小面积烧伤也较便捷。

【巧妙记忆】 烧伤面积可简单记为1、2、3、5个9，即头颈9%，两上肢2×9%，躯干3×9%，双下肢5×9%。

（2）烧伤深度的识别（2001、2002、2007、2017、2018、2022）采用三度四分法，即分为Ⅰ度、浅Ⅱ度、深Ⅱ度、Ⅲ度。Ⅰ度、浅Ⅱ度烧伤一般称浅度烧伤；深Ⅱ度和Ⅲ度烧伤则属深度烧伤。

1）Ⅰ度烧伤：仅伤及表皮浅层，生发层健在，再生能力强。表面红斑状、干燥，烧灼感，3~7天脱屑痊愈，短期内有色素沉着。

2）浅Ⅱ度烧伤：伤及表皮的生发层、真皮乳头层。局部红肿明显，有大小不一的水疱形成，内含淡黄色澄清液体；水疱皮如剥脱，创面红润、潮湿、疼痛明显（2003、2004）。上皮再生靠残存的表皮生发层和皮肤附件（汗腺、毛囊）的上皮增生，如不感染，1~2周内愈合，一般不留瘢痕，多数有色素沉着。

3）深Ⅱ度烧伤（2020）：伤及皮肤的真皮层，介于浅Ⅱ度和Ⅲ度之间，深浅不尽一致，也可有水疱；但去疱皮后，创面微湿，红白相间，痛觉较迟钝。由于真皮层内有残存的皮肤附件，可赖其上皮增殖形成上皮小岛，如不感染，可融合修复，需时3~4周。但常有瘢痕增生。

4）Ⅲ度烧伤：是全皮层烧伤甚至达到皮下、肌或骨骼。创面无水疱。呈蜡白或焦黄色甚至炭化，痛觉消失，局部温度低，皮层凝固性坏死后形成焦痂，触之如皮革，痂下可显树枝状栓塞的血管。因皮肤及其附件已全部烧毁，无上皮再生的来源，必须靠植皮而愈合。只有很局限的小面积Ⅲ度烧伤，才有可能靠周围健康皮肤的上皮爬行而收缩愈合。

【巧妙记忆】 临床表现有做题特异性的是：Ⅱ度有水疱，浅Ⅱ度为大水疱，深Ⅱ度为小水疱，Ⅰ度和浅Ⅱ度愈合无瘢痕。

2. 现场急救与治疗（2004） 现场抢救的目标是尽快消除致伤原因，脱离现场和进行危及生命的救治措施。

（1）迅速脱离热源：如火焰烧伤应尽快脱离火场，脱去燃烧衣物，就地翻滚或是跳入水池，熄灭火焰。互救者可就近用非易燃物品（如棉被、毛毯）覆盖，隔绝灭火。

（2）保护受伤部位：在现场附近，创面只求不再污染、不再损伤，可用干净敷料或布类保护，或行简单包扎后送医院处理。避免用有色药物涂抹，增加随后深度判定的困难。

（3）维护呼吸道通畅：火焰烧伤常伴呼吸道受烟雾、热力等损伤，特别应注意保持呼吸道通畅。合并CO中毒者应移至通风处，必要时应吸入氧气。

3. 初期处理与补液方法（★★★）

（1）初期的处理

1）轻度烧伤（2004、2017）主要为创面处理，包括清洁创周健康皮肤，创面可用1∶1000苯扎溴铵或1∶2000氯己定轻洗、移除异物，浅Ⅱ度水疱皮应予保留，水疱大者，可用消毒空针抽去水疱液。深度烧伤的水疱皮应予清除。如果用包扎疗法，内层用油质纱布，外层用吸水敷料均匀包扎，包扎范围应超过创周5cm。面、颈与会阴部烧伤不适合包扎处，则予暴露。一般可不用抗生素。

2）中、重度烧伤应按下列程序处理：①简要了解受伤史后，记录血压、脉搏、呼吸，注意有无呼吸道烧伤及其他合并伤，严重呼吸道烧伤需及早行气管切开。②立即建立静脉输液通道，开始输液（2016）。③留置导尿管，观察每小时尿量、比重、pH值，并注意有无血红蛋白尿。④清创，估算烧伤面积、深度。特别应注意有无Ⅲ度环状焦痂的压迫，其在肢体部位可影响血液循环，躯干部可影响呼吸，应切开焦痂减压（2002）。⑤按烧伤面积、深度制订第一个24小时的输液计划（参后）。⑥广泛大面积烧伤一般采用暴露疗法。

3）创面污染重或有深度烧伤者，均应注射破伤风抗毒血清，并用抗生素治疗。

（2）液体疗法防治烧伤休克的主要措施：患者入院后，应即寻找一较粗且易于固定的静脉行穿刺或切开，以保持一通畅的静脉输液通道，这对严重烧伤的患者早期救治十分重要。

【巧妙记忆】 烧伤后最大的危险为休克（2020），早期输液时先快后慢。

常用下列输液公式（表4-13-6-1）：

表4-13-6-1 烧伤补液方案（2017、2018、2022、2023）

补液方案	第一个24小时补液量	第二个24小时补液量
每1%Ⅱ度、Ⅲ度烧伤面积/kg	成人1.5ml 儿童1.8ml 婴儿2.0ml（2008）	第一个24小时补液量的1/2
胶体∶晶体	中、重度烧伤1∶2，广泛烧伤1∶1	同左
基础需要量（5%葡萄糖）	成人2000ml，儿童60~80ml/kg	同左

紧急抢救一时无法获得血浆时，可以使用低分子量的血浆代用品，利用其暂时扩张血容量和溶质性利尿，但用量不宜超过1000ml，并尽快以血浆取代。电解质液、胶体和水分应交叉输入。

二、电烧伤

1. 特点（2001、2023）

（1）全身性损害：轻者有恶心、心悸、头晕或短暂的意识障碍；重者昏迷，呼吸、心搏骤停，但如及时抢救多可恢复。

（2）局部损害（2003、2015）：电流通过人体有“入口”和“出口”，入口处较出口处重。入口处常炭化，形成裂口或洞穴，烧伤常深达肌肉、肌腱、骨周，损伤范围常外小内大；没有明显的坏死层面；局部渗出较一般烧伤重，包括筋膜腔内水肿；由于邻近血管的损害，经常出现进行性坏死，伤后坏死范围可扩大数倍。

2. 急救

（1）现场急救：立即切断电源，或用不导电的物体拨离电源；呼吸、心脏骤停者，立即进行心肺复苏；复苏后还应注意心电监护。

（2）液体复苏：补液量不能根据其表面烧伤面积计算，对深部组织损伤应充分估计。由于肌肉和红细胞的广泛损害，必将释放大量的血红蛋白和肌红蛋白，在酸血症的情况下，很易沉积于肾小管，导致急性肾衰。

【巧妙记忆】 早期补液量应高于一般烧伤；补充碳酸氢钠以碱化尿液；还可用甘露醇利尿，每小时尿量应高于一般烧伤的标准。

（3）清创时特应注意切开减张，包括筋膜切开减压。尽管高压电烧伤早期坏死范围不易确定，仍应尽早作较彻底的探查，切除坏死组织，包括可疑的间生态组织（肌肉颜色改变，切割时收缩性减弱），当组织缺损多，肌腱、神经、血管、骨骼已暴露者，在彻底清创后，应用皮瓣修复。

（4）早期全身应用较大剂量抗生素（可选青霉素）。因深部组织坏死，局部供血、供氧障碍，应特别警惕厌氧菌感染，局部应暴露，过氧化氢溶液冲洗、湿敷。

【经典习题】

1. 属于成人中度烧伤的是
   A. Ⅲ度烧伤面积<10%
   B. 烧伤总面积达31%~50%
   C. Ⅱ度烧伤面积<10%
   D. Ⅱ度烧伤面积<20%伴休克
   E. Ⅲ度烧伤面积11%~20%

答案： A

考点： 成人烧伤严重程度分类

解析： ①轻度烧伤：总面积在10%以下的Ⅱ度烧伤。②中度烧伤：总面积在10%~30%或Ⅲ度烧伤面积在10%以下的烧伤。③重度烧伤：总面积在30%~50%之间或Ⅲ度烧伤面积在10%~20%之间，或烧伤面积不足30%，但已发生休克等并发症，呼吸道烧伤和较重的复合伤。④特重烧伤：总面积在50%以上，或Ⅲ度烧伤面积20%以上。故选A。

2. 深Ⅱ度烧伤深度已达
   A. 皮下脂肪层
   B. 表皮浅层
   C. 表皮生发层和真皮乳头层
   D. 皮肤全层和肌肉
   E. 真皮深层

答案： E

考点： 烧伤深度判断的常用方法

解析： 烧伤深度判断的常用方法是三度四分法。①Ⅰ度烧伤仅伤及表皮浅层；②浅Ⅱ度烧伤伤及皮肤表皮生发层和真皮乳头层；③深Ⅱ度烧伤伤及皮肤真皮层；④Ⅲ度烧伤是全皮层烧伤，甚至达到皮下、肌肉、骨骼。故选E。

3. 男，25岁。烧伤后2小时入院，Ⅲ度烧伤，面积共约40%，体重约60kg。第1个24小时应输入的液体总量约为
   A. 2400ml
   B. 3600ml
   C. 4600ml
   D. 5600ml
   E. 6500ml

答案： D

考点： 烧伤后补液疗法

解析： 补液公式：按照患者的烧伤面积和体重计算。伤后第1个24小时补液量：成人每1%Ⅱ度、Ⅲ度烧伤面积每千克体重补充胶体液0.5ml和电解质液1ml，另加基础水分2000ml。因此，该患者第1个24小时补液量为：60×40×（0.5+1）+2000=5600ml。其中，额外丢失补液量应为3600ml。故选D。

第七节　乳房疾病

一、乳房解剖、生理

1. 部位　成年妇女乳房是两个半球形的性征器官，位于胸大肌浅面，约在第2和第6肋骨水平的浅筋膜浅、深层之间。

2. 结构　每一乳房有15~20个腺叶（2009）⟶腺小叶⟶小乳管+腺泡，是乳腺的基本单位。每一腺叶有其单独的导管（乳管）。

3. 生理　乳腺的发育和分泌功能受腺垂体、卵巢及肾上腺皮质等激素影响。正常乳腺的组织结构随月经周期的影响而变化。

4. 淋巴引流

（1）大部分经胸大肌外侧缘淋巴管⟶腋窝淋巴结⟶锁骨下淋巴结。部分乳房上部淋巴液⟶胸大、小肌间淋巴结⟶锁骨下淋巴结。通过锁骨下淋巴结⟶锁骨上淋巴结。

（2）部分乳房内侧的淋巴液通过肋间淋巴管⟶胸骨旁淋巴结。

（3）两侧乳房间皮下有交通淋巴管，一侧乳房的淋巴液可流向另一侧。

（4）乳房深部淋巴网可沿腹直肌鞘和肝镰状韧带通向肝。

二、急性乳腺炎

（一）病因（2002、2003）

1. 乳汁淤积（2016），细菌入侵。

2. 乳头破损使细菌沿淋巴管入侵是感染的主要途径。

（二）临床表现

1. 炎症期　乳房肿胀疼痛，有压痛的肿块，表面皮肤红热，可有发热等全身表现。

2. 后期　痛呈波动性，寒战、高热、脉搏加快，患侧腋窝淋巴结肿大，有压痛，血白细胞明显增加。

3. 脓肿期　炎性块常在数天内软化而形成脓肿。表浅脓肿——波动感，深部脓肿——常需穿刺才能确定。单房或多房脓肿，最后使乳腺组织遭到破坏。

（三）诊断

根据病史，临床表现诊断不难。

【巧妙记忆】　急性乳腺炎＝妊娠妇女＋乳房胀痛＋发热＋白细胞明显增加，急性乳腺炎＋浮动感＝脓肿形成。

（四）治疗（★★）

1. 炎症期　患侧暂停哺乳，并促使乳汁通畅排出（2018），局部热敷。广谱抗生素应用，首选青霉素。

2. 脓肿期（2008）

（1）及时切开引流。

（2）切口做放射状切开（2002）。

（3）乳晕下脓肿：沿乳晕边缘做弧形切口。

（4）深部脓肿或乳房后脓肿：沿乳房下缘做弧形切口，经乳房后间隙引流之。

（5）切开后以手指轻轻分离脓肿的多房间隔，以利引流。

（6）脓腔较大时，可在脓腔的最低部位另加切口做对口引流（2002）。

（7）若感染严重或脓肿引流后并发乳瘘，应终止哺乳。

三、乳腺囊性增生病

（一）概述

乳腺囊性增生病也称慢性囊性乳腺病，常见于25～40岁妇女。是乳腺实质的良性增生，其病理形态复杂，增生可发生于腺管周围并伴有大小不等的囊肿形成；或腺管内表现为不同程度的乳头状增生，伴乳管囊性扩张，也有发生于小叶实质者，主要为乳管及腺泡上皮增生。

（二）临床特点（★★）

1. 症状　乳房胀痛（周期性）和肿块（压痛）与月经周期有关（2009、2011），往往在月经前疼痛显著。疼痛程度轻重不一，有的缺乏周期。

2. 体征　一侧或双侧乳腺有弥漫性增厚，肿块呈颗粒状、结节状或片状，大小不一，质韧而不硬，增厚区与周围乳腺组织分界不明显。腋窝淋巴结不肿大，可有乳头溢液。

3. 病程长，发展慢。

（三）诊断

根据以上临床表现，本病的诊断并不困难。但乳腺癌与本病有同时存在的可能，应嘱患者每隔3～6个月到医院复查。

【巧妙记忆】　乳房囊性增生症＝周期性乳房肿胀＋扪及肿块＋劳累后加重

（四）治疗

主要是对症治疗，可用中药或中成药调理，常用如口服中药逍遥散。对局限性乳腺囊性增生病，应在月经后5～7天复查，复查时出现可疑情况及时取活检。

四、乳腺纤维腺瘤（2008、2011）

（一）临床表现

多见于20～40岁女性，好发于乳房外上象限，约75%为单发。除肿块外，患者常无明显自觉症状。肿块增大缓慢，质似硬橡皮球的弹性感，表面光滑，易于推动。

（二）诊断

1. 临床上，纤维腺瘤表现为一定韧度的、典型的圆形，或者是坚韧、有弹性的分叶状肿块，本身光滑可活动，与皮肤或胸壁不固定。

2. 乳腺超声检查可见肿块形态规整，边界清晰，边缘光滑整齐，内部回声均质，如有钙化斑多为较大颗粒状或弧状，血流信号检出率低。

3. 穿刺活检或切除活检可以确诊。

（三）治疗

手术切除+病理检查。

五、乳腺癌

（一）高危因素（2011、2023）

1. 月经状况　月经初潮早于12岁、绝经年龄晚于50岁、经期长于35年。

2. 婚育状况　第一胎足月产在35岁以上或40岁以上未孕女性、反复的人工流产等。

3. 哺乳史　产后未哺乳者。

4. 激素水平　雌激素水平、高水平的生长激素、外源性激素。

5. 乳腺疾病史。

6. 遗传和家族史。

7. 饮食　高脂肪、高蛋白、高热量饮食。

8. 环境因素。

9. 其他因素　生活压力、心理障碍、特别是忧郁、肥胖、病毒感染、药物、糖尿病等。

（二）常见组织学类型及转移途径（★★）

1. 常见组织学类型

（1）非浸润性癌：包括导管内癌及乳头湿疹样乳腺癌。此型属早期，预后较好（2015、2017）。

（2）早期浸润性癌：包括早期浸润性导管癌、早期浸润性小叶癌。此型仍属早期，预后较好。

（3）浸润性特殊癌：包括乳头状癌、髓样癌（伴大量淋巴细胞浸润）、小管癌、腺样囊性癌、黏液腺癌、大汗腺样癌、鳞状细胞癌等。此型分化一般较高，预后尚好。

（4）浸润性非特殊癌：包括浸润性小叶癌、浸润性导管癌、硬癌、髓样癌（无大量淋巴细胞浸润）、单纯癌、腺癌等。此型一般分化低，预后较上述类型差，且是乳腺癌中最常见的类型，占80%，但判断预后尚需结合疾病分期等因素。

（5）其他罕见癌。

2. 转移途径

（1）局部扩展：癌细胞沿导管或筋膜间隙蔓延，继而侵及Cooper韧带和皮肤。

（2）淋巴转移：主要有两种途径。

（3）血运转移：最常见的远处转移依次为肺、骨、肝。

（三）临床表现和临床分期

1. 临床表现

（1）早期：患侧乳房出现无痛、单发的小肿块。肿块质硬，表面不光滑，与周围组织分界不很清楚，不易被推动。

（2）进展期：随着肿瘤增大，可引起乳房局部隆起。若累及Cooper韧带（2013），肿瘤表面皮肤凹陷，即所谓“酒窝征”（2007、2009）。邻近乳头或乳晕的癌肿出现乳头扁平、回缩、凹陷。癌块继续增大，如皮下淋巴管被癌细胞堵塞，出现真皮水肿，皮肤呈“橘皮样”改变。

（3）晚期：乳腺癌晚期可侵入胸筋膜、胸肌，以至癌块固定于胸壁而不易推动。如癌细胞侵入大片皮肤，可出现多数小结节，甚至彼此融合。有时皮肤可溃破而形成溃疡，这种溃疡常有恶臭，容易出血。

（4）转移部位症状

1）淋巴转移：最初多见于腋窝。肿大淋巴结质硬、无痛、可被推动；以后数目增多，并融合成团，甚至与皮肤或深部组织黏着。

2）血行转移：临床最常见的主动就诊是局部疼痛症状，提示发生骨转移。

（5）特殊类型乳腺癌

1）炎性乳腺癌：发展迅速、预后差（2002、2003、2009、2011）。局部皮肤炎性表现，开始较局限，逐步扩展，皮肤发红、水肿、增厚、表面温度升高、橘皮样变、一般无疼痛，乳房内无明显肿块，同侧腋窝淋巴结肿大，常累及对侧（2012、2013、2015）。

2）乳头湿疹样乳腺癌：恶性程度低，发展慢。乳头有瘙痒、烧灼感，以后皮肤粗糙、糜烂如湿疹样，进而形成溃疡，覆盖黄褐色鳞屑样痂皮。

【巧妙记忆】　乳癌好发于外上，临床表现多肿胀。早期肿块和凹陷，晚期表现橘皮样变。

2. 临床分期（★★★）　现多数采用国际抗癌协会建议的T（原发癌瘤）（2006）、N（区域淋巴结）、M（远处转移）分期法。内容如下：

T_0：原发癌瘤未查出。

Tis：原位癌非浸润性癌及未查到肿块的乳头湿疹样乳腺癌。

T_1：癌瘤长径≤2cm（2004）。

T_2：癌瘤长径>2cm，≤5cm。

T_3：癌瘤长径>5cm。

T_4：癌瘤大小不计，但侵及皮肤或胸壁（肋骨、肋间肌、前锯肌），炎性乳腺癌亦属之。

N_0：同侧腋窝无肿大淋巴结。

N_1：同侧腋窝有肿大淋巴结，尚可推动。

N_2：同侧腋窝肿大淋巴结彼此融合，或与周围组织粘连。

N_3：有同侧胸骨旁淋巴结转移，有同侧锁骨上淋巴结转移。

M_0：无远处转移。

M_1：有远处转移。

根据以上情况进行组合，可把乳腺癌分为以下各期：

0期：$TisN_0M_0$。

Ⅰ期：$T_1N_0M_0$。

Ⅱ期：$T_{0\sim1}N_1M_0$，$T_2N_{0\sim1}M_0$，$T_3N_0M_0$。

Ⅲ期：$T_{0\sim2}N_2M_0$，$T_3N_{1\sim2}M_0$，T_4任何NM_0，任何TN_3M_0。

Ⅳ期：包括M1的任何TN（2001、2005、2007）。

【巧妙记忆】 肿块分期二到五，一二三四记清楚。淋巴分期别马虎，一大二融三胸骨。

3. 转移途径（★★）

（1）局部扩展 导管或筋膜→Cooper韧带和皮肤。

（2）淋巴转移主要途径有：

1）胸大肌外侧缘淋巴管→同侧腋窝淋巴结→锁骨下淋巴结→锁骨上淋巴结→胸导管（左）/右淋巴管→静脉血流→远处转移。

2）内侧淋巴管→胸骨旁淋巴结→锁骨上淋巴结→同样途径入血。

（3）血运转移：早期已有血运转移，乳腺癌是一全身性疾病。癌细胞→淋巴途径→静脉或直接入血致远处转移。最常见的远处转移依次为肺、骨、肝。

（四）诊断

1. 诊断 详细询问病史及临床检查后，大多数乳房肿块可得出诊断。但不能忽视一些早期乳腺癌的体征，如局部乳腺腺体增厚、乳头溢液、乳头糜烂、局部皮肤内陷或酒窝状改变等。MRI有助于明确诊断，核心针穿刺和切除活检是明确诊断最主要的方法（2018）。

【巧妙记忆】 乳腺癌=肿瘤高危因素+无痛质硬不光滑肿块+腋窝淋巴结肿大。

2. 鉴别诊断（★★） 几种常见乳腺肿块的鉴别（表4-13-7-1）。

（1）纤维腺瘤：见于青年妇女，肿瘤圆形或椭圆形，边界清，活动度大，发展缓慢，40岁以后的妇女必须排除恶性肿瘤的可能。

（2）乳腺囊性增生病：见于中年妇女，特点是乳房胀痛，多与月经周期有关，分界不明显。若月经来潮后无明显消退，可手术切除及活检。

表4-13-7-1 几种常见乳腺肿块的鉴别

项目	纤维腺瘤	乳腺囊性增生病	乳腺癌	浆细胞性乳腺炎	结核
年龄	20~25岁	25~40岁	40~60岁	中、老年女性	20~40岁
病程	缓慢	缓慢	快	快	缓慢
疼痛	无	周期性疼痛	无	有	较明显
肿块数目	常为单个	多数成串	常为单个	可多处发生	不定
肿块边界	清楚	不清	不清	不清	不清
移动度	不受限	不受限	受限	不受限	受限
转移	无	无	多淋巴转移	无	无
脓肿形成	无	无	无	晚期形成脓肿	冷脓肿

（3）浆细胞性乳腺炎：无菌性炎症，以浆细胞为主。60%呈急性炎症表现，呈橘皮样改变或者出现瘘口，流出脓血性液体。40%患者为慢性炎症，边界不清，可有皮肤粘连和乳头凹陷。急性期抗炎治疗。

（4）乳腺结核：好发于中、青年女性。局部表现为乳房内肿块，肿块质硬偏韧，部分区域可有囊性感。全身抗结核治疗及局部治疗

（五）手术治疗方式、适应证（★★）

1. 手术适应证 对病灶仍局限于局部及区域淋巴结的患者，手术治疗是首选。手术适应证为国际临床分期的0、Ⅰ、Ⅱ期及部分Ⅲ期的患者。

2. 手术禁忌证 已有远处转移、全身情况差、主要脏器有严重疾病、年老体弱不能耐受手术者属手术禁忌。

3. 术式

（1）乳腺癌根治术：手术应包括整个乳房、胸大肌、胸小肌、腋窝及锁骨下淋巴结的整块切除。

（2）乳腺癌扩大根治术：即在上述清除腋下、腋中、腋上三组淋巴结的基础上，同时切除胸廓内动、静脉及其周围的淋巴结（即胸骨旁淋巴结）。

（3）乳腺癌改良根治术：有两种术式，一是保留胸大肌，切除胸小肌；一是保留胸大、小肌。前者淋

巴结清除范围与根治术相仿；后者不能清除腋上组淋巴结。根据大量病例观察，认为Ⅰ、Ⅱ期乳腺癌应用根治术及改良根治术的生存率无明显差异，且该术式保留了胸肌，术后外观效果较好，目前已成为常用的手术方式。

（4）全乳房切除术：手术范围必须切除整个乳腺，包括腋尾部及胸大肌筋膜。该术式适宜于原位癌、微小癌及年迈体弱不宜做根治术者（2012、2016）。

（5）乳腺癌保乳术（2018）：手术包括完整切除肿块及腋淋巴结清扫。适合于临床Ⅰ期、Ⅱ期的乳腺癌患者，单发病灶，无乳头溢液且乳房有适当体积，完整切除肿块及腋淋巴结清扫术后能保持外观效果者。多中心或多灶性病灶、肿瘤切除后切缘阳性，再次切除后切缘仍阳性者禁忌施行该手术。原发灶切除范围应包括肿瘤、肿瘤周围乳腺组织及胸大肌筋膜。确保标本的边缘无肿瘤细胞浸润。术后必须辅以放疗、化疗等（2008、2012）。

（6）前哨淋巴结活检是首选的乳腺癌腋窝淋巴结外科评价方式，它的状况对决定是否行腋窝淋巴结清扫术有一定指导作用。临床腋窝淋巴结阴性的患者应先行前哨淋巴结活检，前哨淋巴结阴性的患者可不进行腋窝淋巴结清扫。前哨淋巴结阳性或术前证实腋窝淋巴结阳性的患者应行腋窝淋巴结清扫，符合特定条件的患者可以不行腋窝淋巴结清扫。

【巧妙记忆】　根治乳腺胸肌腋窝锁骨下，淋巴清扫上、中、下。扩大根治胸廓血管肋软骨，淋巴清扫加胸骨。改良根治保留胸大肌，中、下淋巴要被踢。

（六）综合治疗

乳腺癌的综合治疗方法是指以外科手术为主，根据不同情况辅以化学治疗（药物治疗）、放射治疗、内分泌治疗及其他方法的综合治疗方法。

1. 化学药物治疗　浸润性乳腺癌伴腋窝淋巴结转移者是应用辅助化疗的指征（2018）。对腋窝淋巴结阴性，但有高危复发因素者，诸如原发肿瘤直径大于2cm，组织学分类差，雌、孕激素受体阴性，癌基因HER2有过度表达者，适宜应用术后辅助化疗（2012）。

2. 内分泌治疗　对雌孕激素受体阳性的病例优先应用内分泌治疗。

3. 放射治疗　在保留乳房的乳腺癌手术后，应于肿块局部广泛切除后给予较高剂量放射治疗。单纯乳房切除术后可根据患者年龄、疾病分期分类等情况，决定是否应用放疗。

4. 靶向治疗　近年通过转基因技术制备的曲妥珠单抗注射液，对HER2过度表达的乳腺癌患者可降低乳腺癌复发率，提高无病生存期。

（七）预防

早期发现，加强普查，周密设计、实施、随访。目前认为乳房钼靶X线摄片联合超声检查是最有效的检出方法。

【经典习题】

1. 乳房表浅脓肿切开引流，最佳切口应选择

A. 放射状切口

B. 横切口

C. “+”字切口

D. “++”切口

E. 竖切口

答案： A

考点： 乳房脓肿切开引流

解析： 乳房脓肿形成后，应及时行脓肿切开引流。手术时为避免损伤乳管而形成乳瘘，应做放射状切开，乳晕下脓肿应沿乳晕边缘做弧形切口。深部脓肿或乳房后脓肿可沿乳房下缘做弧形切口，经乳房后间隙引流。切开后以手指轻轻分离脓肿的分隔，以利引流。脓腔较大时，可在脓腔的最低部位另加切口做对口引流。故选A。

2. 乳腺癌患者乳腺皮肤出现“酒窝征”的原因是

A. 肿瘤侵犯了腰大肌

B. 肿瘤侵犯了Cooper韧带

C. 癌细胞堵塞了局部皮下淋巴管

D. 肿瘤侵犯了周围腺体

E. 肿瘤侵犯了局部皮肤

答案： B

考点： 乳腺癌的病理变化

解析： “酒窝征”是指乳腺癌患者的乳房组织中纤维间质受到侵袭，侵犯皮下或累及乳腺Cooper韧带，则乳房病灶部位的皮肤表面常出现不同程度的凹陷区，临床称之为“酒窝征”。如皮下淋巴管被癌细胞堵塞，引起淋巴回流障碍，出现真皮水肿，皮肤呈“橘皮样”改变。故C错误。故选B。

3. 急性乳腺炎最常见的致病菌是

A. 溶血性链球菌

B. 肺炎链球菌

C. 白色葡萄球菌

D. 厌氧菌

E. 金黄色葡萄球菌

答案： E

考点： 急性乳腺炎的病因

解析： 急性乳腺炎致病菌以金黄色葡萄球菌为主，链球菌次之。故选E。

4. 女，55岁。左乳房红肿、增大1个月，进展较快，无疼

痛、发热。查体：左乳房红肿，局部温度略高，发硬，但未触及包块。左腋窝有肿大淋巴结，稍硬，活动度好，无压痛。血常规正常。最可能的诊断是

A. 乳腺增生症
B. 急性乳腺炎
C. 乳房结核
D. 导管内乳头状瘤
E. 炎性乳腺癌

答案： E

考点： 炎性乳腺癌的诊断

解析： 炎性乳腺癌是一种罕见的特殊类型乳腺癌，肿瘤特点酷似急性炎症改变，乳腺弥漫性增大，乳腺皮肤红、肿、热、痛，易误诊为急性乳腺炎。约50%的炎性乳腺癌摸不到肿块。多数患者在诊断时就发现腋窝和/或锁骨上淋巴结转移。发病的平均年龄为52岁，病程进展快、预后差，转移发生率高。故选E。

第八节 中 毒

一、概述

（一）病因和发病机制

1. 病因

（1）职业中毒：在生产过程中，接触有毒的原料、中间产物或成品，如果不注意劳动保护，即可发生中毒。在保管、使用和运输方面，如不遵守安全防护制度，也会发生中毒。

（2）生活中毒：误食、意外接触毒物、用药过量、自杀或谋害等情况下，过量毒物进入人体都可引起中毒。

2. 中毒机制

（1）局部刺激和腐蚀作用：强酸或强碱吸收组织中水分，与蛋白质或脂肪结合，使细胞变性和坏死。

（2）引起机体组织和器官缺氧：如一氧化碳、硫化氢或氰化物等毒物阻碍氧的吸收、转运或利用。对缺氧敏感的脑和心肌，易发生中毒损伤。

（3）对机体的麻醉作用：亲脂性强的毒物（如过量的有机溶剂和吸入性麻醉药）易通过血-脑脊液屏障进入含脂量高的脑组织，抑制其功能。

（4）抑制酶的活力：有些毒物及其代谢物通过抑制酶活力产生毒性作用。

（5）干扰细胞或细胞器的功能：在体内，四氯化碳经酶催化形成三氯甲烷自由基，后者作用于肝细胞膜中不饱和脂肪酸，引起脂质过氧化，使线粒体及内质网变性和肝细胞坏死。酚类如二硝基酚、五氯酚和棉酚等可使线粒体内氧化磷酸化作用解偶联，阻碍三磷腺苷形成和贮存。

（6）竞争相关受体：如阿托品过量时通过竞争性阻断毒蕈碱受体产生毒性作用。

（二）临床表现（★★★）

1. 急性中毒　不同化学物质急性中毒表现不完全相同，严重中毒时共同表现有发绀、昏迷、惊厥、呼吸困难、休克和少尿等。

（1）皮肤黏膜表现

1）皮肤及口腔黏膜灼伤：见于强酸、强碱、甲醛、苯酚、甲酚皂溶液（来苏儿）等腐蚀性毒物灼伤。硝酸灼伤皮肤黏膜痂皮呈黄色，盐酸痂皮呈棕色，硫酸痂皮呈黑色。

2）发绀：引起血液氧合血红蛋白减少的毒物中毒可出现发绀。亚硝酸盐、苯胺或硝基苯等中毒时，血高铁血红蛋白含量增加出现发绀。

3）黄疸：毒蕈、鱼胆或四氯化碳中毒损害肝会出现黄疸。

（2）眼球表现：瞳孔扩大见于阿托品（2017）、莨菪碱类中毒；瞳孔缩小见于有机磷中毒（OPI）、氨基甲酸酯类杀虫药中毒（2001）；视神经炎见于甲醇中毒。

（3）神经系统表现

1）昏迷见于催眠、镇静或麻醉药中毒；有机溶剂中毒；窒息性毒物（如一氧化碳、硫化氢、氰化物）中毒；高铁血红蛋白生成性毒物中毒；农药（如OPI、有机汞杀虫药、拟除虫菊酯杀虫药、溴甲烷）中毒。

2）谵妄见于阿托品、乙醇或抗组胺药中毒。

3）肌纤维颤动见于OPI、氨基甲酸酯类杀虫药中毒。

4）惊厥见于窒息性毒物或异烟肼中毒，有机氯或拟除虫菊酯类杀虫药等中毒。

5）瘫痪见于蛇毒、三氧化二砷、可溶性钡盐或磷酸三邻甲苯酯等中毒。

6）精神失常见于一氧化碳、酒精、阿托品、二硫化碳、有机溶剂、抗组胺药等中毒，成瘾药物戒断综合征等。

（4）呼吸系统表现

1）呼出特殊气味：酒精中毒者呼出气有酒味；氰化物有苦杏仁味；OPI、黄磷、铊等有蒜味；苯酚、甲酚皂溶液有苯酚味（2001、2002、2003）。

2）呼吸加快：水杨酸类、甲醇等兴奋呼吸中枢，中毒后呼吸加快；刺激性气体中毒引起脑水肿时，呼吸加快。

3）呼吸减慢：催眠药或吗啡中毒时过度抑制呼吸中枢导致呼吸麻痹，使呼吸减慢。

4）肺水肿：刺激性气体、OPI或百草枯等中毒常发生肺水肿。

（5）循环系统表现

1）心律失常：洋地黄、夹竹桃、蟾蜍等中毒时兴奋迷走神经，拟肾上腺素药、三环类抗抑郁药等中毒时兴奋交感神经和氨茶碱中毒等通过不同机制引起心律失常。

2）心脏骤停。

3）休克：三氧化二砷中毒引起剧烈呕吐和腹泻；强酸和强碱引起严重化学灼伤致血浆渗出；严重巴比妥类中毒抑制血管中枢，引起外周血管扩张。以上因素都可通过不同途径引起有效循环血量相对和绝对减少发生休克。

（6）泌尿系统表现：中毒后肾脏损害有肾小管堵塞（如砷化氢中毒产生大量红细胞破坏物堵塞肾小管）、肾缺血或肾小管坏死（如头孢菌素类、氨基糖苷类抗生素、毒蕈和蛇毒等中毒）导致急性肾衰竭，出现少尿或无尿。

（7）血液系统：表现如砷化氢中毒、苯胺或硝基苯等中毒可引起溶血性贫血和黄疸；水杨酸类、肝素或双香豆素过量、敌鼠和蛇毒咬伤中毒等引起止、凝血障碍致出血；氯霉素、抗肿瘤药或苯等中毒可引起白细胞减少。

（8）发热：见于阿托品、二硝基酚或棉酚等中毒。

2. 慢性中毒因接触毒物不同，表现有异。

（1）神经系统表现：痴呆、帕金森综合征和周围神经病。

（2）消化系统表现：砷、四氯化碳、三硝基甲苯或氯乙烯中毒常可引起中毒性肝病。

（3）泌尿系统：表现镉、汞、铅等中毒可引起中毒性肾损害。

（4）血液系统：表现苯、三硝基甲苯中毒可出现再生障碍性贫血或白细胞减少。

（5）骨骼系统：表现氟中毒可引起氟骨症；黄磷中毒可引起下颌骨坏死。

（三）诊断与鉴别诊断

对于中毒患者，有时需要向患者同事、家属、保姆、亲友或现场目击者了解情况。蓄意中毒患者，往往不能正确提供病史。因此，中毒诊断通常要根据接触史、临床表现、实验室毒物检查分析和调查周围环境有无毒物存在，还要与其他症状相似的疾病进行鉴别诊断后再进行诊断。急性中毒患者需要迅速诊断。慢性中毒如不注意病史和病因，容易误诊和漏诊。诊断职业性中毒必须慎重。

（四）治疗和预防（★★★）

1. 治疗原则

（1）立即终止毒物接触。

（2）积极复苏和对症支持治疗。

（3）迅速清除体内尚未吸收的毒物。

（4）应用解毒药。

（5）预防并发症。

2. 急性中毒治疗（2002、2013、2015）

（1）立即终止毒物接触：立即将患者撤离中毒现场，转到空气新鲜的地方；立即脱去污染的衣服；用温水或肥皂水清洗皮肤和毛发上的毒物，不必用药物中和；用清水彻底冲洗清除眼内的毒物，局部一般不用解毒药；清除伤口中的毒物。

【巧妙记忆】 清除体内尚未被吸引的毒物可简单记为：催吐、洗胃、导泻和灌肠。

（2）紧急复苏和对症支持治疗：复苏和支持治疗目的是保护和恢复患者重要器官功能，帮助危重症患者度过危险期。对急性中毒昏迷患者，要保持呼吸道通畅、维持呼吸和循环功能；观察神志、体温、脉搏、呼吸和血压等情况。严重中毒出现心脏骤停、休克、循环衰竭、呼吸衰竭、肾衰竭、水电解质和酸碱平衡紊乱时，立即采取有效急救复苏措施，稳定生命体征。惊厥时，选用抗惊厥药，如苯巴比妥钠、异戊巴比妥（阿米妥钠）或地西泮等；脑水肿时，应用甘露醇或山梨醇和地塞米松等。给予鼻饲或肠外营养。

（3）清除体内尚未吸收的毒物：经口中毒者，早期清除胃肠道尚未吸收的毒物可使病情明显改善，越早、越彻底越好。

（4）促进已吸收毒物排出

1）强化利尿和改变尿液酸碱度。

2）供氧：一氧化碳中毒时，吸氧可促使碳氧血红蛋白解离，加速一氧化碳排出。高压氧治疗是一氧化碳中毒的特效疗法。

3）血液净化：一般用于血液中毒物浓度明显增高、中毒严重、昏迷时间长、有并发症和经积极支持疗法病情日趋恶化者。

（5）解毒药

1）金属中毒解毒药：此类药物多属螯合剂，常用的有氨羧螯合剂和巯基螯合剂。

2）高铁血红蛋白血症解毒药亚甲蓝（美蓝）：小剂量亚甲蓝可使高铁血红蛋白还原为正常血红蛋白，用于治疗亚硝酸盐、苯胺或硝基苯等中毒引起的高铁血红蛋白血症。

3）氰化物中毒解毒药：中毒后，立即吸入亚硝酸异戊酯。继而，3%亚硝酸钠溶液10ml缓慢静脉注射。随即，用50%硫代硫酸钠50ml缓慢静脉注射。

4）甲吡唑和乙醇：是治疗乙二醇和甲醇中毒的有效解毒药。甲吡唑和乙醇都是乙醇脱氢酶（ADH）抑制剂，前者较后者作用更强。

5）奥曲肽：能降低胰岛B细胞作用，用于治疗磺酰脲类药物过量引起的低血糖。它抑制胰岛素分泌较生长抑素强2倍。有变态反应者禁用。

6）高血糖素：能诱导释放儿茶酚胺，是β受体阻断药和钙通道阻滞药中毒的解毒剂，也可用在普鲁卡因、奎尼丁和三环抗抑郁药过量，主要应用指征是心动过缓和低血压。

7）中枢神经抑制剂解毒药：纳洛酮是阿片类麻醉药的解毒药，对麻醉镇痛药引起的呼吸抑制有特异性拮抗作用，氟马西尼是苯二氮䓬类中毒的解毒药。

3. 慢性中毒的治疗

（1）解毒疗法：慢性铅、汞、砷、锰等中毒可采用金属中毒解毒药。

（2）对症疗法：有周围神经病、震颤麻痹综合征、中毒性肝病、中毒性肾病、白细胞减少、血小板减少、再生障碍性贫血的中毒患者，治疗参见有关章节。

4. 预防

（1）加强防毒宣传：在厂矿、农村、城市居民中结合实际情况，因时、因地制宜地进行防毒宣传，向群众介绍有关中毒的预防和急救知识。在初冬宣传预防煤气中毒常识；喷洒农药或防鼠、灭蚊蝇季节，向群众宣传防治农药中毒常识。

（2）加强毒物管理：严格遵守有关毒物管理、防护和使用规定，加强毒物保管。防止化学物质跑、冒、滴、漏。厂矿中有毒物车间和岗位，加强局部和全面通风，以排出毒物。遵守车间空气中毒物最高允许浓度规定，加强防毒措施。注意废水、废气和废渣治理。

（3）预防化学性食物中毒：食用特殊的食品前，要了解有无毒性。不要吃有毒或变质的动植物性食物。不易辨认有无毒性的蕈类，不可食用。

（4）防止误食毒物或用药过量：盛药物或化学物品的容器要加标签。医院、家庭和托儿所的消毒液和杀虫药要严加管理。医院用药和发药要进行严格查对制度，以免误服或用药过量。家庭用药应加锁保管，远离小孩。精神病患者用药，更有专人负责。

（5）预防地方性中毒病：地方饮水中含氟量过高，可引起地方性氟骨症。经过打深井、换水等方法改善水源可以预防。有的地方井盐中钡含量过高，可引起地方性麻痹病。井盐提出氯化钡后，此病随之消除。棉籽油中含有棉酚，食后可引起中毒。棉籽油加碱处理，使棉酚形成棉酚钠盐，即可消除毒性。

二、急性农药中毒（有机磷杀虫药、灭鼠药）

（一）中毒机制

1. 有机磷杀虫药　OPI能抑制许多酶，但对人畜毒性主要表现在其抑制胆碱酯酶（ChE）（2001）。体内ChE分为真性胆碱酯酶或乙酰胆碱酯酶（AChE）和假性胆碱酯酶或丁酰胆碱酯酶两类。真性ChE主要存在于脑灰质、红细胞、交感神经节和运动终板中，水解ACh作用最强。假性ChE存在于脑白质的神经胶质细胞和血浆、肝、肾、肠黏膜下层和一些腺体中，能水解丁酰胆碱等，但难以水解ACh，在严重肝损害时其活力亦可下降。真性ChE被OPI抑制后，在神经末梢恢复较快，少部分被抑制的真性ChE在第二天基本恢复；红细胞真性ChE被抑制后，一般不能自行恢复，需待数月至红细胞再生后全血真性ChE活力才能恢复。假性ChE对OPI敏感，但抑制后恢复较快。

2. 灭鼠药　毒鼠强抑制了γ-氨基丁酸（GABA）受体；氟乙酰胺中断三羧酸循环；溴鼠隆干扰肝脏利用维生素K，抑制凝血因子Ⅱ、Ⅶ、Ⅸ、X及影响凝血酶原合成，导致凝血时间延长；磷化锌分解物磷化氢抑制细胞色素氧化酶，使神经细胞内呼吸功能障碍。氯化锌对胃黏膜的强烈刺激与腐蚀作用导致胃出血、溃疡。

（二）临床表现（2002）和分级（★★★）

1. 急性中毒　急性中毒发病时间与毒物种类、剂量、侵入途径和机体状态（如空腹或进餐）密切相关。口服中毒在10分钟至2小时发病；吸入后约30分钟；皮肤吸收后2~6小时发病。中毒后，出现急性胆碱能危象，表现为：

（1）毒蕈碱样症状（2002）：又称M样症状。主要是副交感神经末梢过度兴奋，产生类似毒蕈碱样作用。平滑肌痉挛表现：瞳孔缩小，胸闷、气短、呼吸困难，恶心、呕吐、腹痛、腹泻；括约肌松弛表现：大小便失禁；腺体分泌增加表现：大汗、流泪和流涎；气道分泌物明显增多：表现咳嗽、气促，双肺有干性或湿性啰音，严重者发生肺水肿。

【巧妙记忆】M样症状与阿托品作用症状刚好相反，阿托品作用时所有有孔通道（眼、鼻、口、皮肤、尿道、肛门和呼吸道等）分泌减少；瞳孔和心率不同，可利用平时所说哪个男生色迷迷地看着漂亮女生，总是形容他为“阿托品化”，即瞳孔散大、心率加快和颜面潮红。

（2）烟碱样症状（2002）：又称N样症状。在横纹肌神经肌肉接头处 ACh 蓄积过多，出现肌纤维颤动，甚至全身肌肉强直性痉挛，也可出现肌力减退或瘫痪，呼吸肌麻痹引起呼吸衰竭或停止。交感神经节受 ACh 刺激，其节后交感神经纤维末梢释放儿茶酚胺，表现血压升高和心律失常。

（3）中枢神经系统症状：过多 ACh 刺激所致，表现头晕、头痛、烦躁不安、谵妄、抽搐和昏迷，有的发生呼吸、循环衰竭死亡。

（4）局部损害：有些 OPI 接触皮肤后发生过敏性皮炎、皮肤水疱或剥脱性皮炎；污染眼部时，出现结膜充血和瞳孔缩小。

2. 迟发性多发神经病　急性重度和中度 OPI（甲胺磷、敌敌畏、乐果和敌百虫等）中毒患者症状消失后 2~3 周出现迟发性神经损害，表现感觉、运动型多发性神经病变，主要累及肢体末端，发生下肢瘫痪、四肢肌肉萎缩等。目前认为这种病变不是 ChE 受抑制引起，可能是由于 OPI 抑制神经靶酯酶，使其老化所致。全血或红细胞 ChE 活性正常；神经-肌电图检查提示神经源性损害。

3. 中间型综合征（2013、2019）　多发生在重度中毒和复能药用量不足的患者，常出现在急性症状缓解后，中毒后 24~96 小时突然出现颈项肌、四肢近端肌无力和第Ⅲ、Ⅶ、Ⅸ、Ⅹ对脑神经支配的肌肉无力，出现睑下垂、眼外展障碍、面瘫和呼吸肌麻痹，引起通气障碍性呼吸困难或衰竭，可导致死亡（2006）。其发病机制与 ChE 长期受抑制，影响神经-肌肉接头处突触后功能有关。全血或红细胞 ChE 活性在 30%以下；高频重复刺激周围神经的肌电图检查，肌诱发电位波幅进行性递减。

4. 急性中毒分级

（1）轻度中毒：仅有 M 样症状，ChE 活力 50%~70%。

（2）中度中毒：M 样症状加重，出现 N 样症状，ChE 活力 30%~50%。

（3）重度中毒：具有 M、N 样症状，并伴有肺水肿、抽搐、昏迷，呼吸肌麻痹和脑水肿，ChE 活力 30%以下。

5. 氟乙酰胺的临床分级机表现

（1）轻型：头痛、头晕、视物模糊、乏力、四肢麻木、抽动、口渴、呕吐、上腹痛。

（2）中型：除上述，尚有分泌物多、烦躁、呼吸困难、肢体痉挛、心脏损害、血压下降。

（3）重型：昏迷、惊厥、严重心律失常、瞳孔缩小、肠麻痹、二便失禁、心肺功能衰竭。

（三）辅助检查

1. 血 ChE 活力测定（2014）　血 ChE 活力是诊断 OPI 中毒的特异性实验指标，对判断中毒程度、疗效和预后极为重要。对长期 OPI 接触者，血 ChE 活力值测定可作为生化监测指标。

【巧妙记忆】　以正常人血 ChE 活力值作为 100%，急性 OPI 中毒时，ChE 活力值在 50%~70%为轻度中毒；30%~50%为中度中毒；30%以下为重度中毒。

2. 尿中 OPI 代谢物测定　在体内，对硫磷和甲基对硫磷氧化分解为对硝基酚，敌百虫代谢为三氯乙醇。尿中测出对硝基酚或三氯乙醇有助于诊断上述毒物中毒。

（四）诊断（2017）与鉴别诊断

根据患者 OPI 接触史、呼出气大蒜味、瞳孔缩小、多汗、肌纤维颤动和意识障碍等，一般不难诊断（2007、2012）。对于不明原因的意识障碍、瞳孔缩小，并伴有肺水肿患者，也要考虑到 OPI 中毒。如监测血 ChE 活力降低，可确诊。

OPI 中毒应与中暑、急性胃肠炎或脑炎等鉴别，尚需与拟除虫菊酯类中毒及甲脒类中毒鉴别。前者口腔和胃液无特殊臭味，血 ChE 活力正常；后者以嗜睡、发绀、出血性膀胱炎为主要表现，而无瞳孔缩小和腺体分泌增加等表现。

（五）治疗（2008）

1. 有机磷农药中毒治疗

（1）迅速清除毒物：立即将患者撤离中毒现场（2003、2004、2014）。彻底清除未被机体吸收进入血的毒物，如迅速脱去污染衣服，用肥皂水清洗污染皮肤、毛发和指甲；眼部污染时，用清水、生理盐水、2%碳酸氢钠溶液或 3%硼酸溶液冲洗。口服中毒者，用清水、2%碳酸氢钠溶液（敌百虫忌用）或 1∶5000 高锰酸钾溶液（对硫磷忌用）反复洗胃，即首次洗胃后保留胃管，间隔 3~4 小时重复洗胃，直至洗出液清亮为止。然后用硫酸钠 20~40g 溶于 20ml 水，口服，观察 30 分钟，无导泻作用时，再口服或经鼻胃管注入水 500ml。

（2）紧急复苏：OPI 中毒常死于肺水肿、呼吸肌麻痹、呼吸中枢衰竭。对上述患者，要紧急采取复苏措施：清除呼吸道分泌物，保持呼吸道通畅，给氧，据病情应用机械通气（2018）。肺水肿应用阿托品，不能应用氨茶碱和吗啡。心脏停搏时，行体外心脏按压复苏等。

（3）解毒药：在清除毒物过程中，同时应用 ChE 复能药和胆碱受体阻断药治疗。

1）用药原则：根据病情，要早期、足量、联合和重复应用解毒药，并且选用合理给药途径及择期停药。中毒早期即联合应用抗胆碱能药与 ChE 复能药才能取得更好疗效。

2）ChE复能药：肟类化合物能使被抑制的ChE恢复活性。其原理是肟类化合物吡啶环中季铵氮带正电荷，能被磷酰化胆碱酯酶的阴离子部位吸引，其肟基与磷酰化胆碱酯酶中的磷形成结合物，使其与ChE酯解部位分离，恢复真性ChE活性。

（4）对症治疗：重度OPI中毒患者常伴有多种并发症，如酸中毒、低钾血症、严重心律失常、脑水肿等。特别是合并严重呼吸和循环衰竭时如处理不及时，应用的解毒药尚未发挥作用患者即已死亡（2001）。

（5）中间型综合征治疗：立即给予人工机械通气。同时应用氯解磷定每次1.0g，肌注，酌情选择给药间隔时间，连用2~3天。积极对症治疗。

2. 灭鼠药治疗

（1）毒鼠强

1）抗惊厥：地西泮、苯巴比妥钠、γ-氨基丁酸钠静滴、异丙酚静滴、硫喷妥钠、二巯基丙磺酸钠。

2）血液净化：加速毒鼠强排出体外。

（2）氟乙酰胺

1）特效解毒剂：乙酰胺。

2）醋精肌注。

（3）溴鼠隆：特效对抗剂维生素K_1、输新鲜冰冻血浆。

（4）磷化锌

1）头痛、头晕应用布洛芬、索米痛。

2）烦躁应用苯巴比妥、地西泮。

3）呕吐、腹痛应用阿托品肌注。

4）抽搐、惊厥应用10%水合氯醛保留灌肠。

5）禁用牛奶、鸡蛋清、油类、脂肪性食物，以免促进磷的吸收和溶解。

三、急性一氧化碳中毒

（一）病因和发病机制

1. 病因　工业上，高炉煤气和发生炉在炼钢、炼焦和烧窑等生产过程中，如炉门、窑门关闭不严、煤气管道漏气或煤矿瓦斯爆炸产生大量CO，会导致吸入中毒。失火现场空气中CO也可引起现场人员中毒。煤炉应用时不注意防护可发生中毒。每日吸烟一包，可使血液碳氧血红蛋白（CoHb）浓度升至5%~6%，连续大量吸烟也可致CO中毒。

2. 发病机制　CO中毒主要引起组织缺氧。CO吸入体内后，85%与血液中红细胞的血红蛋白结合，形成稳定的CoHb。CO与血红蛋白的亲和力比氧与血红蛋白的亲和力大240倍。吸入较低浓度CO即可产生大量CoHb。CoHb不能携带氧，且不易解离，是氧合血红蛋白解离速度的1/3600。CoHb存在还能使血红蛋白氧解离曲线左移，血氧不易释放给组织而造成细胞缺氧。CO与还原型细胞色素氧化酶二价铁结合，抑制细胞色素氧化酶活性，影响细胞呼吸和氧化过程，阻碍氧的利用。

（二）临床表现（★★）

1. 急性中毒　正常人血液中CoHb含量可达5%~10%。急性CO中毒的症状与血液中CoHb浓度有密切关系，同时也与患者中毒前的健康状况，如有无心、脑血管病及中毒时体力活动等情况有关。按中毒程度分可为三级。

（1）轻度中毒：血液CoHb浓度为10%~20%。患者有不同程度的头痛、头晕、恶心、呕吐、心悸和四肢无力等。原有冠心病的患者可出现心绞痛。脱离中毒环境吸入新鲜空气或氧疗，症状很快消失。

（2）中度中毒：血液CoHb浓度为30%~40%。患者出现胸闷、气短、呼吸困难、幻觉、视物不清、判断力降低、运动失调、嗜睡、意识模糊或浅昏迷。口唇黏膜可呈樱桃红色，临床罕见。氧疗后患者可恢复正常且无明显并发症。

【巧妙记忆】　口唇黏膜呈樱桃红色提示CO中毒，有答题特异性。

（3）重度中毒：血液CoHb浓度达40%~60%（2018）。迅速出现昏迷、呼吸抑制、肺水肿、心律失常或心力衰竭。患者可呈去皮质综合征状态。部分患者因吸入呕吐物引起吸入性肺炎。受压部位皮肤可出现红肿和水疱。眼底检查可发现视盘水肿。

2. 急性一氧化碳中毒迟发脑病（2011）　急性一氧化碳中毒患者在意识障碍恢复后，经过2~60天的"假愈期"，可出现下列临床表现之一：①精神意识障碍。呈现痴呆木僵、谵妄状态或去皮质状态。②锥体外系神经障碍。由于基底核和苍白球损害出现帕金森综合征（表情淡漠、四肢肌张力增强、静止性震颤、前冲步态）。③锥体系神经损害。如偏瘫、病理反射阳性或小便失禁等。④大脑皮质局灶性功能障碍。如失语、失明、不能站立及继发性癫痫。⑤脑神经及周围神经损害。如视神经萎缩、听神经损害及周围神经病变等。

（三）辅助检查

1. 血液CoHb测定（2017）　可采用简易测定方法，如①加碱法：取患者血液1~2滴，用蒸馏水3~4ml稀释后，加10%氢氧化钠溶液1~2滴，混匀。血液中CoHb增多时，加碱后血液仍保持淡红色不变，正常血液则呈绿色。本实验在CoHb浓度高达50%时才呈阳性反应。②分光镜检查法：取血数滴，加入蒸馏水10ml，用分光镜检查可见特殊的吸收带。监测血中CoHb浓度，不仅能明确诊断，而且有助于分型和估计预后。

2. 脑电图检查可见弥漫性低波幅慢波，与缺氧性脑病进展相平行。

3. 头部CT检查脑水肿时可见脑部有病理性密度减低区。

（四）诊断与鉴别诊断

1. 诊断　根据吸入较高浓度CO的接触史，急性发生的中枢神经损害的症状和体征，结合及时血液CoHb测定的结果，按照国家诊断标准（GB 8781-88），可作出急性CO中毒诊断。职业性CO中毒多为意外事故，接触史比较明确。疑有生活性中毒者，应询问发病时的环境情况，如炉火烟囱有无通风不良或外漏现象及同室人有无同样症状等。

2. 鉴别诊断　急性CO中毒应与脑血管意外、脑震荡、脑膜炎、糖尿病酮症酸中毒以及其他中毒引起的昏迷相鉴别。既往史、体检、实验室检查有助于鉴别诊断。

【巧妙记忆】　血液CoHb测定是有价值的诊断指标，但采取血标本要求在脱离中毒现场8小时以内尽早抽取静脉血，因为脱离现场数小时后CoHb即逐渐消失。

（五）治疗、防治并发症和后发症

1. 治疗

（1）终止CO吸入（2007、2016）：迅速将患者转移到空气新鲜处，终止CO继续吸入。卧床休息，保暖，保持呼吸道畅通。

（2）氧疗：给予氧疗，迅速纠正缺氧状态。高压氧舱（2004、2012、2013）能增加血液中物理溶解氧，提高总体氧含量，促进氧释放和加速CO排出，可迅速纠正组织缺氧，缩短昏迷时间和病程，预防CO中毒引发的迟发性脑病。

（3）机械通气：呼吸停止时，应行气管内插管，吸入100%氧，进行机械通气。危重患者可考虑血浆置换。

2. 防治并发症和后发症　昏迷期间护理工作非常重要。保持呼吸道通畅，必要时行气管切开。定时翻身以防发生压疮和肺炎。注意营养，必要时鼻饲。高热能影响脑功能，可采用物理降温方法，如头部用冰帽，体表用冰袋，使体温保持在32℃左右。如降温过程中出现寒战或体温下降困难时，可用冬眠药物。急性CO中毒患者从昏迷中苏醒后，应做咽拭子，血、尿培养；如有后发症，给予相应的治疗，严防神经系统和心脏后发症的发生；为有效控制肺部感染，应选择广谱抗生素，尽可能的严密临床观察2周。

（六）预防

加强预防CO中毒的宣传。居室内火炉要安装烟筒管道，防止管道漏气。注意开窗通风，提倡安装CO报警器。厂矿工作人员应认真执行安全操作规程。煤气发生炉和管道要经常检修以防漏气。有CO的车间和场所要加强通风。加强矿井下空气中CO浓度的监测和报警。进入高浓度CO环境时，要戴好防毒面具。要经常监测工作环境空气中CO浓度，我国规定车间空气中CO最高容许浓度为30mg/m^3。

四、镇静催眠药中毒

（一）中毒机制

1. 苯二氮䓬类　中枢神经抑制作用与增强GABA能神经的功能有关。苯二氮䓬类与苯二氮䓬受体结合后，可加强GABA与GABA受体结合的亲和力，使与GABA受体偶联的氯离子通道开放而增强GABA对突触后的抑制功能。

2. 巴比妥类　主要作用于网状结构上行激活系统而引起意识障碍。巴比妥类对中枢神经系统的抑制有剂量—效应关系。

3. 吩噻嗪类药　抑制中枢神经系统多巴胺受体，减少邻苯二酚氨生成所致。

（二）临床表现

1. 急性中毒

（1）巴比妥类中毒

1）轻度中毒：嗜睡、情绪不稳定、注意力不集中、记忆力减退、共济失调、发音含糊不清、步态不稳和眼球震颤。

2）重度中毒：进行性中枢神经系统抑制，由嗜睡到深昏迷。呼吸抑制由呼吸浅而慢到呼吸停止。可发生低血压或休克。常见体温下降，肌张力下降，腱反射消失，胃肠蠕动减慢，皮肤可起大疱。长期昏迷患者可并发肺炎、肺水肿、脑水肿和肾衰竭。

（2）苯二氮䓬类中毒：主要症状是嗜睡、头晕、言语含糊不清、意识模糊和共济失调。

（3）非巴比妥、非苯二氮䓬类中毒

1）水合氯醛中毒：可有心律失常和肝、肾功能损害。

2）格鲁米特中毒：意识障碍有周期性波动。有瞳孔散大等抗胆碱能神经症状。

3）甲喹酮中毒：可有明显的呼吸抑制，出现锥体束征。

4）甲丙氨酯中毒：常有血压下降。

（4）吩噻嗪类

1）锥体外系反应：①帕金森综合征；②静坐不

能；③急性肌张力障碍反应，例如斜颈、吞咽困难和牙关紧闭等。

2）中毒患者有心律失常、心电图PR及QT间期延长，ST段和T波变化。

3）患者常有心动过速、高温及肠蠕动减少。

4）在治疗过程中尚有直立性低血压、体温调节紊乱等。

5）对氯丙嗪类药物有过敏的患者，即使治疗剂量也有因引起剥脱性皮炎、粒细胞缺乏症及胆汁淤积性肝炎而死亡者。

2. 慢性中毒

（1）意识障碍和轻躁狂状态：出现一时性躁动不安或意识蒙眬状态。言语兴奋、欣快、易疲乏，伴有震颤、咬字不清和步态不稳等。

（2）智能障碍：记忆力、计算力和理解力均有明显下降，工作学习能力减退。

（3）人格变化：患者丧失进取心，对家庭和社会失去责任感。

3. 戒断综合征

（1）轻症：最后一次服药后1天内或数天内出现焦虑、易激动、失眠、头痛、食欲缺乏、无力和震颤。2~3天后达到高峰，可有恶心、呕吐和肌肉痉挛。

（2）重症：突然停药后1~2天或在药物停用7~8天后出现癫痫样发作，有时出现幻觉、妄想、定向力丧失、高热和谵妄。

（三）治疗原则

1. 急性中毒的治疗

（1）维持昏迷患者重要器官功能

1）保持气道通畅：深昏迷患者应予气管插管，保持气道通畅，必要时连接呼吸机，以保证吸入足够的氧和排出二氧化碳。

2）维持血压：应输液补充血容量，如无效，可考虑给予适量血管活性药物。

3）心脏监护：心电图监护，如出现心律失常，酌情给予抗心律失常药。

4）促进意识恢复：给予葡萄糖、维生素B_1和纳洛酮。

（2）清除毒物

1）洗胃。

2）活性炭：对吸附各种镇静催眠药有效。

3）碱化尿液与利尿：用呋塞米和碱化尿液治疗，只对长效巴比妥类中毒有效，对吩噻嗪类中毒无效。

4）血液净化：血液透析、血液灌流对苯巴比妥和吩噻嗪类药物中毒有效，对苯二氮䓬类无效。

（3）特效解毒疗法

1）巴比妥类中毒无特效解毒药。

2）氟马西尼是苯二氮䓬类拮抗剂。

（4）治疗并发症

1）肺炎：昏迷患者应常翻身、拍背和吸痰。发生肺炎时，针对病原菌给予抗生素。

2）皮肤大疱：防止肢体压迫，清洁皮肤，保护创面。

3）急性肾衰竭：多由休克所致，应及时纠正休克。少尿期，应注意水和电解质平衡。

2. 慢性中毒的治疗原则

（1）逐步缓慢减少药量，最终停用镇静催眠药。

（2）请精神科医师会诊，进行心理治疗。

3. 戒断综合征　治疗原则是用足量镇静催眠药控制戒断症状，稳定后，逐渐减少药量以至停药。

五、亚硝酸盐中毒

（一）诊断

根据接触史，多群体发病。氧分压不低的发绀，吸氧无改善。静脉血呈紫褐色，震荡后颜色不变；毒物检测；亚甲蓝（美兰）治疗后发绀消失，SpO_2迅速上升等诊断。

（二）治疗

1. 一般治疗　催吐、洗胃、导泻；给予高流量吸氧；重型患者给予抗休克，液体复苏；极重型患者需防止脏器功能衰竭，机械通气，处理心律失常及心功能不全，预防肾衰竭，必要时透析。

2. 特效解毒剂　①亚甲蓝，低浓度亚甲蓝可使高铁血红蛋白还原成正常血红蛋白。②维生素C为还原剂，与亚甲蓝有协同作用。

六、急性毒品中毒

（一）临床表现

急性毒品中毒者常死于呼吸或循环衰竭、意外损伤等。

1. 麻醉药

（1）阿片类中毒：常出现“三联征”，即昏迷、呼吸抑制和瞳孔缩小。吗啡中毒时“三联征”典型，并伴发绀和血压降低；海洛因中毒尚可出现非心源性肺水肿；哌替啶中毒时可出现抽搐、惊厥或谵妄、心动过速及瞳孔扩大；芬太尼中毒常引起胸壁肌强直；美沙酮中毒出现失明及下肢瘫痪。急性阿片类中毒者，大多致12小时内死于呼吸衰竭，存活48小时以上者预后较好。阿片类中毒昏迷者尚可出现横纹肌溶解、肌球蛋白尿、肾衰竭及腔隙综合征。

（2）可卡因中毒：急性重症中毒时，表现奇痒难忍、肢体震颤、肌肉抽搐、癫痫大发作、体温和血压升高、瞳孔扩大、心率增快、呼吸急促和反射亢进等。

（3）大麻中毒：一次大量吸食会引起急性中毒，表现精神和行为异常，如高热性谵妄、惊恐、躁动不安、意识障碍或昏迷。可出现短暂抑郁状态，悲观绝望，有自杀念头。检查可发现球结膜充血、心率增快和血压升高等。

2. 精神病药

（1）苯丙胺类中毒：表现精神兴奋、动作多、焦虑、紧张、幻觉和神志混乱等；严重者出现大汗、瞳孔扩大、血压升高、心动过速或室性心律失常、呼吸急促、高热、震颤、肌肉抽搐、惊厥或昏迷，也可发生高血压伴颅内出血，常见死亡原因为 DIC、循环或肝、肾衰竭。

（2）氯胺酮中毒：主要表现为神经精神症状，如精神错乱、语言含糊不清、幻觉、高热及谵妄、肌颤和木僵等。

（二）诊断

通常根据滥用相关毒品史、临床表现、实验室检查及解毒药试验诊断。

1. 用药或吸食史。

2. 急性中毒临床表现。

3. 实验室检查

（1）毒物检测：口服中毒时，留取胃内容物、呕吐物或尿液、血液进行毒物定性检查或血药浓度测定。

（2）动脉血气分析、血液生化检查（血糖、电解质和肝肾功能检查）。

（三）处理原则

1. 复苏支持治疗 是毒品中毒合并呼吸、循环衰竭的首要措施。应给予呼吸支持、循环支持，纠正代谢紊乱。

2. 清除毒物 催吐、洗胃、活性炭等。

3. 解毒药 阿片类中毒可用纳洛酮、纳美芬、纳曲酮等。

4. 对症治疗 注意降温、止惊、营养支持等。

【经典习题】

1. 重症一氧化碳中毒患者的最有效的治疗措施是

A. 鼻导管间断低流量吸氧

B. 高压氧舱治疗

C. 吸入纯氧

D. 鼻导管持续低流量吸氧

E. 面罩吸氧

答案：B

考点：一氧化碳中毒治疗

解析：高压氧治疗重症一氧化碳中毒可迅速纠正组织缺氧、缩短昏迷时间和病程，预防一氧化碳中毒引起的迟发性脑病。故选 B。

2. 关于急性中毒的治疗原则，不正确的是

A. 酸性毒物污染皮肤、黏膜后应用碱性液体冲洗、中和

B. 立即终止接触毒物

C. 迅速清除进入体内已经被吸收或尚未被吸收的毒物

D. 及早使用特效解毒剂和拮抗剂

E. 根据患者不同情况进行对症治疗

答案：A

考点：急性中毒治疗原则

解析：中毒是指有毒化学物质进入人体，达到中毒量而造成损害的全身性损伤。可分为急性和慢性中毒。急性中毒治疗原则：①立即中止毒物接触，脱离中毒现场；②清除进入体内已被或尚未被吸收的毒物；③促进已吸收的毒物排出体外；④使用特效解毒药；⑤对症支持治疗。酸性毒物污染皮肤、黏膜后不应用碱性液体冲洗，中和反应可产生热量使皮肤黏膜损伤更重。故选 A。

3. 女，35 岁。因误服有机磷农药半小时，意识障碍逐渐加重入院。经洗胃、导泻。应用阿托品、碘解磷定、对症支持等治疗后意识恢复，症状好转。3 天后患者突然出现视物模糊、面瘫、呼吸困难，并再次出现意识障碍，大小便失禁。查体：T 36.7℃，P 65 次/分，R 15 次/分，BP 135/75mmHg，肌力 3 级。SpO_2 93%。目前出现的情况最可能的原因是

A. 急性脑卒中

B. 有机磷中毒加重

C. 急性有机磷中毒迟发型脑病

D. 中间型综合征

E. 急性有机磷中毒迟发型多发性神经病变

答案：D

考点：中间型综合征

解析：中间型综合征发生在重度中毒和复能药用量不足的患者，常出现在急性症状缓解后，约中毒后 24~96 小时突然出现颈项肌、四肢近端肌无力和第Ⅲ、Ⅶ、Ⅸ、Ⅹ对脑神经支配的肌肉无力，出现睑下垂、眼外展障碍、面瘫和呼吸肌麻痹引起通气障碍性呼吸困难或衰竭，可导致死亡。中间型综合征发作时间在中毒后 24~96 小时。而题干中患者于中毒后 72 小时出现视物模糊、面瘫、呼吸困难等中毒症状，可考虑为中间型综合征。故选 D。

4. 男，50 岁。被发现昏倒在煤气热水器浴室内。查体：浅昏迷，血压 160/90mmHg，口唇樱红色，四肢无瘫痪，尿糖（++），尿酮体（-）。最可能的诊断是

A. 脑出血

B. 脑梗死

C. 急性心肌梗死

D. 急性一氧化碳中毒

E. 糖尿病酮症酸中毒

答案：D

考点：一氧化碳中毒

解析：脑出血的患者一般有肢体活动障碍的表现；急性心肌梗死患者血压是下降的，嘴唇也不会呈樱桃红色；糖尿病酮症酸中毒的患者尿酮是阳性的，因此可排除A、B、C、E选项。患者有煤气的接触史，口唇呈樱桃红色，有中枢神经系统损害的表现，初步考虑急性一氧化碳中毒。故选D。

第九节 中 暑

一、病因

对高温环境适应不充分是致病的主要原因。促使中暑的原因有：①环境温度过高：人体由外界环境获取热量。②人体产热增加：如从事重体力劳动、发热、甲状腺功能亢进症和应用某些药物（如苯丙胺）。③散热障碍：如湿度较大、过度肥胖或穿透气不良的衣服等。④汗腺功能障碍：见于系统性硬化病、广泛皮肤烧伤后瘢痕形成或先天性汗腺缺乏症等患者。

二、临床表现

中暑可分为热痉挛、热衰竭和热射病。

（一）热痉挛

进行剧烈运动大量出汗，活动停止后常发生肌肉痉挛，主要累及骨骼肌，持续约数分钟后缓解，无明显体温升高。热痉挛也可为热射病的早期表现。

（二）热衰竭

表现为多汗、疲乏、无力、头晕、头痛、恶心、呕吐和肌痉挛，可有明显脱水征：心动过速、直立性低血压或晕厥。体温可升高至40℃。检查可见血细胞比容增高、高钠血症、轻度氮质血症和肝功能异常。热衰竭可以是热痉挛和热射病的中介过程。

（三）热射病（2020）

热射病是一种致命性急症，主要表现为高热（>40℃）和意识障碍。

1. 劳力性热射病　在从事重体力劳动或剧烈运动数小时后发病，50%患者大量出汗，心率可达160~180次/分，脉压增大。可发生横纹肌溶解、急性肾衰竭、肝衰竭、DIC或多器官功能衰竭，病死率较高。

2. 非劳力性热射病　表现皮肤干热和发红，84%~100%病例无汗，直肠温度常在41℃以上，最高可达46.5℃。病初表现行为异常或癫痫发作，继而出现谵妄、昏迷和瞳孔对称缩小，严重者可出现低血压、休克、心律失常及心力衰竭、肺水肿和脑水肿。约5%病例发生急性肾衰竭，可有轻、中度DIC，常在发病后24小时左右死亡。

三、诊断

在炎热夏季热浪期，遇有体温过高伴有昏迷患者首先应考虑到中暑诊断。

四、处理原则

（一）降温治疗（2018）

1. 热痉挛与热衰竭　迅速转移到阴凉通风处休息或静卧。口服清凉含盐饮料。静脉补给生理盐水、葡萄糖液和氯化钾。

2. 热射病　紧急抢救，迅速降温决定患者预后。应在30分钟内将直肠温度降至39℃以下，2小时内降至38.5℃以下。

（1）体外降温：转移到通风良好的低温环境，脱去衣服，按摩皮肤肌肉，促进散热。对无虚脱的患者，可用冷水擦浴或将躯体浸入27~30℃水中传导散热降温。对虚脱者可用蒸发散热降温，如用15℃冷水反复擦拭皮肤或应用电风扇或空气调节器。或在头部、腋窝、腹股沟处放置冰袋，并用电扇吹风，加速散热。农村无上述条件时可用井水或泉水擦洗，促进蒸发降温。体温降至39℃时，停止降温。

（2）体内降温：体外降温无效者，用冰盐水进行胃或直肠灌洗，也可用无菌生理盐水进行血液透析或腹腔灌洗，或将自体血液体外冷却后回输体内降温。

（3）药物降温：水杨酸盐治疗无效，可能有害。常用氯丙嗪。病情紧急时可用氯丙嗪及异丙嗪静脉滴注。如1小时内体温仍未下降可重复一次。有心血管病史慎用。

（4）对症治疗：①保持患者呼吸道通畅，并给予吸氧；②烦躁不安或抽搐者，可用地西泮或苯巴比妥钠肌内注射；③纠正水、电解质与酸碱平衡失调；④应用肾上腺皮质激素对高温引起机体的应激和组织反应以及防治脑水肿、肺水肿均有一定的效果；⑤应用B族维生素和维生素C以及脑细胞代谢活化剂；⑥防治心、肾、呼吸功能不全，防治感染等。

（二）并发症治疗

1. 昏迷　应进行气管内插管，保持呼吸道通畅，防止误吸。颅内压增高者常规静脉输注甘露醇。癫痫发作者，静脉输注地西泮。

2. 低血压　应静脉输注生理盐水或乳酸林格液恢复血容量。勿用血管收缩药。

3. 心律失常、心力衰竭和代谢性酸中毒　应予对症治疗。心力衰竭合并肾衰竭伴有高钾血症时，慎用洋地黄。

4. 肝衰竭 合并肾衰竭可静脉输注甘露醇。发生急性肾衰竭时，可行血液透析或腹膜透析治疗。应用 H_2受体拮抗药或质子泵抑制药预防上消化道出血。肝衰竭者可行肝移植。

（三）监测

1. 降温期间应连续监测体温变化。

2. 放置 Foley 导尿管，监测尿量，应保持尿量>30ml/h。

3. 中暑高热患者，动脉血气结果应予校正。体温超过 37℃ 时，每升高 1℃，PaO_2 降低 7.2%，$PaCO_2$升高 4.4%，pH 降低 0.015。

4. 严密监测凝血酶原时间（PT）、活化部分凝血活酶时间（APTT）、血小板计数和纤维蛋白原。

【经典习题】

男，19 岁。在烈日下打篮球 1 小时，大汗后出现头痛、头晕、胸闷、心悸、恶心，并有腹肌疼痛。查体：T 38.3℃，P 108 次/分，BP 90/60mmHg，神志清楚，面色潮红，双肺未闻及干湿啰音，心律齐。最可能的诊断是

A. 热痉挛

B. 热衰竭

C. 低血糖

D. 热射病

E. 脱水

答案： A

考点： 热痉挛的诊断

解析： 中暑依据发病机制和临床表现不同，可分为热痉挛、热衰竭和热射病。热痉挛主要表现有严重的肌痉挛伴有收缩痛。肌痉挛以四肢肌、咀嚼肌及腹肌等经常活动的肌肉为多见。由于出汗过多，口渴，大量饮水而盐分补充不足以致血中氯化钠浓度显著下降，而引起四肢阵发性的强直性痉挛，最多见于下肢双侧腓肠肌，常伴有肌肉疼痛、腹绞痛及呃逆。体温大多正常。热衰竭常发生于老年人、儿童、慢性疾病患者及一时未能适应高温气候及环境者。热射病是一种致命性急症，典型表现为高热（>40℃）和意识障碍。故选 A。

第五部分 中医学基础

第一节 中医基本特点

一、整体观念

整体观念是中医学认识人体自身以及人与环境之间联系性和统一性的学术思想。

二、辨证论治

辨证论治是中医学认识疾病和治疗疾病的基本原则，并贯穿于预防与康复等医疗保健实践的过程。

第二节 中医基础理论

一、阴阳五行学说

（一）阴阳

1. 概念　阴阳是对相关事物或一事物本身存在的对立双方属性的概括，既可表示相关联又相对应的两种事物或现象的属性划分及运动变化，又可表示同一事物内部相互对应着的两个方面的属性趋向及运动规律。

2. 基本内容　包括阴阳交感、阴阳对立、阴阳互根、阴阳消长，阴阳转化、阴阳自和等方面。

3. 在中医学中的应用　①说明人体组织结构。②概括人体生理功能。③阐释人体疾病变化。④应用疾病诊断。⑤指导疾病防治。

（二）五行

1. 概念　五行，即木、火、土、金、水五类物质属性及其运动变化。

2. 基本内容　①五行生克制化的正常规律。②五行生克的异常变化。

3. 在中医学中的应用　①构建天人一体的五脏系统。②说明五脏功能及其关系。③说明五脏病变的相互影响。④应用疾病诊断。⑤指导疾病防治。

二、脏象学说

1. 概念　脏象学说是古代医家在长期生活医疗实践中，以解剖学知识为基础，运用以表知里、司外揣内、取象比类等整体观察方法，通过对内在脏腑反映于外的各种征象的观察，结合气、阴阳、五行学说的认识论，经过概括、抽象、推理而逐步归纳出的医学理论。

2. 脏腑的生理功能与特性　见表 5-2-1、表 5-2-2。

表 5-2-1　五脏的生理特性与功能

五脏	生理特性	生理功能
心	心主通明、心火宜降	心主血脉、心主神明
肺	肺为华盖、肺为娇脏、肺气宣降、肺喜润恶燥	肺主气司呼吸、肺主通调水道、肺朝百脉
脾	脾气宜升、脾喜燥恶湿	脾主运化、脾主统血
肝	肝主升发、肝喜条达而恶抑郁、肝为刚脏	肝主疏泄、肝主藏血
肾	肾主蛰藏、肾水宜升、肾恶燥	肾主藏精、肾主水、肾主纳气

表 5-2-2　六腑的生理功能

六腑	生理功能
胆	胆贮藏和排泄胆汁、主决断
胃	胃主受纳水谷、主腐熟水谷
小肠	小肠主受盛化物、主泌别清浊、主液
大肠	大肠主传导糟粕、主津
膀胱	膀胱主贮藏尿液、主排泄尿液
三焦	三焦运行津液和通行元气

3. 五脏之间的关系　见表 5-2-3。

表 5-2-3　五脏之间的关系

脏	生理关系
心与肺	气与血的关系
心与脾	血液的生成与运行
心与肝	血液运行、精神情志
心与肾	水火既济、精神互用、君相安位
肺与脾	气的生成、津液代谢
肺与肝	调节人体气机升降
肺与肾	呼吸运动、津液代谢、阴阳互资
肝与脾	疏泄与运化互用、藏血与统血协调
肝与肾	精血同源、藏泄互用、阴阳互资互制
脾与肾	先天后天相互资生、津液代谢

4. 五脏与六腑的关系　见表 5-2-4。

表 5-2-4　五脏与六腑的关系

脏与腑	生理关系
心与小肠	心主血脉，心阳温煦，心血濡养，有助于小肠化物等功能；小肠化物，泌别清浊，清者经脾上输心肺，化赤为血，以养心脉
肺与大肠	肺气清肃下降，能促进大肠的传导，有利于糟柏的排泄；大肠传导正常，糟粕下行，亦有利于肺气的肃降
脾与胃	水谷纳运协调、气机升降相因、阴阳燥湿相济
肝与胆	同司疏泄、共主勇怯
肾与膀胱	肾与膀胱相互协作，共同完成尿液的生成、贮存与排泄

三、精气血津液学说

（一）精

1. 概念　广义之精包括气、血、津液等人体一切精微物质；狭义之精专指生殖之精。

2. 精的生成　人体之精由禀受于父母的先天之精及来源于吸入清气与水谷精微的后天之精相融合而生成。

3. 精的功能　繁衍生命、生长发育、濡养作用、化生气血、化神作用、抗邪作用。

（二）气

1. 概念　气是人体内活力很强、运动不息的极细微物质，是构成和维持人体生命活动的基本物质。

2. 气的生成　人体之气，来源于父母的先天之气、饮食物化生的水谷精气和自然界清气，通过肾、脾胃和肺等脏腑生理功能的综合作用而生成。

3. 气的功能　具有推动作用、温煦作用、防御作用、固摄作用和中介作用。

4. 气的分类　可分为元气、宗气、营气、卫气、脏腑之气和经络之气。

（三）血

1. 概念　血，即血液，是行于脉中，循环流注于全身，具有营养和滋润作用的红色液态物质。

2. 血的生成　水谷精微和肾精是血液化生的基础物质。在脾胃、心肺、肝肾等脏腑的共同作用下，化生为血液。

3. 血的运行　血液的正常运行，主要与心、肺、肝、脾等脏的功能密切相关。心气推动、肺气宣降、肝气疏泄是推动血液运行的重要因素，脾统血、肝藏血则是固摄血液运行的重要因素。心、肺、肝、脾等脏生理功能相互协调、密切配合，共同维持血液的正常运行。

4. 血的功能　①濡养作用。②化神作用。

（四）津液

1. 概念　津液，包括津和液，是人体一切正常水液的总称，包括脏腑、形体、官窍的内在液体及其正常的分泌物。

2. 分类（表 5-2-5）

表 5-2-5　津液的分类

类别	特点
津	质地较清稀，流动性较大，布散于体表皮肤、肌肉和孔窍，并能渗入血脉，主要起滋润作用
液	质地较浓稠，流动性较小，灌注于骨节、脏腑、脑、髓等，主要起濡养作用

3. 津液的生成、输布与排泄（表 5-2-6）

表 5-2-6　津液的生成、输布与排泄

功能	特点
生成	津液来源于饮食水谷，其生成主要与脾 、胃、小肠、大肠等脏腑有关
输布	主要依靠脾、肺、肾、肝和三焦等脏腑生理功能的协调配合来完成
排泄	主要通过排出尿液和汗液来完成。此外，呼气和粪便也带走部分津液

4. 津液的功能　①滋润濡养。②充养血脉。

5. 气、血、津液的相互关系（表5-2-7）

表5-2-7　气、血、津液的相互关系

气与血的关系	气为血之帅（气能生血、气能行血、气能摄血）
	血为气之母（血能养气、血能载气）
气与津液的关系	气对津液的作用（气能生津、气能行津、气能摄津）
	津液对气的作用（津能化气、津能载气）

第三节　中医四诊

一、望诊

（一）望神的方法、临床表现及意义、注意事项

1. 方法　望神的重点在于两目、面色、神情、体态。

2. 临床表现及意义（表5-3-1）

表5-3-1　望神的临床表现及意义

类别		临床表现	意义
得神		神志清楚，语言清晰；目光明亮，精彩内含；面色红润，表情自然；肌肉不削，体态自如；动作灵活，反应灵敏；呼吸均匀	精气充盛，体健神旺，是健康的表现；若病而有神，说明预后良好
少神		精神不振，嗜睡健忘；目光乏神，双目少动；面色淡白少华；肌肉松弛，倦怠乏力，动作迟缓；气少懒言，食欲减退	多见于轻病或疾病恢复期的患者；素体虚弱者，平时亦多出现少神
失神	精亏神衰	精神萎靡，意识模糊；目暗睛迷，瞳神呆滞，或目翻上视；面色晦暗无华，表情淡漠；肌肉瘦削，大肉已脱，动作失灵；循衣摸床，撮空理线；呼吸异常，气息微弱	提示人体精气大伤，脏腑功能严重受损，身体衰竭，预后不良
	邪盛扰神	神昏谵语或昏愦不语，舌謇肢厥；或猝倒神昏，两手握固，牙关紧急，二便闭塞	多因邪陷心包，内扰神明，或因肝风夹痰，蒙蔽清窍，皆属病情危重
假神		本已神识不清，却突然精神转佳，语言不休，想见亲人；本已目光晦暗，却突然目似有光而浮露；本已面色晦暗枯槁，却突然颧赤如妆；本已久病卧床不起，却忽思下床活动；本来毫无食欲或久不能食，而突然食欲大增或主动索食	假神说明脏腑精气极度衰竭，正气将脱，阴阳即将离决，常为临终前的征兆
神乱	焦虑恐惧	焦虑不安，心悸不宁，或恐惧胆怯，不敢独处一室	多由心胆气虚，心神失养所致，可见于脏躁
	淡漠痴呆	神识痴呆，表情淡漠，喃喃自语，哭笑无常	多因忧思气结，痰浊蒙蔽心神，或先天禀赋不足所致，常见于癫病或痴呆
	狂躁不安	狂妄躁动，呼笑怒骂，打人毁物，不避亲疏，甚或登高而歌，弃衣而走，妄行不休，力逾常人	多因暴怒化火，炼津为痰，痰火扰神所致，常见于狂病
	猝然昏仆	猝然扑倒，不省人事，口吐涎沫，口出异声，四肢抽搐，醒后如常	多与先天禀赋因素有关，因肝风夹痰，蒙蔽清窍所致，常见于痫病

3. 望神的注意事项　以神会神、神形相参、审慎真假、明辨得失。

（二）望色

1. 望色的临床表现（表5-3-2）

表5-3-2　望色的临床表现

分类		临床表现
常色	主色	个人生来所有、一生基本不变的肤色
	客色	因季节、气候、昼夜等外界因素变动而发生相应变化的肤色
病色	善色	五色光明润泽者
	恶色	五色晦暗枯槁者

2. 望色的意义（表 5-3-3）

表 5-3-3　望色的意义

五色	临床意义
青	主寒证、气滞、血瘀、疼痛、惊风
赤	主热证，亦可见于真寒假热之戴阳证
黄	主脾虚、湿证
白	主虚证、寒证、失血、夺气
黑	主肾虚、寒证、水饮、血瘀、疼痛

3. 注意事项　排除非病理因素的影响，注意色与脉症互参分析，综合判断病色生克顺逆。

（三）望舌

1. 方法

（1）望舌时，医者姿势可略高于患者，以便俯视口舌部位。患者可采用坐位或仰卧位，头略扬起，尽量张口，自然地将舌伸出口外，舌体放松，舌尖略向下，舌面平展，使舌体充分暴露。

（2）望舌顺序是先看舌尖，再看舌中、舌边，最后看舌根部。

（3）望舌应当先看舌质，再看舌苔；然后根据舌质、舌苔的基本特征，分项察看。

2. 临床表现及意义（表 5-3-4）

表 5-3-4　望舌的临床表现及意义

临床表现		意义
望舌神	荣舌	为气血充盛的表现，常见于健康人。如在病中，虽病也是善候
	枯舌	为气血衰败的征象
望舌色	淡红舌	常见于健康人；外感病见之，多属表证；内伤杂病见之，多病轻
	淡白舌	主气血两虚、阳虚。枯白舌主亡血夺气
	红舌	主热证
	绛舌	主热盛证
	青紫舌	主气血瘀滞
望舌形	老嫩舌	老舌多主实证；嫩舌多主虚证
	胖瘦舌	胖大舌多主水湿、痰饮内停；肿胀舌多主湿热、热毒上壅；瘦薄舌多主气血两虚、阴虚火旺
	点刺舌	主脏腑热极，或血分热盛
	裂纹舌	主阴血亏虚、脾虚湿侵
	齿痕舌	主脾虚、湿盛证
望舌态	痿软舌	主气血俱虚、阴亏已极
	强硬舌	主热入心包、热盛伤津、风痰阻络
	歪斜舌	多见中风或中风先兆
	颤动舌	多主肝风内动
	吐弄舌	多主心脾有热
	短缩舌	主寒凝、痰阻、血虚、津伤
望苔质	薄、厚苔	主要反映邪正的盛衰和邪气的深浅
	润、燥苔	主要反映津液的盈亏和输布情况
	腻、腐苔	主痰饮、湿浊、食积；脓腐苔主内痈
	剥（落）苔	主胃气不足，胃阴损伤，或气血两虚
	偏、全苔	病中见全苔，常主邪气散漫，多为湿痰中阻之征。舌苔偏于某处，常提示该处所候脏腑有邪气停聚
	真假苔	对辨别疾病的轻重、预后有重要意义
望苔色	白苔	为正常舌苔，亦主表证、寒证
	黄苔	主热证、里证
	灰黑苔	主阴寒内盛，或里热炽盛

3. 望舌的注意事项　注意光线、饮食或药品的影响；口腔对舌象的影响；伸舌姿势的影响。

二、闻诊

（一）听声音（咳嗽、喘、哮、呕吐、嗳气）

1. 咳嗽

（1）临床表现及意义（表 5-3-5）

表 5-3-5　咳嗽的临床表现及意义

临床表现	意义
咳声重浊、沉闷	多属实证，多因寒痰、湿浊停聚于肺，肺失肃降所致
咳声轻清、低微	多属虚证，多因久病耗伤肺气，失于宣降所致
咳声重浊，痰白清稀，鼻塞不通	多因风寒袭肺，肺失宣降所致
咳声不扬，痰稠色黄，不易咯出	多属热证，多因热邪犯肺，灼伤肺津所致
咳嗽痰多，易于咯出	多因痰浊阻肺所致
干咳无痰或痰少而黏，不易咯出	多属燥邪犯肺或阴虚肺燥所致

（2）常见疾病：①咳嗽阵发，连续不断，咳止时常有鸡鸣样回声，称为顿咳；因其病程较长，缠绵难愈，又称“百日咳”，多因风邪与痰热搏结所致，常见于小儿。②咳声如犬吠，伴有声音嘶哑，吸气困难，喉中有白膜生长，擦破流血，随之复生，是时行疫毒攻喉所致，多见于白喉。

2. 喘

（1）实喘：发作急骤，呼吸深长，声高息粗，唯以呼出为快，形体强壮，脉实有力者，多为风寒袭肺或痰热壅肺、痰饮停肺，肺失清肃，肺气上逆所致。

（2）虚喘：发病缓慢，声低气怯，息短不续，动则喘甚，唯以深吸为快，形体羸弱，脉虚无力者，多为肺气不足，肺肾亏虚，气失摄纳所致。

3. 哮　指呼吸急促似喘，喉间有哮鸣音，常反复发作，缠绵难愈，多因痰饮内伏，复感外邪而诱发；也可因久居寒湿之地，或过食酸、咸、生冷，或闻刺激性气味等而诱发。

4. 呕吐　其临床表现及意义见表5-3-6。

表5-3-6　呕吐的临床表现及意义

临床表现	意义
吐势徐缓，声音微弱，呕吐物清稀	多属虚寒证，常因脾胃阳虚，脾失健运，胃失和降，胃气上逆所致
吐势较猛，声音壮厉，呕吐黏稠黄水，或酸或苦	多属实热证，常因邪热犯胃，胃失和降，胃气上逆所致
呕吐呈喷射状	多为热扰神明，或因头颅外伤，或因脑髓有病等
呕吐酸腐味食物	多属伤食，多因暴饮暴食，或过食肥甘厚味，损伤脾胃，食滞胃脘，胃失和降，胃气上逆所致
共同进餐者多人发生吐泻	可能为食物中毒
朝食暮吐、暮食朝吐	为胃反，多属脾胃阳虚证
口干欲饮，饮后则吐	为水逆，多因饮邪停胃，胃气上逆所致

5. 嗳气　其临床表现及意义表5-3-7。

表5-3-7　嗳气的临床表现及意义

临床表现	意义
嗳气酸腐，兼脘腹胀满	多因宿食内停，属实证
嗳气频作而响亮，嗳气后脘腹胀减，发作因情志变化而增减	多为肝气犯胃，属实证
嗳气频作，兼脘腹冷痛，得温症减	多为寒邪犯胃，或为胃阳亏虚
嗳声低沉断续，无酸腐气味，兼见食少纳呆	为脾胃虚弱，属虚证，多见于老年人或体虚之人
饱食或喝碳酸饮料之后，偶有嗳气，无其他兼症	不属病态

（二）嗅气味（口气、二便、经带）的临床表现及意义

1. 嗅口气　其临床表现及意义见表5-3-8。

表5-3-8　嗅口气的临床表现及意义

临床表现	意义
口中散发臭气	称为口臭，多与口腔不洁、龋齿、便秘及消化不良等因素有关
口气酸臭，兼见食少纳呆、脘腹胀满	多属食积胃肠
口气臭秽	多属胃热
口气腐臭，或兼咳吐脓血	多是内有溃腐脓疡
口气臭秽难闻，牙龈腐烂	为牙疳

2. 嗅二便　其临床表现及意义见表5-3-9。

表5-3-9　嗅二便的临床表现及意义

临床表现	意义
大便臭秽难闻	多为肠中郁热
大便溏泄而腥	多属脾胃虚寒
大便泄泻臭如败卵，或夹有未消化食物，矢气酸臭	为伤食
小便黄赤混浊，臊臭异常	多属膀胱湿热
尿液若散发出烂苹果样气味	多属消渴病重症

3. 嗅经带　其临床表现及意义见表5-3-10。

表 5-3-10　嗅经带的临床表现及意义

临床表现	意义
妇女月经臭秽	多属热证
经血味腥	多属寒证
带下臭秽而黄稠	多属湿热
带下腥臭而清稀	多属寒湿
崩漏或带下奇臭，兼见颜色异常	应进一步检查，以判别是否为癌症所致

三、问诊

问诊内容及临床意义（寒热、汗、疼痛、头身、耳目、睡眠、饮食与口味、口渴与饮水、二便、经带）

（一）问寒热

其临床表现及意义见表 5-3-11。

表 5-3-11　问寒热的临床表现及意义

临床表现			意义
恶寒发热	恶寒重发热轻		风寒表证
	发热轻而恶风		伤风表证
	发热重恶寒轻		风热表证
但寒不热	新病恶寒		主要见于里实寒证
	久病畏寒		主要见于里虚寒证
但热不寒	壮热		里实热证
	潮热	阳明潮热	阳明腑实证
		阴虚潮热	多属阴虚火旺所致
		湿温潮热	常见于湿温病
	微热	长期微热，劳累则甚，兼疲乏、少气、自汗等症者	气虚发热
		长期低热，兼颧红、五心烦热等症者	阴虚发热
		每因情志不舒而时有微热，兼胸闷，急躁易怒等症者	气郁发热
		小儿夏季热	多属气阴两虚发热
寒热往来	寒热往来无定时		多见于少阳病，为半表半里证
	寒热往来有定时		常见于疟疾

（二）问汗

其临床表现及意义见表 5-3-12。

表 5-3-12　问汗的临床表现及意义

临床表现			意义
有汗无汗	无汗	表证无汗	多属风寒表证
		里证无汗	多因津血不足，或阳气亏虚
	有汗	表证有汗	多见于风邪犯表证和风热表证
		里证有汗	多见于里热证，或阳气亏虚，或阴虚内热
特殊汗出	自汗		多见于气虚证和阳虚证
	盗汗		多见于阴虚证
	绝汗		常是亡阴或亡阳的表现
	战汗		常见于温病或伤寒邪正剧烈斗争的阶段，是病变发展的转折点
	黄汗		多因风湿热邪交蒸所致
局部汗出	头汗		可因上焦热盛；中焦湿热蕴结；元气将脱，虚阳上越
	半身汗		多见于痿病、中风及截瘫患者
	手足心汗		可因阴经郁热熏蒸；阳明燥热内结，热蒸迫津外泄；脾胃湿热内盛所致
	心胸汗出		可因虚证，或心脾两虚，或心肾不交所致

（三）问疼痛

其临床表现及意义见表 5-3-13。

表 5-3-13　问疼痛的临床表现及意义

临床表现	意义
胀痛	是气滞作痛的特点。但头目胀痛，则多因肝火上炎或肝阳上亢所致
刺痛	是瘀血致痛的特点
冷痛	寒邪阻滞经络所致者，为实证；阳气亏虚，脏腑经脉失于温煦所致者，为虚证
灼痛	火邪窜络所致者，为实证；阴虚火旺所致者，为虚证
重痛	多因湿邪困阻气机所致
酸痛	多因湿邪侵袭肌肉关节，气血运行不畅所致。亦可因肾虚骨髓失养引起
绞痛	多因有形实邪阻闭气机，或寒邪凝滞气机所致
空痛	多因气血亏虚，阴精不足，脏腑经脉失养所致
隐痛	多因阳气精血亏虚，脏腑经脉失养所致
走窜痛	多因气滞所致，或见于痹病，因风邪偏胜所致
掣痛	多因筋脉失养，或筋脉阻滞不通所致
固定痛	多是瘀血为患，或因寒湿、湿热阻滞，或热壅血瘀所致
闷痛	多因痰浊或痰瘀阻滞，心脉不通，气机不畅所致

（四）问头身

其临床表现及意义见表5-3-14。

表5-3-14　问头身的临床表现及意义

临床表现	意义
头晕胀痛，口苦，易怒，脉弦数	多因肝火上炎、肝阳上亢，脑神被扰所致
头晕面白，神疲乏力，舌淡脉弱	多因气血亏虚，脑失充养所致
头晕而重，如物缠裹，痰多苔腻	多因痰湿内阻，清阳不升所致
头晕耳鸣，腰酸遗精	多因肾虚精亏，髓海失养所致
外伤后头晕刺痛	多因瘀血阻滞脑络所致
身重，脘闷苔腻	多因湿困脾阳，阻滞经络所致
身重，浮肿	系水湿泛溢肌肤所致
身重，嗜卧，疲乏	多因脾气虚，不能运化精微布达四肢、肌肉所致
热病后期见身重乏力	多系邪热耗伤气阴，形体失养所致
颜面麻木，仅伴有口眼㖞斜	多为风邪中络，见于中风的中络证
四肢麻木，活动正常，伴有关节痛	多为痰湿阻滞，可见于痹病
四肢麻木，痿废不用	多为脾胃虚弱，可见于痿病
半身麻木，活动自如	多为中风先兆

（五）问耳目

1. 问耳　其临床表现及意义见表5-3-15。

表5-3-15　问耳的临床表现及意义

临床表现		意义
耳鸣	耳鸣声大，按之更甚属实证	多因肝胆火盛所致
	耳鸣声小，按之可减属虚证	多因肝肾阴亏所致
耳聋	暴病耳聋多属实证	与肝胆火盛有关
	久病耳聋、老年耳聋多属虚证	为肾精亏虚所致
重听	骤发之重听为实证	多是痰浊上蒙，或风邪上扰所致
	日久渐发之重听为虚证	与肾精亏虚有关

2. 问目　其临床表现及意义见表5-3-16。

表5-3-16　问目的临床表现及意义

临床表现	意义	
目昏、雀盲、歧视	多为肝肾亏虚，精血不足，目失所养而致。常见于年老、体弱或久病之人	
目眩	由肝阳上亢、肝火上炎、肝阳化风及痰湿上蒙清窍所致者，多为实证，或本虚标实证	
	由气虚、血亏、阴精不足，目失所养引起者，多为虚证	
目痒	两目痒甚如虫行，伴有畏光流泪、灼热者，多属实证	因肝火上炎或风热上袭等所致
	目微痒而势缓，多属虚证	因血虚，目失濡养所致，亦可见于实性目痒初起或剧痒渐愈，邪退正复之时
目痛	痛剧者	多属实证
	痛微者	多属虚证
	目剧痛难忍，面红目赤者	多因肝火上炎所致
	目赤肿痛，羞明多眵者	多因风热上袭所致
	目微痛微赤，时痛时止而干涩者	多因阴虚火旺所致

（六）问睡眠

其临床表现及意义见表5-3-17。

表5-3-17　问目的临床表现及意义

临床表现		意义
失眠	营血亏虚，或阴虚火旺，心神失养，或心胆气虚，心神不安所致	虚证
	火邪、痰热内扰心神，心神不安，或食积胃脘所致	实证
嗜睡	困倦嗜睡，头目昏沉，胸闷脘痞，肢体困重	多是痰湿困脾，清阳不升所致
	饭后困倦嗜睡，纳呆腹胀，少气懒言	多因脾气虚弱，清阳不升所致
	精神极度疲惫，神识朦胧，困倦易睡，肢冷脉微	多因心肾阳虚，阴寒内盛所致
	大病之后，神疲嗜睡	正气未复的表现
	嗜睡伴轻度意识障碍，叫醒后不能正确回答问题	多因邪闭心神所致

（七）问饮食

其临床表现及意义见表 5-3-18。

表 5-3-18 问目的临床表现及意义

临床表现		意义
食欲减退	新病食欲减退	一般是邪气影响脾胃功能，正气抗邪的保护性反应
	久病食欲减退，兼面色萎黄，食后腹胀，疲倦者	多为脾胃虚弱，腐熟运化无力所致
	纳呆少食，脘闷腹胀，头身困重，苔腻脉濡者	多因湿邪困脾，运化机能障碍所致
	纳呆少食，脘腹胀闷，嗳腐食臭者	多为食滞胃脘，腐熟不及引起
厌食	厌食兼脘腹胀痛，嗳腐食臭，舌苔厚腻者	为食滞胃脘
	厌食油腻，脘闷呕恶，便溏不爽，肢体困重者	为湿热蕴脾
	厌食油腻，胁肋灼热胀痛，口苦泛恶者	为肝胆湿热
	孕妇厌食，伴有严重恶心呕吐者	为妊娠恶阻
消谷善饥	兼多饮多尿，形体消瘦者	多见于消渴病，属胃火炽盛
	兼大便溏泄者	属胃强脾弱
饥不欲食	兼脘痞，干呕呃逆者	多属胃阴虚证
偏嗜食物或异物	嗜食生米、泥土等的症状	多为虫积
	孕妇偏食酸辣等食物	为生理现象
胃脘嘈杂	常伴有情绪抑郁、胸胁胀满、嗳腐吞酸等	肝气不舒，肝火横逆，克伐胃腑所致

（八）问口味

其临床表现及意义见表 5-3-19。

表 5-3-19 问口味的临床表现及意义

临床表现	意义
口淡	多见于脾胃虚弱、寒湿中阻及寒邪犯胃
口甜	多因湿热蕴结于脾。口甜而少食、神疲乏力者，多属脾气亏虚
口黏腻	常见于痰热内盛、湿热中阻及寒湿困脾
口酸	多见于伤食、肝胃郁热等
口苦	多见于心火上炎或肝胆火热之证
口涩	为燥热伤津，或脏腑热盛，气火上逆所致。
口咸	多认为是肾病及寒水上泛之故

（九）问口渴与饮水

其临床表现及意义见表 5-3-20。

表 5-3-20 问口渴与饮水的临床表现及意义

临床表现		意义
口不渴		提示津液未伤，多见于寒证、湿证
口渴多饮	口渴咽干，鼻干唇燥，发于秋季者	多因燥邪伤津所致
	大渴喜冷饮，壮热，大汗出者	为里热炽盛，津液大伤的表现
	口渴而多饮，小便量多，形体消瘦者	属消渴病
	大渴引饮	严重腹泻，或汗、吐、下及利尿太过，耗伤津液
渴不多饮	兼身热不扬，心中烦闷，苔黄腻者	属湿热证
	兼身热夜甚，心烦不寐，舌红绛者	属温病营分证
	渴喜热饮而量不多，或水入即吐者	多由痰饮内停所致
	口干，但欲漱水不欲咽，兼面色黧黑，或肌肤甲错者	有瘀血的表现
	外感疾病见口干微渴，恶寒发热，咽痛，脉浮数	风热表证
	口干不欲饮，兼见五心烦热、颧红盗汗、舌红少苔、脉细数者	阴虚证

（十）问大便

其临床表现及意义见表 5-3-21。

表 5-3-21 问口渴与饮水的临床表现及意义

临床表现		意义
便次异常	便秘	多因胃肠积热，或阳虚寒凝，或气血阴津亏损，或腹内癥块阻结所致
	泄泻	外感风寒湿热疫毒之邪，或饮食所伤，食物中毒，痨虫或寄生虫积于肠道，或情志失调，肝气郁滞，或久病脾肾阳气亏虚等，均可导致。

续表

临床表现		意义
便质异常	完谷不化	病久体弱者见之，多为脾肾阳虚；新起者多为食滞胃肠。
	溏结不调	多因肝郁脾虚，肝脾不调所致
	便血——远血	多由脾虚不能统摄血液，或瘀阻胃络所致
	便血——近血	多由大肠湿热，或大肠风燥，伤及血络所致
排便感异常	肛门灼热	多因大肠湿热，或热结旁流，热迫直肠所致
	里急后重	常见于湿热痢疾
	泻下如黄糜而黏滞不爽者	多因湿热蕴结大肠
	腹痛欲便而排出不爽，抑郁易怒者	多因肝郁脾虚
	腹泻不爽，大便酸腐臭秽者	多因食积化腐，肠道气机不畅所致
	大便失禁	常因督脉损伤，年老体衰，久病正虚，久泄不愈，脾虚气陷，肠道湿热瘀阻等，引起脾肾虚损所致
	肛门气坠	多因脾虚中气下陷所致，常见于久泄久痢或体弱患者

（十一）问小便

其临床表现及意义见表 5-3-22。

表 5-3-22　问小便的临床表现及意义

临床表现		意义
尿次异常	小便频数	新病尿频，尿急，尿痛，小便短赤者，多为湿热蕴结膀胱
		久病尿频，色清量多，夜间明显者，多为肾阳虚或肾气不固
	癃闭	实证多因湿热下注、瘀血内阻、结石阻塞，引致尿路不通，膀胱气化失利
		虚证乃由年老气虚，或肾阳不足，膀胱气化功能减退所致
尿量异常	尿量增多	小便清长量多者，属虚寒证
		多饮、多尿而形体消瘦者，属消渴病
	尿量减少	若高热汗出，小便短少，口渴者，属实热证
		若汗、吐、下太过，耗伤津液，亦可见小便量少
		尿少而见肌肤浮肿者，为水肿病

续表

临床表现		意义
排尿感异常	小便涩痛	是湿热蕴结，膀胱气化不利所致
	余沥不尽	多属肾阳亏虚，肾气不固
	小便失禁	多属肾气不固，膀胱失约；亦有因尿路损伤，或湿热、瘀血阻滞，以致膀胱失约，气机失常而见小便失禁
	遗尿	多因禀赋不足，肾气未充，或肾气亏虚，不能固约膀胱所致

（十二）问月经

其临床表现及意义见表 5-3-23。

表 5-3-23　问月经的临床表现及意义

临床表现		意义
经期异常	月经先期	多因血热妄行，或气虚不摄而致
	月经后期	多因血虚、血瘀而致
	月经先后无定期	多因肝气郁滞，气机逆乱，或脾肾虚损，冲任失调，血海蓄溢失常所致
经量异常	月经过多	多因血热内扰，迫血妄行；或气虚，冲任不固，经血失约；或瘀血阻滞冲任，血不归经所致
	月经过少	多因营血不足，或肾气亏虚，精血不足，血海不盈；或寒凝、血瘀、痰湿阻滞，血行不畅所致
	崩漏	经色深红、质稠，其势急骤者，多为血热妄行，损伤冲任所致
		经色淡红、质稀，其势缓和者，多为气虚冲任不固，血失摄纳所致
		经行非时而下，时来时止，或时闭时崩，或久漏不止，血色紫暗或夹有血块，多为瘀血阻滞冲任，血不循经所致。
	闭经	急躁易怒，太息，胸胁小腹胀，多为肝气郁结
		面色暗黑，小腹胀痛拒按，舌紫暗或紫斑，多为血瘀
		体胖面浮，胸闷腹胀，纳少痰多，气短乏力，多为湿盛痰阻
		潮热，盗汗，皮肤干燥，形体消瘦，多为阴虚

续　表

	临床表现	意义
经色、经质异常	经色淡红质稀	多为血虚或气虚
	经色深红质稠	属血热
	经色暗紫，夹有血块	多属血瘀
痛经	若经前或经期小腹胀痛或刺痛拒按	多属气滞血瘀
	月经后期或行经后小腹隐痛、空痛	多属气血两虚，或肾精不足，胞脉失养所致
	小腹灼痛拒按，平素带下黄稠臭秽	多属湿热蕴结
	小腹冷痛，遇暖则减	多属寒凝或阳虚

（十三）问带下

其临床表现及意义见表 5-3-24。

表 5-3-24　问带下的临床表现及意义

白带	多因脾肾阳虚，寒湿下注所致
黄带	多因湿热下注或湿毒蕴结所致
赤白带	多因肝经郁热，或湿毒蕴结，损伤脉络所致

四、切诊

（一）诊脉

1. 部位　寸口脉分为寸、关 、尺三部。通常以腕后高骨（桡骨茎突）为标记，其内侧的部位为关，关前（腕侧）为寸，关后（肘侧）为尺。

2. 方法　①清晨是诊脉的最佳时间。②诊脉时患者的正确体位是正坐或仰卧，前臂自然向前平展，与心脏置于同一水平，手腕伸直，手掌向上，手指自然放松，在腕关节下垫一松软的脉枕。③平息。④定三关。⑤布指。⑥指力：举、按、寻。⑦指法：总按、单按。⑧五十动（指医生对患者诊脉的时间一般不应少于 50 次脉搏跳动的时间）。

（二）常见脉象及其临床意义（表 5-3-25）

表 5-3-25　常见脉象及其临床意义

脉象	脉象特征	临床意义
浮脉	轻取即得，重按稍减而不空，举之有余，按之不足	一般见于表证
沉脉	轻取不应，重按始得，举之不足，按之有余	多见于里证。有力为里实，无力为里虚。亦可见于正常人
迟脉	脉来迟慢，一息不足四至（相当于每分钟脉搏在 60 次以下）	多见于寒证。有力为实寒，无力为虚寒。亦见于邪热结聚之实热证
数脉	脉来急促，一息五至以上而不满七至（每分钟脉搏在 90~120 次之间）	多见于热证，亦见于里虚证
滑脉	往来流利，应指圆滑，如盘走珠	多见于痰湿、食积和实热等病证。亦是青壮年的常脉，妇女的孕脉
弦脉	端直以长，如按琴弦	多见于肝胆病、疼痛、痰饮等，或为胃气衰败者。亦见于老年健康者
细脉	脉细如线，但应指明显	多见于气血两虚、湿邪为病
虚脉	三部脉举之无力，按之空豁，应指松软。亦是无力脉象的总称	见于虚证，多为气血两虚
实脉	三部脉充实有力，其势来去皆盛，应指愊愊。亦为有力脉象的总称	见于实证。亦见于常人

3. 诊脉的注意事项　①保持环境安静；②注意静心凝神；③选择正确体位。

附

实践综合

第一节　发　　热

一、概述

当机体在致热原作用下或各种原因引起体温调节中枢的功能障碍时，体温升高超出正常范围，称为发热。正常人体温一般为36～37℃左右，在24小时内下午体温较早晨稍高，剧烈运动、劳动或进餐后体温也可略升高，但一般波动范围不超过1℃。

二、常见病因及分类

1. 感染性发热　各种病原体如病毒、细菌、支原体、立克次体、螺旋体、真菌、寄生虫等引起的感染，不论是急性、亚急性或慢性，局部性或全身性，均可出现发热。

2. 非感染性发热　主要有下列几类原因：

（1）无菌性坏死物质的吸收：常见于①机械性、物理或化学性损害，如大手术后组织损伤、内出血、大血肿、大面积烧伤等；②因血管栓塞或血栓形成而引起的心肌、肺、脾等内脏梗死或肢体坏死；③组织坏死与细胞破坏，如癌、白血病、淋巴瘤、溶血反应等。

（2）抗原-抗体反应：如风湿热、血清病、药物热、结缔组织病等。

（3）内分泌与代谢疾病：如甲状腺功能亢进、重度脱水等。

（4）皮肤散热减少：如广泛性皮炎、鱼鳞癣及慢性心力衰竭等而引起发热，一般为低热。

（5）体温调节中枢功能失常：常见于①中暑；②重度安眠药中毒；③脑出血、脑震荡、颅骨骨折等，高热无汗是这类发热的特点。

（6）自主神经功能紊乱：多为低热，常见有①原发性低热：热型规则，体温波动范围较小，多在0.5℃以内；②感染后低热：由于病毒、细菌、原虫感染所致，低热不退；③夏季低热：多见于幼儿；④生理性低热：如精神紧张、剧烈运动后、月经前及妊娠初期。

三、临床过程及特点（★★★）

（一）发热的分度

按发热的高低可分为：37.3～38℃为低热；38.1～39℃为中等度热；39.1～41℃为高热；41℃以上为超高热。

（二）发热的临床过程

1. 体温上升期　体温上升期常有疲乏无力、肌肉酸痛、皮肤苍白、畏寒或寒战等现象。体温上升有两种方式：

（1）骤升型：体温在几小时内达39～40℃或以上，常伴有寒战。小儿易发生惊厥。见于疟疾、大叶性肺炎、败血症、流行性感冒、急性肾盂肾炎、输液或某些药物反应等。

（2）缓升型：体温逐渐上升在数日内达高峰，多不伴寒战。如伤寒、结核病、布氏杆菌病等所致的发热。

2. 高热期　此期体温已达到或略高于上移的体温调定点水平，寒战消失；皮肤发红并有灼热感；呼吸加快变深；开始出汗并逐渐增多，如疟疾可持续数小时，大叶性肺炎、流行性感冒可持续数天，伤寒则可为数周。

3. 体温下降期　此期表现为出汗多，皮肤潮湿。体温下降有两种方式：

（1）骤降：指体温于数小时内迅速下降至正常，有时可略低于正常，常伴有大汗淋漓。常见于疟疾、急性肾盂肾炎、大叶性肺炎及输液反应等。

（2）渐降：指体温在数天内逐渐降至正常，如伤寒、风湿热等。

（三）热型及临床意义

1. 稽留热　体温恒定地维持在39～40℃以上的高水平，达数天或数周，24小时内体温波动范围不超过1℃。常见于大叶性肺炎、斑疹伤寒及伤寒高热期。

2. 弛张热　体温常在39℃以上，波动幅度大，24小时内波动范围超过2℃，但都在正常水平以上。常见于败血症、风湿热、重症肺结核及化脓性炎症等。

3. 间歇热　体温骤升达高峰后持续数小时，又迅速降至正常水平，间歇期可持续1天至数天，如此高热期与无热期反复交替出现。常见于疟疾、急性肾盂肾炎等。

4. 波状热　体温逐渐上升达39℃或以上，数天后又逐渐下降至正常水平，持续数天后又逐渐升高，如此反复多次。常见于布氏杆菌病。

5. 回归热　体温急剧上升至39℃或以上，持续数天后又骤然下降至正常水平。高热期与无热期各持续若干天后规律性交替一次。可见于回归热、霍奇金淋巴瘤等。

6. 不规则热发热　可见于结核病、风湿热、支气管肺炎、渗出性胸膜炎等。

四、思维程序

（一）问诊要点

1. 起病时间、季节、起病情况（缓急）、病程、程度（热度高低）、频度（间歇性或持续性）、诱因。

2. 有无畏寒、寒战、大汗或盗汗。

3. 应包括多系统症状询问，是否伴有咳嗽、咳痰、咯血、胸痛、腹痛、恶心、呕吐、腹泻、尿频、尿急、尿痛、皮疹、出血、头痛、肌肉关节痛等。

4. 患病以来一般情况，如精神状态、食欲、体重改变、睡眠及大小便情况。

5. 诊治经过（药物、剂量、疗效）。

6. 传染病接触史、疫水接触史、手术史、流产或分娩史、服药史、职业特点等。

（二）鉴别问诊（★★）

1. 伴随寒战　常见于大叶性肺炎、败血症、急性胆囊炎、急性肾盂肾炎、流行性脑脊髓膜炎、疟疾、钩端螺旋体病、药物热、急性溶血或输血反应等。

2. 伴随结膜充血　常见于麻疹、流行性出血热、斑疹伤寒、钩端螺旋体病等。

3. 伴随单纯疱疹　口唇单纯疱疹多出现于急性发热性疾病，常见于大叶性肺炎、流行性脑脊髓膜炎、间日疟、流行性感冒等。

4. 伴随淋巴结肿大　常见于传染性单核细胞增多症、风疹、淋巴结结核、局灶性化脓性感染、丝虫病、白血病、淋巴瘤、转移癌等。

5. 伴随肝、脾肿大　常见于传染性单核细胞增多症、病毒性肝炎、肝及胆道感染、布氏杆菌病、疟疾、结缔组织病、白血病、淋巴瘤及黑热病、急性血吸虫病等。

6. 伴随出血　发热伴皮肤黏膜出血可见于重症感染及某些急性传染病，如肾综合征出血热、病毒性肝炎、斑疹伤寒、败血症等。也可见于某些血液病，如急性白血病、重症再生障碍性贫血、恶性组织细胞病等。

7. 伴随关节肿痛　常见于败血症、猩红热、布氏杆菌病、风湿热、结缔组织病、痛风等。

8. 伴随皮疹　常见于麻疹、猩红热、风疹、水痘、斑疹伤寒、风湿热、结缔组织病、药物热等。

9. 伴随昏迷　先发热后昏迷者常见于流行性乙型脑炎、斑疹伤寒、流行性脑脊髓膜炎、中毒性菌痢、中暑等；先昏迷后发热者见于脑出血、巴比妥类药物中毒等。

第二节　苍白、乏力

一、概述（苍白、乏力表现）

皮肤苍白可由贫血、末梢毛细血管痉挛或充盈不足所致，如寒冷、惊恐、休克、虚脱以及主动脉瓣关闭不全等。仅见肢端苍白，可能与肢体动脉痉挛或阻塞有关，如雷诺病、血栓闭塞性脉管炎等。本节重点介绍贫血。

二、病因

（一）红细胞生成减少性贫血

1. 造血干细胞增殖或分化异常　见于再生障碍性贫血、纯红细胞再障贫血、先天性红细胞生成异常性贫血、造血系统恶性克隆性疾病。

2. 造血调节异常所致贫血　骨髓坏死、骨髓纤维化、骨髓硬化症。肾功能不全、垂体或甲状腺功能低下、肝病等。

3. 造血原料不足或利用障碍所致贫血　叶酸或维生素B_{12}缺乏（巨幼细胞贫血）、缺铁和铁利用障碍性贫血。

（二）红细胞破坏过多性贫血

1. 红细胞内在异常

（1）红细胞膜缺陷：遗传性球形细胞增多症、遗传性椭圆形细胞增多症。

（2）红细胞酶异常：葡萄糖-6-磷酸脱氢酶缺陷、丙酮酸激酶缺陷等。

（3）珠蛋白生成异常：镰状细胞贫血、不稳定血红蛋白病。

2. 红细胞外在异常

（1）免疫性：自生免疫性溶血性贫血、新生儿溶血症、药物诱发红细胞相关抗体所致疾病。

（2）机械性：弥散性血管内凝血、行军性血红蛋白病。

（3）化学或物理因素：苯中毒或大面积烧伤。

（4）感染和生物因素：疟疾、蛇毒。

（5）单核吞噬细胞系统功能亢进：脾功能亢进。

（三）红细胞丢失过多

根据失血速度分急性和慢性失血；根据失血量分轻、中、重失血。根据失血病因分出凝血性疾病（原发免疫性血小板减少症、血友病和肝病）和非出凝血性疾病（外伤、肿瘤、结核、胃溃疡、肾衰竭等）。

三、思维程序

（一）问诊及鉴别问诊

1. 详细询问现病史和既往史、家族史、营养史、月经生育史和危险因素暴露史等。

2. 了解贫血发生时间、速度、程度、并发症、诱因、干预治疗的情况等。

3. 既往史可提供贫血原发病追溯；家族史可提供贫血的遗传信息；营养史和月经生育史可提供是否存在叶酸和维生素 B_{12} 缺乏情况；危险因子暴露史可提供是否存在感染或与贫血相关的组织损伤。

（二）全身体格检查

1. 皮肤、黏膜苍白程度，心率、心律改变，呼吸姿势及频率等。

2. 伴随表现（★★★），如浸润（如皮下肿物、淋巴结肿大、肝大或脾大）、感染（发热、全身感染等）、营养不良（皮肤粗糙、黏膜溃疡等）、自身免疫（皮肤、黏膜、关节损害等）。

第三节　皮肤黏膜出血

一、概述

皮下出血分为瘀点、紫癜、瘀斑。直径在 2～5mm 皮下出血称为紫癜。瘀点直径<2mm，瘀斑直径>5mm。

二、常见原因

（一）血管壁功能异常

1. 遗传性出血性毛细血管扩张症、血管性假性血友病。

2. 过敏性紫癜、单纯性紫癜、老年性紫癜及机械性紫癜等。

3. 严重感染、化学物质或药物中毒及代谢障碍，维生素 C 或维生素 PP 缺乏、尿毒症、动脉硬化等。

（二）血小板异常

1. 血小板减少　①血小板生成减少：再生障碍性贫血、白血病、感染、药物性抑制等。②血小板破坏过多：特发性血小板减少性紫癜、药物免疫性血小板减少性紫癜。③血小板消耗过多：血栓性血小板减少性紫癜、弥散性血管内凝血。

2. 血小板增多　①原发性：原发性血小板增多症。②继发性：继发于慢性粒细胞白血病、脾切除后、感染、创伤等。此类疾病血小板数虽然增多，仍可引起出血现象，是由于活动性凝血活酶生成迟缓或伴有血小板功能异常所致。

3. 血小板功能异常　①遗传性：血小板无力症、血小板病等。②继发性：继发于药物、尿毒症、肝病、异常球蛋白血症等。

（三）凝血功能障碍

1. 遗传性　血友病、低纤维蛋白原血症、凝血酶原缺乏症、低凝血酶原血症、凝血因子缺乏症等。

2. 继发性　严重肝病、尿毒症、维生素 K 缺乏。

3. 循环血液中抗凝物质增多或纤溶亢进　异常蛋白血症类肝素抗凝物质增多、抗凝药物治疗过量、原发性纤溶或弥散性血管内凝血所致的继发性纤溶。

三、临床常见表现（★★★）

皮肤黏膜出血表现为血液淤积于皮肤或黏膜下，形成红色或暗红色斑，压之不褪色，视出血面积大小可分为瘀点、紫癜和瘀斑。

四、思维程序

（一）问诊要点

1. 出血时间、缓急、部位、范围、特点（自发性或损伤后）、诱因。

2. 有无伴发鼻出血、牙龈渗血、咯血、便血、血尿等出血症状。

3. 有无皮肤苍白、乏力、头晕、视物模糊、耳鸣、记忆力减退、发热、黄疸、腹痛、骨关节痛等贫血及相关疾病症状。

4. 过敏史，外伤，感染，肝、肾疾病史。

5. 过去易出血及易出血疾病家族史。

6. 职业特点，有无化学药物及放射性物质接触史、服药史。

（二）鉴别问诊（★★）

1. 四肢对称性紫癜伴有关节痛及腹痛、血尿者，见于过敏性紫癜。

2. 紫癜伴有广泛性出血，如鼻出血、牙龈出血、血尿、黑便等，见于血小板减少性紫癜、弥散性血管内凝血。

3. 紫癜伴有黄疸，见于肝脏病。

4. 自幼有轻伤后出血不止，且有关节肿痛或畸形者，见于血友病。

第四节 皮 疹

一、概述及常见原因

皮疹多为全身性疾病的表现之一，是临床上诊断某些疾病的重要依据。皮疹的种类很多，常见于传染病、皮肤病、药物及其他物质所致的变态反应等。

二、思维程序

（一）问诊要点

皮疹出现的规律和形态有一定的特异性，发现时应仔细观察和记录其出现与消失的时间、发展顺序、分布部位、形态大小、颜色及压之是否褪色、平坦或隆起、有无瘙痒及脱屑等。

（二）鉴别问诊

1. 斑疹 表现为局部皮肤发红，一般不凸出皮肤表面。见于斑疹伤寒、丹毒、风湿性多形性红斑等。

2. 玫瑰疹 为一种鲜红色圆形斑疹，直径2~3mm，为病灶周围血管扩张所致。多出现于胸腹部。为伤寒和副伤寒的特征性皮疹。

3. 丘疹 除局部颜色改变外，病灶凸出皮肤表面。见于药物疹、麻疹及湿疹等。

4. 斑丘疹 在丘疹周围有皮肤发红的底盘称为斑丘疹。见于风疹、猩红热和药物疹等。

5. 荨麻疹 为稍隆起皮肤表面的苍白色或红色的局限性水肿，为速发性皮肤变态反应所致，见于各种变态反应。

第五节 水 肿

一、概述

水肿是指人体组织间隙有过多的液体积聚使组织肿胀，分全身性与局部性。全身性：液体在体内组织间隙呈弥漫性分布，常为凹陷性；局限性：液体积聚在局部组织间隙，常见于胸腔积液、腹水、心包积液。

二、病因和临床表现

1. 全身性水肿

（1）心源性水肿：主要是右心衰竭的表现。

水肿特点：①首先出现于身体下垂部位。②可行走者最早发生于踝内侧，行走活动后严重，休息后缓解；卧床者以腰骶部为明显。颜面部一般不肿。③水肿为对称性、凹陷性。④颈静脉怒张、肝大、静脉压升高，严重可出现胸腔积液、腹水等表现。

（2）肾源性水肿：可见于各型肾炎和肾病。

水肿特点：①疾病早期晨间起床时有眼睑与颜面水肿，以后发展为全身水肿（肾病综合征时为重度水肿）。②尿常规改变、高血压、肾功能损害的表现。肾源性水肿需与心源性水肿相鉴别，鉴别要点见表附1所示。

表附1 心源性水肿与肾源性水肿的鉴别

鉴别点	心源性水肿	肾源性水肿
开始部位	从足部开始，向上延及全身	始于眼睑、颜面部，扩至全身
发展快慢	发展缓慢	发展迅速
水肿性质	比较坚实，移动性较小	软而移动性大
伴随病征	伴有心功能不全，如心脏增大、杂音，肝大，静脉压升高等	伴有其他肾脏病征，如高血压、蛋白尿、血尿、管型尿、眼底改变等

（3）肝源性水肿：见于肝硬化失代偿期。主要表现为腹水，水肿表现为始于足踝部，向上蔓延，但头、面部及上肢无水肿。

（4）营养不良性水肿：常见于慢性消耗性疾病长期营养缺乏、蛋白丢失性胃肠病、重度烧伤等。特点是水肿前消瘦、体重减轻等表现。水肿常从足部开始逐渐蔓延至全身。

（5）其他原因的全身性水肿

1）黏液性水肿：为非凹陷性水肿，颜面及下肢明显。

2）经前期紧张综合征：特点为月经前7~14天出现眼睑、踝部及手部轻度水肿，伴乳房胀痛、盆腔沉重感，月经后水肿逐渐消退。

3）药物性水肿：见于糖皮质激素、雄激素、雌激素、胰岛素、萝芙木制剂、甘草制剂等疗程中。

4）特发性水肿：多见于妇女，主要表现在身体下垂部分，原因未明。

5）其他：可见于妊娠中毒症、硬皮病、血清病、间脑综合征、血管神经性水肿及老年性水肿等。

2. 局部性水肿 原因为局部静脉、淋巴回流受阻或毛细血管通透性增加。常见疾病有血栓性静脉炎、丝虫病致象皮腿、局部炎症、创伤或过敏等。

三、思维程序

（一）问诊要点

1. 水肿出现的时间、急缓、部位（开始部位及蔓延情况）、全身性或局部性、是否对称性、是否凹陷性、与体位变化及活动关系。

2. 有无心、肾、肝、内分泌及过敏性疾病病史及其相关症状，如心悸、气促、咳嗽、咳痰、咯血、头晕、头痛、失眠、腹胀、腹痛、食欲、体重及尿量变化等。

3. 水肿与药物、饮食、月经及妊娠的关系。

（二）鉴别问诊（★★）

1. 水肿伴肝大者可为心源性、肝源性与营养不良性，而同时有颈静脉怒张者则为心源性。

2. 水肿伴重度蛋白尿，则常为肾源性，而轻度蛋白尿也可见于心源性。

3. 水肿伴呼吸困难与发绀者常提示由于心脏病、上腔静脉阻塞综合征等所致。

4. 水肿与月经周期有明显关系者可见于经前期紧张综合征。

5. 水肿伴消瘦、体重减轻者，可见于营养不良。

第六节　淋巴结肿大

一、概述

淋巴结分布于全身，一般体格检查仅能检查身体各部浅表淋巴结。正常情况下除在颌下、腹股沟可触及1~2个质地柔软、表面光滑、与毗邻组织无粘连、不易触及、无压痛、可活动的小淋巴结（直径一般<1.0cm），一般部位均无明显肿大的淋巴结。

二、常见病因及分类

（一）常见病因

1. 感染

（1）急性感染：细菌、病毒、立克次体等引起如急性蜂窝织炎、上呼吸道感染、传染性单核细胞增多症、恙虫病等。

（2）慢性感染：细菌、真菌、蠕虫、衣原体、螺丝菌病、丝虫病、性病性淋巴结肉芽肿、梅毒、艾滋病等。

2. 肿瘤

（1）恶性淋巴瘤：霍奇金淋巴瘤与非霍奇金淋巴瘤。

（2）白血病：急性淋巴细胞白血病、急性非淋巴细胞白血病、慢性淋巴细胞白血病、慢性粒细胞白血病、浆细胞白血病等。

（3）浆细胞肿瘤：多发性骨髓瘤、原发性巨球蛋白血症。

（4）肿瘤转移：胃癌、肝癌、乳腺癌、鼻咽癌等。

3. 反应性增生　坏死性增生性淋巴结病；血清病及血清病样反应；变应性亚败血症；系统性红斑狼疮、风湿病等。

4. 组织细胞增生　郎格汉斯组织细胞增生症；脂质沉积病；结节病。

（二）分类

按肿大淋巴结分布分为局部性和全身性淋巴结肿大。按疾病分类分为急性和慢性淋巴结肿大。

三、临床意义

（一）局限性淋巴结肿大

1. 非特异性淋巴结炎　由引流区域的急、慢性炎症所引起，如急性化脓性扁桃体炎、齿龈炎可引起颈部淋巴结肿大。急性炎症初始，肿大的淋巴结柔软，有压痛，表面光滑，无粘连，肿大至一定程度即停止。慢性炎症时，淋巴结较硬，最终淋巴结可缩小或消退。

2. 淋巴结结核　肿大的淋巴结常发生于颈部血管周围，多发性，质地稍硬，大小不等，可相互粘连，或与周围组织粘连，如发生干酪性坏死，则可触及波动感。晚期破溃后形成瘘管，愈合后可形成瘢痕。

3. 恶性肿瘤淋巴结转移　恶性肿瘤转移所致肿大的淋巴结，质地坚硬，或有橡皮样感，表面可光滑或突起，与周围组织粘连，不易推动，一般无压痛。胸部肿瘤如肺癌可向右侧锁骨上窝或腋窝淋巴结群转移；胃癌多向左侧锁骨上窝淋巴结群转移，此处系胸导管进颈静脉的入口，这种肿大的淋巴结称为Virchow淋巴结，常为胃癌、食管癌转移的标志。

（二）全身性淋巴结肿大

1. 感染性疾病　病毒感染见于传染性单核细胞增多症、艾滋病等；细菌感染见于布氏杆菌病、血行播散型肺结核、麻风等；螺旋体感染见于梅毒、鼠咬热、钩端螺旋体病等；原虫与寄生虫感染见于黑热病、丝虫病等。

2. 非感染性疾病

（1）结缔组织疾病：如系统性红斑狼疮、干燥综合征、结节病等。

（2）血液系统疾病：如急、慢性白血病，淋巴瘤，恶性组织细胞病等。

四、思维程序

（一）检查方法

淋巴结检查方法有触诊和视诊，触诊最常用。检查者示、中、环三指并拢，指腹按压检查部位皮肤使其与皮下组织之间滑动，多方向滑动。

1. 颈部淋巴结检查　检查者立于患者背后，手指紧贴检查部位，由浅入深滑动触诊，嘱患者稍低头，偏向检查者侧。

2. 锁骨上淋巴结检查　患者取坐位或卧位，头稍向前屈，双手触诊，右手触诊左侧，左手触诊右侧，由浅入深。

3. 腋窝淋巴结检查　手扶患者前臂稍外展，右手触诊左侧，左手触诊右侧，由浅入深。

4. 滑车上淋巴结检查　左（右）手扶住患者左（右）前臂，以右（左）手向滑车上由浅入深触诊。

（二）问诊要点

发现淋巴结肿大时要注意：①肿大淋巴结部位、数目、硬度、压痛、活动度、有无粘连；②局部皮肤有无红肿、瘢痕、瘘管；③寻找引起淋巴结肿大的原发灶。

（三）鉴别问诊（★★）

1. 伴感染　通常局部淋巴结肿大都是由感染引起的。

2. 伴肿瘤　注意要寻找原发灶肿瘤，一般伴肿瘤的淋巴结肿大是病灶转移引起的。

3. 伴低热　结核病。

4. 伴全身性疾病　系统性红斑狼疮。

第七节　颈　肩　痛

一、概述

颈肩痛是指颈、肩、肩胛等处疼痛，有时伴有一侧或两侧上肢痛、颈脊髓损害症状。

二、常见病因

1. 损伤　急性：肌肉牵拉颈部软组织损伤；高空坠落颈椎、肩部骨折、脱位、脊髓或神经损伤等。慢性：不良坐姿、伏案工作过久造成慢性病变，湿冷环境容易诱发颈肩部疼痛。

2. 炎症

（1）感染性炎症：颈肩部骨组织、软组织及关节发生感染性炎症引发急性疼痛。结核菌感染颈肩部组织出现持续性钝痛。

（2）非感染性炎症：颈肩部筋膜、肌肉、韧带或关节囊拉伤出现无菌性炎症。

3. 退变　中老年患者常见的颈肩痛的病因。

4. 发育畸形　先天性颈椎椎管狭窄。

5. 肿瘤　椎管内，肩部软组织，骨与关节良、恶性肿瘤等。

6. 内脏性疾病　心绞痛时颈肩部疼痛，向上肢和手臂放射（左侧），右侧上肢放射痛见于胆石症、胆囊炎和肝病。

三、临床常见疾病的特点

（一）颈椎病（★★★）

1. 神经根型　发病率最高（50%～60%）。

（1）原因：颈椎间盘侧后方突出、钩椎关节或关节突关节增生、肥大，刺激或压迫神经根。

（2）临床表现：颈肩痛，短期加重，上肢放射。麻木、过敏。上肢肌力下降、手指不灵活。突然撞击患肢即引发锐痛。

（3）检查：患侧颈部肌肉痉挛，患侧上肢失用性萎缩。压痛点：横突、斜方肌、肱二头肌长、短头腱，肩袖及三角肌。患肢外展受限。上肢牵拉试验、压头试验阳性。

（4）X线：颈椎生理前凸消失，椎间隙变窄，椎体前、后缘骨质增生，钩椎关节、关节突关节增生及椎间孔狭窄等退行性改变征象。

2. 脊髓型　占颈椎病的10%～15%。

（1）原因：中央后突之髓核、椎体后缘骨赘、增生肥厚的黄韧带及钙化的后纵韧带压迫脊髓。

（2）临床表现：退行性变重，易发生在下颈段。早期以侧束、锥体束损害表现突出，颈痛不明显，但四肢乏力，行走、持物不稳为最先出现的症状。病情加重，自下而上的上运动神经元性瘫痪。

（3）X线：与神经根型相似。

3. 交感神经型

（1）临床表现：①交感神经兴奋。头痛或偏头痛，头晕，转动时加重，伴恶心、呕吐；视物模糊、视力下降，瞳孔扩大或缩小，眼后部胀痛；心跳加速、心律不齐，心前区痛和血压升高；头颈及上肢出汗异常，耳鸣、听力下降，发音障碍等。②交感神经抑制。头昏、视物模糊、流泪、鼻塞、心动过缓、血压下降及胃肠胀气等。

（2）X线：与神经型颈椎病相似。

4. 椎动脉型

（1）原因：①颈椎横突孔增生狭窄、上关节突明显增生肥大；②颈椎退变；③颈部活动过度牵拉椎动脉；④颈交感神经兴奋引起椎动脉痉挛。

（2）临床表现：①眩晕，为本型的主要症状。②头痛：枕部、顶枕部痛，可放射到颞部。发作性胀痛，伴自主神经功能紊乱症状。③视觉障碍。④猝倒，倒地后再站起即可继续正常活动。⑤不同程度运动及感觉障碍，以及精神症状。

椎-基底动脉血供不足的临床表现常为突发性，并有反复发作倾向。在复发中其表现可不完全相同，神经检查可正常。

（二）肩周炎

1. 自限性，12～24个月可自愈，60%不能恢复正常。

2. 发病率2%～5%，年龄40～70岁，女>男。5年内对侧肩患病率10%。

3. 肩周痛以肩袖间隙区、肱二头肌长腱压痛为主。

4. 肩各方向主动、被动活动均不同程度受限，以外旋、外展和内旋、后伸最重，内旋、内收影响最小，如欲增大活动范围，则有剧烈锐痛发生。严重时患肢不能梳头、洗面和扣腰带。夜间因翻身移动肩部而痛醒。后期疼痛不能定位，患者诉疼痛来源于肱骨。

5. X线片示肩关节结构正常，不同程度骨质疏松；肩关节腔造影容量<10ml，多数<5ml（正常容量15～18ml）。

四、思维程序

1. 询问患者起病的诱因　是否受到过强大外力刺激，判断是否都存在颈肩部急性损伤，如颈部骨折、肌肉、关节拉伤等。

2. 询问起病的时间　疼痛起病急缓，急性疼痛，考虑急性颈肩部软组织损伤、颈肩部骨折或脱位、急性化脓性感染等。慢性疼痛考虑颈椎病、颈肩部软组织慢性损伤、颈肩部结核、肿瘤或肩周炎等。如有放射性疼痛考虑内脏性疾病。

3. 询问疼痛性质　是剧烈疼痛还是隐痛、胀痛等。

4. 询问压痛部位　颈椎疾病压痛部位在颈部，肩周炎压痛部位肩关节周围。

5. 询问是否伴有其他症状　伴根性神经痛、伴头晕、耳鸣、恶心等，伴交感神经症状、共济失调、下肢障碍等。

第八节　颈静脉怒张

一、概述

正常人立位或坐位时，颈外静脉不显露，平卧位时稍见充盈，但无搏动，并且充盈的水平仅限于锁骨上缘至下颌角距离的1/3处。

二、常见病因

常见于右心衰竭、缩窄性心包炎、心包积液及上腔静脉综合征。

三、诊断思路

（一）病史采集

1. 有无胸闷、胸痛、呼吸困难病史。突发胸痛、呼吸困难伴咯血、晕厥警惕肺栓塞。

2. 有无慢性咳嗽、咳痰、有无咯血或痰中带血。

3. 有无心悸、乏力。

4. 有无食欲缺乏、腹胀、便秘。

5. 体重有无增减。

6. 询问既往有无先心病、慢性阻塞性肺疾病、瓣膜病、心肌病、心包疾病、结核病等病史及外伤史、吸烟史。

（二）体格检查

1. 心、肺检查

（1）呼吸困难，两肺底闻及湿啰音，随病情加重可遍及全肺，心脏扩大，心率增快，心尖区可闻及舒张期奔马律，肺动脉瓣区第二心音亢进提示左心衰竭。

（2）水肿是右心衰竭的典型体征，首先发生在身体下垂部位，颈静脉征，肝大和压痛。心脏体征有右心室和/或右心房肥大，可闻及右心室舒张期奔马律。

（3）心包积液。心浊音界向两侧迅速扩大，并可随体位改变，如坐位时下界增宽，平卧时心底部第二、三肋间增宽，心尖搏动位于心浊音界内减弱或消失。心音遥远，心率增快。有时在胸骨左缘第三、四肋间隙听到舒张早期附加音，亦称心包叩击音，与第一、二心音构成三音心律，此因心室舒张受限，进入心室血流突然受阻，形成旋涡冲击心室壁所产生。

（4）心尖波动不明显，心浊音界不增大，心音减低，通常无杂音，可闻及心包叩击音；心律一般为窦性，有时可有心房颤动。脉搏细弱无力，动脉收缩压降低，脉压变小，提示缩窄性心包炎。

2. 全身检查

（1）面色灰白、发绀、极度烦躁、大汗淋漓，脉搏细而快提示左心衰。

（2）颈静脉怒张伴有正性颈静脉搏动多见于严重充血性右心衰竭伴重度三尖瓣关闭不全时（功能性或器质性），同时可见患者四肢尖端（如手指）的静脉有随心脏收缩的收缩期搏动。

（3）颈静脉怒张而无肝脏淤血肿大及/或下肢水肿者应考虑上腔静脉梗阻（上腔静脉梗阻症候群）。

（三）辅助检查

1. 心电图。
2. 胸部X线片。
3. 超声心动图。
4. 胸部CT、MRI。

四、思维程序

1. 应根据基础心血管疾病、诱因、临床表现（病史、症状和体征）以及各种检查（心电图、胸部X线检查、超声心动图）作出初步诊断，确定病因。

2. 根据病因，做临床评估，包括病情的分级、严重程度和预后。

3. 经全面认真的检查分析作出诊断后，应积极地治疗。

五、治疗

1. 一般治疗　控制液体潴留，限制钠盐摄入，体重检测，谨慎应用利尿药。

2. 原发病治疗　针对不同病因所致的右心衰竭、全心衰竭、心包疾病等原发病治疗是最重要的环节。

3. 其他　降低右心室前负荷和后负荷，增强心肌收缩力，同步化治疗，控制节律，抗血小板、抗凝治疗，神经内分泌调节、房间隔造口术、心脏移植等。

第九节　甲状腺肿大

一、概述

甲状腺位于甲状软骨下方和两侧，正常为15~25g，表面光滑，柔软不易触及。

二、甲状腺检查方法

1. 视诊　观察甲状腺大小和对称性。被检查者做吞咽动作，可见甲状腺随吞咽向上移动。

2. 触诊　比视诊更明确甲状腺轮廓及病变的性质。触诊包括甲状腺峡部和甲状腺侧叶的检查。

（1）甲状腺峡部：位于环状软骨下方第2~4气管环前面。医生站于患者面前用拇指从胸骨上切迹向上触摸，感气管前软组织，判断有无增厚，受检者吞咽，判断有无长大和肿块。

（2）甲状腺侧叶

1）前面触诊：一手拇指压于一侧甲状软骨，将气管推向对侧；另一手示、中指在对侧胸锁乳突肌后缘向前推挤甲状腺侧叶，拇指在胸锁乳突肌前缘触诊，配合吞咽，重复检查。

2）后面触诊：类似前面触诊。

3. 听诊　甲状腺功能亢进症——低调的连续性静脉“嗡鸣”音。弥漫性甲状腺肿伴功能亢进者——收缩期动脉杂音。

三、甲状腺肿大的临床常见特点（★★★）

甲状腺肿大分三度：不能看出肿大但能触及者为Ⅰ度；能看到肿大又能触及，但在胸锁乳突肌以内者为Ⅱ度；超过胸锁乳突肌外缘者为Ⅲ度。引起甲状腺肿大的常见疾病如下。

1. 甲状腺功能亢进症　肿大的甲状腺质地柔软，触诊时可有震颤，可能听到“嗡鸣”样血管杂音，是血管增多、增粗、血流增速的结果。

2. 单纯性甲状腺肿　腺体肿大突出，弥漫性，也可为结节性，不伴有甲状腺功能亢进体征。

3. 甲状腺癌　触诊时包块可有结节感，不规则、质硬。因发展较慢，体积有时不大，易与甲状腺腺瘤、颈前淋巴结肿大相混淆。

4. 慢性淋巴性甲状腺炎（桥本甲状腺炎）　呈弥漫性或结节性肿大，易与甲状腺癌相混淆。由于肿大的炎性腺体可将颈总动脉向后方推移，因而在腺体后缘可以摸到颈总动脉搏动，而甲状腺癌则往往将颈总动脉包绕在癌组织内，触诊时摸不到颈总动脉搏动，可借此做鉴别。

5. 甲状旁腺腺瘤　甲状旁腺位于甲状腺之后，发生腺瘤时可使甲状腺突出，检查时也随吞咽移动，需结合甲状旁腺功能亢进的临床表现加以鉴别。

第十节　咳嗽、咳痰

一、概述

咳嗽、咳痰是临床最常见的症状之一。咳嗽是一种反射性防御动作，通过咳嗽可以清除呼吸道分泌物及气道内异物。

二、常见病因

1. 呼吸道疾病　当鼻咽部至小支气管呼吸道黏膜受到刺激时，可引起咳嗽。刺激效应以喉部杓状间隙和气管分叉部黏膜最敏感。如咽喉炎、喉结核、喉癌等可引起干咳，气管-支气管炎、支气管扩张、支气管哮喘、支气管内膜结核及各种物理（包括异物）、化学、过敏因素对气管、支气管的刺激以及肺部细菌、结核菌、真菌、病毒、支原体或寄生虫感染以及肺部肿瘤均可引起咳嗽和/或咳痰。而呼吸道感染是引起咳嗽、咳痰最常见的原因。

2. 胸膜疾病　如各种原因所致的胸膜炎、胸膜间皮瘤、自发性气胸或胸腔穿刺等均可引起咳嗽。

3. 心血管疾病　二尖瓣狭窄或其他原因所致左心衰竭引起肺淤血或肺水肿时，可引起咳嗽。另外，右心或体循环静脉栓子脱落造成肺栓塞时也可引起咳嗽。

4. 中枢神经因素　如皮肤受冷刺激或三叉神经分布的鼻黏膜及舌咽神经支配的咽峡部黏膜受刺激时，可反射性引起咳嗽。脑炎、脑膜炎时也可出现咳嗽。

5. 其他因素　慢性咳嗽如服用血管紧张素转换酶抑制药后咳嗽、胃食管反流病所致咳嗽和习惯性及心理性咳嗽等。

三、临床表现（★★★）

1. 咳嗽的性质

（1）干性咳嗽：无痰或痰量极少。常见于急性或慢性咽喉炎、喉癌、急性支气管炎初期、气管受压、支气管异物、支气管肿瘤、胸膜疾病、原发性肺动脉高压以及二尖瓣狭窄等。

（2）湿性咳嗽：咳嗽伴有咳痰，常见于慢性支气管炎、支气管扩张、肺炎、肺脓肿和空洞型肺结核等。

2. 咳嗽的时间与规律

（1）突发性咳嗽：常由于吸入刺激性气体或异物、淋巴结或肿瘤压迫气管或支气管分叉处所引起。

（2）发作性咳嗽：可见于百日咳、支气管内膜结核以及以咳嗽为主要症状的支气管哮喘（变异性哮喘）等。

（3）长期慢性咳嗽：多见于慢性支气管炎、支气管扩张、肺脓肿及肺结核。

（4）夜间咳嗽：常见于左心衰竭和肺结核患者，引起夜间咳嗽的原因，可能与夜间肺淤血加重及迷走神经兴奋性增高有关。

3. 咳嗽的音色

（1）咳嗽声音嘶哑，多为声带的炎症或肿瘤压迫喉返神经所致。

（2）鸡鸣样咳嗽，表现为连续阵发性剧咳伴有高调吸气回声，多见于百日咳、会厌、喉部疾患或气管受压。

（3）金属音咳嗽，常见于因纵隔肿瘤、主动脉瘤或支气管癌直接压迫气管所致的咳嗽。

（4）咳嗽声音低微或无力，见于严重肺气肿、声带麻痹及极度衰弱者。

4. 痰的性质和痰量

（1）痰的性质：分为黏液性、浆液性、脓性和血性等。

1）黏液性痰多见于急性支气管炎、支气管哮喘及大叶性肺炎的初期，也可见于慢性支气管炎、肺结核等。

2）浆液性痰见于肺水肿。

3）脓性痰见于化脓性细菌性下呼吸道感染。

4）血性痰是由于呼吸道黏膜受侵害、损害毛细血管或血液渗入肺泡所致。

（2）痰量增多：常见于支气管扩张、肺脓肿和支气管胸膜瘘，且排痰与体位有关，痰量多时静置后可出现分层现象——上层为泡沫，中层为浆液或浆液脓性，下层为坏死物质。

（3）恶臭痰提示有厌氧菌感染。

（4）铁锈色痰为典型肺炎球菌肺炎的特征；黄绿色或翠绿色痰，提示铜绿假单胞菌感染；痰白黏稠且牵拉成丝难以咳出，提示有真菌感染；大量稀薄浆液性痰中含粉皮样物，提示棘球蚴病（包虫病）；粉红色泡沫痰是肺水肿的特征。日咳数百至上千毫升浆液泡沫痰还需考虑肺泡癌的可能。

四、思维程序

1. 问诊要点

（1）性别与年龄

1）儿童呛咳主要原因：异物吸入或支气管淋巴结肿大。

2）长期咳嗽对青壮年：首先须考虑的是肺结核、支气管扩张。

3）40岁以上吸烟男性：考虑慢性支气管炎、肺气肿、支气管肺癌。

4）青年女性：注意支气管结核和支气管腺瘤等。

（2）咳嗽的程度与音色

1）单声咳嗽：干性胸膜炎、大叶性肺炎等患者。

2）声嘶：声带的炎症或肿瘤压迫喉返神经的患者。

3）鸡鸣样咳嗽：百日咳、喉部疾患患者。

4）金属音咳嗽：胸部肿瘤患者的表现。

5）发作性咳嗽或嗅到不同异味时咳嗽加剧：支气管哮喘患者。

6）慢性干咳（>3个月）需注意有无后鼻部分泌物滴流、变异性哮喘、慢性支气管炎和胃-食管反流的存在及是否服用降压药物所致。

（3）咳嗽伴随症状　见下文。

2. 鉴别问诊

（1）咳嗽伴发热多见于急性上、下呼吸道感染、肺结核、胸膜炎等。

（2）咳嗽伴胸痛常见于肺炎、胸膜炎、支气管肺癌、肺栓塞和自发性气胸等。

（3）咳嗽伴呼吸困难见于喉水肿、喉肿瘤、支气管哮喘、慢性阻塞性肺病、重症肺炎、肺结核、大量胸腔积液、气胸、肺淤血、肺水肿及气管或支气管异物。

（4）咳嗽伴咯血常见于支气管扩张、肺结核、肺脓肿、支气管肺癌、二尖瓣狭窄、支气管结石、肺含铁血黄素沉着症等。

（5）咳嗽伴大量脓痰常见于支气管扩张、肺脓肿、肺囊肿合并感染和支气管胸膜瘘。

（6）咳嗽伴有哮鸣音多见于支气管哮喘、慢性喘息性支气管炎、心源性哮喘、弥漫性泛细支气管炎、气管与支气管异物等。当支气管肺癌引起气管与支气管不完全阻塞时可出现呈局限性分布的吸气性哮鸣音。

（7）咳嗽伴有杵状指（趾）常见于支气管扩张、慢性肺脓肿、支气管肺癌和脓胸等。

第十一节 咯 血

一、概述

喉及喉部以下的呼吸道任何部位的出血，经口腔咯出称为咯血。少量咯血有时仅表现为痰中带血，大咯血时血液从口鼻涌出，常可阻塞呼吸道，造成窒息死亡。

二、常见病因

1. 支气管疾病　常见有支气管扩张、支气管肺癌、支气管结核和慢性支气管炎等。

2. 肺部疾病　常见有肺结核、肺炎、肺脓肿等。

（1）在我国引起咯血的首要原因仍为肺结核。发生咯血的肺结核多为浸润型、空洞性肺结核和干酪样肺炎，急性血行播散型肺结核较少出现咯血。

（2）肺炎出现的咯血，常见于肺炎球菌肺炎、金黄色葡萄球菌肺炎、肺炎杆菌肺炎和军团菌肺炎，支原体肺炎有时也可出现痰中带血。

3. 心血管疾病　较常见于二尖瓣狭窄，其次为先天性心脏病所致肺动脉高压或原发性肺动脉高压，另有肺栓塞、肺血管炎、高血压等。心血管疾病引起咯血可表现为小量咯血或痰中带血、大量咯血、粉红色泡沫样血痰和黏稠暗红色血痰。

4. 其他　我国南方的钩端螺旋体病和肾综合征出血热等均可引起咯血。

三、临床表现

1. 年龄

（1）青壮年：咯血常见于肺结核、支气管扩张、二尖瓣狭窄等。

（2）40 岁以上有长期吸烟史（纸烟 20 支/日×20 年）者：支气管肺癌。

（3）儿童慢性咳嗽伴少量咯血与低色素贫血：特发性含铁血黄素沉着症。

2. 咯血量　咯血量每日<100ml 为小量，每日 100~500ml 为中等量，每日>500ml 或一次咯血超过 300ml 为大量。大量咯血：空洞性肺结核、支气管扩张和慢性肺脓肿。支气管肺癌少有大咯血，主要表现为痰中带血，呈持续或间断性。慢性支气管炎和支原体肺炎也可出现痰中带血或血性痰，但常伴有剧烈咳嗽。

3. 颜色和性状（★★）

（1）鲜红色：肺结核、支气管扩张、肺脓肿和出血性疾病所致。

（2）铁锈色血痰：肺炎球菌肺炎，也见于肺吸虫病和肺泡出血。

（3）砖红色胶冻样痰：肺炎克雷伯菌肺炎。

（4）暗红色：二尖瓣狭窄所致。

（5）浆液性粉红色泡沫痰：左心衰竭所致。

（6）黏稠暗红色血痰：肺栓塞所致。

四、思维程序

1. 问诊要点

（1）首要鉴别是咯血还是呕血：询问出血时有无明显病因及前驱症状，出血的颜色及其血中有无混合物等。

（2）发病年龄及咯血性状：如青壮年大咯血多考虑肺结核、支气管扩张等；中年以上间断或持续痰中带血则须高度警惕支气管肺癌的可能；中老年有慢性潜在疾病出现咳砖红色胶冻样血痰时多考虑克雷伯菌肺炎等。

（3）伴随症状：如伴有发热、胸痛、咳嗽、咳痰首先须考虑肺炎、肺结核、肺脓肿等；伴有呛咳、杵状指须考虑支气管肺癌；伴有皮肤黏膜出血需注意血液病、风湿病及肺出血型钩端螺旋体病和肾综合征出血热等。

（4）个人史：须注意有无结核病接触史、吸烟史、职业性粉尘接触史、生食海鲜史及月经史等。如肺寄生虫病所致咯血、子宫内膜异位症所致咯血均须结合上述病史作出诊断。

2. 鉴别问诊（★★）

（1）咯血伴发热多见于肺结核，肺炎、肺脓肿、肾综合征出血热、肺出血型钩端螺旋体病、支气管肺癌等。

（2）咯血伴胸痛多见于肺炎球菌肺炎、肺结核、肺栓塞（梗死）、支气管肺癌等。

（3）咯血伴呛咳多见于支气管肺癌、支原体肺炎等。

（4）咯血伴脓痰多见于支气管扩张、肺脓肿、空洞性肺结核继发细菌感染等。其中干性支气管扩张则仅表现为反复咯血而无脓痰。

（5）咯血伴皮肤黏膜出血可见于血液病、风湿病及肺出血型钩端螺旋体病和肾综合征出血热等。

（6）咯血伴杵状指多见于支气管扩张、肺脓肿、支气管肺癌等。

（7）咯血伴黄疸须注意钩端螺旋体病、肺炎球菌肺炎、肺栓塞等。

第十二节　发　绀

一、概述

发绀是指血液中还原血红蛋白增多使皮肤和黏膜呈青紫色改变的一种表现。

二、常见病因及分类

1. 血液中还原血红蛋白增加（真性发绀）

（1）中心性发绀

1）原因：呼吸衰竭，通气与换气功能障碍，SaO_2降低所致。

2）分类：①肺性。见于各种严重的呼吸系统疾病，如支气管的阻塞、阻塞性肺气肿、肺淤血、急性呼吸窘迫综合征、原发性肺动脉高压等。②心性。见于发绀型先天性心脏病。

（2）周围性发绀

1）原因：周围循环血流障碍。

2）分类：①淤血性：体循环淤血，如右心衰竭、缩窄性心包炎、血栓性静脉炎等。②缺血性：严重休克、血栓闭塞性脉管炎、肢端发绀症等。

（3）混合性发绀：前两者同时存在，见于心力衰竭。

2. 血液中存在异常血红蛋白衍生物

（1）高铁血红蛋白血症

1）原因：血红蛋白分子中二价铁被三价铁所取代，失去与氧结合的能力。高铁血红蛋白>30g/L 出现发绀。

2）见于：苯胺、硝基苯、伯氨喹、亚硝酸盐、磺胺类等中毒所致发绀。

（2）先天性高铁血红蛋白血症：自幼发绀，无其他疾病，有家族史，身体状况良好。

（3）硫化血红蛋白血症

1）原因：服用含硫药物或化学品。

2）见于：服用含硫药物，并伴有便秘。

三、临床特点（★★★）

1. 血液中还原血红蛋白增加（真性发绀）

（1）中心性发绀：特点表现为全身性，受累部位的皮肤温暖。

（2）周围性发绀：特点表现在发绀出现在肢体末端和下垂部位。皮肤冷，给予按摩或加温使皮肤转暖，发绀可消退。此特点为与中心性发绀的鉴别。

（3）混合性发绀：前两者同时存在。

2. 血液中存在异常血红蛋白衍生物

（1）高铁血红蛋白血症：特点为发绀急剧，静脉血呈深棕色，氧疗发绀不改善，给予静脉注射亚甲蓝或大量维生素C，发绀可消退，血中高铁血红蛋白存在。

（2）先天性高铁血红蛋白血症：遗传性，自幼发绀，无其他疾病。

（3）硫化血红蛋白血症：特点为持续时间长，可达数月，血液呈蓝褐色，血中硫化血红蛋白的存在。

四、思维程序

（一）问诊要点

1. 发病年龄与性别

（1）自出生或幼年：即出现发绀者，常见于发绀型先天性心脏病，或先天性高铁血红蛋白血症。

（2）育龄女性：特发性阵发性高铁血红蛋白血症，且发绀出现多与月经周期有关。

2. 发绀部位及特点　用以判断发绀的类型。如为周围性，则须询问有无心脏和肺部疾病症状，如心悸、晕厥、胸痛、气促、咳嗽等。

3. 发病诱因及病程　急性起病又无心肺疾病表现的发绀，须询问有无摄入相关药物、化学物品、变质蔬菜以及在有便秘情况下服用含硫化物病史。

（二）鉴别问诊（★★★）

1. 伴呼吸困难　常见于重症心、肺疾病及急性呼吸道梗阻、大量气胸等，而高铁血红蛋白血症虽有明显发绀，但一般无呼吸困难。

2. 伴杵状指（趾）　提示病程较长。主要见于发绀型先天性心脏病、某些慢性肺部疾病。

3. 伴意识障碍及衰竭　主要见于药物或化学物质中毒、休克、急性肺部感染或急性心功能衰竭等。

第十三节　呼吸困难

一、概述

呼吸困难是指患者主观感到空气不足、呼吸费力，客观上表现呼吸运动用力，严重时可出现张口呼吸、鼻翼扇动、端坐呼吸、甚至发绀、呼吸辅助肌参与呼吸运动，并且可有呼吸频率、深度、节律的改变。

二、常见病因

1. 呼吸系统疾病（★★）

（1）气道阻塞：如喉、气管、支气管的炎症、水肿、肿瘤或异物所致的狭窄或阻塞及支气管哮喘、慢性阻塞性肺疾病等。

（2）肺部疾病：如肺炎、肺脓肿、肺结核、肺不张、肺淤血、肺水肿、弥漫性肺间质疾病、细支气管肺泡癌等。

（3）胸壁、胸廓、胸膜腔疾病：如胸壁炎症、严重胸廓畸形、胸腔积液、自发性气胸、广泛胸膜粘连、结核、外伤等。

（4）神经、肌肉疾病：如脊髓灰质炎病变累及颈髓、急性多发性神经根神经炎和重症肌无力累及呼吸肌，药物导致呼吸肌麻痹等。

（5）膈运动障碍：如膈麻痹、大量腹水、腹腔巨大肿瘤、胃扩张和妊娠末期。

2. 循环系统疾病　各种原因所致的左心和或右心衰竭、心脏压塞、肺栓塞和原发性肺动脉高压等。

3. 中毒　如糖尿病酮症酸中毒、吗啡类药物中毒、有机磷杀虫药中毒、氢化物中毒、亚硝酸盐中毒和急性一氧化碳中毒等。

4. 神经精神性疾病　如脑出血、脑外伤、脑肿瘤、脑炎、脑膜炎、脑脓肿等颅脑疾病引起呼吸中枢功能障碍和精神因素所致的呼吸困难，如癔症等。

5. 血液病　常见于重度贫血、高铁血红蛋白血症、硫化血红蛋白血症等。

三、临床特点

1. 肺源性呼吸困难

（1）吸气性呼吸困难：主要特点表现为吸气费力，严重者吸气时可见“三凹征”（胸骨上窝、锁骨上窝和肋间隙明显凹陷），可伴干咳及高调吸气性喉鸣。常见于喉部、气管、大支气管的狭窄与阻塞。

（2）呼气性呼吸困难：主要特点表现为呼气费力、呼气缓慢、呼吸时间明显延长，常伴有呼气期哮鸣音。常见于慢性支气管炎（喘息型）、慢性阻塞性肺气肿、支气管哮喘、弥漫性泛细支气管炎等。

（3）混合性呼吸困难：主要特点表现为吸气期及呼气期均感费力、呼吸频率增快、深度变浅，可伴有呼吸音异常或病理性呼吸音。常见于重症肺炎、重症肺结核、大面积肺栓塞（梗死）、弥漫性肺间质疾病、大量胸腔积液、气胸、广泛性胸膜增厚等。

2. 心源性呼吸困难

（1）原因：心力衰竭，尤其是左心衰竭。

（2）左心衰竭所致呼吸困难特点

1）基础病因：风湿性心脏病、高血压心脏病、冠状动脉粥样硬化性心脏病等。

2）呈混合性呼吸困难，活动后出现或加重，休息减轻，卧位明显，坐位减轻，患者常采取被动半坐位或端坐体位。

3）两肺底部或全肺出现湿啰音。

4）应用强心剂、利尿药和血管扩张剂后呼吸情况改善。

5）急性左心衰竭特点：夜间阵发性呼吸困难。表现为夜间睡眠中突感胸闷气急，被迫坐起，惊恐。轻者数10分钟后缓解；重者端坐呼吸、面色发绀、大汗、有哮鸣音，咳浆液性粉红色泡沫痰，两肺底湿啰音，心率加快，可有奔马律。此种呼吸困难称“心源性哮喘”。

（3）右心衰竭：严重时也可引起呼吸困难，但程度较左心衰竭轻，其主要原因为体循环淤血所致。临床上主要见于慢性肺源性心脏病、某些先天性心脏病或由左心衰竭发展而来。

（4）急性或慢性心包积液。

3. 中毒性呼吸困难

（1）代谢性酸中毒：代谢产物刺激颈动脉窦、主动脉体化学受体等引起呼吸困难。常见于尿毒症、糖尿病酮症。此类呼吸困难表现为呼吸深长、规则、伴鼾音，称为 Kussmaul 呼吸。

（2）药物中毒：吗啡类、巴比妥类和有机磷杀虫药中毒。其主要特点为①有相关中毒史；②呼吸缓慢、变浅伴有节律异常，如潮式呼吸或间停呼吸。

（3）化学毒物中毒：常见于一氧化碳中毒、亚硝酸盐和苯胺类中毒、氢化物中毒。

4. 神经精神性呼吸困难

（1）神经性呼吸困难：原因是颅内压增高，血供减少，呼吸中枢受刺激。表现为呼吸深慢，伴节律改变，呈双吸气、呼吸遏制等。常见于脑出血、脑炎、脑膜炎、脑脓肿、脑外伤及脑肿瘤等。

（2）精神性呼吸困难：表现为呼吸浅快，伴叹息样呼吸、手足搐搦。常见于癔症。

5. 血源性呼吸困难　表现为呼吸浅，心率快。

临床常见于重度贫血、高铁血红蛋白血症、硫化血红蛋白血症、大出血或休克。

四、思维程序

（一）问诊要点

1. 诱因　包括有无引起呼吸困难的基础病因和直接诱因，如心、肺疾病、肾病、代谢性疾病病史和有无药物、毒物摄入史及头痛、意识障碍、颅脑外伤史。

2. 呼吸困难发生的快与慢　询问起病是突然发生、缓慢发生，还是渐进发生或者有明显的时间性。

3. 呼吸困难与活动、体位的关系　如左心衰竭引起的呼吸困难。

4. 伴随症状　如发热、咳嗽、咳痰、咯血、胸痛等。

（二）鉴别问诊（★★）

1. 发作性呼吸困难伴哮鸣音　多见于支气管哮喘、心源性哮喘；突发性重度呼吸困难见于急性喉水肿、气管异物、大面积肺栓塞、自发性气胸等。

2. 呼吸困难伴发热　多见于肺炎、肺脓肿、肺结核、胸膜炎、急性心包炎等。

3. 呼吸困难伴一侧胸痛　见于大叶性肺炎、急性渗出性胸膜炎、肺栓塞、自发性气胸、急性心肌梗死、支气管肺癌等。

4. 呼吸困难伴咳嗽、咳痰　见于慢性支气管炎、阻塞性肺气肿继发肺部感染、支气管扩张、肺脓肿等；伴大量泡沫痰可见于有机磷中毒；伴粉红色泡沫痰见于急性左心衰竭。

5. 呼吸困难伴意识障碍　见于脑出血、脑膜炎、糖尿病酮症酸中毒、尿毒症、肺性脑病、急性中毒、休克型肺炎等。

第十四节　胸　　痛

一、概述

胸痛是临床上常见的症状，主要由胸部疾病所致，少数由其他疾病引起。胸痛的程度因个体痛阈的差异而不同，与疾病病情轻重程度不完全一致。

二、病因

引起胸痛的原因主要为胸部疾病。常见的有：

1. 胸壁疾病　急性皮炎、皮下蜂窝织炎、带状疱疹、肋间神经炎、肋软骨炎、流行性肌炎、肋骨骨折、多发性骨髓瘤、急性白血病等。

2. 心血管疾病　冠状动脉粥样硬化性心脏病（心绞痛、心肌梗死）、心肌病、二尖瓣或主动脉瓣病变、急性心包炎、胸主动脉瘤（夹层动脉瘤）、肺栓塞（梗死）、肺动脉高压以及神经症等。

3. 呼吸系统疾病　胸膜炎、胸膜肿瘤、自发性气胸、血胸、支气管炎、支气管肺癌等。

4. 纵隔疾病　纵隔炎、纵隔气肿、纵隔肿瘤等。

5. 其他　过度通气综合征、痛风、食管炎、食管癌、食管裂孔疝、膈下脓肿、肝脓肿、脾梗死等。

三、临床特点

1. 发病年龄　青壮年胸痛多考虑结核性胸膜炎、自发性气胸、心肌炎、心肌病、风湿性心瓣膜病，40岁以上则须注意心绞痛、心肌梗死和支气管肺癌。

2. 胸痛部位

（1）胸壁疾病所致的胸痛位置固定病变部位，且局部压痛。

1）皮肤性炎症：局部可有红、肿、热、痛表现。

2）带状疱疹所致胸痛：可见成簇的水疱沿一侧肋间神经分布伴剧痛，且疱疹不超过体表中线。

3）肋软骨炎引起胸痛：常在第一、二肋软骨处见单个或多个隆起，局部有压痛、但无红肿表现。

（2）心绞痛及心肌梗死：多在胸骨后方和心前区或剑突下疼痛，可向左肩和左臂内侧放射，甚至达环指与小指，也可放射于左颈或面颊部，误认为牙痛。

（3）夹层动脉瘤引起疼痛：胸背部，向下放射至下腹、腰部与两侧腹股沟和下肢。

（4）胸膜炎：胸侧部。

（5）食管及纵隔病变引起的胸痛：胸骨后。

（6）肝、胆疾病及膈下脓肿引起的胸痛：右下胸，侵犯膈肌中心部时疼痛放射至右肩部。

（7）肺尖部肺癌（肺上沟癌、Pancoast 癌）引起疼痛：以肩部、腋下为主，向上肢内侧放射。

3. 胸痛性质　程度可呈剧烈、轻微和隐痛。性质可有多种多样。

（1）带状疱疹：呈刀割样或灼热样剧痛。

（2）食管炎：烧灼痛。

（3）肋间神经痛：阵发性灼痛或刺痛。

（4）心绞痛：呈绞榨样痛、窒息感，心肌梗死则疼痛更为剧烈、濒死感。

（5）气胸：撕裂样疼痛。

（6）胸膜炎：呈隐痛、钝痛和刺痛。

（7）夹层动脉瘤常：呈突然发生胸背部撕裂样剧痛或锥痛。

（8）肺梗死：突然发生胸部剧痛或绞痛，常伴呼吸困难与发绀。

4. 疼痛持续时间 阵发性疼痛——平滑肌痉挛或血管狭窄缺血所致。持续性疼痛——炎症、肿瘤、栓塞或梗死所致。

5. 影响疼痛因素 主要为疼痛发生的诱因、加重与缓解的因素。例如心绞痛发作可在劳力或精神紧张时诱发，休息后或含服硝酸甘油或硝酸异山梨酯后于1~2分钟缓解，而对心肌梗死所致疼痛则服上药无效。食管疾病多在进食时发作或加剧，服用抗酸剂和促动力药物可减轻或消失。胸膜炎及心包炎的胸痛可因咳嗽或用力呼吸而加剧。

四、思维程序

（一）问诊要点

1. 一般资料 包括发病年龄、发病急缓、诱因、加重与缓解的方式。

2. 胸痛表现 包括胸痛部位、性质、程度、持续时间及其有无放射痛。

3. 伴随症状 包括呼吸、心血管、消化系统及其他各系统症状和程度。

（二）鉴别问诊（★★）

1. 胸痛伴有咳嗽、咳痰和/或发热常见于气管、支气管和肺部疾病。

2. 胸痛伴呼吸困难常提示病变累及范围较大，如大叶性肺炎、自发性气胸、渗出性胸膜炎和肺栓塞等。

3. 胸痛伴咯血主要见于肺栓塞、支气管肺癌。

4. 胸痛伴苍白、大汗、血压下降或休克多见于心肌梗死、夹层动脉瘤、主动脉窦瘤破裂和大块肺栓塞。

5. 胸痛伴吞咽困难多提示食管疾病，如反流性食管炎等。

第十五节 心　悸

一、概述

心悸是一种自觉心脏跳动的不适感或心慌感。当心率加快时感到心脏跳动不适，心率缓慢时则感到搏动有力。心悸时，心率可快、可慢，也可有心律失常，心率和心律正常者亦可有心悸。

二、病因及临床表现

（一）心脏搏动增强、心脏收缩力增强引起的心悸

1. 心室肥大 高血压性心脏病、主动脉瓣关闭不全、二尖瓣关闭不全等引起的左心室肥大，心脏收缩力增强。动脉导管未闭、室间隔缺损回流量增多，增加心脏的负荷量，导致心室肥大，也可引起心悸。此外脚气性心脏病，也可出现心悸。

2. 其他引起心脏搏动增强的疾病 ①甲状腺功能亢进；②贫血，以急性失血时心悸为明显；③发热；④低血糖症、嗜铬细胞瘤等。

（二）心动过速、过缓或其他心律失常引起的心悸

1. 心动过速 各种原因引起的窦性心动过速、阵发性室上性或室性心动过速等。

2. 心动过缓 高度房室传导阻滞（二、三度房室传导阻滞）、窦性心动过缓或病态窦房结综合征。

3. 其他心律失常 期前收缩、心房扑动或颤动等。

（三）心脏神经症

由自主神经功能紊乱所引起，心脏本身并无器质性病变。多见于青年女性。

三、思维程序

（一）问诊要点

1. 发作诱因、时间、频率、病程。

2. 有无心前区疼痛、发热、头晕、头痛、晕厥、抽搐、呼吸困难、消瘦及多汗、失眠、焦虑等相关症状。

3. 有无心脏病、内分泌疾病、贫血性疾病、神经症等病史。

4. 有无嗜好浓茶、咖啡、烟酒情况，有无精神刺激史。

（二）鉴别问诊（★★★）

1. 伴心前区痛者见于冠状动脉粥样硬化性心脏病（如心绞痛、心肌梗死）、心肌炎、心包炎、亦可见于心脏神经症等。

2. 伴发热者见于急性传染病、风湿热、心肌炎、心包炎、感染性心内膜炎等。

3. 伴晕厥或抽搐者见于高度房室传导阻滞、心室颤动或阵发性室性心动过速、病态窦房结综合征等。

4. 伴贫血者见于各种原因引起的急性失血，此时常有虚汗、脉搏微弱、血压下降或休克。慢性贫血，心悸多在劳累后较明显。

5. 伴呼吸困难者见于急性心肌梗死、心肌炎、心包炎、心力衰竭、重症贫血等。

6. 伴消瘦及出汗者见于甲状腺功能亢进。

第十六节 心脏杂音

一、概述

心脏杂音是指在心音与额外心音之外，在心脏收缩或舒张过程中的异常声音，杂音性质的判断对于心脏病的诊断具有重要的参考价值。

二、心脏杂音机制

1. 血流加速。
2. 瓣膜口狭窄。
3. 瓣膜关闭不全。
4. 异常血流通道。
5. 心脏异常结构
6. 大血管瘤样扩张。

三、心脏杂音听诊要点（★★★）

1. 最响部位和传导方向 杂音最响部位常与病变部位有关，如杂音在心尖部最响，提示二尖瓣病变；杂音在主动脉瓣区或肺动脉瓣区最响，则分别提示为主动脉瓣或肺动脉瓣病变；如在胸骨左缘第3、4肋间闻及响亮而粗糙的收缩期杂音，应考虑室间隔缺损等。杂音的传导方向也有一定规律，如二尖瓣关闭不全的杂音多向左腋下传导，主动脉瓣狭窄的杂音向颈部传导，而二尖瓣狭窄的隆隆样杂音则局限于心尖区。可将听诊器自某一听诊区逐渐移向另一听诊区，若杂音逐渐减弱，只在某一听诊区杂音最响，则可能仅是这一听诊区相应的瓣膜或部位有病变，其他听诊区的杂音是传导而来的。若移动时，杂音先逐渐减弱，而移近另一听诊区时杂音有增强且性质不相同，应考虑两个瓣膜或部位均有病变。

2. 心动周期中的时期 可分收缩期杂音、舒张期杂音、连续性杂音和双期杂音（收缩期与舒张期均出现但不连续的杂音）。还可根据杂音在收缩期或舒张期出现的早、晚而进一步分为早期、中期、晚期或全期杂音。

3. 性质 如心尖区舒张期隆隆样杂音是二尖瓣狭窄的特征；心尖区粗糙的吹风样全收缩期杂音，常提示二尖瓣关闭不全；心尖区柔和而高调的吹风样杂音常为功能性杂音；主动脉瓣第二听诊区舒张期叹气样杂音为主动脉瓣关闭不全等。

4. 强度与形态 常见的杂音形态有5种：

（1）递增型杂音：杂音由弱逐渐增强，如二尖瓣狭窄的舒张期隆隆样杂音。

（2）递减型杂音：杂音由较强逐渐减弱，如主动脉瓣关闭不全时的舒张期叹气样杂音。

（3）递增递减型杂音：又称菱形杂音，即杂音由弱转强，再由强转弱，如主动脉瓣狭窄的收缩期杂音。

（4）连续型杂音：杂音由收缩期开始，逐渐增强，高峰在S_2处，舒张期开始渐减，直到下一心动周期的S_1前消失，如动脉导管未闭的连续性杂音。

（5）一贯型杂音：强度大体保持一致，如二尖瓣关闭不全的全收缩期杂音。

5. 体位、呼吸和运动对杂音的影响

（1）体位：左侧卧位可使二尖瓣狭窄的舒张期隆隆样杂音更明显；前倾坐位时，易于闻及主动脉瓣关闭不全的叹气样杂音；仰卧位则二尖瓣、三尖瓣与肺动脉瓣关闭不全的杂音更明显。此外，迅速改变体位，由于血流分布和回心血量的改变也可影响杂音的强度，如从卧位或下蹲位迅速站立，使瞬间回心血量减少，从而使二尖瓣、三尖瓣、主动脉瓣关闭不全及肺动脉瓣狭窄与关闭不全的杂音均减轻，而肥厚型梗阻性心肌病的杂音则增强。

（2）呼吸：深吸气时，胸腔负压增加，回心血量增多和右心室排血量增加，从而使与右心相关的杂音增强，如三尖瓣或肺动脉瓣狭窄与关闭不全。如深吸气后紧闭声门并用力做呼气动作（Valsalva动作）时，胸腔压力增高，回心血量减少，经瓣膜产生的杂音一般都减轻，而肥厚型梗阻性心肌病的杂音则增强。

（3）运动：使心率增快，心搏增强，在一定的心率范围内亦使杂音增强。

四、心脏听诊的临床意义（★★★）

1. 收缩期杂音

（1）二尖瓣区

1）功能性：常见于运动、发热、贫血、妊娠与甲状腺功能亢进等。

2）器质性：主要见于风湿性心瓣膜病、二尖瓣关闭不全等。

3）相对性：见于扩张型心肌病等。

（2）主动脉瓣区

1）相对性：见于升主动脉扩张，如高血压和主动脉粥样硬化。

2）器质性：多见于各种病因的主动脉瓣狭窄。

（3）肺动脉瓣区

1）功能性：青少年及儿童中多见。

2）相对性：为肺淤血及肺动脉高压导致肺动脉扩张产生的肺动脉瓣相对性狭窄的杂音，见于二尖瓣狭窄、先天性心脏病的房间隔缺损等。

3）器质性：见于肺动脉瓣狭窄，杂音呈典型的收缩中期杂音。

（4）三尖瓣区

1）相对性：多见于右心室扩大的患者，如二尖瓣狭窄、肺心病，因右心室扩大导致三尖瓣相对性关闭不全。

2）器质性：极少见，杂音特点与二尖瓣器质性关闭不全相同。

（5）其他部位

1）功能性：在胸骨左缘第2、3、4肋间，部分青少年中可闻及生理性（无害性）杂音，可能系左或右心室将血液排入主或肺动脉时产生的紊乱血流所致。

2）器质性：常见的有胸骨左缘第3、4肋间响亮而粗糙的收缩期杂音伴震颤，有时呈喷射性，提示室间隔缺损等。

2. 舒张期杂音

（1）二尖瓣区

1）相对性：主要见于中、重度主动脉瓣关闭不全引起的相对性二尖瓣狭窄。

2）器质性：主要见于风湿性心瓣膜病的二尖瓣狭窄。

（2）主动脉瓣区：主要见于各种原因的主动脉瓣关闭不全所致的器质性杂音。常见原因为风湿性心瓣膜病或先天性心脏病的主动脉瓣关闭不全、特发性主动脉瓣脱垂、梅毒性升主动脉炎和马方综合征所致主动脉瓣关闭不全。

（3）肺动脉瓣区：器质性病变引起者极少，多由于肺动脉扩张导致相对性关闭不全所致的舒张期杂音，常见于二尖瓣狭窄伴明显肺动脉高压。

（4）三尖瓣区：局限于胸骨左缘第4、5肋间，低调隆隆样，深吸气末杂音增强，见于三尖瓣狭窄，极为少见。

3. 连续性杂音　常见于先天性心脏病动脉导管未闭。杂音粗糙、响亮似机器转动样，持续于整个收缩与舒张期，其间不中断，掩盖 S_2。在胸骨左缘第2肋间稍外侧闻及，常伴有震颤。此外，先天性心脏病主肺动脉间隔缺损也可有类似杂音，但位置偏内而低，约在胸骨左缘第3肋间。冠状动静脉瘘、冠状动脉窦瘤破裂也可出现连续性杂音，但前者杂音柔和，后者有冠状动脉窦瘤破裂的急性病史。

第十七节　恶心、呕吐

一、概述

恶心、呕吐是临床常见症状。恶心为上腹部不适和紧迫欲吐的感觉。呕吐是通过胃的强烈收缩迫使胃或部分小肠的内容物经食管、口腔而排出体外的现象。二者均为复杂的反射动作，可由多种原因引起。

二、常见病因

1. 反射性呕吐

（1）咽部受到刺激：如吸烟、剧咳、鼻咽部炎症或溢脓等。

（2）胃、十二指肠疾病：急、慢性胃肠炎，消化性溃疡，功能性消化不良，急性胃扩张或幽门梗阻，十二指肠壅滞等。

（3）肠道疾病：急性阑尾炎、各型肠梗阻、急性出血坏死性肠炎、腹型过敏性紫癜等。

（4）肝胆胰疾病：急性肝炎，肝硬化，肝淤血，急、慢性胆囊炎或胰腺炎等。

（5）腹膜及肠系膜疾病：如急性腹膜炎。

（6）其他疾病：如肾、输尿管结石，急性肾盂肾炎，急性盆腔炎，异位妊娠破裂等。

2. 中枢性呕吐

（1）神经系统疾病

1）颅内感染：如各种脑炎、脑膜炎、脑脓肿。

2）脑血管疾病：如脑出血、脑栓塞、脑血栓形成、高血压脑病及偏头痛等。

3）颅脑损伤：如脑挫裂伤或颅内血肿。

4）癫痫：特别是持续状态。

（2）全身性疾病：尿毒症、肝昏迷、糖尿病酮症酸中毒、甲亢危象、甲状旁腺危象、肾上腺皮质功能不全、低血糖、低钠血症及早孕均可引起呕吐。

（3）药物：某些抗生素、抗癌药、洋地黄、吗啡等。

（4）中毒：乙醇、重金属、一氧化碳、有机磷农药、鼠药等中毒。

（5）精神因素：胃神经症、癔症、神经性厌食、贪食症等。

3. 前庭障碍性呕吐　晕动病、迷路炎、梅尼埃病等。

三、临床特点

1. 呕吐的时间

（1）晨起：早期妊娠；尿毒症、慢性酒精中毒或功能性消化不良；鼻窦炎。

（2）晚上或夜间呕吐：幽门梗阻。

2. 呕吐与进食的关系

（1）进餐中或餐后即刻呕吐：幽门管溃疡或精神性呕吐。

（2）延迟性呕吐：餐后1小时以上呕吐，见于胃张力下降或胃排空延迟。

(3) 餐后较久或数餐后呕吐：幽门梗阻（隔夜宿食）。

(4) 餐后近期呕吐：如集体发病多为食物中毒。

3. 呕吐的特点

(1) 神经官能性呕吐：进食后立刻呕吐，恶心轻微者，吐后又可进食，长期反复发作但营养状态尚可。

(2) 喷射状呕吐：颅内高压性疾病。

4. 呕吐物的性质（★★）

(1) 带发酵、腐败气味：胃潴留。

(2) 带粪臭味：低位小肠梗阻。

(3) 不含胆汁：梗阻平面多在十二指肠乳头以上；含多量胆汁则提示在此平面以下。

(4) 含大量酸性液体：促胃液素瘤或十二指肠溃疡，无酸味者可能为贲门狭窄或贲门失弛缓症所致。

(5) 咖啡色样呕吐物：上消化道出血常见。

四、思维程序

（一）问诊要点

1. 呕吐的起病　如有无确定的病因或诱因，起病急缓，有无酗酒、晕车、晕船史以及发作史、有无腹部手术史、女性患者的月经史等；呕吐的时间（晨起/夜间）、间歇或持续，与饮食、活动等有无关系；呕吐物的特征及呕吐物性状及气味，由此可以推测是否中毒、消化道器质性梗阻等；根据是否有酸味可区别胃潴留与贲门失弛缓；是否有胆汁，可区分十二指肠乳头平面上、下之梗阻；根据呕吐物的量可确定有无上消化道梗阻，并估计液体丢失量。

2. 发作的诱因　如体位、进食、药物、精神因素、咽部刺激等。

3. 症状的特点与变化　如症状发作频率、持续时间、严重程度等。

4. 加重与缓解因素。

5. 诊治情况　如是否做X线钡餐、胃镜、腹部B超、CT、血糖、尿素氮等检查。

（二）鉴别问诊（★★）

1. 伴腹痛、腹泻　急性胃肠炎或细菌性食物中毒、霍乱、副霍乱及各种原因的急性中毒。

2. 伴右上腹痛及发热、寒战或有黄疸　胆囊炎或胆石症。

3. 伴头痛及喷射性呕吐　颅内高压症或青光眼。

4. 伴眩晕、眼球震颤　前庭器官疾病。

5. 药物应用史　呕吐可能与药物副作用有关。

6. 已婚育龄妇女早晨呕吐者应注意早孕。

第十八节　进食哽噎、疼痛、吞咽困难

一、概述

吞咽困难是指食物从口腔至胃运送过程中受阻产生咽部、胸骨后或食管部位的梗阻停滞感觉。吞咽困难、进食哽噎、疼痛是消化系统常见的一组症状。

二、常见病因及分类

1. 口咽部疾病　口咽炎（病毒性、细菌性）、口咽损伤（机械性、化学性）、咽白喉、咽结核、咽肿瘤、咽后壁脓肿等。

2. 食管疾病　食管炎（细菌性、真菌性、化学性）、食管良性肿瘤（平滑肌瘤、脂肪瘤、血管瘤等）、食管癌、食管异物、食管肌功能失调（贲门失弛缓症、弥漫性食管痉挛等）、甲状腺极度肿大、吞咽困难患者等。其中食管癌是重要病因。

3. 神经肌肉疾病　延髓麻痹、重症肌无力、有机磷杀虫药中毒、多发性肌炎、皮肌炎、环咽失弛缓症等。

4. 全身性疾病　狂犬病、破伤风、肉毒中毒、缺铁性吞咽困难（Plummer-Vinson综合征）等。

三、临床常见疾病表现（★★★）

1. 食管癌　食管癌临床上以进行性吞咽困难为最典型症状。食管癌早期症状表现为胸骨后不适、烧灼感、针刺样或牵拉样痛，进食通过缓慢并有滞留的感觉和轻度哽噎感。晚期表现为进行性吞咽困难、食物反流、咽下疼痛、长期摄食不足消瘦、贫血、营养不良等。

2. 胃食管反流症　反酸、反食、反胃、嗳气等，反酸伴胃灼热是胃食管反流症最常见的症状。可有胃灼热、胸痛、吞咽困难，严重者伴吞咽疼痛。食管以外刺激症状包括咳嗽、哮喘和咽喉炎。患者诉咽部不适，异物感等。并发消化道出血、食管狭窄等。

3. 胃癌　早期无症状，进展期最早表现为上腹痛，伴食欲缺乏等。腹痛不能有抑酸药缓解。早饱感和呕吐是胃壁受累表现。贲门癌累及食管下段表现为吞咽困难，并发幽门梗阻表现为恶心、呕吐，溃疡性胃癌有黑便、呕血等。

4. 纵隔肿瘤　纵隔肿瘤阳性体征不多，症状与肿瘤大小、部位、生长方向和速度有关。常见症状有胸痛、胸闷、压迫呼吸、神经系统症状，比如压迫交感神经出现Horner综合征，压迫喉返神经出现声音嘶哑，压迫臂丛神经出现上臂麻木等。压迫呼吸系统表现为咳嗽、呼吸困难等。压迫食管，出现吞咽困难。压迫大血管出现颈静脉压增高或上肢肿胀发绀、颈浅静脉怒张等。

四、思维程序

1. 病史采集　询问患者发病年龄，有无异物损伤史，老年人多考虑肿瘤的危险，询问进食哽噎、吞咽困难、疼痛的时间、程度、性质、部位，有何种伴发症状、诱因及缓解因素等。

2. 体格检查（★★★）　进食哽噎疼痛、吞咽困难的患者时要注意声音是否嘶哑；眼睑、瞳孔是否等大、等圆；浅表淋巴结是否肿大等，还应注意全身情况，是否有消瘦、营养不良。

3. 辅助检查

（1）食管X线钡剂造影是诊断进食疼痛、吞咽困难的首选影像学检查方法。

（2）食管镜是另一个鉴别诊断进食疼痛、吞咽困难的直接、有效的重要检查手段，对于临床怀疑有早期恶性病变的患者，应选择纤维食管镜检查。

第十九节　呕　　血

一、概述

呕血是上消化道疾病（指屈氏韧带以上的消化道，包括食管、胃、十二指肠、肝、胆、胰疾病）或全身性疾病所致的上消化道出血，血液经口腔呕出。

二、常见病因

呕血的原因甚多，以消化性溃疡引起最为常见，其次为食管或胃底静脉曲张破裂，再次为急性糜烂性出血性胃炎和胃癌。

三、临床表现

1. 呕血与黑便

（1）出血量多、在胃内停留时间短、出血位于食管则血色鲜红或混有凝血块，或为暗红色。

（2）当出血量较少或在胃内停留时间长，呕吐物可呈咖啡渣样，为棕褐色。

（3）呕血的同时因部分血液经肠道排出体外，可形成黑便。

2. 失血性周围循环衰竭（★★★）

（1）出血量占循环血量10%以下时，患者一般无明显临床表现。

（2）出血量占循环血量10%～20%时，可有头晕、无力等症状，多无血压、脉搏等变化。

（3）出血量达循环血量的20%以上时，则有冷汗、四肢厥冷、心慌、脉搏增快等急性失血症状。

（4）出血量在循环血量的30%以上，则有神志不清、面色苍白、心率加快、脉搏细弱、血压下降、呼吸急促等急性周围循环衰竭的表现。

3. 血液学改变　出血早期可无明显血液学改变，出血3～4小时以后由于组织液的渗出及输液等情况，血液被稀释，血红蛋白及血细胞比容逐渐降低。

4. 大量呕血可出现氮质血症、发热等表现。

四、思维程序

1. 问诊要点

（1）确定是否为呕血，排除口腔、鼻咽部出血和咯血。

（2）呕血的诱因：是否有饮食不节、大量饮酒、毒物或药物摄入史。

（3）呕血的颜色：可帮助推测出血的部位和速度。

（4）呕血量：应结合全身表现估计出血量。

（5）一般情况：如是否口渴、头晕、黑矇、心悸、出汗等以及卧位变坐位、立位时是否心悸、心率变化、晕厥或昏倒等。

（6）是否有慢性上腹部疼痛、反酸、胃灼热、嗳气等消化不良病史，是否有肝病和长期药物摄入史，并注意药名、剂量及反应等。

2. 鉴别问诊

（1）伴上腹痛：①中青年人，慢性上腹痛，有周期节律性，多为消化性溃疡；②中老年人，慢性上腹痛，无明显规律性，伴食欲缺乏、消瘦或贫血者，警惕胃癌。

（2）伴肝脾肿大：肝硬化门脉高压可有脾肿大，蜘蛛痣、肝掌、腹壁静脉曲张、腹水，肝功能障碍；肝癌可有肝区疼痛、肝大、质硬、表面结节，血清甲胎蛋白（AFP）阳性。

（3）伴黄疸：胆道疾病可有黄疸、寒战、发热伴右上腹绞痛而呕血者；感染性疾病可有黄疸、发热及全身皮肤黏膜有出血倾向，如败血症及钩端螺旋体病等。

（4）伴皮肤黏膜出血：血液病及凝血功能障碍性疾病。

（5）其他：急性胃黏膜病变有近期服药史、酗酒史、烧伤、颅脑手术、脑血管疾病和严重外伤伴呕血者。食管贲门黏膜撕裂为剧烈呕吐后继而呕血。

（6）头晕、黑矇、口渴、冷汗提示血容量不足。

上述症状于出血早期可随体位变动（如由卧位变坐、立位时）而发生。伴有肠鸣、黑便者，提示有活动性出血。

第二十节　便　　血

一、概述

便血是指消化道出血，血液由肛门排出。便血颜色呈鲜红、暗红或黑色。隐血是指出血量少，经隐血试验确定。

二、常见病因

1. 消化道疾病　见表附2。

2. 全身性疾病　白血病、血小板减少性紫癜、血友病、遗传性毛细血管扩张症、维生素C及维生素K缺乏症、肝脏疾病、尿毒症、肾综合征出血热、败血症等。

表附2　引起便血的常见消化道疾病

消化道部位		常见疾病
下消化道	小肠	肠结核、肠伤寒、急性出血性坏死性肠炎、钩虫病、克罗恩病、小肠肿瘤、小肠血管瘤、空肠憩室炎或溃疡、Meckel憩室炎或溃疡、肠套叠等
	结肠	急性细菌性痢疾、阿米巴痢疾、血吸虫病、溃疡性结肠炎、结肠憩室炎、结肠癌、结肠息肉、缺血性结肠炎等
	直肠肛管	直肠肛管损伤、非特异性直肠炎、放射性直肠炎、直肠息肉、直肠癌、痔、肛裂、肛瘘等
上消化道		同呕血，视出血的量与速度的不同，可表现为便血或黑便

三、临床表现（★★★）

1. 便血是下消化道出血的表现，表现为急性、慢性及间歇性出血。

2. 便血颜色可反映出血部位、出血量及血液在肠腔内停留时间。

（1）量多、速度快，呈鲜红色。

（2）量少、速度慢，停留时间长，呈暗红色。

3. 粪便性状可分为　全部为血液、血液与粪便混合、血液黏附与粪便表面、便后肛门滴血。

4. 消化道出血每日在5ml以下者，无肉眼可见的粪便颜色改变，称为隐血便，隐血便须用隐血试验才能确定。

四、思维程序

1. 问诊要点

（1）便血的病因和诱因：是否与饮食不洁、进食生冷、辛辣刺激食物等有关。是否有服药史或集体发病。便血的颜色及其与大便的关系可以帮助推测出血的部位、速度及可能的病因。

（2）便血量：作为估计失血量的参考。但要结合患者全身表现才可估计失血量。

（3）患者一般情况：是否伴有头晕、视物模糊、心悸、出汗等。

（4）是否有腹泻、腹痛、肠鸣、痔、肛裂病史，是否有使用抗凝药物史，是否有胃肠手术史等。

2. 鉴别问诊（★★★）

（1）伴腹痛

1）消化性溃疡：慢性反复上腹痛，呈周期节律性，出血后减轻。

2）胆道出血：上腹绞痛，黄疸伴便血者。

3）细菌性痢疾、阿米巴痢疾或溃疡性结肠炎：排脓血便，便后腹痛减轻。

4）急性出血性坏死性肠炎、肠套叠：腹痛伴便血。

（2）伴里急后重：感觉排便未净，排便频繁，每次排便量甚少，便后未感轻松——肛门、直肠疾病（痢疾、直肠炎及直肠癌）。

（3）伴发热：见于传染性疾病，如败血症、肾综合征出血热、钩端螺旋体病或部分恶性肿瘤。

（4）伴全身出血倾向：见于急性传染性疾病及血液疾病，如重型肝炎、肾综合征出血热、白血病、过敏性紫癜、血友病等。

（5）伴皮肤改变：蜘蛛痣及肝掌者，便血可能与肝硬化门脉高压有关。

（6）伴腹部肿块：考虑肠道恶性淋巴瘤、结肠癌、肠结核、肠套叠及克罗恩病等。

第二十一节 腹 痛

一、概述

腹痛是临床极其常见的症状。多数由腹部脏器疾病引起，但腹腔外疾病及全身性疾病也可引起。临床上一般将腹痛按起病缓急、病程长短分为急性腹痛和慢性腹痛。

二、病因

1. 急性腹痛

（1）腹腔器官急性炎症：如急性胃炎、急性肠炎、急性胰腺炎、急性出血坏死性肠炎、急性胆囊炎、急性阑尾炎等。

（2）空腔脏器阻塞或扩张：如肠梗阻、肠套叠、胆道结石、胆道蛔虫症、泌尿系统结石梗阻等。

（3）脏器扭转或破裂：如肠扭转、肠绞窄、胃肠穿孔、肠系膜或大网膜扭转、卵巢扭转、肝破裂、脾破裂，异位妊娠破裂等。

（4）腹膜炎症：多由胃肠穿孔引起，少部分为自发性腹膜炎。

（5）腹腔内血管阻塞：如缺血性肠病、夹层腹主动脉瘤和门静脉血栓形成。

（6）腹壁疾病：如腹壁挫伤、脓肿及腹壁皮肤带状疱疹。

（7）胸腔疾病所致的腹部牵涉性痛：如肺炎、肺梗死、心绞痛、心肌梗死、急性心包炎、胸膜炎、食管裂孔疝、胸椎结核。

（8）全身性疾病所致的腹痛：如腹型过敏性紫癜、糖尿病酸中毒、尿毒症、铅中毒、血卟啉病等。

2. 慢性腹痛

（1）腹腔脏器慢性炎症：如慢性胃炎、十二指肠炎、慢性胆囊炎及胆道感染、慢性胰腺炎、结核性腹膜炎、溃疡性结肠炎、Crohn 病等。

（2）消化道运动障碍：如功能性消化不良、肠易激综合征及胆道运动功能障碍等。

（3）胃、十二指肠溃疡。

（4）腹腔脏器扭转或梗阻：如慢性胃、肠扭转，十二指肠壅滞，慢性肠梗阻。

（5）脏器包膜的牵张：实质性器官因病变肿胀，导致包膜张力增加而发生的腹痛，如肝淤血、肝炎、肝脓肿、肝癌等。

（6）中毒与代谢障碍：如铅中毒、尿毒症等。

（7）肿瘤压迫及浸润：以恶性肿瘤居多，与肿瘤不断生长、压迫和侵犯感觉神经有关。

三、临床特点（★★★）

1. 腹痛部位

（1）胃、十二指肠和胰腺疾病，疼痛多在中上腹部。

（2）胆囊炎、胆石症、肝脓肿等疼痛多在右上腹部。

（3）急性阑尾炎疼痛在右下腹麦氏点。

（4）小肠疾病疼痛多在脐部或脐周。

（5）结肠疾病疼痛多在下腹或左下腹部。

（6）膀胱炎、盆腔炎及异位妊娠破裂，疼痛亦在下腹部。

（7）弥漫性或部位不定的疼痛：急性弥漫性腹膜炎、机械性肠梗阻、急性出血坏死性肠炎、血卟啉病、铅中毒、腹型过敏性紫癜等。

2. 腹痛性质和程度

（1）突发性、中上腹、剧烈刀割样痛、烧灼样痛——胃、十二指肠溃疡穿孔。

（2）中上腹持续性隐痛——慢性胃炎及胃、十二指肠溃疡。

（3）上腹部持续性钝痛或刀割样疼痛呈阵发性加剧——急性胰腺炎。

（4）阵发性绞痛——胆石症或泌尿系统结石。

（5）阵发性剑突下钻顶样疼痛——胆道蛔虫症的典型表现。

（6）持续性、广泛性剧烈腹痛伴腹壁肌紧张或板样强直——急性弥漫性腹膜炎。

3. 诱发因素

（1）胆囊炎或胆石症发作前常有进油腻食物史。

（2）急性胰腺炎发作前则常有酗酒、暴饮暴食史。

（3）部分机械性肠梗阻多与腹部手术有关。

（4）腹部受暴力作用引起的剧痛并有休克者，可能是肝、脾破裂所致。

4. 发作时间

（1）餐后痛可能由于胆、胰疾病、胃部肿瘤或消化不良所致。

（2）周期性、节律性上腹痛见于胃、十二指肠溃疡。

（3）子宫内膜异位者腹痛与月经来潮相关，卵泡破裂者发作在月经间期。

5. 与体位的关系

（1）胃黏膜脱垂患者左侧卧位可缓解疼痛。

（2）十二指肠壅滞症患者膝胸或俯卧位可缓解症状。

（3）胰体癌患者仰卧位时疼痛明显，而前倾位或俯卧位时减轻。

（4）反流性食管炎患者烧灼痛在躯体前屈时明显，直立位时减轻。

四、思维程序

（一）问诊要点

1. 腹痛与年龄、性别、职业的关系

（1）幼儿：先天畸形、肠套叠、蛔虫病等。

（2）青壮年：急性阑尾炎、胰腺炎、消化性溃疡等多见。

（3）中老年：胆囊炎、胆石症、恶性肿瘤、心血管疾病多见。

（4）育龄妇女：卵巢囊肿扭转、宫外孕等。

（5）有长期铅接触史者：铅中毒。

2. 腹痛起病情况

（1）有无饮食、外科手术等诱因。

（2）急性起病者要特别注意各种急腹症的鉴别。

（3）缓慢起病者涉及功能性与器质性及良性与恶性疾病的区别，除注意病因、诱因外，应特别注意缓解因素。

3. 腹痛的部位　腹痛的部位多代表疾病部位，对牵涉痛的理解更有助于判断疾病的部位和性质。熟悉神经分布与腹部脏器的关系，对疾病的定位诊断有利。

4. 腹痛的性质和严重度

（1）烧灼样痛多与化学性刺激有关，如胃酸的刺激。

（2）绞痛多为空腔脏器痉挛、扩张或梗阻引起，临床常见者有肠绞痛、胆绞痛、肾绞痛，三者鉴别要点见表附3。

表附3　三种绞痛鉴别

疼痛类别	疼痛部位	其他热点
肠绞痛	多发生在脐周围、下腹部	常伴有恶心、呕吐、腹泻、便秘、肠鸣音增加
胆绞痛	位于右上腹，放射至右背与右肩胛	常有黄疸、发热，肝可触及或 Murphy 征阳性
肾绞痛	位于腰部并向下放射，达于腹股沟、外生殖器及大腿内侧	常有尿频、尿急，尿中含蛋白质、红细胞等

（3）持续钝痛多为实质脏器牵张、腹膜外刺激所致。

（4）剧烈刀割样疼痛多为脏器穿孔、严重炎症所致。

（5）隐痛或胀痛反映病变轻微，可能为脏器轻度扩张或包膜牵扯等所致。

5. 腹痛的时间　饥饿性疼痛，进食后缓解多考虑高酸分泌性胃病，如十二指肠溃疡。

6. 既往病史询问　消化性溃疡病史——溃疡复发或穿孔；育龄妇女有停经史——宫外孕；有酗酒史——急性胰腺炎和急性胃炎；有心血管意外史——血管栓塞。

（二）鉴别问诊（★★）

1. 腹痛伴发热、寒战多为炎症所致，见于急性胆道感染、胆囊炎、肝脓肿、腹腔脓肿，也可见于腹腔外感染性疾病。

2. 腹痛伴黄疸为肝、胆、胰疾病所致，如急性溶血性贫血也可出现腹痛与黄疸。

3. 腹痛伴休克同时贫血为腹腔脏器破裂（如肝、脾或异位妊娠破裂）所致；无贫血为胃肠穿孔、绞窄性肠梗阻、肠扭转、急性出血坏死性胰腺炎等所致。

4. 腹痛伴呕吐、反酸、腹泻为食管、胃肠病变所致，呕吐量大提示胃肠道梗阻；伴反酸、嗳气者提示胃、十二指肠溃疡或胃炎；伴腹泻者提示消化吸收障碍或肠道炎症、溃疡或肿瘤。

5. 腹痛伴血尿可能为泌尿系疾病（如泌尿系结石）所致。

第二十二节　腹　　泻

一、概述

腹泻指排便次数增多，粪质稀薄，或带有黏液、脓血或未消化的食物。如解液状便，每日3次以上，或每天粪便总量大于200g，其中粪便含水量大于80%，认为是腹泻。腹泻可分为急性与慢性两种，超过2个月者属慢性腹泻。

二、常见病因

1. 急性腹泻　见症状体征相应部分。

2. 慢性腹泻　见症状体征相应部分。

三、临床特点（★★★）

1. 起病及病程　急性腹泻起病骤然，病程较短，多为感染或食物中毒所致。慢性腹泻起病缓慢，病程较长，多见于慢性感染、非特异性炎症、吸收不良、消化功能障碍、肠道肿瘤或神经功能紊乱等。

2. 腹泻次数及粪便性质　急性感染性腹泻常有

不洁饮食史，于进食后24小时内发病，每天排便数次甚至数10次。多呈糊状或水样便，少数为脓血便。慢性腹泻表现为每天排便次数增多，可为稀便，亦可带黏液、脓血，见于慢性痢疾、炎症性肠病及结肠、直肠癌等。阿米巴痢疾的粪便呈暗红色或果酱样。粪便中带黏液而无病理成分者常见于肠易激综合征。

3. 腹泻与腹痛的关系　急性腹泻常有腹痛，尤以感染性腹泻较为明显。小肠疾病的腹泻疼痛常在脐周，便后腹痛缓解不明显。结肠病变疼痛多在下腹，便后疼痛常可缓解。分泌性腹泻往往无明显腹痛。

四、思维程序

（一）问诊要点

1. 腹泻的起病　是否有不洁饮食史，是否与摄入脂肪餐有关，或与紧张、焦虑有关。询问腹泻的次数及大便量，分泌性腹泻粪便量常超过每日1L，而渗出性腹泻粪便远少于此量。次数多而量少多与直肠刺激有关。

2. 大便的性状及臭味　大便奇臭多有消化吸收障碍，无臭多为分泌性水泻。

3. 腹泻伴随症状　发热、腹痛、里急后重、贫血、水肿、营养不良等对判断病因有帮助。

4. 同食者群体发病史　地区和家族中的发病情况，了解上述情况对诊断食物中毒、流行病、地方病及遗传病具有重要价值。

5. 腹泻加重、缓解的因素　如与进食、油腻食物的关系及抗生素使用史等。

6. 病后一般情况变化　功能性腹泻、下段结肠病变对患者一般情况影响较小；而器质性疾病（如炎症，肿瘤，肝、胆胰疾患）、小肠病变影响则较大。

（二）鉴别问诊（★★）

1. 伴发热者　可见于急性细菌性痢疾、伤寒或副伤寒、肠结核、肠道恶性淋巴瘤、Crohn病、溃疡性结肠炎急性发作期、败血症等。

2. 伴里急后重　提示病变以结肠直肠为主，如痢疾、直肠炎、直肠肿瘤等。

3. 伴明显消瘦　提示病变位于小肠，如胃肠道恶性肿瘤、肠结核及吸收不良综合征。

4. 伴皮疹或皮下出血　见于败血症、伤寒或副伤寒、麻疹、过敏性紫癜、糙皮病等。

5. 伴腹部包块　见于胃肠恶性肿瘤、肠结核、Crohn病及血吸虫性肉芽肿。

6. 伴重度失水　常见于分泌性腹泻，如霍乱、细菌性食物中毒或尿毒症等。

7. 伴关节痛或关节肿胀　见于Crohn病、溃疡性结肠炎、系统性红斑狼疮、肠结核、惠普尔病（Whipple）病等。

第二十三节　便　秘

一、概述

便秘时大便次数减少，一般每周少于3次，伴排便困难、粪便干结。便秘的病因多样，以肠道疾病最为常见，但诊断时应慎重排除其他病因。

二、常见病因

1. 功能性便秘　如进食量少、食物缺乏纤维素或水分不足，工作紧张、生活节奏过快等干扰正常的排便习惯，结肠运动功能紊乱，腹肌及盆腔肌张力差，滥用泻药，老年体弱，结肠冗长。

2. 器质性便秘　如直肠与肛门病变（痔疮、肛裂、肛周脓肿等）、大量腹水、膈肌麻痹，结肠良、恶性肿瘤，克罗恩病，子宫肌瘤，尿毒症，糖尿病，药物不良反应（应用吗啡类药、抗胆碱药等）。

三、临床表现

急性便秘者多有腹痛、腹胀，甚至恶心、呕吐；慢性便秘多无特殊表现，部分患者诉口苦、食欲缺乏、腹胀、下腹不适或有头晕、头痛、疲乏等神经紊乱症状，但一般不重。长期便秘者可有大便带血或便血，患者紧张、焦虑。

四、思维程序

1. 问诊要点　便秘可能的诱因，起病的缓急、持续时间，排便的次数、性状、排便量、排便是否费力。

2. 鉴别问诊　（1）伴呕吐、腹胀、肠绞痛者，可能为各种原因引起的肠梗阻。

（2）伴腹部包块者，应注意结肠肿瘤、肠结核及Crohn病。

3. 便秘与腹泻交替者，应注意肠结核、溃疡性结肠炎、肠易激综合征。

4. 随生活环境改变、精神紧张出现者，多为功能性便秘。

第二十四节　黄　疸

一、概述

黄疸是由于血清中胆红素升高致使皮肤、黏膜和巩膜发黄的症状和体征。正常血清总胆红素：

1.7～17.1μmol/L。隐性黄疸：胆红素在17.1～34.2μmol/L，临床不易察觉；显性黄疸：胆红素>34.2μmol/L时出现临床可见的黄疸。

二、常见病因及分类（★★★）

（一）溶血性黄疸

凡能引起溶血的疾病都可产生溶血性黄疸。

1. 先天性溶血性贫血　海洋性贫血、遗传性球形红细胞增多症。

2. 后天性获得性溶血性贫血　自身免疫性溶血性贫血、新生儿溶血、输血后的溶血、蚕豆病、伯氨喹、蛇毒、毒蕈、阵发性睡眠性血红蛋白尿等引起的溶血。

（二）肝细胞性黄疸

各种使肝细胞严重损害的疾病均可导致黄疸发生，如病毒性肝炎、肝硬化、中毒性肝炎、钩端螺旋体病、败血症等。

（三）胆汁淤积性黄疸

胆汁淤积可分为肝内性或肝外性。

1. 肝内性

（1）肝内阻塞性胆汁淤积：见于肝内泥沙样结石、癌栓、寄生虫病（如华支睾吸虫病）。

（2）肝内胆汁淤积：见于病毒性肝炎、药物性胆汁淤积（如氯丙嗪、甲睾酮和口服避孕药等）、原发性胆汁性肝硬化、妊娠期复发性黄疸等。

2. 肝外性　胆汁淤积可由胆总管结石、狭窄、炎性水肿、肿瘤及蛔虫等阻塞引起。

三、黄疸的临床特点及实验室检查（★★★）

（一）溶血性黄疸

1. 临床表现　一般黄疸为轻度，呈浅柠檬色，不伴皮肤瘙痒。急性溶血时可有发热、寒战、头痛、呕吐、腰痛，并有不同程度的贫血和血红蛋白尿（尿呈酱油色或茶色），严重者可有急性肾功能衰竭；慢性溶血多为先天性，除伴贫血外尚有脾大。

2. 实验室检查　血清总胆红素（TB）增加，以非结合胆红素（UCB）为主，结合胆红素（CB）基本正常。尿胆原增加，粪胆原随之增加，粪色加深。尿中尿胆原增加，但无胆红素。急性溶血性黄疸尿中有血红蛋白排出，隐血试验阳性。血液检查除贫血外尚有网织红细胞增多、骨髓红细胞系列增生旺盛等。

（二）肝细胞性黄疸

1. 临床表现　皮肤、黏膜浅黄至深黄色，可伴有轻度皮肤瘙痒，其他为肝脏原发病的表现，如疲乏、食欲减退，严重者可有出血倾向、腹水、昏迷等。

2. 实验室检查　血中CB与UCB均增加，黄疸型肝炎时，CB增加幅度多高于UCB。尿中CB定性试验阳性，而尿胆原可因肝功能障碍而增高。此外，血液生化检查有不同程度的肝功能损害。

（三）胆汁淤积性黄疸

1. 临床表现　皮肤呈暗黄色，完全阻塞者颜色更深，甚至呈黄绿色，并有皮肤瘙痒及心动过速，尿色深，粪便颜色变浅或呈白陶土色。

2. 实验室检查　血清胆红素增加，尿胆红素试验阳性，因肠肝循环途径被阻断，故尿胆原及粪胆素减少或缺如，血清碱性磷酸酶及总胆固醇增高。

（四）先天性非溶血性黄疸

由肝细胞对胆红素的摄取、结合和排泄有缺陷所致的黄疸，临床罕见。

1. Gilbert综合征。

2. Dubin-Johnson综合征。

3. Crigler-Najjar综合征。

4. Rotor综合征　是一种罕见的儿童或青少年期黄疸病。

四、思维程序

（一）问诊要点

1. 确定是否黄疸　患者皮肤发黄应与皮肤苍白、球结膜下脂肪及高胡萝卜素血症等相区别。仔细检查巩膜有无黄染及尿色有无改变。

2. 黄疸的起病　急起或缓起，有否群集发病、外出旅游史、药物使用史，有无长期酗酒或肝病史。

3. 黄疸的时间与波动情况　有利于区别梗阻性与肝细胞性黄疸。

4. 黄疸对全身健康的影响　肝细胞性黄疸的深度与肝功能损害程度呈正相关，先天性非溶血性黄疸全身情况较好。

黄疸的诊断要从临床、实验室、器械检查等多项指标入手，合理安排必要的辅助检查，及时做出判断。

（二）鉴别问诊（★★）

1. 伴发热　见于急性胆管炎、肝脓肿、钩端螺旋体病、败血症、大叶性肺炎、病毒性肝炎、急性溶血。

2. 伴腹痛

（1）上腹剧烈疼痛：见于胆道结石、肝脓肿或胆道蛔虫病。

（2）夏科（Charcot）三联征：右上腹剧痛、寒战高热和黄疸，提示急性化脓性胆管炎。

（3）持续性右上腹钝痛或胀痛：病毒性肝炎、肝脓肿或原发性肝癌。

3. 伴肝大

（1）轻、中度肝大，质地软，表面光滑：病毒性肝炎、急性胆道感染或胆道阻塞。

（2）重度肝大，质地坚硬，表面结节者：原发或继发性肝癌。

（3）肝大不明显，质地坚硬，边缘不整，表面小结节：肝硬化。

4. 伴胆囊肿大　胆总管有梗阻，常见于胰头癌、壶腹癌、胆总管癌、胆总管结石等。

5. 伴脾大　病毒性肝炎、钩端螺旋体病、败血症、疟疾、肝硬化、各种原因引起的溶血性贫血及淋巴瘤等。

6. 伴腹水　重型肝炎、肝硬化失代偿期、肝癌等。

第二十五节　肝　　大

一、概述

匀称体型者的正常肝脏在右锁骨中线上，其上界在第5肋间，下界位于右季肋下缘。两者之间的距离为肝上下径，为9～11cm。正常成人的肝脏，肝下缘一般在肋缘下触不到。在剑突下可触及肝下缘，多在3cm以内，但不会超过剑突根部至脐距离的中、上1/3交界处。

二、常见病因

（一）感染

1. 病毒性感染　病毒性肝炎、单纯疱疹病毒、柯萨奇病毒。

2. 衣原体性感染。

3. 立克次体性感染。

4. 细菌性感染　急性梗阻性化脓性胆管炎，慢性胆管炎，原发性硬化性胆管炎，细菌性肝脓肿，肝结核。

5. 螺旋体性感染　钩端螺旋体病。

6. 真菌性感染。

7. 原虫性感染　阿米巴性肝脓肿。

8. 蠕虫性感染　血吸虫病。

（二）非感染性肝大

1. 中毒性　化学制剂、药物及重金属中毒引起的肝大。

2. 淤血性　充血性心力衰竭、三尖瓣狭窄或关闭不全、心肌炎或心肌病、先天性心脏病、缩窄性心包炎、心脏压塞、肝静脉阻塞等。

3. 胆汁淤积性　肝内胆汁淤积、肝外胆汁淤积、胆总管结石、胆管癌、胰头癌、壶腹癌等。

4. 代谢障碍性　脂肪肝、血色病、卟啉病、贫血。

5. 肝硬化。

6. 肿瘤和囊肿　肝癌、非寄生虫性肝囊肿。

7. 其他　如自身免疫性肝炎、骨髓纤维化、艾滋病等。

三、临床常见疾病的特点（★★★）

1. 病毒性肝炎　病毒性肝炎导致肝大者常有与病毒性肝炎患者密切接触、不洁饮食或输血、药物注射史。临床表现为乏力、食欲减退、恶心、腹胀、肝区疼痛等，体征有肝脏肿大、肝区疼痛、黄疸等，肝功能检查血清酶学活力增高，血清学检查可检测到各型肝炎（甲、乙、丙、丁、戊、己、庚型）病毒抗原或抗体。

2. 肝癌　原发性肝癌患者年龄多在40岁以上，男性多见，起病缓慢，临床表现有消瘦、食欲减退、肝区疼痛、发热、黄疸等，肝脏可显著肿大，质地坚韧，可扪及结节。原发性肝癌患者血清甲胎蛋白值常升高，血清AKP、γ-GT、癌胚抗原也可升高，腹部B超、CT、放射性核素、MRI等辅助检查可发现癌灶；转移性肝癌时B超等检查在肝实质内常可见到多个大小不等的癌灶。

3. 肝脓肿　肝脓肿一般起病较缓慢，因有明显的炎症表现而常有畏寒、发热，然后出现肝区疼痛、肝脏肿大，肝脏表面光滑，有压痛、叩击痛，相应腹壁常有水肿，外周血白细胞及中性粒细胞计数增多。超声检查、放射性核素、CT扫描等辅助检查可协助诊断，必要时可行诊断性穿刺检查。

四、思维程序

（一）问诊要点

肝大患者问诊时需要注意：一般情况（饮食、大便、小便、睡眠、体重）是否有传染病接触史，接受血液制品史，流行病地区居住史，药物或毒物接触史，肝硬化患者有肝炎、黄疸、慢性酒精中毒、个人史、家族病及遗传病史。

体格检查要注意肝大的程度、肝脏质地、肝脏表面情况、肝脏搏动、压痛等。

（二）鉴别问诊（★★★）

1. 伴黄疸　可根据黄疸的性质确定。

2. 伴有肝区疼痛　肝炎、淤血、肿瘤等。

3. 伴蜘蛛痣、肝掌　肝硬化。

4. 伴腹水　肝硬化、肝癌。

5. 伴脾大　肝硬化、寄生虫病等。

6. 伴高热寒战　肝脓肿、胆道疾病或全身疾病等。

第二十六节　脾　大

一、概述

正常情况下脾脏不能触及。脾位于左季肋区，胃左侧与膈之间，相当于左侧第9～11肋的深面，其长轴与第10肋方向基本一致。临床记录中，常将脾大分为轻、中、高三度。脾缘不超过肋下2cm为轻度肿大；超过2cm，在脐水平线以上为中度肿大；超过脐水平线或前正中线则为高度肿大，即巨脾。

二、引起脾大的常见病因

1. 脾轻度肿大　常见于急慢性肝炎、伤寒、粟粒型结核、急性疟疾、感染性心内膜炎及败血症等，一般质地柔软。

2. 脾中度肿大　常见于肝硬化、疟疾后遗症、慢性淋巴细胞性白血病、慢性溶血性黄疸、淋巴瘤、系统性红斑狼疮等，质地一般较硬。

3. 脾高度肿大　表面光滑者见于慢性髓白血病、黑热病、慢性疟疾和骨髓纤维化等，表面不平滑而有结节者见于淋巴瘤和恶性组织细胞病。

三、引起脾大的临床常见疾病特点（★★★）

1. 病毒性肝炎　病毒性肝炎以乙肝和丙肝常见，以乙肝为例简述病毒性肝炎的临床表现。乙肝起病缓慢，常见症状为乏力、肝区疼痛，腹胀，体检见巩膜黄染，蜘蛛痣或肝掌，肝大，质地中等，伴压痛。脾大。严重有黄疸和腹水。

2. 肝硬化　肝硬化分为代偿期和失代偿期，代偿期症状较轻，失代偿期表现为肝功能减退和门静脉高压症两大类表现，门静脉高压症见下文详述，肝功能减退表现为全身状况差，食欲缺乏、恶性、呕吐，腹泻；出血倾向和贫血；内分泌紊乱，雌激素增多，雄激素减少，出现蜘蛛痣和肝掌。肝脏触诊质地较硬，有结节。

3. 伤寒　典型伤寒分4期：初期、极期、缓解期、恢复期。极期表现为发热，呈稽留热；消化系统表现为食欲缺乏、腹部不适、腹胀、便秘等。神经系统表现为表情淡漠，反应迟钝，听力减退等。循环系统表现为脉搏缓慢，皮疹，肝、脾肿大。伤寒并发症有肠出血、肠穿孔（最严重）、中毒性肝炎、中毒性心肌炎、溶血性尿毒症。

4. 疟疾　疟疾典型的症状是突发的寒战、高热。全身酸痛无力，发热不规律，一般发作数次后，呈周期性发作，反复发作者造成大量红细胞破坏，出现轻度贫血，脾脏轻度肿大。

5. 溶血性贫血　急性溶血性贫血常发生于输入异型血时，大量血管内溶血，伴腰背、四肢酸痛，头痛、呕吐、寒战、高热、面色苍白等。严重者急性肾衰竭。慢性溶血性贫血以贫血，黄疸，肝、脾大为三大特征。

6. 白血病　白血病表现为急性和慢性，急性白血病骨髓造血功能受抑制表现为贫血、发热、出血。白血病细胞增殖浸润表现为淋巴结和肝、脾大，关节、骨骼疼痛，眼部表现为粒细胞肉瘤和绿色瘤等。慢性白血病慢性期以脾大为最显著的体征。加速期表现为发热、虚弱、体重下降、骨骼疼痛。

7. 门静脉高压症　门静脉高压症表现为脾大、侧支循环建立和开放和腹水。腹水是肝硬化最突出的临床表现。

四、思维程序

1. 问诊要点　临床问诊时要注意询问脾大的发病年龄和病程：急性白血病引起的脾大病程较短，而肝硬化引起脾大病程较长；另外肝硬化引起脾大以中老年人多见。

2. 鉴别检查　临床在进行体格检查脾的大小外，还要注意脾的质地、边缘和表面情况，有无压痛及摩擦感。

脾脏表面有囊性肿物者见于脾囊肿。脾脏压痛见于脾脓肿、脾梗死等。脾周围炎或脾梗死时，由于脾包膜有纤维素性渗出，并累及壁层腹膜，故脾脏触诊时有摩擦感且有明显压痛，听诊时也可闻及摩擦音。

第二十七节　腹　水

一、概述

各种原因引起的腹腔内积液过多称为腹水。腹腔内游离腹腔积液超过1000ml以上时，临床可查见移动性浊音。

二、腹水的常见病因（★★★）

参见症状体征腹水相应部分。

三、临床常见疾病表现（★★★）

1. 肝硬化　见脾大相应部分。

2. 肝癌　肝癌的特征：肝区疼痛，肝大，黄疸，肝硬化征象（脾大、腹水、静脉侧支循环建立），恶性肿瘤全身表现。

3. 门静脉高压症 见脾大相应部分。

4. 肿瘤 消瘦、恶病质、淋巴结肿大、腹部有肿块。

5. 卵巢癌 卵巢恶性肿瘤早期无症状，一旦发现常表现为腹胀、腹部肿块和腹水等。

6. 腹膜炎 腹膜炎按照病因不同表现亦不同，一般表现为腹痛，是腹膜炎最常见临床表现。恶心、呕吐、体温升高、脉搏减弱等感染中毒症状。腹部体征表现为腹部压痛、腹肌紧张和反跳痛，此三者为腹膜炎标志性体征。腹腔内积液过多时可有移动性浊音。腹腔穿刺可帮助诊断：结核性腹膜炎穿刺见草绿色透明腹水；胃、十二指肠穿孔穿刺见黄色、混浊、含胆汁、无臭味的液体，如果是饱食后穿刺还可见食物残渣；急重症胰腺炎穿刺液为血性、胰淀粉酶增高；阑尾炎穿刺液呈稀薄脓性略带臭味；绞窄性肠梗阻穿刺液呈血性、恶臭。

7. 肾病综合征 肾病综合征是以蛋白尿、低蛋白血症、水肿和高血脂为主要表现的疾病的总称。

8. 右心衰竭 体循环淤血为主要表现，右心衰竭体征表现为水肿、颈静脉征、肝大、心脏体征等，其中肝大可致心源性肝硬化，晚期表现为黄疸、肝功能受损和大量腹水。

四、思维程序

（一）问诊要点

1. 是否有水肿表现，水肿开始部位，程度及进展情况。

2. 有无发热、恶心、呕吐、腹泻、腹痛、咳嗽、心悸、月经紊乱等伴随症状。

3. 询问患者有无感染肝炎病史，有无长期服药或毒物接触史，是否有肿瘤疾病及妇科病史，有无手术或外伤史。

（二）鉴别诊断（★★★）

下列情况易误为腹水，应注意鉴别。

1. 肠梗阻 肠管内有大量液体潴留，可因患者体位的变动，出现移动性浊音，但常伴有肠梗阻的征象。

2. 巨大的卵巢囊肿 鉴别点如下：①卵巢囊肿所致浊音，于仰卧时常在腹中部，鼓音区则在腹部两侧，这是由于肠管被卵巢囊肿压挤至两侧腹部所致；②卵巢囊肿的浊音不呈移动性；③尺压试验也可鉴别，即当患者仰卧时，用一硬尺横置于腹壁上，检查者两手将尺下压，如为卵巢囊肿，则腹主动脉的搏动可经囊肿壁传到硬尺，使尺发生节奏性跳动；如为腹水，则搏动不能被传导，硬尺无此种跳动。

3. 漏出液和渗出液鉴别（表附4）（★★★）

表附4 渗出液和漏出液鉴别

鉴别要点	漏出液	渗出液
原因	非炎症所致	炎症、肿瘤、化学或物理性刺激
外观	淡黄、浆液性	不定、血性、脓性、乳糜性
透明度	透明	混浊
比重	<1.018	>1.018
凝固	不自凝	能自凝
黏蛋白定性	阴性	阳性
蛋白定量	<25g/L	>30g/L
葡萄糖定量	与血糖水平相近	低于血糖水平
细胞计数	$<100\times10^6/L$	$>500\times10^6/L$
细胞分类	淋巴细胞、间皮细胞为主	中性粒细胞、淋巴细胞为主
细菌学检测	阴性	可找到病原菌
积液/血清总蛋白	<0.5	>0.5
积液/血清 LDH 比值	<0.6	>0.6
LDH	<200U/L	>200U/L

第二十八节 腹部肿块

一、概述

腹部肿块是一种常见的腹部体征。可由很多病因引起，如炎症、肿瘤、寄生虫、梗阻、先天发育异常引起脏器肿大和脏器移位产生异常肿块等。

二、病因

1. 炎症性 病毒性肝炎、胆囊积液、阑尾脓肿、回盲部结核、盆腔结核、肾结核等。

2. 肿瘤性 肝癌、胆囊癌、胃癌、结肠癌、卵巢癌、子宫肌瘤、肾癌、卵巢囊肿、白血病浸润脾脏等。

3. 梗阻性 幽门梗阻、肝淤血、肠套叠、尿潴留、肾盂积水等。

4. 先天性 多囊肾、肝囊肿等。

5. 寄生虫性 肝包虫病、肠蛔虫症、晚期血吸虫病致脾大等。

6. 其他 脂肪肝、肝糖原贮积症、腹壁疝、腹壁纤维瘤、脂肪瘤、游走脾、游走肾等。

三、腹部肿块伴发症状临床意义（★★★）

1. 炎性肿块　常伴有低热，肿块部位有疼痛。

2. 良性肿块　病程长，肿块生长速度缓慢，不伴全身其他症状。

3. 恶性肿块　伴食欲缺乏、消瘦、贫血、肿块生长速度快。

4. 伴有黄疸　肝、胆、胰病变。如黄疸进行性加深，且扪及无压痛肿大的胆囊，常提示为胰头癌所致。慢性心力衰竭者，肝大伴压痛，多为肝淤血。胆囊肿大有发热，间歇性黄疸，右上腹疼痛并向右肩背部放射者，多见于胆结石。

5. 伴消化道出血　胃肠道病变。

6. 伴呕吐和腹部绞痛　胃肠道梗阻。

7. 伴有尿路症状　肾、膀胱病变。

8. 伴月经周期紊乱　卵巢、子宫病变。

四、临床检查注意事项及其临床意义

1. 全身检查　注意一般情况，营养状况，有无贫血、黄疸，其他部位有无相似的肿块，有无锁骨上窝、腋窝、直肠膀胱窝的淋巴结肿大和恶性肿瘤转移征象等。

2. 肿块位置

（1）判断肿块来自腹壁或腹腔内，做屈颈抬肩动作，肿块明显表明其位于腹壁上，如不清楚，则位于腹腔内。

（2）判断肿块来自腹腔内或腹膜后，做肘膝位进行检查，清楚+活动度增加+下垂感——腹腔内；不清楚+肿块位置深+固定+无下垂感——腹膜后，如胰腺等。

3. 肿块的大小、形态、质地、压痛、活动度、搏动、震颤和数目（★★★）

（1）良性肿瘤、脏器肿大或囊肿：边缘清楚、表面光滑、无压痛、质软、中等、可活动。

（2）恶性肿瘤：外形不规则，表面结节，质硬，位置固定。

（3）炎性肿块：边缘不清，压痛，腹肌紧张、发热、外周血白细胞计数增多。

（4）腹腔结核：多个结节，互相粘连。

（5）活动度：位于肝、脾、胆、肾、胃、横结肠、大网膜——随呼吸活动。位于小肠和肠系膜——随体位左右移动，活动度大。

（6）搏动：血管瘤、三尖瓣关闭不全至肝淤血肿大时，可扪及扩张性搏动。

第二十九节　停　经

一、概述及常见原因

停经可由多种因素引起，如妊娠、环境因素、垂体及卵巢性因素等。育龄期、有性生活史的健康妇女，平时月经周期规则，一旦月经过期，应考虑到妊娠。停经是妊娠最早的症状，但不是妊娠的特有症状。

二、思维程序

（一）问诊要点

问诊时要询问停经的发病年龄、可能的诱因，平素月经周期、经期、月经量、有无痛经等，末次月经日期、月经期长短、月经量，加重或缓解因素。

（二）鉴别问诊

1. 停经伴腹痛者，可见于流产、异位妊娠、葡萄胎等。

2. 停经伴阴道流血者，可见于流产、异位妊娠、无排卵性异常子宫出血、子宫内膜癌等。

3. 停经伴第二性征缺乏者，可见于特纳综合征、体质性青春发育延迟等。

第三十节　阴道流血

一、概述

妇女生殖道任何部位，包括宫体、宫颈、阴道和外阴均可发生出血。虽然绝大多数出血来自宫体，但不论其源自何处，除正常月经外，均称“阴道流血”。为最常见的主诉。

二、病因

1. 卵巢内分泌功能失调　可引起异常子宫出血。包括无排卵性功能失调性子宫出血和排卵性月经失调两类，以及月经间期卵泡破裂，雌激素水平短暂下降所致子宫出血。

2. 与妊娠有关的子宫出血　常见的有流产、异位妊娠、妊娠滋养细胞疾病、产后胎盘部分残留、胎盘息肉和子宫复旧不全等。

3. 生殖器炎症　如外阴溃疡、阴道炎、急性宫颈炎、宫颈息肉和子宫内膜炎等。

4. 生殖器肿瘤　子宫肌瘤是引起阴道流血的常见良性肿瘤，分泌雌激素的卵巢肿瘤也可引起阴道流血。其他几乎均为恶性肿瘤，包括外阴癌、阴道癌、宫颈癌、子宫内膜癌、子宫肉瘤、绒毛膜癌等。

5. 损伤、异物和外源性性激素 生殖道创伤如外阴、阴道骑跨伤、性交所致处女膜或阴道损伤，均可发生出血。放置宫内节育器常并发子宫出血；幼女玩弄别针等而放入阴道也可引起出血。雌激素或孕激素使用不当（包括含性激素保健品使用不当）可引起不规则子宫出血。

6. 与全身疾病有关的阴道流血 如血小板减少性紫癜、再生障碍性贫血、白血病、肝功能损害等，均可导致子宫出血。

三、临床常见表现

1. 经量增多。
2. 周期不规则的阴道流血。
3. 无任何周期可辨的长期持续阴道流血。
4. 停经后阴道流血。
5. 阴道流血伴白带增多。
6. 接触性出血。
7. 经间出血。
8. 经前或经后点滴出血。
9. 绝经多年后阴道流血。
10. 间歇性阴道排出血性液体。
11. 外伤后阴道流血。

四、思维程序

（一）问诊要点（★★）

1. 阴道流血发生的时间、持续天数、流血情况等。是否妊娠，如果是妊娠者询问妊娠期出血发生在妊娠第几周。

2. 出血发病年龄 青春期、育龄妇女、绝经期妇女，特别注意的是绝经期妇女出现阴道流血首先考虑是否为妇科肿瘤。

3. 出血情况与全身疾病的关系 某些血液系统疾病也可引起阴道流血，如白血病等。

4. 出血是否与某些药物服用有关。

（二）相关鉴别问诊

1. 阴道流血伴白带增多 一般应考虑晚期宫颈癌、子宫内膜癌或子宫黏膜下肌瘤伴感染。

2. 伴有下腹疼痛和不适 多为排卵期出血。

第三十一节 阴道分泌物异常

一、概述

女性阴道内常有少量分泌液，主要由阴道黏膜渗出物，以及宫颈管、子宫内膜、输卵管腺体分泌物等混合而成，俗称白带。正常白带呈蛋清样或白色糊状、无腥臭味，量少。白带形成与雌激素的作用有关，一般在月经前后2~3日，排卵期及妊娠期增多，青春期前及绝经后较少。

二、常见病因

出现阴道炎、宫颈炎或内生殖器组织癌变等情况时，白带量显著增多，可有性状改变或伴有臭味。

三、思维程序

（一）问诊要点

问诊要点：阴道分泌物异常可能的诱因，起病缓急，与月经的关系，阴道分泌物性状和量，有无异味，加重或缓解因素。

（二）鉴别问诊

临床上常根据异常白带的状况鉴别其病因。

1. 灰黄色或黄白色泡沫状稀薄分泌物 为滴虫阴道炎的特征，常见于经期前后、妊娠期或产后等阴道分泌物 pH 发生改变时明显增多，多伴外阴瘙痒。

2. 凝乳块或豆渣样分泌物 为外阴阴道假丝酵母菌病的特征，常呈白色膜状覆盖于阴道黏膜表面，多伴外阴奇痒或灼痛。

3. 灰白色匀质分泌物 为细菌性阴道病的特征。有鱼腥臭味，可伴有外阴瘙痒或灼痛。

4. 透明黏性分泌物 外观与正常白带相似，但量显著增加。可考虑宫颈病变、卵巢功能失调，偶见于宫颈高分化腺癌或阴道腺病等。

5. 脓性分泌物 色黄或黄绿，质稠伴臭味，为细菌感染所致。可见于急性阴道炎、宫颈炎等。

6. 血性分泌物 阴道分泌物中混有血液，呈淡红色，量多少不一，可由宫颈息肉、宫颈癌、子宫内膜癌、子宫黏膜下肌瘤或输卵管癌所致。

7. 水样分泌物 量多、持续、淡乳白色（又称泔水样），常伴有奇臭味。多见于宫颈管腺癌、晚期宫颈癌、阴道癌或子宫黏膜下肌瘤伴感染。间歇性排出清澈、黄红色液体，应考虑输卵管癌的可能。

第三十二节 腰 痛

一、概述

腰背痛是常见的临床症状之一。许多疾病可以引起腰背痛，其中局部病变占多数，可能与腰背部长期负重，其结构易于损伤有关。邻近器官病变波及或放射性腰背痛也极为常见。

二、常见病因及分类

（一）按病因分类

1. 外伤性

（1）急性损伤：腰椎骨折、脱位或腰肌软组织损伤。

（2）慢性损伤：慢性累积性损伤。

2. 炎症性　引起腰骶部疼痛的炎症性病变包括：

（1）感染性：见于结核菌、化脓菌或伤寒菌感染腰部及软组织。

（2）无菌性炎症：寒冷、潮湿、变态反应和重手法推拿引起的骨及软组织炎症。

3. 退行性　人体发育停止，20～25岁开始退行性变，出现纤维环及髓核组织退变，髓核突出和骨刺可压迫或刺激神经引起疼痛。

4. 先天性　最常见于腰骶部，是下腰痛的常见病因。常见的有隐性脊柱裂、腰椎骶化或骶椎腰化、漂浮棘突、发育性椎管狭窄和椎体畸形等。

5. 肿瘤性　疾患原发性或转移性肿瘤对胸腰椎及软组织的侵犯。

（二）按发病部位分类

1. 脊椎疾病　如脊椎骨折，椎间盘突出，增生性脊柱炎，感染性脊柱炎，脊椎肿瘤，先天性畸形等。

2. 脊柱旁软组织疾病　如腰肌劳损，腰肌纤维组织炎，风湿性多肌炎。

3. 脊神经根病变　如脊髓压迫症，急性脊髓炎，腰骶神经炎，颈椎炎。

4. 内脏疾病　呼吸系统疾病，如肺胸膜病变引起上背部疼痛；泌尿系统疾病如肾及输尿管结石、炎症；盆腔、直肠、前列腺及子宫附件炎症均可引起放射性腰背部疼痛。

三、临床表现及特点（★★）

1. 脊椎病变

（1）脊椎骨折：外伤史，活动障碍。

（2）椎间盘突出：青壮年多见，以腰$_4$～骶$_1$易发。主要表现：腰痛和坐骨神经痛。疼痛剧烈，咳嗽，喷嚏时加重，卧床休息缓解。下肢麻木，冷感或间歇跛行。

（3）增生性脊柱炎：又称退行性脊柱炎，50岁以上患者多见，晨起腰痛、酸胀、僵直，活动后好转，过多活动腰痛加重。疼痛以傍晚时明显。平卧缓解，敲打腰部有舒适感。

（4）结核性脊椎炎：感染性脊椎炎中最常见疾病，腰椎最易受累，其次为胸椎。疼痛局限，呈隐痛、钝痛或酸痛，夜间明显，活动后加剧，伴有低热、盗汗、乏力、食欲缺乏。晚期脊柱畸形，冷脓肿及脊髓压迫症状。

（5）化脓性脊柱炎：不多见，腰背痛剧烈，压痛、叩痛明显，伴畏寒高热。

（6）脊椎肿瘤：以转移性恶性肿瘤多见。表现为顽固性腰背痛，剧烈、持续，休息和药物均难缓解，放射性神经根痛。

2. 脊柱旁组织病变

（1）腰肌劳损：自觉腰骶酸痛、钝痛，休息缓解，劳累后加重。特别是弯腰工作时疼痛明显，而伸腰或叩击腰部时可缓解疼痛。

（2）腰肌纤维组织炎：腰背部弥漫性疼痛，以腰椎两旁肌肉及髂嵴上方为主，晨起加重，活动后好转，活动过多加重。轻叩腰部缓解。

3. 脊神经根病变

（1）脊髓压迫症：见于椎管内原发性或转移性肿瘤、硬脊膜外脓肿或椎间盘突出等。主要表现为神经根激惹征，颈背痛或腰痛，沿脊神经后根分布区放射，疼痛剧烈，呈烧灼样或绞榨样痛，脊柱活动、咳嗽、喷嚏时加重。定位性疼痛，感觉障碍。

（2）蛛网膜下腔出血：血液刺激脊膜和脊神经后根引起剧烈的腰背痛。

（3）腰骶神经根炎：下背部和腰骶部疼痛，僵直感，放射至臀部及下肢，压痛明显，节段性感觉障碍，下肢无力，肌萎缩，腱反射减退。

4. 内脏疾病引起的腰背痛

（1）泌尿系统疾病：肾炎、肾盂肾炎、泌尿道结石、结核、肿瘤、肾下垂和肾积水等。

特点：

1）肾炎：呈深部胀痛，位于腰肋三角区，轻微叩痛。

2）肾盂肾炎：腰痛、叩痛较明显。

3）肾脓肿：单侧腰痛，常伴有局部肌紧张和压痛。

4）肾结石：绞痛，叩痛剧烈。

5）肾肿瘤：钝痛或胀痛，有时呈绞痛。

（2）盆腔器官疾病：男性前列腺炎和前列腺癌常引起下腰骶部疼痛，伴有尿频、尿急，排尿困难；女性慢性附件炎、宫颈炎、子宫脱垂和盆腔炎引起腰骶部疼痛，伴下腹坠胀感和盆腔压痛。

5. 消化系统疾病

（1）胃、十二指肠溃疡：后壁穿孔累及脊柱周围组织，引起腰背肌肉痉挛出现疼痛。伴上腹部疼痛，可出现下胸上腰椎区域疼痛。

（2）急性胰腺炎：左侧腰背部放射痛；1/4的胰

腺癌有腰背痛，前倾坐位缓解，仰卧位加重。

(3) 溃疡性结肠炎和克罗恩病：消化道功能紊乱，伴下腰痛。

6. 呼吸系统疾病　胸膜炎、肺结核和肺癌：后胸部和侧胸肩胛部疼痛。伴呼吸系统症状及体征，深呼吸加重。

四、思维程序

（一）问诊要点

1. 起病时间　外伤或感染能准确指出疼痛时间；慢性累积性腰部损伤，仅能述说大概时间。

2. 起病缓急　腰背部外伤，脏器急性病变，如肾结石，胆道胰腺疾病起病急；腰椎结核，腰肌劳损起病慢。

3. 疼痛部位　腰背痛——脊椎及其软组织病变；颈胸背部——胸膜肺部病变；中腰背部——胃肠、胰腺及泌尿系统疾病；腰骶痛——前列腺、子宫、附件病变。

4. 疼痛的性质　锐痛——腰椎骨折和腰肌急性扭伤；跳痛——化脓性炎；胀痛——腰肌陈旧性损伤；腰部绞痛——肾结石。

5. 疼痛的程度　剧烈疼痛——急性外伤、炎症、泌尿系统结石、脊椎肿瘤压迫神经根等；隐痛——腰肌慢性劳损、肌纤维组织炎、盆腔脏器炎症。

6. 疼痛的诱因及缓解因素　劳累加重，休息缓解——腰肌劳损；湿冷加重——风湿性腰背痛；月经期加重——盆腔妇科疾病；咳嗽喷嚏加重——腰椎间盘突出。

7. 疼痛的演变过程　反复发作，无畸形——慢性腰肌劳损，腰肌纤维组织炎；疼痛进行性加重——椎间盘突出、脊椎结核和肿瘤。

8. 伴随症状。

9. 职业特点　搬运负重，弯腰工作及潮湿环境工作、从事某些体育项目，易产生腰背痛。

（二）鉴别问诊（★★★）

1. 伴脊柱畸形　外伤畸形——脊柱骨折，错位；自幼畸形——先天性脊柱疾病所致；缓慢起病——脊柱结核和强直性脊柱炎。

2. 伴有活动受限　见于脊柱外伤，强直性脊柱炎，腰背部软组织急性扭挫伤。

3. 伴发热　伴长期低热者见于脊柱结核，类风湿关节炎；伴高热者见于化脓性脊柱炎和椎旁脓肿。

4. 伴泌尿系统症状　伴尿频、尿急、排尿不尽，见于尿路感染、前列腺炎或前列腺肥大；伴血尿，见于肾或输尿管结石。

5. 消化系统症状　伴嗳气、反酸、上腹胀痛，见于胃、十二指肠溃疡或胰腺病变；腰痛伴腹泻或便秘见于溃疡性结肠炎或克罗恩病。

6. 伴月经异常、痛经、白带过多　见于宫颈炎、盆腔炎、卵巢及附件炎症或肿瘤。

第三十三节　关　节　痛

一、概述

关节痛是关节疾病最常见的症状。根据不同病因及病程，关节痛可分急性和慢性。急性关节痛以关节及其周围组织的炎性反应为主，慢性关节痛则以关节囊肥厚及骨质增生为主。

二、常见病因

引起关节疼痛的疾病种类繁多，病因复杂。关节痛可以是单纯的关节病变，也可能是全身疾病的局部表现。常见病因有如下几类。

1. 外伤

(1) 急性损伤：关节脱位或骨折，血管破裂出血，组织液渗出，关节肿胀疼痛。

(2) 慢性损伤：慢性机械损伤。关节长期负重、关节活动过度、关节扭伤处理不当或骨折愈合不良。

2. 细菌感染　细菌侵入关节；败血症；关节邻近骨髓炎、软组织炎症、脓肿蔓延至关节内；关节穿刺时消毒不严。

3. 变态反应和自身免疫　类风湿关节炎，细菌性痢疾，过敏性紫癜和结核菌感染后反应性关节炎。类风湿关节炎，系统性红斑狼疮。

4. 退行性关节病　又称增生性关节炎或肥大性关节炎。分原发和继发两种，原发性多见于肥胖老人。继发性多有创伤，感染或先天畸形等基础病变，与吸烟、肥胖和重体力劳动有关。

5. 代谢性骨病　骨质软化性骨关节病、骨质疏松性关节病、代谢障碍性骨关节炎、痛风、糖尿病性骨病、皮质醇增多症性骨病、甲状腺或甲状旁腺疾病引起的骨关节病等。

6. 骨关节肿瘤　骨样骨瘤，骨软骨瘤，骨巨细胞瘤和骨纤维异常增殖症。恶性骨肿瘤如骨肉瘤，软骨肉瘤，骨纤维肉瘤，滑膜肉瘤和转移性骨肿瘤。

三、临床常见表现（★★★）

1. 外伤性关节痛　急性外伤性关节痛：受损关节疼痛、肿胀和功能障碍。慢性外伤性关节痛：外伤史，反复出现，常于过度活动和负重及气候寒冷等刺激时诱发，药物可缓解。

2. 化脓性关节炎 起病急，全身中毒症状重，畏寒、寒战和高热，体温高达39℃以上。病变关节红、肿、热、痛。位置较深的肩关节和髋关节则红肿不明显。病变关节持续疼痛，功能障碍，被动活动引起剧烈疼痛，患者不愿活动患肢。

3. 结核性关节炎 儿童和青壮年多见。负重大、活动多、肌肉不发达的关节易于患结核，脊柱最常见，其次为髋关节和膝关节。

早期症状体征不明显。活动期常有疲劳低热、盗汗及食欲下降。病变关节肿胀疼痛，程度较化脓性关节炎轻。活动后加重。晚期关节畸形和功能障碍。如有窦道，干酪样物质流出。

4. 风湿性关节炎 起病急。链球菌感染，以膝、踝、肩和髋关节多见。病变关节出现红、肿、热、痛，呈游走性，1~6周内自然消肿，关节不僵直和无畸形改变。

5. 类风湿关节炎 以手中指指间关节首发疼痛。继而其他指间关节和腕关节的肿胀疼痛，可累及踝、膝和髋关节，与对称性。关节活动受限，晨僵。全身发热。晚期病变关节畸形。

6. 退行性关节炎 步行、久站和天气变化时病变关节疼痛，休息后缓解。掌指及指间关节受累手指僵硬肿胀，活动不便。膝关节病变有关节腔积液，皮温升高，压痛。晚期病变关节疼痛加重，有摩擦感、响声。关节畸形，跛行。

7. 痛风 饮酒、劳累或高嘌呤饮食后急起关节剧痛，局部皮肤红肿灼热，夜间痛醒。以第1跖趾关节多见，呈自限性，常复发。晚期可出现关节畸形，皮肤破溃，白色乳酪状分泌物流出。

四、思维程序

（一）问诊要点

1. 关节疼痛 出现的时间反复发作的慢性关节疼痛，疼痛不剧烈，而以其他器官受累症状为主，如系统性红斑狼疮，代谢性骨病等常难以陈述确切的起病时间。外伤性、化脓性关节炎常可问出起病的具体时间。

2. 关节疼痛的诱因 风湿性关节炎常因气候变冷，潮湿而发病；痛风常在饮酒或高嘌呤饮食后诱发；增生性关节炎常在关节过度负重，活动过多时诱发疼痛。

3. 疼痛部位

（1）化脓性关节炎多为大关节和单关节发病。

（2）结核性关节炎多见于髋关节和脊椎。

（3）指趾关节痛多见于类风湿性关节炎。

（4）增生性关节炎常以膝关节多见。

（5）拇趾和第一跖趾关节红肿热痛多为痛风。

4. 疼痛出现的缓急程度及性质 急性外伤、化脓性关节炎及痛风起病急剧，疼痛剧烈，呈烧灼切割样疼痛或跳痛；骨折和韧带拉挫伤则呈锐痛；骨关节肿瘤呈钝痛；系统性红斑狼疮、类风湿关节炎、增生性骨关节病等起病缓慢，疼痛程度较轻，呈酸痛、胀痛。

5. 加重与缓解因素 化脓性关节炎局部冷敷可缓解疼痛；痛风多因饮酒而加重，解热镇痛药效果不佳而秋水仙碱效果显著；关节肌肉劳损休息时疼痛减轻，活动则疼痛加重；增生性关节炎夜间卧床休息时，静脉回流不畅骨内压力增高，疼痛加重，起床活动后静脉回流改善，疼痛缓解，但活动过多疼痛又会加重。

6. 伴随症状 包括局部症状如红肿灼热，功能障碍和肌肉萎缩，并询问有何全身症状，以便明确关节痛是否因全身疾病引起。

7. 职业及居住环境 长期负重的职业易患关节病，如搬运工、翻砂工、体操、举重、摔跤运动员等。工作和居住在潮湿寒冷环境中的人员，关节病的患病率明显升高。

8. 慢性病史及用药史 注意询问有无慢性病，特别是引起关节痛的疾病，并了解用药情况，如是否长期服用镇痛药和糖皮质激素等。

（二）鉴别问诊（★★★）

1. 关节痛伴高热畏寒，局部红肿灼热，见于化脓性关节炎。

2. 关节痛伴低热、乏力、盗汗、消瘦、食欲缺乏，见于结核性关节炎。

3. 全身小关节对称性疼痛，伴有晨僵和关节畸形，见于类风湿关节炎。

4. 关节疼痛呈游走性，伴有心肌炎、舞蹈病，见于风湿热。

5. 关节痛伴有血尿酸升高，同时有局部红肿灼热，见于痛风。

6. 关节痛伴有皮肤红斑，光过敏，低热和多器官损害，见于系统性红斑狼疮。

7. 关节痛伴有皮肤紫癜，腹痛、腹泻，见于关节受累型过敏性紫癜。

第三十四节 血 尿

一、概述

血尿包括镜下血尿和肉眼血尿，前者是指尿色正常，须经显微镜检查方能确定，通常每高倍视野有红细胞3个以上。后者是指尿呈洗肉水色或血色，肉眼即可见的血尿。

二、常见病因

1. 泌尿系统疾病　肾小球疾病，如急、慢性肾小球肾炎、IgA肾病、遗传性肾炎和薄基底膜肾病；各种间质性肾炎、尿路感染、泌尿系统结石、结核、肿瘤、多囊肾、血管异常，尿路憩室、息肉和先天性畸形等。

2. 全身性疾病　①感染性疾病：败血症、肾综合征出血热、猩红热、钩端螺旋体病和丝虫病等。②血液病：白血病、再生障碍性贫血、血小板减少性紫癜、过敏性紫癜和血友病。③自身免疫病：系统性红斑狼疮、结节性多动脉炎、皮肌炎、类风湿关节炎、系统性硬化症等引起肾损害时。④心血管疾病：亚急性感染性心内膜炎、急进性高血压、慢性心力衰竭、肾动脉栓塞和肾静脉血栓形成等。

3. 尿路邻近器官疾病　急、慢性前列腺炎，精囊炎，急性盆腔炎或脓肿，宫颈癌，输卵管炎，阴道炎，急性阑尾炎，直肠和结肠癌等。

4. 化学物品或药品对尿路的损害　如磺胺药，汞、铅、镉等重金属对肾小管的损害；环磷酰胺引起的出血性膀胱炎；抗凝剂，如肝素过量也可出现血尿。

5. 功能性血尿　运动性血尿。

三、临床常见表现

1. 尿颜色改变

（1）淡红色（洗肉水样）：尿含血量>1ml/L。出血严重时尿呈血液状。

（2）暗红色血尿：肾脏出血。

（3）鲜红色血尿，伴血凝块：膀胱或前列腺出血。

（4）尿呈红色，但不是血尿的情况

1）血红蛋白尿：尿暗红色或酱油色，不混浊，无沉淀，镜检无红细胞。

2）卟啉尿：棕红色或葡萄酒色，不混浊，镜检无红细胞。

3）服用某些药物（大黄、利福平）：尿红色，镜检无红细胞。

2. 分段尿异常　起始段血尿提示病变在尿道；终末段血尿提示出血部位在膀胱颈部，三角区或后尿道的前列腺和精囊腺；三段尿均呈红色即全程血尿，提示血尿来自肾脏或输尿管。

3. 镜下血尿　镜下血尿提示肾性或肾后性血尿。肾小球肾炎：镜下红细胞大小不一，形态多样。肾盂肾盏、输尿管、膀胱和前列腺病变：镜下红细胞形态单一，与外周血近似，为均一型血尿。

4. 症状性血尿　如伴有肾区钝痛或绞痛提示病变在肾脏。膀胱和尿道病变则常有尿频尿急和排尿困难。

5. 无症状性血尿　只有血尿表现，无其他身体表现，见于疾病早期，如肾结核、肾癌或膀胱癌早期。

四、思维程序

（一）问诊要点

1. 尿的颜色，如为红色应进一步了解是否进食引起红色尿的药品或食物，是否为女性的月经期间，以排除假性血尿。

2. 血尿出现在尿程的哪一段，是否为全程血尿，有无血块。

3. 是否伴有全身或泌尿系统症状。

4. 有无腰腹部新近外伤和泌尿道器械检查史。

5. 过去是否有高血压和肾炎史。

6. 家族中有无耳聋和肾炎史。

（二）鉴别问诊（★★★）

1. 血尿伴肾绞痛　肾或输尿管结石。

2. 血尿伴尿流中断　膀胱和尿道结石。

3. 血尿伴尿流细和排尿困难　前列腺炎、前列腺癌。

4. 血尿伴尿频、尿急、尿痛　膀胱炎和尿道炎，同时伴有腰痛，高热畏寒常为肾盂肾炎。

5. 血尿伴有水肿、高血压、蛋白尿　肾小球肾炎。

6. 血尿伴肾肿块，单侧见于肿瘤，肾积水和肾囊肿；双侧肿大见于先天性多囊肾，触及移动性肾脏见于肾下垂或游走肾。

7. 血尿伴有皮肤黏膜及其他部位出血　血液病和某些感染性疾病。

8. 血尿合并乳糜尿　丝虫病，慢性肾盂肾炎。

第三十五节　尿频、尿急、尿痛

一、概述

尿频、尿急和尿痛合称为尿路刺激征。见于尿路感染、尿道综合征、输尿管结石等。

二、常见病因

1. 尿路感染　常有白细胞尿，尿中可以找到致病微生物。

2. 尿道综合征　排除了器质性疾病所致的尿路刺激征，可考虑找到此病。

3. 输尿管结石。

4. 膀胱肿瘤　血尿常较突出。

5. 间质性膀胱炎。

6. 出血性膀胱炎　常见于使用环磷酰胺的患者。

三、病史采集

1. 现病史

（1）针对尿路刺激征的问诊：①排尿的频率、每次的尿量，有无排尿困难。有无尿不尽感。②有无诱因。③尿的颜色。④是否伴发热、盗汗，有无水肿、多尿，有无结缔组织病表现。

（2）诊疗经过问诊：①是否曾到医院就诊，做过哪些检查。②治疗及病情变化。

（3）一般情况问诊：饮食、睡眠、大便和体重变化。

2. 相关的既往及其他病史的问诊

（1）既往有无肾炎、结核病、尿路结石、肿瘤、精神心理疾病，是否接受过环磷酰胺治疗等病史，手术外伤史。

（2）职业毒物接触史、性病及冶游史。

（3）婚育史，有无流产史及妇科疾病病史。

第三十六节　无尿、少尿与多尿

一、少尿与无尿

（一）概述

正常成人24小时尿量为1000～2000ml。如24小时尿量少于400ml，或每小时尿量少于17ml称为少尿；如24小时尿量少于100ml，12小时完全无尿称为无尿。

（二）病因

肾前性少尿/无尿的病因如下。

（1）有效循环血量不足：外伤出血、手术出血、呕吐、腹泻、利尿药、尿崩症、烧伤、高温、低白蛋白血症、挤压综合征、急性心肌梗死、肺动脉高压、败血症、休克、去甲肾上腺素、高钙血症、在肾血流量不足的背景下使用ACEI或ARB、非甾体消炎药、COX-2抑制剂等。

（2）肾性少尿/无尿：血栓、栓塞、受压、急进型肾小球肾炎、重症狼疮肾炎、妊高征、对比剂肾损害、恶性高血压、急性肾小管坏死等。

（3）肾后性少尿/无尿：结石、血块堵塞、肿瘤、瘢痕、前列腺病变等。

（三）病史采集

1. 现病史

（1）针对少尿/无尿的问诊：①有无诱因，排尿的频度，是否有排尿困难，尿量；②尿的颜色；③是否伴有发热、盗汗，有无水肿，是否口渴，有无结缔组织病表现。

（2）诊疗经过问诊：①是否曾到医院就诊，做过哪些检查；②治疗及病情变化。

（3）一般情况问诊：饮食、睡眠、大便和体重变化。

2. 相关的既往及其他病史的问诊

（1）既往有无心脏病、结核病、高血压、溃疡病、肾炎、尿路结石、肿瘤病史是否接受收缩血管药物、ACEI、NSAID治疗、手术外伤史。

（2）职业毒物接触史。

（3）婚育史，有无流产及妇科疾病。

二、多尿

（一）概述

24小时尿量超过2500ml称为多尿。大于4000ml称为尿崩。

（二）常见病因

1. 溶质利尿

（1）电解质利尿：静脉注射盐水、呋塞米。

（2）非电解质利尿：糖尿病、甘露醇、对比剂、蛋白负荷增加。

（3）混合型溶剂利尿。

2. 水利尿

（1）肾性尿崩症：精氨酸加压素V_2受体异常、水通道异常、碳酸锂、两性霉素B、低钾血症、高钙血症、干燥综合征、多囊肾、尿路梗阻解除后、急性肾小管坏死恢复期。

（2）中枢性尿崩症：下丘脑视上核和室旁核特发性分泌抗利尿激素（ADH）障碍，中枢神经系统的肿瘤、炎症，血管瘤，朗格汉斯细胞增多症，外伤，手术后损伤等。

（3）妊娠期尿崩症：胎盘产生加压素酶，分解了血中的ADH。

（4）饮水过多：精神性多饮、口渴中枢病变、高肾素血症。

3. 混合利尿。

（三）病史采集

1. 现病史

（1）针对多尿的问诊：①有无诱因，排尿的频度、尿量，饮水量，夜尿量与日尿量的差别，每日尿量的波动情况；②尿的颜色；③是否口渴，喜喝凉水，喜食流食，有无头痛、心悸等脱水表现；④有无复视、视野缺损、视物模糊，有无听力障碍，有无泌乳、停经。

(2) 诊疗经过问诊：①是否曾到医院就诊，做过哪些检查；②治疗及病情变化。

(3) 一般情况问诊：饮食、睡眠、大便和体重变化。

2. 相关的既往及其他病史的问诊

(1) 既往有无肾脏病、结核病、尿路结石、肿瘤、中枢神经系统疾病及精神疾病病史，是否接受利尿药、对比剂、碳酸锂、两性霉素 B 等药物，手术外伤史。

(2) 职业毒物接触史。

(3) 婚育史，是否正在妊娠，月经是否规律，有无流产史及妇科疾病。

(4) 有无遗传病史。

(四) 辅助检查

1. 血、尿常规，血、尿渗透压。

2. 血生化检查，包括肝肾功能和血糖、血白蛋白、血脂及心肌酶、电解质。

3. 尿路 B 超。

4. 颅脑及垂体的 CT、MRI。

第三十七节 消　瘦

一、概述

当体重低于标准体重达到 10%以上时为消瘦。消瘦见于各种疾病，几乎所有的疾病晚期都有消瘦。当疾病或某种因素引起的病态消瘦时，患者通常都是面容憔悴，皮肤松弛干粗、缺乏弹性、皮下脂肪少，四肢肌肉也松软萎缩，消瘦严重时骨骼棱角显露呈皮包骨。

二、病因及发病机制和临床特点

1. 内分泌及代谢性疾病

(1) 甲状腺功能亢进症：全身组织耗氧增加，代谢亢进、产热增多，蛋白质、脂肪和碳水化合物分解加速，可有吸收不良，腹泻。90% 的患者有体重减轻。

(2) 糖尿病：糖尿病患者有 50%有糖尿病。1 型糖尿病都有消瘦。2 型糖尿病一旦消瘦往往病程久且已伴有慢性并发症。

(3) 腺垂体功能减退：病因包括垂体和下丘脑的肿瘤、炎症、外伤等。腺垂体功能减退时乏力、消瘦、食欲减退明显。

(4) 原发性慢性肾上腺功能减退症：主要病因为肾上腺结核及自身免疫性肾上腺炎。因肾上腺皮质激素分泌不足，食欲缺乏、消化不良、体重减轻。

(5) 嗜铬细胞瘤：耗氧增加，代谢亢进、产热增多，脂肪分解加速。

2. 消化与吸收障碍

(1) 口腔、咽部及食管疾病：反复口腔溃疡、舌炎、齿槽脓肿及下颌骨骨髓炎、咽喉部肿瘤、食管炎、食管癌。

(2) 胃及肠道疾病：慢性胃炎、胃和十二指肠消化性溃疡、幽门梗阻、促胃液素瘤、胃癌、肠结核、结核性腹膜炎、粘连性肠梗阻、溃疡性结肠炎、克罗恩病、结肠癌、慢性腹泻等。

(3) 肝脏、胆道及胰腺疾病：病毒性肝炎、肝硬化、肝癌、慢性胰腺炎、胰腺癌、胆囊炎、胆结石等。

3. 慢性消耗性疾病　结核病、艾滋病、血液病。

4. 自身免疫病　贝赫切特病、韦格纳肉芽肿、结节性动脉炎等。

5. 药物性消瘦　甲状腺素、苯丙胺、泻药。

6. 神经性厌食。

三、诊断思路

1. 消瘦病史采集　消瘦起始的时间、病程、体重减轻程度。

2. 消瘦的相关病史、体格检查及相关辅助检查

(1) 伴食欲亢进、乏力者，有心慌、怕热、多汗、便多或口渴、多尿、多饮时，见于甲状腺功能亢进或糖尿病，甲状腺功能监测及血糖测定可确定诊断。

(2) 伴食欲减退、乏力、性功能低减、怕冷、便秘等为腺垂体功能减退，需要相关的功能检查。

(3) 伴食欲减退、乏力、明显皮肤色素沉着见于原发性慢性肾上腺功能减退症。

(4) 伴食欲缺乏、消化不良、进食困难。恶心、呕吐、上腹部痛、上消化道出血、腹泻、便血、肠梗阻等见于消化系统慢性胃肠疾病、慢性肝脏疾病、慢性胰腺疾病。

(5) 伴发热、咳嗽、咯血、贫血、出血、黄疸等见于慢性消耗性疾病；发热、皮疹、关节痛、干燥综合征多见于自身免疫病。

3. 引起消瘦的可能原因　近期过度劳累、近期精神心理原因或疾病摄食减少、服用减肥药物、正在使用的药物有严重的胃肠反应影响进食或腹泻等。

4. 治疗的经过　对消瘦的原因做过哪些检查，对激素测定、功能试验、特殊检查及 CT、MRI 等有哪些阳性或阴性发现，曾采用的治疗方法，治疗效果，是否继续治疗中。

5. 相关病史问诊　既往相关病史有无复发或失

控制，既往的传染病史、药物史及药物或食物过敏史、手术和外伤史。

第三十八节 头 痛

一、概述

头痛是指额、顶、颞及枕部的疼痛。可见于多种疾病，大多无特异性。

二、常见病因

（一）颅脑病变

1. 感染 如脑膜炎、脑膜脑炎、脑炎、脑脓肿等。

2. 血管病变 如蛛网膜下腔出血、脑出血、脑血栓形成、脑栓塞、高血压脑病、脑供血不足，脑血管畸形、风湿性脑脉管炎和血栓闭塞性脑脉管炎等。

3. 占位性病变 如脑肿瘤、颅内转移瘤、颅内囊虫病或包虫病等。

4. 颅脑外伤 如脑震荡、脑挫伤、硬脑膜下血肿、颅内血肿、脑外伤后遗症。

5. 其他 如偏头痛、丛集性头痛、头痛型癫痫、腰椎穿刺后及腰椎麻醉后头痛。

（二）颅外病变

1. 颅骨疾病 如颅底凹入症、颅骨肿瘤。

2. 颈部疾病 颈椎病及其他颈部疾病。

3. 神经痛 如三叉神经、舌咽神经及枕神经痛。

4. 其他 如眼、耳、鼻和齿疾病所致的头痛。

（三）全身性疾病

1. 急性感染 如流感、伤寒、肺炎等发热性疾病。

2. 心血管疾病 如高血压、心力衰竭。

3. 中毒 如铅、酒精、一氧化碳、有机磷、药物（如颠茄、水杨酸类）等中毒。

4. 其他 尿毒症、低血糖、贫血、肺性脑病、系统性红斑狼疮、月经及绝经期头痛、中暑等。

（四）神经症

如神经衰弱及癔症性头痛。

三、临床表现

1. 头痛可局限于某一侧、枕部或全头部。

2. 颞侧或双颞侧、全头部的搏动性头痛，持续数小时或1天。头痛时伴恶心、呕吐，甚至腹泻，面色苍白等自主神经症状。且有畏光和/或畏声。睡眠后减轻。反复发作。此为血管性头痛。

四、思维程序

（一）问诊要点

1. 起病时间、病程急缓、部位与范围、性质、程度、频度（间歇性、持续性）、激发或缓解因素。

2. 有无失眠、焦虑、剧烈呕吐（是否喷射性）、头晕、眩晕、晕厥、出汗、抽搐、视力障碍、感觉或运动异常、精神异常、意识障碍等相关症状。

3. 有无感染、高血压、动脉硬化、颅脑外伤、肿瘤、精神病、癫痫病、神经症及眼、耳、鼻、齿等部位疾病史。

4. 职业特点、毒物接触史。

5. 治疗经过及效果等。

（二）鉴别问诊（★★★）

1. 头痛伴剧烈呕吐——颅内压增高，头痛在呕吐后减轻者见于偏头痛。

2. 头痛伴眩晕——小脑肿瘤、椎-基底动脉供血不足。

3. 头痛伴发热——感染性疾病，包括颅内或全身性感染。

4. 慢性进行性头痛出现精神症状——颅内肿瘤。

5. 慢性头痛突然加剧并有意识障碍——脑疝。

6. 头痛伴视力障碍——青光眼或脑肿瘤。

7. 头痛伴脑膜刺激征——脑膜炎或蛛网膜下腔出血。

8. 头痛伴癫痫发作——脑血管畸形、脑内寄生虫病或脑肿瘤。

9. 头痛伴神经功能紊乱症状——神经功能性头痛。

第三十九节 眩 晕

一、概述

是人的空间定向感觉障碍出现的一种运动性幻觉。感到外界环境或自身在旋转移动或摇晃，会有起伏波动感、不稳感、摇摆感、头重脚轻感等，一般无意识障碍。常伴有恶心、呕吐、眼球震颤等症状。

二、病因

1. 中枢性眩晕

（1）血管源性：椎体动脉系统TIA、椎基底动脉供血不足、锁骨下动脉盗血综合征、脑干梗死、脑干出血、小脑梗死或小脑出血。

（2）肿瘤性：小脑肿瘤、脑干肿瘤、脑桥小脑角肿瘤、第四脑室底部肿瘤。

（3）炎症性：小脑炎症或脓肿、脑干脑炎、脑干各种感染和脓肿。

（4）药物和毒物中毒：氨基糖苷类、万古霉素等；顺铂、长春新碱等；奎宁、卡马西平、利多卡因等。

（5）其他：多发性硬化。

2. 周围性眩晕

（1）不伴听力障碍：良性位置性眩晕、家族性前庭病。变压性眩晕、前庭神经元炎。

（2）伴听力障碍：梅尼埃病、迷路炎、贝赫切特病等。

三、临床特点

前庭周围性眩晕与前庭中枢性眩晕的临床区别见表附5。

表附5 前庭周围性眩晕与前庭中枢性眩晕的临床区别

项　目	前庭周围性眩晕	前庭中枢性眩晕
眩晕性质	多为旋转性，或多为上下、左右摇晃的运动幻觉	旋转性或为固定物体向一侧运动的感觉
持续时间	较短，数小时至数天	较长，可数月以上
眼球震颤与眩晕程度	一致	可不一致
倾倒	常倒向眼震之慢相侧，与头位有一定的关系	倾倒方向不定，与头位无一定的关系
听觉障碍	常有	不明显
迷走神经兴奋反应	常有、明显	不明显
前庭功能测验	无反应或减弱	正常

四、诊断方法和步骤

1. 病史　应详细了解眩晕的性质、程度、时间、诱发因素、伴随症状及可能引起眩晕的相关病史及询问包括神经科、内科、耳鼻喉科的有关疾病。

2. 体格检查

（1）神经系统方面：特别注意有无自发性眼球震颤、共济失调、听力障碍及颅内压增高征。

（2）内科方面：检查血压、心脏。

（3）耳科方面：检查外耳道、鼓膜、耳膜，有无表皮样瘤性中耳炎及耳硬化症。

（4）听力学检查：应用音叉试验了解听力障碍的性质、程度。必要时做电测听检查。

（5）位置试验。

（6）前庭功能检查：变温试验、位置试验、旋转试验、视动性眼震试验、眼震电图、TCD检查、头颅CT、MRI。

五、思维程序

1. 根据有无伴视物旋转或自身晃动确定是眩晕还是头昏、头晕、晕厥。

2. 定位诊断　眩晕根据有无听力损害、有无神经系统体征及其他特点确定是中枢性还是周围性。

3. 定性诊断　若为中枢性眩晕，应根据影像、电生理、脑脊液进一步确定中枢性病因。若为周围性眩晕应根据听力、前庭功能检查、内耳影像、血清生化进一步确定周围性病因，区分器质性还是功能性眩晕。

4. 如何处理　经全面认真的检查分析作出诊断后，应积极地治疗，给予药物控制或减轻症状，减少发作；加强功能练习，促进前庭功能恢复与代偿；必要时行外科手术治疗。

六、处理

1. 眩晕发作期处理

（1）一般处理：注意防止摔倒、跌伤；安静休息、选择最适体位、避声、光刺激；低盐、低脂饮食；低流量吸氧；适量控制水和盐的摄入，以减免内尔迷路和前庭核的水肿。

（2）对症药物治疗：镇静、抗晕剂，如苯二氮䓬类、氟桂利嗪；改善血液循环药，如氟桂利嗪；抗胆碱能制剂，如莨菪碱；脱水利尿药，如呋塞米；营养代谢药，如ATP；止吐药，如多潘立酮、甲氧氯普胺。

（3）注意防治并发症（脱水、低血糖和心动过缓）。

2. 眩晕发作间歇期的处理

（1）寻找病因、处理病因：病因明确者，进行相应处理，如抗感染、手法复位治疗、手术治疗、药物治疗（镇晕药、活血化瘀药、神经保护剂）。

（2）康复治疗：理疗、体疗、重点加强平衡功能的锻炼。

（3）预防发作：减免诱因、增强体质、药物预防（如氟桂利嗪等）。

第四十节 晕 厥

一、概述

晕厥亦称昏厥，是由于一时性广泛性脑供血不足所致的短暂意识丧失状态，发作时患者因肌张力消失不能保持正常姿势而倒地。一般为突然发作，迅速恢复，很少有后遗症。

二、常见病因、分类及临床特点

（一）常见病因

1. 血管舒缩障碍　见于单纯性晕厥、直立性低血压、颈动脉窦综合征、排尿性晕厥、咳嗽性晕厥及疼痛性晕厥等。

2. 心源性晕厥　见于严重心律失常、心脏排血受阻及心肌缺血性疾病等，最严重的为阿斯综合征。

（二）分类及临床特点

1. 神经介导性晕厥　无心脏病；有晕厥病史；不愉快的视觉、听觉、气味刺激后，疼痛之后；长时间站立或处于闷热、拥挤环境中；伴有恶心、呕吐；在进餐过程中或进餐后；发生于头部旋转，颈动脉窦压迫；劳力后。

2. 直立性低血压晕厥　体位变换为直立时；与有低血压作用药物的使用和剂量改变有密切关系；长时间站立，尤其在高温、拥挤环境下；存在自主神经病变或震颤性麻痹；劳力后。

3. 心源性晕厥　存在明确的器质性心脏病；劳力中或仰卧时；之前有心悸或伴有胸痛；心脏猝死或离子通道病的家族史；异常心电图。

4. 脑血管盗血综合征　在上肢锻炼时出现，双上肢的血压和脉搏不同。

三、思维程序

（一）问诊要点

1. 晕厥发生年龄、性别。

2. 晕厥发作的诱因、发作与体位的关系、与咳嗽及排尿的关系、与用药的关系。

3. 晕厥发生速度，发作持续时间，发作时面色、血压及脉搏情况。

4. 晕厥的伴随症状。

5. 有无心、脑血管病史。

6. 既往有无相同发作史及家族史。

（二）鉴别问诊（★★★）

1. 伴有明显的自主神经功能障碍（如面色苍白、出冷汗、恶心、乏力等）者，多见于血管抑制性晕厥或低血糖性晕厥。

2. 伴有面色苍白、发绀、呼吸困难者，见于急性左心衰竭。

3. 伴有心率和心律明显改变者，见于心源性晕厥。

4. 伴有抽搐者，见于中枢神经系统疾病、心源性晕厥。

5. 伴有头痛、呕吐、视听障碍者提示中枢神经系统疾病。

6. 伴有发热、水肿、杵状指者提示心、肺疾病。

7. 伴有呼吸深而快、手足麻木、抽搐者见于通气过度综合征、癔症等。

第四十一节 痫性发作与惊厥

一、概述

当肌群收缩表现为强直性和阵挛性时，称为惊厥。惊厥表现的抽搐一般为全身性、对称性、伴有或不伴有意识丧失。癫痫大发作与惊厥的概念相同，而癫痫小发作则不应称为惊厥。

二、常见病因

病因可分为特发性与症状性。

1. 特发性　常由于先天性脑部不稳定状态所致。

2. 症状性

（1）脑部疾病

1）感染：如脑炎、脑膜炎、脑脓肿、脑结核瘤、脑灰质炎等。

2）外伤：如产伤、颅脑外伤等。

3）肿瘤：包括原发性肿瘤、脑转移瘤。

4）血管疾病：如脑出血、蛛网膜下腔出血、高血压脑病、脑栓塞、脑血栓形成、脑缺氧等。

5）寄生虫病：如脑型疟疾、脑血吸虫病、脑包虫病、脑囊虫病等。

6）其他：①先天性脑发育障碍；②原因未明的

大脑变性，如结节性硬化、播散性硬化、核黄疸等。

（2）全身性疾病

1）感染：如急性胃肠炎、中毒型菌痢、链球菌败血症、中耳炎、百日咳、狂犬病、破伤风等。

2）中毒：①内源性，如尿毒症、肝性脑病；②外源性，如酒精、苯、铅、砷、汞、氯喹、阿托品、樟脑、白果、有机磷等中毒。

3）心血管疾病：高血压脑病或 Adams-Stokes 综合征等。

4）代谢障碍：如低血糖、低钙及低镁血症、急性间歇性血卟啉病、子痫、B 族维生素缺乏等。

5）风湿病：如系统性红斑狼疮、脑血管炎等。

6）其他：如突然撤停安眠药、抗癫痫药，还可见于热射病、溺水、窒息、触电等。

7）高热。

3. 神经症　如癔症性抽搐。

三、临床表现（★★★）

按表现形式分为全身性和局部性。

1. 全身性抽搐　以全身骨骼肌痉挛为主要表现。

（1）癫痫大发作：最典型，表现为患者突然意识丧失，全身强直、呼吸暂停，继而四肢抽搐，呼吸不规则，尿便失控、发绀，发作约半分钟自行停止，可反复发作或呈持续状态。瞳孔散大，对光反射消失、病理反射阳性等。发作停止后不久意识恢复。

（2）破伤风：持续性强直性痉挛，伴肌肉剧烈疼痛。

2. 局限性抽搐　以身体局部连续性肌肉收缩为主要表现，多见于口角、眼睑、手足等。

四、思维程序

（一）问诊要点

1. 抽搐与惊厥发生年龄、病程。发作的诱因、持续时间、是否孕妇。部位是全身性还是局限性、性质呈持续强直性还是间歇阵挛性。

2. 发作时意识状态，有无大小便失禁、舌咬伤、肌痛等。

3. 有无脑部疾病、全身性疾病、分离（转换）性障碍、毒物接触、外伤等病史及相关症状。

4. 病儿应询问分娩史、生长发育异常史。

（二）鉴别问诊（★★）

1. 伴发热，多见于小儿的急性感染，也可见于胃肠功能紊乱、重度失水等。但须注意，惊厥也可引起发热。

2. 伴血压增高，可见于高血压、肾炎、子痫、铅中毒等。

3. 伴脑膜刺激征，可见于脑膜炎、脑膜脑炎、假性脑膜炎、蛛网膜下腔出血等。

4. 伴瞳孔扩大与舌咬伤，可见于癫痫大发作。

5. 伴剧烈头痛，可见于高血压、急性感染、蛛网膜下腔出血、颅脑外伤、颅内占位性病变等。

6. 伴意识丧失，见于癫痫大发作、重症颅脑疾病等。

第四十二节　意识障碍

一、概述

意识障碍是指人对周围环境及自身状态的识别和觉察能力出现障碍。可表现为嗜睡、意识模糊和昏睡，严重的意识障碍为昏迷。

二、常见病因（★★★）

1. 重症急性感染　如败血症、肺炎、中毒型菌痢、伤寒、斑疹伤寒、恙虫病和颅脑感染等。

2. 颅脑非感染性疾病

（1）脑血管疾病：脑缺血、脑出血、蛛网膜下腔出血、脑栓塞、脑血栓形成、高血压脑病等。

（2）脑占位性疾病：如脑肿瘤、脑脓肿。

（3）颅脑损伤：脑震荡、脑挫裂伤、外伤性颅内血肿、颅骨骨折等。

（4）癫痫。

3. 内分泌与代谢障碍　如尿毒症、肝性脑病、肺性脑病、甲状腺危象、甲状腺功能减退、糖尿病性昏迷、低血糖、妊娠中毒症等。

4. 心血管疾病　如重度休克、心律失常引起 Adams-Stokes 综合征等。

5. 水、电解质平衡紊乱　如低钠血症、低氯性碱中毒、高氯性酸中毒等。

6. 外源性中毒　如安眠药、有机磷杀虫药、氰化物、一氧化碳、酒精和吗啡等中毒。

7. 物理性及缺氧性损害　如高温中暑、日射病、触电、高山病等。

三、临床特点（★★★）

1. 嗜睡　是最轻的意识障碍，是一种病理性嗜睡，患者陷入持续的睡眠状态，可被唤醒，并能正确回答和做出各种反应，但当刺激去除后很快又再入睡。

2. 意识模糊　是意识水平轻度下降，较嗜睡为深的一种意识障碍。患者能保持简单的精神活动，但对时间、地点、人物的定向能力发生障碍。

3. 昏睡　患者处于熟睡状态，不易唤醒。虽在强烈刺激下（如压迫眶上神经，摇动患者身体等）可被唤醒，但很快又再入睡。醒时答话含糊或答非所问。

4. 昏迷　是严重的意识障碍，表现为意识持续的中断或完全丧失。按其程度可分为三个阶段。

（1）轻度昏迷：意识大部分丧失，无自主运动，对声、光刺激无反应，对疼痛刺激尚可出现痛苦的表情或肢体退缩等防御反应。角膜反射、瞳孔对光反射、眼球运动、吞咽反射等可存在。

（2）中度昏迷：对周围事物及各种刺激均无反应，对于剧烈刺激可出现防御反射。角膜反射减弱，瞳孔对光反射迟钝，眼球无转动。

（3）深度昏迷：全身肌肉松弛，对各种刺激全无反应。深、浅反射均消失。

此外，还有一种以兴奋性增高为主的高级神经中枢急性活动失调状态，称为谵妄。临床上表现为意识模糊、定向力丧失、感觉错乱（幻觉、错觉）、躁动不安、言语杂乱。谵妄可发生于急性感染的发热期间，也可见于某些药物中毒（如颠茄类药物中毒、急性酒精中毒）、代谢障碍（如肝性脑病）、循环障碍或中枢神经疾患等。由于病因不同，有些患者可以康复，有些患者可发展为昏迷状态。

四、思维程序

（一）问诊要点

1. 起病时间、发病前后情况、诱因、病程、程度。

2. 有无发热、头痛、呕吐、腹泻、皮肤黏膜出血及感觉与运动障碍等相关伴随症状。

3. 有无急性感染休克、高血压、动脉硬化、糖尿病、肝肾疾病、肺源性心脏病、癫痫、颅脑外伤、肿瘤等病史。

4. 有无服毒及毒物接触史。

5. 意识障碍后有无经过转诊治疗，曾做过哪些检查，如血、尿、肝肾功能，治疗和用药情况，疗效如何等。

（二）鉴别问诊（★★）

1. 伴发热　先发热然后有意识障碍可见于重症感染性疾病；先有意识障碍然后有发热，见于脑出血、蛛网膜下腔出血、巴比妥类药物中毒等。

2. 伴呼吸缓慢　表明是呼吸中枢受抑制，见于吗啡、巴比妥类、有机磷杀虫药等中毒、银环蛇咬伤等。

3. 伴瞳孔散大　见于颠茄类、酒精、氰化物等中毒以及癫痫、低血糖状态等。

4. 伴瞳孔缩小　见于吗啡类、巴比妥类、有机磷杀虫药等中毒。

5. 伴心动过缓　见于颅内高压症、房室传导阻滞以及吗啡类、毒蕈等中毒。

6. 伴高血压　见于高血压脑病、脑血管意外、肾炎、尿毒症等。

7. 伴低血压　见于各种原因的休克。

8. 伴皮肤黏膜改变　出血点、瘀斑和紫癜见于严重感染和出血性疾病；口唇呈樱红色提示一氧化碳中毒。

9. 伴脑膜刺激征　脑膜炎、蛛网膜下腔出血等。

第四十三节　瘫　　痪

一、概述

瘫痪是随意运动功能的减低或丧失，是神经系统常见的症状。瘫痪是上、下运动神经元、锥体束及周围神经病病变所致。

二、瘫痪常见的分类及临床特点

1. 痉挛性瘫痪　又称为上运动神经元瘫、中枢性瘫痪。是由上运动神经元即中央前回运动区大椎体细胞及下行锥体束病变所致。

特点：整个肢体瘫痪（单瘫）、一侧肢体瘫痪（偏瘫），双侧病变可引起双下肢瘫痪（截瘫）或四肢瘫。患肢肌张力增高，腱反射亢进，浅反射减弱或消失，出现病理反射，无肌萎缩或肌束震颤。长期瘫痪可出现失用性肌萎缩。

急性严重病变所致瘫痪特点：如急性脑卒中、急性脊髓炎，由于脊髓休克期的存在，出现软瘫，腱反射减弱或消失。数日后牵张反射恢复，肌张力增高，腱反射亢进。这个休克期长短取决于病损程度及是否合并感染等。

“折刀”现象：由于肌张力的增高，患肢被外力牵拉伸展时，开始时出现抵抗，当牵拉持续到一定程度时，抵抗突然消失，患肢被迅速牵拉伸展，称之为“折刀”现象。

2. 弛缓性瘫痪　又称为下运动神经元瘫痪、周围性瘫痪。是下运动神经元，即脊髓前角细胞或脑干脑神经运动核及其发出的神经纤维病变所致。

特点：肌张力降低，腱反射减弱或消失，肌萎缩早期可见，可见肌震颤，无病理反射。

3. 痉挛性和弛缓性瘫痪鉴别（★★）　见表附6。

表附6 痉挛性瘫痪与弛缓性瘫痪鉴别

临床特点	痉挛性瘫痪	弛缓性瘫痪
瘫痪分布范围	广，偏瘫，单瘫，截瘫和四肢瘫	多局限，为四肢瘫
肌张力	增高，呈痉挛性	减低，呈弛缓性
反射	腱反射亢进，浅反射消失	腱反射减弱或消失，浅反射消失
病理反射	(+)	(-)
肌萎缩	无，轻度失用性萎缩	显著，早期出现
肌束震颤	无	有
皮肤营养障碍	无	有
肌电图	传导正常，无失神经电位	传导速度减低，有失神经电位
肌肉活检	正常，后期失用性萎缩	失神性改变

三、思维程序

（一）问诊要点（★★★）

1. 发病形式　急性还是慢性起病，起病的诱因以及症状的波动和进展情况。

2. 瘫痪的部位　四肢瘫、偏瘫、单瘫还是仅累及部分肌群的瘫痪，如为肢体瘫痪还应注意远端和近端的比较。

3. 瘫痪的性质和程度　痉挛性瘫痪还是弛缓性瘫痪，是否影响坐、立、行走、进食、言语、呼吸或上下楼等动作，或是否影响精细动作。

4. 瘫痪的伴随症状　有无肢体感觉麻木、疼痛、抽搐和肌肉萎缩等以及括约肌功能障碍和阳痿等。

（二）体格检查

1. 先观察有无面瘫　昏迷患者的瘫痪肢体可通过观察自发活动减少判定，患侧下肢呈外旋位，足底刺激反射差或消失。急性昏迷瘫痪者患侧肌张力降低。

2. 坠落试验　可检查瘫痪的部位。

3. 检查上肢　患者双上肢同时托举，突然放开任其坠落，患侧坠落迅速且沉重，健侧缓慢坠落。

4. 检查下肢　将患者一侧下肢膝部屈曲提高，足跟着床，突然松手时瘫痪肢体不能自动伸直，并向外倾倒。